内容提要

《中医内科学》（第2版）在保持上一版合理内容的基础上，对总论部分进行了梳理完善。特别是对中医内科治疗原则与中医内科常用治法予以补充，内容更加全面。各论部分结合现在临床实际，删掉了上一版中5个病证（失音、湿阻、胆瘅、外感发热和疟疾），新补充3个病证（风温肺热病、瘿病和艾滋病）。共收55个中医病证，按肺病证、心脑病证、脾胃病证、肝胆病证、肾膀胱病证和气

中医药学高级丛书

中医内科学

第2版

主　　编　王永炎　鲁兆麟
执行主编　张允岭
副 主 编　朱　明　陈绍宏

图书在版编目（CIP）数据

中医内科学/王永炎等主编. —2 版. —北京：
人民卫生出版社，2011.1
（中医药学高级丛书）
ISBN 978-7-117-13439-2

Ⅰ.①中…　Ⅱ.①王…　Ⅲ.①中医内科学
Ⅳ.①R25

中国版本图书馆 CIP 数据核字（2010）第 189833 号

门户网：www.pmph.com	**出版物查询、网上书店**
卫人网：www.ipmph.com	**护士、医师、药师、中医师、卫生资格考试培训**

中医内科学

第 2 版

主　　编： 王永炎　鲁兆麟
出版发行： 人民卫生出版社（中继线 010-59780011）
地　　址： 北京市朝阳区潘家园南里 19 号
邮　　编： 100021
E - mail： pmph @ pmph.com
购书热线： 010-59787592　010-59787584　010-65264830
印　　刷： 三河市宏达印刷有限公司
经　　销： 新华书店
开　　本： 787×1092　1/16　**印张：** 54
字　　数： 1348 千字
版　　次： 1999 年 9 月第 1 版　2025 年 2 月第 2 版第 26 次印刷
标准书号： ISBN 978-7-117-13439-2/R・13440
定　　价： 115.00 元
打击盗版举报电话：010-59787491　E-mail：WQ @ pmph.com
（凡属印装质量问题请与本社市场营销中心联系退换）

中医药学高级丛书

中医内科学(第2版)
编写委员会

主　　编

王永炎　鲁兆麟

执行主编

张允岭

副 主 编　朱　明　陈绍宏

编　　委（按姓氏笔画排序）

王永炎　王泓午　王燕平　朱　明　张允岭
张家玮　陈绍宏　赵宜军　郭蓉娟　黄世敬
曹丽英　章　健　韩振蕴　谢颖桢　鲁兆麟

统 审 组（按姓氏笔画排序）

张志辰　张蓁慧　陈宝鑫　金香兰　柳洪胜
侯小兵　高　芳　陶　冶　戴　中

中医药学高级丛书

中医内科学(第1版)编写委员会

主　编

王永炎　鲁兆麟

副主编

赵新先　张允岭　陈绍宏

编　委（按姓氏笔画排序）

王永炎　王泓午　吕湘宾　朱　明　张允岭
陈绍宏　赵新先　郭蓉娟　曹丽英　章　健
黄世敬　葛纫华　韩品陶　景录先　程　叙
鲁兆麟　谢颖桢

出版者的话

《中医药学高级丛书》(第1版)是我社在20世纪末组织编写的一套大型中医药学高级参考书,内含中医、中药、针灸3个专业的主要学科,共计20种。旨在对20世纪我国中医药学在医疗、教学、科研方面的经验与成果进行一次阶段性总结,对20世纪我国中医药学学术发展的脉络做一次系统的回顾和全面的梳理,为21世纪中医药学的发展提供借鉴和思路。丛书出版后,在中医药界反响很大,并得到专家、学者的普遍认可和好评,对中医药教育与中医药学术的发展起到了积极的推动作用,其中《方剂学》分册获得"第十一届全国优秀科技图书三等奖",《中医内科学》获第16批全国优秀畅销书奖(科技类)及全国中医药优秀学术著作一等奖。

时光荏苒,丛书出版至今已十年有余。十余年来,在党和政府的高度重视下,中医药学又有了长足的进步。在"读经典,做临床"的学术氛围中,理论探讨和临床研究均取得了丰硕的成果,许多新观点、新方法受到了学界的重视,名老中医学术传承与经验总结工作得到了加强,部分疑难病及传染性、流行性疾病的中医诊断与治疗取得了突破性进展。在这种情形下,原丛书的内容已不能满足当今读者的需求;而且随着时间的推移,第1版中存在的一些问题也逐渐显露。基于上述考虑,在充分与学界专家沟通的基础上,2008年,经我社研究决定,启动《中医药学高级丛书》的修订工作。

本次修订工作在保持第1版优势和特色的基础上,增补了近十几年中医药学在医疗、教学、科研等方面的新进展、新成果。如基础学科方面,补充了"国家重点基础理论研究发展计划(973计划)"的新突破、新成果,进一步充实和丰富了中医基础理论,反映了当前我国中医基础学科研究的新思路、新方法;临床学科方面,在全面总结现代中医临床各科理论与研究成果的基础上,更注重理论与临床实践的结合,并根据近十年来疾病谱的变化,新增了传染性非典型肺炎、甲型H1N1流感、艾滋病等疾病的中医理论与临床研究成果,从而使丛书第2版的内容能更加适合现代中医药人员的需求。

本次修订的编写人员,在上一版专家学者的基础上,增加了近年来中医各学科涌现出来的中青年优秀人才。可以说此次修订是全国最具权威的中医药学家群体智慧的结晶,反映了21世纪第1个10年中医药学的最高学术水平。

本次出版共21种,对上一版的20个分册全部进行了修订,新增了《中医急诊学》分册。工作历时二载,各位专家教授以高度的事业心、责任感,本着求实创新的理念投入编写或修订工作;各分册主编、副主编所在单位也给予了大力支持,在此深表谢意。希望本版《中医药学高级丛书》,能继续得到中医药界专家和读者的认可,成为中医药学界最具权威性、代表性的重要参考书。

由于本套丛书涉及面广,组织工作难度大,难免存在疏漏,敬请广大读者指正。

人民卫生出版社

2010年12月

2版前言

中医药学高级丛书《中医内科学》出版后历十余载，印刷多次并获得政府与社会数次奖励。有鉴于中医内科学是中医学的主干学科和临床诸学科的基础，对于传承与创新中医原创思维、辨证论治及相关理论和方法具有重要的作用，本书作者们为繁荣中医学术、推动学科内涵建设、促进“人口与健康”事业的发展做出了一份有意义、有力度的工作。遵从老一辈中医学家的嘱托与读者们的期望，在人民卫生出版社的关怀指导下，本书做了认真的修订以体现时代变迁赋予我们的责任，今天第2版面世了，有望将来能成为长版书，不断充实提高而流传于世。

本世纪中医药学学科建设必须置于大科学的背景下创新发展，必须适应大环境的变迁，必须体现大卫生的需求。医学家们将转化医学数字(网络)医学与再生医学作为医学发展的趋势与支柱。中医转化医学是以临床实践经验与人体实验验证为开端，结合模式生物的基础研究，再落实到指导诊疗，提高临床疗效；还有从医院的成果规范普及到社区乡镇；从科研成果的新技术新方药辐射到基层，使广大民众受益。总之，实施“临床—基础—再临床—产业—人才”系统的构建，所以转化医学是一项重要的民生工程。转化医学从现代理念上将中医药原创的整体观念、形象思维、辨证论治、形神一体与治未病等理论与实践吸收运用，必将产生重要的学术影响力，体现中医药学的科学价值。应该指出中医药学的研究与创意，朝向大科学需要正确的宇宙观、科学观的指引。天、地、人一元论缘于长期农耕文明与象形文字的影响，有益于将宏观与微观、综合与分析、实体本体论与关系本体论链接。传承中国人的学问，贯通儒释道及诸家之说，令东学西学兼收并蓄，以中医天人相应、辨证论治、形与神俱为主体框架，在系统生物学的指引下还原分析，从整体出发的多因素、多变量、多层次的基础研究，再回归到整体作出初步的结论。中医学的精髓是临床医学，无论基础理论研究或是方药的开发研究均从临床开端又落脚到提高临床防治水平的终点。显而易见与多学科相融合的“过程系统”是重要的方法学。自然科学领域都需要多学科融合，牛顿、居里夫人的时代渐渐逝去。当然我们尊重科学家自身爱好志趣的创意，而今天科学研究处于不同时空的不同需求，针对凝练的科学问题，需要多学科领军人才的主持，以全局意识、共情能力和人文素养团结专家群体在一起工作。中医学人要善于与多学科的专家学者协作，虚心地学习，刻苦地钻研，对中医临床学科要引进循证医学的理念与方法，学习与掌握临床顶层设计与疗效评价的方法和相关技能，对中医临床优势病种以高质量、高级别的循证证据，取得中医、西医、国内、国外共识的疗效，展现中医药学的生命力。中医基础医学研究与健康产业开发必须重视方法系统的创新，将理解、解释与应用三位一体的科学诠释学用于独具原创性的概念诠释，诸如藏象、经络、证候、冲任、五运六气等以充实现代医学科学，体现出愈是民族的则愈是国际的，将本土化与全球化链接在一起。吾辈学人虽已年迈，理应自勉自重，关心创新团队建设，倡导宽容，允许失败，克服浮躁与急功近利为要务，要树立良好的学风与作风，澹定方能淡雅，为团队修身才能，为事业出力。

从鲜活的临证诊疗经验的积淀中，体悟中医药学自身发展规律的真谛，适应传承创新中医药事业的需求，抒发中和融通、格物致知的情怀，坚持熟读经典勤临证，发煌古义创新说。今天吾辈中医学人由追随师长为生存而奋斗已过渡到为发展谋规划的新阶段。论发展当从理念、技术、器物三个层面去研讨。有鉴于“技术与器物”不具备为哪个学科服务的专属性，譬如功能磁共振与液质联用的新装备是化学与物理学的科技成果，可用在生物体对生命现象的观察研究，同样可以用来做中医诊疗的相关研究。若论及理念，中医学的原创思维与中医学自身规律则是必须回答的关键问题。中医学是自然哲学引领下的整体医学；中医学科自身规律是自适应、自组织、自调节、自稳态，天地人相参，精气神一体，生长发育顺应自然的健康医学；中医学的原创思维主要是形象思维，重视临床观察，舌象、脉象、证象、藏象及病象等，体现科学与人文融合，调心与调身并重而以疗效作为检验的证据。中医药学秉承中华传统文化的形象思维，搜集整理客体（患者）的四诊信息，通过主体的观察分析，提升为具象思维，对主体意识中的物象资料进行有目的的加工操作活动。总之形象思维与具象思维、抽象思维共同构成中医学基本思维模式。目前医学科学正经历信息时代向概念时代的过渡。概念是人类对世界的认知过程最小的知识单元，概念被认为是思维的基础，与判断和推理并列为思维三要素。现实世界人们重视高概念与高感性的思维。何谓高概念？“高”在何处，首先具有现代理念，一元论系统论正确的宇宙观科学观的指导；重视概念间存在着各种复杂的联系，深入事物相关性的研究；还有概念的更新与延伸指导实践活动的创新。至于高感性是情商的表述，全局意识、共情能力、模式识别具有全新的创意。当我们对西学与东学做简要比较时，可以看出西方侧重判断“是与否”，重实证，重逻辑，具备精确性与可测量性；东方侧重判断“吉与凶”，重形象，重关联，具有动态时空的不确定性和非线性。显然若能东学西学兼容，互补互动，则可提高生命科学与医学对人类健康的贡献度。当今倡导创造性思维而所缺的则是思维与象科学，而我国中医学素以形象思维和整体观念为核心，若能联系综合集成的思路，结合我国首创的复杂巨系统的观点，诠释天人相应与辨证论治，从思维科学出发，融入系统论，则可为中医药现代化奠定基础。然医者，意也、理也、易也，善于融会新知而成名医者，必当追思前贤崇尚国故，而后立德修身不断提高“悟性”，于临床中慎思明辨又回归临床提高疗效，并能凝练理论内涵，令终身受益。论及中医治学当以临床为本、理论为根、技艺为用；学科的进步当以肯定疗效、规范标准、发现机理为要务。譬如，去年恰逢建国60周年庆典，甲型流感肆虐，先期服用清解肺热之轻剂，佩戴香囊做预防，对轻证病患拟定辨治方案辐射推广全国，依诊疗指南规范治疗，获取高质量循证医学证据为民众防控疫病服务，还获得一定的国际学术影响力。对危重患者吐粉红色血水者仿《温病条辨》上焦篇，太阴温病血从上溢者以犀角地黄汤合银翘散主之，运用中药注射剂以静脉滴注途径治疗以冀生还的希望，而后复习刘完素撰著的《素问玄机原病式》的玄府气液理论进而研讨诊疗机理。回顾上个世纪还原论盛行时期有人否认中医理论，并提出中医学说没有形态学的基础芸芸众生。

本世纪初叶诸如“过分向自然索取必遭报应”的现象理论，警示人们的行为和环境生态顺应自然是何等重要！中医学有“恬淡虚无，真气从之”与“正气存内，邪不可干”等和合平衡理论，既重视“邪侵正”，更强调“正胜邪”，对今天实施转化医学具有重大的现实意义。中医学理论虽有朴素的现象理论的成分，然而体现了深厚的华夏文明人文哲学的底蕴，最重要的是指导实践的理论价值，充实了系统科学与整合医学。中医学基础理论指导下构建的中医诊疗模式，以象为素，以素为候，以候为证，据证言病，病证结合，法依证出，方证相应。该模式具有普世价值、稳定结构与永续的动力；该模式以象为素，从“象”开端，而后立象以尽意，体现了象思维象科学中医学的原创优势；该模式表达了医患主、客体复杂的认知过程与实践经验积累过程，具备动态时空多维界面上下互通的综合集成的特征；该模式贯穿着理法方药一致性，承制调平的目标动力系统，圆融合和防治求本的主体思想。抚今追昔，在全新思维的概念时代，中医药学人应该奋起直追，创新发展，我主人随地弘扬学科的优势与特色。

综观中医药形势，有喜有忧而总体看好。我们迎来了良好的发展机遇期，倚重后学者甘当铺路石子，冀望中道和合，青出于蓝又胜于蓝，事业中兴发展，学科首善长青。让吾辈追思前贤，立德养性，惟道是从，团结一切关心参与中医药事业发展的相关学科的智者仁人，互相勉励，倡导筚路蓝缕迎难而上的精神，为创建统一的新医药学奠基，为人类健康事业与生命科学的发展，向着光明未来迈进。

王永炎

2010 年 10 月

2 版编写说明

《中医药学高级丛书》是一套大型的中医高级参考丛书，第 1 版在 1999 年 10 月出版。已经 9 次印刷，深受中医和中西医结合医疗、教学、科研人员的欢迎，对中医临床医疗、学术发展与教育事业起到了积极的推动作用。近年来，随着临床医疗水平提高和学术进步，许多新的研究成果不断出现，该书的再版已经显得非常必要。人民卫生出版社对此也高度重视。

经前期充分准备，2008 年 8 月在北京召开了《中医药学高级丛书·中医内科学》再版修订启动会，会议在王永炎院士、鲁兆麟教授两位主编主持下，集中讨论了修订再版计划、编写班子组成原则、体例及编写细则、目录及编委分工等。编委会由一批长期从事专科专病临床研究，具有丰富临床经验的专家学者们组成，其基本条件为学科带头人或有一定影响力的杰出人才。总体要求为突出内科学原理，在肯定疗效、规范标准、发现机理的临床医学三要素上下工夫，做到体例不变，精增慎删，尤其着力体现出中医内科学学科体系的多层次、多形式、纵横结合的动态辨证论治体系。将临床确有疗效、确有新见解包括作者自己的工作以及诠释古人有新的发现等内容纳入本书中。全书分为总论、各论两篇。

总论系统阐述了中医内科学术发展史略，内科疾病的病因病机、证候与辨证、治则治法与护理，内科临证思路与病案书写，内科疾病的研究现状与发展趋势，内科学学习要求与方法。内容注重理论联系实际，强调基础理论对临床实践的指导作用，提倡读经典，做临床，兼通文史，提高悟性，如"病因病机"、"证候与辨证"、"治则治法与护理"等章节，不仅使理论与临床互相印证，还使许多临床经验在理论上得以深化，从而为辨证论治开拓了思路。

各论 55 个病，对于中医疗效尚不肯定或研究进展不明显的病种，本版暂不收载，如失音、湿阻、胆瘅、外感发热、疟疾等，增补了风温肺热病、瘿病、艾滋病等病证。另外还将原版的"失眠"更名为"不寐"，"痞满"更名为"胃痞"，"噎嗝"更名为"噎膈"，"颤证"更名为"颤病"，"肥胖"更名为"肥胖病"，以规范病名。

本书各论的编写体例，是在各病下分为定义、范围、病因病机、诊断与鉴别诊断、辨证论治、转归与预后、护理与调摄、预防与康复、医论提要、医案选粹、现代研究等几部分内容，既各自独立，又相互联系，蔚成一体。

比如在定义中要求界定中医病证概念，明确病变简要过程、主要临床表现、病因病机及治疗原则。在诊断与鉴别诊断中，诊断标准按国家标准、中医药行业标准、新药临床研究指导原则、中华中医药学会及其分会拟定的标准、著作或文献标准等引用并标明出处，对于少见或当前尚无统一标准的病证，由撰稿专家先拟定，统审时专家组讨论再决定；鉴别诊断则选择相关病证，抓住关键点如主证、主病机等加以鉴别。在辨证论治中，注意从临床实际出发，注重专家多年专病诊治的学术思想和临床经验，写出治疗的关键，强调特色疗法、特色用药包括配伍特点、特殊药量与煎服法等，给读者以启迪。在医论提要中，选出代表性医家最经典理论和最具代表性的医论，涉及证候学、病因病机、辨证论治等方面，把历代临床大家能指导临床诊治本病的学术观点写进去；同时注重作者的"提炼"，力求对临床诊断与治疗有实际指导作用；有的断代整理，也有的以学派传承为据，努力体现出学派思想传承与创新的脉络及其这些思想在内科疾病中之运用，反映出高级教学参考书的特色。在医案选粹中，精选名医验案 2～3 则，尤其是加按语的医案、验案，剂量单位不折算；原则上体现古代医案与现代病案相结合的特点，古今兼顾，点面结合；古代医案取自流传至今的著作，现代医案取自公开发表的论著。在现代研究中，联系一两个主要相关的西医疾病，涵盖病因病机、证候学与辨证规律、治则治法、辨证用药等内容，全面介绍中医药防治研究进展，参考文献以近 10 年的为主。

本书沿用中医传统的方药和用药方法，但其中犀角、虎骨等，则根据国家有关政策、法令，改用相应的代用品。中药材及饮片名称、基本用法、用量均按《中华人民共和国药典・一部》(2010 版)的规定，但在临床应用上各药的用法、用量还需临床医师依据具体情况掌握。中成药(含注射剂)的名称、用量、服法均按《新编国家中成药》的规定执行。切忌按书中记载的方法，擅自照抄照搬用药，以免延误病情，甚或造成不良后果。

本书还收载了"主要参考书目"、"方剂汇编"等，内容丰富实用，可供临床参考。

书中渗透了许多中医界前辈及同仁们的学术成就和耕耘所获，在此表示谢意。为表示对上一版作者取得成就的尊重，本版再现了上一版的前言与作者名单。

本书从酝酿筹备到完成初稿、统审定稿，历时 2 载。编者中吸收了部分博士研究生参加工作。他们认真写作，严谨治学，为本书的完成发挥了积极的作用。

本书不足之处实属难免，恳望各位读者不吝赐教。

编委会

2010 年 10 月

1版前言

中医学是具有中国特色的生命科学，是医学门类的一级学科。它的学科属性是以生物学为基础，与理化数学交融，与人文哲学渗透。同时，它具有丰厚的中国文化的底蕴，其以辨证思维为主导的病证结合辨证论治体系显示了学科的优势和特色。中医学源远流长，绵延数千载，它为民族的繁衍、国家的昌盛曾做出过重大的贡献，尤其是历代遇有天灾战乱而疫病肆虐的紧要关头，中医药防治疫病的功绩，著称于世，彪炳史册，自然也促进了中医学术自身的发展、完善和提高。时至今日，具有独特理论体系和卓越临床疗效的中医学，面对21世纪的到来，将面临着良好的机遇和严峻的挑战。值得提出的是，在当今技术高速发展和理论相对滞后的矛盾日益突出的时候，运用实体本体论的分析方法进行实证研究与运用关系本体论开展综合集成研究的结合，体现中医研究的混沌理论与整体观念，渴望中医诊治疾病的科学原理能逐步被人们所认识，进而指导临证，提高疗效，在推动中医学术进步的同时，充实生命科学的内容，为人类的健康事业做一份有力度、有意义的工作。

中医内科学是运用中医学理论和中医临床思维方法研究并阐明内科疾病的病因、病机、证候、诊断、辨证论治规律、预后转归以及预防、康复、调摄等问题的一门临床学科。中医内科学包含了古代所称的“大方脉”、“杂医”等内容，它继承了历代医家的学术思想和临床经验，同时又汲取了现代中医内科在理论与实践方面的新成就、新技术、新进展，在中医学术尤其是临床学科中占有重要的地位。近年来，世界卫生组织的生物医学专家们倡导临床医学的个体化的具体治疗的方法，引起医药界同道们的普遍关注，有认为个体化具体治疗方法是临床试验的最高层次，提出对辨证论治体系的再认识、再评价，在国内外产生重要的影响。还有人体状态学的命题，第三状态的研究，均成为众人瞩目的课题。中医内科学作为中医学的主干学科和临床诸学科的基础，对于继承与创新辨证论治及相关理论和方法，都能发挥主力军的作用，这就是本书作者们为繁荣中医学术、为“人口与健康”事业作奉献的初衷。

40多年来，系统中医内科学著作已达60多种。其中《临床中医内科学》系中国中医药学会内科学会组织全国中医内科专家、学者与医师近300名编撰的大型参考书。全书收集中医病证156种，西医疾病163种，总计400余万言。该书“高级、新颖、全面、实用”，作者群体强调以提高临床疗效为中心，一切从临床实际出发，体例设计力求与临床医师的临证思维和实际操作过程相一致，以临床实用性强为其主要特点。我们受人民卫生出版社之约，编撰本书时，注意到汲取《临床中医内科学》之长，力求对内科临床医疗、教学、科研工作具有较强的指导作用和实用价值。同时，本书作者群体认识到适应当今时代的要求，预测未来学科的发展趋势，强化理论对临床实践的指导作用等十分重要。我们试图以大学科的观念，重视本学科与相邻学科、前沿学科的交融渗透，探讨中医药治疗内科疾病的科学原理。譬如证候与复方是辨证论治的两个核心环节，运用多学科的研究方法阐释证候的生物学机理和复方药效物质基础，对病证结合、方证关联、理法方药统一的临床医学指导原则的确定，具有重要的影响。

本书分上篇总论、下篇各论与附篇3个部分。总论包括中医内科的学术发展史略、疾病病因病机学、疾病证候与辨证、治则治法与护理、临证思路与病案书写、中医内科学的研究现状与发展趋势、中医内科学的学习要求与方法等内容，尤其注重阐述中医内科的学术发展源流，各时期突出的学术成就，对中医内科学术理论的发展脉络和演进缘由进行了一次较为全面系统的梳理与分析。各论以中医病证名为条目，共收载57种病证。特设【医论提要】栏目，重点反映古今医家学术思想，阐发医论医说对诊疗、预防、康复、调摄的指导作用；【医案选粹】是采历代诸家之长为今日临床医学所用，还可启迪今人从前人验案中学习临证思维方法；【现代研究】项内联系一两个主要相关西医疾病，介绍中医药治疗的方法与疗效，提供读者参考。

本书从酝酿筹备、制订大纲、写出样稿、完成初稿、统审定稿，历时3载。编者中吸收了部分博士研究生参加工作。他们刻苦攻读，深入钻研，严谨治学，认真写作，为本书的完成起了积极的作用。

21世纪的教育就是学习，学习的社会化是必然的趋势，因此真正意义上的科技参考书，在投向社会以后，经过作者群体不断收集反馈信息，认真听取读者提出的批评意见和建议，不断进行修订完善，才能成为一本有学术价值的长版书。

王永炎　中国工程院士　教授

鲁兆麟　教授　博士生导师

1998年11月

目　录

上篇　总　论

第一章　中医内科学术发展史略 ………… 3

第一节　先秦时期的中医学术发展 ………… 3

第二节　两汉—唐宋时期的中医内科学术发展 ………… 6

一、辨证论治原则的确定 ………… 6

二、内科时疫热病方面的进展 ………… 7

三、脉象学的发展 ………… 8

四、脏腑分证的提出 ………… 9

五、病因、证候学的研究 ………… 9

六、运气学说的被重视 ………… 10

七、药物学成就提高了内科疾病疗效 ………… 11

第三节　金元时期的中医内科学术发展 ………… 12

一、脏腑辨证说的形成 ………… 13

二、病机学的发展 ………… 14

第四节　明清时期的中医内科学术发展 ………… 16

一、温病学说的形成 ………… 16

二、肾命学说的形成与发展 ………… 18

三、内科杂病理论和临证的发展 ………… 19

四、丰富多彩的医案促进了内科学术发展 ………… 21

第五节　近代中医内科学术的发展 ………… 22

一、中西汇通思想对中医内科发展的影响 ………… 23

二、中医内科的发展 ………… 24

第六节　新中国成立以来,中医内科学的发展 ………… 27

一、临床进展 ………… 27

二、科学研究 ………… 28

三、中西医结合概况 ………… 28

四、加强中医学派研究 ………… 30

五、中医药学的国际发展趋势 …… 30
第二章 中医内科疾病病因病机学 …… 32
第一节 病因学 …… 32
一、病因学概念 …… 32
二、外感性致病因素 …… 32
三、内伤性致病因素 …… 35
四、继发病因 …… 37
第二节 发病学 …… 38
一、发病学基本概念 …… 38
二、发病条件 …… 38
三、发病基本机理 …… 38
第三节 病机学 …… 40
一、病机学基本概念 …… 40
二、内科病证基本病机 …… 41
三、气血、津液、经络的主要病机 …… 44
四、脏腑病机 …… 49
五、疾病传变机理 …… 56
六、疾病转归机理 …… 58
第三章 中医内科疾病的证候与辨证 …… 60
第一节 内科疾病证候学要点 …… 60
第二节 中医内科常用辨证方法 …… 66
一、八纲辨证 …… 66
二、六经辨证 …… 68
三、卫气营血辨证 …… 70
四、三焦辨证 …… 71
五、脏腑辨证 …… 72
六、气血津液辨证 …… 77
七、风火燥湿寒辨证 …… 79
第四章 中医内科治则、治法与护理 …… 81
第一节 中医内科治疗原则 …… 81
一、治病宜早 …… 81
二、标本缓急 …… 81
三、以平为期 …… 82
四、分期论治 …… 83
五、异法方宜 …… 83
六、辨证施护 …… 83
七、扶正祛邪 …… 84

第二节　中医内科常用治法 …………………………………………………… 84
一、解表法………………………………………………………………………… 85
二、清热法………………………………………………………………………… 86
三、攻下法………………………………………………………………………… 87
四、消导法………………………………………………………………………… 87
五、补益法………………………………………………………………………… 88
六、温里法………………………………………………………………………… 89
七、涌吐法………………………………………………………………………… 89
八、和解法………………………………………………………………………… 90
九、理气法………………………………………………………………………… 91
十、理血法………………………………………………………………………… 91
十一、祛湿法……………………………………………………………………… 92
十二、祛痰法……………………………………………………………………… 92
十三、镇痉法……………………………………………………………………… 93
十四、开窍法……………………………………………………………………… 93
十五、安神法……………………………………………………………………… 94
十六、固涩法……………………………………………………………………… 94
十七、表里双解法………………………………………………………………… 95
十八、润燥法……………………………………………………………………… 95
十九、祛暑法……………………………………………………………………… 96
二十、治风法……………………………………………………………………… 96
二十一、驱虫法…………………………………………………………………… 97
第三节　中医内科护理 ………………………………………………………… 97
一、日常护理……………………………………………………………………… 98
二、心理护理……………………………………………………………………… 98
三、饮食护理……………………………………………………………………… 98
四、用药护理……………………………………………………………………… 99
第五章　中医内科临证思路与病案书写…………………………………… 101
第一节　临证思路………………………………………………………………… 101
一、临证思路的基本指导原则 ………………………………………………… 101
二、临证思路的步骤方法 ……………………………………………………… 101
第二节　病案书写………………………………………………………………… 104
一、中医内科病案书写通则 …………………………………………………… 104
二、中医内科病案书写规范 …………………………………………………… 104
第六章　中医内科学的研究现状与发展趋势……………………………… 111
第一节　病因和病机方面………………………………………………………… 111
第二节　诊断和辨证方面………………………………………………………… 111

第三节　临床研究方面……………………………………………………… 113
第四节　预防和治疗方面…………………………………………………… 114
第五节　今后研究的方向及展望…………………………………………… 115
第七章　中医内科学的学习要求与方法………………………………… 117
一、严谨治学态度，加强医德修养………………………………………… 117
二、注重临床实践，掌握精湛医术………………………………………… 118

下篇　各　论

第一章　肺病证……………………………………………………………… 125
第一节　感冒………………………………………………………………… 126
第二节　咳嗽………………………………………………………………… 144
第三节　哮病………………………………………………………………… 159
第四节　喘病………………………………………………………………… 171
第五节　肺胀………………………………………………………………… 187
第六节　肺痈………………………………………………………………… 197
第七节　肺痨………………………………………………………………… 208
第八节　肺癌………………………………………………………………… 221
第九节　风温肺热病………………………………………………………… 232
第二章　心脑病证…………………………………………………………… 242
第一节　心悸………………………………………………………………… 243
第二节　胸痹心痛…………………………………………………………… 252
第三节　眩晕………………………………………………………………… 264
第四节　中风………………………………………………………………… 274
第五节　不寐………………………………………………………………… 294
第六节　痴呆………………………………………………………………… 302
第七节　痫病………………………………………………………………… 312
第八节　癫病………………………………………………………………… 322
第九节　狂病………………………………………………………………… 329
第十节　痿病………………………………………………………………… 335
第三章　脾胃病证…………………………………………………………… 346
第一节　胃脘痛……………………………………………………………… 347
第二节　胃痞………………………………………………………………… 365
第三节　腹痛………………………………………………………………… 375
第四节　痢疾………………………………………………………………… 388
第五节　呕吐………………………………………………………………… 402
第六节　呃逆………………………………………………………………… 415

第七节 噎膈……427
第八节 泄泻……438
第九节 便秘……451
第四章 肝胆病证……465
第一节 黄疸……466
第二节 胁痛……481
第三节 头痛……491
第四节 痉病……505
第五节 胆胀……516
第六节 臌胀……528
第七节 肝癌……543
第八节 颤病……555
第五章 肾膀胱病证……564
第一节 水肿……565
第二节 淋病……580
第三节 癃闭……590
第四节 关格……602
第五节 遗精……614
第六节 阳痿……623
第七节 腰痛……630
第六章 气血津液病证……641
第一节 郁病……642
第二节 血证……653
鼻衄……653
咯血……660
吐血……666
便血……672
尿血……681
紫斑……688
第三节 汗病……706
第四节 消渴……716
第五节 内伤发热……731
第六节 瘿病……743
第七节 虚劳……751
第八节 积聚……768
第九节 厥病……778
第十节 痹病……791

第十一节　肥胖病……807
第十二节　艾滋病……816

附　录

一、方剂汇编……827
二、主要参考书目……840

上篇　总论

第一章

中医内科学术发展史略

宋金以前中医学中无“中医内科”之名，中医内科是近代逐渐兴起的学科名称。在中医学的传统概念中，除去特殊标明而独立出来的外、妇、儿、齿、眼、正骨等科之外，其余的病证几乎均隶属于中医内科的范畴。

中医内科学是中医学的重要组成部分，是研究各种内科病证的病因病机、临床特征、辨证论治以及预防保健措施等的一门临床学科。它能够系统地反映出中医独特的理论体系和丰富的辨证论治内容，它和其他各学科有着不可分割的关系。根据中医学整体观念的特点，任何病证都是整个机体的病理变化在局部的反映，所谓“有诸内，必形诸外”。此外，人体内部脏腑、外部苗窍以及经络相互关联，是一个整体，而且人体与自然界也处在一个统一的整体之中，并均与中医内科学的辨证论治具有一脉相承的关系。从这个意义上来讲，中医内科学也是中医各临床学科的一门临床基础学科。从广义的概念看，中医的理论核心辨证论治的全过程，也应属于内科学的范畴。由于学科的分化与发展，辨证论治中的辨证部分已经成为诊断学科的部分内容，而论治部分除去其他各个临床专门学科之外的内容，就是狭义的中医内科，包括时病及杂病两大部分，前者指伤寒及温病，后者则为以内治法为主，除去各专门学科包含病证以外的与脏腑经络相关的各类病证。

第一节　先秦时期的中医学术发展

先秦时期，在《黄帝内经》形成之前，对中医内科病证的认识，多是零星的片段材料，如甲骨文中有病蛊、病首（头病）之类的内科病名等。先秦诸子文献中也有疾变、疟寒疾、咳上气疾等等，相传作为内科主要疗法的“汤液”，也于此时期被伊尹发明而应用于临床。《周礼·天官》中所提到的疾医，实际上就相当于当时的内科医“掌养万民之疾病”。可以说，这一时期是中医内科的萌芽阶段，只有较简单的认识疾病的手段，还没有系统的对内科疾病的认识，治疗方法也比较单纯。

中医学的形成与发展，一方面与人们对疾病的认识程度有密切关系，另一方面由于受到历史上各种因素的影响。春秋战国之际，我国的社会制度正在经历着巨大的历史性的变革，以宗族制度为基础的生产关系受到了以家族制度为基础的生产关系的冲击，推动了社会的向前发展；随之而来的各种学术文化的创立与发展，亦比较迅速，各种不同的学术流派相继产生，形成了历史上诸子百家学术争鸣的局面，重要的学派如儒家、道家、法家、墨家、兵家、阴阳家等已经创始了。科学文化的各个方面在这一历史时期也有了很大的发展，如天文历算学、地理学、物候学、农学、制器技术、军事、艺术等方面都有相当的成就。医学也不例外，医学理论有了很大发展，当时已有阴阳五行、五运六气等学说，并被大力推广应用，成为认识和探讨人体生理现象和病理变化的武器。医学分科更为具体化，分设有医师（大医生）、疾医

(内科)、疡医(外科)、食医(营养科)、带下医(妇科)、小儿医(儿科)、耳目痹医(五官科)和兽医等,分科职掌诊疗工作。由于当时政治、经济、文化的发展,医学战胜了巫术,许多医学著作也相继出现。据《汉书·艺文志》方技类记载,当时,有医经7家,为:《黄帝内经》,《黄帝外经》,《扁鹊内经》,《扁鹊外经》,《白氏内经》,《白氏外经》,《白氏旁篇》,共216卷;有经方11家,为:《五脏六腑痹十二病方》30卷,《五脏六腑疝十六病方》40卷,《五脏六腑瘅十二病方》40卷,《风寒热十六病方》26卷,《泰始黄帝扁鹊俞拊方》23卷,《五脏伤中十一病方》31卷,《客疾五脏狂癫病方》17卷,《妇人婴儿方》19卷,《金疮疭瘛方》30卷,《汤液经法》32卷,《神农黄帝食禁》7卷。以上诸书籍,除《黄帝内经》和《扁鹊内经》(即《难经》)尚存外,其他均已散佚。马王堆汉墓出土的医书中有一部内容丰富的临床方书即《五十二病方》,该书除论述刀刃创伤外,还有麻风病等不少内科疾病。该书为我国现存最早的临床治疗方书。

关于疾病的分类,《难经》将热性证候区分为5类。《难经·五十八难》曰:"伤寒有五,有中风,有伤寒,有湿温,有热病,有温病,其所苦各不同。"把所有外感传染病都归纳到伤寒的范畴内,所以伤寒从广义来说,乃包括了许多类疾病。

《黄帝内经》(以下简称《内经》)的问世,表明在西汉之前,中医学及其内科学已经形成。《内经》由《素问》和《灵枢》两个部分组成。它系统客观地阐述了人体的生理、病理现象以及诊治方法,结合当时人文科学和自然科学的成就,建立了脏腑、经络、病因、病机、诊法、辨证、治则、针灸、摄生等学说和理论,中医学的一整套理论已具雏形。尤其难能可贵的是,它在阐述这些学说的时候,一直贯穿着朴素的唯物主义及辩证法思想。第一,承认世界是物质的。《素问·四气调神大论》说:"天地俱生,万物以荣","万物不失,生气不竭",指出人是万物之一,是万物中最可贵的。既然世界是物质构成的,《内经》就借用古代哲学概念的"气"作为物质的最基本单位。《素问·宝命全形论》说:"人以天地之气生,四时之法成。"同时还说明物质的运动和变化,在于气的运动。故《素问·六微旨大论》说:"气之升降,天地之更用也。"由于《内经》将世界的变化概括于气的运动变化之中,人体的生理、病理变化也必然不能超脱这种变化。所以,朴素的唯物论观点贯穿于中医学中,成为其主导思想。第二,强调整体观念。中医学整体观主要体现在视人体内脏与体表为一有机整体,把五脏六腑与躯干肢体、五官九窍及其功能联系在一起。如:心与小肠为表里,心主血脉,开窍于舌,心属火,心主神,心主汗;肺与大肠为表里,肺主皮毛,开窍于鼻,肺属金;主诸气而司呼吸等等。在这一理论指导下,局部有病,诊治时就不能只着眼于局部,必须注意人体整体与局部疾病的关系,从整体来考虑疾病的病机、病位、病势。内脏有病,其病征可见于局部或体表,诊断上要注意,治疗上更不能忽视。中医学整体观的另一个方面是认为人体与自然界有着密切的关联,人要健康必须顺乎自然,适应四季寒温的变化,不可超越机体对自然界的适应能力,否则易生疾病。这是《内经》强调医疗必须因时、因地、因人制宜的依据。第三,阴阳五行学说运用。阴阳五行学说是春秋战国前早已产生的一种哲学思想。它包含唯物和辩证法因素,在当时及以后的一段时期,曾经大大促进过科学的理论发展。医学实践既为这一思想的发生、发展提供过依据,同时,也由于它的引进而促进了医学本身的发展。用以解释和阐述医学理论问题,这一哲学思想在春秋时期尚处于开始阶段,战国时期则已普遍应用。阴阳五行学说与人体解剖生理、病因病理、药物方剂、诊断治疗等的有机结合,使中医学组成一个不可分割的整体。由于阴阳五行学说不断渗入医学科学,中医学的发展基本上才能沿着这种朴素唯物主义的思想前进。第四,重视脏腑经络。《内经》十分重视脏腑与经络学说,认为它在中医学理论体系中占有特殊重要的地位。脏腑经络学说是以研究人体五脏六腑十二经脉、奇经八脉等生理功能、病理变化及其相互关系为其主要内容的。《内经》认为，五脏六腑是维系人之生命的重要器官。《灵枢·本神》说："是故五脏主藏精者也，不可伤，伤则失守而阴虚，阴虚则无气，无气则死矣。"《灵枢·本藏》又说："六腑者，所以化水谷而行津液者也。"亦不可损伤。《素问·灵兰秘典论》分别介绍了心、肝、脾、肺、肾、胃、胆、大小肠等的不同作用，说明人的呼吸、循环、消化、排泄、生殖、免疫等各种功能，无不与五脏六腑有关。因此，《内经》十分重视脏腑的研究。为了直接观察人体的脏腑结构，还提倡对人体进行解剖。《内经》对经脉学说尤有精辟的论述，认为业医者非通晓经脉不可。《灵枢·经脉》曰："经脉者，所以能决死生，处百病，调虚实，不可不通。"《灵枢·经别》也曰："夫十二经脉者，人之所以生，病之所以成，人之所以治，病之所以起，学之所始，工之所止也"。《内经》对于十二经脉的循行走向，络属脏腑，及其所主疾病，均有明确的记载，对于奇经八脉亦有所论述。这在分析人的生理、病理和进行诊断治疗时，具有特殊重要的意义。不仅针灸学的循经取穴离不开它，就是许多外感病和内科杂病的辨证论治，也离不开脏腑经络学说。第五，强调精神与社会因素。《内经》在分析病因病理时，除了注意外邪的侵袭和人体正气盛衰之外，还特别强调人的精神和社会因素。《素问·阴阳应象大论》就曾指出，喜、怒、惊、忧、思、悲、恐皆可损伤人体。如怒伤肝，喜伤心，思伤脾，悲伤肺，恐伤肾。《灵枢》也说："忧愁恐惧则伤心"，"忧恐忿怒伤气"等。《素问·疏五过论》指出："凡未诊病者，必问尝贵后贱，虽不中邪，病从内生……。"这就是说，社会地位的变化，势必引起情志的变化，最终影响人的健康。《素问·上古天真论》还强调人应"恬淡虚无"，"精神内守"，这是古人健康长寿的秘诀，也是古代养生经验的总结，符合现代医学模式转变要重视人的心理、社会等因素的理论，是中医学宝贵财富之一。总之，《内经》全面地总结了秦汉以前的医学成就，是我国早期的一部医学总集。书中最显著的特点一是整体观念，二是辨证论治，为中医学奠定了理论基础。可以说《内经》这本巨著标志着中国医学由单纯积累经验的阶段，发展到系统的理论总结阶段，它为医学的发展提供了理论指导和依据。

《内经》对后世的影响颇大，尤其是对内科学术理论发展的影响更为突出。因为《内经》中有对内科病证的具体认识，对内科病证的记叙多达 200 余种，虽然有详有略，但多能从病因、病机、转归、传变及预后等方面加以阐述，对有些病种还作了专篇讨论，如"热论"、"痿论"、"疟论"、"痹论"等等，对少数疾病的临床表现描述得相当详细而准确。如：对疟疾，认识到有每日发、间日发及三日发的不同，还观察到每日发作时间有向后延迟的现象；认识到痹证因于风寒湿三气杂合而成，其风气甚者为行痹，湿气甚者为着痹，寒气甚者为痛痹，均为后世医家所宗。就记载病种的范围来说，已包括内科所属的热病与非热病（杂病）两类，其中对热病已认识到有由表入里的传变趋势。此外，对内科疾病分别从脏腑、经络、气血津液等生理系统，风、寒、暑、湿、燥、火等病因，以及疾病的临床表现特点等方面来加以认识，为后世内科疾病的分类与命名打下了基础。《内经》中的许多内容已大大超越了当时世界医学的发展水平。如在解剖学方面，关于人体骨骼、血脉长度、内脏器官的大小、形状和容量等的记载，基本上是符合实际情况的；在血液循环方面，提出了"心主身之血脉"的观点，并认识到血液在脉管内是"流行不止，环周不休"的，这些认识，比英国哈维在公元 1628 年发现血液循环要早 1000 多年。可以这样说，中医学理论体系的奠基与形成源于《内经》，内科学术理论的形成同样也离不开《内经》。

《难经》是在《内经》之后出现的又一部医学经典著作，成书于汉以前。其书的内容也十分丰富，主要是对《内经》的补充和发展，它包括人体生理、病理、诊断、治疗等多个方面，亦记述了不少内科病证。

《神农本草经》是我国现存最早的药物学著作，亦在这个时期问世了。它的成书标志着当时医药学发展到较高的水平。该书不仅收载了365种药物，并根据药物性能功效将其分为上、中、下三品。书中还概括地记述了君臣佐使、七情和合、四气五味等药物学理论，这是最早对组方用药等方剂学、中药学理论的阐述，对后世产生了重要的影响，其中记载的药物功效，已涉及许多内科疾病的治疗，促进了临床内科学的发展。

诊断在此时已具雏形。扁鹊创立切脉、望色、听声、写形(问诊)四诊，为诊断学的确立奠定了基础。

医和、医缓、卢医、扁鹊等著名的医学家也都在此时期闻名于世，他们对中医学的发展尤其是对内科学的发展都作出了卓越的贡献。

综上所述，先秦时期，科学文化比较发达，不论社会科学、自然科学都成就斐然，为中医学的发展准备了肥沃的土壤。《内经》、《难经》等一批医学著作的问世，表明了中医理论体系的形成，为中医临床学科的形成与发展奠定了基础，而《汉书·艺文志》记载的经方11家274卷书，就其书名而言，多为内科疾病治疗的经验方，这些都反映了中医内科学在这个时期已达到相当的水平。

第二节 两汉—唐宋时期的中医内科学术发展

此期，是我国封建专制社会的上升时期，社会几经变动，其中有战火连绵、政局动荡、疫病流行的时期，也有全国统一、政权集中、社会相对稳定经济繁荣的盛况。中华文化在先秦形成的基础上再度复兴，国家搜集散佚书籍，设立讲学制度等举措，对中国文化的发掘、整理和进一步发扬创造了有利的环境。中医学在此期得到了空前发展，临床医学有了长足的进步，专著不断涌现。许多医家仍重视经验方的积累，但亦有一些医家，一方面重视经验方，一方面重视以中医理论指导临床用药的研究，使中医的理法方药成为一个诊治疾病的整体。以《伤寒杂病论》为代表的中医辨证论治体系，在这个时期取得了辉煌的成就。

一、辨证论治原则的确定

《伤寒杂病论》是汉代名医张仲景熔中医理论与方药于一炉，在刻苦攻读《内经》等古代医书的基础上，总结当时医家以及自己长期积累的医疗实践经验撰写而成。其论述内容以外感伤寒和杂病两类疾病为主，而这两类疾病现今均属中医内科学研究范畴。该书又可谓是我国第一部中医内科学专著，流传迄今，并为历代医家所宗奉。后世尊仲景为医圣，奉《伤寒杂病论》为经典，故仲景之方亦被奉为经方，此概念与先秦经方之概念已为之一变。《伤寒杂病论》是以六经论伤寒，以脏腑论杂病，提出了理、法、方、药在内的比较系统的辨证论证原则，使中医学的基础理论与临证实践紧密地结合起来，推动了中医内科学的发展。

(一)“辨证论治”的确立为内科学术发展奠定了基础

辨证论治是内科临床理论的基础，它是汉代张仲景在勤求古训，博采众方，并结合自己的临床体会，在《伤寒杂病论》里首先提出并具体应用于临床的。仲景倡导的辨证论治原理，主要是通过对“伤寒病”的证治来体现的。一方面以“六经”为纲，主要用于外感疾病的一种辨证方法。它将六经所属脏腑、经络的病理变化及各种反映于外的证候，根据疾病发展过程中不同的病位、病性、病机、病势，加以分析综合归纳为六经病证。一方面以其发展演变的诸证为目的，“随证治之”，既有原则性，又有灵活性。对于每一个具体病证，都根据其阴、阳、表、里、寒、热、虚、实的不同情况，来决定治疗原则。如表证当汗、里证当下、虚证用补、实证用泻、热证则清、寒证则温等，并随具体病情选方加减用药。这种以针对病机、证候进行治疗的临床理论，就是后世一般所称的“辨证论治”。至于热病以外的杂病，仲景虽从脏腑立论，以疾病分篇，着重专方专药的使用，但仍以辨证论治为原则。《伤寒杂病论》是辨证论治之书，由于当时分科尚不够详细，书中还涉及少数妇、皮、外科疾病。但它基本上是一部内科经典著作。为后世治疗内科疾病奠定了规范化的理法方药原则。书中的六经辨证理论体系，体现了辨病以明伤寒，而非为伤寒之一病所有。《伤寒杂病论》由于战乱，原著不久即告散失，后人分别搜集其中的伤寒部分和杂病部分，整理成两部书，即现今流传的《伤寒论》和《金匮要略》。《伤寒论》除了分别介绍各经病证的特点和相应的治法之外，还说明了各经病证的传变、合病、并病，以及因处治不当而引起的变证、坏证与其补救方法等。通过六经证候的归纳，可以分清诸主次，认识证候的属性及其变化，从而在治疗上可以掌握原则性和灵活性。《金匮要略》是以脏腑为纲，通过四诊、八纲等诊断手段和纲领进行辨证，并提出理法方药，治疗未病的脏腑。根据治病求本的精神，重视人体的正气。诸如对内科疟疾、中风、肺痿、心痛、痰饮、消渴、黄疸、吐血、痢疾等病，分类简明，辨证切要，对病因病机及诊断治疗的论述均甚精当。它根据疾病传变的情况，强调了治疗不当，会引起变证、坏证的严重性，并很重视采取预防措施。在病因分析方面，它最早提出了三因致病说，为中医的病因学说作出了一定的贡献，使中医学理论与临证实践紧密结合起来，为后世治疗内科疾病奠定了辨证论治的基础。

（二）《伤寒杂病论》的方剂学贡献与临证医学的关系极为密切，提高了内科疾病的临床疗效，推动了方剂学的发展

《内经》一书中记载的医方中，对半夏汤的配伍、煎法和服法，早已提出了一定的要求。汉简中亦有关于医药方剂的记载，如武威出土的汉代医方木简就记载了各种方剂30多个，其中内科方剂14个。《伤寒杂病论》共记载方剂374首，使用药物达214种。其中，《伤寒论》载方112首，大致可归纳为12类，如桂枝汤类19首，麻黄汤类6首，葛根汤类3首，等等；《金匮要略》实载方262首，方剂的应用范围基本上概括了临床各科，而且往往用一方治疗多病，充分体现了“异病同治”的精神，该书理法方药齐备，被后世誉为“医方之祖，治杂病之宗”。《伤寒杂病论》对方剂的君、臣、佐、使及加减变化的配伍，已有较高的要求和发展。在因证立法、以法系方及遣方用药上，都积累了丰富的实践经验和较系统的方剂学理论知识。所用剂型有汤、丸、散、酒、洗、浴、熏、滴、灌、吹等12种之多。更是远远地超过了以往医籍和简牍所载医方内容。书中所列方剂，大多疗效可靠，切合临床，如内科常用白虎汤治暑温，白头翁汤治痢疾，茵陈蒿汤治黄疸，肾气丸治消渴，栝楼薤白汤治疗胸痹、心痛彻背等，一直沿用至今而不衰。

张仲景作为一位杰出的临床医学家，创造性地发展了《内经》理论，《伤寒杂病论》的问世可以说是中国医学发展史上的一个里程碑，它标志着中医学，尤其是中医临床内科学的体系已经确立。

二、内科时疫热病方面的进展

张仲景的《伤寒论》为治疗时疫热病奠定了基础，但其对热性病的叙述较为笼统，特别是对各热性病病因及病状的描述方面，多数比较含混，共性的东西多于个性的叙述。晋代，在时疫热病上，取得了较多的进展，已经能分辨出若干种特殊的传染病。在这方面，东晋的葛洪可以称得上是有突出成就的医学家。

首先，他已经明确温病与伤寒有别。西晋·王叔和《脉经》中已提及温疟、温毒、温疫等病，葛洪《肘后备急方》指出《伤寒论》治疗寒证的20余张方，都是大方，难于尽备，因而设计并提出了一些治疗时热病的简易方法。还明确指出治疗温病另有方法，与伤寒都不同。该书已经提出“疠气”的概念，并且明确地指出温病的传染性，即“鬼毒相注”，这比《伤寒论》又向前更进了一步。对若干具体的传染病，他亦作了深入的观察和详细记述。如对天花症状有所描述，《肘后备急方》曰：“比岁有病时行，仍发疮头面及身。须臾周匝，状如火疮，皆戴白浆。随结随生，不即治，剧者多死，治得差者，疮瘢紫黑，弥岁方灭，此恶毒之气”。此记载是世界上有关天花病状的最早记录。这一时期对恙虫病的病状也有较详尽而准确的记载，而且对其传染媒介也已经明确。《肘后备急方》中对恙虫幼虫恙螨的生活习惯、形态、大小均作了生动的描写，这也是世界上的最早记录。此时期关于传染病免疫学的思想已经萌生。“以毒攻毒”的思想，自古已有，但在晋以前对传染病只限于用药物治疗，而采用患有同一种疾病的动物组织来治疗疾病者，首推葛洪。他用狂犬的脑组织治疗狂犬病，这种思想可谓免疫思想的萌芽，也是后世人痘接种术的先声。也可将《肘后备急方》视为当时的内科急症治疗手册。

三、脉象学的发展

《内经》的三部九候的遍诊法，经实践证明对于临床是很不方便的。于是就有《难经》的“独取寸口”的诊脉法，并创立寸、关、尺的部位名称，但它只描述了尺、寸两个部位，关只是一个分界线，尚无具体的位置，也没有明确左右手寸、关、尺的脏腑分属问题。张仲景在《伤寒杂病论》中涉及脉学的许多内容，把脉和证作为辨证论治的依据。对外感病主要观察寸口脉的变化，如患积聚、结胸等上下阻隔的疾病，则分别详述寸、关、尺三部的脉象，并将左右手脉象进行对比。王叔和《脉经》是脉学理论规范化的代表作。由于古代直观诊断法的高度发展，脉学在诊断学中占有相当显著的地位，具有重要的参考意义。脉象在很大程度上可以反映人体内部脏腑气血阴阳的功能状态，有时对于某些疾病，尤其是内科疾病，具有决定性的诊断意义。在缺乏其他更可靠的客观诊断方法作为依据的古代，脉学具有首要的价值。这就很自然地会对脉诊法提出更高的要求，并对它进行比较全面的总结，使之规范化。《脉经》就是这样的一次总结。《脉经》具体地描述了浮、芤、洪、滑等24种脉象，并把相类的脉分成8组，从而使人们对脉象的辨认有了比较明确的标准。《脉经》提出的寸、关、尺三部诊脉法及其与内脏相关的理论，亦即以左手寸、关、尺，候心、肝、肾及其相表里的各腑；右手寸、关、尺，候肺、脾、命门及其相表里的各腑的脉诊法，基本上成为后世中医脉诊的规范。如中风和头痛病人，“脉紧上寸口”，很符合目前动脉粥样硬化者常见的紧脉，又如“伏者霍乱”，说明霍乱病人上吐下泻，失水严重，血管不充盈，脉象小，需重指按压着骨乃得等等，把脉、证统一了起来。

宋代，也很重视诊断经验的总结和脉学文献的研究。崔嘉彦在《难经》、《脉经》、《脉诀》等脉学专著基础上，提出以《难经》浮、沉、迟、数为纲，以风、气、冷、热为主病的学术思想，该见解被崔嘉彦的徒孙元代张道中整理至《四言脉诀》（后世托名为《崔氏脉诀》、《崔真人脉诀》、《紫虚脉诀》）中，该书还将王叔和《脉经》所论的24个脉补充了长、短二脉，写成四言歌诀，不仅精练了脉学，更便于初学者诵读。这些内容被后世所采纳，如明代李言闻予以补订，改称为《四言举要》，李时珍又将其辑入《濒湖脉学》一书中。此外，南宋施发著有《察病指南》

3卷，元代朱丹溪著有《脉诀指掌病式图法》1卷，滑寿著有《诊家枢要》1卷，戴起宗著有《脉诀刊误》2卷等，对脉学的发展续有发挥。脉学是中医学遗产中十分重要的一个内容。它的发展提高了临床诊断能力，推动了临床学科的发展，对内科学的发展起到了重要的作用。

四、脏腑分证的提出

早在《中藏经》中就专门阐发了辨脏腑虚实寒热的病证。其中，最有代表性的是《论五脏六腑虚实寒热生死逆顺之法》等11篇。例如辨肝脏的脉证，首先明确肝脏的生理属厥阴，主春气，与少阳胆互为表里，并以"嫩而软，虚而宽"描写肝主柔和、疏泄的特征。其次分析肝主弦软而有弦长、弦软、弦实、弦虚之不同，及其所主太过、不及的病变等。自《中藏经》第一次以脉证为中心分述五脏六腑寒热虚实病证之后，唐代孙思邈的《备急千金要方》、宋代钱乙《小儿药证直诀》咸宗之，而为脏腑辨证之所本。孙思邈继《中藏经》、《脉经》之后，在《备急千金要方》中将多种内伤杂病用10卷的篇幅分属五脏六腑进行论治。如记载云："皆备述五脏六腑等血脉根源，循环流注，与九窍应会处所，并论五脏六腑等轻重大小长短阔狭，受盛多少，仍列对治方法，丸散酒煎汤膏摩熨及灸针孔穴，并穷于此矣。"意即是说，对每个脏腑病证，从生理、病理、治法、方药等方面一一阐述，形成体系。具体在诊断上，于五脏六腑各卷中列有脉论一节；在辨证上，各脏腑均有寒热虚实之分，并有五脏之劳，筋、脉、肉、气、精、骨等六极，以及髓、脉、肉、皮、骨等五体虚实病证；在疾病归类上，各病证分属各脏腑，每病证之后详列方治。这种以五脏六腑为纲，寒热虚实为目，包括五劳六极、坚癥积聚等，分成若干单元进行论述的疾病分类法，颇为易学易用。

宋代钱乙虽然把五脏辨证的方法运用于儿科临床，但其诊断、辨证的思路，仍属于内科范畴。他结合儿科特点，先列"五脏所主"，即五脏的主证，辨别其虚实，并以虚实寒热为论治的准则。其中把"风、惊、困、喘、虚"归纳为肝、心、脾、肺、肾五脏的主要证候特点，用虚实寒热来判断脏腑的病理变化，用五行来阐述五脏之间以及五脏与气候时令之间的相互关系，立五脏补泻诸方作为治疗的基本方剂。

钱氏不仅强调五脏证治，而且从整体观出发，认为五脏之间可以相兼为病，并应用五行生克乘侮理论，来辨别五脏相兼病证的虚实，判断其预后，以及采取相应的治法。钱氏的这些观点被后世用于内科，其创立的不少方剂亦为内科引申应用，促进了内科学的发展。

五、病因、证候学的研究

早在先秦，《素问》中就有关于病因学的记载，如饮食不节，气候改变，情志异常，所谓六淫感于外，七情受于内，以及饥饱失时，足以致病。汉代以后，则用阴阳五行学说来解释病因。随着外国医药的输入，道教、佛教学说的渗透，有关病因的解释更为纷乱。隋代巢元方等人集体编撰的《诸病源候论》一书，可谓是一部颇有价值的论述病因病理的专著。其内容十分丰富，在病因、证候学方面，能突破前人的见解，提出许多新的论点，把病因证候学提高到了一个新的水平。

《诸病源候论》共50卷，分67门，论述了1739种病候，它对诸病之源与九候之要进行了细致的论述，主要说明各种疾病的病因和症状，并包括诊断和预后。

该书最大的贡献，首先是对疾病记载的广泛与详确。书中所列的主要病类，以内科为主，如有中风、风湿痹、虚劳、伤寒、天花、霍乱、癥疾、痢疾、水肿、黄疸、消渴、脚气、呕哕等等，对传染病也记载颇多，如天花、麻疹、沙虱病、恶核、热痢及肺痨等，关于寄生虫病，记载有蛔虫、绦虫(寸白虫)及蛲虫病等,还有妇科、儿科、外科等疾病的内容。对于病源的认识,除根据传统的医学理论对病源进行解释外,还根据临床经验,进行了新的理论探索。如,书中所记载的"水毒候",从它所描述的原因、证候及流行情况来看,与现代所知的血吸虫病基本一致。关于本病的流行地区,书中写道"自三吴已东,及南诸山郡山县,有山谷溪源处,有水毒病",所指的地区相当于现代的江、浙、太湖一带。"冬月蛰在土内","夏月在水内","春秋辄得",这也与现代血吸虫的流行季节相一致。至于其传染途径,"夏月在水内,人行水上,及以水洗浴,或因大雨潦时,仍逐水便流入人家,或遇道上牛马等迹内即停住。"表明当时已认识到此病是接触水源而得病的。

特别令人瞩目的是《诸病源候论》明确提出"瘟病候"是由于人感受了外界有害物质因素"乖戾之气"而生病的,这些物质还能"多相染易",并且可以服药预防。对一些病源的认识,颇具真实性。

《诸病源候论》是我国医学史上论述病因证候最早最详尽的一部专书,它不仅继承了前人的成就,而且总结了当时的经验,做出了许多新的贡献,被列入"医门七经"之一,对后世医学的发展影响很大。到了宋代,陈言著的《三因极一病证方论》,进一步阐述了"三因致病学",把复杂的病因分为三类:一为内因,即喜、怒、忧、思、悲、恐、惊等七情,发自脏腑,形于肢体;二为外因,即风、寒、暑、湿、燥、火等外感六淫,起于经络,舍于脏腑;三为不内外因,即六淫之外的外因,为饮食饥饿,叫呼伤气,以及虎狼毒虫、金疮压溺之类。因为该书内容具体,有所发展,符合临床实际,使中医病因证候学说更加系统化、理论化,故一直为后世病因著述所遵循,并为中医内科病因、病机理论的发展奠定了基础。

六、运气学说的被重视

运气学说最早见于唐代王冰补注《黄帝内经》时补入的七篇大论。它是古代医家为防治周期性流行病和多发病而总结创立的一门学说,对中医理论和临床诊疗技术的发展,影响极为深远。

运气学说是以阴阳五行学说为基础,研究四时气候变化规律及其对人体影响的一种理论,它反映了自然界气象变化的规律,也反映了人类与自然界的依存关系,及在一定程度上自然界的变化对人类生命活动的影响。

北宋时代,由于社会风尚提倡理学,影响所及,在医学的领域中盛行了"五运六气学说"。刘温舒著《素问入式运气论奥》是第一本运气学说的专书。所谓五运六气,就是指天有六气,即风、寒、暑、湿、燥、火,地有五运,即木、火、土、金、水,用十干即甲、乙、丙、丁、戊、己、庚、辛、壬、癸配五运,用十二支即子、丑、寅、卯、辰、巳、午、未、申、酉、戌、亥对六气。五运六气学说用在医学上,就是由岁气推定应得之病,并且制定施治的方法。北宋末年,统治者徽宗皇帝赵佶召集全国名医编辑了一部《圣济总录》,书中强调运气和疾病治疗的关系,所谓"六气司岁,五运统岁,五六相合……,六十年再周……而天地之气数备焉,终而后始……如环无端,守其数,稽其化……可谓悉矣"。说是在60年之间,只要算定岁气以后,自始至终,循环不休,可以预测每年的气候变化,从而断定所能发生的疾病。

从此以后,引起了学者的很多争论。宋代医家陈自明就认为疾病的感染不可拘泥于五运六气,他在《妇人大全良方》说:"一方一郡之内,上下传染,症状相似,或只有一家,长幼皆然,或上下邻里间相传染"。并指出"治毒疫痢者,虽然察五运六气之相胜,亦不可狎泥此说,且如运气相胜,岂独偏于一方一郡,而独于一家者乎。"

杰出的自然科学家沈括，在他的名著《梦溪笔谈》里明确地指出，关于五运六气的理论，从大的方面说，五运六气可以推测天地的变化，从小的方面说，人的各种疾病也随气运的起伏而变化，但如果拘泥于固定的方法，用来就不灵验了，批判了“胶于定法”的形而上学观点，反映了他的辩证法思想。

宋代注重运气学说，强调了人与自然的密切关系，用以指导临床，虽有胶瑟之处，但其从自然界的运气变化来考虑疾病的发展，对中医内科的发展在一定历史阶段产生了深刻影响。

七、药物学成就提高了内科疾病疗效

药物是治疗疾病的重要手段。自《神农本草经》成书以后，又有《吴普本草》、《李当之药录》、《名医别录》等药物学书不断涌现。南北朝时期宋梁间著名医药学家陶弘景在此基础上又进行了整理、补充、总结，编撰成《本草经集注》，这是药物学的又一次提高。在《神农本草经》将药物分为上、中、下三品的基础上改为玉石、草木、虫兽、果、菜、米食、有名未用等7类。这一分类法开创了古代本草学按自然属性分类的先例，这种分类原则为后世多数本草学家所沿用。在认识药物的性味方面，他提出了“甘苦之味可略，有毒无毒易知，唯冷热须明”的说法，表明他对药物寒热的重视。将药性分为寒、微寒、大寒、平、温、微温、大温、大热等8种，对药物的临床药理研究，起到了积极的推动作用。还首创“诸病通用药”的分类法，分别按药物的治疗作用列举了80多种疾病的通用药物，不仅给临床医生处方用药带来了很大的方便，而且大大促进了临床疗效，对治疗学做出了贡献。

唐代苏敬等人的《新修本草》，又称《唐本草》，是一部最早由政府颁行的药典，比欧洲著名的纽伦堡药典早800多年。此药典载药物种类为844种，书中还收集了不少外来药物，如密陀僧、硇砂、安息香等。该书在补充古书未载的药品，修订内容有错的记载，介绍药物的性味、产地、功效、主治等方面，做了大量工作，内容丰富，具有较高的学术水平和科学价值，对国内国外医学界影响深广。唐代的私人药学著作也很多，其中贡献较大的当推陈藏器。他著《本草拾遗》10卷，据有人考证还著有《十剂》，他根据病理在实践中确定药物作用，并以此来进行分类的办法，在当时的条件下，是合理的、重要的，使中医基础理论和治疗方法结合了起来，指导临床辨证用药。陈氏所创《十剂》分类，丰富了方剂学的基本法则，流传至今，一直为中医界广为应用。

为了提高临床疗效，对中药的炮炙加工也受到医生的重视。如张仲景的《伤寒杂病论》中就有中药炮炙加工方法的记载。

后来南北朝刘宋时，雷敩在总结整理的基础上又写出《雷公炮炙论》3卷，载药300多种，讨论了药物的性味、炮炙、煮熬、修治等的理论和方法。当时掌握的炮炙方法有水制、火制、水火共制等，例如蒸、煮、炒、焙、炮、煅、浸(包括酒浸及醋浸)、飞等方法。总之，药物经过一定的方法处理过后，可以减低毒副作用，易于发挥药性，提高疗效，便于保存使用。雷敩对药物加工方法的系统总结，为药物炮制学的发展奠定了基础，对提高临床疗效起到了很大推动作用。

炼丹术在当时也很盛兴，伴随人们为了寻找“仙丹”、“长生不老”之药，逐步发展起来。炼丹主要是以矿物药为原料，在密封的容器中加温加压，使这些物质发生化学变化，生成新的物质。当时常用的矿物药有雄黄、雌黄、硫黄、矾石、砷、朱砂等。在这些炼丹的过程中，人们认识到许多化学变化现象如氧化、还原、升华、可逆反应等。这些成就，成为近代化学的前驱，又为制作某些外用药打下了基础。

唐代，医学理论、药物学、方剂学及临证各科得到了全面的发展，脉学、针灸学、病因证候学等方面出现了总结性的著作，外科、妇科、儿科此时形成独立专科，并有专著。内科虽然仍无命名，但其他科别的独立，为内科独立提供了条件，已有大量的内科疾病被记载，并对其病因、证候作了具体的分析和细致的描写。如对绦虫病、恙虫病、麻风病、脚气病等的认识和防治，对伤寒、中风、温病等的治疗经验。再如《外台秘要》指出，消渴病人的尿甜，《备急千金要方》记载对消渴病治疗采用饮食疗法和饮食起居的禁忌；《外台秘要》引《必效方》载：服药后，"每夜小便中浸白帛片，取色退为验"等。这些都足以反映了对内科病证的认识、诊断、治疗、预防已达到当时医学的巅峰。

自宋以来，因为和剂药局颁布《太平惠民和剂局方》（简称《局方》）的影响，大家都非常重视大方脉（大体相当于现代的内科，专门治疗成人疾病），一时出现了《和剂局方》一书的奉行和广为流传，可以据证验方，即方用药，不必求医，病痛便可安痊。官府守之以为法，医门传之以为业，病者操之以立命，世人习之以为俗。由于《局方》之药多辛燥温热，致使不少热病患者贻误病情。

总之，虽然在唐宋时期中医学有了长足的发展，推动了内科学的发展，但是，鉴于当时对仲景辨证论治思想的认识还没有达到相当的高度，再加之《内经》重阳思想的影响，因此，在唐宋之际，仍然以注重收集整理经验方为主，在临床上十分重视阳气之保护，善用温燥之品。这无疑对内科的发展有积极的作用，丰富了内科疾病治疗的经验，同时也因对内科疾病的治疗注重温燥方药的选择，注重经验方的使用，忽略了辨证论治的研究，忽略了寒凉药物对内科疾病的治疗作用的研究等，亦在某种程度上妨碍了内科的发展。

第三节 金元时期的中医内科学术发展

金元时代，战争频仍，疾病流行。元代初年，疆土扩拓，横跨亚、欧两洲，成为世界史上空前未有的大国。随着交通日益发达，各民族间的彼此接触益趋频繁，促进了中西文化交流和科学进步。13世纪中叶，欧洲人已到中国来行医，并把西洋医学介绍到我国来。宋代我国医学也由九科而扩大为十三科，即风科、伤寒科、大方脉科、妇人胎产科、针灸科、咽喉口齿科、疮疡科、正骨科、金镞科、养生科、祝由科等。特别是宋代政治的重要变化，设立了文官统治，因此重视文士的培养和选拔，并设有培养专业人才的学校，大量培养文士的结果，知识分子的社会地位得到了提高，促进了文化科学的发展，其中一部分文士进入医学队伍，大大提高了医药队伍的文化水平。

此时期又因受宋代著名政治家枢密副使范仲淹"不为良相，当为良医"之说的影响，士人知医，成为风尚。

这一时期的意识形态领域仍以"理学"占统治地位，《四库全书总目提要·医家类》说："儒之门户分于宋，医之门户分于金元"。中国医学，在唐宋以前并没有什么派别，金元时代，由于理学的影响，促进了学术界理论研究的风气，使此期成为我国医药学发展的一个重要的承前启后的时期。因为，长期战乱，人民困苦，疾病暴发，一般医生多固守和盲目采用政府颁定的《局方》治病，难以获效，且常因辛燥之剂造成时弊。随着理论研究的深入发展，一些进步的医家体会到"操古方以治今病，其势不能尽合"，反对抱残守缺，墨守陈规，开始对基本理论和治疗方法进行新的探索，并提出各自不同的学术见解，活跃了学术空气，理论上有了新的突破，产生了不同的医学流派，出现了医学界百家争鸣的局面。金元医学流派中最具代表性的是刘完素的河间学派和张元素的易水学派。几大学术流派中，影响较大的有刘完素主寒凉、张从正的“古今异轨”说、张从正的“主攻说”、李杲的“脾胃论”、朱震亨的“阴不足，阳有余”论等，虽然都是疑古，但彼此观点不同，各立学说，自成一家，他们就是历史上所说的金元四大家。他们各有发明，各有创见，各有争鸣，他们的理论主张与临证实践各树一帜，开创了医学发展的新纪元，在医学史上出现了极盛一时的各家学说争鸣局面。在中医内科学术方面，创造性地发展了许多独特的理论见解和治疗方面的经验成就。

一、脏腑辨证说的形成

脏腑辨证之说，滥觞于《灵枢》，如其《邪气脏腑病形》、《经脉》、《经筋》、《本藏》诸篇均是。后来《中藏经》便综合之而成为论五脏六腑虚实寒热生死逆顺脉证之法共 11 篇，首倡脏腑寒热虚实辨证论治。唐代孙思邈《备急千金要方》中的杂病是以脏腑类证，先论脉而后分虚实。宋代钱乙著《小儿药证直诀》，亦以寒热虚实分析五脏病证。三者相较，华氏失之略，孙氏失之泛，钱氏重在小儿病症，而于六腑又多略。金代张元素治医学，很重视《内经》研究，曾达到“梦寐以求”的境地，他在学习古典著作的同时，又接受前人的经验，结合自己数十年的潜心研究整理，自成其从脏腑寒热虚实以言病机辨证的学说，较前诸家实有所提高。其具体内容，主要包括 5 个方面，即脏腑的生理特点、证候病机，而后是疾病的演变、预后，最后是有效的用药治疗。使脏腑辨证初具规模，趋于完善，而具有实际指导意义。

张元素著有《医学启源》、《洁古家珍》、《洁古老人珍珠囊》、《脏腑标本寒热虚实用药式》等，唯有《医学启源》和《脏腑标本寒热虚实用药式》比较完好地保存下来。他是位主张革新的医家，他提出“古方今病，不相能也”的主张，并在临证上发展了脏腑辨证和药物归经的理论。他采纳了《中藏经》分辨脏腑虚实寒热生死逆顺脉证的主要观点，使脏腑辨证施治自成体系，为后世深入研究脏腑病机辨证奠定了良好的基础。现以《医学启源》中有关肝脏的论述为例简述如下：

关于肝的生理，张氏在归纳肝脏辨证时说：“肝与胆为表里，足厥阴少阳也，其经王于春，乃万物之始生也。其气软而弱……其脉弦长曰平”，“肝藏魂，属木，胆火寄于中，主血，主目，主筋，主呼，主怒。”此概括地论述了肝的性质、功用、特征、脉象等。

关于肝的病理证候，张氏以急、缓、大、小、滑、涩六大纲脉为经，以微甚为纬来阐明肝脏的病理。他说：“脉急甚，主恶言；微急，气在胸胁下（为积聚）。缓甚，则呕逆；微缓，水痹。大甚，内痈吐血；微大，……。”以脉急是邪实亢盛之象，肝火亢淫于上，故脉弦急而恶（谵狂）；肝气结于胁下，则脉微急而为积聚。又说：“肝中寒则两臂不举，舌燥，多太息，胸中痛，不能转侧，其脉左关上迟而涩者是火。肝中热，则喘满多嗔，目痛，腹胀不嗜食……其脉左关上沉而弱者是也。”

关于肝病的演变和预后，张氏指出：“肝病旦慧、晚甚、夜静。肝病头痛目眩，胁满囊缩，小便不通，十日死。又身热恶寒，四肢不举，其脉当弦而急；反短涩者，死不治。”此则介绍了肝病随着时辰的不同而演变的过程，以及邪盛正衰，攻补两难之临床表现。

关于肝病的治疗，张氏提出了补虚、泻实、温寒、清热的治肝原则和方药。他说：“肝苦急，急食甘以缓之，甘草。肝欲散者，急食辛以散之，川芎。补以细辛之辛，泻以白芍药之酸。肝虚，以陈皮，生姜之类补之。经曰：‘虚则补其母’，水能生木，水乃肝之母也。苦以补肾，熟地黄、黄柏是也。如无他证，惟不足，钱氏地黄丸主之；实则芍药泻之，如无他证，钱氏泻青丸主之；实则泻其子，心乃肝之子，以甘草泻之。”以上所述，颇有理论和临床价值。其他各个脏腑，亦大略如此。

张元素的脏腑辨证学，不简不繁，自成体系，既有理论，也有经验，所有这些，从基础理论的病因病机，到临床实用的辨证论治，已经相当周详和完备。张氏的学术经验，可谓既全面又切合实用。今天看来，张氏的学术内容，其突出特点是理论联系实际。不仅在当时对内科杂病具有指导意义，即于现在内科临床仍广泛地应用而卓有成效。

金代李杲传元素之学，在其“脏腑议病”观点的启示下，别开蹊径，阐发《素问》“土者生万物”的理论，创立“脾胃学说”，著有《脾胃论》，其中心学术思想是“内伤脾胃，百病由生”，把“气”看作人体生命活动的动力和源泉，既是脏腑的功能，又是脏腑的产物。《内经》说：“有胃气则生，无胃气则死”，这是强调了胃气的决定性作用。李氏发挥了这一见解，提出脾胃是运化水谷供一身元气之本。治疗上采用一套以“调理脾胃”、“升举清阳”为主的方法。所以李氏临床惯于运用补中、升阳、益气、益胃诸法，而自成为一派，形成了一种具有独创性的理论——脾胃内伤学说，对充实和发展中医内科学术作出了卓越的贡献，被后世称为“补土派”的鼻祖。

罗天益亦师事李杲，他在脏腑辨证的启示下，既补充了李氏的脾胃学说，还独详于三焦的辨治。他根据《难经》三焦乃原气之别使，主通行三气等理论，着重调理三焦气机。他在所著《卫生宝鉴》曰“泻热门”和“除寒门”两篇中，详细论述了辨治三焦病机。并在“药误永鉴”、“名方类集”、“药类法象”、“医验记述”4 个部分，记述了他通过实践来验证理论，或以理论指导实践的个人体会。总之，罗氏除对李杲的脾胃学说有所补充外，并对三焦的辨治加以阐明，这对内科学术发展脏腑辨证起到了推动作用。

二、病机学的发展

病机学说自《内经》以来，代有发展。特别是唐代王冰将七篇大论补入《内经》之后，《至真要大论》中所专论的病机十九条，就成为后世论述中医病机学说的主要依据，宋元时期医家对此有具体的阐发。金代刘完素提出了六气皆从火化的论点，并把《素问》病机十九条的38 种充实为 97 种。刘完素首先根据《内经》人与自然的“天人合一”整体观，十分重视五运六气和亢害承制理论的研究。在深入研究病机十九条的基础上，对火热病证详加阐发，成为主火论者。他认为自然界的变化与人体生理活动、病理变化有着极为密切的关系，所以研究医学必须重视自然界的变化规律。他综合了《内经》人与天地相应的理论，阐述了在正常生理情况下不同脏腑与五运六气的配属关系，把五运六气与人体脏腑直接联系起来。同时，又应用“亢则害，承乃制”的理论，指出脏腑六气之间都具有互相依存和互相制约的关系，因此，在临证时，应以五行生克关系来理解病理变化。他还特别强调脏腑的病变不一定全是“本气兴衰”的直接结果，在《素问玄机原病式·寒类》卷二指出：“夫六气变乱而为病者，乃相兼而同为病。”同时还说：“六气互相干而病”者尤为常见。

刘完素对《素问》病机十九条所列病证加以解释和归纳，认为疾病证候的表现虽然纷繁复杂，而其变化机理，都可用五运六气来概括。因而把病机中的心、肝、脾、肺、肾五脏疾病归纳为“五运主病”，其他病证则分别以风、湿、热、火、寒统之；病机十九条言六气病机者凡五，惟缺秋燥病机，刘氏根据《内经》中有关燥气病机病证的论述，结合自己的理论认识和临证经验，加以补充，归纳为“诸涩枯涸，干劲皴揭，皆属于燥”一条，而成为“六气为病”一类补入于《内经》六气病机之中，论述精辟，使之完备，为内科燥邪致病提供了理论根据，有功于后人。

刘完素在《内经》病机十九条的启示下，对六气病机加以发挥，他认为六气致病，以火热为多。并以此为据，将属于火热病证的范围进一步扩大，把病机十九条中六气引起的病证由21种扩大至80种，其中由火热引起的就有56种。强调六气中的风、湿、燥、寒等也可由热而生，或生热化火。这样就从火热为病的广泛和“六气皆能化火”两方面论证了绝大多数疾病都由火热所致，在病机理论方面确立了以火热立论的学术主张，并进一步揭示了火热致病的病变机理，为火热病的证治提供了理论依据，被誉为温病学派的先导。纠正了《局方》过于使用温热辛燥之药之弊端，其所创立的方剂如双解散、益元散，被后世公认为治温病的名方。基于火热之邪致病独多的认识观点，刘氏对于很多内科疾病多从火热辨治，如中风、消渴、痢疾等，主治以寒凉之药，可为佐证。

宋代以前中医病机理论多注重阳气。这与中国哲学对阴阳学说阐发中重阳思想有关，引申而为重天轻地、重阳轻阴、重男轻女有着密切的关系。故而形成治病用药过于温燥之弊。刘完素创立“六气皆从火化”、“五志化火”的理论，对纠正时弊起了重要作用。

刘完素火热论着眼于外来的火热邪气，而元代朱丹溪则侧重于体内火热的化生，提出“相火妄动”、“煎熬真阴”，“阳有余，阴不足”等著名论点。朱氏早年习儒，拜师于朱熹的四传弟子许谦，故其理学研究颇有造诣，理学提出“格物致知”的命题，朱氏将其引申于研究医学，注重穷医理，故其代表作名为《格致余论》。在《格致余论》中他详细地阐述了相火与人身的关系。丹溪论相火有别于钱乙的“肝有相火”、刘完素的“心为君火，肾为相火”以及“命门相火”等。认为君火为人火，相火为天火，前者主名，后者主位，相火发挥作用决定于君火，君火的号令通过相火来实现。这些论述皆本诸《内经》，亦受到宋代理学的影响。朱氏在这个认识基点上，提出相火有常有变。常即为正常生理，朱氏认为动是自然界一切生物的生命象征，而任何生物的动都属相火作用的结果，离开了相火，一切生机就停息。对人体而言，生命的延续、脏腑经络的正常功能活动，都体现着相火的作用。如果相火妄动会给人体带来严重的危害。朱氏非常重视相火妄动这个致病因素，他认为，饮食劳倦、阴阳喜怒乃病证所结，其中以房劳、情志之伤尤最。朱氏以《内经》病机属火五条为纲，对相火妄动造成的病证进行分析总结。由此可知，朱氏发挥的相火病变十分普遍，且“其害甚大，其变甚速，其势甚彰，其死甚暴”。总之，朱氏论相火，依托王冰之论，结合于人体，承刘完素、张元素、张从正、李杲诸家之说，详加阐发，倡相火常、变之论，颇为完整地剖析了相火的概念，从生理、病理方面探索相火之本质，系统地论述生理及病理之危害，纠正当时医界辛燥时弊，创立新说，提醒世人重视护养阴精，起了划时代之重大作用，对内科学养阴之理论体系的发展，温病学派的养阴、救津、填精等治疗法则的创建，做出了重要贡献，给予后世医坛以深远影响。

金代张从正也很重视六气理论研究，他有“风从火化，湿与燥兼”及“三消当从火断”之论，与刘氏不同者，乃提倡治病以攻邪为主。将多种疾患按风、寒、暑、湿、燥、火等病因分为6门，治之以汗、吐、下三法为主。张氏以祛除病因为主要疗法的攻邪观点，在临床运用得当，可取得良好效果。

对于脏腑病机，历代医家都很重视，而且是泛指各脏腑，无所偏重。到了宋代则开始发生变化，《济生方·脾胃虚实论治》记载：“补肾不如补脾。余谓补脾不如补肾。肾气若壮，丹田火经上蒸脾土，脾土温和，中焦自治，膈开能食矣”。自李杲创“脾胃论”，朱震亨创“相火论”，脾肾的重要性便愈加突出。到了明代，就发展为“肾为先天之根，脾为后天之本”的说法，更加突出脾肾的重要性，这是由内科实践经验的积累和对脏腑病机学说的发挥而形成的。

李杲首创“内伤脾胃，百病由生”的论点，突出地阐述了脾胃在发病中的重要性，提出脾胃内伤学说。在脾胃内伤理论的指导下，李氏在内伤病治疗上提出了甘温除热法，在外感发热、阴虚发热的传统理论之外，提出了内伤脾胃发热之说，创用甘温之剂以除大热之法，补前人之不足，贡献不小。不过他侧重升补脾之阳，于脾胃之阴的滋养则嫌不足，后经叶天士等补充发挥后，脾胃学说更趋完善。

朱丹溪倡“阳常有余，阴常不足”之论，治病多用滋阴降火法，属养阴派。对相火论的认识，他认为人所以有生命力，根源于相火一气的运动，所谓“人非此火不能有生”。相火为肝肾二脏所专司，但相火又易于妄动，妄动便为贼邪，即谓“元气之贼”。故重视滋补肝肾之阴，制妄动之相火，反对滥用温燥与攻伐，充实了滋补肝肾的治法。

总之，此期关于病机的研究探讨，大大充实和发展了《内经》的病机学说，成为后世内科理论的一个重要组成部分。特别是对火热病机的深入研究，指出火热病不但可以由外而来，也可自内而生，还可由其他邪气转化而成，极大丰富了《内经》火热病证的内容，对温热病学说的形成和火热病证的治疗有很大影响，为后世医家继承与发挥。金元四大家的学术争鸣与革新，给予医学家趋向革新以一定的影响，打破了《局方》的束缚，给医家提供了“古方新病，不相能也”的证据，进一步丰富了中医内科的理论基础，防治方面也积累了丰富的临床经验。

第四节 明清时期的中医内科学术发展

明清时期，是我国封建社会的后期，是资本主义的萌芽状态。海外交通发达，长江以南的一些城镇，呈现出空前繁盛的工商业景况。郑和七下西洋，促进了外贸的发展和包括医学在内的中外科学文化的交流。明初，理学继续盛行，中期以提倡冥思苦索的思辩主义，与科学相对立。明清两代都实行“八股”取士的科举制度，采取“闭关自守”政策，倡导遵经复古，阻碍了文化科学的发展。但是以李贽为首的一些唯物主义思想家的先后出现，促进了当时文化科学的进步。西方一些国家为掠夺资源和市场，为扩大其势力和影响，陆续派传教士进我国，除为资本主义国家的利益效劳之外，也带来了一些西方近代的科学文化。

在此时期，天文学、地理学、农业、文学、史学、水利学、工艺学等许多方面都取得了相当的成就，涌现了不少有贡献的科学家和重要著述。医药学理论与实践同样获得很大发展，尤其是内科学方面进展较大，重视实用，阐古而创新，是极盛时期。

一、温病学说的形成

温病一词，见于《素问·生气通天论》，认为：“冬伤于寒，春必病温。”张仲景的《伤寒杂病论》把太阳病发热而渴，不恶寒者，称为温病。明代末年吴有性著《温疫论》，首先从“温疫”方面突破，大倡新说，是为温病学派的前期阶段。直到清代温病学说趋向鼎盛，无论在理论上或在具体治疗措施上都有重大发展，从而形成独立的温病学体系。

温病学派可以说萌芽于刘完素。他提出“热病只能作热治，不能从寒医”的著名论点，治疗温热病善用寒凉药物，从而被后世称为“寒凉派”。金元之前在外感病方面虽已有所创见，对仲景学说亦有所补充甚至异议者，但仍以仲景为标榜，未敢标新立异，因而在温病学上仍未能算有突破性之成就。

明清时代，温热成疫，流行极广，诸医以伤寒法治不效，吴有性独辨其为温疫，而非伤寒，著《温疫论》创立了温病学术。他突破了外感病传统的六淫病因学术，提出了“戾气”学说，明确地指出：“时疫之邪，自口鼻而入”的病因病机学说，认识到一些温病的传染性、季节性和流行性等特点，并辨析了温病与伤寒之不同。总之，吴有性不仅突破了《内经》、《伤寒杂病论》

等经典的传统框架，从病因、病机、证治等方面阐发了瘟疫的特殊性，倡导在《伤寒杂病论》之外，另辟途径，创立了辨治外感温热病的新学术流派。对后世医家影响很大，同时比西方认识传染病要早出200多年。继吴氏而起有戴天章，他在《温疫论》的基础上，详为辨证，尤其是在辨气、色、脉、舌、神诸方面，最有心得，并立汗、下、清、和、补五法施治。清代乾隆之际，温疫再度肆虐，使医家有较好的机会对温热病进行认识研究。这时，温热名家辈出，对温热病的认识日益深化，已从理论到临床诊治全面地、系统地把温病与伤寒严格区别开来，使温病学说成为独立诊治外感热病的一种新学说，成为内科学术理论的一个极为重要的组成部分。此期最为突出的有叶天士、薛生白、吴鞠通、王孟英等温病学家。有人称他们为“温病四大家”。

叶天士，为温病学派的巨擘。其著述的《温热论》，系统地阐明了温病发生、发展的规律性，“温邪上受，首先犯肺，逆传心包”这12个字概括为温病感染与传变的总纲；把温病的发展分为卫气营血四个阶段，提出“大凡看法，卫之后方言气，营之后方言血”的新理论，明确地指出了温病的病因是温热之邪，其感受途径是口鼻清窍；认识到其传变规律，由卫而气而营而血是为顺传，由肺直陷心包是为逆传，并以此作为辨证纲领，确定了“在卫汗之可也，到气才可清气，入营犹可透热转气，入血就恐耗血动血，直须凉血散血”的一系列治则。在诊断方面叶氏还提出了察舌、验齿、辨斑疹白痦之大纲大法，丰富和发展了中医诊断。总之，叶氏《温热论》对温病学说的确立，进一步奠定了基础，在温病学说的发展上，起了承前启后的重要作用。

薛生白在温病学上的贡献是对湿热病的病因、证候、发展变化特点及其诊治法则以条文形式作了阐述，其著作为《湿热条辨》。湿热是温病的一种证型。湿为阴邪，热为阳邪，两邪相合，胶结缠绵，其性难解，所谓“热得湿而越炽，湿得热而越横”，临床治疗颇为棘手。薛氏认为湿热病因及其感染途径是：“湿热之邪从表伤者，十之一二；由口鼻入者，十之八九”，其病机，外因是受湿热之邪，内因是脾胃所伤，正气虚弱，所谓“太阴内伤，湿饮停聚，客邪再至，内外相引，故病湿热”，“湿热乃太阴阳明同病也”，明确地指出了湿热病变中心在脾胃。对于辨证则主张一要判断湿热之邪孰轻孰重，二要观察人体正气盛衰情况。治疗上，既要重视淡渗利湿，芳香化湿，苦温燥湿药物的运用，又要注意对各类清热药物的选择。总之，薛氏对湿热病的研究，抓住了湿邪与热邪两者结合为病的特点，因而临证分析重视湿重于热、热重于湿、湿热并重的不同情况，或以温化为主，或以清泻为主，或清热与祛湿相伍，这确是辨证湿热的大关键。他对温病学说做出了贡献，使后世学者对此难治之病亦有法可循，有案可据。

吴鞠通在前人研究的基础上，善于总结，著有《温病条辨》。主要贡献是发挥了温病的三焦辨证，统领11种温病。所谓三焦辨证，即按温热病传变情况，划分为上焦、中焦、下焦自上而下的三个阶段，作为辨证施治纲领。三焦辨证是结合其所属之脏腑来讨论温病病位、病势的，这就揭示了温病病程中脏腑互相影响的内在联系与传变的一般规律。三焦辨证所涉及的风温、温热、温疫、温毒、冬温、暑温、伏暑、湿温、寒温、温疟、秋燥等11种温病，对后世诊断都有着重要意义。在治疗方面，吴氏确立了清热养阴、顾存津液的治疗原则，创立的桑菊饮、银翘散、清营汤、大小定风珠、三甲复脉汤和抢救温病危重证候用的安宫牛黄丸、至宝丹、紫雪丹三宝等，一直沿用至今，为后世所推崇。《温病条辨》、叶氏的《温热论》与薛生白的《湿热条辨》互为羽翼，各有侧重，阐明了温病中的温热与湿热两大类温病，被后人奉为治温病之准绳。

王孟英的《温热经纬》是对温病学说的总结和普及，也是集温病诸家之大成。他的《霍乱论》及《随息居重订霍乱论》是两本不可多得的霍乱病专著，在急性传染病及危重感染性疾病的理论与治疗方面，取得了突破性的进展，极大地丰富了中医急症的内容，并取得显著成绩，从而进一步验证和发展了温病学说。

温病学说，经过诸家的努力，作为内科急症学科为医界所公认。温病学家用药清淡轻灵，善于随证自拟新方的风气，也盛行一时。

此外，戴天章著《广温疫论》，余师愚著《疫疹一得》，陈平伯著《外感温病篇》，柳宝诒著《温热逢原》，雷丰的《时病论》，周扬俊的《温热暑疫全书》等，从各个方面探讨了温病治疗，使热病的证治在《伤寒论》六经辨证基础上不断丰富和发展。这些著述在中医内科学上，开创了新的局面，做出了贡献。

二、肾命学说的形成与发展

肾命学说虽属脏腑学说的范畴，但它又与一般脏腑基本理论不同。肾命学说的形成与发展是以临证实践为准衡、理解并发挥经典理论的典范。因此，肾命学说不仅有“理”，而且于临证有其“法”及“方”与“药”，是一个实践性很强，对临证有重要指导意义的学说性理论。肾命学说，最早见于《难经》，成熟于明清，因为受宋明理学的影响，受《易》学影响，人们试用《易》理来解释肾命，但对于命门的位置、本质、功能等历代医家认识不一，相互争论，这种学术争鸣推动了肾命学说的发展，使人们对肾命的本质认识逐渐深入、系统，形成较为完整的学说，对后世有着重要的指导意义。

命门的名称，见于《内经》，但指的是足太阳膀胱经的睛明穴，《难经》三十六难和三十九难记载有：“肾两者，非皆肾也，其左者为肾，右者为命门。”“命门者，诸精神之所舍，原气之所系也，故男子以藏精，女子以系胞。”文中指出右肾为命门。《难经·八难》又指出：“十二经脉者，皆系于生气之原。所谓生气之原者，谓十二经之根本也，谓肾间动气也，此五脏六腑之本，十二经脉之根，呼吸之门，三焦之原”。这是对命门功能地位的又一论述，可以说《难经》已为后世的肾命学说在命门的位置、功能及在人身中的重要功用都作了原则性阐述，为命门学说奠定了最基本的理论基础。金元时期，理学盛兴，医学界学术气氛活跃，形成了学术争鸣的局面。肾命学说的研究不断地深入、发展。张元素提出命门是相火之源，三焦是相火之用，把相火与命门、三焦联系在一起。刘完素、李杲对肾命学说亦有论述。

朱丹溪在《格致余论》一书中专列《相火论》一篇，以阐发相火的病理与生理，为明代命门学说的形成奠定了基础。

明代薛己在学术研究中除重视脾胃也很重视肾命，而且对肾之阴阳均以重视。他在《明医杂著·或问东垣、丹溪治病之法》中指出：“两尺各有阴阳，水火互相生化，当于二脏中各分阴阳虚实，求其所属以平之”，在辨证方面对肾命阴亏、阳衰之证，重视肾中阴阳水火的调补，对肾之阴精不足，阳无所化，而致虚火妄动者，用六味地黄丸补之，使阴旺阳化。若阳不生阴，阴亏而致虚火内动者，用八味地黄丸补之，使阳旺阴生，这就是薛己对肾命的认识以阴阳水火、互相生化而概之。

孙一奎论肾命较前人有所不同。他将《易》学太极理论引入肾命学说，认为世界万物皆由太极和阴阳二气动静变化而成，所以物物都有太极，人也同样。他在《医旨绪余·太极图说》中指出：“命门乃两肾中动气，非水非火，乃造化之枢纽，阴阳之根蒂，即先天之太极，五行由此而生，脏腑以继而成”。孙氏认为命门乃原气、动气，气属阳，若谓之阳则可，谓之火同不可，故反对命门相火等说法。

赵献可也从《易》与太极之说来论肾命。他认为命门就是人体之太极，把命门提到人体主宰地位，位于心君之上，谓命门为真君真主，既有主宰先天的作用，又有流行后天的功能，命门之火是十二官功能活动的原动力。赵氏还称："火乃人身之至宝"，凡养生、治病必须注意命门之作用。另一方面，赵氏也不忽视阴精，认为阴阳互为其根，阴精亏耗不仅为阴虚，而且每多出现阳虚之证。关于治疗，赵氏在《医贯·内经十二官论》中指出："火之有余，缘真水之不足，毫不敢去火，只补水以配火，壮水之主以镇阳光；火之不足，因见水之有余也，亦不必泻水，就于水中补火，益火之源以消阴翳。"他的理论又较前有很大的发挥与发展。

张景岳论命门与赵氏大体略同，重视阴阳平衡，强调阴阳互根，持阴阳一体观，把命门比作人身之太极，认为："命门者，为水火之府，为阴阳之宅，为精气之海，为死生之窦。"他说，命门元阴元阳是先天无形之阴阳，元阳的作用代表生命的机能，元阴有"长"和"立"的作用，也就是"天癸"。提出"命门与肾本同一气"，"命门总主乎两肾，两肾皆属于命门"。对于肾阳，他在《类经附翼·大宝论》中曰："天之大宝只此一丸红日，人之大宝只此一息真阳"，"得阳则生，失阳则死"。在治疗方面，他在《类经附翼·真阴论》中指出："吾及中年之后，方悟补阴之理……活人应乎之效，真有不能尽述者"，因好用熟地滋补真阴，人称之"张熟地"。张氏在肾命阴阳问题上自有卓见，对阴阳互根观理解较深，其着眼于阳气，着手于阴精，要得阳之用，必先立阴之体，所以将命门称之真阴之脏，把命门之病称之真阴之病。临证他除用六味、八味外，还自创有补肾命阴阳水火的左归饮（丸）、右归饮（丸）。

清代叶天士对于其肾命学说虽没有理论上的专论，但在临证实践中，他把脾肾二脏视为关键。在补肾方面他提出，应以血肉有情之品，填精益髓，补肾中阴精，另以柔剂阳药补肾中之阳，提出不用或少用桂附之品。

李中梓则明确提出"肾为先天之本"的学术观点。他主张脾肾并重，认为"脾安可致肾安，肾安可致脾安"，两脏安和则一身皆治。他的这种学术思想对中医学理论的发展作出了重要的贡献。

总之，中医学的肾命学说，发展到明清时期，已基本成熟与完善。六味、八味补肾之阴阳的理法方药经过实践得以确认，补养肾阴之品，性必滋润，血肉有情之品多属之等也已被世人所接受，并广泛运用于中医内科临床。《难经》"命门者，精神之所舍，原气之所系也，故男子以藏精，女子以系胞"的观点，经历代医家临床印证和发挥，更为具体、详细，肾命学说已成为指导中医内科临床虚损证治的重要学说性理论。

三、内科杂病理论和临证的发展

明清时期内科的医家和医著很多。薛己的《内科摘要》一书，是我国最早以"内科"命名的医书。内科学在中医基本理论的指导下，尤其是辨证论治的深化并深入到临床以及本草学等领域，促使许多内科病证的诊治水平都有提高，而且影响到其他临床学科。

明清时期的内科特点，主要是围绕医学理论、古代医家学说及其医疗经验，出现了不同学术流派的论争，不少医家对内科病证的诊治做了总结。如虞天民的《医学正传》，王纶的《明医杂著》，王肯堂的《证治准绳》，张景岳的《景岳全书》，秦景明的《症因脉治》等，均系富有总结性的内科专著。就学术理论而言，重视脾肾者有薛己、孙一奎、张景岳、李中梓等医家。薛己既受张元素脏腑辨证和李杲的脾胃论的影响，又受王冰、钱乙的影响，所以对脾肾的理论研究较深透，一方面注重调理脾胃，以培后天之本，另一方面重滋补肾命，以滋先天之源。这就是治病求本，务滋化源之理论。

龚廷贤著有《寿世保元》、《万病回春》等著作。重视调理气血、重视调理脾胃是他的特点。他认为以调气为上，调血次之，以胃药助之，注重气血与五脏的关系，抓住病机的本质等是诊治疾病的关键，可谓之“传心至妙之法”。对脾胃用药，他反对香燥耗气之药，亦反对世俗以枳术丸为脾胃之要药，认为不可以久服。他独道之经验，给后学者以启发。

缪希雍除对本草有深入研究之外，还著《先醒斋医学广笔记》。他发展了外感热病的论治，善用清法，常用石膏之剂，兼以甘柔养阴，固护津液，有时又很轻灵，对温病学说的形成影响较大。在调理脾胃上善用甘润益阴，注重滋养脾胃之阴的见解，给脾胃学说以补充，他独树一帜开创新局面，提出新见解，给予后世学者以深刻的启示。

张景岳除阐发阴阳互根，强调命门水火外，在阴阳虚损病证的治疗方面有着独到的经验，提出阴阳互济，从阴引阳，从阳引阴；通过填补精血以养阴治形，擅用温补而不偏执，其调治阴阳偏盛偏衰之法较前人更为完善。

汪绮石对虚劳极有研究，所著《理虚元鉴》，对虚劳的病因、病机、证治、防护等均有论述，且自成体系。其“三本”、“二统”、“中和为治”的主张及处方用药，颇切合临床实际。“三本”即指肺脾肾是也。“二统”即指补肾寓于补脾之中，所以“治虚二统”实则包括了对“三本”的治疗，也藉以避免执辛热、苦寒补益肾命的弊端，而“一以中和为治”。绮氏尤其详于论肺，创立清金保肺的治则更具独见，对后世治疗劳瘵为主的虚损病证深有影响。

喻昌号称清初三大名医之一，他著有多部著作，特别是在《医门法律》中对秋燥的论述极有影响。他不仅阐发了秋燥的病症病机，而且创制了“清燥救肺汤”，疗效卓著，为数百年来医家临证所喜用。此外，他还发现了逆流挽舟法治疗痢疾，用培养、招纳、解散三法治单腹胀，用介类潜纳治阴阳虚脱等，丰富和发展了中医内科学术理论。

张璐“博采众长，贯以己意”，汇集历代名家理论而自成一家之说。他著书颇多，其中《张氏医通》很有代表性。他除重温补外，论治血证，独具特色。他从人体的盛衰与阴阳的偏盛偏衰入手，强调对出血的辨证，不能一概以上溢为火盛，下脱为阳衰而统之，必须针对出血的色泽、性状加以鉴别，对血证的善后调理，强调从“肝、脾、肾”三经着手，但重点在脾，善用归脾汤。此外，对辨别痢疾也很有研究，针对凡痢皆属热，恣用苦寒疏利的偏见，强调温理气机一法，为理气法在临床上的应用，对后世很有启发。

程国彭在学术上的突出贡献是以论述治疗八法而著称。八法即是：汗法、和法、下法、消法、吐法、清法、温法、补法。他所著《医学心悟》，理论深入浅出，通俗易懂，治法切实可行，自问世以来，一直为医界所推崇，实乃临证必备之书。此外，他善辨内科杂证，创制的止嗽散，加味香苏散等名方，丰富了中医内科临床学，给后世人留下了极为宝贵的财富。

叶天士的久病入络说，也很有创见，他认为“初为气结在经”，“久则血伤入络”。对其治疗，批评了“寒温消克，理气逐血”错误治法，提出通络大法，应以活血为要，归纳为3种，即辛润通络法、辛温通络法、虫蚁剔络法。总之，他强调注意：一要气味取辛，因辛散横行入络，能行气散结止痛；二要用丸剂，因络病根深蒂固，形成积聚者，用丸剂缓图。

徐大椿，一生著作宏富，流传至今的《徐氏医书八种》为：《医学源流》、《伤寒类方》等8本著作。其特点是治病善于审证求因，明经脉脏腑，探穷机理，研究药性，提出元气论，认为元气的盛衰是人身的关键，故将保护元气作为“医家第一活人大义”。徐氏对元阴元阳的论述，实为经验之谈，为后世临证提供借鉴。

王清任是我国古代医学史上独重解剖的伟大医学家，他的《医林改错》填补了中医解剖学的空白，更正了前人许多错误，其勇于实践，锲而不舍的科研精神，诚为后人之楷模。他对瘀血证认识之深刻，对活血化瘀方法运用之纯熟、准确，无人能及，他所创制的血府逐瘀汤、补阳还五汤等数十个活血化瘀方剂被广泛运用于临床内科瘀血证，效果甚好，显示出强大的生命力。

王泰林，为清代江南名医之一，著书颇多，总称为《王旭高医书六种》，特别是《西溪书屋夜话录》中《肝病证治》篇为其代表作，以善治肝病而著称于医林。其肝病证治大法，是中医学术史中论述肝病证治最完善者。以肝气、肝风、肝火三者为纲，分立诸法为目，从整体观念及调整五脏六腑的生克制化关系着眼，或直接治肝，或间接治肝，均为了调整与恢复肝与其他四脏的正常生理关系而用药物。治肝三十法的确立，是根据肝脏的生理、病理、病因、病机以及综合自己的丰富经验而辨证分析的结果。对后世治肝影响甚大。尤其是前十九法，每一治法都是通过对病性、病位以及所涉及的脏腑、病情的新久轻重等诸方面进行综合分析而确立。立法严谨，结构周密，法度鲜明。

吴师机，博古研今，以专门用外治法广泛治疗各种疾病而著称，创造了以膏贴为主，辅以敷、熨等诸法，实可谓集清以前外治方法之大全。所治疾病遍及内、外、妇、儿、急救诸科，使中医外治法及应用范围都大大前进了一步。对推动外治法的发展作出了不可磨灭的贡献。因而他被誉为中医发展史上的外治专家是当之无愧的。所著《理瀹骈文》也是我国仅有的一部以膏药为主的外治专书。目前，内病外治法正以其独特的方式及优势，愈来愈引起医界的重视，显示了强大的生命力，具有广阔的发展前景，因此吴氏的外治经验值得深入的研究。

综上所述，明清诸家重视理论与实践，其著述较多，已不限一家之言，而是广征集采，酌以己见，择善而从。这样就克服了诸家之偏，集众说之长，使内科学术理论达到前所未有的高度。同时，中医内科学理论与临床实践紧密地结合起来，融为一体，形成一个较为完整的内科学理论体系。

四、丰富多彩的医案促进了内科学术发展

医案，也称病案，创见于春秋战国时期。《史记·扁鹊仓公列传》记载有名医淳于意所述“诊籍”25案，有成功的经验，也有失败的病例，此即为我国最早见于文献记载的医案。晋唐时期，有些医学著作及文、史杂记中，都有一些零散的“医案”、记载，但其内容大多是对一些奇病、怪病的诊断和治疗，往往并不真正从医疗角度着眼。脉证方治俱全而又在中医理论指导之下的正规医案，是从宋、元以后才开始出现记载的，如许叔微的《伤寒九十论》，张从正的《儒门事亲》。

明清时期，可以说是中医医案盛兴时期，不仅有丰富的医案专著，而且在医案记载的格式、具体内容及医案理论等方面，都有显著的进步。在这大量的医案专著当中，一种是汇集历代各家医案于一书，并附有编著者的评语，一种是一家医案。前者如明代江瓘的《名医类案》，搜集汇编了明代以前的历代名医验案，并结合自己的临床经验，还旁采了经、史、子、集中与医药有关的资料，内容十分广泛，病种也很丰富，有内科杂病、传染病、外科病等，对后世者学习和吸取古代医家的诊疗经验起了很大作用，同时又是中医理论与临床实践密切结合的良好参考书。魏之琇《续名医类案》36卷，该书实为补充《名医类案》而作。补辑历代名医治案，增录当代名家医案。分3个方面45门，有内、外、妇、儿等科疾病。分类清楚，选案颇多，使诸多医家的治病用药特点，能充分地体现出来。俞震的《古今医案按》更有特点，其目的是欲让医者“即规矩以求巧”，“操纵于规矩之中，神明于

规矩之外”。书中选择《名医类案》、《续名医类案》中的医案1000余则，案后有俞氏按语，或给予解说，或给予补充，或列论诸家而辨其异同，皆能提示要旨，启发后世学习，对研究历代医家的治疗方法很有帮助。后一种医案，如孙一奎的《孙文垣医案》、尤在泾的《静香楼医案》、叶桂的《临证指南医案》等。这些医案中，大多包括了临床各科的多种疾病，记载有丰富的诊断、治疗内容。如《静香楼医案》，几乎每一个病案都详述其病机变化及其与脉象、症状等联系，分析透彻，说理清楚，用药配伍简洁精当，药不虚设，柳宝诒评价为“论病平易近情”，“立方妥贴易施”，确非夸张之辞。《临证指南医案》，包括内、外、妇、儿等各科的疾病，内容丰富，治法精详，方药妥贴，每病之后，附有其门人撰述的该病各种证候的治疗大法，此外还有徐灵胎的评语，是诸多医案中很有实用价值的一部。该书不仅有疾病病机、治法讨论，对医学理论也有所阐发，如“久病入络”之说即出于此书，对指导临床以及对疾病的认识和治疗都很有启发。《寓意草》为喻嘉言所著，是一部医案兼医论性质的著作。喻氏认为：“一病当前，先以意为运量，后乃经之以法，纬之以方，《内经》所谓微妙在意者是也。”所以取“寓意”为书名。喻氏认为治病之道，全在于医者一心会悟，因病识证，因证立方，所谓“活法在人，岂纸上所能与耶?”可见喻氏用心之颖悟，治病之奇巧。其治病善于运用和化裁古方，并多予见解，是本医案的特点之一。

余听鸿著的《诊余集》，又是临床治病的医案专辑，包括内科杂病、妇儿科等的治疗验案。听鸿论病，每能探究其病源，明辨其实质，而制方遣药，用心亦勤。所载医案，有不少变通之法，如治腹胀、便秘用温补法；以济生肾气汤治疗“温热”肿胀等，皆非寻常之法，在晚清诸医案书籍中，是有研究价值的。另外，辨痿之干、湿，在肉之削与不削，肌肉之枯润等一目了然。如肉肿而润，筋脉弛纵，痿而无力，其病在湿，当以利湿、祛风、燥湿；其肉削肌枯，筋脉拘缩，痿而无力，其病在肝，当养血润燥舒筋。余氏治痿证甚多，可以说既简洁而又切中痿证病机之根本所在，于痿证的辨证、治疗确对后人有很好的指导意义。

除以上几种医案著作以外，还有《石山医案》，是明代医家汪机的弟子陈桷所整理汇集而成。汪机所论，多主丹溪之法，亦不拘于丹溪，能随证处方用药，在临床有一定的参考价值。《奇效医述》由聂尚恒著，该医案共2卷，记载内、妇、儿科疑难重症40个案例。聂氏治疗疾病是“因病制方，不胶于古方，得心应手，不拘于成说”，论病专以辨证为主，其于寒热、虚实、真假疑似之辨证颇见功力，对临床有较高的参考价值。

还有马俶的《印机草》、徐大椿的《洄溪医案》、吴塘的《吴鞠通医案》、王泰林的《环溪草堂医案》等，这些宝贵的医案是诸位医家在吸取前人的治疗方法和经验，结合自己的临证体会编撰而成的。对后世学医者皆能提示要点，启悟新的思路与判断能力，尤其对内科等病案书写格式规范奠定了良好的基础，同时也对现代人学习和研究历史医家的诊断治疗方法提供了可靠的依据和帮助。

第五节　近代中医内科学术的发展

鸦片战争以后，随着外国侵略者的侵入，西方医学也随之而涌入，他们在中国设立教会医院，开办医校。于是西洋医学便大规模地传入中国，西洋医学的东渐，帝国主义的文化侵略和反动政府的崇洋媚外、“扬西抑中”，造成了近百年来医学史上中、西医对立的局面，阻碍了中医学的发展。

西洋医学的广泛传入与逐渐发展，资产阶级改良主义思潮的影响，使一些追求进步的医家，开始了以西医学术见解来沟通和发展中医学术的探索，产生了中西汇通的思想和流派，涌现出不少著名医家和医著。在近代医学史上中西医汇通的中医革新说和中医科学化说等曾经风靡一时。

一、中西汇通思想对中医内科发展的影响

当西洋医学大量涌进中国时，以唐宗海、张锡纯、章炳麟、吴瑞甫等一批有识之士主张吸收西洋医学之长处，摒弃中医学术之短处，努力探索以西医的学术见解来沟通和发展中医学术，故而产生了中西汇通派。

中西医汇通派其汇通之重点在于中医脏腑理论与西洋医学的脏器解剖生理病理之间的汇通，而脏腑病机探讨的内容又与内科关系至关密切，因此，中西医汇通派的形成与发展，无疑对内科学术的发展有着重要的影响。

中西医汇通，在理论研究上，虽有不同的观点，但究其义理，多可一致，那就是，中医必须充分利用有利条件，争取做到尽善尽美，超越前人，中医西医各有长短，必须摒弃疆域之见，取长补短，归于一是。所谓“损益乎古今”、“参酌乎中外”也。

朱沛文的中西医汇通思想，则是以临床验证为准则。他认为中医“精于穷理，而拙于格物”，但又“信理太过，而故涉于虚”，西医“专于格物，而短于穷理”，但又“逐物太过，而或涉于固”，“各有是非，不能偏见”。从这一思想出发，便试图各取其是而汇通之，著有《华洋脏象约纂》等书。

朱氏探讨中西医汇通，主要以内科疾病与解剖来对应，如脑有黄水为湿头痛，脑有血水为热头痛，风涎入脑为掉眩等，特别是对王清任《医林改错》的辨证，如纠正了血管误为气管等错误，体现了他实事求是的科学态度。他的学术思想被称为中西医汇通中的开明医家。

恽铁樵的汇通思想则以中医为主。他明确指出，研究医学不应以《内经》为境，并强调西医学有先进之处。他说：“居今日而言医学改革，苟非与西洋医学相周旋，更无第二途径”，又说：“中医而有演进之价值，必能吸收西医之长，与之化合”。这种要求不断发展中医学的思想是很可贵的。但中央医馆要求统一病名时，他坚决反对，他说：“西洋医法以病灶定名，以细菌定名，中医则以脏腑定名，以气候定名，不可强合而为一也。”这对中医临证尤其是内科学的发展起到了积极的作用。

中西医汇通的倡导者吴瑞甫，认为：“乃知中西医学，有宗旨悬岐者；有名词不同，而理法并无差别者。”认为中西医学是可以“参互考证，以汇其通”的。著有《中西脉学讲义》、《中西内科学》、《中西温热串解》、《脑髓病论》等，皆以中西学说，互相参证。他认为西医治病，重在辨病，用药多局部，是重在病之标也；而中医则重辨证，用药多审证求因，重在病之本也。吴氏不但在理论方面有很深的造诣，而且在临床内科实践方面，也颇有独到之处。其阐发机理，丝丝入扣，诊断疾病，准确果断。

另有一些医家在临床上进行中西医汇通，如张锡纯的中西汇通是从理论到临床，从中药到西药，都进行了尝试，以“医学衷中参西”为其指导思想，著有《医学衷中参西录》。他主张不分畛域，择善而从，以彼之长，补己之短。“师古而不泥古，参西而不背中”。他认为中医之理多包括西医之理，沟通中西医原非难事，于是他从基本理论方面做了很多探索，主要表现在以脏象学说与西医解剖学、生理学相互印证，如肝左脾右说，三焦即输尿管说，心力衰竭与肾不纳气相通说等。在病理上他把中风与脑充血联系起来讨论。西医认为脑充血，中医谓血与气并走于上，盖血必随气上升，此为一定之理，并进一步解释了中风的预后。为此，拟建

瓴汤、镇肝熄风汤治之。总之，在虚劳、心病、喘证、吐衄等内科杂病等病理上，都有参合中西之理，努力探索汇通中西的途径。

张氏在临床治疗上善于中西药合用。他说："西医用药在局部，是重在病之标也；中医用药求原因，是重在病之本也"。例如，张氏善用阿司匹林合石膏治疗温病初起、斑疹、关节红肿；溴剂合补肾涩精药治梦遗，体现了心肾合治的思想。他还创制阿司匹林加玄参、沙参诸药治肺结核之发热。张氏自创近200首方剂，广泛运用于临床内科，取得了一定的疗效，其开中西药并用于临床之先河，已成为我国近代中医内科学发展的一个重要方面，至今仍有现实意义。

二、中医内科的发展

近代一大批中医工作者在临床上不断积累经验，以中医理论为指导，总结内科疾病的辨证论治规律以提高临床疗效为最终目的。此期对内科中风、血证两个疾病研究比较突出。

（一）中风病的研究、探索

中风病对人类危害之剧，为历代医家所重视，每每列于诸病之首。自河间主火、东垣主气、丹溪主痰、张景岳又设非风之说后，后人聚讼纷纭，争论集中于本病病因究竟有风无风，及其病理机转。近代对此续有发挥，尤其在本病病因、病机、证治方面有深入的研究。

清代林珮琴在其《类证治裁》关于中风的论述中，虽也区分真中、类中，但他指出，以地区分真中、类中，不可胶柱鼓瑟，赞扬张石顽不以地域强分真、类。其次，林氏阐析了历代诸家关于中血脉经络脏腑之说，金元三子对中风发病机理的不同观点，及闭证脱证治法的相异之处等。他对中风病的重点证候作了具体细致的分析，计有口噤、痰壅、口眼㖞邪、半身不遂、四肢不收、角弓反张、瘛疭、猝倒无知、舌强不语、遗尿、眩晕、麻木不仁等一系列症状，分别讨论了对症的治法方药。还就本病不同脉象的吉凶预后作出判断，间附医案以相验证。

蒋宝素所撰《医略十三篇》，以真中风、类中风并列。认为《内经》本身既有关于外风引起的击仆偏枯论述，也有阴亏火盛与阳虚暴脱的击仆偏枯、无风似风诸证的论述。他对金元以来张子和、朱丹溪、喻嘉言等名家有关中风的观点都有所评议，主张有风邪证脉可据的为真中，无风邪证脉的为阴亏或阳虚的类中。认为外风中脉如水之得风，而软数虚弦不静是风驰水逝之象。蒋氏此种区分虽未必准确，但他提出以证脉鉴别真中类中的思想是比较客观也是比较符合临床实际的。另一方面，他认为自河间以下否认真中风，所论虽偏而所治仍是，如《宣明论方》之用地黄饮子，丹溪之用四物人参竹沥诸法，景岳之用地黄、当归、枸杞之类，均属峻补阴阳之剂，正合类中机宜，蒋氏医案治类中仍宗其法，可谓不因人废言。他对真中、类中的鉴别与认识，有源流通彻、辞旨酣畅之长处。

费伯雄将外界致病因素与人体内在因素结合起来，主张本病由正虚而外风侵袭所致，河间、东垣、丹溪以火、气、痰为主，而风往从之，是标本倒置。实际情况应是患者先有火、气、痰偏胜之处，因而中风，风为主，火、气、痰乃与风合并交作。并提出治脾胃以实中州，使痰气不生，虚火自降，为固本之计。

丁甘仁认为，真中、类中二者确有缓急之分；就地区来说不能肯定西北部人都是外风所中，东南部人都是内风所致；在体质方面必须辨别阳虚与阴虚，有痰与无痰，以此来决定治疗方法；应以小溲是否自遗作为辨别中风闭证、脱证的要点。

清末民初，对于中风病因证治的研究有了长足的进步，得益于对脑功能的重新认识。王仲奇特别重视脑的功能与病变，并以此作为处方用药的依据。根据其脉案可知，他认为脑为髓海，神之所舍，心肾精神荟萃于脑。心主元神，肾主骨髓，肝脉循巅上入络脑。脑虚精髓不充，元神不振，宗脉失养，肾阴不能镇其下，肝阳乘隙越诸上，以致腰部酸痛，头眩耳鸣如处舟车，怠惰欲眠，手颤足酸，写字则一塌糊涂，举步则趑趄不前，而成偏枯痱中之渐。此即《素问·脉解》"内夺而厥，则为瘖痱"之原理。或因性情躁急，肝气自盛，肝亢阳升，脑筋震动，引起偏瘫。在临床上，王氏提出"柔肝清脑"的治疗方法，可谓开中风治脑之先河。

张伯龙，乃唐宗海的弟子，重视实证，于"类中"一病有所研究。他做过实验研究和临床研究。他认为北方类中多阳虚证，南方类中多阴虚证。阳虚类中宜遵东垣补中益气及六君子等为主。举出曾治北方中风数人，用黄坤载黄芪姜苓汤、桂枝乌苓汤及补中益气汤等法收功。总之，张氏对于类中病因病机治法方药等的阐发，对其后及现代治疗中风病有很大影响，所著《类中秘旨》是第一本详细论述中风病的专题著作。

兰溪名医张山雷在张伯龙观点基础上进一步发挥，撰有《中风斠诠》三卷。卷一为中风总论，卷二为内风暴动的脉因证治，卷三列古方评平议。他推崇张伯龙之说，就其《类中秘旨》逐段详加阐析评论，治疗以潜镇开痰为主。《中风斠诠》对中风病的研究深入详尽，是一本实践与理论相结合的佳作，代表了这一时期中医在这一专病研究方面的水平。

恽铁樵认为中风病应争取早期诊断早期治疗，在临床上具有指导意义。

张锡纯认为中风有外受内生之别。外中虽有风邪，但必有五内之虚损，外风方能自经络直透膜原而达脏腑，令脏腑各失其职。至于内中，则缘于"肝木失和，风自肝起，又加以肺气不降，肾气不摄，冲气胃气又复上逆"，使血液上注太过，充塞血管累及神经失其所司，至昏厥不省人事，"西医名为脑充血证，诚由解剖实验而得也。"张氏并指出，中风有充血性与缺血性两种。河间之主火，为脑充血；东垣之主气，为脑贫血。一实一虚，迥不相同。王清任于此病专以气虚立论，设补阳还五汤重用黄芪至四两。张氏认为，若遇脉虚而无力的，用之可以见效；若其脉象实而有力，证属脑充血，而复重用甘温升补之黄芪，以助其血上行，必至凶危立见，不可不慎重。在治疗和用药方面，他吸取友人朱钵文经验，主张："宜于引血下行药中加破血之药以治之"。自拟建瓴汤加大黄和镇肝熄风汤为时人所常用。张氏重视本病的早期发现，认为中风先兆较他病尤为显著，出现也早。他总结中风先兆计有：①其脉必弦硬而长，或寸盛尺虚，或大于常脉数倍，而毫无缓和之意；②其头目时常晕眩，或觉脑中昏愦，多健忘，或常觉疼，或耳聋目胀；③胃中时有气上冲，阻塞饮食不能下行，或有气起自下焦上行，或呃逆；④心中常觉烦躁不宁，或心中时发热，或睡梦中神魂飘扬；⑤或舌胀言语不利，或口眼㖞邪，或半身似有麻木不遂，或行动脚踏不稳，时欲眩仆，或自觉头重足轻，脚底如踩棉絮。指出如能及时发现这些先兆，予以治疗，可将中风消弭于发病之先。

综上所述，近代医家对中风病的研究不再屑于真中、类中之争，在病因、发病方面倾向于内外因结合而以机体内在病理变化为主。对中风与脑的关系受到西医知识和近代科研方法的启发，从识病角度对疾病本质有较前更为深刻的认识，具有承前启后的作用。

(二)血证的研究探索

自明代缪希雍《先醒斋医学广笔记》论治血三法——"宜行血不宜止血，宜补肝不宜伐肝，宜降气不宜降火"之后，医家们颇受启发。清代王清任治病以气血为三，指出气虚可致血瘀，临床善用活血化瘀与补气活血法，发展了前人有关气血辨治的经验。

近代唐容川著《血证论》一书，条分缕析，务求精详，为血证有专书之始。该书以阴阳学说为纲，对水火气血的相互资生相互联系进行了精辟的论述，为血证的深入研究奠定了理论基础。他指出："人之一身不外阴阳，而阴阳二字即是水火，水火二字即是气血，水即化气，火即化血。"水即化气，是说气化生于肾水，而气生于肾水的具体过程是通过肺气心阳的蒸化来完成的。从生理上讲，气生于水，反过来又能化生津液；从病理上讲，水病可致气病，气病亦可导致水病："气生于水，即能化水；水化于气，亦能病气。"火即化血，是说血的生成在于心火，而心火也须阴血之奉养才能平而不亢。生理之火可累及火病："治火即是治血，血与火原是一家"。至于水火气血之间则是既互相依存又互相联系的，故"水病而累血也，血病而兼水也"。同时，气生成于肾水，血生成于心火，但维持水火升降的中枢在脾。所以唐氏说："血生于心火而下藏于肝，气生于肾水而上主于肺，其间运上下者脾也"。因此治气治血皆当以治脾为主，提出"脾不制水固宜燥，脾不升津则宜滋；病在火脏宜寒凉，病在土脏宜甘缓"的治疗思路。唐氏把气血水火及其与五脏之间的生理病理关系作了详尽的发挥，并认为由于脏腑的性情、部位各有不同，血病的定位也有不同。如吐血主病在胃，呕血主病在肝，咯血主病在肾，唾血主病在脾，咳血主病在肺等。说明在血证论治中，气血辨证结合脏腑辨证的重要性。

对于血证的治则，唐氏以抑气降逆为指导思想，主张宜用下法、和法，而禁忌汗法、吐法。他说，血家最忌是动气亡阴，发汗则气发泄而血随气溢；吐法则助其逆势而气上不止，宜用下法以折其逆气。同时，血证气盛火旺居多，下法兼寓"上者抑之"、"急下存阴"之意，攻之即补之。当然，如实邪久留，正气不支，或大便溏泻，则只可清润降利，不宜峻下。至于和法，尤为治血证第一良法，使其阴阳表里寒热气血水火相和。四法之外又有补法，当根据血证宜忌而斟酌用之。

在具体治法方面，唐氏提出"止血"、"消瘀"、"宁血"、"补血"四法，既是治吐血的法则，也是通治血证的大纲。凡血证骤作，奔涌不止，此时惟以止血为当务之急。止血之法虽多，而以降气为先，存得一分血便保得一分命。血既止之后，其经脉中已动之血不能复还故道，留着于躯体四肢经络肌腠，壅塞气机，久则生变，且经隧中，既有瘀血踞住，则新血不能安行无恙，复增吐溢的危险，故以消瘀为第二法。血止瘀消后，又恐血再潮动，故以宁血法为第三法。血之所以不安，皆由气之不安，宁气即是宁血，最后用补血法，因去血既多则阴必虚，阴者阳之守，阴虚则阳无所附，久则阳随而亡。故以补血法疗虚补损，修复创伤。不仅补法是顾虚，即止血消瘀也是恐其久而致虚，故使邪速去。用止血药往往兼顾消瘀，消瘀实寓有宁血的作用。宁血能消除或减少重复出血的危险，也蕴有止血和补血的含义。这样四法参合运用于各种血证的不同阶段，围绕止血复正这一原则，终始贯穿，前后呼应，使血证的治疗上升到一个新的水平。另外，他在血证中归纳出"血上干"证治 14 条，"血外渗"证治 7 条，"血下泄"证治 6 条，"血中瘀"证治 5 条，及"失血兼见诸证"40 条，并解析古今制方 200 余首，在血证的研究方面取得了显著的成绩。

综上所述，不管是中西医相互汇通，还是致力于中医研究，诸医家均从不同角度对中医内科疾病进行了研究探索，做出了贡献，为中医内科疾病的诊断、治疗增添了新的思路与方法，提高了临床疗效，促进了中医内科学的独立和完善。

20 世纪 30 年代，在国民党政府企图消灭中医的压力下，一些热爱中医事业的有识之士，为了求得中医的生存和发展，奋力创办了一批中医学校，并编撰了内科学等教材，加紧培养中医药人才，使中医药得以在备受摧残的逆境中绵延不断。

中医药界的一些团体和中医学者还积极创办《中医杂志》等多种医药杂志，对传播中医药知识，探讨中医药学术，促进中医内科学独立提高临床诊疗水平，起到了积极的推动作用，成为近百年来中医药发展的重要标志。

第六节　新中国成立以来，中医内科学的发展

新中国诞生后，中医内科学的发展进入了一个崭新的历史时期。党和政府很重视中医工作，并采取了一系列重大决策来促进中医的发展。在正确的中医政策指导下，中医药事业获得了很大发展。全国各省市先后建立起一大批中医药方面的医疗、教学和科研机构，还采取为老中医配备助手、带徒、举办各种讲习班、进修班等形式，培养了一大批中医内科学人才，并在不同层次上形成了内科专业骨干队伍；传统的中医内科被继承，对内科古典文献进行继承、整理和研究，新的注释书、语译书籍不断出现；全国性的中医理论研讨会、研究会等曾多次召开，促进了中医内科学术的继承和发扬。在学术上继承发扬一以贯之，中医药治疗内科常见病、多发病被列入国家医疗常规，还以卓越的疗效攻克了数种难治病，提高了中医药学的信誉并取得了一批科研成果。1982 年全国中医学会内科分会成立，以后各省市也相继成立了中医内科三级学会，推动了中医内科学术的进一步发展，标志着中医内科学的成熟。这一时期的中医内科学术，在不断地总结实践经验中自我创新、发展，其成就可归纳为以下几个方面。

一、临 床 进 展

中医内科的临床研究，是随着中医正规医院的发展而发展的。新中国建立初期，20 世纪 50 年代伴随着中医研究机构和高等中医院校的建立，中医由分散的个体行医，经过建立联合诊所发展到建立中医医院，随着中医医院的建立、临床学科的划分，使中医内科成为一个独立的学科，这为内科的发展奠定了基础。

伴随着西医和现代科学研究手段的发展，中医内科临床研究采用了现代科研手段，从个案的总结发展到运用统计学、规范化的临床研究方法进行临床分析总结，使中医的临床疗效临床科研水平得到提高。随着中医内科学的发展，内科的三级学科不断划分，至今，中医内科学已经划分出热病专科、呼吸专科、消化专科、心血管专科、脑病专科、肾病专科、老年病专科等；一批高等中医院校的毕业生，既掌握了中医的基本知识和专业技能，又掌握西医知识和现代科学知识，从事中医内科临床多年的专科人才的涌现，为中医内科的发展赢得了人才方面的保证。

当今的中医内科临床研究进展具有以下几个特点：①中医内科疾病的诊断、治疗也正向标准化、规范化发展，借鉴现代科学规范化的各项制度，进行了证候、诊断、病案的规范化建设；②继承建国初期一批名老中医的经验，采取师带徒的教育形式，整理他们的经验、各种学术理论与学说；③提高了临床疗效，围绕现代难治病进行研究，取得了可喜成绩。在对乙脑、疟疾、胸痹、肾病、肝病、脾胃病、肿瘤等疾病的治疗研究中，获得了突破性的进展。同时，近年来对内科急症的治疗、抢救已逐步为中医药界所重视，对高热、厥脱、出血、中风、急腹症等急症，在继承前人经验的基础上作了新的探索，肯定了通里攻下、活血化瘀、清热解毒、扶正祛邪等治疗方法对急症救治的疗效。由于药物剂型不断改进，已研制出一批高效、速效、低毒、安全的急救中成药，从而使中药的给药途径不断增加，大大地提高了内科急症的疗效水平。

二、科学研究

中医内科学的理论和治疗体系,其核心环节是"证"。自20世纪50年代后开始进行证的实质研究。其研究手段从简单的生理、病理分析方法、生化测试方法、解剖方法、组织切片方法、组织培养方法,发展到细胞培养方法、同位素检测方法、电镜方法等,研究水平从一般的生理、病理分析,深入到细胞水平和分子水平。至今人们已经发现许多证在生理、病理变化、病理形态改变、免疫功能、血生化反应、微量元素含量等方面,都有其特异性变化。辨证论治是中医认识疾病和治疗疾病的重要理论方法,也是区别于西方医学的主要不同点。因此,以"证"为核心进行文献、理论、临床及实验研究,是临床科研的重要环节,已成为医药学界的共识。首先,从脏腑及其相关证入手,在一定程度上验证了中医脏腑及其证候的科学内涵。又注意吸收今人临床及实验研究进展,更重要的是通过临床流行病学调研及严格的前瞻性临床研究,系统提高研究的先进性、科学性、实用性及效能性,并以此深入探讨脏腑各证的生理、病理基础与现代相关自然科学的相互对应关系,从而建立起运用现代自然科学语言阐述中医脏象学说合理内涵和理论体系的现代中医脏象学说。再者,根据"证方对应"、"病证结合"的原则,以临床疗效为评价依据,对各证辨证标准中主症及定量记分和现代检测指标部分进行严格的前瞻性临床研究。并通过同证异病交叉验证和现代检测指标相结合进行深入的研究。此外,根据脏腑证候及其相关实验结果,结合现代医学进行多方面、多层次的综合分析,而逐步达标。

目前,运用现代科学理论和技术对中医内科学理论及疾病防治进行研究,已从细胞水平向更微观的分子水平和宏观的系统论、场论两个方向发展。近年来,对一些理论问题的研究,包括肾实质、脾胃、气血、阴阳等专题已有所突破;对内科一些疑难杂病的诊治等有了较大的进展;运用电子计算机整理名老中医专家的临床经验,建立诊疗系统,实行人机对话,也做了新的尝试。实践证明:这都是继承发扬中医学的重要途径。在这世纪之交,中医内科学将以其崭新的面貌,除更好地发挥自己的特点优势外,还要自主地从现代学科的前沿直接汲取高科技养分武装自己、发展自己。

三、中西医结合概况

毛泽东于20世纪40年代指出:"中西医一定要结合起来",50年代又明确提出"把中医中药的知识和西医西药的知识结合起来,创造我国统一的新医学新药学",从而促使中国政府制定了中西医结合方针,并在多年的工作中强调坚持中西医结合方针。50年来,一批有志于中西医结合的广大中医西医工作者积极响应政府号召,团结合作,互相学习,努力开展中西医结合研究。中西医结合不仅成为继承、发展中国医药学的重要途径之一,而且成为我国医学科学的一大优势,并成为我国医学科学的重要发展方向之一。广大的中西医结合工作者,采用中、西医两种方法和手段进行诊治取得了丰硕成果:在理论方面,相互交叉、渗透,已初步产生新的理论与方法;在诊治内科疾病方面,几十年来亦取得了令人满意的效果。首先是从急腹症入手,大大减少了手术率,提高了中医药的治愈率。中西医结合防治心脑血管病不仅在临床上取得了满意的效果,而且在复方研究、中药有效成分及其机理研究方面也达到了较高的水平。活血化瘀方药既可治疗缺血性心脑血管病,也可用于治疗出血性脑血管病,有助于血肿吸收。对急性重症胆管炎的患者运用中西医结合治疗可从急症手术转成择期手术。对重症胰腺炎,采取中药、手术和综合治疗,使死亡率明显下降。对慢性乙型肝炎,采用微观辨证相结合的病证结合的辨治方法，疗效好。慢性萎缩性胃炎用中西医结合治疗也取得了明显的进展，不仅疗效显著，且副作用少。特别是在治疗肿瘤、血液等疾病方面，中西医结合治疗更是广泛地被广大医学专家所接受。益气养阴、清热解毒等治法不仅可减轻患者放、化疗的毒副作用，还可以扶正培本，帮助患者顺利完成放、化疗疗程，改善生存质量，延长寿命。在治疗中，重视抑制肿瘤，重建免疫和重建骨髓功能的阶段性，被外国新闻界和同行称为肿瘤治疗的"中国模式"，具有一定的影响。同时，中西医结合对延缓衰老、治疗老年性痴呆等，进行了多方位、多层次的探索，从机理到临床进行了研究，取得了很大进展，对衰老机制及延缓衰老有了进一步的认识，形成了肾虚、脾虚、脏腑经络、气血阴阳、精气神、本虚标实等不同的学说。中西医结合研究将历代延续的补肾、健脾、脾肾双补、活血化瘀及攻补兼施等方法与现代医学的生理病理密切结合，使中医理论得到较为明确的阐述。艾滋病自 1981 年在美国被发现至今，以惊人的速度蔓延到世界各个角落，中国中医研究院吕维柏教授等证明了清热解毒、扶正固本、活血化瘀中药对艾滋病治疗有效，并筛选出甘草、云芝多糖和天花粉蛋白等有抑制或增强机体免疫功能的药物或中药单体，以复方中研一号治疗 437 例艾滋病患者，总有效率达 48.97%。虽然中西医结合在临床上取得了一定的成绩，并且在基础研究中做了不少工作，但是在理论方面，尚未形成新的理论体系。当前，广大中西医结合工作者仍在坚持不懈地努力。

总之，中医内科学的发展经历了漫长的历史过程。新中国成立后，使它焕发了青春。内科学在中医学中占有极其重要的地位，中医内科的就诊病人数约占中医就诊病人总数的一半还多。很多内科疾病危害人类生命健康。内科疾病涉及男女老幼和各个年龄组人群，也涉及人体的各个系统，防治内科疾病可以提高社会人群的工作劳动力和生存质量。中医内科学理论和技术的进步，对我国人民乃至全人类的健康和幸福具有极大的意义，其社会效益是巨大的。

近 20 余年来，中医内科学术水平得到了很大的提高，主要有以下 5 个特点：一是临床理论交融，重在疗效提高。在中医学悠久的历史长河中，各家学说争鸣，久盛不衰，逐步趋向于取各家之长，付诸实践，强调疗效，着重在继承中医内科学术思想与理论体系的基础上，提出了关键在能够提高疗效的认识。二是三级分科强化专科专病建设。目前中医院校附属医院及省市级中医院，基本上均设立了三级学科。虽然三级学科的设置各医疗单位有所不同，但大内科进一步分化，向专科、专病发展已是中医内科学学科发展的总体趋势。分化后的三级学科在治疗手段上，依然保留着中医内科学原有的特色优势，更强调治疗方法的多样化与综合性。内科特有的内治法逐步与外治法、体疗、食疗、自然疗法等诸多方法相结合，逐渐成为提高中医内科临床疗效的有效途径。三是纵横结合，研究辨证规律。在全面继承传统的八纲辨证、脏腑辨证、六经辨证、三焦辨证、卫气营血辨证的基础上，对内科常见病、多发病证的病因、病性、病势、病机转化、预后等进行了深入的研究，并对其病候、证候、诊治、护理、调摄、康复等全过程获得了明确的认识，形成了一套中医内科特有的诊疗方法。四是诊疗规范化。规范、标准是一门学科成熟程度的标志，它直接影响临床、教学与科研水平的提高。中医内科发展不能停留在个案病例的积累和非规范化的原有水平上，要有所发展与创新。近些年来，中医内科学借鉴了相关学科的先进经验，重视了诊疗规范化建设，力图通过内科常见病、多发病以及现代难治病临床诊病规律化建设，建立与国际医学同步的规律性诊疗常规，如中医各种诊疗规范、行业标准、国家标准的颁布，对中医内科临床诊疗水平的提高和学术理论的发展，起到了指导和促进作用。五是发挥中医特点优势，开展科学研究。随着现代技术的发展，中医内科学发展的范围拓展与深化了，注重借鉴与吸收相关前沿学科先进技术方法，在保持自身固有的优势与特点的前提下，使临床、教学与科研尽可能国际化。目前中医内科研究的水平已由历史上的临床病例观察及回顾性总结，发展为具有前瞻性研究符合临床科研设计衡量、评价（DME）的高层次的研究水平。

四、加强中医学派研究

中医学派发展对于中医学术的传承与创新起到了积极推动的作用。中医学派的核心思想与用药特色，凝聚了历代医家深刻的学术内涵与独特的方法论体系，值得发掘整理与升华提高。换而言之，两千年来中医药学派之间的传承、创新、争鸣、互补，构成了中医药学术发展的主旋律。

与西医学派相比而言，中医学派较为彰显并且更具特色；学中医的人至少对中医流派，如伤寒学派、温病学派、河间学派、易水学派、攻邪学派、本草学派以及中西医汇通学派等，耳熟能详，如数家珍；就像热爱京剧的票友，谙熟旦角的尚、梅、程、荀四大流派一般。中医学派具有继承性、创新性、全面性、连续性和互补性的特点；中药学也与西方的生药学、天然产物化学有着明显的区别。所以说，学派研究是中医药学学术发展的核心内容，也是精华部分。

中医内科学既是中医药理论联系实际的纽带与桥梁，更是中医药学术传承与创新集中体现的窗口。从历史上看，中医药学派的现象广泛而深刻地贯穿在中医内科学的学术思想之中。因此，充分加强中医药的学派研究，对新世纪的突破与创新有着举足轻重的意义；学派研究的成果与方法也将在一定程度上影响整个科学学派和生命科学的发展，促进世界文化多元化、促进跨学科发展及其法则之共建。

五、中医药学的国际发展趋势

目前，我们生存的国际环境出现了一股中学西渐的发展势头，世界许多国家和地区已开始关注中医、中药，希冀从中医药中寻找到新世纪医疗体系改革的成功经验，也热衷于从中筛选有确切临床疗效的天然药物，开发研制出新型药物从而拉动本国的生物医药产业。

当然，这一现象背后暗藏着诸多发人深省的深层原因。其一，我们必须认识到，中医药学是中国自然哲学引领下的整体医学，具有自组织、自调节、自适应与自稳态的突出特点。中国科学本身，自古而今就蕴藏着自然科学与人文科学相结合的特质，是一种以整体思想为主的科学，因而中医药学便拥有了科学与人文的双重特性。再者，作为生命科学的一个分支，医学主要的研究对象是“人”，其本身也就势必包含着人文学科的重要内涵与成分要素；从这一层面来讲，中医要比西医表达得更加全面和确切。我们应当本着中医药学“天人合一”、“医药一体”、“形神一体”和“主客观合一”的基本模式，深刻发掘和认真探讨中医药学术体系的整体规律和建立临床疗效的评价体系，这也将是中医药学研究亟需着手的重要任务。

其二，当今形势下，科学与文化的关系正发生着微妙的变化。随着科学哲学的发展，世界范围内越来越多的人达成了这样的共识：文化不再是科学的障碍，也不是科学的边缘物，而应该是科学的前提条件。不同的文化会产生出不同的科学，文化的多样性决定了科学不会止步于一种固定的模式，或者范式。科学对文化的依赖性意味着：每种科学都以一种特殊的世界观为假设，以一种特殊的对世界的建构为预设概念或公理。具体而言，东西方宇宙认识论的不同直接导致了医学认识论的差异，如果用西方科学的标准来衡量中国科学，或以西方医学的尺度来衡量中医学，则是一种方法学上的错误。

其三，中医药学受到西方人群关注的另一大原因，还在于西医学本身出现的问题，如临床分科太细所造成的知识体系破碎，医药费用高昂，化学药品的毒副作用与污染，以及过度使用激素与抗生素导致人体自身对疾病抵抗力的丧失等问题。另外，科学与技术虽然带来了伟大的成就与社会的繁荣，但也是造成环境污染、全球气温上升以及臭氧层破坏等问题的根源。因此，许多具有先见的西方人认为，中医药的天然性与整体观不仅仅在医疗、预防和药物学范畴，更重要的是从价值取向上弥补了西医、西药的不足。

其四，中国的悄然崛起，使我国在世界政治、文化、经济诸方面所扮演的角色愈来愈重要。这为世界人民更好地了解中国文化、了解中国人的生活方式、了解中国的医药学，提供了有利的机会；而这对于中医药行业来说，可谓是新的机遇与挑战。

我们应当如何抓住机遇和迎接挑战呢？提高21世纪国民整体的身心健康素质，参与重大疾病与急性传染病、流行病的预防、治疗和干预，提高治愈率、降低死亡率和制定出中医药行业积极参与的技术路线，是所有从事中医药事业的人员义不容辞的责任与使命。我们需要明确，重大与常见疾病的临床疗效和解决医学复杂性难题的能力是中医药学的基本生命线与创新工作的亮点，因而具有过硬的中医内科学的基本功是提高诊疗水平和获得确切的疗效的关键；能扎实掌握和灵活运用内科方药，是做好其他临床各科工作坚实的基础；中医内科学的功底也是培养新形势下社区全科医师不可缺少的要素。可以这样说，中医内科学的学科发展相对于中医药其他临床学科而言，拥有不可替代的引领与辐射作用。

面向未来，历史又给中医内科学提出了新的要求，中医内科学亟待有一个更大的发展，特别是应从理论上有所突破，诊疗上逐步规范化、标准化，科研方面要稳定学科发展方向，积极吸收前沿相关学科的先进技术与手段，不断开拓、创新，寻找科学研究的新生长点，开展全国性的协作攻关，向威胁人类健康的重大疾病宣战，寻找到与国际接轨的切入点，加强对外交流力度，大力培养跨世纪中医内科人才，在继承与创新的实践中作出更大的贡献，推进中医内科学的现代化。

第二章 中医内科疾病病因病机学

第一节 病 因 学

一、病因学概念

病因是引起疾病的原因。举凡可以破坏人体的生理状态导致疾病发生的一切因素与条件，都属于病因的范畴。

中医学的病因学说是在长期的医疗临床实践的观察和经验的积累中形成的，是根据病人的症状、体征、特点和人们的生活体验，抽象概括出的某种引发疾病的因素，即以证测因、审证求因，与中医的病机、辨证、诊断、治疗紧密相连，是中医理论体系中不可分割的重要组成部分。

中医学的病因学将病因分为两大类，把“六淫”及疫疠邪毒等病因称为“外感”，把七情、房室、劳倦、饮食等所伤之病因称为“内伤”，即外感性致病因素和内伤性致病因素。瘀血、痰饮等在一定条件下可以是很多疾病发展变化的原因，因此后世有些医家认为瘀血和痰饮属于继发性致病因素。

二、外感性致病因素

(一)六淫

古人将一年之中季节性气候特点归纳和排列为风、寒、暑、湿、燥、火六气。在长期的实践中，人们发现人类疾病的发生往往与气候的变动因素有关，尤其是六气的太过或不及，常是导致疾病发生的重要原因。于是采用类比的方法，将致病特点与自然属性相类似的病邪称为“六淫”。

六淫作为外感疾病的主要致病因素，常概称为外邪，其致病特点有：

1. 具有外感性　病邪从外界客于机体，多先犯肌表，经肌肤口鼻而入，由表入里，由浅至深。正如《素问·缪刺论》所说：“夫邪之客于形也，必先舍于皮毛，留而不去，入舍于孙络，留而不去，入舍于络脉，留而不去，入舍于经脉，内连五脏，散于肠胃，阴阳俱感，五脏乃伤，此邪之从皮毛而入，极于五脏之次也”。

2. 与季节、时令及环境有关　无论是正常气候还是异常气候，都与季节、时令的变化相关，故六淫致病与季节、时令有关。如春季多风邪致病，夏季多暑热（火）病邪致病，长夏多湿邪致病，秋季多燥邪致病，冬季多寒邪致病。工作居处的环境与某些气候特征相似，故六淫致病与环境有关。如居处卑湿则多湿邪为病，高温环境作业又多暑热、燥热病邪致病。

3. 六淫可单独致病，亦可相兼致病　六淫可单独致病，如暑邪致暑病，寒邪致寒病；亦可相兼致病，如暑夹湿致暑湿病，寒与风致风寒病，风寒湿杂合致痹病等。

4. 病邪可以转化　病变过程中，六淫病邪可以发生变化。如寒邪化热、风邪化燥等。变化的原因是受体质、治疗因素的影响。如《医宗金鉴·伤寒心法要诀》"伤寒传经从阳化热从阴化寒原委"说："六气感人为病同也。病异，谓人受六气生病异也。当期然，谓不能预先期其必然之寒热也。推其形脏原非一，谓推原其人形之厚薄，脏之虚实非一也，因从类化故多端。"

此外，在内科疾病中，除了上述六淫病因外，还有内风、内寒、内湿、内燥、内火等，在辨证中具有与六淫相似的类比特性，但它们属于病机范畴，与外感病因的六淫概念不同，不属于本节讨论范围。

(二)六淫的性质和致病特点

1. 风邪

(1)风为百病之长：风邪四时皆可致病，是外感病的先导，寒、湿、燥、火等邪，往往都依附于风而侵犯人体，故临床上风邪为患很多。正如《临证指南医案·风》所说："盖天气之中，惟风能全兼五气。如兼寒曰风寒，兼暑曰暑风，兼湿曰风湿，兼燥曰风燥，兼火曰风火。……其余五气，则不能互相全兼，如寒不能兼暑与火，暑亦不兼寒，湿不兼燥，火不兼寒。由此观之，病之因乎风而起者多也。"

(2)风为阳邪，其性开泄：风邪轻扬升散，有向上的趋势，故易伤人上部，易犯肌表。凡先起于头面、肌表或上部、阳侧的病证，均可认为是风邪所致。肺为五脏之华盖，伤于肺则肺气不宣，故见鼻塞流涕，咽痒咳嗽。风阳上扰清空，则头晕头痛，或目赤涩痒。风邪犯表则营卫失和，腠理开泄，症见汗出、恶风、发热或身痒身痛。

(3)风性善行数变：《素问·风论》说："风者，善行而数变"。善行指风善于流动；数变指风起止迅速，变化较快。因此，风邪致病常表现为病位游走不定，变幻无常，如"行痹"、"荨麻疹"、"风疹"等，或痛无定处，或瘙痒此伏彼起。此由卫气与风邪相搏，游行于肌肤肢节经络之间所致。"中风卒倒"及某些急性热病，往往兼夹风邪，则表现为起病急骤，变化多端。

(4)风性动摇振掉：因风邪性动不定，故凡表现为四肢抽搐、角弓反张、直视上吊等症状，亦归属于风邪所致。这是由于邪伤营血，筋脉失养，以致肝风内动。如"流脑"、"乙脑"等等见以上症状，多属热极生风。在发病过程中，凡具此类以动摇为特征的病证，如痫病、破伤风等，也属内有风邪。

2. 寒邪　寒邪致病多在冬季，也包括其他季节因气温骤降而致病者。且寒为阴邪，易伤人阳气。凡临床表现具有寒冷、凝滞、收引、清澈等特点者，即为寒邪致病。

(1)寒为阴邪，易伤阳气：由于寒邪束表，卫阳郁遏，而无汗恶寒；寒邪直中，伤及脾胃，则吐泻清稀，脘腹冷痛；脾肺受寒，宣降运化失职，而咳喘气短，痰涎清稀，或白带清冷皆属寒邪致病。

(2)寒邪凝滞主痛："凝滞"即凝结阻滞，闭塞不通之意。寒邪伤阳，阳气受伤不能温煦和推动气、血、津、液、精运行，而使气血凝滞，经脉流行不利，"不通则痛"。若寒客肌表，凝滞络脉，则头身肢节剧痛，或冷厥不仁；直中入里，气机阻滞，则胸、脘、腹冷痛或绞痛。

(3)寒主收引拘急："收引"即收缩、牵引之意，"拘急"即拘挛急迫之意。若寒邪伤人可出现收引拘急现象。若寒客经络关节，则筋脉收缩拘急，致拘挛抽痛，屈伸不利；若寒侵肌表，则毛窍收缩，卫阳闭郁，而发热恶寒无汗，头身拘紧而痛，血脉亦收引而见紧脉。

(4)寒性清澈：《素问·至真要大论》说："诸病水液，澄澈清冷，皆属于寒。"表现为排泄物清稀者，皆属寒邪致病。如感冒初起，鼻流清涕，属“风寒”；兼见咳痰稀薄者，多为“寒邪犯肺”；又如泛吐清水冷涎者为胃受寒邪；小便清长，大便澄澈清冷者，多属寒从内生，性属虚寒。

3. 暑邪　暑为夏令之主气，暑邪致病有明显的季节性，暑天气候炎热，湿气熏蒸，故暑邪致病的特点是炎热与夹湿。

(1)暑为阳邪，其性炎热：暑为火热，火热属阳，故暑邪伤人，可导致人体阳热亢盛，若热迫津液外泄则大汗；阳热鼓动，气血沸涌则脉洪大，气血上涌而面红耳赤，热扰心神则心烦闷乱。

(2)暑性升散，易伤津耗气：暑为阳邪，其性升散，故暑邪伤人可致腠理开泄而多汗，汗出过多则伤津，往往气随津泄而导致气虚，故常见汗出、口渴引饮、唇口干燥、小便短赤及气短乏力、懒言等津伤气耗之证。暑气通心，轻则扰动心神而致烦躁，重则蒙蔽而致闷乱，或致昏倒不省人事。

(3)暑多夹湿：暑天气候炎热，溽湿熏蒸，故暑邪致病，常兼夹湿邪。暑湿困脾，运化失职，故可见纳呆、呕恶、便溏、尿少。湿阻清阳则胸闷、肢倦、苔腻、脉濡。暑湿内闭气机，则闷乱神昏，身热肢冷。

4. 湿邪　湿为长夏之主气，物受湿则重滞黏腻，容易霉烂。人久居潮湿环境，每感胸闷不畅，困倦乏力。因此湿邪有潮湿、黏滞、重浊、固着等特性。

(1)湿性黏滞：湿邪之性黏滞而固着，其致病则胶着缠绵。所致病变起病缓慢，病程较长，如抽丝剥茧很难速愈。症状与风性变动不居相反，表现为固定不移。如二便涩滞不爽，身热不扬，病程迁延，缠绵难愈。

(2)湿性趋下：湿邪致病与风性轻扬上浮有别，所谓“伤于风者，上先受之；伤于湿者，下先受之”。故久坐湿地，涉水行走，水中作业等，易感湿邪而为下肢痹病、下肢湿疹及湿性脚气等。

(3)湿性重浊：湿为阴邪，易阻滞气机的升降出入；湿邪阻遏，清阳不升，在上则头重如裹，昏蒙眩晕；在中则胸脘痞闷，胃纳不香；湿滞经络则四肢困重，倦怠乏力。

(4)湿为阴邪，易阻遏气机，损伤阳气：湿邪阻遏气机，易伤阳气，气化不利，易出现水湿浊秽的病证，在上则多清涕唾涎，舌苔浊腻；在下则小便浑浊，带下清稀腥秽。

5. 燥邪　燥与湿是相对的，为秋令主气。《素问·阴阳应象大论》中说：“燥胜则干。”故其主要特点为干燥劲急敛肃。

(1)燥邪干涩：燥为秋凉之气，秋季主收，阳气内收，阴津不布，故草木枯萎，人受秋凉燥邪，更使阳气内收，阴津不布，外见干涩之象。如症见发热头痛、无汗、皮肤干燥、口干、咽燥、鼻干、舌上少津、干咳无痰、大便燥结者，称为“秋燥”；若燥与温邪相合，温热之邪伤人阴津，亦可使津伤水少而见燥，故上症若兼有舌红、鼻衄、音嘶等热性症状明显者，为“温燥”；其发于秋末，天气转凉，症见恶寒、舌苔薄白而干者，为“凉燥”。

(2)燥易伤肺：肺开窍于鼻，喜清润而恶燥。燥邪多由口鼻呼吸而入，最先伤肺，使肺失清肃之职，如肺脏虚弱者，则更易招致燥邪入侵，受邪后病情亦较严重。患者可表现为鼻咽干燥，声嘶，干咳无痰，或痰黏稠而咯吐不爽，或痰中带血等。

6. 火邪　“火为热之极”，温、热、火属同一自然气候，但有程度不同，故常温热并提，火热并称。火具炎上与急迫的特性。故火邪致病，发病急，变化快。

(1)火为阳邪，其性炎上：火性燔灼焚焰，蒸腾炎上，阳热亢盛则发热恶热、烦渴、汗出、尿赤便干、舌红苔黄、脉洪数等。心火上炎则面赤舌疮、心烦失眠、狂躁神昏、疮疡红肿。胃火上炎则牙龈肿痛，或口臭苔黄垢浊。肝火上炎则头痛耳鸣、目赤涩痛。

(2)火易消烁阴津：火性燔灼，灼津耗液，引水自救则口渴喜冷饮，津伤则咽干唇燥。阴液亏耗则大便干结，尿短赤。

(3)火易生风动血：火热之邪耗劫肝阴，筋脉失养，致热极生风，表现为高热神昏，抽搐项强，直视上吊。若灼伤脉络，迫血妄行，则发生各种出血，如吐血、衄血、尿血、便血、咯血和非时行经出血，以及发斑、肌衄等。若热甚则气血壅滞，肉腐为脓，则疮疡红肿热痛，流脓黄而黏稠。

总之，六淫致病是以形象化的类比方法，把人体对致病因素的典型反应状态加以分类，并将邪气性质和临床致病特点联系起来，主要是为了使人能够抓住纲领，便于临床运用。

(三)疫毒

疫毒是一种具有一定季节性和强烈传染性的致病因素。疫毒之为病“非风、非寒、非暑、非湿，乃天地间别有一种异气所感”，此气“无形可求，无象可见，况无声复无臭”(《温疫论》)，不似六淫那样可为感官所直接感受，但这些疫毒之气确实是客观地存在于自然界，人们一旦与之接触，通过口鼻进入体内，便感受而发生疾病，故又称“异气”、“疠气”等。其临床特点为起病急，传变快，致病酷烈。其致病特点有：

1. 致病后发病急骤，病情危笃　病情来势凶猛，传变快，表证短暂，病情危重，较快出现高热(且热势较高)、烦渴等为特点的实热证。在热甚伤阴的情况下，极易逆变，出现痉、厥、脱等入营入血的危证。

2. 具有传染性和流行性　疫毒的传染途径是“自口鼻而入”，其传染源一是自然环境，二是人与人互相传染。《温疫论》中说“此气之来，无论老少强弱，触之者即病”，“大约偏于一方，沿门阖户，众人相同”。

3. 致病的多样性　其气不一，一气一病，即感受某种疫毒，便导致某种疾病。诸如大头瘟、疫疹、疫疠、白喉、烂喉丹痧等。

(四)虫毒

中医病因学将一部分生物性致病因素(如细菌、病毒、寄生虫等)称为虫毒。虫毒的种类较多，如沙虱、射工、水毒、蛊毒、尸虫、痨虫、蛲虫、白虫(绦虫)、蛲虫等。虫毒致病的特点有：

1. 传染性和流行性　早在晋代葛洪《肘后备急方》中就指出沙虱(恙虫)“甚细不可见”，生活在沼泽中，“人入水浴及以水澡浴”，便会传染上沙虱病。宋代《仁斋直指方》指出痨虫所致的病证，“其侍奉之人，熏陶日久，受其恶气，多遭传染”。有些虫毒病证有一定的流行区域，如隋代《诸病源候论》指出“江南有射工水毒”，“自三吴以东及南，诸山郡山县，有山谷溪源处，有水毒病”。

2. 耗人精血　虫毒久居体内，耗人精血以自养，导致患者出现气血亏虚的症状。如《东医宝鉴·虫》说：“寸白虫色白形扁居肠胃中，时或自下，乏人筋力，耗人精气”。《备急千金要方》也指出尸虫、痨虫“居肺叶，蚀肺系，故成痨瘵”。

三、内伤性致病因素

(一)情志失常

喜、怒、忧、思、悲、恐、惊七种因精神刺激引起的情绪反应简称“七情”。七情变化与脏腑功能活动有密切的关系，七情分属于五脏，以喜、怒、思、悲、恐为代表，又称为“五志”。

在一般情况下，正常的情绪变化不一定致病。但是突然的或剧烈的或长期的精神刺激，使情绪反应过于强烈和持久，再加上人体气机的疏泄功能不强，便会扰乱气血和脏腑的机能活动，导致阴阳失调而发病。西医认为，人体的神经体液调节系统，通过复杂的反馈机制维持着体内各方面的微妙的动态平衡，其中神经系统是起主导作用的。各种精神刺激，都会干扰该调节系统的工作状态，引起一定范围的波动，这也是保持人与外环境平衡的一种应答反应。如果这种反应太强烈，超过了该系统的调节范围，或该系统调节失灵，就会破坏人体内、外环境的相对平衡状态，于是表现为疾病。一般七情致病可导致人体的阴阳失调，气血不和，经脉阻塞，脏腑功能紊乱而发病。其发病特点有：

1. 情志致病必有明显的精神刺激　精神的兴奋或抑制可以导致相关脏腑的疾病，并在整个病程中，情绪的改变，可使病情发生明显的变化。

2. 情志致病直接影响有关内脏，引起气机紊乱，成为内伤病的主要病因　一般表现为“怒则气上，喜则气缓，悲则气消，恐则气下，惊则气乱，思则气结”。不同的情志变化，对人体气机活动的影响也各不相同，导致的症候亦不相同。随着气机紊乱，五脏功能失常，气血津液的营运发生障碍，而内脏功能失调，也可能出现相应的情绪反应。

3. 情志致病损伤五脏与否，决定于心　所谓“心动则五脏六腑皆摇”，因为“心为五脏六腑之大主”，为“精神之所舍”，故心伤为情志所伤之关键，即决定于人对精神刺激所持的态度。而肝失疏泄，气机紊乱，又是情志病发病机制的关键。另外，不同的情志变化，对内脏则又有不同的影响，即“怒伤肝”、“喜伤心”、“思伤脾”、“悲伤肺”、“恐伤肾”，但不可机械而论，应视具体病情而定。

(二)饮食失宜

人之生长发育，赖饮食之营养以维护，但饮食失宜也可以引起疾病。饮食有节，才能保证正常的生理功能。如《济生方·宿食门》所说：“若素禀怯弱，饥饱失时，或过餐五味，鱼腥乳酪，强食生冷果菜，停蓄胃脘，遂成宿滞，轻则吞酸呕恶，胸满噎噫，或泄或痢；久则结聚，结为癥瘕，面黄羸瘦，此皆宿食不消而主病焉。”饮食致病特点有：

1. 脾胃受损　胃主受纳，脾主运化，故饮食不节，过饥过饱，或嗜食生冷，或误食毒物，多伤脾胃。如胃脘痛、腹痛、呕吐、呃逆、噎膈、反胃、泄泻、便秘、痢疾、霍乱等病证的发生，常与饮食不节有关。

2. 聚湿生痰　脾为胃转输津液，饮食损伤脾胃则易聚湿生痰，故饮食不节可导致与痰涎、水湿、湿热、痰火等有关的病证，如头痛、眩晕、中风、胸痹、心痛、痿证、瘿病、水肿、淋证、遗精、黄疸、积聚等。

3. 气血化生不足　脾胃为气血生化之源，或因摄入不足，或因偏嗜伤脾，气血化生不足，而使患者出现雀目、脚气、眩晕、心悸、虚劳等病证。

(三)劳逸不当

劳伤包括两方面内容，一是指过度而持久地从事某种劳动(包括体力和脑力劳动)，过度劳心和过度劳力，超过人体所能承受的限度，则耗伤人体气血，导致脏腑功能失调而致病，此为常见的内伤病因；二是指房劳过度，常会导致肾精亏损而产生疾病。劳逸不当致病特点有：

1. 劳则气耗，逸则气滞，皆伤脾胃　如《素问·宣明五气》所说：“五劳所伤，久视伤血，久卧伤气，久坐伤肉，久立伤骨，久行伤筋”。过度劳累耗伤气血，脾气不足，可见神疲、乏力、纳呆、食少。而终日坐卧，过度安逸，易使气血运行不畅，筋骨柔弱，胃脾呆滞，饮食不消，则见脘腹闷胀或疼痛。

2. 房劳伤肾　过度无节制的性生活致病以损伤肾精为主，肾精不足，肾气亦亏，可见腰酸膝软，遗精阳痿，月经不调，带下缠绵等。

四、继发病因

瘀血、痰饮等是人体受某种致病因素作用，阴阳失去动态平衡，机体产生疾病后，在疾病过程中所形成的病理产物，由于继发于其他病因作用之后，通常被称为继发性病因。

(一)瘀血

因血液运行不畅而阻滞于脉中，或溢于脉外，凝聚于某一局部而形成的病理产物。瘀血的形成，或因气虚、气滞、血寒等原因，导致血行不畅而凝滞于脉中；或因外伤或其他原因造成内出血，离经之血不能及时消散或排出，停留于体内所形成。

瘀血又是疾病的致病因素。瘀血形成之后，不仅失去正常血液的濡养作用，而且反过来又会影响全身或局部血液的运行，产生疼痛，出血，或经脉阻塞不通，或内脏发生瘀积，以及产生“瘀血不去，新血不生”等不良后果。

瘀血病证有如下特点：疼痛，多为刺痛，痛处固定不移，拒按，夜间痛甚；肿块，外伤肌肤局部，见青紫肿胀，瘀积于体内，久聚不散，则可形成积，按之有痞块，固定不移。出血，其血色多呈紫黯色，并伴有血块。在望诊方面，久瘀则面色黧黑，肌肤甲错，唇、甲青紫，舌质黯紫，或有瘀点、瘀斑，舌下经脉曲张等征象。脉象多见细涩、沉弦或结代等。

(二)痰饮

痰和饮都是津液代谢障碍所形成的病理产物。一般以较稠浊的称为痰，清稀的称为饮。痰不仅是指咳吐出来有形可见的痰液，还包括瘰疬、痰核和停滞在脏腑经络等组织中的痰液，临床上可通过其所表现的证候来确定，这种痰称为“无形之痰”。饮，即水液停留于人体局部者，因其所停留的部位及症状不同而有不同的名称。如《金匮要略》即有“痰饮”、“悬饮”、“溢饮”、“支饮”等区分。

痰饮的形成：痰饮多由外感六淫，或饮食所伤及七情内伤等，使肺、脾、肾及三焦等脏腑气化功能失常，津液代谢障碍，以致水液停滞而成。肺、脾、肾及三焦与津液代谢关系密切，肺主宣降，通调水道，敷布津液；脾主运化水液，肾阳主水液蒸化；三焦为水液通调之道路。故肺、脾、肾及三焦功能失常，均可聚湿而生痰。

痰饮形成后，饮多留积于肠胃、胸胁及肌肤，而痰则随气之升降流行，内而脏腑，外至筋骨皮肉，形成多种病证，因此有“百病多由痰作祟”之说。由于痰饮停滞的部位不同，临床表现亦不一样，阻滞于经脉，可影响气血运行和经络的生理功能。停滞于脏腑，则可影响脏腑的功能和气机升降。

痰的病证特点：痰滞在肺，可见喘咳咯痰；痰阻于心，心血不畅，而见胸闷心悸；痰迷心窍，则可见神昏，痴呆；痰火扰心，则发为癫狂；痰停于胃，胃失和降，可见恶心，呕吐，胃脘痞满；痰在经络筋骨，则可致瘰疬痰核，肢体麻木，或半身不遂，或成阴疽流注等；痰浊上犯于头，可见眩晕，昏冒；痰气凝结咽喉，则可出现咽中梗阻，吞之不下，吐之不出之病症。

饮的病证特点：饮在肠间，则肠鸣沥沥有声；饮在胸胁，则胸胁胀满，咳唾引痛；饮在胸膈，则胸闷，咳喘，不能平卧，其形如肿；饮溢肌肤，则见肌肤水肿，无汗，身体疼重。

第二节 发 病 学

一、发病学基本概念

发病学是研究致病因素作用于机体之后疾病发生的原因、条件及其规律的科学。疾病的发生、演变和转归，与机体状态、体质因素、病邪性质、受邪轻重、邪入途径等关系密切。因此，了解它们之间的内在联系，对于指导辨证论治有重要意义。

要研究疾病的发生，必须首先明确疾病和健康的基本概念和本质。《素问·调经论》说："阴阳匀平，以充其形，九候若一，命曰平人"。《素问·生气通天论》又说："阴平阳秘，精神乃治"。这就是说，机体内部与外部环境之间、机体各组织结构之间、机体内部各种功能活动之间，都处于和谐、协调的平衡状态，保持这种平衡状态，人体即健康。当然，这种平衡是一种相对的和动态的平衡。如果由于各种内外因素的作用，破坏了机体的这种平衡，造成阴阳失调，机体不能适应外部环境，机体内部各组织结构和功能活动之间失去了协调、平衡，不能正常发挥其生理功能，于是健康遭到破坏，疾病便得以形成。

二、发 病 条 件

疾病的发生必须有致病因素作用于机体，如《灵枢·顺气一日分为四时》说："夫百病之所始生者，必起于燥湿寒暑风雨，阴阳喜怒，饮食居处，气合而有形，得脏而有名"，"气合"后机体方能呈现一定的病形。也就是说，疾病的发生，必须具备两个条件，即外部的条件和内部的条件。各种致病外因，如气候变异，六气淫胜，天行时毒，饮食失节，居处不宜，以及虫兽咬伤等，统称为"邪"，它构成了发病的外部条件；情志变动虽然发自体内，但也是外界客观事物在人体内部的反映，它的产生，也离不开外部条件。机体本身的抗病机能，包括适应变化的调节功能和抵抗病邪、保卫机体、维护健康的物质功能，统称为"正"，它是人体是否发病的内部条件。"正"与"邪"的斗争过程，始终存在于人体内部，而且大多反映为正能胜邪的健康状态。而疾病的发生与否以及发生的形式等，则取决于正气与邪气相互作用的结果，即：正能胜邪，病邪难以侵入，机体的阴阳平衡得以保持，则不发病，即病一般也很轻浅，易于康复，此即《素问·刺法论》所谓"正气存内，邪不可干"。正不胜邪，疾病由此而生，此即《素问·评热病论》所说："邪之所凑，其气必虚"，若邪气较盛，正气很弱，则表现为病情严重。

三、发病基本机理

疾病的发生形式、轻重缓急、病证属性、演变转归等，与体质强弱、病邪性质、感邪途径及病邪轻重等关系非常密切，掌握它们之间的内在联系，对于了解发病机理、指导辨证论治有着重要意义。

（一）体质与发病的关系

中医诊治疾病非常重视体质差异。因此掌握各种体质的特征，在临床辨证时，对于分析病因病机，判断病变的性质和发展趋势，有重要意义。体质的强弱主要决定于先天，但与后天的营养、锻炼、起居、环境也有关系。体质强弱在很大程度上决定正气的强弱，体质强健则正气旺盛，体质虚弱则正气也虚弱，所以疾病的发生与体质密切相关。同时，体质的特异性还决定发病的差异性。

1. 个体体质的特殊性，往往导致对某种致病因子或疾病的易感性　《灵枢·五变》说：“肉不坚，腠理疏，则善病风……五脏皆柔弱者，善病消瘅……粗理而肉不坚者，善病痹。”这就指出，由于脏腑组织有坚脆刚柔的不同，故不同体质的人，发病情况就有差别。在临床上可常见肥人多痰湿，善病中风；瘦人多火，易得痨咳；老年人因肾气衰，多痰饮咳喘等，都是体质的特殊性、易感性所致。

2. 个体体质的差异性，往往导致对某种疾病发展的多变性　《医宗金鉴·伤寒传经从阳化热从阴化寒原委》说：“人感受邪气虽一，因其形脏不同，或从寒化，或从热化，或从虚化，或从实化，故多端不齐也。”章虚谷也说：“六气之邪，有阴阳不同，其伤人也，又随人身之阴阳强弱变化而为病。”这种“病之阴阳，因人而变”和“邪气因人而化”的观点，就是由于个体体质的差异性，而导致疾病的多变性，是中医发病学和病理学的重要学术内容。例如感受同一的寒邪，由于个体体质的差异，有的人出现发热恶寒、头痛等表证；有的人一开始就呈现不发热，但恶寒，四肢逆冷，下利清谷，精神萎靡，脉沉细的三阴证。这就在于前者平素体质尚强，正气御邪于肌表；后者阳气素虚，正不胜邪，邪气伤人即入于里所致。

（二）邪气与发病的关系

1. 邪气是发病的重要外部条件　除少数由于先天因素、禀赋不足、因虚致病者外（如遗传性疾病），邪气是绝大多数病人发病的重要条件。在某些情况下，邪气还是发病的决定性因素，例如某些烈性传染病等。《素问·刺法论》说：“五疫之至，皆相染易”，即感受疫疠之气，不论人体正气是强还是弱，都会发病。

2. 邪气决定病证的属性　不论外感还是内伤致病，病证的属性与机体所感受的邪气的性质密切相关。一般说来，阳邪易致热证，阴邪易致寒证。如入侵外邪的属性为寒，不论病人正气盛衰的情况如何，体质偏阴偏阳，发病之时，则多表现为寒邪所致的临床脉证特点，至于化热则大多需经历一定的过程和条件。

3. 邪气影响发病的形式　一般来说，感受风燥暑热或疫疠之邪，或内伤邪气食物中毒，或强烈的精神情志刺激，往往可使气血顿生逆乱，故发病较急；而饮食失调、情志抑郁、忧思太过、失精失血等，大多是逐渐引起脏腑气血失和，所以发病一般较缓慢；外感寒湿之邪，因其性质属阴而沉滞，故发病也多缓慢。可见病邪对于发病的形式有重要影响。

4. 邪气决定发病的部位　六淫之邪致病，多从肌表而入，其发病大多在表；情志致病、饮食所伤，发病多从气血和脏腑开始。《灵枢·百病始生》云：“清湿袭虚，病起于下；风雨袭虚，病起于上……忧思伤心，重寒伤肺，忿怒伤肝，醉以入房，汗出当风伤脾，用力过度、若入房汗出浴水则伤肾。”说明邪气对于发病的部位有重要影响。

5. 邪气的入侵途径决定发病的特点　外邪侵入人体的途径是多方面的，侵入途径不同，所发病证则特点各异。邪从皮毛而入则病因多属六淫之风寒湿诸邪，且起病较快，先伤阳而后及阴，临床表现为“六经”的证候特点及传变规律；邪从口鼻而入，则发病具起病急、演变快，多为疫毒或温邪，先伤阴而后则阴损及阳，多有明显的传染性，临床表现为卫气营血的证候特点和传变规律。

除上述者外，邪气与发病之轻重也有着重要关系。一般来讲，邪气弱则发病较轻，邪气盛则发病较重。当然，发病之轻重还与机体正气之强弱有关。

（三）精神情志与发病的关系

中医学认为，人是形神统一的机体。“形”是指人体的物质结构；“神”是指人的精神、情志、心理活动。中医学一贯认为，人的发病与精神、情志因素有密切关系。

1. 暴发性情志变化与发病的关系　人之七情是机体对外界刺激的客观反应，在正常情况下并不致病，即清代费伯雄《医醇賸义》所谓："当喜而喜，当怒而怒，当忧而忧，是即喜、怒、哀、乐，发而皆中节也"。但是，当某种精神情志过于激烈，超越了限度，则往往可以致病。清代沈金鳌《杂病源流犀烛》说："……有所大恐、大喜、大忧、大惊，以致失神为之患也。"《内经》中有这方面的大量论述，如《素问·阴阳应象大论》说："暴怒伤阴"，"暴喜伤阳"等。临床常见因情志过激而引起眩晕、心痛、中风、厥证等病证者。

2. 持续性情志失调与发病的关系　慢性持久的情志失调可引起气血失和、脏腑功能紊乱而导致疾病。元代《丹溪心法》中朱丹溪说："气血冲和，万病不生；一有拂郁，诸病生焉。"明代张景岳《景岳全书·杂证谟》指出："思则气结，结于心而伤于脾也；及其既甚，则上连肺胃而为咳喘、为失血、为膈噎、为呕吐，下连肝肾则为带浊、为崩淋、为不月、为劳损……"。

现代研究资料证明，精神情志失调与肿瘤、高血压、心脏病等疾患的发病关系极为密切。有证据表明，内科肿瘤病人中有72%在发病前受到明显的心理因素影响；不少癌症患者在患病前有较长时间的情绪刺激或重大精神打击史。高血压、冠心病等患者的发病常与情绪波动、急躁易怒有关。凡此种种，说明精神情志因素对某些疾病的发生有着重大影响。

(四)时间季节因素与发病的关系

疾病的发生及其轻重变化，与年、季、月、时的阴阳盛衰消长变化和五行生克规律有着重要的内在联系。中医学历来就非常重视时间季节与发病的关系。如《素问·生气通天论》说："故阳气者，一日而主外，平旦人气生，日中而阳气隆，日西而阳气已虚，气门乃闭。"《灵枢·顺气一日分为四时》也说："朝则人气始生病气衰，故旦慧；日中人气长，长则胜邪，故安；夕则人气始衰，邪气始生，故加；夜半人气入脏，邪气独居于身，故甚也。"而季节与人之发病亦密切相关，如春季多风，气温转暖，多发风病、热病；夏季炎热多雨，多病湿热、泻痢；秋季多燥，气温转凉，多发燥病、咳喘；冬季寒冷，多病寒证、痹病。

(五)地域因素与发病的关系

疾病的发病与地域有密切的关系，不同地域的自然环境可使某些疾病的发病率呈现差异。如中风病，通过全国临床流行病学调查，其发病率从南向北与从东向西呈现逐渐增高的趋势。再如我国北方高寒地区，气候寒冷，多病痹痛、哮喘等病；南方湖泊地区，气候炎热多雨，多病湿热、温病。久居潮湿，易患风湿、湿阻等病证。《诸病源候论·瘿候》说"诸山水黑土中，出泉流者，不可久居，常食令人作瘿病"，指出瘿病的发生与水土有关。

(六)行为因素与发病的关系

既往人们对不良的行为即不良的生活方式对内科疾病的发病的影响不甚重视。近几年来，随着胸痹心痛、中风等心脑病和肿瘤等非感染性疾病的增加，人们越来越清楚地认识到不良的生活方式与这些疾病发病之间的密切联系。例如过食肥甘厚味，加上少动贪逸，就容易患胸痹心痛；不吃早餐，或长时间紧张工作，就容易患胆胀、胃脘痛；长期过量吸咽易导致肺癌的发生，等等。因此，现在国际上把不少中老年人多发的与不良生活方式有关的内科疾病，归属于不良生活方式影响的疾病，以提示人们对不良生活方式与疾病发生关系的重视。

第三节　病　机　学

一、病机学基本概念

疾病的发生、发展、变化和结局的机理称为病机。《类经·疾病》说："机者，要也，变也，病变所由出也”。病因学是研究致病因素的性质、特点和所致病证规律的科学；发病学是研究疾病发生的原因、条件及规律的科学；而病机学则是研究机体与致病因素相互作用、探索疾病发生之后发展、变化的原理与规律，亦即阐释各种疾病过程中因果关系的科学。历代医家都高度重视对病机学的研究，认为欲取得满意的临床疗效，“审察病机，无失气宜”（《素问·至真要大论》）是临床的重要环节。

二、内科病证基本病机

（一）邪正斗争

邪正斗争是指致病因素与人体正气的相互作用，它不仅关系着疾病的发生，而且直接影响疾病的发展和转归，也影响着疾病的虚实变化。在一定的意义上说，疾病的过程就是邪正斗争的过程，疾病的变化随邪正的变化而变化。

1. 邪正斗争是病机变化的基本形式　疾病过程中，邪气与正气的相互作用，具体表现为一方面病邪损害机体，破坏脏腑阴阳气血平衡；另一方面正气抵抗邪气，力求恢复自身平衡，以及由邪气引起的脏腑气血功能紊乱与人体自我阴阳调节的代偿。

（1）邪气对正气的损伤：邪气损伤正气，与邪气的属性有关。如寒、湿为阴邪，性收敛，阻滞气机，易伤阳气；火（热）暑为阳邪，常迫津外泄，易伤阴耗气；燥性收敛干涩，易阻遏气机，损伤津液；风为六淫之首，性开泄，易伤肺卫之津，而寒、热、湿、燥等邪多依附于风邪而侵犯人体，其伤阴伤阳，又随伴同之邪气而异。疫疠亦有湿、热等不同属性，其伤阴伤阳程度尤甚，故病情重笃者多见。

六淫、疫疠等外邪入侵人体，是由表入里渐次损伤相应的脏腑，而七情、饮食、劳伤致病，乃直接影响脏腑气血，因而其致病特点主要是导致脏腑气血功能的紊乱，不能进行正常的气化作用，进而致气血津液化生受阻，正气来源匮乏，渐致气血阴阳不足。同时还可使气血暗耗，伤阴损阳。

此外，疾病过程中所形成的痰饮、水湿、瘀血及内生五气，均为外感、内伤的病理产物，亦是以脏腑阴阳气血失调为损害特征的。

（2）正气对邪气的抗衡：正气抗邪的作用，主要以防御和抗衡的方式进行，是通过机体调动全身的正气而进行的。外邪入侵身体多通过一定的途径和部位，在邪气侵入初期，邪气多局限于某一部位及较表浅的层次。正气的强弱，抵抗力的高低，是决定邪气是否扩散和深入的重要因素，若正气强盛，则可使邪气局限在较小的范围，较浅的层次，反之则邪气入侵范围扩大，迅即入里。如寒邪直入三阴，就是这方面的例证。正气对邪气的抗衡作用，是通过经络、气血、脏腑功能的协调而实现的，即通过机体的自我调控本能完成的。一旦邪气侵入，正气则表现为对损害的修复，对脏腑气血功能重新协调，力图抵消邪气对机体的影响，把邪气对机体的损害降低到最小程度，以最大限度地维护健康的生理状态。

临床所见的疾病的自愈趋势是人体正气抗邪作用的另一表现。《伤寒论·辨太阳病脉证并治》说：“太阳病，头痛至七日以上自愈者，以行其经尽故也”；“太阳病，脉浮紧，发热，身无汗，自衄者愈。”就是正能抗邪、正能逐邪的例证。

2. 邪正盛衰是虚实证候的病理基础　《素问·通评虚实论》说：“邪气盛则实，精气夺则虚”，即说明虚实是邪正盛衰在临床证候上的反映。“实”为邪气亢盛，“虚”指正气不足。在病变过程中，正盛则邪退，邪盛则正衰，邪正互为消长。随着邪正的消长，机体即出现虚实两种不同的证候变化与转归。

(1)邪盛为实,正衰为虚:邪气存在谓之实,正气不足谓之虚。邪气存在是发生实证的前提,即凡由病理产物等引起的,或在邪正关系上,以邪气为矛盾主要方面的病理变化,反映在临床上的证候为实证;这里说的邪气是指侵入人体的六淫等外邪,或由气化障碍产生的痰饮水湿、瘀血等病理产物,及内生“五气”。与此同时,机体的正气不太虚,足以同邪气相抗衡,邪正斗争处于亢奋状态,患者亦表现为实证。故邪气盛是实证的病理基础,气血壅滞、脏腑功能亢奋是实证的基本病机,大热大汗、狂躁谵语、脉大有力等是实证患者的基本临床表现。

正气不足是形成虚证的病理基础。即凡由正气不足引起的,或在邪正关系上,以正气亏损为矛盾主要方面的病理变化,反映在临床上的证候为虚证。引起正气虚的原因,有发于先天者,是指禀赋不足;有继发于后天者,乃因各种致病因素的影响,或失治、误治等造成。在后天致病因素影响方面,一是内伤脏腑,化源不足,气血耗伤;二是外感疾病过程中,病邪戕伤了正气。虚证是以正气不足,抗病能力减弱为特征的一种病理状态。这时邪气尚不太盛,而正气还不足以同邪气抗衡,无力改善、调整被邪气侵害机体所处的病理状态,患者表现为不足的虚证。故正气衰弱是虚证的病理基础,正气不足以抗邪、邪正斗争处于较低水平是虚证的基本病机,形体憔悴、神疲乏力、脉细弱无力是虚证患者的常见临床表现。

临床上,对虚证实证的判定,于外感疾病和内伤疾病有所不同。在内伤疾病,凡有痰、湿、水、瘀、虫、食积等有形邪气和气机郁滞等都属实证,凡见正气不足的表现都是虚证。外感疾病的实证虚证,则是根据人体正气的强弱及其与邪气相互作用的反映来断定。凡患者体质壮实,抗病能力旺盛,对病邪呈亢奋性反应者,为实证;凡病人出现正气不足,机能衰退,抗病能力低下等一派虚衰证象时,就不论其邪气盛衰如何,均为虚证。外感疾病的实证虚证和邪正有密切关系,但彼此并不等同,这是必须特别加以注意的,否则就会犯虚虚实实的错误。

(2)虚实互见,证候错杂:在疾病过程中,由于邪正双方的不同变化,可以虚实互见,出现错杂证候,如虚中夹实、实中夹虚、虚实参半、二实一虚、二虚一实等多种证候;加之邪气性质不同,正气受损各异,病变部位有别,又可形成表虚里实、表实里虚、上实下虚、上虚下实或气虚血瘀、气虚水停、阳虚阴盛、阴虚阳亢等不同的虚实互见证候。

(3)邪正消长,虚实变化:在疾病过程中,随着邪正的消长变化,虚实证候往往也随之发生相应变化,或由虚转实,或由实致虚,或因虚致实,使疾病形成一个螺旋式的发展过程;其中每一病理环节,既是前一病理环节的果,又是后一病理环节的因。认识这种螺旋式病理演变过程,有助于采取正确的措施终止其恶性循环,促进其良性循环,使机体向康复方向发展。

(4)正邪进退,疾病转归:疾病预后,受多种因素影响,如调养是否得宜,精神状态等,但都是通过邪正的进退而起作用。若正复邪退,疾病就趋于好转,进一步可痊愈;若正衰邪进,疾病就趋于恶化,甚至死亡。而邪正两方面中,以正气的消长变化对预后的影响最为重要。历代有学识的医家,无不重视正气的作用,认为正气复则邪气退,而正气竭则邪气盛,甚则夺人性命。充分说明正气消长对疾病预后的重大关系。

(二)阴阳失调

《素问·生气通天论》云:“阴平阳秘,精神乃治。阴阳离决,精气乃绝。”阳平阳秘,即人体处于阴阳的健康平衡状态;阴阳离决,即人体阴阳双方失却互相依存、互相制约和互相资生的关系,处于分离决裂的状态,即死亡的象征。从“阴平阳秘”至“阴阳离决”,有一个变化发展的过程,这个过程中的病理状态是不同层次的和不同程度的“阴阳不调”、“阴阳不和”。

所以，阴阳失调是疾病发生、发展、变化的内在根据，其表现有阴阳的偏盛偏衰等不同形式。

1. 阴盛阳虚则寒　生理状态下的阴精，具有化生阳气的作用，尚有协调阳气活动的功能。阳主升，阴主降，阳主动，阴主静，升降动静的统一是阴阳平衡协调的重要内容；生理状态下的阳气又称少火，“少火生气”（《素问·阴阳应象大论》），具有温煦机体，启动并维持脏腑功能活动的作用。

阴盛，是因感受寒邪，或因过食生冷，阳气为阴邪阻遏所致，机体处于主静、主降、主敛肃等具阴性特征的生理活动偏盛状态。可导致三种病理结果：一是“阴盛则寒”（《素问·阴阳应象大论》），由于少火为阴气遏制，机体出现以畏寒、肢冷为特征的病证；二是阴盛多收涩，阴邪（尤以寒邪为主）客体，其性收引，客于肌肤，则毛窍收缩，卫阳闭塞，客于血脉，则脉缩血涩；三是“阴盛则阳病”（《素问·阴阳应象大论》），阴邪（寒邪）以伤人阳气为主，机体可见泄泻、腹痛等症。

阳虚，是因体质禀赋素弱，久病正虚，或寒邪伤阳，少火匮乏，致阳气虚损，脏腑功能活动、物质代谢活动、机体反应性处于低下水平的状态。可致三种病理结果：一是少火温煦功能下降，“气虚者寒也”（《素问·刺法论》），机体多表现为形寒、肢冷等；二是阳不制阴，阳气不能化生水谷为精微物质，反变生痰饮水湿，导致阴盛，反过来影响少火作用的发挥，促使阳虚加重；三是阳损及阴，阳虚则生化无权，津、液、血、精亦随之化生不足。

2. 阳盛阴虚则热　阳盛，一般是在阳邪作用下机体的脏腑功能活动、物质代谢活动、机体的反应性等呈阳性特征的亢奋、激烈、有余的状态，是少火变成壮火所致，壮火是非生理性的火。阳盛可致三种病理结果：一为“阳盛则热”（《素问·阴阳应象大论》），机体出现一派热象，如发热、口渴、脉数、烦躁、尿短赤、大便干结等；二是“壮火食气”（《素问·阴阳应象大论》），机体脏腑功能亢进转而抑制，如高热病人有疲乏、厌食等症；三是壮火伤阴，消灼阴津，“阳盛则阴病”（《素问·阴阳应象大论》），患者出现口渴、少尿等症。

阴虚，是指机体精、血、津、液等物质亏耗的一种病理状态。导致阴虚的原因，可有热邪伤阴，或痨瘵等夙疾，或房劳内伤等。阴虚可致三种病理结果：一为阴虚火旺，患者可见潮热盗汗、颧红咳血等症；二为阴虚阳亢，患者可出现眩晕耳鸣、遗精、性欲亢进等症，此两种结果，均因阴液不足，阴不制阳所致；三为阴损及阳，阴虚不能化生阳气，故阴衰阳亦虚。

3. 阴盛格阳与阳盛格阴　阴阳格拒，是阴阳失调中比较特殊的一种类型。阴盛格阳，系指阴寒之邪盛极于内，而把阳气格拒于外的一种病理状态。由于阳浮于外，故患者呈现“热象”，此即真寒假热。所谓阳盛格阴，是指内热过盛，深伏于里，阳气闭郁不能透达，阴气被格拒于外的一种病理状态。由于阳气不能透达，故患者呈现“寒象”，此即真热假寒。在这些外见的寒热假象中，必有真寒真热的征象可导。假象也是事物本质属性的反映，它反映病情的严重性。所以，一般来讲，真寒假热与真热假寒都发生在疾病的严重阶段，对此应高度警惕，仔细辨识。

总之，阴阳失调的各种情况，机体大多以寒热的形式表现出来。所以，阴阳失调是寒热证候的病理基础。但要注意的是，阳盛则热、阴虚则热、阴盛格阳（即真寒假热），其患者都以热象出现，但各自的病理机制、阴阳偏盛偏衰有本质的不同。阳盛则热的本质是实证，尽管也耗气伤津，但重点仍是阳热病邪盛，正气不太虚，机体功能处于亢奋状态；阴虚则热的本质是虚证，重点是正气不足，机体处于阴不制阳的虚性兴奋状态；真寒假热的本质是真寒，重点是阴邪盛，机体处于阴阳格拒的严重病理状态。至于阴盛则寒、阳虚则寒、阳盛格阴（即真热假寒），其患者虽都具寒象，但有着本质的区别。阴盛则寒的本质是实证，重点在阴寒之邪偏盛，抑遏了阳气，从而使患者出现寒象；阳虚则寒的本质是虚证，重点在阳气亏虚，少火不足，不能温煦机体而导致寒证；而真热假寒的本质是实证，是真热，重点是阳热太盛伏藏于里，阴阳格拒，阳气被邪闭的一种严重病理状态。一般来说，阳盛则热，阴盛则寒，多见于疾病初期、中期；阴虚则热、阳虚则寒及真寒假热、真热假寒，多见于疾病的中期、后期。

（三）升降失常

升降是指人体脏腑气机运行的一种形式。其中，脾胃是升降的枢纽，肾是升清降浊的动力。肺之宣发、肃降，肝气升发、疏泄，心火下降，肾水上升，无不配合脾胃完成升降运动，以保证新陈代谢的正常进行，也都是脏腑气机升降运行的具体表现。人体脏腑、经络功能的发挥及其相互之间的联系，以及物质的受纳和糟粕的排泄等，无不依赖气机的升降活动来完成，从而使气化作用得以顺利进行，以维持人体正常的生命活动。升降失常是阴阳失调的一种表现形式，是阴阳失调在病位和病势趋向方面的具体化。临床上对于许多病证进行病机分析，都离不开气机升降这一理论的应用。在一定程度上讲，诊治疾病就是审察升降机能失常之所在，纠正失常之升降机能，使之恢复正常。临床上如见吐、呕、哕、呃、噫等即为胃气不降；咳喘气逆，即为肺气不降；气郁胁胀多由肝气不升；眩晕、下利、脱肛多为脾气不升；喘息气短、行动为甚多为肾气不纳；……归纳起来，升降失常的基本病理变化，不外升降不及，升降太过和升降反常三类。

1. 升降不及　是指脏腑虚弱，运行无力，或气机阻滞，运行不畅，使升降作用减弱的病理变化。例如，脾气主升，肺主肃降，脾虚则清气不升，而头昏、便溏，肺虚则宣肃无权，而呼吸少气等。又如，大肠以通降为顺，如腑气虚弱，传导失司，则糟粕停滞而为便秘等，亦乃升降不及所致。

2. 升降太过　是指脏腑气机的升降运行虽与其主导趋势一致，但其程度已超出正常生理范围的病理变化。如胃、小肠、大肠与膀胱，均以通降下行为顺，若通降太过，就会出现腹泻稀便与尿频量多等症状，甚者滑脱不禁。再如肝气本主升发，太过则肝气上逆、肝火上炎，而为有余之证矣。

3. 升降反常　是指脏腑气机的升降运行与其正常趋势相反的病理变化，即当升不升，而反下陷；当降不降，而反上逆。如脾气不升，中气下陷，发生泄泻、脱肛、阴挺；胃气不降，反而上逆，而为嗳气、呕恶等。又如朱丹溪提出阴升阳降，即心肺之阳降，肝肾之阴升，使水火交泰而既济，反常则水火不交而成“否”，或肝肾阴精、阴血亏虚则阴自降而阳自升，遂成阴虚火亢之证。诸如此类，均属升降反常。

总之，升降失常是从脏腑气机运行障碍这一角度来反映疾病的病理本质的，临床上对于升降失常应分清何脏何腑，孰升孰降，以示标本先后，主次缓急，并结合发病因素进行施治。诸如宣降肺气、和胃降逆、升阳举陷、辛开苦降、化浊和中、平肝和胃、交通心肾、补肾纳气等，均为恢复气机升降的常用治则。

三、气血、津液、经络的主要病机

气血是人体生命活动的动力和源泉，在生理上既是脏腑功能活动的物质基础，又是脏腑功能活动的产物。因而在病理上，气血不足，使气主煦之、血主濡之等营养作用减弱。另一方面，脏腑发生病变，可以影响气血的变化；而气血的病变，也必然影响到某些脏腑。因此，气血的病变是不能离开脏腑而孤立存在的，可以认为气血病变是脏腑病变的一个组成部分。掌握气血病机的一般规律，就能为深入研究脏腑病机打下基础。

（一）气病病机

1. 气虚　气虚，是气的生成与来源不足，或因疾病、劳倦消耗过度，致气亏虚不能正常发挥作用，以致人体脏腑功能活动减退所形成的病理变化。气虚可致很多临床症状，如气虚形体失养，则体倦乏力；气虚卫外不固，则易感冒、汗出；气虚不能上荣清窍，则头晕目眩，精神委顿等；气虚鼓动无力，致气虚血瘀；或不能统血，而发生出血、面白、唇舌色淡、脉虚无力；气虚不能布津，易生痰饮、水湿等。

2. 气陷　气陷，是气虚与气的无力升举相复合的一种病理变化，而以气升举无力为主要表现形式。主要是由先天禀赋不足、久病体虚、年老体弱、饮食损伤及烦劳过度等所致。尤以脾气亏虚，“中气下陷”最具代表性，多致胃下垂、肾下垂、子宫脱垂、脱肛等脏器下垂，及便意频繁、虚坐努责、短气乏力等症。

3. 气脱　指元气溢于外的一种病理机制。也属于气虚病机之一，但为气虚已极，至亡气、失气，濒于气竭、气绝的病理变化。多因大出血、大汗出、严重吐泻，致津血不敛而气外脱，久病衰竭时亦可见元气脱绝。气是人体生命活动的根本，气至脱绝，故见气息低微、眩晕昏仆；无力推动阳气及血液布达周身，故见面色苍白，四肢厥冷，脉微弱。气脱常见于疾病的危重阶段，若抢救不及，则气脱不复，阴阳离决而亡。

4. 气滞　气滞，是气机郁滞，气的运行不畅所致的病理状态，尤侧重指经络之气不利。主要由于七情内郁，或因寒冷刺激，或因痰湿、食积、瘀血等阻滞，影响气的流通运行，形成气机不畅。气机滞塞，常可致疼痛、肿胀等；气不行血，易致气滞血瘀；气不能输布津液，易产生湿浊痰饮等病理产物。气滞又可使某些脏腑的功能失调，如肺气壅滞、肝气郁滞、脾胃气滞等。

5. 气逆　气逆，是指气的上升运动太过或下降运动不及的一种病理状态。多因情志所伤，或饮食寒温不适，或痰浊壅阻所致。肺气上逆可致咳逆、气喘；胃气上逆可致呕吐、嗳气、呃逆；肝气上逆可致头痛、眩晕等。气逆以实证为多，也有因虚所致者。

6. 气闭　气闭，是指脏腑经络气机闭塞不通的一种病理状态。多由风、寒、湿、热、痰、浊等邪深陷于脏腑或郁闭于经络，或七情过激、气郁过极所致。气闭，常致窍隧不通、机窍不灵的病证，如心气闭阻，神昏谵语；肺气内闭，喘息声哑；肝气闭阻，耳鸣耳聋；膀胱气闭，小便不通；大肠气闭，大便秘结等，其中以心窍闭塞最为严重。气闭，亦可致经气闭塞，如气厥、热厥、痛厥、中恶等都是经气闭塞所致。

（二）血病病机

1. 血虚　血液不足的病理状态称血虚。形成机制以各种急性的及慢性的失血为最多，亦可因脾虚生化不足、久病暗耗等因而成。血虚可导致三种病理结果：一为脏腑四肢百骸失于濡养，“血衰则形萎，血败则形坏，而百骸表里之属，凡血亏之处则必随所在而各见于偏废之病”（《景岳全书》），因心主血，肝藏血，脾统血，临床又以心、肝、脾的血虚为多见；二为血虚气亦亏，因气血相依，血为气母，血虚不养气，故血虚气亦亏；三为血瘀，“凡人之血犹源泉也，盛则流畅，少则壅滞，故气血不虚不滞，虚者无有不滞者”（《景岳全书》），故血虚易致血瘀。

2. 血溢　血液溢出脉外的病理状态称血溢。一般为火热或气机逆乱（如大怒）导致血液妄行、损伤血络所致；或气虚血失统摄而外溢；或瘀血阻滞，导致血不循经溢出络外而成。血溢首先可导致各种出血证，如吐血、咳血、尿血、肌衄、牙宣等；其次，因出血量大或持续时间长，可引起血液亏虚的病机和证候；再者，急性大失血又称血脱，血脱则气亦脱，甚则使患者“阴阳离决”而死亡；最后，溢出络外的血如未及时排出体外，是继发血瘀病机和证候的重要原因。

3. 血瘀 血液循行迟缓或郁阻不畅的病理状态称血瘀。血瘀可以引起以下结果：一为局部瘀血病证，如唇舌紫黯，眼睑黯黑，体内肿块等；二为血不能濡养机体，导致肌肤甲错，肢体麻木，虚劳羸瘦等；三为瘀血阻滞气机，如瘀阻于心而致癫狂、谵语、痴呆，瘀阻经络脏腑而致疼痛、肿胀等；四为血溢，瘀血阻滞，血行不畅而另行他道，致使血溢络外。中医认为西医学的多种血液病一般都存在血瘀的病机。

(三)气血同病病机

气属阳，血属阴，气血之间具有阴阳相随、相互依存、相互为用的关系。气对于血，具有温煦、推动、化生和统摄的作用；血对于气，则具有濡养和运载的作用。故气的虚衰或升降出入失常，则必然影响及血；同样血液亏耗或功能失调，亦必影响及气，于是发生气血同病。

1. 气滞血瘀 多由情志不遂，湿热或寒湿蕴结，以及跌仆闪挫等，引起脏腑经络的气机郁滞；气滞不畅而血液运行因之发生障碍，于是发生气滞血瘀之证。临床常见的症状为病变部位胀满、疼痛，或有肿块、拒按，舌质紫黯或有瘀点、瘀斑等症状。

2. 气虚血瘀 多由久病气虚，或年老体弱，气不足以充分推动血液运行，以致血不畅行而瘀滞。临床上，常在出现短气、心悸、乏力、自汗等气虚症状的同时，伴有病变部位的刺痛、肢体麻木、疼痛，甚或见瘫痪、面色紫黯、舌有瘀点瘀斑等血瘀症状。

3. 气不摄血 主要是指气虚不足，固摄血液的功能减退，而致血不循经，逸出脉外，从而导致各种失血的病理状态。此多与久病伤脾，脾气虚损，中气不足有关。临床可见鼻衄、齿衄、吐血等症，同时伴有神疲乏力、心悸气短、动则汗出、面色苍白、舌淡、脉弱等气虚症状。若气虚下陷，而致血从下溢者，则称血随气陷，而见便血、尿血等。若气虚统摄无权，血溢脉外，渗于肌肤，又可见紫斑等症。

4. 气随血脱 气随血脱，是指在大出血的同时，气亦随血液的流失而脱散，从而形成虚脱的危象。由于大量出血时，气无以附而随血脱，故可见大量出血时，面色㿠白，由于气脱则亡阳，不能温煦固摄肌表，则见冷汗淋漓，四肢厥冷则是阳虚不达四末；气血两脱，不能上荣于头目，清窍失养，故见晕厥；血脉失于气血充盈鼓动，故见脉微细欲绝或芤。

5. 气血两虚 气血两虚，是指气虚与血虚同时存在的病理状态。多由久病不愈，气血俱伤；或先有失血，气随血耗；或先因气虚，不能生化血液，以致气血两虚。由于气血俱虚，既失于温养，又失于濡养，故见短气懒言、乏力、自汗，心悸、失眠，面色苍白或萎黄，唇舌色淡，脉细弱等。若气血不能荣养经络、筋脉和肌肤，还可见肢体麻木不仁，或运动失灵，以及肌肤瘙痒、干燥、甲错等。

6. 血随气逆 血随气逆，是指因气的升降失常，升举过度或有升无降，血则随之上逆。如肝、胃、肺气上逆，血则随之而逆，发为吐血、咳血，以及鼻衄、目衄、舌衄等。严重者，血随气上壅于脑，发为昏厥卒倒，《素问·调经论》所说"血之与气，并走于上，则为大厥"，即属此种病理状态。

(四)津液病病机

1. 津液亏虚 津液亏虚是指机体津液不足的一种病理状态。其形成机制很多，如燥热病邪损伤、辛燥药物耗灼，或大汗、吐泻、失血，或脾胃功能障碍不能化生等都可致津液亏虚。津液亏虚又导致机体失于濡养，使机体出现一系列干燥失濡的病证，如肌肤干燥、皮毛枯槁、眼目干涩、咽干口燥、大便秘结等；因精、血、津液同源而异生，相互资生，相互影响，故津液亏虚又是形成血虚、精亏、阴虚等病理机制的重要因素；津液亏虚还可促成瘀血的形成，正如

《读医随笔》所说:"血犹舟也,津液水也","津液为火灼竭,则血行愈滞"。

2. 津液输布障碍 津液不能正常地转输、布散和代谢(如汗液、尿液的排泄)的病理状态,称为津液输布障碍。形成津液输布障碍的机制,与肺、脾、肾三脏不能正常司主津液代谢之职密切相关。津液输布障碍的机制一经形成,其病理结果是津液停聚而成为湿浊、痰饮、水湿等病理产物,进而引起一系列病证。一类为有形之病证,如痰核、瘰疬、水肿等;另一类为气机困阻的病证,如困阻胸阳,导致胸痹、心悸等;困阻脾胃,导致痞满、眩晕、厌食、身重等;水饮阻肺,导致胸满、咳嗽、哮喘等;困阻三焦又可加重津液输布障碍,造成不良的病理循环。

(五)经络病病机

经络遍布全身,把人体联结成一个有机的整体。经络在形质上内属脏腑,外络肢节,布于一定部位,具有运行气血、联系内外上下的生理功能。故经络的功能失常,可以导致相应脏腑及循行部位发生病证。在疾病过程中,无论邪气的传变,脏腑病变的相互影响以及内部病变形诸于外,都是由经络参与其间而实现的。一般地说,疾病由表入里,由浅入深的传变过程,就是邪气沿着经脉入舍脏腑的过程。经络功能失常,也是脏腑相失的重要原因。如手太阴之脉,属肺络大肠,循臑臂内前廉等。故手太阴有病之人,可发生肺病咳逆上气,或大便秘结,或胸满、臑臂内前廉疼痛等相关的病证。经络气血的虚实,是经络病证的常见原因,如"胃足阳明之脉……气盛则身以前皆热,其有余于胃,则消谷善饥,溺色黄。气不足,则身以前皆寒栗,胃中寒则胀满"(《灵枢·经脉》)。经络气血循行不畅,或经脉气血循行逆乱,是经络功能失常的主要形式。经气不通,则发生相应脏腑的气机闭塞或循行经络的疼痛。

另外,"有诸内必形诸外"。体内病变的显露于外,多与经络的通联作用和分布循行部位紧密相关。由于经络有一定的络属脏腑和循行部位,因而内部病变可以通过经络反映到体表的一定部位。如,肝病所见两胁或少腹痛,或睾丸痛,是由于足厥阴肝经所循布胁肋、抵少腹、络阴器。

(六)内生五邪及痰饮病机

所谓内生五邪,是指在疾病的发展过程中,气血津液和脏腑等生理功能变化而产生类似于风、寒、湿、燥、火邪致病的五种病理状态。由于病起于内,不是由外邪所引起,故称作内生五邪,属病机范畴。

1. 内风 内风是机体阳气亢逆变动而形成的一种病理状态,由于内风与肝的关系甚为密切,故又称其为"肝风内动"。

(1)热极生风:热极之证,必灼伤津液消灼营血;营血既伤,心肝受病,筋脉失养,邪热上扰,可出现惊厥神昏之症,此即所谓"热极生风"之病机,多见于热性病热极盛期。

(2)肝风内动:肝脏内寄相火,体阴用阳,赖肾水以滋之。肾水不足,肝失所养,体弱用强,则肝火偏亢而上炎;风自火升,血随气逆,横窜络道,上冲巅顶,直扰神明,可出现眩晕、抽搐,或卒中不省人事等症,此即"肝风内动"和"诸风掉眩,皆属于肝"的病机。

(3)阴虚风动:阴虚风动多见于热病后期,阴液亏损,或由久病耗伤阴液所致。其主要病机是阴液枯竭,无以濡养筋脉,筋脉失养则变生内风。此属虚风内动,临床可见筋挛肉瞤,手足蠕动等象。

(4)血虚生风:肝为藏血之脏,其性刚强,赖血以濡养。血虚则肝阴不足,肝阳偏亢,筋脉失养,风自内生,也会出现瘈疭、眩晕、痉厥等症。

2. 内寒 内寒是指机体阳气虚衰,温煦气化功能减弱,寒从内生,成阴寒之邪弥漫的病理状态。内寒以虚为主。

(1)阳气不足:虚寒是阳气虚衰,机能衰退的一种表现。机体的代谢全赖阳气的气化功能,若阳气不足,阴寒偏盛,则气化功能减退,因而导致水谷不能化生精微,水湿不得温化,以致形成"水湿"、"痰饮"等阴寒性病理产物的积聚或停滞。临床多见尿频清长,涕、唾、痰、涎清冷,或大便溏泄,或发为水肿等病证。

(2)阴寒内盛:机体阳衰,而致阴寒内生。临床以畏寒喜暖为基本特点,见有畏寒肢冷、面色苍白、蜷卧喜暖、腹泻便溏、舌润不渴等。但不同脏腑的内寒偏盛,其临床表现又不尽相同。如心阳虚,则心胸憋闷或绞痛,面唇青紫等;脾阳不足,则腹泻便溏;肾阳虚,则腰膝冷痛,下利清谷,小便清长,男子阳痿,女子宫寒不孕等。

3. 内火　内火又称"内热",主要是脏腑阴阳偏盛偏衰所致。内火多由情志抑郁、劳欲过度、饮食不节等,影响脏腑阴阳失调而成。《素问·调经论》所说"阴虚生内热,阳盛生外热",及后世所云"气有余便是火",指的就是内生之火。内火的病机,以本虚标实之病理为多。

(1)虚火上浮:凡因人体阴阳气血亏虚所生之内火,均为虚火;因虚火导致人体上部出现火热病变者,即称之为虚火上浮。虚火上浮有阴虚、阳虚、气虚及血虚的不同。阳虚火浮,主要是指肾阳虚衰,阴盛于内,逼阳于外,或阴盛于下,阳浮于上,这种真寒假热之病理变化多见于病情危笃阶段;血虚火浮的病机,多由失血、脾虚等所致之血虚,日久阴血不复而引起,可见血虚发热的证候;阴虚火旺可由血虚火旺发展而来,也可由热病后期,伤及肾阴,阴虚阳亢,虚火妄动,或因劳伤、久咳耗伤肺肾之阴所致,可见形体虚弱、头晕耳鸣、少寐健忘、腰酸腿软、颧红唇赤、潮热盗汗等症;气虚生火,多由饮食劳倦及七情过激而致脾胃元气虚弱,升降失司,清阳不升,浊阴不降,阻塞中焦,阳气不能升发敷布至阳分,下陷阴分,化而为火,形成阴火内炽的病理,临床可见气虚证候的同时又见内热症状。

(2)脏腑实火:脏腑实火起因复杂,多因感受外邪、饮食不节、七情过激等所致。其病变涉及心、肝、肺、胃,而以心、肝为主,多由情志之火内发或肝郁化火,思虑气结,郁而化火,气火上逆造成,临床可见心烦失眠、面赤口渴、口舌生疮、头痛眩晕、耳鸣如潮、烦躁易怒、舌红、苔黄、脉弦数等。

4. 内燥　内燥的主要病机是津液耗伤,阴血亏耗,机体之组织器官和孔窍失去濡润,从而产生干燥枯涩的病理状态。内燥的形成,多由热盛津伤,或汗、吐、下后伤及津液,或失血过多,或久病精血内夺等原因所致。其病机特点为津亏液少,病变可见于各脏腑组织器官,多见于肺胃津伤,而出现鼻咽干燥,干咳无痰,口渴欲饮,亦可见肝肾阴亏,此由大量失血,久病不愈,精血内夺所致,而见腰膝酸软,五心烦热,毛发干枯不荣,肌肉消瘦,遗精盗汗,舌红少苔,脉细数等。另外,内燥病变,津亏而阴虚,则虚热内生,虚火内灼,故内燥时常伴有虚热的临床表现。

5. 内湿　内湿,是指由于脾的运化功能减退或障碍,从而导致水谷不能化生精微而形成水湿痰浊的病理状态。内湿的形成多由饮食不节,如恣食生冷酒醴肥甘,或饥饱失常,损伤脾胃,脾伤则运化失职,致津液不得运化输布,故湿从内生,聚而为患,成为泄泻,或为肿满,或为饮邪,湿阻中焦,脾为湿困,则为必见之证。此外,外湿与内湿在生成上虽有分别,但二者在病变之中,又可互相影响。湿邪外袭,每易伤脾,生成内湿;而脾虚不运,湿浊内蕴,又易招致外湿侵袭而发病,最终导致内外皆湿。

6. 痰饮的病因病机　痰和饮是人体疾病过程中的病理产物,是水液停积反映于临床的两种不同证候。古人云"积水成饮,饮凝成痰",水、饮、痰三者的区别即稠浊者为痰,清稀者为饮，更清者为水。痰饮之产生，与肺脾肾三脏关系最为密切。

人体在生理状态下，水谷之精微得脾之健运、肺之调节、肾之煦蒸、三焦之气化，或化为血，或化为津液，以营养全身；或变为汗，或变为汽，或变为溺，而排出体外。而在病理状态下，脏腑失去正常生化输布功能，使游溢之水谷精微，遇阴寒聚而为水为饮，得火气之煎熬变津成痰；脾虚使中阳不振，运化失职，水谷精气敷布失常，则可聚而成饮生痰；阴虚生热，或肝郁化火，火热上炎，灼熬津液，因而生痰；风寒犯肺，气机郁阻，或化热化燥，蒸灼肺津而成痰。痰迷心窍，则神昏癫痫，犯肺则咳嗽痰多，留滞中焦而肠鸣腹泻，流窜肌肉筋骨而为瘰疬痰核。饮在肌肉，溢而为肿；留在胁则咳吐引胁而痛，心下痞硬；居膈上则咳喘不能平卧；下注肠中则漉漉有声。肾司开阖，肾阳不足，开阖不利，水湿上泛，可聚而为痰，命门火衰，不能温运脾阳，致生湿生痰。总之，凡内伤外感，在一定的条件下，只要影响水液代谢，其运化输布失常，水液停聚体内，即可形成痰饮。

四、脏 腑 病 机

脏腑病机，是探讨疾病发生演变过程中脏腑功能活动病理变化的机制。任何疾病，无论外感或内伤，其发生、发展变化，都与脏腑经络的阴阳气血失调、生理功能紊乱有密切关系。故脏腑的失常是一种基本病机。

(一)心与小肠病机

1. 心的病机 《灵枢·邪客》说："心者，五脏六腑之大主也，精神之所舍也"。心的生理功能主要是主神明；《素问·痿论》说："心主身之血脉"。心主血脉是其另一重要生理功能，故神明失主和血脉不利，是心的基本病理变化。

(1)心不主神明：心的主要功能是统一协调形骸脏腑的功能，主司精神、意识、思维活动。它对人身的重要性，居各脏腑之首。心主神明的功能失常，则心神不安或神不守舍，患者出现失眠多梦、恍惚健忘或惊悸恐怖、妄言妄见、时悲时喜、举止失常、痴呆癫狂等病症；甚者，神明闭塞或涣散，出现谵语昏迷，神明不能主宰统领脏腑百骸而危及患者生命，故《素问·灵兰秘典论》说："主不明则十二官危，使道闭塞而不通，形乃大伤"。导致心不主神明的机制，有心神失养和邪气扰蒙心窍两种。心要进行正常的神志活动，必赖气血阴阳的充养。不管任何原因，只要影响气血阴阳，使之化生不足，或耗伤过度，气血阴阳亏虚，如心阴虚、心阳虚、心气虚、心血虚，不能充养心神，便可导致心神失主。就临床所见，心神失养，以心之营阴亏虚最为常见。故《景岳全书·杂证谟·不寐》说："营主血，血虚则无以养心，心虚则神不守舍"。如心暴失其养，神无所倚，就要发生神明涣散的重笃危象，常见于气脱、血脱、亡阴、亡阳的患者。心能正常行使主神明之职能，还须有安静的环境，"心静则神清"(《类经·藏象》)，不容有邪气干扰。如果邪气犯心，扰蒙心窍，则神明失主。扰蒙心窍的邪气以火热、痰浊、瘀血为多见。轻则火热扰心，神志不宁，导致患者失眠、多梦、烦躁或精神狂躁等，甚则痰浊、痰火、瘀热蒙蔽心窍，导致嗜睡、痴呆、昏迷等。故《灵枢·邪客》说："心者……邪弗能容也，容之则心伤，心伤则神去，神去则死矣"。

(2)心不主血脉：血脉正常，气血能畅流其中，以保证机体的物质代谢和脏腑功能的协调。心功能发生障碍，不能正常行使调控血脉的职能，将导致以血脉循行失常为中心的多种病证。

心的常见病机如下。

心气不足：心气虚是指心的功能减弱，致运血无力，不能推动血脉，或痰浊、瘀血痹阻心脉的病理状态。若久病不愈，脾肺气虚，或年老体弱，肾气亏损，都可因生化无源而致心气虚衰。此外，若暴病伤阳耗气，或汗下太过，气随津泄，亦可因心气耗伤太过，而致心气不足。心气不足，神失所养而见心悸、气短，气虚无力运血，可见脉虚细、结代。

心阳暴脱：因心阳虚极或心气伤，而致卒然虚脱。多由平素心气虚弱，心阳不振，复用力持重或剧烈活动，至令心气不支，心阳卒绝；或汗下太过或失血过多，致阳随阴脱，或邪热壅闭于内，阳气浮越于外，而致阳气暴脱，神气消亡。一般见证为心悸怔忡，面色苍白，汗出肢冷，甚至脉微疾数，散乱欲绝。

心火上炎：指因心经火盛，循经上炎而致。多由情志所伤，五志过极化火，致内扰心神，而见心中烦热，烦躁不眠，循经上炎，则口苦舌红，口舌生疮，舌肿疼痛。

心血亏虚：血赖心以行，心赖血以养。血虚不能养心，心中筑筑然而动，是为怔忡。《济生方》说："夫怔忡者，此心血不足也"。由血不足而怔忡者常伴见结、代、促等脉象。

心脉痹阻：脉络的病变，也易引起血流淤滞。特别是心脉痹阻，血不能养心，对心脏的危害尤大，它是心痹、真心痛的基本病理变化，多因瘀血、痰浊阻络所致。如《素问·痹论》所说"心痹者，脉不通，烦则心下鼓，暴上气而喘"，就属于这种病变。

2. 小肠的病机　小肠受盛胃之水谷，主泌别清浊，清者输布周身，浊者渗入膀胱，下注大肠。小肠病变多表现为清浊不分，转输障碍，泌别失职。

小肠的常见病机如下。

小肠气滞：多由寒邪直中，阳气不通，气机阻滞，或侵犯肝脉，气不得疏泄而致。主要可见小腹暴急疼痛，下控睾丸，上下攻冲，牵引疼痛。

小肠虚寒：多由脾胃受损，中阳不足，致小肠泌别失职；或肾阳不足，不能温暖下焦，小肠失于温养，而致虚寒。可见小腹冷而隐痛，喜温喜按，泄泻下利等。

小肠实热：是指实热壅滞小肠，影响泌别功能的病理。多由心热下移所致，常与心火上炎病变同时发生。所见证候，同"心火上炎"。

（二）肺与大肠病机

1. 肺的病机　肺对气血津液的代谢和全身脏腑的功能，起着调节、治理的作用。《素问·灵兰秘典论》说："肺者，相傅之官，治节出焉"。肺的功能是通过肺气的升降出入，即宣发肃降的运动形式来实现的，故肺失宣肃是其主要病理变化。

肺的常见病机如下。

外邪犯肺：肺为清虚之脏，乃"脏腑之华盖，呼之则虚，吸之则满"。一旦外邪袭肺，都可使清虚之体受扰，则宣肃失司。若风寒袭肺，表卫失调，营卫运行受阻，可见恶寒发热、无汗、头疼身痛、咳嗽气喘等症状。风热犯肺，可致肺热壅盛，腠理开泄，津液耗伤，而见发热恶寒、汗出、口渴、咳逆上气等症。

肺热壅盛：外邪侵犯肺脏，郁而化热，或过食而致胃火炽盛，或五志过极，肝火熏蒸，均可使肺气失宣、上逆，引发胸闷咳嗽；热淫于内，迫津外出，则发热汗出；痰热互结，阻于气道，则见呼吸不利，咳喘气急，痰黄黏稠，久可引起肺痈。

肺气不足：肺主气功能衰弱，肺气宣降无力，致表卫不固，津气宣散失常。多由久病、劳伤或脾虚生化不足所致，进而造成宗气功能减弱，卫外不固，呼吸不利。可见气短不续，语声低微，痰多稀白，畏寒自汗，易生感冒。

肺阴亏损：多由燥热病邪或内热、虚火灼伤肺津，造成肺阴不足，肺失濡润。可见鼻干咽燥、干咳少痰、潮热、盗汗、手足心热、咳血等症。

2. 大肠的病机　大肠主传导糟粕，又对津液进一步吸收，与肺相表里。

大肠的常见病机如下。

传导失司：是指大肠腑气壅滞，或津液不足，传送糟粕功能失常。若燥热伤津者，腹满便秘；气机壅滞者，腑气壅塞，传导不利，出现腹满疼痛，大便不畅，甚则便秘不通；气血不足者，肠失濡润，传导不利，亦成便秘；阴寒凝滞者，伤及脾胃之阳，无力传导，大便闭涩，畏寒腹痛。

大肠湿热：多外感湿热秽浊之邪，或食肥甘，则湿热蕴结于肠，气血郁滞，传导失职，下注则腹痛泄泻，便下脓血；邪热炽盛，则上攻，或深入营血，或内陷心包，可见神昏窍闭。

大肠虚寒：多因寒湿内犯脾胃，或久病阳虚，致寒从内生，而见泄泻不止，久利脱肛等。

(三)脾与胃病机

1. 脾的病机　脾主运化，其气主升生化气血，为后天之本，又主统血。

脾的常见病机如下。

脾气虚弱：饮食不节、情志失调或病后虚弱等因素，可引起脾运化功能不足之病理变化。脾气虚可致气血生化不足，而见肌肉、四肢、口唇失于荣养，出现面色不华，口唇淡白，四肢萎软无力；若清阳不升，浊阴不降，则见食少纳呆、脘腹胀满、呕恶便溏等症；若水液不得布化，则引起胸闷泛恶、浮肿、小便不利、大便溏薄等症。

脾阳不振：多由脾气不足，气损及阳，或寒邪侵袭，脾阳受伤所致。使机体失于温养，运化功能障碍，除脾气虚症状外，又常见脘腹冷痛、喜温喜按、四肢清冷、呕吐、泄泻、水肿、肠滑不固等病症。

脾气下陷：此乃脾气虚的进一步发展，形成气陷于下，固摄及升举功能衰退的病理状态。临床除见脾气虚症状外，尚见脘腹坠胀、脱肛、久泄久利、尿频失禁等气虚下陷症状。

脾不统血：指因脾气虚弱，不能统摄血液，以致血液外溢的病机。病因上多缘于劳倦思虑，或久病耗伤脾气等，引起脾气不足而致气血化生不足，且不能摄血，以致发生出血。临床表现除脾虚表现外，主要表现为出血，如吐血、衄血、尿血、便血、肌衄等。出血日久，或出血不止，可使气随血脱。

痰湿碍脾：多因外感寒湿，或夏月贪凉饮冷，外湿由表入里，脾气受阻，运化失常，致使水湿内停的病理变化。若湿伤阳气，阻遏中焦气机，则可见脘腹胀满，呕恶食少，怠惰嗜卧；若寒湿困脾，中阳被伤，湿聚成饮，可成寒饮内停证，见胸胁支满、头晕目眩、心悸气短等；若湿热蕴郁中焦，则可见口苦黏腻，小便黄赤，大便秘结或黏稠不爽等。

2. 胃的病机　胃主受纳腐熟，为水谷之海，其气主降；胃的病变以和降失常为常见之病理改变。又因胃为燥土，喜润恶燥，故食积郁热、津伤燥热之证亦较为多见。

胃的常见病机如下。

胃失腐熟：多由暴饮暴食，损伤胃气，致胃气损伤虚弱，受纳腐熟无力，水谷难消；或胃阴不足，胃肠失于濡润，亦使腐熟能力减弱，致纳少化迟。

胃失和降：此指胃失降浊之常，甚至上逆的病理变化。其致病原因很多，临床表现却多不相同。如饮食停滞之胃失和降，可见恶心呕吐，嗳气食臭，脘闷腹胀；若痰饮内停，阻滞胃脘，气失和降，饮随气逆，常见呕吐清稀痰涎，脘闷食少，苔腻脉滑等；若因肝失条达，横逆犯胃，胃失和降者，则见恶心呕吐，胸闷胁痛。另外尚有因传导不利，气化失司所致者，如大肠气滞，腑气不通，大便秘结，使胃气不能下降，则上为吐逆，下为便秘阻隔；如因下焦气化不利，小便不畅，水逆于上，胃气失和，则上为呃逆或水入即吐，下为小便不利，甚至癃闭不通。

(四)肝与胆病机

1. 肝的病机 肝的生理功能很多,但主要功能为主疏泄。其疏泄功能体现在可畅达一身之气,调节和贮藏周身血液及柔润筋膜。若其正常的生理功能失常,则可有以下几方面的病理变化。

气机失调:肝疏泄失职,可使脏腑经络诸气机出现郁滞或逆乱,临床以肝脾两脏病变为多。《谦斋医学讲稿·论肝病》说:"正常的肝气和肝阳是使肝脏升发和条畅的一种能力,故称作'用'。病则气逆阳亢,即一般所谓'肝气'、'肝阳'证。或表现为懈怠、忧郁、胆怯、头痛、麻木、四肢不温,便是肝气虚和肝阳虚的证候。"前者为升发疏泄太过,后者为条达疏泄不及。

疏泄不及多因患者心绪不畅,或湿热、瘀血病邪阻滞肝气所致。疏泄不及又称为"肝气郁结"、"肝郁气滞",临床症状以悒悒寡欢、善太息、胁肋胀痛为多见。若影响脾气使之郁结,又称"木不疏土",临床症状以胁痛、腹胀、嗳气、大便不爽为多见。若影响局部气机,则在相应的部位出现气滞、血瘀、痰气交阻的病证,如痛经、梅核气等。

疏泄太过,每因暴怒所致,或肝气郁结化火所为,这两种情况都属实;亦可因肝阴不足、肝阳过亢而成,此则属虚。肝疏泄太过,临床以情绪不稳、激动易怒和气机逆乱为特征。气机逆乱,若以脾运失常为主,可见泛酸、泄泻等症,称为"肝气横逆"或"肝木侮土"。若以气机上逆为主,可见头痛、眩晕、耳鸣、耳聋或血随气升而见咯血、吐血等病证。若以气机下降为主,可见暴崩或频繁遗精等病证,则为肝气对胞宫或玉关疏泄太过所致。

肝不藏血:肝有像仓库一样的职能以调节血液,称为"肝藏血"(《素问·调经论》)。如果肝的藏血功能失常,人体也会发生出血证,如咯血、呕血、肌衄等,以及由出血所致的血虚证。肝不藏血,常因肝火旺盛或肝经湿热,使肝疏泄太过所致。因此,肝不藏血者常伴胁痛、口苦、发热等肝火的症状或病史,而发热、出血、血虚是肝不藏血的重要特征。

肝不主筋:"人之运动,由乎筋力"(《类经·藏象》),筋力之充沛,全赖肝血、肝阴对筋脉的濡润,故《素问·痿论》说:"肝主身之筋膜"。或因邪热燔灼阴津,或因劳倦久病阴血耗损,或因失血过多,或脾胃虚弱阴血化生不足,肝血、肝阴亏虚,不足以滋养濡润筋膜,发生筋膜罢(疲)极无力,或筋膜燥急生风两种病理机制。筋膜罢极不用可导致痿躄、瘫痪、眼睑下垂、目睛上吊等病证;筋膜燥急生风则导致筋惕肉瞤、手足蠕动,甚则搐搦、痉厥等病证。若因暴感温热之邪,热邪深入厥阴,筋膜燥急失柔者,又称"热极生风";若阴血暗耗,亏损至极,筋膜失润而燥急者,又称"虚风内动"。

2. 胆的病机 胆附于肝,其经脉络肝,其主要功能为贮藏和排泄胆汁,以助脾胃腐熟水谷。但胆汁的生成与排泄受肝的疏泄功能的调节与控制,故胆汁的分泌和排泄与肝密切相关。胆的病机变化,有如下几方面:

胆气虚怯:指胆气不足,失于决断的病理变化。多因大惊卒恐伤及胆气,或心气不足而使胆气亦虚,亦可因肝气虚弱所致,胆气不足,决断无权,可见胆怯易惊,多梦惊恐,或惊惕不安,以及遇事优柔寡断等症。

胆气郁滞:外邪侵袭胆经,或情志郁结,肝气不疏,均可致胆气失和、郁热生痰之病理变化,可见寒热往来,口苦咽干,胸胁苦满,耳聋目眩;热壅胆腑,胆热液泄,外溢肌肤,可见黄疸;胆气郁阻,可见胁下剧痛;若因情志郁结,痰热内扰,使胆气郁滞,可见头晕目眩,胸闷呕恶,善叹息等;若胆气郁滞进而横逆犯胃,胃气失和,则见呕恶口苦;若胆气郁滞进而胆热上扰心神,可见烦躁不安或惊悸不宁等症。

（五）肾与膀胱病机

1. 肾的病机　肾的主要功能是藏精与气化。若外邪或内伤耗散真精，或影响肾脏气化，则引起肾脏病变。

肾的常见病机如下。

藏精失常：肾的主要生理功能是藏精，藏先天"两神相搏"所生之精，藏"五脏六腑之精"，即人身之精华。肾所藏之精，合之则一，分之则二，即元阴元阳。一切生命运动，如生长壮老、生育繁殖、物质代谢、抗病驱邪、作劳技巧等活动，皆与此精相系。故肾精应充盈藏密，才能维持健康的生机。若肾虚封藏无能，或因君相之火、湿热之邪扰动精室，或因气阴亏虚、筋脉失养、宗筋弛纵、玉关虚惫，都可引起肾藏精失常而致肾精亏虚。肾精亏虚又可连锁反应地引起以下各种病机：

其一，阴阳亏虚。肾精为生命之源，五脏之阴气非此不能生，五脏之阳气非此不能发。肾精亏虚则阴阳不能生发，从而导致阴阳亏虚。《类经附翼·求正录》说：肾精不足，"水亏其源，则阴虚之病叠出；火衰其本，则阳虚之证叠生"。

其二，作强不能。《素问·灵兰秘典论》说："肾者，作强之官，伎巧出焉"。肾精充足，阴精阳气源源生发，五脏六腑、百骸机窍受其充养，则体魄强健，聪慧灵巧，精力充沛，耐于作劳。肾精亏虚，阴阳不能生发，阴亏阳虚，机体失养，则作强不能，出现耳鸣失聪、弱视健忘、腰酸膝软、智能低下、痴呆迷惘、行动笨拙等症。

其三，抗病能力低下。肾精具有抵御外邪而使人免于疾病的作用。精充则生命力强，卫外固密，"邪不可干"。反之，肾精亏虚，则生命力减弱，卫外不固，则人不能御邪免病。故有"冬不藏精，春必病温"（《素问·金匮真言论》）之说。西医学中的免疫性疾病、血液疾病、内分泌疾病等，中医学多认为与肾精亏虚有关。

其四，生殖机能异常。生育繁殖是生命力旺盛的标志。肾精亏虚，生命力减弱，或因肝郁、湿热、痰浊干扰肾精，可导致生殖机能异常，如不育、阳痿、遗精、月经不调等病证。

其五，生长发育障碍。肾精亏虚，阴阳不得生发，机体失于充养，生命力减弱，轻者见阴阳亏虚之病，甚者则影响生长发育，在小儿则出现五迟、五软、鸡胸、龟背等发育不良或迟缓的病证，在成人则出现发落齿摇、脑转耳鸣、步态迟缓等早衰之病证。

肾不主水：全身水液的生成、转输及水液代谢的调节，由肺、脾、肾、三焦、膀胱等脏腑的功能活动共同完成。但水为至阴，各脏腑在水液代谢方面的作用均靠肾的"气化"来实现，故归根结蒂，水液代谢"其本在肾"（《素问·水热穴论》。"肾者主水"（《素问·上古天真论》），犹如水闸，通过开阖作用进行着水液代谢的调节控制。肾不主水，将导致水液代谢与排泄的障碍，或"关门不开，水无从输泄而为肿满"（《医门法律·消渴》），以及痰饮、湿浊等；或"关门不闭，则水无底止而为消渴"（《医门法律·消渴》）以及燥证等诸证。

肾不纳气：肺主呼气，肾主纳气，肺肾协调，一呼一吸，才能保证气的正常出入，维持气代谢的正常进行。故《类证治裁》说："肺为气之主，肾为气之根。肺主出气，肾主纳气，阴阳相交，呼吸乃和"。肾气虚弱，不能纳气归元，气不下行而浮逆于上，就会出现呼多吸少、吸气困难、动则喘甚等肾不纳气的病证。

2. 膀胱的病机　膀胱为贮尿和排尿的器官，其经脉络肾，与肾相表里。膀胱的病机主要是不约和气化不利两个方面。

膀胱不约：指贮藏和约束尿液的功能不及的病机。因膀胱的生理功能有赖肾气的温化，若肾阳不足，导致膀胱虚冷，使贮尿和排尿的功能减弱，引起膀胱失约。临床可见小便清长、频数，或滴沥不尽，或小便不禁和遗尿等。

气化不利：指气化无权，排尿功能障碍或减弱的病机变化。多由肾经瘀热或膀胱湿热，或中焦湿热下注，以致膀胱积热，水热互结而致；有的则因肾阳不足，命门火衰，膀胱寒凝，气化无权引起；亦有因瘀血败精与溺浊瘀结阻塞膀胱或尿道所致。临床所见可因病因不同而有所不同；如小便黄赤短少，滴沥艰涩；不通或尿血；尿排出无力，尿液清白；尿细如线，甚至尿闭不通，小腹胀痛等。

（六）脏腑同病病机

前述脏腑的不同病理变化及其所产生的各种病证，都是单一脏腑受损的表现。实际上，同一病证除原发脏腑外，还可由其他脏腑病变引起，这是因为其他脏腑病变波及该脏腑的缘故。《素问·玉机真脏论》所说“五脏相通，移皆有次，五脏有病，则各传其所胜”正是阐述了脏腑之间生理上的密切相关和病理上的相互影响。它们的发生机理，除经络所起的作用外，主要包括脏腑互相间的生克乘侮关系、气血生化运行关系、津液代谢和气机升降的关系等。

常见脏腑同病病机如下。

心肺阴虚：肺主布散津液，心主血之运行，两者与津血关系密切；而津血同源，又可互相资生转化。若素体阴虚，或年迈津血渐亏，或热伤阴液，或肺燥津伤，以致津不化血，血不生津，日久皆可导致心肺阴虚。心阴虚则心失所养，心神不宁，肺阴虚则无津可布，气失宣肃，因而临床可见心悸、烦躁不寐、短气、咳逆、口干咽燥等症。

心肺气虚：肺朝百脉，为相傅之官，佐心气以行血。心主血脉，主行血。气以帅血，血以载气，心肺在生理上的密切联系，决定了二者在病理上的相互影响。若肺气虚弱，则血行无力，致心血瘀阻，可见胸闷、气促、心悸等；若心气不足，血行不畅，会影响肺气的输布与宣降，也可使肺络瘀阻，发生咳嗽、喘息、气促、胸闷、憋气等。

心脾两虚：心主血，脾生化气血，心血充盈赖脾之生化。若脾虚生化不及，抑或脾不统血，亡血失血，则可致心脾两虚；另外，劳心思虑太过也可伤及心脾，使气血不足。由于心失血养，心神不宁，可见心悸、健忘、失眠多梦；脾不健运，则见面黄食少、气短神怯等。

心肾不交：五脏配属五行，心属火，肾属水。心居于上焦，为“五脏六腑之大主”，“主明则下安，主不明则十二官危”。心气当下通于肾，即心火下交于肾，以资助肾阳温煦肾阴，使肾水不寒，维持肾阴肾阳平衡协调。肾居下焦，藏精主水，故曰“水脏”。肾水当上济于心火，即肾水上承于心，使心火不亢，心肾交通，水火既济。若肾阴不足，不能上济于心；心火内炽，不能下交于肾，遂成心肾不交、水火不相既济的病理变化。临床可见虚烦不寐、五心烦热和焦躁不宁等。

心肾阳虚：心肾同属少阴，心肾阳虚，实为少阴阳虚火衰。心阳下交于肾，以温暖命门相火；肾阳充足，命火上煦，以振奋心阳。若肾阳衰疲，则心阳亦虚；心阳虚衰，则肾阳亦亏，由此导致心肾阳虚。临床可见心悸气短、水肿等症。

心肝火旺：心为君火，肝为相火，若心火炽盛，耗伤阴血，则肝血不足而气用有余，相火偏亢；反之肝经火旺，藏血受损，则心血不足，君火焚燃，于是发生心肝火旺之病理变化。可见心烦口苦、急躁易怒、心悸不寐、舌红诸症。

心肝血虚：心主血，肝藏血，血旺则藏于肝，输注于心脉，心肝两脏对于人体血液的运行调节起着协调作用。若心血不足，则肝血亦因之而虚，肝血不足，心血亦因之而损，以致心肝血虚，不仅两脏失养，亦可使血脉不充，筋脉不濡。故心悸、失眠等心血不足，与目视昏花、月经涩少等肝血不足的血虚证候，常同时并现，尚可见一般血虚形体失养的表现，如面色无华、头晕目眩、舌淡脉细等。

肺脾两虚：肺主气而司呼吸，脾主运化而生化气血。若久病肺气不足，则可消耗母气，使脾气亦虚，为子盗母气；若脾虚生化不足，肺失滋养，其气亦虚，此为土不生金。二者均可形成肺脾两虚之病理变化，临床可见面色不华、神疲乏力、气短汗出、食少纳差，或久咳气喘等。

肺肾阴虚：肾为水脏，肺为水之上源，金水相生。若肺阴不足，源头枯竭，肾失滋养；而肾阴不足虚火上炎，肺受火灼，致金水不能相生，于是形成肺肾阴虚，可见潮热盗汗、颧红颊赤、干咳少痰、腰膝酸软等症。

肺肾气虚：肺司呼吸，为气之主；肾主纳气，为气之根。故肺气久虚，可伤及肾气；而肾的精气不足，不仅摄纳无权，又可使肺气失去濡养，从而影响肺的呼吸功能，出现气息短促，动则尤甚的肺肾两虚、肾不纳气的证候。

脾胃失调：脾胃属土，同居中焦。脾为阴土，喜燥而恶湿；胃为阳土，喜润而恶燥。脾气以升为顺，胃气以降为和，二者共同完成水谷的受纳、腐熟和消化、吸收与输布。若脾气运化失职，清气不升，可影响胃的受纳与和降，而见纳呆、呕恶、脘腹胀满等症。若饮食伤滞胃脘，浊气不降，同样影响脾气升清与运化，而见腹胀、泄泻等病症。

肝胃不和：肝属木，胃属土。在生理情况下，木能疏土，而病理情况下，木又乘土。若肝气不疏，气机郁滞，不能疏泄中焦之气，则可使胃气失和；反之，胃气壅滞，气机不利，又可影响肝的疏泄功能，从而出现肝胃不和的病理变化。因为肝气不舒，则见胸胁胀闷、叹息不舒；胃气失和，气逆于上，则可见胃脘胀闷疼痛、呃逆嗳气、食欲不振等症。

肝脾不调：肝主疏泄，脾主运化而升清。若肝气郁滞，失其条达之性，影响脾气的升发，使脾失健运，为肝郁乘脾，出现精神抑郁、胸胁满闷、食少腹胀、大便异常等症状；若脾运不及，不能升清，脾气壅遏，气机不畅，使肝气疏泄不利而郁滞，此为土壅木郁，以脘腹胀满、食少困倦、口腻便溏、胁肋胀痛等为见症。二者均可形成肝脾不调的病理变化。

肝肺同病：肝木疏泄升发，肺金清肃下降，二者相反相乘。若肺失清肃，不能制约木气的升发，则肝气上逆，肝火上炎，此为金不制木，临床可见咳则胁痛，不能转侧，甚则咳血等；若因肝郁化火，气火上逆犯肺，遂成木火刑金的病理变化，而见急躁易怒、颊赤心烦、胸胁灼痛、咳嗽咳血等症。

肝胆不宁：胆附于肝，与肝互为表里。"肝之余气，溢入于胆，聚而成精"。肝主谋虑，胆主决断，皆禀春木之气，内居相火，二者在生理上密切联系，功能上相互关联。若热病伤阴，或阴虚火旺，以致肝阴不足，肝胆火旺，谋虑与决断功能失常，则形成肝胆不宁的病理变化，其主要临床表现为虚烦不眠、胆怯不安等。

肝肾两虚：肝藏血，肾藏精，精血互化，二者同源，又称乙癸同源。肝气须依赖于肾精滋养，方能藏血，而只有肝血充盛，才能使血化为精，肾精才能充满，才可藏精。当其中一脏亏损时，另一脏也必然导致不足。而二脏均内寄相火，同源于命门，两脏阴阳相互制约，一方不足，则致另一方偏亢。若肾阴不足，肝失濡养，致肝阳偏亢，可见眩晕、头痛、头胀，即"水不涵木"，若肝火太盛，阳气有余，可伤及肾阴，见头晕，耳鸣、盗汗、腰膝酸软等症。

脾湿犯肺：脾主运化，若脾虚不运，水液不得转输，则可聚湿成痰，痰湿上泛，浸渍于肺，使肺失宣降，形成脾湿犯肺的病理变化。可见胸闷气短、口淡食少、咳吐痰涎、大便溏薄等。

脾肾阳虚：肾为先天，脾为后天，二者相互资生。如果肾阳不足，不能温暖脾土，则脾阳不振，此为"火不暖土"；若脾阳不足，久而不复，可以累及于肾，所谓"穷必及肾"，均可形成脾肾阳虚的病机，可见腹部冷痛、下利清谷、五更泄泻、食少神疲等症。

五、疾病传变机理

任何疾病一旦发生，都要经历一个变化发展过程，最后以痊愈或恶化而结束。既呈现病理的连续性，又呈现病理的阶段性。疾病的演变就是疾病发生后所经历的复杂的量变与质变过程。

(一)影响疾病传变的因素

1. 体质与疾病　由于机体内正气与邪气、形质与功能、阴精与阳气等诸种因素间的相互作用与影响，疾病不会永远停滞在一种状态，而是沿着机体的表里上下、脏腑经络、气血阴阳等某种或某几种联系途径不断变化，“病久则传化”(《素问・生气通天论》)。疾病的“传化”，又称“传变”。“传”，指疾病的空间发生改变，从一层次传向另一层次，如疾病由表入里；“化”或“变”，指病变的性质发生改变，从某一性质变化为另一性质，如疾病由寒化热、由阴转阳等。

正气与邪气是决定疾病发展变化的主要因素与条件。一般正盛邪衰，病证传变缓慢，且向着痊愈的方向转化，如由里出表；邪盛正衰则传变迅速，甚至病情恶化；正邪俱盛则传变多迅猛剧烈；正邪俱衰则传变缓慢，或处于稽留缠绵状态。

体质与正气密切相关。体质强壮之人，正气多实，罹病后病证传变较少，病程亦较短暂；体质弱者，正气多虚，罹病后病证较易传变，病程亦较长。另外，体质的阴阳特征，还影响病证的传变趋势。如阳盛之躯，邪多从火化，病证亦多向阳热证传变；阴盛之体，邪多从寒化，病证多向阴寒证传变。气候亦影响疾病的传变。比如湿邪为病，冬季多寒，易伤人阳气，湿病多易寒化而成寒湿证；夏季多热，湿病易从热化而成湿热证。

2. 环境与疾病　环境包括地理环境、气候环境及生活状况等，均与疾病的传变密切相关。地理环境通过长期对人体的影响，在一定程度上造成人体地区性素质特点；气候环境如四季的变迁、气温的变化、湿度的大小等，均可决定疾病的发生与轻重；生活状况则主要通过情志干扰气机而发生作用，饮食饥饱亦可损伤正气，使正气匮乏，影响疾病的转归。

3. 医药与疾病　医疗和用药往往也能对疾病的传变发生重要影响。正确的辨证治疗，有助增强正气，祛除邪气，使疾病由重变轻，转危为安；反之，则损伤正气，助长邪气，使病证的传变得不到控制，变证迭起，坏证丛生。合理的护理也是助正祛邪的重要环节，否则疾病也可向恶化的方向传变。

(二)疾病传变的形式与过程

1. 表里相传　此多为外感疾病的传变，病多由外感六淫或疫疠邪气引起，由皮毛侵入或口鼻侵入机体，其基本传变形式是由表入里，自浅而深。另一方面，内脏发生的病变，亦可由里达表，自深而浅地传变。疾病表里相传，可以通过经络外达体表、内联脏腑进行，也可通过五脏与体表相合的关系进行传变。外感病通过“六经”、“卫气营血”、“三焦”传变是常见形式。

(1)六经传变：此为外感风寒之邪致病的基本传变形式。邪气由皮毛肌表侵入，由浅入深，自表入里，循经脉而传变，即三阳主表，三阴主里，而三阳之中，太阳主表，阳明主里，少阳主半表半里；三阴之中，太阴居表，依次为少阴、厥阴。邪气由三阳依次入三阴，渐次深入即为“循经传”。若邪气不经三阳而直接出现三阴经证候者，称“直中”。若因素体脾胃阳虚，发病即现太阴症状者，称之为直中太阴。亦有两经同时受邪，各循其表里传变者称为“两经传”，若尚未传变者称为“合病”。合病与两经传，多因邪气较甚所致。传变过程中或传变以后，患者一经证候未罢，又出现另一经证候者，称为“并病”。也有邪气始终停留于一经者，称为“不传”。此外，当疾病缓解，正气渐复时，邪气可由里出表，病势也可由阴向阳传变，如厥阴转出少阳，少阴转出太阳等。

(2)卫气营血传变：此为感受温热病邪、疫疠之邪致病的基本传变形式。“卫气营血”分别代表外感病证传变的浅深层次。由卫气营血更相传变，称为“顺传”，即病邪从卫气开始，依次传入气分、营分、血分；若病邪不按卫气营血由浅入深之序传变，或自卫分直传营分，或自气分直传血分，跳越某些层次而进入更深层次，称为“逆传”。也有病邪初起即在气分、营分，或呈现卫气兼见、气营两燔与营卫合邪者。营分之邪，亦可因气阴充复，病邪退却，传出气分者，称为“透热转气”。

2. 三焦传变　不同性质的外邪，袭人部位有上下之分。人体是一个有机的整体，随着疾病的发展，上受之邪会下传，下受之邪会上传。病邪上下相传的基本形式则是“三焦传变”。三焦传变是感受热或湿邪的一种传变形式。病邪主要从口鼻肺卫而犯脾胃，邪气按上、中、下三焦依次传变。另一方面，通过治疗，正气恢复，病证亦可由下向上，由下焦向中上二焦传变；此外，亦可因感邪特点及轻重之不同，从中焦或下焦起病者，其病变又可由中向上向下传，或由下向上传变。

3. 脏腑相传　脏腑之间在生理上相互联系，保持着生克制化的协调关系，在病理上也相互影响与传变。如肝病传脾、肺病及肾之类，且每以腑病入脏和“穷必及肾”为最终结局。其形式概括起来，主要有“相移”和“生克乘侮”二种。“相移”是指脏腑病变相互转移的传变形式，其中包括脏邪转移于腑，腑邪转移于脏的传变形式。如心移热于小肠，肝移热于胆等，均属于此类传变形式，其特点是不依脏腑间的生克关系为转移规律。“生克乘侮”传变，是指病邪按脏腑间的生克乘侮关系进行传变，这是内伤疾病的主要传变形式，包括通过相克关系从一脏腑传至另一脏腑，及通过相生关系传变，即子病累母、母病及子的“母子相传”。

4. 气血相传　气血病证常互相传变，气病传血，血病传气。这是因为气为阳，血为阴，气为血帅，血为气母，气血相随，互根互用，故气的功能失常则气不能为血所用，血的功能失常亦不能为气所用，导致疾病气血传变。一般初病在气并伤气耗气，久病则入络入血而伤血耗血。临床常见气机逆乱，血亦随之上逆或下陷，而为头痛、中风、吐衄、便血、崩漏等病证；血虚则气亦随之而衰，血瘀则气亦随之而郁滞；血脱则气无所依而随血脱逸。在气者病浅，在血者病深；气病而血未必亦病，然未有血病而气不病者。一般是由气及血，也有气血同病者。在气者多为气机紊乱，至血则已有形质之亏损。

(三)病证转化的机理

一般来说，病由表入里、由阳转阴、由实变虚、由热化寒是邪盛正衰，病情加重；病由里出表、由阴转阳、由虚变实、由寒化热，是邪退正盛，病情好转。由此可知，决定病证转归的因素仍是邪正两方面，而起决定作用的则是正气的盛衰。

1. 寒热转化　疾病过程中，有时会发生寒热性质的转化。如感受寒邪，病人开始出现身热恶寒、身痛无汗、脉浮紧的表寒证，病理性质属寒。随着病变的发展，恶寒渐退，代之以发热、汗出、心烦、口渴、舌红、苔黄、脉数的里热证，不仅病位发生相传变化，病性也发生转化，由寒化热。又如高热病证之人，由于大汗不止，阳从汗泄，或吐泻过度，阳随津耗，随即出现四肢厥冷、面色苍白、脉象沉迟，则病证的性质发生由热转寒的变化。寒热转化是在一定条件下进行的，与身体素质、正气强弱、邪气性质和治疗用药等因素有关。一般来说，阳热之体，正气较强，正邪相争激烈，病证易化热；风燥之邪为病也易热化，治疗误用或过用辛温燥烈之品，容易使病证向热转化；阳虚之体，正气较弱，感受寒湿之邪，治疗误用或过用寒凉药品，容易促使病证向寒转化。

2. 虚实转化　"邪气盛则实，精气夺则虚"（《素问·通评虚实论》）。疾病过程中，病证的虚实性质发生转化，与邪正的消长密切相关。

病证由实转虚者多。从实证转化为虚证，常因病情迁延、正气逐渐被耗伤，邪正相较，以正气虚为主。"温病愈后，或一月，至一年，面微赤，脉数，暮热，常思饮不欲食，……病后肌肤枯燥，小便溺管痛，或微燥咳，或不思食，皆胃阴虚"（《温病条辨·下焦篇》）。实热病证之人，随着病情的迁延，津气耗损，遂出现肌肤干燥、暮热、不思食等，虽"愈"未愈，病证实际已由实转虚。

病证由虚转实者少。从虚证转化为实证，除再次受邪，邪气得到加强外，常因本是虚证，正气没有得到及时有力的培补匡正，机体功能长期处于低下状态，气不畅，血不行，津不布，以致因虚致实，邪正相较，以邪气盛为主。杂病中的癥结、肿瘤、鼓胀、水肿等病证都可由虚转实，实际是因虚至实，实中有虚。

3. 阴阳转化　病证的寒热转化、虚实转化，都可视为阴阳转化。但这里讲的阴阳转化则主要是指疾病过程中阳气与阴气的偏转。疾病的本质为阳气偏盛，病程中转化为阴气偏盛，为由阳转阴；疾病的本质为阴气偏盛，病程中转化为阳气偏盛，为由阴转阳。

阴阳转化的条件，与患者的体质、治疗情况、邪气特征等因素有关。如某些急性外感热病病人，初期可见到高热口渴、胸痛咳嗽、舌红苔黄等热邪亢盛的表现，属于阳证。由于治疗不当或邪毒太盛等原因，病人可突然出现体温下降、四肢厥逆、冷汗淋漓、脉微欲绝等阴寒危象，此时疾病的性质已由阳转阴，病机学上为"重阳必阴"。又如素体为虚寒性肺疾，症见咳嗽、哮喘等，若再感寒邪，或素体虚寒，感受寒邪后，寒郁日久，有郁而化为火热，症见咳喘、发热、痰黄等症，该病的性质已由阴转阳，病机学上称为"重阴必阳"。

六、疾病转归机理

疾病的转归，是指疾病过程趋向结局的演变和疾病的最终结局。疾病的转归，包括痊愈、死亡、迁延、后遗与伤残五种情况。

（一）痊愈

疾病的痊愈，是指病理状态完全结束，机体恢复健康。从疾病过程而言，也就是邪气完全被清除，正气得以恢复，阴阳重归于平衡与协调。从临床角度说，所有与病证有关的临床表现完全消失。从病理变化看，通过邪正斗争，邪气及病理产物被消除，精气来复，脏腑气机气化转为正常，正胜邪却而归痊愈。

（二）死亡

死亡是生命活动完全的和不可逆转的停息，是疾病最恶劣的结局。死亡的病理过程，从精气互根的解体开始，发展到阴阳离决，至阴精耗竭或阳气衰竭为止。而形成这一病理过程通常有3种形式：

1. 久病衰竭　首先表现为阳气式微，阳损及阴致阴精枯竭；或先阴精枯竭，至阴损及阳，阳气亦衰，终致阴精不能固守阳气，残阳迅速消散而神明绝灭；或阳不摄阴，孤精脱泄而绝汗溢出而亡。

2. 亡阴亡阳　大量失血、汗出、吐泻，至津液阴血大量亡失，阳气因之大量耗散；由血脱、液脱、气脱而致阴或阳迅速脱失；或阳气不能统摄阴精，孤精脱泄而绝汗溢出而亡。

3. 阴阳不得交通　惊、恐、怒、痛等，使气机突然停滞，致阴阳阻隔不能交通，致阴阳离决；或热积、寒凝、痰浊、瘀血等致气机阻滞，阴阳不能交泰而隔闭致阴阳离决。如温病之“心神内闭，内闭外脱者死；……阳明太实，土克水者死；脾郁发黄，黄极则诸窍为闭，秽浊塞窍者死”（《温病条辨·上焦》），属气机阻滞，阴阳隔闭而亡的例证。

（三）迁延

如邪正相争处于相持状态，邪不胜正而正亦不能胜邪，疾病即呈现迁延状态。但其病变的终局，仍不外痊愈或死亡。疾病之所以陷入此状态，关键在于邪正双方力量的对比状况，即正气虽未溃败，但因邪气伤害已趋衰弱，而邪气由于与正气的剧烈相争亦渐衰微，因而形成正气无力驱邪，邪气对人体的伤害亦显不足，导致病情之缠绵。疾病的迁延状态往往与某些特殊的病邪有一定的关系。例如感受湿邪，湿性黏滞，要使湿邪尽被祛除，需经历较长时间，疾病就往往处于迁延状态。

（四）后遗与伤残

在疾病好转或痊愈的过程中给肌体造成一种附加的伤害，因而导致形质亏损与功能障碍或丧失，称之为后遗。有些疾病或某种外伤，可以导致人体某种组织结构难以恢复的损伤或残缺，称为伤残。例如有的人中风，病情好转后仍有手足不遂；有的人患温热病，病情好转后留有耳聋。若强调手足不遂、耳聋与原发病的关系则称为后遗症；若强调机体的损伤与残缺及功能的丧失则称为伤残。

第三章 中医内科疾病的证候与辨证

疾病，是指在致病因素作用下，机体所受到的一系列损伤和破坏，阴阳失去平衡的连续的全过程。证，是指非健康机体整体状态的综合概括，在疾病连续的全过程中，是其一个环节或横断面，有严格的阶段性。症，即症状，是指在一定条件下病或证在人体局部或某些功能方面的异常表现。病和证带有本质的性质，症则带有现象的性质。病是一定致病因素引起的机体邪正斗争基本规律的反映，证是在具体的人和具体的时空内机体的特殊本质的反映，症则是带病或带证的机体在一定环境和阶段中所反映出来的一个个具体的症状和体征。

证，是中医病理学的病理单元或病理层次，它反映具体条件下机体状态的本质。在人体发病时它能较确切地揭示疾病发生的部位、病邪的性质、机体的损伤程度和功能状况，揭示邪正斗争的态势和病证的临床特征，并提示病证的演变趋势。因此，"证"是中医学的一个十分重要的基本概念。

辨证，就是辨别、认识、判断证候。辨证是应用中医理论，对四诊所收集到的临床资料进行去粗取精、去伪存真、辨证分析，对具体条件下病证的本质如病因、病机、病性、病位、病势等作出判断，从而为治疗提供正确的依据。

由于证是疾病运动中的中心环节，是在具体的人和具体的时空内疾病的特殊本质的反映，具有个体化、特殊性的特点，所以中医对于疾病的认识和治疗，更重视对证的辨别、认识和判断，也就是说，辨证在中医学中具有特殊重要的地位。

第一节　内科疾病证候学要点

证候学是应用中医理论，分析疾病证候的物质特征、性质、部位及其形成原因和发展变化趋势，从而为辨证治疗提供依据的一个学科领域。

内科疾病的诊断和辨证皆从分析证候入手，证候包括症状和体征，是内科疾病的主要诊断线索。内科疾病常见的主要症状如下。

(一)发热

发热是内科疾病的常见症状之一，是机体对病邪的一种全身性反应，是机体正气与病邪相争或体内阴阳失调的必然现象。由多种原因引起人体体温升高，或体温正常而病人自觉有发热感，均称为发热。发热又能消耗气津，损害机体，甚至造成不良后果。

由于发热的时间、部位、热势轻重程度和自觉症状的不同，临床发热有急性和慢性长期发热，前者多为外感病邪所致，后者常见于内伤所致阴阳失调。就发热程度而言，有微热、低热、高热、灼热。发热的主要类型有如下几种：

发热恶寒：发热与恶寒同时存在，为外感表证。一般发热为中等程度，体温多在 38～

39℃之间。

寒热往来：恶寒与发热交替出现，为邪在少阳，枢机不利。一日可发数次，甚则数十次。发有定期者为疟疾，发无定期者为外感热病。

身热夜甚：发热夜间为甚，一般无汗，舌红绛。为邪热传营，劫烁营阴的表现。

长期低热：指发热2周以上的状态，一般体温在37.2～38℃之间。多为气血阴亏，脏腑功能失调所致的内伤发热，起病较缓，病程较长，多伴五心烦热，舌红少津。

壮热：发热较甚，扪之烙手，或出现恶热、烦渴症状，体温多在39℃以上者，又称高热。为病邪由表入里，邪正交争，热邪亢盛的标志。多见于外感病的中、后期阶段。

潮热：发热有一定的规律性，盛衰起伏如潮水涨落，一日一次，按时而发按时而止。其热势有高有低，病证有实有虚。多见外感热病的中、后期以及某些内伤病等。

烦热：发热而烦躁不安，或五心如焚，坐卧不宁的症状。其热势高者多为实证，低者多为虚证。

微热：轻度发热，其热势较低，多在37～38℃之间。常见于某些内伤病和温热病的后期。

（二）咳嗽

咳嗽是肺病最主要的症状，由肺气上逆所致。其他脏腑功能失调影响肺气上逆也可出现咳嗽。咳嗽日久，也能耗损气津，损害机体，剧咳还会造成不良后果。

咳嗽因时间、节律、性质、声音、伴随症不同，临床可分为外感咳嗽与内伤咳嗽两类。咳嗽时作，白天多于夜间，咳而急剧、声重，或咽痒则咳，多为外感风寒或风热引起；若咳声嘶哑，病势急而病程短者，为外感风寒或风热；咳声嘶哑，病势缓而病程长者，为阴虚或气虚。咳声粗浊多为风热或痰热伤津；早晨咳嗽阵发加剧，咳嗽连声重浊，痰出咳减者，多为痰湿或痰热咳嗽；午后、黄昏咳嗽加重，或夜间时有单声咳嗽，咳声轻微短促者，多属肺燥阴虚；夜卧咳嗽加剧，持续不已，少气或伴气喘者，为久咳致喘的虚寒证。咳而声低气怯者属虚，洪亮有力者属实。咳嗽气急而喘，伴胸闷憋气，动则尤甚，或阵发性夜间咳喘，端坐呼吸，甚或出现咳吐粉红色泡沫痰，则为心肺同病，痰瘀内阻，血随气逆，虚实并见之候。

同时，还需注意咳痰的有无或痰的色、质、量、味。咳而少痰或无痰者多属燥热、阴虚；痰多者常属痰湿、虚寒；痰白而稀薄的属风、属寒；痰黄而稠者属热；痰白而黏者属阴虚、属燥；痰白清稀透明呈泡沫样的属气虚、属寒；痰粉红呈泡沫样者属阳虚血瘀络伤；咯吐铁锈色痰或痰中带血或血痰，多为肺热或阴虚络伤；咳吐脓血腥臭痰，则为热壅血瘀之肺痈。

（三）气喘

又称喘促，指呼吸急促，甚至张口抬肩而言。气喘为许多急、慢性内科疾病过程中的一个症状，主要与肺气失肃、肾气失纳有关，病变主要涉及肺、肾和心、肝等脏腑，辨证有虚、实、寒、热等不同。

青壮年气喘多为实证，中、老年气喘多为虚证；既往健康良好偶尔病喘者多属于实，既往常有气喘发作，遇劳遇寒即发，多属于虚。重病大病之后，或产后失血，突然出现的气喘，多属虚证，甚至是元气败绝的危候。

在临床症状与体征方面，喘而呼吸深长，面赤身热，舌红苔厚腻或黄燥，脉浮大滑数者为实证；呼吸微弱浅表，呼多吸少，慌张气怯，面色苍白或青灰，额有冷汗，舌质淡，舌上无苔或苔白滑或黑润，全身明显消瘦或浮肿，脉微弱或浮大中空者为虚证。如气喘痰鸣，气不接续，张口抬肩，不得卧，四肢厥冷，面色晄白，汗出如珠如油，六脉似有似无，即为元气欲脱的危候。若气息喘促，张口抬肩，唇面青紫，神昏厥逆，痰壅咳逆，则是肺失治节，致心血运行失常，百脉瘀阻的重症。

气喘之寒热，当审其痰之色质。其痰清稀如水或痰白有沫者属寒，痰色黄、稠黏或虽白而黏，咯吐不利者属热。

（四）口渴

口渴是热病和消渴病的主要症状，是内科疾病常见症状之一。口渴多为津伤之象，津伤越甚则口渴越重，也有湿邪内阻，气不化津之口渴。口渴的程度有口干、微渴、大渴引饮和数饮而不解渴，其性质应结合口味之苦、淡、甜、黏、咸及喜热、喜凉等来进行辨别。

口干或微渴，为津伤不甚；口渴多饮为津伤较甚。渴喜凉饮，多为热盛伤津；渴喜热饮或渴不喜饮，多为阳不化津或湿郁不化；自觉口干而不甚渴饮，为邪热入营，营阴被灼之象；大渴引饮，多为阳明热盛津伤；数饮而不解渴，小便不利，为饮停阻津，气化不利。口苦而渴者，多为胆火内炽；口酸而渴者，多为肝火伤津；夜间口渴，多为阴津不足。

（五）腹痛

腹痛，指腹部发生疼痛的症状。主要与气机失调，湿阻、积滞、血瘀等因素有关，同时不同部位腹痛提示病变部位也不同，临床必须作出鉴别。

脘腹痞满不舒，甚或胀满而痛，为胃气壅滞之象，伴有呕恶，苔厚腻者为湿阻；若兼嗳腐吞酸，恶闻食气，则多为食滞之象。

脘胀连胁或痛，为肝气犯胃，气失疏泄，多伴呃逆、矢气频多等症。

腹胀或胀痛拒按，伴大便不通，为肠有宿食燥屎、腑气不通。腹胀夜甚，大便稀溏，常为肝郁血瘀，脾虚不运。腹痛阵作，便溏不爽，苔黄腻，多为湿热夹滞，阻于肠道。

少腹硬满急痛，伴见神昏谵语，甚或发狂，大便色黑，舌质紫绛者，多为下焦蓄血或妇女热入血室之证。

（六）胸痛

胸痛，指胸前区疼痛憋闷，为心肺病和肝经病变的共有症状，一般来讲，憋闷属气滞，疼痛属血瘀，气滞血瘀故闷痛。临床上憋闷和疼痛既可单独出现，也可同时并见。

胸部疼痛，伴有咳嗽或咳痰，咳则胸痛更甚、发热者，为肺热伤络，肺气不利的肺热病。若胸闷隐痛，咳嗽无力，则多为肺气虚弱，余邪未净的肺热病后期表现，也可见于肺痨。

胸闷憋气，当胸而痛，或心前区疼痛，甚则胸痛彻背、气短喘息、不得安卧，为心脉痹阻所致的胸痹心痛。心胸痛闷不定时而发且多因劳累引发者，病情较轻；心胸闷痛定时而发或静中发病者，病情较重。心胸闷痛，痛沿手少阴心经循行方向向肩胛、上臂放射者，为顺经传，病情较轻浅；若痛发于心胸之外而痛移至于心者，为逆经传，病情较深重。若心胸猝然大痛，甚则持续不解，伴有汗出、肢冷、面白、唇紫、手足青至节、脉微细或结代等危重证候，为胸痹心痛的进一步发展，瘀血闭阻心脉之真心痛。

（七）呕吐

呕吐乃食物入胃，反而上逆之症。主要由胃失和降，气逆于上所致。其病因多由外感、内伤，或饮食不节所致。任何病变有损于胃，皆可发生呕吐。呕吐也是机体对胃内异物的一种反射性动作，可帮助机体排除有害物。但剧烈或长期呕吐，必会影响水谷精微的吸收，导致营养不足，加重病情。临证时辨别呕吐的病程及呕吐物十分重要。

一般暴病呕吐多属实邪，如外邪犯胃，必兼表证；饮食停滞，则呕吐脘胀厌食，嗳腐吞酸；肝气犯胃，则呕吐脘胀连胁；痰饮内阻，则呕吐清水痰涎。久病呕吐多属正虚，脾胃阳虚则呕吐、劳倦乏力，肢冷便溏；胃阳不足，则多干呕，口燥咽干。神昏而呕吐咖啡样物者，或伴柏油样黑便者，多为热灼胃络出血，常见于中风神昏或肺胀神昏等病。呕吐频作而伴高热、项强、头痛剧烈，时有惊搐者，为热毒燔炽，冲逆阳明，引动肝风之候。呕吐不止，形体消瘦，舌光红少苔或花剥苔，为胃阴大伤，胃虚气逆之候。

（八）大便异常

大便异常是多种疾病的共有症状，主要与小肠的泌别、大肠的传导及胃气的顺降失常有关。大便异常主要反映在便次、性状及颜色等方面。主要指便秘、泄泻。

便秘为腑气不通的主要表现，如果大便不通伴腹满拒按疼痛，苔黄厚干燥，为热结腑实之证；排便时间延长，经常三五日或五六日，甚则数日一行，伴见口干舌红少津者，为阴虚肠燥之证；大便不通或排出不爽，但大便并不干燥，苔厚腻，常为气虚或阳虚通降无力而夹湿热之象。

大便次数增加，一日数次，粪便稀薄，甚至泻出如水，为湿盛或脾虚所致之泄泻；若大便次数增多，便黏不爽，里急后重，为湿热壅滞所致之痢疾。大便色黑光亮如柏油样，为远血，多见于胃肠络伤的病变；若大便色红鲜血，则为近血，多见于热伤肠络或瘀血或瘀热阻肠之痔疮。或脓血便夹杂混下之肠澼。一般大便次数逐渐由多减少，由稀转软，由黑转黄，为病顺；反之，则为逆；若病重期间，大便突然失禁，排便次数增多，常为病情危急的征兆，是阳气下陷的表现，当特别注意。

（九）小便异常

小便异常指排尿困难，尿量减少，甚则小便闭塞不通的症状。主要反映出肾与膀胱气化失常和津液代谢失常的病变。因此，小便异常不仅是肾与膀胱病变的主要症状，也是观察体内津液盈亏及病情顺逆的指征。

小便异常主要反映在小便次数、量、颜色及小便时的感觉等方面。一般小便色黄短少主热；小便色清长者主寒。尿频、尿急、尿痛者，为膀胱湿热之淋证；尿频急痛，伴尿出砂石者为石淋，伴尿出如膏脂者为膏淋。小便涩少，甚则少尿、无尿，为津液枯涸，化源告竭之象，属大虚之候；若尿少而小腹充盈，则为膀胱气化不利或尿道阻塞，尿液内蓄之象，属实。尿少甚或尿闭，伴浮肿、呕恶，常由肾衰水毒内蓄，胃气不和所致。夜尿频多，或排尿不畅，余尿不净，为肾虚，气化无力；尿频而量少，尿有臊臭气味者，则为下焦湿热瘀阻，气化不利所致。

（十）水肿

指人体血管外组织间隙中过多的体液积聚称为水肿，此种液体称为水肿液。水肿是由肺脾肾三脏对水液代谢失调，致体内水湿滞留，泛溢肌肤，引起头面、四肢、腹部，甚至全身浮肿的病证，严重者还可伴胸水、腹水。水肿轻者，见面目虚浮，手足发胀，但压无凹陷之称为潜在性水肿；若仅踝肿，按之凹陷易复，称为Ⅰ度浮肿；较重者浮肿过膝，按之凹陷没指，不易随复，称为Ⅱ度浮肿；更重者全身浮肿，腹大胸满，卧则喘促，称为Ⅲ度浮肿。

水肿多与小便不利同时存在。其发生与多个脏腑有关，病因也是多方面的。病由感受外邪而来，一般眼睑颜面先肿，继则四肢全身，多为风水相搏；平素心悸短气，下肢先肿，逐渐肢体浮肿，下肢为甚，多为心肾阳虚，水湿浸渍。水肿以腰以下为甚，反复消长，劳后或午后加重，甚则全身浮肿，则为脾肾阳虚，水湿内停。水肿若伴心悸、唇紫、脉虚数或结代，乃水邪凌心，瘀血内阻；若伴喘促、汗出、痰多呈泡沫样，脉虚浮而数，是水邪凌肺，肾不纳气；若伴呕吐不食、脘腹胀满，是水邪干胃，脾气不运；若伴身晃动、神昏，是水邪在肝，肝风内动；若伴脘腹胀满，畏寒神倦，肢冷面白，是脾肾阳虚，虚寒内盛。

（十一）神昏

神昏即神志昏迷，不省人事，是内科危重病的临床表现。主要由各种原因造成清窍不利，神明失用所致。它在外感高热、中风、厥脱、水肿、消渴、肺胀等疾病发展到严重阶段都可出现，是疾病危重的重要指征。外感时疫、热毒内攻；内伤疾病，阴阳气血逆乱，浊邪上扰心脑，导致清窍闭塞，神明失守，即发为神昏。既往多将神昏归属于心病，现多将之归属心脑病证。

神昏是神志异常的统称，临床上有轻重之别。一般分为神识恍惚、神志迷蒙、昏迷、昏愦由轻至重的4个层次。神识恍惚可先见情感淡漠或情绪烦躁，而后辨知事物不清，恍恍惚惚，但强呼可应，回答问题已不够准确。神志迷蒙见嗜睡朦胧状态，强呼可醒，旋即昏昏入睡。昏迷为呼之不应，不省人事，二便不能自制。昏愦是在昏迷的基础上出现脏腑功能衰竭的表现，如舌卷囊缩、汗出肢冷、手撒遗溺、鼻鼾喘促等症。

神昏常伴有高热、谵语、烦躁、抽搐，或斑疹衄血，舌红绛而脉细数，病在心脑，为热陷心营所致。

神昏多呈似清非清、时清时昏的状态，咳逆喘促，痰涎壅盛，身热而多不高，舌腻垢浊，脉濡数，为痰蒙清窍所致，病在心肺。

神昏以谵语烦躁为主，伴日晡潮热，腹满而痛，舌黄而燥，脉沉实，为阳明腑实，邪热扰脑所致，病在心胃大肠。

神昏以谵昏如狂为特点，伴少腹满硬急痛，唇爪青紫，舌绛，脉沉而涩，为瘀热交阻，脑窍闭塞所致，病在心脑。

神昏以昏迷不省，或昏而时醒为特点，伴黄疸日深，斑疹衄血，或腹胀如鼓，舌绛苔腻脉弦，为湿热上蒸，热毒内陷肝胆所致，病在心肝胆。

神昏以突然昏倒，不省人事，伴肢体偏瘫，鼾声痰鸣为特征，为肝阳暴张，引动肝风，脑脉瘀阻，清窍被蒙所致，病在肝心。

（十二）抽搐

又称为瘈疭，即筋脉拘急而缩者为瘈；筋脉弛缓而伸者为疭。伸缩交替，抽动不已是为瘈疭。凡临床所见筋脉拘急，肘臂伸缩不定的症状，称为抽搐。抽搐多由热盛动风，阴亏阳亢动风，肝风内动或风毒内袭经脉等所致，以四肢不自主的抽动，甚则颈项强直，角弓反张为特征。内科疾病急症之抽搐，多由风、火、痰引起，病位多与心、肝、肾有关，而以肝为主。

抽搐一症，有外感内伤之分和虚实之异，病因不同，其临床证候亦有差别。一般四肢阵阵抽搐，或持续之抽搐，常伴壮热谵语神昏，甚至角弓反张者，属实；抽搐呈手足蠕动，热势不甚，神怠或迷蒙者，属虚。

若见于急性热病中期四肢抽搐，伴有壮热、汗大出，渴欲冷饮，神昏，为邪热内盛，热极引动肝风所致；若见于各种急性热病后期，手足蠕动，偶有抽搐，并伴有低热，心烦不宁，口干舌燥，精神疲乏，为邪热久稽，气阴亏耗，虚风内动所致；若疫毒入脑或外伤感受风毒，侵袭肝之经脉而抽搐，则多现阵发性四肢抽搐，颈项强直，甚至角弓反张，伴神昏、喘促、头痛等症；若肝阳上亢，肝风内动之抽搐，则常见剧烈头痛、呕吐、神昏、偏瘫、面红气粗等症。

（十三）出血

出血为内科急症，凡血液不循经而妄行，溢出脉道，就是出血症状，上溢于口鼻诸窍之鼻衄、齿衄、呕血、咯血，下出于二阴之便血、尿血以及溢于肌肤之间的肌衄，又称发斑，均属出血范畴。出血原因甚多，其病机属实者多由于火热伤络，属虚者多由于气不摄血。

出血有衄血（包括鼻、齿、耳、目出血）、咯血、呕血、便血、尿血和发斑之分，就出血部位而言，衄血包括鼻衄、齿衄、耳衄、目衄等，为鼻、齿、耳、目等器官出血；咯血指肺系出血，呕血多属胃出血，便血乃胃肠出血，发斑则包括紫癜及其他肌肤出血。咯血多有咳嗽、咳痰，呕血多夹有胃内容物，便血色黑者为远端出血，如胃出血；便下鲜血或先便后血，为近端出血或痔疮出血。

临床上除首先辨别上述各种出血外，还须辨别各种出血的虚实性质。一般呕血、衄血出血量较多，血色鲜红，面赤口渴者，多为胃火上冲。咯血、衄血、便血、发斑及血溢于内等，多系血热所致，其出血量可多可少，血色鲜红，常发生于热病过程中。咯血、衄血及尿血其出血量虽不多，但反复难愈，色鲜红，常伴目眩耳鸣，手足心热，口干心烦，多为阴虚火动。衄血、呕血、便血及紫癜出血，其出血量可多可少，但多延久缠绵，血色黯红或淡红，面色苍白，体倦乏力，常由气不摄血所致。

（十四）心悸（怔忡）

指心跳异常或心慌，并伴有心前区不适，或心烦不安、不能自主的症状。严格地讲，心悸与怔忡也有所区分。心悸乃内无所恐，外无所惊，而自觉心下筑筑跳动不宁，休作有时，不能自主的证候；怔忡是心胸跳动无有宁时。体格检查可发现心率加快或减慢，心律规则或不规则，或心搏增强等。心悸是多种疾病的常见症状，但健康人剧烈体力劳动或情绪激动也可引起心悸。

本病多由阴阳气血不足，惊恐、恼怒，水饮内停，心脉瘀阻所致。心悸气短，心中空虚，面色苍白，形寒肢冷，畏寒喜温，胸中痞闷，入夜为甚，舌淡苔白，脉虚弱或沉缓者，属心阳不足；心悸气短，神疲乏力，面色㿠白，劳累则心悸加重，善太息，懒言，舌淡苔白，脉弱无力者，属心气不足；心悸烦躁，易惊失眠，头晕目眩，五心烦热，口干，低热盗汗，舌红少津苔少，脉细数者，属心阴不足；心悸头晕，面色不华，倦怠少力，心烦不寐，唇舌色淡，脉细弱者，属心血不足；心悸善惊，惕而不定，稍有外界刺激则心悸发作或加重，多梦易醒，坐卧不安，舌苔薄白，脉虚数或结代者，属惊恐扰心；心悸烦躁，头晕失眠，口苦咽干，口舌糜烂，舌红苔黄腻，脉滑数者，属痰火扰心；心悸眩晕，胸脘痞闷，小便不利，或伴喘咳，不能平卧，或肢体浮肿，舌质淡，苔白滑，脉沉者，属水饮凌心；心悸不安，胸闷短气，心痛时作，甚则痛引肩臂，面唇紫黯，舌质紫黯有瘀斑，脉涩或结代者，属心脉瘀阻。

（十五）眩晕

头晕眼花总称为眩晕。眩指眼阵阵发黑；晕指头时时运转。眩晕轻者闭目即止，重者如坐舟车之中，旋转不定，以致不能站立；眩晕甚者，多伴有恶心呕吐、汗出等症状。

眩晕是多个系统发生病变时所引起的一种主观感觉障碍。如病者感到周围景物向一定方向转动或自身的天旋地转称为真性眩晕；如病者只有头昏、头重脚轻感而无旋转感，称为一般性眩晕。

眩晕多是肝肾二脏的病理变化，由风、痰、虚等原因所致。

眩晕耳鸣，头痛且胀，烦躁易怒，劳累、恼怒后加重，可伴面色潮红、少寐多梦、口干、口苦等，舌质红苔黄，脉弦数，属肝阳上亢；头晕眼花，动则加剧，心悸，气短，或心中空虚感，乏力神疲，失眠，多梦，面色少华，舌淡苔薄，脉细弱，属心脾两虚；眩晕时作，喜卧，下蹲后再站立时加重，劳累后可引起发作，倦怠懒言，气短，纳呆，便溏，或自汗出，舌质淡苔白，脉弱无力，属中气不足；头晕耳鸣，腰膝酸软，精神萎靡，记忆力减退，阳痿遗精，舌淡红苔白，脉沉细，双尺无力，属肾精不足；眩晕伴头部沉重感，胸膈满闷，恶心呕吐，身重倦怠，不思饮食，舌苔白腻，脉濡滑，属痰浊中阻；眩晕且头觉重胀，或伴有头痛目赤，口苦，口干，心烦，小便黄，舌苔黄腻，脉滑数或弦滑，属痰郁化火；头眩且胀痛，烦躁易怒，两目赤红，口苦口干，胸胁胀满，小便短赤，大便秘结，舌质红苔黄燥，脉弦数，属肝火上炎。

第二节　中医内科常用辨证方法

中医的辨证方法导源于《内经》，奠基于张仲景《伤寒杂病论》，之后，经过历代医家的不断充实和发展，日趋完备，成为中医临床疾病诊断必须遵循的普遍法则。

中医内科常用的辨证方法很多，如八纲辨证、脏腑辨证、气血津液辨证、六经辨证、卫气营血辨证和三焦辨证等。它们都是从不同的视角分析、认识证候。八纲辨证是各种辨证方法的总纲；脏腑辨证是以脏腑学说为根据，从脏腑角度辨识证候，是各种辨证方法的基础，主要用于杂病的辨证；气血津液辨证是分析气血津液方面的病变，与脏腑辨证密切相关，互相补充。六经辨证、卫气营血辨证、三焦辨证都是从外感热病中总结出来的辨证方法，所以主要用于辨别外感热病，它们既有区别，又有联系。另外，从某种意义上说，病因也属于辨证的范畴，叫病因辨证，主要通过对病邪的特征性症状去分析和辨识证候。

现将中医内科常用的辨证方法和内容分别介绍如下。

一、八 纲 辨 证

八纲辨证，是以表与里、寒与热、虚与实、阴与阳为纲，分析、归纳疾病的病位深浅、病性寒热、邪正盛衰和阴阳属性。八纲辨证能使千变万化的复杂临床表现变得简单、规范、条理，易于掌握证候的本质，有执简驭繁、提纲挈领的作用。其中，阴阳是总纲，它可以概括其他六纲，表、热、实属阳，里、虚、寒属阴。

（一）表里辨证

表里是辨别疾病病变部位。表指经络、肌表部位，里指脏腑、筋骨、气血等。表证，多见于外感病初期，病变在皮毛、肌腠，部位表浅，多见于病证的早期阶段，起病急，病程短，患者具有肺气不宣、卫气不和的症状，临床表现为发热、恶寒或恶风、头痛、身痛、肢痛、无汗或有汗、鼻塞、舌苔薄白、脉浮等。

里证，是与表证相对而言，病在脏腑、气血、骨髓等。除了表证而外的一切证候，均属里证。外感内伤均可产生里证。里证产生，在外感，或为表邪入里，或为外邪直中于里；在内伤，或为情志、饮食、劳倦所伤，或为外感病虽愈，而气血已伤所致。里证临床表现极为广泛而复杂，依其寒热虚实之不同而各异。

总之，表证和里证的区别，主要在于表证者发热恶寒并见，脉浮，而里证者发热时不恶寒，脉象不浮；而且表证患者没有象里证患者那样具有脏腑或气血津液功能紊乱的临床征象。《医学心悟·寒热虚实表里阴阳辨》说："病之表里，全在发热与潮热，恶寒与恶热，头痛与腹痛，鼻塞与口燥，舌苔之有无，脉之浮沉以别之。若发热恶寒，头痛鼻塞，舌上无苔（应作薄苔），脉象浮，此表也；如潮热发热，腹痛口燥，舌苔黄黑，脉象沉，此里也"。

尚有一种半表半里证，病证既不全在表，也未全在里，而是介于表里之间，所以称作半表半里证。其辨识要点是寒热往来，胸胁苦满，心烦喜呕，口苦，咽干，目眩，脉象多弦。

(二)寒热辨证

寒热是辨别病证属性的纲领。一般而论,寒证病性属寒,邪正斗争的特点是阴气偏盛,所谓“阴盛则寒”。寒证一般由寒邪或机体功能活动过度减退所引起。寒证,在外感,为感受寒邪,寒邪或中于表,或中于里;在内伤,为阳虚阴寒内盛。其临床表现,又有表寒、里寒之别。寒证患者一般表现为面白,四肢不温,口不渴或喜热饮,小便清长,大便溏薄,舌质淡苔白,脉沉迟。热证病性属热,邪正斗争的特点是阳气偏盛,所谓“阳盛则热”。热证的临床表现有表热、里热之分,表热多见于外感,里热则外感、内伤俱见。热证一般表现为发热面赤,渴喜冷饮,烦躁不安,尿少便秘,脉洪大而数,舌红苔黄。

寒热真假的辨别:寒证和热证的辨别一般不难,但当病情发展到寒极或热极的严重阶段时,有时会出现寒热假象。寒证见热象,寒极似热,实际是真寒假热;热证见寒象,热极似寒,实际是真热假寒。出现真寒假热、真热假寒时,对寒热证的辨识较难,此时应抓住关键性证候进行辨别。“假热者……但其内证则口虽干渴必不喜冷饮,即喜冷饮亦不多,或大便不实,或先硬后溏,或小水清频,或阴枯黄赤,或气短懒言,或色黯神倦,或起倒如狂而禁之则自止,自与登高骂詈不同,此虚狂也。或斑如蚊迹而浅红细碎,自与紫赤热极者不同,此假斑也。凡假热之脉必沉细迟弱,或虽浮大紧数而无力无神,此乃热在皮肤,寒在脏腑,所谓恶热非热,实阴证也。……假寒者,……必声壮气粗,形强有力,或唇焦舌红,口渴饮冷,小便赤涩,大便秘结,或因多饮药水以致下利纯清水而其中仍有燥粪及矢气极臭者.察其六脉必皆沉滑有力,此阳证也”(《景岳全书·传忠录》)。一般来说,假象多表现在四肢、皮毛或面色等,而舌苔、脉象多反映疾病的本质。如真寒假热,其本质是寒到极点,阴盛于内,逼阳于外,故反见身热、面红、口渴、手足躁扰等假热之象。但假象终究与真象不同,面红仅限于两颊,颜色浅红而娇嫩,与真热的满面通红不同;同时,还可见到舌淡或苔灰黑而润滑,脉数无力或脉微欲绝的真寒象。又如真热假寒,其本质是热到极点,内热炽盛,阳气被郁不能外达,故反见面色苍白、四肢厥逆、脉沉伏等假寒征象,但四肢虽逆冷胸腹却灼热,或周身虽寒冷而反不欲近衣被,与真寒的身蜷卧欲得衣被不同。同时可见舌红苔焦黄或黑而无津。另外,病史对寒热真假的鉴别也有重要价值。真寒假热,必有寒证病史;真热假寒,必有热证病史。

(三)虚实辨证

虚实辨证,主要是辨邪正盛衰。“邪气盛则实,精气夺则虚”。临床一般从患者体质强弱、病程长短以及精神状况、气息、语音、饮食、二便、舌苔、脉象等征象,对虚实予以区别。虚证是正气不足,凡以气血阴阳不足、机体功能减退为主要病理特征的证,称为虚证。虚证之人多体质素虚,病程较长,临床可见面色不华,形体瘦弱,精神萎靡,声低息微,纳呆食少,腹软便溏,小便清长,舌淡苔薄,脉弱无力。实证是邪气盛,凡以机体功能亢奋为主要病理特征的证候,称为实证。实证之人多素体壮实,病程较短,起病较急,临床可见发热面红,形体较强壮,精神亢奋,声高气粗,口渴引饮,便秘腹痛,小便短赤,舌质苍老,苔黄干燥,脉有力。

虚实真假的辨别:虚和实都有真假疑似之证,所谓“大实有羸状”、“至虚有盛候”,即指真实假虚、真虚假实之证,辨证时须当仔细。

真实假虚,病本为实证,如热结肠胃,或痰食壅滞,或大积大聚,致使经络阻滞,气血不能畅达,因而出现神情默默、身寒肢冷、脉象沉迟或伏等类似虚证的现象。病人虽神情默默,但语声高亢气粗,身寒肢冷但不欲近衣被,脉象虽沉迟但按之有力。

真虚假实，病本属虚证，如内脏气血不足，运化无力，因而出现腹满、腹胀、腹痛、脉弦等类似实证的现象。但病人腹虽胀满，却时有缓解而不是持续不止；腹虽痛但喜温喜按，不似实证之拒按；脉虽弦却重按无力。

总之，辨别虚实真假，舌脉有很高的参考价值。“虚实之要，莫逃乎脉，如脉之真有力、真有神方是真实证，似有力、似有神便是假实证”（《景岳全书·传忠录》）。《古今医案》说：“证有真假凭诸脉，脉有真假凭诸舌。果系实证，则脉必洪大躁疾而重按愈有者也。果系实火，则舌必干燥焦黄而敛束且坚卓者也。岂有重按全无脉者，而尚得谓实证，满舌俱胖壮者，而尚得谓之实火哉。”

（四）阴阳辨证

阴阳是八纲辨证的总纲。正如《素问·阴阳应象大论》所说：“善诊者，察色按脉，先别阴阳”。张景岳所谓“医道虽繁，可以一言以蔽之曰：阴阳而已”，即指出证候虽然复杂多变，但总不外阴阳两大类别。因此，只要辨清楚阴阳两纲，就有利于把握表里、寒热、虚实六纲，有利于指导临床治疗。

阴证与阳证的辨别：阴证指证候的特征是阳气虚衰，阴气偏盛；阳证指证候的特征是邪热炽盛，阳气亢奋。鉴别阴证阳证，一般从神态、语声、寒热、二便、舌脉去分析。凡表现为兴奋、躁动、亢进、光泽、有余征象者属阳证；凡表现为抑郁、沉静、衰退、晦黯、不足征象者属阴证。《卫生宝鉴》说：“凡阳证者，身须大热，而手足不厥，卧则坦然，起则有力，不恶寒，反恶热，不呕不泻，渴而饮水，烦躁不得眠，能食而多语，其脉浮大而数者，阳证也。凡阴证者，身不热，而手足厥冷，恶寒蜷卧，面向壁卧，恶闻人声，或自引衣盖覆，不烦渴，小便自利，大便反快，其脉沉细而微迟者，皆阴证也”。

亡阴与亡阳的辨别：亡阴，是指阴液耗损欲竭。亡阳，是指阳气耗散欲脱。二者大多出现在急性病中，均属危重证候。如高热大汗，或治疗发汗过多，或吐泻过度，或大量失血等，皆可导致亡阴亡阳。由于人体阴阳是相互依存的，阴竭则阳无所附而浮散；阳亡则阴无所固而随脱。所以，在临床上亡阴与亡阳之出现虽有先后主次之分，但最终必相互影响，一亡俱亡，抢救不及时不得力，可以导致生命的终结。

八纲从不同的方面反映了病变过程中的八类证候，但在临床中它们之间又是相互联系而不可分割的。如辨别表里必须与寒热、虚实相联系，辨别寒热又必与虚实、表里相联系，辨别虚实又必须与表里、寒热相联系。此外，还有八纲之间相互交织的错综复杂情况，如表里错杂、寒热错杂、虚实错杂等；而且在一定条件下，证的性质可以发生转化，如表里转化、寒热转化、虚实转化等；在某些情况下，还可能出现证候中真假互见的现象，如寒热真假、虚实真假等。因此，掌握八纲辨证，既要熟悉八纲各自的证候特点，又要注意它们之间的相互关系，只有全面分析，才能对病证做出正确的辨识和诊断。

二、六 经 辨 证

六经辨证，是用于外感之邪在发病过程中的辨证分类方法。是广义伤寒病的辨证纲领。它按照伤寒病的发生发展规律及其发展过程中各阶段的病变特点，将其分为六类病证，并以阴阳为纲，将其概括为三阳、三阴两大类别。具体地说，六经病证是太阳病、阳明病、少阳病、太阴病、少阴病、厥阴病的总称。它可以概括为三阳病和三阴病两大类。太阳病、阳明病、少阳病为三阳病；太阴病、少阴病、厥阴病为三阴病。三阳病证以六腑病变为基础，三阴病证以五脏病变为基础。所以说，六经辨证实际上是以六经统括其络属的脏腑，因而它基本上概括了脏腑十二经病证，并以此来标示它们之间的传变规律。

（一）太阳病

太阳病是外感病初期阶段的证候。从头顶至背及全身肌表都属于太阳经的范围。寒邪侵袭，首先侵犯这些部位，故太阳病有经证和腑证之分，但由于太阳主表，所以一般患者都表现为太阳经证，只少数病人其病变循经而入于腑。若风寒之邪外袭，营卫失和，经气不利，阳气抗邪于表，证见脉浮，头痛项强，恶寒发热，则属太阳经表之证。若邪气循经入腑，或邪与水结，膀胱气化不利，证见小便不利与消渴，而为太阳蓄水；或邪与血结，血热瘀阻下焦，证见少腹急结或硬满，其人如狂或发狂，而为太阳蓄血，皆为太阳腑证。

（二）阳明病

阳明属胃肠，故阳明病实质上是胃肠实热证，反映外感热病处于邪热炽盛的极期阶段。邪热虽盛，肠中无燥屎阻结的称为阳明经证；邪热内传与肠中糟粕相结而成燥屎的称为阳明腑证。若邪气入里化热，阳气又拒邪有力，致使里热弥漫，充斥周身，证见但热不寒，汗出，脉大，烦渴引饮，则属阳明胃热弥漫证；若热盛津伤，津亏化燥，因燥成实，燥实结于胃肠，证见潮热，谵语，绕脐痛，腹满痛，不大便，则属阳明腑实证。

（三）少阳病

少阳主半表半里，故少阳病反映外感病邪在半表半里之间的证候。少阳病为阳证之末，亦是邪气由阳入阴之前期，病在少阳胆与三焦经腑，以胆热、气郁、经腑之气俱为不利为主要特征，证见口苦，咽干，目眩，往来寒热，胸胁苦满，默默不欲饮食，心烦喜呕，脉弦。此为病在太阳与阳明之间，故又称半表半里证。

（四）太阴病

太阴病为里证之轻浅证，病及太阴脾脏，中阳不足，寒湿内盛，运化失司，升降紊乱，证见腹满而吐，食不下，自利不渴，舌淡苔白，脉沉缓等。

（五）少阴病

少阴病为里证之重证，病及少阴心肾，真阴真阳俱衰而又以心肾之阳虚衰为主，邪气亦多从阴化寒，证见脉微细，但欲寐，下利清谷，畏寒蜷卧，四肢厥逆，又称少阴虚寒证。少阴热化证，证见心烦不得卧，口燥咽干或咽痛，舌红而干，脉细数。

（六）厥阴病

厥阴与少阳相表里，为阴尽阳生之地，邪至其经，从阴化寒，从阳化热。故厥阴病实质上是代表外感病后期阶段阴阳错杂、寒热混杂的证候。厥阴病则为阴寒极盛，阳气极衰者。然厥阴肝体阴而用阳，藏血寄相火，邪至厥阴，阴盛阳衰，又每有阴尽阳生，从阴出阳之机，故其病亦或寒或热，或寒热错杂，或厥热往复，其证则以寒热错杂之消渴、气上撞心、心中疼热、饥而不欲食、吐利或吐蛔为代表。

由此可见，六经辨证不仅从病位、病性、病势等多个角度对伤寒病变过程中所发生的证候进行了分类与辨识，又揭示了这一过程中出现的既不相同而又相互联系的 6 个阶段之间的关系，同时也体现了六经分阴阳，阴阳又统摄表里、寒热、虚实等八纲分证的辨证思维方法。这对后世八纲辨证、脏腑辨证、气血津液辨证乃至卫气营血辨证与三焦辨证诸方法的逐步完善或创立，有着深刻的启迪，故可谓中医辨证学之先驱。辨证论治的诊疗方法亦从此在中医临床医学上确立下来，并且一直延用到今天。此谓张仲景的一大贡献。

六经的传变

由于正气有强弱，邪气有盛衰，正邪相争，阴阳进退，就使六经病证经常处于一个不断变化的状态。所谓传变,则主要是对这一变化的描述。邪气由此经进入彼经,则谓之传。随着邪气的转移,临床证候也必然相应地发生变化,有传必有变,故称传变,也即传经。传与不传与邪气的盛衰,正气的强弱,治疗与护理之是否得当有关,尤以正气的抗邪能力大小为关键。若正气虚衰,邪气则可由表传里,由浅入深,使病证渐趋沉重;若正气恢复,抗邪有力,邪气又可由里达表,由阴出阳,使病向愈。辨传与不传,传至何经,当以脉证变与不变为据。预知传与不传,对掌握治疗与预防的主动权有非常积极的意义。

六经发病的特殊形式——合病、并病、两感与直中

六经发病中,两经以上同时发病,谓之"合病",《伤寒论》明言合病者有太阳阳明合病、太阳少阳合病、少阳阳明合病、三阳合病 4 种;一经证候未罢,又出现了另一经的证候,传而未尽者,谓之"并病",《伤寒论》明言并病者有太阳阳明并病、太阳少阳并病两种。凡合病,多邪盛而病剧;凡并病,则邪气较轻而易治。

表里两经同时发病,谓之"两感"。"两感"语出《素问·热论》,《伤寒论》中《伤寒例》、《太阳病篇》、《少阴病篇》皆有论及。外邪不经过三阳,发病即见三阴证候,后人谓之"直中"。直中多因素体阳虚,致使邪气得以长驱直入,故病多沉重。

三、卫气营血辨证

卫气营血辨证,是外感温热病的一种辨证方法。是在伤寒六经辨证基础上发展起来的。它按照温热邪毒侵袭人体致病的发展规律及其发展过程中各阶段的病变特点,将其分为 4 类病证,并依此来标示它们之间的传变规律。卫分证与气分证是功能障碍的病变;营分证与血分证是物质损伤的病变。而卫气与营血之间,又有浅深轻重的区别。

温热(包括风、暑、燥)一类的病变,多由上呼吸道感染,致使代谢机能紊乱,开合失司,表现出一派热、汗、渴、红、肿、痛、出血、昏厥,以及伴见咳逆、便秘、抽搐等脏腑的证候,规律性地表现出卫气营血的客观见证。

(一)卫分证

《灵枢·本脏》曰:"卫气者,所以温分肉,充皮肤,肥腠理,司开合者也。"一般温热邪毒侵袭,首先与卫气相争,如果肌表功能受到侵害,呈现开合失司,病理上就是"邪在卫分"的阶段。温热邪毒侵入卫分的主要证候为:全身出现发热、微恶寒、头痛、无汗或有汗、口微渴、咳嗽、上呼吸道充盈性发红作痛、脉浮数、苔薄白等。由于这些证候均同温热病毒影响肺卫导致开合失司有关,所以邪在卫分的治疗,应以泄卫透汗的方法,叶天士说"在卫汗之可也"即是此意。

(二)气分证

《灵枢·决气》说:"上焦开发,宣五谷味,熏肤、充身、泽毛,若雾露之溉,是谓气。"如果温热邪毒侵犯,邪在卫分郁而不解,势必向里传变而进入气分。邪入气分的病理变化,主要为正邪剧争和热郁气机两个方面。因此,邪在气分的病理含义,着重反映着温热病变的亢盛阶段。

邪在气分的主要证候为:但热不寒,热盛伤津之象。如:热壅于肺,肺气不利,则见身热、喘咳、苔黄、口渴等症;热燥阳明,胃热亢盛,则见壮热口渴、汗出气粗、小便黄赤、舌苔黄燥、脉洪大等热燥津伤的证候;热结肠道,腑气不通,则见潮热便秘,或"热结旁流",腹满硬痛,苔黄厚干燥,脉沉实有力等热盛里实的证候。

由于邪在气分所反映的证候均系邪热亢盛之象,所以治疗气分的病变有清气、通下等方

法。叶天士说："到气才可清气"。指出邪在气分的治疗方法，基本上是以围绕"清气法"为中心而灵活变易的。

（三）营分证

《素问·痹论》对营的作用概括为"和调于五脏，洒陈于六腑"。作为温热病的又一发展阶段来认识，在气分病毒不解，或其人素质虚弱，致使津液亏乏，易使邪毒内陷而深入营分。

邪在营分的主要证候为：舌绛，心烦不寐，身热夜甚，口不甚渴等营阴耗伤之象；部分伤营动血之前期证候如斑疹隐隐，时有谵语神昏等，亦可作为营分证候的辨证要点。

由于邪在营分的病理性质为营阴耗伤，为防止继续深陷，所以营分证的治法总以清营与透热转气结合使用，一般不宜选用寒滞之品。叶天士所谓"入营犹可透热转气"，可谓经验之谈。

（四）血分证

《灵枢·邪客》说："营气者，泌其津液，注之于脉，化以为血。"如果营分之邪不解，深一步发展，必然伤害脏腑，并触血动风。邪在血分的病理含义，就是泛指热盛动血，病情发展到危重阶段。

邪在血分的主要证候为：吐血、衄血、便血、斑疹外现，以及全身壮热、口渴、躁狂、谵语等血热沸腾之象。其他如昏厥、抽搐等，亦多与此有关。

由于邪在血分为热毒内盛所致，而且表现一派危重之象，所以治疗方法常采取凉血解毒。叶天士说："入血就恐耗血动血，直须凉血散血。"（《温热经纬·叶香岩外感温热篇》）这种认识方法，在目前已经成为治疗热入血分的基本思想方法。

综上所述，卫气营血的临床意义，一是从病理上分辨每一功能所反映的病变，一是从发展阶段上说明每一内容具有的一般证候。二者参合互用，成为温热病辨证分类的内容提纲。

四、三 焦 辨 证

三焦辨证，也是温病的辨证方法之一。凡外感温热邪气而致病，以发热和热邪伤阴化燥为主要临床特点的病变，称为温病。三焦辨证，就是把温热病分为上焦温病、中焦温病、下焦温病3类病证，并以此来标示它们之间的传变规律。上焦温病，包括肺、心、心包的病变；中焦温病，包括脾、胃、大肠的病变，下焦温病，包括肝、肾、膀胱的病变。

（一）上焦证候

《灵枢·营卫生会》说："上焦出于胃上口，并咽以上，贯膈而布胸中。"其病则上焦不通，皮肤致密，腠理闭塞，玄府不通，卫气不得泄越，故外发热，而周身感到不适。实际上反映温热病初起阶段的证候。

湿热闭遏上焦的主要证候为：头昏蒙，全身困重，颈项不舒，发热绵延不清，脉象濡缓，舌苔薄白微腻。并因湿重于热和热重于湿的不同阶段，而寒热的表现又可分为恶寒多、发热多以及寒热似疟等。邪传心包可以出现于温热病的初期和极期阶段。若初期即见上焦心包证候，说明邪气甚盛，由卫"逆传心包"所致。

（二）中焦证候

中焦证候包括脾、胃、肠等脏腑的病变。脾为阴土主湿，胃为阳土主燥。邪入中焦而从燥化，则症见不恶寒、反恶热，日晡益甚，面红目赤，呼吸气粗，便秘溺赤，舌苔黄，甚则焦黑有刺，脉数有力等。邪入中焦而从湿化，则症见身热不扬，脘腹痞闷，泛恶欲呕，身重肢倦，苔腻脉缓等。中焦证候一般见于温热病的极期阶段。

(三)下焦证候

《灵枢·营卫生会》说:"下焦者,别回肠,注于膀胱而渗入焉。"《难经·三十一难》说:"下焦者……主分别清浊,主出而不内。"下焦所主的病变,从清代吴鞠通的三焦辨证所述,主要概括了肝肾两脏,并以温热病后期的危候为其主要病变内容。热极动风,则见高热躁扰,手足抽搐或拘挛,项强,角弓反张,舌强难伸,或伴神昏肢厥、舌红绛、脉弦数等证候。阴虚肝失所养,虚风内动,则见手足蠕动,舌震颤,心中憺憺大动,脉细数等证候。邪热耗伤真阴,则可见身热夜甚,形瘦憔悴,肌肤甲错,手足心热,口干舌燥或神倦耳聋,舌绛齿干,脉细数等证候。下焦证候一般见于热病的晚期阶段,但热极生风,病变在肝亦属下焦证候,多发生于热病的极期阶段。

温病的三焦传变规律,一般是始于上焦,传变中焦,终于下焦。因为三焦辨证与卫气营血辨证都是温病的辨证方法,且二者最终都要落实在脏腑上,所以二者之间有着密切的联系。也可以说,三焦辨证中包含了卫气营血辨证的内容;而卫气营血辨证中也同样包含着三焦所属的脏腑。不过二者又各有所长,其特点就在于:卫气营血辨证主要是划分温病浅深轻重的四个阶段;而三焦辨证则着重在划分温病侵袭人体的三大部位。由此可见,二者之间既有联系,又有区别,结合运用,才能使温病的辨证更为全面。

五、脏 腑 辨 证

脏腑辨证主要是以脏象学说为基础,将四诊所获得的症状和体征进行综合分析,从而对病变所在的脏腑部位及其性质、正邪盛衰做出诊断的一种辨证方法。

脏腑是人体的重要组成部分,是生命活动的中心。各种原因导致的病变,实际上都是脏腑功能失调的反映。由于各个脏腑的生理功能不同,所以它们在病变过程中所反映出来的症状和体征也各不相同。根据各脏腑的生理功能,结合病因病机来判断其病理变化,这就是脏腑辨证的方法和理论依据。中医学的辨证方法尽管多种多样,而且各具特长,但各种辨证方法最终都要落实到脏腑部位上。所以说,脏腑辨证是中医学辨证体系中的重要组成部分。

(一)心与小肠证候

心的主要功能是主血脉、主神志。因此,心发生病变时,以血脉运行障碍、精神情志障碍的病证为多。心开窍于舌,心包为心之外卫,手少阴心经属心络小肠,故心包、舌及手少阴心经所循行部位之病证可归属于心。心病的指征为心悸、心烦、心胸痛、失眠、健忘、思维和意识障碍、脉律不整、口舌糜烂、舌强语謇、皮肤痛痒及疮疖等。其中以心悸、心胸痛、失眠易惊、神识紊乱为主要指征。

小肠与心相表里,其生理功能是主化物,泌别清浊。所以,小肠的病变主要表现为消化功能障碍和大小便的异常。故辨小肠病的指征为泄泻腹痛、小便短赤、浑浊、疼痛等。

1. 心气虚、心阳虚、心阳欲脱　心悸、气短、脉弱而数或结代、舌淡苔白为心气虚、心阳虚的辨证要点。因心主血脉,气为血帅,气属阳,故心气虚、心阳虚者都表现为心鼓动心脉不足的征象。其心悸的特点是心中空虚惕惕而动、动则尤甚。气短者表现为息促、行动愈甚,甚者夜间不能平卧。心气虚者则兼见自汗、倦怠乏力、面色㿠白、喜出长气,无明显寒象。心阳虚者则兼见形寒、肢冷、心胸憋闷或疼痛,有明显寒象。若见大汗淋漓、唇甲青紫、呼吸微弱、脉疾数散乱欲绝,则是心阳欲脱之象。气虚为阳虚之渐,阳虚为气虚之甚。心气虚进一步发展可变化为心阳虚,心阳虚进一步发展可变化为心阳欲脱。

2. 心血虚、心阴虚　心悸、怔忡、健忘、失眠多梦、脉细为心血虚、心阴虚的辨证要点。

因二证都属营阴不足，故患者都具心阴失养与神不守舍的临床表现。但心血虚证者为营血不足，有面色不华、唇舌色淡、脉细弱等典型的血虚表现；心阴虚者为阴津亏乏，有心烦、盗汗、口干、舌红少津、脉细数等阴虚、虚火内扰之象。

3. 心火亢盛　以心烦、失眠、面赤口渴、口舌生疮、小便赤涩刺痛甚或尿血、舌红苔黄、脉数为辨证要点，其中口舌生疮及小便赤涩为辨证的主要依据。因舌为心之苗，口舌生疮即为心火上炎之象，心移热于小肠则尿赤灼痛，甚或伤络而尿血。

4. 痰火扰心、痰迷心窍　痰火扰心，以心烦不寐、多梦易惊，甚则哭笑无常、狂躁妄动、舌红苔黄腻、脉滑数为辨证要点。痰迷心窍则以神识呆痴、精神抑郁或神识昏蒙、喉中痰鸣、舌强不语、苔腻、脉滑为辨证要点。痰火扰心与痰迷心窍者，均以心不主神志为临床表现，但前者系痰与火结，火属阳主动，故以神识兴奋躁动为特征；后者系心窍为痰浊阻蔽，故以神识迷蒙为特征；前者有热象，后者无热象，且较为安静。

5. 心血瘀阻　心悸怔忡，心胸憋闷或刺痛，痛引肩背、内臂，时发时止，舌质紫黯或见瘀点瘀斑，脉涩或结代为辨证要点。严重时，心痛彻背，背痛彻胸，面青冷汗，唇爪青紫。心血瘀阻常继发于心气虚、心阳虚之后，临床以心脉阻痹、疼痛为特征。

6. 小肠虚寒、小肠实热、小肠气痛　小肠虚寒以小腹隐痛喜按、肠鸣溏泻、小便频数、舌淡苔薄白、脉细而缓为主要脉症。小肠实热则以心烦口疮、咽疼耳聋、脐腹作胀、小便赤涩或茎中作痛、舌红苔黄、脉滑数为基本脉症。小肠气痛以气机阻滞为主，临床表现为小腹急痛连及腰背、睾丸，苔白，脉沉弦或弦滑。

(二)肝与胆证候

肝的主要生理功能是主疏泄，条达全身之气机，藏血，主筋。故在病理条件下主要表现为肝气郁结或升动太过，肝不藏血，筋膜失养而动风等证。另外，肝开窍于目，足厥阴肝经属肝络胆，眼目及肝经循行部位之病变，也常从肝辨证。故辨肝证的指征有情绪抑郁、烦躁易怒、胁肋疼痛、头痛眩晕、震颤搐搦、肢体麻木痉挛、黄疸、出血、目痛羞明、脉弦等。

胆与肝相表里，为中清之腑，内藏肝之余汁，助肝疏泄，其气刚直中正，故十一脏皆取决于胆。病理情况下表现为疏泄无能及不能刚正决断的病证。辨胆证的指征有黄疸、口苦、胁痛、呕吐苦水、暴聋、胆怯易惊、夜寐不安、寒热往来、脉弦等。

1. 肝血虚、肝阴虚　眩晕、耳鸣、胁肋疼痛、脉弦细为肝血虚、肝阴虚的辨证要点。但肝血虚者尚有面色萎黄、唇舌淡白、肢体麻木、月经量少等血虚不荣的征象；肝阴虚者尚有眼目干涩、咽干口燥、急躁易怒、少寐多梦、面部烘热、舌红少津等阴亏火旺之象。

2. 肝气虚、肝阳虚　肝气虚者以头晕眼花、视物不明、四肢乏力、懈怠、不耐疲劳、夜寐不安、梦多离奇、舌淡有齿痕、脉弱无力为基本证候。肝阳虚者面色㿠白、胁痛、懈怠乏力、麻木、目视䀮䀮、筋脉挛缩、胆怯忧郁，或呕吐涎沫、巅顶头痛、舌淡苔白、脉沉细而迟。

3. 肝气郁结、寒滞肝脉　肝气郁结者以胁痛、呕逆、腹痛、便泄、便后不爽、脉弦等为主要脉症，其胁痛为胀痛不舒，或流窜作痛，不得转侧。腹痛便泄每因情志不宁而发。寒滞肝脉者则以少腹胀痛、睾丸坠胀或收缩、舌润滑、苔白、脉象沉弦或沉迟为主要证候，其少腹坠胀常牵及睾丸，偏坠剧痛，受寒则甚，得热而缓，其阴囊收缩系因厥阴受寒而拘挛所致，故多与少腹胀痛同时并见。

4. 肝火上炎、肝阳上亢　肝火上炎者以面红耳赤、剧烈头痛、急躁易怒、口干口苦、胁肋疼痛、咯血、吐血、小便短赤、大便秘结、舌红苔黄、脉弦数为主要证候。肝阳上亢者以眩晕头痛、烦躁易怒、面赤烘热、耳鸣耳聋、失眠多梦、腰膝酸软、舌红少苔、脉弦细数为主要证候。

肝火上炎者与肝阳上亢者都具眩晕头痛、急躁易怒等症状，但肝火上炎为气郁化火、气火上逆之实证，故患者头痛剧烈、便秘溲赤、舌红苔黄等实热象明显；而肝阳上亢乃阴不制阳、阳浮而亢，为虚中夹实证，故证见腰膝酸软、舌红少苔、脉细等阴虚于下的征象，而面赤烘热为一阵性发作，远不及肝火上炎者发热显著。

5. 肝阳化风、热极生风、血虚生风　肝阳化风者以眩晕欲仆、头痛如掣、肢麻震颤、手足蠕动、语言不利、步履不稳，甚则突然昏仆、口眼歪斜、半身不遂、舌红、脉弦为主要证候。热极生风者以高热抽搐、颈项强直、角弓反张、神志昏迷、舌红苔黄、脉弦数为主要证候。血虚生风者以面色萎黄、视物模糊、肢体麻木、筋惕肉瞤或手足颤动、抽搐、舌淡、脉细无力等为主要证候。

肝阳化风、热极生风、血虚生风的患者，都可出现眩晕、麻木、搐搦、震颤等风的表现。但肝阳化风继发于肝阴虚、肝阳上亢之后，热极生风由高热引起，血虚生风一般在血虚基础上发生，病史对三者的鉴别有重要意义。另外，肝阳化风者以眩晕头痛、步履蹒跚为特点；热极生风者以高热显著、搐搦颈急为特征；血虚生风者以头晕眼花、手足麻木或皮肤有如蚁走感为特征，一般少有搐搦现象。

6. 胆郁痰扰、胆经郁热　胆郁痰扰者以头晕目眩、口苦呕恶、烦躁不寐、惊悸不宁、胸闷喜太息、舌苔黄腻、脉弦滑为主要证候。胆经郁热者则以头两侧疼痛、目眦肿痛、口苦咽干、心烦喜呕、呕吐苦水、胸胁苦满、寒热往来、舌红苔黄为主要证候。

（三）脾与胃证候

脾主运化水谷，转输津精，升举清气，在病理条件下主要反映于水谷的消磨、腐熟、运化功能失常，水湿潴留及清气不升或下陷方面。另外，脾统血，主肌肉，开窍于口，足太阴脾经属脾络胃，故出血、消瘦、肥胖、口味异常以及沿足太阴经循行部位所出现的病证，亦可能系脾发生病理变化所致。故辨脾的证候常以消化不良、食后脘腹胀闷、大便溏薄、泄泻、口味异常、四肢无力、眩晕、内脏下垂、肌肉消瘦、出血等为指征。

胃与脾相表里，主受纳水谷，其气主降，病理情况下主要表现为食欲改变及胃气上逆的病证。故胃脘胀满或疼痛、食欲减退或消谷善饥、呃逆嗳气、吞酸嘈杂、恶心呕吐、牙龈肿痛、口臭、吐血、大便秘结等可作为辨胃病的指征。

1. 脾气虚、脾阳虚、脾阴虚　脾气虚者以面色萎黄、神疲乏力、气短懒言、口淡、纳呆减少，食后腹胀或肢体浮肿、大便溏薄或泄泻、舌淡、苔白、脉濡缓为主要证候。脾阳虚者以脘腹冷痛、喜热喜按、遇冷更甚、纳食减少、食后腹胀、大便泄泻、形寒怕冷、倦怠乏力、舌淡苔白滑、脉沉迟为主要证候。脾阴虚者则以肌肉消瘦、倦怠乏力、饥不欲食、唇口干燥、脘腹灼热、口渴欲饮、大便秘结、舌质红而干、舌苔少或光剥、脉细而数为主要证候。

脾阳虚常继发于脾气虚之后，患者具有脾气虚的临床表现而较之更重，其特点是寒象明显，脘腹疼痛突出。“脾阴虚者，脾血消耗，脾火内炎，脾虽虚而仍热。服温补则火愈甚，阴愈消”（《症因脉治》），故脾阴虚的特点以消瘦纳呆、脘腹灼热、大便秘结为特征。

2. 中气下陷　中气下陷者以精神倦怠，声低气短，头晕目眩，脘腹坠胀，脱肛，子宫下垂、胃下垂、肾下垂等内脏下垂，或大便久泻，小便频数难尽、舌淡苔白，脉缓无力或濡缓为主要证候。

3. 脾不统血　脾不统血者以吐血、便血、肌衄、崩漏等出血症而伴面色萎黄、心悸、气短、食少、懒言、腹满、大便溏薄、舌淡苔白、脉细弱为主要证候。

中气下陷证和脾不统血证，都具有脾气虚的共同表现，但前者因气机下陷，以气短、眩晕、内脏下垂为特征，后者因脾不能约束、统摄血液，而以出血症为特征，多见于一些慢性疾病过程的病人。

4. 寒湿困脾、湿热蕴脾　寒湿困脾者以面色晦黄、脘腹胀闷、头身困重、饮食减少、泛恶欲吐、口淡不渴、大便溏薄、舌苔白腻、脉濡缓为主要证候。湿热蕴脾者以困重倦怠、呕恶不食、脘腹痞满、口干不欲饮或身热不扬、大便溏薄、小便黄少、舌红苔黄腻、脉濡数为主要证候。

寒湿困脾与湿热蕴脾二证，一寒一热，舌苔对辨证有重要参考价值。

5. 胃气虚、胃阴虚　胃气虚者以胃脘痞闷、不思饮食、嗳气频作、舌淡苔白、脉虚弱为主要脉症。胃阴虚者则以口干燥、胃脘灼热疼痛、饥不欲食、干呕呃逆、舌质红绛少苔、脉细数为主要证候。

6. 胃寒证、胃热证　胃寒证者以胃脘冷痛，轻则绵绵不已，重则拘急剧痛，遇寒加重，得热则减，泛恶清水，饮食喜热恶凉，苔白，脉沉迟或紧等为主要证候。

胃热证者以胃脘灼痛拒按、脘痛遇热加重、饮食喜凉恶热、嘈杂易饥甚则消谷善饥、口渴引饮、口臭泛酸或牙龈肿痛、口腔糜烂、小便黄、舌红苔黄、脉滑实有力为三要证候。

7. 食滞胃脘　以脘腹胀满疼痛、厌食、嗳腐吞酸、矢气酸臭、泻下臭秽或大便秘结、舌苔厚腻、脉滑有力为主要证候。

(四)肺与大肠证候

肺的生理功能是主气，司呼吸，通调水道，其功能是依靠气机的正常宣发肃降顺利进行的。病理情况下，肺不能正常宣发肃降，则以呼吸不利、津失输布为主要临床表现。肺合皮毛，开窍于鼻，手太阴肺经属肺络大肠。外邪初从皮毛、鼻窍侵袭，则肺工病证为首发表现，沿手太阴肺经循行部位可见相应的病证。故辨肺的病证常以咳嗽、喘息、咯痰、胸痛、失音、浮肿、痰饮等为依据。

大肠与肺相表里，主传导运化水谷，病理情况下，患者常以喘息、大便异常为主要表现，故喘息、泄泻、便秘、痔疮等常作为辨大肠病的指征。

1. 肺气虚、肺阴虚　肺气虚者以倦怠乏力、少气懒言、反复感冒、汗出、咳嗽喘息(动则尤甚)、咳声低微、咳痰清稀、舌淡脉细弱等为主要证候。肺阴虚者以干咳无痰或痰少黏稠、咳吐不爽，或痰中带血、声音嘶哑、潮热盗汗、手足心热、舌红少津、脉细数为主要证候。

2. 风寒束肺、风热犯肺、燥邪犯肺　风寒束肺者以发热恶寒、鼻塞流涕、语声重浊、咳嗽痰多清稀甚则咳喘胸闷、呼吸急促、苔白脉浮紧为主要证候。风热犯肺者临床表现为发热汗出、微恶风寒、口渴咽痛、咳嗽痰黄、鼻流浊涕、舌边尖红、脉浮数。燥邪犯肺者证见干咳少痰，痰黏难咯，鼻燥咽干，咳甚则胸痛，舌干苔薄而少津，脉象细数。燥邪犯肺属外邪伤津，故多发于秋季，患者常伴发热恶风寒、头痛等表证；肺阴虚多因阴亏津少，发病无一定季节性，患者常伴潮热盗汗、舌红少苔等阴虚之证。

3. 痰热壅肺、痰浊阻肺　痰热壅肺者以咳喘息粗，咳吐黄稠痰，甚则咳吐脓血腥臭，以及胸痛、口渴咽痛、大便秘结、小便黄赤、舌红苔黄腻、脉数为主要证候。痰浊阻肺者则以咳嗽气喘、喉中痰鸣、胸胁支满疼痛、倚息不能平卧、苔腻脉滑为主要证候。

4. 大肠湿热、大肠虚寒　大肠湿热者以腹痛、里急后重、下痢脓血、肛门灼热或暴注下迫、小便短赤、发热口渴、舌红苔腻、脉数为主要证候。大肠虚寒者以腹痛肠鸣、喜热喜按、大便溏泻或艰涩秘结、小便清长、手足不温、舌淡苔白滑、脉沉迟为主要证候。

5. 大肠热结、大肠液亏　大肠热结者以腹痛拒按或腹可触及结块而大便秘结，或热结旁流，泻下臭秽，或腹胀呕逆，发热烦躁或潮热，舌红苔黄燥，脉滑数或沉实有力为主要证候。大肠液亏者的临床表现是大便秘结，数日一行，难以解出，大便如羊矢，或有形瘦、口干、舌红少津、脉细涩等。

（五）肾与膀胱证候

肾为先天之本，藏真阴而寓元阳，藏精主骨生髓，为人体生殖发育之根本；肾主水液，调节人体的水液代谢；肾主纳气，助肺吸气，为气之根。在病理情况下，机体可以表现为生长发育、生殖机能、水液代谢、呼吸功能的异常。肾开窍于耳和二阴，其华在发；腰为肾府，足少阴肾经属肾络膀胱，耳窍、二阴、腰膝等病变多因肾发生病理变化所致。故腰膝酸软、腰痛、耳鸣齿摇、发脱、遗精、阳痿、喘促、浮肿、小便异常等是辨肾病的指征。

膀胱与肾相表里，有化气行水的功能。病理情况下机体主要表现为气化无权，小便不利。故排尿异常，如尿频、尿急、尿痛、小便淋漓、癃闭不通或小便清长等可作为辨膀胱病的依据。

1. 肾气不固、肾阳亏虚　肾气不固、肾阳亏虚二证患者均以面色㿠白、精神疲乏、腰膝酸软、听力减退、阳痿遗精、尿频、舌淡苔白、脉沉迟为主要脉症。但肾气不固者以肾气不能固密藏精为主，以遗精、滑精、早泄、小便余沥不尽甚或小便失禁为特征；而肾阳亏虚者以所寓元阳衰弱不振为主，以阳痿、形寒、白带清冷、小便清长而频、五更泄泻等为特征。

2. 肾不纳气、肾虚水泛　肾不纳气者以短气喘逆（动则尤甚）、声低气怯、咳逆汗出或咳则遗溺、面色虚浮、腰膝酸软、尿频、舌淡苔白、脉沉弱为主要脉症。肾虚水泛者以全身浮肿、下肢尤甚、按之如泥、腰腹胀满，甚则阴囊水肿、心悸气喘、咳嗽喘息不能平卧、痰多稀薄、舌质胖苔白、脉沉弱为主要证候。

3. 肾阴亏虚、肾精不足　肾阴亏虚者以眩晕耳鸣、腰膝酸软、口燥咽干、遗精早泄、五心烦热、潮热盗汗、舌红少苔、脉细数为主要证候。肾精不足者以形体瘦弱憔悴、腰膝酸软、步履蹒跚、反应迟钝、健忘为主要脉症。在成人则表现为早衰，出现发落齿摇、阳痿遗精、耳鸣耳聋等症状；在儿童则表现为生长发育迟缓，出现身材矮小、智力低下、五迟五软、舌体瘦小光红、脉细弱等症状。

4. 膀胱湿热、膀胱虚寒　膀胱湿热者以少腹拘急疼痛，小便频数、短涩、滴沥刺痛，小便黄赤或浑浊，舌红苔黄，脉数等为主要证候。

膀胱虚寒者以小腹疼痛喜温喜按，小便清长、频数不禁或遗尿，尿后余沥不尽，舌淡苔白，脉沉细迟为主要证候。

（六）脏腑同病证候

1. 心肾不交、心肾阳虚　心肾不交者以虚烦不眠、心悸健忘、头晕耳鸣、腰膝酸软、梦遗或潮热盗汗、舌红脉细为主要证候。心肾阳虚者以形寒肢冷、心胸憋闷、心悸怔忡、小便清长、夜尿多、唇甲青紫、舌淡或青紫、苔白滑、脉沉微为主要证候。

2. 心脾两虚、心肺气虚　心脾两虚者以心悸气短、失眠多梦、饮食减少、腹胀便溏、倦怠乏力、面色萎黄、皮下出血、月经色淡量多、崩漏或经少经闭、舌质淡嫩、苔白脉细弱为主要证候。心肺气虚者则以心悸气短、咳嗽胸闷、咳痰清稀、自汗乏力（动则尤甚）、面色㿠白或黯滞，甚则可见唇甲青紫、舌质黯淡或见瘀斑、脉细弱为主要证候。

3. 肝脾不调、肝胃不和　肝脾不调者以胸胁胀满疼痛、善太息、精神抑郁或性情急躁、纳食减少、腹胀便溏、肠鸣矢气或腹痛欲泻、苔白脉弦为主要证候。肝胃不和者以胃脘胀痛连及两胁、呃逆嗳气、吞酸嘈杂、恶心呕吐，每因情志不遂而发作或加重，苔白或薄黄、脉弦为主要证候。

4. 肝火犯肺、肺肾阴虚　肝火犯肺者以急躁易怒、胸胁疼痛、烦热口苦、咳嗽阵作，甚则痰中带血、舌红苔黄、脉弦数为主要证候。肺肾阴虚者则以咳嗽痰少或痰中带血、口燥咽干、声音嘶哑、五心烦热、潮热颧红、男子遗精、女子月经不调、舌红少苔、脉细数为主要证候。

5. 脾肺气虚、脾肾阳虚　脾肺气虚者以短气乏力、咳喘痰多而稀白、食欲不振、腹胀便溏，甚则面浮足肿、舌淡苔白、脉细弱为主要证候。脾肾阳虚者以面色㿠白、形寒肢冷、下利清谷或五更泄泻、或面浮肢肿、腰膝酸软、少腹冷痛、小便清长、舌淡胖苔白、脉沉迟为主要证候。

6. 肺肾气虚　肺肾气虚者以喘促短气、呼多吸少（动则尤甚）、声低气怯、形寒怯冷、阳痿遗溺、舌淡胖、脉弱无力为主要证候。

7. 肝肾阴虚　肝肾阴虚者以头晕目眩、耳鸣耳聋、咽干口燥、胁痛、腰膝酸软、五心烦热、颧红盗汗、男子遗精、女子月经量少、舌红少苔、脉细数为主要证候。

8. 肝胆湿热　眼目皮肤发黄、黄色鲜明、胁痛口苦、发热口渴、恶心呕吐、食少腹胀、舌苔黄腻、脉弦数，或带下色黄而臭、外阴瘙痒、阴囊湿疹或肿胀疼痛等为辨证依据。

六、气血津液辨证

气血津液辨证，就是分析气、血、津液各方面的病理变化，从而辨识其所反映的不同证候的一种辨证方法。

气血津液病变与脏腑病变密切相关，二者常常相互影响，互为因果。气血津液辨证是对脏腑病变中气血津液失常的某些共同病理特征的概括，故气血津液病变可以反映脏腑病变。

（一）气病辨证

1. 气虚证　气虚证指脏腑功能衰退，机体抗病能力低下等病理变化所引起的证。以倦怠乏力、萎靡不振、头目眩晕、语声低怯、短气自汗（动则尤甚）、舌淡苔白、脉虚为各种气虚证患者的共同证候。各脏腑气虚证患者的特点参见脏腑辨证。

2. 气滞证　气滞证指气机阻滞、脏腑功能运行不畅所引起的证候。它以局部胀闷、疼痛为主要症状，其痛的特点是走窜不定，胀甚于痛，时轻时重，且与情绪波动密切相关。脏腑气滞证中以肝郁气滞证、胃肠气滞证最为常见。其辨证参见脏腑辨证。另外，躯体经络阻滞证也很常见。

3. 气逆证　气逆证指脏腑气机上升太过或气机应向下而反向上运动所引起的证候。气逆证常见于肺、胃、肝、肾等脏腑病变。肺气上逆的特点是咳嗽喘息；胃气上逆则见呃逆、嗳气、恶心呕吐；肝气升发太过以头痛、眩晕、奔豚、昏厥、呕血为特点；肾气上逆（肾不纳气）则见喘促短气。各脏腑气逆证的辨证参见脏腑辨证。

4. 气陷证　气陷证是指脏腑气机上升运动不及所引起的证，是气虚证的一种特殊类型。脏腑病变中以脾气下陷最常见，所以常称脾气下陷或中气下陷。临床以眩晕、短气、内脏下垂为特点，辨证详见脏腑辨证。

（二）血病辨证

1. 血虚证　血虚证指血液不足，脏腑失其濡养，机体功能减退所出现的证。以面色苍白或萎黄，唇色淡白，爪甲无华，头晕眼花，心悸失眠，手足麻木，月经量少、衍期或经闭，舌质淡，脉细数无力为主要证候。血虚证常见于心、肝、脾的病变。心血虚、肝血虚、心脾血虚的辨证详见脏腑辨证。

2. 出血证 出血证指血不循经、溢于脉外而外见于肌肤及口、鼻诸窍的病证。出血证的辨证应结合出血的部位、颜色、缓急、伴随症及舌脉等加以辨别。从口吐血，多来源于胃，亦可来源于肠或肺，随食物而出者为胃出血，量大而赤者或为肠出血；伴随痰涎而色鲜者为肺出血；从鼻出者为肺、鼻出血；眼目出血因于肝病，耳窍出血为肝、胆、肾的病变；牙龈出血多因于胃、肠和肾的病变；从前阴出者称尿血或经血，尿血来源于膀胱，经血来源于胞宫；从后阴出者称便血，色黯者又称远血，多来源于胃，色鲜而红者又称近血，来源于肠；点滴出血、不痛而鲜者常因痔疮出血。出血急骤、量大、色赤，伴发热、口渴、烦躁、舌红苔黄、脉数为火热出血证；出血色赤、患者形瘦、潮热盗汗、舌红少苔、脉细数者为阴虚血热出血证；出血色淡，患者伴倦怠乏力、少气懒言、舌淡苔白、脉细弱为气不摄血证。

3. 瘀血证 瘀血证指血液运行不畅，滞塞于脏腑经脉，或已离开血脉而未及时排出体外所引起的证。瘀血证的主要证候为局部肿胀疼痛，痛如针刺，常在夜间加剧，痛处固定不移，得寒温不解，或有肿块、出血、肌肤甲错，或口干但欲漱水不欲咽，一般伴有面色晦黯、口唇爪甲青紫、舌紫黯或有瘀斑及脉涩等症。

因血瘀部位不同而其证候亦各异。如心血瘀阻则见心痛、胸闷；肺血瘀阻则胸闷胀、咳喘；肝血瘀阻则见胁痛癥块；胃脘瘀血则见脘痛、呕血、便血；胞血瘀阻则见少腹疼痛，月经不调或经闭、崩漏、经血色紫有块；血瘀于肢体则见肢体肿块、青紫等。

（三）津液病辨证

1. 津液亏虚证 津液亏虚证患者的表现是干咳，眼目干涩，无泪少涕，咽干，唇焦口燥，口渴少津或无津，皮肤干燥，小便短少，大便秘结，舌苔干燥无津，脉细数。津液亏虚证继续发展则为阴虚证。津液亏虚证的辨证要点是口、眼、肌肤干燥，机窍失却津液的充盈滋润。阴虚证的辨证要点是两颧发红、五心烦热、潮热盗汗、舌红少苔，有阴不制阳的征象。

2. 痰饮证 津液不能正常运行敷布，淤结滞留体内的状态称为痰饮。按其清浊程度又有水、饮、痰之别：稠浊者为痰，清稀者为饮，更清者为水。因其性质相同，有时水饮、痰饮互称。痰饮是脏腑病理变化的产物，反过来又妨碍脏腑的功能活动。所谓痰饮证，是指因痰饮影响脏腑经络功能所引起的病证。

一般而言，饮病多见于胸腹四肢，与脾胃关系密切；而痰病全身各处均可出现，无处不到，与五脏均有关系。正如《景岳全书·杂证谟·痰饮》说："饮唯停积肠胃，而痰则无处不到。水谷不化，而停为饮者，其病全由脾胃。无处不到而化为痰者，凡五脏之伤皆能致之"。痰饮证的临床表现，随痰饮停留之部位而异。

痰流经络则肢体顽痹疼痛，肿胀重着，关节屈伸转侧不利，或肌肤麻木，或半身不遂；痰伏筋骨（巴骨流痰）则烂筋朽骨，疮面黑黯，流痰清冷，经久不愈，或见鸡胸龟背；痰阻筋膜，则或于颜面、头、颈，或于肩、背、臀部，或于腕、肘、膝、踝等处，见有小如米粒、大如果核不等的或软或韧之皮下肿块，传统称为"痰块、痰包、痰核、瘰疬"（《余听鸿医案》）；痰阻喉咽则或喘息哮鸣，声如曳锯，或有如炙脔哽喉，吐之不出，咽之不下；痰阻清窍则眩晕或痴呆、癫、狂、痫、神识迷蒙，或昏仆搐搦；痰阻于肺则胸部痞闷，咳吐痰涎等。

饮流胃肠又称狭义"痰饮"，证见素壮今瘦，肠鸣漉漉，呕吐清涎，恶水不欲饮，或泄泻清冷；饮流胁下称悬饮，证见胸胁满闷，呼吸气短，咳唾引痛；饮流胸膈、凌心射肺称支饮，证见咳吐泡沫痰涎，咳逆倚息，短气不能平卧，身体微肿，唇指紫黯；饮溢肌肤称溢饮，证见身体疼重，面目四肢浮肿等。

总之，痰饮证患者的临床表现非常复杂。辨痰饮证的要点，一要有上述临床见症；二要结合舌脉，苔白滑或厚，脉弦或滑是痰饮证的重要依据；三要参考治疗经过，按其他辨证治疗效果不佳时，应考虑其为痰饮证，所谓“怪病多痰”即含此意。如肩背疼痛，按风湿、血瘀、气滞等辨证治疗不佳时，不妨从痰饮辨证治疗。

七、风火燥湿寒辨证

风火燥湿寒辨证与气血津液辨证中的辨血瘀证、辨痰饮证，都属病因辨证的内容。外感六淫、内生五气既是致病的因素，又是病因辨证的单位。兹将外感风火燥湿寒与内生风火燥湿寒的辨证简述于下：

(一)外风证与内风证

1. 外风证　外风常与其他病邪相夹，故外风证又细分有风寒、风热、风湿等证。外风经口鼻或肌表而入为病，患者总有肌表、肺卫的临床表现。故外风证以发热恶风寒、头身或关节疼痛、皮肤瘙痒发疹、脉浮为特征。

2. 内风证　指津伤液亏、筋脉失养所致的证，与肝的关系最为密切。故内风证以眩晕、肢麻、震颤、抽搐为主要特征。内风证又细分有热极生风、肝阳化风、血虚生风和阴虚生风等证。详见脏腑辨证和气血津液辨证等。

(二)外火证与内火证

1. 外火证　多系感受温热之邪，或风寒暑湿燥五气化火所引起的热证。故外火证临床有比较明显的外感病演变过程，如患者初有恶寒发热、头痛、脉浮，继则壮热、心烦、口渴、脉洪数等。详见六经辨证、卫气营血辨证、三焦辨证等。

2. 内火证　是由于阳盛有余，或阴虚阳亢，或由于气血郁滞，或由于病邪郁结，导致机体功能亢奋而产生的证。故内火证者虽有发热、口渴、面红心烦、脉数等临床表现，但与外火证的区别是患者无明显的外感病史，多数是在疾病过程中产生的。各脏腑都有内生的实火、内生的虚火(以阴虚火旺为多)，故内火证的辨证非常复杂，详见脏腑辨证、气血津液辨证。

(三)外湿证与内湿证

1. 外湿证　指因气候潮湿或涉水冒雨、居处潮湿等所致的证。湿邪由外入内，先伤肌表、肢体，故外湿证患者的临床表现以肌表、肢体病变为主，证见恶风寒、发热、头身困重、四肢酸楚、关节重痛而伸屈不利，或湿疹、疮疥、脚气等。

2. 内湿证　指因脾失健运不能运化精微，以致水湿停聚所引起的证。内湿虽可阻滞肢体肌表和上中下三焦的任何部位，但以湿阻中焦脾胃为主，故内湿证以口腻纳呆、胸闷呕恶、脘腹痞满、头身困重、腹胀便溏、水肿等为辨证要点。

(四)外燥证与内燥证

1. 外燥证　指感受外界燥邪，主要发生于秋季的外感证。外燥证有明显的季节性，以肺卫病变为主。证见恶寒发热、口燥咽干、干咳少痰、头痛、脉浮等。

2. 内燥证　是指机体津液不足，人体各组织器官和孔窍失其濡润而产生的证。内燥证无明显的季节性，患者也无外感征象，而以一系列津液枯涸的临床表现为特征。症见消瘦、皮肤干糙、毛发不荣、口燥咽干、目涩唇焦、爪甲脆折、大便干结等。

(五)外寒证与内寒证

1. 外寒证　是感受外界寒邪引起的外感证。外寒证患者有受寒史，发病突然，证见恶寒等。邪伤于肌表，郁遏卫阳称“伤寒”；寒邪直中于里，伤脏腑之阳气，称“中寒”。有恶寒发热、恶寒得衣被不解、无汗、鼻塞清涕、头身疼痛，或吐泻、腹痛剧烈，苔白、脉紧有力等症。

2. 内寒证 是因机体阳气虚弱、寒从内生引起的证。故内寒证患者的发病无明显受寒史，多见于体质素虚或疾病过程中，发病缓慢。症见畏寒怯冷，得衣被可缓解，面白神疲，腹隐隐作痛，呕吐清水，小便清长，大便溏薄，舌淡，苔白，脉弱无力等。

第四章

中医内科治则、治法与护理

治疗学是研究疾病的治疗原则、治疗方法和手段的一门实用学科。治疗，是辨证论治的基本要求，是诊治疾病的最终目的和归宿。治疗学所论述的治疗，包括治疗原则、常用治法等基本内容。同时，正确和合理的护理，是治疗的重要组成部分，有关疾病的护理知识亦于本章内叙述。

第一节　中医内科治疗原则

治疗原则又称治则、法则，它是在中医基本理论和辨证论治精神指导下制定的，是治疗疾病必须遵守的法则，对于临床治疗的立法、处方、用药等具有指导意义。

一、治病宜早

一般情况下，疾病的发展总是由轻到重，由比较单纯到错综复杂。疾病的早期，机体正气比较盛，病情较为单纯，治疗较为简单，早期及时治疗，容易收到较好的疗效，能尽快地解除病人的疾苦，否则，随着疾病的发展，病情复杂多变，虚实互见，寒热错杂，给治疗带来许多困难，甚至产生严重后果。正如《素问·阴阳应象大论》所说"邪风之至，疾如风雨，故善治者治皮毛，其次治肌肤，其次治筋脉，其次治六腑，其次治五脏。治五脏者，半死半生也"。所谓"上工救其萌芽……下工救其已成，救其已败"，即不仅把早期治疗视作应该遵循的基本原则，也把它作为衡量医生服务态度和业务水平的一个标准。

先证而治，既病防变，即在疾病传变过程中趁证候尚未显露或微露端倪之时给予预防性治疗。"务在先安未受邪之地"，是早期治疗的又一重要精神，又称"治未病"。疾病是运动变化的，机体某一部位发生病变，必然要向相邻的部位或相关脏腑器官发生传变。疾病的传变是有规律的，如《素问·玉机真脏论》指出："五脏受气于其所生，传之于其所胜，气舍于其所生，死于其所不胜。"先证而治，就是要求医生根据这些规律，把握病变传变的机制，从全局的、动态的观点，采取预防性的治疗措施，阻断和防止病变的转移、扩大和传变，把病变尽可能地控制在较小的范围内，以利于疾病的最终治愈。"见肝之病，知肝传脾，当先实脾"（《金匮要略·脏腑经络先后病脉证》），即体现了这一治疗思想。

二、标本缓急

标本，是指疾病的主次本末和病情轻重缓急的情况。一般认为，标是疾病表现于临床的现象和所出现的证候；本是疾病发生的病机，即疾病的本质，或者相对地指先病的脏腑及其病理机制。治病求本，就是要求从疾病的本质入手，从根本上加以治疗。解决了疾病的主要矛盾和关键环节，则多数矛盾将会迎刃而解。如《景岳全书·求本论》所说："直取其本，则所生诸病，无不随本皆退"。

中医治疗学的基本原则一般是按照"急则治标，缓则治本，标本俱急则标本同治"和"治病求本"为原则。其具体掌握和运用有以下几点：

1. 表里缓急　一般外为标，内为本，宜先表后里，但如里急，则又急于救里。如《金匮要略·脏腑经络先后病脉证》所说："病有急当救里救表者，何谓也？师曰：病，医下之，续得下利清谷不止，身体疼痛者，急当救里，后身体疼痛，清便自调者，急当救表也"。

2. 先后缓急　新病为标，旧病为本。一般宜先治新病，后治宿疾。因旧病为时已久，治疗非一日之功。例如：肾虚喘咳，复兼感冒重症，则当先治感冒，再治虚喘。正如《金匮要略·脏腑经络先后病脉证》所说："夫病痼疾，加以卒病，当先治其卒病，后乃治其痼疾也"。

3. 虚实缓急　正为本，邪为标。一般虚证较轻时，宜先攻后补，祛邪以扶正；虚羸较甚时，宜先补后攻，扶正有利于祛邪。比如臌胀病人，初期正气不太虚时，多先攻后补，后期大虚大实时已不任攻伐，先补后攻。又如出血病人，实证较甚时宜泻火止血为急，大量出血而见脉微肢冷汗出者，则又当益气补血救脱为急。

同时，在掌握急则治标、缓则治本的过程中，决不可以绝对化。中医治病尚强调"治病求本"，急的时候何尝不需治本。如亡阳虚脱而急用回阳救逆之法，就是治本；大出血之时，气随血脱，急用独参汤益气固脱，亦是治本。急则治其标，多为权宜急救之法，待危象缓解，则应转为治本，以除病根。缓的时候，又何尝不治标。如脾虚气滞的病人，亦可先理气消导，而暂治其标，再缓图补脾以治本。

三、以平为期

疾病，意味着机体失却正常的生理平衡。以平为期的治疗原则，即是以恢复机体的生理平衡为治疗目标。比如，阳病治阴、阴病治阳、虚则补之、实则泻之、气机下陷者举之、气机上逆者降之等治疗措施，都是旨在恢复机体的生理平衡。可见，以平为期的内容非常丰富，又如"高者抑之，下者举之，有余折之，不足补之……，寒者热之，热者寒之……，坚者削之，客者除之，劳者温之，结者散之，留者攻之，燥者濡之，急者缓之，散者收之，损者益之，逸者行之，惊者平之"（《素问·至真要大论》）等治法，皆是"调其气，使其平也"。掌握"以平为期"的关键是"谨察阴阳所在而调之"（《素问·至真要大论》）。正如王冰注释说："有者泻之，无者补之，虚者补之，盛者泻之，适其中外，疏其壅塞，令上下无碍，气血通调，则寒热自和，阴阳调达矣"。

掌握以平为期的原则，还要求对各种治疗措施和方药的应用都应"以平为期而不可过"（《素问·六元正纪大论》）。过则伤正气，使机体出现新的不平衡。《素问·五常政大论》说："大毒治病，十去其六；常毒治病，十去其七；小毒治病，十去其八；无毒治病，十去其九；谷肉果菜，食养尽之，无使过之，伤其正也。不尽，行复如法"。历代医家皆遵守以平为期的治则。如张仲景用桂枝汤解表，若一服汗出病瘥，即主张停后服，不可尽剂，即本于此治则。叶天士对温热病的治疗也非常重视掌握分寸，"法应清凉，然到十分之六七，即不可过于寒，恐成功反弃也"（《温热经纬·叶香岩外感温热篇》）。临床攻邪时注意护正，补虚时注意勿敛邪，清热不应伤阳，散寒不应伤阴，补脾勿碍胃，等等，都是在注意以平为期，不造成新的生理失调。

四、分 期 论 治

疾病随着病情不断发展变化而形成不同的传变、转归趋势，因此应根据疾病发展的不同阶段，因势利导，顺其病势，才能制定出最佳治疗方案。比如，外感病证的论治，初期阶段邪气在太阳，宜汗之；至邪入少阳成半表半里证，则当和之；邪气入里化热，热结阳明胃肠，则须清之或下之，反之，则病不易解。又如温病在各个不同阶段，特点不同，各具特殊的病机证候，治疗亦不相同。在卫可辛凉宣透；到气则清气泄热；入营可一面透热转气，一面清营；入血则凉血散血。当卫气营血互相交错时，则治疗亦随证变通。在治疗当中应“看邪之可解处”(《温热经纬·叶香岩外感温热篇》)，就近去邪，才能获得最佳疗效。《素问·阴阳应象大论》说：“病之始起也，可刺而已，其盛可待衰而已。”

五、异 法 方 宜

异法方宜治则，指治疗疾病不能固守一法，应根据不同的个体、时间、地域等应采取不同的治疗方法，方为适宜。这种因人、因时、因地制宜的治疗原则，是具体问题具体分析，是治病的原则性与灵活性的结合。

1. 因人制宜　根据病人的性别、年龄、体质等不同特点，来考虑治疗用药的原则，称“因人制宜”。如性别不同，妇女患者有月经、怀孕、产后等生理情况，治疗用药必须加以考虑。年龄不同，生理功能及病变特点亦不同，老年人气血衰少，功能减退，患病多虚证或正虚邪实，虚证宜补，而邪实须攻者亦应慎重，以免损伤正气。在体质方面，由于每个人的先天禀赋和后天营养不同，个体素质有强弱的不同，还有偏寒偏热以及素有宿疾的不同，所以虽患同一疾病，但治疗用药亦应有区别，阳热之体慎用温补，阴寒之体慎用寒凉等。

2. 因时制宜　“人与天地相参，与日月相应。”四时气候的变化，对人体的生理功能、病理变化均产生一定的影响，根据不同季节的时令特点，以考虑用药的原则，称“因时制宜”。如春夏季节，阳气升发，人体腠理疏松，用药应避免开泄太过，耗伤气阴；而秋冬季节，阴盛阳衰，人体腠理致密，阳气敛藏于内，此时若病非大热，应慎用寒凉之品，以防苦寒伤阳。《素问·六元正纪大论》“用热远热，用温远温，用寒远寒，用凉远凉”，说的就是这个道理。

3. 因地制宜　根据不同地区的地理环境特点，来考虑治疗用药的原则，称“因地制宜”。《素问·异法方宜论》就提到“一病而治各不同”，其原因是“地势使然”。如我国西北地区，地势高而寒冷少雨，故其病多燥寒，治宜辛润；东南地区，地势低而温热多雨，故其病多湿热，治宜清化。说明地区不同，患病亦异，治法应当有别。即使患有相同病证，治疗用药，亦应考虑不同地区的特点。如辛温发表药治外感风寒证，在西北严寒地区，药量可以稍重；而在东南温热地区，药量就应稍轻。

六、辨 证 施 护

中医的治疗，非常重视护理，把治疗与护理结合在一起，列为辨证治疗的基本原则之一。所谓“三分治疗，七分护理”，即是肯定了调护工作在治疗中的重要地位。恰当的护理，有利于正气的恢复、邪气的祛除，促进人体早日康复。忽视调护，则不仅延误康复时间，还会出现“食复”、“劳复”等，以致病情反复。中医调护的内容很多，如饮食护理、生活护理、精神护理、服药护理等，但均是以辨证论治作指导的，因此也当辨证施护、随证而异，且与治则紧紧衔接。各种调护措施不外是围绕着促进人体痊愈，预防病变加重或复燃两方面开展工作。如对风寒表证，在接受解表发汗时，护理上不仅应避免病人再受风寒外袭，而且还应酌加衣被，给予热汤、热粥，促其发汗。若里实热证，在护理上则要注意多给清凉冷饮，保持室内通风，衣着宜薄，且使大便通畅，或以温浴降温，目的在于清除余热，养阴增液，均为扶正祛邪而进行的调护。《素问·脏气法时论》关于“毒药攻邪，五谷为养，五果为助，五畜为益，五菜为充，气味合而服之，以补精益气”的论述，是饮食护理的重要理论。服桂枝汤后，“禁生冷黏腻、肉面五辛、酒酪臭恶等物”，是为了预防败胃、敛邪。平时，“饮食衣服亦欲适寒温，寒无凄怆，暑无出汗。食饮者，热无灼灼，寒无沧沧”（《素问·阴阳应象大论》），这些调护措施，都是为了保护正气，预防邪气侵袭，免于出现新的病变或病证出现反复。此外，特别强调精神护理，使病人保持精神愉快。在配合药物治疗时，常根据辨证理论指导，加用针灸、贴药、药熨等其他护理方法，以增强治疗效果。

七、扶正祛邪

在一定意义上说，疾病的过程就是正气与邪气矛盾双方斗争的过程，邪胜于正则病进，正胜于邪则病退。所以治疗疾病，须扶助正气，祛除邪气，改变邪正双方力量的对比，使疾病向痊愈方面转化。

补虚泻实是扶正祛邪法则的具体运用。临证运用扶正祛邪法则时，应细致观察正邪双方长消盛衰的情况，根据邪正在矛盾斗争中所占的地位，决定扶正祛邪的主次和先后。扶正适用于以正气虚为主要矛盾，而邪气也不盛的虚性病证，常用的扶正法有益气、养血、滋阴、助阳等。祛邪，适用于以邪实为主要矛盾，而正气未衰的实性病证，常用的祛邪法有发表、泻下、渗湿、利水、消导、破血等。

运用扶正祛邪法则需明确邪正盛衰的力量对比，扶正祛邪大体分为先攻后补、先补后攻、攻补兼施。

先攻后补　即先祛邪后扶正，用于邪盛正虚，但正气尚能耐攻的情况下，若兼顾扶正反会助邪。如热性病具有可用攻下法的症状，用攻下法后，大便已通，热退，但呼吸气短，手足稍凉，脉弱，这是气虚征象，治当补气；又如胸胁有积水，用甘遂、芫花、大戟等攻下，泻下稀水后，病人喝适量稀粥，卧床休息，也是一种补法。

先补后攻　即先扶正后祛邪，适用于正虚邪实，以正虚为主的病人。如肝硬化腹水需要泻水，但病人身体较虚，食欲较差，须先培补脾胃，增加营养，待病人身体比较强健，然后用甘遂一类逐水药泻水。

攻补兼施　邪气实而正气虚的病，需要攻邪，但单用攻下就会使正气不支，单用补益又能使邪气更为壅滞，所以须用攻中有补、补中有攻的攻补兼施法，使邪气去而正气不伤。如癥瘕转入后期，其积虽坚，但正气已虚，宜攻补兼施。

第二节　中医内科常用治法

治法是在治疗原则指导下制定的治疗疾病的方法，又可有两层含义：一是指治疗原则指导下制定的基本治疗大法，一是指在治疗原则指导下制定的疾病的具体治法。例如，“治病宜早”、“整体论治”、“因势利导”等是治疗原则；“汗、吐、下、和、温、清、补、消”可称为治疗大法；而解表发汗、清热化湿、理气止痛等则为具体治法。

中医内科常用的治疗大法有以下几种：

一、解 表 法

解表法又称汗法，是通过开泄腠理，使邪从肌腠外泄，表证随汗出而解的一种治法。本法具有解表、消肿、祛风湿、透斑疹等作用，广泛适用于邪遏肌表、宜从汗泄的病证。

（一）应用要点

解表法，不仅能解表、发汗，凡欲祛邪外出，透邪于表，畅通气血，调和营卫，皆可酌情用之。临床用于解表、透疹、祛湿、消肿。

1. 解表　通过发散以祛除表邪，适用于恶寒发热、鼻塞流涕、头项强痛、肢体酸痛、脉浮等表证。由于表证有表寒、表热之分，因而汗法又有辛温、辛凉之别。辛温解表用于表寒证，以荆防败毒散、麻黄汤、桂枝汤为代表；辛凉解表用于表热证，以桑菊饮、银翘散为代表。“体若燔炭，汗出而散”（《素问·生气通天论》），若以解表退热为主要目的者，临床又称作“解肌”法，以柴葛解肌汤为代表。

2. 消肿　通过发散，可使水邪从肌表而出以消肿，或通过宣肺利水以消肿，故汗法可用于水肿实证而兼有表证者。如对风水恶风、口渴汗出者，选用越婢汤或越婢加术汤，即是采用发汗以消水肿的治法。

3. 祛湿　通过发散，祛除肌表的湿邪以治疗黄疸、痹病等病证。“诸病黄家，但利其小便。假令脉浮，当以汗解之”（《金匮要略·黄疸病脉证并治》）。黄疸系湿热熏蒸肝胆，胆汁溢于肌肤所致，故利湿退黄是治疗黄疸的重要原则。湿邪偏于里者可但利其小便；若湿邪偏于肌表，或黄疸兼有表证者，则发汗祛湿是退黄的最佳方法之一，以麻黄连轺赤小豆汤为代表方。《备急千金要方》以麻黄醇酒汤治黄疸，亦取发汗祛湿之义。风湿相搏之痹病，也常用发汗祛湿之法治疗，麻黄加术汤、麻黄杏仁薏苡甘草汤为其代表方。

4. 透疹　通过发散，以透发疹毒，不仅儿科广泛应用发汗法治麻疹等病证，内科对紫斑初发夹有风寒表证者，以及湿热郁于肌表的白痦等，也多应用之。前者以荆防败毒散透斑解毒为代表，后者以薏苡竹叶散辛凉解肌、辛淡渗湿而透邪达外为代表。

（二）注意事项

1. 注意不可过汗　运用解表法治疗外感热病，要求达到汗出热退，脉静身凉，以周身微汗为度，不可过汗和久用。发汗过多，甚则大汗淋漓，则耗伤阴液，可致伤阴或亡阳。张仲景在《伤寒论》中说：“温服令一时许，遍身漐漐，微似有汗者益佳，不可令如水流漓，病必不除”。他强调发汗应中病即止，不必尽剂。

2. 注意不可妄汗　《伤寒论》中论述不可汗的条文甚多，总括即汗家、淋家、疮家、衄家、亡血家、咽喉干燥、尺中脉微、尺中脉迟，以及病在里者、剧烈吐下之后均不可发汗。究其原因，或是津亏、血虚、阳微，或兼热毒，兼湿热，故虽有表证，仍不可独用辛温发汗，必须酌情兼用扶正或清热等法。

3. 注意兼杂病证　由于表证有兼杂证候的不同，汗法又当配以其他治法。兼气滞者，当理气解表，用香苏散类；兼痰饮者，当化饮解表，用小青龙汤类；兼气虚者，当益气解表，用参苏饮、人参败毒散；兼阳虚者，当助阳解表，用麻黄附子细辛汤等；兼血虚者，养血解表，用葱白七味饮等；兼阴虚者，当滋阴解表，用加减葳蕤汤类。

4. 注意用药峻缓　发汗解表时，应视病情轻重与正气强弱、气候的寒热、地域的不同而定用药之峻缓。暑天炎热，汗之宜轻；冬令严寒，汗之宜重；西北严寒地区，药量可稍重；东南温热地区，药量应稍轻；体虚者，汗之宜缓；体实者，汗之可峻。

二、清　热　法

清热法又称清法，即通过寒凉泄热的药物和措施，以消除热证的一种治法。

(一)应用要点

1. 苦寒清热法　主要运用味苦性寒的药物，治疗热势炽盛的病证，以达其泻火、解毒、凉血的目的。

(1)清热泻火法：主要运用味苦性寒而泻火作用强的药物，以解除热邪。临床见高热、谵语、神昏或咳喘、便秘、胁痛等病证，皆可选用清热泻火法。例如心烦懊侬、身热不眠、心火炽盛者用栀子豉汤；心胃火盛、迫血妄行、口舌生疮者选用三黄泻心汤；身热舌痛、口苦目赤、耳聋肿痛、肝胆火盛者选用龙胆泻肝汤等，均是苦寒清热泻火之代表。

(2)清营凉血法：主要用苦甘咸寒的药物，治疗热扰营血致夜热不寐、烦躁、神昏、谵语、发斑、吐血、衄血等。例如营分热盛者用清营汤，血分热盛者用犀角地黄汤、化斑汤等。

(3)清热解毒法：主要用味苦性寒而解毒作用较强的药物，以解除热毒深重的各种实热证，如热毒炽盛的瘟疫、丹毒、斑疹、肺痈、肠痈、痢疾下脓血及疮疡阳证等。本法以黄连解毒汤、普济消毒饮等为代表。

(4)清热祛湿法：本法主要用苦寒清热燥湿药，与苦温燥湿、芳香化湿或淡渗利湿药物配伍，治疗以湿热互结所引起的发热性病证，如身热不扬、脘痞困倦之湿温病及痢疾、淋证、湿疹、黄疸等病证。代表方如治湿温初起之甘露消毒丹，治疗痢疾之黄芩汤，治疗淋证之八正散，治疗疮疹之二妙散，治疗黄疸之茵陈蒿汤等。

2. 甘寒清热法　主要运用性味甘寒或咸寒的药物，治疗热病因阴虚所致之证或热病伤津耗液的病证，以达解热、保津、护阴之目的。

(1)清热生津法：温病患者出现高热烦躁、汗出蒸蒸、渴喜冷饮、舌红苔黄、脉洪大等症，是热入气分，法当清热生津，常用白虎汤之类；如汗多伤津，则宜用白虎加人参汤；温病后期，余热未尽，津液已伤，胃气未复，用竹叶石膏汤之类，皆是清热生津之法。

(2)滋阴清热法：肺痨阴虚发热，或温病后期，邪留阴分，夜热早凉，骨蒸潮热等，宜选本法滋阴以退热，代表方为青蒿鳖甲汤、秦艽鳖甲散之类。

(二)注意事项

1. 注意寒热真假　使用清热法，必须针对实热之证，勿为假象所迷惑，对于真寒假热，尤须仔细辨明，以免误用清法，造成严重后果。

2. 注意虚火实火　使用清热法，又须分清外感与内伤，虚火与实火。外感多实，内伤多虚，病因各异，治法迥别。

3. 注意因人而清　应根据病人体质之强弱斟酌药量轻重。体虚者，宜轻清；壮实之体则可稍重以清。

4. 注意清热不可苦寒太过　苦寒太过易化燥伤阴，甘寒咸寒太过易壅脾碍胃，寒凉药多伤阳气，故应用本法时清热不应伤正，养阴不应害脾。

5. 注意药物格拒　如邪热炽盛，服清热药入口即吐者，可于清热剂中少佐辛温之姜汁或凉药服用。

三、攻　下　法

攻下法亦称下法，是通过通便、下积、泻实、逐水，以消除燥屎、积滞、实热及水饮等实邪的一种治法。

(一)应用要点

此法运用广泛，因病有寒热、体有强弱，故下法又有寒下、温下、润下及逐水之不同。

1. 寒下　对里实热证之大便燥结、腹满疼痛、高热烦渴、神昏谵语者，或积滞生热之腹胀而痛者，或肠痈为患、腑气不通者，或湿热下痢之里急后重者，或血热妄行之吐血衄血者，或风火目赤、口舌生疮、龈肿齿痛者，均宜寒下。常用寒性泻下药物有大黄、芒硝、番泻叶等，代表方如大小承气汤、大黄牡丹皮汤等。

2. 温下　适用于阴寒内结、腹满疼痛、大便秘结、四肢逆冷、脉沉迟的里寒实证。常以泻下通便药与辛热温里药相配伍，达到温下之目的，代表方如三物备急散、大黄附子汤等。

3. 润下　对于老年体虚、久病津亏、产后血虚、热病伤津等，由于津血不足引起的便秘及习惯性便秘者，适于润下通便。常选用滋润滑肠的药物，如麻仁、当归、生首乌等。代表方如五仁丸、麻仁丸、济川煎、润肠丸等。

4. 逐水　水饮停聚体内，或胸胁有水气，或腹肿胀满，用分利小便法治疗后效果不佳，且脉证尚实者，可选逐水法使水饮从大便而泄。代表方如十枣汤、控涎丹、甘遂通结汤等。

(二)注意事项

1. 注意把握下之时机　使用下法，意在祛邪，既不宜迟，也不可过早，总以及时为要。不可邪实已存，仍瞻顾失下，导致热邪胶固，销津灼液，以致攻补两难；或邪虽陷里，尚未成实，过早攻下，则邪正相扰，易生变证。

2. 注意下之峻缓　使用下法，用药的峻与缓，应以病症的新旧微甚为标准，一般说来，病甚药宜峻，病微药宜缓，旧病宜缓图，新病则峻取。

3. 注意分清虚实　使用下法，应以实证为主，虚人禁下。虚人患病，非下不可者，则当酌选轻下之法，或润导之法，或和下之法，或先补后攻、先攻后补。

4. 注意邪祛为度，不宜过量，以防伤正气。

四、消　导　法

消导法亦称消散法，是通过消导和散结，使积聚之实邪逐渐消散的一种治法。广泛应用于化食、磨积、豁痰、利水等诸方面。

(一)应用要点

1. 化食　化食为狭义之消法，亦称消食法，即用消食化滞的方药以消导积滞。适用于因饮食不节，食滞肠胃，产生纳差厌食、上腹胀闷、嗳腐呕吐、舌苔厚腻等症。一般多选保和丸、楂曲平胃散之类。

2. 磨积　就气积之治疗而言，凡脾胃气滞，均宜行气和胃，如胃寒气滞，疼痛较甚者，用良附丸；如兼火郁，则用越鞠丸；肝郁气滞，宜行气疏肝，一般多用柴胡疏肝散；兼见血瘀刺痛者，加用丹参饮等。就血积之治疗而言，则须视血瘀之程度而酌选活血、行血及破血之法。

3. 豁痰　由于肺为贮痰之器，故豁痰则以治肺为主。而脾为生痰之源，故化痰常兼治脾。风寒犯肺，痰湿停滞，宜祛风化痰，如用止嗽散、杏苏散；痰热相结，壅滞于肺，又宜清热化痰，如用清气化痰丸；痰湿内滞，肺气上逆，则宜祛痰平喘，偏寒者用射干麻黄汤，兼热者用定喘汤；脾虚而水湿运化失权，聚而生痰，痰湿较重者用二陈汤。

4. 利水　利水一法，既应区别水停之部位，又须辨明其性质。如水饮内蓄，其在中焦者，为渴为呕，为下利，为心腹痛，症状多端，一般可用茯苓、白术、半夏、吴茱萸等为主药；其在下焦者，虚冷则温而导之，如肾气丸；湿热则清而泄之，如八正散。水饮外溢者，必为浮肿，轻则淡渗利湿，重则从其虚实而施剂。阴水宜温，如实脾散；阳水宜清利，如疏凿饮子等。

(二)注意事项

1. 注意病位　由于病邪郁滞之部位有脏、腑、经络、气、血等不同，消散之法亦应按其受病部位之不同论治，用药亦须使其直达病所，则病处当之，收效较快，且不致诛伐无辜。

2. 注意虚实　消法虽不及下法之剧烈，但总属攻邪之法，而消法用药多为克伐之剂，久用会耗损人体正气，故务须分清虚实，以免误治。如脾虚食不消者，气血虚弱、脾肾虚寒者，当慎用或和补益法结合应用。

3. 注意不可急于求成　"消"是逐渐消磨之意，如癥积、结石、痰核、瘿瘤等坚积病变形成之后，其消散必然有一个过程，用药只宜软坚削积，渐消缓散，不可峻猛急攻，急于求成，否则积未消而正已伤。

五、补　益　法

补益法又称补法，即通过补益人体的阴阳气血，以消除各种不足证候，或扶正以祛邪，促使病证向愈的一种治法。

(一)应用要点

补法的内容十分丰富，临床应用甚为广泛，但究其大要，主要包括以下几方面：

1. 补气法　适用于气虚证，症见面色㿠白、倦怠乏力、气短懒言，以及易感冒汗出、食少便溏、脏器下垂、气不摄血的出血证等。根据五脏气虚的不同，补气法又有补心气、补肺气、补肝气、补脾气、补肾气之分，但临床以补益脾肺之气最为常用。因脾为生气之源，补益各脏之气以补益脾气为基础，故四君子汤、补中益气汤可视作补气的代表方。

2. 补血法　适用于血虚证，症见面色爪甲苍白无华、唇舌色淡、头晕心悸、目眩耳鸣、失眠、月经量少者。应用补血法，除直接选用具有养血补血作用的药物外，尚应结合血的生理特点，适当配用补气药物以生血，如当归补血汤；活血以养血，如四物汤；温阳、养心化赤以生血，如人参养营汤之用桂心；精血同源，补精以生血，如近年治疗虚劳血虚(再生障碍性贫血)等广泛应用紫河车、地黄、山茱萸、淫羊藿等补精之品于补血方中，都是按照血的生理特点，结合临床实际，灵活运用补血法的例证。

3. 补阴法　适用于阴虚证，症见形体消瘦、口燥咽干、头晕眼花、腰膝酸软、潮热盗汗者。补阴法主要运用具有补阴养阴作用的药物。根据亏损脏腑的不同，有补心阴、补肺阴、补胃阴、补肝阴、补肾阴之别。代表方如天王补心丹、百合地黄汤、益胃汤、一贯煎、左归饮等。

4. 补阳法　适用于阳虚证，症见畏寒肢冷、腹痛久泻、阳痿滑精、尿频清长、水肿、舌胖而淡、脉沉迟等。常选右归丸治肾阳虚，理中丸治脾阳虚，桂枝甘草汤治心阳虚。

(二)注意事项

1. 注意兼顾气血阴阳　气血皆是人体生命活动的物质基础，气为血帅，血为气母，关系甚为密切，气虚可致血虚、血滞，血虚可致气虚。故治气虚当兼顾补血。而阴阳在整个病理变化过程中，关系也是非常密切的，一方虚损，常可导致对方的失衡，故补益时也应顾及对方，同时调补阴阳。

2. 注意分补五脏　每一脏腑的生理功能不同，其虚损亦各具特点，故《难经》提出了“五脏分补”之法。由于“肾为先天之本”、“脾为后天之本”，故补益脾肾二脏，素为医家所重。至于补脾补肾，孰重孰轻，当视具体病情而有所侧重，不可偏废。

3. 注意不可妄补　虚证当补，无可非议。若没有虚证时，不可妄补。妄加以补，不仅无益，反而有碍，造成新的生理失衡，甚至留邪于内，犯“实实”之戒。此外，若奉迎病家畏攻喜补之心理，而滥施补剂，则为害尤甚。

4. 注意补之峻缓　补法有峻缓，应量证而施。“有当峻补者，有当缓补者，有当平补者”。如极虚之人，垂危之病，非大剂汤液不能挽回，用参附煎汤，以救阳微将脱之证；至于病邪未尽，元气虽虚，不任重补，则从容和缓以补之。

六、温　里　法

温里法又称温法，是通过扶助人体阳气，以温里祛寒、回阳，从而消除里寒证的一种治法。

（一）应用要点

1. 温里散寒　由于寒邪直中脏腑，或阳虚内寒，症见身寒肢凉，脘腹冷痛，呕吐泄泻，舌淡苔润，脉沉迟弱等，宜应用辛热或辛温的药物，温散中焦之寒。方如理中汤、吴茱萸汤之类，以温中散寒、温肾祛寒。

2. 温经散寒　由于寒邪凝滞于经络，血脉不畅，症见四肢泛痛，肤色紫黯，面色青，舌瘀，脉细而涩等，宜应用桂枝、细辛等辛温药物，温散凝滞于经络的寒邪，温经通脉。方选当归四逆汤、黄芪桂枝五物汤等。

3. 回阳救逆　由阳虚内寒可进而导致阳气虚衰，症见四肢厥逆，畏寒倦卧，下利清谷，冷汗淋漓，气短难续、脉微欲绝等症。宜应用大辛大热之品回阳救逆，方选四逆汤、参附汤等回阳救逆，常辅以益气固脱药物。

（二）注意事项

1. 注意辨识假象　使用温法，须针对寒证用之，勿为假象所惑。对真热假寒如热深厥深者，妄投温剂，必误，使病势逆变。

2. 注意掌握缓急　寒证较重，温之应峻；寒证较轻，温之宜缓。由于温法所用之药，性多辛温燥热，易伤阴动血，故素体阴虚、咽喉干燥者，或有吐血、衄血等出血史者，应慎用。若寒而不虚，当专用温；若寒而且虚，则宜甘温，取其性缓。

七、涌　吐　法

涌吐法，是通过引起呕吐的方药或以物探吐引导，引起病人呕吐，使有害病邪排出体外的一种治法。适用于痰涎、宿食和毒物等有形实邪停留咽喉、胸膈、胃脘者，以达到治疗目的。

（一）应用要点

1. 峻吐法　用于病人体壮邪实，痰食留在胸膈、咽喉之间的病证。如治宿食停于上脘者，以瓜蒂散、盐汤涌吐为代表；治浊痰壅塞胸中的癫狂者，以三圣散为代表；治中风闭证，痰涎壅塞、喉中如曳锯者,以急救稀涎散涌吐为代表。

2. 缓吐法　用于虚证催吐。虚证本无吐法,但若痰涎壅塞非吐难于祛逐者,只有用缓和的吐法,邪正兼顾之,以参芦饮为代表方。

3. 探吐法　以鹅翎或手指探喉以催吐,或助药物涌吐之势。本法简便易行,能及时、迅速减缓毒物、痰食的有害作用。

4. 洗胃法　以胃管经口腔插入胃内,灌入适量1%盐汤,利用虹吸原理引出胃内宿食毒物的方法称为洗胃法。适用于宿食毒物尚留胃脘,经药物、探吐等法治疗不佳者,或不愿接受药物涌吐治疗者。

(二)注意事项

1. 注意吐法适应证　吐法易伤胃气,故必须用得其时,适合其证,了解其人,选药恰当,反之则非徒无益,而反为害。凡虚人、孕妇、产后者,一般均不宜使用;若非涌吐不足以祛邪时,可选用外探法、缓吐法。且凡用吐法,应一吐为快,不可反复使用。

2. 注意吐后调养　催吐之后,应注意调理胃气,糜粥自养,不可恣进油腻煎炸等不易消化的食物。

八、和　解　法

和解法又称和法,是和解少阳、扶正达邪、协调内脏功能的一种治法。和法内容丰富,应用广泛,对外感疾病用于和解表里,对内伤杂病则主要用于调和肝脾、调和胆胃,以及调和胃肠等。

(一)应用要点

1. 和解少阳　又称和解表里。主要用于邪在半表半里的少阳证,症见往来寒热、胸胁苦闷、心烦喜呕、口苦咽干、苔薄脉弦等。治宜和解表里,清里达表,以小柴胡汤为代表方剂。

2. 调和肝脾　适用于肝脾失调,情志抑郁,症见胸胁作痛、寒热往来、头痛目眩、脘痞食少、腹痛泄泻、月经不调、脉弦而细,每因情志郁怒不遂而加重病情者。治宜疏肝解郁,健脾和营,选逍遥散治疗。若因肝木乘脾,肠鸣腹痛,痛则泄泻,脉弦而缓者,宜泻肝补脾,用痛泻要方。

3. 调和胃肠　适用于寒热互结胃肠、气机壅塞致胃肠功能失调、升降失司之脘腹胀满、恶心呕吐、心下痞硬、腹痛或肠鸣泄泻者。治宜苦辛通降,寒温并用,以调和胃肠、协调寒热,以半夏泻心汤治之。

4. 调和营卫　适用于邪犯肌腠、营卫不和之证,症见啬啬恶寒、淅淅恶风、翕翕发热、鼻塞息鸣、气逆干呕、汗自出者。法当辛散卫分之邪,酸敛营分之阴,调和营卫机能,方以桂枝汤为代表。

5. 调和胆胃　用于胆气犯胃,胃失和降,症见胸胁胀满,恶心呕吐,心下痞满,时或发热,心烦少寐,或寒热如疟,寒轻热重,胸胁胀满,口苦吐酸,舌红苔白,脉弦而数者。法当调和胆胃,以蒿芩清胆汤为代表方。

(二)注意事项

1. 注意和法之适应证　和法应用范围较广,且药性平和,用之平稳,常为医者采用,但不可滥用。原则上凡单纯的实证或虚证,均不得用和解法。

2. 邪入少阳,病在半表半里,或邪不盛而正渐虚者,宜用和法,但有偏表偏里及偏寒偏热,或偏于邪盛或偏于正虚之不同,治宜适当增损,变通用之,用药与病邪之偏重相称。

九、理　气　法

理气法，是调理气机的一种治法，适用于气机失调的病证。

(一)应用要点

1. 行气法　主要是运用疏肝理气或和胃理气之方药，以疏通脏腑之气机阻滞。主要适用于肝气郁滞之证，症见胁肋疼痛、少腹睾丸胀痛、月经不调、咽中如有炙脔等，代表方如柴胡疏肝散等；或见肝气犯胃，胃肠气滞之证，症见脘腹胀满、嗳气则舒，或脘腹疼痛、攻窜不定，不矢气或矢气频转者，代表方如枳实导滞丸等。临床上有时用于风寒湿邪痹阻或跌仆损伤等经络气滞者，常于祛风除湿活血化瘀同时，兼以行气。

2. 降气法　主要为和胃降气以恢复胃气和降功能，及降气定喘以恢复肺气肃降功能。临床适用于肺气上逆之咳嗽气喘证，代表方如苏子降气汤；亦适用于胃气上逆，症见呕吐、呃逆、嗳气者，代表方有橘皮竹茹汤等；还可用于肝胆之气上逆而证见头痛、眩晕、易怒者，代表方有旋覆代赭汤等。

3. 升气法　主要适用于脾气不升而引起之气机下陷的病证，如短气、久泄、胃下垂等，方以补中益气汤、升陷汤为代表。

(二)注意事项

1. 注意辨清虚实和气机升降　如应补气而误用行气，则其气更虚；当行气而补气则其气愈滞；当降气而升提，则其气更逆；当升气而误降气，则其气愈陷。

2. 注意使用理气法时，因药物多为香燥苦温之品，如遇气郁而兼阴液亏损者，应当慎用。

3. 注意当气滞而阴亏者，或孕妇见气滞证，用本法时应慎重。

十、理　血　法

理血法，是通过调血理血的作用，治疗血分病证的一种治法。血分病包括瘀血内阻和各种出血证等，其范围广泛，治疗多以消散瘀血，制止出血，疏通气血之方药。

(一)应用要点

1. 活血祛瘀法　是运用行气、活血、化瘀之方药以促进血液流通，消散瘀血停滞的方法。适用于血行不畅或瘀血内阻所致的一类病证，如因瘀血所致的疼痛、肿块、出血、发热、痈肿等。活血化瘀法包括行气活血、温经活血、清热化瘀及益气活血等。其代表方有血府逐瘀汤、温经汤、大黄牡丹皮汤、补阳还五汤等。

2. 止血法　是用各种止血作用的药物治疗各种出血病证的方法，适用于血热、瘀血、气虚等原因而致的咳血、衄血、便血、吐血、尿血等。它包括凉血止血法、活血止血法、温经止血法、收涩止血法、益气止血法等。其代表方有犀角地黄汤、黄土汤、归脾汤等。

(二)注意事项

1. 应用活血化瘀法，应该注意做到活血而不破血，化瘀而不伤正　一般瘀血轻者，选用当归、川芎、丹参、赤芍、鸡血藤等活血之品；瘀血重者，选用三棱、莪术、五灵脂、水蛭、虻虫、䗪虫等破血化瘀药物，以使药物活血作用与病情轻重相适应。新瘀证急，宜用汤剂，取其力大效速；久瘀证缓，宜用丸剂，取其力小性缓，缓消瘀血而不伤正气。

2. 应用止血法要防止止血留瘀之弊　除非是急性大出血，一般可在止血剂中佐以少量活血之品，以达血止而不留瘀之效。选择具体方药时，应审因论治，反对滥施大剂寒凉收涩之品。

十一、祛 湿 法

祛湿法，是用芳香、苦燥或淡渗等作用的药物，以宣通气分、健脾渗湿而达到祛除水湿之邪的一种治法。

(一)应用要点

1. 芳香化湿法　用芳香醒脾方药，振奋脾气运化水湿之功能，以达通气分，健脾和胃，清化湿邪之效。适用于湿邪在表，阻滞中焦之胸脘痞闷、纳食不香、泛恶欲吐、舌苔白腻等症。代表方如藿香正气散。

2. 苦温燥湿法　用健脾燥湿方药以祛除中焦湿邪。适用于湿阻中焦之湿浊较甚病证，以苔白厚腻为用药指征。代表方如平胃散。

3. 淡渗利湿法　用淡渗利尿方药，使湿邪从小便而出。适用于湿注下焦之水肿，小便不利等症。代表方如五苓散等。

(二)注意事项

1. 祛湿剂中所用方药多属辛香温燥或淡渗利湿之品，易耗伤人体阴津，故对素体阴虚、病后体弱者以及孕妇等，均应慎用此法。

2. 配伍理气药　湿为阴邪，其性重浊黏腻，最易阻滞气机而气滞不行，又使湿邪不得运化，故配以理气药，以求气化则湿化。

十二、祛 痰 法

祛痰法，是运用化痰、祛痰方药，以排除或消除体内痰浊的一种治法。

(一)应用要点

1. 燥湿化痰　适用于脾湿不运，聚而生痰之证，症见咳嗽、痰白易咯、胸痞恶心、头晕心悸者，多用苦温燥湿之品以化痰，代表方如二陈汤。

2. 清热化痰　适用于热邪灼津，炼液为痰，痰热为患之证，症见咯痰黄稠、惊悸癫狂、脉数、苔黄腻等，多用瓜蒌、竹茹、天竺黄、海浮石等具有清热化痰功效的药物，代表方如清气化痰丸、礞石滚痰丸。本法常与清热泻火法配合应用。

3. 温化痰饮　适用于阳虚或寒邪较甚，津液因不得温化，停滞而为痰饮之证，症见咳痰清稀、胸膈痞闷、纳呆泄泻、形寒肢冷、舌淡苔白滑、脉弦等。本法用除湿化痰药与温热药物组方，以苓桂术甘汤、小青龙汤为代表方。

4. 润燥化痰　适用于燥邪或热病伤津、津凝为痰之证，症见干咳无痰或痰稠而黏难以咯出，或痰中带血、口燥咽干者。常选用贝母、瓜蒌、玄参、天冬、麦冬等药物，多用滋阴润燥与化痰药组方，代表方如清燥救肺汤。

5. 祛风化痰　适用于痰涎阻滞经络机窍之证，症见口眼㖞斜、半身不遂、昏仆搐搦等具风象特征的病证。常以善祛风痰的药物如南星、白附子等组方，代表方如定痫丸、青州白丸子。

(二)注意事项

1. 运用祛痰法时，应根据病情之不同，察其病本，分清寒热虚实，辨明标本缓急，而后用之。如虚人及孕妇之实热痰证，不可轻用，以免损伤正气；而阴虚有痰者，当辨热之虚实，以免损伤人体津液。

2. 运用祛痰法时，因痰病范围广，症状复杂，故应用时，应根据痰的性质和治法不同，将多种方法和措施配合应用。如祛痰时配伍理气药，以行气消痰等。

十三、镇　痉　法

镇痉法，是用平肝、潜降、重镇药物，以解除震颤、痉挛及角弓反张等内风病证的一种治法，又称息风法。

(一)应用要点

1. 祛风解痉法　适用于中外风后出现筋脉拘急、手足不遂、口眼㖞斜等症者。本法常用疏风之品祛散风邪，酌情伍以养血、祛湿、化痰药物，代表方如大秦艽汤、牵正散等。使用本法应与前述祛风化痰法相参考。

2. 息风解痉法　适用于内风所致之眩晕、手足搐搦、瘛疭等病证。

(1)清热息风：适用于邪热壅盛、热极生风之证，症见发热胸闷、口噤龂齿、项背强直甚至角弓反张、手足挛急、口渴烦躁等。此证多见于温热病过程中，小儿尤多。用药多以清热为主，佐以重镇息风通络之品，如石膏、地龙、全蝎等，以达热去风息之目的，代表方如风引汤、白虎汤加地龙、蜈蚣等。

(2)镇肝息风：适用于肝阳上亢、肝风内动之证，症见头晕目眩，甚则卒然昏倒、口眼㖞斜、半身不遂等。以平肝潜阳药物为主，配以养阴、清热之品，代表方如羚角钩藤汤、镇肝熄风汤。

(3)滋阴息风：适用于邪热伤阴，阴血不足，风从内生的病证，症见手足蠕动、头目眩晕等。以滋阴养血为主，佐以重镇息风药物，如牡蛎、石决明等配伍组方，方以大定风珠、阿胶鸡子黄汤为代表。

(二)注意事项

1. 运用镇痉法时应注意，风有内外之分，外风宜散，祛风解痉法属治外风之法；内风宜息，清热息风、镇肝息风、养血息风均属治内风之法。但外风可以引动内风，内风又可兼夹外风，临证时又当兼顾治疗。

2. 祛风药性多温燥，对津液不足、阴虚或阳亢有热者慎用。

十四、开　窍　法

开窍法，是运用辛香走窜，通关开窍药物，以开窍通闭，苏醒神志，并清除因秽浊而致的胸腹胀闷的一种治法。

(一)应用要点

1. 凉开法　通常对热闭诸证，如热邪内陷心包之高热神昏、面赤、烦躁、舌红、脉数等证。一般以芳香开窍药与清心热之品配伍组方。以“三宝”(安宫牛黄丸、至宝丹、紫雪丹)为清心开窍之代表方。

2. 温开法　是温通气机、开窍、辟秽、化痰的一种治法。主要适用于中风、中恶、客忤、秽浊蒙蔽之证，症见突然昏倒、牙关紧闭、神昏、苔白、脉迟等证。代表方如苏合香丸、玉枢丹等。

(二)注意事项

1. 开窍法多适用于热入营血，邪实神昏之闭证，临证应首先辨其证候属寒属热，才能正确地应用凉开与温开。但对于大汗肢冷，口开目闭之脱证，即使神昏，也不能使用；若表证未解，热盛神昏，治宜解表透热为主，使邪有出路，不可误用开窍剂，引邪深入，使病情恶化等。

2. 开窍剂的方药大都气味芳香，善于辛散走窜，只可暂用，不可久服，中病即止。久服则易伤元气，故临床多用于急救，待神志清醒后，应据不同的表现辨证施治。

3. 开窍剂为芳香之药，宜制成丸、散剂，温开水冲服，不宜加热煎煮，否则影响药效。

十五、安 神 法

安神法，是运用具有镇静安眠作用的药物，以宁心安神，治疗神志失常病证的一种治法。

(一)应用要点

1. 清心安神 适用于热病过程中，或热病后余热未尽，热扰心神之证，症见心烦懊忱、夜寐不安或谵语者。选用黄连、连翘、栀子等清心药物为主，代表方如栀子豉汤、清宫汤等。若为痰热内扰者，治宜清心祛痰，代表方如黄连温胆汤。

2. 养心安神 适用于气血两虚，心神失养之证，症见惊悸、不眠、健忘、恍惚及面色不华、饮食减少者。选用补气血以养心神的药物，辅以酸枣仁、柏子仁等养心安神之品组方，代表方如养心汤、归脾汤、天王补心丹等。

3. 重镇安神 适用于惊恐恼怒、起卧不安、癫狂谵语、迷惑健忘、胆怯如人将捕之等神志不宁的病证。本法取“重可镇怯”之意，以磁石、牡蛎等重镇之品安神定志，运用时常结合病因治疗，如清心火、温心阳等。代表方如朱砂安神丸、桂枝去芍药加蜀漆龙骨牡蛎救逆汤、磁朱丸等。

(二)注意事项

1. 运用安神法应注意到由于导致神志不安的原因很多，证候表现上常虚实夹杂，故使用时应随证与清热法、补益法等合用，以求灵活运用。

2. 安神剂中多由金石碍胃之药物组成，只宜暂服，不能久用，对脾胃虚弱者尤应注意。

3. 精神因素与神志病证密切相关，在运用安神法的同时，对患者辅以精神疗法十分必要。

十六、固 涩 法

固涩法，是用具有收敛固涩作用的方药，以制止气血精津滑脱之病证的一种治法，又称涩法。

(一)应用要点

1. 固表敛汗法 适用于自汗、盗汗的多汗病证，常选用浮小麦、麻黄根、牡蛎、糯稻根等具止汗功效的药物组方。敛汗法常与益气、养阴等配合运用，代表方如牡蛎散。

2. 敛肺止咳法 适用于肺虚久咳，无痰或少痰，甚则喘促自汗及慢性虚喘等。常选乌梅、罂粟壳、银杏、五味子等，代表方如九仙散。

3. 涩肠止泻法 适用于久泻久痢、大便滑泄不禁等。本法多以肉豆蔻、诃子、罂粟壳等具涩肠功效的药物组方，如真人养脏汤、赤石脂禹余粮丸即是代表方。

4. 涩精止遗法 适用于遗精、滑精、遗尿、小便余沥不禁等病证。涩精多选芡实、莲须、金樱子；缩尿多用桑螵蛸、益智仁等药物。如金锁固精丸、桑螵蛸散分别为涩精、缩尿的代表方。

5. 固脱法 适用于大吐、大泻、大失血，及热病后期、久病衰竭等所致之气脱、阴脱、阳脱者，症见神识昏蒙、气息奄奄或气促喘喝、冷汗淋漓、目睛直视、聋聩不闻、撒手遗尿、四肢厥逆或面赤如妆、脉微欲绝等危在顷刻之病人。本法用药少而精专，多选大补元气、补阴回阳之品，运用时当辨别证之属气脱、阴脱还是属阳脱而分别选方。气脱证以独参汤和《医学衷中参西录》中的来复汤益气固脱为代表方；亡阴证以生脉散（针）、三才汤敛阴固脱为代表方；亡阳证以参附汤、四逆汤、四味回阳饮、参附龙骨牡蛎汤回阳救逆为代表方。

（二）注意事项

1. 注意固涩法只为正气虚乏而气血精液耗散滑脱的病证而设。一般用药除以收敛药物外，宜根据气、血、阴、阳、精气、津液耗伤程度的不同，而配伍相应的药物，使标本兼顾。

2. 固涩法主要为正气内虚、滑脱不禁之证而设，凡因实邪引起的自汗盗汗、泄精遗尿、泻痢不止、崩漏带下者，均非本法之所宜。因外邪未尽，过早运用固涩药，有“闭门留寇”之弊，应予以注意。

十七、表里双解法

表里双解法属于和法范畴，是运用解表药与治里之品组合成方，治疗表里同病的一种治法。

（一）应用要点

1. 解表攻里　适用于外感风热，内有蕴热之风热壅盛，表里俱实证或少阳阳明同病。症见恶寒壮热，目赤睛痛，口苦舌干，大便秘结，小便赤涩，或往来寒热，胸胁苦满，心烦喜呕，心下痞硬或心下满痛，大便不解或下利，舌苔黄腻，脉数有力等，代表方如大柴胡汤、防风通圣散等。

2. 解表清里　解表药与清里药并用，适用于表证未解，误用攻下而致的身热下利，胸脘烦热，口渴，喘而汗出，舌红苔黄，脉数或脉促等症，代表方如葛根芩连汤等。

3. 解表逐水　适用于水湿壅盛，外感风邪，表里同病的阳水实证，症见遍身水肿，气喘，口渴，二便不利等症，代表方如疏凿饮子等。

（二）注意事项

1. 本法适用于表里同病，单纯邪在肌表之表证或邪已入里之里证不宜用之。

2. 表里同病，又有偏表、偏里、偏实、偏虚之不同，治疗应随证加减，变通用药，不可拘泥。

十八、润　燥　法

润燥法是以滋润、生津、养阴、增液药物为主，用于治疗燥热证者一种治法，主要用外感燥邪或脏腑津伤液耗的内燥证。

（一）应用要点

1. 清宣润燥　外感秋季凉燥之气，以致肺气不宣，可出现如咳嗽鼻塞、头痛恶寒、咽干口燥等凉燥证候，宜用杏苏散之类加减；若因外感秋季燥热之气，致使肺津受伤，而出现气逆喘息，心烦口渴，头痛身热等温燥证候，可用桑杏汤加减；若温燥证中，有干咳少痰，舌苔薄白而燥，边尖红等症，此是温燥伤津，代表方如清燥救肺汤。

2. 养阴润肺　素体阴虚蕴热，复感燥热之邪，症见鼻干唇燥，发热或不热，咽喉肿痛，或咳或不咳，脉数无力或细数等，治宜养阴润肺、清热生津之品，代表方如养阴清肺汤等，干咳少痰，咽燥咳血，宜用琼玉膏、百合固金汤等。

3. 养阴益胃　由于胃阴不足所致，症见胃脘隐痛，嘈杂似饥，口干不思饮，咽干唇燥，大便干结，舌红少苔，脉细数等，宜以养阴生津益胃，滋阴润燥，方如益胃汤、沙参麦冬汤等。

4. 滋养肾阴　由于真阴不足，脾肾两虚所致之消渴，症见口渴尿多 困倦气短，脉虚细无力等，宜黄芪、山药、天花粉、知母等益气滋阴、清热润燥之品，代表方如玉液汤等。

5. 增液润燥　适用于阳明温病，津亏便秘证，症见大便秘结，口渴，舌干红，脉细数或沉而无力等，即《温病条辨》所谓“水不足以行舟，而结粪不下者”当用增液润燥治法，药用咸寒苦甘之玄参、生地、麦冬，以养阴增液，如增液汤、增液承气汤等；或肝肾阴亏而致便秘，则以济川煎以滋肝肾而润肠。

(二)注意事项

1. 治疗燥证首先要分清外燥和内燥，外燥宜轻宣，内燥宜滋润。内燥当辨明上、中、下之不同，在上者责之于肺；在中者责之于胃；在下者责之于肾。

2. 燥邪最易化热，伤津耗气，故治燥剂除滋润药外，还需酌加清热泻火或生津益气之品。辛香耗津、苦寒化燥之品，均非燥病所宜。

十九、祛　暑　法

祛暑法，适用于夏月暑热证，清解暑热的一种治法。

(一)应用要点

1. 清暑解表　适用于夏月乘凉饮冷，外感风寒，内伤暑湿所致之证，症见恶寒发热，腹痛吐泻，头重身痛，无汗、胸闷，舌苔白腻，脉浮等，治宜祛暑解表，化湿和中，代表方如香薷散。

2. 清暑利湿　适用于暑热兼湿邪者，症见身热烦渴，小便不利，或泄泻等，代表方如六一散、桂苓甘露饮等。

3. 清暑益气　适用于暑热气津两伤证，症见身热汗多，口渴心烦，小便短赤，体倦少气，精神不振，脉虚数等，治宜清暑益气，养阴生津，代表方如清暑益气汤。

(二)注意事项

1. 暑多夹湿，易伤阴耗气，治疗时当兼顾祛湿、养阴益气。

2. 寒凉药物久服易败胃或内伤中阳，清热不可寒凉太过，必要时应配伍健脾和胃之品。

二十、治　风　法

治风法，是运用辛散祛风或息风止痉药物组成，以疏散外风和平息内风，治疗风证的一种治法。使用本法应与前面所述镇痉法相参考。

(一)应用要点

1. 祛风　是利用药物疏散风邪的作用，以疏散经络，肌肉、关节间留滞的风邪的方法，适宜于外风所致诸病。

(1)疏风泄热：是治疗风热犯表，或外有风邪兼有里热的方法。风邪侵袭，有头痛、鼻塞、咳嗽等症；热则可有口渴、咽喉红肿疼痛、小便黄、舌质红、舌苔黄等症。代表方如银翘散等。

(2)祛风散寒：是治疗外感风寒诸证，症见鼻塞声重，流清涕，咽痒，咳嗽，头痛，肢节酸痛，舌苔薄白，脉浮或浮紧等，代表方如葱豉汤、荆防败毒散等。

(3)祛风养血：是治疗血脉不和，风湿流窜经络的方法。其症状见肌肤和手足麻木，忽然口眼歪斜，说话困难，甚至半身不遂，或兼有怕冷身热、肢体拘急，舌苔白腻，脉象浮滑。应祛风通络，行血养血，代表方如大秦艽汤。

(4)祛风除湿：是风湿之邪留滞于经络、肌肉、关节等部位，出现游走性疼痛症状时的治法，症见肢体关节疼痛，屈伸不利，或麻木不仁，畏寒喜温，舌淡白，脉细弱等。可用羌活胜湿汤、独活寄生汤。

2. 息风　适用于内风病证，内风表现为眩晕、震颤、高热、抽搐、小儿惊风和癫痫等症。化痰息风法在祛痰法中已述，此不赘述。

(1)平肝息风：是治疗肝阳上亢而引动内风的方法。症见头掣痛，头晕目眩，口眼歪斜，肢体发麻或震颤，舌头发硬，舌体偏斜抖动，语言不清楚，甚至突然昏倒，手足拘急或抽搐，苔薄质红，脉弦，代表方如镇肝熄风汤等。

(2)和血息风：是治疗肝风内动偏于血虚的方法。热性病晚期热邪损耗阴血，出现唇焦舌燥，筋脉拘急，手足蠕动，或头目眩晕，脉细数等症，代表方如阿胶鸡子黄汤等。

(3)滋阴息风：是以滋阴为主，消除因阴虚而风动的方法。温病后期，阴虚生风，虚风内动者，症见神倦瘛疭，脉气虚弱，舌绛苔少，有时时欲脱之势者，常以补益药如地黄、阿胶、白芍等，配伍平肝息风、清热化痰之品，代表方如大定风珠。

(4)泻火息风：是治疗热极生风的方法。凡由热病引起高热而见手足抽搐、两眼上翻、项强，甚至背反张如弓状，神志昏迷，舌红苔黄，脉弦数等，可用羚角钩藤汤等。

(二)注意事项

1. 治风法的运用，首先应辨明外风和内风。外风治宜疏散；内风治宜平息，忌用辛散。

2. 依据病邪的兼夹以及病情的虚实，进行适当的配伍，如风邪兼寒、兼湿、兼热，或夹痰、夹瘀者，应与祛寒、祛湿、清热、祛痰、活血化瘀等法配合应用。

3. 外风与内风之间可以相互影响，外风可以引动内风，而内风又可兼夹外风，立法用方，应分清主次，全面兼顾。

二十一、驱　虫　法

驱虫法，是使用具有驱杀寄生虫作用的药物，以驱虫或杀虫，用于治疗人体寄生虫病的一种治法。

(一)应用要点

1. 驱虫祛邪　治疗多种肠道寄生虫的一种治法，常见脐腹疼痛，时发时止，不思饮食或善饥多食、嗜食异物等症，代表方如乌梅丸、化虫丸等。

2. 驱虫消疳　多用于治疗小儿虫积所致肌肉消瘦、肚腹胀大，青筋暴露，毛发干枯等症，代表方如布袋丸、肥儿丸等。

(二)注意事项

1. 空腹服用，忌油腻；药后注意调理脾胃，以善其后。

2. 有些驱虫药含有毒性，要注意掌握剂量，以防伤正气或中毒。

3. 驱虫药常配大黄等泻下之品，以促进虫体的排出。

4. 有些驱虫药具有攻伐之力，对年老体弱及孕妇慎用。

第三节　中医内科护理

中医护理，是辨证论治的重要组成部分，其内容非常丰富。随着历代医家对护理内容的不断充实，逐渐完善，已形成了一整套内容丰富、自成体系的中医护理学。这里仅从日常护理、心理护理、饮食护理以及用药护理等方面作一概括介绍。

一、日常护理

病人宜生活于静谧的环境中，应保持病房、诊疗室内外的安静，应注意保持环境卫生，做到窗明几净，洁雅清爽，每日打扫，使环境清新淡雅，以利于其休息和治疗，以便早日康复。

在中医内科护理中特别应注意适其寒温，病室应注意经常通风，保持空气新鲜，但不可让风直接吹拂病人。根据中医天人相应的理论，应注意随着气候的变化及时采取措施使用降温或取暖的设备，或在衣服被褥等方面，适时加减，以使人体适应春温、夏热、秋凉、冬寒的四时变迁，及时调适人体自身阴阳消长，以顺应天然。如对阳虚怕冷的患者，应室温稍高；高热烦渴者，室温则宜适当低些。同时应保持室内一定的湿度。更要指导病人春防风，夏防暑，长夏防湿，秋防燥，冬防寒，以免病中加感，使其早日康复。

在劳逸结合方面，休息可以养精蓄神，恢复元气，有利于机体的康复。但过度安逸，则会使筋骨懈怠，气血运行迟滞，阳气不振，脏腑不运，不利于机体的康复。而适当的体育锻炼，可以活动筋骨，通畅血脉，帮助消化，有助于疾病的痊愈，但活动量应逐渐增加，以"劳而不倦"为度，如散步、太极拳、气功等活动。对于急性病证，常需以静为主；对慢性病的治疗，则多静养，并参加适度活动。劳逸均以病情及机体适应情况而定。

二、心理护理

心理护理是中医护理的一项重要内容。由于患病后，疾病会导致精神情志发生变化，会使病人产生紧张、忧愁、恐惧等不良心理，而不良的情志变化又会加重病情，故在精神上给病人以安慰和鼓励，解除其思想顾虑，克服不良心理对病人的消极影响，就显得十分重要。特别对危急病情或难治之证，一旦发现病人有神情反常，应及时进行耐心的解释，反复开导，热情鼓励，使其增强信心，保持乐观的情绪，积极配合治疗。

《素问·阴阳应象大论》说："怒伤肝、喜伤心、思伤脾、忧伤肺、恐伤肾"，因此应帮助病人克服和消除急躁、忧郁、疑虑、悲伤、恐惧等不良情绪，结合病人的人事境遇、贵贱贫富、性格勇怯、文化修养等，有的放矢地予以疏导，使其怡情放怀，可使病人早日康复。

使病人保持乐观的情绪。应切合实际地向病人宣传解释，说明治疗上的难易，实事求是，积极引导病人乐观开朗，开导情绪低落的患者，指导他们从事读书、看报、下棋等娱乐活动，怡情养性，培养良好的心境，克服急躁情绪，以使"气和志达，营卫通利"，战胜病魔。

医护人员应热忱而严肃负责，态度和蔼可亲，体贴耐心地护理患者，而且要表现出沉着、乐观、充满信心。切忌因治疗上的困难，在病人面前流露出焦虑、紧张，以增加病人的精神负担。做好病人亲属的工作，使其密切配合，并通过他们给病人以开导，常能获得较好的效果。

三、饮食护理

合理的饮食既可以养人，也可以配合药物治病。若饮食不当，则不但不能保证机体必需的营养，还会助邪为病。现就饮食护理的注意事项，从以下几方面概述。

（一）饮食卫生

饮食卫生，包括注意食用清洁的饮食，不食腐烂变质食物，防止虫卵、毒邪等秽浊之物随饮食进入人体，危害正气，加重病情；还包括饮食寒温要适宜，过热食物，致胃火亢盛，烫伤消化道；过冷食物则伤脾胃阳气，致内寒从生；饮食软硬适宜，过软影响食欲，过硬妨碍消化，而重病人则应以流质、半流质为宜。另外，保持良好的情绪也是饮食卫生的重要内容，情绪不佳，可影响食欲，而乐观稳定的情绪则有助于食欲的增加和食物的消化。

（二）饮食节制

《素问·上古天真论》说："食饮有节"。"节"指饮食应有节制、有规律性。即饮食应定时定量、合理安排。适当的补充营养，对治疗有利，但进食过量，则反而有害。故在疾病中不可勉强进食，疾病初愈，更不能骤然暴食。《素问·痹论》说："饮食自倍，肠胃乃伤"。《景岳全书》说："不饮食，不可强食，强食则助邪；新愈之后，胃气初醒，尤不可纵食"。说的就是这个道理。如消渴患者应待腹空，再进饮食；胃肠病患者，少吃多餐；肺病患者，不可一顿过食等。总之，饮食应有节制，才能有利于疾病的康复。

（三）饮食选择

选择饮食，主要是根据病情需要，选择适当的饮食，除注意冷、暖、软、硬的选择外，还应注意饮食的医疗效能，根据食物的性味及病情合理搭配。如赤小豆有利水消肿之功用；绿豆可清热解暑；扁豆可健脾除湿；黑豆可养肝明目；梨生津润肺；香蕉、柿子可润肠通便；西瓜可清暑等。只有平衡膳食，根据病情选择适当膳食，才能满足人体对营养多方面的需要，并且使之起到治疗作用。

在饮食的选择上，应营养全面，不可偏食，无论饮食荤素精粗，都应在选择之列。若长期偏嗜某种食物，则会导致某种营养物质摄入过剩，而某些营养物质摄入不足，出现脏腑功能失调、阴阳偏盛偏衰，加重病情。避免饮食偏嗜也是饮食护理的重要内容。

（四）饮食禁忌

饮食应多样化，但也应注意饮食禁忌，如某些疾病难愈，或愈而复发，不少与忽视饮食禁忌有关。因食物均具有自己特定的性味，不同的食物对病证产生不同的影响。正如《金匮要略·禽兽鱼虫禁忌并治》所说："所食之味，有与病相宜，有与身为害，若得宜则宜体，害则成疾"。如水肿病以低盐为宜；黄疸患者忌食油腻；脾虚泄泻忌食生冷瓜果；痔疮、痈疖忌食燥热食品等，故不同的疾病患者，饮食有不同宜忌。中医古籍早有记载，如《灵枢·五味》认为五味各有所宜，各有所禁，"肝病禁辛，心病禁咸，脾病禁酸，肾病禁甘，肺病禁苦；肝色青，宜食甘……，心色赤，宜食酸……，脾色黄，宜食咸……，肺色白，宜食苦……，肾色黑，宜食辛"。即阐述此理。

此外，应考虑药物与食品的关系。服用中药一般均忌嗜茶，服参类补品，则忌食萝卜。按一般习俗尚有蜂蜜忌葱、白术忌桃李、鳖甲忌苋菜、荆芥忌鲫鱼等。

四、用 药 护 理

用药护理主要包括煎药法、服药法及用药后的护理三部分。

（一）煎药法

目前内科使用最广泛的剂型是汤药。汤药的煎法与其疗效有密切的关系。李时珍说："凡服汤药虽品物专情，修治如法，而煎煮卤莽造次，水火不良，火候失度，则药品无功。"可见煎法的重要性。其注意事项，大致有以下几点：①逐一核对有无药物错配的情况，对于有毒和药性峻猛者，尤应注意。②煎煮器具以砂锅、瓷罐为佳。③煎药用水应用清洁卫生之水。用水量视药物的吸水性和煎煮时间而定。煎药前应用水将饮片浸泡。④煎药时应注意先后顺序，质地坚硬者应先煎，芳香气薄之药物宜后下，煎沸即可，如藿香、薄荷、荆芥等；有毒之品，应另包先煎，特别是乌头用量大时，常须煎 3 小时以上，舌尝无麻味，才属安全；阿胶、鹿茸、沉香、琥珀、三七等，须先研末或水磨法，再用煎剂或开水冲服；青黛、赤石脂、马勃、旋覆花等，煮后易外溢或黏稠，则应以布袋包好后再煎。⑤煎药火候应视治疗需要和药性而定。发表药或攻下药应武火快煎，补养药则文火久煎。

（二）用药法

用药应注意给药途径和用药时间。内科用药多为口服，如汤、膏、丹、丸及片剂、冲剂、合剂、胶囊剂、口服液等。应注意药物是否霉变过期，如有则应立即停止给药，还应注意药的温度，汤药宜温服，如以热药治寒证者，宜热服；如以寒药治热证者，宜凉服；或用反佐法治疗真热假寒证或真寒假热证，如寒药热服或热药寒服。另可据病情辅以肌表给药，如以药熬成膏敷贴有关穴位，注意勿使暴露部位受风着凉，注意勿烫伤肌肤。用药时间应注意：汤剂每日1剂，分2～3次服；急重病人随煎随服，每日可2～3剂；峻汗或峻下之剂，如一服得汗或大便已下，应即时停服；泻下药及补益药宜饭前服，驱虫药应候机而服，安神药宜睡前服，截疟药应在发作前2小时服。

（三）用药后的护理

用药后宜休息一段时间，使病人神情安定，观察药物有何不良反应，尤其是峻烈的药物初服之后；服发汗药后，一般应多饮温热开水、热汤、热粥以助汗，观察出汗情况，只宜遍体微汗，不可大汗，且应避风；服利水剂后，应注意排尿量之多少，最好作出入量记录；服攻下药和驱虫药后，除告诉病人药后可有轻度腹痛外，应观察大便情况及有无寄生虫排出；危重病人服药后，对其神志变化，唇面甲颜色改变，四肢寒温转变，及气息、出汗及二便情况等，均应详细观察，并做好记录。

第五章

中医内科临证思路与病案书写

第一节 临证思路

内科是临床各科中最大的学科。它的病种多，范围广，证候复杂，与其他临床学科多有交叉，不少非内科疾病的患者往往表现出内科证候。因此，内科医师较之其他各科医师担负着更复杂、更繁重的医疗任务。

临证思路，是指临床医师对疾病进行分析、判断，从而提出治疗方案的思维过程。一位内科医师，其思维方法是否科学、正确，对于临床诊疗的效果有着决定性的影响。

一、临证思路的基本指导原则

（一）整体观原则

整体观原则，包含整体全面地认识人体自身心身和全面认识自然环境对人体疾病的影响两方面。中医学认为人与自然之间以及机体内部各脏腑器官之间都是统一的整体，在临证思维时必须从整体出发，全面地观察和分析病情，要因人、因时、因地制宜；另一方面在搜集和观察病人临床资料时，必须从整体出发，人体的官窍、肌表、筋骨和经络，都与脏腑息息相关，内外相通，人体一旦发病出现病理反应时，内部的病可表现于外，外部的病可传变入里，临证时既要诊察局部，也要审察全身，不可偏废，才能做到不疏忽、不遗漏任何有价值的临床表现。

（二）动态观原则

疾病是不断发展、变化的，不是静止的和一成不变的。患同一种疾病的不同病人，或者同一病人在不同的病理阶段，疾病的反应是不同的；特别是一些急重病证患者，其病情发展更是瞬息万变，一些临床表现往往稍纵即逝。所以，在进行临证思维时必须以发展的、动态的眼光去观察和分析病情，根据病情的发展变化，及时改变或调整治疗方案进行治疗。

（三）治病求本

疾病是复杂的，千变万化的，临床症状错综复杂，临证时应善于从复杂的表现中，透过现象，找出疾病的本质，从根本上入手，针对引起疾病的根本原因进行治疗，即“治病求本”，这是中医治疗学的总原则。另外，在治疗疾病时，还应注意疾病经常处于发展变化之中，因此“标”“本”也不是一成不变的，它们是一组相对的辩证概念，临床应分清标本，抓住疾病的本质，才能予以正确的治疗。

二、临证思路的步骤方法

所谓“临证思路”，实质上就是临床医师对疾病进行辨证论治的思维过程。历代医家在长期的医疗实践中，不断发展完善了中医治疗方法，拓宽了临证思路，采取"具体问题具体分析"的方法对待疾病，使诊疗过程完全建立在客观事实和正确思维的基础之上，体现了辨证唯物主义的观点，成为中医学最鲜明的特点。中医师的临证思路不是固定不变、千篇一律的，这与医师的学识经验及思维方法有关。现就临证常见的几种思路介绍如下。

（一）常规法

根据中医学"四诊合参"的原则，详细而准确地掌握患者的证候资料并进行分析后，首先应运用八纲辨证方法，分析病变的部位、证候的性质、邪正的消长、病情的浅深，再根据病情，辨明其属于内伤、外感何种范畴，选择适于外感或内伤疾病的辨证方法进一步分析之。如系外感，则应运用热性病辨证方法，以分析判断其病情处于哪一阶段，及其病变发展的来龙去脉。如系内伤杂病，则应运用气血津液辨证、脏腑辨证等方法，以辨清其病变属气属血，何脏何腑，兼有哪脏哪腑病变及其相互关系如何。总之，病例分析最终落实于脏腑气血的寒热虚实。最后对病因病机进行综合分析，从而得出辨证诊断结论。在运用此法时，应有意识地在分析病例时运用症状鉴别诊断方法，对临床脉症进行多方面的分析考虑，逐一鉴别分析，排除各种可能性，以求全面正确地辨析病情，得出正确无误的诊断结论。

当病证已辨识清楚，就应按照中医理论拟出相应的治法及方药，这时的基本思维方式应该是依理立法，依法施治和施护，即理法方药贯通一致。例如辨识为外感表寒证后，应选用辛温解表法治疗，可选用麻黄汤或荆防败毒散，并采用相应的护理措施。

（二）抓主证

在临床辨证时，许多医家重视抓主证。疾病发生后，主证是指决定全局而占主导地位的证候。所以，主证是纲，纲举目张，选准并解决了主证，附属于主证的兼证、变证、夹杂证等也即迎刃而解。

临床运用时，应以患者的主诉为线索，有目的地和选择性地诊察，随时分析、收集有意义的临床资料，且随时与自己记忆中的主证系统进行对照比较、分析检验，在此过程中，应充分考虑各种病证的可能性，而不应拘泥、刻板。一般来说，主证包含的脉症应在人体发病时表现较为突出，且主证中多有特异性脉症存在，应细心辨析。抓主证时，不必强求某一证候全部症状均出现，否则就会作茧自缚。抓住少数能反映疾病本质的脉症即可作出诊断。在抓主证时，往往遇到相似的脉症，要细心观察，多考虑几种可能性，以免误诊误治。

当确定抓住了主证之后，就应当机立断，迅速以相应方药处治。如太阳病中风，但见汗出、发热、恶风，即投以桂枝汤之。

（三）试诊法

此法又称"探病法"。明代医家张景岳《景岳全书·传忠录·论治篇》云："探病之法，不可不知。如当局临证，或虚实有难明，寒热有难辨，或病在疑似之间，补泻之意未定时，即当先用此法"。即如果对病证一时辨识不清楚，可根据已获得的四诊资料，按拟诊病证进行试诊，又称"诊断性治疗"，先行投以药物、食物等探病，投石问路，仔细观察疗效结果，再行进一步治疗，在试诊过程中，不断审证求因，对因施治，加减化裁，补偏救弊。如病在虚实之间时，先拟按"虚证"进行诊断性治疗，经扶正补虚后，病情缓解者则证明所拟"虚证"是正确的，否则，则反之。又如张仲景以药膳探病，"食谷欲呕，属阳明也。吴茱萸汤主之。得汤反剧者，属上焦也"。吴茱萸汤由吴茱萸、人参、生姜、大枣组成，为可入药膳之品，安全无副作用，若服后病情反而加剧，则得出病在上焦，改以从上焦论治，可达到好的治疗效果。应用此法，必须严密观察病人病情变化，在不危及病人生命、不增加病人痛苦的前提下进行。另外，在病情不甚明了时，也可暂不处理，待病情充分显示后，再行诊断治疗，如腹痛病人，在辨识不清时，暂不予止痛药物，以免掩盖病情，贻误治疗。

（四）演绎法

疾病的发生发展一直是处于动态的变化过程中，无论外感、内伤，其临床证候都不是固定不变的，它随着病势的进退而时刻变化着。由于脏腑之间有互为表里、生克乘侮的关系，而脏腑又与六经密不可分，不少经络病证，常常通过脏腑的病理变化反映出来，所以各脏腑、经络的疾病又是相互影响，互相传变的，而这种传变又多具有一定的规律和范围。演绎法就是要以脏腑经络先后脉证为纲，把握病理发展趋势，将疾病的治疗建立在脏腑、六经辨证的基础之中，并按其疾病的传变规律，进行防范性治疗，如“见肝之病，知肝传脾，当先实脾”这种治未病的思想即属此范畴。例如临床病毒性肝炎的治疗中，如果仅以肝“肝气横逆”论之，仅疏肝，往往不效。实际上，肝虚不能疏土的情况相当多见，肝病日久，疏泄功能失调，不能调畅气机以协助脾胃升降，必累及于脾而成肝脾两虚，轻则肝气郁滞而胁痛，进则肝络瘀阻成痞，再则土薄木贼终成“臌”。故治疗时应先“实脾”，以强化脾胃，间接补肝，一则可使脾气旺盛，杜绝病邪入归，二则可补养肝体，使肝用复常而正胜邪祛。

（五）辨病论治

辨病分两种，一种是辨中医的病，一种是辨西医的病，两者对有些疾病的命名是相同的。这些病包括，传统的以症状或临床表现命名的病，或病位病性结合命名的病，及西医命名的病等。

中医认为疾病的本质和属性，往往是通过“证”的形式表现于临床的，所以“证”是认识疾病的基础；而“病”是“证”的综合和全过程的临床反映。辨病是认识和解决疾病的基本矛盾；辨证则是认识和解决疾病某一阶段中的主要矛盾。历代中医均有采用辨病论治方法的，如奔豚汤治奔豚，鳖甲煎丸治疗疟母等，均是辨病论治。临床常见辨病论治思路有如下几种。

1. 中、西医辨病明确后，分型辨证　如：食道癌，可根据症状、体征、各种检查确定疾病诊断后，以中医辨证分型施治，肝郁气结则疏肝解郁；瘀血凝滞则活血化瘀；脾虚湿聚治以健脾燥湿化痰；气阴两虚治以益气养阴；或中医病证名或西医病名确诊后，不拘一方，在同病异证时选用不同方剂治疗。

2. 宏观整体的辨证与辨病用药相结合　是指在从整体上调整人体阴阳失衡的同时，选择针对“病”有效的药物组入方中，这是中医辨证论治与专方专药相结合的发展。古人积累了不少治病的专方专药，如茵陈治黄疸，常山治疟疾，现代又发现了不少治病的专方专药。但宏观辨证用药与微观辨病用药的结合不应是机械的相加，应当是有机结合，必须通盘考虑阴阳消长的态势，有分寸、有选择地应用。如胃溃疡的治疗，胃痛一般多用辛香理气之品，但一旦辨明是溃疡，就避开此类药物，虑其伤阴动血。另肝炎病人如何降低转氨酶的问题，首先须从整体上调整阴阳的失衡，再对肝旺脾虚者，培土抑木；对肾虚肝旺者，滋水涵木；对阳虚气弱者，益气温阳，在此基础上加一些有降酶作用的中药，如虎杖、垂盆草、蒲公英、土茯苓、五味子等，以提高疗效。但后类药物的应用，也应建立在辨证基础之上的。

3. 无“证”从病，灵活施治　由于中医辨证是通过对四诊获得的临床症状、体征以及引起疾病的原因进行综合分析归纳而得出的诊断结果，西医辨病则是凭借物理、生理、生化等检查而获得的，有时在临床上可出现病人症状不突出或自我感觉无症状而西医检查认为确有其病的情况。对此中医将处在无证可辨的境地；如临床常见的“单纯性转氨酶升高”、“蛋白尿”等。此时若无“证”可辨，则应从病施治。从病施治的方法有：从中医对本病基本病机的认识着手治疗，如糖尿病，属中医消渴范畴，基本病机多为肺燥、胃热、肾虚，临床可依此病机选用相应方药治之，可达降低血糖的目的；或根据一般情况推而论之，如肝炎患者，虽无症状，仍可通过对肝炎一般情况的推理为肝之气血郁滞，可采用疏肝理气、活血化瘀之法，又因肝体阴而用阳的生理特点，再酌加一些养阴柔肝之品以收效；或按前期有效方法守方治疗；或运用中西理论结合辨治，如肾小球肾炎的尿蛋白，中医认为是精气外泄，由于中医理论认为脾主统摄升清，肾主藏精，故临床可采用健脾补肾之法治之。总之，临床上应辨证、辨病相结合治疗疾病。

以上仅介绍了临床最常见的 6 种临证思路，实际上尚有其他对疾病进行论治的思维方法，如方证对应等，在此就不一一论述了。实际上，完整的临证思路的步骤，在不同的方法中均包括在搜集临床资料、辨病识病、提出治疗和护理方案、验证和随访的过程当中。疾病是多种多样的，病情是错综复杂、不断发展变化的，因此高明的医师就在于善于抓住疾病的本质，进行正确的临证思维，圆机活法，随证化裁，以取得满意的疗效。

第二节 病 案 书 写

一、中医内科病案书写通则

中医病案，是在临床工作中用于记载病人生活习性、病情、诊断、治疗及预后等中医医疗实践的案卷，是病人的诊疗档案。它为医、教、研提供第一手信息和资料，也是帮助解决医疗纠纷、制定法律责任等事项的一种事实依据。认真书写病案是培养中医临床医务人员业务水平和科学态度的主要途径之一，是临床工作者必需的基本功训练。

中医内科病案书写通则如下。

1. 书写病案应严肃认真、实事求是，记录要全面、准确、及时。要求在病人入院 24 小时内完成。

2. 中医临床重视症状学的观察，为此，症状描述必须详细，并要求使用中医术语。病案内容要求完整、精炼、语句通顺，努力做到重点突出、主次分明、条理清晰。注意前后病情演变的连贯性和系统性，体现整体观念和辨证论治理法方药完整统一的原则。

3. 要求按照中医四诊对病人进行系统检查。记录西医的体格检查、实验室检查、各种特殊检查及诊断，进行必要的分析。

4. 中医诊断的病证名称，应用国家中医药管理局下发的《中医病证诊断疗效标准》。有关西医的疾病诊断，参照《国际疾病分类》(ICD-10)，正确书写。

5. 要求字迹清楚，书写整洁，标点符号使用正确。不得挖补、剪贴。药品名称、剂量等要符合国家制定的规范标准。

二、中医内科病案书写规范

中医内科病案包括一般项目、问诊、望诊、闻诊、切诊、体格检查、实验室检查等四诊摘要、辨证分析、诊断、施治等。以住院病案为例说明如下：

(一)一般项目

包括姓名、性别、病案号、年龄、婚况、职业、出生地、民族、国籍、家庭住址、邮政编码、入院时间、病史采集时间、病史陈述者、发病节气、可靠程度等共 16 项。

(二)问诊

1. 主诉　记录最主要的症状、体征发生的部位、性质、持续时间。文字要简明扼要，主诉多于1项者，应按其发生的先后顺序列出。一般不宜用诊断或检查结果代替。

2. 现病史　是围绕主诉，记录发病到就诊之前疾病发生、发展及诊治的详细过程。要求内容具体、准确。询问时应使用通俗易懂的语言，但记录时应使用中医术语。现病史的内容包括：

(1)发病情况：发病的时间、地点、起病形式、先兆症状、诱因。急性起病者，从住院日往前推算；发病时间较长者，从发病时开始，按时间的先后顺序，一直记录到就诊前。

(2)主要症状的特征、性质和病情演变情况应重点描述：要具体记录发病后主要症状是持续存在，进行性加重，还是反复发作，逐渐加重；或是间断发作，时轻时重。入院前诊疗的情况包括检查的结果，治疗用药(药物治疗应注明药名、用量用法、效果及副反应)。

(3)伴随症状：分别记录各伴随症状的特点及其与主症的关系。有鉴别诊断意义的阴性症状和体征。

(4)发病以来精神、饮食、二便、睡眠等方面的变化(按中医十问要求记录)。

3. 刻下症　记录入院时的全部自觉症状。先描述主要症状，再围绕主症描述其他兼症，接着记录现有的痼疾症状。

4. 既往史　即旧病史，包括故病(已祛除的疾病)史和痼疾(至今未祛除的疾病)史，按旧病发生的顺序记述。要有主要症状、疾病诊断及既往治疗。如对某药物有过敏史，最好以红笔重点标记。

5. 个人史　包括出生地、居留地、居住环境、工作情况、饮食习惯、特殊嗜好及平素性格情绪等情况。还应记录婚姻及女性病人的经、带、胎、产等情况。

6. 家族史　患者的爱人、子女及密切接触的亲友健康情况，并应记录患者的已故直系亲属死亡原因及死亡时的年龄。

(三)望诊

1. 望神色形态　神色包括精神、神志、思维、面色表情、面貌等(如精神饱满、神采奕奕、精神萎顿、神疲乏力、神思敏捷、神思恍惚、时清时寐、昏不识人、神昏谵语、面色明润、面色黧黑、面色萎黄、面色如妆、痛苦面容、热病面容)。形态包括体形和体态(如形体匀称、形体壮实、肌肉不削、活动自如、形体消瘦、大骨枯槁、大肉陷下、角弓反张、咳逆倚息)。

2. 望肌肤　描述肌肤的色泽，有无出血点，有无斑疹痈疖，有无肿胀等。

3. 望头部　头的形态(如头无畸形、囟门凹陷、囟门高突、头倾视深、夸以代头)，须发的色泽、形状(如须发润泽、发落稀疏、发黄枯萎、发如麦穗)，眼、目、口、齿、耳的色泽、形态，咽喉的色泽、形态等状况。

4. 望颈项　形与态，如俯仰转侧情况，颈脉是否动急，青筋是否暴露，有无瘰疬瘿肿，颈部有无红丝赤缕等。

5. 望胸腹　指胸胁脘腹的形态(如胸胁匀称、腹部平坦、鸡胸、缺盆深陷、腹大如鼓、脐平、脐突)，胸腹脉络是否显露，胸部有无赤缕蟹纹等。

6. 望腰背　指脊柱骨的形态(如柱骨正常、柱骨歪斜、佝偻曲背、龟背)，及腰的俯仰转侧情况。

7. 望四肢和爪甲　记录其形态、色泽(如四肢匀称、活动自如、膝如鹤膝、双足踝浮肿、爪甲红润、爪甲无华)等。

8. 望二阴 有无阴肿、阴缩、阴挺、肛裂、痔核、痔瘘等。

9. 望排泄物 指痰涎、涕、唾、呕吐物、汗、二便、经、带、脓、血等物的性状(如清稀、稠厚)和颜色。

10. 望舌象 包括舌质的颜色、形态,舌下脉络的粗细、曲直、颜色,舌苔的颜色、厚薄、腐腻、干润等。

(四)闻诊

1. 闻声息 指闻语言、呼吸、咳喘、叹息、呻吟、呕恶、腹鸣等之状况(如语音清晰、气息均匀、语音謇涩、声高气粗、语声低怯、呻吟不止、常喜太息、喉中如曳锯、喉中有水鸡声、喘息、呼多吸少、噫气频频、肠声辘辘、腹中雷鸣、肠间辘辘有声等)。

2. 嗅气味 指气息、排泄物、分泌物的气味(如口气臭秽、嗳气如败卵、带下腥臭)。

(五)切诊

1. 切肌肤 了解肌肤的寒热、润燥等。

2. 切局部 记录触按身体各部所得的结果,以阳性征象为主,也应记录重要的有鉴别意义的阴性征象。如颈腋有无臖核、瘰疬、痰核,颈下有无瘿肿,胸腹有无癥结,如有应描述其大小、形状、软坚、能否推移;虚里跳动是否应手应衣,腰背有无叩压痛等。

3. 腧穴按压 重点记录与主症或兼症有关的腧穴有无压痛。

4. 脉象 主要记录寸口脉象,对危重病人还应描记人迎脉、趺阳脉、太溪脉等之脉象。

(六)体格检查

记录西医查体的阳性体征及有鉴别诊断意义的阴性体征。

(七)实验室检查

入院时已取得的各种实验室检查结果及特殊检查结果。

(八)四诊摘要

要求将四诊中所获资料全面、系统地进行扼要归纳,包括资料中的病程、起因、症状及有关阳性见征。记录方法不一定再按问、望、闻、切的顺序写,可采取先记录主症、主征,再围绕主症、主征综合记录其他症状、体征的方式进行。如能将四诊资料按脏腑、寒热虚实等内容进行条款式摘要更好,有助于辨证分析。

(九)辨证分析

以四诊摘要为依据,要求从四诊、病因病机、证候分析、病证鉴别、病势演变等方面进行书写。要求思路清晰,有理有据,明确病位、证候属性、标本缓急、虚实程度。应有辨证结论。

(十)入院诊断

包括中医病(病证)的诊断和证的诊断。有几个病(证)写几个病(证),如有 2 个或 2 个以上的诊断,可按主次顺序排列。病名准确。病类与证类名称应另行写出,并与病(证)名错后一格。病名诊断应用公认的名称,证候诊断应尽可能反映病证的病位、病性、病势与内涵。

西医诊断写在中医诊断下方。诊断名称较复杂者,可按病因诊断、解剖诊断、病理生理诊断、功能诊断等依次书写。病名应规范,有几个病写几个病,凡超过 2 种或 2 种以上疾病诊断者,应以从主到次顺序书写。

(十一)施治

1. 治则 治则是根据病证演变的规律性,患者具体的体质、兼证等特殊性因素,权衡标本缓急后拟定的治疗原则，具有总体规划的性质。如扶正祛邪，先攻后补，先解其表后清其里等。

2. 治法　如果说治则是治疗的战略性规划，治法则是治疗的战术性部署。在治则指导下，针对目前证候拟定具体治法。如，在"扶正祛邪"治则指导下，拟定的"滋阴解表"即为治法。

3. 方药　据法选方，要有方名、药物、剂量，自拟方要注明并写全药物。药物如有特殊的煎服法、炮制法，应于药名的右上方注明。剂量以克(g)为单位。处方应写明拟服的剂数，并注明从某日服至某日。

4. 煎法　指煎药用水量、用火时间、火候、药物煎煮次序等。

5. 调护　包括服药方法、饮食宜忌、护理级别、起居注意事项等。

以上内容书写完成后，医生在右下方签全名，应字迹清楚易认。

(十二)病程记录

分为"首次病程记录"、"病程记录"、"特别记录"。包括内容如下。

1. 首次病程记录

(1)一般项目：首次记录的时间、患者姓名、性别、年龄、入院日期、入院原因、入院途径(急诊入院、门诊入院、转科或转院)。

(2)病史：包括简要病史、四诊及体检摘要。理化检查结果及特殊检查结果。应有本病例特点，有综合分析。

(3)入院诊断：包括中医病(病证)名诊断、证名诊断及西医诊断。

(4)诊疗方案：包括诊疗计划的安排、进一步明确诊断的检查计划、治法、处方、调摄护理的要求、饮食宜忌。

2. 病程记录　首次病程记录之后的日常病程记录，内容包括近几天来的病情变化，病人的症状、体征、实验室及其他检查结果，对病情及病势发展顺逆的分析，进一步检查治疗的设想，治则治法及方药调整的意见，新开医嘱、停用医嘱的原因，理法方药的更改与病情变化的关系，辨证使用中成药，合理使用西药。

3. 特别记录　包括特殊检查记录(如胸穿、腰穿等，应记录检查目的、检查经过、结果、检查后患者的反应、交代的注意事项，必要时检查前应有家属签字)、会诊记录、病历讨论记录(包括急危重症、疑难病例、术前或死亡病例的讨论记录)、死亡记录等，均应有详细记载。

(十三)医疗小结

包括阶段小结、出院小结等。

1. 阶段小结　病人入院1个月后应作一次阶段小结；医生交接班时，病案中应有交接班记录；转科(转出、转入)均应有详细记录。包括病人姓名、年龄、病史、诊断治疗过程、用药情况及目前病人的病情等。

2. 出院小结　包括一般项目、诊治经过、诊断、目前情况、今后意见等内容。还应注明入、出院日期，住院总日数，并对照入、出院时四诊情况，入、出院时中西医诊断，提出对病人出院时的具体要求(如怎样继续服药，何时来医院复查、生活起居的注意事项等)。如病人死亡，应写死亡记录，内容同上，但应详细记录死亡前的病情变化、抢救经过、死亡时间、死亡的直接原因和最后诊断等内容。

附:中医内科入院病案举例

（选自国家中医药管理局《中医病案书写规范》）

住院病历

姓名:胡某　　性别:男　　病案号:29321

年龄:45 岁　　婚况:已婚

职业:工人　　出生地:北京

民族:汉　　国籍:中国

家庭住址:北京市某区某街 2 号　　邮政编码:100700

入院时间:1989 年 3 月 21 日 15 时 30 分

病史采集时间:1989 年 3 月 21 日 16 时

病史陈述者:患者本人　　可靠程度:可靠

发病节气:春分后 1 天

问诊:

主诉:发热、恶寒、咳嗽 2 天,右胸掣痛半天。

现病史:1989 年 3 月 17 日,因外出衣着不慎而始感头痛,连及巅顶,鼻塞声重,时流清涕,微有咳嗽,恶寒发热,无汗。自认为是“感冒”而服“去痛片”未效,但仍坚持工作。次日病情加重,头痛连及项背,周身酸楚乏力,下午 3 时,突然发热、寒战,咳嗽频作,痰黏而黄,涕浊,不欲饮食,便秘溲黄,遂到某医院急诊。查体温 39℃,诊为“上感”,予“感冒冲剂”、“复方新诺明”口服,并肌注“复方氨基比林注射液”1 支,虽然汗出,恶寒减轻,但身热不解,患者所苦有增无减,气粗咳甚,痰多色黄,渴喜冷饮,入夜尤甚。今晨觉右胸掣痛,咳则痛剧亦不敢深息,痰色转“暗红色”,来本院急诊。急查,T:38℃,WBC:2.8×10^{10}/L,N:97%,L:3%,胸片示右中肺大片阴影,考虑为右中肺大叶性肺炎征象。急诊收入我病区。

既往史:平素身体尚可,未患过肺结核及肺炎,未患过肝炎,去年查肝功无异常;1987 年患过“急性胃肠炎”,经治而愈;无心脏、肾脏、血液、内分泌及神经系统疾病,亦无外伤史。

个人史:出生于北京,曾去过广东、东北、苏杭等地。住地无潮湿之弊,条件尚可,喜食辛辣,吸烟 10 余年,每日 10 支,少量饮酒。

婚育史:25 岁结婚,配偶有咳喘咯血史多年,育一男一女,身体尚健。

过敏史:否认过敏史。

家族史:母年过七旬,尚健。父因“脑出血”于 1980 年去世。

望、闻、切诊:

神色形态:神识清,精神不振,表情痛苦,面色略红,双目有神,形体消瘦,倦卧于床。

声息气味:语声重浊,气粗而不喘,时有咳嗽,咳声较响,无异常气味闻及。

毛发皮肤:毛发稀疏,间有苍白,尚有光泽;皮肤润泽,肤色无异常,无斑疹白痦。

舌象:舌苔黄微腻略滑;舌质红无瘀点;舌体大小适中,无齿痕,活动自如;舌底脉络色红,未见迂曲。

脉象:六脉弦滑略数,右寸浮,左尺细。

头面五官颈项：头颅大小形态正常，目窠微陷，白睛不黄，红丝隐隐，鼻翼微有煽动，耳轮红润不枯，无耳瘘及生疮，牙齿黄垢，排列不整，左右下磨牙各有一枚缺如，无龋齿及齿衄，亦无齿瓣。咽部色泽红润，未见乳蛾。颈部对称、活动灵活，无青筋暴露，无瘿瘤瘰疬。

胸腹：胸部扁平，虚里搏动应手，腹软无癥瘕痞块，无青筋暴露。

腰背四肢爪甲：脊柱四肢无畸形、不肿，爪甲润泽。

前后二阴及排泄物：无阴囊肿大，无脱肛及痔瘘。大便黄而干，小便黄少，涕黄浊量不多，痰黄稠与黯红色交混，量多无腥臭，无脓样痰。

体格检查：

T：38℃；P：92 次/分；R：26 次/分；BP：130/90mmHg。

神志清楚，营养中等，发育尚可，查体合作，全身浅表淋巴不肿大，无皮下结节，巩膜无黄染，瞳孔等大等圆，对光反射存在，心界正常，心率 92 次/分，心律齐，各瓣膜听诊区未闻及病理性杂音。右肺呼吸音低，中部语音传导增强，可闻及中小水泡音，左肺呼吸音略粗。腹部平坦，柔软无压痛，肝脾未触及。肾区无叩击痛。神经系统检查生理反射存在，病理反射未引出。

实验室检查：

血常规：RBC：4.5×10^{12}/L；Hb：14g/dl；WBC：2.98×10^{10}/L；N：97%；L：3%。

尿常规：正常。

大便常规：正常。

胸部正位片：右中肺大片阴影，考虑为右中肺大叶性肺炎征象。

四诊摘要：

患者胡某，中年男性，素体虽健但较消瘦，嗜烟酒辛辣，此次急性起病，有外感史，刻下发热恶寒并见，发热重于恶寒，咳嗽时作，右胸掣痛，咳嗽加剧，咯黯红色痰，质黏稠而量多。咽干口渴喜冷饮，不欲进食，小便黄少，大便干结。舌红苔黄微腻，脉右寸浮滑数，左弦滑数。

辨证分析：

从四诊来看，急性起病，寒热并见，脉浮符合外感发热而不符合内伤发热特点。从治疗过程来看，不符合感冒，更非喉核肿大所致发热。发生于春季，则非冬温。可考虑为风温或春温。后者为伏气温病之一，初起即有里热壅盛，津伤较重，口渴尿赤，舌红甚，咳嗽并非必然见症，而本例患者，以热、咳、痰、口渴为主，故诊断风温为宜。患者形体瘦削，喜食辛辣，肺胃素有蕴热。又时值春季，风气当令，患者不慎衣着，外感风热病邪，肌表被束，卫气不达，则见头痛，恶寒发热，周身酸楚。肺主宣发肃降，开窍于鼻，肺卫受邪，肺气闭郁不宣，痰热蕴结，清肃之令失常，则见咳嗽鼻塞，咳痰粘稠。痰热阻肺，脉络失和而不通，不通则痛，故见右胸掣痛。肺与大肠相表里，肺气不降，腑气不通，且肺胃内有蕴热，津液受灼，则见大便秘结，小便黄少。舌红苔黄微腻，脉弦滑略数为内有痰热之象。右寸浮为表邪未尽之征。综观脉症，病位在肺、胃、大肠，以实热为主，但与阳明腑实证仍有区别。后者一般有身大热、大汗、大渴、脉洪大等特点，本证则热、咳、痰、胸痛为主兼有腑气不通，故属卫气同病、痰热蕴肺，兼有腑气不通、脉络失和之证。

西医诊断依据：

1. 急性起病，主要表现为寒战发热，咳嗽胸痛，痰黄转黯红色。

2. 右肺呼吸音低，中部闻及中小水泡音。

3. WBC：2.98×10^{10}/L；N：97%；L：3%；胸片示：右中肺大片阴影。

入院诊断：

中医诊断：风温

卫气同病，痰热蕴肺。

西医诊断：右中肺大叶性肺炎。

治则治法：

急则治其标，先以祛邪为主。疏风宣解，清泄化痰，佐以通腑和络。

方药：

1. 5%葡萄糖注射液500ml加入清开灵40ml静脉滴注，每日1次。

2. 汤药：以银翘散合麻杏石甘汤加减。

麻黄9g　生石膏(先煎)50g　连翘10g　薄荷(后下)5g　金银花12g　鲜芦根50g　杏仁10g　炒牛蒡子10g　黄芩10g　全栝蒌15g　丝瓜络10g　酒军9g

煎服方法：

上方加水500ml，煎30分钟，取汁300ml，分两次口服，日1剂。

辨证调护：

宜保暖、避风寒，忌生冷。密切注意呼吸、汗出、脉象、面色之变化。

住院医师：×××

第六章

中医内科学的研究现状与发展趋势

总结60多年来的经验，中医药学术取得了令人瞩目的成绩。中医内科学的科学价值及其在医疗保健事业中的重要地位和作用日益被公认，并逐步地走向世界。大量的临床研究、实验研究、古医籍整理以及中医内科教材建设和教材参考书编著，使中医内科学术逐步成熟达到了新的水平。特别是在肝胆病、脾胃病、心脏病、肾与膀胱病、血液病、中风病、热病、咳喘病、血证、厥脱、痹证、癫狂、高血压病、内分泌及代谢病等方面较突出，丰富了中医内科学的证治内容，促进了学术发展。目前对许多疾病的病因病机的认识已日益明确和深化，在诊断辨证规范和防治方法研究上已有较大的更新和发展。

第一节　病因和病机方面

近年来，由于中医内科古代文献整理研究和对疾病病因病机探讨的不断深入，使不少疾病的病因病机得以进一步的阐明，并提出了一些新的见解。如中风病虽然很早以前已认识到它的病因是内风而非外风，但近年来运用现代临床流行病学方法和实验医学手段，才进一步深入地认识了中风病与风、火、痰、瘀、虚等多种致病因素有关，从而有了脑脉痹阻或血溢脑脉是中风病的主要病变与气血逆乱脑髓神机受损为中风病基本病机的认识，近来又提出“毒损脑络”的病机，并以此指导临床治疗，提高了防治水平。早在20世纪60年代曾将温病病因归纳为温热病毒与湿热病毒，20世纪80年代以来则在“热极生毒”的传统观点上，提出了“毒随邪来，热由毒生”的邪、毒、热互为相关的论点，表明邪是毒的依存条件，毒才是致病之因，发热是毒致病之果。由此进一步获得了温病发展演变的卫气营血全过程都有毒的存在的结论，并得到了大量临床和实验研究资料的证实。全国性的痹病协作攻关，不仅出现了“尪痹”这一新的疾病概念，而且也为痹病的病因病机除外因外，还与脏腑气血及体质有关的认识提供了科学依据。对胸痹心痛的大量临床研究，加深了对其基本病机气虚血瘀本质的认识，从而丰富了除“阳微阴弦”等传统观念以外的病机学说，指导临床，使胸痹心痛的治疗效果前进了一大步。

病因和发病机理研究的深入，促进了中医内科证候学的发展。近年来，不断发展和论证了一些疾病新的证候类型，如中风病急性期的痰热腑实证，痴呆病的痰浊蒙窍证，肺胀病的痰瘀阻肺证，心悸（病态窦房结综合征）的心肾阳虚证等。由于运用了医学计量学及数学等方法，使这些证候类型具有客观、半定量与定量等特点，反过来又促进了疾病发病机理研究的不断深入。

第二节　诊断和辨证方面

近些年来，由于中医病证诊断规范化研究的深入，以急症为先导的中医内科病证诊断与疗效评定标准相继制定，并在临床中不断修订完善，推动了中医内科病证诊断和辨证研究的发展。1988年，国家卫生行政部门颁布的首批中医急症诊疗常规有中风、高热、胃脘痛、胸痹心痛、血证、痹症、厥脱。与此同时，中国中医药学会内科学会相继成立了10余个专业委员会，由此制定出了各委员会有关的病证诊断、证类诊断及疗效评定标准，使中医内科病证的诊断和辨证首次向着科学化、规范化的要求迈进了一步。如中医脑病专业委员会、全国中医脑病急症协作组的成立，首先于1983年即着手组织全国有关专家制定中风病诊断与疗效评定标准，经大覆盖面万余病例的验证，至1986年中华全国中医学会内科学会通过了这一《标准》，此《标准》提出了病类与证类诊断方案，将中风病按有无神识昏蒙分为中经络与中脏腑两大类。中经络者分为肝阳暴亢，风火上扰；风痰瘀血，痹阻脉络；痰热腑实，风痰上扰；气虚血瘀及阴虚风动五证。中脏腑者分为风火上扰清窍；痰湿蒙塞心神；痰热内闭心窍；元气败脱，心神散乱四证。该标准的制订不仅丰富了中风病辨证内容，而且对中风病的规范化研究和开展大宗病例的临床科研观察创造了条件。随着医学计量学的引入，近年又出现了中风病辨证量表，进行评分积分，从而使中风病的诊断和辨证方法向着客观化、定量化方向又进了一步。老年痴呆是近几年被逐步认识的一种老年性常见疾病，许多国家统计资料表明该病已列为老年三病之首，既往中医研究较少，前五版《中医内科学》教材均未收载，1988年8月第一个中医《老年痴呆病诊断、辨证分型及疗效评定标准》由中华全国中医老年医学会提出，此后1990年5月经中医内科学会脑病专业委员会讨论修订。该标准认为诊断本病主要从记忆力、判定力、计算力、识别力、语言、个性、思维、人格改变、年龄在60岁以上亦可在50～59岁之间、起病缓慢病程长这些方面进行判断，指出前8项中有记忆、判定、计算和另5项中的1项，在6个月内有明显减退或缺损，再参考年龄、病理即可诊断为老年痴呆。对本病的辨证分为虚实两类，虚者分为髓海不足、肝肾亏虚、脾肾两虚，实证分为心肝火盛、痰浊阻窍、气滞血瘀。这种诊断标准的制订，无疑促进了对疾病本身研究工作的深入，使中医内科病证的临床诊疗、科研及教学工作出现了前所未有的新局面。胸痹急症协作组对胸痹病的诊断作了探讨，提出了“病证相配，组合式分类诊断法”，首先将中医病名内涵赋以西医病名，实现规范化，胸痹病相当于冠心病，把5个临床类型全部归入中医病名内涵。即胸痹心痛相当于冠心病心绞痛；胸痹心悸相当于冠心病心律失常；胸痹心水相当于冠心病心力衰竭；胸痹心厥相当于冠心病心肌梗塞；胸痹心脱相当于冠心病心脏骤停。再分6个证名，即心气虚损证，心阴不足证，心阳不振证，痰浊闭塞证，心血瘀阻证和寒凝气滞证。其病名诊断的描述举例为：“胸痹心痛·心气虚损兼痰浊闭塞证”。胸痹病名诊断经全国近20个医疗科研单位1800多例患者的反复临床验证，认为具科学性和可行性。此外血证组对吐血黑便诊断标准的含义定为血由胃来，从窍而出。厥脱组明确厥脱证是指邪毒内陷或内伤脏气或亡津失血所致气机逆乱、正气耗脱的一类病证，以脉微欲绝、神志淡漠或烦躁不安、四肢厥冷为主证，并提出西医的各种原因引起的休克可参照本证辨证。

中医四诊研究取得了一定进展。临床和基础研究已经把中医的四诊研究向客观化、精确化、科学化推进。

诊断标准突出诊断要点，从主证与兼证加以描述并指出诱发因素，还采用吸收、借助西医学的手段如生物化学、细菌、免疫、X线、B超、CT彩超、放射免疫、磁共振成像(MRI)、人工肾、介入疗法等等，补充有意义的体征和理化检查内容，有利于进一步确诊。

中医内科作为重要的临床学科，已经在全国范围内形成一支庞大的学术队伍。随着中医学术的发展，以及临床、教学、科研的需要，中医内科出现了专业分化，逐步形成热病、心病、肾病、肺病、肝胆病、脾胃病、脑病、糖尿病等学科。对以上三级学科的常见疾病的诊断、辨证等内容，进行了比较深入系统的研究，提高了临床疗效，促进了中医内科的学术发展。

随着中医内科病证诊断和辨证规范化研究的深入，国家中医药行政部门在原《中医病历书写格式与要求》基础上，组织全国中医内科学会及有关专家，重新制定了《中医病案书写规范》在中医内涵建设的不断深入发展中，《中医病案书写规范》、《中医病案首页》、《中医病证诊断疗效标准》、《中医病证分类与代码》、《中医临床诊疗术语证候部分》、《中医临床诊疗术语疾病部分》、《中医临床诊疗术语治疗部分》等中医行业标准也逐渐推出，它标志着在20世纪中医理论研究的新进展，标志着国家本着继承与发扬并举的原则，依靠专家群体的作用，充分利用现代科技知识，在中医学术标准化领域做了大量细致的探索和开发工作，取得了可喜的成绩，尤其内科病证诊断和辨证的准确性得以不断提高。加上近20年来全国开展的关于"证"本质的研究深入，赋予了中医"证"新的内涵，证候是人体对疾病病理生理变化整体反应的概括，以信息学方法诠释证候，具有内虚外实、动态时空、多维界面的特征。临床遵循以象为素、以素为候、以候为证，方证相应原则进行辨证论治，使中医辨证水平得以不断提高。

第三节　临床研究方面

辨病与辨证相结合，也是近年内科临床研究的重要思路。以病为主体，进行系统观察，促进了专科专病的深化研究，从而在心脑血管病、肿瘤、肝炎、抑郁症等重大疾病的防治上取得了一定进展。很多学者以辨证论治思想为指导，围绕疾病的发生、发展过程，采用分期论治的方法，根据证候的演变规律，总结出系列中成药，提高了临床疗效。此外，中西医结合治疗也是近年内科临床研究中不可忽视的内容，它在很大程度上提高了急危重症患者的抢救水平及治疗效果，仍是当今临床研究的重点之一。

广泛的中医临床研究工作表明，应用中医或中西医结合疗法在临床各科许多疾病的治疗中取得了显著疗效，有的超过了单纯西医药治疗的效果，有的已达到世界先进水平。以中药补肾为主治疗慢性再生障碍性贫血，有效率为84.5%，缓解率占40%～50%，明显优于雄性激素治疗的有效率(46.7%)。中西医结合治疗全身性红斑狼疮的有效率为78.9%～90%，而单纯激素治疗的有效率为54.5%。对恶性肿瘤尤其是晚期患者，采用中医药或中西医结合治疗可以延长患者的生存期，明显减少化疗、放疗的毒副作用。对Ⅲ期胃癌术后采用健脾和胃、益肾填髓的健脾益肾冲剂合并化疗，其5年生存率为51.65%，较单纯手术切除及术后化疗者5年生存率11.7%～31.2%为高。男性体内性激素内环境紊乱，E_2/T比值增高，是冠心病、糖尿病等的危险因子，可用补肾的中药治疗获得疗效。大黄醇提片、血宁冲剂治疗急性上消化道出血，中药结肠灌注液1号治疗急性肾功能衰竭的研究均获得部级以上科研成果。以益气活血法为主中西医结合治疗急性心肌梗塞的病死率为6.5%，明显低于单纯西药治疗组14.9%的死亡率。治疗急性出血性坏死性胰腺炎的病死率为6.89%，明显低于单纯西医治疗20%～40%的病死率。急性梗阻性化脓性胆管炎国外西医治疗的病死率为20%～87.5%，而中西医结合治疗的死亡率为5.4%～22.2%。以中医药治疗轻中型抑郁症疗效与西药大致相当，但有起效快、副反应少、病人依从性好的明显优势。以血府逐瘀汤为主方中西医结合治疗弥漫性血管内凝血400余例的治愈率为92%，其疗效远远优于单纯西医治疗。败血症治疗的存活率为60%～90%，与国外同类病种单用西医治疗相比，治愈率提高了20%，处于国际领先水平。

总之，中西医结合已取得了很大的成绩，充分发挥了西医现有的优势，应用先进的科技手段进行中医基础理论和临床疗效机制的研究，辨明“证”的实质。中西医结合，一是以西医学微观辨病，实验定量为核心，以中医学宏观辨证，动态时空过程的定性和综合为核心，在辨病的基础上进行辨证论治，从不同角度反映疾病的发生发展规律，相互取长补短，辨病与辨证互补；二是宏观辨证微观化和微观指标整体化相结合，西医学引进中医学的整体辨证思想和方法，中医学引进现代科学技术，进行辨证数量化诊断研究和证型客观化研究。

在总结推广著名老中医的临床经验和挖掘散在民间的中医独特专长，提高对内科某些疑难病证的疗效方面，也取得了明显成效。例如，使用“蟾酥膏”外贴，治疗癌性疼痛，有效率达92.7%；运用“寒温同用、升降并调、虚实同理、调气活血”的理论和方药，治疗慢性萎缩性胃炎，经病理学检查证实，有效率为79.08%。与此同时，全国各地还组织编写大量老中医经验汇编和民间单验方汇编。20世纪70年代末的中医临床研究者在国内率先运用电子计算机技术总结整理和研究著名老中医经验获得成功。目前，全国各地已相继建立起“肝炎”、“胃病”、“热病”’、“神志病”等数十个著名中医“专家系统”，并应用于临床。

第四节　预防和治疗方面

进入20世纪80年代后，随着疾病谱的变化，对临床流行四病高血压、心血管病、中风病与肿瘤的防治，中医药工作者加强了研究工作，并取得了一定进展。

在中风病预防上，中医工作者提出了二级预防措施即中风先兆的预治。中风先兆的诊断标准为：①年龄在50岁以上或既往有肝阳眩晕或虚损病史；②近期内反复发生突发性、一过性、可逆性眩晕、黑朦、偏瘫、失语等症；③脉弦而长；④血液流变学指标异常。根据这一标准诊断的中风先兆病人，采取辨证论治中药汤剂治疗，取得了比较满意的疗效，在预防“卒中”方面显著优于阿司匹林对照组。中医在预防老年性慢性支气管炎发病方面也取得了显著成效，如根据“冬病夏治”“春夏养阳”的理论，于7～8月间给健脾补肾药丸(生地、熟地、山药、山萸肉、巴戟肉、仙灵脾、白术、党参、灵芝)，服药3个月后，可改善体质，减少复发或不发；用固本止咳片(黄芪、黄精、陈皮、沙棘、补骨脂、百部、赤芍)治疗慢性支气管炎、肺气肿及部分肺心病缓解期患者，在夏季处暑后连服40～60天，经1018例观察，显效率40.7%，总有效率82.9%，经2～5年155例观察咳、喘、痰的疗效，总有效率为90.32%。

中医内科疾病的治疗效果近年来也有显著提高，尤其进入20世纪80年代后，随着中药剂型改革的深入，出现了中药单味和复方制剂以及某些内科疾病的系列方药在内科疾病临床的应用，许多中药新剂型如针剂、粉针剂、片剂、膏剂、气雾剂、冲剂、口服液等，特别是肌肉与静脉为给药途径的注射剂在内科急重症抢救中的应用，显著提高了内科疾病的中医治疗水平，降低了病死率和病残率，给中医内科临床带来了新的活力。如清开灵注射液治疗中风病急性期，丹参注射液治疗胸痹、心悸，参附青注射液抢救厥脱，穿琥宁注射液治疗外感发热等等。中药新剂型提高了中医临床疗效水平和学术水平。

中医辨证论治水平的提高和治疗思路的更新，也是内科疾病治疗效果不断提高的关键。如在传统清营汤中加重解毒化瘀之品，使急性热病营分证的治疗有效率得到了进一步的提高，在退热、消炎、解毒和降低血液黏度及疗程等方面皆明显优于西药对照组。对慢性肾衰尿毒症期用清热解毒降浊中药汤剂灌肠，可使本来预后很差的慢性肾衰病人的寿命明显延长。用益气活血中药治疗胸痹心痛总有效率及心电图疗效均明显优于西药，此类药在防治冠状动脉再灌注导致的心肌损伤中的作用已被科学研究所证实。中医祛瘀化痰法治疗“血浊”(高脂血症)不仅疗效可靠、疗程短,而且毒副作用小。病态窦房结综合征属中医心悸范畴,是当今世界难治病之一,中医益气温阳疗法具有一定优势,用附子为主药制成注射液静脉滴注治疗可以提高其心率。肺胀神昏即肺性脑病,根据中医痰蒙心窍理论,用菖蒲注射液静脉滴注治疗 279 例,近期显效 128 例,好转 81 例,总有效率 74.99%。全国中风急症协作组自 1983 年 7 月至 1990 年 12 月,采用清热化痰、活血开窍法之清开灵注射液治疗中风急症 589 例,总有效率为 81.1%,明显优于西药对照组。证效关系研究表明,此药适用于中风病痰热证。突出了中医辨证论治思想。再如用丹参注射液、川芎嗪注射液治疗缺血性中风,其疗效也显著优于传统西药,由此表明活血化瘀是缺血性中风的基本治法。近几年来,在抢救中重型厥脱证中普遍采用了多法联用的方法,突破了一法单用或一方一针单用的治疗方法,如益气敛阴与回阳救逆法联用抢救心源性休克,清热解毒与活血化瘀法联用抢救中毒性休克等,都取得了成功。近年来对胃痞(慢性萎缩性胃炎)的治疗进行了广泛探讨,有人以“虚痞”立论而用通降养胃并举治法,取得显著疗效。

第五节　今后研究的方向及展望

(一)注重中医固有理论的研究,使辨证论治走向规范化

应认真溯回考察历代医家的辨证思想及辨证内容,从中归纳总结前人辨证的基本内容及关键环节,为辨证论治规范化提供应该继承的部分;剖析前人对各证的具体描述,归纳证候的表现形式,于临床运用验证,初步制定一个在中医理论方面统一的证候规范系统;研究证的层次结构,提出辨证的基本内容,从而统一辨证论治的方法与步骤;分析研究中医病证关系,摸清每种病在不同阶段的发展演变规律,完善中医“辨病证结合论治”系统。

(二)在中医整体观的指导下注重汲取现代科学技术,使辨证论治走向客观化、微观化

应积极借助科学发展的前沿领域,如基因组学、转录组学、蛋白组学和代谢组学等技术手段,以弥补肉眼观察之不及,使辨证论治从宏观辨证走向宏观与微观结合辨证;积极开展动物实验及临床试验,摸索研究证的实质、证的客观指标,使辨证论治从证候客观化走向指标客观化。

(三)注重多学科研究

应学习中医学以外学科中的某些学说、理论、思路、方法、手段等并善于运用它们来研究中医内科学术,从不同的角度分析、阐述其理论问题,揭示其规律。其中运用最多的当然是现代医学的理论、方法和手段。此外,还可从哲学角度,运用普遍联系的观点、运动发展的观点、质量互变、对立统一规律等研究内科的辨证论治思想;可从逻辑学角度,分析古人对疾病的观察、分析、判断、比较、抽象、概括等思维方法;可从方法论角度,以系统论、控制论的观点去考察古人对疾病认识的思维方式;可从数学角度,去分析、掌握“同中求异,异中求同”的辨病辨证方法,借鉴集合论的数学思想,采用模糊数学模型,对信息进行量化,研制用于诊疗和教学的计算机软体系统,在诊断、症状鉴别、药物统计分析、病历管理方面均具有一定意义。采用多学科研究将拓阔研究的思路、方法和手段,对研究中医内科学术可起积极的推动作用。

(四)注重诊疗规范化、标准化建设

规范、标准是学科成熟程度的标志。它直接影响临床、教学与科研水平的提高。中医内科发展不能停留在个案病例的积累和非规范化的原有水平上，要有所发展与创新。近些年来，中医内科学借鉴相关学科的先进经验，十分重视诊疗规范化建设，力图通过内科常见病、多发病以及现代难治病临床诊疗规范化建设，建立与国际医学同步的规范性诊疗语言。国家中医药管理局医政司和中国中医药学会内科学会都很重视中医内科的诊疗规范及疗效标准建设，把诊疗规范与疗效标准作为行业规范的重要建设内容，作为衡量中医医院临床、教学与科学研究水平的重要指标。积极把国家制定的《中医病案书写规范》、《中医病证诊断疗效标准》(ZY)推广运用到内科临床，以提高其学术理论、科研水平和临床疗效。同时，也应开展对中医疾病名称规范化、标准化的研究。

(五)注重发挥中医特色优势，开展科学研究

中医学属于自然科学的范畴。它的医疗、教学与科学研究要服从自然科学发展的基本规律与基本准则。中医学，特别是中医内科学有其自身悠久的历史和学术特点。随着现代科学技术的发展，中医内科学发展的范围与空间有了明显的拓宽。特别是在中医药科技发展方面，中医内科学注重借鉴与吸收相关前沿学科的先进技术方法，在保持自身固有的优势与特色的前提下，使临床、教学与科研尽可能现代化、国际化。如把计量学引入中医内科学，使中医内科的中风病、热病、肾病等辨证量化，建立相应的量表；把临床流行病学(DME)引入中医内科学，在病证防治方面起重要参考作用，也将成为内科学术发展的另一途径。目前中医内科研究的水平已由历史上的临床观察及回顾性总结，发展为前瞻性的研究方案设计、随机盲法临床试验方法，以及经统计学处理的高层次研究水平，为中医内科科研向纵深发展起到了领航作用，为中医内科医疗、教学与科研向国际化迈进奠定了坚实的基础。国家自然科学基金、国家教委、卫生部、国家中医药管理局在中医科学研究基金资助项目中，充分体现了这一特点。超前性的科研思路，严谨的科研设计，切实可行的方案，注重新理论、新观点、新发现、高新技术的研究是当今中医内科学科研立项的依据和先决条件；临床与实验相结合，积极借鉴与吸收相关学科的现代化先进技术方法，在研究中逐步阐明疾病的发生机理与中医药治疗的机理，是当前中医内科学研究的重要内容。

总之，我国中医内科学领域的成就是巨大的。随着现代科学的不断发展和对中医内科理论的继承整理和提高，中医临床医学包括内科学必将出现深刻的变化，中医诊断和辨证规范化、客观化研究的深入以及现代诊断技术和手段的引入如CT、MRI等，延长了望诊，进而探讨疾病的病理实质，必将为中医诊断和辨证准确性提高作出新贡献；辨证论治和治法的研究以及中药制剂的开发利用，必将对中医内科理论如肾虚、脾虚、血瘀、痰热、腑实等的研究深入和对中医防治内科慢性病、难治病及老年病等，产生深远的影响。

21世纪是生命科学的世纪。在世界科学技术飞速发展的今天，我们首先要保持自身特点和优势，完善中医内科理论和疾病的科学规范，使之与国际疾病研究接轨；正确处理继承与发扬的关系，在机遇与挑战面前，注重挑战；在学术内涵与对外交流上，以内涵建设为主，一方面要以继承中医内科学的精粹为基础，加强急危重症和现代难治病的研究，提高临床疗效，发挥学术优势；另一方面，从中医内科学本身的学术特点出发，运用现代科学技术手段，积极开展研究工作，汲取现代科学技术的成果，促进中医内科学自身的发展，揭示其本质，探索其规律，使中医内科学术经过严密的科学论证，去粗取精，去伪存真，成为更加先进的科学体系。因此，我们必须努力学习，勇于钻研和创新，为加速发展我国中医学，赶超世界医学的先进水平而奋斗。

第七章

中医内科学的学习要求与方法

中医内科学的学习要求与方法有多种。不仅要学习掌握中医基础理论知识、基本技能和内科病证辨证论治、理法方药等必备专业知识和技能，更要求学习具备良好的医德修养，因为随着社会的发展，科学技术的进步，医学模式与疾病谱的转变，对内科医生提出了新的更高的要求。为主动适应社会，服务患者，更好地为患者解除病痛，特总结中医内科学的学习要求与方法如下。

一、严谨治学态度，加强医德修养

名医是所有医生奋斗的目标，也是所有患者追逐的对象。为医者数以万计，而名医寥若晨星，难怪徐大椿发出“为医固难，而为名医尤难”的慨叹。要想使自己成为高级中医药人才，成为名医，必须具备以下“五心”：

为医要有仁心：“医者，人之司命也”，“秉天地造化之权，掌疾病死生之柄”，必须具有一颗仁爱之心和“大慈大悲的恻隐之心”，不可“习此业以为衣食之计”。只有把心放正、摆平，才能以一颗善良、公正、平和的心来应对患者，“医者能正其心术，虽学不足，犹不至于害人”（《医学源流论》）。《幼幼新书》“业医者活人之心不可无，而自私之心不可有”诚属真知灼见！

为学要有恒心：要用“勤求古训，博采众方”的恒心治学，要积数年之功，“博及医源，精勤不倦。不得道听途说，而言医道已了。”《存存斋医话》：“医非博不能通，非通不能精，非精不能专，必精而专，始能由博返约”。《医门补要》：“医贵乎精，学贵乎博，识贵乎卓，心贵乎虚，业贵乎专，言贵乎显，法贵乎活，方贵乎纯，治贵乎巧，效贵乎捷”，是对医生的全面要求。

临证要有信心：《旧唐书·孙思邈传》：“胆欲大而心欲小，智欲圆而行欲方”，讲的是医生的胆量；“见微知著，弥患于未萌，是为上工”（清·程国彭《医学心悟》），讲的是医生应该具备的细心；谭金章《诚书》：“医之知药性，犹主将之识兵，必明顺逆险阻，而后战胜攻取”，主张处方用药如同选将，要知人善任，知药善用，胆大心细，遇事不慌；岳美中“治急性病要有胆有识，治慢性病要有维有守”等，医生要有信心，要有胆有识，灵活变通，当机立断。

诊断治疗要精心：《论衡》有言：“医能治一病谓之巧，能治百病谓之良，是故良医服百病之方，治百人之疾。”良医能够治百病，主要在于能精心了解病情，分清疾病的轻重缓急。《杨氏提纲医方纂要》：“医之难，不难于治病，而难于知病”，只有体察入微，才能分清疾病的标本缓急，主次轻重。这也是“微病，恒医皆巧；笃剧，扁鹊乃良”的原因所在。由此观之，《景岳全书》：“医不贵乎能愈病，而贵乎能愈难病”，实在是对名医提出的最基本要求。还应体会“医之为道，全在身考”的含义，口尝身试，反复实践；“入国问俗，入家问讳，上堂问礼，临病人问所便”，诊疗过程处处精心。

对待患者要有耐心：“医者依也，有身者所依赖以生全者也。”医生是患者的依靠，是患者生命的希望与寄托。加之“名医者，声价高，敦请不易”，如果缺乏耐心，忙于“诊务”，“省病问疾，务在口给，相对斯须，便处汤药。按寸不及尺，握手不及足，人迎、趺阳，三部不参，动数发息，不满五十。短期未知决诊，九候曾无仿佛；明堂阙庭，尽不见察”，纵然名气再大，只能成为欺世盗名之“名医”。

医德作为一种职业道德，历来受到人们重视。我国历代医家认为：医生的神圣职责当以救死扶伤，活人续命为前提。对择医为业者，首先考虑其学医动机。清代费伯雄指出：“欲救人而学医则可，欲谋利而学医则不可。”《医门法律·问病论》中曰：“医，仁术也，”将医学技术与封建社会的道德规范“仁”和“爱人”联系起来，作为医德的最高境界。唐代孙思邈《备急千金要方》中论“大医精诚”、“大医习业”等篇章都强调作医生必须做到“精”、“诚”二字。“精”指专业修养，要有渊博的医学知识和精湛的医疗技能。“诚”指道德修养，要心地光明正大，具有高尚的品德等。如《医学入门》的“习医规格”，龚廷贤的《万病回春》总结出的“医学十要”，《外科正宗》中概括出的“医家五戒十要”，《本草经疏》中指出的“祝医五则”，《医门法律》治疗中指出“六大失”、“六不治”等等，都有把“济世活人”作为医业宗旨，认为医生唯一目的就是救人疾苦，推崇仁爱、同情、廉洁和不谋私利。这些规定和戒律均具有一定的现实指导作用。

医德不只是医生行为的一种特殊行业的行为规范，也是医生的一种情感、意识和品质。从特征上讲，医德不仅是他律，更重要的是自律，是主观自律与客观自律的统一。从职能和作用上讲，它不仅是做人的规矩，也是维护社会和谐与稳定、维护人类健康共同利益的道德行为准则。医德，又是特殊的社会意识形态，它的形成和发展归根结底是由社会经济关系决定的，同时，又置身于政治、法律、科技等社会文化的大环境之中。

医德既受社会道德的制约，又受医学科学的制约，实践表明，医德一旦变为医生的自觉行动，就会成为一种强大的精神力量，使医生在医疗活动中处于一种和谐的关系之中，齐心协力、尽职尽责地完成社会赋予的任务。医务人员有了高尚的医德，可以创造一个又一个的医学奇迹，使其服务对象直接感受到社会主义精神文明的熏陶，进一步体会到社会主义制度的优越性和党的温暖。可见，加强自身的医德修养的重要性，使医生把外在的道德要求转化为内心的道德信念，把自己的事业同党的事业，同人民的健康事业联系在一起，成为受人民欢迎的、有良好的医疗作风和高超的医疗水平的好医生。

二、注重临床实践，掌握精湛医术

古人曰：“医之为道，非精不能明其理，非博不能至于约……盖非《四书》无以通义理之精微，非《易》无以知阴阳之消长，非《素问》无以识病，非《本草》无以识药，非《脉经》无以诊视，而知寒热虚实之证。”此训诫告知医生应博览群书，精益求精，临床方能药无虚发，方必有功。

（一）博通经典，苦练基本功

孙思邈在《备急千金要方》里指出名医的要求：“凡欲为大医，必读素问、甲乙、黄帝针经、明堂经、十二经脉、三部九候，五脏六腑、表里孔穴、本草药菜、张仲景、王叔和……等诸部经方，如此乃得为大医。”可见，作为中医内科医师知识结构应博大精深，通晓经典，医文史哲无不涉猎。张仲景“勤求古训，博采众方”而成为一代宗师；张景岳深究先秦诸子，宋明理学，通晓天文历法和象数吕律，而成一代大家，他主张学医先学《易》，通过学习大量百科知识而达到医学高峰。

王旭高在《医论拾遗·杂说》提出：“看病工夫在读书，书不在多，如《内经》、仲景《伤寒论》、《金匮玉函》、《本草》、《药性》、《脉诀》、吴又可《温疫论》、薛生白《湿热论》，方解（《明医方论》最好，《医方集解》略选）、叶天士《温热论》（要宜熟读）。此数种书，三年可以读完，再加玩索揣摩，已可日进于高明矣。他如刘河间、朱丹溪、李东垣、张子和亦有好书，虽不必熟读，亦须细阅。《寓意草》亦好书也。"刘仕廉纂辑的《医学集成》也推荐了一些精读书目，较《医论拾遗》补充了《周易》、《难经》、《脉经》，同时主张先要熟读儒家经典著作。以上所列书籍，都应该属于精读之书的范畴。

近代医家诸如岳美中、任应秋、姜春华等亦无不博学多才。对经、史、子、集、医经各家无不披览，至于岐黄之术，更是精研贯通。纵观古今有成就的医家，广涉博览医学经典原著，才能具有扎实的中医功底。这是一条重要的成功经验。作为内科医生除应把本学科基本功练好，同样要博通经典，就是要学习中医原著、名著。如对《黄帝内经》、《本草备要》、《杂病源流犀烛》、《医学衷中参西录》、《金匮要略》等要精读，对《汤头歌诀》、《濒湖脉学》、《伤寒论》等要能背诵。内科学是中医临床学科的基础学科与骨干学科，所以要求医师知识面宽，不能只见树木，不见森林，虽然分科越来越细，但现在又强调全科医生，过去中医悬壶济世，能通晓多科，由博返约，由全科到专科。现在的名老中医药专家虽术有专攻，但都是在通晓全科的基础上不断积累成的。

总之，凡成中医大家名师者，皆为博览群书，勤求古训而融会新知的楷模。因为经典医籍所提供的科学原理至今仍是维护健康，防病治病的准则，至今仍葆其青春。因此，读经典，在临床具有重要的现实意义。

（二）勤于临床，精于临床，善于总结

医学泰斗威廉·奥斯勒曾说过："医学是在床边而不是在课堂里学的。"内科学是临床学科，既然是临床学科，首先就要求多接触病人，多参与和病人诊治有关的一切工作，包括亲自观察病人的病理片子，亲自参与或观看经允许的各种影像学以及其他科室进行的检查和治疗过程，了解判断结果的依据。如内科病人因诊断不明而转到外科做手术检查时，内科医生也应在专场观察。经过耳闻、目睹、触摸、体查过的事实会留下最深刻的印象。因为临床是其学术赖以生存和发展的土壤。从张仲景、叶天士到施今墨，他们在中医事业上取得的辉煌成就和精湛医技都是勤求古训、立足临床的结果。名医名家莫不是经过临床实践中造就出来的。"熟读王叔和，不如临证多"，在一定程度上反映了临床成才的规律，精于临床是指在临床，首先要向病人学习，因为病人是最生动的教材。由于种种原因，病人的疾病表现不可能一目了然，因此要对病人仔细、反复、动态、多方面地观察。临床经验的积累没有跳跃之说，一就是一，十就是十。其次从错误、失败中学习。从某种意义来讲，医学的进步、医生的成长是从总结错误和失败的教训中得来的。然后要重视从随访中学习。如急诊科的医师应定期到病房看看被收入院的病人，检查一下自己在急诊诊治中正确和疏漏的甚至错误的地方；对病人进行长期随访，观察治疗效果、转归与预后等，这些都是其他方法无可代替的良好学习方式。最后要借鉴别人的经验。有问题要虚心向上级、同事请教，这是捷径。但提问之前必须自己先思考，得到答案之后再和自己的想法进行比较，不能不加思索地囫囵吞枣。作为内科实习医师新收入一个病人应对着书去寻找自己没有问到、查到、拟诊讨论没有想到的地方；住院医师、主治医师针对具体病人的问题，以及准备向下级医师讲述有延伸和预见性的问题时，也应去查书、找文献。还有另一种借鉴既往经验的好途径，就是翻阅过去的类似病历。总之，要带着问题有目的地读书学习，方可收到立竿见影的效果，并且容易理解、记忆。还应该及时总结，写出心得体会，以提高认识问题、解决问题的能力。

重视学术的传承研究，认为"学"属于理论层次，"术"属于经验层次。学不丰则术亦贫，学为术之基，术为学之用。医生只有不断学习钻研，才能使学与术同步增长，才能提高水平，治病救人。

脉证罔辨之病：中医诊疗过程中，理法方药是一以贯之的连续过程。医生如果不辨脉证，不研医理，只死记某药可治某病，某病当用某方，这也是为医者的大病。古人对于疑似难决之证，一定要凭脉诊决断。中医虽然有“从脉不从证，从证不从脉”之论。“不从”，是不从于外在的表象，而从于疾病的本质，是“从其真不从其假，不从其外貌而从其神髓。”医生如果不辨脉证，临床少有不颠倒错乱者。

轻忽人命之病：“医家有割股之心。”为了治病救人，医生可以为患者无私奉献。如果对患者漠不关心，麻木不仁，草率应付，敷衍了事，耽误病情，诊治失误，或者技术不精，怕担责任，对任何疾病，都开具一些四平八稳的方剂，轻病必渐加重，重病必渐至死。顾及自己的名与利，不顾他人之死与生，这都是轻忽人命之病。

遵守时套之病：天下事最便利的，莫过于按套路进行；危害最大的，也莫过于因循守旧，墨守成规。按套路治病，不精求医理、深究药性、详察病情，医生就会失去前进的动力，圆机活法、三因治宜等无从谈起。《庄子》“致精无形”的境界难以企及。医生变成胶柱鼓瑟，按图索骥、拘方治病的匠人，治好的患者屈指可数，无效患者比比皆是。概当今利益驱动，一小时诊十数名病患，三五分钟依“套路”处方应病，则误人误病不为少见，企盼医者将心思放在病家身上，当自责改正。

药似对证之病：医贵详察，切忌似是而非。孔子曰：“恶似而非者，不恶其非。”错误不可怕，最怕的是似是而非。医生临证在于权衡，在于用药；用药之妙，在于辨证。如果一见发热，就用柴胡、黄芩，头痛则用川芎、藁本，腹胀则用枳壳、厚朴，口渴则用麦冬、花粉，其他一概不问，只说这是对证药。如此之类，看似对证，实则误人。中医临床用药变化多端。有些药物，看起来似乎不对证而实际对证，不仅在形似之间。如果不求其真，但求其似，则药不但不去病，反会增病；药不但不救人，反误人误病。

曲顺人情之病：有的医生，或者为了讨病人欢喜，或者为了让旁人称赞，或者为了和其他医生融洽关系而曲顺人情；有些医生以随波逐流为良法，以同流合污为趋时，不求病家有实效，但愿众医无闲言。之所以曲顺人情，关键在于自己无真知灼见，既怕担风险，又怕没利益，只能随风转舵，阿谀顺从。

（三）建立正确的诊断思维方法

疾病是十分复杂的，要想正确地诊断和治疗好疾病，要学会去伪存真、由表及里，准确地抓到一个病人多种表现中的主要问题，以此为本才能思考恰当的诊断。例如一个病人有两种以上的看起来彼此独立的重要表现，各自有些鉴别诊断需考虑的范围，那么要从多方面考虑其相互重叠的可能疾病中选择一个能解释全貌的疾病诊断。正确的诊断，要从正反两个方面去验证，要从某些重要的症状入手，要从类似疾病的比较中产生；要先从常见病或多发病考虑。若是你想到的诊断在辨证论治和病理生理上能够解释通病人的所有表现，大概诊断会是正确的。医学知识深奥微妙，学无止境，但首先应该在浩瀚的学海中牢固地掌握好基本知识特别是基本概念，在此基础上，再学会获取新知识、积累新经验的方法。因为，有了过硬的基本功，才能在临证知常达变，准确地运用中医理论进行四诊合参、辨证求本、审因诊病、拟法处方。历代医家都强调不仅要知其然，还要知其所以然，方可达到理足。所以要记住：“知识重要，运用知识的能力更重要”，临床医学尤其如此。运用知识就是训练思维，把死的知识变成活的思维方法。

医生要有自知之明，要善于发现并改正自己的缺点错误。清·黄凯钧《友渔斋医话》“为医须明十弊”所言，都是医生容易犯的错误。如果真正做到少犯甚至不犯错误，则有助于提高临床疗效。这些也是读经典时需要认真领会的。

一要详辨。中医临床重在辨证。常见的问题是医生心中茫然，不辨证或者是辨不准、辨不精。中医辨证，首先要辨八纲，《友渔斋医话》又补充了辨“气血”二条。阴阳、气血、表里、虚实、寒热可以说是医生辨证的重点。辨析清楚后再分析疾病是起于外感风、寒、暑、湿、燥、火六淫，还是内伤劳倦、饮食、七情，或为房事、金刃、虫兽所伤。如果不辨这些，面对纷繁复杂、变化万千的病证，只能是头痛医头，脚痛医脚。

有些医生临床也辨证，但由于技术不过硬，常常辨不准、辨不真，这等于没辨。例如，出现头痛恶寒，不能够轻易判定患者一定是外感；伏邪外发也常显现，有时并无表证，也应该治病求本，用发汗的方法驱除表邪，否则就会治而无功。

二有胆识。医生的基本素质之一就是胆大心细，遇事不慌，当机立断，有胆有识。如果临床上过于谨小慎微，当断不断，也会丧失最佳治疗时机。例如，患者体内实火亢盛，本当清热泻火，如果用药心存畏惧，想用苦寒之品清解，又怕伤阳败胃，用药轻描淡写，结果是杯水车薪，无济于事。阳明腑实证，治当急下存阴，有识无胆，也难以奏效。有些医生会因此对自己的辨证产生疑问，于是改弦易辙，另起炉灶，得而复失，丧失了取得疗效的机会。

谨小慎微固不足取，粗心胆大危害尤甚。古书记载，有医生在炎热的夏天治疗一位患者，见患者畏风自汗，头痛脉缓，竟然给患者开了桂枝汤，结果，患者服后，下咽而毙。这位庸医不但不仔细检讨，从中总结经验教训，竟然大言不惭地说，这是《伤寒论》明明白白写着的治法。根本不知道，在霜降之后，春分之前，有的患者还会出现伏暑证、伏寒证，两者的临床表现大体相同。粗心大胆是导致医疗事故的主要原因。

三善变通。疾病很多，症状千差万别，临床一定要分析病因，寻找病源。遇到难点、疑点，百思不得其解时，不妨对患者直言相告，或者是推荐更高明的医生诊治。千万不可固执己见，胶柱鼓瑟，墨守成规。即便是你的观点有理有据，也应该考虑时间、地点、患者体质等不同情况，区分患者的家庭条件和生活工作环境，不要生搬硬套古人的经验，削足适履，以致出现意外。“古方今病不相能”，强调的就是要变通；“治病三年，谓天下无可用之方”就是不知权变。

四要沉稳。“治病如救火”，要争分夺秒，抓紧时间，把握最佳治疗时机。但是，要忙而不乱，快而有序。否则就会忙中出错。治疗过程中也要沉稳，不可过求速效，迎合患者。例如臌胀、中风、痹病、痿病等，都因脏腑虚损，日积月累经年而成，短期治疗很难奏效，临床要“有方有守”。

医生如果自以为是，骄傲逞能，性情急躁，以求速效则心不沉稳；患者没耐心坚持治疗，“恨病吃药”，也于病有害无益。

五要专一。“思贵专一，不容浅尝者问津；学贵沉潜，不容浮躁者涉猎。”医生要远离世俗的诱惑与干扰，闲来当怡神养性，深思医理，多读书，了解其中的微言大义，日积月累，临床上自然会思维顺畅，遇到疑难怪病，也能专心思考，做到胸有成竹。

医生只有发扬“为学日益，为道日损”的治学精神，不断改正自己的缺点，才能逐渐提高诊疗水平。

(四)学习掌握现代科学知识与技能

随着社会科学技术的日新月异，疾病谱的变化。作为中医内科医师，也应不断改善自己的知识结构，学习掌握现代科学技术的知识、技能、方法和手段。逐步适应社会的发展、医学科学的进步和人民健康的需求。

中医在整体辨证、理法方药的医疗活动过程中，对一些急危重症、疑难病人单靠传统的诊疗远远不能及时地明确诊断，为减少盲目性，提高诊断、检查的准确性，需积极运用现代化诊疗方法与手段，使中医的四诊手段和治疗方法得以延伸和丰富。如具体学习掌握心电图、动态心电图诊断、B超、彩超诊断、内镜检查、生化分析仪指标测试、放射免疫、介入治疗、心肺复苏技术、心脏起搏、射频消融技术、动态血压检测、CT、磁共振成像（MRI）诊断、腹透、血透疗法、红外线等，以及多媒体远程会诊技术。借助现代精良、先进的仪器设备，多可将复杂的疾病演变过程进行综合分析、辨证，做出正确诊断，提高中医的诊断符合率和治愈率，并为病人提供快速、便利的服务，获得及时、正确的医疗指导和咨询。

另外，虽然现代理化检测指标对中医诊疗具有重要参考价值。但是，如果仅仅根据现代中药药理学研究的结果，以各项理化指标的异常为用药依据，忽视辨证论治，这是中医临床的一大误区。中医临床还应该发挥本身的原创思维。

作为中医内科医师，要不断更新自己知识，积极参加各种学术活动，阅读各种医学杂志，了解掌握当前医学发展的新动态、新进展，学习相关的新知识，参加临床科学研究，选择临床常见病、多发病作为观察研究对象，运用中医行业标准，利用多种方法，吸取现代科学技术，培养认真踏实严谨的科学态度、科研意识和科研能力，以适应当前社会的要求，做一名合格的新时代的中医内科医师。

下篇　各论

第一章

肺 病 证

肺病证是指在外感或内伤等因素影响下，造成肺脏功能失调及病理变化的一类病证。本章主要讨论感冒、咳嗽、哮病、喘病、肺胀、肺痈、肺痨、肺癌、风温肺热病等。

肺居胸中高位，有华盖之称，肺系上连喉咙，开窍于鼻，下覆诸脏，外合皮毛。肺的功能，首先是主气、司呼吸。全身之气皆由肺所主，如陈修园在《医学实在易》中说："凡脏腑经络之气，皆由肺之所宣"。肺不仅可吸入清气，维持机体生命活动，还可通过呼吸运动维持和调节全身气机的正常升降出入。肺司呼吸，为体内外气体交换的场所，肺吸入自然界的清气（氧气）和呼出体内浊气（二氧化碳等废气），实现体内外气体交换的新陈代谢功能。其二，肺主宣发和肃降。宣发以呼出浊气，为吸入清气创造条件；转输水谷精微，以布散全身；宣发卫气以充养皮肤，调节腠理。肃降则吸入清气，清洁气道；下布津气，通调水道。因此，肺气的运动具有向上向外宣发和向下向内肃降的双向作用。第三，肺为心之辅佐，具有辅助心脏治理调节全身气血等作用，即《素问·灵兰秘典论》所谓"肺者，相傅之官，治节出焉。"第四，肺朝百脉，全身的血液都通过经脉而聚会于肺，通过肺的呼吸气体交换，然后再输布到全身。正如《素问·经脉别论》所云："食气入胃，浊气归心，淫精于脉，脉气流经，经气归于肺，肺朝百脉，输精于皮毛。"第五，肺与脾、肾诸脏关系密切。脾为生痰之源，肺为贮痰之器；又肺主呼吸，为水之上源，肾主水，主纳气，脾主运化水湿，因而呼吸、痰液、水湿与肺脾肾三脏密切相关。第六，肺与大肠相表里，肺主肃降，大肠主传导，二者相互影响。第七，肺系上连喉咙，开窍于鼻。鼻气通于肺，肺和则鼻知香臭。

肺病证的基本病机可概括为：肺的宣发和肃降失常。如果某些因素导致肺气的宣发障碍，一方面出现鼻塞、喷嚏、呼吸不利、咳喘胸闷等症状；另一方面，由于肺失宣发卫气，使腠理闭塞而无汗，或因布散津液、水谷精微等之功能减弱，津液停渍于肺系而成痰，甚则泛溢于肌肤而为水肿。若肺气失于肃降，则肺气上逆，从而出现呼吸的变异及喘、咳、痰、嗽、咯血等病理表现。由于肺为娇脏，不耐寒热，又为清肃之脏，一物不容。无论外感六淫，还是内伤七情，均可导致肺的宣肃功能异常而为病。因此，其病因病机即有风寒束肺、风热犯肺、燥邪伤肺、痰浊阻肺、痰热壅肺、热毒蕴肺、肺气虚损、脾虚痰湿、气虚血瘀等的不同。

肺系病证的治疗，要掌握标本缓急，遵循"急则治其标，缓则治其本"的原则，而扶正祛邪亦是重要的治则。若外邪犯肺，则当遵实者泻之；肺、脾、肾虚者，又当虚则补之；若肺气壅塞，痰湿阻肺，则当泻肺降气，化痰去壅；如邪热乘肺，肺失肃降，则当清肺泻热，化痰肃肺。肺气不足，往往伴有脾虚不足之证候，当予培土生金，肺脾双补；若肺肾气虚、水泛为患，又当解表行水，标本兼治。肺与大肠相表里，若肺气壅阻，而有阳明实热，大肠燥结，则应凉膈散表，通上安下。另外，肺系上连喉咙，开窍于鼻，因此重视肺之门户的治疗，对肺系病证的康复与预后亦至关重要。

第一节 感 冒

【定义】

感冒是因外感风邪为主的六淫之邪和时行病毒，客于肺卫，以鼻塞、流涕、喷嚏、咳嗽、恶寒发热、头身疼痛为主要临床表现的一种内科常见疾病。

【范围】

西医学所称的上呼吸道感染、流行性感冒可参照本节辨证论治。

【病因病机】

一、病因

六淫之邪、时行病毒侵袭人体而致病。

1. 六淫　气候突变，六淫肆虐，冷热失调，人体卫外之气未能及时应变，以致虚邪贼风伤人。

(1)风为主因：本病主要由风邪侵袭肺卫皮毛所致。风虽为春季之主气，但流动于四时八方之中，失常则伤人而为淫邪，故为六淫之首，因此外感病常以风为先导。风为阳邪，其性轻扬，故致病多犯上焦。

(2)风邪常兼夹他邪致病：随季节之不同，风邪常与其他当令之时气相合为患。如春季之温、夏季之暑、长夏之湿、秋季之燥、冬季之寒等皆能随风邪杂感而为病。临床尤以风寒多见。

2. 时行病毒　时行病毒是指具有传染性的致病邪气，多因时令不正，故使天时暴厉之气流行人间。其致病特点为发病快，病情重，有广泛的流行性，且不限于季节性，往往与六淫相合为患。四时六气失常，春时应暖而反寒，夏时应热而反凉，秋时应凉而反热，冬时应寒而反温，则易生时行病毒，直袭肺卫，相染为患。时行病毒伤人，常可入里化火，临床以热证居多，易有传变。

3. 生活起居失当　生活起居不当，寒温失调，如贪凉露宿、涉水冒雨、更衣脱帽等易致外邪乘袭。

4. 正气虚馁，卫外不固　正气不足，腠理疏松，卫外不固，御邪能力较弱，则极易为外邪所客。如阳虚者，易受风寒；阴虚者，易受风热；脾虚痰湿偏盛者，易受外湿等。何以引起正气不足、卫气不固？或因平素体虚，稍有不慎，客邪乘虚伤人；或因过度劳累，体力下降，易自汗而肌腠不密，营卫失和，因而感受外邪；再如肺有宿疾，肺蕴痰热，肺卫调节功能失常，每易招致外邪相引而发病。

二、病机

1. 发病　外邪侵袭人体，是否引起发病，一方面取决于正气的强弱，同时与感邪轻重密切相关。若内外相因，则发病迅速。

2. 病位　主要在肺卫。肺主气，司呼吸，上通于喉，开窍于鼻，外合皮毛，职司卫外，性属娇脏，不耐邪侵。鼻与喉皆为清气升降出入的通道。若外邪从口鼻、皮毛乘袭，则肺卫首当其冲，邪自皮毛而入，可内合于肺，邪从口鼻上受可直接犯肺，又可病及卫表。故感邪之后，很快出现卫表及上焦症状，以致卫表不和、肺失宣肃而为病。

感冒病位虽多局限肺卫，但若正气虚弱，或素有旧病，以及时行杂感，则可涉及其他脏腑。如外邪入里，病及少阳，邪入半表半里，枢机不利；若痰湿之体，易受外湿，内外相因，可累及中焦脾胃等。

3. 病性　一般以实证居多,如体虚感邪,则为本虚标实之证。实者因表里寒热及邪气之兼夹而有别,虚者则因气血阴阳之虚而有异。

4. 病势　总的发病趋势为邪袭肺卫,多以表证为主,很少发生传变,一般病程短而易于治愈。年老体弱,抗病能力较差者,外邪可由表及里,缠绵难解。若素有旧病,客邪加临宿疾,常可使病趋恶化,或变生他病。

5. 病机转化　初起多见风寒或风热之邪侵袭,外邪束表犯肺,肺卫功能失调。在病程中可出现寒与热的转化与错杂。风热不解,或寒邪郁而化热,则可转化为肺卫热证;若邪郁不解,或夹痰热湿浊,客于半表半里,形成邪犯募原之证;病邪传里化热而表寒未解,以致内外俱实,发为表寒里热证;若为时行病毒,入里化热较速,里热充斥,而为热毒炽盛之证;甚则热陷心包、引动肝风,则病情重笃。若反复感邪,正气耗损,由实转虚,或体虚感邪,正气愈虚,则病机转化为正虚邪实。

感冒病因病机见图 1-1。

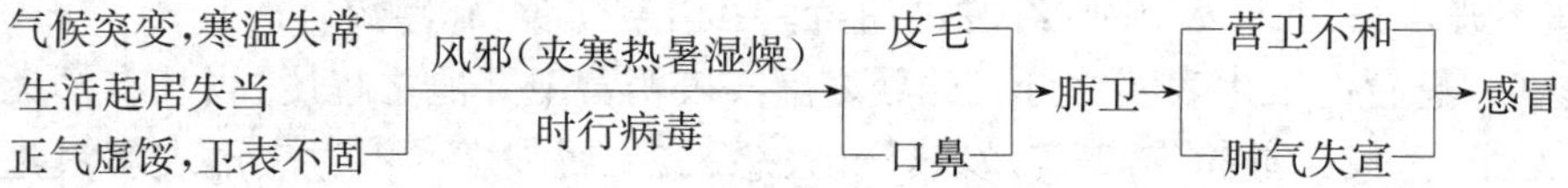

图 1-1　感冒病因病机示意图

【诊断与鉴别诊断】

一、诊断依据

参照 2008 年中华中医药学会《中医内科常见病诊疗指南·中医病证部分》。

1. 常以鼻塞流涕、喷嚏、咽痒或痛、咳嗽等肺气失于宣肃的临床表现;有恶寒、发热、无汗或少汗、头痛、身体酸楚等卫表不和的症状。

2. 一年四季均可发生,尤以冬春多见。起病急,一般病程为 3～7 天。

3. 白细胞总数正常或偏低,中性粒细胞减少,淋巴细胞相对增多。

二、鉴别诊断

1. 鼻渊　均可有鼻塞流涕,但鼻渊多流腥臭浊涕,感冒一般流清涕,并无腥味;鼻渊一般无恶寒发热,感冒多见外感表证;鼻渊病程漫长,反复发作,不易治愈;感冒病程短,治疗后,鼻塞流涕症状消失较快。然而亦有感冒诱发鼻渊发作者,应予鉴别。

2. 热痹　均有发热、恶寒、肢体关节痛,但热痹关节局部红肿焮痛,病程较长,病势较重。另外,热痹多有血沉加快、抗链球菌溶血素“O”增高。

3. 乳蛾　均有发热、恶寒、咽痛等症,但乳蛾又见咽部两侧红肿胀大,常有黄、白色脓样分泌物。

4. 麻疹　麻疹初起有发热恶寒、鼻塞流涕、咳嗽咯痰等,与感冒相似.但麻疹伴有目赤畏光、眼胞浮肿、多泪、口腔黏膜出疹等。

5. 瘟黄(病毒性肝炎之流感型)　瘟黄以畏寒、发热、头痛、喷嚏、咳嗽等肺卫症状起病,与感冒相似,但常伴纳呆、厌油、黄疸、右胁下疼痛等症状,以及肝功能损害等表现。

【辨证论治】

一、辨证要点

1. 辨伤风与时行感冒

(1)发病季节及特点:伤风于冬春气候多变时发病率高,一般呈散发性;时行感冒季节不限,有传染性,易广泛流行。

(2)病情:一般而言,风邪多首犯皮毛,故伤风病情多轻,全身症状不重;时行病毒,则直入经络,病及脏腑,故时行感冒病情多重,全身症状显著。

(3)传变:伤风多不传变;时行感冒可以发生传变,时行病毒入里,则继发他病或见合病、并病。

2. 辨时令　感冒风邪,除风寒、风热外,亦有与四时之气杂感为病者,因此应结合季节和节气,详审其证候表现。暑邪为患者,以身热有汗、心烦口渴、小便短赤、舌苔黄为表现;湿邪为患者,以恶寒、身热不扬,头重如裹、骨节重痛、胸闷脘痞、舌苔白腻为特征;燥邪为患者,以恶寒、身热、头痛、鼻干咽燥、咳嗽无痰或少痰,舌质少津为见症,就临床而言,风寒风热之候有夹湿夹燥者,此时舌苔变化常是重要指征。

3. 辨寒热　注意恶寒发热孰轻孰重,口渴、咽痛之有无,以及舌苔、脉象的辨析。一般来说,风寒感冒恶寒重,发热轻,头痛,颈背强痛,骨节疼痛,苔薄白,脉浮紧;风热感冒发热重,恶寒轻或不恶寒,头痛口渴,咽喉红肿疼痛,舌尖红,苔薄黄,脉浮数。

4. 辨虚实　感冒有表虚表实之分。此处之虚实表明营卫开泄之程度,当从有汗无汗以分辨。发热无汗、恶寒身痛者,属表实;发热汗出、恶风者,属表虚。不过表虚表实只是相对而言,就人体整体状态而言,正气尚盛,故二者皆属实证。另外,有素体虚弱、感受外邪者,为体虚感冒,此属虚实夹杂之证。体虚感冒可按气虚、血虚、阴虚、阳虚的不同兼证来区别,其中以气虚感冒和阴虚感冒为多见。

二、治疗原则

"其在皮者,汗而发之"是感冒之治疗原则。其治法归纳起来,不外疏表、宣肺两端。风寒、风热、夹暑、夹湿、夹燥以及体虚感冒均由外邪在表引起,故必须疏表。然而外邪的侵袭有轻有重,性质兼夹亦有不同,辛温、辛凉等解表药的选择,就应严格掌握。宣肺系指宣畅肺气使其清肃,一般针对喉痒、咳嗽、咯痰等而设,但肺主皮毛,宣布卫气于表,故宣肺法本身亦寓疏表之意。一般认为,肺为娇脏,清虚而处高位,故宣肺之方多宜轻清,不宜重浊,此正是"上焦如羽,非轻不举"之理。此外,清热法在感冒治疗上应用亦较广泛,但单纯靠清热解毒药治疗感冒,似不妥当。盖清热之品药性寒凉,性多凝滞,感冒之病机在于邪郁肺卫,当用疏散,单用清热之品,邪不得散,病难向愈,故清热药当伍于疏散之中。对于表里寒热错杂之感冒,可将解表与清热药并用,又可根据表里寒热轻重程度的差异分别采取或七解三清法或三解七清法或五解五清法等。至于暑湿杂感,又当清暑祛湿解表;燥邪感冒,则宜疏风润燥;体虚感冒,则宜扶正解表。

三、分证论治

1. 风寒感冒

(1)风寒表实证

症舌脉:轻者仅见鼻塞声重或鼻痒喷嚏,流涕清稀,喉痒,咳嗽,痰白,苔薄白,脉浮。重者可伴恶寒发热,无汗,头项强痛,肢体酸痛,脉浮而紧。

病机分析:鼻为肺窍,肺主皮毛,风寒袭表,肺气不宣,则鼻塞声重,鼻痒喷嚏,流涕清稀,咳嗽痰白;风寒外束,卫阳被郁,则恶寒,正邪相争则发热;足太阳膀胱经主一身之表,寒邪犯表,太阳经气不舒,故头项强痛,肢体酸痛;阴寒之邪侵袭,津液未伤,故口不渴;脉浮主表,紧主寒,风寒在表,故脉见浮紧;舌苔薄白,表明邪未入里。

治法：辛温解表，宣肺散寒。

方药运用：

①常用方：荆防败毒散加减。药用荆芥穗、防风、羌活、独活、北柴胡、前胡、川芎、枳壳、茯苓、桔梗。

方中用荆芥、防风疏风解表，辛温发汗以宣透外邪，用以为君；羌活、独活助荆芥、防风发散风寒，又可祛风止痛，为治肢节疼痛之要药，用以为臣；配以前胡、桔梗，旨在宣肺降气以止咳；柴胡清热升清，又可配川芎以清头目，茯苓健脾和中以化痰湿，以为佐使。共奏辛温解表，宣肺化痰之功效。

②加减：头痛者，加白芷、藁本以祛风散寒止痛；项背强者，加葛根以疏足太阳膀胱经络；咳嗽痰白者，加陈皮、杏仁、炒莱菔子宣肺化痰止咳；鼻塞流涕者，加苍耳子、辛夷通窍散寒；四肢酸痛者加桑枝、桂枝祛风散寒通络；若舌苔厚腻，嗳腐吞酸，兼有中焦停食者，加神曲、炒谷芽消食化滞。

③临证参考：风寒感冒轻者，可服用中成药或食疗方，如感冒通、葱白萝卜汤等；若恶寒发热，头身疼痛，无汗而喘，脉浮紧，风寒表实甚者，可用麻黄汤；夏季风寒感冒，可用香薷饮；若风寒兼有痰饮咳嗽，咯痰清稀，胸膈满闷，舌苔白滑者，可选用小青龙汤。

从临床角度值得提出，疏表药一般药味不宜过多，麻黄、桂枝等应审慎应用。甚至近代医家有人强调柴胡、葛根、羌活等非在必要情况下亦以少用为宜，以防病轻药重过度表散而耗伤正气。

(2)风寒表虚证

症舌脉：恶风发热，汗出，头痛，或有项强，咳喘，咯痰稀白，舌苔薄白，脉浮缓。

病机分析：此以风邪伤人为主，风邪外袭，卫外失职，则恶风；卫气浮盛于外，与邪抗争，则发热；风邪疏泄，风邪中于皮毛，腠理开疏，则卫失固外，因致营阴失守，故汗出，汗出则津液外泄，卫气外散，又兼风邪阻遏肌表，致使营卫失调；太阳主一身之表，其经脉循头下项，风邪外袭，经气不利，故项强不舒，或头痛；风寒犯表，肺气不利，则咳喘或咯白稀痰；脉浮主表，因汗出肌疏则见缓象；苔薄白亦为风寒在表之象。

治法：辛温解表，调和营卫。

方药运用：

①常用方：桂枝汤。药用桂枝、白芍、生姜、大枣、炙甘草。

方中桂枝辛温解表，解肌发汗以散外邪，而桂枝配甘草，辛甘化阳以和卫；芍药配甘草，酸甘化阴以调营；生姜、大枣以和中；甘草又可调和诸药，合用以成辛温解表，调和营卫之剂。

②加减：咳喘、痰白者，加厚朴、杏仁、半夏宣肺化痰平喘；食纳欠佳者，加神曲、麦芽消食健脾；鼻塞流涕者加苍耳子、辛夷通窍散寒；头痛项强者，加白芷、葛根疏风止痛。

③临证参考：外感风寒，分表实表虚，用药皆宜辛温，但表虚者不可用发汗峻剂。运用本类方药须注意服药方法，服药后，可喝少量热开水或热稀粥，冬季应盖被保暖，以助药力，令遍身微微汗出，不可使大汗淋漓。若服药后汗出病瘥，即止服，不必尽剂，若汗出病未愈，可再继服。此外，调和营卫，使卫外得固，营阴内守，阴平阳秘，可提高机体抗病能力，故用本方加黄芪、龙骨、牡蛎等对小儿反复感冒的预防具有较好效果。

2. 风热感冒

(1)风热表实证

症舌脉：发热，微恶风寒，鼻塞流黄浊涕，咽痛，口干欲饮，无汗，头痛，或有咳嗽痰黄，苔薄白或微黄，脉浮数。

病机分析：风热外袭，卫表失和，即出现发热恶寒等表证，但风热为阳邪，从火化，易伤阴耗津，故发热重，恶寒轻，口干欲饮；风热上受，首先犯肺，肺窍为风热所壅，则鼻塞，流黄浊涕，咳嗽痰黄；风热上犯于头则头痛，上犯咽喉则咽痛；身热无汗系由邪气实而腠理闭所致；舌苔薄白或微黄，脉浮数，皆为风热在表之象。

治法：辛凉解表，疏泄风热。

方药运用：

①常用方：银翘散加减。药用金银花、连翘、芦根、淡豆豉、桔梗、牛蒡子、荆芥穗、薄荷。

方中银花、连翘清热解毒；薄荷、豆豉辛凉解表；桔梗、牛蒡子宣肺祛痰，芦根清热生津；荆芥辛散透表发汗，可增强解表作用。

②加减：咽喉肿痛兼大便干者，津液已伤，宜加沙参、麦冬、射干养阴解毒利咽；咽痛大便不干者，津液未伤，加马勃、僵蚕、土茯苓清热解毒。咳重痰黄者，加鱼腥草、天竺黄、浙贝母、瓜蒌仁清热化痰；胸闷者加瓜蒌皮、郁金宽胸理气；衄血者，加马勃、白茅根、侧柏叶凉血止血；头痛者，加菊花、蔓荆子疏风清热止痛；口渴者加天花粉、石斛生津止渴；鼻塞者加苍耳子宣通鼻窍；咽痒者加蝉蜕疏风清热、利咽止痒；高热者加柴胡、葛根、黄芩、生石膏（先煎）辛凉清解。

③临证参考：注意煎服法，鲜芦根煎汤，候香气大出即可，勿过煮。邪未入里，无里热者，慎用桑白皮、黄芩、黄连等苦寒降敛之品，否则冰伏其邪，延长病程。

（2）风热表虚证

症舌脉：发热，微恶风寒，有汗，头痛，咳嗽心烦，咽干口渴，舌边尖红，苔薄黄，脉浮数。

病机分析：腠理疏松，卫阳不固之体，复感风热表邪，风伤卫阳，腠理开泄，故发热汗出；风热上扰则头痛；风热犯肺，肺气不宣则咳嗽；风热皆为阳邪，易化火伤津，故咽干口渴；舌边尖红，苔薄黄，脉浮数为风热在表。

治法：辛凉轻解。

方药运用：

①常用方：茅苇汤加减。药用白茅根、芦根、白芍药、竹叶、桔梗、光杏仁、葱白。

方中白茅根、竹叶辛凉轻宣以解表；芦根、白芍生津护阴；桔梗、杏仁宣肺化痰，佐以葱白辛散透邪。

②加减：头痛者，加菊花疏风热以清头目；咳嗽者，加浙贝母清热化痰宣肺；咽干者，加麦冬以养阴；咽痛者，加射干、马勃、土茯苓清热利咽解毒。

③临证参考：风热外感多发生于春季，但其他季节也可发生，只要临床表现为寒微热甚、头痛鼻塞、脉浮数、苔薄黄，即属风热感冒，据其有汗、无汗，分为表虚表实辨治。

3. 表寒里热证

症舌脉：发热，恶寒，无汗，头痛，肢体酸痛，鼻塞声重，咽喉疼痛，咳嗽，痰黏稠或黄白相间，舌边尖红，苔薄白或薄黄，脉浮数或浮紧。

病机分析：素有内热，或肺有伏火，复感风寒之邪，则寒客于表，热蕴于里，形成外寒里热，俗称“寒包火”之证，故既见发热恶寒、无汗、头痛骨楚之风寒表证，又见咽痛、舌红、苔黄等里热之证。肺气不宣，则鼻塞声重，咳嗽，吐痰。苔薄白、脉浮数亦为表寒里热之象。

治法：疏风散寒，宣肺清热。

方药运用：

（1）常用方：新订清解汤。药用荆芥、苏叶、防风、羌活、薄荷、连翘、栀子、黄芩、桔梗、杏仁、前胡。

方中荆芥、苏叶、防风、羌活解表散寒；薄荷、连翘、栀子、黄芩清透里热；桔梗、杏仁、前胡宣肺止咳化痰。

(2)加减：表寒较甚，恶寒、骨节痛者，加桂枝祛风散寒止痛，去黄芩、栀子以防苦寒留邪；里热较甚，咽喉肿痛者，去防风、羌活以防温燥助邪，加板蓝根、射干清热解毒利咽。若恶寒渐解，热势增高，口渴鼻干，咳逆气急，甚则唇黯发青，舌红，苔黄，脉滑数，则已转为肺热之证，治当清热解毒，宣肺平喘，加桑白皮、银花、鱼腥草、芦根、地龙，减去荆芥、防风、苏叶、羌活等辛温之品。

(3)临证参考：寒甚热郁，不汗出而烦躁，脉浮紧者，可用大青龙汤发表清里。若风寒束表，肌腠郁热，证见恶寒发热，身热渐增，无汗头痛，全身酸痛，口干鼻干，心烦不眠，眼眶疼痛，脉浮或浮数，当解表清里，方用柴葛解肌汤。若外寒内热，表里俱实，证见憎寒壮热，头目昏眩，口苦目赤，咽喉不利，咳逆喘满，便秘尿赤，苔腻，脉滑实，治当表里双解，宣通上下，用防风通圣散。

4. 热毒炽盛证

症舌脉：感冒重症，高热恶寒，时而寒战，头痛，大便燥结，或见咳嗽、咯痰黄稠、胸痛、气急，舌红苔薄黄而干，脉浮洪数。

病机分析：表邪犹存，入里化热，里热炽盛，正邪交争，则高热恶寒寒战、头痛；阳明里热炽盛，灼伤津液，肠道失润，则大便燥结；热毒犯肺，肺失清肃，则咳嗽、咯痰黄稠，或伴胸痛气急；舌红苔薄黄而干、脉浮洪数均为表里热毒炽盛之象。

治法：清热解毒，宣肺降逆。

方药运用：

(1)常用方：清瘟败毒饮加减。药用生石膏、生地黄、水牛角、黄连、栀子、苦桔梗、黄芩、连翘、竹叶、赤芍药、丹皮、知母、玄参、甘草。

方中生石膏、连翘、竹叶清热透邪；水牛角、黄连、栀子、黄芩清热泻火解毒；生地、赤芍、丹皮、知母、玄参养阴和营；桔梗宣肺；甘草调和诸药。

(2)加减：咳嗽、痰多者，加浙贝母、前胡、瓜蒌宣肺化痰；大便燥结者，稍加大黄通腑泻热。

(3)临证参考：若高热不退，时而昏谵，或手足抽搐，或颈项强直，舌质红绛，脉细数，此为热陷心包之变证，治当清心开窍、凉血息风，常用清营汤煎汤送服下列药丸：①高热时，用安宫牛黄丸，每日 2 次，每次 1 丸；②出现昏谵时用至宝丹，每日 2 次，每次 1 丸；③抽搐重，大便秘结时用紫雪丹，每日 2 次，每次 1 管，如痰多，先吸痰，然后再灌竹沥水 30ml。必要时可用清开灵 40ml，或穿琥宁 500mg 加入 5%葡萄糖注射液250～500ml 静脉滴注，每日 1～2 次。亦可用双黄连粉针剂 3.6g 加入 5%葡萄糖注射液 250～500ml，静脉滴注，每日 1 次。

5. 邪犯募原证

症舌脉：恶寒发热阵作，午后热重，头身重痛，胸闷脘痞，心烦懊侬，头眩口黏腻，咳痰不利，舌红，苔白腻或白如积粉，脉弦滑。

病机分析：邪郁不解，或夹痰饮湿浊，邪犯募原，客于半表半里，正邪相争，则寒热阵作，或午后热重；痰饮湿浊，易困阻气机，故头身重痛，胸闷脘痞；邪热内干，心神被扰，则心烦懊侬；痰浊上犯，则头眩，口腻，咳痰不利；舌红、苔白腻或白如积粉、脉弦滑均为邪犯募原、夹痰饮湿浊之象。

治法：清热化浊，透达募原。

方药运用：

(1)常用方：柴胡达原饮。药用柴胡、枳壳、厚朴、青皮、炙甘草、黄芩、桔梗、草果、槟榔、薄荷。

此方乃俞根初以吴又可达原饮为基础，去知母、芍药，加柴胡、青皮、枳实、薄荷而成。方中柴胡、黄芩和解达邪；桔梗、薄荷疏表清热；厚朴、槟榔燥湿化浊，透达募原。

(2)加减：头痛甚者，加羌活、葛根疏风止痛；表湿重者，加藿香、佩兰解表化湿；里湿重者，加苍术、白蔻仁、半夏、陈皮健脾燥湿。

(3)临证参考：若邪入少阳，热郁腠理，证见寒热往来，或壮热不退，胸胁苦满，口苦，咽干，目赤，或呕吐，或口渴，大便干结，或濈然汗出，舌红，苔薄黄，脉弦数，治当和解少阳，解毒通腑，用大柴胡汤加减。若寒热不甚者，亦可用达原饮加减治疗。

6. 时令感冒

(1)感冒夹暑证

症舌脉：恶寒发热，头痛，身楚，心烦口渴，小便短赤，胸闷泛恶，舌质红，苔黄腻，脉濡数。

病机分析：夏令暑气当令，湿气偏甚，气候炎热，毛孔开泄，若气候突变，或贪凉乘风，起居不慎，必致风寒外束，暑热内闭，卫气不得外达，故恶寒发热，身热骨楚；火热灼阴，则心烦口渴；湿热内蕴，故胸闷泛恶，小便短赤；舌红、苔黄腻、脉濡数均为暑热炽盛之象。

治法：解表清暑。

方药运用：

①常用方：新加香薷饮。药用银花、连翘、鲜扁豆花、香薷、厚朴。

方中银花、连翘、鲜扁豆花清暑热；香薷辛散透表；暑多夹湿，故配伍厚朴、鲜扁豆花和中化湿。

②加减：汗出多者，去香薷加藿香；头痛者，加桑叶、菊花、白芷祛风止痛；心烦、小便短赤者，加竹叶、赤茯苓或六一散(滑石、甘草)清热利湿；呕恶者，加陈皮、半夏、竹茹和胃降逆止呕；胸闷者加砂仁壳宽胸理气；纳呆者，加神曲、麦芽、鸡内金消食健胃；若湿重于暑而无汗者，加大豆黄卷助香薷以发表。

③临证参考：此证乃外风合暑邪袭肺而成，当主用辛凉，参以芳香解暑之味，如鲜荷叶、鲜藿香、鲜薄荷、通草、六一散、丝瓜络、竹茹、西瓜皮等，使风暑分解，不损肺金。此证风与暑感于外，内热应于中，如失治误治，风、暑与火相拼，肺脏娇嫩，焉能胜之，临证不可不慎。

此外，若暑热外客，气阴两伤，证见发热，微恶风寒，汗出，严重疲乏无力，口干，舌苔白，脉濡或虚大，治当益气养阴，祛暑清热，方用清暑益气汤。

(2)感冒夹湿证

症舌脉：身热不扬，恶寒，汗少，头重如裹，骨节困重，胸脘痞闷，呕恶纳呆，口黏腻，舌苔白腻脉濡。

病机分析：长夏季节，雨湿正盛，风与外湿之邪侵袭，卫气被遏，故恶寒、身热不扬；湿困中焦，阻滞气机，则胸脘痞闷，呕恶纳呆，口黏腻，大便溏泄等；头重如裹、肢体困重、苔白腻、脉濡均为湿盛之征。

治法：化湿解表。

方药运用：

①常用方：羌活胜湿汤加减。药用羌活、独活、防风、藿香、佩兰、藁本、川芎、蔓荆子、苍

术、甘草。

方中羌活、独活、防风疏风胜湿；藿香、佩兰芳香化湿；苍术健脾燥湿；川芎、藁本、蔓荆子疏风止痛；甘草调和诸药。

②加减：纳呆腹胀，加陈皮、半夏、厚朴燥湿除满；大便溏泄，加薏苡仁、白蔻仁健脾化湿；若有咳嗽，可加杏仁、桔梗、前胡。

③临证参考：治疗表湿之法，一为辛散苦温祛湿，一为辛散芳香化湿。前者以辛温苦燥之品为主，盖辛温发散，开泄腠理，发越卫阳，苦燥刚烈，燥除卫表之湿，籍以使腠理开泄，郁遏之气得以发越。表湿得除，阳气伸展，营卫畅达，汗出邪解。后者以辛温芳香之品为主，盖辛温发散卫表，畅达表气，芳香以化除湿浊，宣畅气机，辛温芳化，便表邪得解，卫表湿邪得以宣化，气机畅达，诸证自除。此外，辛散芳香与苦温燥湿还能入里化脾湿，脾气伸展，气机宣畅，更利于表湿宣化。辛散苦温燥湿法的常用方有九味羌活汤和羌活胜湿汤，前者发汗祛湿，祛风寒作用较强，兼能清里热，故适用于感冒风寒湿邪，证见恶寒发热、头痛、无汗、肢楚等表证，且兼有口渴等里热者；后者发汗祛风胜湿止痛，祛湿止痛作用较强，对头痛、一身尽痛、难以转侧之表湿盛疼痛著者尤宜。辛散芳香化湿法的常用方有藿香正气散和香薷散，前者散表寒作用强，且理气和中，适用外感风寒兼内伤湿滞之发热、恶寒、头痛、呕吐、肠鸣、泄泻、苔白腻、脉浮者，后者散表湿作用强，且能化湿和中，故适用于夏月乘凉饮冷，外感于寒，内伤于湿之恶寒发热、头重头痛、胸闷倦怠、腹痛、吐泻等证。

(3)感冒夹燥证

症舌脉：恶寒发热，头痛鼻塞，无汗，鼻咽干燥，干咳少痰或舌苔薄白而干，脉浮弦。

病机分析：外感秋燥之邪，表卫郁闭，故恶寒发热无汗；燥邪易伤津液，故见口鼻唇干燥、干咳、舌苔少津等表现；若初秋感受燥邪，则多见燥而偏热，可有舌边尖红、苔薄黄而干、脉浮数等见证，称为温燥；而深秋外感燥邪，燥而偏寒，舌苔多薄白而干，其脉浮，则为凉燥。

治法：疏解风燥。偏于温燥者，宜轻宣凉润；偏于凉燥者，宜轻宣温润。

方药运用：

①常用方：温燥以桑杏汤加减。药用桑叶、杏仁、沙参、栀子、淡豆豉、梨皮、川贝母。

方中桑叶、豆豉、栀子轻宣泄热；杏仁、贝母宣肺化痰；沙参、梨皮养肺润燥。

凉燥宜选杏苏散加减。药用苏叶、杏仁、半夏、前胡、桔梗、枳壳、陈皮、生姜、防风。

方中用苏叶、防风辛温微发其汗，以散邪于表，使卫气通达，津液布散而润燥；桔梗、枳壳一升一降，宣达肺气，助苏叶以解表；配杏仁、前胡以宣肺止咳，更用陈皮、半夏、生姜诸品辛温以健脾理气，使中焦健运，痰湿得化，气机得畅，阴液以布。诸药合用，使表邪解，营卫通，气机畅，阴液布，而凉燥得解。

②加减：温燥之头痛者，加菊花、薄荷、蔓荆子疏风清热止痛；燥热口渴者，加麦冬、竹叶清热除烦；干咳者，加炙杷叶、炙紫菀润肺止咳；咽痒者，加蝉蜕、僵蚕疏风利咽；咽痛者，加射干、板蓝根、山豆根解毒利咽。凉燥之头痛兼眉棱骨痛者，加白芷疏风止痛；无汗、脉浮紧者，加羌活疏风散寒；咳嗽者，加百部止咳。

③临证参考：疏解风燥包括轻宣温润和轻宣凉润两法门。轻宣温润适用于外感凉燥之邪，选用质柔轻宣温散之品，轻宣外达，以疏散肌表，宣发肺气，外散表寒，内温肺金，肺得温润，清肃之令行，则宣发卫阳于肌表，输布津液于皮毛，使表气疏通，卫气畅达，劫津得释，凉燥外解，诸证自除，方如杏苏散之类。轻宣凉润法适宜于外感温燥之邪，以轻宣凉润之品为法，轻宣以疏散透发，开散表邪，宣畅肺气，使外邪得解，凉以外散表热，内清肺热，滋润之品

以润肺生津。轻宣凉润，则外邪得解，卫气畅达，肺气清润，宣肃有常，则温燥自除。因此，临证之际，见有干咳咽痒，鼻干诸症，应分别寒热，认清是属津伤而燥还是津液不布之燥，不能盖用甘寒之品。此外，对温燥之治，因病已伤津，发汗不宜峻猛，以防表邪未解，反更伤阴耗津，古人此时用桑叶解表，盖桑叶乃表中润药，可谓高明。

7. 体虚感冒

(1)气虚感冒证

症舌脉：恶寒发热，或热势不盛，但觉时时畏寒，自汗，头痛鼻塞，咳嗽，痰白，语声低怯，气短，倦怠，苔白，脉浮无力。

病机分析：素体气虚，表卫不固，腠理疏松，风寒之邪乘虚犯表。气有温煦作用，虚则外寒，故时时畏寒；风寒外袭，肺卫失宣，则见恶寒发热、头痛、鼻塞、咳嗽、痰白、脉浮等风寒表证；语言低怯、气短、倦怠均为气虚之象。

治法：益气解表。

方药运用：

①常用方：参苏饮加减。药用党参、苏叶、葛根、橘皮、前胡、半夏、茯苓、桔梗、枳壳、木香、生甘草。

方中党参、茯苓、甘草益气扶正；苏叶、葛根等疏风散邪；前胡、桔梗、半夏、橘皮宣肺化痰；枳壳、木香理气。

②加减：头痛者，加白芷、川芎祛风止痛；自汗者，加桂枝、白芍调和营卫；无汗、恶寒者，加羌活、防风解表散寒；鼻塞者加辛夷、苍耳子通窍散寒；纳谷不香者，加砂仁、佩兰理气化湿。

③临证参考：气虚甚者，加白术、黄芪益气固表，亦可用补中益气汤。气虚自汗，易感风邪者，可用玉屏风散祛风固表止汗。值得一提的是，正气不足之外感，单用表散，邪气难撼，徒伤表气，唯益气解表方是稳妥之策。

(2)阳虚感冒证

症舌脉：阵阵恶寒，甚则蜷缩寒战，或稍兼发热，无汗或自汗，汗出则恶寒更甚，头痛，骨节酸冷疼痛，面色㿠白，语言低微，四肢不温，舌质淡胖，苔白，脉沉细无力。

病机分析：阳虚之体，感受风寒邪气，阳虚则内寒自生，复感寒邪故得恶寒重、发热轻；若阳虚不得卫外，汗出较多，又使阳气更加耗散，则恶寒更甚；头痛、骨节冷痛为风寒表证；面色㿠白、语言低微、四肢不温、舌淡、脉沉细无力均为阳虚之象。

治法：温阳解表。

方药运用：

①常用方：麻黄附子细辛汤。药用麻黄、制附子、北细辛。

方中麻黄解表；附子温阳；细辛辛温佐麻黄以解表，佐附子以温经。

②加减：鼻塞者，加苍耳子通鼻窍；头痛者，加川芎、白芷疏风散寒止痛；背寒者，加葛根疏利太阳经气；无汗者，加防风、荆芥穗解表发汗；有汗者，去麻黄，加桂枝、白芍调和营卫。

③临证参考：细辛用量应小于3g；先煎麻黄，再下诸药。麻黄附子细辛汤散寒作用强，适用于阳虚感冒恶寒重，无汗者；对于阳虚气弱风邪较甚之头痛、面色苍白、语声低微者，可选参附再造丸加减。若阳气虚弱，已见下利清谷、脉微欲绝等症时，不可误用发汗，否则必致厥逆亡阳，此当注意。阳虚感冒，正邪相争不烈，体温常不甚高，但临床其他症状多较明显，与发热程度不相对应，当仔细分辨。

(3)血虚感冒证

症舌脉:头痛,身热,恶风,无汗或汗少,面色不华,唇淡,指甲苍白,心悸,头晕,舌淡苔白,脉细或结、代而浮。

病机分析:血虚之体感邪,邪犯肌表,故见身热、微恶风寒、头痛等;但阴血不足,故同时又见有心悸、眩晕、脉细或结代、面色无华、唇甲淡白诸症;血虚汗源不足,故无汗或汗少。

治法:养血解表。

方药运用:

①常用方:葱白七味饮加减。药用葱白、葛根、淡豆豉、生地黄、生姜、麦冬、柏子仁。

方中葱白、豆豉、葛根、生姜辛散解表;生地黄、麦冬、柏子仁等滋养阴血。

②加减:头痛者,加羌活、白芷疏风止痛;鼻塞加苍耳子通鼻窍;自汗者加桂枝、芍药调和营卫;无汗者,加苏叶、荆芥微发其汗,不可大发汗;咳嗽痰白者,加陈皮、半夏、杏仁、炒莱菔子宣肺化痰;血不养心,又因血虚感邪,邪阻脉络,血液运行不畅,而见脉结、代者,可加桂枝、红花、丹参以通阳养血,活血宣痹。

③临证参考:本证多见于妇人产后,临证应按表里寒热辨证论治。若气血两虚的病人,又感外邪而患感冒,可用薯蓣丸解表祛邪而不伤气血,补益气血而不碍解表。

(4)阴虚感冒证

症舌脉:发热,微恶风寒,无汗或微汗,或寝中盗汗,头痛,心烦,口干咽燥,手足心热,干咳少痰,或痰中带血丝,舌质红,脉细数。

病机分析:阴虚之体,内有燥热,感邪之后,发热汗多,更伤阴液,故阴虚之象愈加明显,则见盗汗、五心烦热、口干咽燥、干咳少痰、舌红、脉细数;如肺阴素虚,失于清肃,内热灼伤血络,可见痰中带血;表邪未解,故有寒热、身痛等表证。

治法:滋阴解表。

方药运用:

①常用方:蓝地汤。药用板蓝根、生地黄、麦冬、知母、桑叶、苦桔梗、蝉蜕。

方中板蓝根、桑叶清热散风;生地黄、麦冬滋阴;佐以知母清热;桔梗、蝉蜕宣肺透表。

②加减:心烦口渴甚者,加黄连、竹叶、天花粉清热除烦,生津止渴;咳嗽咽干、咳痰不爽者,可加牛蒡子、射干、瓜蒌皮宣肺化痰利咽;咳嗽胸痛、痰中带血者,可加鲜茅根、生蒲黄、藕节凉血止血。

③临证参考:阴虚感冒,最忌单用发散,若妄汗之,津液不堪重伤,肾阴更伤。故治疗本证当辛凉疏散与甘寒养阴并驾齐驱。此外,亦可选用加减葳蕤汤治疗。

此外,感冒日久,常并发他病,若反复感冒,体虚自汗者,宜以玉屏风散益气固表治之;邪气留恋不解,发热微恶风寒,四肢关节疼痛,头目昏眩,胸胁苦满,宜以柴胡桂枝汤发散表邪,和解少阳;若邪气留恋,肺气不能宣降,燥咳日久不愈,以柴芍散加黛蛤散 若毒气淫心,胸闷憋气,胸痛心悸,气短,头晕者,宜清心解毒,可选用银翘散和清营汤加减。

四、其他疗法

1. 中成药

(1)风寒感冒

①感冒清热冲剂:每次 1 袋,每日 2 次,开水冲服。用于风寒感冒,头痛发热、恶寒身痛、鼻流清涕、咳嗽咽干。

②正柴胡饮冲剂:每次 1 袋,每日 3 次,开水冲服。主治外感风寒初起,恶寒、发热、无

汗、头痛、鼻塞、喷嚏、清涕、咽痒咳嗽、四肢酸痛等症，适用于流行性感冒初起，轻度上呼吸道感染疾患。

(2)风热感冒

①银翘解毒丸：每次 9g，每日 2 次，口服。适用于风热感冒、痄腮等。

②桑菊感冒片：每次 4～8 片，每日 2～3 次，口服。适用于风热感冒或温病初起，风热之邪外伤皮毛、内舍肺络者。

③感冒退热冲剂：每次 1～2 袋，每日 3 次，开水冲服。适用于风热感冒引起的高热不退，还用于热毒引起的疮疡、疖肿等。

④感冒冲剂：每次 1～2 袋，每日 3 次。用于风热型感冒发热、头痛咳嗽、咽喉肿痛。

(3)感冒外寒里热者

防风通圣丸：每次 6g，每日 2 次，口服。用于外寒内热，表里俱实，恶寒壮热、头痛、咽干、小便短赤、大便秘结、瘰病初起、风疹湿疮。

(4)暑湿感冒

①藿香正气软胶囊：每次 2～3 粒，每日 2 次，口服。用于外感风寒，内伤湿滞之头痛昏重、脘腹胀痛、呕吐泄泻。

②藿香正气水：每次 5～10ml，每日 2 次，口服。用于感冒、呕吐、泄泻、霍乱、中暑等。

(5)注射剂

①柴胡注射液：每次 2～4ml，每日 1～2 次，肌内注射。用于感冒、流行性感冒及疟疾的退热和解痛。

②板蓝根注射液：每次 2～4ml，每日 1～2 次，肌内注射。亦可每次 4ml 加入 5%葡萄糖注射液 250～500ml 中静脉滴注。用于风热感冒。

2. 单验方

(1)治风寒感冒方：羌活、防风、紫苏各 10g，生姜 2 片，苍耳子 10g，水煎服，每日 1 剂。

(2)治风热感冒方

①野菊花、大青叶、鱼腥草、淡竹叶各 10g，水煎服，每日 1 剂。

②大青叶 20g，鸭跖草 15g，桔梗 6g，生甘草 6g，水煎服，每日 1 剂。

3. 食疗方

(1)治风寒感冒方

①姜葱粥：糯米 60g，生姜 5g，连须葱白 5 茎。粥熟时，加入姜葱，再煮数沸，并加白糖少许。食后可出汗。

②葱白 7 根，豆豉 9g，鲜生姜 5g，陈皮 6g，煎后加红糖 30g 调服。

(2)治风热感冒方

①黄豆香菜汤：黄豆 20g，干香菜 3g，水煎服，连服 3 日。

②薄荷芦根饮：芦根 30g，薄荷 3～5g，水煎饮用。

(3)治暑湿感冒方

①荷叶粥：粳米 60g，鲜荷叶 1 张。以常法煮熟，加白糖适量，将荷叶盖于粥上，或将荷叶切碎，另用水煎，调入粥内，加白糖适量。

②二豆羹：豆腐 250g，淡豆豉 15g，葱白 15g，糖适量。先将豆腐切成小块，放入锅中略煮，后将淡豆豉加入，放水一大碗，煎取小半碗，再放入葱白，煎滚后取出，趁热内服，盖被取微汗，每日 1 剂。

(4)治时行感冒方

①绿豆饮:绿豆50g,熬汤,加菊花5g,煎服。

②冬瓜粥:粳米30g,小块冬瓜适量与米同煮,粥熟即可食用。

(5)治气虚感冒方:党参30g,茯苓15g,生姜6g,水煎去渣取汁,入粳米煮粥。

4. 药物外敷及局部用药　风寒证用麝香壮骨膏、风热证用消炎止痛膏贴于大椎、肺俞穴。或用胡椒、丁香各7粒,碾碎,以葱白捣膏,涂于两手心,合掌握定,夹于大腿内侧,温覆取汗。

咽痛者,可外用双料喉风散、西瓜霜等。痰黏不化者,亦可采用超声雾化吸入法。

5. 针灸和拔罐　风寒证者,选列缺、风门、风池、合谷,或取大椎、肺俞等穴拔火罐,或毫针浅刺用泻法。体虚者,平补平泻,并可灸。鼻塞加迎香穴,咳嗽加太渊穴,痰多加丰隆穴。

风热证者,取大椎、曲池、合谷、鱼际、外关等穴,毫针用泻法,咽痛可刺少商出血。

6. 刮痧疗法　用边缘平滑的瓷汤匙蘸润滑油(花生油或麻油)刮颈背,颈自风池穴向下,骨从背脊两旁由上向下。刮时用力要均匀,不要太重,防止刮破皮肤,刮到出现紫色出血点为止。

【转归与预后】

风寒感冒,寒热不退,邪气可化热而见口干欲饮、痰转黄稠、咽痛等症状。反复感冒,引起正气耗散,可由实转虚,或在素体亏虚的基础上反复感邪,以致正气愈亏,而风邪易侵,均可导致本虚标实之证。

时行感冒发病快,病情开始即较重,易于入里化热,成为毒热炽盛之证,且可变生热陷心包、肝风内动等诸般变证。

感冒患者一般预后良好。但也不能认为感冒是小恙而忽视之,古人有"伤风不醒便成痨"之说。如感冒诱发其他宿疾而使病情恶化者,其预后又当别论。

【护理与调摄】

一、生活调摄

病室应保持空气流通,但不可让患者直接吹风。温度与湿度适宜,不可太干燥。

高热患者以素流质饮食为宜,多吃新鲜水果,多饮水。热退第一天可进素半流食,两三天后改荤半流食,如瘦肉丝、鲜鱼汤;恢复期予以普食。严禁患者吸烟、饮酒,并忌食油腻、辛辣、燥热之品。

二、辨证调护

对高热患者应每4小时测体温、脉搏、呼吸1次,热退后按常规测体温。病人平时应注意盖被,用药宜微汗为度,不可大汗。汗出较多要更换衣服,但勿受凉。注意观察汗出后体温、脉搏的变化,这对判断病情转归具有重要意义。一般不用水袋冷敷,以防遏邪。

【预防与康复】

一、加强锻炼、增强体质

根据不同的年龄和体质状况,从事各种体育活动,如广播体操、太极拳、八段锦、跑步等,养成经常性参加户外活动的习惯。

二、药物预防

对于气虚易感者,可服用防感健身片、玉屏风丸等;时行感冒流行期间,可用贯众15g,板蓝根30g,煎服,或贯众9～15g,泡水代茶饮,连用2～3日;夏月暑湿当令,可服藿佩汤(藿香、佩兰各5g)预防。

三、慎避时邪

一年四季，特别是冬春季节，一定要注意起居有节，并避免与感冒患者接触。

【医论提要】

感冒，据文献载，有伤风、冒风、冒寒、重伤风、小伤寒等诸多别名。“感冒”一词，首见于北宋·杨士瀛《仁斋直指方·诸风》，书中论及参苏饮治“感冒风邪，发热头疼，咳嗽声重，涕唾稠黏”。显然，此处之“感冒”非为病名，实乃作为动词之感受、冒犯之义。而“感冒”作为真正意义上的病名出现，较早见于《丹溪心法·中寒附录》中“初有感冒等轻证，不可便认作伤寒妄治”。清代林珮琴在《类证治裁·伤风》中首先提出“时行感冒”之名，云：“时行感冒，寒热往来，伤风无汗。”

历代医家对感冒病因的认识，不外六淫邪气和时行病毒两条，六淫之中，又以风为主因。《素问·骨空论》云：“风从外入，令人振寒，汗出头痛，身重恶寒”，后世更加明确感冒之因以风邪为主，风为百病之长，风邪常兼夹不同季节当令之时气而为患。吴瑭在《温病条辨·杂说·风论》云：“《内经》曰：风为百病之长；又曰：风者，善行而数变。……盖风之体不一，而风之用有殊；……春初之风，则夹寒水之母气；春末之风，则带火热之子气；夏初之风，则木气未尽而炎渐生；长夏之风，则夹暑气、湿气、木气；大雨而后暴凉，则夹寒水之气；久晴不雨，以其近秋也，而先行燥气；是长夏之风，无所不兼，而人则无所不病也。初秋则夹湿气，季秋则兼寒水之气，所以报冬也。初冬尤兼燥金之气，正冬则寒水本令，而季冬又报来春风木之气，纸鸢起矣。……无论四时之风皆带凉气者，木以水为母也，转化转热者，木生火也，且其体无微不入，其用无处不有，学者能体察风之体用，而于六淫之病，思过半矣。”进一步阐发了风邪之特性，及因风邪而成感冒，有风寒、风热两大证型及兼夹的原理。

对时行病毒致病的认识，可上溯至隋·巢元方《诸病源候论·时气病诸候》，其云：“时行病者，是春时应暖而反寒，夏时应热而反冷，秋时应凉而反热，冬时应寒而反温，非其时而有其气，是以一岁之中，病无长少，率相似者，此则时行之气也。”“夫时气病者，此皆因岁时不和，温凉失节，人感乖戾之气而生病者，多相染易。”迄及明清，温病学说巨大发展，对时行感冒之认识也日趋完善。虚邪为致病之邪气的通称，是因邪气乘虚而得以侵入的原因。沈金鳌《杂病源流犀烛·感冒源流》对此论述颇详：“感冒，肺病也，元气虚而腠理疏也。经曰：虚邪贼风，阳先受之。盖风者，天之阳气，其乘于人则伤卫；卫者，阳也，故曰阳先受之。卫又即气也，肺主气，脾生气，故伤风虽肺病，而亦有关于脾，以脾虚则肌肉不充，肺虚则玄府不闭，皆风邪之所由以入也。”感冒之病位，正如沈氏所云：“风邪袭人，不论何处感受，必内归于肺。”沈氏又提出“风为百病长，善行数变，无微不入，十二经、十五络、五脏六腑，皆能受风而为病。或经络受之，由皮毛而入肌肉、入腑；或由口鼻受之，而入胃、入肠，或入骨空肢节。而心火与风易合，肝木与风易引，肺舍在至高尤易感，又况头顶招风，眼招风，四肢受风湿。”这说明风邪致病的广泛性和复杂性。其中尤其值得重视的是，沈氏认为风邪可深入十五络而发感冒，而并非久病才可入络，确实颇有见地，临床对此种络脉受风感冒的严重性要充分认识。

张仲景在《伤寒论·辨太阳病脉证并治》中，用桂枝汤治疗太阳表虚证，用麻黄汤治表实证，为后世治疗感冒辨表实、表虚奠定了理论基础。宋代陈无择在《三因极一病证方论·叙伤风论》中，曾创立了颇具特色的对伤风从六经辨证的学说。陈氏提出治足太阳膀胱经伤风用桂枝汤；治足阳明胃经伤风用杏子汤；治足少阳胆经伤风用柴胡加桂汤；治足太阴脾经伤风用桂枝加芍药汤；治足少阴伤风用桂附汤；治足厥阴伤风用八物汤。此说在当时有一定影响，但后世采用者寥寥。《丹溪心法·中寒附录》中，朱震亨又提出“伤风属肺者多，宜辛温或辛凉之剂散之”，确立了感冒治疗的辛温、辛凉两大法则。随着后世医家的不断充实，到清代，对感冒之理、法、方、药的认识基本完备。感冒的治疗大法，当以发散为主。明代李中梓在《医宗必读·伤风》将感冒虚、实之治概括为“治实之法，秋冬与之辛温，春夏与之辛凉，解其肌表，从汗而散。治虚之法，固其卫气，兼解风邪，若专与发散，或汗多亡阳，或屡痊屡发，皆治之过也。”清代林珮琴在《类证治裁·伤风》则强调：伤风“治法不宜表散太过，不宜补益太早，须察虚实，审轻重，辨寒热，顺时令”，这充分体现了辨证论治的整体思想。古代医家对体虚感冒尤为重视。“凡一切阳虚者，皆宜补中发散；一切阴虚者，皆宜补阴发散。……感轻而体虚者，散之当轻，宜参苏饮之属。”（清·吴澄《不居集·屡散·论散法》）“如虚人伤风，屡感屡发，形气病气俱虚者，又当补中，而佐以和解，倘专泥发散，恐脾气益虚，腠理益疏，邪乘虚入，病反增剧也。”（清·李用粹《证治汇补·伤风》）对于血虚感冒，唐容川在《血证论·感冒》中提出“血家最忌感冒”“然血家又易感冒”，治疗上“唯和解一法，为能补正祛邪，宜先生其津，使津足而火不食气，则肺气能达于皮毛，而卫气充实，次宜疏理其气，使血分和，则不留邪为患，而外邪自解矣。宜小柴胡汤加杏仁、荆芥、防风、紫苏主之。”清代温病学说的形成，对时行感冒认识的深入，医家又较多采用了温热病的方药以治疗感冒。徐大椿在《医学源流论·伤风难治论》中归纳了伤风治疗八法：“一驱风，苏叶、荆芥之类；二消痰，半夏、象贝之类；三降气，苏子、前胡之类；四和荣卫，桂枝、白芍之类；五润津液，蒌仁、玄参之类；六养血，当归、阿胶之类；七清火，黄芩、山栀之类；八理肺，桑皮、大力子之类。”并认为“八者随其症之轻重而加减之，更加以避风寒，戒辛酸，则庶几渐愈。”

近代医家辈出，他们的诸多临床经验，极大丰富了感冒一病的辨证论治。例如施今墨对于外感病，着重辨别气血、虚实和表里，尤以辨表里（即详审表里比重）更具特色。施氏认为，外感热病必内有蕴热，方易招致外邪，若无内因，仅有外因多不能伤人，故治表证不可只知发汗，尤当注意清里，在“清”和“解”两方面权衡轻重，自创七解三清（即解表和清里药味之比例为7∶3，余此类推）、六解四清、半解半清、四解六清、三解七清等法，务使用药时表里比重适当。刘惠民对于外感病的治疗，亦主张既解表又清里，临证善用生石膏，视其为理想的解表清里药物。刘氏并重视脾胃之气的调理，认为脾胃为汗液资生之源，药常用麻黄、石膏配伍山药以健脾益胃，使邪热去而正不伤。刘氏应用表散药，注意三因制宜：春宜用薄荷、葛根，麻黄用量宜小；夏宜用藿香、香薷、滑石；秋宜用麦门冬、沙参；冬则必用生姜、桂枝、麻黄。他在解表时，对南方人多用豆豉、苏叶、荆芥、浮萍等轻清表剂，对北方人则必用麻黄，用量多在9g以上，甚或与桂枝同用。湿邪重浊黏腻，不易速去，感冒夹湿或以湿邪为主所致之感冒，多缠绵难愈。蒲辅周治疗感冒夹湿之证，以疏解为先，继用和脾消滞、清利湿热之法。赵绍琴对于湿伤于表的湿邪感冒，多用辛香宣透之品，芳化湿浊，宣通腠理，使气机畅达，微微汗出，湿邪可尽去。药用藿香、佩兰、大豆黄卷、陈香薷、淡豆豉之类。由于肺主一身之气，通调水道，亦常配苏叶、桔梗、杏仁等宣肺降气之品，气化则湿化。湿易伤脾，脾能运湿，常用苍术、砂仁、蔻仁、谷麦芽等燥湿健脾消导之品，内湿较重者，加茯苓、泽泻、薏苡仁以淡渗利湿。

对于感冒伤风与伤寒的关系问题，历代颇多争议，认为两者应明确区分。如在《丹溪心法·中寒附录》中朱丹溪告诫医者：“凡症与伤寒相类者极多，……初有感冒等轻证，不可便认作伤寒妄治。”张介宾在《景岳全书·杂证谟·伤风》中明确提出以邪之深浅和传变分辨伤寒与伤风，“伤风之病，本由外感，但邪甚而深者，遍传经络，即为伤寒，邪轻而浅者，止犯皮毛，即为伤风。”清代李用粹在《证治汇补·提纲门·伤风》中，专列“伤风伤寒辨”，从临床症状方面详加辨析，认为，“风循经络，亦有六经传遍，其初起头疼身热与伤寒同，但伤风必鼻塞流涕，且多恶风，居暖室之中，则坦然自如，伤寒恶寒，虽近烈火，仍复怕寒。又伤风在表者，有汗而手足微烦，伤寒在表者，无汗而手足微冷。伤风在里，肺热而皮肤发疹；伤寒在里，胃热而肌肉发斑，皆各异也。”徐大椿《医学源流论·伤风难治论》亦云：“凡人偶感风寒，头痛，发热，咳嗽，涕出，俗语谓之伤风，非《伤寒论》中所云之中风，乃时行之杂感也。”反对此说亦不乏其人。清代王学权《重庆堂随笔》云：“《伤寒论》之中风，为《难经》五种伤寒之一，即后世之伤风是也。盖伤与中，字义无殊，如云风伤卫、寒伤营是矣。”雷少逸《时病论·伤风》中也说：“伤风之病，即仲景书中风伤卫之证也，诸家已详。”两种见解，可谓大相径庭。诚然，临床运用《伤寒论》某些方剂可有效地治疗感冒，但就伤寒包涵范围的广泛性而言，伤风不能与之相提并论。辨伤风与伤寒的关键在于病邪的传变与否。

古今之人，多视感冒伤风为小恙，但古人又有“伤风不醒便成痨”之说。元气平和之人罹患感冒，表散和解便愈，甚或不药自愈。虚人则不然，如清代吴澄《不居集》所言：“若在肾水素亏，肝火自旺者，不过因一时风寒所束，遂作干咳、喉痛，此外邪本轻，内伤实重，医者不察，肆行表散，致鼓其风木之火上炎，反令发热头痛，继又寒热往来，益与清解，不至十剂，肝肾与肺三脏已伤损无遗，久者周年，近者百日，溘然逝矣。”因此他说：“伤风误表必成劳。”《医学源流论·伤风难治论》认为伤风“乃至难治之疾，生死之所关也。盖伤风之疾，由皮毛以入于肺，肺为娇脏，寒热皆所不宜。太寒则邪气凝而不出，太热则火烁金而动血，太润则生痰饮，太燥则耗精液，太泄则汗出而阳虚，太涩则气闭而邪结。并有视为微疾，不避风寒，不慎饮食，经年累月，病机日深，或成血证，或成肺痿，或成哮喘，或成怯弱，比比皆然。误治之害，不可胜数。谚云‘伤风不醒便成劳’，至言也。”这些都说明对于感冒，尤其是体虚感冒，要加以足够的重视，失治、误治均可能发生严重的变证，临床切不可视感冒为小恙而忽视之。对于感冒的防护，明代张介宾的经验也值得借鉴。他在《景岳全书·杂证谟·伤风》中指出“凡风邪伤人，必在肩后颈根大杼、风门、肺俞之间，由兹达肺最近最捷，按而酸处即其迳也。故凡气体薄弱及中年以后血气渐衰者，邪必易犯，但知慎护此处，或昼坐则常令微暖，或夜卧则以衣帛之类密护其处，勿使微凉，则可免终身伤风咳嗽之患，此余身验切效之法，谨录之以告夫惜身同志者。”

【医案选粹】

案一　表寒里热案

刘某，男，28岁。一周之前，暴感风寒，左臂骤然作痛，咳嗽剧烈，夜不安枕，经服药及针灸治疗，未见显效，昨晚忽又咳血，大便四日未下，体温38.8℃。舌苔黄，脉浮紧。

辨证立法：脉象浮紧，浮则为风，紧则为寒，风寒痹阻经络左臂骤痛。肺主皮毛，风寒客肺症现咳嗽。大便不通，内热甚炽，遂致咳血。基本以五解五清法治之。

处方：赤芍药6g　白芍药6g　川桂枝(炒)4.5g　炙苏子10g　炙白前6g　片姜黄10g　炙紫菀10g　炙前胡6g　白杏仁10g　炙麻黄3g　嫩桑枝30g　苦桔梗4.5g　大蓟炭6g　白苇根15g　酒黄芩10g　小蓟炭6g　白茅根15g　炙甘草3g　紫雪丹3g(温开水分两次冲服)

二诊：前方服2剂，发热退，臂痛减，咳嗽见好，未吐血，大便已下。

处方：前方去大小蓟炭、紫雪丹，加旋覆花6g，红新绛4.5g(前二味药同布包)。

三诊：药服2剂，左臂痛已好，体温正常，咳嗽减轻，但周身似有气串走，酸楚不适，夙疾偏头痛又现。

处方：杭白芍10g 片姜黄6g 川桂枝(炒)3g 酒地龙10g 白蒺藜15g 海风藤10g 石楠藤10g 蔓荆子6g 炙甘草3g 旋覆花6g 红新绛4.5g(前二味药同布包)

(施今墨著．施今墨临床经验集．北京：人民卫生出版社，1982：3-4)

案二 感冒夹湿案

薛某，男，60岁，1963年3月8日初诊。感冒两周，尚发烧，鼻塞流涕，咳嗽，咽痒且痛，大便干燥，小便正常。脉浮微数，舌淡苔白腻，属感冒夹湿，治宜疏解。处方：

苏叶4.5g 杏仁6g 桔梗3g 炒枳壳3g 前胡3g 制香附3g 陈皮3g 荆芥3g 炒莱菔子4.5g 甘草1.5g 薄荷(后下)3g 葱白(后下)3寸

3剂，一剂两煎，共取160ml，分早晚两次温服。

3月16日复诊：体温正常，咳嗽已止，咽已不痒痛，鼻塞减轻，流黄黏鼻涕，大便软，量少，脉浮滑，秽苔未净。病势虽减，外邪未尽，治宜疏解，兼理肠胃。处方：

苏叶6g 杏仁6g 桔梗3g 炒枳壳4.5g 前胡3g 制香附4.5g 陈皮3g 僵蚕4.5g 炒莱菔子4.5g 炒神曲6g 甘草1.5g 豆豉9g 葱白(后下)3寸

2剂，煎服法同前。

4月2日三诊：药后鼻塞减，不流涕，食纳尚可，腹胀，大便不畅，量少。脉沉滑，秽苔未尽。外邪已解，湿滞未尽，治宜和脾消滞，清利湿热。处方：

炒苍术6g 厚朴4g 陈皮4.5g 炙甘草1.5g 法半夏6g 藿香梗6g 槟榔4.5g 炒枳实3g 炒神曲6g 大黄(另包后下)3g 生姜3片

2剂，煎服法同前。

继用香砂平胃丸三袋，早晚各服6g，白开水下，调理而愈。

(中医研究院编．蒲辅周医疗经验．北京：人民卫生出版社，1976：161-162)

案三 伤风戴阳案

正月初五日赵文魁请得皇后脉息。左寸关微弦，右寸关浮滑。肝肺结热外感风凉，以致头闷肢倦，咽痛作嗽。今拟清热和肝理肺之法调理。

板蓝根一钱五分，连翘二钱，薄荷一钱五分，苏梗、子各一钱，杏仁二钱(研)，赤芍二钱，元参三钱，黑栀子二钱，酒芩二钱，栝蒌四钱，陈皮一钱

引用：鲜青果五个(打)、干寸冬三钱。

平素肝郁不舒，日久化火内蕴，偶感风凉即成内外相引之势，肺卫郁闭，肝热结阻枢机不利，升降出入失和，气不畅达则热邪难清，故治疗应以清热调理肝肺气机并举，用药清透之中注意升降。方中连翘、薄荷清中寓有宣透之意；杏仁苦降且可宣阳，调肺之要药；苏梗、子并用，宣降并调；栝蒌开肺之结气；陈皮调中焦滞气。上药共用，起调气机以助清热之作用。栀子炒黑，黄芩酒制，皆取其清热同时宣阳之功；板蓝根解热毒以利咽；元参育阴液以制阳邪；赤芍一味血分之药，凉血活血即可助清泄肝热，但毕竟不是血分证，故不可为主药。引用鲜青果以开肺肝结热，麦冬增液润燥以防火势增重。

(赵绍琴整理．赵文魁医案选．北京：人民卫生出版社，1990：73-74)

【现代研究】

感冒为常见病多发病，一般成人每年患 2～3 次，儿童高 2～3 倍。它属于自限性疾病，一般均可自愈，但婴幼儿、老年患者及兼有宿疾的病人，易出现合并症，特别是流行性感冒的发病，其病情兼夹复杂，其感染者众多，最高可达人群中 80%，全身中毒症状较重，每 2～3 年一小流行，10 年左右一大流行，造成危害较大。我国是流感多发地区，几乎每年都有局部地区的暴发或流行，其发病率居传染病之首位。

一、病因病机研究

从流行病学和临床过程看，流感的临床过程吻合于六经传变，流行病学特点与《伤寒杂病论》论述的伤寒相似，可作为流感临床治疗的理论指导。如胡兆明[1]通过对 2650 例流感的临床分析，认为其病机为："外邪袭表，营卫不和，波及少阳"，治当疏通营卫、和解少阳。任继学[2]从病因上进行探究，认为流感即中医所称"时行感冒"，是由热疫、寒疫病毒侵入人体所致。六淫之邪犯人必夹时疫病毒。总结出时疫犯人的三条途径：其一邪由上受，侵卫犯肺；其二直犯营血，逆传心包，神明受累，脑髓不利，机窍受阻；三则邪虽由上受，但直趋中道，伏于膜原，内见脾胃呆滞，外见卫气受困。并指出时疫多由呼吸道而入，其邪所客，始于卫气。卫气为邪所束不能御邪于外，疫邪遂由气道侵伤于肺，由肺之络脉波及于胃。重则由营及血，营卫失调，不能拒邪，由血道伤神明。而邪之袭人是否发病，全在乎正气之盛衰、疫毒之多寡、毒气之强弱。

二、证候学与辨证规律研究

林棉等[3]总结分析 368 例拟诊为流行性感冒患者的临床特征，分析其临床特点、证型分布，结果患者以风热袭表型最多(229 例)，寒热混杂型以及风寒袭表型所占比例相当，分别为 71 例和 68 例；其中 197 例伴有不同程度的夹湿情况，其中多数为素体湿伏。因此认为岭南流感临床表现以风热袭表多见，易兼夹湿邪。体质因素，往往影响感冒的性质，从而决定治则方药的确立。刘海慧等[4]结合体质，可将体虚感冒按气虚、血虚、阴虚、阳虚分型辨治，临床取得良效。

三、治则治法研究

目前中医药的治疗原则多以清热解毒、宣肺疏邪为主。无论哪种类型的感冒，都要根据病邪的性质以及邪在肺卫的特点，采取解表达邪为原则，治疗应遵"在皮者汗而发之"，但不可发汗太过，中病即止。或宣肺解表为主，往往体若燔炭，或翕翕发热，均能从汗而解，关键在于汗须得法，盖寒用温，热用辛凉，时行感冒再重用清热解毒之品，夹风者透风于外，夹湿者渗利势下，夹暑者清暑湿解表，体虚感冒可扶正解表并施，此乃常法也。张俊莲[5]认为感冒是感受外邪所致，要保持正气强盛，以及体内外环境的协调一致，方能防患于未然，通过补气抗邪、通腑泻热、解毒清透、芳香辟秽等方法，调理体内的阴阳气血以抗邪外出，提高人体的正气，增强机体的免疫能力，从而达到防治感冒的效果。

四、辨证用药研究

1. 风寒感冒　翟华强等[6]采用随机双盲、阳性药平行对照、多中心临床试验设计，将 240 例受试者分为试验组 120 例(大青龙颗粒组)，对照组 120 例(感冒清热颗粒组)进行Ⅱ期临床试验，结果治疗组与对照组的愈显率分别为 81.1%、78.9%，总有效率分别为 98.3%、94.7%，两组均有较好疗效，组间比较无统计学差异。提示大青龙颗粒治疗风寒表实兼有郁热证感冒疗效确切，未发现毒副作用。

2. 风热感冒　胡广林等[7]为了评价双黄连片和羚翘解毒片治疗感冒风热证的疗效和

安全性，选择符合感冒标准及风热证辨证的患者，进行开放性的随机对照临床试验，结果双黄连片组中医证候愈显率为90.5%，疾病愈显率为83.2%；羚翘解毒片组中医证候愈显率为86.7%，疾病愈显率为80.0%。各项疗效指标两组间的差异都没有统计学意义。表明两药治疗感冒风热证的疗效相当。洪佳璇等[8]为了观察鲜品鱼腥草治疗儿童风热感冒的临床疗效，将风热感冒患儿250例随机分为两组，治疗组101例用银翘散加鲜品鱼腥草煎服，对照组103例予银翘散加干品鱼腥草常规煎服。结果治疗组临床疗效、咳嗽症状及体温均优于对照组。提示在治疗儿童风热感冒中，常规辨证治疗的基础上加用鲜品鱼腥草在退热、止咳等方面优于加干品鱼腥草。

3. 暑湿感冒　席管劳[9]用复方双花片（由金银花、连翘、穿心莲、板蓝根等中药组成）治疗暑湿感冒150例，与50例口服藿香正气丸对照，治疗组平均退热时间为15.9小时，对照组为25.6小时，治疗组总有效率为95.3%，对照组总有效率为84.0%。对退热时间、疗效比较，差异有显著性($P<0.01$)。复方双花片退热效果快，对暑湿感冒疗效确切。

4. 时行感冒　孟杰等[10]用中医药（冬季流行者用生黄芪、荆芥、防风、辛夷、苍耳子、板蓝根、大青叶、柴胡、桔梗、川厚朴、桂枝、白花蛇舌草、金银花、甘草；春季流行者用生黄芪、荆芥、防风、辛夷、苍耳子、板蓝根、大青叶、沙参、麦冬、桔梗、川厚朴、桂枝、金银花、白花蛇舌草、甘草）治疗时行感冒78例，对照组30例。结果治疗组显效42例(53.8%)，有效27例(34.6%)，无效9例(11.5%)，有效率88.5%，对照组显效5例(16.7%)，有效9例(30.0%)，无效16例(53.3%)，有效率46.7%。

5. 体虚感冒　梅淑文等[11]运用玉屏风散治疗135例气虚复感，结果有92例半年以内未患感冒，自汗症状消失，治愈率为68.1%；显著有效28例，占20.7%；有效12例，占8.9%；无效3例，占2.3%。靳玉萍等[12]从气虚论治老年感冒108例，用玉屏风散加味（黄芪、山药、防风、白术、西洋参，畏风者加桂枝；咽疼者加射干、生甘草；汗多加牡蛎、浮小麦）结果显效80例，有效24例，无效4例，总有效率为96.3%。

参考文献

[1] 胡兆明．柴胡桂枝汤治疗流行性感冒疗效分析[J]．时珍国医国药，1998，9(5)：404.

[2] 任继学．时行感冒[J]．中国中医药现代远程教育，2004，2(5)：26-28.

[3] 林棉，缪英年，吴志光，等．岭南流感的证型特点及治法研究[J]．中国中医急症，2007，16(12)：1497-1500.

[4] 刘海慧，尚学瑞．体虚感冒的辨证论治[J]．国医论坛，2008，23(1)：10-11.

[5] 张俊莲．浅谈中医药预防感冒的途径和方法[J]．山西职工医学院学报，2004，14(2)：37-38.

[6] 翟华强，向楠，杨毅，等．大青龙颗粒治疗感冒风寒表实兼郁热证的临床研究[J]．中药新药与临床药理，2005，16(6)：452-453.

[7] 胡广林，吴崇胜，胡立胜．双黄连片治疗感冒风热证的随机对照研究[J]．中华中医药学刊，2008，26(4)：891-892.

[8] 洪佳璇，吴慧芬．鲜品鱼腥草治疗儿童风热感冒临床观察[J]．中国中医急症，2008，17(2)：158-159.

[9] 席管劳．复方双花片治疗暑湿感冒150例[J]．陕西中医学院学报，2006，29(5)：11-12.

[10] 孟杰，程红．中医药治疗时行感冒78例[J]．河南中医，2002，22(5)：69-70.

[11] 梅淑文，李正．玉屏风散加味治疗135例气虚复感疗效观察[J]．基层医学论坛，2006，10(1)：56-57.

[12] 靳玉萍,张漫. 从气虚论治老年感冒 108 例[J]. 陕西中医,2007,28(8):959-960.

第二节 咳 嗽

【定义】

咳嗽是指外感或内伤等多种病因所致,肺失宣肃,肺气上逆,以咳嗽、咳痰为主要症状的病证。咳,指有声无痰;嗽,指有痰无声。临床上一般为痰声并见,故合称咳嗽。

【范围】

西医学中呼吸道感染、急(慢)性支气管炎、支气管扩张、肺炎等疾病表现以咳嗽为主症时,可参考本节辨证论治。

【病因病机】

咳嗽为肺系疾患的主要症状之一。究其成因不外外感、内伤二途。其主要病机为邪犯于肺,肺失宣肃,肺气上逆。

一、病因

1. 六淫外邪侵袭肺系　风、寒、暑、湿、燥、火六淫之邪,从口鼻皮毛而入,侵袭犯肺,是引起外感咳嗽的主要病因,但由于四时主气之不同,故人体感受的病邪亦有区别。因风为六气之首,外邪致病多以风为先导,故外感咳嗽有风寒、风热、风燥等不同的证候,其中尤以风寒为多。

2. 脏腑功能失调,内邪干肺,肺脏自病或他脏有病及肺,均可引起内伤咳嗽。

(1)肺脏自病:多由于肺脏的其他疾病迁延日久,耗损肺气,灼伤肺阴,而致肺失宣降,肺气上逆。

(2)他脏有病及肺:多因饮食不节,嗜酒过度,过食辛辣肥甘,酿生痰热;或过度劳倦,损伤脾胃,脾失健运,痰湿内生,上渍于肺;或七情内伤,气机不畅,日久化火,气火上逆犯肺;或房劳过度,损伤肾阴则虚火上炎,损伤肾阳则阳虚内寒,皆可导致内伤咳嗽。

二、病机

1. 发病　外邪侵袭犯肺,发病较急;内伤致咳,发病多较缓慢。

2. 病位　病变主脏在肺,并与肝、脾、肾密切相关。

(1)肺:肺主气,司呼吸,上连气道喉咙,开窍于鼻,外合皮毛,为五脏六腑之华盖,其气贯百脉而通他脏。由于肺体清虚,不耐寒热,故称娇脏,内外之邪侵袭后易于为病,病则宣肃失司,以致肺气上逆冲击声门而为咳嗽。

(2)肝脾肾:肝主疏泄,“肝脉布两胁上注于肺”,若肝郁化火,木火偏旺,或金不制木,木反侮金,则气火上逆犯肺而咳;脾主运化,脾为肺之母,“手太阴肺经起于中焦,下络大肠,还循胃口”,若脾运不健,痰浊内生,上渍犯肺,则肺失清肃,上逆为咳;“肺为气之主,肾为气之根”,肺主呼气,肾主纳气,若久咳肺虚,金不生水,肺病及肾,肺肾俱虚,气逆为咳为喘。

3. 病性　外感咳嗽,因外邪犯肺,肺气壅遏不畅,故属于邪实,由于感邪之不同,有风寒、风热、燥热之分;内伤咳嗽,属邪实与正虚并见,或以邪实为主,病机与湿、痰、火关系最为密切,或以正虚为主,而阴虚、气虚多见。

4. 病势　外感咳嗽初起病位在肺,日久损伤正气,可由肺及脾至肾,病势由上而下。内伤咳嗽表现不一,既可由肺及脾及肾,又可由脾肾及肺。

5. 病机转化 主要表现为虚实、寒热的转化。外感有寒有热，寒邪可以化热；外感日久，可由实转虚，虚实并见。如风寒咳嗽，未能及时宣散，可郁而化热；风热咳嗽又可化燥伤津；或肺热炼液成痰而痰热郁肺。内伤有痰有火，痰有寒热之别，火有虚实之分，痰郁而化火(热)，火能炼液灼津为痰；内伤日久，正气耗伤，又易受外邪的侵袭而表现为邪实为主。由他脏及肺者，多为因实致虚，如肝火犯肺，炼液为痰，耗伤肺津；痰湿犯肺，多由脾失健运，聚湿酿痰，上贮于肺，若久延不愈，可致脾肺气虚，甚则病延及肾，由咳致喘；如痰湿蕴肺，遇外感引触，痰从热化，痰热郁久，又可耗伤肺阴。肺脏自病者，多为因虚致实，若肺阴不足，每致虚火上炎，灼津为痰；肺气亏虚，气不化津，则津化为饮。

咳嗽病因病机见图 1-2。

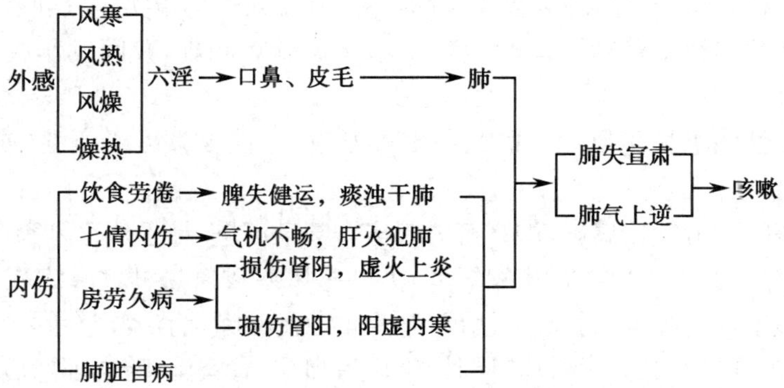

图 1-2 咳嗽病因病机示意图

【诊断与鉴别诊断】

一、诊断依据

按照 2008 年中华中医药学会发布的《中医内科常见病诊疗指南·中医病证部分》有关本病的诊断。

1. 咳而有声，或伴咯痰。

2. 由外感引发者，多起病急、病程短，常伴恶寒发热等表证；由外感反复发作或其他脏腑功能失调引发者，多病程较长，可伴喘及其他脏腑失调的症状。

二、鉴别诊断

1. 肺痨 肺痨的主要症状之一亦为咳嗽，因此须与作为疾病诊断的咳嗽相鉴别。肺痨常同时出现咯血、胸痛、潮热、盗汗、消瘦等症，结合血沉、结核菌素试验、痰液涂片、细菌培养以及 X 线检查，可作出鉴别。

2. 肺胀 有久患咳、喘、哮等病证不愈的病史，在咳嗽的同时并有胸中烦闷，膨膨胀满，上气喘咳，甚至面目晦黯、唇舌发绀、颜面四肢浮肿等症，且病程缠绵，久治不愈。必要时结合 X 线等实验室检查协助鉴别。

3. 哮病及喘病 哮病及喘病虽然也会兼有咳嗽，但各以哮、喘为其主要临床表现。哮病主要表现为痰气交阻，气道壅塞，呼吸不利，喉间痰鸣气吼，反复发作，常有过敏史或家族史。喘病主要表现为呼吸迫促，张口抬肩，甚则摇身撷肚，不能平卧。

4. 肺痈 肺痈病证临床亦有咳嗽吐痰症状，但其主症为发热、胸痛、咯吐大量腥臭脓血浊痰，结合白细胞总数及中性粒细胞增高、痰培养有致病菌和 X 线检查等阳性发现可作出鉴别。

【辨证论治】

一、辨证要点

1. 辨别外感与内伤 一般说，外感咳嗽起病较急，病程较短，病情较轻，常在受凉之后突然发生，伴有鼻塞、咽痒、头痛、全身不适、恶寒发热等症，病变多局限于呼吸道方面，一般无其他脏腑的病理改变及临床症状，易于治疗。内伤咳嗽证多虚实并存，病情较重，病程较长，病变主要在肺，但常涉及肝、脾、肾等脏，病理复杂，多呈慢性反复发作过程，治疗难取速效。但是，内伤咳嗽患者，由于肺虚容易受外邪，特别是在天气变冷的时候，往往受到外邪侵袭而使咳嗽加重，这时咳嗽是由外感、内伤两方面的原因造成的。

2. 了解咳嗽的特点 包括时间、节律、性质、声音以及加重因素等。

(1)时间、节律：咳嗽时作，白天多于夜间，多为外感或内伤偏实；早晨咳嗽，痰出后咳减，多为内伤痰湿或痰热较重；午后、黄昏咳嗽加重，多属肺燥阴虚；夜间发作或加重，多属虚寒咳嗽。

(2)性质：干性咳嗽见于风燥、气火、阴虚等咳嗽；湿性咳嗽见于痰湿(或痰浊、寒饮)等咳嗽。

(3)声音：咳嗽声低气怯属虚，洪亮有力属实。咳嗽声重，见于外感风寒；声音粗浊，为外感风热，痰热伤津(阴)；声音嘶哑，病程短者，为外感风寒或风热、风燥；病程长者，为阴虚或气虚；单声、轻微短促的咳嗽，为风燥、阴虚；连声重浊的咳嗽，为痰湿。

(4)使咳嗽加重的有关因素：饮食肥甘、生冷后加重，属痰湿；情志郁怒后加重，属气郁化火，肝火犯肺；劳累受凉后加重，属虚寒、痰湿。

3. 辨痰的性状 包括色、质、量、味等。

(1)辨色：痰色白属风、寒、湿；色黄属热；色灰为痰浊；血性痰(脓痰、铁锈色痰)属肺脏风热或痰热；粉红色泡沫属心肺气虚，气不主血。

(2)辨质：痰液稀薄属风寒、虚寒；痰黏属热、燥、阴虚；痰稠厚属湿热。

(3)辨量：痰量偏少多属干性咳嗽，痰量偏多多属湿性咳嗽。

(4)辨味：痰之气味，热腥为痰热，腥臭为痰热胶结成痈之候，味甜者属痰湿，味咸为肾虚。

二、治疗原则

治疗咳嗽应分清邪正虚实和标本缓急，采用“实则泻之，虚则补之”，“急则治其标，缓则治其本”的基本原则，同时注意标本兼治。一般而言，外感咳嗽为实证，以祛邪利肺为主，用药宜轻扬，忌收涩留邪，因势利导使邪去正安。内伤咳嗽为虚实夹杂，本虚标实。其中，标实为主者以祛邪止咳为治；本虚为主者，以补肺、健脾、补肾纳气为主；标本并重者，当标本兼治，用药忌宣散伤正，耗气伤阴，当调护正气，以免久咳肺损成痨。概括而言咳嗽治疗常以宣、降、清、温、补、润、敛(收)等为法则。宣有宣散、宣通之意，如宣肺止咳，适用于感受外邪，肺气不宣引起的咳嗽。降为肃降、降气之意，如豁痰肃肺、降气止咳等法，适用于痰浊、气逆而致肺失肃降所引起的咳嗽。清有清热、泻火、清燥之意，如清热化痰、清燥养阴等法，适用于肺热及肺燥咳嗽。温有温肺、温阳之意，如温肺化痰、温肾纳气等法，适用于肺寒咳嗽、痰饮不化及肾不纳气引起的咳嗽。补为补虚之意，古有“肺无补法”之说，故不可妄用，必须在久咳肺虚，确无实邪之证时方可使用，况且肺虚又多与脾虚、肾虚兼见，又有阴虚、阳虚之分，故须互相参照治之，临床分为补气止咳、补阴止咳、健脾止咳等法，分别用于肺虚咳嗽、阴虚咳嗽及脾虚咳嗽。润有濡润、润燥之意，如养阴润肺止咳法，适用于肺燥咳嗽及热病，久病之后而致的阴虚津亏咳嗽。敛为收敛之意，如敛肺止咳法，适用于久咳不愈，肺中确无实邪之证。其中宣、降、润、敛法尤为重要，分别用于咳嗽的各个发展时期。某病程阶段，必须适用该法，如颠乱应用，当“宣”而“敛”，必致邪气闭伏，迁延不愈；当“敛”反“宣”，必致真气益耗，正虚邪盛；当“润”而“宣”，必致生燥动血，常见咯红；当“宣”反“润”，每令外邪留恋，久久不解。

此外，古有“毋见咳而止咳”，说明专用止咳的方法不一定能止住咳嗽，必须辨证论治，方能收到预期效果。

三、分证论治

1. 外感咳嗽

(1)风寒束肺证

症舌脉：咳嗽声重，咯痰稀薄色白，咽痒，鼻塞流涕，或伴有头痛身痛，恶寒发热，无汗，骨节疼痛，舌苔薄白，脉浮紧。

病机分析：此证乃外感风寒之邪，肺气壅遏不宣所致。外袭侵袭，或从口鼻而入，或从皮毛而受，肺卫受邪，即可致肺气郁闭，呼吸不利而咳嗽咽痒，鼻塞声重；肺气受遏，津液失布，故咳痰流涕；涕清痰稀色白，均属寒象；风寒束于肌表，腠理闭塞，阻遏经络，故恶寒发热无汗，头痛身痛；舌苔薄白、脉浮紧亦为风寒在肺卫在表之征。

治法：疏散风寒，宣通肺气。

方药运用：

①常用方：止嗽散合三拗汤加减。药用荆芥、麻黄、杏仁、桔梗、紫菀、百部、苏叶、白前。

风寒外袭，肺失宣肃而致咳，当疏散风寒，宣通肺气，而以止咳嗽为主，故选止嗽散，又恐散寒宣肺之力不足，而合用三拗汤化裁。方中紫菀、百部性温而润，入肺而温润止咳，二药温而不热，润而不寒，凡新久咳嗽、外感内伤致咳均可应用，桔梗开提肺气，白前肃降肺气以祛痰止咳，杏仁宣畅肺气，麻黄辛温散寒，苏叶疏风解表。诸药相伍，调气机之降，使邪从表而解。外邪得解，肺得宣肃，故风寒咳嗽得止。

②加减：风寒表证重者，加防风、羌活疏风散寒；外寒内热者，去白前、紫菀，加生石膏、桑白皮、黄芩以清泻里热；咳嗽较重者，加金沸草降气化痰止咳。

③临证参考：若见咳嗽，胸痛满闷，咯痰稀白量多或有泡沫，苔白厚、脉滑等肺寒停饮明显者，选小青龙汤去麻黄加杏仁温肺化饮止咳；若咳嗽不止，咯痰不爽，或有恶寒发热，苔白脉浮等微感风寒，肺气失宣突出者，用止嗽散疏风宣肺止咳；若内有湿邪，复感风寒之邪所致咳嗽，可选用杏苏散加厚朴、苍术以祛风散寒，化痰燥湿。

(2)风热犯肺证

症舌脉：咯痰黄稠，咳而不爽，口渴咽痛，身热或见头痛、恶风、有汗等症，舌苔薄黄，脉浮数。

病机分析：风热犯肺，肺失清肃，热熬津液，故咳嗽痰黄而稠，咳而不爽；肺热津耗，故咽痛口渴；邪客皮毛，则有头痛、身热、恶风等表症；风主疏泄，故汗出；舌苔薄黄、脉浮数均为风热之征。

治法：疏风清热，宣肺化痰。

方药运用：

①常用方：桑菊饮加减。药用桑叶、菊花、连翘、薄荷、桔梗、杏仁、鲜芦根。

风热病邪于肺，主症咳嗽，故治当外宜疏散风热，内则宣肺止咳。方中以桑叶、菊花甘凉轻清，均入肺经，均能疏散上焦风热之邪，桑叶善走肺络，清肺热、祛痰镇咳而止嗽，清、散并用，针对风热袭肺之咳嗽，二者共为君药；薄荷辛凉解表，助桑、菊疏散，加强解表之力，杏仁肃降肺气，桔梗开提肺气，一降一升，以恢复肺气肃降宣通而止咳，三者同为臣药；连翘辛凉质轻，能清热透表解毒，芦根甘寒，清热生津而止渴，共为佐药；甘草调和诸药为使，且与桔梗相伍，功能利咽。诸药相伍，上焦风热得以疏散，肺气得以宣畅，则表解咳止。

②加减：咳嗽重者，加浙贝母、枇杷叶、前胡宣肺止咳；发热较重者，加金银花、大青叶等苦寒清热；口渴甚者，加知母、天花粉生津止渴；咽喉肿痛者，加牛蒡子、鱼腥草、射干清热利咽。

③临证参考：对于风热夹湿所致的咳嗽，可选用桑菊饮加薏苡仁、泽泻之类；对于风热夹暑所致咳嗽，可选用桑菊饮加六一散、香薷、藿香、佩兰之类。若邪热壅肺，肺经热盛，肺气闭遏，咳嗽气喘，身热不解，口渴，舌苔薄黄，脉滑而数者，可选用麻杏石甘汤。

(3)燥热伤肺证

症舌脉：干咳少痰，或痰如线粉不易咯出，咽干鼻燥，咳甚则胸痛，初起或有恶寒，身热头痛，舌尖红，苔薄黄，脉小而数。

病机分析：燥热伤肺，灼伤津液，肺失清润，故干咳少痰，或痰如线粉不易咯出；燥胜则干，肺气不利，故咽干鼻燥，咳甚则胸痛；初起兼有表证者，则因风邪外束，卫气不和而身热，或兼微恶风寒；舌尖红、苔薄黄、脉小而数均属燥热之证。

治法：清肺润燥。

方药运用：

①常用方：桑杏汤加减。药用桑叶、杏仁、沙参、象贝母、豆豉、梨皮、苦桔梗、连翘、栀子。

方中以桑叶、栀子、豆豉、连翘清宣肺热；杏仁、象贝母润肺止咳；沙参、梨皮清热润肺；桔梗宣肺止咳。燥热得祛，肺金得润，宣降之机自调。

②加减：津伤较重者，加麦冬、石斛、玉竹养阴生津；热象明显者，加生石膏、知母以清热；痰胶黏难出者，加瓜蒌化痰利气；初期有表热证者，可加薄荷、蝉衣以疏解表热；痰中带血者，加白茅根凉血止血。

③临证参考：对燥热伤肺，气阴两伤之燥热咳嗽，证见形体消瘦，舌红少津者，可选用清燥救肺汤。

(4)风燥伤肺证

症舌脉：咳嗽，痰少而黏，喉痒，咽干唇燥，头痛，恶寒，发热，无汗，舌苔薄白而干，脉浮紧。

病机分析：风燥袭肺，肺气失宣，津液耗伤，故见咳嗽，痰少或无痰，咽干唇燥；风燥外袭，卫表失和，故见恶寒、头痛、发热、无汗等表证。此证多发于深秋，为燥邪与风寒并见，以风燥袭肺，肺气失宣，表卫失和为主要病机。

治法：温散润肺。

方药运用：

①常用方：止嗽散加减。药用紫菀、百部、桔梗、荆芥、白前、陈皮。

方中以紫菀、百部、桔梗、白前润肺止咳，荆芥辛温宣散祛外邪，其中百部甘苦平，润肺止咳力强，对秋燥新感尤为适宜；陈皮理气化痰。

②加减：恶寒较重者，加苏叶、防风疏散风寒解表。

③临证参考：本方为诸药研末为散剂，必要时开水冲服，改用饮片煎汤服用，效果相等。“风燥伤肺”与“风寒束肺”均有外感风寒之象，而“风燥伤肺”实乃“小寒”犯肺，治疗从风寒袭肺入手，但邪易伤津化热，故用药辛不过热，辛润同用，临证时应鉴别。

2. 内伤咳嗽

(1)痰湿蕴肺证

症舌脉：咳嗽痰多，咳声重浊，痰黏腻而色白易咯，食甘甜油腻物加重；胸闷，脘痞，呕恶，食少，体倦，苔白腻，脉濡滑。

病机分析：多因饮食生冷，脾胃不和，健运失常所致。脾失健运，痰浊内生，上渍于肺，壅遏肺气而咳嗽痰多，痰白而黏；脾失健运，运化无力而见食少，体倦乏力；痰湿中阻，气机不畅，故胸闷、脘痞、呕恶；苔白腻、脉濡滑亦为痰湿之象。

治法：健脾燥湿，理气化痰。

方药运用：

①常用方：二陈汤合三子养亲汤加减。药用陈皮、制半夏、茯苓、苍术、厚朴、苏子、莱菔子、白芥子。

方中制半夏、茯苓、苍术燥湿健脾化痰；陈皮、厚朴行气助脾运化而化痰；苏子、莱菔子下气消痰；白芥子利气祛痰。脾土得运化，痰湿不复再生，痰涎被化消，故痰湿咳嗽得止。

②加减：寒痰重，痰黏白如沫，怕冷者，加干姜、细辛、五味子温肺化饮；脾虚食少者，加白术、焦山楂、麦芽健脾消食；痰吐不利者，加瓜蒌仁、海浮石化痰利肺。

③临证参考：用药要平和，不可过热过寒，以防伤阳耗阴而转为他证。对于经治疗病情平稳者，治疗重点由肺转脾，用六君子汤调理。

(2)痰热郁肺证

症舌脉：咳嗽痰多，质稠色黄难咯，气粗息促，口干渴，便秘尿赤，面部烘热；胸胁胀满，咳时引痛，舌质红，苔黄腻，脉滑数。

病机分析：多因饮食不节，嗜食过度，过食辛辣肥甘，酿成痰热，或因痰湿化热，或因肝火炼津成痰而成。痰热郁肺，肺失清肃而咳嗽；热灼津液，故痰黄稠难咯，口干渴；痰热壅盛，气机不畅而见胸闷；舌红、苔黄、脉滑数均为痰热之象。

治法：清热化痰，肃肺止咳。

方药运用：

①常用方：清金化痰汤加减。药用桑白皮、黄芩、栀子、浙贝母、瓜蒌仁、桔梗、橘红、知母。

方中以桑白皮、黄芩、栀子清热肃肺；浙贝母、瓜蒌仁、知母清热润肺化痰；桔梗宣肺化痰止咳；橘红理气化痰止咳。肺热得清，肺叶得润，稠痰得化，则宣肃之功自复。

②加减：痰黄如脓腥臭者，加鱼腥草、冬瓜仁、薏苡仁清肺化痰；津伤口渴甚者，加沙参、天花粉生津止渴；身热烦躁者，加生石膏清热除烦；大便秘结者，加大黄以通导。

③临证参考：本证要注意观察痰色和量的变化，判断痰热的比重，给予针对性治疗。若痰热内结，咳嗽痰黄，稠厚胶黏，胸膈痞满者，可选清气化痰丸清热化痰，下气止咳。

(3)肝火犯肺证

症舌脉：气逆咳嗽阵作，咳引胁痛，咽喉干燥，面红目赤，心烦口苦，常感痰滞咽喉而咯之难出，量少质黏，甚或咯血，舌苔薄黄少津，脉象弦数。

病机分析：多由情志抑郁不舒，肝气郁而化火，木火刑金，以致肺失清肃，故自觉气逆于喉而作咳嗽；肝火上炎故时咳面赤，口苦咽干；胁肋为肝经循行之区域，故咳引胁肋作痛；木火刑金，炼液为痰，损伤肺络而现痰少质黏或痰中带血；情绪急躁、舌苔薄黄少津、脉弦数均为肝火内盛之象。

治法：清肝泻肺，顺气降逆。

方药运用：

①常用方：泻白散合黛蛤散加减。药用桑白皮、地骨皮、天花粉、海蛤壳、青黛、黄芩。

方中以桑白皮清肺降气，止咳平喘；地骨皮、黄芩、青黛清肝泻肝，以撤刑金之火；海蛤壳清热化痰止咳；天花粉润肺生津。

②加减：肝火旺者，加栀子、丹皮、赤芍清肝泻火；胸闷胁痛者，加枳壳、郁金、丝瓜络理气解郁；津伤口渴者，加沙参、麦冬、生地养阴生津；痰黏难咯者，加川贝母、知母、海浮石润肺化痰。

③临证参考：此证病本在肝，表现在肺，只徒理肺，肝火不平，咳终不止，唯清泄肝火，顺气降逆斯为正路。同时，气郁化火，火易伤津，故临证时还应伍以清养之品。

(4)肺阴亏耗证

症舌脉：干咳，咳声短促，痰少黏白或痰中带血，口干咽燥，或声音逐渐嘶哑，手足心热，潮热盗汗，形瘦神疲，舌红，少苔，脉细数。

病机分析：多因久咳伤肺，耗伤肺阴，或失血过多，房劳太过，真阴耗损所致。肺阴亏耗，虚火内灼，肺失润降，则干咳无痰或痰少而黏；热伤肺络则咯痰带血，甚或咯血；阴虚肺燥，津液不能濡润上乘，故口干咽燥或声音嘶哑；手足心热、潮热、盗汗、形瘦神疲、舌红少苔、脉细数，均为阴虚之象。

治法：滋阴润肺，止咳化痰。

方药运用：

①常用方：沙参麦冬汤加减。药用沙参、麦冬、玉竹、天花粉、桑叶、川贝母、知母。

方中以沙参、麦冬、玉竹、天花粉生津润肺；桑叶、知母、川贝母清热养阴润肺，化痰止咳。阴津得复，肺叶得润，清肃之令自行。

②加减：阴虚火旺者，加银柴胡、青蒿、鳖甲滋阴清热；咳嗽较重者，加百部、紫菀、款冬花止咳化痰；痰黏难咯者，加蛤粉、黄芩润肺化痰；痰中带血者，可加丹皮、白茅根、藕节凉血止血。

③临证参考：肾阴为人体阴液之根本，肺阴亏耗，日久累及肾阴，因此治疗时必少佐滋补肾阴之品。若肺肾之阴俱虚，虚火较甚，则咳嗽痰中带血，咽喉燥痛，手足烦热，舌红少苔，脉细数，可选百合固金汤治疗。

(5)肺气虚寒证

症舌脉：咳声低弱无力，气短不足以息，咯痰量多、清稀、色白，神疲懒言，食少，面色㿠白，畏风自汗，易感冒，舌淡苔白，脉细弱。

病机分析：多因久咳伤肺，或平素体弱，肺气不足，或七情饮食劳倦，损伤脾肺所致。肺气不足，气遏不降而咳嗽、声低、气短；气虚不能化津，津聚为痰，故咯痰清稀色白量多；肺气虚卫外不固，腠理不密，故畏风自汗，易感冒；面色㿠白、舌淡苔白、脉细弱为气虚之象。

治法：补气温肺，止咳化痰。

方药运用：

①常用方：温肺汤加减。药用人参、肉桂、干姜、钟乳石、半夏、橘红、木香。

方中以人参、肉桂、干姜、钟乳石温补脾肺以治本；半夏、橘红、木香燥湿健脾，理气化痰以治标。

②加减：痰多清稀者，加白芥子、细辛温化寒痰；咳逆气短，动则更甚者，加补骨脂、诃子、沉香补肾纳气；神疲懒言食少者，加白术、茯苓健脾益气。

③临证参考：值得注意的是用药以甘温适中、质润轻巧为贵，旨在拨动肺金清肃灵性，徐发肺气，忌仿补脾之法而浪进甘温性燥之品。此外，本证患者正气已虚，卫外不固，易受外邪的侵袭而使症状加重，因此治疗时应注意预防外邪的侵袭。

(6)寒饮犯肺证

症舌脉：咳嗽气急，呼吸不利，咯吐白色清稀泡沫痰，形寒背冷，喜热饮，在冬季或受寒后发作或加重，舌苔白滑，脉细弦滑。

病机分析：多因久病损伤肺肾阳气，或饮食劳倦，元阳受损，脾肾阳虚所致。脾肾阳虚，不能运化精微，水湿内停，上逆犯肺，肺气不得下降，故咳嗽气急，呼吸不利，咯吐白色清稀泡沫痰；阳虚肌肤失于温煦，故形寒，喜热饮，冬季或受寒后发作加重；苔白滑、脉细弦滑为寒饮内停之象。

治法：温肺化饮。

方药运用：

①常用方：小青龙汤加减。药用麻黄、细辛、干姜、桂枝、五味子、白芍、半夏。

方中以麻黄辛温宣肺平喘；细辛、干姜、桂枝温阳祛散寒饮；半夏燥湿化痰；五味子、白芍敛肺止咳。

②加减：痰多稀薄者，加白芥子、白前、苏子温化痰饮；胸膈满闷者，加厚朴、莱菔子、陈皮理气宽胸化痰。

③临证参考：病情反复发作者或老年人易患此证，治疗时要顾护人体之正气，祛邪而不伤正，要根据正虚与邪实的侧重不同，选择扶正与祛邪的药物比重。

四、其他疗法

1. 中成药

(1)桑菊感冒片：每次4～8片，每日2～3次，口服。适用于风热咳嗽、燥热咳嗽。

(2)蛇胆川贝液：每次1支，每日2次，口服。适用于肺热咳嗽。

(3)蛇胆川贝枇杷膏：每次15ml，每日3次，小儿酌减，口服。适用于风热犯肺及痰热郁肺之咳嗽。

(4)川贝枇杷止咳冲剂：每次1袋，每日3次，开水冲服。用于外感风热及肺热所致之咳嗽、咽干疼痛、口渴、痰稠或痰多等。

(5)养阴清肺糖浆：每次20ml，每日2次，温开水调服。适用于阴虚肺燥，咽喉干痛，干咳少痰，或痰中带血。

(6)橘红丸：大蜜丸每次2丸，小蜜丸每次12g，每日2次，温开水送服。用于咳嗽痰多，痰不易咯出，胸闷口干。

(7)罗汉果止咳冲剂：每次1袋，每日3次，开水冲服。适用于感冒咳嗽、支气管炎。

2. 单验方

(1)桑叶、枇杷叶、胡颓叶各12g，煎服。治慢性咳嗽。

(2)矮地茶30g，水煎服，每日1次，连服20～30天。止咳、祛痰。

(3)鱼腥草30g，桔梗9g，杏仁9g，甘草6g，水煎服。适用于肺热咳嗽。

(4)沙参15g,川贝母9g,百合15g,水煎服。适用于肺阴虚咳嗽。

(5)党参60g,冬虫夏草30g,五味子15g,蛤蚧1对,共为细末,每次9g。适用于慢性气虚咳嗽。

3. 食疗方

(1)鲜萝卜1个,蜂蜜30g,水煎服。适用于风寒咳嗽。

(2)川贝母9g,梨1个,煮汁饮服。适用于虚火咳嗽。

(3)松塔(松果)3个,豆腐2块,同煮沸加冰糖适量,空腹喝汤吃豆腐。治急性气管炎咳嗽。

(4)川贝粉6g,豆腐浆1碗。先将豆腐浆炖热冲川贝粉内服。治久咳不愈。

(5)白果5～7粒,用猪肉蒸食3～5次。治疗久咳。

4. 针灸疗法

(1)风寒束肺证:选肺俞、列缺、合谷为主穴,风门、大椎、天突、丰隆为配穴,毫针刺,用泻法。

(2)风热犯肺证:选肺俞、尺泽、大椎为主穴,曲池、合谷为配穴,毫针刺,用泻法。

(3)燥热伤肺证:可选肺俞、尺泽为主穴,天突、商阳、曲池为配穴,毫针刺,用泻法。

(4)痰湿蕴肺证:可选太渊、太白、膻中为主穴,丰隆、足三里为配穴,毫针刺,用泻法。

(5)痰热郁肺证:选肺俞、尺泽、合谷为主穴,少商、鱼际、丰隆为配穴,毫针刺,用泻法。

(6)肺阴亏耗证:选尺泽、太渊、肺俞为主穴,劳宫、阴郄、鱼际为配穴。毫针刺,泻手太阴,补足少阴。

(7)肺气虚寒证:可选脾俞、肺俞、足三里为主穴,气海、太渊为配穴,毫针刺,用补法加灸。

5. 外治法

肺气虚寒,寒饮犯肺证可用温阳散寒药敷贴背部俞穴。

【转归与预后】

咳嗽的转归与预后,取决于患者的体质、正气的强弱、病位的深浅、病情的轻重以及是否得到正确的治疗等。外感咳嗽多属暴病,患者正气尚强,病位较浅,病情轻,如果得到及时正确治疗,一般容易治愈。若迁延失治、误治,反复发作,损伤正气,则可由外感咳嗽转为内伤咳嗽,病机性质由实转虚,病位也由肺而及他脏。内伤咳嗽多呈慢性过程,迁延反复,患者正气已有不同程度的耗损,一般治疗难以速效。如能坚持正确的综合性治疗,也可使正气恢复,邪祛而病愈。如咳嗽日久,反复发作,病变必然由肺及脾至肾,病情逐渐加重,甚至累及于心,导致心、肺、脾、肾诸脏皆虚,痰浊、水饮、气滞、瘀血内停,演变为肺胀等病,则预后较差,往往病程缠绵难愈。

【护理与调摄】

一、生活调摄

1. 要注意病室寒暖适宜,保持适当的湿度。

2. 病室内绝对禁止吸烟,同时也要劝导有吸烟嗜好的病人戒烟,加强通风换气,保持室内空气新鲜。

3. 调摄情志,保持心情舒畅,此点对肝火犯肺咳嗽病人尤为重要。

4. 饮食要根据病人的不同情况而定。如外感热证者,饮食应特别注意清淡、易消化;脾虚者应注意饮食易消化;阳气虚寒者,可多食牛、羊肉等温性补养之品等。均应忌食生冷、肥甘、辛辣、酒类等。

二、辨证调护

1. 外感咳嗽有恶寒，发热、咽痛等外感症状者，宜多休息，而对内伤咳嗽体力尚好者，应鼓励其进行适当的锻炼。

2. 外感咳嗽风寒束肺无汗者，服药后当以微汗为佳，汗出切忌受凉；风热、燥热伤肺者，津液已伤，不可过汗，以免更伤津液。对其发热、恶寒重者，不可用冰袋冷敷，以防遏邪生变。要让病人多饮水，以助祛邪外出。

3. 各型咳嗽易于转化，必须注意观察病人的症状和舌脉的变化，把握病情的演变。

4. 要注意观察咳嗽声音及痰的量、色、质等变化。痰多者，应尽量鼓励病人将痰排出；咯出无力者，可翻身拍背等以助痰排出；必要时吸痰或配合湿化疗法祛痰。

【预防与康复】

一、预防

咳嗽具有反复发作的特点，而每次发作势必损伤人体的正气，使人体又易受外邪，以致出现咳嗽→反复发作→损伤正气→感受外邪→咳嗽病情逐渐加重的恶性循环，渐渐演变为肺胀等疾病。因此，预防其反复发作具有重要意义。而预防的重点在于提高机体卫外功能，增强机体抗病能力，减少外感机会。

1. 适应气候变化，随气温冷暖增减衣服，尤其在冷空气环境时更应注意，避免感冒。

2. 增强体质，对慢性久咳的肾虚患者，应嘱其进行适当的身体锻炼和耐寒锻炼，以提高肺的通气功能，增强抗病能力。对于平素易于感冒者，可嘱其经常于迎香穴进行按摩或用手揉擦面部。

3. 药物预防　针对患者的体质情况，辨证选用下列药物：

(1)玉屏风散：每次取10g，水煎口服，每日1次。适用于肺气不足，卫外不固易感冒者。

(2)生脉饮：每次10ml，每日3次。适用于气阴两虚者。

(3)参麦固本片：每次9g，每日2次。适用于肺阴不足者。

二、康复

外感咳嗽患者，经适当治疗即可痊愈。内伤咳嗽患者，经适当的治疗，咳轻痰少，主要表现为一派虚象时，可进行康复疗法。

1. 药物康复　本病康复期可分为肺阴虚、肺脾气虚、脾肾阳虚之类证候。肺阴虚者，可选用沙参、麦冬、玉竹、石斛、生地、百合、黄精等药物；肺脾气虚者，可选用人参、党参、黄芪、白术、茯苓、山药、扁豆、大枣、甘草等药物；脾肾阳虚可选用附子、肉桂、冬虫夏草、杜仲、川断、菟丝子、枸杞子、补骨脂等药物。同时均需配伍宣畅肺气之品，如杏仁、苏子、瓜蒌、紫菀、款冬花等，使正气渐长，肺气宣降，而病体趋于痊愈。

2. 食疗康复

(1)五汁蜜膏：鸭梨（或雪花梨）1000g，白萝卜1000g，鲜姜250g，炼乳250g，蜂蜜250g。先将梨去核，萝卜、生姜洗净，分别用洁净纱布绞挤取汁。取梨汁、萝卜汁共置锅中，先武后文用火煎熬，浓缩至膏状时，加入姜汁、炼乳、蜂蜜，急搅令匀，继续加热至沸，停火待冷装瓶备用。每次取1汤匙，沸水冲调，每日2次。具有养阴清热止咳之功，适用于阴虚有热者。

(2)糖渍陈皮：鲜橘皮，白糖。将鲜橘皮或将洗净的干橘皮泡软，切丝，放锅中，加入大约橘皮重量一半的白糖，加水使之没过橘皮，加热煮沸后，改微火慢煮，至余液将尽时将橘皮取出，放置盘内，将冷时再撒入约橘皮重量一半的白糖，拌匀即可。每日饭前或饭后，不拘量食用。具有开胃理气、止咳化痰、增进食欲之功，适用于咳嗽、食欲不佳者。

(3)枇杷叶粥：枇杷叶 10～15g，粳米 50g，冰糖适量。先将枇杷叶用布包水煎去渣取浓汁，或将鲜枇杷叶 30～60g 刷尽毛绒，切丝水煎，去渣取汁，加入粳米煮粥，粥将成时，加入冰糖，稍煮供用。每日早晚佐餐用。具有清肺化痰、止咳降气之功，适用于肺热者。

3. 自我疗法　以自我按摩、艾灸为主。

(1)拍肺：两手自两侧肺尖开始向下沿胸廓拍打各 10 次。

(2)灸足三里穴：用艾条灸足三里穴(双侧)，每次 10 分钟，每日 2 次。

(3)揉风池、血海穴：取双侧穴位，揉摩各 10 分钟，每日 2 次。

【医论提要】

咳嗽病名，始见于《内经》。对于咳与嗽是否为一个病证，古代曾有争议。认为咳与嗽当分论者，如金代刘完素《素问病机气宜保命集·咳嗽论》云："咳谓无痰而有声，肺气伤而不清也；嗽谓无声而有痰，脾湿动而为痰也；咳嗽谓有痰而有声，盖因伤于肺气，动于脾湿，咳而为嗽也。"清代沈金鳌《杂病源流犀烛·咳嗽哮喘源流》亦从此说。认为咳与嗽本为一病者，指出《内经》讨论咳嗽的专篇，其名为《咳论》，亦无嗽的阐述，如金代张从正《儒门事亲·嗽分六气毋拘以寒述》中所云："《素问》唯以四处连言咳嗽，其余篇中止言咳，不言嗽，乃知咳嗽一证也。或言嗽为别一证，如伤寒书中说咳逆，即咽中作梯磴之声者是也。此一说，非《内经》止以嗽为咳。《生气通天论》云：'秋伤于湿，上逆而咳'。《阴阳应象大论》文义同而无嗽字，乃知咳即是嗽明矣。"究之临床，咳与嗽二者，难以截然分开，故现在一般通称咳嗽。

咳嗽的病因，不过内、外两途。外因者，如《素问·咳论》所谓"皮毛者，肺之合也，皮毛先受邪气，邪气以从其合也"；内因者，"其寒饮食入胃，从肺脉上至于肺则肺寒，肺寒则外内合邪，因而客之，则为肺咳"。清代喻昌《医门法律·咳嗽门》认为此处仅举"形寒饮冷伤肺之一端，以明咳始之因耳。内外合邪四字扼要，比类之法，重在于此"，确实很有见地。《阴阳应象大论》、《气交变大论》、《至真要大论》诸篇，就详述了风、寒、暑、湿、燥、火六气胜复变化对咳嗽的影响。清代程国彭《医学心悟·咳嗽》形象地将其概括为："肺体属金，譬若钟然，钟非叩不鸣，风寒暑湿燥火六淫之邪自外击之则鸣，劳欲情志饮食炙煿之火自内攻之则亦鸣。"《素问·咳论》提出"五脏六腑皆令人咳，非独肺也"，但不论外感、内伤，任何脏腑病变，最终要影响到肺才会发生咳嗽。清代高鼓峰《医宗己任编》从肺脏自身的特点加以分析，认为"肺为华盖，以覆诸脏，其二十四空窍，虚如蜂窠，吸之则满，呼之则虚，最喜清凉，不耐烦热。今心、肝、脾、肾四藏之火热上炎，则随所吸之气，入于窍中，则戛戛然而嗽，甚至肺叶干枯，不能振举，水精不能四布，五经不能并行，而成败证。总缘肺之空窍，只受得脏腑中固有元气，受不得一分邪气耳。"

综观咳嗽之病机，离不开"气"和"痰"二字。宋代杨士瀛《仁斋直指附遗方论·咳嗽方论》云："江流滔滔日夜无声，狂澜激石不平则鸣。所以咳嗽者，痰塞胸脘，气逆不下，冲击而动肺耳"，言简而意赅。从肺脾关系出发，刘完素《素问病机气宜保命集·咳嗽论》明确提出"伤于肺气"和"动于脾湿"为咳嗽之由。喻昌《医门法律·咳嗽门》则强调痰饮的因素，"盖咳嗽必因之痰饮，而五饮之中，独膈上支饮最为咳嗽根底。"清代汪蕴谷《杂症会心录》认为，"内伤之咳，不独肺金为患也，《经》谓肾脉从肾上贯肝膈，入肺中，循喉咙，所以肺金之虚，多由肾水之涸，而肾与肺又属子母之脏，呼吸相应，金水相生，苟阴损于下，阳孤于上，肺苦于燥，久咳不已，是咳虽在肺，而根实在肾”，从肺肾关系上探讨了咳嗽之病机。有认为与咳嗽关系最密切的三脏为肺、脾、肾，如沈金鳌《杂病源流犀烛·咳嗽哮喘源流》所云：“盖肺不伤不咳，脾不伤不久咳，肾不伤火不炽，咳不甚，其大较也。”

在咳嗽的传变规律上，宋代王贶《全生指迷方·咳嗽》指出：“……一脏受极，遂传其所不胜，如肺经受病，久而不去，咳则右胁痛不可转侧，遂传之脾。脾，土也，为木来克，则大便鸭溏，甚则瘈疭，如痫状，次传之肾。肾属水，为土所克，则骨痿，不能起于床，手足浮肿。次传之心，则死”。

在咳嗽辨证论治方面，历代医家积累了丰富的经验。《素问·咳论》详述了五脏咳与六腑咳的症状，开创了咳嗽以脏腑分类之先河，但在治疗上缺乏具体的内容。至元代王好古才补其不足，在《此事难知》中对上述11种咳证，分别提出了具体处方，且多为后世医家所沿用。隋代巢元方《诸病源候论·咳嗽病诸候》以《内经》为基础，提出“风咳”、“寒咳”、“支咳”、“肝咳”、“心咳”、“脾咳”、“肺咳”、“肾咳”、“胆咳”、“厥阴咳”共10种咳嗽病，《千金要方》、《外台秘要》、《太平圣惠方》、《圣济总录》均宗此说。金元四大家的学术发明为咳嗽一病的辨证论治增添了新的内容。如张从正《儒门事亲·嗽分六气毋拘以寒述》以六气分类咳嗽，在描述其症状，并制定出相应的方剂之后，张氏补充说：“此法虽已几于万全，然老幼强弱、虚实肥瘦不同，临时审定权衡可也。病有变态，而吾之方亦与之俱变。”告诫医者不可执泥成方，应因人制宜，方随证转。元代朱丹溪对咳嗽的辨证论治别具特色，他在《丹溪心法·咳嗽》中将咳嗽分为风寒、痰饮、火郁、劳嗽、肺胀5种，描述其症状，示人以方药。朱氏并结合四季变化和一日之中咳嗽的时间，分析病机，进行论治，“春作是春升之气，用清凉药，二陈加薄、荆之类。夏是火气炎上，最重，用芩、连。秋是湿热伤肺。冬是风寒外来，以药发散之后，用半夏逐痰，必不再来。……上半日多嗽者，此属胃中有火，用贝母、石膏降胃火。午后嗽多者，属阴虚，必用四物汤加炒柏、知母降火。黄昏嗽者，是火气浮于肺，不宜用凉药，宜五味子、五倍子敛而降之。五更嗽多者，此胃中有食积，至此时火气流入肺，以知母、地骨皮降肺火。”明代李梴《医学入门·咳嗽》提出“外因四气随时令”、“内伤火郁劳食情”，首先将咳嗽分为外感、内伤两大类，逐渐为后世医家所沿用。明代张景岳在《景岳全书·杂证谟·咳嗽》中就提出：“咳嗽一证，窃见诸家立论太繁，昏不得其要，多致后人临证莫知所以，所以治难得效。以余观之，则咳嗽之要，止唯二证，何为二证？一曰外感；一曰内伤而尽之矣。”张氏认为，外感、内伤二者之中，“当辨阴阳，当分虚实”，他说：“盖外感之咳，阳邪也，阳邪自外而入故宜辛温，邪得温而自散也；内伤之咳，阴病也，阴气受伤于内，故治宜甘平养阴，阴气复而嗽自愈也。然外感之邪多有余，若实中有虚则宜兼补以散之；内伤之病多不足，若虚中夹实亦当兼清以润之。”治病必求于本，张氏认为，“外感之咳，其来在肺，故必由肺以及脏，此肺为本而脏为标也；内伤之咳，先因伤脏，故必由脏以及肺，此脏为本而肺为标也。凡治内伤者，使不知治脏而单治肺，则真阴何由以复，阴不复则咳终不愈；治外感者，使不知治阳而妄治阴，则邪气何由以解，邪不解则嗽终不宁。”张氏对于外感、内伤咳嗽的辨证论治经验，有效地指导着临床实践。明代虞抟宗朱丹溪“善治痰者不治痰而治气，气顺而一身之痰自消”的观点，认为咳嗽的治疗关键在于“痰”和“气”，他在《医学正传·咳嗽》中云：“……夫欲治咳嗽者，当以治痰为先。治痰者，必以顺气为主。是以南星、半夏胜其痰，而咳嗽自愈；枳壳、橘红利其气，而痰饮自降。”明代李中梓对咳嗽的用药体会，值得借鉴。他在《医宗必读·咳嗽》中说：“大抵治表者，药不宜静，静则留连不解，变生他病，故忌寒凉收敛，如《五脏生成》所谓肺欲辛是也。治内者，药不宜动，动则虚火不宁，燥痒愈甚，故忌辛香燥热，如《宣明五气论》所谓辛走气，气病无多，食辛是也。”李氏认为又不可拘泥于此，“然治表者虽宜动以散邪，若形病俱虚者，又当补中气而佐以和解，倘专于发散，恐肺气益弱，腠理益疏，邪乘虚入，病反增剧也；治内者，虽静以养阴，若命门火衰，不能归元，则参芪桂附在所必用，否则气不化水，终无补于阴。至夫因于火者宜清，因于湿者宜利，因痰者消之，因气者利之，随其所见之证而调治。”清代喻昌《医门法律·咳嗽门》对咳嗽证治多有发挥，提出《内经》“秋伤于湿，冬生咳嗽”，当为“秋伤于燥”，论“伤燥”致咳，开温润、凉润两大法门之先河；对于内伤咳嗽，提出“火盛壮水，金虚崇土，郁甚舒肝，气逆理肺，食积和中，房劳补下，用热远热，用寒远寒，内已先伤，药不宜峻”等治疗法则；订律 6 条，提醒业医者不可违犯，临床可资参考。从清代王孟英《回春录》中可见，对于阴虚痰湿咳嗽的治疗颇有心得。在治疗“陈中甫……夏患感之后，咳嗽夜热……”一案中，王氏认为：“阴分诚虚，第感后余热逗留于肺，阻气机之肃降，搏津液以为痰，此关不清，虽与滋填培补之药，亦焉能飞渡而行其事耶？先清肺气以保胃津，俾治节行而灌溉输，然后以甘润浓厚之法，补实真阴，始克有济”。在咳嗽的治疗中，历代医家也创制了一系列著名方剂。《伤寒论》之小青龙汤、《金匮要略》之射干麻黄汤、苓甘五味姜辛汤、麦门冬汤，均为后世治咳名方。喻昌之清燥救肺汤，以胃气为主，救肺燥诸证，莫不应手。清代程国彭《医学心悟》之止嗽散，“温润和平，不寒不热，既无攻击过当之虑，大有启门驱贼之势。是以客邪易散，肺气安宁”，为治疗外感咳嗽之名方。清代沈金鳌《杂病源流犀烛·咳嗽哮喘源流》列咳嗽 16 种，脉因证治齐备，出咳嗽方 84 则，由此足见，清代对咳嗽分类、病机、治则、方药的研究已相当广泛深入。

民国以降，诸多医家，或禀家学，或承师传，在咳嗽的理论研究和临床实践方面，各有独到之处。黄文东认为，肺在上焦，上焦如羽，非轻不举，轻清灵动之品可以开达上焦。故黄氏治咳，用药主张以轻灵为贵，不主张药量过大或妄投辛散、酸敛、重浊之剂，并强调祛邪的重要性，认为治疗咳嗽不能留有一分邪气。常用治咳法有：宣肺、温肺、清肺、润肺、肃肺。不管咳嗽新久，有邪即要“宣”，其代表方为三拗汤，常用宣通药有桔梗、甘草；温肺与宣肺同用，治风寒咳嗽，其代表方为杏苏散，常用金沸草、紫菀、款冬花；寒包火、风热、燥热咳嗽用清肺药，代表方为泻白散，常用桑叶、桑白皮、地骨皮、炙兜铃、枇杷叶、白茅根、芦根、黄芩、生石膏；常用润肺药有沙参、麦冬、玉竹、瓜蒌等；肃肺代表方为止嗽散，常用药有炙苏子、白前、海蛤壳、海浮石等。对于既有时温外感，又有伏温内伤阴分，表里交相为患的两感咳嗽，前人鲜有论及，丁光迪通过临证观察，认为这种发病并不少见，此系外感时邪，引动伏温，肺肾两伤，上逆而咳之证。辨证要点在于：发病有季节性（入冬至春初），天气暴温而发作；见症有特殊性，一开始即见舌心芤剥，色红欠润，干咳而咽干；类多兼症，男子咳多则见心肾之变，妇女咳多影响月经。治疗以轻宣肺气，养阴达邪，自拟清肺养阴止咳汤主之，药用桑叶、薄荷、桔梗、甘草、杏仁、山栀、淡豆豉、生地、百合、鸡子黄等。刘志明对于湿热壅肺致咳，颇有心得，认为外感湿热袭肺，或外感之湿与内蕴之热相合，或脾胃湿热上犯于肺，或因肺脏本身病变而致停湿蕴热，皆可致湿热壅肺之咳。湿热致咳在新病时，多属实证，病变主要在肺，治疗以清化上焦湿热为主；久咳虽多见肺、脾、肾等正气虚损之证，但湿热之邪，亦往往留恋不去，对于久病咳嗽，医者不可不察虚实，一见病久，概投补益之剂，而犯“实实”之诫。湿热壅肺，药用轻灵，其义有三：一谓气味轻薄；二谓药性灵动；三谓药量较轻。刘氏临证喜用千金苇茎汤加减，以清化上焦湿热，宣通肺气。

凡此种种，无不充实了咳嗽的辨证论治，而对临床有很大的指导意义。

【医案选粹】

案一

张某，男，40 岁。初诊日期：1955 年 7 月。

患伏暑咳嗽，曾自服丸药，得汗不恶寒，唯头部出汗甚少，肢体乏力，连日大便干结，小溲不清，食物不多。宜芳香和化宣达为治。

方药：鲜藿香 9g，黄芩 9g，六一散(包)9g，鲜佩兰 9g，茯苓 9g，瓜蒌皮 18g，杏仁泥 9g，陈皮 4.5g，鲜荷叶一大张(剪碎)，枳壳 4.5g。

伏暑兼夹气郁，服上方头部汗出津津，肢体顿觉轻快，唯胸际阻闷，咳嗽，便秘。再仿原方增味。

杏仁泥 9g，黄芩 9g，川连 2g，法夏 6g，川厚朴 4.5g，黄郁金 4.5g，川贝 9g，茯苓 9g，六一散(布包)9g，瓜蒌皮 18g，枳壳 4.5g，生枇杷叶(布包)6g。

服上苦降辛通方，胸闷立开，咳嗽平复，大便通顺，病已向愈。

（张菊人．菊人医话．北京：人民卫生出版社，1960：58-59）

案二

一人患咳嗽，恶风寒，胸痞满，口稍干，心微痛，脉浮紧而数，左大于右。盖表盛里虚，闻其素嗜酒肉有积，后因行房涉寒，冒雨忍饥，继以饱食。先以人参四钱，麻黄连根节一钱半，与二三帖，嗽止寒除。改用厚朴、枳实、青陈皮、瓜蒌、半夏为丸，与二十服，参汤送下，痞除。

（天津科学技术出版社总纂．金元四大家医学全书．天津：天津科学技术出版社，1994：1271）

案三

袁右，女子以肝为先天，先天本虚。情怀悒郁，则五志之阳化火，上熏于肺，以致咳呛无痰。固非实火可比，但久郁必气结血涸，经候涩少愆期，虑延成干血劳怯。亟当培肝肾之阴以治本，清肺胃气热以理标。腻补之剂，碍其胃气，非法也。

南沙参三钱，抱茯神三钱，怀山药三钱，炙远志一钱，川贝母三钱，瓜蒌皮二钱，海蛤壳三钱，紫丹参二钱，茺蔚子三钱，生石决四钱，合欢皮一钱半，冬瓜子三钱，甜光杏三钱。

（武进县医学会编．丁甘仁医案．南京：江苏科学技术出版社，1988：227-228）

【现代研究】

一、病因病机研究

咳嗽的病因病机复杂，蒋建云等[1]通过《内经》对咳嗽病因病机总结，认为外感六淫伤肺致咳，五脏病变及于肺致咳，错误针刺伤肺致咳。明确指出内外病邪犯肺导致肺气上逆是其主要病机。陈明达等[2]认为咳嗽病因复杂，除五脏咳外，还探讨了瘀血、情志致咳，胃病引起咳嗽及喉源性咳嗽等。咳嗽是小儿肺系疾病中最常见的症状之一，一般分为外感和内伤两大类。罗世杰等[3]在长期的儿科临床实践中发现，湿热常常引起咳嗽，易被误诊误治，认为其病因病机包括外感湿热，肺失宣降；肥甘厚味，湿郁化热；湿蕴脾肺，治疗不当等。

二、证候学与辨证规律研究

何德平等[4]研究显示：慢性咳嗽的证候主要为风寒恋肺、肺气亏虚、阴虚肺燥、痰浊阻肺、肝火犯肺，其中以风寒恋肺型为主。初步揭示了慢性咳嗽的中医证候分布规律，为慢性咳嗽的中医临床规范辨证、遣方用药提供了一定的依据。王雪峰等[5]通过计算机检索

1994—2006年(13年)国内有关治疗小儿肺炎的文献4861篇，将符合纳入标准的142篇中医及中西医结合文献进行证型分布情况统计分析，前10位的证候为：风热闭肺、痰热闭肺、风寒闭肺、热邪闭肺、肺脾气虚、痰湿壅肺、肺胃壅热、阴虚肺热、毒热闭肺。

三、治则治法研究

黄爽明等[6]总结治咳“十法”，即疏风解表法、宣降肺气法、燥湿化痰法、润肺化痰法、化湿清热法、清热化痰法、温肺散寒法、活血化瘀法、收敛解痉法、健脾温肾法。主张外感宜解散，内伤宜清理，春季宜润肺抑肝，夏季宜清金降火，长夏宜清热利湿，秋季宜润肺化痰，冬季宜温肺化饮，解表行痰。因咳为主者治在肺，以痰为主者治在脾；新咳有痰宜解散，无痰宜清热，久咳有痰宜燥湿，无痰宜滋润；午前咳者，多胃中有火，宜清热泻肺；午后咳者，多阴虚火旺，宜养阴退热；黄昏咳者，多阴火上浮，宜滋阴降火；夜咳者多为瘀血阻络，宜活血化瘀；五更咳者，胃有痰火，伏积于内，上朝于肺所致，宜清胃涤痰。朱佳等[7]强调了外邪犯肺或脏腑功能失常病及于肺，均可导致慢性咳嗽的发生，因此总结出治疗慢性咳嗽的四法，即宣肺止咳法、祛风宣肺法、清润止咳法、降逆止咳法。叶发期[8]强调治疗顽固性咳嗽采用活血化瘀法，并经灵活运用，临床取得良效。

四、辨证用药研究

近年来临床上用传统名方止嗽散加减治疗，获得满意疗效。如游瑞芳[9]用止嗽散加减(组成：荆芥、桔梗、紫菀、白前、百部、陈皮、金银花、连翘、杏仁、浙贝母、款冬花)治疗外感咳嗽268例，结果1～3日治愈143例，4～6日治愈106例，7～9日治愈19例，总治愈率92.2%。近年来，清热化痰宣肺法在外感咳嗽中的应用受到重视，孟农等[10]以桑菊饮加减(桑叶、菊花、连翘、半夏、桔梗、芦根、杏仁、贝母炒米壳、桑白皮、冬花、薄荷、黄芩)治疗外感咳嗽200例，并与静点青霉素加病毒唑100例进行对照观察，结果治疗组显效率达83%，对照组显效率为34%，发现应用桑菊饮加减治疗外感咳嗽疗效明显优于对照组。郑素梅[11]运用贝冬清肺颗粒(组成：橘红、陈皮、制半夏、茯苓、甘草、桔梗、苦杏仁、紫菀、款冬花、瓜蒌皮、浙贝母、生地黄、麦冬、生石膏、连翘、黄精)治疗外感咳嗽患者400例，结果治愈296例，占74%；好转78例，占19.5%；无效26例，占6.5%，有效率93.5%。

参考文献

[1] 蒋建云，王东梅.《内经》咳嗽病因病机探讨[J]. 四川中医，2002，20(12)：13.

[2] 陈明达，许友慧. 咳嗽别论[J]. 时珍国医国药，2007，18(10)：2561.

[3] 罗世杰，严向前. 小儿湿热咳嗽初探[J]. 现代中医药，2005，25(6)：36-37.

[4] 何德平，林琳，吴蕾，等. 慢性咳嗽中医证候分布规律探讨[J]. 广州中医药大学学报，2008，25(6)：560-562.

[5] 王雪峰，王加亮，董丹，等. 基于小儿肺炎文献的中医证型分布规律研究[J]. 辽宁中医杂志，2008，35(9)：1309-1311.

[6] 黄爽明，何周杰. 浅谈治咳“十法”在咳嗽治疗中的应用[J]. 甘肃中医，2008，21(3)：40-42.

[7] 朱佳，张子明. 慢性咳嗽中医辨治四法[J]. 实用中医内科杂志，2006，20(5)：484-485.

[8] 叶发期. 活血化瘀法治疗顽固性咳嗽[J]. 江西中医药，2008，39(7)：26-27.

[9] 游瑞芳. 止嗽散加减治疗外感咳嗽268例[J]. 中国民间疗法，2007，15(2)：35.

[10] 孟农，李崇瑞. 桑菊饮加减治疗外感咳嗽200例[J]. 新疆中医药，2004，22(6)：27.

[11] 郑素梅. 贝冬清肺颗粒治疗外感咳嗽400例[J]. 河南中医，2007，27(9)：28.

第三节 哮 病

【定义】

哮病系脏气虚弱，宿痰伏肺，复因外邪侵袭、饮食不节、情志过激、劳倦过度等触动，以致气滞痰阻，气道挛急、狭窄而发病，以发作性喉中哮鸣有声，呼吸困难，甚则喘息不得平卧为主要表现的顽固发作性肺系疾病。

【范围】

西医学中支气管哮喘、喘息性支气管炎，其他如嗜酸性粒细胞增多症、心源性哮喘、慢性阻塞性肺疾病、肺源性心脏病等具有本病证候特点者，皆可参照本节辨证论治。

【病因病机】

哮病的病理因素以痰为主。痰的产生是在脏腑功能失调的基础上，复加外感六淫、饮食不节、情志过激、劳倦过度等因素而诱发。

一、病因

1. 脏气虚弱　禀赋薄弱，易受邪侵，如婴幼儿患哮病者多因于此，其脏气虚弱多，以肾虚为主。此外，病后体弱，伤于肺脾肾，致痰饮留伏，成为宿根。

2. 外邪侵袭　肺开窍于鼻，外合皮毛，与外界气候有密切的关系。哮病属于肺系疾患，故在气候突变，由热转寒之时，深秋寒冬季节，发病率较高。

(1)外感风寒、风热或暑湿等邪气，未能及时表散，邪蕴于肺，气不布津，聚液成痰。

(2)嗅吸花粉、烟尘、异味气体等，致使肺气宣肃失常，津聚痰生。

3. 饮食不当　过食生冷，伤及脾阳，津液凝聚，寒饮内生；嗜食酸咸肥甘厚味，痰热内蕴；进食海膻鱼蟹虾等，引动宿痰而发病。

4. 情志、劳倦所伤　情志抑郁，惊恐恼怒，或月经期前，或剧烈运动后，劳累乏力，皆可致气机失调，肺失宣肃而发病。

上述各种病因，既是导致哮病的原因，也是哮病发作的诱因。

二、病机

1. 发病　由于哮有"夙根"，一般认为，主要是痰，但与水饮、瘀血、气滞、火郁以及本虚等密切相关，故在哮的发病过程中，痰、瘀、虚最为主要，每因外邪、饮食、情志等因素而诱发本病。发病前可有喷嚏、鼻塞等先兆，亦有骤然起病而无先兆者。

2. 病位　病位在肺，涉及脾肾。肺主气，司呼吸，上通气道、咽喉而开窍于鼻。"肺为贮痰之器"，若肺有宿痰，必为诱因所触发，以致痰气交阻，壅塞气道，肺失宣肃，喘促痰鸣，发为哮病，故哮病的主要病位在肺。肺与脾、肾关系密切，生理上相互资生，病理上也互有影响。如脾为生痰之源，痰伏于肺，便可成为发病的夙根。而肺为气之主，肾为气之根，若哮病日久，肺虚及肾，肺虚不能主气，肾虚不能助肺纳气，每可加重发作。此外，哮病反复发作，日久则痰瘀互结，病及于心。

3. 病性　哮病有寒热、虚实之不同。

(1)发作期以邪实为主：因痰邪壅肺，痰阻气闭所致。邪气盛则实，故呼出尤为困难，而自觉呼出为快，由于病因不同，可有寒痰冷哮、热痰热哮等不同。

(2)缓解期以正虚为主：哮病久发，气阴日伤，肺脾肾俱衰，故以正虚为主。

(3)大发作期正虚与邪实并见，肺肾同病，病及于心，甚则脱闭。

4. 病势 病势随正气强弱、病邪盈衰、病情轻重、病程长短以及治疗是否及时得当而不同。一般病邪不盛，治疗及时，则病势缓，多趋于邪外解而向愈。若邪盛或正虚较著，治疗不当，病势急，多趋于邪内伏而恶化。

5. 病机转化 若因于寒或素体阳虚，痰从寒化，则发为冷哮；病因于热，或素体阳盛，痰从热化，则发为热哮；若痰热内郁，风寒外袭，则发为寒包火证。寒热之间可相互转化，寒痰可以化热；热证久延或治不得法可病从寒化。哮证反复发作，寒痰每伤脾肾之阳，热痰耗灼肺肾之阴，常互为因果，如肺虚不能主气，气不布津，则痰浊内蕴，肃降无权，并因卫外不固而易招致外邪侵袭。脾虚失运，积蕴生痰，上贮于肺，影响到肺气升降。肾虚摄纳失常，则阳虚水泛为痰，或阴虚虚火灼津为痰，上干于肺。由于肺脾肾三脏相互影响，可致合病或并病，表现为肺脾气虚、脾肾阳虚、肺肾阴虚，更致病情反复发作，迁延不愈。病情严重时，因肺不能朝百脉，六脉运行不畅，命火不能上济于心，或痰饮凌心，痰浊蒙闭心窍，心气心阳受累，则可发生喘脱危候。气机不运，气血瘀闭，则可发生喘闭昏厥之危候。

哮病病因病机见图 1-3。

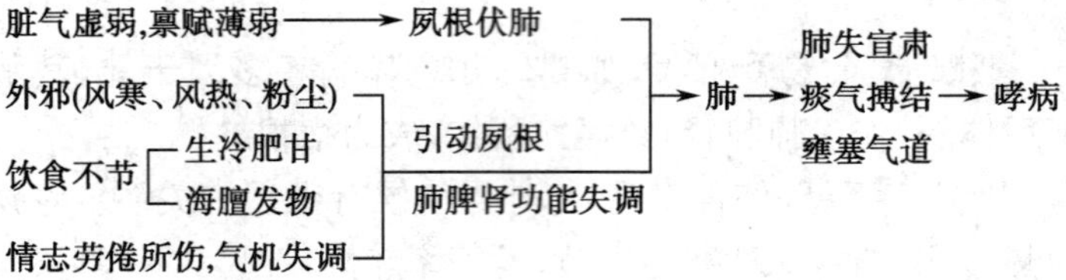

图 1-3 哮病病因病机示意图

【诊断和鉴别诊断】

一、诊断依据

按照 2008 年中华中医药学会发布的《中医内科常见病诊疗指南·中医病证部分》。

1. 发作时喉中哮鸣有声，呼吸困难，甚则张口抬肩，不能平卧，或口唇指甲发绀，呈反复发作。

2. 两肺可闻及哮鸣音，或伴有湿啰音。

3. 有过敏史或家族史。

4. 常因气候突变、饮食不节、情志失调、劳累等因素诱发，发作前多有鼻痒、喷嚏、咳嗽、胸闷等先兆。

5. 理化检查 血嗜酸性粒细胞可增高；痰涂片可见嗜酸细胞；胸部 X 线检查一般无特殊改变，久病可见肺气肿征。

二、鉴别诊断

1. 辨虚实 本病属邪实正虚，发作期以邪实为主，缓解期以正虚为主，并可从病程新久及全身症状辨别虚实。

实证：多为新病，喘哮气粗声高，呼吸深长，呼出为快，脉象有力，体质不虚。

虚证：多为久病，喘哮气怯声低，呼吸短促难续，吸气不利，脉沉细或细数，体质虚弱。

2. 辨寒热 在分清虚实的基础上，实证需辨寒痰、热痰以及有无表证的不同。

寒痰证：内外皆寒，谓之冷哮。除有实证的表现外，多伴胸膈满闷，咯痰稀白，面色晦滞，或有恶寒、发热、身痛等表证，苔白滑，脉浮紧。

热痰证：痰火壅盛，谓之热哮。除有实证的表现外，常伴有胸膈烦闷，呛咳阵作，痰黄黏稠，面红，或伴发热、心烦、口渴，舌质红，苔黄腻，脉滑数。

3. 辨脏腑 虚证有肺虚、脾虚、肾虚之异。肺气虚者，证见自汗畏风，少气乏力；脾气虚者，证见食少便溏，痰多；肾气虚者，证见腰酸耳鸣，动则喘乏。此外，还应审其阴阳气血之偏虚，详加辨别，分清主次。

三、治疗原则

发作期以豁痰利气祛邪为主，寒痰当温化，热痰当清化，表邪明显者兼以解表，缓解期以扶正固本为主，正虚邪实者，当标本兼顾。

1. 豁痰利气祛邪

(1)温化："肺如钟，撞则鸣"，若寒犯肺金，闭遏肺气，引动伏痰，发为哮鸣，欲使金鸣之声静，当施温肺化痰定哮法，使寒去痰除，气机宣肃有序，哮病乃止。

(2)清化：肺为娇脏，不耐寒热，遇寒则气闭，遇热则气沸。若热炽肺经，气沸津郁，痰阻气道，发为哮喘。单一清之，胶痰难化，只投化痰，火不能息。故法当以清热化痰定哮法，使肺热泄，痰热除，气道畅通，壅塞之逆气归于肃降，哮鸣乃止。

(3)散寒泄热：若风寒紧束于外，邪热痰火久盘于内，致肺气外闭内壅发为哮鸣，施散寒泄热定哮法方为正路，融辛温与寒凉于一炉，外散风寒，内清里热，肺气以畅，哮鸣乃止。

此外，若因痰胶气道，结为巢囊，阻塞肺气，发为哮鸣者，谓之痰哮，治当劫痰畅肺定哮；若寒饮内宿，气道不畅之水哮，则当采用祛除水饮定哮法；痰瘀互结者，则又当化痰活血。

近年来，针对哮有夙根，使用利气祛痰消瘀定哮法、化湿泄毒拔根定哮法、蠲除痰浊定哮法等，取得了较好疗效。

2. 扶正固本 若肺气虚为主，治当补肺益气，用药宜注重甘温润剂，因肺喜温润，为生水之脏，甘温能滋生肺气，润则略生肺津，甘补温润，能生气而保清肃之性；若以脾气虚为主，治当健脾益气，投药宜重甘温燥剂，因脾喜温燥而为中运之脏，得甘则补，温燥能升运脾湿，甘补温燥，能振奋中气以持燥土之性；若以肾气虚为主，治当补肾纳气，常纳阴柔养阴诸品于温热壮阳药物之中，藉以使阴生阳长，元阳振复，下施固摄之权，上以温助肺金。

四、应急措施

严重的哮病发作，采用一般治疗措施仍难缓解；或发作持续过久，呼吸困难，呼长吸短，气息急促，唇甲发绀，颈脉怒张，面色苍白，四肢厥冷，意识模糊，或烦躁不安，额汗淋漓，皮肤潮湿，脉细弱或沉伏。可选用下列急救措施：

(1)紫金丹：米粒大 5～10 粒(少于 150mg)，冷水送下。

(2)砒矾丸：绿豆大 5～10 粒，温水送服。

(3)十枣汤：红芽大戟(醋制)、甘遂(醋制)、芫花(醋制)。上药各等分，共研细末，每服 2g，儿童减半，以大枣 10 枚煎汤送下，每日 1～2 次。得快利即停药。

(4)雾化吸入：选用复方银黄气雾剂雾化吸入。

(5)止喘灵注射液 4ml，肌内注射，4 小时 1 次。

(6)艾灸肺俞、膈俞 20 分钟。

(7)吸氧。

五、分证论治

1. 发作期

(1)冷哮证

症舌脉：喉中哮鸣有声，胸膈满闷，咯痰稀白，面色晦滞，或有恶寒、发热、身痛，舌质淡，苔白滑，脉浮紧。

病机分析：寒痰留伏于肺，为诱因所触发，痰气交阻，搏击有声，故喉中哮鸣有声；肺气闭郁不得宣畅，故胸膈满闷，咯痰稀白；阴盛于内，阳气不能宣达，则面色晦滞，形寒肢冷；外寒引动内饮，则感寒易发；若风寒束表，则有恶寒、发热、身痛等表证；舌质淡、苔白滑、脉浮紧为痰饮内伏，外受风寒之象。

治法：温肺散寒，化痰利气。

方药运用：

①常用方：射干麻黄汤加减。药用射干、炙麻黄、干姜、细辛、清半夏、陈皮、紫菀、款冬花、苏子、甘草。

方中射干、麻黄宣肺平喘，豁痰利咽，为主药；辅以干姜、细辛、半夏温肺蠲饮降逆；佐以紫菀、款冬花、陈皮、苏子宣肺化痰止咳；使以甘草调和诸药。诸药合用，重在温化痰饮而降肺气，故能除寒痰哮鸣之症。

②加减：痰壅喘逆不得卧者，合三子养亲汤，也可加葶苈子以降气涤痰；呼吸迫促，张口抬肩者，加厚朴、杏仁宣肺平喘；兼有浮肿者，加车前子、茯苓利水消肿；胸膈满闷者，加桔梗、枳壳行气化痰；若表证明显者，可加桂枝、杏仁配麻黄以疏散表邪。

③临证参考：表寒里饮，寒象明显者，用小青龙汤，酌配杏仁、苏子、白芥子等药。小青龙汤与射干麻黄汤中，麻黄、细辛、干姜等辛散之药，在严寒潮湿地区，用量可稍重，尤其细辛之用量不必拘于“细辛不过钱”之说，可与麻黄、干姜等量用之。若顽痰久踞肺经，哮鸣经久不止，且寒热不显者，可用皂荚丸，亦可在辨证用药基础上，加竹沥、姜汁以“透穴巢之痰”；如沉寒痼冷，顽痰不化者，可在密切观察下服用紫金丹以劫痰定喘，但应严格掌握剂量，每次不超过150mg，冷茶送服，忌饮酒，连服5～7日，密切观察服药后反应，不可久服，服药后见呕吐、腹泻等症者应立即停药。

(2)热哮证

症舌脉：喉中哮鸣如吼，气粗息涌，胸膈烦闷，呛咳阵作，痰黄黏稠，面红，伴发热、心烦、口渴，舌质红，苔黄腻，脉滑数。

病机分析：肺内素有热痰蕴伏，外邪侵犯，肺失清肃，上逆而致痰气搏击，则喉中哮鸣如吼，气粗息涌，呛咳阵作；痰热交结，则咯黏稠黄痰；痰火郁蒸，则胸膈烦闷、面赤、口渴；舌质红，苔黄腻，脉滑数均为痰热之象。

治法：清热宣肺，化痰降逆。

方药运用：

①常用方：定喘汤加减。药用炙麻黄、杏仁、黄芩、生石膏、桑白皮、款冬花、清半夏、白果、甘草。

方中麻黄宣肺平喘，配白果敛肺气，化痰浊，定喘嗽，二药一开一收，则使宣散不致太过，收敛不致留邪，制止哮喘发作，共为君药；臣以桑白皮、黄芩、生石膏清泄肺热；佐以杏仁、半夏、款冬花降气平喘，止咳祛痰；使以生甘草调和诸药。九药合用，使痰浊祛而肺气宣，肺热清而喘自平。

②加减：表热甚者，加连翘、薄荷以清热解表；肺气壅实，痰鸣息涌不得卧者，加葶苈子、瓜蒌皮、地龙泻肺降气，化痰平喘；便秘者，加大黄、枳实以通腑利肺；痰黄黏稠难咯者，加用黛蛤散、知母、鱼腥草以清热化痰；痰多色黄胸痛者，加桃仁、薏苡仁、冬瓜仁、芦根以化痰通络。

③临证参考：定喘汤用于痰热郁肺而表证不著者。若肺热内盛，复感外寒，则寒束卫表，出现咳喘无汗、身痛、恶寒发热之外寒内热证，即所谓寒包热哮，可用越婢加半夏汤或大青龙汤。对于寒包热哮，王肯堂《证治准绳·杂病·诸气门·喘》提出未病先治热，进行预防性治疗，“八九月未寒之时，先用大承气汤下其热”，“至冬寒时无热可包，自不发者是也”。

(3)虚哮证

症舌脉：反复发作，甚者持续哮喘，咯痰无力，声低气短，动则尤甚，口唇爪甲发绀，舌质紫黯，脉弱。

病机分析：哮病反复发作，正气日虚，痰邪深伏，致成难以缓解之虚哮。肺气大损，痰浊泛滥，肺失肃降，故喘促痰鸣，反复发作，甚则持续喘哮；肺肾气虚，故咯痰无力，声低气短，动则尤甚；病久及心，心气、心阳受累，血行瘀滞，故口唇爪甲发绀，舌质紫黯；脉弱为虚。

治法：补肺益肾，化痰活血。

方药运用：

①常用方：生脉散合人参蛤蚧散加减。药用人参、麦冬、五味子、丹参、蛤蚧、茯苓、桑白皮、地龙、陈皮、清半夏、甘草。

肺为主气之脏，肾为纳气之根，今肺肾气虚，以人参大补元气，蛤蚧补肾纳气，共为君药；虚则肺气易于耗散，故臣以五味子、麦冬养阴敛肺；肺主宣肃，为贮痰之器，故佐以桑白皮、陈皮、半夏化痰平喘；肺朝百脉，气虚易致血瘀，故再使丹参、地龙活血，甘草调和诸药。全方肺肾同治，气血同调，使肺有所主，肾有所纳，升降有序，哮喘自平。

②加减：痰多胸闷者，加瓜蒌、桔梗化痰利气；喘甚者，加白果、芡实、罂粟壳敛肺固肾；阳虚者，加肉桂温补肾阳；阴虚者，加熟地黄、山药补肾养阴；气阴将竭者，加山萸肉、龙骨、牡蛎敛汗救阴。

③临证参考：若痰多哮鸣如鼾，声低气短不足以息，咯痰清稀，汗出肢冷，面色苍白，舌淡，脉细，此为痰浊壅盛于上，肾阳亏虚于下，故须温阳补虚，降气化痰，可选苏子降气汤加减；若痰瘀互结，哮喘痰鸣，面色晦黯，爪甲青紫，可选血府逐瘀汤加减；若心肾阳衰、哮鸣甚，以上方送服黑锡丹、蛤蚧粉。黑锡丹内含铅，只宜急救，不宜久服。

2. 缓解期

(1)肺气亏虚证

症舌脉：平素自汗、怕风，常易感冒，每因气候变化而诱发哮喘，发病前喷嚏频作，鼻塞流涕，舌苔薄白，脉濡。

病机分析：肺主表卫外，肺气亏虚，故平素自汗怕风，常易感冒，每因气候变化而诱发；外邪从口鼻、皮毛犯肺，故发病前喷嚏频作，鼻塞流涕；舌苔薄白、脉濡为肺气亏虚之象。

治法：补肺益气。

方药运用：

①常用方：玉屏风散合人参定喘汤加减。药用人参、黄芪、白术、防风、半夏、五味子、罂粟壳、甘草。

方中人参、黄芪补肺益气为君；臣以白术、甘草健脾补中，益气血生化之源，以加强君药补肺益气之力；佐以半夏化痰降逆，五味子、罂粟壳敛肺定喘，防风归脾经，开宣散邪，以防收敛太过；甘草调和诸药，兼使药之功。全方扶正不忘祛邪，补肺不忘敛肺，使肺之宣降得复，清肃得司，哮病可愈。

②加减:外感表寒者,加麻黄、生姜祛风散寒;脾气虚者,加茯苓、陈皮健脾益气;兼痰热者,加桑白皮、贝母清热化痰。

③临证参考:本证患者需长期服药,亦可应用丸散缓图之。若平素肺气虚弱突出,或有微喘,易发哮鸣者,可服用人参蛤蚧散,临证时可加地龙等平喘降逆之品。

(2)脾气亏虚证

症舌脉:平素痰多,倦怠乏力,食少便溏,每因饮食失当而引发哮喘,舌苔薄白,脉细缓。

病机分析:脾主生化气血而运湿,脾气亏虚,聚湿生痰,上贮于肺,故平素痰多;脾主肌肉,气虚则倦怠乏力,脾虚不能运化水湿,则食少便溏,每因饮食失当而引发;舌、脉象均为脾虚之征。

治法:健脾化痰。

方药运用:

①常用方:六君子汤加减。药用人参、白术、茯苓、甘草、陈皮、半夏、干姜、细辛、五味子。

方中人参大补元气为君;辅以白术、茯苓、甘草健脾益气,陈皮、半夏燥湿化痰;佐以干姜、细辛、五味子温肺化饮而止喘哮。全方补气而不滞气,行气而不耗气,补中有清,收中有散,促进脾胃运化以建功,温化痰饮哮喘自平。

②加减:兼气滞纳呆、脘胀者,加木香、厚朴、砂仁行气消滞;兼脾阳不振,形寒怕冷,肢冷便溏者,加桂枝温脾化饮。

(3)肾气亏虚证

症舌脉:平素气息短促,动则为甚,腰酸腿软,脑转耳鸣,不耐劳累,下肢欠温,小便清长,舌淡,脉沉细。

病机分析:久病气虚,摄纳失常,气不归元,故气息短促,动则为甚;肾虚精气亏乏,不能充养,故腰酸腿软,脑转耳鸣,不耐劳累;元阳虚衰,故下肢欠温,小便清长,舌淡,脉沉细。

治法:补肾摄纳。

方药运用:

①常用方:金匮肾气丸。药用附子、肉桂、熟地黄、山药、山萸肉、茯苓、泽泻、丹皮。

肾主纳气,方中附子、肉桂温补肾阳,鼓舞肾气,虽为君药,用量宜轻,取其少火生气之义;臣以熟地黄、山药、山萸肉滋补肾阴,阴中求阳;佐以泽泻、茯苓、丹皮泻火渗湿,寓补于泻之中。诸药合用则益火之源,温肾纳气。

②加减:阳虚明显者,加补骨脂、仙灵脾、鹿角片温肾助阳;阴虚明显者,用七味都气丸加麦冬、当归、龟甲胶益肾养阴;肾不纳气,配胡桃肉、五味子、冬虫夏草、紫石英,或合用参蛤散补肾纳气;痰多者,加陈皮、苏子化痰。

③临证参考:由于肺脾肾三脏在生理病理上互有联系与影响,故临床每多错杂并见,表现为肺脾、肺肾气虚,或肺肾阴虚、脾肾阳虚,或肺脾肾三脏皆虚等不同证候,治疗上应区别主次,适当兼顾。

六、其他疗法

1. 中成药

(1)复方川贝精片:每次 3~6 片,每日 3 次。用于寒哮。

(2)止喘灵注射液:每次 2ml,每日 2~3 次,肌内注射。用于哮喘,见有咳嗽、有痰、气喘、气短或伴有胸部胀闷,以及支气管哮喘、喘息性支气管炎而见上述症状者。

(3)止嗽定喘膏、止咳喘热参片、麻杏止咳糖浆、蛤蚧定喘丸(见喘病篇)。

2. 单验方

(1)干地龙研粉,每次3g,每日2次,或装胶囊开水吞送。现已有地龙注射液,每次2ml,首次用0.5ml,隔日1次,肌内注射。用于发作时主要表现为热证者。

(2)曼陀罗叶制成细卷状,发作时燃吸,可缓解哮喘。

(3)治醋哮方:甘草60g,去皮,作一寸段中半劈开,以猪胆汁5枚,浸3日,取出,火上炙干为末,炼蜜为丸。每日1次,每次4丸,临卧服。适用于每因食用添加醋类的食品而诱发哮病者之预防治疗。

(4)治酒哮方:白矾30g(研),杏仁250g。二味同熬,矾溶化将干,取出,摊新瓦上,露一宿,砂锅内炒干。每晚饭后细嚼杏仁10~15枚。适用于每因酒精饮入诱发哮病发作者的预防和治疗。

3. 食疗方

(1)胡桃肉1个,生姜1片,每晚同嚼后服下。适用于虚证哮喘,可减少复发。

(2)治盐哮方:豆腐1块,加水煮开,加糖少许,每日服1碗,不间断服百日。适用于过食咸物而诱发哮病发作者的预防和治疗。

(3)五味子蛋:五味子250g,水3.5L,煮30分钟,待凉时用新鲜鸡蛋20只,浸入汤内,7天后,待蛋壳变软,即可取服,早晚各1只,热水中浸5分钟后去壳服下。感冒发热忌服。

4. 针灸疗法

(1)体针:发作期取穴定喘、天突、内关。咳痰多加孔最、丰隆。每次选2~3个腧穴,重刺激,留针30分钟,每隔5~10分钟捻针1次,每日或间日1次。缓解期取穴大椎、肺俞、足三里。肾虚加肾俞、关元;脾虚加脾俞、中脘。每次选2~3个穴,用轻刺激,间日治疗1次。在发作前的季节施针。

(2)耳针:发作期取定喘、内分泌、皮质下,未发时可埋压豆于脾、肾、内分泌等穴。

5. 敷贴法

(1)白芥子敷贴法:白芥子21g,细辛21g,延胡索12g,甘遂12g,人工麝香10~15g,均研细末,用姜汁调和,做成小薄圆饼状外贴。夏三伏季节中,分3次敷贴肺俞、膏肓、大柱等穴,约1~2小时去之,每10日敷1次。

(2)三健膏:天雄、川乌、附子、桂心、官桂、桂枝、细辛、川椒、干姜各等分,麻油调熬,加黄丹收膏,摊贴肺俞穴,3日1换。

6. 割治疗法　取膻中或手掌(掌侧第二、三或三、四掌骨间)割治,常规消毒,局麻后作0.5~1.5cm切口,摘除少量皮下脂肪组织,或在切口周围进行一定的机械刺激,切口处用拔毒膏贴敷,覆盖消毒纱布包扎。一般割治1~3次,两次治疗间隔为7天,可在原处旁开1cm处或另选部位进行。亦可取膻中及鱼际穴(男左女右)。常规消毒后,作0.3cm长切口,剪出显露的皮下脂肪后,把酒精消毒的白胡椒剪成楔形埋入穴位,愈后,白胡椒可被溶化吸收。

7. 埋线疗法　取穴:定喘,膻中,中府透云门,肺俞透厥阴俞,及孔最、足三里,每次选其中1~2穴。选定穴位后,常规消毒,局麻,用埋线钩针或三角缝针穿入羊肠线,快速刺入皮肤,埋于所需深度(皮下组织与肌肉之间),线头不可暴露于皮肤外,针孔涂以碘酒,覆消毒纱布,胶布固定。也可在上述部位埋入少量兔脑垂体代替羊肠线。一般3~4次开始见效,每两次间隔20~30天,用于反复发作之久哮者,需注意过敏反应。

【转归与预后】

一、转归

哮病发作期以实证为主，缓解期以虚证为主。实证如反复发作或失治误治，可渐次向虚证或虚中夹实证转化；虚证如感外邪或有其他诱因，亦可转为实证或虚实夹杂之证。冷哮日久，或治疗中长期过用温燥，在里之寒痰、湿痰亦有化燥化火的可能，而为寒热夹杂或外寒里热之证；热哮日久，或屡用凉下，损伤中阳，也可能转为冷哮。无论冷哮、热哮，由于病邪久留不去，哮喘屡愈屡发，都会使人体正气日耗，由实证向虚证方向转化，成为正虚邪恋或正虚邪实之证。在病程中，因痰浊伏于内，痰阻气壅，血行不畅，可转为痰瘀互结之证，日久病及于心，正气衰微。

二、预后

哮病难治，迄今仍无特效的根治方法。正确的辨证论治，对及时缓解病情有肯定的疗效。但欲控制复发，达到彻底根治，尚属难度较大的研究课题。若体质强，邪浊不重，治疗及时，一般预后良好。治疗得法者，一般服药后，哮鸣胸憋症状即可减轻，3～7天内基本缓解。若体质弱，病邪深伏，诱因不除，可反复发作，易转为肺胀等病。严重者，可发生闭脱危证，预后不良。

【护理与调摄】

让患者保持良好的情绪，树立战胜疾病的信心。寻找并祛除发病诱因。注意室内空气流通，温度湿度适宜，避免接触到刺激性气体、灰尘、花粉等。饮食宜清淡而富营养，忌生冷肥甘厚味、海膻发物、辛辣等食物，并戒除烟酒。

密切观察哮喘发作时间、持续时间、加重时间及昼夜变化规律，以了解病情轻重，决定治疗和护理措施。

对于喘闭、喘脱危候者，采取中西结合法抢救，必要时予一级护理或特级护理，给氧或机械通气，记出入量，采取鼻饲、导尿等措施。

根据哮、喘、咳、痰四症之特点分别护理，哮鸣咳嗽痰多，痰声辘辘或痰黏难咯者，用拍背、雾化吸入等法，助痰排出；对喘息哮鸣，心中悸动者，应限制活动，防止喘脱。

【预防与康复】

一、预防

1. 加强体质锻炼　根据个人身体情况，选择太极拳、内养功、八段锦、慢跑、呼吸体操等方法长期锻炼。

2. 药物预防　可根据具体情况辨证用药。肺脾气虚者，宜常服玉屏风散、补中益气汤；脾肾阳虚者，可常服金匮肾气丸、右归丸、右归饮、保元汤等；肝肾阴虚者，可常服六味地黄丸、滋水清肝饮、左归丸等方药。

3. 避免接触诱因　如过敏药物、食物及其他异物。

4. 预防感冒　注意气候变化，做好防寒保暖工作。

二、康复

1. 药物康复　在康复阶段可继续使用扶正固本方药。如六君子汤、麦门冬汤、金匮肾气丸、十全大补汤等。

2. 食疗康复　可辨证选用羊蜜膏、人参粥、羊脊骨粥等。

(1)肺肾阴虚者，可选羊蜜膏。方用熟羊脂 150g，熟羊髓 50g，白沙蜜 150g，生姜汁 200ml，生地黄汁 1500ml。先以羊脂煎令沸，次下羊髓又令沸，再下蜜、生姜汁、地黄汁，不停搅拌，微火熬数沸成膏。每日空心温酒调服1匙，或作姜汤，或作粥食之亦可。

(2)肺肾气虚者，可用人参粥。人参末5g，或党参末15g，姜汁15g，米100g，煮粥，空腹服。

(3)脾肾阳虚者，可用羊脊骨粥。羊脊骨1具(全者、捣碎)，肉苁蓉50g，洗切作片，草果3个，荜茇9g，水煎成汁，滤去渣，入葱白、五味子，作粥食之。

3. 自我疗法 自我按摩足三里、合谷、后溪、昆仑等穴。

【医论提要】

由于哮必兼喘，故本病又称作哮喘。哮喘之名，首见于宋代王执中的《针灸资生经》。元代《丹溪心法》中朱丹溪则首先将哮喘作为独立的病名成篇。《内经》虽无哮病之名，但《素问·阴阳别论》及《素问·通评虚实论》中的"喘鸣"，《素问·太阴阳明论》中的"喘呼"，均是对本病特征的最早记载。《金匮要略·肺痿肺痈咳嗽上气病脉证并治》中"咳而上气，喉中水鸡声"等记载，则描述了本病发作时的典型症状。综观历代医籍，古人对本病的命名繁多，而大致可分为以症状特征为名、以病因为名和以病理性质为名3类。以症状特征为名者，如呷嗽、哮吼、齁船(hōhē)、齁喘、齁鰕(xiā)等；以病因为名者，如寒哮、冷哮、热哮、风寒哮、食哮、鱼腥哮、酒哮、水哮、盐哮、糖哮、年久哮等；以病理性质为名者，有实哮、虚哮之分。

在朱丹溪正式把"哮"作为一个独立的病名以前，医家大都将哮病与喘证混论，统称为喘，由于哮必兼喘，故一直未能将两者作出明确的分证论述。到了明代虞抟的《医学正传·哮喘》，才对哮与喘作了明确的区别："哮以声响言，喘以气息言"，"喘促喉中如水鸡声者，谓之哮；气促而连属不能以息者，谓之喘"。明代王肯堂《证治准绳·杂病》更详细描述了二者见症之异："喘者，促促气急，喝喝息数，张口抬肩，摇身撷肚。"哮"与喘相类，但不似喘开口出气之多。……以胸中多痰，结于喉间，与气相击，随其呼吸呀呷于喉中作声。……待哮出喉间之痰去，则声稍息；若味不节，其胸中未尽之痰复与新味相结，哮必更作。"清代叶天士《临证指南医案·哮》亦指出："喘证之因，若由外邪壅遏而致者，邪散则喘亦止，后不复发……；若夫哮证，……邪伏于里，留于肺俞，故频发频止，淹缠岁月。"

对于哮病的病因病机的认识，以清代医家李用粹《证治汇补·卷五》之概括最为精辟："哮即痰喘之久而常发者，因内有壅塞之气，外有非时之感，膈有胶固之痰，三者相合，闭拒气道，搏击有声，发为哮病。"本病病机的关键在于痰，如明代秦景明《症因脉治·哮病》所云："哮病之因，痰饮留伏，结成窠臼，潜伏于内，偶有七情之犯，饮食之伤，或外有时令之风寒束其肌表，则哮喘之症作矣。"一般认为，伏痰为本病之"夙根"，而痰之生成，责之于肺不能布津液，脾不能运输水精，肾不能蒸化水液，以致津液凝聚，伏藏于肺。古人很早就认识到本病之发与痰有关。汉代张仲景《金匮要略·痰饮咳嗽病脉证并治》之"膈上病痰，满喘咳吐，发则寒热，背痛腰疼，目泣自出，其人振振身瞤剧，必有伏饮"，已经指出伏饮、痰浊与本病的发病直接有关。隋·巢元方《诸病源候论·气病诸候·上气鸣息候》阐述本病病机时说："肺主于气，邪乘于肺，则肺胀，胀则肺管不利，不利则气道涩，故气上喘逆，鸣息不通"，并于同书《咳嗽病诸候·呷嗽候》中指出："其胸膈痰饮多者，嗽则气动于痰，上搏咽喉之间，痰气相击，随嗽动息，呼呷有声。"宋代许叔微《普济本事方·卷一》也认为："凡遇天阴欲作雨便发，……甚至坐卧不得，饮食不进，此乃肺窍中积有冷痰，乘天阴寒气从背、口鼻而入，则肺胀作声。此病有苦至终身者，亦有母子相传者"，既阐发了寒痰伏肺为本病之宿根，又强调了本病的难治性与遗传性。到明代，丹溪弟子戴元礼在《证治要诀·哮喘》中，才明确提出了本有"宿根"之说，"喘气之病，哮吼如水鸡之声，牵引胸背，气不得息，坐卧不安，此谓嗽而气喘，或宿有此根……，遇寒暄则发……”。张介宾《景岳全书·杂证谟·喘促》亦持此说，认为：“喘有夙根，遇寒即发，或遇劳即作者，亦名哮喘。”

在哮病的辨证论治方面，以金元时代的朱丹溪和明代张介宾的贡献为最大。《丹溪心法·哮喘》认为“哮喘必用薄滋味，专主于痰”，并将治法精辟概括为“未发以扶正气为主，既发以攻邪气为急”。此论一直为后世医家所宗。《景岳全书》则在此基础上进一步发挥，提出“扶正气须辨阴阳，阴虚者补其阴，阳虚者补其阳；攻邪气须分微甚，或温其寒，或清其痰火；发久者，气无不虚，故于消散中宜酌加温补，或于温补中宜量加消散，此等证候当眷眷以元气为念，必使元气渐充，庶可望其渐愈，若攻之太过，未有不致日甚而危者。”并且提出了“喘分虚实，哮分寒热”的治疗大法。当然，在此之前，汉代张仲景创立的许多方剂，如桂枝加厚朴杏子汤、越婢加半夏汤、小青龙汤、射干麻黄汤、皂荚丸、葶苈大枣泻肺汤等，为后世治疗哮病所常用；《诸病源候论》虽未载本病之治疗方药，但对本病有“应加消痰破饮之药”的原则性提示；宋代许叔微《普济本事方·卷一》载有治哮专方“紫金丹”，开砒剂治哮之先河。明代还有许多医家，在总结前人治疗哮病经验的基础上，提出了一些新的见解。如《杂病证治准绳》对于哮之属冷而发者，属中外皆寒，用东垣参苏温肺汤合紫金丹劫寒痰；属寒包热，宗仲景、丹溪用越婢加半夏汤；遇厚味而发者，用清金丹。李中梓《医宗必读》认为治疗“禁用凉剂，恐风邪难解；禁用热剂，恐痰火易升。理气疏风，勿忘根本”，主张用苏子、枳壳、桔梗、防风、半夏、瓜蒌、茯苓、甘草之类药，冬加麻黄，夏加石膏，寒加生姜。清代医家对本病的治疗又有所发展。《王旭高医案·痰喘》指出“喘哮气急，……治之之法，在上治肺胃，在下治脾肾，发时治上，平时治下。”叶天士《临证指南医案·哮》华岫云按云：“阅先生之治法，大概以温通肺脏，下摄肾真为主。久发中虚，又必补益中气，其辛散苦寒、豁痰破气之剂，在所不用，此可谓治病必求其本者矣。”强调了在治疗上对脾、肾二脏的重视，对临床有一定的贡献。

民国以降之医家，对本病的治疗亦有发挥。程门雪先生，善于化裁古方治哮：认为《金匮要略》射干麻黄汤为哮证之祖方，此方合辛开、苦泄、酸收为一体，应为治哮之专方；认为王旭高治疗小儿哮病，用六君、平胃加川贝、榧子为本，塞入大枣中，葶苈同煎，意甚巧妙，可资取法；曾用外科阳和汤法(熟地 30g，白芥子 3g 炒研，鹿角胶 9g，姜炭、麻黄各 1.5g，肉桂、生甘草各 3g，水酒各半煎，加五味子 1.5g)治儿童阳虚哮证，获良效；对于阴虚痰热之哮，认为用定喘汤似未尽符合，杏轩《医述》所载一方，可资参考，药用：熟地 15g，当归 3g，茯苓 4.5g，半夏 4.5g，橘红 4.5g，金沸草 4.5g，麦冬 4.5g，甘草 1.5g，淡豆豉 3g，黑山栀 3g，海浮石 6g。黄文东认为，哮病的治疗，以表、攻、补三法为主，哮喘患者多为本虚而标实，发作时，以治标为主，用表法或攻法。表法即表散风邪，因哮病患者多为体虚，表卫不固，易受风寒或风热之邪侵袭而发病，此时当以祛邪为主，属风寒用小青龙汤，偏风热以小青龙汤加生石膏、黄芩，干姜改用生姜；攻法，即攻其有形之痰，用温化痰饮或清化痰热。缓解期用补法，即温补脾肾，以培其本，偏阳虚用苓桂术甘汤、肾气丸等，偏阴虚用生脉散、七味都气丸等。钱今阳则提出，治疗哮喘当顾调肝。钱氏认为，对于哮喘的治疗，治标多以宣肺祛痰为主，治本多从肺、脾、肾着手，但还应注意到肝在本病发病中的作用。盖肝属木，肺属金，金本克木，而一旦肺金病变，则又常易受木气反侮，慢性反复的肺病患者，尤其如此；或肝失调达，一身气机升降乖乱，肺失肃降；或木郁化火，火性上炎克伐肺金；或肝阴不足，下吸肾水，子盗母气，肺少清润。故临证每于一般常用的治疗哮喘方法基础上，配合以清肝、疏肝、养肝之法，临床应用比较得心应手。董漱六防治哮病的体会，认为治哮必先祛痰，祛痰首当宣肺达邪，使邪去痰消，哮病自然平息；麻黄治哮，必须善为配伍，寒哮配用桂枝，热哮配用石膏，清肺配用桑白皮，下气配用葶苈，化痰定喘常与射干同用，理气宽胸常与厚朴并投，麻黄合党参益气平喘，合熟地滋肾定喘，合北沙参养肺阴，定哮喘，合附子温肾阳，止痰喘；哮病在静止期的调治，每以内服药物和外敷贴法缓图治本，使正气日见充沛，外御病邪，从而控制哮病发作。胡建华指出，哮病往往来势急骤，病情多变，时起时伏，时虚时实，因此如何正确掌握相应的治则，或以攻为主，以补为先，或虚实兼顾，攻补兼施，确非易事。如果能随病势的变化而作适当的应变措施，则可使临床疗效有明显提高。

【医案选粹】

案一

耳姓妇，回族，患哮，自以为寒，频饮烧酒，不但病加，更兼呕吐泄泻。两脚筋掣，既不能卧，又不能坐。孟英诊曰：口苦而渴乎？泄出如火乎？小溲不行乎？痰黏且韧乎？病者曰：诚如君言，想为寒邪太重使然。孟英曰：汝何愚耶？见证如是，犹谓受寒，设遇他医，必然承教，竟当此小寒之候，而哮喘与霍乱，世俗无不硬指为寒者。误投姜、附，汝命休矣。予北沙参、生苡仁、冬瓜子、丝瓜络、竹茹、石斛、枇杷叶、贝母、知母、栀子、芦根、青果、海蜇、莱菔汁为方，一剂知，二剂已。

（王孟英．王氏医案．上海：商务印书馆，1957：68）

案二

文某，男，59岁。素体肺肾两亏，寒饮中阻不化，哮喘发作，舌白滑润，胖润液多，两脉沉细且弱，面色萎黄无华，化饮邪以畅胸阳，补下元金水相生，喘逆可平。

麻黄1.5g，桂枝6g，干姜2.1g，白芍9g，细辛1.5g，半夏9g，五味子2 1g，炙甘草6g，茯苓9g，生牡蛎18g，熟地24g。

（赵绍琴．赵绍琴内科学．北京：北京科学技术出版社，2002：31）

【现代研究】

一、病因病机研究

哮病的病因病机较复杂。其发病多因肺、脾、肾三脏功能失调，水湿内聚为痰，伏藏于肺，成为哮喘发病的潜在"夙根"，遇外邪诱发，痰阻气道发为哮病。然而许多学者对此提出了不同观点，如刘臣等[1]以六经辨证为基础，引用《素问·脉要精微论》"血在胁下，令人喘逆"加以论证，认为瘀血阻滞也为哮喘之夙根。张世文[2]认为哮喘在急性期为本虚标实，标实为风、痰、气、瘀，本虚为肺气阴血亏虚。孙宏伟[3]又将标本细分，以肺、脾、肾虚为本，以风、痰、瘀、寒、热为标，痰、瘀为标中之本，风、寒热为标中之标。故认为痰阻、气逆、瘀血是哮喘持续存在的病理因素，而肺、脾、肾不足是哮喘发生的内在根本原因。常生杰等[4]认为哮喘的病理特征可以用"邪、虚、瘀"3个字来概括。肺、脾、肾虚衰是本，瘀、浊、瘀血是标。

二、证候学与辨证规律研究

哮病一般分发作期和缓解期，发作期按寒热辨治，缓解期从脾肾入手。但该体系不能充分反映哮病的证治规律，亟需发展完善。李智[5]根据哮病的发生发展规律，把其分为早、中、后三个时期，同时以脏腑辨证为纲，把哮病归纳为鼻哮、肺哮、肝哮、脾哮、肾哮五个证型，称之为"三期五证"辨证体系。其特点有二：强调了鼻、肝在哮喘发作中的重要性；哮喘发作期患者有相当一部分应从脾肾治疗，不应墨守寒热辨证的陈规。孙增涛等[6]采用临床流行病学方法对哮喘证候开展前瞻性调查研究，结果哮喘发作期出现频次最高的证候是热哮，其次是冷哮、风哮和虚哮。出现频次前三位的病性要素是痰、气郁和风；病位要素是肺、脾和肝。张永跟等[7]认为脾虚在哮病急性期的发病中占有非常重要的地位，且提示应常规给予补气健脾中药治疗。

三、治则治法研究

在治疗上发作期采用温肺散寒、清热宣肺、活血、化痰、解痉、降气、解表等法，缓解期采用扶正固本，同时配合穴位贴敷、雾化吸入、穴位注射、针灸按摩、埋线割治、灌肠等综合疗法，取得了疗效。宋勉等[8]通过对肺与大肠相表里、脏腑相络、经络相连、功能相应、病变相关的论述，提出肺肠同治的法则，即在辨证论治肺系的基础方中如用适量大黄兼以通腑治疗，临床运用该法取得了较好疗效。亦有应冬病夏治方法，进行预防性治疗。

外治法在哮病中的应用近年受到重视：

1. 穴位贴敷　中药穴位贴敷是通过药物与经络穴位的共同作用，以外祛痰邪、内扶正气，防止哮喘发作。单翠英等[9]用伏九贴敷药膏（延胡索、白芥子、甘遂、细辛、生姜汁）贴敷患者双侧定喘、肺俞、膏肓及膻中穴治疗非急性发作期哮喘 1124 例，于每年的三伏、三九天使用，连续贴 3 年为 1 个疗程。治疗后哮喘发作次数减少，免疫球蛋白（Ig）E 降低，IgA、IgG 升高，白细胞介素-4 降低，干扰素-γ 升高。

2. 雾化吸入　雾化吸入法能使药物直达病所而发挥解痉平喘作用。朱文翔等[10]用中药麻白合剂（麻黄、白果、杏仁、枳实、辛夷、细辛、丹参、川芎、黄芩、甘草）治疗哮喘急性发作 42 例，通过雾化吸入治疗，结果总有效率 92.9%。

3. 穴位埋藏　李炳绪等[11]将 87 例哮喘患儿随机分为 2 组，治疗组 51 例予以自制的分别具有宣肺平喘、抗敏解毒、调节免疫功能、扶正固本作用 4 种药线，辨证后将所选药线植入尺泽、膻中、定喘、肺俞、肾俞等穴位内；对照组 36 例予氨茶碱、扑尔敏、泼尼松等西药口服。结果：治疗组治愈率 35%，明显高于对照组 17%（$P<0.05$），并且治疗组在肺功能改善方面优于对照组（$P<0.01$）。

4. 穴位注射　甄强等[12]用鱼腥草注射液和黄芪注射液分别穴位注射治疗支气管哮喘 30 例，选取双侧风门、肺俞、膈俞、心俞、脾俞、肾俞，每次选穴 2 对，结果总有效率 90%。

5. 针灸按摩　季林香[13]选哮喘患儿 247 例，以一指禅法在患儿双侧肺俞、心俞、膈俞上按摩，然后用大鱼际和小鱼际在患儿穴位上直线擦约 20～30 次，将消喘膏（生白芥子、生甘遂、细辛、延胡索、姜末）药泥粘上少许肉桂粉贴在穴位上用胶布固定。结果总有效率 90.3%。

6. 灌肠　叶成焯等[14]将轻、中度哮喘患者 103 例在常规治疗加用喘息宁灌肠剂（麻黄、细辛、五味子、地龙、虎杖、山海螺、鱼腥草）保留灌肠，结果总有效率为 85.5%。

四、辨证用药研究

1. 寒哮　寒哮多因寒痰伏肺、遇感引发而致病，治以温肺散寒、化痰平喘为主。刘昌鹏等[15]用射干麻黄汤化裁加辅舒酮雾化吸入治疗哮喘急性发作患儿 102 例，治疗组总有效率 90.2%。

2. 热哮　黎同明等[16]用定喘汤（白果、麻黄、苏子、款冬花、杏仁、法半夏、桑白皮、黄芩、炙甘草）治疗热哮 31 例，结果显效率 74.2%，总有效率 90.4%。

3. 缓解期　哮喘缓解期多为肺、脾、肾三脏虚损。黄开珍等[17]观察补肺片（黄芪、白术、防风、党参、蛤蚧、绞股蓝）对哮喘患者免疫功能的作用，结果治疗组治疗后较治疗前免疫功能指标显著上升($P<0.01$)。

参考文献

[1] 刘臣,王俊杰,徐然. 大柴胡汤合桂枝茯苓丸治疗支气管哮喘 50 例[J]. 河南中医,2005,25(3):19-20.

[2] 张世文. 延年半夏汤加减治疗支气管哮喘 42 例总结[J]. 湖南中医杂志,2004,20(4):15-16.

[3] 孙宏伟. 哮喘证治述要[J]. 实用中医内科杂志,2004,18(2):114-115.

[4] 常生杰,卢小龙,雷鸣. 支气管哮喘中医治法的探讨[J]. 现代中西医结合杂志,2007,16(8):1035-1036.

[5] 李智. 哮病辨证体系探讨[J]. 中国中医基础医学杂志,2002,8(8):27-29.

[6] 孙增涛,刘恩顺,封继宏,等. 支气管哮喘发作期中医证候调查及证素提取的初步研究[J]. 中医杂志,2008,49(8):731-733.

[7] 张永跟,李友林,何明,等. 哮病急性期脾虚的重要性及其证候学特点[J]. 山西中医,2008,24(11):39-40.

[8] 宋勉,王亚梅. 肺肠同治法在治疗支气管哮喘急性发作期的运用[J]. 光明中医,2005,20(1):5-6.

[9] 单翠英,林忠嗣,卞镝. 中药穴位贴敷治疗儿童哮喘的临床及免疫机制研究[J]. 中华中医药学刊,2007,25(4):845-846.

[10] 朱文翔,孙洪维. 中药超声雾化吸入治疗支气管哮喘临床观察[J]. 中国中医急症,1998,7(1):3-5.

[11] 李炳绪,夏翠霞,孔令斌. 药线穴位埋藏治疗小儿支气管哮喘 87 例临床观察[J]. 现代中西医结合杂志,2003,12(18):1946-1947.

[12] 甄强,佟晓哲. 穴位注射治疗支气管哮喘发作 30 例分析[J]. 中医药学刊,2004,22(4):728.

[13] 季林香. 穴位按摩合消喘膏敷贴治少儿哮喘 247 例护理[J]. 浙江中医学院学报,2006,30(1):89,92.

[14] 叶成焯,赵明三,杨建华. 喘息宁直肠给药治疗哮喘 103 例临床观察[J]. 中国中医药科技,2005,12(2):113-114.

[15] 刘昌鹏,刘小凡. 射干麻黄汤化裁治疗婴幼儿哮喘急性发作 102 例[J]. 四川中医,2005,23(7):90-91.

[16] 黎同明,刘小虹. 定喘汤治疗热哮型哮喘 31 例[J]. 陕西中医,2005,26(4):293-294.

[17] 黄开珍,冼寒梅,王朝晖. 补肺片增强支气管哮喘患者免疫功能的临床研究[J]. 辽宁中医杂志,2007,34(9):1265-1266.

第四节 喘 病

【定义】

喘病是因久患肺系疾病或他脏病变影响,致肺气上逆,肃降无权,以气短喘促,呼吸困难,甚则张口抬肩,不能平卧,唇甲青紫为特征的病证。

【范围】

西医学中阻塞性肺气肿、肺源性心脏病、左心功能不全,其他如急慢性支气管炎、肺纤维化、肺结核、硅沉着肺、肾功能衰竭等疾病出现呼吸困难时,均可按本节辨证论治。

【病因病机】

六淫外感、七情所伤、饮食劳倦、痰热内蕴以及水饮潴留等都可引起喘病,而喘病发生的关键又在于人体肺脾肾等脏腑功能失调，以致肺气上逆所致。

一、病因

1. 外感六淫　六淫之邪，或从口鼻，或从皮毛而入。肺开窍于鼻，外合皮毛，外邪袭入，表卫闭塞，肺气失于宣发，气壅于肺，肃降不行，气逆奔迫而为喘。

(1)风寒袭肺：外感风寒，侵袭于肺，外则郁闭皮毛，阻遏阳气，内则壅遏肺气，肺气上逆；风寒表邪不解，郁而化热，邪热壅滞气道，肺失宣降，亦上逆而喘。

(2)风热犯肺：风热之邪，侵犯肺卫，火热内迫，气机失常，气逆涌上；或邪热内盛，蒸液成痰，痰热蕴肺，肺失清肃，肺气上逆而作喘。

(3)燥邪伤肺：燥邪由口鼻而入，肺金受伤，清肃失司，肺气上逆而作喘。

(4)感受暑湿：夏月天暑地热，若操劳过度，起居失调，元气亏虚，不能防御暑热病邪的侵袭，暑热灼伤肺气，肺失清肃，上逆奔迫而为喘。

2. 饮食所伤　过食膏粱厚味，或恣食生冷，或嗜酒伤中，脾失健运，变生痰浊，上干于肺，肺气不宣，气逆而为喘。

3. 七情内伤　情志不遂，悲忧伤肺，肺气痹阻；或郁怒伤肝，肝气上逆犯肺；或惊恐伤及心肾，气机逆乱，致使肺气升降失调，气逆而喘。

4. 劳倦久病　劳倦过度则伤脾，纵欲过度则伤肾，脾肾俱虚，根本不固，摄纳无权，气逆为喘。久病伤肺，致使肺气不足，气失所主而为短气喘促。久病不已，亦可由肺及肾，肾元亏虚，摄纳失常，气逆于肺而为喘促。

此外，痰饮瘀血是人体的病理产物，上述诸多病因均可导致痰饮、瘀血的产生，而使肺气壅塞，肺气上逆而为喘；而痰饮、瘀血一经产生，又可作为一种致病因素作用于机体导致喘病。

二、病机

1. 发病　各种致病因素，如外感六淫、内伤饮食、情志过激、劳倦久病等，内外相因，脏腑功能失调，均可致肺气上逆而发为喘病。一般来说，实喘者发病暴急，虚喘者发病缓慢。

2. 病位　主病在肺、肾两脏，与肝、脾二脏有关，病甚可累及于心。

肺为气之主　肺司呼吸，赖其宣肃功能使气道通畅，呼吸调匀。肺又外合皮毛，内为五脏之华盖，朝百脉而通他脏。肺为娇脏，不耐邪侵，若外邪侵袭，或他脏病气上犯，皆可使肺失宣肃，肺气胀满，壅阻气道，呼吸不利，发为喘促。如肺虚而气失所主，亦可少气不足以息而为喘。其他如脾经痰浊上犯，中气虚弱，或肝气乘逆，亦均可影响肺而为病。

肾为气之根　肾助肺司气，主摄纳，故肾气亏虚，摄纳失常，气不归元，阴阳不相接续，气逆于肺，出多入少而为喘促。

重证每多影响到心　心与肺肾关系密切，心脉上通于肺，肺气治理调节心血的运行，宗气贯心脉而行呼吸；肾脉上络于心，心肾水火既济，心阳根于命门之火，故心的阳气盛衰，与先天肾气及后天呼吸之气皆有密切联系。故本病的严重阶段，不但肺肾俱虚，心气、心阳亦同时衰竭，气阳亏虚不能鼓动血脉运行，血行瘀滞可见面色、唇舌、指甲青紫，甚则出现喘汗致脱，亡阴亡阳的危险证候。

3. 病性　由于致喘的病因不一，其病性有虚实不同。实喘在肺，为邪实，因外邪痰浊，肝郁气逆，邪壅肺气，宣降失常所致；虚喘在肺肾，为本虚，因精气不足，气阴亏耗，而致肺肾出纳失常，且尤以肾虚为主；亦可出现虚中夹实者，多为慢性喘咳，肺肾虚弱，复感外邪，引起急性发作，因外邪、痰浊等壅阻于肺，而出现"上盛"之证，因肾不纳气，同时并见"下虚"之候；或因肺肾俱虚，真阳衰微，累及心阳，水停血瘀；病情重笃者，则元气败绝而见喘脱危候。

4. 病势 总的趋势是由表及里，由上及下，由肺及肾、脾、肝、心。

5. 病机转化 实喘因外邪所致者，失于表散，可由表入里；因痰浊、肝郁所致者，日久不愈，可化热化火。虚喘因肺虚所致者，反复发作，可累及脾肾二脏；因肾虚所致者，复感外邪，可转化为上盛下虚之证。如喘病长期拖延造成肺脾肾虚损严重，最后可累及心阳而转成心阳虚脱之证。

喘病病因病机见图 1-4。

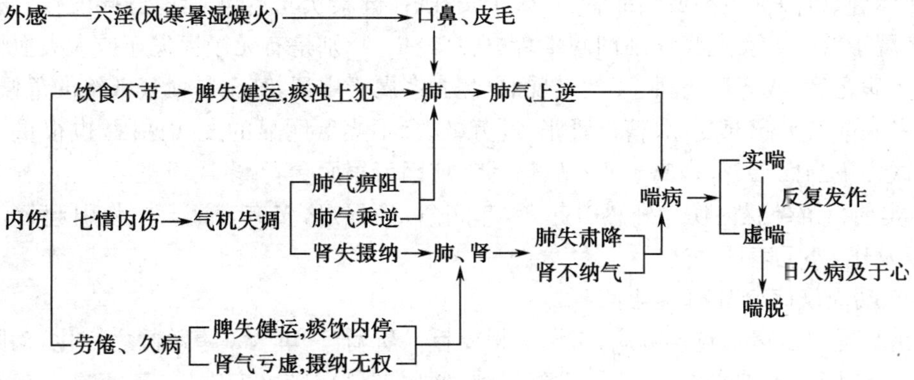

图 1-4 喘病病因病机示意图

【诊断与鉴别诊断】

一、诊断依据

按照 2008 年中华中医药学会发布的《中医内科常见病诊疗指南·中医病证部分》。

1. 以气短喘促，呼吸困难，甚至张口抬肩，鼻翼煽动，不能平卧，或口唇青紫为主要临床表现。

2. 多有慢性咳嗽、胸痹等心、肺疾病史，每遇外感及劳累而诱发。

3. 发作多有外感、六淫、情志刺激等诱因。

二、鉴别诊断

1. 哮病 喘与哮虽相类似，但实有区别。哮指声响言，为喉中有哮鸣音，是一种反复发作的疾病；喘指气息言，为呼吸气促困难，可出现于多种急慢性疾病过程中。由于哮必兼喘，哮病反复久延，又可发展成为持续性的痰喘，故有将哮病列入喘病范围者。

2. 短气 喘与短气之症相似而又有区别。喘者，促促气急，喉间痰声辘辘，张口抬肩，摇身撷肚，倚息不能平卧。短气者，呼吸急促而不能接续，似喘而无抬肩，呼吸急促而无痰声，动后更甚。短气往往为喘之渐，二者既有区别，又有联系。短气者有较喘病为轻者，有似轻而实际并不轻者，因为短气乃肾精元气亏虚之故。

3. 咳嗽 见咳嗽病篇。

【辨证论治】

一、辨证要点

1. 首辨虚实 主要从呼吸、声音、脉象、病势缓急等方面辨别，见表 1-1。

表 1-1 喘病虚实辨别表

临床表现	实 喘	虚 喘
呼吸	深长有余，呼出为快，气粗	短促难续，深吸为快，气怯
声音	高大，伴有痰鸣咳嗽	低微，少有痰鸣咳嗽
脉象	数而有力	微弱或浮大中空
病势	骤急	徐缓，时轻时重，遇劳即甚

此外，还应结合病史，注意了解患者的年龄、性别、既往健康状况，有无心悸气短（心），遗精、腰酸、尿少身肿（肾），咳嗽咯血和其他出血病史。大致青壮年多为实证，中、老年多为虚证；既往体健，以前甚少类似病症者，多属于实；既往健康状况不佳，常有气喘发作，遇劳遇寒即发，多属于虚。妇女尤当详细询问生育史、月经史，特别是有无慢性失血或大失血情况，如在重病大病之后，或产后失血，突然出现的喘病，多属于虚证，甚至是元气败绝的危候。了解患者在发病前有无感寒受凉、精神紧张、过劳、饮食不当等明显的发病诱因，也很重要，一般受寒或饮食不当而喘者，多属于实；精神紧张，或因劳累而喘者，多属于虚。

2. 实喘当辨外感内伤　外感引起者，起病急，病程短，多有表证。内伤引起者，病程较长，反复发作，外无表证。

3. 虚喘应辨病变脏腑　见表 1-2。

俞岳真提出三审两重辨喘病，可谓深得要旨。所谓"三审"，一审动静之变化，动则喘促，是下元之虚，肾气不纳之虚喘；不因动静增减，便属邪气闭肺之实喘；二审寒热之有无，外感之喘属实，必有寒热之象，无寒热者多属虚喘；三审起病之暴久，初病暴喘，病变在肺，属实，久发不已，由肺及肾，在肾属虚。"二重"即实喘重苔，虚喘重脉：实喘以寒喘、热喘为多，辨证以苔色为重，苔白而润者为寒喘，苔黄燥者多属热喘；若肺痨咳喘，阴虚火动，火动则痰生，阴虚夹痰热者甚多，痰热阻于肺络未必尽现于舌，应以脉为依据，如右寸滑大为痰热，右寸虚弱为肺虚，右寸虚而两尺弱为肺肾俱亏，右寸滑大而两尺弱为上实下虚。

表 1-2 虚喘脏腑病位辨别表

临床表现	喘息程度	伴有症状
肺虚	操劳后气短而喘	面色皖白，自汗，易感冒
肾虚	静息也有气喘急促，动则更甚	面色苍白，或颧红怕冷，或烦热，腰酸疲软
心气（阳）虚	喘息持续不已	心悸，浮肿，发绀，颈静脉怒张，脉结代

二、治疗原则

喘病的治疗，其大法为虚则补之，实则泻之，虚实夹杂则标本兼治。患喘病者，多为脏腑先损，复感外邪，故必据邪正关系加以调治。外邪重者，则宜标本兼治，通常待外邪尽净，方可纯用扶正。若喘病反复发作，其病程久长，邪正交争，邪气虽盛而正气虚衰，当喘病发作之际，邪不易祛，喘必难平，治当以补养扶正之剂为主，或培肺气，或益肾气，扶正以祛邪，则常收事半功倍之效。

本病急性发作，着重治肺，分清寒热，紧扣宣肺祛邪、化痰利气；慢性迁延期，权衡轻重，标本兼治；症状缓解期，病在脾肾，培补为宜。喘病易于冬季复发或加重，采用"冬病夏治"可以起到预防性治疗效果。

三、分证论治

1. 实证

(1)风寒束肺证

症舌脉：咳嗽气喘，胸部胀闷，痰多色白而清稀，口不渴，或兼有恶寒、发热、头身疼痛、喉痒鼻塞等症，舌苔薄白，脉浮紧。

病机分析：因肺主气，司呼吸，外合皮毛，风寒袭人肌表，外伤皮毛，毛窍闭塞，内壅肺气，以致肺气壅实，不得宣降，故咳嗽气急而喘，喉痒鼻塞，胸部胀闷；肺气失宣，津聚为痰，故痰多色白而稀薄；风寒在表，皮毛闭塞，故恶寒发热，头身疼痛；口不渴、苔薄白、脉浮紧均为风寒之象。

治法：祛风散寒，宣肺平喘。

方药运用：

①常用方：麻黄汤加味。药用生麻黄、桂枝、杏仁、生甘草、苏子、前胡。

方中麻黄味苦辛性温，为肺经专药，兼入足太阳膀胱经，善能发越人体阳气，有开毛窍，宣肺气之功，故为君药；桂枝辛温，温通血脉，透营达卫，协同麻黄发汗解表，散寒平喘，故为臣药；本证之喘是由肺气郁而上逆所致，故佐以杏仁、苏子、前胡利肺下气，同麻、桂宣降同施，以增强散寒平喘之效；甘草调和诸药。

②加减：如表证不重者，可去桂枝，取三拗汤长于宣肺平喘之意；如风寒重者，加紫苏、生姜以增强疏风散寒之力；痰多者，加陈皮、半夏化痰；胸闷胀甚者，加枳壳、桔梗宣肺理气。

③临证参考：麻黄、桂枝为辛温发汗之峻药，年老体虚者，应慎用；得汗后喘尚未平，发热，汗出恶风，脉浮缓者，可用桂枝加厚朴杏子汤调营卫而下气平喘。

(2)外寒内饮证

症舌脉：喘息咳嗽，痰多稀薄起沫，形寒肢冷，背冷，口不渴，或渴喜热饮，恶寒发热无汗，舌质淡，苔白滑，脉弦紧。

病机分析：寒饮内伏，故形寒肢冷，背冷，口不渴；内饮被外寒引动，阻塞气道，肺气不宣，故咳嗽喘息，痰多稀薄起沫；风寒外束，故恶寒发热，无汗；舌质淡、苔白滑、脉弦滑均为寒饮之象。

治法：解表蠲饮，止咳平喘。

方药运用：

①常用方：小青龙汤加减。药用麻黄、桂枝、细辛、五味子、清半夏、紫菀、款冬花。

方中麻黄、桂枝解表宣肺平喘，此处用桂枝，既能助麻黄发汗解表，更有温胸阳、化痰饮之意；细辛辛热，归少阴经，善祛深伏于里的水寒之邪，干姜辛热，归阳明经，能振奋中阳，温化寒饮，半夏辛苦温，燥湿化痰，降气和胃，三药相伍，温肺蠲饮；五味子收敛肺气，既可防辛散耗伤肺气，又可防温燥重伤其阴，再配紫菀、款冬花辛散降气，化痰平喘。

②加减：表邪明显者，加苏子、生姜宣散表邪；痰多者，加白前、杏仁、葶苈子化痰平喘。

③临证参考：如外邪已解，而咳喘未除者，可去桂枝以减缓发散之力，麻黄用蜜炙以偏重宣肺平喘；如为素体阳虚，外有风寒，内有痰饮而能发越者，可用六君子汤加干姜、细辛、五味子。

(3)表寒里热证

症舌脉：喘逆上气，呼吸急促，鼻翼煽动，胸部胀痛，咯痰色黄而质黏，恶寒发热，无汗身痛，舌边尖红，苔薄黄，脉浮数。

病机分析：多为肺有郁热，复受风寒或风寒束表，失于表散，入里化热而成。寒邪束表，肺有郁热，气道闭塞，肺气上逆，故喘逆上气，呼吸急促，鼻翼煽动，胸部胀痛；热郁于内，灼津为痰，故咯痰色黄而质黏；寒邪束肺，故恶寒发热，无汗身痛；舌边尖红、苔薄黄、脉浮数为外寒里热之象。

治法：外散风寒，兼清里热。

方药运用：

①常用方：麻杏石甘汤加减。药用麻黄、生石膏、杏仁、黄芩、桑白皮、苏子、炙甘草。

方中麻黄辛苦温，为肺经专药，能开皮毛，宣肺平喘；生石膏辛甘大寒，清中兼透，甘寒生津，麻黄、石膏相伍，宣肺解表，且石膏用量倍于麻黄，其目的在于清泄里热，使宣肺不助热，清肺而不留邪，即“火郁发之”之义，是相制为用；杏仁、苏子宣肺化痰平喘；黄芩、桑白皮清泄肺热化痰；炙甘草既能益气和中，又合石膏生津止渴，更能调和于寒温宣降之间。诸药合用共奏辛凉宣泄，清肺平喘之功。

②加减：痰多色黄者，加瓜蒌、川贝母化痰清热；痰多喘逆，不得平卧者，加葶苈子、射干化痰肃肺平喘。

③临证参考：此证若见热重烦躁者，可选用大青龙汤或越婢加半夏汤。

(4)风热犯肺证

症舌脉：喘逆气粗，甚则鼻煽，痰少而黏，口渴欲饮，发热，恶风，汗出，舌质尖红，苔薄黄，脉浮数。

病机分析：风热外袭，肺卫受邪，正邪相争，故发热恶风汗出；肺热内郁，肺气上逆，故咳喘气粗，甚则鼻煽；邪热煎熬津液，故痰少而黏，口渴欲饮；舌尖红，苔薄黄，脉浮数为风热之征。

治法：疏风清热，宣肺平喘。

方药运用：

①常用方：桑菊饮加减。药用桑叶、菊花、连翘、薄荷、桔梗、杏仁、生甘草、前胡、枇杷叶、瓜蒌。

方中桑叶清透肺络之热，菊花清散上焦风热，共为君药；臣以薄荷疏风清热，桔梗、杏仁宣肺化痰，前胡、枇杷叶、瓜蒌下气化痰平喘；佐以连翘透膈上之热；使以甘草调和诸药。

②加减：肺热甚者，可加石膏、知母清热；喘粗痰多者，加地龙、麻黄平喘。

③临证参考：邪热袭肺，易伤阴液。喘正发之时，滋阴增液易致邪留，应权衡利弊，待邪热缓解，再投滋养之品，调理善后。

(5)燥邪伤肺证

症舌脉：喘作痰少，咽红喉干，心烦口渴，口唇干裂，痰中带血丝，身热恶风，胸胁作痛，舌尖红，苔薄黄而干，脉浮数。

病机分析：燥热之邪从口鼻而入，灼伤肺金，肺叶枯槁，肺火不宁而喘作痰少；燥热伤阴，故咽红喉干，心烦口渴，口唇干裂；热伤肺络，故胸胁作痛，痰中带血；舌尖红、苔薄黄而干、脉浮数均为燥热之象。

治法：清燥润肺，生金平喘。

方药运用：

①常用方：桑杏汤加减。药用桑叶、杏仁、淡豆豉、川贝母、瓜蒌、百部、桔梗、栀子、沙参、梨皮。

方中桑叶轻清凉散，善清肺经及在表之风热，而其性兼甘润，用治温燥之邪最为恰当，配豆豉疏风清热，二药相合，发汗而不伤津，共为主药；栀子清热除烦，川贝母、瓜蒌、百部、桔梗、杏仁宣肺利气化痰平喘，沙参、梨皮润肺生津。诸药相合，清宣温燥，润肺止咳，总以清宣凉润为功。

②加减：痰中带血丝者，加白茅根、仙鹤草凉血止血；喘咳痰黄，大便不通者，加大黄、莱菔子通便泻下；口干舌燥明显者，加麦冬、玉竹养阴生津。

③临证参考：若病情较重者，用清燥救肺汤；燥热化火而迫肺者，常用泻白散、黛蛤散加竹沥、贝母、马兜铃、杏仁、石膏、寒水石等。

(6)暑伤肺络证

症舌脉：喘息气粗，鼻翼煽动，身重汗出，发热不解，头目不清，烦闷口渴，甚则神识昏蒙，心慌烦躁，或见咯血，苔白腻，脉濡缓。

病机分析：暑热之邪上灼肺金，肺失清肃，故喘息气粗；肺气受阻，呼多吸少，故鼻翼煽动；暑必夹湿，故身重；热伤气分则汗出；湿热留连而发热不解；暑湿之邪上蒙清窍，则头目不清；里热炽盛，则烦闷口渴；暑热逼入营分，内陷心包，则神识昏蒙，心慌烦躁；暑伤肺络，络损则溢，故见咯血；苔白腻、脉濡缓皆为暑湿之象。

治法：清化暑湿，调气平喘。

方药运用：

①常用方：桂苓甘露饮加减。药用桂枝、茯苓、猪苓、泽泻、白术、滑石、生甘草、寒水石、生石膏、葶苈子、苦桔梗。

方中五苓散助气化利湿邪；六一散、寒水石、生石膏清暑利湿；葶苈子、苦桔梗一升一降，调节气机而平喘。暑湿在表，邪留经络当因其轻而扬之，在里则邪留脏腑，非用重剂清热利湿，终归无济。此方用三石以清上焦，五苓以利下焦，甘草以合上下，是为治暑之法。

②加减：身重，头目不清者，加羌活、苍术芳香化湿，兼利清窍；汗出、身热不解者，可重用石膏，加知母清解肺胃之气；神昏谵语者，加安宫牛黄丸等镇惊开窍；出血者，加三七粉凉血止血。

③临证参考：若暑伤气阴者，可用清暑益气汤。

(7)邪热壅肺证

症舌脉：喘促气粗，声高息数，痰黄少黏而不易咯出，口干咽燥，身热汗出，胸痛，大便秘结，尿赤涩，舌红苔黄，脉滑数。

病机分析：邪热迫肺，肺气上逆，故喘促气粗，声高息数；邪热内盛，灼津为痰，故痰黄而黏不易咯出，口干咽燥；里热蒸腾，逼津外泄，则身热汗出；邪热壅肺，经气不利，则胸痛；邪热下迫，灼伤津液，则大便秘结，小便短赤；舌红、苔黄、脉滑数均为里热之象。

治法：清热泻肺，降气平喘。

方药运用：

①常用方：桑白皮汤加减。药用桑白皮、黄芩、黄连、栀子、苏子、杏仁、瓜蒌、生石膏。

方中桑白皮清热泻肺平喘为主药；配黄芩、黄连直折火势，山栀、石膏善清郁热，共为辅药；佐以杏仁、瓜蒌、苏子复肺之宣降，化肺之痰浊。诸药相伍，使邪热得清，宣降以复，热喘自平。

②加减：便秘腹胀者，加大黄、芒硝泄热通便；喘促不能平卧者，加葶苈子、地龙泻肺平喘；痰黄腥臭者，加鱼腥草、桃仁、芦根解毒化瘀消痈。

③临证参考：因食滞化火而致，证见喘逆自汗，胸中满闷，泛恶欲吐，面赤便秘，脉滑数者，可予保和丸加减。若热毒内陷，突然喘憋，呼吸急促，高热烦躁，面红目赤，口渴便秘，甚则鼻煽抬肩，神昏谵语，舌红绛，苔黄，脉滑数，治当清热解毒，泻肺平喘，可用黄连解毒汤合千金苇茎汤加减。

(8)痰热郁肺证

症舌脉：呼吸急促，喘息不停，喉中痰声辘辘，痰黄黏稠不易咯出，胸中烦热，口渴喜冷饮，舌红，苔黄腻，脉滑数。

病机分析：痰热郁肺，壅塞气道，肃降无权，故呼吸急促，喘息不停；痰热内蕴，故痰声辘辘，痰黄黏稠不易咯出；痰热郁蒸于肺，故胸中烦热，口渴喜冷饮；舌质红、苔黄腻、脉滑数为痰热内蕴之征。

治法：清热化痰，宣肺平喘。

方药运用：

①常用方：清金化痰汤加减。药用桑白皮、黄芩、栀子、川贝母、瓜蒌、桔梗、杏仁、麻黄、地龙。

方中桑白皮清肺消痰而降气平喘，为主药；辅以黄芩、栀子清肺泄热，以治痰必先降火，川贝母、瓜蒌清热化痰；佐以杏仁、麻黄、地龙、桔梗宣肺平喘。诸药合用，共奏清热化痰，宣肺平喘之效。热清火降，气顺痰清，诸症自愈。

②加减：痰黄如脓或腥臭者，加鱼腥草、苇茎、板蓝根解毒排脓；喘憋不能平卧者，加葶苈子、射干泻肺平喘；便秘不通者，加大黄、芒硝泄热通下。

③临证参考：痰热郁肺证类经治疗后，若见咳喘，咯痰不爽，涩而难出，咽喉干燥者，可用润燥化痰平喘方，选贝母瓜蒌散加减。

(9)痰湿蕴肺证

症舌脉：喘咳胸闷，痰多易咯，痰黏或咯吐不爽，胸中窒闷，口腻，脘痞腹胀，舌质淡，苔白腻，脉弦滑。

病机分析：痰湿蕴肺，肺失宣降，故喘咳胸闷，痰多；痰湿生于脾胃，中焦气机不展，则脘痞腹胀，口腻；舌淡、苔腻、脉弦滑均为痰湿之象。

治法：化痰除湿，降逆平喘。

方药运用：

①常用方：二陈汤合三子养亲汤加味。药用陈皮、半夏、茯苓、生甘草、苏子、白芥子、莱菔子、枳壳、紫菀。

方中半夏辛温性燥，燥湿化痰，降逆和胃；陈皮理气和中，燥湿化痰，有治痰先治气，气顺痰自消之意；茯苓健脾除湿，俾湿去脾旺，痰无由生；白芥子、莱菔子、苏子降气化痰平喘；枳壳、紫菀、款冬花宣肺降逆化痰；甘草调和诸药。全方脾肺同治，共奏化痰除湿，降逆平喘之效。

②加减：痰多气逆，喉中痰声辘辘，不能平卧者，加葶苈子、桑白皮泻肺平喘；咯痰略黄，有化热之象者，加黄芩、瓜蒌清热化痰。

③临证参考：痰湿之患，既可由气滞而致，又可导致气滞，因此治疗时，应注意顺气，气顺则一身之津液亦随气而顺。若痰饮内停，呼吸困难，不能平卧，咳嗽阵作，咯白色泡沫痰，心悸怔忡，面青唇紫，汗出，尿少肢肿，舌黯淡，苔白，脉沉细数，治当温阳化饮，泻肺行水，方用真武汤合葶苈大枣泻肺汤加减治疗。

(10)肝火犯肺证

症舌脉：喘急气促，四肢厥逆，身冷，胸胁闷胀，精神忧郁或易怒，喘多由情志因素而发，舌质红，苔薄黄，脉弦数。

病机分析：郁怒伤肝，肝郁化火，上犯于肺，肺失肃降，故气促喘急；肝气不舒，肺气郁闭，故胸胁闷胀；肝气失疏，阳郁不达，故可见四肢厥逆，身冷；心肝气郁，心神不安，故精神忧郁或暴怒；舌红、苔薄黄、脉弦数均为肝火犯肺之象。

治法：清肺泻肝，解郁平喘。

方药运用：

①常用方：化肝煎合泻白散加减。药用青皮、陈皮、赤芍、丹皮、栀子、浙贝母、桑白皮、黄芩。

方中青皮疏肝理气以泻肺气；陈皮理气化痰；赤芍、丹皮、栀子清肝泻火；桑白皮、黄芩清泻肺热；贝母化痰平喘。全方疏肝泻肝，清热降气，肝肺同治，俾气顺火降痰消，诸症自愈。

②加减：四肢厥逆，身冷明显者，加香附、柴胡、枳壳疏肝解郁；喘甚者，加旋覆花、代赭石降气平喘。

③临证参考：服药治疗的同时，须劝慰患者，让其心情开朗，避免精神刺激。此外，处方用药时，可少佐以消食、活血药物，如神曲、麦芽、丹参等，以减少食郁、血瘀的产生。

2. 虚证

(1)肺虚证

症舌脉：喘咳短气，咳声低微，自汗畏风，吐痰稀白，或潮热盗汗，颧红咽干，舌质淡或红，脉虚细数。

病机分析：因外邪停滞，损伤肺气或因过劳耗伤肺气，或久病肺弱，气液亏耗，以致肺气不足，短气而喘；肺气不足，故咳喘气短，咳声低微；肺虚卫外不固，故自汗畏风；肺阴虚，故潮热盗汗，颧红咽干；舌淡或红，脉虚细数，皆为虚象。

治法：益气养阴定喘。

方药运用：

①常用方：生脉散加味。药用人参、麦冬、五味子、白果、熟地、黄芪、炙甘草。

方中人参、黄芪、炙甘草补肺益气，气充则能化津，亦可固卫气而止汗以保津；麦冬、熟地养阴润肺，生津止渴；五味子、白果敛肺平喘。全方益气补肺，养阴敛肺，故可治气阴不足之肺虚喘咳。

②加减：咯痰清稀起沫，形寒者，去麦冬、熟地之寒凉，加干姜、细辛温肺化饮；肺气虚明显者，加冬虫夏草补肺益气；阴虚明显者，可用百合固金汤。

③临证参考：治疗时应兼顾肺脾肾三脏，如兼有脾气虚者，可加白术、茯苓健脾益气；如兼有肾气虚者，加山萸肉、胡桃肉、蛤蚧以纳气定喘。若正气欲脱，喘逆剧剧，大汗淋漓，四肢厥冷，面唇青紫，舌质淡，脉微者，治当益气养阴，回阳救逆，可用生脉散合四逆汤治疗。

(2)脾虚证

症舌脉：咳喘短气，胸脘满胀，面色㿠白，倦怠乏力，四肢不温，纳少便溏，舌质淡嫩胖，苔薄白，脉细弱。

病机分析：因胃为水谷之海，虚则不能转化，脾土为湿所滞，水湿停滞三焦，阻遏清气，胃失和降，肺气壅塞，升降失调，因而成喘。因过劳忍饥，或过饱失宜，或久病延续，思虑过度，均可伤脾，脾气虚，健运失权，故面色㿠白，胸脘闷胀，乏力倦怠，纳少便溏，舌质淡嫩胖，苔薄白，脉细弱。

治法：健脾益气。

方药运用：

①常用方：补中益气汤加减。人参、炙黄芪、白术、炙甘草、升麻、北柴胡、茯苓、陈皮、山药、扁豆。

方中炙黄芪甘温质轻，入肺脾二经，补中气，升清阳，益肺气，实皮毛，重用以为君药；辅以人参、白术、炙甘草、茯苓、山药、扁豆健脾益气化痰，脾旺则正气自充，与君药共奏补中益气之功；佐以升麻、柴胡升举中阳，陈皮理气化痰。

②加减：胃脘冷痛，呕吐清水者，加附子、高良姜温中散寒止痛；食欲不振者，加山楂、神曲、麦芽消食健脾。

③临证参考：若肺脾气虚者，可用补中益气汤合生脉散；若妇女产后，月经后期，慢性失血，大便之后见喘促气短者，应大补气血，不能见喘平喘，可选用生脉散、归脾汤、当归补血汤、十全大补汤。

(3)肾虚证

症舌脉：喘促日久，呼多吸少，气不接续，动则更甚，身寒肢冷，腰酸腿软，浮肿溏泻，汗出，舌质淡，脉沉细。

病机分析：多因真气耗损，肾不纳气，气不归元，气逆上奔，喘逆乃作，气不接续，呼多吸少；若劳则耗气，故动则更甚；肾阳虚衰，卫外之阳不固，故汗出；阳虚不能温暖脾土，则浮肿溏泻；阳气不得温养于外，故身寒肢冷，腰酸腿软，舌质淡，脉沉细。

治法：补肾纳气。

方药运用：

①常用方：金匮肾气丸合参蛤散加减。药用炮附子、肉桂、熟地、山药、山萸肉、五味子、蛤蚧、胡桃肉、补骨脂。

方中炮附子、肉桂、补骨脂温补肾阳，升发少火，鼓舞肾气；熟地、山药、山萸肉滋补肾精，以阴中求阳；五味子、蛤蚧、胡桃肉补肾纳气；人参大补元气。

②加减：肾阳虚甚者，加仙灵脾、仙茅温补肾阳；喘促甚者，加紫石英、沉香以平喘；肾阴虚者，可去温性之炮附子、肉桂、补骨脂，加龟甲、麦冬、西洋参补肾益阴。

③临证参考：肾阴不足，可选七味都气丸、河车大造丸；肺胃俱虚，心肾阳衰，元气欲脱，证见气喘痰鸣，气不接续，张口抬肩，鼻煽气促，不能平卧，四肢厥冷，心惊不安，面色皖白，汗出如珠，脉浮大无根，急予扶阳固脱，用参附汤送服黑锡丹 3～4.5g，蛤蚧粉 1.5g。

(4)水气凌心证

症舌脉：气喘息涌，痰多呈泡沫状，胸满不能平卧，肢体浮肿，心悸怔忡，尿少肢冷，面唇、爪甲、舌质青紫，苔白滑，脉沉细、弦细数或结代。

病机分析：喘促日久，肺脾肾俱虚，真阳耗损，气不化水，水气内停，溢泛肌肤，则尿少肢肿；水饮凌心射肺，则气喘息涌，痰多呈泡沫状，胸满不能平卧，心悸怔忡；心气、心阳受损，不能鼓动血脉运行，血行瘀滞，则见面唇、爪甲、舌质青紫，脉弦细数或结代；阳虚不温四肢，则形寒肢冷；苔白滑、脉沉细均为阳虚水停之象。

治法：温阳行水，活血化瘀。

方药运用：

①常用方：真武汤合苓桂术甘汤加减。药用炮附子、茯苓、白术、桂枝、生姜、丹参、桃仁、

红花、川芎、泽兰、甘草。

方中炮附子大辛大热，温补肾阳，本证阳虚为本，故重用炮附子为君；桂枝温通心阳，茯苓、白术健脾利水，导水下行，生姜能入肺，温散水气，共为臣药；丹参、桃仁、红花、川芎、泽兰活血化瘀为佐药；甘草为和中调药，且配桂枝辛甘化阳为使药。诸药相配，使真阳得复，水湿得运，瘀血得化，诸症自除。

②加减：若喘咳多汗者，可加杏仁、苏子、干姜温中补气降逆。

③临证参考：若肾虚于下，痰浊壅盛于上，亦称"下虚上实"，证见咳喘痰多，气急胸闷，苔腻，脉细滑。治当化痰降逆，兼温肾纳气，方用苏子降气汤。若恶血攻肺，突然呼吸困难，端坐呼吸，咯吐大量粉红泡沫浆液样痰，口唇发绀，面色青紫，舌质紫黯，脉涩，治当活血化瘀，泻肺平喘，可用血府逐瘀汤合椒目瓜蒌汤治疗。

四、其他疗法

1. 中成药

(1)消咳喘：每次 7～10ml，每日 3 次，温开水送服，小儿用量酌减。适用于慢性支气管炎及感冒咳喘等，具有镇咳、祛痰、平喘作用。

(2)止嗽定喘膏：每次 10～15g，每日 2 次，温开水冲服。用于外感风寒，痰热内蕴，咽喉干燥，咳嗽哮喘，痰多气急，咳甚呕恶。

(3)蛤蚧定喘丸：每次 9g，每日 2 次，温开水送服。适用于阴虚咳喘。

(4)橘红丸：每次 12g，每日 2 次，适用于脾胃湿热之咳喘。

2. 单验方

(1)北京中医学院董建华治喘方：麻黄 5g，杏仁 10g，全虫 3g(研末冲服)，地龙 10g，川芎 10g，煮沸 10～15 分钟，每日 1 剂，分温再服。

(2)金梦贤(天津)四子克喘汤：麻黄、杏仁各 10g，石膏 30g，甘草 8g，苏子 10g，白芥子 6g，莱菔子 10g，干姜 10g，细辛 10g，五味子 6g，川贝母 10g，半夏 6g。

(3)朱良春咳喘合剂治疗慢性支气管炎急性发作：蔓荆子 15g，金荞麦 15g，佛耳草 10g，天竺子 10g，水煎服。

3. 食疗方

(1)痰阻气逆之咳喘：选杏仁 15g，麻黄 30g，豆腐 120g，上三味共煮 1 小时，去药渣，吃豆腐喝汤，早晚各服 1 次，连服 4～5 天。

(2)肺肾不足之咳喘

①蛤蚧 1 个，胎盘 1 个，鱼腥草 75g，北杏仁 10 粒，瘦肉少许。先将上述各品洗净，慢火煲汤 3 小时以上，加盐调味，分 2 次服，每周 3 次。

②猪肺 300g，大白萝卜 250g，洗净后加盐、姜炖熟，分两次服，隔天食用，连服 14 天为 1 疗程。

4. 针灸和拔罐

(1)体针：选手太阴肺经和胸背的腧穴，并配合手阳明和足阳明的经穴，如肺俞、膏肓、天突、中府、膻中、经渠、列缺、太渊、鱼际、丰隆、合谷、足三里，选 3～5 个穴位，或酌情在胸背部施烧灼灸，每次 2～3 处，1～2 周 1 次，3 次为 1 个疗程。

(2)耳针：发作时可选用对耳屏、下屏穴、肺、下脚端、耳神门，用中强刺激，每次 30 分钟。亦可用王不留行子埋压耳穴治疗。

(3)穴位注射：选取定喘、肺俞、膏肓、列缺、合谷或夹脊穴，每次选 1 对，注射药物或胎盘注射液，每穴位0.5ml，或用维生素B_{12}穴位注射，隔日1次，每次0.5ml，10～20次为1个疗程。

(4)拔罐法：一般选用大椎、风门、肺俞、心俞、膏肓和肾俞等穴，酌情轮流使用，可同时在2～4个穴位上拔罐，每次20分钟，每日1～3次。

5. 气功疗法　以放松功结合意守与保健功为主。发作时用放松功结合保健功，缓解期则着重意守。阳虚者宜守丹田或命门，且宜少放多守。阴虚者，宜守涌泉，且多放少守。

6. 推拿疗法　常以内功推拿常规手法辨证加减。风寒束肺者，配合直擦背部膀胱经，以透热为度，并以一指禅推法或按揉法在两侧肺俞、心俞、膈俞施术，每穴2分钟；风热犯肺者，配合直擦背部膀胱经，以温热为度，并用三指推拿及按揉颈椎两侧，往返5～6遍；痰湿蕴肺者，配合横擦左侧背部，以透热为度，并按拿两侧尺泽、孔最、内关、经渠、足三里、丰隆等穴，以酸胀为度，每穴约1分钟；肺虚者，重点横擦前胸上部及背部心俞、肺俞区；肾虚者，宜温补肾阳，直擦背部督脉及横擦腰部肾俞、命门，均以透热为度，并按双侧肺俞。

【转归与预后】

由于患者体质的强弱、病程的长短、邪气的盛衰、治疗用药是否及时合理等差异，本病的转归与预后亦不同。实喘者，由于肺气壅塞，邪祛气利则愈，治疗较易，预后一般较好；虚喘者，为气衰不足以息，根本不固，补之未必即效，且每因体虚易感外邪，诱致反复发作，较难治愈，预后较差。在喘病发展过程中，各证候之间可相互转化，如失治误治，病情由轻转重，由实转虚。

外邪侵袭肺卫，肺气壅阻，宣降失常则为实喘，因其病程短，患者体质强壮，如治疗得法，用清肺利痰、宣肺解表之药，邪气易去，病情很快得到缓解。反之失治误治，邪气失于表散而入里，则可转为他候。如风寒束肺证可转化为表寒里热证；风热犯肺证、燥邪伤肺证转化为邪热壅肺证、痰热郁肺证等。

外寒内饮证多为内伏寒饮，复感风寒，外寒引动内饮所致，法当解表散寒，温肺化饮，寒去饮除，可使病情得以控制。若延误治疗，寒从热化可转为邪热壅肺证，亦可因寒伤阳气而转化为虚喘。

邪热壅肺证常为他候演变而成，投以清热泻肺、降气平喘之剂，则邪热除而肺气平，病情向愈。若邪热郁久伤津，炼液为痰，则可转变为痰热郁肺证。

肝火犯肺，治当清肝泻肺，解郁平喘，使郁火内清，可获速效。如日久不愈，火灼津成痰，亦可转化为痰热郁肺证。

痰湿阻肺证，予化痰除湿、降逆平喘之剂，多能获效。如日久不愈，反复发作，则肺脾受损，转为虚喘，亦可复因新感而致痰湿化热，转为痰热郁肺证。

痰热郁肺证，一般为其他证候转化而来，应用清热化痰、宣肺平喘治疗，病情得以缓解。如迁延日久，伤及阴液，转为虚实夹杂之证，则病难速愈。

虚喘多由实喘反复发作迁延而成，其证候之间亦可相互转化，相互兼见。如肺虚转化为肾虚、肺脾两虚、肺肾两虚等。虚喘患者易感外邪，可形成上盛下虚证；或反复发作，累及心阳，而致喘脱，预后不良。

此外，喘病反复发作，日久不愈，还可转化为哮病、肺胀、水肿等病。

【护理与调摄】

一、护理

1. 注意观察患者的体温、脉搏、呼吸、血压和舌苔变化。如舌质紫黯，舌干少津，说明缺氧严重。对于喘证患者的高热，慎用冰袋和酒精擦浴，以防邪气郁闭不得宣达，喘作更甚。

2. 痰喘患者必须注意咳痰的声音、痰液的性状、咯痰的难易、吐痰的颜色、痰量的多少并做好护理记录。若喉中痰鸣，咯痰不畅，要注意翻身拍背，以助排痰；若痰液难以排出者，可适当应用吸痰器定时吸痰。对于喘病患者禁用镇静剂，慎用强烈的镇咳剂，以防痰液阻塞造成窒息死亡。要观察喘息的状况，如患者喘息气短，要适当把床头抬高，如有严重呼吸困难，则必须及时吸氧。

3. 注意汗、尿、便以及神志等改变。如因外感而诱发的喘病，要注意观察使用解表药后汗出的多少，如出汗多要经常更衣。对于应用生大黄泻肺热的患者，要注意大便的性状和次数。若患者出现心慌、气短、汗出、下肢浮肿、小便不利，说明心阳不振，水气凌心，应详细记录 24 小时液体出入量，如患者有神志变化，出血烦躁或嗜睡，精神萎靡不振，舌唇发绀，脉浮大无根或脉微细弱者，应立即抢救。

二、调摄

1. 劝说患者树立战胜疾病的信心，使患者心情稳定，自觉配合医生的治疗。

2. 使室内空气流通，保持适当的温度和湿度；禁止患者去空气污浊的地方。

3. 饮食宜清淡，忌食辛辣刺激性及甜黏肥腻之品，可尽量多给病人饮用鲜果汁、鲜梨汁、鲜橘汁、荸荠汁等。

4. 戒烟酒。

【预防与康复】

一、预防

1. 加强锻炼，增强体质　喘病缓解的患者，可以做保健体操，打太极拳，运用各种体育锻炼的方法，提高机体抗病能力，减少感冒的发生。

2. 药物预防　脾肺气虚，易于感冒者，可服玉屏风散加健脾胃之药；肺阴不足者，可服养阴清肺膏；无明显症状者，可服用固本咳喘片，每次 5 片，每日 3 次；如心肺功能不全者，可长期服用生脉饮、复方丹参片。

3. 预防感冒　根据四季冷暖的变化，随时增减衣服，避免感冒的发生。

二、康复

1. 药物康复　重点在于益气润肺，补肾纳气。脾气虚者，以六君子汤调补；肺气虚者，以生脉饮滋养；肾虚者，可用六味地黄口服液、金匮肾气丸合生脉饮调理。

2. 饮食康复

(1)气虚者，取生黄芪 30g 煮水，然后加入糯米粥再煮 15 分钟，患者每日可吃 1 碗。

(2)气血两虚者，胎盘 1 个洗净、煮熟，可以加羊肉一起炖，然后连汤分数次服用。也可服用胎盘糖衣片。

(3)肾不纳气者，可用核桃肉、黑芝麻捣碎口服，每次 5～10g。

3. 针灸康复

针刺或灸肺俞、肾俞、膏肓、气海、足三里等穴，以温通诸经之气，增强抗喘之效。耳针，可用王不留行子贴压相应的穴位，3 天换 1 次。

4. 自我疗法

自己可按摩肺经穴位及天突、膻中等穴；或用手轻轻拍打脊柱两旁腧穴，自下而上进行数次，有助于痰液的排出。此外，亦可练凝神松肌功，每日练 30 分钟，进行自我调节。

【医论提要】

喘病之名，最早见于《内经》。书中记载有“喘咳”、“喘满”、“喘喝”、“喘逆”、“上气”、“气满”、“肩息”、“上喘”、“喘息”等诸多别名。后世医籍中亦多别名。喘病的临床表现特点，明代王肯堂《证治准绳·杂病·诸气门·喘》的描述颇为形象：“喘者，促促气急，喝喝息数，张口抬肩，摇身撷肚”。

关于喘病的病因病机和病位方面，《内经》即有较为详细的论述。病因方面，认识到有外感和内伤、邪实与正虚的不同。如《灵枢·五邪》曰：“邪在肺，则病皮肤痛，寒热，上气喘，汗出，喘动肩背”，《灵枢·本神》曰：“肺气……实则喘喝，胸盈仰息”，为外感邪实之喘；《素问·玉机真脏论》：“劳则喘息汗出”，则为内伤正虚之喘。而后人对喘病病因的认识，以宋代严用和《济生方·喘》较为全面，“将息失宜，六淫所伤，或堕惊恐，度水跌仆，饮食过伤，动作用力，遂使脏气不和，营卫失其常度，不能随阴阳出入以成息，促迫于肺，不得宣通而为喘也。”病机方面，《内经》即认为本病主要是肺和肾的病变。《灵枢·经脉》云：“肺，手太阴之脉，……是动则病肺胀满膨膨而喘咳”，“肾，足少阴之脉，……是动则病饥不欲食，咳唾则有血，喝喝而喘。”宋代《圣济总录·肺气喘急门》所谓“肺气喘急者，肺肾气虚，因中寒湿，至阴之气所为也。盖肺为五脏之华盖，肾之脉入肺中，故下虚上实，则气道奔迫，肺叶高举，上焦不通，故喘急不得安卧”，也抓住了喘病以肺肾为主的病机要点。喘病在病理性质上有虚实之不同，诚如清代程国彭《医学心悟·喘》所云：“外感之喘，多出于肺，内伤之喘，未有不由于肾者。”

在喘病的辨证论治方面，早在汉代张仲景《伤寒论》中，就有不少条文论及喘病之辨证、立法、方药。如第36条麻黄汤之风寒束肺，第40条小青龙汤证之外寒内饮，第43条桂枝加厚朴杏子汤证之“下之微喘者，表未解”等，一直为后世临床所沿用。对于喘病的证候分类，宋代《圣济总录》明确分为肺虚、肺实、肺胀、邪气在表、邪气在里、阴证发喘、心下有水气而喘等，并载有治疗方药。宋代杨士瀛《仁斋直指方》对喘病的证治颇为具体详细，他认为，喘之由“肺虚肺寒，必有气乏表怯，冷痰如冰之证，法当温补；肺实肺热，……法当清利；水气者，……真阳虚惫，……大要究其受病之源；至若伤寒发喘，表汗里下，脚气喘满，疏导收功，此则但疗本病，其喘自安。”明代秦景明《症因脉治》将喘病之证候，分作外感（风寒、暑湿、燥火）3条，内伤（内火、痰饮、食积、气虚、阴虚、伤损）6条及产后2条。明代张景岳执简驭繁，将喘病之辨证分为虚喘、实喘两类，他在《景岳全书·杂证谟·喘促》中说：“气喘之病，最为危候，治失其要，鲜不误人，欲辨之者，亦唯二证而已。所谓二证者，一曰实喘，一曰虚喘也，此二证相反，不可混也。实喘者有邪，邪气实也；虚喘者无邪，元气虚也。实喘者，气长而有余；虚喘者，气短而不续。实喘者，……惟呼出而快也；虚喘者，……但得引长一息为快也。”这些论述，对于临床辨证论治，有很强的指导意义。此后，清代叶天士《临证指南医案·喘》将喘病之证治纲领概括为“在肺为实，在肾为虚”，简明扼要。

时至清代，对喘病治疗的理法方药的认识，已渐渐臻于完备。其后，民国时期的诸多医家，也积累了不少有益的临床经验。如程门雪认为，咳喘之证，单纯属于肺虚者较少，肺虚而夹痰热逗留肺络者则至多。因此，尽管肺肾两亏，气阴并伤，而见舌质光红，只要咯痰不爽，痰粘腻厚，补中仍当佐以肃化痰热之品，治疗多采用千金苇茎（一般不用桃仁）、雪羹、竹沥等，掺入熟地、沙参、冬虫夏草、肉苁蓉、女贞子、旱莲草、紫石英等药用之，以为清上实下，下虚上实之治。痰热阻塞肺络者，不一定表现在苔，而应当注意在脉，以右寸滑大为依据，还要按其两尺，两尺虚弱才是下虚之据，若两尺不虚，右寸独大，也可能是实证。当代名医焦树德认为，治喘必须掌握两纲六证三原则——虚、实为两纲，实证、热实证、痰实证、肺虚证、脾虚证、肾虚证为六证；三原则是，一发作时要以祛邪为主，多从实证论治，以除其标，二在缓解时要以扶正为主，多从虚证论治，以固其本，三喘病而兼哮者（即哮喘）要注意加用祛痰药。

【医案选粹】

案一

汪让之婢者，年约十五六岁，病数日方延予过诊。乃至房门外，即闻喘声如雷，举家惶惧，且发热，浑身叫疼，耳且聋，问之多不解应，六脉细数而浮，大便五日未通。余先用加味麻黄汤一剂。次日再诊时，在榻边方微闻喘急之声，乃再以清金之剂加酒大黄，大便随通一两次，而病退矣。后以清热化滞调理而安。然此症内外俱实，予故先取其标，而后取其本，亦乃急则治标之意也。

（汪机，等．新安医籍丛刊·医案医话类．合肥：安徽科学技术出版社，1993：112）

案二

有一医生，每冬初微喘，按其腹部，诸脏逼上。余曰："是喘息之候也．可急吐。唯脐上一寸有动气，吐后胃中空虚，则上逆冲心，不可大吐。"乃与瓜蒂末五分，自旦至晡时吐数十回，晡后吐黑血三四合，困眩不可堪，额上冷汗如洗。急与冷粥一盏止吐，服三黄汤二大盏。其翌增进三黄汤，经三日灸肓门及七俞各百壮，数日后不闻喘声。

（鲁兆麟．二续名医类案．沈阳：辽宁科学技术出版社，1996：386）

案三

陈某，女，43岁。

辨证：咳喘。

病因：心肾两虚，气逆上攻。

证候：心悸，夜眠不安，咳喘，小便频数，畏冷，头晕，手足浮肿，麻而酸困。脉沉数，舌质红，苔薄黄。

治法：交心肾，止咳喘。

处方：云茯神9g，冬瓜子6g，杭甘菊6g，杭白芍6g，煨益智6g，远志肉6g，苏子6g，丝瓜络6g，炒青蒿6g，炒枣仁6g，海浮石6g，鲜枇杷叶6g，炒银杏6g。

方解：云茯神、远志益智宁心安神，缩泉以交心肾。苏子、海浮石、枇杷叶、银杏降气化痰，止嗽定喘。杭白菊、青蒿除头风，清虚热。白芍和血敛阴。丝瓜络通经和血脉以治手足浮肿，麻而酸困。

（纪民裕选编．陆观虎医案．天津：天津科学技术出版社，1986：370-371）

【现代研究】

一、病因病机研究

喘证为多发病、常见病，临床上包括西医肺炎、喘息性支气管炎、急慢性支气管炎、慢性阻塞性肺疾病等。中医认为喘证病机主要因肺、脾、肾功能失调。外邪从口鼻或皮毛而入，肺气被束，肺失宣肃，通调失司，津化为痰，或外邪引动内伏之停痰宿饮，阻塞气道，升降失调，使肺气上逆而发生咳喘、吐痰等症；或因外感风寒，阳气受遏，水精失运，蓄积成饮。而寒邪久郁化热，或感受风热之邪，则有痰热、燥热等不同表现。肺气不足，卫外力弱，极易感受外邪而发病，进而子病及母，脾运力弱，液停为痰；亦可因饮食不节，内伤脾胃，中阳受损，脾运不健而土不制水，水湿内聚，水泛为痰。肺主气、司呼吸而朝百脉，反复感受外邪，痰浊壅阻肺气，内外合邪，气机壅塞，血滞不行而生瘀；中气虚弱，土不生金，肺气不足，脾肾阳虚，饮邪凝聚，气机不畅，可导致血行凝滞，也可形成瘀证。肾为气之根，肾气不足，摄纳失常，气不归元，阴阳不相续接，气逆于肺而为喘。命门火衰，火不生土，水气不能蒸化，上泛为痰饮；阳损及阴，或久咳伤肺，肺津耗伤，金不生水，肾阴亏损，虚火内炽，熬炼肺津成痰，皆可引起痰壅气阻，肺肾阴虚之阴虚痰饮证，日久还导致气血失调，气滞血瘀，甚至肺病及肾，肺病及心。因而出现肾不纳气，肾虚水泛；或心阳不振，虚阳外脱等复杂重症。

二、证候学与辨证规律研究

中医认为本病乃本虚标实之证，应以本虚标实立论，扶正固本与祛邪兼顾。发作期以祛邪为要，稳定期则以扶正补虚为主。夏承义[1]根据临床特点将该病稳定期分为3型辨治：肺虚痰阻证、脾虚痰湿证、肾虚喘促证。余学庆等[2]将本病稳定期分为六型：肺肾气虚、气阴两虚、肺肾阴虚、肺气虚、痰气互结、肺脾气虚。

三、治则治法研究

近年来，喘病的治法研究集中在补益肺肾、平喘止咳、活血补气、传统的内病外治法结合冬病夏治法防治喘病等方法的应用研究，取得了较好效果。中药内服结合冬病夏治同样有较好效果。针灸、中药灌肠法治疗喘病亦有较好疗效。此外，近年亦有结合气雾疗法、推拿、拔罐、穴位贴敷等外治法，对喘病进行治疗获得较好效果。

四、辨证用药研究

1. 肺肾亏虚　陈秀萍[3]选方金匮肾气丸（干地黄、山药、山茱萸、丹皮、茯苓、泽泻、肉桂、附子）加味治疗阳虚喘，有效率达91.1%。戚建明[4]用温阳利水平喘法，以真武汤加味（制附片、茯苓、白术、白芍、生姜、杏仁、百部、款冬花、紫菀、麻黄、五味子、甘草）治疗喘证62例，治愈28例，有效32例，有效率为97%。蔡萍[5]用益气固表，补肾纳气平喘法，以玉屏风散加味（炙黄芪、炒白术、防风、炒地龙、五味子、山药、川贝、紫河车粉、蛤蚧）治疗喘证138例，治愈89例，好转38例，总有效率为92%。

2. 肺失宣降　杨克强等[6]用宣肺止咳，消痰利气平喘法，以越婢加半夏汤加味（生麻黄、生石膏、炙甘草、制半夏、细辛、黄芩、连翘、杏仁、生姜、红枣）治疗喘息型支气管炎50例，痊愈20例，有效26例，总有效率达92%。柳新等[7]以宣肺化痰，滋阴清热法，自拟宣肺滋阴汤（炙麻黄、杏仁、玄参、麦冬、黄芩、瓜蒌、陈皮、桔梗、紫菀、炙杷叶、浙贝母、竹茹、甘草）治疗下呼吸道感染120例，治愈98例，好转20例，总有效率达98.3%。

3. 气虚血瘀　刘峥等[8]以补气活血，化痰平喘法，方选补阳还五汤加减（黄芪、当归、赤芍、地龙、川芎、桃仁、红花、苏子、川贝）治疗咳喘550例，治愈361例，好转154例。总有效率达94%。孙安兵[9]气血阴阳兼调，表里虚实兼顾，选黄芪桂枝五物汤合二陈汤加减（黄芪、桂枝、白芍、生姜、陈皮、半夏、茯苓）治疗喘证48例，治愈12例，好转19例，有效率为83.33%。另外，杨政[10]以止咳平喘，活血化瘀法，拟方青龙活血汤（麻黄、白芍、细辛、干姜、桂枝、半夏、五味子、川芎、郁金、桃仁、杏仁、甘草）治疗咳喘48例，治愈29例，好转14例，有效率为89.6%。

参考文献

[1] 夏承义．慢性阻塞性肺疾病的辨治体会[J]．中国中医急症，2001，11(6)：500.

[2] 余学庆，李建生，李力．慢性阻塞性肺疾病中医证候分布规律研究[J]．河南中医学院学报，2003，18(107)：44-46.

[3] 陈秀萍．金匮肾气丸加味治疗阳虚喘证90例[J]．北京中医，2006，25(6)：357-358.

[4] 戚建明．真武汤加味治疗喘证62例[J]．四川中医，2005，23(9)：65-66.

[5] 蔡萍．玉屏风散加味治疗喘证138例[J]. 中国中医药科技，2007，14(4)：232.

[6] 杨克强，肖鹏．越婢加半夏汤加味方治疗喘息型支气管炎50例[J]. 实用中医内科杂志，2007，21(5)：53-54.

[7] 柳新，靳军，张勇．自拟宣肺滋阴汤治疗下呼吸道感染120例的疗效观察[J]. 北京中医，2005，24(1)：31-32.

[8] 刘峥，柴广慧．补阳还五汤加味治疗喘病550例疗效观察[J]. 四川中医，2005，23(4)：47.

[9] 孙安兵．黄芪桂枝五物汤合二陈汤治疗老年性喘证48例报道[J]. 甘肃中医，2007，20(8)：32.

[10] 杨政．青龙活血汤治疗咳喘48例[J]. 国医论坛，2006，21(4)：25.

第五节 肺 胀

【定义】

肺胀是因喘咳日久，肺脾肾心俱虚，气道滞塞，肺气胀满，出现以胸部膨满，咳逆上气，动后尤甚，痰涎壅盛，甚则面色晦黯，唇舌发绀，面目四肢浮肿，病程缠绵，经久不愈为特征的疾病。

【范围】

西医学中的慢性阻塞性肺部疾病，如喘息型慢性支气管炎、支气管哮喘合并阻塞性肺气肿、慢性肺源性心脏病、老年性肺气肿等病，均可参照本节辨证论治。

【病因病机】

肺胀是由于慢性咳喘气逆，反复发作，以致肺脾肾心等脏腑功能失调，气血津液运行敷布障碍而形成。因此其病变部位主要在肺，兼及他脏。现将其病因病机分述于下：

一、病因

1. 肺系疾病日久，或迁延失治，肺气郁阻，气道滞塞不利，肺脾肾心俱损，而形成肺胀。

2. 过度吸烟、酗酒、纵欲、劳极、忧伤，加之反复感冒，损伤肺脾肾心，可诱发肺胀。

3. 年迈体弱，又加频繁的外感内伤，肺脾肾心受损，往往造成肺胀喘满。

4. 禀赋不足，肺脾肾心素虚而导致本病。

二、病机

1. 发病　本病多由慢性肺系疾病积久而成，隐袭发病，病程较长，在其发病过程中，痰浊、水饮与血瘀起重要作用。若素有脾肾阳虚，脾阳虚则失于温化，肾阳虚则失于蒸化，水津停滞而生痰，痰从寒化而积成饮，水饮内停，复感风寒外袭，则寒饮相搏，上射迫肺，气滞于胸，肺失敛降而为肺胀；肺脾虚弱者，肺虚不能化津，脾虚不能转输，水津停滞，痰浊内生，壅阻于肺，壅塞气道，亦为肺胀；若痰浊素盛，久则痰从热化，痰热相搏，郁遏肺气，清肃失司，肺气上逆。甚则痰气交阻，阳气闭塞，痰蒙神窍，或痰热内盛，热甚动风，则病情危殆。若痰浊久留，肺气郁滞，心肺失畅，则血郁为瘀，瘀阻血脉，痰浊、水饮、瘀血相互为患，常使病情进一步恶化。

2. 病位　在肺脾肾心，亦可及脑与肝。肺胀的病变首先在肺，肺主气司呼吸，化生宗气以贯心脉；又主宣发和肃降，布散津气营养全身，通调水道以利三焦。若久病喘咳，肺失宣肃，气滞胸中，甚或痰饮水停，瘀血内阻，发为肺胀，痰饮内停则伤脾，肺失宣降则肾失摄纳，故继则影响脾肾，痰饮瘀血内阻后期又可及于心，甚则及脑，痰蒙神窍，或引动肝风。

3. 病性　本虚标实，虚实交错为本病之特点。本虚为肺脾肾心俱虚，标实为痰饮水停，气滞血瘀为患。偏虚者，当区别气虚、阳虚或阴虚，并应分辨肺脾肾心病变的主次；偏实者须分清风寒、风热、水饮、痰浊、痰热、血瘀等的不同。一般感邪则偏于邪实，平时偏于本虚。早期多属气虚、气阴两虚，由肺而及脾肾；晚期气虚及阳，以肺肾心为主，或阴阳两虚，但纯属阴虚者罕见。

4. 病势　病势可由上及下，由肺及脾及肾。亦可由下及上，后期病及心脑。

5. 病机转化　本病正虚与邪实互为因果。如阳气不足，卫外不固，易感外邪，痰饮难蠲，兼有阴虚者，则外邪、痰浊易于热化；故虚实常夹杂出现。若反复外感、内伤，进一步耗伤正气，每致愈发愈频、甚则持续不已。恶化与缓解是病性发展的两端。一是季节性加重，或寒温失控，或情志因素引起急性发作，出现寒饮束肺，或痰热壅肺，或心脾肾阳虚，如果治疗不及时或误治，甚至再受诱因的刺激，轻则在三证之间转化，重则转为痰浊内闭，严重时发生喘脱等危重证候。二是季节性缓解，或治疗及时得力，诸证由重转轻，由危转安，由发作转缓解。

肺胀病因病机见图 1-5。

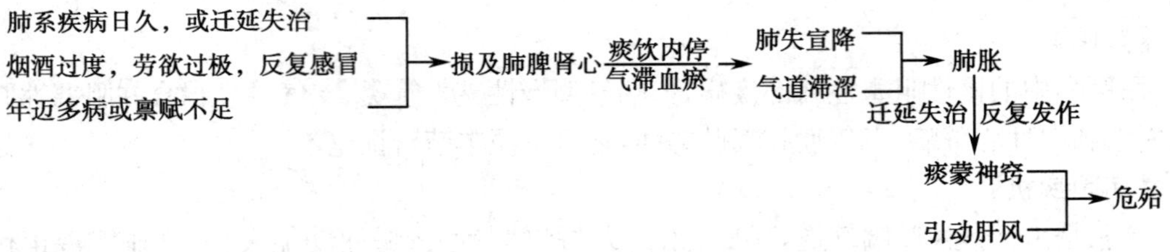

图 1-5　肺胀病因病机示意图

【诊断和鉴别诊断】

一、诊断依据

按照 2008 年中华中医药学会发布的《中医内科常见病诊疗指南·中医病证部分》。

1. 典型的临床表现为胸部膨满，胸中憋闷如塞，咳逆上气，痰多喘息，动则加剧；日久可见心慌动悸，面唇发绀，肢体浮肿；严重者可出现喘脱、神昏、谵语、出血等。

2. 有慢性肺系疾患病史，反复发作，经久难愈；发病年龄多为老年，中青年少见。

3. 常因外感而诱发，其他如饮食、劳倦、情绪等亦可诱发加重。

4. 胸部 X 线、心电图、超声心动图、肺功能等检查有助于诊断和鉴别诊断。

二、鉴别诊断

1. 哮病　发作时喉中有哮鸣音，咳、痰均少，无肿、瘀，缓解后无胸中胀满，病有夙根。肺胀之咳喘虽经治疗缓解，其胸中胀满、气短，常可持续存在，因此不难区别。

2. 喘病　喘病发作时有喘，无肿、瘀，缓解后胸中不胀满。但反复发作，可转为肺胀。

3. 肺痿　反复发作的咳吐浊唾涎沫而气短，无肿、瘀。必要时结合 X 线摄片以鉴别。

4. 痰饮　痰饮是肺脾肾功能失调引起的水饮停积于某些部位的一类病证，表现为水走肠间沥沥有声（痰饮）；饮留胁下，咳唾引痛（悬饮）；溢于四肢（溢饮），咳逆倚息，短气不得卧（支饮）。肺胀在急性发病阶段，可出现支饮证候，可以认为支饮是从病理角度命名，肺胀是根据病证特点为名，支饮可看作肺胀病的一个证候，可出现于该病的某一阶段。

【辨证论治】

一、辨证要点

1. 辨虚实 肺胀是本虚标实之证，但有偏实与偏虚的不同。一般感邪时偏于邪实，平时偏于本虚，偏虚者有气（阳）虚、阴阳两虚等不同，为肺脾肾心亏损所致；偏实者为水停痰凝，气滞血瘀为患，常因感邪而病甚。

2. 辨脏腑 咳嗽喘息，胸闷胀满，气短怕风，稍劳即著，病位在肺；咳喘胸满，脘痞痰多，倦怠乏力，病位在脾；咳喘气短，动则喘甚，呼多吸少，病位在肾；咳逆上气，心慌气短，唇舌发绀，病位在心。

3. 辨痰饮气血 咳逆上气，面浮肢肿，心悸尿少，属水饮；咳逆上气，痰涎壅盛，属痰浊；咳逆上气，胸中膨膨胀满，不能平卧，属气滞；咳逆上气，面色晦黯，唇舌发绀，为瘀血。

4. 抓主证 肿、喘、痰、咳、瘀为本病之主要证候。

二、治疗原则

肺胀为本虚标实，虚实错杂的病证，扶正祛邪为其治疗原则。在急性发作期，一般以标实为多，故以祛邪为主，根据水饮、痰浊、气滞、血瘀的不同，分别选用逐饮利水，宣肺化痰，利气降逆，调气行血等法，佐以扶正，或益气，或温阳。在缓解期，一般以正虚为多，故以扶正为主，根据气（阳）虚、阴阳两虚的不同，肺脾肾心脏腑虚损的差异，或以补养心肺，益肾健脾，或气阴兼调，或阴阳两顾，佐以祛邪、化痰、活血。对于本病的治疗，扶正祛邪尤应突出以下两个方面：

1. 治病必求于本 对于本病的治疗，应"追本求源，审因论治"。由于本病患者多是中老年人，病程缠绵，病情迁延，久病体衰，更易反复受邪，而临床表现多不一致，或轻或重，或表或里，或寒或热，但均属本虚标实之证，治当扶正祛邪，攻补兼施。慢性咳喘，冬受风寒湿之邪，痰涎壅盛，而夏令暑燥火使气道干燥，故肺胀多为冬季发作，夏令小康，采用冬病夏治常可达到预防性治疗效果。痰浊是本病的主要病理因素，有寒痰、热痰、燥痰、湿痰等，应辨别其性质，采取"制源畅流"的方法，即针对病因治疗以减少痰液的来源，同时恢复肺的清肃功能，祛除既成之痰。

2. 顺其生机，因势利导 人体在正常情况下"阴平阳秘，精神乃治"、"气血冲和，循行无间"。一旦罹病，生机受到破坏，医者要从整体入手，寻求并掌握脏腑、经络、气血各个系统之间的功能失调因素，或祛邪，或扶正，顺其生机，以复常度。肺以清肃为顺，壅阻为逆，肺经受病而咳喘痰壅，治宜宣肺祛痰，此即顺其肺之生机，反之皆为逆。"咳无止法"，若直接抑制咳嗽，反致咳嗽迁延不愈，成为肺胀之渐。"因势利导"是本病重要的治则之一，透邪则咳自止，豁痰则喘自平。

三、分证论治

1. 寒饮束肺证

症舌脉：喘咳气短，咯痰量多稀白，恶寒发热，身痛无汗，苔白，脉浮紧。

病机分析：风寒之邪引动内伏寒饮，或寒饮招引风寒致病急作，风寒饮邪壅肺，肺失宣肃之职，故喘咳气短，咯痰量多稀白，胸膨胀满；风寒束表，卫表不和，故恶寒发热，身痛无汗；苔白，脉浮紧，为风寒束表之象。

治法：宣肺散寒，温肺化饮。

方药运用：

（1）常用方：小青龙汤加减。药用麻黄、桂枝、生白芍、干姜、细辛、清半夏、五味子、炙甘草。

方中麻黄、桂枝宣肺平喘散寒；桂枝既助麻黄发汗解表，又有温阳化饮之意；生白芍配桂枝以调和营卫；干姜、细辛内以温化水饮，外可辛散风寒；五味子敛肺止咳；半夏燥湿化痰，蠲饮降浊；炙甘草调和诸药。全方辛开苦降、散收相配，以复肺之功能，又寓“病痰饮者，温药和之”以除痰饮。

(2)加减：痰多者，加浙贝母、杏仁以化痰；咯痰不利者，加桔梗宣肺利气；若有郁热，兼见烦躁口渴者，可加生石膏清泄郁热；咽痛甚者，可加杏仁宣肺止咳；便秘者，加瓜蒌仁润肠通便。

(3)临证参考：本证严重者，水气上逆，可见面浮目脱，可选紫苏散；若咳逆上气，身体浮肿，短气胀满，昼夜不得平卧，喉中如水鸡声，用白前汤；若咳逆上气，支满息欲绝，气结于胸中，选一合汤。

2. 痰浊阻肺证

症舌脉：咳嗽胸满闷胀，痰多色白黏腻，或呈泡沫，短气喘息，不能平卧，稍劳即甚，怕风易汗，脘腹痞满，食纳减少，倦怠乏力，舌质偏淡，苔浊腻，脉小滑。

病机分析：脾虚肺虚，痰浊内生，上逆于肺，壅塞气道，气因痰阻，失于敛降，故短气胸满闷胀，喘咳上逆，不能平卧，痰多色白黏腻，或痰从寒化而呈泡沫状，稍劳即甚；肺气虚弱，卫表不固，故怕风易汗；脾虚气弱，故脘痞纳少，倦怠乏力；舌质淡，苔浊腻，脉小滑，为肺脾气虚，痰浊内盛之候。

治法：健脾益肺，降气化痰。

方药运用：

(1)常用方：苏子降气汤加减。药用苏子、陈皮、半夏、白芥子、当归、前胡、厚朴、茯苓、白术、党参、生姜、甘草。

方中苏子为君，降气消痰，止咳平喘；臣以陈皮、半夏、白芥子燥湿化痰，降逆散结；佐以前胡、厚朴降气平喘，又佐党参、白术、茯苓健脾益气，当归以养血行血，生姜以散寒宣肺；使以甘草调药和中。全方标本兼顾，降气消痰以治标，健脾补肺又固本。

(2)加减：脾肺气虚，易汗乏力者，加黄芪健脾益气，补肺固表；痰多胸满不能平卧，加葶苈子泻肺祛痰。

(3)临证参考：本证常用苏子降气汤、三子养亲汤、六君子汤加减治疗。苏子降气汤偏温，以上盛兼有下虚，寒痰喘咳为宜；三子养亲汤偏降，以痰浊壅盛，肺实喘满，痰多黏腻为宜；六君子汤健脾燥湿化痰偏补，以脾虚兼有痰湿者为宜，可作病情稳定时之调治方。

3. 痰热壅肺证

症舌脉：喘促气短，胸满咳嗽，痰黄或白，黏稠难咯，发热有汗，口干面赤，苔黄，脉浮滑数。

病机分析：外感风热，或风寒化热，内有痰湿，痰热相搏，壅遏肺气，故喘促气短，胸满咳嗽；痰热内蕴，则痰黄黏稠难咯；肺热耗精则口干；热壅上蒸则面赤；风热犯肺，卫表失疏，故发热有汗；苔黄，脉浮滑数为风热外袭，引动痰热之象。

治法：宣肺疏风，清化热痰。

方药运用：

(1)常用方：清气化痰丸加减。药用胆南星、陈皮、黄芩、全瓜蒌、枳实、杏仁、法半夏、茯苓。

方中胆南星为君，取其味苦性凉，清热化痰；臣以黄芩、瓜蒌清热化痰助君药清化之力，治痰当须理气，故又以枳实、陈皮下气消痰；脾为生痰之源，肺为贮痰之器，故佐以茯苓健脾渗湿，杏仁宣肺下气，半夏燥湿化痰，既消已生之痰，又杜生痰之源。全方合用，使热清火降，气顺痰消则诸症自解。

(2)加减：咳嗽者，加枇杷叶肃肺止咳；痰多者，加葶苈子利肺化痰；痰臭者，加鱼腥草、金荞麦清热解毒；发热者，加金银花、连翘清热解毒；口渴者，加金银花、芦根清热生津；便秘者，加大黄通腑泻下。

(3)临证参考：本证亦可选越婢加半夏汤、桑白皮汤加减。前方宣肺泄热，用于饮热郁肺，外有表邪，喘咳上气，目如脱状，身热，脉浮数；后方清肺化痰，用于痰热壅肺，喘急胸满，咳吐痰黄，或黏白稠厚者。

4. 痰蒙神窍证

症舌脉：神志恍惚，烦躁，撮空理线，表情淡漠，嗜睡或昏迷，肢体瞤动，抽搐，咳逆喘促，咯痰不爽，苔白腻或淡黄腻，脉细滑数。

病机分析：痰涎壅盛，浊邪逆窜，闭心蒙脑，则神志恍惚，烦躁，撮空理线，表情淡漠；肝风内动，则肢体瞤动，抽搐；肺虚痰蕴，则咳逆喘促，咯痰不爽；苔白腻或淡黄腻，脉细滑数，均为痰浊内蕴之象。

治法：涤痰开闭，化痰醒脑。

方药运用：

(1)常用方：菖蒲郁金汤加减。药用石菖蒲、郁金、竹茹、竹沥、玉枢丹、栀子、牡丹皮、连翘、灯心草、木通。

方中石菖蒲辛温芳香，祛痰秽以开窍宁神，郁金辛苦寒，凉血清心，行气开郁，共为君药，以开窍除痰醒脑；臣以竹茹、竹沥、玉枢丹助君药辟秽除痰，开窍醒脑；佐以栀子、牡丹皮、连翘泻热除烦，灯心草、木通利尿泄浊。全方辛开苦降，开以治上，降以渗下，除痰秽而醒脑宁神。

(2)加减：痰热较重者，可加瓜蒌、胆南星清热化痰；大便秘结不通者，加大黄通腑泻下。

(3)临证参考：热痰内闭重证可服至宝丹；寒痰内闭，气虚欲脱者改独参汤送服苏合香丸；寒痰内闭者，用三生饮或羚羊钩藤汤加减。

5. 肺肾气阴两虚证

症舌脉：呼吸浅短，动则尤甚，声怯乏力，咳嗽痰少，甚则张口抬肩，倚息不能平卧，面浮肢肿，手足心热，心悸心慌，舌质黯红或舌红，少苔，脉沉细弱或细数。

病机分析：此为缓解期证型。肺为气之主，肾为气之根，肺伤及肾，气阴两伤，肾气衰惫，摄纳无权，则呼吸浅促，动则尤甚；肾主水，肾虚气不化水，水邪泛溢可见面浮肢肿，上凌心肺则心悸心慌，张口抬肩，倚息不能平卧；气伤及阴，耗伤阴液则手足心热；舌脉均为气阴两虚之表现。

治法：益气养阴，补肺纳肾。

方药运用：

(1)常用方：人参蛤蚧散合八珍汤加减。药用人参、蛤蚧、炙黄芪、白术、茯苓、炙甘草、熟地、川芎、当归、桃仁、贝母。

方中人参、炙黄芪、白术、茯苓、炙甘草健脾益气；蛤蚧补肺纳肾；熟地、当归、川芎、桃仁养血补心活血；贝母化痰。全方重补后天之本，以益气血生化之源。

(2)加减：肾不纳气者，加五味子、补骨脂以补肾纳气；阴虚者，加百合、生地、天冬、麦冬、玄参滋阴;心悸者,加龙眼肉、远志,重用炙甘草益气养心;血瘀者,加丹参、五灵脂活血祛瘀。

(3)临证参考:肺肾阴虚甚者,百合固金汤加减;肺肾气虚甚者,补肺汤合生脉散加减;肺肾气阴两虚甚者,生脉散合麦味地黄汤加减;肺脾气虚者,补中益气汤加减。

6. 阳虚水泛证

症舌脉:浮肿心悸,气短倚息,尿少肢凉,唇绀舌紫苔腻,脉沉虚数或结代。

病机分析:劳倦七情伤及心脾肾,阳气衰微,水津代谢障碍,水饮上干外溢,致浮肿心悸,气短倚息,尿少肢冷;心阳不振,气血运行不畅,则唇绀舌紫,脉沉虚数或结代。

治法:温阳利水,补肾纳气。

方药运用:

(1)常用方:金匮肾气丸合真武汤加减。药用熟地黄、山萸肉、山药、肉桂、熟附子、茯苓、泽泻、牡丹皮、五加皮。

善补阳者,必于阴中求阳,方中重用熟地黄为君,滋补肾水;臣以山茱萸、山药滋肝补脾,敛阴涩精,再配熟附子、肉桂温阳暖肾,以鼓舞肾气;佐以茯苓健脾渗湿,泽泻宣泻肾浊,牡丹皮清泻,五加皮温补肾阳而除寒湿。

(2)加减:肿甚者,加生姜皮,茯苓改茯苓皮以利水消肿;血瘀者,加丹参、川芎活血化瘀;气虚者,加黄芪、党参益气。

(3)临证参考:脾阳虚者,用实脾饮;心阳虚者,用苓桂术甘汤合五苓散、五皮饮。

四、其他疗法

1. 中成药

(1)痰浊阻肺

①止喘灵注射液:每次2ml,每日2~3次。用于咳喘、胸闷、痰多等。

②消咳喘:每次7~10ml,每日3次,温开水送服。用于慢性支气管炎。

(2)痰热壅肺:橘红丸:每次12g,每日2次,温开水送服。适用于痰热壅盛之咳嗽痰多,喘促气急,胸闷口干。

(3)痰蒙神窍

①安宫牛黄丸:每次1丸,温开水送服。适用于痰热上扰,窍闭神昏之证。

②清开灵注射液:20~30ml加入10%葡萄糖注射液500ml中,静脉滴注,每天1次。

③醒脑静注射液:每次2~4ml,每日1~2次,肌内注射;静脉注射每次10~20ml或遵医嘱。

(4)肺虚

①蛤蚧定喘丸:每次9g,每日2次,温开水送服。适用于阴虚咳喘。

②生脉饮:每次10ml,每日3次。适用于气阴不足者。

2. 单验方

(1)葶苈子粉3~6g,装胶囊,每日3次,食后分服。用于咳嗽痰涌之症。

(2)万年青根12~15g,红枣5枚,煎服。用于喘悸水肿。

(3)杏仁、胡桃肉各60g,共研为细末,加生蜂蜜少许调服,每日3次,每次用药末3g。适用于肺肾气虚而肺胀者。

(4)生梨1个,柿饼2个,同煎。适用于肺肾阴虚而肺胀者。

(5)百合、枸杞子各250g,研细末蜜丸,每日3次,每次10g。适用于肺肾阴虚而肺胀者。

(6)紫河车1具,焙干研末,每服3g,每日3次。适用于脾肾阳虚之肺胀。

3. 针灸疗法

(1)体针:选定喘、大椎、膻中等穴。寒饮束肺者,配风门、列缺;痰浊壅盛者,配丰隆;痰热者,选尺泽、合谷;心悸胸闷者,选内关、间使、郗上;水肿尿少者,选水分、三阴交,复溜;痰浊内闭者,选人中、涌泉、太冲等穴。

(2)耳针:选肺、大肠、枕区等穴。水肿者,加心、脾、肾、内分泌;痰蒙神窍者,选加脑干、皮质下、心等穴。

(3)灸法:肺脾肾心虚证,可灸足三里穴15分钟,每日1次。亦可自我按摩肾俞、涌泉穴各15分钟,每日2次。

【转归与预后】

本病属病情复杂严重的慢性疾病,患者的转归与预后与体质、年龄、病程、环境以及治疗是否及时有密切关系。一般来说,本病病程缠绵,经常反复发作,愈发愈剧,多呈进行性加重,难于根治。若体质强、病情轻、环境好、摄生有方,发作时能及时控制喘咳,康复条件较好者,往往可使病情基本稳定,带病延年;反之,不能控制喘咳,因肺气壅遏.金令不降,不能安卧,鼻翼煽动,治疗就比较棘手,往往可使病情加重,预后较差。

寒饮束肺、痰浊阻肺、痰热壅肺、痰蒙神窍、心脾肾阳虚诸证,治疗得力,脉现冲和滑利,病情缓解,转为肺脾肾虚证。寒饮束肺证、痰浊阻肺证治疗不及时,可郁而化热,转为痰热壅肺证,进一步发展可转为痰蒙神窍或心脾肾阳虚证。反之,痰热壅肺证,寒凉太过,复感风寒,亦可转为寒饮、痰浊之证。本病后期病情严重,可因气病及血,气不摄血,出现血痰或吐血便血,可因痰迷心窍,或肝风内动,出现谵妄、昏迷、震颤、抽搐;也可因阴阳衰败,出现喘脱、神昧、汗出、肢冷、脉微欲绝之危重证候。如能及时治疗,尚能使病情缓解,但反复多次发作,终将不能救治。

【护理与调摄】

一、生活调摄

宜慎风寒,避免受外邪;戒烟酒,避免肺脾肾心再度损伤;节房事,以保精强肾;毋过劳,以益五脏;饮食宜清淡,忌食辛辣、煎炒、酸咸、甜腻及海腥发物。

二、辨证调护

1. 预防感冒是护理本病的重要环节。病室应保持清洁卫生,安静舒适,空气流通,保持适当的温度与湿度;清洁口腔,预防上感,每天可用银花连翘煎液漱口两次;发现有流感征兆,用紫苏、贯众、大青叶煎汤,进行预防及治疗投药;病室可用艾叶、苍术、贯众香熏,每天熏6小时;患者作有关检查时,注意防寒保暖,避免着凉。

2. 深入病房密切观察病情,采取一看、二听、三检查:看神志、皮色、呼吸、痰色、眼、舌、头面、手、饮食、尿量;听咳痰声、喘息声;查脉象、血压、手心、呼吸频率与节律。其中要特别注意痰的量色质、神志变化、出汗情况、出血倾向。

3. 排除患者通气障碍,排痰是重要方法。采取咳、翻拍、吸、氧、雾5项措施:咳是鼓励清醒患者咳痰;翻拍是指每2~3小时给昏迷患者翻身拍背一次,翻拍时先吸尽其口腔、鼻腔、咽喉部分泌物;吸是用鼻导管侧孔改直孔吸痰;氧是对危重病人多持续低流量(1~1.5L/min)给氧,对严重缺氧而无明显二氧化碳潴留合并肺水肿患者,高流量(4~6L/min)给氧;雾即用清热解毒化痰平喘的中药煎液,进行呼吸道雾化吸入。

【预防与康复】

一、预防

1. 坚持锻炼,增强体质。患者可根据体质、病情与爱好,选择呼吸方式、缩拢口呼气、健肺操、气功疗法等体育项目进行锻炼，以改善肺脏通气功能，提高抗病能力，防患于未然。

2. 积极防治肺部疾病。本病乃由咳喘、哮病日久发展而成，故预防和及时治疗咳、喘、哮等病证，是本病预防的关键。

3. 既病防变。本病最先肺系受累，反复感邪发作，日久必累及他脏，平时当注意保暖防寒，尤其注意胸背部的保暖，不使娇脏受邪。本病患者在缓解期，亦应积极治疗，可采用冬病夏治、扶正固本、活血化瘀、温化寒饮等法。

二、康复

1. 运动康复　太极拳、步行、慢跑等抗寒锻炼，可以增强体质。可根据体力及病情选择，运动量宜由小到大，时间由短到长，避免剧烈运动。此外可作呼吸肌放松训练：坐位，躯干稍前倾，双肘屈曲90°，肩部放松，双上臂及肩关节自前向后做环形运动10～20次，动作宜轻柔缓慢。

2. 药物康复　宜培补肺脾肾心，活血化瘀，温化痰饮。肺气虚用补肺汤，脾气虚用补中益气汤，肾阴虚用六味地黄丸，肾气虚用肾气丸，心气虚用炙甘草汤，痰饮可选二陈汤、苓桂术甘汤，瘀血可选血府逐瘀汤、桃红四物汤等。

3. 食疗康复

(1)紫桃羹：鲜紫河车1具，洗净切成小片，核桃仁500g，炖汤加调料食。具有补肾纳气之功。

(2)参芪粥：丹参20g，黄芪20g，水煎2次取汁，入粳米10g，煮成粥食。能补肺活血。

(3)参苓白术散馍：将5小袋中成药参苓白术散揉入250g发好之白面中，作成蒸馍食。可健脾益气。

【医论提要】

肺胀之名，首见于《内经》。如《灵枢·胀论》云："……肺胀者，虚满而喘咳。"而对肺胀证候较为具体的描述，则见于汉代张仲景《金匮要略·肺痿肺痈咳嗽上气病脉证并治》，其中有"咳而上气，此为肺胀，其人喘，目如脱状"、"肺胀咳而上气，烦躁而喘"等记载。

对肺胀病因的认识，以明代秦景明《症因脉治·喘证论》所论颇为精当，他说："肺胀之因，内有郁结，先伤肺气，外复感邪，肺气不得发泄，则肺胀作矣。"纵观历代对肺胀病机之认识，大致可归纳为以下三个方面：其一，纵观《金匮要略》所论肺胀之病机，当属素有水饮内蓄，因外感而触发一类；其二，隋·巢元方在《诸病源候论·咳逆短气候》中指出，本病病机在于"肺本虚，气为不足，复为邪所乘，壅否不能宣畅，故咳逆短气也"，并涵有"肺虚为微寒所伤"、"肺虚为邪热所客"之不同；其三，元代朱丹溪在《丹溪心法·咳嗽》中明确提出，"肺胀而嗽，或左或右，不得眠，此痰夹瘀血碍气而病"，此说多为后世所宗，影响颇大。自《内经》提出"肺胀者，虚满而喘咳"开始，对肺胀病性的认识，多认为是一种虚实相兼的复杂证候，但唐代孙思邈《备急千金要方·肺脏·肺虚实》却指出，肺实热可以引起肺胀，"右手寸口气口以前脉阴实者，手太阴经也，病苦肺胀汗出，若露上气喘，咽中塞，如欲呕状，名曰脉实热也。"清代张璐《张氏医通·肺痿》也指出："肺胀实证居多"。这种认识，可供临床参考。

历代对肺胀一病的辨证论治，内容相当丰富。清代李用粹《证治汇补·咳嗽》指出，肺胀有"气散而胀者，宜补肺；气逆而胀者，宜降气，当参虚实而施治。"将肺胀的辨证分为虚实两端，提纲挈领。在具体的分证治疗上，李氏的概括亦颇为全面，他总结说："如痰夹瘀血碍气，宜养血以流动乎气，降火以清利其痰，用四物汤加桃仁、枳壳、陈皮、瓜蒌、竹沥。又风寒郁于肺中，不得发越，喘嗽胀闷者，宜发汗以祛邪，利肺以顺气，用麻黄越婢加半夏汤。有停水不化，肺气不得下降者，其症水入即吐，宜四苓散加葶苈、桔梗、桑皮、石膏。有肾虚水枯，肺金不敢下降而胀者，其症干咳烦冤，宜六味丸加麦冬、五味。”其中，痰夹瘀血碍气而病，运用活血化瘀的治疗原则，为元代朱丹溪在《丹溪心法·咳嗽》所开创。在具体的治疗方药上，《金匮要略》射干麻黄汤、皂荚丸、泽漆汤、厚朴麻黄汤、越婢加半夏汤、小青龙加石膏汤等，为后世治疗肺胀奠定了基础；明代李梴《医学入门·咳喘》中金沸草散、麻黄杏仁饮、苏沉九宝饮、古百花膏、诃黎勒丸等，丰富了肺胀辨证论治的内容；明代李中梓《医宗必读·咳嗽》还指出，肺胀的辨证论治，应区别有无外邪，他说：“肺胀嗽而上气，鼻扇抬肩，脉浮大者，越婢加半夏汤主之，无外邪而内虚之肺胀，宜诃子、海藻、香附、瓜蒌仁、青黛、半夏、杏仁、姜汁为末，蜜调噙之。”

民国以降之医家，对肺胀的治疗也有一些新的体会。慢性肺源性心脏病，多属中医肺胀的范畴。肖俊逸认为本病起始于肺，继而累及于心，并与脾肾有一定的关系，因此，治疗的重点在于心肺，或偏重于脾肾。但临床上以心肺气虚为多见，因此，生脉散和沙参是必用之剂。有人认为生脉散和沙参似有恋邪之弊，多不敢用，实践证明并非如此。肖氏认为，凡咳嗽稍久，不论有喘无喘，均可在辨证方中加用生脉散和沙参，其效果比不加者显著。治疗肺心病并发心力衰竭，以葶苈子末3～6g，每日分3次食后服，效果良好。肺心病属于本虚标实，在临床实践中，固本之法须贯彻始终。

对于本病的预后，清代李用粹《证治汇补·水肿》指出，“若肺胀壅遏，不得眠卧，喘息鼻煽者，难治”。明代秦景明撰、秦皇士补辑的《症因脉治·喘证论》从脉象分析，认为“肺胀之脉，寸口独大，或见浮数，或见浮紧，浮数伤热，浮紧伤寒，寸实肺壅，浮芤气脱，和缓易治，代散则绝”。

【医案选粹】

案一

黄敬修兄店内，有同事鲍宗海者。因感风寒，喘嗽多日。就彼地某姓老医看视，谓其证属内亏，药与地、归、参、术。予见方劝其勿服。宗海以为伊体素虚，老医见识不谬，潜服其药，是夜喘嗽益甚。次日复往加减，医谓前药尚轻更增黄芪、五味子。服后胸高气筑，莫能卧下，呷呀不休，闭闷欲绝。敬兄询知其故，嘱予拯治。予曰：“前药吾原劝其勿服，伊之不信，况加酸敛，邪锢益坚，如何排解。”敬兄云：“渠与我同事多年，不忍见其死而不救。”揣摩至再，立方用麻黄、桂枝、细辛、半夏、甘草、生姜、杏仁、葶苈子，并语之曰：“此乃风寒客肺，气阻痰凝，因而喘嗽。医不开解，反投敛补，以致闭者愈闭，壅者愈壅，酿成肺胀危证。《金匮》云：咳逆倚息不得卧，小青龙汤主之。予于方中除五味、白芍之酸收，加葶苈、杏仁之苦泻者，盖肺苦气上逆，急食苦以泻之，如求眉燃，不容缓待也。”敬兄欣以为然，即令市药。煎服少顷，嗽出稠痰两盂，胸膈顿宽。再服复渣，又吐痰涎盏许，喘定，能卧。宗海始悟前药之误，泣求救援。予笑曰：“无妨，枉自吃几日苦耳。”次服麻桂等味分量减轻，参入桔梗、橘红、茯苓、苏子，更为调和肺胃而痊。

（程杏轩著．李济仁，胡剑北校．杏轩医案．合肥：安徽科学技术出版社，1986：79）

案二

班某，女，50岁。高热四日，咳嗽喘息胸胁均痛，痰不易出，痰色如铁锈。经西医诊为大叶性肺炎，嘱住院医治，患者不愿入院，要服中药治疗。初诊时体温39.6℃，两颧赤，呼吸急促，痰鸣辘辘，咳嗽频频。舌苔白，中间黄垢腻，脉滑数，沉取弱。

辨证立法：风邪外束，内热炽盛。气逆喘满，是属肺胀。热迫血渗，痰如铁锈。气滞横逆，胸胁疼痛，急拟麻杏石甘汤合泻白散、葶苈大枣汤主治，表里双清，泻肺气之胀满。

处方:鲜苇根 30g 炙前胡 5g 葶苈子 3g 大红枣 5 枚(去核用布包) 鲜茅根 30g 炙白前 5g 半夏曲 6g 炙麻黄 1.5g 炒杏仁 6g 生石膏 15g(打,先煎) 炙陈皮 5g 冬瓜子(打)15g 旋覆花 6g 代赭石 12g(用布包) 炙苏子 5g 苦桔梗 5g 鲜杷叶 12g 地骨皮 6g 西洋参(另炖服)10g 鲜桑皮 5g 炙甘草 3g

二诊:服二剂痰色变淡,胸胁疼痛减轻,体温 38.4℃,咳喘如旧。

拟麻杏石甘汤、葶苈大枣汤、旋覆代赭汤、竹叶石膏汤、泻白散诸方化裁,另加局方至宝丹 1 丸。

三诊:服药二剂,体温 37.5℃,喘息大减,咳嗽畅快,痰易吐出,痰色正常,胁间仍痛,口渴思饮。

处方:鲜杷叶 10g 肥知母(米炒)10g 天花粉 12g 鲜桑白皮 5g 大红枣 3 枚(去核葶苈子 2.1g(同布包) 鲜地骨皮 6g 旋覆花 6g 代赭石 10g(同布包) 半夏曲 6g 炙紫菀 5g 生石膏(打,先煎)12g 黛蛤散 10g 海浮石 10g(同布包) 炙白前 5g 冬瓜子(打)15g 苦桔梗 10g 青橘叶 5g 炒杏仁 6g 淡竹叶 6g 焦远志 6g(粳米百粒,同煎)

四诊:前方服二剂,体温已恢复正常,咳轻喘定,痰已不多,胁痛亦减,但不思食,夜卧不安。病邪已退,胃气尚虚,胃不和则卧不安,调理肺胃,以作善后。

处方:川贝母 10g 炒杏仁 6g 冬瓜子(打)12g 青橘叶 6g 酒黄芩 6g 苦桔梗 5g 生谷芽 10g 旋覆花 6g 海浮石 10g(同布包) 半夏曲 5g 北秫米 10g(同布包) 生麦芽 10g 炙紫菀 5g 广皮炭 6g 佩兰叶 10g 炙白前 5g 焦远志 6g

(施今墨著. 施今墨临床经验集. 北京:人民卫生出版社,1982:28-30)

【现代研究】

肺胀主要包括西医学的慢性阻塞性肺病及其严重并发症,如肺心病、呼吸衰竭等。近年来,随着中医和中西医结合研究本病的不断深入,无论在病因病机研究,还是临床辨证治疗方面,均取得了一定成绩。

一、病因病机研究

范新民[1]认为肺胀的病理因素主要为痰浊与血瘀,二者既是病理产物,又是致病因素,为肺胀病情演变的关键。涂颖廷等[2]强调气虚痰阻,认为痰是肺系疾病常见的致病因素,肺胀多为久患肺病之后期,肺气已虚,且累及脾肾,肺脾肾的虚损均影响津液的输布,致痰多为患,故气虚痰阻可贯穿于肺胀病程的始终,肺脾肾的虚损也成为气虚痰阻的根本原因。程斌等[3]也认为肺胀是由于反复感受外邪,使病日益加重,继而导致肺脾肾诸脏亏虚、功能失调而形成痰、饮、瘀一系列病理改变。因此,气虚、血瘀、痰浊是肺胀最基本的病理改变,而当其感受外邪时,治疗时又要有所侧重。

二、证候学与辨证规律研究

柏喜桂等[4]认为肺胀之病为本虚标实,病位初期以肺为主,日久由肺及脾、肾、心,病性虚实夹杂,辨证论治上概括为"郁、瘀、蒙、水、脱"。丁宇炜[5]辨证分肺气虚型、肺寒脾虚型、脾肾阳虚型、肾气虚型、肺肾两虚型,随证施治。

三、治则治法研究

1. 化痰活血 王梅等[6]认为,从肺胀的发病机制、临床表现来看,痰浊、瘀血导致的"瘀"在肺胀的发病中占有重要地位,因此,从"瘀"论治肺胀是肺胀治疗的根本方法。耑冰[7]认为痰瘀互结,阻碍肺气贯穿于肺胀病理演变的始终,因此,在肺胀治疗过程中,"泻肺化瘀"法可有效阻止肺功能进行性受损,延缓肺胀病理进程。

2. 温阳利水　韦衮政[8]认为肺胀阳虚水泛证是肺胀病的末期，也是肺胀病虚证的末期，进入此期预示着阳虚到了极点，水湿不化已泛滥成灾。是阳虚引起水泛，特别是肾阳虚起主要作用。治疗以温阳利水为主，急性发作期多由外邪侵袭而加重，应驱邪为先。

3. 扶正固本　丛振日[9]肺胀在缓解期应以扶正固本为治，通过扶助正气以驱除病邪，促进生理机能的修复。

四、辨证用药研究

柏喜桂等[4]认为肺胀之病为本虚标实，当辨证论治。痰浊郁肺，治以化痰降气，健脾益气，小青龙汤加减；痰热郁肺，治以清肺化痰，降逆平喘，麻杏石甘汤加味；瘀血痹胸，治以活血化瘀，宣痹祛痰，血府逐瘀汤加减；瘀热互结，治以清热凉血、散瘀熄风，方药犀角地黄汤加味；痰蒙神窍，治以涤痰开窍，涤痰汤加减；水凌心肺，治以温肾利水平喘，方药真武汤加味；水泛脾肾，治以温肾健脾，化饮利水，真武汤合五苓散；肺肾气脱，治以补肺纳肾，回脱平喘，方药参附汤加味。丁宇炜[5]辨证用药：肺气虚型，治以宣肺定喘，祛风固表，方选生脉散合玉屏风散加减；肺寒脾虚型治宜散寒宣肺平喘，补中益气，方选麻黄汤合补中益气汤加减；脾肾阳虚型治宜脾肾双补，温阳纳气，化气行水，方选桂附地黄汤合真武汤加减；肾气虚型治宜补肾纳气，方选金匮肾气丸加减；肺肾两虚型治宜补益肺肾，止咳平喘，方选人参蛤蚧散加减。肺胀辨证用药不忘活血化瘀：辛大永[10]予血府逐瘀汤（桃仁、红花、当归、生地、川芎、赤芍、牛膝、桔梗、柴胡、枳壳、甘草）加味治疗肺胀 82 例，结果治愈 8 例，占 9.8%，有效 69 例，占 84.1%；无效 5 例，占 6.1%。总有效率 93.9%。肺胀晚期用药多温阳利水：黄志理[11]运用真武汤加减（葶苈子、黄芪、附子、茯苓、苏子、白术、枳实、丹参、赤芍、泽泻）治疗肺胀病患者 42 例（治疗组），同时用地高辛治疗肺胀病 31 例（对照组）。结果治疗组总有效率（88.10%）明显高于对照组（58.06%）（$P<0.05$），治疗组喘咳、浮肿、心悸消失时间明显短于对照组（$P<0.05$）。研究表明，真武汤加减能明显改善心肺功能，治疗过程中未发现明显不良反应。

参考文献

[1] 范新民．痰瘀致肺胀初探[J]．辽宁中医学院学报，2005，(2)：109-110.
[2] 涂颖廷，尹新中，彭瑶．从痰与气的关系论肺胀治疗[J]．山东中医杂志，2008，27(2)：84-85.
[3] 程斌，段华，王海松．肺胀的辨治心得[J]．四川中医，2007，25(2)：35-36.
[4] 柏喜桂，周保林．肺胀证治规律探讨[J]．现代中医药，2004，(4)：35-36.
[5] 丁宇炜．活血化瘀法在肺胀治疗中的作用附 54 例疗效观察[J]．内蒙古中医药，2006，(3)：11-13.
[6] 王梅，田正．浅谈肺胀从瘀论治[J]．湖北中医杂志，2008，30(1)：74-75.
[7] 耑冰．"泻肺化瘀"法治疗肺胀理论初探[J]．中华中医药学刊，2007，25(2)：321-322.
[8] 韦衮政．肺胀阳虚水泛证型的特点[J]．光明中医，2008，23(3)：322-323.
[9] 丛振日．皱肺丸加减治疗肺胀 57 例[J]．实用中医内科杂志，2008，22(5)：21.
[10] 辛大永．血府逐瘀汤加味治疗肺胀 82 例[J]．实用中医内科杂志，2007，21(9)：64.
[11] 黄志理．真武汤加减治疗肺胀 42 例临床观察[J]．中国社区医师，2007，23(20)：39-40.

第六节　肺　　痈

【定义】

肺痈是由风热邪毒蕴滞于肺，热壅血瘀，血腐化脓而成，以发热、胸痛、咯吐腥臭脓血痰为主要临床特征的疾病。

【范围】

西医学中肺脓肿、化脓性肺炎、支气管扩张、支气管囊肿、肺结核空洞、肺坏疽(已少见)等伴化脓感染而表现为肺痈者,均可参考本节辨证论治。

【病因病机】

感受外邪,或痰热素盛,痰热壅阻肺络,血滞为瘀,痰热与瘀血内郁酝酿成痈,血败肉腐化脓,肺络损伤,脓疡溃破外泄。

一、病因

1. 感受外邪　主要感受风热、风寒之邪。风热病邪,自口鼻或皮毛侵犯于肺,或风寒袭肺,蕴结不解,郁而化热,肺受邪热熏灼所致。

2. 饮食劳倦所伤　平素嗜酒太过或恣食辛辣煎炸炙煿厚味,酿湿蒸痰化热,熏灼于肺,若劳倦过度,肺卫薄弱,卫外不固,则外邪乘虚内侵,或内伏之痰热蕴蒸致病,成痈化脓。

3. 原有宿痰　肺脏宿有痰热,或他脏痰浊瘀热蕴结日久,上干于肺,成痈化脓;若宿有痰热蕴肺,复加外邪侵袭,内外合邪,则更易引发本病。

二、病机

1. 发病　本病一般发病较急,突然恶寒壮热,咯痰,痰色渐见黄稠。部分患者发病亦可较缓慢。

2. 病位　病位在肺。

3. 病性　属实热证。温热蕴肺为本病之特点,并贯穿于病程的始终。但热邪亦可耗伤气阴,出现邪实正虚或正虚邪恋之证。

4. 病势　总的趋势是初期病在肺卫,逐渐邪热由表入里,壅积于肺,邪实日盛。后期多正虚邪衰,逐渐向愈,亦可正虚邪恋,迁延难愈。如溃后脓毒不净,邪恋正虚,阴伤气耗,每致迁延反复,日久不愈,病势时轻时重,而转为慢性;若溃后大量咯血,则可出现血块阻塞气道,或气随血脱之危候;若脓溃后流入胸腔,则可形成“脓胸”之恶候,预后较差。

5. 病机转化　肺痈之病理演变过程有初期、成痈期、溃脓期及恢复期等不同阶段。

(1)初期:风热(寒)之邪侵袭卫表,内郁于肺,或内外合邪,肺卫同病,蓄热内蒸,热伤肺气,肺失清肃。本期以风热熏肺,肺失清肃为特点。

(2)成痈期:邪热壅肺,蒸液成痰,气分热毒浸淫及血,热伤血脉,血为之凝滞,热壅血瘀,蕴酿成痈。本期以热毒壅肺,血瘀成痈为特点。

(3)溃脓期:痰热与瘀血壅阻肺络,肉腐血败化脓,继则肺损络伤,脓疡内溃外泄。本期以血败肉腐,化为痈脓为特点。

(4)恢复期:脓疡溃后,邪毒渐尽,病情趋向好转,但因肺体损伤,故可见邪去正虚、阴伤气耗的病理过程,随着正气的逐渐恢复,病灶趋向愈合。本期以正虚邪衰、阴伤气耗为特点。

肺痈病因病机见图 1-6。

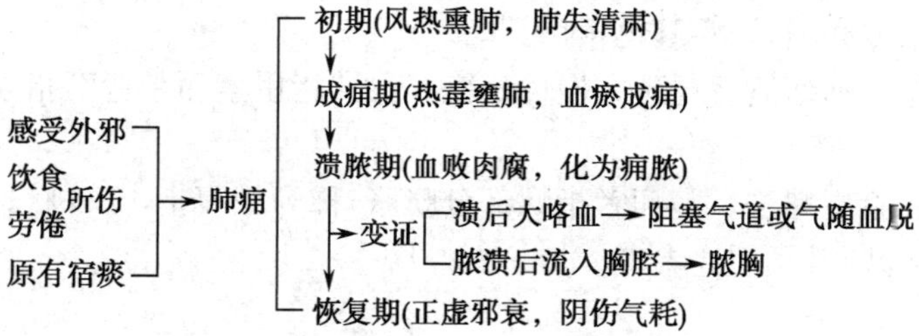

图 1-6 肺痈病因病机示意图

【诊断和鉴别诊断】

一、诊断依据

按照2008年中华中医药学会发布的《中医内科常见病诊疗指南·中医病证部分》。

1. 常恶寒或寒战，高热，咳嗽胸痛，呼吸气促，咯吐黏浊痰，继则咳痰增多，咯脓痰或脓血相兼。随着脓血大量排出，身热下降，症状减轻，病情好转，经数周逐渐恢复。若脓毒不净，则持续咳嗽、咯吐脓痰，低热盗汗，形体消瘦，转入慢性过程。

2. 多有感受外邪的病史，起病急骤。

3. 胸部X线或肺CT检查有阳性体征。

二、鉴别诊断

1. 痰饮 痰饮咳嗽患者，虽然亦有咳嗽、咳逆倚息、咯痰量多等症，易与肺痈相混。但痰饮咳嗽起病较缓，痰量虽多，每为白色泡沫样，并无腥臭脓痰，亦非痰血相兼，如有发热者，热势不如肺痈者亢盛，且痰饮咳嗽多有反复发作史，结合X线检查不难判别。

2. 肺痿 肺痿是以肺脏萎弱为主要病变的慢性疾患。起病缓，病程长，患者形体虚弱，多继发于其他疾病，并以虚热、咯吐浊唾涎沫为其特征。肺痈多为实热，结合临床表现可作出鉴别。

3. 肺痨 肺痨系感染痨虫所致的肺部慢性消耗性传染性疾患，以咳嗽、咯血、潮热、盗汗、消瘦为主要症状，以肺阴亏损为主要病机。而肺痈则表现为热毒为息，不难鉴别。必要时结合X线检查、结核菌素试验等，可进一步明确诊断。

【辨证论治】

一、辨证要点

1. 辨虚实 肺痈的初起及成痈阶段，证见恶寒高热，咳嗽气急、咯痰黏稠量多，胸痛，舌红，苔黄腻，脉洪数或滑数，属于热证、实证；溃脓后，大量腥臭脓痰排出，身热随之渐退，咳嗽亦减轻，但常伴有胸胁隐痛，短气自汗，面色不华，消瘦乏力，脉细或细数无力，属于虚实夹杂之证。

2. 辨痰浊 发热、胸痛、咳嗽气急、咯出浊痰等症，为一般外感咳嗽所共有，辨其是否属于肺痈，除着重从起病急骤、热势亢盛、咯痰量多、气味腥臭等辨证为肺痈外，尚可结合对痰浊的观察，“吐在水中，沉者是痈脓，浮者是痰”。

现今观察，肺脓肿患者的痰，留置后可分层，上层为泡沫，中层为清淡液体，下层为坏死组织，与前人所见基本一致。此外，肺痈患者如验口味：初起疑似未真，可以生大豆绞汁饮之，不觉腥味，或用黄豆1粒予病人口嚼，不觉豆之气味，即是肺痈。

3. 特异性病征

舌下生细粒 《外科全生集·肺痈肺疽》载：“舌下生一粒如细豆者……且此一粒，患未成脓,定然色淡,患愈亦消,患笃其色紫黑。"

爪甲紫而带弯 肺痈溃后迁延之慢性病变,可见"指甲紫而带弯",指端形如鼓槌(发绀、杵状指)。

验指螺 近有验指螺法。肺痈者指螺部分膨胀,称为蛾腹指,与杵状指不同。其程度随病情而消长,可供诊断及预后之参考。

二、治疗原则

肺痈为实热证,宗"热者寒之"、"实者攻之"的治疗原则,确立清热解毒、化瘀排脓为其基本治疗大法,但病变后期则以扶正为主,或标本兼治。

1. 清热解毒 清热解毒法适用于肺痈之全过程,可根据不同阶段及证候表现,分别配合解表、化瘀、排脓及益气养阴等法。

2. 化瘀排脓 所谓化瘀,是针对肺痈成痈期及溃脓期瘀血征象明显,而化瘀法是作为辅助治法,促进血流通畅和脓液排出,但对出血量多者,化瘀一法不宜用。所谓排脓,是针对成痈、溃脓阶段而设,有透脓、清脓和托脓三法。透脓方法用于脓毒壅盛,而排脓不畅者;清脓方法即清除脓液;托脓方法主要用于溃脓期,气虚而无力排脓外出者。清代余听鸿《外科医案汇编》强调:"治痈之法,如始萌之时,将一通字著力,通则壅去,壅去可消,肺叶虽坏无几,元气未伤,愈之亦速,故仲戒后学,即速通之"。今人张伯臾指出:"肺痈是热毒,演变常迅速,关键在排脓,痊愈亦较速。"

3. 扶正 即扶助正气,用于恢复期或病情迁延,邪恋正虚阶段,一般多以补气、补血和养阴为主。但也有用阳和汤之类温阳散寒法取效的,其辨证着眼点,除了阳虚证候外,其脓血痰由臭变腥,由稠变稀,由红紫变黯淡为关键。

三、分证论治

1. 初期

症舌脉:恶寒或寒战,发热,咳嗽,胸痛,咳则痛甚,胸闷气短,痰白而黏,痰量日渐增多,舌苔薄黄,脉浮数而滑。

病机分析:风热初客,卫表不和,故见恶寒或寒战发热;邪热蕴肺,清肃不行,络脉痹阻,故见咳嗽胸痛,咳则痛甚,胸闷气短;热蒸津液为痰,则见痰白而黏,痰量日渐增多;舌苔薄黄、脉浮数而滑为风热表证之象。

治法:疏风宣肺,清热解毒。

方药运用:

(1)常用方:银翘散加减。药用金银花、连翘、薄荷、淡豆豉、荆芥、牛蒡子、桔梗、杏仁、生甘草、竹叶、芦根。

方中金银花、连翘清热解毒,辛凉透表为君;臣以薄荷、牛蒡子、淡豆豉、荆芥助君药解表散邪;佐以桔梗、杏仁宣肺利咽化痰,竹叶、芦根清热生津除烦;使以生甘草调和诸药。

(2)加减:热势较甚者,加鱼腥草、黄芩清热解毒;头痛者,可加菊花清利头目;咳甚痰多者,加瓜蒌仁、浙贝母化痰止咳;胸痛甚者,加郁金、桃仁化瘀通络。

(3)临证参考:本证应注意宣畅肺气及清热解毒。金银花、连翘用量宜大,金银花可用30～50g,连翘可用15～30g。若初期仅见身热不重、微恶风寒、咳嗽微渴、舌苔薄白、脉浮数等表热轻证,可用桑菊饮治疗。若气分热甚,高热大汗,大烦渴,咯黄稠脓痰,舌苔黄燥,脉洪大有力,可用白虎汤加蒲公英、鱼腥草、金荞麦根、芦根、冬瓜仁、薏苡仁以清热解毒，顿挫病势。

2. 成痈期

症舌脉：壮热不退，咳嗽气急，咯吐黄稠脓痰且气味腥臭，胸胁疼痛而难以转侧，烦躁不安，口干咽燥，舌质红，苔黄腻，脉滑数或洪数。

病机分析：邪热入里，热毒内盛，正邪交争，故见壮热不退，烦躁不安；热毒壅肺，肺气膹郁，肺络不和，则咳嗽气急，胸胁疼痛而难以转侧；痰浊瘀热，郁蒸成痈，故咯吐黄稠脓痰且气味腥臭；内热壅盛，津液耗伤，则口干咽燥；舌苔黄腻、脉滑数为痰热内盛之象。

治法：化瘀散结，清热解毒。

方药运用：

(1)常用方：千金苇茎汤合如意金黄散加减。药用苇茎、冬瓜仁、薏苡仁、桃仁、桔梗、黄连、黄芩。

方中苇茎性甘寒轻浮，善清肺热，其茎中空专利肺窍，善治肺痈，为君药；臣以冬瓜仁清热化痰，利湿排脓，能清上撤下，肃降肺气；佐以薏苡仁上清肺热而排脓，下利膀胱而渗湿，桔梗宣肺祛痰，黄连、黄芩清热解毒，桃仁祛瘀散结。

(2)加减：热毒内盛者，加金银花、连翘、鱼腥草、蒲公英、鹿衔草等以清热解毒；痰热郁肺，咯痰黄稠，可加桑白皮、栀子等以清热化痰；热毒瘀结，痰味异臭者，可加服西黄丸，每日2次，每次3～6g吞服，以解毒化瘀；肺伤络痹胸痛者，配乳香、没药、赤芍、郁金以通瘀和络；便秘者，加大黄、枳实以荡涤积热。

(3)临证参考：本期必须用攻其壅塞、清肺消痈之品，剂量宜大，苇茎用量为60～90g，冬瓜仁为30～60g。不宜补益，以免助邪留寇。

3. 溃脓期

症舌脉：咯吐脓痰，或如米粥，或脓血相兼，量多，腥臭异常，胸中烦闷而痛，伴有身热、面赤、口渴喜饮，舌红，苔黄腻，脉滑数。

病机分析：血败肉腐，痈脓内溃外泄，故咯吐大量脓痰，或如米粥、腥臭；热毒瘀结，肺络损伤，故有时咯血，或脓血相兼；脓毒蕴肺，肺气不利，故胸中烦闷而痛；热毒内蒸，则身热面赤，烦渴喜饮；脓毒内蕴，热瘀营血，则见舌红或绛，苔黄腻，脉滑数。

治法：清热解毒排脓。

方药运用：

(1)常用方：加味桔梗汤。药用桔梗、金银花、生甘草、贝母、橘红、薏苡仁、葶苈子、白及。

方中桔梗为君药，用量宜大，可消痈排脓；辅以金银花、生甘草清热解毒；佐以贝母、薏苡仁、橘红、葶苈子清肺化痰；白及敛肺止血；生甘草又可和药调中而为使药。

(2)加减：脓出不畅者，加皂角以透脓，亦可口服竹沥；气虚无力排脓者，加生黄芪以扶正托脓；咯血者，加白茅根、藕节、丹皮、生地黄、侧柏叶以凉血止血，同时还可以加鱼腥草、金荞麦根、败酱草，以增强清热解毒排脓之功；便秘者，可加大黄，以泄热通腑；津伤口渴甚者，加麦冬、沙参、百合以养阴生津。

(3)临证参考：此期治疗除应继续清热解毒之外，排脓是否得当，咸为治疗成败的关键，不论中西医都十分强调“有脓必排”的原则。由于此期正虚而病情重笃，应注意按脓肿部位，采取适当的体位引流，多做侧身动作，并可轻拍背部，以帮助浓液的排出。若脓毒壅盛，脉症俱实，咯吐腥臭脓痰，胸部胀满难忍，喘不得卧，大便秘结不通，脉滑数有力，此时宜峻下排脓，用桔梗白散(巴豆霜、桔梗、浙贝母)，剂量应严格按1∶3∶3掌握，散剂每服0.6g。药后其脓可吐下而出，中病即止。如果过用下利不止，饮冷水一大杯即可。汤剂用两粒巴豆，去内外壳，纱布裹，置入100ml冷开水中揉汁成乳白色，去渣，桔梗、浙贝母各10g，煎水与巴豆汁混合，分2～3次口服，如作直肠点滴给药，更为稳妥。本方药性峻烈。体弱者当禁。

4. 恢复期

症舌脉：身热渐退，咳嗽减轻，脓痰日渐减少，或有胸胁隐痛，气短，自汗盗汗，心烦，口燥咽干，舌质红，苔黄，脉细数无力。

病机分析：脓毒渐净，故身热渐退，咳嗽减轻，脓痰日渐减少；肺络受伤，溃处未敛，则胸胁隐痛；肺气耗伤，故见自汗、气短；阴虚内热，则见盗汗、低热、心烦、口燥咽干；舌质红，苔黄，脉细数无力，为气阴两伤之象。

治法：养阴补肺，兼清余热。

方药运用：

(1)常用方：沙参清肺汤加减。药用沙参、黄芪、白及、生甘草、桔梗、薏苡仁、冬瓜子。

方中黄芪、沙参益气养阴，托脓生肌为君药；白及敛肺生肌，桔梗、薏苡仁、冬瓜子、生甘草清余热而祛痰排脓，共为佐药，生甘草又能调和诸药，兼使药之功。全方扶正祛邪，共奏养阴补肺，清热消痈等功。

(2)加减：气虚甚者，加太子参，重用黄芪以补气生肌；血虚者，加当归养血和络；阴虚重者，加麦冬、玉竹养阴生津；溃处不敛者，可加阿胶、白蔹以敛补疮口；脾虚食少，便溏者，可配白术、山药、茯苓以健脾；若邪恋正虚，脓毒不尽，咳唾脓血迁延不已，或痰液一度清稀而复转臭浊，病情时轻时重者，仍应重视脓毒的消除，可配伍鱼腥草、金荞麦根、败酱草等解毒排脓之品，以扶正祛邪。

(3)临证参考：患者正虚邪衰，治疗当以养阴益气为主，但应用时不忘清除余邪，以防热毒复萌。对迁延日久，病程在百日以上的慢性患者，经中西医内科治疗，脓腔仍不缩小，纤维组织大量增生，脓腔壁已上皮化或支气管扩张者，可考虑外科手术治疗。

四、其他疗法

1. 中成药

(1)银翘解毒片：每次9g，每日2次，口服。适用于肺痈初期。

(2)感冒退热冲剂：每次1～2袋，每日3次，开水冲服。适用于肺痈初起，恶寒、壮热、咳嗽咽痛等。

(3)清开灵注射液：每次20～40ml，加入10%葡萄糖注射液200ml中，每日1次，静脉滴注。适用于上呼吸道感染、高热以及热病神昏、中风等。

2. 单验方

对成痈、溃脓期肺痈患者可选用：

(1)鲜薏苡仁根适量，捣汁，炖热。每日3次，每次30～50ml，以祛痰排脓。

(2)金荞麦根茎，洗净晒干，去根须，切碎，以瓦罐盛干药250g，加清水或黄酒1250ml，罐口用竹箧密封，隔水文火蒸煮3小时，最后得净汁约1000ml，加防腐剂备用。成人每次服30～40ml，每日3次，儿童酌减，如发热、臭痰排而不畅，经久不愈，可采用酒剂。亦可用该药60g煎服，每日1～2次。

(3)鲜鱼腥草100g，捣烂取汁，用热豆浆冲服，每日2次。

(4)丝瓜藤尖(取夏秋间正在生长的)，折去一小段，以小瓶在断处接汁，一夜得汁若干，饮服。

(5)白菜 30g，生蛤壳 45g，怀山药 30g，共研细末，每日 2 次，每次 3～5g，开水送下，常服。

(6)白及末 120g，浙贝母末 30g，百合 30g，共研细末，早晚各服 6g。

3. 针灸

壮热不退者，可针刺大椎、曲池、合谷、太冲等穴，用泻法以透邪泄热。

【转归与预后】

本病为实热证，病情演变迅速。如能早期确诊和及时治疗，在初期即可阻断病情发展不致成痈，或在成痈期得到部分消散，则病情较轻，病程亦较短。当痈成溃破后，多数患者随着脓痰的排出，病情渐趋好转，逐渐恢复直至痊愈，预后良好。但在恢复期亦可出现热毒复萌，转为正虚邪恋之证，病情往往迁延难愈。

在溃脓期，如热毒炽盛，脓痰排出不畅，病情亦可逐渐恶化，预后多不良。因此把握好溃脓期治疗是掌握住病情顺逆的转折点。若痈脓溃后，声音清朗，脓痰大量排出，脓血逐渐减少而转为稀薄，臭味变淡，壮热渐退，胃纳增加，脉象平缓，则为顺证；若痈脓溃后，音嗄无力，排脓腥臭不畅，壮热不退，气喘胸痛，甚则鼻翼煽动，烦躁不安，或见爪甲青紫带弯，脉象弦急等，则为逆证。

极少数患者，由于痈脓溃破后大量脓血一时难以排出，阻塞气道，或体虚无力排痰，脓痰窒塞气道，可导致突然窒息，病情险恶。或溃后流入胸腔，持续壮热，形成脓胸，如不及时抢救，预后亦多凶险；或溃后脓毒栓子随血脉入脑，出现高热持续，呼吸困难，气促胸痛，面色苍白或青紫，甚则神志昏迷，脉细数，预后较差。

【护理与调摄】

患者饮食宜清淡，多食蔬菜及有润肺生津化痰作用的水果，如橘子、生梨、枇杷、萝卜等。忌油腻厚味及一切辛辣刺激海腥之物，如辣椒、韭菜、海虾等，并戒烟酒。壮热者，可予半流质饮食。

对壮热不退者，可以物理法降温，头部可放置冰袋，或予酒精擦浴。每天观察并记录体温、脉象及咯痰的色、质、量、味。痈脓溃后，应予体位引流，将痈肿部位处于高位，多作侧身动作，同时在患处的背部轻拍，每日 2～3 次，以防脓痰阻塞气道。

【预防与康复】

一、预防

平素体质虚弱或有慢性疾病患者，易感受外邪，应特别注意寒温适度，起居有时。肺有蕴热或平素肺虚者，应避免食用辛辣炙煿食物，严禁烟酒，以免燥热伤肺。根治口腔、上呼吸道疾病；口腔手术和腹腔部手术做好术前术后处理，保持呼吸道通畅，引流顺利；及时取出吸入支气管的异物，防止呼吸道感染；积极治疗皮肤疖痈等肺外化脓性病灶，不对疖痈挤压，可以防止肺痈的发生。

二、康复

1. 药物康复　本病患者康复阶段多表现为气阴两虚，应辨证选用益气养阴之剂，如沙参麦冬汤、生脉散等。胃纳不佳者，可选用香砂六君子丸、香砂枳术丸等。

2. 食疗康复

(1)薏苡仁粥：以薏苡仁 50g，糯米适量，煮粥食用。

(2)沙参麦冬粥：以南北沙参各 15g，麦门冬 15g，加糯米若干，煮粥食用。

(3)百合粥：以百合 50～100g，加少量糯米煮粥食用。

【医论提要】

自东汉张仲景《金匮要略》列"肺痿肺痈咳嗽上气病脉证治"专篇始，后世医家大抵沿用"肺痈"之病名，唯有元代齐德之《外科精义·论诊候肺痈肺痿法》曾以"肺疮"名"肺痈"。

对肺痈病因病机的认识，《金匮要略》主要从外因立论，而后世则进一步认识到内因的重要作用。《金匮要略》认为其发病原因是"风中于卫，呼气不入；热过于荣，吸而不出；风伤皮毛，热伤血脉；风舍于肺，其人则咳，口干喘满，咽燥不渴，多唾浊沫，时时振寒。热之所过，血为之凝滞，畜结痈脓"。隋代巢元方《诸病源候论·痈疽病诸候下·肺痈候》则强调正虚感邪的致病原因，认为"肺痈者，由风寒伤于肺，其气结聚所成也。肺主气，候皮毛，劳伤血气，腠理则开而受风寒；其气虚者，寒乘虚伤肺，寒搏于血，蕴结成痈；热又加之，积热不散，血败为脓。"清代张璐《张氏医通·诸气门下·肺痈》进一步认识到本病"盖由感受风寒，未经发越，停留肺中，蕴发为热，成夹湿热痰涎垢腻，蒸淫肺窍，皆能致此"，从而概括了风热、痰热两方面的原因。肺痈之发病机理，诚如清代柳宝诒《柳选四家医案·环溪草堂医案·咳喘门》所云："肺痈之病，皆因邪瘀阻于肺络，久蕴生热，蒸化成脓"，明确了"瘀热"是肺痈病机之关键。

对肺痈病的诊断，古人积累了丰富的经验。有用验痰法者，如明代李梴《医学入门·痈疽点论》："肺痈……咳唾脓血腥臭，置之水中则沉"，王绍隆《医灯续焰·肺痈脉证》也曰："凡人觉胸中隐隐痛，咳嗽有臭痰，吐在水中，沉者是痈脓，浮者是痰"；有用试验口味法以协助诊断的，如《张氏医通·诸气门下·肺痈》"肺痈初起，疑似未真，以生大豆绞浆饮之，不觉腥味，便是真候"，明代龚居中《红炉点雪·肺痿肺痈》亦有"口啖生豆不腥"的记载。这些方法，简便易行，足资临床借鉴。

历代医家对于肺痈一病的辨证论治，是一个不断发展和完善的过程。《金匮要略》认为肺痈的治疗"始萌可救，脓成则死"，强调早期治疗，以葶苈大枣泻肺汤用于脓尚未成，肺气壅塞，咳嗽喘逆者；以桔梗汤治疗脓已成，浊唾腥臭，吐脓如米粥者，创立了成脓者排脓，未成者泻肺的治疗原则。唐代出现了一批治疗肺痈的方剂，尤以孙思邈《备急千金要方·肺痈》之"苇茎汤"和王焘《外台秘要·卷十》"肺痈方九首"之"桔梗汤"为代表。前者用以清热排脓，后者"疗肺痈经时不瘥"，当今临床，仍多采用。到明代陈实功《外科正宗·肺痈论》，分初起、已成、溃后三阶段，初期、成脓期、溃脓期、恢复期四期辨证论治肺痈，提出肺痈初起宜解散风邪或实表清肺，继则滋阴养肺，或降火抑阴，脓成则平肺排脓，最后以补肺健脾收功。至此，肺痈辨证论治的基本框架已经建立。清代诸多医家，结合临床心得，多方面充实了本病的辨证论治。沈金鳌《杂病源流犀烛·肺痈》认为"肺痈皆缘土虚金弱，不能生水，阴火炼金之败症。故补脾亦是要着。而其调治之法，……勿论已成未成，总当清热涤痰，使无留壅，自然易愈"，倡"补脾"、"清热涤痰"之原则。喻昌《医门法律·肺痈肺痿门》认为"肺痈由五脏蕴祟之火，与胃中停蓄之热，上乘乎肺，肺受火热熏灼，即血为之凝，血凝即痰为之裹，遂成小痈"，据此，喻氏倡议治疗肺痈以"清肺热，救肺气"为要着，并强调"清一分肺热，即存一分肺气"。汪蕴谷《杂症会心录》亦认为"诚以清肺之热，救肺之气，则肺不致焦腐，其生乃全"，并进一步指出："盖清一分肺热，则存一分肺气，而清热必须散其火结，涤其壅遏，以分散其势于大肠，令脓血浊沫日渐下移，因势利导，乃为不易之良法也。"汪氏还从肺的生理和肺脾肾的相互关系出发，认为"夫肺为娇脏，属太阴而体燥，必被火热之毒内攻，致脏伤而脓血外泄。医者不知益肺之虚，救肺之燥，生肺之液，反恣胆妄投燥热之药，其能堪此虚虚之祸？……脾土亏损，不能生肺金，肺金不能生肾水，故始成则可救，脓成则多死，苟能补脾肺，滋肾水，庶有生者，若专攻其疮，则脾胃益虚，鲜有不误者矣”，接着又提出了“升提补元”的治法，“夫火热为害，肺气壅塞，须用升提之品，俾清虚之脏，毋致瘀滞而不通，或气血暴丧，辛金受困；更宜补元之法，俾坚刚之体，全赖血液而润枯。……肺痈之症，初起难于辨别，既成拘于清热解毒，千人一类。用升提补元，可为万世之良法”，确实别开生面。《折肱漫录》记载，用陈年腌芥菜卤治肺痈有神效，认为“芥辛温，得盐水久，窨之气变为辛寒，辛寒能散痰热，芥菜主通肺气，所以治肺痈有神效也”，现代名中医夏少农在介绍肺痈治疗经验时，亦提及每年用芥菜卤贮存在大缸中备用。

民国以降，特别在建国以后，对西医学的肺脓肿，用中医的理、法、方、药进行治疗，取得了不少进展。在单味药治疗方面，南通市中医院将民间验方金荞麦制成肺痈药水，疗效卓著。陶志达治疗肺痈及大热大毒之证，认为不可套用一般的清热解毒常法处理，必须趁正气未衰之机，速战速决，用势专力猛之药，攻下泻热，使邪有出路，病可速愈，故常在清热解毒方剂基础上加用大承气之类，或合用葶苈大枣泻肺汤、泻白散，攻逐痰热，起釜底抽薪、急下存阴的作用，即使大便不干硬，也可借用。攻下应“衰其大半而止”，继之以大剂清热解毒，对于正气虚弱之人，采取间歇应用法，与其他治法交替运用。陶氏亦认为，瘀热郁结血脉为本病病机之重要环节，故在处方中多加用桃仁、赤芍、三棱、莪术、王不留行、大黄等祛瘀散结之品，疗效颇佳。夏少农对于肺痈的诊断和治疗颇有见地。夏氏在临床中，以指螺是否形成“蛾腹指”来诊断肺痈及病情的进退。蛾腹指是指患者的每个手指螺部胖实（螺纹全部消失），形如蚕蛾之腹，见此形态之指螺，再结合临床症状，则可诊断为肺痈。如指螺螺纹重见则表明肺痈痊愈，蛾腹指越高实则肺痈病情越重，反之则减轻。蛾腹指与杵状指不同，后者是指头肿大，常见于肺胀，且不可消退。在肺痈的治疗中，分初、中、后三期并注意肺痈大吐血和外肺痈。初期清肺为主，清解为辅，中期润肺化痰、清热解毒为主，后期扶正退虚热为主。肺痈后期出现大吐血，须用大剂量独参汤以救亡补脱。外肺痈是肺内上吐脓血，外向胸肋膜穿孔，脓血由穿孔部流出，成为外肺痈，与《冯氏锦囊》中“胸膺间一窍，口中所吐脓血与窍相通而出”之义同。夏氏认为脓血向胸肋穿孔外出，容易排脓，加速愈合，是好的现象。王文鼎认为，对西医学的肺脓肿，不能一概视为肺痈，属肺疽者间亦有之。肺脓肿在治疗上不充分或者支气管引流不畅，坏死组织留在脓腔内，炎症持续存在，转为慢性，此阶段有相当一部分，似中医肺疽。肺痈多表现为阳热之证，肺疽多表现为阴寒之证，临证治病，必须掌握辨证论治的原则。

历代医家在肺痈病情顺逆的判别和预后方面，认识亦颇为深刻，尤以清代张璐《张氏医通·诸气门（下）·肺痈》为代表。张氏认为：“……若溃后大热不止，时时恶寒，胸中隐痛，而喘汗面赤，坐卧不安，饮食无味，脓痰腥秽不已者，难治，若喘鸣不休，唇反，咯吐脓血，色如败卤，腥臭异常，正气大败，而不知痛，坐不得卧，饮食难进，爪甲紫而带弯，手掌如枯树皮，面艳颧红，声哑鼻煽者，不治”，从脉象而言，“肺痈初起，脉不宜数大，溃后最忌短涩，脉缓滑面白者生，脉弦急面赤者死”，溃脓期是病情顺和逆的转折点，张氏还指出，肺痈排脓之后，病邪仍有反复之可能：“肺痈溃后，脓痰渐稀，气息渐减，忽然臭痰变甚，此余毒未尽，内气复发，必然之理，不可归咎于调理服食失宜也。但虽屡发，而势渐轻可，可许收功；若屡发而痰秽转甚，脉形转疾者，终成不起也。”

【医案选粹】

案一

张右，40岁。

主诉：咳吐脓痰，其味臭秽，且带血液，精神萎疲，动则气急，入暮升火颧红。

诊查：舌苔薄白，脉濡数。

辨证：良由肺气虚弱，津液亦损，痰热壅蕴化脓，症属肺痈。

治法：益气润肺，清热排脓法。

处方：

太子参 12g　天将壳 12g　桑白皮 9g　南、北沙参各 12g　丹皮 9g　败酱草 12g　赤苓 12g　杏、米仁各 12g　冬瓜子 15g　生甘草 5g　藕节 9g　白茅根 30g　黛蛤散 12g(包)

二诊：服药之后，脓痰减少，精神略振，咳嗽减而未除，痰红亦止。苔薄纳少，脉象濡而有力。邪热尚盛，素体肺虚，还守原法加减。原方去太子参、桑白皮、黛蛤散，加党参 15g、仙鹤草 30g、功劳叶 15g。

（董建华主编．中国现代名中医医案精华．北京：北京出版社，1990：375）

案二

程其相兄令眷，咳嗽二旬。先医作伤风治不效，又医作肺寒，以桂枝、干姜、细辛治之，益甚，又一医作痰火治颇安。最后延余，诊其脉三部皆涩，不浮弦，非风也；不细紧，非寒也；不滑数，非火也；每日寒热汗出，鼻有清涕，咳嗽不能卧，右身不能着席，痰涎甚多，又非虚损。初诊未得病情，即前医痰火颇安之药，姑以应之。及出门后，追思前症，应属肺痈。令人取回前药，问所吐痰涎，气味腥甜否，彼令侄追至黄师古兄宅中，答以腥甜。余曰："几误矣！此肺痈将溃也。"易用苡仁、贝母、甘桔、桑、杏、麦冬、白及、银花、防风。服后臭脓大出，间吐鲜血，脉方现数。因前痈未溃，肺胀大，脉反涩而不出，故不数也。病人素阴虚，臭脓去后，便有发热、盗汗等症，易用熟地黄、山药、茯苓、丹皮、紫菀，兼补肾阴，时当酷月，少加人参、五味、合欢皮以救肺金，迨秋气清凉，方获口完咳止。隔年因多食椒姜，其痈复溃，亦如前法治之而愈。

（汪机，等．新安医籍丛刊・医案医话类．合肥：安徽科学技术出版社，1993：116）

案三

某，肾水久亏，肝阳上扰，肺金受克，呛咳痰腥，已成肺痈。宜壮水柔肝，清养肺气为治。

天麦冬(去心)各一钱半　鲜百部三钱　橘红一钱　女贞子二钱　生石决(打)六钱　南沙参四钱　合欢花三钱　生苡仁四钱　象贝母三钱　甜杏仁(去皮尖)三钱　瓜蒌皮三钱　川郁金二钱　炙桑皮三钱　金丝荷叶(去背上白毛)三张

复诊：肝火犯肺，致成肺痈重症。拟壮水柔肝，清养肺气。

原方加牡蛎、淮药、北沙参、川贝、蜜炙百部、怀牛膝、梨、莲子、旱莲。

（费伯雄，费绳甫．孟河费氏医案．上海：上海科学技术出版社，1964：48）

【现代研究】

一、病因病机研究

肺痈临床以咳嗽、胸痛、发热、咯吐腥臭浊痰，甚则脓血相兼为主要特征。西医学中肺脓疡、支气管扩张感染、化脓性肺炎等与本病相似。本病的病因病机主要是风热火毒，壅滞于肺，热壅血瘀，蕴毒化脓而成痈。洪广祥[1]认为肺痈病位在肺，病机主要为邪热郁肺，热郁是形成痰热瘀阻，化腐成脓的病理基础。但脓疡溃后，或病势迁延，又可出现气阴耗伤，或正虚邪恋之象。

二、证候学与辨证规律研究

肺痈辨证，首当分期。章永红等[2]认为肺痈初期风热侵犯肺卫，成痈期为热壅血瘀，溃脓期为血败肉腐、热毒瘀结，恢复期为阴伤气耗、正虚邪恋。吴洁[3]分析《金匮要略》肺系病证辨治思路指出，肺痈则是肺生痈脓的病变，由感受风邪热毒所致。其主要病理及症状表现为“咳即胸中隐隐，脉反滑数，此为肺痈，咳唾脓血”，“热之所过，血为之凝滞，蓄结痈脓，吐如米粥。”以风热及热毒痰瘀壅肺的情形多见，若见脓性痰，“时出浊唾腥臭，久久吐脓如米粥者”，治宜排脓解毒，用桔梗汤。

三、治则治法研究

清热解毒、化瘀排脓是本病的基本治法，临床上根据肺痈的分期及临床证候的不同，又有结合通腑、散寒、扶正等不同治法，当灵活选用。冯延祥等[4]认为治肺痈初期注意清热泻肺，成痈期莫忘凉血，溃脓期切记止血，恢复期酌用活血。洪广祥[1]认为肺痈的治疗，要突出清热、排脓，其中清热法尤为重要，贯穿肺痈治疗全过程。治疗中再辅以化瘀、扶正，常起到事半功倍之效。此外，通腑泻浊、温阳通滞等法在肺痈治疗亦受到重视，近年来中药介入、中药注射剂的开发应用进一步拓展了新的治疗途径。

四、辨证用药研究

1. 清毒蕴结

(1)宣肺清解：贾凤兰[5]宣肺清解治肺痈(胸膜炎并脓胸)，方用小柴胡汤化裁(柴胡、半夏、黄芩、太子参、连翘、芦根、苏叶、冬桑叶、薄荷、全瓜蒌、象贝母、苦杏仁、桔梗)获良效。

(2)解毒消痈：朱益超[6]以五味消毒饮加味(银花、野菊花、紫地丁、蒲公英、紫背天葵、桔梗、苇根、米仁、鱼腥草、浙贝)治疗肺痈奏效。

(3)解毒排脓：林朴[7]用解毒散瘀化痰排脓法，方选桔梗汤合二陈汤加味(桔梗、石菖蒲、生甘草、葶苈子、金荞麦、鱼腥草、虎杖、法半夏、陈皮、茯苓、炒枳壳、姜竹茹、浙贝母、炙紫菀、炙冬花、三七粉)治肺痈(双侧肺脓肿，左侧脓胸)获效。

2. 瘀血阻滞

(1)解毒活血：张炳秀[8]以清肺消瘀汤(绵黄芪、生薏苡仁、败酱草、鱼腥草、怀山药、荆三棱、蓬莪术、制半夏、广陈皮、玉桔梗)治疗肺系“痈”(壅)疾，无论有无成痈成脓，均可应用。

(2)化瘀排脓：金亚诚[9]用中药排脓治肺痈脓已成者，以千金苇茎汤加皂角刺(又名天丁，大剂量)、桔梗，以“通闭塞”、“疗壅滞”，促使脓腔溃破，经气管将脓痰排出而愈。

(3)益气活血：李凤儒[10]用补阳还五汤加减(黄芪、当归、赤芍、川芎、皂刺、地龙、桃仁、红花、芦根、败酱草、银花)治疗肺痈获得良效。

3. 热结腑实　余明秀[11]通腑泻浊法，拟方(生薏苡仁、冬瓜仁、桃仁、知母、桑白皮、葶苈子、生大黄、芒硝、鲜芦根、鲜鱼腥草)治肺痈获良效。

4. 阳虚痰阻　信彦才等[12]以温阳益气补血，散寒化痰通滞法，治肺痈(气血亏虚、寒痰凝滞)，选方用阳和汤加味(熟地、麻黄、桂枝、炮姜、鹿角胶、白芥子、甘草、桔梗、党参、黄芪)奏效。

5. 其他治疗

(1)中药介入：吕铭[13]用中药(鱼腥草、金荞麦根、败酱草、黄芩、金银花、桔梗、白及)介入治疗肺痈溃脓期23例，结果全部患者均于用药后数小时至24小时内自觉发热减轻或正常，胸痛明显减轻，咯吐脓血痰减少或消失，精神转佳，胃纳改善。通常第1天引流液较多，第2天引流液明显减少变清，第3～5天拔管。无一例中转手术，留院观察1周出院。出院后1个月随访，以上病例均痊愈，未见复发。

(2)中西医结合治疗：郭素芳[14]将96例肺痈患者随机分为对照组38例、治疗组58

例，对照组采用西药抗生素治疗或结合脓液引流，治疗组加用中药清化逐瘀排脓汤加减（苇茎、丝瓜络、橘红、白前、白术、桔梗、炙冬花、炙紫菀、丹参、桃仁、紫草、杏仁、浙贝、薏苡仁、凌霄花、金荞麦、黄芩、鱼腥草、泽漆）。结果治疗组总有效率89.7%，与对照组比较，两组有明显差异。因此，中西医结合治疗肺痈，能取长补短，标本兼治，提高近期疗效，又巩固远期疗效。

(3)中药注射剂的应用：孙志佳等[15]将鱼腥草注射液经蒸馏水稀释后，经纤维支气管镜进行肺灌注治疗支气管扩张合并感染12例，结果发现显效率明显高于用蒸馏水冲洗的对照组（$P<0.05$），局部给药增加了鱼腥草注射液在肺部的浓度，使其抗菌活性、止咳、缓解支气管痉挛及增强机体的免疫力等功能得到进一步的加强，治疗过程中病人未出现特殊的不适，因此认为本方法是安全有效的。

参考文献

[1] 陈建建，熊卫标．洪广祥治疗肺痈经验[J]．内蒙古中医药，2001，(1)：15.

[2] 章永红，章迅，赵镇兰．常见内科病中医诊治（五）[J]．实用乡村医生杂志，2003，10(5)：17.

[3] 吴洁．《金匮要略》肺系病证辨治思路及特点探析[J]．中华中医药杂志，2005，20(1)：25-27.

[4] 冯延祥，马宁，张浩．肺痈临证识要[J]．河北中医，2000，22(9)：683.

[5] 贾凤兰．小柴胡汤治疗急性病证举隅．山西中医，2002，18(6)：50-51.

[6] 朱益超．五味消毒饮异病同治举隅[J]．安徽中医临床杂志，2001，13(2)：137.

[7] 林朴．解毒散瘀化痰排脓治肺痈例验[J]．中国医药导报，2006，3(32)：96.

[8] 陶国水．张炳秀运用清肺消瘀汤证治述要[J]．中医药临床杂志，2005，17(1)：80-81.

[9] 金亚诚．天丁透脓治肺痈[J]．江西中医药，2003，34(1)：45.

[10] 李凤儒．补阳还五汤治验举隅[J]．山西中医，2006，22(3)：27.

[11] 余明秀．通腑法在急重症中的运用[J]．中国中医急症，2005，14(4)：309.

[12] 信彦才，李子田，信长华．阳和汤临证新用四则举隅[J]．中医药学刊，2001，19(2)：147.

[13] 吕铭．中药介入治疗肺痈溃脓期23例[J]．江西中医药，2007，(5)：30.

[14] 郭素芳．中西医结合治疗肺痈58例疗效观察[J]．四川中医，2007，(5)：60.

[15] 孙志佳，张筱穗，刘小虹．鱼腥草注射液肺部灌洗治疗肺痈的临床研究[J]．现代中西医结合杂志，2000，9(2)：106-107.

第七节 肺 痨

【定义】

肺痨多因体质虚弱，气血不足，痨虫侵肺所致，以咳嗽、咯血、潮热、盗汗、消瘦等症为其临床特征，为有传染性的慢性消耗性疾病。

【范围】

西医学中肺结核病及肺外结核与本病表现相同者，可参照本节辨证论治。

【病因病机】

一、病因

1．感染痨虫　痨虫传染是形成本病的唯一外因，因直接接触本病患者，痨虫侵入人体而成病。痨虫致病具有以下特点：

(1)具有传染性：如问病、吊丧、看护等，亲属与患者朝夕相处，都是导致感染的条件，可因直接接触传染致病。

(2)病程较长,渐耗肺阴,“发病后积年累月,渐就顿滞,以致于死”。

2. 正气虚弱

(1)禀赋不足:由于先天素质不强,小儿发育未充,痨虫入侵致病。

(2)酒色过度:饮酒入房,重伤脾肾,耗损精血,正虚受损,痨虫入侵。

(3)忧思劳倦:情志不遂,忧思伤脾,劳倦过度,脾虚肺弱,痨虫入侵。

(4)病后失调:如大病或久病(如麻疹、哮喘等病)后失于调治,外感咳嗽,经久不愈,胎产之后失于调养等,正虚受病。

(5)生活贫困:贫贱窘迫,营养不良,体虚不能抗邪,痨虫入侵。

上述病因,均能导致气血不足,正气虚弱,成为痨虫入侵和发病的根本原因,亦是病情发作或恶化的诱因。

二、病机

1. 发病　感染痨虫与正气不足互为因果,外因感染是重要的致病条件,内因正虚是发病的关键。因正气旺盛,感染后不一定发病,正气虚弱则感染后易于发疾,而病情之轻重亦往往取决于内在正气之强弱。

2. 病位　本病病位在肺,病变可影响整体,传及脾肾等脏。肺生气,司呼吸,吸入天之清气,呼出体内浊气,职司卫外,若肺气虚弱,卫外不强,痨虫由口鼻入侵,则首先侵蚀肺体,而致发病,出现干咳、痰中带血、咳呛声哑等肺系症状。由于脏腑之间关系密切,肺病日久可进一步影响到其他脏器,终致肺脾同病,伴见疲乏、食少、便溏等脾虚症状,或肺肾两虚,伴见骨蒸、潮热、男子失精、女子月经不调等肾虚症状,或肝火偏旺,见性急善怒、胁肋掣痛等症,甚或肺虚不能佐心治节血脉之运行,而致气虚血瘀,出现气短、喘急、心慌、唇紫、浮肿、肢冷等症。

3. 病性　阴虚火旺为主。由于病情有轻重不同,病变发展阶段不同,涉及脏器不一,因此病理性质也有差异。一般说来,初起肺体受损,肺阴亏耗,肺失滋润,故见肺阴亏损之候,继则肺肾同病,兼及心肝,而致阴虚火旺,或因肺脾同病,导致气阴两伤,后期肺脾肾三脏皆亏,阴损及阳,则见阴阳两虚的严重局面。

4. 病势　总的趋势是由上及下,始于阴虚,进而阴虚火旺,或气阴两虚,甚则阴损及阳,致阴阳两亏,气血俱虚。

5. 病机转化　由于脏腑之间有相互资生、相互制约的关系,因此,在病理情况下,肺脏局部病变,也必然会影响到其他脏器和整体。

(1)母病及子:肺肾相生,肾为肺之子,肺虚则肾失滋生之源,在肺阴亏损的基础上出现肾亏之证。

(2)子盗母气:脾为肺之母,“脾气散精,上归于肺”,肺虚子盗母气则脾亦虚,脾虚不能化生水谷精微,上输以养肺,则肺亦虚,终致肺脾同病,土不生金,肺阴虚与脾气虚两候同时出现。

(3)阴阳气血相互影响:肺喜润而恶燥,痨虫犯肺,阴分先伤,故首见阴虚肺燥之证,阴虚生内热,则为阴虚火旺;或阴伤气耗,则气阴两伤,或阴损及阳而致阴阳两虚。若肺虚不能佐心治节血脉之运行,而致气虚血瘀,则出现瘀血痹阻之候。

肺痨病因病机见图 1-7。

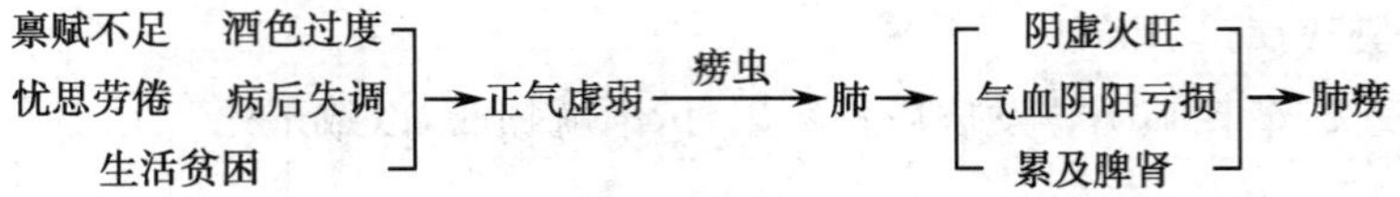

图 1-7 肺痨病因病机示意图

【诊断与鉴别诊断】

一、诊断依据

按照 2008 年中华中医药学会发布的《中医内科常见病诊疗指南·中医病证部分》。

1. 具有潮热、盗汗、咳嗽、咯血、倦怠乏力、身体逐渐消瘦为特征的临床表现。上述诸症可间作,也可相继发生或兼见并存。

2. 有与肺痨患者密切接触史。

3. 理化检查

结核菌素皮肤试验:对接种卡介苗者,阳性的意义不大;但对未接种卡介苗者,阳性则提示已受结核菌感染或体内有活动性结核病;当呈现强阳性时表示机体处于过敏状态,发病几率高,可作为临床诊断结核病的参考指征。

直接涂片:镜检抗酸杆菌阳性 2 次;或阳性 1 次,且胸片显示活动性肺结核病变;或阳性 1 次加结核分枝杆菌培养阳性 1 次。

4. 胸部 X 片显示云絮状、云雾状或斑片点状阴影。

二、鉴别诊断

1. 虚劳　肺痨是一种慢性传染性疾病,虚劳病缘于内伤亏损,是多种慢性疾病虚损证候的总称;肺痨病位在肺,不同于虚劳的五脏并重,以肾为主;肺痨的病机主为阴虚,不同于虚劳的阴阳俱虚,可资鉴别。但肺痨晚期发展到“大骨枯槁,大肉陷下”的虚损重症时,又可归属于虚劳的范围。

2. 肺痿　肺痨与肺痿有一定的联系和区别。两者病位均在肺,但肺痿是多种慢性肺部疾患后期的转归,如肺痈、肺痨、咳嗽日久,若导致肺叶痿弱不用,俱可成痿。故肺痨的晚期,如出现干咳,咳吐涎沫等症者,即转属肺痿之候。

3. 肺痈　肺痈发病急骤,多有高热、恶寒、咳嗽、胸痛等症状,并咯吐大量腥臭的黄绿色脓痰,或痰中带脓血。其病理性质为热毒,与肺痨之慢性衰弱性阴虚病变,不难区别。

4. 肺胀　肺胀多由久咳、哮喘等病症日久不愈,出现胸中胀满、痰涎壅盛、上气咳喘、动则尤甚、面色晦黯、唇舌发绀、颜面四肢浮肿等症状;肺痨则以阴虚为主,出现咳嗽、咳血、潮热、盗汗、颧红等症状。

5. 肺热喘咳　肺热喘咳起病较急,多见高热寒战,胸痛咳嗽,咯吐铁锈色痰,鼻翼扇动,呼吸困难,病程短,系风热邪毒为患;肺痨病程长,系阴虚病变为主的慢性虚弱性疾患。必要时结合 X 线摄片和痰液涂片等检查,鉴别不难。

【辨证论治】

一、辨证要点

1. 详察主症特点　咳嗽、咯血、潮热、盗汗、胸痛、消瘦是肺痨的主要症状,其特点分别叙述如下。

咳嗽:阴虚者,干咳痰少,咳声轻微短促;气虚者,咳而气短声低,痰清稀。

咯血:多为痰中带血,少数为血痰,亦有大量咯血者。血色鲜红,常夹泡沫痰。小咯血往往是大咯血的先兆，应当警惕。

潮热：多为低热，有时但觉手心灼热。发热每在午后开始，暮夜为盛，晨起热退。热势的增减，提示阴津耗损与来复，是病情恶化与好转的征象。

盗汗：本病盗汗乃虚热蒸逼，津液外泄所致，因此观察盗汗的多少、有无，可测病势进退之机。

胸痛：常有胸部不适或隐痛，其胸痛产生之原因，多为肺阴不足，痰瘀阻滞，络脉失和之故，或因久咳伤络所致。

消瘦：其消瘦往往是逐步发展，不似急性热病之迅速，一般为四肢先行瘦削，渐见颈部纤细，两颧高突，肋骨暴露，精神萎靡。

2. 分析病变部位　肺痨病位主要在肺，在病变过程中可累及脾、肾、心、肝等脏。表现为咳嗽，痰中带血，口干咽燥，病位在肺；伴有气短乏力，食少便溏，病位在肺脾；伴有潮热盗汗，五心烦热，病位在肺肾；伴有性情急躁易怒，胸胁掣痛，梦遗失精，病位在肺肝；伴有面浮肢肿，五更泄泻，心悸气短，则病位在肺脾心肾。

3. 确定病性　肺痨病理性质以本虚为主，亦可见标实。本虚为阴虚为主，可兼气虚、阳虚；标实为痰浊、瘀血。干咳，口干咽燥，骨蒸盗汗，手足心热，舌红少苔，病性属阴虚；咳而气短，热不著，恶风自汗，神疲乏力，活动时诸症加剧，舌淡脉虚乏力，属气虚；面色㿠白，唇舌色淡，肢冷便溏，五更泄泻，阳痿精冷，属阳虚；咳喘胸闷，咳声不扬，痰色黄或白，舌苔白腻或黄腻，脉滑，属痰浊；胸痛如针刺，咯血色紫黯，面色黧黑，肌肤甲错，舌质紫黯或见瘀斑，则属瘀血。

二、治疗原则

本病总以正气亏损，痨虫入侵，肺阴耗伤所致，故治疗可遵循《医学正传·劳极》提出的"一则杀其虫，以绝其根本；一则补其虚，以复其真元"两大原则。杀虫是针对病因的治疗，补其虚以复其真元，以提高抗病能力。但补虚培元还要根据受损脏器的不同及病性的差异而恰当辨证治疗。早期以痨虫肆虐蚀肺，肺损阴亏为主，当执滋阴润肺治痨法。中期若肺损及肾，水亏火旺，当执滋阴降火治痨法；若阴伤气耗，肺脾同病，当执益气养阴治痨法。后期久延病重，阴阳两虚，肺脾肾同损，当执滋阴补阳培本法。

三、分证论治

1. 肺阴亏损证

症舌脉：干咳，痰少黏白，或带血丝，咳声短促，胸部隐痛，手足心热，口干咽燥，舌质红，苔薄，脉细数。

病机分析：多因禀赋薄弱，调摄失宜，久病或病后失调，致邪热燥气犯肺，损耗肺阴，痨虫乘虚伤人，使肺阴更伤，肺失滋润，而致干咳，或痰少黏白，咳声短促，胸部隐痛；阴虚内热，故见午后手足心热；久咳或内热损伤肺络，故有时痰中带血；燥热伤肺，津液被灼而口燥咽干；舌红，苔薄，脉细数，均为肺阴不足之象。

治法：滋阴润肺，杀虫止咳。

方药运用：

(1)常用方：月华丸加减。药用生地黄、熟地黄、天冬、麦冬、沙参、百部、獭肝、川贝母、三七、白及、茯苓、山药。

方中以生地、熟地、天冬、麦冬、沙参滋阴清热润肺；百部、獭肝、贝母杀虫润肺止咳；三七、白及以止血；茯苓、山药以资脾胃化源，生津保肺。全方标本同治，共奏滋阴润肺、杀虫清热、镇咳、止血之功。

(2)加减：咳嗽甚者，加杏仁、瓜蒌止咳化痰；胸痛明显者，加郁金行气止痛；咯血者，加仙鹤草、白茅根止血；骨蒸潮热者，加银柴胡、功劳叶、白薇清热除蒸。

(3)临证参考：月华丸寓有培土生金作用，且长于止血和络及杀虫。正如唐容川《血证论·痨瘵》所云，其“义取补虚，而去瘀杀虫兼施，其治乃万全之策”。但需要一提的是，用药时须照顾肺清肃润降的生理特点，以凉润轻宣微苦之品为安，轻宣润降，巧拨宣肃之灵机，切不可浪进辛温燥品，以免劫伤气阴。

2. 阴虚火旺证

症舌脉：咳呛气急，咯血，痰少黏白或黄，口干咽燥，午后颧红，潮热，骨蒸，盗汗，舌红或绛，苔薄黄或剥，脉弦细数。

病机分析：此多因肺痨日久，肺之阴虚不复，久而及肾，致肺肾同病，或为青壮之年，纵情恣欲，耗精伤血，而成阴虚火旺之证。肺肾阴伤，虚火上炎，灼津为痰，故咳呛气息，痰少黏白或黄；虚火灼伤血络，则咯血；水亏火旺，则见午后颧红，口咽干燥，潮热骨蒸；阴虚火旺，迫津外泄而盗汗；舌红或绛，苔薄黄或剥，脉弦细数，均为阴虚火旺之象。

治法：滋阴降火，补肺益肾。

方药运用：

(1)常用方：百合固金汤加减。药用生地黄、熟地黄、麦冬、百合、玄参、龟甲、鳖甲、知母、胡黄连、银柴胡、白及、三七。

方中以二地为君，重在滋补肾水，亦能润泽肺阴，生地兼能凉血止血，且滋阴以降火；配百合润肺止咳，麦冬滋肺清热，玄参滋补肺肾之阴，又凉血而降虚火，龟甲、鳖甲、知母养阴清热，胡黄连、银柴胡清热除蒸，白及、三七活血止血。全方合力，使肺肾得滋，阴血得养，虚火降，咳痰止，而诸症自愈。

(2)加减：咳嗽痰黄量多者，加瓜蒌、鱼腥草、黄芩；便秘腹胀者，加大黄、麻仁润肠通便；盗汗明显者，加乌梅、龙骨、牡蛎收敛止汗；咯血量多者，加白茅根、仙鹤草、紫珠草止血。

(3)临证参考：肺肾阴虚，可因肺虚不能制肝和肾虚不能养肝而使肝火偏旺，同时肺虚心火客乘，肾虚水不济火，而使心火上炎。因此，治疗时在滋阴降火、补肺益肾的同时，佐以潜降安神之品，如生龙骨、牡蛎、白芍等。若以骨蒸潮热盗汗为主症者，宜用秦艽鳖甲散。若虚火刑金伤肺络，咯血不止者，可合用十灰散加强止血作用。

3. 气阴两虚证

症舌脉：咳嗽无力，气短声低，咯痰清稀，偶有咯血，神疲乏力，自汗盗汗，或食少腹胀便溏，舌质红嫩，苔薄，脉弱而数。

病机分析：肺主气，喜润恶燥，若痨虫侵蚀于肺，先伤肺阴，再耗肺气，气阴亏耗，清肃之令不行，则肺气上逆而咳。肺气虚故咳嗽无力，气短声低，神疲乏力；咳久损伤肺络，故偶有咯血；气虚卫外不固而自汗；阴虚火旺迫津外泄则盗汗；肺虚及脾，子盗母气，则肺脾同病，脾失运化而聚湿生痰，故咯痰清稀；脾气虚，运化无力，则食少腹胀便溏；舌质嫩，苔薄，脉弱而数均为气阴两虚之象。

治法：益气养阴，润肺止咳。

方药运用：

(1)常用方：保真汤加减。药用人参、白术、茯苓、生甘草、炙黄芪、五味子、生地黄、熟地黄、天门冬、麦门冬、生白芍、地骨皮、莲子心、百部、白及、当归。

方中人参、白术、茯苓、五味子、生甘草、炙黄芪补益肺脾之气；生地、熟地、天冬、麦冬养阴润肺；白芍、当归滋阴养血；莲子心清心除烦；地骨皮退虚热；百部、白及补肺杀虫。

(2)加减：阴伤明显，潮热骨蒸者，加银柴胡、龟甲、鳖甲滋阴退热；咳嗽剧，痰多色白者，加紫菀、款冬花止咳化痰；气虚明显，汗出较多者，加浮小麦、牡蛎收敛止汗；夹有湿盛症状，配半夏、陈皮燥湿化痰；咯血较著者，加山萸肉、仙鹤草、三七等合补气药以摄血；脾虚，便溏食少，腹胀明显者，加谷芽、鸡内金、橘白等甘淡健脾，忌用地黄、阿胶、麦冬等滋腻药。

(3)临证参考：保真汤长于补气益阴清热，主治三阴交亏，气阴两伤之形疲体倦、咳而短气、劳热骨蒸等。若气阴两虚，干咳，咽燥咯血，肌肉消瘦，且肺病及脾，子盗母气，肺脾两虚，食少腹胀，便溏，面浮神倦，咳而气短，痰多清稀者，可选参苓白术散健脾益气，培土生金。对脾阳虚，土不生金的肺痨，治以补脾益气，可用补中益气汤加减。对胃阴虚，虚火灼金的肺痨，当滋阴养胃，壮水制火，可选益胃汤、沙参麦冬汤等。对于脾虚生湿者，又当根据寒热之不同，分别予以清热利湿，温化寒湿之品。

4. 阴阳两虚证

症舌脉：咳逆喘息，痰呈泡沫状或夹血，形寒自汗，声嘶音哑，形体消瘦，或有浮肿、腹泻等症，舌质淡而少津，苔光剥，脉微数或虚数无力。

病机分析：此型多为肺痨经久不愈，阴损及阳而致，多属本病的后期危证。肺虚气逆，则咳逆喘息，痰呈泡沫状；肺络受损，则痰中带血；脾肾阳虚，则形寒自汗，或有浮肿、腹泻等症；肺肾阴虚，声道失润，故形体消瘦，声音嘶哑；舌质淡而少津，苔光剥，脉微数或虚数无力，均为阴阳两虚之象。

治法：滋阴补阳，培元固本。

方药运用：

(1)常用方：补天大造丸加减。药用人参、黄芪、白术、山药、茯苓、当归、白芍药、熟地黄、枸杞子、紫河车、龟甲、鹿角、远志、酸枣仁。

方中人参、黄芪、白术、山药、茯苓补脾肺之气；当归、白芍、熟地、枸杞子培育阴精；紫河车、龟甲、鹿角阴阳并补，厚味填精；远志、酸枣仁宁心安神。

(2)加减：肾虚气逆喘息，配冬虫夏草、诃子、钟乳石摄纳肾气；阴虚偏重者，加麦冬、五味子滋阴补肾；心悸气短者，加紫石英、丹参镇心安神；浮肿者，加猪苓、茯苓、车前子利水渗湿；五更泄泻者，加肉豆蔻、补骨脂温肾暖脾；身体大肉尽脱者，加阿胶、猪脊髓填精补血。

(3)临证参考：本证属肺痨后期，正气耗竭，阴阳并亏，因此处方用药应掌握以下几点：一是本着"有胃气则生，无胃气则死"的原则，注意患者的食纳情况，分别采取平补或峻补法。若杳不思食，再用滋补峻剂，不仅无效，反增痞满呕恶，即使胃纳尚好，进补剂时，亦应佐以健运脾胃之品，如砂仁、陈皮、焦谷芽、焦麦芽等。二是补剂既要持平，又要有所侧重。如阴虚为主者，补阳药宜减，以防虚火上浮；阳气偏虚者，滋阴药应减，以免阳气虚陷而洞泄。三是不能忘记祛邪，同时抗痨杀虫。

5. 瘀血痹阻证

症舌脉：咳嗽咯血不止，血色暗而有块，胸痛如刺，午后或夜间发热，肌肤甲错，面色黧黑，身体消瘦，舌质黯或有瘀斑，脉涩。

病机分析：此证多因忧郁伤肝，肝气郁滞，气滞则血行滞涩，或因伤湿、暴饮、房事不节，劳役过度等原因，导致营卫失和，气机阻滞，经络阻塞，瘀血内停，复感痨虫而发。瘀阻肺络，可见咳嗽咯血不止，血色暗而有块，胸痛如刺；瘀积化热，耗伤阴津，故见午后或夜间发热；血瘀内阻，新血不生，无以荣于肌肤，故肌肤甲错，面色黧黑，身体羸瘦；舌质黯或有瘀斑，脉涩，皆为瘀血痹阻之象。

治法：活血祛瘀生新。

方药运用：

(1)常用方：大黄䗪虫丸加减。药用大黄、䗪虫、桃仁、丹参、生地黄、白芍药、杏仁、黄芩、百部、生甘草。

方中大黄、䗪虫攻下瘀血，以通其血脉，大黄并能凉血泄热，共为君药；桃仁、丹参助君药活血祛瘀，通络行血为臣；生地黄、白芍药滋阴养血，杏仁开宣肺气，通利气机，黄芩配大黄、生地清瘀热，百部止咳杀虫共为佐药；甘草和中补虚，使祛瘀而不伤气，并调和药性为使药。

(2)加减：咯血不止，色黯有块者，加三七、郁金、花蕊石化瘀止血；午后低热，盗汗者，加秦皮、地骨皮、银柴胡退虚热；胸痛明显者，加丝瓜络、郁金、延胡索理气止痛；口燥咽干者，加沙参、麦冬养阴润燥。

(3)临证参考：肺痨由瘀血致虚，或虚而兼瘀血之证者亦每有所见，临证时当辨其有无瘀血。若属因瘀血致虚者，当活血祛瘀以生新；若属虚而兼有瘀血者，当先祛其瘀，后补其虚，或用攻补兼施之法。

四、其他疗法

1. 中成药

(1)养阴清肺糖浆：每次 20ml，每日 2 次。适用于阴虚肺燥，咽喉干痛，干咳少痰，或痰中带血。

(2)阿胶：每次 3～9g。每日 2 次，口服。适用于阴血不足，肺燥咳嗽、咯血等症。

2. 单验方

(1)白及散：白及、百部、牡蛎、炮穿山甲等分研粉，如病灶有活动，百部加倍，每服 3～5g，每日 2～3 次。

(2)羊胆，烘干，研粉装胶囊，每服 1 粒，每日 3 次。

(3)宁肺散：百部、白及、三七。上药等量研末，每服 1.5g，1 日 2～3 次。具止咳止血功效。

(4)大蒜对于肺痨颇有效验，内服外用均可，或每次以 30g 佐餐，每日 3 次，或以鲜大蒜泥，置纱布上贴双涌泉穴 20～30 分钟，局部疼痛时取下。

(5)野百合、款冬花各 90g，蜂蜜 300g，共煎成膏，分为 40 次量。每日 3 次，开水送服。

3. 外治法

(1)净灵脂、白芥子各 15g，生甘草 6g，研末，大蒜泥 15g 同捣匀，入醋少量，摊纱布上，敷颈椎至腰椎夹脊旁开 1 寸半，约 1～2 小时皮肤灼热感去之。每 7 日 1 次(《理瀹骈文》，原方有白鸽黄粪 15g，麝香 0.3g)。

(2)五倍子、飞辰砂敷脐治疗肺痨盗汗：取五倍子粉 2～3g，飞辰砂 1～15g，加水成糊状，涂在塑料薄膜上敷于脐窝，用胶布固定，24 小时为 1 次。

4. 针灸

(1)体针：选太渊、肺俞、膏肓、足三里、三阴交、太溪等主穴。肺阴亏损配照海；阴虚火旺配合谷、行间；气阴两虚配脾俞、胃俞、气海；潮热配尺泽、鱼际；盗汗配阴郄；咯血配孔最；遗精配志室；经闭配血海。毫针刺，用补法。

(2)耳针：选肺区敏感点。脾、肾、内分泌、神门等，可用毫针轻刺激，留针15～30分钟，隔日1次，10次为1疗程。

(3)穴位注射：结核穴、中府、肺俞、大椎、膏肓、曲池、足三里等穴，选维生素B_1注射液100mg或链霉素0.2g，每次选择2～3穴，轮流使用。

【转归与预后】

肺痨的转归与预后，主要取决于正气的盛衰。正气较强，加以合理的治疗与适当的调养可逐渐恢复正常，正气较弱，正邪相持不下，病势起伏，形成慢性迁延；若正气大亏，病邪迅速向肺以外传变，形成新的病变；同时由肺之虚而逐渐损及脾肾心肝，形成五脏亏损。总之，增强患者体质，早期诊断，早期治疗，阻止病情恶化，是预后好坏的关键。

【护理与调摄】

一、生活调摄

1. 休息　注意适当休息，动静结合。咯血、潮热、盗汗等症状严重者，应卧床休息，好转后可适当活动，如做体操或散步等。

2. 饮食　应增加富有营养的食物，如牛肉、羊肉、甲鱼、豆浆、水果等；宜食补肺润燥生津之品，忌辛辣刺激动火劫液之品。

3. 调情志　注意病人的思想和精神调养，劝慰患者禁恼怒，息妄想，树立战胜疾病的信心及决心。

4. 慎起居，远房事。

二、辨证调护

病室应安静清洁，阳光充足，空气新鲜。

针对不同主症，加强护理。对咯血量多者，应嘱病人安静休息，消除紧张情绪，密切观察病情变化，警惕瘀血阻塞气道和气随血脱的危证发生。潮热严重者，除卧床休息外，可多饮水，多吃水果，注意病室通风。咳嗽较重者，应避免活动，保持病室通风流畅和一定湿度，避免尘埃飞扬而刺激咳嗽，必要时可服川贝粉3g，开水送下以止咳。盗汗多者，宜静少动，注意室内通风，盖被勿太厚，衣被浸湿后，应及时更换并用盐水擦身。胸痛者，应取卧位，减少活动。

【预防与康复】

一、预防

1. 防止传染　本病是一种传染性慢性疾病，加强卫生宣传教育工作，提高群众对肺痨发病原因及传播途径的认识，掌握防治知识，自觉养成不随地吐痰的习惯。对肺痨患者应做好隔离预防工作，饮食用具应分开使用，注意消毒，以避免接触传染。

2. 未病先防，已病防变，早期发现，及时治疗　对易患人群，可进行普查，一经发现要及时治疗，以防延误病情。已病的患者，不但要劝其耐心接受药物治疗，还须重视摄生，戒酒色，节起居，并适当采用饮食疗法、体育疗法等。以便早日康复，并预防病变的复发。

3. 增强体质　正常人群平素要保养正气，并可用扶助正气的药物，使正气强盛，即使接触肺痨患者也不发病，或发病较轻，不治自愈。

二、康复

1. 药物康复　在康复阶段，可继续辨证选用益气养阴、活血祛瘀的方药。如生脉散、麦门冬汤、参苓白术散、六味地黄丸、桃红四物汤等。

2. 食疗康复

(1)百合粥:鲜百合 30～50g,粳米 50g,煮熟即可,食时放入冰糖适量调匀,晨起作早餐食之。适用于肺阴不足者。

(2)珠玉二宝粥:先将生山药 60g、生薏苡米 60g 捣成粗渣,煮至烂熟,再将柿霜饼 24g 切碎,调入融化,随意食之。适用于气虚不复者。

(3)桃仁粥:桃仁(去皮实)100g,取汁和粳米同煮粥食。适用于瘀血残留者。

3. 自我疗法

(1)气功疗法:作正卧位内养功。通过平卧、放松、入静、意守、调息等,可调整脏腑,平衡阴阳,对改善患者的症状,提高机体抗病能力等,有一定的积极作用。

(2)推拿疗法:取手太阴肺经的尺泽、列缺、太渊等穴,用按、掐、揉等方法,可达到调理肺气,疏通经络,清热和中,止咳化痰的作用。

【医论提要】

肺痨之别名甚多,宋代以前之病名尤为混乱,故明代李中梓有"使学者惑于多歧"之说。大体而言,宋以前根据本病之传染性命名者,就有"尸疰"、"劳疰"、"虫疰"、"毒疰"、"鬼疰"、"热疰"、"冷疰"、"传尸"、"飞尸"等多种。"疰"之义,即如宋代陈无择《三因极一病证方论·劳瘵叙论》所云:"疰者,注也,病自上注下,与前人相似,故曰疰。"还有一部分病名,乃据症状特点而立,如"肺痿疾"、"骨蒸"、"伏连"、"劳嗽"、"急痨"、"痡痨"等。自宋代陈无择《三因极一病证方论》与严用和《济生方》列"劳瘵"专篇始,"劳瘵"(或痨瘵)之名,逐渐一统诸称,沿用至晚清。此后至今,一般称为"肺痨"。

历代医家对于肺痨的认识,大致可以分为 3 个阶段。第一阶段在汉以前,认为本病属于虚劳病的范围。如《素问·玉机真脏论》云:"大骨枯槁,大肉陷下,胸中气满,喘息不便,内痛引肩项,身热,脱肉破䐃",对本病的临床特点有了较为具体的描述;《灵枢·玉版》中"咳,脱形,身热,脉小以疾",也生动地描述了肺痨的主症及其慢性消耗表现。汉代张仲景《金匮要略·血痹虚劳病脉证并治》中"若肠鸣马刀侠瘿者,皆为劳得之"的记载,说明对本病的常见合并症也有了一定的认识。第二阶段约在汉唐时期,此期已认识到了本病具有传染性。《中藏经·传尸》即认为:"人之血气衰弱,脏腑虚羸……或因酒食而遇,或问病吊丧而得……钟此病死之气,染而为疾,故曰传尸也。"晋代葛洪《肘后方·治尸注鬼注方》进一步认识到本病的强传染性,认为其"死后复传之旁人,乃至灭门"。第三阶段是在唐宋以后,对本病的病因病机的认识及理法方药日趋系统全面。在病因上,唐代孙思邈《备急千金要方·九虫》提出"劳热生虫在肺",唐代王焘《外台秘要·卷十六》亦云"肺劳热,损肺生虫"。"肺虫"之说的提出,在肺痨病因的认识上是一个很大的进步。宋代许叔微《普济本事方·诸虫尸鬼注》认为:"……唯肺虫为急。肺虫居肺叶之内,蚀人肺系,故成瘵疾,咯血声嘶",这里的"肺虫"及后世所云之"痨虫"、"瘵虫"等,都是历代医家通过实践推断出引起本病的生物性病原。《外台秘要·卷十三》对本临床表现的观察已很详细,如:"骨蒸,其根在肾,旦起体凉,日晚便热,烦躁寝不能安,食都无味。"(虚劳骨蒸方),"骨蒸……因兹渐渐瘦损,初著盗汗,盗汗以后即寒热往来,寒热往来以后即渐加咳,咳后面色白,两颊见赤如胭脂色,团团如钱许大,左卧即右出,唇口非常鲜赤"(骨蒸方),并提到本病的合并症,"或腹中有块,或脑后近下两边有小结,多者乃至五、六",在肺痨的病机认识方面,孙思邈《备急千金要方》已将"尸注"列入肺脏病篇,也就明确了本病的病症在肺。宋代陈无择《三因极一病证方论》与严用和《济生方》均列"痨瘵"

专篇，明确地将本病从一般虚劳和其他疾病中独立出来，这在理论和实践上都是一大发展。对肺痨的病机研究最有贡献者，首推元代朱丹溪。《丹溪心法·劳瘵·附录》云：“盖劳之由，因人之壮年，气血完聚，精液充满之际，不能保养性命，酒色是贪，日夜耽嗜，无有休息，以致耗散真元，虚败精液”，强调了本病形成的内在因素，并认为本病的病机是“火盛金衰”，指出“痨瘵主乎阴虚”。明代龚廷贤《寿世保元·劳瘵》作了进一步阐述：“夫阴虚火动，劳瘵之疾，由相火上乘肺金而成之也。伤其精则阴虚而火动，耗其血则火亢而金亏”。清代李用粹在病机演变方面有所发挥，提出“痰瘀稽留”的观点，他在《证治汇补·内因门·痨瘵》中说：“痨瘵既久，其气必伤，伤则不能运化精微，痰瘀稽留，而变幻生虫。”

在本病的辨证治疗方面，宋代杨士瀛《仁斋直指方》提出“治瘵疾，杀瘵虫”的治疗方法。朱丹溪确立了滋阴降火的治疗大法，认为用药切忌大寒大热，“殊不知大寒则愈虚其中，大热则愈竭其内”（《丹溪心法·劳瘵·附录》）。元代葛可久所著《十药神书》，是治疗肺痨病的第一部专著，全书所立十方，分别有止咳、止血、补益功效，对后世治疗肺痨有较大的影响。明代李中梓《医宗必读·劳瘵》确立了“补虚以补其元，杀虫以绝其根”的治疗法则，并强调杀虫的重要性，指出“能杀其虫，虽病者不生，亦可绝其传疰耳”。现代中医对于本病的治疗，亦积累了不少经验。吴圣农认为，本病病位虽在肺，但是病情的轻重进退，却与肾脾肝三者密切有关，而肾阴虚损又是肺阴不足、肝火偏胜、脾胃受克而致正不胜邪的总枢机，所以吴氏治疗本病，虽然辨证分型各有侧重，有肺阴不足、邪火内炽型和肾阴亏损、木火刑金型以及脾胃虚弱、土不生金型之分，但滋肾、泄肝、健脾总是随时照顾的。洪广祥认为，本病的活动期，多属阴虚；静止期多属气虚、阳虚；结核病灶损坏肺组织，有严重肺功能障碍者，多属阴阳两虚。从整个病程而言，多以阴虚为主。在治疗大法上，主张早期重在滋养肺阴，中晚期突出补益脾肾。临床采用补虚与杀虫，局部治疗与整体治疗相结合的方法，达到增强机体抗病能力和抑制或杀灭结核杆菌的目的。常用基本方为：百部30g，十大功劳叶、夏枯草、猫爪草各15g，淮山药30g，黄精、百合各15g。水煎服，每日1剂，总疗程为6个月，本方对浸润型肺结核有较好效果。并注意随症加减。洪氏认为，保护胃气，振奋脾胃，是本病治疗的重要环节。并认为，如果祛瘀药在本病治疗中用之得当，常可收到良效，一类是祛瘀活血药，主要用于对抗痨药产生耐药性的病例，常用药为桃仁、赤芍、地龙、鳖甲、郁金、丹参、土鳖虫等；一类是祛瘀止血药，主要用于因瘀血留滞而致反复咯血的病人，常用药为田三七、蒲黄、茜草、大黄、桃仁、赤芍等。朱良春治疗慢性纤维空洞型肺结核，从辨证与辨病相结合的角度出发，自制“保肺丸”，既能养阴补肺，泄热止血，又可化瘀散结，推陈致新，标本兼顾，促使病灶吸收，空洞闭合，收效较为满意。其组成为：蒸百部、炙僵蚕各300g，白及、制首乌各450g，地鳖虫、紫河车各150g，共研细末，另以生地榆、葎草、黄精各450g，煎取浓汁泛丸如绿豆大，每服6g，每日3次，食前服。

本病的转归与预后，与正气的强弱、病情的轻重、治疗的早迟密切相关。《明医杂著·痨瘵》就认为：“此病治之于早则易，若到肌肉消铄，沉困着床，脉沉伏细数，则难为矣”，“轻者必用药数十服，重者期以岁年”。李用粹《证治汇补·内因门·痨瘵》指出：“大抵虚痨之病，两颧赤者死，喉哑失音者死，大肉脱尽者死，泄泻不食者死，一边眠者死，咳吐白血者死，气促难眠者死，浊溺精脱者死，面目黧黑者死，下部忽发痈肿者死，病后忽患痔漏者死，参芪不受补者死，喉痛不能药者死。”对于本病的预防和调摄，《明医杂著·痨瘵》指出：“然必须病人爱命，坚心定志，绝房室，息妄想，戒恼怒，节饮食，以自培其根，否则虽服良药，亦无用也。”《证治汇补·内因门·痨瘵》也认为“心神宜怡静而无躁扰，饮食宜适中而无过伤，风寒暑湿之宜避，行立坐卧之有常……”。诚如近贤孔伯华所云：“须知肺痨并非不治之证，更非不能根治之证。……只要解除畏惧心理，抱定愉快精神，则确能就痊，可使必已，不然，则将药石无灵，良医弗能为力也。此病家不可不知者”。（《孔伯华医集·肺病解》）

【医案选粹】

案一

曾治南邑张配先，其家殷实。年三十患劳瘵，前医乃用全真滋膏治之，一载无功。病在垂危，伊舅宋肇堂代为请视。诊之两寸浮大而空，余脉沉微，面部黑黯，毛发干燥，肤无润泽，形神俱疲，声哑无音，欲咳气紧，步履维艰。余曰：“足下初患三阴虚寒之症，法当驱阴回阳。医者不知分经辨症，一味滋阴，以致阴愈长而阻愈亏，种种难明之疾具矣。然欲治之，非数百剂之汤药，数十斤之丸饵不可。问愈期以年许，不可以月计，仆方认劳也。”彼曰：“贱躯十死，祇冀一生耳，先生怜而救之，敢不惟命是听。”爰与补中益气汤，加麦冬、五味、茯苓、半夏、诃子、杏三十余剂，病未增减。又与前药三十剂，兼服八味丸加鹿茸去附子十二斤，咳声虽小，其音清亮。又三十剂，其气渐平。又服十全大补四十剂，前丸十二斤。是时冬至，明年仲春，汤丸服毕，皮肤光泽，声音和谐，欢笑如旧矣。又与人参养荣汤六十剂，前丸十二斤，又明年春，病已全愈。彼曰：“再服一年，庶免后患。”余曰：“善。”又与补中益气四十剂，以滋化源，龟鹿地黄丸十六斤，滋补肝肾，至今十五载而无恙。计服汤药二百三十剂，丸饵五十二斤，此服药之最有恒者，予亦遇之罕也。可为较量锱铢，不知爱身惜命者示。

（方略著．陈嘉训点校．尚友堂医案．上海：上海中医学院出版社，1993：89）

案二

俞某，女，31岁，初诊日期：1963年5月10日。

患肺结核3年，伴肺不张，长期用抗痨药物治疗，未见效果。经常咯血，午后潮热，咳嗽痰稠，右胸隐痛，肝区作胀，面浮神疲，形瘦色萎，不思纳谷，大便干结。舌质淡胖，尖有红刺，脉细。

辨证：肺脏气阴不足，肝经气火有余，脾胃运化不健。

治法：益肺气，健脾胃，佐以肃肺、顺气、清热之法。

方药：炙黄芪9g，炒白术9g，炙甘草3g，杏仁9g，陈皮4.5g，半夏4.5g，蒸百部9g，知母9g，青蒿子4.5g，炙鸡金4.5g。

服药后，症状逐步改善，此方连服50余剂。

9月20日（二诊）：迭进益气养阴、清肺顺气、调和脾胃之法，低热已平，胃纳较佳，大便正常，但尚不劳累，容易引起潮热。近二三月来，面色润泽，体重增加十余斤，乃佳象也。咳嗽减而未除，肝区有时作胀。舌淡尖红，脉细，为气阴尚亏之象。再拟滋阴清肺、疏肝和胃之法。

南沙参12g，炙甘草4.5g，桑叶皮各9g，银柴胡4.5g，元参9g，青蒿9g，白蒺藜9g，海蛤壳12g，白前薇各9g，淡竹茹4.5g，陈皮4.5g，广郁金9g。

（上海中医学院附属龙华医院编．黄文东医案．上海：上海人民出版社，1977：27-28）

案三

宋某，男，27岁。咳嗽已半年，音哑近四个月，经天津市立结核病院检查为浸润性肺结核。现症：咳嗽不多，音哑喉痛，食欲不振，腹痛便溏，日渐消瘦。舌苔白垢，脉象滑细。

辨证立法：久嗽不愈，伤及声带遂致发音嘶哑。肺与大肠相表里，肺气不宣则腹痛便溏。脾胃不强则消化无力，食欲减退，营养缺少，身体消瘦。幸无过午潮热夜间盗汗之象，阴分未见大伤，尚冀恢复可期。拟清肺健脾以治。处方：

炙白前5g 炙紫菀5g 半夏曲10g 炙百部5g 化橘红5g 枇杷叶6g 炒杏仁6g 野於术5g 土杭芍10g 焦苡仁6g 紫川朴5g 云茯苓10g 冬桑叶5g 苦桔梗(生炒各半)6g 凤凰衣6g 诃子肉(生煨各半)10g 粉甘草(生炙各半)3g

二诊：服药2剂，大便好转，日只一次，食欲渐增，咳嗽甚少，喉痛减轻，音哑如旧，仍遵前法治之。前方去桑叶，加南北沙参各6g，炒苍术6g。

三诊：前方服4剂，大便已正常，食欲增强，精神甚好，咳嗽不多，音哑虽未见效，但喉间已不发紧。处方：

诃子肉(生煨各半)10g 苦桔梗(生炒各半)6g 粉甘草(生炙各半)3g 炙白前5g 化橘红5g 黛蛤散(马勃5g同布包)6g 炙百部5g 炒紫菀5g 炒苍术6g 云茯苓10g 白杏仁6g 炒白术6g 紫川朴5g 凤凰衣5g 土杭芍10g

四诊：前方服4剂，现症尚余音哑未见显效外，它症均消失，拟专用诃子亮音丸治之。

处方：

诃子肉(生煨各半)30g 苦桔梗(生炒各半)30g 粉甘草(生炙各半)30g 凤凰衣15g

共研细面，冰糖120g熬化兑入药粉作糖球，含化服之。

(施今墨著．施今墨临床经验集．北京：人民卫生出版社，1982：43-44)

【现代研究】

肺痨相当于西医学中的肺结核，目前我国肺结核病的疫情仍较严重。近年来，应用中医药治疗本病的报道日渐增多，在病因病机、临床治疗等方面均取得了进展，现综述如下：

一、病因病机研究

1. 病因　洪广祥[1]认为肺痨的致病因素，主要有两个方面。一为感染痨虫，一为正气虚弱。痨虫和正气虚弱两种病因，可以相互为因。肺痨发病原因主要是人体气血精津内虚，痨虫乘虚袭人，感受为病。由于痨虫从口鼻吸入，直接侵蚀肺脏，可出现干咳、咯血等肺系症状。何任[2]认为肺痨病程缓慢，并有传染，多由于劳伤正气，正不胜邪，而感受痨虫所致。

2. 病机　本病的发病部位主要在肺。由于脏腑之间关系密切，肺病日久可以进一步影响到其他脏器，故有“其邪展转，乘于五脏”之说。其中与脾肾两脏的关系最为密切[1]。临床总以肺阴亏损为多见，故可将其将其病机概括为“火乘金位”。病情迁延日久，阴损及阳，元气耗损，阴阳两亏，其虚损不仅在肺，久则累及脾肾。

二、证候学与辨证规律研究

雷芳玉等[3]针对肺结核病人出现的各种症状，结合体征、舌苔、脉象等，区别出肺阴虚、肺气虚、肺阳虚、肺肾阴虚、肺脾两虚、肝火刑肺、心肺两虚、阴亏阳损8个主要证型。高冰等[4]结合支气管纤维镜下表现辨证，通过对140例确诊的支气管结核的镜下观察，可以分为热毒郁肺、血败肉腐型，气滞血瘀、痰凝湿阻型和气血不足、气阴亏虚型。根据中医理法可以制定相应的治疗方法，提高中医药的疗效。张艳萍[5]将肺痨患者分为脾虚、阴虚肺热、阴阳两虚等证型进行辨证施护，促进患者康复。王新元等[6]将26例小儿肺门淋巴结核活动期分二型抗痨加中药治疗，分为阴虚肺燥型和肺脾气虚型。

三、治则治法研究

补虚培元、抗痨杀虫为治疗肺痨的基本原则。补虚，复其真元，杀虫，绝其病根。根据体质强弱分别主次，但尤需重视补虚培元，增强正气，以提高抗病能力。调补脏器重点在肺，并应注意脏腑整体关系，同时补益脾肾[1]。何任[2]强调肺痨之补虚，主要是补阴虚，以滋阴为主。火旺者兼以降火，略助以益气。亦有少数兼见阴阳两虚者，则兼顾之。王海彤[7]强调本病急性期应当注意祛邪，比如火、热、痰、毒、气逆等，尤其是针对火和痰，当然同时应当注意抗痨杀虫中药的配伍使用；同时要注意发病早期不要过用滋腻之品以免留邪。在扶正培元、抗痨杀虫这一基本治则下，现代医者又结合脏腑气血功能及病因病理变化提出了不同的治法分类。如雷芳玉等[3]总结治疗本病的治法有：扶正固本、抑菌祛邪、培土胜湿、滋养肝肾、活血化瘀标本兼治等。徐恕甫[8]总结肺痨诊治六法：补肺体、宣肺气、和肺络、理劳伤、调营卫、填空洞。

虽然甘寒养阴治肺痨是其常法，但应知常达变，不可拘泥。如孙其新[9]指出，肺痨病灶在肺，但波及肝脾肾；久病则气血大虚，脾肾元气动摇，肺痨潮热，乃肝脾肾虚极之假热，当遵"劳者温之"，理血痹治肺痨。且甘寒养阴易伤脾阳，苦寒泻火则可致戴阳，用之宜慎。

四、辨证用药研究

1. 健脾益肺　肺痨当培真元，首重肺脾。宿成君[10]以抗痨保肺丸(地鳖虫、紫河车、百部、制何首乌、白及、生地榆、葎草、黄精)治疗肺结核 239 例，8 个月疗程结束时，治愈 204 例，治愈率 85.136%。其中痰涂片检查，阴性 151 例，治愈 135 例，治愈率为 89.14%；痰涂片检查阳性 88 例，治愈 69 例，治愈率为 78.14%。

2. 滋阴清热　由于肺痨的主要病机为阴虚火旺，因此滋阴清热是其主要治法，近年来此法临床应用较多。如何任[2]用加味地黄丸(干地黄、天冬、麦冬、北沙参、五味子、黄柏、百部、山萸肉、牡丹皮、山药、茯苓、龟甲、平地木、仙鹤草)治肺痨效佳。吴寿山[11]总结复方柳菊片(旱柳叶、野菊花、白花蛇舌草等)治疗肺结核 302 例，结果表明复方柳菊片在抗结核、消炎、保肝护肝等方面有显著疗效。

3. 化痰宣肺　痰浊是肺痨的主要病理因素之一，常配合清热解毒、益气养阴等法应用。李庆生等[12]用自拟消核散(消核散由生地、白芍、山药、沙参、川贝母、甘草、大力子、葶苈子、百部、法半夏、陈皮、丹参等)治疗肺结核 50 例，治愈 35 例，好转者 13 例，无效 2 例，总有效率为 96%。

4. 活血通络　肺痨迁延，久病入络留瘀，因此活血通络法在本病中的应用近年受到重视。刘艳科[13]研究发现具有养阴通络作用的结核方(黄精、百合、百部、白及、白芥子、前胡、田三七、丝瓜络、知母等)能提高阴虚血瘀型结核患者外周血 T 淋巴细胞亚群水平，调节免疫功能，使免疫增强。

5. 化瘀止血　咯血是肺痨的常见并发症，治疗首当止血、次以化瘀，补气摄血以散其后。陈子昂等[14]用抗痨＋中药(月华化血丹：天冬、麦冬、生地、熟地、山药、百部、北沙参、川贝母、阿胶、三七、仙鹤草、白及、花蕊石，或加云南白药)＋山莨菪碱治疗肺痨咯血患者属肺阴亏损证者 72 例，结果总有效率为 95.83%，表明中西医结合治疗肺痨咯血见效快、疗效确切。

6. 其他疗法　郭尧杰等[15]运用计算机对古医籍中针灸治疗痨瘵的文献资料进行系统全面的统计、归纳和分析，结果表明治疗痨瘵多取上背部、胸脘部和小腿阳明经穴以宣肺健脾抗痨；取小腹部任脉穴和下背部肾俞等穴以益肾抗痨。临床多用灸法，也采用针刺及其补泻手法和刺血疗法。并提出临床治疗的参考处方。

参 考 文 献

[1] 洪广祥．肺痨辨治与用药经验[J]．中医药通报，2008，7(3)：6-8.

[2] 何任．肺系病证诊治说略[J]．浙江中医学院学报,2003,(2):19.

[3] 雷芳玉,刘定安,王博．肺结核辨病论治与辨证施治[J]．陕西中医,2006,27(4):454-455.

[4] 高冰,卢家泉,袁希彦,等．140 例支气管结核纤维支气管镜镜下中医辨证分型初探[J]．医药世界,2006,(12):33-35.

[5] 张艳萍．秋季老年肺痨患者的辨证施护[J]．湖北中医杂志,2002,24(7):55-56.

[6] 王新元,张洪辉．杨丽宏中西医结合治疗小儿肺痨病 26 例体会[J]．四川中医,2002,20(12):47-48.

[7] 王海彤．中医内科学肺痨教学疑难点讲授思路的探讨[J]．中医教育,2007,26(3):62-64.

[8] 陶永．徐恕甫肺痨诊治六法[J]．安徽中医临床杂志,2001,13(5):385-386.

[9] 孙其新．肺痨阴阳气血虚——李可学术思想探讨之六[J]．中医药通报,2007,6(5):16-18.

[10] 宿成君．抗痨保肺丸治疗肺结核临床观察[J]．吉林中医药,2007,27(7):23-24.

[11] 吴寿山．复方柳菊片治疗肺结核 302 例临床验证报告[J]．实用临床医学,2001,22(3):304-305

[12] 李庆生,李宝枝,杨英．消核散治疗肺结核 50 例[J]．湖北中医杂志,2002,24(6):42.

[13] 刘艳科．结核方对阴虚血瘀型肺结核病患者 T 淋巴细胞亚群的影响[J]．湖南中医杂志,2005,21(3):22-23.

[14] 陈子昂,熊志华,陈立荣,等．中西医结合治疗肺痨咯血 72 例临床观察[J]．北京中医药大学学报(中医临床版),2006,13(1):14-18.

[15] 郭尧杰,顾杰,刘立公．痨瘵的古代针灸治疗特点分析[J]．中国针灸,2005,25(2):135-137.

第八节 肺 癌

【定义】

肺癌是正气内虚,痰浊瘀毒胶结于肺所致的肺部原发性恶性肿瘤,以呛咳,痰血或咯血,胸痛,发热,声音嘶哑,消瘦等为主要临床表现。

【范围】

西医学中原发性支气管肺癌等可参照本节辨证论治。

【病因病机】

一、病因

1. 正气虚损　脏腑阴阳失调,正气虚损是患病的主要内在原因。平素体虚,肺脾肾等脏虚弱均可导致肺气不足;邪毒入内,嗜烟日久,热伤阴液,房事不节而肾亏,均可导致肺阴不足。肺之气阴两虚,外邪得以乘虚而入,客邪留滞不去,气机不畅,血行瘀滞,久而成为肺部积块。

2. 饮食、劳倦所伤　饮食不节,劳倦过度而致脾失健运,不能生化输布水谷精微,从而聚湿生痰,痰贮于肺,肺气宣降失司,痰凝毒聚,积块逐渐形成。

3. 邪毒外袭　六淫邪毒,侵淫肺脏,肺失宣肃,气机膹郁,血行受阻,气滞血瘀,形成积块。

4. 情志所伤　长期精神抑郁或遭受剧烈的精神刺激,气机郁滞,血行不畅,瘀结于肺,日久结块而为本病。

二、病机

1. 发病　肺癌的发病主要是由于脏腑阴阳气血的失调,肺脏虚弱,在此基础上,痰浊、水湿、气滞、瘀血等搏结日久,积滞而成。故肺癌一般发病较缓慢,但可逐渐发展加重。

2. 病位　本病主脏属肺,但与脾肾密切相关。肺主气,司宣发和肃降,为气机升降出入之主要脏器；肺朝百脉，宗气聚于胸中，贯心脉以行呼吸，如是则气以升降出入，血以环周不休，从而营运全身。在脏腑功能失调情况下，肺脏虚弱，或感受外邪，或痰浊毒邪侵淫犯肺，气机膹郁，血行瘀滞，日久形成积块，发为本病。

虽然本病的病位主要在肺，但由于肺与脾肾关系密切，脾为生气之源，肺为主气之枢，肾为元气之根，故肺癌日久，必然可累及脾肾。

3. 病性　本病病性是本虚标实，肺、脾、肾虚为本，气滞、血瘀、痰凝、毒聚为标。

本病多发于中年以后，年迈体衰，因慢性肺系疾病，肺气耗损而不足；或长年吸烟，灼伤津液，阴液亏耗而肺阴不足；或房劳伤肾，饮食劳倦伤脾，以致肺、脾、肾俱伤，肺气、肺阴俱损，是本病的发病基础，所谓“邪之所凑，其气必虚”。“脾为生痰之源，肺为贮痰之器”，肺虚日久，子病及母而见肺脾俱病；金水相生，肺阴耗竭日久，母病及子，乃见肺肾同病。由于正气虚弱，邪毒、痰湿乘虚侵淫犯肺，或肺脾肾功能失调，瘀浊、瘀血、毒邪内生，终致气滞血瘀，痰凝毒聚，形成积块，积块既成，又进一步损伤肺气，灼耗肺阴，病情逐渐加重。

4. 病势　本病总的趋势是由表及里，由气及血，窜发不定。由于本病乃痰毒瘀滞于肺，而痰毒易于流窜，或流窜于皮下肌肤，或注于筋骨关节，或侵肝肾，或流窜于脑，故体表经络，筋骨脏腑均可受累。若肺脾肾亏耗，正气日衰，邪毒渐聚，病情进行性加重，终将正不胜邪，预后不良。

5. 病机转化　初起以痰浊之邪为主，痰浊壅肺，肺失宣发肃降；病程中可因痰浊郁而化热，痰热壅肺，邪热下及大肠，阳明腑实，转为腑结肺阻证；痰热内蕴，郁而成毒，邪毒迫肺，转为热毒犯肺证。部分病人亦可初起即以热毒炽盛为主，表现为热毒犯肺证。病久则正气日衰，邪毒渐聚，积块增大，进一步侵蚀肺脏，耗损气阴，表现为虚实夹杂之证，或以正虚为主，或以邪实偏盛。正虚因脏腑、阴阳、气血之虚而有区别，邪实亦因气滞、血瘀、痰凝、毒聚而有偏重。

肺癌病因病机见图 1-8。

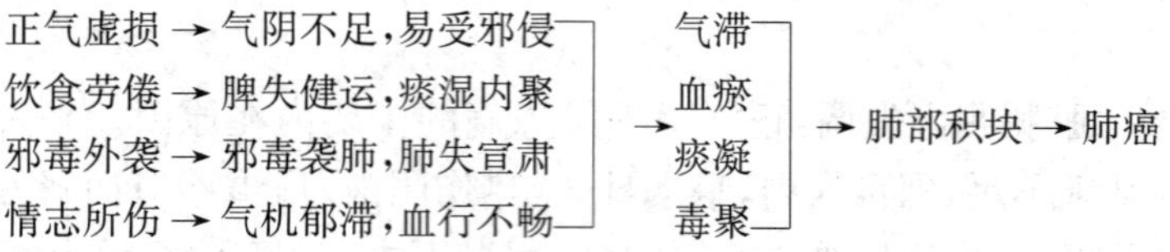

图 1-8　肺癌病因病机示意图

【诊断和鉴别诊断】

一、诊断依据

参照 1999 年本书第 1 版有关本病的诊断依据。

1. 以刺激性咳嗽，痰中带血或咯血，胸痛，胸闷，气急，发热等为主要症状。

2. 痰液脱落细胞检查可发现癌细胞。

3. 胸部平片、CT、支气管造影等，如发现占位性病变，可协助诊断，支气管镜、同位素扫描及活体组织检查有助确诊。

4. 30 岁以上，有长期吸烟史的男性更应引起注意。

二、鉴别诊断

1. 肺痈　二者均有咳嗽、胸痛、发热等症，但肺痈急起畏寒发热，咳吐大量脓臭痰，血细胞总数及中性粒细胞数显著增高，血痰培养可分离出致病菌，结合X线等检查，不难鉴别。

2. 咳嗽　咳嗽可伴胸痛、血痰、发热等症，需与本病鉴别。结合X线、痰液脱落细胞检查，鉴别不难。

3. 肺痨　肺痨有低热、乏力、咯血等症状，咳痰的程度与病灶轻重有关。痰培养和涂片检查可找到结核杆菌，结合X线等检查，可作出鉴别。

【辨证论治】

一、辨证要点

1. 辨主症

(1)咳嗽：是肺癌比较常见的症状之一。癌肿蚀肺，痰凝毒聚，刺激气道，宣肃失司，则发生顽固性阵发性呛咳。

(2)血痰：约有半数以上病人有血痰。肺朝百脉，气滞血瘀，痰凝毒聚，肺络受损，故痰中带血，可持续数周或数月，也可间断出现，大量咯血比较少见。

(3)胸痛：轻度胸痛是肺癌较常见的症状之一，早期多表现为间歇性的、部位不固定的深部压迫感或钝痛，病情进一步发展，则疼痛持续固定而剧烈，一般止痛药无效，为邪踞正虚，气机不畅所致。

(4)发热：邪郁化热，邪毒胶结难解，此类发热虽经清热解毒，化痰止咳治疗后可暂时缓解，但常反复发作，若毒邪深伏，热势很难消退，一般呈中度热。

(5)其他症状：癌肿既成，肺失宣肃，经气不利，可出现声音嘶哑；癌肿侵蚀，还可见吞咽困难、上肢疼痛、感觉异常、肌肉萎缩等症。

2. 辨标本虚实　肺癌是在正虚的基础上发病的，因此应以正虚为本，而气滞、血瘀、痰凝、毒聚等皆属于标。本虚标实是本病的病机关键，未有仅标实而正不虚者，即使是早期患者，也均有正虚的症状出现。其实者，气滞、血瘀、痰凝、湿聚、毒火聚于肺，局部为实；其虚者，全身气血阴阳虚衰，整体为虚。

二、治疗原则

本病为正气虚损，痰气瘀毒胶结肺部的疾病，总属本虚标实，故以扶正祛邪为治疗原则。扶正培本，化痰软坚，清热解毒为其治疗大法。

值得一提的是，早期肺癌应以手术切除为主，但本病早期不易发现，大部分病人确诊已属中、晚期，而不能手术，采用放疗、化疗，其毒副作用相当明显，中西医结合治疗，常可取长补短。

三、分证论治

1. 阴虚内热证

症舌脉：咳嗽少痰或无痰，或痰少而黏，或痰黄难咯，或痰中带血，气促胸痛，心烦少寐，低热盗汗，咽干口燥，或咽干声哑，大便秘结，小便黄赤，舌质红或黯红，少苔或光剥无苔，脉细数。

病机分析：邪毒蕴肺化热或火热刑金耗伤阴液，灼伤肺肾之阴而见低热，盗汗，干咳无痰或痰少而黏，或痰黄难咯；肺络受损，则痰中带血；肺气壅阻，则气促胸痛；阴虚肺燥，津液不能上承，则咽干口燥，或咳声嘶哑；阴虚火旺，故心烦不寐，午后低热，便结尿赤；舌红，少苔或光剥无苔，均为阴虚内热之象。

治法：养阴清肺，化痰散结。

方药运用：

(1)常用方：沙参麦冬汤加减。药用北沙参、麦门冬、天门冬、百合、玄参、炙鳖甲、杏仁、百部、瓜蒌皮、桑白皮、地骨皮、山慈菇、半枝莲。

肺喜润而恶燥，以甘寒清润之沙参、麦冬为君药，养阴润肺，清热生津；配天冬、百合滋阴养肺，玄参、鳖甲滋补肾阴，肺肾同补，金水相生，共为臣药；佐以杏仁、百部、瓜蒌皮、桑白皮止咳化痰，以复肺之宣肃功能，阴虚生内热，又佐地骨皮滋阴退热，邪毒蕴肺，结而不散，又佐半枝莲、山慈菇解毒散结。

(2)加减：胸痛加郁金、三七、丝瓜络(乳香拌炒)行气活络止痛；发热不退加七叶一支花、夏枯草、蒲公英清热解毒；咯血量多加生大黄、白及凉血收敛止血；盗汗不止加牡蛎、玉米茎心、浮小麦、功劳叶养阴敛汗。

(3)临证参考：若肺肾阴虚，热毒内聚，可用清燥救肺汤合苇茎汤加减。

2. 气阴两虚证

症舌脉：咳嗽少痰，痰中带血，气短，神疲乏力，面色㿠白，恶风自汗或盗汗，口干不多饮，舌质淡红有齿痕，苔薄，脉细弱。

病机分析：热毒郁滞，耗伤气阴，肺失宣降则咳嗽少痰，气短乏力，口干不多饮；若肺络受损，则痰中带血；舌质淡红有齿痕，苔薄，脉细弱，均为气阴两虚之象。

治法：益气养阴，清热化痰。

方药运用：

(1)常用方：生脉散加减。药用黄芪、太子参、沙参、天门冬、麦门冬、五味子、杏仁、百部、川贝母、瓜蒌皮、半枝莲、龙葵。

方中黄芪、太子参益气化津，实卫气而止汗保津，为君药；沙参、天门冬、麦门冬、五味子养阴生津，共为臣药；佐以杏仁、川贝母、百部、瓜蒌皮润肺止咳化痰，半枝莲、龙葵泻火解毒抗癌。综观全方，以益气、生津保肺为主，兼顾清热化痰，解毒抗癌，扶正不忘祛邪之意。

(2)加减：气虚甚者，加西洋参、山药；咯血者，加白及、白茅根。

(3)临证参考：本证偏脾肺气虚者，宜健脾益气，可酌加化痰之品；偏肺肾阴虚者，宜养阴润肺为主，不可妄用温燥。

3. 阴阳两虚证

症舌脉：咳嗽痰少，胸闷气急，动则喘促，面色㿠白，腰膝酸软，畏寒肢冷，舌质淡红，苔薄白，脉象沉细。

病机分析：肺肾阴虚，日久常可阴损及阳，致肾阳虚衰而见面色㿠白，腰膝酸软，畏寒肢冷；肺虚宣肃失常则咳嗽痰少，胸闷气急，动则喘促；舌质淡红，苔薄白，脉象沉细为阴阳两虚之象。

治法：补肾益肺，阴阳两调。

方药运用：

(1)常用方：沙参麦冬汤合赞育丹加减。药用北沙参、天门冬、生地黄、玄参、熟地黄、淫羊藿、肉苁蓉、补骨脂、锁阳、巴戟肉、菟丝子、蟾皮、半枝莲、蚤休。

方中北沙参、天门冬补养肺阴；生地、玄参、熟地滋肾养阴；淫羊藿、肉苁蓉、补骨脂、锁阳、巴戟肉、菟丝子温肾补阳；蟾皮、半枝莲、蚤休清热解毒，化痰散结以消癌肿。

(2)加减：阴虚明显者，可加山茱萸、龟甲、女贞子；伴气虚者，可加黄芪、人参、黄精。

(3)临证参考：本证亦可选用生脉散合二仙汤化裁。

4. 气滞血瘀证

症舌脉：咳嗽不畅，胸胁胀痛，痛有定处，大便秘结，唇甲紫黯，舌质黯红或青紫或有瘀点、瘀斑，苔薄黄，脉细弦或涩。

病机分析：气滞血瘀，痰瘀互结，气机不利，则咳嗽不畅，胸胁胀痛或剧痛，痛有定处，唇甲紫黯；舌质黯红或青紫有瘀点瘀斑，苔薄黄，脉细弦或涩均为气滞血瘀之象。

治法：理气活血。

方药运用：

(1)常用方：复元活血汤加减。药用酒大黄、柴胡、八月札、郁金、莪术、丹参、王不留行、桃仁、炮穿山甲、天花粉。

方中大黄活血祛瘀，荡涤留瘀败血，使之下行，柴胡疏肝调气，以解郁结，一升一降，相辅相成，共为君药；臣以八月札、郁金疏肝理气，再配莪术、丹参、王不留行、炮穿山甲、桃仁活血祛瘀；佐以天花粉入血分消瘀散结，兼养血润燥，使瘀祛而不伤正。

(2)加减：痰夹血块者，加生侧柏叶、仙鹤草凉血止血；邪毒结肺，痰黏难咯，可加蚤休、干蟾皮、铁树叶解毒散结。

(3)临证参考：本证亦可用血府逐瘀汤加减。

5. 脾虚痰湿证

症舌脉：咳嗽痰多，胸闷气短，纳少腹胀，神疲乏力，舌质淡胖有齿痕，苔白腻，脉濡缓或濡滑。

病机分析：脾气虚弱，脾失健运，水谷精微不能生化输布，则蕴湿生痰，或肺气虚弱，津液失于输布，津聚为痰，痰贮于肺，则痰凝气滞而见咳嗽痰多，气短胸闷，纳呆，大便溏薄；脉滑或濡滑，苔白腻，舌质淡胖有齿痕为脾虚痰湿之象。

治法：益气健脾，理气化痰。

方药运用：

(1)常用方：六君子汤加减。药用党参、生白术、茯苓、陈皮、清半夏、薏苡仁、白扁豆、山药、神曲、紫菀、款冬花、半枝莲、鱼腥草、山慈菇。

方中党参、白术、茯苓、薏苡仁、白扁豆、山药、神曲益气健脾化湿，使痰无所成；紫菀、款冬花、半夏肃肺化痰；陈皮理气燥湿，使气顺则痰消；半枝莲、鱼腥草、山慈菇解毒抗癌。

(2)加减：若痰湿较重，不得温化者，可予温肺化痰之品，如麻黄、白芥子、干姜之属，但用量不宜过大。

(3)临证参考：本证痰浊偏盛者，可用导痰汤加味。虚甚者，加紫河车；脾肺气虚日久累及于肾，而见腰痛者，加杜仲、枸杞子、淫羊藿、补骨脂、山萸肉；胸痛者，加吞西黄丸。

四、其他疗法

1. 中成药

(1)养阴清肺糖浆：每次 20ml，每日 2 次，温开水送服。适用于肺热阴虚，肺癌患者出现干咳无痰，咽干口燥，五心烦热，盗汗，舌红少苔或无苔，脉细数。

(2)生脉饮：每次 10ml，每日 3 次。适用于肺癌日久，气阴两伤。

2. 单验方

(1)肺癌基本方：北沙参、浙贝母、天门冬、五味子、麦冬、蒲公英、炒山栀、紫花地丁、紫草、鱼腥草、生地、地骨皮、生地榆、百部。

(2)肺癌Ⅱ号方：苦参、鱼腥草、山海螺、金银花、白石英、白花蛇舌草、生牡蛎、夏枯草、葶苈子、沙参、百部、八月札、天门冬、干蟾皮、守宫粉。

(3)肺癌Ⅲ号方：玉竹、沙参、黄精、麦冬、鳖甲、太子参、玄参、薏苡仁、天门冬。

(4)肺癌Ⅳ号方：桑白皮、地骨皮、沙参、杏仁、麦冬、天门冬、阿胶、太子参、罂粟壳、僵蚕、鳖甲、十大功劳。

(5)清肺抗癌汤：北沙参、黄芩、鱼腥草、仙鹤草、浙贝母、当归、杏仁、前胡、天门冬、麦冬、橘皮。

(6)鸦胆子适量，制成10%鸦胆子油静脉滴乳剂，10～40ml加入5%葡萄糖注射液500ml静脉滴注，每日1次，30日为1个疗程。主治肺癌脑转移。

(7)蟾蜍胆，每次5只，每日2次，连服2个月。

3. 对症用药　在辨证用药基础上，根据症状酌情选用下列药物：

(1)咳嗽：前胡、杏仁、紫菀、川贝母、炙马兜铃。

(2)痰多：生胆南星、生半夏、礞石。

(3)黄痰：鱼腥草、淡竹沥、天竺黄、桑白皮、开金锁。

(4)痰血或咯血：仙鹤草、白及、三七、茜草根、生地榆、云南白药、黛蛤散。

(5)喘咳：炙苏子、佛耳草、蚕蛹、黑锡丹、胡颓叶。

(6)胸痛：徐长卿、延胡索、乳香、没药、全蝎、蜈蚣。

(7)胸水：葶苈子、桑白皮、龙葵、商陆。

(8)低热：银柴胡、青蒿、地骨皮、竹叶、马鞭草。

(9)高热：生石膏、寒水石、知母、鸭跖草、牛黄、神犀丹、紫雪丹。

(10)肿块：猫爪草、山慈菇、海藻、生牡蛎、夏枯草、昆布、西黄丸、小金丹。

(11)肺癌常用抗癌中草药：石上卷柏、石见穿、草河车、白英、山豆根、白花蛇舌草、夏枯草、半枝莲、生南星、守宫、岩白菜、冬凌草、黄药子、败酱草。

【转归与预后】

一、转归

本病一般早期虚损不重，正气尚强，多为实证，通过调治，病情可好转。若未控制，邪正交争，病情迁延，邪毒伤正，虚损加重，病情由轻转重。本病痰毒瘀滞于肺，如侵及肺经络脉，脉络受损，血液外溢而为咯血；邪毒内结，气血凝滞，脉络瘀阻，升降失常，水湿内聚，停于胸胁而为悬饮；由于痰毒易于留窜于皮下肌肤结于体表，亦可流注于脏腑筋膜而成癥积，着于肢节骨骼淫髓蚀骨，导致疼痛，邪毒上扰清窍导致头痛呕吐，甚则毒邪蒙蔽清窍，出现神昏肢瘫，经及时抢救，综合治疗，有时病情可得缓解，但反复多次发生者，常致血枯气脱，阴阳离决。

二、预后

肺癌患者的预后一般较差，但如中早期手术切除肿块，术后应用中药调治，可望长期生存。晚期或高龄体虚患者，以中医治疗为主，多数病人治疗后症状减轻，生命延长，有的癌肿病灶可较长期稳定或缩小，若伴有脑、肝、心包等重要脏器转移者，预后不良。

【护理与调摄】

一、护理

对本病患者应在常规护理和辨证施护相结合的基础上，采用内科分级护理。

1. 常规护理　一般情况下按内科常规护理，病情重者，则按一级护理。定时测量体温、脉搏、呼吸、血压，经常察看呼吸情况、痰量和痰的颜色。

2. 辨证施护　如热毒亢盛，肺之络脉受损，或癌瘤灶破损，出现咯血，应察看血量和血的色泽，大咯血者，应立即将患者置于头低侧卧位，并使患侧肺在下，拍背，让其将血咳出来，以防止血液阻塞气道，造成窒息死亡。对于有骨关节疼，特别是骨转移的病人，翻身或移动应轻柔，切忌动作粗暴，以免加重病人痛苦，甚或造成病理性骨折。对昏迷或病情严重者，应经常帮助翻身，以免产生褥疮。昏迷病人，感觉迟钝，反应较慢，因此护理中应注意身旁不宜放置过热的取暖器，以防烫伤皮肤。

如因化疗药物外渗，发生静脉炎或皮肤溃烂者，可用金黄膏或生大黄粉调敷患处，敷上消毒纱布。对于饮食少、发热、呕吐或经常用脱水剂和利尿剂者，应记出入量，注意水、电解质平衡。

二、调摄

1. 调情志　医护人员应热情鼓励病人配合治疗，同时应尽量让患者心情开朗，对情绪急躁之患者，应劝其安心静养，并告之烦躁易怒不仅会加重病情，甚至还有引起咯血的危险。

2. 慎饮食　忌辛辣刺激之物。阴虚病人，可嘱其常服百合薏苡仁粥、银耳汤；气血或气阴两虚病人，可常服黄芪枸杞薏苡仁汤，亦可用赤豆、扁豆、莲子等熬汤服。鼓励患者多吃香菇、蘑菇、海带等食物。

3. 慎起居，避风寒。

【预防与康复】

一、预防

本病虽然尚无确切的方法可以预防，但只要增强机体抗病能力，避免致癌因素的长期刺激，是可以降低发生率的。

1. 禁止或控制吸烟　应积极宣传吸烟的害处，宣传戒烟可降低肺癌的发生率。对 45 岁以上，每日吸烟 20 支以上的人要定期查体。

2. 改善工作环境　无机钾、焦油、煤焦、铬等有致癌作用，因此应避免或减少接触上述致癌物质，以降低肺癌发病率。

3. 预防电离辐射　电离辐射也是一个肯定的致肺癌因素，所以应严格制定和执行有关的安全操作规程，加强防护，防止放射性物质进入人体或污染环境。

4. 药物预防　适用于上皮细胞增生，产生间变细胞的患者，坚持服用维生素 A、维生素 C；肺气虚弱者，可常服用玉屏风散，防止呼吸道反复感染。

二、康复

1. 药物康复　在康复阶段，应继续辨证选用益气养阴、健脾化湿、温肾纳气的药物，如人参、黄芪、党参、白术、茯苓、沙参、天门冬、麦门冬、五味子、山药、淫羊藿、菟丝子等。

2. 食疗康复

(1)脾虚不复：食用山药粥：山药 60g，玉米 90g，清水 1000g，共煮成粥糊，分次饮入，具有调中开胃，益肺宁心之功。亦可食用薏苡仁红枣粥：薏苡仁 30g，红枣 8 枚，糙糯米 60g，红糖 60g，共煮成稀粥食用。具有健脾补肺，益气养血的作用。

(2)气阴两虚：食用燕窝粥：燕窝 6g，糯米 60g，冰糖 90g，清水 1000g，煮成粥食用。具有养阴润燥，补气培中之功。

(3)阳虚不复：食用老姜山药粥：面粉 3000g，山药 1500g，鸡蛋 10 只，老姜 5g，豆粉 200g，盐、味精、胡椒粉、猪油、葱各适量，烧成面粥食用。具有补肾益精、健脾补肺之功效。还可食用海参粥：水发海参 15g，糯米 60g，冰糖 12g，清水 1000g，煮成粥食用。具有补肾利水之功。

【医论提要】

虽然由于历史条件的限制，中医对于癌证的认识尚未形成一门专科，但自《黄帝内经》始，历代医家在临床实践中，对一部分恶性肿瘤的主要症状已有了较为详细、准确的描述，提出了一些行之有效的治疗法则，并记载了相当数量的医案。《灵枢·刺节真邪》有“筋溜”、“肠溜”、“昔瘤”等记载；《难经·五十五难》有对“积、聚”的论述；晋·葛洪《肘后备急方·卷之四·治卒心腹癥坚方第二十六》，其中之“癥坚”，大致相当于现在所说的癌肿。“癌”作为病名出现，最早见于宋代东轩居士《卫济宝书·痈疽五发·一曰喦》：“喦疾初发，却无头绪，……”，其中“喦”与“癌”通，但此处所称“喦疾”的症状，与恶性肿瘤并不完全符合，只是属于痈疽五发的一种。而在其后150年，宋代杨士瀛在《仁斋直指附遗方论·卷二十二发癌方论》指出：“癌者上高下深，岩穴之状，颗颗累垂……毒根深藏，穿孔透里，男则多发于腹，女则多发于乳，或项或肩或臂，外症令人昏迷”。这些论述，与恶性肿瘤的表现极为相似。

历代医家对于肺癌类似证候的记载，散见于“咳嗽”、“咯血”、“积聚”、“肺痿”、“肺痈”、“肺疽”、“胸痛”等病证的资料中，尤与“肺积”、“息贲”相似。《素问·咳论》的“肺咳之状，咳而喘息有音，甚则咳血；心咳之状，咳则心痛，喉中介介如梗状，甚则咽肿喉痹；肝咳之状，……”，在肺癌中均可见到。《金匮要略·肺痿肺痈咳嗽上气病脉证治》中“寸口脉数，其人咳，口中反有浊唾涎沫”的肺痿，“咳即胸中隐隐痛，脉反滑数，……咳唾脓血”的肺痈，也可见于肺癌病人。《素问·玉机真藏论》所述之“大骨枯槁，大肉陷下，胸中气满，喘息不便，内痛引肩项，身热脱肉破䐃”等症状，颇似肺癌晚期之表现。《难经》所称“肺之积，名曰息贲，在右胁下，覆大如杯。久之已，令人洒淅寒热、喘咳、发肺壅……”及晋·王叔和《脉经》“诊得肺积脉浮而毛，按之辟易，胁下气逆，背相引痛，少气善忘，目瞑，皮肤寒，秋差夏剧。主皮中时痛，如虱喙之状，甚者如针刺，时痒，其色白”等描述，与晚期肺癌，肝、淋巴管转移引起的腋下及锁骨上淋巴结肿大的体征以及皮下组织转移颇为相似。

对于肺癌病因的认识，古人认为，既有六淫邪毒犯肺的外因，又有七情饮食所伤的内因。如宋代严用和《济生方》云：“积者，生于五脏六腑之阴气也……此由阴阳不和，脏腑虚弱，风邪搏之，所以为积……”，“忧思喜怒之气，人之所不能无者，过则伤乎五脏。逆于四时，传克不行，乃留结而为五积”；金代张从正《儒门事亲·五积六聚治从郁断》认为：“积之成也，或因暴怒喜悲思恐之气，或伤酸苦甘辛咸之食，或停温凉热寒之饮，或受风暑燥寒火湿之邪”。另外，古人也认识到，正虚是发病的基础，如金代张元素《活法机要》云：“壮人无积，虚人则有之。脾胃怯弱，气血两衰，四时有感，皆能成积”。明代李中梓《医宗必读·积聚》亦强调“积之成也，正气不足，而后邪气踞之，如小人在朝，由君子之衰也”。总之肺癌的发生，是在脏腑正气亏损的基础上，外感六淫邪毒，内伤七情饮食，导致肺气宣降失司，津液不布，积聚成痰，痰凝气滞，血行受阻，瘀血留结而成。

近现代的中医工作者，在运用中医药防治肺癌方面，进行了大量临床探索，并取得了不少宝贵的经验。孙秉严认为，癌的发生，虽是人体脏腑阴阳失调，六淫、七情、外伤等因素诱发的结果，但上述致病因素，使体内产生寒性或热性瘀滞后，又能产生一种“毒”，由于毒的日积月累，才引发了癌。毒虽不可见，但有“象”表现于局部或全身。所以癌症是一种全身性的病变，肿物是其局部表现。治疗上采用破瘀滞，攻毒结，兼顾整体，标本共图的方法。孙氏并在四诊基础上，独创“三印、两触、一点”诊法，大大提高了辨证用药的准确性。经过临床反复验证，孙氏总结出三印（指甲印、舌齿印、腮齿印）辨寒热，两触（触摸耳甲腔、耳甲艇部位的肝脾区有无增厚、压痛、硬结；触摸胃脘和脐左旁开一寸之处有无压痛）辨肝郁的有无及程度，一点（全身皮肤白斑的有无及多少）辨毒结的有无及程度的诊断方法，准确率颇高。陈树森认为，运用中医药治疗肺癌必须处理好辨病与辨证，整体与局部，祛邪与扶正的3个关系，以中药为主的综合治疗，大多用于晚期不能手术，不能放、化疗的病人，或放、化疗的间歇期，患者脾胃尚可，此时当以祛邪为主，扶正为辅，兼顾脾胃。常用的基本方药有：对于未分化癌，用龙葵30g，白英30g，白花蛇舌草30g，雷公藤15g，干蟾皮9克；对于腺癌，用乌骨藤30g，槲寄生30g，前胡15g，苦参15g，山慈菇15g；对于鳞癌，用牛蒡子20g，广豆根15g，蔓荆子或叶30g，天冬30g，半枝莲30g，并随证加减。手术后，以虚证多见，陈氏治疗以扶正为主，清理余毒为辅，常以党参、黄芪、白术、茯苓、北沙参、红枣、陈皮、生姜为基本方加减；放疗时的反应多见热毒伤阴，在放疗开始时，即用天冬、麦冬、玄参、女贞子、北沙参、石斛、白芍、银花、茜草根、黄芪等；化疗时的反应，以药毒伤及气血、脾胃、肝肾为多，常用药物有党参、黄芪、白术、茯苓、甘草、陈皮、女贞子、补骨脂、当归、生姜、红枣。陈氏强调，在用药过程中，要始终注意攻不能过，过则伤正；补不宜滞，滞则有碍脾胃。一般认为，肺癌的发生主要与正虚邪实有关，但正虚有气、血、阴、阳不足之分，诸多医家，对于阳虚鲜有论及。喻全渝认为，阳虚是本病正虚的关键，而直接与邪实的产生和发展有关。在治疗上，以温阳而又散寒之药为主，辅以养阴益气，化痰通瘀，解毒散结之品。温阳散寒药的剂量强调超常，给药途径采取汤剂与针剂相结合。采用温化法的病人，肺脾两虚型用制附片120g，黄芪、王不留行各30g，桂枝、大枣各15g，莪术12g；肺肾两虚型用制附片120g，王不留行30g，二冬各15g，阿胶、莪术各12g，并均加用由生附子、生川乌、生南星等药制成的复方三生针肌注。从临床疗效看，温化重剂在使用过程中，没有明显伤阴化燥或癌块加速扩散等并发症出现，也没有心、肝、肾功能损害等毒副作用，相反，从多角度分析，疗效均高于单纯使用益气养阴、化痰祛瘀的病人，提示温化法有进一步探讨之必要。周岱翰认为，支气管肺癌的整个临床过程，皆贯穿着痰、热、虚三字。痰，在肺癌的发病中，常与脾虚痰湿、肺郁痰瘀有关，而肺癌病人之种种症状，亦痰之为患，故肺癌的治疗离不开痰，常选用的治痰药有苡米、半夏，肺癌淋巴结转移（痰核流窜）用海藻、昆布；肺癌脑转移（痰迷清窍）用蜈蚣、守宫；肺癌合并胸水（痰饮泛滥）用葶苈子、槟榔。热邪灼肺是肺癌的病因之一，痰热郁肺，或用败酱草、鱼腥草、鲜芦根、冬瓜仁、葶苈子之属，或泻大肠腑实以清热平喘，选大黄、枳实、莱菔子；热伤肺络，迫血妄行，可选用茅根、旱莲草、仙鹤草或栀子炭、鲜小蓟、鲜藕汁。虚，主要为肺阴及肺气之虚。补肺气，宜人参、北芪、五味子；养肺阴用麦冬、燕窝、生地黄。而西洋参，独兼益气养阴之功。

【医案选粹】

案一

徐某，男，62岁，工人。1989年3月14日初诊。

自诉曾于1988年12月初，发生胸痛咳嗽，咯痰带血，夜间尤甚，伴胃脘闷痛，口中有皮蛋样气味，食欲不振，形体日渐消瘦，精神倦怠，四肢乏力，舌苔黄白而腻，舌质红，小便微黄，大便稀溏，脉沉细弱。胸片除外肺结核，并于1989年1月10日，在南昌某医院作CT及胸片断层检查确诊为右肺未分化癌。中医诊断为“肺积”、“肺癖”。辨证为肺脾两虚，肺虚痰阻，脾虚气滞，湿热积聚，血郁气阻，致成肺积（肺肿瘤）。在当地治疗罔效，专程前来诊治。治以扶正祛邪，清热化湿，攻坚破瘀，理气豁痰：处以：

南沙参15g　北沙参15g　山药15g　半枝莲30g　白花蛇舌草30g　鱼腥草30g　茯苓10g　枳壳9g　薤白10g　全瓜蒌30g　薏苡仁15g　石上柏10g　白英30g　龙

葵 30g　桃仁 10g　石见穿 15g　半夏 9g　生南星 15g　侧柏叶炭 15g。

日服 2 剂。

复诊：上方服 8 剂后，咳嗽减轻，痰血亦少；上方去桃仁，加冬瓜仁 30g、杏仁 9g，又服 8 剂，胸闷痛减轻，加丹参 15g。至 1989 年 5 月共服 150 剂，给予胸片复查，提示：右胸 6～7 肋处，肿瘤明显缩小，仅见鹌鹑蛋大，咳嗽胸痛，因诸证消失，睡眠及食欲均佳，精神亦振，舌苔薄白，舌质淡，脉沉细弱。上方去南、北沙参，加党参、北黄芪各 15g，每日 1 剂，服 4 个月再复查。同年 9 月 30 日，再作胸片复查，右胸 6～7 肋处，圆形阴影消失，诸症息平。

（史宇广，单书健主编．当代名医临证精华·肿瘤专辑．北京：中医古籍出版社，1992：149）

案二

陈某，男，58 岁，商业工作者。1963 年 10 月 15 日初诊。

患者于 1963 年 10 月在上海胸科医院经 X 线胸片及痰液检查，诊断为"右上肺尖段癌"。

患者 2 月前开始发热、咳嗽、痰中带血。目前咳甚气急，痰血加重，胸闷不舒，口干欲饮，午后低热，形体明显消瘦，面色灰黯，精神萎靡，脉沉细数，舌红光剥。中医辨证为热毒瘀滞，灼伤肺络，阴津耗涸。立益气生津，清燥救肺，兼消瘀毒之法。方药：

一方：西洋参、霍山石斛（上两味另煎冲）、炙桑皮、麦冬、枇杷叶（去毛包煎）、蒲黄（炒）、阿胶（烊化冲）、桃仁各 9g，甜杏仁、火麻仁各 12g，清炙草 3g，鱼腥草 30g。水煎服，每日 1 剂，另，犀黄醒消丸 3g，分 2 次吞服。

二方：珠儿参、大生地、鲜石斛、百合各 12g，炙黄芪、天冬、麦冬、冬虫夏草（另煎冲）、川贝母、桃仁、桑皮各 9g，白花蛇舌草、鱼腥草各 30g。水煎服，每日 1 剂。另，犀黄醒消丸 3g，分 2 次吞服。

服一方 20 剂后，咳嗽气急显减，痰中带血得止，低热减退，精神见有好转。

1963 年 11 月 10 日再诊：稍有咳嗽，低热减而未尽，口干，易感疲劳，脉沉细数，舌红少苔，乃瘀毒未除，耗损之肺阴难以复生。拟益气生津为主，兼消瘀毒，遂予二方。服二方加减，调治半年，诸症悉除，病情稳定，体重增加，面色转润，精神亦佳。X 线复查，右上肺尖段癌灶略有缩小，经治 2 年，病情未见反复。

（李济仁等．名老中医肿瘤验案辑按．上海：上海科学技术出版社，1990：178-179）

【现代研究】

一、病因病机研究

肺癌是临床最常见的恶性肿瘤之一，其死亡率在恶性肿瘤中已上升为首位。其病因病机主要包括：

1. 正气亏虚　气阴两虚为原发性肺癌的主要病因病机。如周维顺[1]提出气阴亏虚贯穿肺癌发病始终，是主导肺癌发病发展的根本原因。刘嘉湘[2]认为肺癌是因虚而得病，正虚不仅是肺癌发生的内因，也是肺癌之疾传变的重要因素，肺癌之"虚"以阴虚、气阴两虚多见，究其脏腑则多肺肾两虚、肺脾两虚，倡导益气养阴，强调治病求本，重在脾、肾。此外，晚期肺癌患者肺、脾、肾三脏阳气不足、寒凝毒结者多见，把肺癌定位为"肺疽"（阴疽之类）。

2. 痰瘀互结　吴玉生[3]观察晚期非小细胞肺癌 124 例，辨证属于痰瘀内阻型者 68 例（占 54.8%），而且不论早中晚期大多有痰瘀内阻，中晚期症状尤为突出。因此，痰瘀互结亦是肺癌发病过程中的重要病理机制。

3. 癌毒与伏气　刘伟胜[4]认为正虚是癌症发生的根本，癌毒是肿瘤发生的直接因素。张霆[5]认为伏气内蕴是肺癌发病关键的致病条件之一，是癌瘤产生的特异病因，是诱发正常细胞在特定的条件下癌变的决定因素之一。经研究发现肺癌的发病特点与伏气致病有许多相同点：遗伏病邪，反复发作；起病隐秘，发病忽然；病邪内陷，难以治愈。

4. 络脉病变　朴炳奎[6]认为肺癌为典型的络脉病变。烟毒是肺癌重要的致病因素。烟毒辛燥，可直损肺络，耗气伤阴。烟毒入络，气血瘀滞，败坏络体。再加正气虚衰、抗邪无力，败络化毒，络毒亢变，则亢害无制，化生新络。新生之络亦即络毒蕴结之处，络毒随络流溢，内伤脏腑，外达肢节；损伤脏腑，败坏形体经脉，构成恶性病理循环。肺癌病初在气，脏腑气机失调，气化失司；或本脏腑气机壅塞不通，功能失调，久则气病及血，气滞血瘀阻络，久病不愈，邪气稽留络脉，络脉瘀阻或瘀塞，瘀血与痰浊凝聚成形，甚则积聚成形。可见，络病的病机特点贯穿于肺癌病变的始终。

二、证候学与辨证规律研究

关于肺癌的辨证分型，目前大多趋向于分为阴虚内热、气阴两虚、脾虚痰湿、气滞血瘀及阴阳两虚等证型[7]。目前诸医家多根据个人对肺癌病因病机的分析，结合自己的临床体会而制定。李忠等[8]认为，肺癌是由癌毒侵袭于肺，而发生肺部的症积，“癌毒阻肺，肺失宣肃，痰浊内生；癌毒内阻，气机不利，可致气滞血瘀；癌毒内阻，化热伤阴致阴虚内热”。故肺之气阴不足是本，热毒、痰浊、瘀血内停是标。临床辨证可分四型：阴虚热毒型、肺热痰瘀型、脾虚痰湿型、气阴两虚型。刘嘉湘等[9]将肺癌分为阴虚内热、气阴两虚、脾虚痰湿、气滞血瘀及阴阳两虚 5 型。此外，马纯政等[10]以复合证型进行辨证论治，将肺癌分为痰湿蕴结、肺脾气虚、气阴两虚、痰瘀内蕴、阴阳两虚、痰浊结聚、阴虚热结、气滞血瘀 8 型。梁芳等[11]总结刘嘉湘教授经验，从肺癌正虚为主的角度出发，将肺癌分为阴虚内热、气阴两虚、肺脾气虚 3 种虚证证型。相比之下，后三种在诸多医家中比较具有代表性，而被临床广泛采用。

三、治则治法研究

1. 益气养阴法　刘嘉湘等[12]通过大量临床研究发现气阴两虚是肺癌最基本的病机特征，贯穿了肺癌发病的始终，因此，益气养阴法是临床治疗肺癌的基本大法，它不仅可增加机体抗癌能力，还可降低化、放疗的毒副作用，提高患者生活质量，延长生存周期，预防肿瘤的复发和转移。

2. 益气活血法　孙书贤等[13]研究表明益气活血法能减轻患者的临床症状，提高生存质量，且对化疗有明显的增效减毒作用，免疫指标与血液流变学的改善作用是获得疗效的可能机理。

3. 化痰祛瘀解毒法　柴可群等[14]提出应用化痰祛瘀解毒法治疗肺癌，依据肺癌患者痰瘀毒表现的不同，分别给以肃肺化痰软坚法、活血破瘀散结法和清肺解毒消肿法。陈玉琨[15]认为肺癌治疗无论早、中、晚期都应以除痰祛瘀法为治则，早期以除痰为主，少佐活血化瘀；中期除痰祛瘀并重；晚期除痰祛瘀同时不忘扶正。经此法治疗，取得较好的疗效。

4. 温阳法　中晚期肺癌或经放、化疗及其相关治疗后，气血虚弱之极，阳气严重亏损，而产生阴寒内盛、血脉凝滞。因此，温阳益气法在晚期非小细胞肺癌中具有重要地位[16]。

5. 固摄法　肿瘤的本质特征，在于病程中始终存在正气被耗散、正虚失摄和癌毒的扩散。因此，固摄法与扶正祛邪法有机结合，从而达到提升正气、防止扩散与转移的作用。活血化瘀法既能促进肿瘤转移，也可抑制肿瘤转移。活血化瘀法配合收敛固摄法可以起到既固摄正气又防止肿瘤转移的双重作用[17]。

四、辨证用药研究

李桂等[18]提出了肺癌其正虚(阴虚、气虚)为病是本,邪实(包括气滞、血瘀、痰凝、湿聚、毒壅)为病是标,其病理因素以湿、痰、瘀、毒为主,病机关键为痰湿瘀毒交阻,壅塞肺络,积久正虚。并以化瘀解毒、益气养阴、燥湿豁痰散结为肺癌基本治法。张和平[19]以扶正固本为主,辅以清热解毒、化痰散结、消积化痰祛邪药物。在近期总有效率、生活质量、远期疗效的观察均优于对照组,可达到改善患者症状,减轻其毒副作用,提高生存质量,稳定或缓解病灶,延长生存期,充分体现了中西医结合治疗肺癌的优势。

参 考 文 献

[1] 吴林生,陈亚男. 周维顺教授论肺癌证治拾萃[J]. 中华中医药学刊,2007,25(2):213-214.

[2] 李和根. 刘嘉湘教授以扶正法为主治疗肺癌经验[J]. 四川中医,2005,23(7):5-6.

[3] 吴玉生. 肺癌病因病机与临床治疗[J]. 新中医,2005,37(8):3-4.

[4] 李际强,罗翌,徐凯. 刘伟胜教授治疗肺癌经验介绍[J]. 新中医,2007,39(3):99-100.

[5] 张霆. 从伏气学说探讨肺癌之病因病机[J]. 中医研究,2007,20(3):5-7.

[6] 郑红刚,花宝金. 朴炳奎辨证治疗肺癌的学术思想[J]. 北京中医,2007,26(5):273-275.

[7] 周伟生,杨贤卫,何蓉. 中晚期肺癌临床分期病理分型与中医证型相关性研究[J]. 中医药学刊,2006,24(8):1436-1437.

[8] 李忠,陈信义,刘丹. 肺癌中医杂合以治临床治疗思路[J]. 中国中医基础医学杂志,2005,11(2):149.

[9] 刘嘉湘,施志明,徐振晔. 滋阴生津益气温阳法治疗晚期原发性肺癌的临床研究[J]. 中医杂志,1995,36(3):155.

[10] 马纯政,牛喜伟. 中医辨证治疗晚期非小细胞肺癌 62 例[J]. 中医杂志,2003,44(8):608.

[11] 梁芳,孙建立,孙玺媛. 刘嘉湘教授脏腑辨证法治疗肺癌经验[J]. 实用中医内科杂志,2006,(2):130.

[12] 刘嘉湘,施志明,李和根,等. 益肺抗瘤饮治疗 271 例非小细胞肺癌临床观察[J]. 上海中医药杂志,2001,34(2):4-6.

[13] 孙书贤,王笑民,郁仁存. 益气活血法治疗晚期非小细胞肺癌的疗效分析[J]. 中国中医药信息杂志,2002,9(4):57-58.

[14] 柴可群,平德玉. 化痰祛瘀解毒法在肺癌治疗中的运用探讨[J]. 浙江中医杂志,2003,38(2):254-256.

[15] 陈玉琨. 除痰化瘀法治肺癌的理论认识和临床应用[J]. 新中医,1993,25(1):10.

[16] 陈世伟,王欣. 温阳益气汤治疗晚期肺癌 50 例临床观察[J]. 山东中医杂志,2002,20(10):589.

[17] 王旺胜,李小伟,张卫华. 活血化瘀合收敛固摄法防治肿瘤转移浅探[J]. 国医论坛,2004,19(2):16-17.

[18] 李桂,张书臣,杨丽静,等. 乾坤胶囊治疗肺癌的中医药机理研究[J]. 中国中医基础医学杂志,2004,10(9):61-63.

[19] 张和平. 中西医结合治疗肺癌 36 例临床观察[J]. 河北中医,2005,27(9):691-692.

第九节 风温肺热病

【定义】

风温肺热病是肺热病与风温病的合称,是感受风热毒邪所引起的、四季皆有而多发于冬春两季、以发热、咳嗽、胸痛等为主要临床表现的急性外感热病。

【范围】

西医学的急性肺炎、支气管周围炎和急性支气管炎等急性肺部感染疾患，均可参照本节辨证论治。

【病因病机】

一、病因

1. 外感六淫　温热之邪，从口鼻而入；或反复外感风邪，表卫不固，复感热邪而发病，或冬伤于寒，入里化热而病。

2. 素体亏虚　内因为素体正气不足，尤阴虚之体，起居不慎，脏腑功能一时性失调，导致卫外失固，外感风热病邪所致。

二、病机

1. 发病　本病是因机体正气不足，营不内守，卫不御外，抗病能力低下，暴感风热之邪而发。起病急，传变快，病程短，四季发病，以冬春多见。

2. 病位　在肺，与心、肝、肾关系密切。因“温邪上受，首先犯肺”；若邪热内陷，即现“逆传心包”；或邪热羁留不解，深入下焦，则劫灼真阴，下竭肝肾。

3. 病性　初病为阳、热、实证，后期则虚实夹杂或以虚为主。

4. 病势　初起即见肺卫证候，可顺传于胃，致阳明邪热炽盛；或逆传心包，扰动心神。病变过程中，常因邪热壅肺而致痰、热、咳、喘，病至后期，则多肺胃阴伤。

5. 病机转化　其感染途径是从口鼻而入，先犯上焦肺卫，正盛邪实；病势不解，则卫气之邪入里而达气分，肺气壅塞，但病变重点始终在肺，如及时救治，邪去正复。若失治误治或治之不当或正不胜邪，必邪气深入，病情发展，其传变趋势有二，一为顺传阳明，而伤气（邪热壅肺），伤营入血；一为逆传心包，热伤心营，上扰神明（脑）。若邪热深盛，邪正剧争，正气溃败，骤然外脱，则阴津失其内守，阳气不能固脱，终则阴阳不能维系，形成阴竭阳脱。此外，风温热邪，久羁不解，易深入下焦，下竭肝肾，导致真阴欲竭，气阴两伤。

风温肺热病病因病机见图 1-9。

六淫（风温）—经口鼻而入／素体亏虚→邪热蕴肺、肺失宣肃→风温肺热病

图 1-9　风温肺热病病因病机示意图

【诊断与鉴别诊断】

一、诊断依据

参照 1993 年中华人民共和国卫生部制定的《中药新药临床研究指导原则》。

1. 诊断标准

(1)中医诊断标准：①起病急，变化快，冬春多发。②主症：发热恶寒，或高热寒战，咳嗽胸痛，咯黄痰或带血，舌苔黄，脉数。③兼症：口渴，少汗，胸闷，气急。④按感冒治疗无效且病情加重。

凡具备①、②、④项即可诊断。

(2)西医诊断标准：①起病急。②临床表现：发热，咳嗽、咯痰（痰白或黄或黏稠带血），胸痛。③胸部体征：局部叩诊浊音，听诊有呼吸音低、支气管呼吸音、湿啰音，胸部 X 线检查，肺部有炎性改变。④化验：末梢血象白细胞总数或中性增高。

凡具备②、③两项即可诊断。

2. 分级评分标准

(1)发热:体温在39.5℃以上,恶寒或寒战者,评为3分;体温在38.5～39.4℃,恶寒者,评为2分;体温在37.3～38.4℃,微恶寒者,评为1分;体温在37.3℃以下评为0分。

(2)其他症状:咳嗽连声频作,气急、胸痛,痰黄带血,一般情况差者,评为3分;咳嗽中等,胸闷,痰黄量少,一般情况略差者,评为2分;咳轻偶发,略感胸闷,少咯黏痰,一般情况尚可者,评为1分;咳嗽近平,胸畅痰少,其他症状消失者,评分0分。

若出现神昏者,加3分;发斑疹者,加3分;厥脱者,加3分。

(3)舌脉:舌质红或绛,苔黄少津,评分3分;舌红苔腻,黄白相兼或黄,评分2分;舌尖红,苔薄白,评为1分;舌质淡红,苔薄白,评为0分。

脉浮滑或滑数评为1分,脉静为0分。

(4)体征:病变局部叩浊,有湿啰音、支气管呼吸音,评为2分;局部叩浊,呼吸音低,评为1分;局部阳性体征消失,评为0分。

(5)肺部X线检查有炎性征,评为2分;大部或全部吸收者。评为0分。

(6)白细胞总数或中性高于正常者,评为1分;正常者评为0分。

3. 疗效判定标准

根据各项观察指标的评分标准,先计算出各项治疗前后的分值,然后算出治疗后与治疗前的分数比值。

凡小于或等于0.2为痊愈;大于0.2而小于或等于0.5为显效;大于0.5而小于或等于0.8为有效;大于0.8为无效。

二、鉴别诊断

1. 麻疹　麻疹初起可见发热、头痛、咳嗽等肺卫症状。但麻疹多见于小儿,有流行性特点,口腔可见麻疹黏膜斑,经3～5天可出现皮疹。

2. 风热感冒　风热感冒亦系风热病邪引起,初起病位亦在上焦肺卫,但病情较轻浅,以卫表不和,肺失宣降为主,病程短,少传变。

【辨证论治】

一、辨证要点

1. 观察病位所在　邪在卫分、气分,病位多在上焦肺经。邪在营分、血分,病位多涉及三焦心包或肝肾二脏。

2. 审虚实转化　本病初期,多以实证为主,或邪实正虚;后期,多以正虚为主,或正虚邪恋,或虚中夹实。

二、治疗原则

风为阳,温亦为阳,两阳相劫,必伤阴液。而肺为多气少血之脏,故把住气分关是治疗关键。故治疗基本原则为宣肺透邪,顾护阴液。

三、分证论治

1. 邪在肺卫证

症舌脉:发热重,恶寒轻,咳嗽痰白,口微渴,头痛,舌边尖红,苔薄白或微黄,脉浮数。

病机分析:本证见于风温初起,为风热病邪侵袭肺卫所致。邪犯于表,卫气被郁,开合失司,可见发热,恶寒。风热之邪侵犯肺经,肺气失于宣畅则咳嗽。风热之邪易于损伤阴津,病邪初犯人体,津伤不甚故口微渴。头为诸阳之会,卫气郁阻,经脉不利则见头痛。舌边尖红,苔薄白或微黄,脉浮数,均为风热袭表之证。

治法:宣肺透表。

方药运用:

(1)常用方:银翘散。药用银花、连翘、桔梗、薄荷、竹叶、生甘草、荆芥穗、淡豆豉、牛蒡子、芦根

方中银花、连翘清热解毒、辛凉透表为主药;辅以薄荷、荆芥、淡豆豉以辛散表邪、透热外出;竹叶清热除烦,芦根清热生津止渴协助银、翘清热透表,桔梗、牛蒡子、甘草合用,以宣肺祛痰、清利咽喉,合为佐使药。诸药合用既能透表,又能解毒。

(2)加减:夹湿者,加藿香、郁金;津伤渴甚者,加天花粉;热毒较甚,项肿咽痛者,加马勃、玄参;肺气不利,咳甚,加杏仁。

(3)临证参考:本方以辛凉为主,而稍佐辛温之品,以增强疏表散邪之力,用于风热客表,邪势较盛而表气郁闭较甚,临床见发热恶寒,无汗者较为合适。

2. 痰热壅肺证

症舌脉:高热烦渴,咳喘胸痛,咯黄痰或带血,舌红苔黄或腻,脉滑数。

病机分析:此为痰热壅阻肺经之证。邪热传里,热邪更加炽盛则高热;热盛伤津则烦渴而欲饮;痰热郁阻于肺,失于宣畅则咳喘;肺热气滞,脉络失和则出现胸痛;肺热灼液为痰则咯痰黄稠;热伤肺络,则可见痰中带血;舌红苔黄或腻,脉滑数为里热痰实之象。

治法:清热解毒,宣肺化痰。

方药运用:

(1)常用方:麻杏石甘汤加减。药用麻黄、杏仁、生石膏、甘草、鱼腥草。

方中麻黄辛温,宣肺平喘;石膏辛寒,清泻肺热。麻黄得石膏寒凉之制,则其功专于宣肺平喘,而不在解表发汗;石膏得麻黄,则其功长于清泻肺热。二药的用量,通常石膏多于麻黄5~10倍,并可根据肺气郁滞及邪热之轻重程度,调节石膏与麻黄的药量比例。方中配合杏仁降肺气,以助麻黄止咳平喘;鱼腥草清热化痰;甘草生津止咳,调和诸药。

(2)加减:如热毒炽盛者,可加银花、连翘、黄芩、知母等以助清肺解毒化痰之力;如胸部疼痛较甚者,可加桃仁、郁金、瓜蒌、丝瓜络等以活络止痛;痰多而喘急显著者可加葶苈子、苏子等以降气平喘;痰中带血或咯血者加茜草炭、白茅根、侧柏炭、仙鹤草、焦栀子等以凉血止血。

(3)临证参考:若咯吐腥臭浓痰,可用苇茎汤加《伤寒论》桔梗汤,桔梗不但止咳,更有祛痰排脓之功,配合生甘草清热解毒,调和诸药。

3. 热陷心包证

症舌脉:灼热夜甚,神昏谵语,咳喘气促,舌謇肢厥,舌红绛,脉细滑数。

病机分析:本证多因气分、营血分邪热传入心包所致,也可发生于病变初期,肺卫之邪不顺传气分,而直接传入心包。本证来势凶险,病情较重,属危重之证。内热甚,营阴损耗,则见灼热夜甚;邪热内陷,阻闭包络,堵塞窍机,扰乱神明,则见神昏谵语;痰热郁阻于肺,失于宣畅则咳喘气促;邪热内闭,阻滞气机,阳气不达于四肢,故见四肢厥冷;其热闭浅者,则肢厥较轻,热闭愈重则肢厥愈甚,即所谓"热深厥亦深"。心包热盛,营阴耗损,心之苗窍不利则舌謇而舌红绛;营阴耗损则脉细滑数。

治法:清热解毒,化痰开窍。

方药运用:

(1)常用方:清营汤加减。药用水牛角、玄参、生地、竹叶、丹皮、麦冬、银花、连翘、黄连。

方中水牛角苦咸寒，清解营分之热毒，为君药。热伤营阴，又以生地黄凉血滋阴、麦冬清热养阴生津、玄参滋阴降火解毒，三药共用，既可甘寒养阴保津，又可助君药清营凉血解毒，共为臣药。君臣相配，咸寒与甘寒并用，清营热而滋营阴，祛邪扶正兼顾。温邪初入营分，故用银花、连翘、竹叶清热解毒，轻清透泻，使营分热邪有外达之机，促其透出气分而解，此即“入营犹可透热转气”之具体应用；黄连苦寒，清心解毒；丹参清热凉血，并能活血散瘀，可防热与血结。上述五味均为佐药。本方的配伍特点是以清营解毒为主，配以养阴生津和“透热转气”，使入营之邪透出气分而解，诸症自愈。

(2)加减：若气分热盛而营分热轻者，宜重用金银花、连翘、竹叶等清热解毒药，相对减少水牛角、生地、玄参的用量；若高热烦躁抽搐者，可加羚羊角、钩藤、地龙；舌干较甚者，可去黄连，以免苦燥伤阴。安宫牛黄丸或至宝丹，每次 1 丸冲服，每日 2 次。

(3)临证参考：本证病情严重，可采用中西医结合治疗。现代临床上中药常选用注射剂，如清开灵注射液 40～60ml，加入 5%葡萄糖注射液 500ml 静脉滴注，每日 1 次；或醒脑静注射液 20～40ml，加入 5%葡萄糖注射液 500ml，静脉滴注，每日 1 次。两者均是安宫牛黄丸为基础而改进的新剂型，使用较方便，奏效亦快。

4. 阴竭阳脱证

症舌脉：高热骤降，大汗肢冷，颜面苍白，呼吸急迫，痰热壅盛，唇甲青紫，神志恍惚，舌红少津，脉微欲绝，血压下降。

病机分析：由于邪热闭于心包，故神志恍惚；又有正气外脱，则见倦卧，呼吸急迫，汗多，脉微欲绝，血压下降；阳气外亡，则四肢厥冷；心阳虚衰，心血不能上荣则颜面苍白；脉微欲绝为心阳虚衰，正气暴脱之象。

治法：益气养阴，回阳固脱。

方药运用：

(1)常用方：阴竭者，生脉散加味，药用人参、麦冬、五味子。或用生脉注射液或参麦针 40ml，加 5%葡萄糖注射液 250ml，静脉滴注，每日 1 次。阳脱者，参附汤加味，药用人参、附子，或参附注射液 50ml，加入 5%葡萄糖注射液 500ml，静脉滴注，每日 2～3 次。

生脉散中人参补益气阴，麦冬与五味子酸甘化阴，守阴留阳，气阴内守则汗不外脱。全方益气敛阴固脱之功，适用于气阴外脱之证；参附汤中以人参大补元气，附子温壮真阳。二药合用，具有回阳、益气、固脱的功效，适用于阳气暴脱之征。

(2)加减：若汗出淋漓不止者，可加龙骨、牡蛎以止汗固脱。

(3)临证参考：本证偏于气阴外脱者，以生脉散为主；偏于阳气暴脱者，以参附汤为主。但在临床上二者常合并使用。另外还有其他一些抗厥脱的中成药注射液可以酌情选用。

5. 气阴两伤，余热未尽证

症舌脉：低热夜甚，咳嗽少痰，口燥咽干，五心烦热，神倦纳差，脉细数，舌红少苔。

病机分析：低热不退说明尚有余邪未净，如不发热则提示邪热已解。肺阴耗伤，不能润养肺金，肺气失于宣降，则咳嗽而少痰；肺胃阴伤则口燥咽干；脉细数，舌红少苔，均为阴液不足之象。

治法：养阴清热。

方药运用：

(1)常用方：沙麦汤加减。药用沙参、麦冬、五味子、桑白皮、竹叶、芦根、枇杷叶、百部、紫菀、浙贝母。

方中沙参、麦冬、五味子滋阴润燥，桑白皮、竹叶、芦根清热透邪，杷叶、百部、紫菀、浙贝母宣肺止咳，化痰理气。

(2)加减：如肺经热邪尚盛者，可加知母、地骨皮等；胃阴伤明显者，加石斛、玉竹、天冬；咳重者加杏仁、川贝母；纳呆者加炒谷麦芽、神曲等。

(3)临证参考：肺胃阴伤严重者，可用生脉注射液静脉滴注。本证还可以配合饮食疗法，加进食雪梨汁、荸荠汁、石斛茶等，常有较好效果。同时应该注意避免进食油腻和辛辣食物。

四、其他治疗

1. 中成药

(1)柴胡注射液：每次4ml，肌内注射，每日2次。疏解退热。用于本病发热者。

(2)复方鲜竹沥液：每次20ml，口服，每日3次。清热化痰，止咳。用于痰热咳嗽，痰黄黏稠。

(3)清开灵注射液：40～60ml，加入5%葡萄糖注射液500ml，静脉滴注，每日1次；清热解毒，化痰通络，醒神开窍。用于热陷心包神昏谵语者等。

(4)醒脑静注射液：20～40ml，加入5%葡萄糖注射液250ml，静脉滴注，每日1次；清热泻火，凉血解毒，开窍醒脑。用于本病高热者。

(5)生脉注射液或参麦针：40ml，加5%葡萄糖注射液250ml，静脉滴注，每日1次。益气养阴，复脉固脱。用于气阴两亏，脉虚欲脱的心悸、气短、四肢厥。

(6)参附注射液：50ml，加入5%葡萄糖注射液250ml，静脉滴注，每日2～3次。回阳救逆，益气固脱。主要用于阳气暴脱的厥脱证。

2. 雾化吸入　雾化吸入可直接作用于靶器官，同时能湿化呼吸道，有利于分泌物排出，且局部药物浓度高，进入血循环中药量少，避免了“首过效应”，药物利用度高，毒副作用小，使用方便，是近年发展起来的适合呼吸道感染的方便而有效的给药方法。在抗感染、平喘、氧疗等综合治疗基础上，用穿琥宁注射液、或双黄连注射液、或清开灵等超声雾化治疗后，喘憋及咳嗽症状明显减轻。

(1)清开灵注射液：0.5mg/kg，干扰素20000U/次，加入0.9%氯化钠注射液20ml中，雾化吸入，每日2次，每次15～20min，共用4～5天，可用于小儿风温肺热病。

(2)穿琥宁冻干粉针：以蒸馏水稀释，配成20%的雾化液，配制后二日内用完，用量40mg/kg/天，每次吸入时间为40分钟，每日两次，5天为一个疗程。可用于小儿风温肺热病。

(3)双黄连注射用粉针剂：用蒸馏水稀释成20mg/ml的雾化液，每次雾化时间40分钟，每日2次。可用于肺热喘憋。

3. 保留灌肠　中医学认为“肺与大肠相表里”，同时中药保留灌肠可使药物有效成分被直肠黏膜直接吸收，通过经络循行作用于肺脏，发挥清宣通降化痰之作用。

宣敛平喘汤：炙麻黄6g，炒杏仁6g，乌梅18g，五味子9g，葶苈子9g，银柴胡6g，防风6g，地龙9g，生甘草3g，生石膏30g等组成，加水煎煮成200ml药液，每次使用100ml，保留灌肠30～60分钟，每日2次。

4. 穴位贴敷　用白芥子膏贴肺俞穴，或用栀子、桃仁、明矾为面，用醋调之，贴肺俞穴。

【转归与预后】

本病若卫分之邪不解，可传入气分，进而深入营分、血分。但卫分之邪亦可不经气分，直接陷入心包，即“逆传心包”。邪入营分，若治疗得当，邪热亦可转出气分而解。本病预后主要决定于邪热的轻重、传变的深浅及正气阴液损伤的程度。邪势不盛，传变不深，无“逆传”，多预后良好。否则，预后较差，可危及生命。

【护理与调摄】

本病是急性热性病之一，热则伤阴，因此发热消散迅速与否，是调护的重要一关。首先要卧床休息，高热不退之时，宜多饮清凉饮料如西瓜汁、雪梨汁等，并给予柴胡酒擦皮肤，或柴胡注射液4ml肌内注射，可暂时退热。再者要及时观察病情，注意舌色、苔脉、血压、体温变化，以便及时对症处理。

【预防与康复】

本病发病与否主要取决于机体抗病能力，所以预防重在增强正气，提高机体免疫能力，要防止受寒、淋雨、疲劳、嗜酒等，预防上呼吸道感染，并及时治疗上呼吸道感染。流行季节可选用贯众、板蓝根、大青叶水煎服预防之。对儿童还要重视调理脾胃，科学营养的饮食，改变不良的饮食习惯，不吃煎炸，少吃零食，多吃水果、蔬菜。此外还应注意生活起居卫生，保持室内空气新鲜。对于老弱体衰和免疫功能减退者，可注射肺炎免疫疫苗。

康复可采用饮食疗法：早食一顿梨粥以清肺热，暑热之季可随时饮西瓜汁，以达清热养阴生津保液之功。

【医论提要】

该病是因感受风热毒邪所致，四季皆有而好发于冬春与秋冬。《素问·六元正纪大论》曰：“气乃大温，草乃早荣，民乃疠，温病乃作”。张仲景《伤寒论·辨太阳病脉证并治》：“太阳病，发热而渴，不恶寒者，为温病。若发汗已，身灼热者，名风温。风温之为病，脉阴阳俱浮，身重，多眠睡，鼻息必鼾，语言难出”。此后，历代医家尤以明末以后发展起来的温病学派对此病多有建树。

从致病邪气的性质上分析，本病的突出特点在于温热毒邪，如果具有传染性，则属于中医的“疫病”范畴。所谓“疫”，宋代医家庞安时《伤寒总病论》认为其为“天行之病，大则流毒天下，次则一方，次则一乡，次则偏着一家”，因而是具有流行性或急性传染性的外感热病。吴又可《温疫论》则指出：“疫者，感天地之厉气，在岁运之多少，在方隅有轻重，在四时有盛衰，此气之来，无老少强弱，触之者即病”。同时，吴氏还对这种接触传染的途径进行了分析，认为“邪自口鼻而入，则其所客”，而有别于一般外感，即今之所谓呼吸道传染途径；这也是风温肺热病发病与传播的一般规律。

《陈平伯外感温病篇》以“风温”12条名著于世，其首条便开宗明义：“风温为病，春月与冬季居多，或恶风，或不恶风，必身热咳嗽烦渴，此风温证之提纲也”，除了阐明基本症候之外，还明言冬春为风温的好发季节。但是，随着全球气候转暖和各种污染气体所造成的“温室效应”，近年来该病的变化往往有与暑湿相结合的趋势。从2003年的“非典”，到近年出现的禽流感与2009年世界范围内出现的甲型H1N1流感，许多疫情均出现在炎热与潮湿的地区，这显然与温病中的中暑、暑温、湿温有交叉，这种新趋势的确值得人们关注。

当然，一般的风温肺热，不夹杂疫邪的情况也很常见，临床上中西医的治疗则各有所长。但不论夹杂疫邪与否，该病均符合卫气营血的传变规律。唐代大医孙思邈《备急千金要方·卷九》中记载有辟温散类方来预防和治疗天气不和、疾疫流行。现代名医蒲辅周认为风温症候初起时“其症发热，微恶风寒，头疼目胀，有汗或无汗，口干或心烦口渴，或不渴，鼻干或塞，或胸闷，咽干或咽痛，或咳或不咳(咳者较轻，不咳者较重)，身困或酸，而不甚痛，脉象浮数，右大于左，或细数微浮，舌红，苔白或黄，小便黄”，治疗上基本遵从叶、吴心法——“宜银翘散、桑菊饮二方出入化裁为主。兼有微寒者略佐葱白、苏叶；夹湿者加滑石、芦根、通草。初起总以达邪外出为要，切勿过早使用寒凉，冰伏其邪，热不得外越而内陷，延长病程，甚至恶化。”（《蒲辅周医疗经验·时病的治疗经验·风温》）对于初起，发热头痛，不恶寒者，或伴有肌肉酸重者，江涵暾《笔花医镜》用柴葛解肌汤。对身热畏风，头痛咳嗽，邪气在表者，陈平伯用薄荷、前胡、杏仁、桔梗、桑叶、川贝之属以凉解。（《陈平伯外感温病篇》）近代名医施今墨关于治疗风温肺热初起“寒包火”之清解法，在本书“感冒”病“医论提要”中进行了论述。总之，风温初起，邪在卫分，注意在辛凉的方药中佐以宣透之品，如荆芥、牛蒡、苏叶、薄荷之类，贵在给邪气以出路。

如果病势汹汹，病情加重，或者邪气入里，热壅肺胃，此时需投以辛凉重剂或苦寒重剂清热解毒，凉泄里热。《温病条辨》中用白虎汤，普济消毒饮，清营汤，犀角地黄汤等。治温病素有“下不厌早”之说，这既能急下存阴，也旨在给邪毒以出路。清代石寿棠《温病合编·温病急下存阴论》指出：“温病可下者约三十余证，不必悉具，但见脉息沉实、舌黄、心腹痞满，便当下之”。吴鞠通则采用宣白承气汤、新加黄龙汤等以应对。

此阶段很可能出现热毒气营两燔的情况，病人热势难退，其中“毒”势必对人体的形质与精神状态产生损害。从证候与方药相对的角度，陈平伯将此风温热毒划分为三种情况：①身热口渴，目赤咽痛，卧起不安，手足厥冷，泄泻，脉伏——热毒内壅，络气阻遏——升麻、黄芩、犀角、银花、甘草、豆卷等（升散解毒）。②身大热，口大渴，目赤唇肿，气粗烦躁，舌绛，齿板，痰咳，甚至神昏谵语，下例黄水——热毒深入阳明营分——犀角、葛根、玄参、赤芍、丹皮、麦冬、紫草、川贝、人中黄（解毒提斑）。③身热自汗，面赤神迷，身重难转侧，多眠睡，鼻鼾，语言难出，脉数——温邪内迫阳明，津液劫夺，神机不运——生石膏、知母、麦冬、半夏、竹叶、甘草（泄热救津）。此外，陈氏还谈到气营两燔后常常出现的两种重症危候的抢救：①热邪内蕴，走窜心包（宜以泄热通络）；②深入下焦，热劫津液，金囚木旺（治以息风清热）（《陈平伯外感温病篇》）。

由上述三证不难看出，风温虽病位在肺，亦多侵及阳明。阳明经脉多气多血，表里于肺脾，系于胃肠，兼顾气营，亦连血分，为伤寒、温疫传变必经之地；风温肺热也不例外。明季缪仲淳《先醒斋医学广笔记》中提出：“伤寒温疫，三阳证中往往多带阳明”，认为邪在三阳，法宜速逐；若传入于里，三阴邪热炽，则阴水枯竭。现代姜春华主张“截断疗法”，在阳明气分阻击邪毒向里、向深和向下焦的传变，具有一定的临床意义。

【医案选粹】

案一

韩某，男，29岁。

三日前外感并发热，自购西药服后，下午体温仍在38℃左右。咳嗽痰不易出，胸胁震痛，口渴思饮，小便黄，食欲不振，夜寐不安。舌苔微黄，脉浮数。辨证立法：风邪乘肺，内热被束，遂发高热，肺失清肃而为咳。治宜疏表清热宣肺，以五解五清之法治之。处方：鲜苇根18g，炙白前5g，炒香豉10g，鲜茅根18g，炙前胡5g，炒山栀6g，桑白皮5g，白杏仁6g，炒芥穗5g，冬桑叶6g，苦桔梗5g，酒条芩10g，冬瓜子（打）18g，炒枳壳5g，炙甘草3g，炙化红5g。

患者服药1剂热退，又服2剂后痊愈。

（祝谌予，等．施今墨临床经验集．北京：人民卫生出版社，1982：26）

案二

邢某，男，7岁。

初诊：发热咳嗽，面目俱赤，舌苔黄厚，口干渴饮，大便两日未行，夜间咳嗽甚重，小便黄少，两脉弦数有力。前天曾服某中药方：麻黄6g，桂枝10g，杏仁10g，炙甘草10g，茯苓10g，生姜3g，大枣2枚，1剂。药后身热加重，体温40℃，咳嗽喘逆，痰中带血，神志有时不清，咽痛且肿，扁桃体白腐肿大，查白细胞12×10^9/L，尿无异常；X线透视：两肺纹理粗糙，诊为支气管肺炎。此风温蕴热在肺，胃肠食滞蕴蓄，本当清肃化痰兼以导滞，误用辛温发汗方法，以热治热，诸症蜂起，有逆传心包之势。姑以凉膈泄热，兼以通腑，仿凉膈散之义。处方：薄荷2g(后下)，前胡6g，黄芩10g，生石膏20g(先下)，钩藤6g，莱菔子6g，紫雪丹1.5g(分冲)，羚羊角粉0.6g(分冲)，1剂。

二诊：药后身热渐退，咳喘大减，痰血未吐，神志已清，昨夜安寐一宵，今晨大便一次，色深且黏，恶臭难闻，病势已衰。但舌根苔黄略厚，咽微作痛，温邪滞热减而未净，再以肃降化痰、清解化滞之法。忌食油腻荤腥，甜黏糖果也慎。处方：前胡3g，杏仁10g，川贝母3g，钩藤10g，黄芩6g，瓜蒌仁15g，莱菔子6g，鲜梨1枚(连皮去核切片)，2剂。

三诊：身热已退净，体温36.7℃，咳嗽喘逆未作，痰血未吐，今日透视正常，查白细胞6.7×10^9/L，尿正常。两脉细小且滑，舌苔已化净，大小便正常。嘱慎食一周，可上学。

(彭建中，杨连柱．赵绍琴临证验案精选．北京：学苑出版社，2006：7-8)

【现代研究】

一、病因病机研究

对于本病的病因病机，多数医家认为本病的致病因素有内外两因，内因为肺虚卫外不固，外因为风热病邪袭肺。其病变部位在肺，病理机制为痰热瘀毒互阻，致肺脏功能失常。其传变多遵循卫气营血，但也可逆传心包，扰乱心神。病变过程中，常因邪热壅肺而致痰、热、咳、喘，病至后期，则多肺胃阴伤。任继学教授[1]认为肺热病之起因缘于毒邪，毒邪包括了有生命之毒邪(如细菌、病毒、支原体、衣原体等)和无生命之毒邪(如物理的、化学的、大气污染等)，本病的发生发展是既有伏邪内潜，又有毒邪之感，二者互引而成。高淑贞[2]认为温病是由温邪引起的以发热为主症，具有热象偏重，易化燥伤阴等特点的一类急性外感热病，提出温病必须存津，津若不存，温病难治。陈少东等[3]亦认为气阴两伤是肺热证的基本病机之一，贯穿于肺热证发病全程。

二、证候学与辨证规律研究

风温肺热病一般分为风热壅肺证、痰热结胸证、热盛腑实证、肺胃阴伤证；老年人肺炎可分为风温犯肺证、肺热壅盛证、正虚欲脱证、肺胃阴伤证等。邓程国等[4]认为风温肺热主要是感受温热病毒，多发生于冬春季节的急性热病，初期以邪在肺卫为病变中心，中期为痰热瘀毒阻滞，后期常出现热邪伤阴。

三、治则治法研究

近年来，随着对温病卫气营血证候病理变化本质的研究深入，关于本病治法总以清热解毒、顾护阴津为原则。在具体应用时，当结合疾病分期及辨证，随证施治。黄星垣[5]等认为"热毒"为温病的病因，主张清热解毒应贯穿卫气营血证各阶段。肺热的病理改变为热壅肺气、血络瘀阻，提出清肺活血法为肺热证基本治法。邓泽军[6]认为热病伤阴是外感高热症的基本病机，清热养阴应成为贯穿热病的基本治法。

四、辨证用药研究

1. 汤剂 何万青[7]采用中西医结合治疗婴幼儿肺炎，风热闭肺型以麻杏石甘汤加减，风寒闭肺型以小青龙汤加减；同时应用有效抗生素并予支持治疗，临床总有效率96%。张存钧等[8]将46例风温肺热病患者随机分为治疗组和对照组，对照组采用西药抗感染治疗，治疗组在抗感染治疗基础上加用透表清肺煎剂（淡豆豉、山栀、青蒿、黄芩、桑白皮、桔梗、贯众等），治疗组在退热、止咳及肺部炎症病灶吸收等方面均明显优于对照组。梅晓萍等[9]在抗感染治疗的基础上加用宣表泄肺汤（石膏、知母、黄芩、栀子、连翘、苦杏仁、淡豆豉、郁金、地龙）治疗风温肺热病35例，与单纯用西药抗感染治疗组对比，结果治疗组无论在退热、改善临床症状及促使肺部炎症吸收等方面，疗效均优于对照组。

2. 注射剂 张立波等[10]在头孢哌酮、病毒唑等西药治疗基础上加用痰热清注射液治疗肺部感染100例，与单纯西药治疗组者（对照组）相对照，结果表明应用痰热清注射液治疗肺部感染，对促进痰液排出、改善呼吸状况及干湿性啰音等效果显著，并可缩短病程，防止并发症，治疗组总有效率明显高于对照组。毕美芬[11]采用西医常规治疗及联合应用莲必治注射液治疗急性呼吸道感染患儿各150例，结果显示加用莲必治注射液有良好的退热效果，治疗急性呼吸道感染疗效显著，副作用不明显。

3. 其他剂型 万启南等[12]在综合治疗基础上以清热解毒扶正颗粒治疗老年人肺炎59例，疗效明显，与西医对照组相比，治疗组症状、体征消失时间更短。孙陟中[13]在青霉素静滴治疗的基础上，将120例社区获得性肺炎患者随机分为治疗组和对照组，治疗组予十味龙胆花颗粒口服，对照组予复方甘草合剂口服，结果治疗组总有效率97%，显著高于对照组。

参考文献

[1] 任继学．毒邪肺热病辨证论治[J]．中医药通报，2005，4(6)：7-10.

[2] 高淑贞．温病存津要义之浅见[J]．中华医学研究杂志，2003，3(3)：260.

[3] 陈少东，卢红蓉．肺热证气阴两伤病机的探讨[J]．中华中医药杂志，2007，22(6)：390-391.

[4] 邓程国，秦心强．中医辨证治疗风温肺热病66例临床观察[J]．吉林中医药，2008，28(2)：120-120.

[5] 冯涤尘．论黄星垣高热急症学术成就[J]．中国中医急症，2001，10(3)：12.1

[6] 邓泽军．清热养阴法治疗外感高热卫气同病87例临床观察[J]．广州中医药大学学报，1998，15(3)：170.

[7] 何万青．中西医结合治疗婴幼儿肺炎88例疗效观察[J]．现代中医药，2004，17(5)：51.

[8] 张存钧，王松坡，陈怀红，等．中西医结合治疗风温肺热证临床观察[J]．中西医结合学报，2005，3(2)：108.

[9] 梅晓萍，吴毓敏，窦武山，等．辛凉(寒)透泄法治疗风温肺热病35例疗效观察[J]．新中医，2007，39(6)：1314.

[10] 张立波，邝军，陈功，等．痰热清注射液治疗肺部感染100例[J]．中原医刊，2007，34(10)：40.

[11] 毕美芬．联合应用莲必治治疗急性呼吸道感染150例[J]．中医药临床杂志，2006，18(5)：465.

[12] 万启南，陈晓华，王波．清热解毒扶正颗粒治疗老年人肺炎59例疗效观察[J]．光明中医，2007，22(7)：59.

[13] 孙陟中．十味龙胆花颗粒治疗社区获得性肺炎的临床观察[J]．中西医结合杂志，2004，13(7)：890.

第二章

心脑病证

心脑病证是指由于情志所伤，禀赋不足，年老体虚，久病失养等，引起心脑功能失常和病理变化的一类病证。本章讨论属于心脑病证的心悸、胸痹心痛、眩晕、中风、失眠、痴呆、痫病、癫病、狂病及痿病等。

心者君主之官，五脏六腑之大主也，心藏神，主神明；脑为元神之府，与一切精神活动有关，亦是人体一个至关生死的重要器官。因此将心与脑的病证合称为“心脑病证”。

心位于胸中，心包围护其外。心的主要功能是主血脉，即指心气有推动血液在脉管内运行和营养全身的功能。这种功能的正常有赖于心气的充足和血液的充盈。心藏神，主神明，因为血液是神志活动的主要物质基础，心脏运行血液以营养周身各脏腑组织，心的功能正常，各脏腑组织得到充分的营养供给，神的功能才有了保证。如果心的功能失常，则周身脏腑组织缺乏营养不能维持正常的功能活动，那么神的功能也必然会受到影响。神是一切生命活动的主宰，而神的功能活动所需要的物质，又靠心运送来的血液供给，所以心在神的活动中具有重要作用。心的功能正常，则神的功能才能健全，反之心脏发生病变则神的功能亦失常，甚至可导致死亡。此外心开窍于舌，其华在面，心主汗液。心病的病因除了正虚失养外，其特征是容易为火热之邪、情志波动、瘀血阻滞、水饮痰浊所伤。心病之病理变化常常表现为阳气鼓动无力，引起心痛和脉之短、代、细、涩；血不养心，引起惊悸、怔忡、脉结或代；气血阴阳亏虚，心神失养，轻者可造成失眠、多梦、健忘，重者则神志涣散、谵妄、神昏，甚至发生猝死。心病的治则针对血运失常，或补心气，助心阳，鼓动血脉运行；或滋补心血，充盈心脉；或活血化瘀，涤痰除湿以通血之脉络，使血运畅通。针对神明失主，则可养心血，滋心阴，或清心火等以安心神，使神能守舍。

脑位于头颅之中，主持人体一切神经和精神活动。近年来随着中医学术发展，已经受到广泛的重视和深入的研究，临床疗效也得到进一步提高。脑病有几个突出特点：常见、多发、复发、病程迁延，多属难治。脑病病理主要表现为元神受损及神机受损。元神受损常表现为精明失灵、神志异常；神机受损常表现为肢体运动、感觉异常等。病位在脑、在心，但涉及肝、脾、肾。诊断应抓住主诉，确定病位，分析病性，结合病史、诱因等综合因素，必要时应进行理化辅助检查，排除其他疑难病变后以明确诊断。治则为实则泻之，以理气化痰、活血通络、清肝泻火、清热息风、开窍安神等为法；虚则补之，以益气养血、育阴潜阳、补肾填精、健脾养心、温阳补肾等为法，总以调整脏腑阴阳为治。

心脑病证的调护应注意观察神志、脉象、舌象、呼吸、血压、24 小时尿量等变化，必要时亦应强化病情监护。病情相对缓解期应调养精神，节制饮食，保持大便通畅，劳逸有度，以防复发。

心脑病证的预防，亦应坚持合理饮食，调畅情志，适度体育锻炼，重视先兆征的治疗和早期治疗及巩固治疗。

第一节 心 悸

【定义】

心悸包括惊悸和怔忡，是指由气血阴阳亏虚，心失所养，或痰瘀阻滞心脉，邪扰心神所致，病人自觉心中悸动，惊惕不安，甚则不能自主的病证。常伴有气短、胸闷，甚则眩晕，喘促，脉象或迟或数，或节律不齐。其中因惊恐、劳累而发，时发时止，不发时如常人，其证较轻者，为惊悸；并无外惊，每由内因引起，自觉终日心中惕惕，稍劳即发，病来虽渐，但全身情况较差，病情较为深重者，为怔忡。惊悸日久不愈，可发展为怔忡。

【范围】

西医学中各种原因引起的心律失常，如心动过速、心动过缓、期前收缩、心房颤动或扑动、房室传导阻滞、病态窦房结综合征、预激综合征以及心功能不全、一部分自主神经功能紊乱等，凡具有心悸表现者，均可参照本节辨证论治。

【病因病机】

一、病因

1. 感受外邪　风寒湿邪，侵袭体表，痹阻经脉，内舍于心，发为心悸。

2. 情志所伤　恼怒伤肝，肝气郁滞，日久化火，气火扰心则心悸；若气滞不解，久则血瘀，心脉瘀阻，亦可心悸；忧思伤脾，阴血亏耗，心失所养则心悸；脾胃受损，运化失司，酿生痰湿，痰浊阻络亦可致心悸；突受惊恐，心神慌乱，不能自主亦可发为心悸。

3. 饮食失调　过食肥甘醇酒，损伤脾胃，运化失司，湿聚成痰，日久痰浊阻滞心脉，或气血生化乏源，心失所养，均可心悸。

4. 劳欲过度　房劳过度，损耗肾精，精血亏虚，心失所养；或烦劳不止，劳伤心脾，心气受损，均可发生心悸。

5. 他病失养　咳喘日久，心肺气虚，或肺虚及肾，心肾虚衰可引发心悸；水肿日久，或中阳不运，水饮内停，继而水饮凌心而心悸；温热病邪，稽留不除，扰乱心神，可致心悸；急性大出血或长期慢性失血均可致心血亏虚，心失所养而引起心悸。

二、病机

1. 发病　因外感、惊恐、失血等引发者，一般发病较急，其他则发病较缓，遇诱因常反复发作。

2. 病位　主要病位在心，但涉及肝、脾、肺、肾诸脏。

3. 病性　以虚为主，本虚标实。本虚主要为气、血、阴、阳不足，心失所养；标实为气滞血瘀、痰浊水饮、火热毒邪等扰乱心神。

4. 病势　早期主要是心之气血阴阳亏虚，气滞、血瘀、痰浊、热毒等实邪阻滞心络，扰乱心神；日久心病可及脾、肺、肾等其他脏腑，病机复杂，病情加重。

5. 病机转化　心悸以虚为主，其病机转化主要与脏腑气血阴阳亏虚的程度有关。如心气虚可进一步发展为心阳虚，心血虚可进一步发展为心阴虚，心阴虚日久致心肾阴虚，心阳虚日久可致肾阳虚等等；阴损及阳或阳损及阴，又可致气血不足，气阴两虚，阴阳俱损等。由于脏腑功能失调，水饮、痰浊、瘀血内生，阻滞脉络，或郁而化热，扰乱心神等，都可因虚致实，形成虚实夹杂之证。至晚期五脏俱损，心阳暴脱，可出现厥脱、抽搐等危候，甚至死亡。

心悸病因病机见图 2-1。

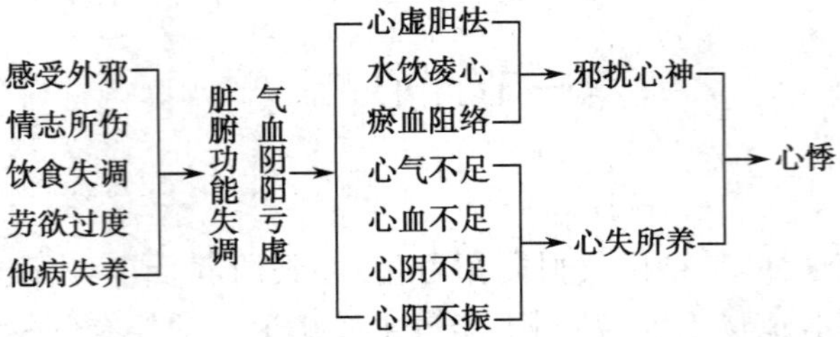

图 2-1 心悸病因病机示意图

【诊断与鉴别诊断】

一、诊断依据

按照 1995 年国家中医药管理局发布的中医药行业标准《中医病证诊断疗效标准》。

1. 自觉心搏异常，或快速或缓慢，或跳动过重，或忽跳忽止，呈阵发性，或持续不解，神情紧张，心慌不安。

2. 伴有胸闷不适、心烦寐差、颤抖乏力、头晕等症。中老年患者，可伴有心胸疼痛，甚则喘促，汗出肢冷，或见晕厥。

3. 可见数、促、结、代、缓、迟等脉象。

4. 常有情志刺激，惊恐，紧张，劳倦，饮酒等诱发因素。

5. 血常规、血沉、抗“O”、T_3、T_4 及心电图，X 线胸部摄片，测血压等检查，有助于明确诊断。

二、鉴别诊断

1. 胸痹　胸痹虽有胸中窒闷不舒、短气，但以心痛为主要症状，心电图上多有 ST 段改变。而心悸仅以自觉心跳剧烈，胸中不适，惊惕不安，不能自主为特征，心电图上多有心律异常改变。

2. 奔豚　奔豚发作时亦觉心胸躁动不安，但发自少腹，上下冲逆；而心悸系心跳异常，发自于心。

【辨证论治】

一、辨证要点

1. 辨惊悸与怔忡　惊悸与怔忡同属于心悸，但二者有区别。惊悸常由外因而成，偶受外来刺激，或因惊恐，或因恼怒，均可发病，发则心悸，时作时止，病来虽速，但全身情况较好，病势浅而发作持续短暂，以实证居多，但也有内虚的因素存在；怔忡每由内因引起，并无外惊，自觉心中惕惕，稍劳即发，病来虽渐，但全身情况较差，病情较为深重，以虚证居多。但两者又有密切关系。惊悸日久可发展为怔忡，怔忡患者，又容易受外惊所扰，而使病情加重。

2. 辨标本虚实　心悸属本虚标实之病，而以本虚为主。凡心悸气短，神疲乏力，自汗出，易感冒者属气虚；心悸头晕而面色不华者，属血虚；心悸盗汗，口干潮热者属阴虚；心悸肢冷，畏寒气喘者属阳虚；心悸胸闷，胁腹胀气，遇情志波动，症状加重者属气滞；心悸唇暗，舌有瘀斑，脉结代者为血瘀；心悸体丰，恶心纳呆，舌苔腻者属痰湿；心悸舌苔水滑，或肢肿而浮，尿少者属水饮。

二、治疗原则

由于心悸的主要病机为气血不足、阴阳失调、气滞血瘀、痰浊水饮等，故益气养血、滋阴温阳、行气化瘀、化痰涤饮以及养心安神、重镇安神等均为心悸的治疗大法。虚当补之，实当泻之。若久病，虚实夹杂，病机复杂者则宜标本兼顾，攻补兼施。若出现心阳暴脱的厥脱、抽搐等危候应积极采取中西医结合抢救措施。

三、应急措施

1. 脉率快速型心悸（心率≥120 次/分）

生脉注射液 20～30ml 加入 50％葡萄糖注射液 20～40ml 中静脉推注，连用 3～5 次多能控制病情，继以每日 2 次，巩固疗效。

2. 脉率过缓型心悸

(1)参附注射液 10～20ml 加入 50％葡萄糖注射液 20～40ml 中缓慢静脉推注，每日 2～3 次，或以大剂量静点。

(2)人参注射液 10～20ml 加入 50％葡萄糖注射液 20～40ml 中静脉推注，每日 2～3 次。

3. 脉率不整型心悸

福寿草片，每次 1 片，病情顽固者每次 2 片，每日 2～3 次。病情控制后每次 1/3～1/2 片。必要时应及时进行中西医结合抢救治疗。

四、分证论治

1. 心虚胆怯证

症舌脉：心悸不宁，善惊易恐，坐卧不安，少寐多梦易醒，恶闻声响，言苔薄白或如常，脉数或虚弦。

病机分析：惊则气乱，心神不能自主，故发为心悸；心不藏神，则心中惕惕，善惊易恐，坐卧不安，少寐多梦易醒，恶闻声响；脉数或虚弦为心神不安，气血逆乱之象。本型病情较轻者，时发时止；重者怔忡不宁，心慌神乱，不能自主。

治法：益气养心，镇惊安神。

方药运用：

(1)常用方：平补镇心丹加减。药用人参、麦冬、五味子、山药、生地黄、熟地黄、肉桂、炙远志、磁石、生龙骨、生牡蛎、酸枣仁、茯神、炙甘草。

病由心胆气虚而心悸易惊，故当益气养心壮胆治其本。方中人参、麦冬、五味子益气养心壮胆，是为君药；山药、生熟地、肉桂调补阴阳，辅君药益心壮胆扶正为臣药；生龙骨、生牡蛎、磁石重镇安神定惊，酸枣仁、远志、茯苓养心壮胆以安神定惊，共为佐药；炙甘草调和诸药为使药。

(2)加减：心气虚者，加黄芪；心阴不足者，重用酸枣仁、五味子，并加柏子仁；痰浊蕴热见心悸而烦，善惊痰多，食少泛恶，舌苔黄腻，脉滑数者，可用黄连温胆汤，或加味温胆汤加安神养心之品。

(3)临证参考：本证亦可用安神定志丸加琥珀、磁石、朱砂治之。在药物治疗同时当配合心理治疗，并避免不良精神刺激。

2. 心气不足证

症舌脉：心悸气短，头晕乏力，动则心悸，静则悸缓，自汗，舌淡红，苔薄白，脉细弱。

病机分析：心气不足，不能鼓动血液正常运行，心失所养，则心悸气短，脉细弱；清窍失养，则头晕乏力；气虚而表卫不固，则自汗；舌淡红、苔白均为心气不足之征。

治法：补益心气，养心安神。

方药运用：

(1)常用方：五味子汤加减。药用五味子、黄芪、人参、麦门冬、玉竹、沙参、酸枣仁、柏子仁、合欢皮、炙甘草。

心气不足，鼓动血脉无力，心之脉络失养，故须补益心气治其本。方中五味子、人参、黄芪补益心气为君药；麦门冬、玉竹、沙参补心益阴，合君药可使心之气血阴阳和调为臣药；心主神，心气虚，神不守舍，故用酸枣仁、柏子仁、合欢皮宁心安神以定悸为佐药；炙甘草既可益心气，又能调和诸药是为使药。

(2)临证参考：本证亦可用炙甘草汤加减。由于心气不足者常有不同程度的心功能减退，可加人参皂苷片、福寿草苷片或用生脉注射液、人参注射液缓慢静脉滴注，或重用黄芪至30g；气虚症状明显者，可用肉桂或附片3～5g，取少火生气之意，增加益气药物的效应。

3. 心脾两虚证

症舌脉：心悸气短，头晕目眩，面色不华，神疲乏力，或纳呆腹胀，便溏，舌淡红，苔薄，脉细弱。

病机分析：脾胃虚弱，运化失司，则纳呆腹胀便溏；气血生化乏源，气虚血亏，周身失养则倦怠乏力，头晕目眩，面色不华；心血失养，血不养心，心神失守则见心悸气短；舌淡红、苔薄、脉细弱亦为血亏之征。

治法：益气健脾，补血安神。

方药运用：

(1)常用方：归脾汤加减。药用炙黄芪、人参、白术、当归、龙眼肉、酸枣仁、茯神、远志、木香、生甘草。

脾胃虚弱，气血生化乏源，心血不足，心神失养，神不守舍而成心悸，故当补益脾胃，养血益心以安神。方中黄芪、人参、白术益气健脾，补益后天之本，鼓舞气血生化之源，故为主药；当归、龙眼肉、酸枣仁助主药补养心血而安神为辅药；茯神、远志宁心安神以定悸，木香行气悦脾，以防补养药壅滞碍胃为佐药；甘草既可健脾益气，又可调和诸药，是为使药。

(2)加减：纳呆腹胀者，加陈皮、谷麦芽、神曲、山楂、枳壳、鸡内金；乏力、气短、神疲者，重用人参、黄芪、白术、甘草，少佐肉桂，取少火生气之意；失眠多梦者，加合欢皮、夜交藤、五味子、柏子仁、莲子心。

(3)临证参考：本证多由思虑劳倦过度，脾虚气血生化乏源以及心血暗耗所致，临床常为功能性心律失常，因此起居有节，劳逸有度，睡前避免不良刺激，为辅助治疗措施。

4. 心阴亏虚证

症舌脉：心悸易惊，心烦失眠，五心烦热，口干盗汗，或头晕目眩，耳鸣腰酸，舌红少津，苔少或无苔，脉细数。

病机分析：肾阴不足，水不济火，阴血不能上济于心，以致心阴亏虚，心火内动，扰动心神，故心悸易惊，心烦失眠；阴亏于下，则见腰酸；阳扰于上，则头晕目眩耳鸣；五心烦热、口干盗汗、舌红少津、苔少或无苔、脉细数均为阴虚火旺之征。

治法：滋养阴血，宁心安神。

方药运用：

(1)常用方：天王补心丹加减。药用生地黄、玄参、麦门冬、天门冬、丹参、当归、人参、五味子、酸枣仁、柏子仁、远志、桔梗。

心阴血不足，心失所养，神不守舍而成心悸，故宜滋养阴血，养心阴安心神。方中生地黄、玄参滋阴填精固本以制虚火为君药；麦门冬、天门冬助君药以养心阴，丹参、当归养血助阴，人参、五味子益气以生阴，共为臣药；酸枣仁、柏子仁、远志养心宁神以定悸为佐药；桔梗载药入心为使药。

(2)加减：若兼口干口苦，咽燥心烦者，为阴虚内热较甚，加黄连、栀子、淡竹叶、朱砂以清心火、宁心神，或用朱砂安神丸治之；盗汗者，加山萸肉、乌梅滋阴敛汗；若心肾不交者，可合用黄连阿胶汤以交通心肾，滋阴补肾，清心降火。

(3)临证参考：临证应辨阴虚与火旺孰轻孰重，从而确定以滋阴为主，还是以清心降火为主。

5. 心阳不振证

症舌脉：心悸不安，胸闷气短，面色苍白，形寒肢冷，舌淡苔薄，脉象虚弱或沉细而数。

病机分析：久病体虚，损伤心阳，心失温养，故心悸不安；胸中阳气不足，故胸闷气短；心阳虚衰，血液运行迟缓，肢体失于温煦，故形寒肢冷，面色苍白；舌淡苔薄，脉象虚弱，或沉细而数，均为心阳不足，鼓动无力之征。

治法：温补心阳，安神定悸。

方药运用：

(1)常用方：桂枝甘草龙骨牡蛎汤合参附汤加减。药用桂枝、人参、炮附子、黄芪、玉竹、麦门冬、煅龙骨、煅牡蛎、炙甘草。

心阳不振，无以温养心神，心神不守而成心悸，治宜温振心阳为主。方中桂枝、附子为辛热之品，峻补元阳以温振心阳，为君药；人参、黄芪益气助阳，玉竹、麦门冬滋阴以助心阳，有阳得阴助则生化无穷之意为臣药；龙骨、牡蛎重镇安神以定悸为佐药；炙甘草益气养心，调和诸药为使药。

(2)加减：形寒肢冷者，重用人参、附子、黄芪、肉桂；大汗出者，重用人参、黄芪及煅龙骨、煅牡蛎，加用山萸肉，或用独参汤煎服；兼见水饮内停者，加葶苈子、五加皮、车前子、泽泻等；夹瘀血者，加丹参、赤芍、桃仁、红花。

(3)临证参考：对兼有肾阳不足症状者，应以温补心肾为主，可选用麻黄附子细辛汤加减治疗。

6. 水饮凌心证

症舌脉：心悸眩晕，胸脘痞满，形寒肢冷，小便短少，或下肢浮肿，渴不欲饮，恶心吐涎，舌苔白滑，脉象弦滑。

病机分析：水为阴邪，赖阳气化之，今阳虚不能化水，水邪内停，上凌于心，故见心悸；阳气不能达于四肢，不能充于肌表，故形寒肢冷；饮阻于中，清阳不升，则见眩晕；气机不利，故胸脘痞满；如气化不利，水液内停，则渴不欲饮，小便短少或下肢浮肿；饮邪上逆，则恶心吐涎；舌苔白滑、脉象弦滑亦为水饮内停之象。

治法：温阳化饮，宁心安神。

方药运用：

(1)常用方：苓桂术甘汤合真武汤加减。药用炮附子、桂枝、茯苓、白术、猪苓、泽泻、五加皮、葶苈子、防己、甘草。

脾肾阳虚，水湿泛滥，上凌心脉，发为心悸，故须温运脾肾阳气以化水饮为主。方中附子大辛大热之品，峻补元阳，温运脾肾，故为君药；桂枝助君药温振心阳为臣药；茯苓、白术、猪苓健脾利水，泽泻、五加皮、葶苈子、防己皆能通调水道以利水，共为佐药；甘草甘缓和中，且能调和诸药为使药。

(2)加减：恶心呕吐者，加半夏、陈皮、生姜皮；尿少肢肿者，重用泽泻、猪苓、茯苓、防己、葶苈子，加大腹皮、车前子；兼有肺气不宣者，加杏仁、前胡、桔梗；兼见瘀血者，加当归、川芎、刘寄奴、泽兰叶、益母草。

(3)临证参考：本证多见于各种原因引起的心功能不全而伴有浮肿、尿少、夜间阵发性咳嗽或端坐呼吸之时，治应温阳利水。对病情危重者，可反复、大量应用独参针，生脉针静脉推注或静脉滴注。

7. 心脉瘀阻证

症舌脉：心悸不安，胸闷不舒，心痛时作，或见唇甲青紫，舌质紫黯或有瘀斑，脉涩或结代。

病机分析：心主血脉，心脉瘀阻，心失所养，故心悸不安；血瘀气滞，心阳被遏，则胸闷不舒；心络挛急，则心痛时作；脉络瘀阻，故见唇甲青紫；舌质紫黯或有瘀斑，脉涩或结代，均为瘀血蓄积，心阳阻遏之征。

治法：活血化瘀，理气通络。

方药运用：

(1)常用方：血府逐瘀汤加减。药用桃仁、红花、川芎、赤芍、川牛膝、当归、生地黄、北柴胡、枳壳、炙甘草。

病在血分，瘀血阻滞心络，气血运行不畅，心失所养而成心悸，故宜活血化瘀通络治其本。方中桃仁、红花、川芎、赤芍、川牛膝活血化瘀通络，共为主药；当归、生地养血活血，使诸药活血通络而不伤正，柴胡、枳壳行气以活血通络，取气为血帅之意，共为辅药；炙甘草调和药性为使药。

(2)加减：气滞血瘀者，重用柴胡、枳壳，加香附、郁金、延胡索、陈皮；因虚致瘀者，去柴胡、枳壳，加党参、黄芪；血虚者，加何首乌、枸杞子、熟地；阴虚者，加麦冬、玉竹、女贞子、旱莲草；阳虚者，加附子、肉桂、淫羊藿、巴戟天；心悸明显者，加龙骨、牡蛎、琥珀、磁石。

(3)临证参考：本证病在血分，为瘀血阻络。治宜在上方基础上配合丹参注射液20～40ml加入5%～10%葡萄糖注射液中静脉滴注，每日1次。

五、其他疗法

1. 中成药

(1)生脉注射液：适用于缓慢型心律失常而有气阴两虚见证者。本品40～60ml加入5%葡萄糖注射液250ml中静脉滴注，每分钟40～60滴，每日1次，10～15天为1个疗程。

(2)参附注射液：适用于心阳不振所致心悸。肌内注射，每次2～4ml，每日1～2次；静脉滴注，每次10～20ml，以5%或10%葡萄糖注射液250～500ml稀释后使用；静脉推注，每次5～20ml，用5%或10%葡萄糖注射液20ml稀释后使用。或遵医嘱。

(3)参麦注射液：适用于心阴亏虚证心悸。肌内注射，每次2～4ml，每日4次；静脉滴注，每次10～60ml加入5%葡萄糖注射液250～500ml稀释后应用。或遵医嘱。

(4)滋心阴口服液：适用于心阴不足证心悸。每次1支(10ml)，每日3次口服。

(5)补心气口服液：适用于心气不足证心悸。每次1支(10ml)，每日3次口服。

2. 单验方

(1)甘草30g,水煎服。

(2)苦参20g,水煎服,适用于心悸而脉数或促的患者。

(3)紫石英10～15g,水煎服。

(4)定心汤:龙眼肉30g,酸枣仁15g,山萸肉15g,炒柏子仁12g,生龙骨12g,生牡蛎12g,生乳香3g,没药3g,水煎服。

(5)养心镇惊汤:白苇根15g,天竺黄9g,龙骨9g,牡蛎9g,钩藤9g,煅磁石12g,生白芍15g,银花藤9g,茯神9g,朱砂5g,菖蒲10g,水煎服。

3. 针灸

(1)针刺内关、三阴交、通里。

(2)取手厥阴心包经、手少阴心经、足太阳膀胱经穴为主,可交替进行。

(3)耳针取心、神门、皮质下、胸区、交感,每次2～3穴,留针20分钟。

【转归与预后】

心悸仅为偶发、阵发者,一般易治,或不药而解;反复发作或持续不缓解者较为难治。若气血阴阳虚损程度轻,病损脏腑较少,未见瘀血、痰饮之证,脉象变化不大者,及时治疗,多能好转或痊愈。若气血阴阳严重虚衰,且兼有瘀血、痰饮内停,脉象过迟、过数、结代或乍疏乍数者,治疗颇为棘手,容易产生变证、坏证,预后极差,部分病人如得不到及时抢救,可以猝死。

【护理与调摄】

患者应保持乐观情绪,避免忧思恼怒惊恐等不良刺激,劳逸有度,饮食有节。轻证患者可作适当体力活动,以不觉劳累为度,避免剧烈运动;重证者应卧床休息,进食营养丰富且易消化饮食,忌过饱、过饥,忌烟酒,饮茶不宜过浓,避免风寒外袭。对于病情重者应密切观察病情变化,凡出现冷汗出、肢厥、心悸动不安,甚至抽搐、昏迷者,应及时抢救,以免延误病情。

【预防与康复】

保持精神愉快,避免情志内伤,尤应防止惊恐恼怒,不宜饥饱过度或过食肥甘生冷及辛辣、香燥之品,忌烟酒浓茶。起居有节,劳逸有度,避外邪。积极治疗胸痹、痹病、痰饮、肺胀、喘病等可能引起心悸的原发病证,对于预防心悸发生或发作有一定的作月。

心悸患者在恢复期多表现为心气未复,可进行自我推拿,具有益气养心、活血定悸之功效。具体手法及取穴为:拿内关、外关;掐、揉神门;拿、按合谷;按、揉足三里;按、揉脾俞、心俞;揉膻中;擦胸胁;擦大椎。心悸气短者,加揉气海;胸闷、喘促、心悸者,加揉、按肺俞,揉气海,按、揉三阴交,擦、揉命门。病情允许者可适当地参加体育锻炼,如太极拳、太极剑等,亦可配合气功练习,以增强体质。还可用耳穴压豆,取心、下屏尖、神门、交感等,促进康复。

【医论提要】

心悸包括惊悸和怔忡。其病名首见于《备急千金要方》。

早在《内经》中就对心悸的病因作了描述,认为其有因虚而作者,如《素问·平人气象论》中说:"左乳之下,其动应衣,宗气泄也";有因惊而作者,如《素问·举痛论》说:"惊则心无所倚,神无所归,虑无所定,故气乱矣";有因外感及血瘀而发者,如《素问·痹论》曰:"脉痹不已,复感于邪,内舍于心","心痹者,脉不通,烦则心下鼓";有因火而发者,如《素问·至真要大论》曰:"诸病胕肿,疼酸惊骇,皆属于火。"张仲景在《伤寒论·辨太阳病脉证并治》和《金匮要略·痰饮咳嗽病脉证并治》中阐述了心悸病因是发汗过多与痰饮内停,他说:"发汗过多,其人叉手自冒心，心下悸……”，“水在肾，心下悸”，认为发汗过多，气随汗泄，心之气阳不足，鼓动无力，心神不定；水饮内停，上凌于心，均可导致心悸。《备急千金要方》、《圣济总录》等著作中不少内容认为惊悸是因虚所致。《重订严氏济生方·惊悸怔忡健忘门》也认为惊悸是“心虚胆怯所致也”，“或因事有所大惊，或闻虚响，或见异相，登高涉惊，惊忤心神，气与涎郁，遂使心悸”。朱丹溪则提出了血虚致病的理论，他认为惊悸是由血虚所致，并强调了痰的致病作用，在《丹溪心法·惊悸怔忡》中他说：“惊悸者血虚，惊悸有时”、“怔忡者血虚。怔忡无时，血少者多；有思虑便动，属虚；时作时止者，痰因火动”。成无己在《伤寒明理论·悸》认为悸惊的发生不外“气虚”、“停饮”两端。刘河间则另辟蹊径，他认为火热上扰是惊悸发生的主要原因。他在《素问玄机原病式·六气为病》中说：“惊，心卒动而不宁也，火主于动，故心火热甚也”。周慎斋《慎斋遗书·惊骇》则认为：“此乃内气先虚，而猝遇危险怪异之物，以致心肾不交而惊骇也”。他认为正气不足、心肾不交是发病主要机理。

张仲景在心悸的治疗方面创制了不少方剂。他用桂枝甘草汤辛甘化阳，振奋心阳而止悸，在《伤寒论·辨太阳病脉证并治中》他说：“发汗太多，其人叉手自冒心，心下悸欲得按者，桂枝甘草汤主之”；他用小建中汤滋阴和阳，充足气血而治心悸，《金匮要略·血痹虚劳病篇》说：“虚劳里急，悸，衄，腹中痛，梦失精，四肢酸疼，手足烦热，咽干口燥，小建中汤主之”；他用真武汤温阳化水而定悸，《伤寒论·辨太阳病脉证并治》说：“太阳病发汗，汗出不解，其人仍发热，心下悸，头眩，身瞤动，振振欲擗地者，真武汤主之”。对于血虚导致的惊悸，古人治疗有用归脾汤者，有用养心汤者，其中用朱砂安神丸者最多，如《医学正传·怔忡惊悸健忘证》中说：“惊悸者属血虚，用朱砂安神丸最好”；《丹溪心法·惊悸怔忡》中也说：“惊悸者血虚，惊悸有时，以朱砂安神丸”。对于惊悸治疗大法，古代医家也有不少论述，李梴在《医学入门·惊悸》中说：“治之之法，怔忡者，与之逐水消饮之剂；惊悸者，与之豁痰定惊之剂”。张景岳认为益气养心是治疗大法，他在《景岳全书·杂证谟·怔忡惊恐》中说：“惊悸宜安养心神，滋培肝胆，当以专扶元气为主。”《医碥·杂症·惊》中则分析了心悸的有关证治：“惊则气上，以重坠之药镇其浮越，丹砂、龙骨之类。由于火盛而血虚者，甘寒滋润之剂以泻心补血。惊则心神舍空，液入成痰，拒其神不得归，而惊不能已，十味温胆汤、养心汤、寿星丸。……热郁有痰，寒水石散。气郁有痰，加味四七汤。睡卧不安，时时惊觉者，温胆汤加枣仁、莲肉”。王清任认为心悸多与血瘀有关，大凡用归脾、安神方药治之无效者，用血府逐瘀汤每多获效。龚廷贤在《寿世保元·惊悸》中论述了惊悸的症状、病机与治疗方药，他认为心血虚者宜补心汤，心神不安宜安神镇惊丸，心气虚者宜益气安神汤，血虚火旺者朱砂安神丸，气血两亏者宜四物安神汤。林珮琴在《类证治裁·卷之四·怔忡惊恐论治》中对惊悸的证治作了比较全面的概括，他说：“心脾气血本虚，而致怔忡惊恐，或因大惊猝恐，神志昏乱者，七福饮，甚者大补元煎。如肾水亏，真阴不足致怔忡者，左归饮。如命门衰，真阳不足致怔忡者，右归饮。如三阴精血亏损，阴中之阳不足，而致怔忡惊恐者，大营煎或理阴煎。如水亏火盛，烦躁热渴而为怔忡惊悸者，二阴煎或加减一阴煎。如思虑郁损心营，而为怔忡惊悸者，逍遥散或益营煎。如痰火盛，心下怔忡者，温胆汤加炒黄连、山栀、当归、贝母。如寒痰停蓄心下而怔忡者，姜术汤。如痰迷心窍惊悸者，温胆汤，甚者朱砂消痰饮。”

【医案选粹】

案一

钱某，男，70岁。

心悸不宁，胸脘胀痛，兼有大便干结等症。舌质淡胖，苔白腻，脉结代。治拟温通心阳，理气化瘀。

桂枝一钱半　全瓜蒌四钱　郁金三钱　赤芍五钱　降香一钱半　炙甘草二钱　茶树根一两　半夏三钱　陈皮三钱

（上海中医学院附属龙华医院编著．黄文东医案．上海：上海科学技术出版社，2008：60）

案二

金某，男，60岁。

时觉胸闷，心慌气短，头昏眼花，后脑作胀，健忘多梦，心烦口干，入夜难寐，舌苔薄黄，舌质较黯，脉来细数。证属肝肾不足，阴虚内热，与瘀相兼，络脉不畅，心神不安。治用养肝益肾，滋阴清热，活血宁神为法，用三子养阴汤加味。

枸杞子12g　沙苑子12g　女贞子12g　生地15g　黄连6g　麦冬12g　党参24g　丹参12g　菊花12g　枣仁12g　远志9g　三七粉末5g（入煎）

（史宇广，单书键主编．当代名医临证精华·心悸怔忡专辑．北京：中医古籍出版社，1992：188）

【现代研究】

一、病因病机研究

朱文锋[1]总结了历代医家对心悸病因病机的认识，亦认为心悸可分虚实两端，虚者不外气血阴阳亏损；实者多为痰饮瘀血、心火炽盛，且虚实之间又可兼夹错杂。其将心悸的病因归纳为体虚劳倦、七情所伤（惊、思、怒、恐）、感受外邪（风寒湿邪、风湿热邪、温疫火毒）和饮食劳倦。严世芸[2]将心悸的病因归纳为邪、情、痰、瘀、虚五个字。病机归纳为其一：诸邪搏击心神。其二：七情过极，气机失畅，而致心神不宁。其三：病久不愈，或痰饮、瘀血内停，致心神失宁、心脉瘀阻、阴阳气血不相顺接，遂呈心动悸、脉结代之证。纵观心悸的病因病机，虚实夹杂，本虚标实，但虚证为病之关键所在。

二、证候学与辨证规律研究

任德权[3]将心悸分解为气虚、血虚、阴虚、阳虚、痰浊、水饮、瘀血、心火等几种典型证素体现临床辨证规律。姜瑞雪等[4]对中医药治疗心悸的有关报道56篇进行分析研究，认为心悸的病位主要在心、脾、肾、肝、胆，病性有虚、实及虚实错杂3类，病性证素主要有气虚、阴虚、阳虚、血虚、瘀血、火热、痰浊、水饮、寒湿等，证型主要有心气虚、心阴虚、心阳虚、心气滞血瘀、痰阻心脉、心火炽盛、心血虚、水气凌心等。

三、治则治法研究

俞东英[5]认为心悸病机以心之气血阴阳虚弱为本，治疗应以补虚为主，祛邪为辅。尤可[6]提出了温经散寒、舒肝理气、通腑泻热、清热解毒、活血化瘀、涤痰通络、益气养阴、温阳复脉、健脾养血及育阴潜阳十种临床常用治法。焦华琛[7]认为肝是心悸发病的重要脏腑，提出从肝论治心悸，治疗应着眼点在虚、火、瘀三方面，针对临床常见心胆气虚、心肝火旺、心肝血虚、心血瘀阻4种证型，以宁心安神，养心补血、滋阴安神，平肝泻热，活血化瘀，行气通络为主要治法。

四、辨证用药研究

刘克伟[8]用基本方益气升阳治疗缓慢型心律失常效佳。易京红[9]自拟养心清热复脉汤治疗快速型心律失常。尤可[6]认为功能性心律失常多由气滞引起，方用柴胡疏肝散合四物汤加减，气郁化火酌加黄连、栀子、苦参，烦躁失眠可加炒枣仁、生龙牡。

参考文献

[1] 朱文锋．心悸的中医病因病机源流探析[J]．光明中医,2007,22(9):15.

[2] 张玮,徐燕．严世芸治疗心悸七法[J]．上海中医药杂志,2004,38(11):15.

[3] 任德权．心悸论治探讨[J]．光明中医,2009,24(1):113.

[4] 姜瑞雪,朱文锋,马作峰．心悸辨证分型及证素分布的文献研究[J]．中华中医药学刊,2008,26(1):184-185.

[5] 俞东英．心悸的辨证论治[J]．现代中西医结合杂志,2007,16(28):4172-4173.

[6] 尤可．心律失常辨证治疗十法[J]．山东中医杂志,2007,26(10):659-661.

[7] 焦华琛．从肝论治心悸浅探[J]．河北中医,2003,25(4):280-281.

[8] 刘克伟．中药治疗缓慢性心率失常 54 例[J]．云南中医中药杂志,2006,27(2):62.

[9] 易京红．养心清热复脉汤治疗快速型心律失常 86 例疗效观察[J]．中国中医急症,2007,16(11):1323.

第二节　胸痹心痛

【定义】

胸痹心痛是由心气血不足,阴寒、痰浊、瘀血、毒热等邪气留踞胸中,郁阻脉络而致胸闷,胸膺、背、肩胛间痛,两臂内痛,短气等为特征的一种常见的心胸病证。轻者仅膻中或胸部憋闷、疼痛,可伴有心悸,称为厥心痛;重者心痛彻背,背痛彻心,疼痛剧烈而持续不能缓解,四肢厥逆,面色苍白,冷汗淋漓,脉微欲绝,旦发夕死,夕发旦死,称为真心痛。

【范围】

西医学中冠状动脉粥样硬化性心脏病,以及心包炎、风湿性心瓣膜病、梅毒性心脏病、病毒性心肌炎、心肌病、二尖瓣脱垂综合征等疾患,出现以胸闷、短气、心背彻痛等为主要临床表现者,均可参照本节进行辨证论治。

【病因病机】

《金匮要略·胸痹心痛短气病脉证治》云:“阳微阴弦,即胸痹而痛。”“阳微”即本虚,即是“阳虚知在上焦”,为心之阴阳气血的虚损。“阴弦”即标实,为邪气郁阻脉络。兹将本病的病因病机叙述如下:

一、病因

1. 素体虚损　先天禀赋不足,或年迈体虚,或劳倦内伤,或久病耗损,脏腑功能失调,致使心之气、血、阴、阳不足,脉络受损,均易发生本病。

2. 外邪侵袭　气候骤变,风、寒、暑、湿、燥、火六淫邪气均可首先犯肺,逆传心包诱发或加重心之脉络损伤,发生本病。然尤以风冷邪气最为常见,寒主收引,既可抑遏心阳,所谓暴寒折阳,又可使心之脉络血行瘀滞,从而发为本病。

3. 饮食失节　过食肥甘,或饮食生冷,或饥饱无度,或嗜酒成癖,损伤脾胃,运化失司,气血生化乏源,心之脉络失养;水湿不运,聚湿生痰,上犯心胸清旷之区,清阳不展,气机不畅,心之脉络闭阻,遂致心痛;痰浊留恋日久,可致痰热互结,痰瘀交阻,蕴而化毒,毒损心络使病情缠绵难愈。

4. 情志失调　指喜、怒、忧、思、悲、恐、惊七情致病因素。盖情志失调,气机失和,伤及脏腑,造成脏腑功能紊乱,而气机失和日久,又易产生瘀血痰浊停阻心之脉络,致心之脉络不畅，发为心痛。

本病之病因有以上几种，临床上常两个或两个以上病因同时存在．长期为患，终可导致本病的发生。此外素有旧疾之人，外邪侵袭，饮食不节，情志失调又常为本病重要的诱发因素。

二、病机

1. 发病　心主血脉的功能与人体的经络系统有非常密切的关系。经直行，主气，在里；络横行，主血，表里皆有。从经脉别出的络脉干线部分为大络，从大络别出的细小分支为孙络，浮现于体表的络脉为浮络，浮络显露于皮肤的微细脉络为血络，至络末亦有缠络之谓。络脉网络全身，无处不到。心主血脉即是指在心气的鼓动下，经脉气血通过络脉系统而营养人体组织器官、四肢百骸，从而维持人体的正常生理机能。反之经脉、络脉系统失常，亦能影响到心。大凡情志、劳逸、饮食、感邪、内虚等外有所触，内有所发，致使病邪郁阻心之经脉，深入其络脉，心之脉络受损，气血痹阻可发为本病。亦可邪客心之络脉，渐损其经脉，心之脉络受损，气血痹阻而发为本病。日久痰浊、血瘀、气结、热郁、寒凝等病邪蕴结成毒，内生毒邪，损耗脉络，败坏形体，从而使病情不断加深，缠绵难愈，反复发作。

2. 病位　本病病位在心及心之脉络，并涉及肝、脾、肾三脏。

3. 病性　属本虚标实，虚实夹杂之证。本虚常为心气、血、阴、阳不足；标实常为痰热、痰浊、毒热、阴寒、瘀血、瘀毒、气滞等病邪郁阻脉络。

4. 病势　总的趋势是由标及本，由轻转剧。寒邪伤及阳气，痰亦耗气伤阳，留瘀日久，气阳痹遏，新血不生，气虚不复，阳亦衰微，心阴不复，阴损及阳。心肾阳伤，根本不固，心阳既脱，阴阳离决，危在旦夕。

5. 病机转化　病之早期，多以邪实为主，病之后期多为本虚标实，虚实夹杂。痰浊痹阻胸阳，久郁不解可郁而化热，蕴而成毒，形成痰热瘀毒壅阻胸膈，或病延日久，耗气伤阳损阴，向心气不足或阴阳并损证转化；阴寒凝结，气失温煦，暴寒折阳，阳气受损，病向心肾阳微转化；瘀阻脉络，气血运行不畅，水停脉外，聚湿成痰，痰瘀互结，瘀血不去，新血不生，日久可转化为心气血不足；心气不足，鼓动无力，易致气滞血瘀，瘀血阻络；心气血不足，日久伤及阴阳，可致阴阳并损之证；心肾阳微，易为风冷阴寒邪气所伤，致阴寒凝结等等。总之各证候之间在一定条件下，常可互相转化或兼夹，临证时必须细审。

胸痹心痛病因病机见图 2-2。

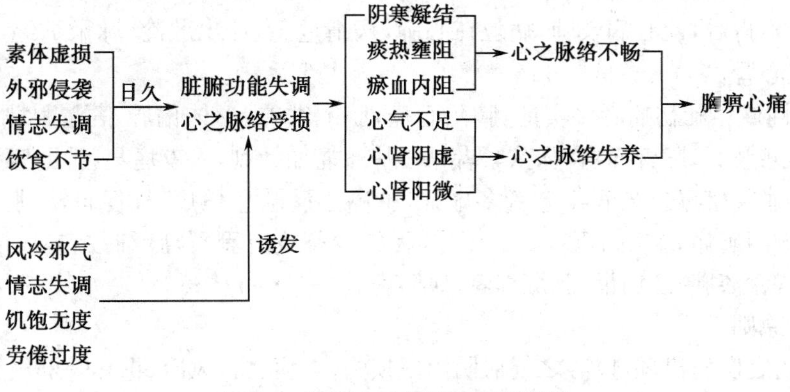

图 2-2　胸痹心痛病因病机示意图

【诊断与鉴别诊断】

一、诊断依据

参照1995年国家中医药管理局发布的中医药行业标准《中医病证诊断疗效标准》。

1. 膻中或心前区憋闷疼痛，甚则痛彻左肩背、咽喉、左上臂内侧等部位。呈阵发性或持续不解，常伴有心悸气短，自汗，甚则喘息不得卧。

2. 胸闷胸痛一般几秒到几十分钟而缓解。严重者可疼痛剧烈，持续不解，汗出肢冷，面色苍白，唇甲青紫，心跳加快，或心律失常等危象，可发生猝死。

3. 多见于中年以上，常因操劳过度，抑郁恼怒或多饮暴食，感受寒冷而诱发。

4. 查心电图，动态心电图，运动试验等以明确诊断。必要时作心肌酶测定，心电图动态观察。

二、鉴别诊断

1. 悬饮　悬饮、胸痹心痛均有胸痛。悬饮之痛，痛在胸胁，痛势持续，常因呼吸、咳嗽、体位改变而增剧，可伴有咳嗽等肺系症状，检查可见病侧肋间隙饱满。与胸痹心痛，痛在胸前，可向左肩或左臂内侧放射，常因受寒、饱餐、情绪激动、劳累而突然发作，经用药、休息可迅速缓解迥异。

2. 胃脘痛　胸痹心痛之痛在胸前，呈发作性，常伴有胸闷、气短与胃脘痛不难鉴别。但胸痹心痛之不典型者，其疼痛可在胃脘部，而易与胃脘痛混淆。胃脘痛多伴有嗳气呃逆，泛吐酸水或清涎，疼痛剧烈而全身状况尚好，且常有饮食损伤，情志不遂史，必要时查心电图有助于鉴别。

3. 类心胸痛　类心胸痛是指由于颈椎病压迫交感神经或副交感神经引起的类似心胸痛的病证。可因转颈等缓解或加重。心电图多正常，颈椎正侧位X光片可帮助诊断。

4. 脾心痛　脾心痛是一种常见的急腹症，发病急骤，左上腹或整个上腹部剧烈疼痛，痛如刀割，可伴有恶心呕吐、发热等，多发于青壮年。与胸痹心痛以心胸、背、肩胛间痛，多见于中老年人有别。必要时心电图和血、尿淀粉酶动态检查有助于诊断。

【辨证论治】

一、辨证要点

1. 辨病位　病位在心及心之脉络，涉及肝、脾、肾三脏。胸闷，膺背肩胛间痛，短气，此病在心及心之脉络；病由暴怒、忧思而起，胸闷膺痛，尚有胸胁支满，胁下痛，此病位在心肝，以心为主；病因饮食无度而起，胸闷心痛，尚有形丰、脉滑、苔腻等症，此病位在心脾；病甚者，心痛彻背，喘不得卧，此心病及肺，病位在心肺，病情危急，汗出肢冷，脉微欲绝，此心肾元阳暴脱，病位在心肾。

2. 辨病性　年壮初痛者多实证，胸闷心痛，脘闷纳差，形体偏胖，苔腻脉滑者，属痰浊；心痛彻背，形寒肢厥，唇青面白，脉弦紧者，属风冷；痛如针刺，入夜痛甚，舌黯紫有瘀斑瘀点，脉涩者，属瘀血甚瘀毒。久病年老者多虚证，胸闷心痛歇息稍瘥，气促自汗，脉濡弱或结代者，属气虚；胸闷膺痛，虚烦不寐，口干便难，舌红少苔或有剥裂，脉细数者，属阴虚；胸痛彻背，形寒肢冷，舌淡胖，苔白滑，脉沉细者，属阳虚。

二、治疗原则

胸痹心痛之发病机理，以心之气血阴阳虚损为本，痰、瘀、风冷、毒热等邪气为标，临证每多虚实夹杂。初病年壮者，实证居多，治以豁痰、散寒、疏瘀、解毒等祛邪为主；久病年高者，虚证居多,治以益气、养阴、生血、温阳为主;虚实夹杂者,须权衡标本,分清孰轻孰重,孰急孰缓,或急者治标,缓者治本,或标本兼顾。

三、应急措施

1. 胸闷气促,心痛彻背,喘息不得卧者,可急选下列药物以止痛。

(1)心脉瘀阻者,可选用麝香保心丸,2 粒,舌下含服;或速效救心丸,5～10 粒,舌下含服。

(2)寒痰凝络者,可选冠心苏合丸,1 丸含化,或嚼碎后咽服。

2. 真心痛而面白唇青,汗出肢冷,脉微欲绝者,宜静脉滴注参附注射液,并以参附龙牡汤频频灌服。经治病情仍无好转者,宜积极中西医结合抢救,不得延误。

四、分证论治

1. 阴寒凝结证

症舌脉:心痛彻背,喘不得卧,遇寒痛剧,得暖痛减,面色苍白,四末欠温,舌淡,苔薄白,脉弦紧。

病机分析:诸阳受气于胸中而转行于背,寒邪内侵,郁遏心阳,胸阳不振,气机阻痹,故见心痛彻背,喘不得卧,遇寒痛剧,得暖痛减;阳气不能布达于外,则见面色苍白,四末欠温;舌淡,苔薄白,脉弦紧,亦为阴寒凝结之象。

治法:辛温散寒,温振心阳。

方药运用:

(1)常用方:枳实薤白桂枝汤合乌头赤石脂丸加减。药用薤白、枳实、桂枝、乌头、炮附子、细辛、干姜、赤石脂。

方中薤白辛温通阳,宽胸散结,枳实下气破结,消痞除满,桂枝通阳散寒,降逆平冲,三药合用则通阳散结之力益强,共为君药;臣以乌头、附子、细辛、干姜辛温雄烈,散凝寒而振心阳;赤石脂性温,《本草纲目》谓其有补心血之功,为佐药。全方重在辛温散寒,温振心阳,散结止痛。

(2)加减:兼见痰湿内盛,胸痛伴有咳唾痰涎,可加生姜、橘皮、茯苓、杏仁等以行气化痰;若兼见唇甲青紫,脉小涩者,加川芎、姜黄活血通脉;若症见心痛彻背,背痛彻心,痛剧而无休止,身寒肢冷,喘息不得卧,脉象沉紧,此为阴寒极盛之胸痹重证,宜合苏合香丸以开胸止痛,或合用冠心苏合丸治疗。

(3)临证参考:据现代药理分析,赤石脂含有丰富的镁离子,能启动钠-钾泵,从而加强心肌收缩力。中医认为它能补心血,养心气,可酌情辨证加量,以提高疗效。

2. 瘀阻脉络证

症舌脉:胸部刺痛,固定不移,入夜更甚,甚则痛彻背膂,或见心悸不宁,口唇发绀,舌质紫黯,或边有紫斑,脉象沉涩。

病机分析:瘀血内停,络脉不通,心脉瘀阻,不通则痛,故见胸部刺痛,固定不移;血属阴,夜亦属阴,故入夜痛甚;瘀血阻塞,心失所养,故心悸不宁;口唇发绀,舌质紫黯,或边有紫斑,脉象沉涩,均为一派瘀血内停之征。

治法:活血化瘀,通络止痛。

方药运用:

(1)常用方:血府逐瘀汤加减。药用当归、赤芍、川芎、桃仁、红花、北柴胡、枳壳。

方中当归、赤芍、川芎、桃仁、红花均为活血祛瘀之品,为治病之君药;臣以柴胡疏肝,枳壳理气，一升一降，调整气机，取气为血帅，气行则血行之意。

(2)加减：若胸痛甚者，可酌加降香、郁金、延胡索以活血理气止痛；若夹痰浊者，加薤白、石菖蒲。

(3)临证参考：若痛势剧烈，唇紫脉涩，可用通经逐瘀汤。若久病入络，一般活血化瘀治疗不效者，可加入全蝎、地龙、蜈蚣、水蛭、虻虫等虫类药，以搜剔经络瘀阻。本证可配合静脉滴注复方丹参注射液 20～40ml，每日 1 次。

3. 痰热壅塞证

症舌脉：胸闷如窒而痛，或痛引肩背，气短口苦，痰多而粘，形体偏胖，舌质红，舌苔黄腻，脉滑数。

病机分析：饮食不节，损伤脾胃，运化失司，聚湿生痰，郁而化热或情志不遂，气郁化火，炼液成痰，痰热壅塞心之脉络，脉络气血运行不畅，故胸闷如窒而痛，或痛引肩背；气机痹阻，则见气短；痰热内蕴，故见口苦，痰多而粘；舌红苔黄腻，脉滑数为痰热所致。

治法：清化痰热，宣通脉络。

方药运用：

(1)常用方：黄连温胆汤合瓜蒌薤白半夏汤加减。药用全瓜蒌、黄连、竹茹、胆南星、枳壳、天竺黄、半夏、陈皮、茯苓、石菖蒲、郁金、薤白。

方中瓜蒌味甘微苦性寒，导痰热下行，黄连清热泄火，二药合用，清化痰热为君；竹茹、枳壳、胆南星、天竺黄清化痰热，半夏、陈皮、茯苓涤痰化浊，共为臣药；石菖蒲、郁金化痰宣通，薤白味辛气温体滑，气辛则通，体滑则降，故能宣通心之经脉，宽胸下气，共为佐使药。

(2)加减：热盛大便秘结者，则重用全瓜蒌，可加生大黄；痰盛苔厚腻者，可去黄连，加薏苡仁、白蔻仁；若热不显而痰浊壅塞者，可用二陈汤合瓜蒌薤白半夏汤加减。

(3)临证参考：痰瘀同源，故临床常痰浊瘀血并见，且久蕴化热而成痰热瘀阻之证。治疗时需有所兼顾，若痰热夹瘀则清热化痰同时宜加入桃仁、琥珀、失笑散等活血散瘀通络之品。

4. 心气不足证

症舌脉：胸痛隐隐，时作时休，动则气促，自汗心悸，面色晄白，声息低微，舌边有齿痕，苔薄，脉濡弱或结代。

病机分析：心气不足，鼓动血液无力，心脉失养，故胸痛隐隐，时作时休，动则气促，心悸；汗为心液，心气不足则自汗出；面色晄白，声息低微，舌边有齿痕，苔薄，脉濡弱或结代，均为一派气虚之象。

治法：补益心气，养心通脉。

方药运用：

(1)常用方：生脉散合保元汤加减。药用人参、麦冬、五味子、黄芪、桂枝、炙甘草。

方中人参甘温，益气养心怡神为君药；臣以麦冬甘寒，养心血而生脉，五味子收敛耗散之精气，引气归根，黄芪甘温，大补元气，更得人参、炙甘草之助，中气能鼓舞，心气能充沛，血脉自然流行。妙在桂枝一味，入血通脉，人参得桂枝之行导，心气能鼓舞，桂枝得甘草之和平，温心阳而和血脉。

(2)加减：兼见血瘀者，加失笑散；若气虚血少，血不养心所致，可合炙甘草汤以养血益气，滋阴复脉。

(3)临证参考：若药后痛势未见轻瘥，可予生脉注射液静脉滴注。实验证明，生脉注射液有正性肌力作用，可增加冠状动脉血流量，改善心肌缺血状况，减少心肌耗氧量。

5. 心肾阴虚证

症舌脉：胸痹心痛日久，胸闷且痛，心悸盗汗，心烦不寐，腰膝酸软，耳鸣头晕，舌红，苔光或有剥裂，脉细数或结代。

病机分析：病延日久，耗伤心肾之阴，气血运行不畅，痹阻心脉，故见胸闷且痛；心阴虚，虚火扰神则见心悸盗汗，心烦不寐；肾阴虚，故见耳鸣，腰膝酸软；水不涵木，肝阳偏亢，则见头晕；舌红，苔光或脱剥，脉细数均为阴虚有热之象。

治法：育阴潜阳，养心安神。

方药运用：

(1)常用方：加减复脉汤加减。药用生地、麦冬、阿胶、生龙骨、生牡蛎、人参、火麻仁、炙甘草。

方中生地、麦冬、阿胶、生龙骨、生牡蛎育心肾之阴而潜摄浮阳，滋肾水而养心血，共为主药；辅以人参、火麻仁、炙甘草益心气养心血以安神；甘草又能调和诸药为使。

(2)加减：若少寐心悸者，加柏子仁、炒枣仁；血枯肠燥者，加当归、何首乌；若入夜痛甚，刺痛，痛处不移者，加赤芍、丹皮等凉血活血而不伤阴之品。

(3)临证参考：据报道，复脉汤有减低心脏异位起搏点兴奋性和调节心脏传导的作用，胸痹心痛而合并心律失常者，用之尤为合拍。

6. 心肾阳微证

症舌脉：胸闷气短，甚则心痛彻背，心悸自汗，形寒肢厥，面色苍白，腰酸乏力，唇甲淡白或青紫，舌淡白或紫黯，脉沉细或沉微欲绝。

病机分析：阳气虚衰，胸阳不运，气机痹阻，血行瘀滞，故见胸闷气短，甚则胸痛彻背；心阳不振，则心悸汗出；肾阳虚衰，故见畏寒肢冷，腰酸乏力；面色苍白，唇甲淡白或青紫，舌淡白或紫黯，脉沉细或沉微欲绝，均为阳气虚衰，瘀血内阻之征。

治法：益气温阳，活血通络。

方药运用：

(1)常用方：轻者用冯氏全真一气汤加减。药用炮附子、人参、麦冬、五味子、熟地、当归、牛膝。

方中炮附子大辛大热，温振元阳为主药；辅以熟地、当归、牛膝滋阴养血活血，人参、麦冬、五味子益心气而养心脉，心肾兼顾。

重者有陶氏回阳救急汤。药用炮附子、肉桂、干姜、人参、麦冬、五味子、炙甘草、人工麝香。

方中附子、肉桂、干姜温振心肾阳气为君药；臣以人参、炙甘草益气生脉，麦冬养阴生脉，五味子收敛耗散之精气，引阳归根；人工麝香助参、桂、姜、附速建殊功，为佐使药。

(2)加减：舌苔浊腻者，加薤白、石菖蒲；大便秘结者，加肉苁蓉。

(3)临证参考：临床若见唇甲面色青紫，大汗出，四肢厥冷，脉沉欲绝者，乃心阳欲脱之危候，可重用红人参、附子，并加用龙骨、牡蛎以回阳救逆固脱，不得延误，必要时中西医结合抢救。若肾阳虚衰，不能制水，水气凌心，症见心悸喘促，不得平卧，小便短少，肢体浮肿者，宜用真武汤加防己、猪苓、车前子以温阳行水。

五、其他疗法

1. 中成药

(1)地奥心血康胶囊:每次 200mg,每日 3 次,连服 2 周后改为每次 100mg,每日 3 次。主治瘀血内阻之胸痹、眩晕、胸闷、心悸、气短等症。

(2)复方丹参滴丸:每次 3 片,每日 3 次。主治冠心病胸闷、憋气、心悸气短等症。

(3)麝香保心丸:每次 1~2 粒,每日 3 次,或发作时服用。用于寒邪内犯,气血阻滞者。孕妇忌服。

(4)川芎嗪注射液:该药川芎嗪含量为 40mg/ml,每次取 80~120mg 加入 5%葡萄糖注射液 250ml 中,静脉滴注,每日 1 次,10 天为 1 个疗程,休息 1~2 天后再进行第 2 个疗程。其副作用可引起谷丙转氨酶升高,停药后即可恢复。

(5)复方丹参注射液:取 20~40ml 加入 5%葡萄糖注射液 250ml 中,静脉滴注,每日 1 次,10 日为 1 个疗程,休息 1~2 天后再进行第 2 个疗程。

(6)补心气口服液:口服每次 1 支(10ml),每日 3 次,4 周为 1 个疗程。主治心气虚损型冠心病。

(7)滋心阴口服液:口服每次 1 支(10ml),每日 3 次,4 周为 1 个疗程。主治心阴不足型冠心病。

(8)速效救心丸:含服每次 4~6 粒,1 日 3 次,急性发作时用 10~15 粒。用于冠心病胸闷憋气,心前区疼痛。

2. 单验方

(1)阴邪壅滞:治宜辛温通阳,益气活血。药用瓜蒌 30g,薤白 9g,桂心 5g,枳壳 10g,丹参 15g,太子参 30g,白术 15g,茯苓 15g,干姜 6g,白酒 90g,炙甘草 10g。

(2)气滞血瘀:治宜行气散结,活血化瘀,温通络脉。药用瓜蒌 30g,薤白 9g,桂枝 4.5g,当归 9g,丹参 15g,枳壳 9g,赤芍 12g,川芎 6g,檀香 6g,桃仁 9g,红花 9g,鸡血藤 30g,天仙藤 12g,甘草 4.5g。

(3)阴虚阳亢:治宜滋肾柔肝,育阴潜阳佐以通络。药用生石决明 30g,珍珠母 30g,钩藤 15g,夏枯草 15g,菊花 12g,白蒺藜 12g,瓜蒌 30g,半夏 9g,生白芍 15g,麦冬 12g,女贞子 15g,生地 15g,旱莲草 15g,地龙 9g,桑寄生 30g。

(4)气阴两虚:治宜益气养阴,辛温通阳。药用太子参 30g,沙参 15g,麦冬 12g,五味子 9g,丹参 15g,远志 9g,生地 15g,柏子仁 9g,炙甘草 9g,鸡血藤 30g,丝瓜络 9g,桂心 5g。

(5)肾虚:治宜滋阴补肾,疏气通脉。药用黑桑椹 30g,瓜蒌 30g,薤白 12g,半夏 9g,旱莲草 12g,肉苁蓉 12g,郁金 9g,降香 6g,丹参 15g,鸡血藤 30g,枸杞子 12g,菖蒲 19g,远志 9g,柏子仁 12g。

3. 针灸

(1)体针:取心俞、巨阙、膻中、内关、厥阴俞、神门、郄门等穴。以标实为主时行泻法,以本虚为主时行补法并可加灸。要求有酸、麻、胀、沉、走窜等得气感,并留针 20 分钟。每日 1 次,10~12 天为 1 个疗程。疗程间休息 3~5 天,一般观察 3 个疗程。

(2)耳针:取心、肾、小肠、交感、神门、皮质下、肾上腺等耳穴。任取其中 3~4 个穴,一般留针 1 小时左右,每日 1 次,两耳交替针刺,10 次为 1 个疗程。

(3)穴位注射:多选用背部俞穴为主,如心俞、厥阴俞、肾俞,或以阳性反应点为注射穴位,一般在四肢以经络之原、合、络、郄穴等而找到阳性反应穴位。每次取 3~4 个穴,选 5%当归注射液、10%丹参注射液、10%玄参注射液、20%栀子注射液中任一种,每次注入 0.5~1ml,隔日 1 次,10 次为 1 个疗程。

4. 外敷法

(1)通心膏(徐长卿、当归、丹参、王不留行、鸡血藤、葛根、延胡索、红花、川芎、桃仁、姜黄、郁金、参三七、血竭、椿皮、穿山甲、乳香、没药、樟脑、冰片、木香、人工麝香、硫酸镁、透骨草),敷心俞、厥阴俞或膻中。

(2)取伤湿止痛膏,撒七厘散少许散其上,敷贴膻中、鸠尾穴。24 小时换 1 次,连续 2 周。

5. 气功疗法 每日做 2～4 次内养功(坐功及卧功),1 周后多见效。

【转归与预后】

一、转归

本病属本虚标实之证。标实的痰浊、寒凝、气滞、血瘀、热毒等可互相兼夹和转化。本虚的心之气、血、阴、阳不足亦可互相影响,且可涉及脾、肝、肾多脏。标实日久可损伤正气,导致本虚,本虚气血阴阳失调,可因虚致实,往往临床多形成实中夹虚或虚中夹实之虚实夹杂之证。

痰热壅塞证者,多见于胸痹心痛早期。治之得法,病可减轻;若失治或治不得法,痰湿不去,气机阻遏,久则致瘀血内阻,形成痰浊瘀血阻滞脉络,使病情逐渐加重。

阴寒凝结证多属胸痹心痛之重证。若能及时温散阴寒,病可减轻或缓解;若失治误治,寒凝血滞,或寒邪折阳,致心肾阳虚,则病情加重。

瘀阻脉络证可由气郁、寒凝、邪滞或久病入络引起,兼夹于诸多证候中。治之得法,病能减轻。若只用辛香活血化瘀之品而不治本,虽可收片时之效,但瘀血之因未除,则瘀血不得尽化,心之脉络仍旧不畅,心失所养,日久损及心气、心阳和心之阴血,病可向心肾阴虚转化。

心气不足证,宜补益心气,脉络自和,病多轻减。若浪投豁痰破血之品,诛伐太过,而犯虚虚之戒,徒伤正气,气虚无力鼓动血脉,反致瘀阻脉络,气虚日久,阳亦衰微,可转化为心肾阳微证。

心肾阳微证应阴阳并治,治之得法,患者尚可带病延年。若治之不确,或病重药轻,可向心肾元阳暴脱转化,致厥脱并见,危殆立至。

二、预后

本病是一种可防可治之病。早期发现,早期治疗,配合科学的调摄,病可向愈,或不再发展,带病延年。反之病延日久,病机复杂,病情缠绵,此时虽经积极治疗,仍难以康复如初,但积极有效治疗,合理调摄,仍可延缓病情发展。若仍治不及时,加之调摄失宜,病情可不断加重,若见心肾元阳暴脱,喘、汗、肢厥、脉微欲绝,甚厥脱者,危及生命,预后极差。

【护理与调摄】

胸痹心痛较轻,发作周期较长者,可适当活动;若短期内发作频繁,心痛彻背,喘息难以平卧,更见心悸汗出者,应卧床休息接受治疗;若见唇甲青紫,面色苍白,喘、汗、肢厥,脉微欲绝者,应予绝对卧床,吸氧,记 24 小时出入量,并监测呼吸、血压、脉搏变化,有条件者应予心电监护。

应进低盐低脂饮食,多吃蔬菜及水果,切忌过饱;保持大便通畅,便秘者应予导泻,切忌临厕努争;应戒烟酒,避免厚味炙煿及辛辣、刺激食物,消除紧张、恐惧心理,使其树立早日康复的信念,安心静养,避免焦躁及情志过激,避免劳累。保持病室安静和室内空气新鲜,避免风寒外侵。

【预防与康复】

一、康复

胸痹心痛经治之后，发作周期明显延长，痛势轻缓者，可予康复治疗。

1. 药物康复　在康复阶段以扶正为本，益气养阴，补益心脾肾，佐以豁痰、活血、理气之药，方用生脉散、归脾汤、右归丸等配瓜蒌薤白半夏汤或桃仁四物汤或柴胡疏肝散等，以求彻底治本，改善心脏的病理变化。

2. 食疗康复

(1)痰浊未尽者可用双菇冬瓜汤：取鲜香菇、鲜蘑菇各 5 只，洗净，入生油中稍煸，加食盐少许，水适量，旺火煮汤沸，入寸许冬瓜小块，煮令熟。

(2)留瘀未清者可用三仁粥：取桃仁、麻仁、柏子仁各 10g，洗净，加水适量，文火煮约 15 分钟，入粳米 50g，煮成粥。

(3)气虚血亏者可用黄芪莲芯红枣粥：取黄芪 15g，莲子 10g，红枣 10 粒，文火煎煮 20 分钟，捞去黄芪，炊入粳米 50g，煮成粥。

(4)阴虚不复者可用山药煲猪肾：取猪腰子 1 对，剖开，刮去脂膜，以粗盐擦洗，切成丁块，另取山药 50g，洗净，去皮切片。先取山药，入油锅中煸炒，盛起，另起油锅，取葱、姜稍煸，入猪腰片爆炒，加黄酒、细盐少许，入山药片，旺火煮令熟，勾芡即成。

(5)阳虚不复者可用羊肉胡桃粥：取羯羊肉 30g，洗净，放葱、姜煮令酥烂，炊入粳米 30g，煮成粥；另取胡桃 1 个，用生油氽熟，研细末，撒入粥中即成。

3. 气功疗法　选平卧式内养功。通过平卧、放松、入静、意宁、调息，而达到调理阴阳，通达气血作用，从而减轻胸痹心痛发作。此外配合太极拳、太极剑、慢跑，长期坚持，能调和气血，疏通经络，增强体质。

二、预防

从事脑力劳动和案头工作者，须适当增加活动量。生活节奏较快的人，应有休憩和松弛的间隙，避免精神高度紧张。避免吸烟和酗酒。注意饮食合理，加大膳食中鱼类、蔬菜、水果的比例，减少含胆固醇高的食物如内脏、肥肉、脑等的摄入量。避免强烈的精神刺激和情绪的急剧变换。

【医论提要】

胸痹心痛有关记载始见于《内经》，其中论及了“胸痛”、“心痛”、“心胁痛”等有关名称。《杂病广要·身体类·胸痹心痛》认为：“胸痹、心痛，其病如二而一，均是为膈间疼痛之称。胸痹轻者仅胸中气塞，心痛重者为真心痛”。鉴于两者在发病部位、病因病机上的一致性，所以统称为胸痹心痛。

《素问·刺热》中说：“心热病者，先不乐，数日乃热，热争则卒心痛”。《素问·六元正纪大论》则说：“水郁之发，……故民病寒客心痛，腰椎痛，大关节不利……”。由此可见，导致心痛可有寒、热的不同，但其病机则是邪阻脉络，不通则痛，正如《素问·缪刺论》中所言：“邪客于少阴之络，令人卒心痛，暴胀，胸胁支满”。《金匮要略·胸痹心痛短气病脉证治》中认为：“今阳虚知在上焦，所以胸痹、心痛者，以其阴弦故也”；《备急千金要方·心腹痛第六》也认为：“寒气卒客于五脏六腑，则发卒心痛胸痹，……”。《太平圣惠方·卷第四十三·治卒心痛诸方》则认为：“夫胸痹心痛者，由脏腑虚寒，风冷邪气，积聚在内，上攻胸中，而乘于心，正气与邪气交争，阳气不足，阴气有余，阴阳不和，邪正相击，故令心背彻痛也”。可见素体虚弱，阳气不足，阴乘阳位，胸阳不展是胸痹心痛的一个重要病机。《症因脉治·胸痹》认为：“胸痹之因，饮食不节，饥饱损伤，痰凝血滞，中焦混浊，则闭食闷痛之症作矣”。《症因脉治·卷一·内伤胸痛》又指出：“内伤胸痛之因，七情六欲，动其心火，刑及肺金，或怫郁气逆，伤其肺道，则痰凝气结，或过食辛热，伤其上焦，则血积于内，而闷闭胸痛矣”。《医碥·杂症胸痛》则认为“须知胸为清阳之分，其病也，气滞为多”。以上几个医家认为气滞、痰浊、瘀血，是胸痹心痛的病因病机，发展了唐宋以前有关胸痹心痛病因病机学说。王肯堂在前人认识的基础上，又对有关病因病机理论作了补充，他在《证治准绳·心痛胃脘痛》中说：“有病久气血虚损，及素作羸之人患心痛者，皆虚痛也”。可见气血不足，心脏鼓动无力，络脉瘀滞，包络失养也可导致胸痹心痛。王氏这一认识为后世医家辨证治疗胸痹心痛分清虚实奠定了基础。

对于胸痹心痛的治疗，《金匮要略》中早有论述。“胸痹，不得卧，心痛彻背者，瓜蒌薤白半夏汤主之”、“胸痹，心中痞气，气结在胸，胸满，胁下逆抢心，枳实薤白桂枝汤主之，人参汤亦主之”、“胸痹之病，喘息咳唾，胸背痛，短气，寸口脉沉而迟，关上小紧数，瓜蒌薤白白酒汤主之”。这些阐述，确立了胸痹心痛通阳泄浊这一治疗方法。李用粹在《证治汇补·心痛》中归纳了胸痛的治疗大法：“初病宜温宜散，久痛宜补宜和”。《医理汇精·胸痛》中也指出：“胸为肺之分野，治以散结、顺气、化痰为主”。秦景明在《症因脉治·内伤胸痛》中说：“心痹之始，心火盛者，导赤各半汤，心神失守者，安神丸；虚弱人，归脾汤；虚火旺者，天王补心丹”，对胸痹心痛进行了分型论治。王清任在《医林改错·血府逐瘀汤所治之症目》中说：“胸痛在前胸，用木金散（木香、郁金）可愈；后通背亦痛，用瓜蒌薤白白酒汤可愈；用瓜蒌、陷胸、柴胡等，皆可愈。有忽然胸痛，前方皆不应，用此方（血府逐瘀汤）一付，痛立止”。王肯堂在《证治准绳·杂病·心痛胃脘痛》中也论述了活血化瘀这一治疗方法，他说：“死血作痛，脉必涩，……壮人用桃仁承气汤下，弱人用归尾、川芎、牡丹皮、苏木、红花、元胡索、桂心、桃仁泥、赤曲、番降香、通草、大麦芽、穿山甲之属煎成，入童便、酒韭汁，大剂饮之，或失笑散”。《类证治裁·心痛论治》中云：“……《经》之论厥心痛者，以诸痛皆肝肾气逆上攻致之。但分寒热二种：寒厥心痛者，身冷汗出，手足逆，便利不渴，心痛，脉沉细，术附汤；热厥心痛者，身热足厥，烦躁，心痛，脉洪大，金铃子散、清郁汤。凡暴痛非热，久痛非寒，宜审”。陈士铎在《辨证录·心痛门》中也有类似论述，他说：“夫真心痛，原有两症：一寒邪犯心，一火邪犯心也。……倘辨其为火热之心痛，即用救真汤投之”。以上两个医家均把胸痹心痛分为寒热两类：寒证多属阳气虚弱，重者为心阳欲脱，故用参附汤、四逆汤回阳救逆；热证多因痰郁化热，故用清化痰热之剂。李用粹在《证治汇补·心痛》中还论述了胸痹心痛虚证的有关内容，他说：“又有病久气血虚损及素作劳羸弱之人患心痛者，皆虚痛也，有服大补之剂而愈者，不可不知”；“惟劳作之人，胸痛引背，食少倦怠，遇劳频发，此为脾肺俱虚，宜培补元气……”。在临证上我们根据证候之不同，采取补血、滋阴、益气等方法进行治疗。

【医案选粹】

案一

金某，男，52岁，1963年10月9日来诊。

去年九月发生心绞痛，一度严重，住某医院治疗7个月，诊为冠状动脉粥样硬化性心脏病，迄今未上班。心绞痛发作无规律，近来发作频繁，胸痛彻背，胸闷，心慌，血压偏高已多年，达180/130mmHg，现稳定在130/80mmHg，睡眠很不好，每晚皆服安眠药片。平时不吐痰，饮食、二便尚正常，面色灰暗，脉右沉濡，左沉弦细，舌正无苔，属心气不足，营气不调，治宜调和营卫，补益心气。处方：

茯神二钱　党参一钱　枳实(炒)八分　炙甘草五分　法半夏一钱五分　远志(炒)一钱　九菖蒲八分　枣仁(炒)三钱　柏子仁一钱五分　浮小麦三钱　大枣(劈)三枚　七剂，隔日一剂。

10月21日二诊：开始服两剂药后心慌及心区疼痛未犯，继服则仍有心前区疼，可能因寒流气候突然转变而又诱发之故，脉舌如前，原方去法半夏加香橼皮一钱，黄芪一钱五分，血琥珀粉(另包冲服)三分，7剂。

12月5日三诊：心慌已很轻微，心绞痛未发，睡眠亦略好转，但不能多看文件，脉见上盛下不足，仍宗原意，易汤为膏缓缓服之。处方：

茯神二两　党参一两　黄芪一两半　炙甘草五钱　远志一两　九菖蒲八钱　枣仁三两　柏子仁一两半　浮小麦三两　大枣(劈)十五枚　枳实(炒)五钱　香橼皮一两　血琥珀粉(另包)三钱　慢火浓煎，去渣加蜜熬成膏，和入琥珀粉，早晚各服一小匙。

2月18日四诊：膏剂已服完，春节外出活动较多，尚能适应，唯劳累后胸膺尚觉不舒，心绞痛已很少发，发时亦轻，脉转缓和，舌正无苔，原方加龙骨一两，沉香粉一钱，为膏继服。

4月6日五诊：药效甚著，平时胸膺已舒，工作繁忙或久坐之后，仍有胸闷现象，睡眠尚可，面色较前好转，精神亦较佳，食纳、二便皆正常，有时发风疹。脉弦缓有力，左寸仍不足，舌质正常无苔，原方加龟板(打)四两，胡麻仁(炒)二两，以后诊治，皆以此方略予增减，暑天则改为粗末，每包四、五钱，每日煎服一包，由是病情日渐好转和稳定云。

(中国中医研究院编．蒲辅周医案．北京：人民卫生出版社，2005，10-11)

案二

蒋某，患左胸痹痛已4～5年，确诊为冠心病，唇舌青黯，面色黯黑，心烦睡少，脉律不齐，口干饮少，大便不畅。此为心络瘀阻，故投旋覆花汤加味：

旋覆花15g　茜草9g　红花9g　瓜蒌仁12g　丹参15g　赤芍15g　川芎9g　青葱管15g

(印会河编著．印会河中医内科新论．北京：化学工业出版社，2010：328)

案三

龚某，女，48岁，住院号34906。

有高血压病史近10年，6年前患脑血栓而右半身瘫痪，近期胸前闷痛或伴有放射性肩背部隐痛，口干苦，心悸烦热，盗汗，寐不安卧，大便难，尿灼热。脉细弦，舌红苔薄黄。心肝之阴不足，则阳亢火盛，乃诸症蜂起。给予养阴泻火，使相火不燔则心神自安。处方：

生地12g　甘杞子9g　制黄精12g　制首乌12g　怀牛膝12g　知母12g　黄柏9g　生牡蛎(先入)30g　朱远志4.5g　益母草15g

(史宇广，单书健主编．当代名医临证精华·冠心病专辑．北京：中医古籍出版社，1988：79)

【现代研究】

一、病因病机研究

胸痹的病机演变过程，简单地说就是在多种不良因素的相互作用下而导致情志失调，气血紊乱，痰瘀阻滞脉络的结果[1]。首先，阳微阴弦，心脉闭阻，血行不畅是胸痹的始发病机。其次，心气不足是胸痹发生的重要病理基础[2]。而通过近年来的深入研究，又提出本虚标实，阴阳气血同病，虚实错杂等病机特点。田建华等[3]认为冠心病以正气不足、本虚标实为病机。正气不足贯穿其疾病始终，并且是导致冠心病发生的直接或间接原因。从20世纪80年代邓铁涛[4]提出五脏相关学说后，各医家对胸痹相关的研究颇多，从各自不同的角度进行了心与五脏相关阐释[5-8]，基本形成了胸痹与五脏六腑相关的学术思想。

二、证候学与辨证规律研究

有关研究表明，气虚证、血瘀证等证候是冠心病发病的危险中医证候[9]。寒凝证、痰浊证可能与冠心病的病情加重具有相关性。胸痹的气虚证、血瘀证、阴虚证、痰浊证、寒凝证、阳虚证等6个中医证候和心虚证、肝虚证、肾虚证3个虚证均有各自的相关影响因素[10]。

三、治则治法研究

袁秀琼等[11]认为胸痹心痛属于本虚标实之证，应以养心补肾药为主，不可用苦寒之剂。在病变的过程中，有以阴虚为主，有以阳虚为主，纯补阴必致阴盛阳衰，纯补阳必致阳亢阴虚，要“补阴顾阳。补阳护阴”使阴阳平和，病情才得以缓解。

四、辨证用药研究

1. 活血化瘀通络法

沈娟等[12]应用血府逐瘀汤治疗冠心病引起的心肌缺血患者106例，总有效率84.91%。另有学者等将冠心病患者82例随机分为两组，治疗组另给予加味丹参饮(丹参、檀香、砂仁、当归、瓜蒌)，对照组予硝酸异山梨醇酯片治疗，结果显示治疗组在心绞痛症状及心电图方面均有显著疗效，且优于对照组[13]。

2. 益气化痰祛瘀法

周堂恒[14]自拟化痰祛瘀汤治疗，对照组用西药长效硝酸甘油、倍他乐克和肠溶阿司匹林治疗。结果治疗组痊愈37例，好转7例，无效4例；对照组痊愈19例，好转16例，无效7例。治疗组总有效率为92%，对照组总有效率为83.3%。董志等[15]观察益气化痰祛瘀法治疗不稳定性心绞痛76例，总有效率90.80%。

3. 温阳活血法

高玉祥[16]用温阳活血法，方选参附汤联合丹参饮加减治疗冠心病心绞痛43例，总有效率79.07%。

参考文献

[1] 于涛，曹洪欣．胸痹(冠心病)病机演变探微[J]．中医药信息，2004，21(2)：1.

[2] 刘冬梅．胸痹的病机演变及中西医结合疗法概要[J]．中医中药，2008，46(7)：98.

[3] 田建华，赵高明，蔡学兵．补虚扶正辅助治疗冠心病86例[J]．实用中医内科杂志，2008，22(7)：7.

[4] 吴焕林，赵益业，邹旭，等．冠心病的五脏相关论治[J]．湖北中医杂志，2005，27(8)：18-20.

[5] 庞敏，于跃飞．胸痹心痛与五脏的关系浅论[J]．实用中医内科杂志，2005，19(3)：195.

[6] 吕志杰．心痛五脏六腑相关论[J]．中国中医基础医学杂志，2004，10(3)：16-18.

[7] 于德洵，于德伟．胸痹心痛与五脏相关治则之探讨[J]．吉林中医药，2005，25(4)：10.

[8] 刘英君，张腾，潘玉珍，等．冠心病五脏相关兼治探略[J]．中医药学报，1998，(1)：6-7.

[9] 丁邦晗，吕强，张敏州，等．胸痹心痛的中医危险证型一附375例聚类分析[J]．中国中医急症，2004，13(5)：298-300.

[10] 王晓才，林谦，王晓宝，等．胸痹中医证候影响因素的回归分析[J]．北京中医，2007，26(4)：218.

[11] 袁秀琼，崔凤泉．胸痹心痛证辨证论治体会[J]．广东医学杂志，2002，10(23)：1100.

[12] 沈娟，李凤云，王峥嵘，等．血府逐瘀汤改善心肌缺血的观察与研究[J]．河北中医药学报，2006，

21(3):17-19.

[13] 丁斗．活血化瘀法治疗冠心病疗效研究[J]．长春中医药大学学报，2007，23(3):23.

[14] 周堂恒．扶正化痰祛瘀汤治疗冠心病心绞痛的疗效观察[J]．现代中医中国远程教育，2008，6(7):679-680.

[15] 董志，冷庆大，谷士民，等．益气化痰祛瘀法治疗不稳定性心绞痛76例疗效观察[J]．光明中医，2008，23(4):456.

[16] 高玉祥．温阳活血法治疗冠心病心绞痛43例临床观察[J]．实用中医内科杂志，2008，22(8):19.

第三节 眩 晕

【定义】

眩晕是目眩与头晕的总称。目眩以眼花或眼前发黑，视物模糊为特征；头晕以感觉自身或外界景物旋转，站立不稳为特征。两者常同时并见，故统称眩晕。外感、内伤均可发生眩晕。

【范围】

西医学内耳性眩晕如梅尼埃病、迷路炎、内耳药物中毒、前庭神经元炎、位置性眩晕、乘车船引起的晕动病等；中枢性眩晕如椎-基底动脉供血不足、锁骨下动脉偷漏综合征、延髓外侧综合征、脑动脉粥样硬化、高血压性脑病、脑干出血等；颅内占位性疾病如听神经纤维瘤、小脑肿瘤、第四脑室肿瘤等；颅内感染性疾病如颅后凹蛛网膜炎、小脑脓肿等；其他如延髓空洞症、眼疾、头部外伤、低血压、贫血及阵发性心动过速等出现眩晕征象者，均可参考本节辨证论治。

【病因病机】

一、病因

1. 外感风邪　风性善动，主升发向上，风邪外袭，上扰头目，故致眩晕。

2. 七情内伤　忧郁太过，肝失条达，肝郁化火，或恼怒伤肝，肝阳上亢，上扰清空，发为眩晕；忧思太过，伤及脾胃，气血生化乏源，清窍失养，或惊恐伤肾，肾精亏虚，髓海失养，亦可发为眩晕。

3. 饮食不节　膏粱厚味，饥饱无度，过食生冷，均可损伤脾胃，脾失健运，水湿内停，聚而成痰，痰饮水湿上犯清窍，或饮食不节，脾胃日虚，气血生化乏源，清窍失养均可发为眩晕。

4. 劳倦过度　劳倦伤脾，气血不足，或房事不节，肾精亏虚，均可导致清窍失养而发为眩晕。

5. 年迈体衰　年迈体衰，肾之精气不足，脾气不充，气血生化不旺，清窍失养可发为眩晕。

6. 久病失血　大病、久病均可伤及气血阴阳，致脑髓失养发为眩晕；失血日久，气血亏虚，无以上充脑髓，易致眩晕。

7. 跌仆坠损　头颅外伤，瘀血停留，脑脉阻滞，发为眩晕。

此外凡外感六淫，内伤七情，饮食不节，劳欲过度，大病之后，亦均可诱发或加重本病。

二、病机

1. 发病　由外感风邪、情志郁勃、饮食不节、跌仆坠损所致之眩晕，一般呈急骤发作；而老年气衰、久病或失血、不寐、癫痫所致之眩晕，多为缓慢发生，但可呈阵发性加剧。

2. 病位　眩晕病位在脑，但与心、肝、脾、肾密切相关，其中又以肝为主。

3. 病性　气血不足，肝肾阴虚为病之本，风、火、痰、瘀为病之标。临床见证往往标本兼见，虚实交错。

4. 病势　总的趋势是病初以风、火、痰、瘀实证为主，久则伤肝及脾及肾，最终可致肝脾肾俱虚。

5. 病机转化　眩晕以本虚标实为主。早期一般标实证候多，如肝阳上亢、痰浊中阻、瘀血内阻、外感风邪等；中期由于肾水不足，肝阳上亢，尤其年迈精衰者，往往转化为肾精亏虚证或气血不足之证，病机复杂，病情较重，且常易发生变证、坏证。

眩晕病因病机见图 2-3。

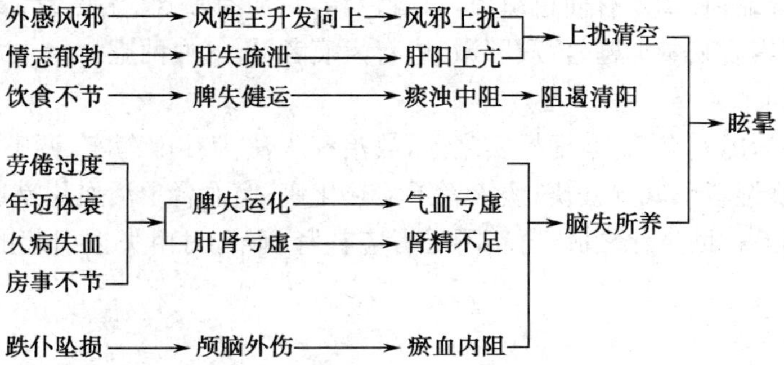

图 2-3　眩晕病因病机示意图

【诊断与鉴别诊断】

一、诊断依据

按照 1995 年国家中医药管理局发布的《中医病证诊断疗效标准》。

1. 头晕目眩，视物旋转，轻者闭目即止，重者如做车船，甚则仆倒。

2. 可伴恶心呕吐，眼球振颤，耳鸣耳聋，汗出，面色苍白等。

3. 慢性起病逐渐加重，或急性起病，或反复发作。

4. 测血压，查血色素，红细胞计数及心电图，电测听，脑干诱发电位，眼震电图及颈椎 X 摄片，经颅多普勒等有助明确诊断。有条件做 CT、磁共振检查。

二、鉴别诊断

1. 中风　中风是以卒然昏仆、不省人事、口舌㖞斜、语言謇涩、半身不遂等为主证的一种疾病，或以不经昏仆而仅㖞僻不遂为特征。而眩晕除昏仆与中风相似外，无昏迷及㖞僻不遂等症，与中风迥然不同。但中年以上患者，肝阳上亢之眩晕，极易化为肝风，成为中风之先兆，演变为中风病。

2. 头痛　眩晕和头痛均可单独出现，亦可同时互见，二者对比，头痛病因有外感、内伤两个方面，眩晕则以内伤为主。在辨证方面头痛偏于实证者多，而眩晕则以虚证为主。在主症方面头痛以痛为主，眩晕以晕为主，如头晕伴有头痛，亦可参考头痛辨证论治。

3. 厥病　厥病以突然昏仆，不省人事或伴有四肢逆冷为主，患者一般短时内逐渐苏醒，醒后无偏瘫等后遗症，但亦有一厥不复而死亡者。眩晕则以头晕目眩，甚则如坐舟车，站立不稳，晕眩欲仆或晕旋仆倒现象，与厥病十分相似，但无昏迷及不醒人事的表现，病人始终神志清醒，与厥病有异。

【辨证论治】

一、辨证要点

1. 证候特征　以头晕与目眩为主要证候。可突然起病，也有逐渐加重者；可时发时止，发则目眩，甚则眼前发黑，外界景物旋转颠倒不定，或自觉头身动摇，如坐车船，站立不稳，眩晕欲仆或晕眩倒地。

2. 辨病性　凡急性起病，伴有恶寒发热，鼻塞流涕或咳嗽或咽喉红肿，或头身如裹脉浮等表证者，属外感眩晕，病性属实证。而本病证以内伤者居多，内伤眩晕病性多为本虚标实，虚实夹杂之证。若由情志郁勃引起眩晕，面红目赤，口苦者，属肝阳上亢；若由饮食不节引起晕冒，腹胀，头重如蒙，时吐痰涎，苔白腻者，病属痰浊；若眩晕伴有遗精滑泄，耳鸣脱发，腰脊酸软者，病性属肾虚；眩晕伴有面色黧黑，口唇色黯，舌质有瘀斑、瘀点者，属血瘀；若面色㿠白，神疲气短，劳累后眩晕加剧，舌质胖嫩，边有齿痕者，属气血两虚。

二、治疗原则

眩晕一证多为虚实夹杂，本虚标实之证，故治疗大法为补虚泻实，调整阴阳气血。阳亢者予镇潜息风；痰湿者予燥湿祛痰；痰火者予清热化痰；瘀血者予活血化瘀通络；气血虚者应益气补血，健脾养胃，助生化之源；肾精不足者应补肾填精；对由失血引起的晕眩，应首先治疗失血。

三、分证论治

1. 风邪上扰证

症舌脉：眩晕，可伴头痛，恶寒发热，鼻塞流涕，舌苔薄白，脉浮；或伴咽喉红痛，口干口渴，苔薄黄，脉浮数；或兼见咽干口燥，干咳少痰，苔薄少津，脉浮细；或伴肢体困倦，头重如裹，胸脘闷满，苔薄腻，脉濡。

病机分析：风邪外袭，客于肌表，循经上扰巅顶，邪遏清窍，故作眩晕。风寒束表则卫阳被郁，故恶寒发热；风寒袭肺，肺气不利则鼻塞流涕；风寒袭表则苔薄白，脉浮；风热上犯则咽喉红痛；热盛伤津则口干口渴；风热在表则苔薄黄，脉浮数；风燥袭肺，肺失宣降则见干咳少痰；燥盛则干，故见咽干口燥，苔薄少津，脉浮细亦为风燥外袭之象；风湿袭表，则见肢体困倦，头重如裹；风湿内阻，中焦气机不利则胸脘闷满；苔腻、脉濡亦为风湿之象。

治法：风寒表证治以疏风散寒、辛温解表；风热表证治以疏风清热、辛凉解表；风燥表证治宜轻宣解表、凉润燥热；风湿表证治宜疏风散湿。

方药运用：

(1)常用方：

风寒表证用川芎茶调散加减。药用荆芥、防风、薄荷、羌活、北细辛、白芷、川芎、生甘草。

方中荆芥、防风疏散肌表风寒为君药；细辛、薄荷、白芷、羌活辛散上行，能上达巅顶，疏散上部风邪，助君药驱风寒外出，共为臣药；川芎辛香走窜，上达头目，长于祛风活血，是为佐药；甘草调和药性，是为使药。

风热表证用银翘散加减。药用金银花、连翘、豆豉、牛蒡子、荆芥、薄荷、竹叶、钩藤、白蒺藜、生甘草。

方中金银花、连翘辛凉透邪解表，共为君药；荆芥、豆豉辛温解表，助君药开皮毛以逐邪外出，牛蒡子、薄荷疏散风热而解表，助君药辛凉透表之功，共为臣药；竹叶清上焦之热，导热从小便而出，钩藤、白蒺藜疏散肝经风热止晕共为佐药；生甘草调和药性，为使药。

风燥表证用桑杏汤加减。药用桑叶、豆豉、杏仁、贝母、栀子、麦冬、沙参、玄参。

风燥袭表，邪在肺卫，治必辛透与凉润并进。方中桑叶轻清凉散，善能清疏肺经及在表之风热，而其性甘润，故对风燥之邪最为适合，是为君药；豆豉助君药轻宣解表，古人称之为解表之润剂，有发汗不伤阴之说，是为臣药；杏仁开提肺气，宣肺止咳，贝母化痰止咳，栀子清三焦之火，麦冬、玄参、沙参养阴生津以润燥，共为佐药。

风湿表证用羌活胜湿汤加减。药用羌活、独活、防风、川芎、藁本、蔓荆子、车前子、炙甘草。

方中羌活、独活为祛风胜湿之要药，是为君药；防风祛风解表，助君药疏散风湿之邪，为臣药；川芎辛香走窜，上达头目，疏通头部经络气血，藁本、蔓荆子上达巅顶，祛风散湿，清利头目，车前子引湿邪从小便而出，共为佐药；炙甘草调和药性，是为使药。

(2)加减：颈项发强酸痛者，加葛根、升麻、芍药；纳呆、呕恶者，加白术、半夏曲、扁豆、香薷等。

(3)临证参考：内伤眩晕亦可复因感受外邪而发作或加重，如外感之邪明显，即可按上述辨证论治。待外邪驱除后，再以内伤论治。若外感甚轻，则在内伤眩晕方药基础上加入疏散之品，同时应避免用滋补黏腻留邪之品。

2. 肝阳上亢证

症舌脉：眩晕耳鸣，头胀头痛，每因烦劳或恼怒而头晕、头痛加剧，面时潮红，急躁易怒，少寐多梦，口干口苦，舌质红，苔黄，脉弦。

病机分析：情志郁勃，郁而化火，火极生风，风阳上扰或肝肾阴虚，阴不敛阳，肝阳上亢，上冒清空，故头晕头痛；劳则伤肾，怒则伤肝，均可使肝阳更盛，故头晕、头痛加剧；阳升则面部潮红，肝旺则急躁易怒，肝火扰动心神，故少寐多梦；口干口苦，舌质红，苔黄，脉弦，皆是肝阳上亢之征；如脉弦细数，则为肝肾阴虚内热之象。

治法：平肝潜阳，清火息风。

方药运用：

(1)常用方：天麻钩藤饮加减。药用天麻、钩藤、石决明、川牛膝、益母草、黄芩、栀子、杜仲、桑寄生、夜交藤、茯神。

方中天麻、钩藤为平肝风、治疗眩晕之主药，是为君；配以石决明潜阳，牛膝、益母草下行，使亢盛之阳复为平衡，加黄芩、栀子以清泄肝火，杜仲、桑寄生养肝肾，夜交藤、茯神以养血安神，共为臣佐药。

(2)加减：肝火偏盛，面红、目赤、咽痛明显者，可加龙胆草、丹皮以清肝泄热，或改用龙胆泻肝汤加石决明、钩藤等以清肝泻火；兼腑热便秘者，可加大黄、芒硝以通腑泄热；若肝阳亢极化风，证见眩晕欲仆，头痛如掣等症，可用羚羊角粉吞服，牡蛎、代赭石入煎以镇肝息风，或用羚羊角汤加减，以防中风变证。

(3)临证参考：本证以标实证出现，但往往也可同时出现肾阴虚或肝肾阴虚的本虚证表现，若出现则宜加强滋养肝肾，平肝潜阳之药，如牡蛎、龟甲、鳖甲、何首乌、生地等；若肝肾阴亏严重者，应参考肾精不足之证化裁治之。

3. 痰浊中阻证

症舌脉：头眩不爽，头重如蒙，胸闷恶心而时吐痰涎，食少多寐，舌胖苔浊腻或白腻厚而润，脉滑或弦滑，或濡缓。

病机分析：痰浊中阻，气机阻滞，清阳不升，浊阴不降，痰湿蒙蔽清阳，则头眩不爽，头重如蒙；中焦气机阻滞则胸闷恶心而时吐痰涎；脾阳不振，则少食多寐；舌胖苔浊腻或白腻厚而润，脉滑或弦滑，或濡缓，皆为痰浊中阻之象。

治法：燥湿祛痰，健脾和胃。

方药运用：

(1)常用方：半夏白术天麻汤加减。药用制半夏、白术、天麻、茯苓、橘红、生姜、大枣。

方中制半夏燥湿化痰又能降逆止呕为君药；天麻善能平息肝风，而止头眩，与半夏合用，化痰息风，为治风痰之要药，白术长于补脾燥湿，与半夏、天麻配伍，祛湿化痰止眩之功益佳，故共为臣药；茯苓、生姜燥湿健脾，生姜、大枣又能补脾和胃，健运脾胃，橘红理气和中，诸药共能调理中焦，杜绝生痰之源，是为佐药；大枣亦能调和药性，又为使药。

(2)加减：眩晕较甚，呕吐频作者，可加代赭石、旋覆花、胆南星之类以除痰降逆；舌苔厚腻，水湿潴留者，可合五苓散，使小便得利，湿从下去；脘闷不食者，加白蔻仁、砂仁化湿醒胃；若兼耳鸣重听者，加生葱、石菖蒲、远志以通阳开窍。

(3)临证参考：本证虽以标实为主证，但临证尚须探求病之根源，若为脾虚生痰者，则应用六君子汤加黄芪、竹茹、胆南星、白芥子等；若为寒饮内停，可用苓桂术甘汤加干姜、附子、白芥子等以温化寒饮；若为痰郁化火，宜用温胆汤加黄连、黄芩、天竺黄等以化痰泄热，或合礞石滚痰丸以降火逐痰；若愤怒郁勃，痰火肝风交炽者，用二陈汤合当归龙荟丸，并可随证酌加天麻、钩藤、石决明等息风之品。

4. 瘀血阻窍证

症舌脉：眩晕时作，反复不愈，头痛，唇甲紫黯，舌边及舌背有瘀点、瘀斑或瘀丝，伴有善忘、夜寐不安、心悸、精神不振及肌肤甲错等，脉弦涩或细涩。

病机分析：瘀血内阻，络脉不通，气血不能正常运行，脑失所养，故眩晕时作；瘀血阻遏脉道，脉不舍神，心神失养，故可兼见心悸不寐、健忘神疲、恍惚等症；唇紫，舌有瘀斑，脉涩，亦为内有瘀血之征。

治法：祛瘀生新，活血通络。

方药运用：

(1)常用方：血府逐瘀汤加减。药用当归、川芎、桃仁、红花、赤芍、水蛭、川牛膝、柴胡、桔梗、枳壳、生地黄、甘草。

方中当归、川芎、赤芍、桃仁、红花、牛膝、水蛭活血化瘀通络，治病之本，故为主药；配以柴胡、桔梗、枳壳疏理气机，取气为血帅，气行则血行之意，生地滋阴清热，使活血而不伤血，共为辅药；甘草调和诸药，为使药。

(2)加减：若兼气虚身倦无力，少气自汗者，宜加黄芪，且应重用(30g 以上)以补气行血；若兼畏寒肢冷者，可加附子、桂枝以温经活血；若兼虚热内生，骨蒸潮热，肌肤甲错者，可加丹皮、黄柏、知母、玄参，重用干地黄，去桔梗、枳壳耗津之品，以达到清热养阴，祛瘀生新的目的。

(3)临证参考：如因跌仆坠损，脑部瘀血阻滞经脉所致者，可加用落得打、自然铜、苏木、血竭等活血化瘀疗伤之品；如因血瘀停滞胸中，迷闭心窍，致恍惚眩晕者，可配合石菖蒲、远志、琥珀、丹参等化瘀通窍，或用通窍活血汤加减。产后血瘀眩晕者，可用消魂散或失笑散加减。

5. 气血亏虚证

症舌脉：头晕目眩，劳累则甚，气短声低，神疲懒言，面色㿠白，唇甲不华，发色不泽，心悸少寐，饮食减少，舌淡胖嫩，且边有齿印，苔少或薄白，脉细弱。

病机分析:气虚则清阳不展,血虚则脑失所养,故头晕目眩,劳则气耗,故劳累则甚;血虚失濡,则唇甲不华,发色不泽;血不养心,心神不安,则心悸少寐;气虚则神疲懒言,面色皖白;脾胃气虚,运化失司,则饮食减少;舌淡胖嫩,且边有齿印,苔少或薄白,脉细弱均为气血虚弱之征。

治法:补益气血,健运脾胃。

方药运用:

(1)常用方:十全大补汤加减。药用人参、黄芪、当归、炒白术、茯苓、川芎、熟地黄、生白芍、牛膝、枸杞子、肉桂、炙甘草。

方中人参、黄芪大补元气,白术、茯苓健脾益气,使气血生化之源得健,当归、川芎养血和血,白芍养血柔肝,地黄、枸杞子、牛膝补益肝肾,滋阴以养血,共奏补益气血之功,是为主药;肉桂引火归元,甘草调和药性,是为佐使药。

(2)加减:脾阳虚衰,中焦运化无权,兼见畏寒肢冷,唇甲淡白者,则在上方中去地黄、枸杞子、牛膝,加干姜、熟附片等以温运中阳。

(3)临证参考:本证以健脾益气生血为主要治疗方法。因为脾胃为后天之本,气血生化之源。如遇心脾两虚,心悸、少寐、健忘证候明显者,则可选用归脾汤以补血养心安神;气血亏虚以血虚为甚者,往往有失血病史,可用当归补血汤加味,其中黄芪5份,当归1份,在大补元气的基础上,促进血之生成,并可在方中加黄精、山药、枸杞子、鸡血藤等;若有出血倾向者,则应寻找出血部位与原因,可参照血证辨证治疗。

6. 肾精不足证

症舌脉:头晕而空,精神萎靡,少寐多梦,健忘耳鸣,腰酸遗精,齿摇发脱。偏于阴虚者,颧红咽干,烦热形瘦,舌嫩红,苔少或光剥,脉细数;偏于阳虚者,四肢不温,形寒怯冷,舌质淡,脉沉细无力。

病机分析:精髓不足,不能上充于脑,故头晕而空,精神萎靡;肾精不足,心肾不交,故少寐,多梦,健忘;腰为肾之府,肾开窍于耳,肾虚则腰酸耳鸣;精关不固,则遗精;肾主骨生髓,肾虚则齿摇发脱。偏于阴虚则生内热,故颧红咽干,烦热形瘦,舌嫩红,苔少或光剥,脉细数;偏于阳虚则生外寒,则四肢不温,形寒怯冷,舌质淡,脉沉细无力。

治法:补肾养精,充养脑髓。

方药运用:

(1)常用方:左归丸加减。药用熟地黄、山药、山茱萸、菟丝子、枸杞子、川牛膝、鹿角胶、龟甲胶。

方中熟地、山药、山萸肉滋阴补肾;龟、鹿二胶,为血肉有情之品,龟甲胶补阴,鹿角胶养阳,两药协力,峻补精血;枸杞子、牛膝、菟丝子补肾填精。诸药合用补益肝肾,滋阴养血,填精生髓。而其中鹿角胶、菟丝子温柔养阳,助阳生阴,体现了从"阳中求阴"的理论法则。龟甲亦可潜阳,以制相火妄动。

(2)加减:偏于阴虚有内热者可加炙鳖甲、知母、黄柏、丹皮、菊花、地骨皮等以滋阴清热;偏于阳虚者,宜补肾助阳,加入巴戟天、仙灵脾等温润之品,助阳而不伤阴,亦可用右归丸主治;若遗精频频者,可选加莲须、芡实、桑螵蛸、潼蒺藜、覆盆子等以固肾涩精。

(3)临证参考:肾精不足之眩晕日久,阴损及阳,致阴虚于下,阳浮于上,宜配合龙骨、牡蛎、珍珠母等以潜浮阳。同时应密切注意观察,防止发生中风之可能。待病情改善后,可选用六味地黄丸、杞菊地黄丸或还精煎长服,以图根治。

四、其他疗法

1. 中成药

(1)牛黄清心丸:每次1丸,每日2次。适用于心肝火旺之眩晕。

(2)补中益气丸:每次6g,每日2次。适用于中气不足,气血亏虚之眩晕。

(3)脑立清:每次1袋,每日2次。适用于肝阳上亢之眩晕。

(4)愈风宁心片:每次4～6片,每日3次。适用于脑供血不足者。

(5)六味地黄丸:每次30粒,每日2次。适用于肾精亏虚之眩晕。

2. 单验方

(1)血虚眩晕:生五月艾45g,黑豆30g,煲鸡蛋服食;或川芎10g,鸡蛋1只,煲水服食;或桑椹子15g,黑豆12g,水煎服。

(2)肾精不足眩晕:羊头1只(包括羊脑),黄芪15g,水煮服食;或胡桃肉3个,鲜荷蒂1枚捣烂,水煎服;或桑寄生120g,水煎服。

(3)瘀血眩晕:生地30g,钩藤30g,益母草60g,小蓟30g,白茅根30g,夏枯草60g,山楂30g,红花9g,地龙30g,草决明30g。以水浓煎160ml,1次服40ml,1日2次。

(4)痰饮眩晕:生明矾、绿豆粉各等分研末,用饭和丸如梧桐子大,每日早晚各服5丸,常服;或明矾7粒(如米粒大),晨起空腹开水送下。

3. 针灸

(1)肝阳上亢证:选用背俞穴、足三阴、足少阳、督脉等经穴为主,如百会、风池、肝俞、肾俞、三阴交、太溪、行间等,用毫针,行泻法。

(2)痰浊中阻证:选用手厥阴、足太阴、足阳明等经之穴和俞募穴,如脾俞、中脘、章门、内关、丰隆、解溪等,用毫针,行泻法或平补平泻手法。

(3)瘀血阻窍证:选用手阳明、足阳明、足太阴等经之穴,如合谷、归来、天枢、三阴交、血海等穴,用毫针,合谷行补法,余穴均行泻法。

(4)气血亏虚证:选用任脉、手厥阴、足太阴、足阳明等经之穴和背俞穴,如膈俞、脾俞、中脘、气海、内关、足三里、三阴交等,用毫针,行补法,并可配合灸法。

(5)肾精不足证:选用任脉、督脉、足阳明、足少阴等经之穴和有关背俞穴为主,如命门、肾俞、志室、气海、关元、足三里、三阴交等,用毫针,行补法,并可配合灸法。

【转归与预后】

外感眩晕中诸邪常可兼夹为患,如风湿兼寒,风湿兼热等。表证不解,耗伤正气,则又可转为里证。内伤眩晕多虚实夹杂,本虚标实,各证型之间常可互相兼夹或转化。如气血亏虚可兼肾精不足,反之肾精不足不能化生气血,则可引起气血亏虚。痰浊中阻,气血运行不畅,可兼瘀血内阻,反之,瘀血内阻,气机失和,水液代谢失司,聚湿为痰,而兼痰浊阻滞等。肝阳上亢,日久伤及阴精亦可转为肾精不足。进一步阴损及阳,又可转为阴阳两虚之证等。痰浊、瘀血实证日久伤正,可转化为虚证,或虚实夹杂之证。肾精亏虚,或气血不足之虚证日久可兼见瘀血、痰浊内阻之证。内伤眩晕又可由于外感风邪诱发或加重,而兼见外感眩晕之证等等。由此可见,只有认识眩晕各证间的转化关系和兼夹证,以发展和变化的动态思维来分析具体的临床证类,才能确立正确的治疗方法。从而切合病机,取得较好的效果,促使病情向愈。

眩晕的预后与病情轻重有关。一般来讲,病情较轻,治疗、护理得当,则预后良好;反之,若病久不愈,发作频繁,虽经治疗,仍渐进加重,且又见视物模糊、手麻肢体力弱等症候,或见其他神经系统局灶体征者,应考虑脑岩或其他颅内占位病变的可能。中年以后眩晕伴有头痛明显者，或有肢麻，一过性单侧肢体无力等症状，舌质红，脉弦，多为中风之先兆，应加强临床治疗和观察，以防卒中。若见阴亏于下，阳浮于上致阳化风动，血随气逆，夹痰夹火，横窜经隧，蒙蔽清窍，而出现中风、厥病等危急证候，应积极抢救，否则预后不良。

【护理与调摄】

病室保持安静、舒适，避免噪声，室内光线以柔和为宜，患者要保证充分的睡眠，注意劳逸结合。眩晕发作时应卧床休息，闭目养神，少作或不作旋转、弯腰等动作，以免诱发或加重病情，服药呕吐时可改频频服或兑姜汁服。

注意眩晕发作时间和诱发因素。护理人员应精心护理，加强巡视。对高血压病人要按时测量血压，对重症病人要密切注意血压、呼吸、神志、脉搏等情况，以便及时处理，防坏证、变证发生。

患者应心情愉悦，精神舒畅，增强战胜疾病的信心。饮食以清淡易消化为宜，多吃新鲜蔬菜、水果，忌烟酒、油腻、辛辣之品，少食海腥发物，适当食用粗粮。虚证眩晕适当增加营养。

【预防与康复】

一、预防

患者应保持心情舒畅，防止七情内伤；坚持适度的体育锻炼，如太极拳、八段锦、气功等；注意劳逸结合，避免体力和脑力劳动过度；节制房事，养精护肾；饮食定时定量，避免饥饿劳作，忌暴饮暴食及过食肥甘辛辣之品；病后或产后宜加强调理，防止气血亏虚；避免头部外伤，对预防眩晕的发生或复发都有重要的意义。

二、康复

本病患者初愈，正气未复，可以适当配合体育锻炼，太极拳、剑、气功等以及合理的饮食疗法以促进早日康复。食疗方法如下：

1. 气虚不复者　食用参苓粥。取党参 30g、茯苓 15g，生姜 6g，水煎去渣留汁，入粳米 100g 煮粥，临熟时下鸡子 1 枚及盐少许，继续煮至粥而成。常食此粥，能健脾益气。

2. 血虚不复者　可用龙眼枣仁饮，取龙眼肉、炒枣仁各 10g，芡实 12g，水煎服。也可服当归生姜羊肉汤，取当归 30g，羊肉 250g，生姜 30g，炖服。又可用乌鸡汤，取雄乌鸡若干切块，陈皮 3g，高良姜 3g，胡椒 6g，草果两个，加葱、醋、姜炖熟，连汤带肉食之。

3. 肾虚不复者　可食用枸杞子粥：枸杞子 30g，粳米 50g，红糖、蜂蜜适量。先将粳米加水煮成粥，再将枸杞子煮沸拌和即可。食用时加红糖、蜂蜜。

4. 瘀血不复者　可用桃仁粥：桃仁（去皮尖）、生地各 10g，同煎，取汁去渣，入粳米 100g 煮粥，粥熟入精粉 2g，红糖 50g 而成。

【医论提要】

眩晕最早见于《内经》，称为“眩冒”、“眩”。《内经》认为，无论虚实都可致眩，《灵枢・大惑论》说：“故邪中于项，因逢其身之虚，……入于脑则脑转。脑转则引目系急，目系急则目眩以转矣”。《灵枢・卫气》说：“上虚则眩”。《灵枢・海论》说：“髓海不足，则脑转耳鸣，胫酸眩冒。”《素问・至真要大论》说：“诸风掉眩，皆属于肝。”从上面论述可以看出，《内经》认为眩晕病因主要是外邪、气虚、髓亏 3 个方面，且与肝有关。

汉代张仲景对眩晕认识有所发展，虽未有专篇论述，但有关内容散见于《伤寒论》和《金匮要略》中。外邪内传，留于少阳，正邪交争，恋于少阳，肝胆失于疏泄，循经上犯，可致眩晕，《伤寒论・辨少阳病脉证并治》：“少阳之为病，口苦咽干目眩也”。阳明燥结腑气不通，浊气上逆，清窍被扰，可致眩晕，《伤寒论·辨阳明病脉证并治》："病人小便不利，大便乍难乍易，时有微热，喘冒不能卧者，有燥屎也，宜大承气汤。"饮遏中阳，或水蓄下焦，上凌清空也可导致眩晕，《伤寒论·辨太阳病脉证并治》："伤寒，若吐若下后，心下逆满，气上冲胸，起则头眩，脉沉紧，发汗则动经，身为振振摇者，茯苓桂枝白术甘草汤主之。"《金匮要略·痰饮咳嗽病脉证并治》："心下有支饮，其人苦冒眩，泽泻汤主之。"《金匮要略·痰饮咳嗽病脉证并治》："假令瘦人脐下有悸，吐涎沫而癫眩，此水也，五苓散主之"。

刘完素在《素问玄机原病式·五运主病》中说："所谓风气甚，而头目眩运者，由风木旺，必是金衰不能制木，而木复生火，风火皆属阳，多为兼化，阳主乎动，两动相搏，则为之旋转。"他从五运六气太过与不及提示了眩晕发病的原因。张从正和李东垣都认为眩晕主要发病因素是痰浊。在《丹溪心法·头眩》中朱丹溪说："头眩，痰夹气虚并火，治痰为主，夹补气药及降火药。无痰则不作眩，痰因火动，又有湿痰者，有火痰者，湿痰者，多宜二陈汤。"力倡痰火致眩学说。张景岳认为眩晕"虚者十居其八九，兼火兼痰者，不过十中一二耳。"力倡无虚不作眩的观点。秦景明在《症因脉治·内伤眩晕》中认为阳气虚是本病发生的关键。陈修园在前人论述的风、痰、虚之外，加上火，把眩晕病因病机概括为"风"、"火"、"痰"、"虚"四字。林珮琴强调在风火致眩中，应把内生病理风火与外感六淫风火区别开来。

在古今医家对眩晕的病理认识中，其病位主要责之于肝脾肾，对心则不够重视，但在古代文献中亦有不少论述。《医碥·眩晕》中指出："过思则心火烁脑，头眩、眼花、耳鸣之象立见。"《类证治裁·眩晕》也说："或由身心过动，或由情志郁勃，以至目昏耳鸣，震眩不定。"长期忧思郁结，灼伤心血，心火上炎，上扰清窍，可导致眩晕。

在眩晕治疗上，李东垣把它分为半夏白术天麻汤证、补中益气汤证、清离滋坎汤证、十全大补汤证。虞抟则引进了体质辨证思想，他在《医学正传·眩晕》中说："大抵人肥白而作眩者，治宜清痰降火为先，而兼气之药；人黑瘦而作眩者，治宜滋阴降火为要，而带抑肝之剂。"胡慎柔在《慎斋遗书·头晕》中认为，脾虚者用四君子汤加半夏，肾虚者用六味汤加人参，血虚上升者用芎归芍药汤，肝木无制者用黄芪建中汤以助生化之源。张景岳《景岳全书·杂证谟·眩运》认为："头眩虽属上虚，然不能无虚于下。盖上虚者，阳中之阳虚也；下虚者，阳中之阳虚也。宜治其气，如四君子汤，四君子煎，归脾汤，补中益气汤。如兼呕吐，宜圣本煎大加人参是也。"叶天士认为眩晕是"肝胆风阳上冒"，其证有夹痰、夹火、中虚、下虚之别，治疗也有治肝治胃之分，火盛者清泄上焦窍络之热，痰多者多理阳明，下虚者必从肝治，补肾滋肝，育阴潜阳。

眩晕治疗应重视活血化瘀的运用。《医学正传·眩晕》说："外有因坠损而眩运者，心中有死血迷闭心窍而然，是宜行血清经，以散其瘀结。"《景岳全书·杂证谟·眩运》中说："如果形气、脉气俱有余，胸腹胀痛上冲，此血逆证也，宜失笑散。"丹波元坚《杂病广要·眩运》中说："瘀血停留，上冲作逆亦作眩运，桃仁四物汤主之。"脑部外伤，瘀血阻滞经脉，气血不能荣于头目，或瘀停胸中，迷闭心窍，心神不定，或肝阳上亢而化风，气血并逆于上，扰乱神明等等，可用通窍活血汤、血府逐瘀汤、桃红四物汤等进行治疗。

【医案选粹】

案一

头眩膈胀，少阳郁热也。法以清疏。柴胡、山栀、连翘、石决明、瓜蒌皮、郁金、木通、赤芍、新会皮。

（何时希编校．清代名医何元长医案．上海：学林出版社，1984：210-211）

案二

张某，男，56 岁。于 1974 年 5 月 7 日来诊。

主诉：于 1960 年开始头晕目眩，曾在 1963 年、1964 年因施治得愈，后因工作劳累又复发。发时在晨起经常出现，走路时则眩晕欲仆地，必抱持身边人或物得免，瞬时即平复，耳鸣，乘车不敢面向后，行走身摇晃，不敢自行过马路，时时有头重脚轻之感；汗多，稍一体力活动或精神紧张则出汗增重，眩晕，多数是出冷汗；鼻多清涕，晨起喷嚏则尤多，有时带血，血压偏低，一般在 90～100/60～70mmHg 之间，总胆固醇 300～360mg%，长期低烧，低温37.3～37.6℃，并有腰腿部关节炎，增生性脊椎炎，肺气肿，眼底视网膜动脉反光增强。

综合各种病情及脉舌现象，是气血两虚，脾胃阳气不足，自身缺乏控制能力，所以出现种种不足病变。以治内耳眩晕症验方投之。

酸枣仁 15g　怀山药 15g　桂圆肉 15g　当归 15g　五味子 9g

5 月 22 日二诊：服前药 6 剂，16 日曾大晕一次，但无倒转感，症较前轻，脉舌同前，为处李东垣半夏白术天麻汤，为粗末，每日服 12g。

6 月 5 日三诊：服上方又晕一次，但较轻，血压同前。仍服前方，因脉微气虚，加重参、芪量。

6 月 25 日四诊：头晕大减，脉虽小而见有力，一周以来，精神觉旺，前方加太子参继服。

8 月 1 日五诊：服药月余，只轻度眩晕一次，能走路，食量增加，精神好，宿疾都见轻减，眩晕基本痊愈，但脉仍小弱，用东人参易太子参，再制一料服之。

（中国中医研究院编．岳美中医案集．北京：人民卫生出版社，2005，76-77）

案三

某，眩晕一天，头部不清，耳目鼻等处均有热象，于坐卧时骤然起立，必眩晕，脉左寸溢，因受意外之辱，忿恚而成。

制首乌四钱　生白芍三钱　茯苓三钱　银花三钱　花粉二钱　粉葛二钱　生甘草二钱　一付愈。

（李俊编．圣余医案诠解四卷．四川：德胜印纸社铅印本，1945）

【现代研究】

一、病因病机研究

王春生等[1]将眩晕的病因病机归纳为以下几方面：第一风邪上扰，风邪客于肌表，循经上扰巅顶，邪遏清窍，故作眩晕。第二肝阳上亢，肝为风木之脏，内寄相火，体阴而用阳，主升主动，素体阳盛之人，肝阳偏亢，亢极则化火生风，内生火动。上扰清窍，则发为眩晕；若长期忧郁恼怒，肝气郁结，郁久化火，使肝阴暗耗而阴虚阳亢，风阳升动，上扰清窍，而致眩晕；如肾阴素虚或纵欲伤精，肝失所养，以致肝阴不足，肝阳上亢，发为眩晕。第三气血亏虚，久病不愈，耗伤气血，或失血之后，虚而不复，或思虑劳倦，使脾胃虚弱而气血生化乏源，以致气血两虚，气虚则清阳不展，血虚则脑失充养，皆能导致眩晕。第四肾精不足，肾为先天之本，藏精生髓，聚髓为脑，所以髓海而赖肾精充养。若先天不足，禀赋虚弱而后天又失于调摄，肾精不充；或老年肾亏精虚髓减；或久病伤肾，肾精虚少；或纵欲过度，真失封藏，以致肾精亏耗，不能生髓充脑，脑失所养则发为眩晕。第五痰湿中阻，脾主运化水谷，又是生痰之源。若嗜食肥甘，饥饱无常，或思虑劳倦，伤及于脾，使脾失健运，水谷不能化为精微，聚湿生痰，痰浊中阻，清阳不升，浊气不降，蒙闭清窍，发为眩晕；若痰浊郁而化火，痰火上犯清窍，也可致眩晕加重。第六瘀血内阻，跌仆坠损，头脑外伤；或气滞血瘀，或气虚血瘀，导致络道不通，气血不能上荣于头目，脑失所养，故眩晕时作。

二、证候学与辨证规律研究

上官稳[2]认为眩晕证候与辨证规律为：阴虚为本、风火为标，滋阴清火熄风；痰浊中阻、标急于本，燥湿化痰和中；气虚血瘀、脑失所养，祛瘀生新通络。眩晕的发生是多种因素作用的结果，对眩晕的治疗，不能执一法而应万变，必须根据个体情况的标本虚实、先后缓急而决定治法，立足于辨证施治。戴兴春[3]认为眩晕辨证为：实证风火上郁证、阳升血热证、痰火上扰证、胃虚痰滞证、血瘀络阻证。虚证：营虚风动证、阴虚阳升证、阴阳两虚证、气营两虚证。

三、治则治法研究

目前大多数医家对于眩晕多从风、火、痰、瘀、虚五方面论治[4-7]。

四、辨证用药研究

任绍林[4]将38例眩晕患者给予滋肝熄风中药，基本方：生地20g，麦冬20g，白芍30g，钩藤20g，桑叶10g，丹皮12g，益母草30g，生牡蛎30g，茯苓15g。总有效率为81.58%。张惺荣[5]自拟定眩汤（天麻、钩藤、法半夏、泽泻、枳壳、地龙、羌活各10g，葛根30g，升麻5g，生大黄3g）治疗颈椎肥大所致眩晕102例，总有效率100%。陈永敏[6]用血府逐瘀汤加味治疗椎基底动脉供血不足性眩晕60例，总有效率为96.66%。文小燕等[7]应用归脾汤加味＋倍他司汀片，辨证加减治疗颈性眩晕比单独使用倍他司汀片疗效显著。

李仁柱[8]治眩晕62例，先将病人辨证分为痰浊中阻证、风痰阻络证、血脉瘀阻证、气血两虚证四个证型。给予基本方药：焦白术、苍术、泽泻、独活、川芎各12g、天麻、石菖蒲、蝉脱、僵蚕、甘草各10g、薏苡仁30g、葛根20g。临证加减：痰浊中阻证加法半夏6g、滑石20g（布包煎）、山药20g、车前子12g；风痰阻络证加胆南星10g、白附子10g、桔梗10g、清半夏6g；血脉瘀阻证加桃仁10g、蜈蚣3条、郁金20g、酒地龙15g；气血两虚证加黄芪30g、山药20g、当归15g、鸡血藤20g，甘草改为炙甘草20g。有效率91.94%。

参考文献

[1] 王春生，刘轲．对中医眩晕病证名称及病因病机的认识[J]．光明中医，2008，23(10)：1506-1507.

[2] 上官隐．眩晕辨证论治之我见[J]．浙江中医杂志，2009，44(1)：24.

[3] 戴兴春．眩晕辨治规律[J]．中国社区医师，2004，8(20)：16.

[4] 任绍林．从肝风论治眩晕[J]．光明中医，2008，23(8)：1145.

[5] 张惺荣．定眩汤治疗颈椎肥大所致眩晕102例[J]．陕西中医，2008，29(7)：815-816.

[6] 陈永敏．血府逐瘀汤加减治疗椎基底动脉供血不足性眩晕60例[J]．中国医药指南，2007：73.

[7] 文小燕，何振雄．归脾汤加味配合敏使朗治疗气血亏虚型颈性眩晕51例疗效观察[J]．中华现代中西医杂志，2005，3(1)：44-45.

[8] 李仁柱．眩晕的中医辨治分析[J]．实用全科医学，2005，3(5)：450-451.

第四节　中　　风

【定义】

中风病是在人体气血内虚的基础上，多因劳倦内伤、忧思恼怒、嗜食厚味及烟酒等诱发，以脏腑阴阳失调，气血逆乱，直冲犯脑，致脑脉痹阻或血溢脑脉之外为基本病机，临床以突然昏仆，半身不遂，口舌㖞斜，言语謇涩或不语，偏身麻木为主症，具有起病急、变化快的特点，好发于中老年人的一种常见病、多发病。

【范围】

西医学中急性脑血管病，尤以颈内动脉系统的脑血管病为主。凡以急性起病，神昏或昏仆、半身不遂、口舌喎斜、言语障碍、偏身麻木为主要临床表现的脑血管病，包括出血性、缺血性脑血管病，均可参照本节辨证论治。

【病因病机】

一、病因

1. 气血亏虚　高年之体，阴气自半，气血亏虚，或见消渴等大病久病之后，元气耗伤，脏腑阴阳失调，气虚则血运不畅，虚气流滞，脑脉瘀滞不通；阴血亏虚则阴不制阳，阳亢于上，阳化风动，夹痰湿、瘀血上扰清窍，致脑脉受损；或再遇诱因则气血逆乱，直冲犯脑，发为本病。

2. 劳欲过度　烦劳过度，阳气升张，亢奋不敛，引动风阳，内风旋动；或纵欲伤精，水亏于下，火旺于上，肝阳亢奋发为本病。

3. 情志所伤　七情失调，肝失调达，肝气郁结，气机郁滞，血行不畅，瘀结脑脉；五志过极，大怒伤肝，肝阳暴亢，或心火暴盛，风火相煽，血随气逆，上冲犯脑。临床以暴怒伤肝为多见。至于忧思悲恐、情绪紧张等常为本病的诱发原因。

4. 饮食不节　嗜食肥甘醇酒，脾胃受损，脾失健运，聚湿生痰，郁久化热，引动肝风，夹痰上扰，可致病发。尤以酗酒诱发最烈。

5. 气候变化　本病一年四季均可发生，但发病常与气候骤变有关。入冬骤冷，寒邪入侵，血瘀寒则凝，易致血瘀于脑脉而发病；或早春骤然转暖之时，厥阴风木主令，内应于肝，风阳暗动，亦可导致本病发生。

二、病机

1. 发病　多呈急性发病，活动状态（尤在用力不当或情绪激动时）、安静或睡眠状态均可发病。发病后多病情变化迅速，在短期内病情发展至严重程度，亦有呈渐进性加重或阶段性加重。部分患者有头晕、头痛、手足麻木或无力、一过性言语不利等先兆症状。

2. 病位　在脑髓血脉，与心、肝、脾、肾有密切关系，可引起全身多脏腑功能紊乱。

3. 病性　为本虚标实，上盛下虚。急性期，多以标实为主，恢复期及后遗症期，多虚实夹杂，或以本虚为主。标实不外乎风、火、痰、气、血；本虚为气血阴阳不足，以阴虚、气虚较多见，肝肾阴虚为其根本。

4. 病势　若初起时，仅见半身不遂、口舌喎斜、舌强言謇，神志清醒，则清窍尚未蒙塞，病情尚轻，经治疗可好转或痊愈；若病情进一步发展渐至神昏，或初起即有神昏，清窍不开，则病情危笃，经有效治疗，有可能好转或痊愈；若随病情自然进展，神昏日重，甚或合并呕血、便血、厥脱、高热、抽搐等变证、坏证，多难救治。

5. 病机转化　在疾病的发展过程中，病机转化迅速是中风病的主要特点。其病机转化决定于内风、邪热、痰浊、瘀血等病邪与人体正气相争及其消长变化的结果。急性期，邪气盛，脑脉痹阻或血溢于脑脉之外，清窍蒙塞，如果正气不衰，经辨证论治，内风息、邪热清、痰浊化、瘀血祛，神明逐渐恢复，半身不遂诸症亦可逐渐减轻。如平素体弱，正气先衰，或邪气过盛，气血逆乱，窍闭不开，脏腑功能紊乱，则正气耗伤，终至元气败脱，阴阳离绝。恢复期，虽然病邪大减，但正气亦大伤，已无神昏窍闭，但由于正气虚衰，其半身不遂诸症仍然存在，尤其是年老体衰、肾精大伤、髓海空虚之人，易见呆痴之症。

中风初起时，内热征象多不明显，但内风煽动，痰浊、瘀血内蕴，阳气郁积，多有化热趋势。内热既盛，一则灼伤正气，二则炼液为痰，三则化风迫血，从而加重气血逆乱上冲之势。这在中风的病机转化中是值得重视的问题。

在中风病的发病和演变过程中，风和火是体现中风病疾病层面的证候要素，其发展变化与疾病的变化密切相关，而痰、瘀是体现证候层面的证候要素。

中风病因病机见图 2-4。

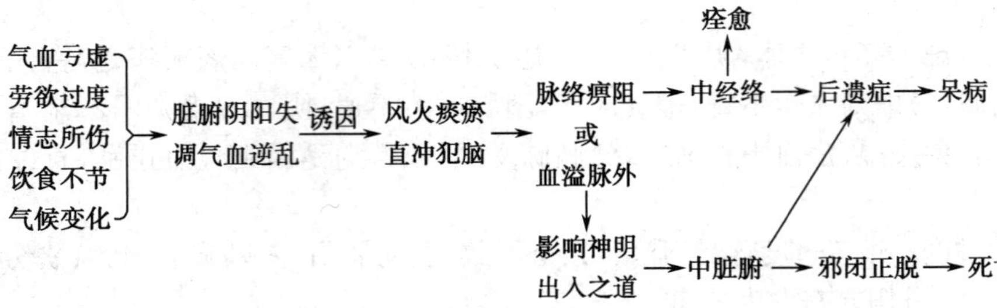

图 2-4　中风病因病机示意图

【诊断与鉴别诊断】

一、诊断标准

参照 1995 年国家中医药管理局脑病急症科研协作组起草制订的《中风病诊断与疗效评定标准》(试行)。

1. 病名诊断

主症：偏瘫、神识昏蒙、言语謇涩或不语、偏身感觉异常、口舌㖞斜。

次症：头痛、眩晕、瞳神变化、饮水发呛、目偏不瞬、共济失调。

急性起病，发病前多有诱因，常有先兆症状。

发病年龄多在 40 岁以上。

具备两个主症以上，或一个主症两个次症，结合起病、诱因、先兆症状、年龄即可确诊；不具备上述条件，结合影像学检查结果亦可确诊。

根据中风病的病理特点，中风分为缺血性中风和出血性中风，前者主要指缺血性脑血管病；后者主要指出血性脑血管病。

2. 病类诊断

(1)中络：偏身麻木或一侧手足麻木，或有一侧肢体力弱，口舌㖞斜，言语不利者。

(2)中经：半身不遂，口舌㖞斜，舌强言謇或不语，偏身麻木，而无神志昏蒙者。

(3)中腑：半身不遂，口舌㖞斜，舌强言謇或不语，偏身麻木，神志恍惚或迷蒙者。

(4)中脏：神昏或昏愦，半身不遂，口舌㖞斜。神志清醒后，多有舌强言謇或不语。

临床多按有无神志昏蒙而分为中经络和中脏腑两大类证候辨证论治。

3. 分期分级

(1)分期

①急性期：发病后 2 周以内，中脏腑者最长至 1 个月。

②恢复期：发病 2 周或 1 个月至半年以内。

③后遗症期：发病半年以上。

(2)分级

①轻度：中络、中经。

②中度：中腑。

③重度：中脏。

4. 证候诊断

(1)证候分类标准

①风痰火亢证

主症：半身不遂，口舌㖞斜，言语謇涩或不语，感觉减退或消失，发病突然。

次症：头晕目眩，心烦易怒，肢体强急，痰多而黏，舌红，苔黄腻，脉弦滑。

②风火上扰证

主症：半身不遂，口舌㖞斜，言语謇涩或不语，感觉减退或消失，病势突变，神识迷蒙。

次症：颈项强急，呼吸气粗，便干便秘，尿短赤，舌质红绛，舌苔黄腻而干，脉弦数。

③痰热腑实证

主症：半身不遂，口舌㖞斜，言语謇涩或不语，感觉减退或消失。

次症：头痛目眩，咯痰或痰多，腹胀便干便秘，舌质黯红，苔黄腻，脉弦滑或偏瘫侧弦滑而大。

④风痰瘀阻证

主症：半身不遂，口舌㖞斜，言语謇涩或不语，感觉减退或消失。

次症：头晕目眩，痰多而黏，舌质黯淡，舌苔薄白或白腻，脉弦滑。

⑤痰湿蒙神证

主症：半身不遂，口舌㖞斜，言语謇涩或不语，感觉减退或消失，神昏痰鸣。

次症：二便自遗，周身湿冷，舌质紫黯，苔白腻，脉沉缓滑。

⑥气虚血瘀证

主症：半身不遂，口舌㖞斜，言语謇涩或不语，感觉减退或消失。

次症：面色㿠白，气短乏力，自汗出，舌质黯淡，舌苔白腻或有齿痕，脉沉细。

⑦阴虚风动证

主症：半身不遂，口舌㖞斜，言语謇涩或不语，感觉减退或消失。

次症：眩晕耳鸣，手足心热，咽干口燥，舌质红瘦，少苔或无苔，脉弦细数。

(2)证候量化诊断标准

①风证

a. 起病：48 小时达到高峰(2 分)；24 小时达到高峰(6 分)；病情数变(6 分)；发病即达高峰(8 分)。

b. 肢体：两手握固或口噤不开(3 分)；肢体抽动(5 分)；肢体拘急或颈项强急(7 分)。

c. 舌体：舌体颤抖(5 分)；舌体㖞斜且颤抖(7 分)。

d. 目珠：目珠游动或目偏不瞬(3 分)；正常(0 分)。

e. 脉弦：是(3 分)；否(0 分)。

f. 头晕头痛：头晕或头痛如掣(1 分)；头晕目眩(2 分)。

②火热证

a. 舌质：舌红(5 分)；舌红绛(6 分)。

b. 舌苔：薄黄(2 分)；黄厚(3 分)；干燥(4 分)；灰黑干燥(5 分)。

c. 大便：便干便难(2 分)；便干三日未解(3 分)；便干三日以上未解(5 分)。

d. 神情：心烦易怒(2分)；躁扰不宁(3分)；神昏谵语(4分)。

e. 面目呼吸气味：声高气粗或口唇干红(2分)；面红目赤或气促口臭(3分)。

f. 发热：有(3分)；无(0分)。

g. 脉象：数大有力或弦数或滑数(2分)。

h. 口中感觉：口苦咽干(1分)；渴喜冷饮(2分)。

i. 尿短赤：有(1分)；无(0分)。

③痰证

a. 痰：口多黏涎(2分)；咯痰或呕吐痰涎(4分)；痰多而黏(6分)；鼻鼾痰鸣(8分)。

b. 舌苔：腻或水滑(6分)；厚腻(8分)。

c. 舌体：胖大(4分)；胖大多齿痕(6分)。

d. 神情：表情淡漠或寡言少语(2分)；表情呆滞或反应迟钝或嗜睡(3分)。

e. 脉象：滑或濡(3分)。

f. 头昏沉：有(1分)；无(0分)。

g. 体胖臃肿：是(1分)；否(0分)。

④血瘀证

a. 舌质：舌背脉络瘀张青紫(4分)；舌紫黯(5分)；有瘀点(6分)；有瘀斑(8分)；青紫(9分)。

b. 头痛：头痛而痛处不移(5分)；头痛如针刺或如炸裂(7分)。

c. 肢体：肢痛不移(5分)；爪甲青紫(6分)。

d. 面色：脸下青黑(2分)；口唇紫黯(3分)；口唇紫黯且面色晦黯(5分)。

e. 脉象：沉弦细(1分)；沉弦迟(2分)；涩或结代(3分)。

[附加分]：高黏滞血症(5分)

⑤气虚证

a. 舌质舌体：舌淡(3分)；舌胖大(4分)；胖大边多齿痕或舌痿(5分)。

b. 体态声音：神疲乏力或少气懒言(1分)；语声低怯或咳声无力(2分)；倦怠嗜卧(3分)；鼻鼾息微(4分)。

c. 汗：稍动则汗出(2分)；安静时汗出(3分)；冷汗不止(4分)。

d. 二便：大便溏或初硬后溏(1分)；小便自遗(2分)；二便自遗(4分)。

e. 肢体：手足肿胀(2分)；肢体瘫软(3分)；手撒肢冷(4分)。

f. 心悸：活动较多时心悸(1分)；轻微活动即心悸(2分)；安静时常心悸(3分)。

g. 面色：面白(1分)；面白且面色虚浮(3分)。

h. 脉象：沉细或迟缓或脉虚(1分)；结代(2分)；脉微(3分)。

⑥阴虚阳亢证

a. 舌质舌体：舌体瘦(3分)；舌瘦而红(4分)；舌瘦而红干(7分)；舌瘦而红干多裂(9分)。

b. 舌苔：苔少或剥脱苔(5分)；光红无苔(7分)。

c. 神情：心烦易怒(1分)；心烦不得眠(2分)；躁扰不宁(3分)。

d. 热象：午后颧红或面部烘热或手足心热(2分)。

e. 头晕目眩：有(2分)；无(0分)。

f. 盗汗：有(2分)；无(0分)。

g. 耳鸣：有(2 分)；无(0 分)。

h. 干燥：咽干口燥或两目干涩或便干尿少(2 分)。

i. 脉象：弦细或细微(1 分)。

评分：每一证候的得分是将诊断这一证候的各项所得最高分相加而成，满分均为 30 分。得分≥7 分为证候诊断成立。7～14 分为轻度，15～22 分为中度，≥23 分为重度。

二、鉴别诊断

1. 痫病　起病急骤，突然昏仆倒地，但痫病之神昏多为时短暂，移时自行苏醒，醒后如常人，多伴有肢体抽搐，口吐白沫，四肢僵直，两手握拳，双目上视，小便失禁，而一般无半身不遂，口舌㖞斜等后遗症，发病者以儿童、青少年居多，且有多次相似发作的病史可寻。中风昏仆倒地，其神昏症状重，持续时间长，多难以自行苏醒，多遗留明显后遗症。但应注意的是少数中风先兆发作的患者，与痫病的发作表现相似，如年龄在 40 岁以上，首次发作者，应注意观察，并进行脑电图、头颅 CT 等必要的检查，以资鉴别。

2. 厥病　突然昏仆，不省人事，但厥病之神昏时间短暂，同时常伴有四肢逆冷，一般移时苏醒，醒后无半身不遂，口舌㖞斜，言语不利等后遗症。中风神昏症状重，持续时间长，多难以自行苏醒，醒后多遗留后遗症。

3. 痉病　四肢抽搐，项背强直，甚至角弓反张为主症，病发中亦可伴有神昏，但痉病之神昏多出现在抽搐之后，中风病多病起即有神昏，而后出现抽搐；痉病者抽搐时间长，中风病抽搐时间短，痉病者无半身不遂、口舌㖞斜等中风特有的症状。

4. 痿病　肢体瘫痪，活动无力，但痿病之瘫痪多起病缓慢，以双下肢瘫或四肢瘫多见，或见有患肢肌肉萎缩，或见筋惕肉瞤，中风病的肢体瘫痪起病急骤，且以偏瘫不遂为多见；痿病起病无神昏，中风病常有不同程度的神昏。

5. 口僻　口眼㖞斜、目不能闭、口角流涎为主要临床表现，起病突然，一年四季均可发生，春秋两季多见，青壮年多发，发病前多有明显的局部受凉、风吹等诱因。与中风的发病年龄、病因、临床表现等明显有别。中风也有以口眼㖞斜为主要表现者，但多以中老年人为主，且多伴言语謇涩或不语、偏身麻木或神昏等症。

【辨证论治】

一、辨证要点

1. 辨病期　发病后一个月内为急性期；发病一个月以上至半年以内为恢复期；发病半年以上为后遗症期。

2. 辨轻重　偏身或一侧手足麻木，或兼有一侧肢体力弱，或兼有口舌㖞斜者为中络证；以半身不遂，口舌㖞斜，舌强言謇不语，偏身麻木为主症，而无神识昏蒙者为中经证，中络证、中经证病情均属轻度。以半身不遂，口舌㖞斜，舌强言謇或不语，偏身麻木，神识恍惚或迷蒙为主症者为中腑证，病情属中度。以半身不遂，口舌㖞斜，舌强言謇或不语，偏身麻木，神昏或昏愦者为中脏证，病情严重。

3. 辨闭脱　凡见神昏或恍惚，牙关紧闭，口噤不开，两手握固，大小便闭，肢体拘紧属闭证。闭证而见面赤身热，气粗口臭，躁扰不宁，舌苔黄腻，舌质红绛，脉弦滑数，属阳闭；闭证而见面白唇黯，静卧不烦，四肢不温，痰涎壅盛，舌苔白腻，舌质淡黯，脉滑缓，属阴闭。凡见昏愦，目合口张，鼻鼾息微，手撒遗尿，脉象虚弱无力或脉微欲绝，属脱证。

4. 辨病性　急性期多以标实证候为主。若素有头痛、眩晕等症，突然出现半身不遂，甚或神昏，抽搐，肢体强痉拘急，属内风动越；若病后咯痰较多，或神昏而喉中痰鸣，舌苔厚腻，属痰浊壅盛；若面红目赤，口干口苦，甚或项强身热，躁扰不宁，大便秘结，小便黄赤，则以邪热为主；若见肢体拘挛疼痛，痛处不移，舌质紫黯，有瘀斑瘀点，面色黧黑，多属血瘀。恢复期及后遗症期多属本虚标实、虚实夹杂，若见肢体瘫软，手足肿胀，气短自汗多属气虚；若兼有畏寒肢冷，多为阳气衰微的表现，若心烦少寐，口干咽干，手足心热，舌红少苔，多属阴虚内热。

二、治疗原则

中风急性期标实突出，急则治其标，当以祛邪为主。常用醒神开窍、平肝息风、清化痰热、化痰通腑、活血通络等治疗方法。闭证当以祛邪开窍醒神法治疗；脱证则以扶正固脱为法；内闭外脱者，醒神开窍与扶正固脱可以兼用。恢复期与后遗症期多为虚实夹杂，治宜扶正祛邪，常用育阴息风、益气活血等法。

三、分证论治

1. 风痰火亢证

症舌脉：半身不遂，口舌㖞斜，言语謇涩或不语，感觉减退或消失，头晕目眩，发病突然，心烦易怒，肢体强急，痰多而黏，舌红，苔黄腻，脉弦滑。

病机分析：由于肝肾阴虚，肝阳偏亢，阴阳失衡，上盛下虚，平素出现头晕头痛、耳鸣眼花、少眠多梦、腰腿酸软等症，或表现为面部烘热、心中烦躁、易怒、走路脚步不稳等，若遇诱因触动即使肝阳暴张，内风动越，风盛化火，风火上扰清窍，横窜经络。风火相煽，上扰清窍，可见眩晕头痛、面红耳赤、口苦咽干、心烦易怒等症；邪热充斥三焦，可见尿赤便干；风火内窜经络，气血逆乱，可见半身不遂、口舌㖞斜、舌强言謇或不语、偏身麻木等症。舌质红或红绛是阴液不足的表现，舌苔薄黄系风阳化热，脉弦有力则为肝风内盛的象征。

治法：平肝泻火通络。

方药运用：

(1)常用方：

清开灵注射液：40ml 加入 0.9%氯化钠注射液 250ml 中，静脉滴注，每日 1～2 次，10～14 天为 1 个疗程。适用缺血性、出血性中风病急性期有风痰火亢表现者。

苦碟子注射液：40ml 加入 5%葡萄糖注射液或 0.9%氯化钠注射液 250ml 中，静脉滴注，每日 1～2 次，10～14 天为 1 个疗程，用于缺血性中风病急性期有风痰火亢表现者。

天麻钩藤饮加减。药用天麻，钩藤，石决明，夏枯草，黄芩，栀子，川牛膝，杜仲，桑寄生，甘草。

方中天麻、钩藤平肝息风为君药，石决明镇肝潜阳助君药以平息肝风，为臣药；栀子、黄芩、夏枯草清肝泻火，杜仲、桑寄生补益肝肾，以滋水涵木，僵蚕息风通络，川牛膝引亢逆之血下行，共为佐药；甘草调和药性，为使药。

(2)加减：头痛头晕者，加菊花、桑叶；心烦易怒者，加丹皮、赤芍；便干、便秘者加大黄。一般可根据病情调整其用量，于急性期可每日 1 剂，分 2 次服，或每日 2 剂，分 4 次服用。

(3)临证参考：本证以邪热、痰浊、瘀血等邪实为主，故以祛邪为先。病情重者，多需采用综合措施积极抢救。患者窍闭神昏、口噤不开者，口服汤剂困难，则需用静脉滴注、鼻饲、灌肠等多途径给药，进行救治。

2. 风火上扰证

症舌脉：半身不遂，口舌㖞斜，言语謇涩或不语，感觉减退或消失，病势突变，神识迷蒙，颈项强急，呼吸气粗，便干便秘，尿短赤，舌质红绛，舌苔黄腻而干，脉弦数。

病机分析：本证多表现为阳闭轻证。平素多有眩晕、麻木之症，是由肝肾阴虚，风火上扰，风痰阻络而成，本证在阴虚阳亢的基础上，遇激烈的情绪变化，风火相煽上扰清窍，即见神识恍惚、迷蒙；风火炽盛夹痰浊、血瘀窜扰经脉故见半身不遂而肢体强痉拘急；风火上攻而清浊升降失常，以致胃肠腑气不畅故见便干便秘。舌质红绛是阴虚火旺的表现，舌苔黄腻而干可知风火痰浊亢盛，脉弦滑大数是邪实病重、风火痰瘀猖獗之征象。

治法：清热息风，开窍醒神。

方药运用：

(1)常用方：

清开灵注射液：40ml 加入 0.9%氯化钠注射液或 5%的葡萄糖注射液 250ml 中，静脉滴注，每日 1～2 次，10～14 天为 1 个疗程。适用于缺血性、出血性中风病急性期有风火上扰表现者。

苦碟子注射液：40ml 加入 5%葡萄糖注射液或 0.9%氯化钠注射液 250ml 中，静脉滴注，每日 1～2 次，10～14 天为 1 个疗程，用于缺血性中风病急性期有风火上扰表现者。

羚羊角汤合天麻钩藤饮加减。药用羚羊角，天麻，钩藤，石决明(先下)，黄芩，栀子，天竺黄，川牛膝，丹参，生大黄(后下)。

方中羚羊角为清肝息风之要药，是为君药；天麻、钩藤平肝息风，石决明镇肝潜阳，助君药以平息肝风，为臣药；栀子、黄芩、天竺黄清肝泻火，牛膝引亢逆之血下行，丹参凉血活血，共为佐药；甘草调和药性，为使药。诸药清热息风，使风降火息，气血下归，清窍得开，病情转稳。

(2)加减：夹有痰浊者，加石菖蒲、远志、郁金；头痛甚者，加菊花、夏枯草；呕吐者，加半夏、旋覆花、代赭石。

(3)临证参考：风阳火邪上扰神明是本证的基本病机。邪热上扰神明，进一步发展有邪闭心窍之趋势。因此，祛邪以防闭窍是治疗的关键。待病情稳定，神志恢复，治疗重点则当调理气血，以促进半身不遂等症的好转。风火之邪易夹血上逆，每加用凉血降逆之品，以引血下行。

3. 风痰瘀阻证

症舌脉：半身不遂，口舌㖞斜，言语謇涩或不语，感觉减退或消失，头痛目眩，咯痰或痰多，腹胀便干便秘，舌质黯红，苔黄腻，脉弦滑或偏瘫侧弦滑而大。

病机分析：中年以后，阴虚则内风易动，气虚则痰湿内生，风痰相搏，进而壅滞经脉，致使血行不畅而生血瘀，此属风痰瘀血痹阻脉络发为中风，头晕目眩之症，可于未发之前即有，发病之后加重，或发病以半身不遂为主，自觉症状较少。舌质黯乃血瘀之象。舌苔黄腻为内蕴痰湿，脉弦为肝阳亢肝风动的表现，脉弦滑为中风常见的脉象。

治法：活血祛瘀，化痰通络。

方药运用：

(1)常用方：

醒脑静注射液：20ml 加入 0.9%氯化钠注射液或 5%葡萄糖注射液 250ml 中，静脉滴注，每日 1 次，10～14 天为 1 个疗程。适用于缺血性、出血性中风病急性期有风痰瘀阻表现者。

化痰通络汤加减。药用茯苓，半夏，天竺黄，胆南星，天麻，丹参，香附，酒大黄。

方中天麻平肝息风，半夏、茯苓、天竺黄、胆南星清化痰热，丹参活血化瘀，共为主药，辅以香附舒肝理气，调畅气机，行气活血，助脾化湿，大黄通腑泄热，以防腑实形成而加重病情。

(2)加减：若半身不遂重者可加天仙藤、伸筋草、鸡血藤以增强活血通络之力；或言语謇涩明显者可酌加石菖蒲、玉蝴蝶。痰多质黏者加浙贝母、黄芩等；瘀血重，舌质紫黯或有瘀斑者，加桃仁、红花、赤芍以活血祛瘀；舌苔黄腻、烦躁不安等有热象者，加黄芩、栀子以清热泻火；头痛、眩晕者，加菊花、夏枯草以平肝泻火。

(3)临证参考：可据症、舌、脉，以分辨内风、痰浊、瘀血的轻重程度，决定平肝息风、化痰通络、活血化瘀等药物的使用，一般以化痰、活血化瘀为主。风痰互结，瘀血阻滞，日久易从阳化热，故临证时用药不宜过于燥烈，以免助热生火。如病久体虚者，又当佐以扶正之品。

4. 痰热腑实证

症舌脉：半身不遂，口舌㖞斜，言语謇涩或不语，感觉减退或消失，头痛目眩，咯痰或痰多，腹胀便干便秘，舌质黯红，苔黄腻，脉弦滑或偏瘫侧弦滑而大。

病机分析：本证以突然半身不遂为主症，兼症、舌苔、脉象对判别证候的属性极为重要。素有血瘀又蕴痰湿、气血不足，遇情志劳累等诱因使气机逆乱于心胸，进而痰湿郁积中焦而化热，痰热阻滞，升降失职渐致腑气不通；或见于肝阳素盛又兼饮食不节、嗜酒过度或劳倦内伤致使脾失健运，聚湿生痰，痰郁化热，内蓄痰热，遇到情志火极，内风动越，则内风夹痰夹火窜扰经脉，痰热阻滞使胃肠气机失于顺降而成腑实，进而影响气血的运行布达。风夹痰浊、瘀血窜扰经络，而引起半身不遂，偏身麻木，口舌㖞斜；痰热夹滞阻滞中焦，传导失职，升清降浊受阻，腑气不通而便干便秘；脾运力薄清阳不升可见头晕、眩晕，并见痰多等症。舌苔黄、黄腻、脉弦滑均属痰热。偏瘫侧脉弦滑而大，说明偏瘫侧痰湿阻络，正邪交争。

治法：化痰通腑。

方药运用：

(1)常用方：

清开灵注射液：40ml 加入 0.9%氯化钠注射液 250ml 中，静脉滴注，每日 1～2 次，10～14 天为 1 个疗程。适用于缺血性、出血性中风病急性期有痰热内盛表现者。

苦碟子注射液：40ml 加入 5%葡萄糖注射液或 0.9%氯化钠注射液 250ml 中，静脉滴注，每日 1～2 次，10～14 天为 1 个疗程，用于缺血性中风病急性期有痰热内盛表现者。

星蒌承气汤加减。药用大黄(后下)，芒硝，胆南星，全瓜蒌，天竺黄，丹参。

方中大黄泻热通腑，荡涤肠胃，为君药；芒硝软坚通便，助君药急下通腑之功，为臣药；瓜蒌化痰通便，胆南星、天竺黄清热涤痰，丹参活血通络为佐药。

(2)加减：热象明显者，加栀子、黄芩；年老体弱津亏者，加生地黄、麦冬、玄参。

(3)临证参考：正确掌握和运用通下法是治疗本证的关键。针对本证腑气不通而采用化痰通腑法，一可通畅腑气，祛瘀通络，敷布气血，使半身不遂等症进一步好转；二可清除阻滞于胃肠的痰热积滞，使浊邪不得上扰神明，气血逆乱得以纠正，达到防闭入脱之目的；三可急下存阴，以防阴竭于内，阳脱于外。掌握通下的时机，也是很重要的，一般认为，腑气不通即可使用本法治疗，不必等到痰热腑实已成，痞、满、燥、实、坚诸症悉备才用。舌苔黄腻、脉弦滑、便秘是本证的三大主要特征。芒硝、大黄剂量一般以 10～15g 为宜，以大便通泻、涤除痰热积滞为度，不宜过量，待腑气得通，再改用其他治疗方法。

5. 痰湿蒙神证

症舌脉：半身不遂，口舌㖞斜，言语謇涩或不语，感觉减退或消失，神昏痰鸣，二便自遗，周身湿冷，舌质紫黯，苔白腻，脉沉缓滑。

病机分析：本证患者多素体阳虚阴盛，正气不足内蕴湿痰，再遇肝风触动，导致风夹湿痰上壅清窍而成内闭之证。因湿痰属阴，邪从阴化故成阴闭，症见痰涎壅盛、面白唇黯、四肢不温、半身不遂而肢体松懈瘫软，舌质黯淡是血瘀滞涩，正气不足的象征。

治法：温阳化痰，醒神开窍。

方药运用：

(1)常用方

参麦注射液：40ml 加入 25%葡萄糖注射液 40ml 中，静脉推注，15 分钟 1 次，直至厥脱恢复。可同时灌服参附汤。

涤痰汤加减。药用石菖蒲，远志，半夏，陈皮，枳实，茯苓，竹茹，胆南星。

方中石菖蒲辛苦而温，芳香而散，豁痰辟秽，开窍醒神为君药；半夏、陈皮、茯苓健脾燥湿化痰，助君药豁痰开窍之功，远志豁痰利窍。辅助君药共为臣药，枳实、胆南星、竹茹行气化痰清热，可防痰浊郁而化热为佐药；甘草调和诸药为使药。

(2)加减：寒象明显者，加桂枝以温阳化痰；若汗出不止者，加山萸肉、黄芪、龙骨、牡蛎以敛汗固脱；兼有瘀滞者，加丹参。

(3)临证参考：中风若发病急、病情重，或治疗不当，表现为元气败脱，神明散乱的脱证，属中风危候，当采用综合治疗措施进行抢救。痰湿属阴邪，非温阳通达不能除之，治疗多选辛开温化之剂，但不可过用温燥及辛香走窜之品。如有化热倾向者，当佐清泄之剂。脱证常由闭证转化而来，若治疗及时，正气渐渐恢复，正邪交争也能使脱证转化为闭证。在闭、脱转化的过程中，常可见到闭、脱互见的证候。若闭证中出现了汗出、遗尿等脱证症状，是病情有转重的趋势。若脱证经急救出现肢体强痉、脉转弦滑，是正气渐复正邪相争的征象。

6. 气虚血瘀证

症舌脉：半身不遂，口舌㖞斜，言语謇涩或不语，感觉减退或消失，面色㿠白，气短乏力，自汗出，口角流涎，心悸，便溏，手足肿胀，舌质黯淡，舌苔白腻或有齿痕，脉沉细。

病机分析：本证所见气短、乏力、自汗出，通常被称为气虚的三大主症。面色㿠白是中气不足，不能荣华于颜面的表现；口角流涎，既因脾虚湿盛，又有气弱唇缓的缘故；心悸为心气虚，便溏为脾气虚；手足肿胀多在中风 2 周后出现，此因气虚血阻，手足筋脉、肌肤失于气血的温煦、濡养。舌质黯淡为气虚血瘀之象，脉沉为阳气不足的征象。

治法：益气活血。

方药运用：

(1)常用方

参麦注射液合丹参注射液：参麦注射液 40ml 加入 5%葡萄糖注射液或 0.9%氯化钠注射液 250ml 中，静脉滴注；灯盏花素 50mg 加入 5%葡萄糖注射液或 0.9%氯化钠注射液 250ml 中，静脉滴注，每日 1 次，14 天为 1 个疗程。适用于缺血性中风病急性期有气虚血瘀表现者，也适用于缺血性、出血性中风病恢复期有气虚血瘀表现者。

补阳还五汤加减。药用炙黄芪、当归、红花、川芎、桃仁、赤芍、地龙。

方中重用黄芪补益元气为君药；当归养血和血，取血为气母之意，助君药补益气血为臣药；红花、桃仁、川芎、赤芍活血化瘀通络，赤芍性寒，亦可防诸药甘温太过而伤血，地龙搜剔经络之邪共为佐药。

(2)加减：气虚明显者，加党参、太子参；言语不利者，加远志、石菖蒲、郁金以祛痰利窍；心悸喘息，加桂枝、炙甘草；肢体麻木者，加木瓜、伸筋草、防己以舒筋通络；肢体瘫软无力者，加川断、桑寄生、杜仲、牛膝；小便失禁者，加桑螵蛸、益智仁；血瘀重者，加莪术、水蛭等破血通络之品。

(3)临证参考：本证多见于恢复期和后遗症期。根据气虚的程度决定黄芪的用量，一般用量在15～45g，重者可用至75g。如急性期仅有气短乏力之症，而血瘀络阻突出，且有血瘀化热之趋，暂不宜重用黄芪，可改用太子参、生山药、茯苓等甘平益气之品。本方尤多用于风痰瘀血、痹阻脉络证经调治转化为气虚血瘀证，此类证的治疗除服用益气活血方药外，应配合针灸、推拿疗法和加强肢体功能锻炼，以促进偏瘫恢复。

7. 阴虚风动证

症舌脉：半身不遂，口舌㖞斜，言语謇涩或不语，感觉减退或消失，眩晕耳鸣，手足心热，咽干口燥，舌质红瘦，少苔或无苔，脉弦细数。

病机分析：本证是由肝肾阴虚，肝阳偏亢形成上实下虚之证，又因情志刺激，化火灼阴，进而内风旋动，夹痰窜扰脉络而致半身不遂诸症。头晕耳鸣、失眠烦躁、手足心热是心、肝、肾阴液不足，虚火妄亢所致。舌质红绛少苔、无苔当属阴虚，黯红者属阴虚血虚，脉弦主肝风，脉细主血少，数脉为里热。

治法：育阴息风。

方药运用：

(1)常用方：

生脉注射液：60ml加入0.9%氯化钠注射液或5%葡萄糖注射液250ml中，静脉滴注，每日1次，14天为1个疗程。适用于缺血性、出血性中风病急性期或恢复期有气阴虚表现者。

镇肝熄风汤加减。药用牛膝、代赭石、生龙骨、牡蛎、龟甲、白芍、玄参、天门冬、明天麻、钩藤、白菊花、甘草。

方中重用牛膝引血下行，折其亢阳，并能补益肝肾，是为君药；代赭石、龙骨、牡蛎皆质重性降之品，助善降逆潜阳，镇息肝风，与君药合用，则镇肝潜阳息风作用更强，故为臣药；佐以龟甲、玄参、天冬、白芍滋养阴液，养阴配阳，使阴能治阳而肝风平息，天麻，钩藤、菊花平肝息风，甘草调和诸药为使药。

(2)加减：夹有痰热者，加天竺黄、竹沥、川贝母以清化痰热；心烦失眠者，加黄芩、山栀子以清心除烦，加夜交藤、珍珠母以镇心安神；头痛重者，加生石决明、夏枯草以清肝息风；口角抽动，手足拘挛抽搐，或恢复期有肢体强痉拘急者，加全蝎、天麻、僵蚕息风止痉。

(3)临证参考：风动之因在于阴液不足，故急当治其标，待标实一去即当扶正，滋阴敛阳以固其本。还需注意肝为刚脏，性喜条达而恶抑郁，故临床证时宜加麦芽、茵陈以顺应肝胆升发之性。因滋阴潜镇之品易碍胃气，故宜适当选用健脾养胃之品。本证可见于急性期，也可见于恢复期。在急性期若及时给予滋阴息风之剂，迅速平息内风，于1～2周后即可进入恢复期，并且预后较好。恢复期见阴虚风动证多由肝阳暴亢，风火上扰证转变而来，也有少数病例由痰热腑实证经治腑气已通，痰浊渐消，而邪热更炽，灼伤阴液，致使内风旋动转化为阴虚风动证。恢复期的阴虚风动证，精神护理最为重要，遇有情志刺激，心肝火旺即可触动内风，发为复中，若反复中风2次以上，预后不佳，致残率高。

四、其他治疗

1. 中成药

(1)神昏：中脏腑属痰热内闭清窍者，用清开灵注射液40～80ml加入5%葡萄糖注射液或0.9%氯化钠注射液250ml中静脉滴注，或用醒脑静注射液10～20ml加入5%葡萄糖或0.9%氯化钠注射液250ml中，静脉滴注，或用安宫牛黄丸、局方至宝丹鼻饲，每次1～2丸，每6～8小时1次。中脏腑属痰湿蒙塞清窍者，以苏合香丸1～2丸鼻饲，每6～8小时1次。中脏腑属元气败脱，神明散乱证者，急以参附汤灌服，或用参麦注射液40ml加入5%葡萄糖注射液或 0.9%氯化钠注射液 250ml 中静脉点滴。必要时需结合西医学手段积极抢救。

(2)痰多:用竹沥水,每次 10～100ml,每日 2～3 次。清热镇惊,润燥涤痰。用于咳嗽痰多,脑卒中舌强,气喘胸闷,以及小儿痰热惊风等症。

(3)腑实

新清宁片:每次 3～5 片,每日 3 次。清热解毒,活血化瘀,缓下。用于内结实热,喉肿,牙痛,目赤,便秘,下利,感染性炎症,发热等症。

复方芦荟胶囊:每次 1～2 粒,每日 1～2 次。清肝泻热,润肠通便,宁心安神。用于心肝火盛,大便秘结,腹胀腹痛,烦躁失眠。

(4)高血压:用牛黄清心丸,每次 1 丸,每日 1 次。清心化痰,镇惊祛风。用于神志混乱,言语不清,痰涎壅盛,头晕目眩,癫痫惊风,痰迷心窍,痰火痰厥。

(5)半身不遂、肢体麻木、语謇、口歪

①属血瘀证者

血栓心脉宁胶囊:每次 4 粒,每日 3 次。芳香开窍,活血散瘀。用于中风属气滞血瘀证者。

灯盏花素注射液:50mg 加入 5%葡萄糖注射液 250ml 中,静脉滴注.每日 1 次。活血祛瘀,通络止痛。用于瘀血阻滞,脑卒中偏瘫,肢体麻木,口眼㖞斜,言语謇涩等。

脉络宁注射液:10～20ml 加入 0.9%氯化钠或 5%葡萄糖注射液 250ml 中,静脉滴注,每日 1 次,10～14 天为 1 个疗程。清热养阴,活血化瘀。用于中风及后遗症等。

②属痰热证者

清开灵注射液:40～80ml 加入葡萄糖 250～500ml 静脉滴注。清热解毒,化痰通络,醒神开窍。用于热病神昏,脑卒中偏瘫,神志不清。

苦碟子注射液:40ml 加入 5%葡萄糖注射液或 0.9%氯化钠注射液 250ml 中,静脉滴注,每日 1～2 次,10～14 天为 1 个疗程,活血止痛,清热祛瘀。用于治疗中风痰热、风火、瘀热证。

③属气虚血瘀证者

生脉注射液:60ml 加入 0.9%氯化钠或 5%葡萄糖注射液 250ml 中 静脉滴注,每日 1 次,14 天为 1 个疗程。益气养阴固脱。用于中风急性期气阴亏虚,阴气欲脱之证。

参麦注射液:40ml 加入 0.9%氯化钠或 5%葡萄糖注射液 250ml 中,静脉滴注,每天 1 次。补气生津,止渴固脱。用于各种原因所致的气虚、津亏,表现为眩晕、晕厥、自汗、心悸、口渴、脉微等厥证、虚证。

消栓再造丸:水蜜丸每次 5.5g,大蜜丸每次 1～2 丸,每日 2 次。活血化瘀,息风通络,补气养血,消血栓。用于气虚血滞,风痰阻络引起的中风后遗症。

2. 针灸

(1)神昏:属闭证可针人中,或十宣放血;属脱证可灸关元、气海、神阙 20 分钟。

(2)半身不遂:上肢:针肩髃、曲池、外关、合谷等;下肢:针环跳、委中、阳陵泉、足三里、太冲等,亦可针头部运动区的相应部位。

(3)言语謇涩或不语:针刺廉泉、哑门等。

(4)口歪:针刺迎香。

3. 推拿

推拿适用于中风急性期或恢复期的半身不遂,尤其是半身不遂的重证。其手法为推、擦、按；捻、搓、拿、擦。取穴有风池、肩井、天宗、肩髃、曲池、手三里、合谷、环跳、阳陵泉、委中、承山。以患侧颜面、背、四肢为重点。

4. 外治法

中药煎汤熏洗，直接作用于患侧肢体，有舒筋活络、缓解疼痛、减轻肿胀等多种作用，对缓解痉挛同样有很好的效果。

(1)适应证及方药：熏洗疗法主要适用于中风偏瘫的恢复期和后遗症期。根据患肢肌张力的不同选用不同的药物。对于肌张力增高手足拘挛者，选用伸筋草、透骨草、豨莶草、白芍、生甘草、木瓜、萆薢、汉防己、桑桂枝、红花、川乌、川椒等；而肌张力低下手足弛缓者，选用生黄芪、小茴香、鸡血藤、紫石英、苍术、红花、透骨草等。

(2)熏洗方法：对于中风偏瘫的患者主要以熏洗患侧局部为主，分上肢熏洗和下肢熏洗。在药液温度较高时，先以蒸气熏患肢，或以药液浸湿毛巾敷于患肢，主要是肩、肘、腕、手及髋、膝、踝关节等处。当药液温度下降到能浸浴时(一般为 37～44℃左右)，再将患侧主要是手足浸浴。浸浴的时间为 20～30 分钟。一剂药液可反复加热使用 5～6 次。

5. 功能锻炼

(1)肢体训练：急性期即应把患者的肢体置于功能位，并定期翻身，做被动运动。随着恢复，应循序渐进地进行综合训练。

(2)语言训练：应当鼓励患者讲话，按照语言发育的顺序依次耐心的练习，要持之以恒，循序渐进。

(3)唇角流涎者，应每日坚持鼓腮、示齿等动作，并自我或由他人按摩患侧面颊。

【转归与预后】

中风病患者的转归与预后取决于其体质的强弱、正气的盛衰、病情的轻重以及诊疗的正确及时与否、调养是否得当等。

中风病位在脑髓血脉。起病即见神昏者多为邪实窍闭，病位深，病情重；如昏愦不知，瞳神异常，甚至出现呕血、抽搐、高热、呃逆等，则病情危重，若正气渐衰，多难救治；以半身不遂、口舌㖞斜、言语謇涩为主症而无神昏者病位较浅，经治疗可逐渐恢复。但大约 3/4 的中风患者遗留言语不利、半身不遂、偏身麻木、饮水呛咳等后遗症。如毒损脑络，神机失用则可渐致反应迟钝，神情淡漠而发展为痴呆。若治疗不当，或阴血亏虚，阴不敛阳可再发中风。

【护理与调摄】

急性期患者宜卧床休息，中脏腑者头部可稍高，且尽量少活动；痰涎壅盛者，频繁呕吐者，使其取侧卧位，并可拍患者后背，帮助排痰，必要时吸痰；伴有抽搐者，宜加床栏，以防其坠床，以咬牙垫防舌咬伤，床单宜平整。密切观察病情变化，注意神志、瞳孔、呼吸、脉搏、血压的情况。尤其是中脏腑患者要密切观察病情，以了解闭、脱的转化。保持呼吸道通畅和肠道的通畅。勤翻身拍背，做好口腔、呼吸道、皮肤、导管护理，防止口腔、肺部、皮肤及泌尿系感染。注意偏瘫急性期患者的良肢位的设定，对于抑制肢体痉挛、预防肩关节半脱位、早期诱发分离运动等起到重要作用。患者神志转清或病情稳定后，即尽早进行系统、正规的言语及肢体功能的康复训练，可配合针灸、推拿等中医传统方法，语言不利者，宜加强语言训练，以循序渐进为原则。

【预防与康复】

一、预防

中风病是临床常见的、多发的内科急症之一，且复发率高。本病的发生常为多种致病因素长期作用的结果，发病前常有诱发因素，因此预防本病的发生具有重要意义。预防本病要从以下几个方面入手。

1. 加强体育锻炼，强壮正气　“正气存内，邪不可干”。平时宜生活规律，起居有常，饮食有节，忌食肥甘厚味、辛香炙烤之物，调畅情志，保持心情舒畅，适当增减衣服，防止外感，并结合个人情况，经常进行太极拳、内养功等锻炼，以增强体质。

2. 药物预防

(1)风阳上扰者，用潜阳息风煎加味。药用羚羊角、珍珠母、龟甲、天麻、葛根、玳瑁、生槐花、天竺黄、生地黄、秦艽、胆南星，水煎服。肝肾阴虚者，加服六味地黄丸；便干便秘者，加肉苁蓉、阿胶、胡麻仁。一般服至症状消失，减量，再巩固一段为宜。

(2)痰浊阻滞者，用化痰通络汤或半夏白术天麻汤加减。药用法半夏、郁金、天麻、白术、陈皮、丝瓜络、旋覆花。本方用量一般取常用量，直至症状消失为止，改服人参健脾丸巩固。

(3)肾虚血瘀者，用补肾活络汤加减。药用何首乌、枸杞子、益母草、麦冬、白蒺藜、黑豆、丹参、黄精。本方用量不宜太大，至症状改善后，改服丸剂调治。

(4)气虚血瘀者，用补阳还五汤加味。药用生黄芪、生白术、当归身、川芎、红花、党参。本方药用量，黄芪宜重用，一般 15～45g 左右，1 个月服药 10 天为 1 个疗程，渐至症状消失，再巩固一段为宜。

3. 气功预防　患者根据自己的具体情况，选用适当的功法练习。

4. 心理调治　经常保持心情愉快，增强战胜各种困难的决心和信心、毅力。适当参加各种有益身心健康的文艺活动等。

二、康复

康复治疗应贯穿中风病发生发展的始终，早期康复，效果更好。主要内容如下。

1. 食疗康复

(1)黄芪猪肉羹：适用于气虚血亏，肾精不足者。每次取黄芪 30g，大枣 10 枚，当归 10g，枸杞子 10g，瘦猪肉 100g，精盐少许。先将猪肉洗净切薄片，与黄芪、当归、大枣、枸杞子一并入锅，加水适量炖汤。肉将熟时，加入少许精盐调味而成。食肉喝汤，可常食之。

(2)薏苡仁粥：适用于痰热互结而致瘫肢拘挛，不得屈伸，大便秘结，言謇，口苦烦躁，苔腻者，每次取薏苡仁 30g，冬麻子 15g，先用水研冬麻子取汁，后将薏苡仁捣碎，入汁煮粥，空腹食之，早晚各 1 次，5～7 天为 1 个疗程。

(3)羊肚粥：适用于肝肾亏虚，痰瘀留滞者。每次取用羊肚 1 具洗净，粳米 100g，姜、葱、豉、椒、蒜五味适量。先将羊肚切成大块与粳米煮粥，下五味调适，空腹食之。

2. 功能训练　功能训练主要针对患者遗留的半身不遂、语言障碍和唇缓流涎而设。

(1)肢体训练：在急性期即应当把患者的肢体置于功能位，并定期翻身，清洁皮肤，适当地轻揉患肢；并进行肢体的被动训练。此时，除按上肢、下肢规定的康复动作训练外，还需注意动作要轻柔，和缓，不可勉强拉扯，以免伤及肢体的肌肉和关节。双侧肢体做同样的动作。还要依照先上肢后下肢，先大关节后小关节的顺序练习。对神志清醒患者，要在被动训练的基础上，进行主动训练，一定要按照医生的要求，定时完成每天规定的动作和次数。对动作不规范者，医护人员要及时予以纠正。一般经过一段时间的综合训练，大多数患者就可在他人的帮助下起床下地或行走，但要掌握循序渐进的原则。合理选用各类助行工具，也是非常必要的，可使足下垂、膝后屈得以减轻。

(2)语言训练：待患者神志清醒后，即当鼓励患者讲话，若患者言语障碍，要首先向患者交待清楚病情，动员其配合治疗，并与之约定一些必要的信号，如喝水则张口，不喝水则摇头等，有书写能力者，可令其写出要求，然后即开始语言训练。先教患者发“啊”、“喔”等元音，而后逐渐成词，最后成句。语言康复必须有耐心，掌握循序渐进的原则。

(3)唇缓流涎者的训练：每日坚持做鼓腮、示齿等动作，并自我或由他人按摩患侧。

【医论提要】

病名方面，《内经》中类似中风病的记载很多，但无中风的病名，而是随本病不同的症状表现和疾病发展的不同阶段有着不同的命名。在卒中昏迷时期有仆击、大厥、薄厥的记载，分别见于《素问·通评虚实论》、《素问·调经论》、《素问·生气通天论》。在半身不遂时期有偏风、偏枯、身偏不用、痱风、击仆等不同的名称，分别见于《素问·风论》、《素问·生气通天论》、《灵枢·热病》、《灵枢·九宫八风》。汉代张仲景在《金匮要略·中风历节病脉证并治》中首创中风之病名，并沿用至今。

病因病机方面，金元以前以内虚邪中立论，始于《灵枢·刺节真邪》：“虚邪偏客于身半，其入深，内居荣卫，荣收稍衰，则真气去，邪气独留，发为偏枯”。张仲景在《金匮要略》中认为中风之病因为经络空虚，风邪入中。陈无铎的《三因极一病证方论》载有邪风“如其经络空虚而中伤者，为半身不遂……”。严用和在《济生方》中也认为半身不遂是由于“营卫失度，腠理空虚，邪气乘虚而入”。唐宋以后，一些医家根据自己的临床经验，对外风入中理论提出异议，始有主火、主气、主痰、主虚诸论。王安道在《医经溯洄集》中指出“中风者，非外来之风，乃本气自病，凡人年逾四旬气衰之际，或因忧喜忿怒伤其气者，多有此疾，壮岁之时无有也，若盛肥则间有之”。明确提出“正气自虚”、“形盛气衰”的论点。朱丹溪创中风“痰湿生热”说，见于《丹溪心法》。刘完素在其《素问玄机原病式》中认为“心火暴甚”是中风的根本原因。与此同时，王履从病因学角度归类，提出“真中”、“类中”的分类方法，他在《医经溯洄集》中说：“因于风者，真中风也；因于火，因于气，因于湿者，类中风而非中风也”。这对于中风病因学说的发展和完善，无疑是一个很大的贡献。明代张景岳创“非风”说，提出内伤积损是中风的病因，《景岳全书·杂证谟·非风》中指出本病的发生“皆内伤积损颓败而然，原非外感风寒所致”。有关中风的病因，除内因、外因外，还有多种因素，如不良精神刺激、饮食起居不当、肥胖、体虚等，均可诱发中风。如《素问·生气通天论》说：“大怒，则形气绝，血菀于上，使人薄厥……”，《素问·通评虚实论》：“仆击、偏枯……肥贵人，则膏粱之疾也”，《灵枢·百病始生篇》说：“起居不节，用力过度，则伤阳络，阳络伤，则血外溢”。刘完素在《素问玄机原病式》云：“所谓肥人多中风者，盖人之肥瘦，由血气虚实使之然也”。详察中风病机，历代医家的认识归纳起来不外虚(阴虚、气虚)、火(肝火、心火)、风(肝风、外风)、痰(风痰、湿痰)、气(气逆)、血(血瘀)六端，其中又以肝肾阴虚为其根本。因于虚者，即《景岳全书·杂证谟·非风》所谓“阴亏于前，而阳损于后，阴陷于下，而阳浮于上，以致阴阳相失，精气不交，所以忽而昏愦，突然仆倒……”；因于火者，刘完素所谓“心火暴甚”以及后人所谓“热极生风”是也；因于风者，前有《医方类聚》所谓“体虚而腠理不密，风邪之气乘虚而中人也”，后有叶天士所谓“精血内耗，水不涵木，木少滋荣，故肝阳偏亢”的“内风旋动”说(《临证指南医案》)；因于痰者，即丹溪所谓“湿土生痰，痰生热，热生风”(《丹溪心法》)是也；因于气者，即《素问·调经论》所谓“血之与气并走于上，则为大厥”是也；因于血者，即《素问·生气通天论》所谓“血菀于上，使人薄厥”。

有关中风病的临床表现，戴思恭在《证治要诀》中有详尽而系统的描述，“中风之证，卒然晕倒，昏不知人，或痰涎壅盛，咽喉作声，或口眼歪斜，手足瘫痪，或半身不遂，或舌强不语”。

楼英也强调突然昏倒是中风起病时的常见症状，其在《医学纲目》中说："其卒然仆倒者，经称之为击仆，世又称为卒中，乃初中风时如此也"。

证候分类方面，《金匮要略·中风历节病脉证并治》首先提出中络、中经、中腑、中脏的证候分类方法。隋代巢元方《诸病源候论》中有中风候、风癔候、风喎候、风痱候、风偏枯候等之分。唐代孙思邈在《备急千金要方·卷第八·论杂风状第一》中指出："中风大法有四：一曰偏枯，二曰风痱，三曰风懿，四曰风痹"。这是中风另一种证候分类的方法。明代李中梓将中风明确分为闭证和脱证。清代沈金鳌《杂病源流犀烛·中风源流》更明确指出："盖中脏者病在里，多滞九窍。……中腑者病在表，多著四肢，其症半身不遂，手足不随，痰涎壅盛，气喘如雷，然目犹能视，口犹能言，二便不秘，邪之中犹浅"。沈氏根据病变部位的浅深和病情的轻重探讨中风证候分类的方法，对病情的了解和预后判断均有帮助。

在治疗方面，由于诸家对病因认识上的差异，反映在治则方面的争鸣也十分突出。汉唐时期多主外因，治必温散，予续命汤、侯氏黑散诸方。金元以后则针对内因，治则研究也随之深化。清代尤在泾在《金匮翼·中风通论》立中风八法："一曰开关，二曰固脱，三曰泄大邪，四曰转大气，五曰逐瘫痪，六曰除热气，七曰通窍隧，八曰灸俞穴"，可谓提纲挈领。具体到中风治疗须分先后，《丹溪心法》曰："初得急当顺气，及日久当活血。中风大率血虚有痰，治痰为先，次养血行血。初昏倒，急掐人中至醒，然后用痰药"。《临证指南医案》曰："治分先后，本体先虚，风阳夹痰火上壅，营卫脉失和，先用开关，继则益气养血，佐以消痰清火，宣通经络"。中风的治疗须抓主要矛盾，"肝阳偏亢，内风时起，用滋阴熄风，濡养营络补阴潜阳"，"阴阳并损，温柔濡润通补"（《临证指南医案》），"气虚血瘀，补气活血化瘀"（《医林改错》），"闭者宜开，脱者宜固。气火上升，宜于抑降。肝阳之扰，宜于清泄。痰壅之塞，宜于涤化。阴液之耗，宜于滋填"（《中风斠诠》）。有关中风治疗的禁忌，历代医家也有一定的阐述，河间曰："慎勿用大热药乌、附之类，故阳剂刚胜，积火燎原，……天癸竭而营卫涸，是以中风有此诫"（《素问病机气宜保命集·中风论》，缪希雍则言："内热生风及痰也，治痰先治火，清火先养阴，最忌燥剂，若误用种种风燥之剂，小续命汤，桂枝、麻黄、羌活、独活、防风、白芷、胆南星，轻则变重，重则必死"（《医学广笔记》）。《类中秘旨》中言："不得恣意疏泄，不可再用风药，再行升散，愈散则愈动，因此，而气不复反则死者多"。这些禁忌均为医家个人经验的总结，在临床上还需灵活掌握。历代有关中风治疗的有效方剂很多，不胜枚举。如《证治汇补》的涤痰汤、《医学心悟》加减生铁落饮、《杂病新义》天麻钩藤饮、《医学衷中参西录》镇肝熄风汤、《医林改错》补阳还五汤、《医学广笔记》养阴熄风法（汤）、薛雪的滋营养阴膏等等直到今天仍被临床所采纳。

中风病急性期过后的康复治疗十分重要，我国历代文献虽无此系统记载，但其基本内容已零散地出现在古籍中。早在《灵枢·热病》就有："偏枯……巨针取之，益其不足，损其有余，乃可复也"的中风后遗症针灸康复法。明代杨继洲编著的《针灸大成》中辑录了朱权所著《乾坤生意》中的"中风瘫痪秘诀"，详尽可鉴。《素问·血气形志论》中言："病生于不仁，治之以按摩醪药"。可谓中风病的按摩康复法。《素问·异法方宜论》中言："其病多痿厥寒热，其治宜导引按蹻"，可谓中风导引康复法之萌芽。隋代巢元方在《诸病源候论》记述了80多种导引法治疗偏枯（半身不遂），为后世提供了参考。

预后方面，明代喻嘉言谓之"中风一证，动关生死安危，病之大且重，莫过于此者"（《医门法律·中风论》），清代熊笏亦言："中经络则药饵多施；中腑则残疾难疗；中脏则性命危"（《中风论》）。总之，历代医家多认为本病是难治病证之一，历来被视为中医内科四大症（风、痨、鼓、膈)之首。

【医案选粹】

案一

张路玉治春榜赵明远,平时六脉微弱,患中风,经岁不痊。诊之,左手三部弦大而坚,知为肾脏阴伤,壮火食气之候,且人迎斜内向寸,又为三阳经满溢入阳维之脉,是不能无颠仆不仁之虞。右手三部浮缓,而气口以上微滑,乃痰涌于膈之象。以清阳之位,而为痰气占据,未免侵渍心主,是以神识不清,语言错误也。或者以其兼口角微涎,目睛恒不易转,以为邪在经络,用祛风导痰之药,不知此本肾气不能上通于心,心脏虚热生风之症,良非风燥药所宜。或者以其小便清利倍常,为肾气虚,而用八味壮火之剂,不知此症虽虚,而虚阳伏于肝脏,所以阳事易举,饮食易饥,又非益火消阴药所宜。或者以其向患休息久痢,大便后常有痰红渍沫而用补中益气,不知脾气陷于下焦者,可用升举之药,此阴虚久痢之余,有何清气在下?若用升、柴升动肝肾虚阳,鼓激膈上痰饮,能保其不为喘胀、逆满之患乎?今与河间地黄饮子,助其肾,通其心,一举而两得之。但不能薄滋味,远房室,则药虽中病,终无益于治疗也。惟智者以善调摄为第一义。

(魏之琇编.续名医类案.北京:人民卫生出版社,1957:41)

案二

在沧州治一建筑工头,其人六十四岁,因包修房屋失利,心甚懊侬,于旬日前即觉头疼,不以为意。一日晨起至工所,忽仆于地,状若昏厥,移进苏醒,左手足遂不能动,且觉头疼甚剧。医者投以清火通络之剂,兼法王勋臣补阳还五之义,加生黄芪数钱。服后更觉脑中疼如锥刺,艰忍须臾。求为诊视。其脉左部弦长,右部洪长,皆重按甚实。询其心中,恒觉发热。其家人谓其素性嗜酒,近因心中懊侬,益以烧酒浇愁,饥时恒以酒代饭。愚曰:"此证乃脑充血之剧者。其左脉之弦长,懊侬所生之热也。右脉之洪长,积酒所生之热也。二热相并,夹脏腑气血上冲脑部。脑部中之血管若因其冲激过甚而破裂,其人即昏厥不复醒。今幸昏厥片时苏醒,其脑中血管当不至破裂;或其管之血,隔血管渗出;或其血管少有隙,出血少许而复自止。其所出之血著于司知觉之神经,则神昏;著于可运动之神经,则痿废。此证左半身偏枯,当系脑中血管所出之血伤其司左边运动之神经也。医者不知致病之由,竟投以治气虚偏枯之药,而此证此脉岂能受黄芪之升补乎?此所以服药后而头疼益剧也。"遂为疏方。亦约略如前。为其右脉亦洪实,因于方中加生石膏一两。亦用铁锈水煎药。服两剂,头疼痊愈,脉已和平,左手足已能自动。遂改用当归、赭石、生杭芍、玄参、天冬各五钱,生黄芪、乳香、没药各三钱,红花一钱。连服数剂,即扶杖能行矣。方中用红花者,欲以化脑中之瘀血也。为此时脉已和平,头已不疼,可受黄芪之温补,故方中少用三钱,以补助其正气,即借以助归、芍、乳、没以流通血脉,更可调玄参、天冬之寒凉,俾药性凉热适均,而可多服也。

(张锡纯.医学衷中参西录.太原:山西科学技术出版社,2009:321)

案三

任应秋治陈某,男,50岁。初诊:1973年2月14日。主诉:20天前,睡觉醒来即觉四肢失灵,不能转侧,旋即口角歪斜,说话费劲,发音不清,自觉舌僵,右半侧呈弛缓性瘫痪。经某医院诊断为脑血栓形成,住院半月,疗效不显。嘱服中药治疗,因来求治。诊查:脉弦细而数,舌质红,苔薄少津。胸闷心烦,咽干思饮,小便色深。辨证:阴虚热亢,内风暗动,经脉血滞之候。治法:即疏豨莶至阴汤加减。制豨莶30克,干地黄9克,盐知母12克,当归3克,枸杞子9克,炒赤芍12克,龟甲6克,牛膝6克,甘菊花9克,郁金9克,丹参9克,连翘9

克，栀子9克，花粉9克。服上方药三剂后，烦热退，语言清，口角歪斜也有改善。心经之热已退，而经筋中所滞之血热尚未清彻。复于方中去连翘、栀子，加橘络3克，广地龙一钱。连进药7剂，瘫痪康复，手足运动正常。唯舌质尚红，脉仍弦细。阴虚尚待继续滋养，改用六味地黄丸，续服药10剂，完全康复。中风证，乃风、痨、鼓、膈四大病之一，比较难治。从《金匮要略》提出"邪在于络，邪在于经；邪在于腑，邪入于脏"的论点之后，后代医家论中风，无不以中经、中络、中腑、中脏来辨治，至于其证阴阳虚实究竟如何，则少有论及。余结合临床所见，认为阴虚与阳虚实为中风辨证之关键所在。一般来说，中风属于阳虚者，因虚阳不能适应寒冷气候之变化，故常发作于秋冬；属于阴虚者，因阴精亏损不能适应天气之发越，故常发作于春夏。

在辨识阴虚阳虚两大证时，尤当分辨阳虚证有阴盛、有阴不盛者；阴虚证有阳盛、有阳不盛者。阴盛者，症见寒冷，应治以重热；阴不盛者，症见寒燥，应治以温润。阳盛者，症见燥热，应治以凉润；阳不盛者，症见虚燥，应治以温润。大抵治疗阳虚，药取其气，气重在辛；治疗阴虚，药取其味，味重在酸。而总须重佐之以活血。因为阳虚血必凝，不活血无以拨其机；阴虚血必滞，不活血无以通其经。这是治中风最要紧处。

（董建华主编．中国现代名中医医案精华．北京：北京出版社，1990：1724-1725）

【现代研究】

一、病因病机研究

当代医家普遍认为中风皆由内因所致。张学文等[1]将中风的主要病因概括为4条：情志过激、饮食所伤、劳累过度、气候骤变。王永炎[2]提出毒邪致病。李济春[3]宗王清任之说，认为气虚是中风瘫痪的主要病因，元气耗散是中风预后的主要转归。有些学者认为中风发病因于阳虚者也不少见。

王永炎[2]认为，邪气亢盛，败坏形体即转化为毒。毒系脏腑功能和气血运行失常使体内的生理或病理产物不能及时排出，蕴积体内过多而生成"，并提出"中风后，可产生瘀毒、热毒、痰毒等，毒邪可破坏形体，损伤脑络，包括浮络、孙络和缠络"的中风病病因病机。在此基础上，张允岭[4]认为毒邪是有害于机体、引起机体功能破坏、丧失和/或败坏形质、导致病情恶化加重或呈沉疴状态并难以干预的一类特殊致病因素。毒邪源于内生诸邪，无论痰瘀风火炽盛或诸邪蕴化积累，一旦酿化成毒，仍可体现原有病邪特点，但致病作用远胜于原病邪。内毒具有兼夹性、酷烈性、暴戾性、秽浊性、从化性、损络性、多发性和正损性，是病邪性质由量变到质变的转化节点。

二、证候学与辨证规律研究

（一）症状学研究

中风的临床表现较为复杂。王永炎通过大量的临床观察和大宗病例的统计分析，总结出中风多具有神志障碍、半身不遂、偏身麻木、口舌㖞斜、舌强言謇或不语五大主症。并以神志障碍的有无确定中脏腑还是中经络。又把神志障碍根据其轻重程度分为神志恍惚、神志迷蒙、神昏和昏愦4级。

非急性期中风的症状学观察对于辨证规律的总结也有重要意义。周慎等[5]研究表明中风后遗症中医证候与中风主症呈现明显的相关性，提示中风后遗症的辨证要重视主症变化，如阴虚血瘀证与麻木不仁、疼痛呈正相关，与口角㖞斜呈负相关。

（二）证候学研究

1. 证候研究现状　辨证论治是当今多数学者治疗中风的方法。如邓铁涛[6]将中风分为肝阳上亢、气虚血瘀、阴亏血瘀等证型。周仲瑛[7]认为可以采用分期、分类、分证的辨证要领，随病期、病证的演变而转法，以期切合临床实用。王永炎指出，证候是人体生理病理的整体反应状态，具有内实外虚、动态时空、多维界面的特征。目前概括证候规范研究的困惑，主要是证候的分类不统一，而以象为素，以素为候，以候为证，病证结合，方证相应是辨证方法体系的理论依据。

2.《中风病诊断与疗效评定标准》 证候诊断标准研究历经：①《泰安标准》(简称"一代标准")，提出了中风病名、证类、病期的诊断方案。②《中风病诊断与疗效评定标准》(简称"二代标准")，经临床检验证明，其疗效评价标准较"一代标准"更加客观、科学。③《中风证候辨证标准》，反复的临床验证，推广应用，该"标准"已经体现出应用上的一致性与实用性。

3. 中风证候组合、演变规律的现代研究 近年来十分重视对中风证候的研究。一方面做了大量的临床工作，积累了丰富的经验，接纳了其他学科的技术与方法，普遍应用了现代检测手段，具备了联合攻关，取得突破性进展的条件和基础；另一方面，在研究思路和方法上，在文献研究和经验总结的基础上，初步提出了一些新理念、新概念、新方案，目标朝向与国际临床研究的方法和要求接轨。

王永炎等根据国家"八五"课题"中风证候学与临床诊断的研究"的要求，对中风始发态时的证候发生、分布、组合规律及急性期证候演变规律进行了系统研究，取得了多项研究成果，主要包括中风证候表现及组合演变，中风基本证候演变规律，中风急性期证候组合形式、组合形态演变和中风急性期病机的阶段性特点几方面。研究分析发现，从证候均值、发生概率、转移概率和死亡情况看，中风急性期病机有两个转折点：一是发病至 3 天的明显变化是风证的均值和发生概率显著下降，由有风证向无风证的转移概率很高，痰、火的均值和发生概率显著升高，证候组合形式更复杂；二是发病第 3 周，死亡率显著下降，火热证从无至有的转移概率明显下降，气虚证从有至无的转移概率明显下降，证候组合开始转向单一化。这些临床观察资料，可以为中风急性期病类的划分提供依据。

三、治则治法研究

(一)治则概述

中风属本虚标实、上盛下虚之证。在急性期虽有本虚，而常以风阳、痰热、腑实、血瘀的"标实"症状较突出；又因风痰浊邪蒙蔽心窍，壅塞清阳之府，是以"上盛"症状较明显。急则治其标，可用平息肝风、清化痰热、活血通络、通腑泄热等法先祛邪。此时邪气亢盛，证候偏实而病程短暂，故治无缓法。至恢复期多由实转虚，重在"本虚""下虚"，可见气虚阴虚，以气虚为多。缓则治其本，应扶正培本。因有半身不遂、偏身麻木，即血瘀、痰浊阻络的标实，故治疗方面最宜标本兼顾。

(二)治法研究

当代医家多宗前人之说，依据临床表现辨证论治。如张学文的中风治疗十法、张琪的中风治疗七法、刘志明的治风八法、刘茂浦的中风九法、汪履秋的中风六要，各有千秋。

1. 活血化瘀法 从 20 世纪 80 年代至今，活血化瘀法在缺血性中风治疗中占有重要地位。任继学[6]设立破血化瘀，泻热醒神，化痰开窍的治疗总则，主张急性期治则以"通"为用，缘此病为标急本缓、邪实于上之新暴之病，必宜"猛峻之药急去之"邪去则通，阴阳气血得平。张学文[1]把瘀血型中风概括为六大证候论治：①肝热血瘀型，治以清肝化瘀为法，拟清脑通络汤加减；②气虚血瘀型，宜益气活血为宗旨，以通脉舒络液(黄芪、丹参、川芎、赤芍)治疗；③痰瘀闭窍型，治以涤痰开窍、活血化瘀，以蒲金丹治疗；④瘀热腑实型，治以通腑泻热、釜底抽薪,药用生大黄、玄明粉、枳实、丹参、川牛膝、胆南星等;⑤颅脑水瘀证,治以宣通脑窍、活血利水,以脑窍通口服液(丹参、赤芍、红花、茯苓、水蛭、麝香);⑥肾虚血瘀证,治以补肾益髓、活血化瘀,方选桃红四物汤加鹿角胶、鹿衔草、桑寄生、川牛膝等。范玉义[8]自拟活血Ⅰ号方(主要成分为川芎、水蛭、土鳖虫)治疗缺血性中风210例,与应用银杏叶片对照组相比较(两组同时给予复方丹参注射液20ml加入0.9%氯化钠注射液中静脉滴注),总有效率有显著差异($P<0.05$)。

有学者采用破血行瘀、通经活络法治疗急性出血性中风取得了较好疗效,特别是对出血量<40ml属中脏腑证者更明显[9]。杨晖等[10]将120例脑出血分为西医对照组、中西医结合对照组、治疗组,中西医结合对照组予西医常规治疗、中医辨证施治,治疗组在中西医结合对照组治疗基础上加入活血化瘀药三七、丹参、桃仁、赤芍,结果显示,治疗组与西医对照组相比有显著性差异($P<0.05$),中西医结合对照组疗效高于西医对照组,低于治疗组,但与其他两组相比无显著差异性($P>0.05$)。

2. 通腑法　王永炎[2]倡通腑化痰治疗中风,认为一可直折肝气之暴逆,迅速截断血瘀脑络之病理环节;二可推陈出新,使邪有出路;三则急下存阴,釜底抽薪,以防变证。化痰通腑饮治疗缺血性中风痰热腑实证158例,总有效率85.4%。便干便秘,舌苔黄腻、脉弦滑为应用通腑法的三大指征。

3. 解毒法　近年来逐渐为人们所重视。原金隆[11]认为风、火、痰、瘀引起中风后,均能化为毒邪,应采取解毒泄热、解毒化痰、解毒祛瘀、解毒通腑、解毒熄风等不同治法。鲍益铭[12]用黄连解毒汤加味治疗脑血管意外45例,总有效率87.2%。刘卫红[13]认为内生毒邪直接影响着中风病急性期的病理变化、预后和转归,解毒通腑是中风病急性期的治疗大法。

总之,辨证论治规范化和治法方药的多样化是目前中风治疗的主要趋势。

四、辨证用药研究

(一)中风治疗用药规律初探

方剂作为辨证论治的最终载体,确能反映出中风病中医治疗的发展情况。古代至民国初年的用药使用率较多的是甘草、人参、当归、防风等。这些药味的功能一是扶正,一是祛邪,主要是依据唐宋以前观点“内虚邪中”形成的。而民国初年以后的病案统计已有几点不同,一是祛痰药使用较多,一是祛风药大为减少。近20年则大量使用了活血化瘀药。有报道称,在中风的急性期治以通腑泻热活血化瘀,缓解期治以滋阴潜阳、益气养血,恢复期治以平调阴阳、疏通气血是近十年用药的最大特点。从“内虚邪中”治以“补益气血、祛风化痰”,到“肝风内动”治以“滋阴养血、平肝息风”,直至发展到现在的活血化瘀、通腑化痰。目前的中医药治疗中风无论从理论上还是治则上,已与古代有所不同。

(二)新药的开发研制

治疗中风的注射制剂包括如丹参注射液、川芎嗪注射液、脉络宁注射液、葛根素注射液等,以及灯盏花素注射液、山鸡椒注射液、蝮蛇抗栓酶注射液等,大多具活血化瘀的作用。在安宫牛黄丸的基础上研制的清开灵注射液、醒脑静注射液都具有醒脑开窍作用,主要用于中风急性期。还研制出了具有回阳救逆、补气固脱作用的中药注射液,如参附注射液和生脉注射液。总之,注射剂的研制和使用,扩大了中药给药途径,尤其对于中风急性期重症期患者或因昏迷不能口服给药者更为适宜。

中药静脉制剂的使用也应遵循辨证论治的原则,如中风急性期痰热证宜选用清开灵注射液;神昏患者可用醒脑静或清开灵注射液;兼有气阴不足者可用生脉注射液治疗;急性期阳气外脱者可选用参附注射液。

口服制剂方面，近年以来研制较多。如消栓再造丸、偏瘫复原丸、消栓通络片、中风回春片、华佗再造丸、脑血栓片、麝香抗栓丸、灯盏花素片等，主要用于中风痰瘀阻络的半身不遂。而醒脑再造丸、安脑丸、牛黄清脑丸、安宫牛黄丸、至宝丹、苏合香丸、牛黄醒脑丸、清开灵口服液等，多具有醒脑开窍、清热化痰作用，主要用于中风急性期，尤其是中脏腑窍闭神昏者。脑血康口服液、抗卒丸等则为单味水蛭制剂，具有破血化瘀作用，既可用于缺血性中风，又可用于出血性中风。豨莶丸、小活络丹、散风活络丸则多用于中风后遗症。而抗脑衰胶囊则可用于中风痴呆的治疗。

参考文献

[1] 张学文．张学文医学求索集[M]．西安：陕西科技出版社，1999.

[2] 王永炎．关于提高脑血管疾病疗效难点的思考[J]．中国中西医结合杂志，1997，17(4)：195-196.

[3] 李济春．益气化瘀法治疗中风偏瘫 300 例临床观察[J]．中医药研究，1993，9(5)：16-17.

[4] 张允岭．论中医毒邪的特性[J]．北京中医药大学学报，2007，30(12)：800-801.

[5] 周慎，易振佳，赵伍立，等．757 例中风后遗症中医证候与中风主症的相关性分析[J]．湖南中医药导报，2003，9(8)：11-13.

[6] 佘静．著名中医学家经验传薪[M]．北京：中国中医药出版社，2001.

[7] 周仲瑛．中风刍议[J]．天津中医药，2005，22(2)：92-97.

[8] 于长虹，薛允红．范玉义治疗中风[J]．江西中医药，2007，38(293)：6-7.

[9] 于永春．活血化瘀法治疗缺血性中风 210 例分析[J]．实用中医内科杂志，2004，18(1)：59.

[10] 杨晖，何银辉，李向荣，等．早期运用活血化瘀法治疗出血性中风临床观察[J]．中国中医药信息杂志，2007，14(3)：61.

[11] 原金隆．解毒法治疗脑中风急性期机理探讨[J]．中国中医急症，2000，9(4)：164-165.

[12] 鲍益铭．黄连解毒汤加味治疗脑血管意外 45 例[J]．陕西中医，1996，17(9)：388.

[13] 刘卫红．从毒邪论治中风急性期[J]．辽宁中医杂志，1999，26(1)：14-15.

第五节 不 寐

【定义】

不寐是指外邪扰动，或正虚失养，导致神不安舍，临床以经常性不能获得正常睡眠为特征的一种病证。

【范围】

西医学的神经症、更年期综合征、脑震荡后遗症、以及高血压、肝病、甲状腺功能亢进、贫血、脑动脉硬化、慢性中毒、精神分裂症早期患者，以不寐为主要临床表现者，可参照本节辨证论治。

【病因病机】

人的寤寐，由心神控制，而营卫阴阳的正常运行是保证心神调节寤寐的基础。《灵枢·营卫生会》云："阴阳相贯，如环无端……营卫之行不失其常，故昼精而夜瞑"。凡影响营卫气血阴阳的正常运行，使神不安舍，都会成为不寐的病因病机。

一、病因

1. 感受外邪 《灵枢·邪客》云："邪气之客人也，或令人目不瞑，不卧出"。外邪中以火热为直接原因较多，其他如阴寒、水湿、风寒等多是形成不寐的间接原因。

2. 情志失常 喜怒忧思悲恐惊等情志过极是不寐常见的直接病因，而思虑劳倦是长期不寐的重要原因。

3. 饮食不节 暴饮暴食是不寐的原发病因。《素问·逆调论》："阳明者胃脉也……胃不和则卧不安"。有些饮料如酒、咖啡、浓茶也是造成不寐的直接原因，长期嗜食肥甘厚味亦可成为不寐的间接原因。

4. 体虚不足 或因禀赋不足，心胆虚怯；或因年老体衰，阴阳亏虚。如明代《证治准绳·杂病·不得卧》云："年高人，阳衰不寐"。

5. 久病之人 不寐常继发于各种疾病过程中或疾病之后。病久或因耗伤正气而致体虚不足，或因痰火内扰，致心神失舍而不寐。

二、病机

1. 发病 凡因外感火热之邪，或饮浓茶，或大喜大悲大惊大恐等因素直接影响心神者，发病多较急；凡因体虚不足，或他病之后等以内伤为主者，发病一般较缓。

2. 病位 本病病位在心，总因心神失舍而成。但与肝(胆)、脾(胃)、肾有关。

3. 病性 总属营卫失和，阴阳不交，心神失守，虚多实少之证。因饮食、火热、痰饮所致者为实，但实中有虚；因气血阴阳亏虚，心神失养，或阴虚火扰所致者为虚，但时有虚中夹实。

4. 病势 本病为心不藏神，神不安其宅，其病势总是由外向内，由其他脏腑向心主发展。

5. 病机转化 本病的根本病机在于外邪侵袭、饮食不节、情志所伤、体虚劳倦等因素所致，造成脏腑功能失调，产生火(实火、虚火)、湿、痰等病邪及气、血、阴阳亏虚，互相联系，相互转化，最终形成邪气扰动心神，或心神失其濡养温煦，致使神不安宅而成为不寐。

不寐病因病机见图 2-5。

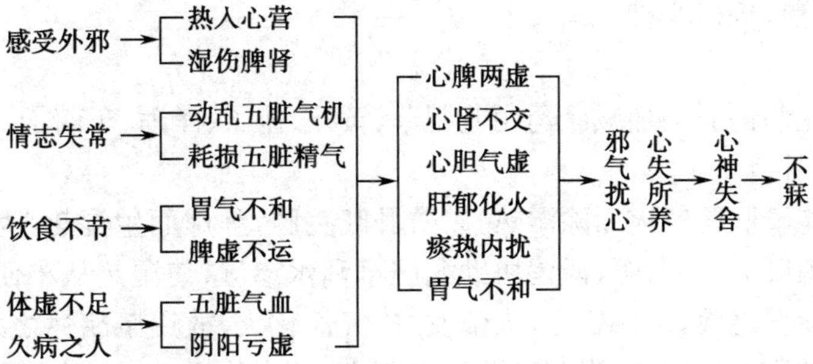

图 2-5 不寐病因病机示意图

【诊断与鉴别诊断】

一、诊断依据

按照 1995 年国家中医药管理局发布的中医药行业标准《中医病证诊断疗效标准》。

1. 轻者入寐困难或寐而易醒，醒后不寐，重者彻夜难眠。

2. 常伴有头痛，头昏，心悸，健忘，多梦等症。

3. 经各系统和实验室检查未发现异常。

二、鉴别诊断

喘息不得卧 《伤寒论·辨少阴病脉证并治》曰："少阴病，得之二三日以上，心中烦，不得卧"中的"不得卧"，是指烦躁不眠，辗转反侧的病证。《素问·评热病论》"诸水病者，故不得卧，卧则惊，惊则咳甚也”、《金匮要略·痰饮咳嗽病脉证治》“咳逆倚息不得卧”、《金匮要略·胸痹心痛短气病脉证治》“胸痹不得卧”等虽病不同，亦或出现不寐，但所指的“不得卧”，均是因其病出现气息不匀，呼吸困难，不能平卧的症象，与不寐的“不得卧”有别。

【辨证论治】

一、辨证要点

1. 辨中心证候　本病的证候特征为经常不能获得正常睡眠，表现为睡眠时间的减少或睡眠质量不高，或不易入睡，或睡眠不实，睡后易醒，醒后不能再睡，或时寐时醒，甚至彻夜不寐。

2. 辨虚实　一般病程较短，舌苔腻，脉弦、滑、数者多以实为主；而病程较长，反复发作，舌苔较薄，脉细、沉、弱或数而无力者，多以虚为主。

二、治疗原则

不寐病证有虚实之分及有邪无邪之别，治疗上总以祛邪扶下，补虚泻实，调其阴阳以安心神为大法。虚者宜补其不足，益气养血，滋补肝肾；实者宜泻其有余，疏肝泻热，消导和中，清火化痰。实证日久，气血耗伤，亦可转为虚证。虚实夹杂者，应补泻兼顾为治。

三、分证论治

1. 肝郁化火证

症舌脉：心烦不寐，性情急躁易怒，不思饮食，口渴喜饮，目赤口苦，小便黄赤，大便秘结，舌红，苔黄，脉弦而数。

病机分析：本证多因恼怒伤肝，肝失条达，气郁化火，上扰心神，则心烦不寐。肝气犯胃，则不思饮食；肝郁化火，肝火乘胃，胃热则口渴喜饮；肝火偏旺则急躁易怒；火热上扰，故目赤口苦；小便黄赤，大便秘结，舌红，苔黄，脉弦而数，均为热象。

治法：疏肝泻热，佐以安神。

方药运用：

(1)常用方：龙胆泻肝汤加减。药用龙胆草、黄芩、栀子、泽泻、车前子、当归、生地、柴胡、茯神、龙骨、牡蛎、甘草。

方中龙胆草能清肝胆实火而除湿热，以防肝旺克脾，脾虚而生湿热，为本方君药；黄芩、栀子助龙胆草清泻肝火，车前子、泽泻协助龙胆草利水渗湿，使湿热从小便而去，共为臣药，与君药共奏清热除湿之效；木郁达之，火郁发之，气郁化火，故用柴胡达之发之，肝为藏血之脏，火郁须防损伤肝血，故生地、当归以顾护其阴血，肝火扰心，心神不安则以茯神、龙骨、牡蛎以镇心安神，共为佐药；诸药苦难下咽，寒凉害胃，故用甘草调和诸药，为使药。

(2)加减：如胸闷胁胀，善太息者，加郁金、香附之类以疏肝开郁；如大便秘结，二三日不解者，加大黄、芒硝之类通便泻热；如心烦甚者，加朱砂安神丸。

(3)临证参考：本证重点在肝郁化火，肝郁较甚者可与柴胡疏肝散合用。

2. 痰热内扰证

症舌脉：不寐心烦，多梦易醒，痰多胸闷，头重目眩，口苦恶食，嗳气吞酸，舌质偏红，舌苔黄腻，脉滑数。

病机分析：本证多因宿食停滞，积湿生痰，因痰生热，痰热上扰，则不寐心烦，多寐易醒。因宿食痰湿壅遏于中，故而胸闷；清阳被蒙，故头重目眩；痰食停滞则气机不畅，胃失和降，故见恶食、嗳气；痰郁化火则见口苦、吞酸；痰盛则见痰多；舌偏红、苔黄腻、脉滑数，均为痰热内扰，宿食内停之征。

治法：清化痰热，宁心安神。

方药运用：

(1)常用方：温胆汤加味。药用黄连、栀子、陈皮、半夏、茯苓、竹茹、枳壳、琥珀粉、丹参、远志、神曲、甘草、大枣。

方中黄连、栀子清热降火，陈皮、半夏、茯苓、竹茹、枳壳理气燥湿化痰除烦，共奏清化痰热除烦之功为主药；辅以琥珀粉宁心安神，丹参养心安神，远志祛痰宁心安神，神曲消食和中；大枣和胃养心，甘草调和诸药，共为使药。

(2)加减：心悸惊惕不安者，加入珍珠母、朱砂之类；痰热较甚者，加黄芩、瓜蒌、胆南星、贝母；若痰热重而大便不通者，加大黄或与礞石滚痰丸并用；若食积重者，加鸡内金、焦山楂等。

(3)临证参考：本证痰热内扰，应以清热化痰为主，一般不选用五味子、酸枣仁、夜交藤之类养心安神药物，因这类药具有酸收敛邪之功，不利于化痰清热。

3. 胃气不和证

症舌脉：睡卧不安，胃脘不适，纳呆嗳气，腹胀肠鸣，大便不爽或便秘，苔黄腻，脉沉滑。

病机分析：本证多因饮食痰浊壅滞胃中，妨碍阴阳上下交通，浊气循胃络上逆扰心而致睡卧不安；痰食停滞，中焦气机升降失和，则见胃脘不适，纳呆嗳气，腹胀肠鸣，大便不爽或便秘；苔黄腻、脉沉滑均为痰食停滞之象。

治法：消食导滞，和胃安神。

方药运用：

(1)常用方：保和丸合越鞠丸加减。药用神曲、莱菔子、焦山楂、香附、苍术、陈皮、清半夏、栀子、连翘、茯神木、远志、合欢花、炙甘草。

方中山楂消肉食油腻，神曲消酒食陈腐，莱菔子消谷面之积，共奏消食导滞之功为君药；半夏、陈皮、苍术理气和胃化痰，除湿消痞，香附疏肝理气，调和肝胃，共为臣药；连翘、栀子清热解郁除烦以安神，茯神木、远志、合欢花化痰宁心以安神，共为佐药；炙甘草亦能和中，且调和诸药，是为使药。

(2)加减：食滞较甚者，加焦麦芽、焦谷芽；脘腹胀满者，选加厚朴、枳壳、槟榔；腹胀便秘者，可与调胃承气汤合用，亦可用枳实导滞丸。

(3)临证参考：如积滞已消而胃气未和，仍不能入睡者，用半夏秫米汤以和胃气。本证为食滞痰浊壅塞，治疗重点在消食导滞以决渎壅塞，调和阴阳，故应慎食肥甘厚味以免助邪。因暴饮暴食所致者，应节制饮食，其对治疗尤为重要。

4. 心脾两虚证

症舌脉：不易入睡，或多梦易醒，醒后难于入睡，心悸健忘，头晕目眩，肢倦神疲，饮食无味，食少腹胀或便溏，面色少华，舌淡苔白，脉细弱。

病机分析：本证因心脾气血亏虚，心神失养，神不安舍所致，故不易入睡，或多梦易醒，醒后难于入睡；血不养心则心悸健忘；气血亏虚，不能上奉于脑，清阳不升，则头晕目眩；血虚不能上荣于面，故面色少华；脾失健运，则饮食无味，食少腹胀或便溏，血少气虚，故肢倦神疲；舌淡、苔白、脉细弱均为气血两虚之象。

治法：补益心脾，养血安神。

方药运用：

(1)常用方:归脾汤加减。药用炙黄芪、党参、白术、当归身、茯神、远志、酸枣仁、龙眼肉、炙甘草。

本证是由于脾胃虚弱,气血生化乏源,致心脾气血亏虚,心神失养,神不安舍所致,故当益气健脾,补益气血生化之源为治病之本。方中炙黄芪、党参、白术健脾益气,补益后天之本为君药;当归助君药益气生血为臣药;龙眼肉、酸枣仁、茯神、远志养血安神为佐药;炙甘草既能和中,又能调和诸药,为使药。

(2)加减:心悸,倦怠,脉沉细无力,气虚甚者,应重用参、芪;纳呆,便溏,苔厚腻,脾虚有湿者,重用白术加苍术、茯苓燥湿健脾;心悸,头昏,面色少华,此为心血不足,重用黄芪、当归,加阿胶以补血养心。

(3)临证参考:本证重点在补益气血以养心。若气血亏虚较甚者,可与八珍汤、人参养营汤等合用。脾虚健运能力差,运用补益药时不要碍脾,应在处方中佐以少量醒脾运脾药,如归脾汤原方中的木香之类。煎煮方药时宜文火久煎。

5. 心肾不交证

症舌脉:心烦不寐,入睡困难,睡梦纷纭,心悸不安,头晕耳鸣,腰膝酸软,潮热盗汗,五心烦热,口舌生疮,或梦遗滑精,月经不调,舌红少苔,脉细数。

病机分析:本证因肾阴不足,不能上交于心,心肝火旺,火性炎上,虚热扰神,心神不安则心烦不寐,入睡困难,睡梦纷纭,心悸不安;肾精亏耗,髓海空虚,故头晕耳鸣;腰府失养则腰膝酸软;精关不固则梦遗滑精;精亏血少则月经不调;口舌生疮,五心烦热,潮热盗汗,舌红少苔,脉细数,均为阴虚火旺之象。

治法:滋阴清热,交通心肾。

方药运用:

(1)常用方:天王补心丹合黄连阿胶汤加减。药用生地黄、黄连、阿胶、白芍、天冬、麦冬、玄参、丹参、当归、茯神木、五味子、远志、柏子仁、酸枣仁。

本证是由于水亏火炽,肾水不能上济,心火不能下交,阴阳失调而成,故治当滋阴清热,壮水制火,交通心肾,协调阴阳。方中生地黄滋阴壮水以制火,黄连清心泻火,防心火亢盛而不下交于肾,二药使心肾交通,共为君药;玄参、麦冬、阿胶、白芍、天冬滋阴养血,助君药壮水制火,为臣药;丹参、当归补血活血,使诸药补而不滞,茯神木、五味子、远志、柏子仁、酸枣仁养心以安神,共为佐药。

(2)加减:心火甚者,加连翘、竹叶;便秘口干阴伤较甚者,加知母、何首乌、夜交藤;心烦不寐、彻夜不眠者,加朱砂、磁石、龙骨、牡蛎重镇安神。

(3)临证参考:本病重者水亏火炽,心肾不交,应合交泰丸滋阴清热为重点,佐以养心安神,其引火归元的肉桂用量宜轻,一般 3～6g,且该用上肉桂,可以为末冲服。用重镇之朱砂安神,只可暂用,不宜久服。本类方药宜文火久煎。

6. 心胆气虚证

症舌脉:虚烦不眠,胆怯易惊,惕惕然不可终日,心悸善太息,或面色不华,胸胁不适,呕恶,舌淡胖,脉细弱。

病机分析:本证因心胆气虚,谋虑不决,触事易惊,神魂不安,故虚烦不眠,胆怯易惊,惕惕然不可终日,心悸不适;肝气不舒,则善太息,胸胁不适;肝胃不和则呕恶;舌淡胖,脉细弱,均为气血不足的表现。

治法:益气镇惊,安神定志。

方药运用：

(1)常用方：安神定志丸加减。药用人参、茯苓、茯神木、远志、石菖蒲、酸枣仁、五味子、生龙齿、生牡蛎。

方中人参、茯苓益心胆之气，使心胆气旺，神有所养，魂有所依，共为主药；再辅以茯神木、远志、石菖蒲、酸枣仁、五味子养心安神；生龙齿、生牡蛎镇惊以定志。

(2)加减：心肝血虚，惊悸汗出者，重用人参，加白芍、当归；胆虚不疏土，胸闷善太息，纳呆腹胀，加柴胡、陈皮、吴茱萸、山药、白术。

(3)临证参考：本证为心胆气虚，益气常须健脾，故非气阴两虚者，滋阴之药应慎用，以免腻脾。

四、其他疗法

1. 中成药

(1)天王补心丹：每次1丸，每日2次。适用于心阴不足，心肾不交所致不寐。

(2)朱砂安神丸：每次1丸，每日2次，不宜久服。适用于心血不足，心火亢盛，心肾不交所致不寐。

(3)柏子养心丸：每次6g，每日2次。适用于心脾两虚不寐。

2. 单验方

(1)酸枣仁15g，炒香，捣为末，每晚临睡前服，温开水或竹叶煎汤调服。

(2)炒酸枣仁10g，麦冬6g，远志3g，水煎后，晚上临睡前顿服。

(3)酸枣树根(连皮)30g，丹参12g，水煎1～2小时，分2次，在午休及晚上临睡前各服1次，每日1剂。

3. 针灸

(1)体针：神门、三阴交平补平泻，留针30分钟，每日1次。

(2)耳针：取心、神门、脑、交感、肝、脾、肾、皮质下等，交替使用。

4. 按摩

每晚睡前温水泡脚30分钟，揉双侧涌泉穴各36次。

【转归与预后】

不寐病证除部分病程短、病情单纯者治疗收效快外，大多病程较长，病情复杂，治疗难以速效。且病因不除或治疗失当，又易产生变证和坏证，使病情更加复杂，治疗更加困难。心脾两虚证者，如饮食不当或过用滋腻之品，易致脾虚加重，化源不足，气血更虚，食滞内停，往往致虚实错杂，如温燥太过，易致阴虚火旺。心肾不交证，如病因不除或失治易致心肾阴虚，心火更盛，如过用寒凉则易伤阳，致阴阳两虚；亦可因治疗不当，阴损及阳而致阴阳俱损。痰热扰心证者，如病情加重有成狂或癫之势。肝郁化火证治疗不当，病情加重，火热伤津耗气，由实转虚，病程迁延。心胆气虚日久不愈，亦有成癫之虑。

本病证的预后因病情不一，结果有别。但一般无严重不良后果，病情单纯，病程短者多易治愈。而病程长且虚实夹杂者，多难以短期治愈，且与病因是否祛除关系密切。

【护理与调摄】

本病证主因心神失舍所致。护理应注意消除病人顾虑和紧张情绪，劝其解除烦恼，使其树立信心配合治疗。积极帮助患者寻找不寐的相关因素，祛除不良影响，养成豁达、乐观的生活态度。早睡早起，按时作息，睡前宽衣解带，不吸烟，不饮浓茶、咖啡及酒等，不吃零食，养成良好的生活习惯。

【预防与康复】

《内经》云:“恬淡虚无,真气从之,精神内守,病安从来。”因此保持经常性的乐观情绪,心胸开阔,控制情志过激,不作非分之想,对预防不寐有重要意义。另外保持经常性的体育锻炼,做气功或做太极拳、剑,生活规律,劳逸结合,对预防不寐亦十分重要。

本病证患者病程较长,治愈后易复发,所以应注意康复治疗。一般可将原用有效方药制成丸剂,继续服用几周,以巩固疗效。注意祛除或避免原来的病因或诱因,加强意志锻炼,保持心情舒畅,每天应参加适当的体力劳动,加强体育锻炼,增强体质,积极参加怡情养性的文艺活动,有助于调节心神,也可配合气功如香功、静功等,还有太极拳、太极剑等等辅助治疗,促进康复。

【医论提要】

不寐有关内容,首先记载于《内经》,称其为“不得卧”、“目不瞑”。

《内经》认为,其主要病机是“阴虚”所致。《灵枢·大惑论》:“卫气不得入于阴,常留于阳。留于阳则阳气满,阳气满则阳跷盛,不得入于阴则阴气虚,故目不瞑矣”。《灵枢·邪客》:“阴虚故目不瞑”。同时,《内经》认为胃气不和,气血衰少也可导致不寐。《素问·逆调论》:“胃不和则卧不安”;《灵枢·营卫生会》:“老者之气血衰,……故昼不精,夜不瞑”。《内经》还认为肝热也可导致不寐。《素问·刺热》:“肝热病者,小便先黄……手足躁,不得安卧”。

东汉张仲景又发展了《内经》有关不寐学说,其在《伤寒论》中论及有因太阳病汗下后致胃中干,而烦躁不得眠,有因汗吐下虚烦不得眠,有邪入少阴,热化伤阴所致的不寐。晋代巢元方在《诸病源候论·卷三·大病后不得眠候》中认为不寐除了营卫不和之外,还有脏腑机能失调,并把虚证失眠分为心热和胆冷。他说:“大病之后,脏腑尚虚,营卫不和,故生于冷热。阴气虚,卫气则独行于阳,不入于阴,故不得眠。若心烦不得眠者,心热也。若但虚烦而不得眠者,胆冷也”。明代戴元礼《证治要诀·不寐》中认为;“不寐有二种,有病后虚弱及年高阳衰不寐,有痰在胆经,神不归舍,亦令不寐”。许叔微认为肝有邪也可导致不寐,他在《普济本事方·卷一》中说:“今肝有邪,魂不得归,是以卧则魂扬若离体也。”明代张景岳在《景岳全书·杂证谟·不寐》中对不寐病因病机进行了总结;“不寐证,虽病不一,然惟知邪正二字则尽之矣。……其所以不安者,一由邪气之扰,一由营气之不足耳。有邪者多实证,无邪者多虚证,凡如伤寒伤风疟疾之不寐者,此皆外邪深入之扰也。如痰如火,如寒气水气,如饮食忿怒之不寐者,此皆内邪滞逆之扰也。舍此之外,则凡思虑劳倦惊恐忧疑,及别无所累,而常多不寐者,总属真阴精血不足,阴阳不交,而神有不安其室耳”。

对于不寐的治疗,《内经》已提出阴虚不眠用“半夏汤”进行治疗,张仲景提出了用黄连阿胶汤治疗阴虚火旺的不寐,用酸枣仁汤治疗虚劳所致的虚烦“不得眠”。唐代孙思邈在《千金翼方·卷一》中提出了用丹砂、琥珀等重镇安神药和温胆汤治疗“大病后虚烦不眠”。《圣济总录》中提出了用附子、人参、黄芪治疗胆寒不寐。明代李中梓《医宗必读·不得卧》中认为“……不寐之故大约有五:一曰气虚,六君子汤加酸枣仁、黄芪;一曰阴虚,血少心烦,酸枣仁一两,生地黄五钱,米二合,煮粥食之;一曰痰滞,温胆汤加南星、酸枣仁、雄黄末;一曰水停,轻者六君子汤加菖蒲、远志、苍术、重者控涎丹;一曰胃不和,橘红、甘草、石斛、茯苓、半夏、神曲、山楂之类”。张景岳认为,劳倦伤脾,中气不足,清阳不升者,用补中益气汤,七情内伤,或惊恐伤肾胆者,用五福饮或七福饮。清代程钟龄在《医学心悟·不得卧》中认为,食积引起的不卧者宜用保和丸,惊恐而不安卧者宜用安神定志丸。张璐《张氏医通》中认为,对于水停心下不得眠者，用茯苓甘草汤；烦不得卧，诸药不效者，用栀子豉汤下朱砂安神丸。《杂病源流犀烛·不寐多寐》认为，对于真阴亏损，水亏火旺的失眠，用六味地黄丸加知柏，肝虚惊悸不寐者，宜四君子汤加白芍、枣仁。至此，失眠的辨证论治已比较丰富和完善。

【医案选粹】

案一

闻子将尊堂，丙午冬月，心忽然如散而沉下，便不得睡，凡三月矣。召诊，独左关弱，不能应指。予以为肝虚须补其母，当立春始安。用熟地为君，茯苓、枣仁、当归、人参、防风、远志佐之，服二十帖，至期而愈。子将问："心散不寐，似属心经，何反以肝肾药见效而立春日始应？请为分疏。"予曰："此得之脉也，经曰：肝不足则恐。恐则气下，虽情志无恐惧，而气象似之。据脉按证，肝虚无疑矣。因肝不足，先其令而疾作，补母生肝，待时而元气即服。岂得以心散便属心经？是非心散也，乃心现身中气散之象耳"。

按：因肝肾阴虚，虚火上扰心神，而致失眠多梦者，临床并不罕见。此证辨识关键在于"脉"，不仅根据"左关独弱"断定其为肝肾阴虚，还预言其当于立春日愈。其治则"补母生肝"一法，正与李中梓所言"东方之木，无虚不可补。补肾即所以补肝也"之理同。可见临床辨脉，不可不慎。肝肾同源，不可不察。

[王琦(清). 医林指月·芷园臆草存案. 上海:图书集成印书局印，清光绪二十二年丙申(1896)，37]

案二

阳不交阴，夜不成寐，饮食日减，脉来弦数，暂用半夏泻心法。

法半夏五钱　川连五分　茯神二钱　枣仁三钱　麦冬三钱　广皮五钱　石决明一两　甘草四分　鲜竹茹四分

(何书田. 清代名医何书田医案. 上海:上海科学技术出版社，1994:25-26)

案三

一陈姓女，38岁，患顽固失眠二年余，每夜只睡3～4小时，经常头昏，面色萎黄。缘由气恼，情志不遂，脘腑不舒，偶有呃逆。试投山西名医刘绍武先生，自拟"调胃汤"加牡蛎二料而获奇效。刘氏调胃汤，以小柴胡汤为基础，加陈皮、白芍、川军。

(卢祥之主编. 历代名医临证经验精华. 重庆:科学技术文献出版社重庆分社，1990:233)

【现代研究】

一、病因病机研究

秦瑞君等[1]认为不寐病位在心，涉及肝脾肾，由血虚到阴虚，由肝郁到肝火，既存在营卫失和、阴阳失调，又出现升降失常、心肾失交后导致经络失通、心神失养，病机关键为阳不入阴。滕晶等[2]指出情志内伤是不寐的主要病因，心神不安是失眠的重要病机，其病源在肝，心为传变之所。卞建峰[3]从痰瘀论治顽固性不寐，指出临床很多久治不愈的失眠患者，其病因总与营卫气血运行失常、痰瘀内生相关。

二、证候学与辨证规律

高叶梅[4]研究102例失眠症患者，进行了中医证型分析，提示肝郁化火型占19.6%，痰热内扰型占5.9%，阴虚火旺型占22.5%，心脾两虚型占37.3%，心虚胆怯型占14.7%，其中实证占25.5%，虚证占74.5%。认为临床上失眠多虚实夹杂，而以偏于虚证者最为多见。司富春[5]探讨了不寐中医辨证论治规律，发现痰火扰神、心脾气血两虚、肝郁气滞、阴虚火旺、肝火炽盛和心肾不交为常见证型，脏腑病位以心和肝为主，与脾、肾、胃、胆相关，既有气血阴阳正气的不足，又有痰浊、气滞、火热、血瘀、食滞等实邪阻滞。提示应从多方面对失眠进行辨证，尤其要注意心肝并重、虚实并重，为目前不寐的辨证论治提供了参考依据。

三、治则治法

苏泓等[6]以“从肝论治”为治疗原则，采用平肝活血安神为基本方法。李景[7]认为不寐从脾胃论治，临床治疗当先分虚实：食滞痰浊，胃腑不和者以化痰消食为法；心脾两虚者，以补益心脾，补气养血为治疗大法。

四、辨证用药

1. 辨证论治

郭雅明[8]采用辨证论治的方法治疗顽固性失眠55例疗效满意。肝郁化火证，治宜疏肝泻热，佐以安神，方药以龙胆泻肝汤加味治疗；痰热内扰证，治宜化痰清热、和中安神，方药以温胆汤加味治疗；阴虚火旺证，治宜滋阴降火、养心安神，方药用黄连阿胶汤；心脾两虚证，治宜补养心脾、益气生血，方用归脾汤；心胆气虚证，治宜益气镇惊、安神定志，方药用安神定志丸合酸枣仁汤。

2. 专方专药

孙淑英[9]应用酸枣仁汤加味治疗失眠80例(酸枣仁20g，川芎10g，茯苓15g，甘草6g，知母10g，丹参15g，五味子6g)，结果痊愈24例，显效26例，有效27例，无效3例，总有效率为96.25%。

参考文献

[1] 秦瑞君，李国臣，崔文艺．试析失眠的中医病机[J]. 辽宁中医杂志，2006，33(1)：34-35.

[2] 滕晶，张继香．谈失眠从心肝论治[J]. 山东中医杂志，2005，24(1)：6-7.

[3] 卞建峰．顽固性不寐从痰瘀论治[J]. 浙江中医杂志．2004，4：173-174.

[4] 高叶梅．失眠的证候学特征及与心率变异分析相关性的临床研究[J]. 中华中医药杂志，2007，22(2)：93-96.

[5] 司富春．失眠中医证型和方药分析[J]. 世界中西医结合杂志，2007，2(9)：520-523.

[6] 苏泓，戚广娟，王顺珍．失眠症从肝论治54例临床观察[J]. 辽宁中医学院学报，2004，6(5)：380-381.

[7] 李景．失眠症从脾胃论治[J]. 中国中医基础医学杂志，2002，8(1)：28.

[8] 郭雅明．中医辨证治疗顽固性失眠55例[J]. 河南中医，2003，23(3)：178.

[9] 孙淑英．酸枣仁汤加味治疗失眠80例疗效观察[J]. 青海医药杂志，2007，37(5)：84.

第六节　痴　　呆

【定义】

本节主要讨论老年期痴呆，是指在衰老过程中因肾精亏虚、髓减脑消，或痰瘀阻窍、毒损脑络所致神机失用而出现的一类以呆、傻、愚、笨为主要临床特点的疾病。本病病程较长，早期轻度认知障碍阶段不易被发觉，多呈波动性或阶梯样发展加重。

【范围】

西医学中的阿尔茨海默病(AD)、血管性痴呆(VaD)为老年期痴呆的主要类型，其他早老性痴呆，以及感染性疾病、中毒性疾病、外伤性疾病和精神病后期出现痴呆表现者，在不伴有意识障碍情况下，均可参照本节辨证论治。

【病因病机】

一、病因

1. 年老精气虚衰　年老体衰，肝肾精血日亏，久病气血不调或脾胃功能减退，气血生化乏源，脾肾不足，髓海空虚，脑神失养而致痴呆。或由于脏腑功能失调，气血津液运化失常，气血瘀滞，痰浊内阻，蒙闭清窍，亦可发为痴呆。

2. 中风或他病　中风后或癫病、痫病反复发作，由于脑络为风痰瘀血痹阻，气血津液难以上输，或正气大虚，清窍失养，脑髓消减，神机失用，亦可发为痴呆。

3. 感受疫疠毒邪　暑湿、湿温、湿热疫毒之邪袭人，毒热痰瘀内陷心包，经治疗后热退阴伤，痰毒瘀滞包络脑窍，灵机失用，发为痴呆。

4. 外伤与中毒　头部外伤，血脉瘀阻，清窍失养，及中毒后痰瘀阻滞，血行不畅，痰浊瘀血壅塞脑络，清窍失养，灵机失用而发为痴呆。

5. 情志失调　若郁怒愤恚隐含不泄；或久思积虑；或多疑善猜；或惊恐志意怯懦，气机郁结，久必风痰瘀血阻于脑络，或兼肾精亏耗，脑髓不足，发为痴呆。

二、病机

1. 发病　本病的发病急缓有别。因于头部外伤、感受疫疠毒邪及中毒、中风所致者，可在遭受伤害后，较快出现痴呆；因于年高体衰，精气亏虚，或久生他病、情志失调所致者，发病较缓。

2. 病位　病位在脑，与心、肝、脾、肾密切相关。

3. 病性　病性为本虚标实，虚实夹杂。虚者多为肝肾精亏，脾肾俱虚，髓海不足；实者以痰浊、瘀血、气滞为主，蕴积日久则酿化成毒，毒损脑络。

4. 病势　一般多较徐缓，渐进加重，病程较长。因于中风所致者，病情活动变化，可呈阶梯样进展，根据病情可将痴呆分为平台期、波动期和下滑期。因于年高体衰，病情缓慢进展，终致髓海空虚，呆傻而废。

5. 病机转化　初期常由肝肾阴亏，脾肾不足，心肾不交，精气亏虚，髓海失充，或兼风火痰瘀郁所致，若调摄不适，或失治误治，进一步可出现因虚致实，而邪盛壅积，蕴化浊毒，又更耗伤气血阴精，出现虚虚实实、虚实夹杂之变，进而导致心肝脾肾功能俱损，阴阳气血失调，痰瘀浊毒壅塞脑络，脑髓消减之势更甚，终可致五脏形神俱损，气衰魄离，髓海空虚，神机失用而为难治之候。

痴呆病因病机见图 2-6。

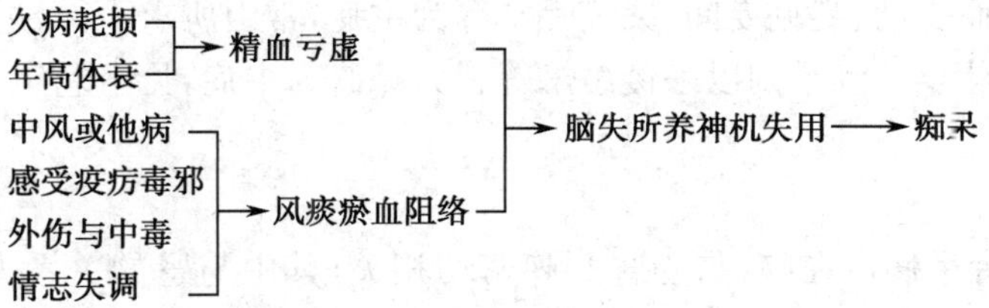

图 2-6　痴呆病因病机示意图

【诊断与鉴别诊断】

一、诊断依据

参照 1990 年中国中医药学会老年医学会和内科学会在全国老年痴呆专题学术研讨会

上讨论和修订的《老年呆病的诊断、辨证分型及疗效评定标准》。

1. 主症

①记忆:记忆近事及远事的能力减弱。

②判定:认知人物、物品、时间、地点等的能力减退。

③计算:计算数字、倒述数字的能力减退。

④识别:识别空间位置和结构的能力减退。

⑤语言:理解别人语言和有条理地回答问题的能力障碍;文化程度较高者阅读、书写能力障碍。

⑥个性:性情孤僻,表情淡漠,语言罗嗦重复,自私狭隘,顽固固执,或无理由的欣快,易于激动或暴怒,或拾破烂视珍品等。

⑦思维:抽象思维能力下降,例如不能解释谚语,不能区别词语的相同点和不同点,不能给事物下定义等。

⑧人格:性格特征改变,道德伦理缺乏,不知羞耻。

⑨年龄:60岁以上,亦可在50～59岁之间。

⑩病程:起病隐袭,渐进加重,病程较长。

上述前8项中有记忆、判定、计算和另5项中的1项者,在6个月内功能有明显减退或明显缺损者,参考年龄、病程即可诊断。在诊断检查时应排除患者的意识障碍和注意力不集中情况。可以结合神经心理学检测,存在智能障碍及社会生活能力减退;脑电图及头颅CT、MRI等影像学及相应辅助检查确定有关疾病存在,作为诊断参考依据。

2. 或有证 近6个月内性格脾气有明显改变者,或有眩晕、消渴、真心痛、胸痹、小中风、中风等病史者。

二、鉴别诊断

1. 健忘 健忘是以记忆力减退、遇事善忘为主症,患者神识如常,明晓事理,告知可晓其事,且不伴其他智能因素减退。而痴呆轻者以遇事善忘为主症,但多同时可见神情呆滞,反应迟钝,不明事理,告之不晓其事,且伴有计算力、定向力等智能减退。

2. 郁证 两者均有记忆力的下降。郁证是以心情抑郁,情绪不宁,胸闷太息,胁肋胀痛或咽中如有异物,咽之不下,吐之不出等为主症,重者可见神情淡漠、反应迟钝,但无智能障碍,会随着郁病的恢复而减轻,多见于中青年女性。痴呆初期常伴有抑郁的表现,和郁证有相似之处,但是痴呆以智力障碍为主,常伴有情志障碍,多见于老年人。

3. 癫病 两者皆可表现为情志障碍或性格异常。癫病以精神抑郁、情感淡漠、呆愣少语或喃喃自语、静而少动、妄见妄闻、哭笑无常等为主症,常由所求不得、过思不解、肝气不舒而致病,多见于青壮年。痴呆则以呆傻愚笨等智力障碍为主症,见于老年人。

【辨证论治】

一、辨证要点

1. 辨病位 痴呆病位在脑,与心肾肝脾密切相关,其中与肾的关系尤为密切。临床常累及多个脏腑。病位不同,其证候特征各异,当根据主症及兼次症辨明病位。

2. 辨病性及虚实缓急 本虚是痴呆发病的内在因素,以肾之精气阴阳、肝阴、脾阳之虚衰为主,标实是导致病情波动下滑加重的重要因素,以痰、瘀、火、郁、毒为主,除见智能减退外,还可见痰浊、瘀血、风火、气郁、浊毒等诸实邪引起的相应证候。虚实常互相夹杂,在不同发展阶段又各有偏重。

二、治疗原则

当根据标本之缓急轻重，予以祛邪通络降浊，或补肾精气血，或通络降浊、补虚扶正并用之治。治疗时应把握通降祛浊不伤正，滋补养正不致邪壅。

三、分证论治

1. 髓海不足证

症舌脉：智能减退，头晕耳鸣，懈惰思卧，齿枯发焦，腰酸腿软，步行艰难，舌瘦色淡，苔白，脉沉细弱；或仅有遇事多忘，近记忆力减退，舌脉兼症无异者。

病机分析：脑为元神之府，灵机记性皆出于脑。脑为髓海，肾主骨生髓而上通于脑，若年老体衰，肾元精血不足、亏乏耗损，则髓海失养，神机失用，记性皆失而为痴呆；齿枯发焦，腰酸腿软，步行艰难，皆为肾精不足，不能主骨生髓固齿荣发之征；舌脉亦为肾精气虚之象。

治法：补肾填精，益髓增智。

方药运用：

(1)常用方：补肾益髓汤加减。药用熟地、山萸肉、紫河车、龟甲胶、续断、骨碎补、补骨脂、远志、菖蒲。

方中熟地、山萸肉甘微温补益肝肾之阴精，用以为君：伍以紫河车、龟甲胶血肉有情之品补益肝肾精血，补骨脂补肾助阳，续断、骨碎补补益肝肾，强骨益髓，活血通脉，上药共用为臣；远志益心气，助心阳，可使肾气上济于心，功擅安神益智，菖蒲有开心窍、增智慧之功，两药合用，共起涤痰开窍，益智醒神之效，共用为佐。方中诸药以补肾填精益髓为主，但补中有通，补而不滞，且补阴剂中伍以助阳之品，有阳中求阴之义，全方共奏补肾填精，益髓增智之功。

(2)加减：若兼言行不经，心烦溲赤者，可于上方减熟地、紫河车，加丹参、莲子心、知母、黄柏等；若舌红，苔黄腻者，宜减熟地、紫河车、龟甲胶、山药等，加黄芩、瓜蒌、胆南星等。

(3)临证参考：此证多见于高龄老年患者或老年呆病中晚期，但病情可在一定时期仍保持相对平稳，在辨证用药基础上，可加重血肉有情之品，除紫河车外，还可加用海龙、海马、阿胶、鹿角胶等补益亏损之精血。但也应注意寒热偏重，不可过于滋补，以防有碍脾胃、酿生痰浊、或化火生风而加重病情。本证型虚可受补者效佳。

2. 肝肾亏虚证

症舌脉：神情呆滞，反应迟钝，静默寡言，记忆力减退，理解、计算力差，头晕目眩或耳鸣，或肢麻、举动不灵，腰膝酸软，舌质黯红，苔薄白或少苔，或舌体瘦小，脉沉细弱或脉沉细弦。

病机分析：年高体衰，肝肾阴精渐亏，或长期精神抑郁或性情暴躁，郁火暗耗肝阴，肝肾阴精亏损，或邪气久羁，劫伤肝肾之阴，肝肾阴精亏虚，不能上通于髓海，荣于脑窍，则灵机、记性渐失；阴精亏虚，水不涵木，则阳亢易化风上扰清窍致头晕目眩，耳鸣；肝主筋脉，腰为肾府，精血亏乏不能荣润，则腰膝酸软；若阳亢化风，风夹痰瘀痹阻经脉，则见肢麻、举动不灵，风痰瘀血阻于脑络，可使记忆力、理解力等智能减退加重；舌体瘦小，舌红少苔，脉沉细为肝肾阴精亏虚之征。

治法：补益肝肾，佐以潜阳息风。

方药运用：

(1)常用方：左归饮加减。药用何首乌、山萸肉、枸杞子、山药、牛膝、天麻、钩藤、赤芍、白芍、郁金。

方中何首乌性温，苦甘微涩，入肝肾二经，有补益精血，强脑髓之功，山萸肉甘温，亦为补益肝肾精血之佳品，上药共用为君；枸杞子甘平入肝肾经，功专滋肾补肝明目，山药入脾肾肝经，既可填精益髓，又可健脾益阴，有补土生金，金助水生之义，牛膝可补益肝肾精血，又可活血通络，引瘀浊下行，三者共用为臣，助君药滋水涵木之功；天麻、钩藤平肝潜阳息风，赤白芍、郁金有养血和血通络及理血中气滞之功，共用为佐药。上药同用，滋水益髓兼以潜阳息风，并柔肝理气以防郁火伤阴，有防其未病，既病防变之意，务使水滋木涵，精髓得养以收功。

(2)加减：夜眠梦多或失眠者，加珍珠母、生龙齿；肢麻或举动不灵者，加丹参、鸡血藤；眩晕头痛，肢麻或肢体强痉者，加珍珠母、生龙牡、龟甲等；心烦不寐，手足心热，舌红少苔者，加远志、酸枣仁、柏子仁、五味子、麦冬、菖蒲；若兼见急躁易怒，心烦失眠，胸脘满闷，痰多色黄，口苦纳呆，苔黄腻者，宜去山萸肉、山药、赤白芍，加黄芩、瓜蒌、胆南星、菖蒲、柴胡；阴虚明显者，加玄参、麦冬、五味子；注意力不集中伴心悸易惊者，加百合、远志。

(3)临证参考：此证多见于发病早期或痴呆前轻度认知障碍阶段，多数患者未给予重视或积极治疗。也可见于病情波动期，多兼见痰瘀，病情明显不稳。

据临床表现又可细辨为肝之阴血不足为主及肾精不足为主两型。治疗亦有以六味、杞菊地黄丸加减及以左归饮加减之不同。也可选用具有益智养肝，活血化浊作用的复方苁蓉益智胶囊，多用于脑血管病后出现的智能减退，思维迟滞，善忘记差，以及老年期血管性痴呆治疗。同时，肝肾阴亏易致阳亢火旺，临床上可见心肝虚火旺盛及心肝火盛两种，当据舌脉症(注意大小便)辨之。虚火治以知母、黄柏、丹皮、生地、黄连、鸡子黄等；而实火则以黄连解毒汤加减，必须注意此所谓心肝实火亦为本虚患者之标实表现，服药宜中病即止，勿过用伤正。此外，阴虚阳亢，水不涵木常有阴虚风动之势，故在滋养同时，常须酌加潜镇、息风之品，如天麻、钩藤、石决明、生龙骨、生牡蛎、川牛膝之类。

3. 脾肾不足证

症舌脉：表情呆滞，沉默缄言，记忆力减退，失认失算，口齿含糊，伴腰膝酸软，肌肉萎缩，倦怠流涎，四肢欠温，纳呆乏力，腹胀便溏，舌淡体胖，苔白或白滑，脉沉细弱，双尺尤甚。

病机分析：久病体弱，气血不调，后天脾胃功能衰减，不能化精微生气血，不能充养先天之本致使肾之精气渐亏损，进而脑髓失荣，清窍失养，元神失用，灵机记性衰减，故症见表情呆滞，沉默缄言，记忆减退，失认失算，口齿含糊；肾之精气亏虚不能温脾阳，助脾运，脾之气虚阳微，运化水谷之力衰减，气化温煦四肢百骸不力，则见纳呆乏力，倦怠流涎，四肢欠温，腹胀便溏；肾主骨，腰为肾之府，脾主肌肉，脾肾不足不能强腰膝、健肌肉，则见腰膝酸软，肌肉萎缩；舌淡体胖，苔白滑，脉沉细弱，双尺尤甚，均为脾肾不足，气弱阳微之征。

治法：补益脾肾，生精益智。

方药运用：

(1)常用方：还少丹加减。药用熟地、枸杞子、肉苁蓉、巴戟天、杜仲、牛膝、益智仁、山药、远志、菖蒲。

方中熟地、枸杞子甘微温，甘平，功擅补肾填髓益精增智，用以为君；肉苁蓉、巴戟天助命火补肾气而不燥，且可益肝肾之精血，与杜仲、牛膝同用补肾益肝，强腰膝壮筋骨力强，共用为臣，益智仁与山药同用有补脾肾，摄津液，助阳益气，收涩固津之功，远志、菖蒲交通心肾，化痰开窍，共用为佐。诸药合用，补脾益肾，温而不燥，滋阴填精补髓而不腻脾碍胃，补不呆滞，温运之中有开有合，务使浊痰祛而津液精微留。实为双补脾肾，益精增智，延缓衰老之良方。

(2)加减：食少纳呆，苔腻者，可减熟地用量，加炒白术、炒薏苡仁、陈皮；若肌肉萎缩，气短乏力较甚者，可加紫河车、阿胶、续断、首乌、生黄芪等；若纳呆食少，脘痞少苔者，可减肉苁蓉、巴戟天、益智仁用量，加天花粉、玉竹、石斛、生谷芽、生麦芽；若四肢不温，腹痛喜按，鸡鸣泄泻者，加干姜、伏龙肝、肉豆蔻等；若头沉如裹，时吐痰涎，头晕时作，舌苔腻者，可减熟地、山药，加天麻、半夏、白术、泽泻、党参、陈皮。

(3)临证参考：此证既可见于发病早期，也可见于病情波动期，多兼见痰瘀，病情明显不稳。常以气弱阳微或有湿痰浊邪蒙窍内阻为特征，临床用药在补益脾肾同时常酌情加用温阳助运，化湿利水之品。如以脾肾阳虚为主者，可选金匮肾气丸加减，并酌情加入干姜、黄芪、伏龙肝、白豆蔻、砂仁或与五苓散合方加减。此外配伍用藿香、佩兰、石菖蒲等芳香化湿、醒脑开窍常可收到满意效果。必须注意，本证虽以阳虚气弱为主，但气弱阳微输布水津之职失健，水津不能四布，而反停为湿浊痰饮，故阴津亦显不足，因而温燥之品中病即止，勿过用伤阴耗正。

4. 心肝火盛证

症舌脉：神情恍惚，记忆、判断错乱，急躁易怒，焦虑不安，心烦不寐，伴眩晕头痛，面红目赤，咽干舌燥，尿赤便干，舌红苔黄，脉弦数。

病机分析：年老之人肾阴亏虚，一方面肾水不能上奉于心，心火独旺，神明被扰，表现为神情恍惚，记忆错乱，心烦不寐；另一方面水不涵木，肝失调达，气郁化火，表现为急躁易怒，焦虑不安，眩晕头痛；火性炎上，故面红目赤；热灼津伤，故咽干舌燥，尿赤便干；舌红苔黄脉弦数亦为心肝火盛之征。

治法：清热泻火，安神定志。

方药运用：

(1)常用方：黄连解毒汤加减。药用黄连、黄芩、黄柏、栀子、大黄、生地黄、夏枯草、醋柴胡、酸枣仁、合欢皮、石菖蒲、远志。

方中以大苦大寒之黄连清泻心火，为君药；黄芩苦寒清肺热泻上焦之火为臣药；黄柏苦寒泻下焦之火为佐药，栀子苦寒通泄三焦之火导热下行为佐使药；其余药物共促清热泻火，安神定志之功。

(2)加减：偏心火旺者可用牛黄清心丸加减；偏肝火旺者可用龙胆泻肝汤加减。头痛者可加川芎、赤芍以祛风活血、清热凉血；眩晕者可加天麻、钩藤以平肝熄风。

(3)临证参考：此证多因情绪波动或感冒、感染以及小中风为诱因，在近期内出现原有症状时有加重，病情明显不稳定，呈波动状态，甚或呈急性下滑趋势，多因痰瘀内蕴，化火生风，诸邪壅滞，蕴积体内日久而成毒，直接败坏脑络脑髓，导致痴呆加重，病情下滑。此证常是本虚患者的标实表现，周期较短，而苦寒之品的应用以驱邪为目的，属权宜之计，及病即可，不宜久服，以防伤阴。

5. 痰瘀阻窍证

症舌脉：表情呆钝，智力低减，或哭笑无常，喃喃自语或终日无语，呆若木鸡，伴有不思饮食，倦怠嗜卧，脘腹胀痛或痞满，口多涎沫，头重如裹或头痛如刺，肌肤甲错，双目晦黯，肢体麻木，舌质黯紫有瘀斑(点)，苔白腻，脉细滑或细涩。

病机分析：肝郁脾虚，气滞气虚而血瘀，气郁气虚又可生痰涎，血瘀则气壅，气壅复聚液成痰，痰瘀郁结留为邪气，痹壅于五脏，影响心神则哭笑无常，喃喃自语或终日无语，呆若木鸡；痰浊中阻，气机不畅，清阳不升，浊阴不降，脾胃受纳运化失常则见头重如裹，口多涎沫，倦怠嗜卧，脘腹胀痛或痞满，不思饮食；气血运行不畅，肌肤失养则肌肤甲错；瘀血阻于脉络，则头痛如刺或肢体麻木不遂；舌质黯紫有瘀斑（点），苔白腻，脉细滑或细涩亦为痰瘀内阻之征。

治法：健脾化痰，活血开窍。

方药运用：

（1）常用方：指迷汤合通窍活血汤加减。药用党参、生白术、清半夏、陈皮、白豆蔻、赤芍、川芎、桃仁、红花、当归、胆南星、石菖蒲、炒枳壳、生姜、老葱。

方中以甘温之党参、白术培补中气，健脾化湿，共用为君；半夏、陈皮、白豆蔻理气祛痰，化湿畅中，赤芍、川芎、桃仁、红花、当归可活血祛瘀，通达脉络，共用为臣；胆南星清热涤痰开窍，石菖蒲宣窍祛痰，二者与半夏、陈皮、豆蔻共用祛痰降浊宣窍力胜，可使痰浊中阻、蒙窍诸症减除，且胆南星性寒可佐制半夏、豆蔻之温燥太过，炒枳壳与陈皮均可理气消胀助运，与君臣相伍增强补中助运、健脾气、化湿浊之功，上药共用为佐药。诸药相伍，健脾胃，化痰浊，活血瘀，浊散窍清，脑髓得养。

（2）加减：体丰腹胀，口多痰涎者，可加厚朴、川贝母；健忘失眠者，加远志、枣仁；脾虚明显者，重用党参，并加黄芪、茯苓、山药、麦芽等；若伴肝郁化火，灼伤肝血心液，症见心烦躁动，言语颠倒，歌笑不休，甚至反喜污秽，或喜食炭，宜用转呆丸加味；若口苦口臭，便干烦躁者，加生大黄、瓜蒌等；若四肢不温，口中流涎，舌淡紫胖，苔腻或滑者，可于补阳还五汤中加益智仁、补骨脂、山药；若瘀血内阻较著，症见肢麻，面色晦黯，舌黯紫或有瘀斑者，加桑枝、乌蛇、豨莶草等。

（3）临证参考：痰瘀等标实因素，既是脏腑功能失调产物，又可作为痴呆致病的基础。应该说气血失调，肝脾肾虚损等本虚因素，决定了病情的轻重程度。而痰瘀等因素蓄积蕴化，胶结难解，日久变生浊毒，是导致痴呆波动下滑，病情加重的重要原因。因此治疗时应注意扶正、化痰、活血乃至解毒并用。

四、其他疗法

1. 中成药

（1）复方苁蓉益智胶囊：每服 4 粒，每日 3 次。益智养肝，活血化浊。健脑增智。用于脑血管病后出现的智能减退，思维迟滞，善忘记差，言语紊乱，兼有腰膝酸软，头晕耳鸣，目涩咽干，少寐多梦等肝肾亏虚，痰浊瘀血，闭阻脑络的老年期血管性痴呆。

（2）安神补脑液：每次 1 支，每日 2 次。健脑安神，生精补髓，益气养血。用于肾精心血不足之健忘、失眠等症。

（3）天王补心丸：水蜜丸每次 1 丸，小蜜丸每次 9g，大蜜丸每次 1 丸，浓缩丸每次 8 丸，每日 2 次。滋阴养血，补心安神。用于心阴不足，心悸健忘，失眠多梦，大便干燥。

（4）六味地黄丸：水蜜丸每次 6g，小蜜丸每次 9g，大蜜丸每次 1 丸，每日 2 次。滋阴补肾，用于肾阴亏损，头晕耳鸣，腰膝酸软，骨蒸潮热，盗汗遗精，消渴。

（5）清开灵注射液：40ml 加入 0.9％氯化钠注射液 250ml 中静脉滴注，每日 1 次，7～14 天为一疗程。清热解毒，化痰通络，醒神开窍。适用于血管性痴呆属心肝火盛、痰浊阻窍、气滞血瘀等实证者。

（6）银杏叶片：每次 2 片，每日 3 次。或银杏叶胶囊每次 1 粒，每日 3 次。或银杏叶口服液每次 10ml，每日 3 次。活血化瘀，通脉舒络。用于脑血管病及血管性痴呆的防治。

2. 食疗方

（1）核桃芝麻莲子粥：核桃仁 30g，黑芝麻 30g，莲子 15g，大米适量，加水煮粥服食。适用于髓海不足。

(2)小麦大枣粥:小麦 100g(浸软压片),大枣 10 枚,加适量水,共煮粥食。用于气血虚弱者。

(3)山药核桃粥:山药 100g,核桃 30g,大米适量,加水煮粥服食。用于脾肾不足者。

(4)鳖鱼骨髓汤:鳖 1 只,猪脊髓 150g,调料适量。将鳖宰杀洗净,与猪脊髓放入锅内,入调料,加适量清水煮至肉烂熟为止,吃肉饮汤。

(5)猪脑炖怀杞:猪脑 1 个,怀山药 15g,枸杞子 10g,加适量水炖熟服食。

(6)羊肉炖栗枸:羊肉 90g,枸杞子 15g,栗子 15g,调料适量,将羊肉洗净切块,与其他一起炖熟服食。

(7)鹌鹑蛋炖核桃枸杞子:鹌鹑蛋 5 个,核桃肉 15g,枸杞子 10g,将鹌鹑蛋用文火煮熟去壳,再一起炖熟服食。

(8)女贞子煎:女贞子 15g,黑芝麻、草决明、枸杞子各 10g,水煎服,每日 1 剂。用于肝肾阴虚者。

(9)增智益肾糕:核桃仁 30g,莲子肉 20g,黑芝麻、枸杞子各 10g,玉米、山药粉各 200g,加红糖适量做糕。用于脾肾俱虚者。

3. 针灸 适用于老年期痴呆患者

①百会、强间、脑户、水沟、神门、通里、三阴交,针刺并留针 20 分钟。

②神庭,百会、风池、神门、丰隆、太冲、太溪、足三里、三阴交,针刺并留针 20 分钟。

4. 穴位注射

(1)以哑门、肝俞、肾俞为主,注射乙酰谷胺,每穴 0.5ml。

(2)以大椎、风池、足三里为主,注射乙酰谷胺,每穴 0.5ml。

(3)两组穴位交替使用,治 15 次为 1 疗程。

【转归与预后】

一般情况,血管性、中毒性、外伤性痴呆患者经积极和良好护理,病情可有不同程度的改善,智能可有部分恢复之可能。老年性痴呆患者治疗及时,症状可有不同程度减轻,但不能阻止其进展。由精神因素诱发者,经暗示、劝导等恰当心理并配合药物疗法,效果较好,一般均可恢复如初。

【护理与调摄】

在生活方面,应力求在保证患者正常饮食起居及个人安全的前提下,帮助其发挥和利用所存留的生活能力,防止其各种能力的进一步退化和丧失。有肢体功能障碍者,应加强患肢护理,防止外伤及骨折。有吞咽功能障碍者,应小心喂食,防止误吸。对卧床的痴呆患者,要注意防止褥疮及风温肺热、淋证的发生。对有性情、人格改变的患者,应注意防止其自伤、伤人、毁物及走失等意外事故。

在精神心理方面,首先要尊重患者的独立人格。鼓励参与社会活动,关心关注周围的人和事。对患者所做的努力,及时予以肯定和赞扬,增强患者生活的信心和兴趣。劝导患者调养情志,喜怒有节,避免情志内伤,保养肝肾精气。

【预防与康复】

一、预防

注意适当锻炼身体,起居有时,合理膳食,心境平和及多参加社会活动,预防消渴、胸痹及中风等疾患,进而避免由上述疾患所致痴呆。同时应预防各种传染病和外伤、中毒等,积极治疗各种慢性疾病。

二、康复

对老年期痴呆患者，药物、合理饮食、运动及气功、按摩等均有助于康复。药物康复主要指可长期服用的抗衰老益智健脑之品，如六味地黄丸、何首乌、肉苁蓉、灵芝、冬虫夏草等制品。食疗康复可辅以山药茯苓糕、核桃芝麻及首乌山楂羹等。坚持适当锻炼，参加户外活动，如气功、太极拳、老年交谊舞等简单有趣的群体活动项目，有助于老年人社会交往和生活能力的保持。此外，收听广播、音乐、新闻，经常与人交谈，以及对语言、肢体功能障碍的恢复训练，均有助于患者智能的康复。

【医论提要】

"痴呆"一名首见于《华佗神医秘传》，晋代《针灸甲乙经》、明代《针灸大成》均以"呆痴"命名。明以前有关痴呆专论极少，直至张景岳《景岳全书·杂证谟·癫狂痴呆》中才论述了有关内容，他说："痴呆证，凡平素无痰而或以郁结，或以不遂，或以思虑，或以疑惑，或以惊恐而渐致痴呆，……此其逆气在心，或肝胆二经气有不清而然……"。他认为情志不遂是其主要病因，并认为其病在心，与肝胆二经有关。清代陈士铎《辨证录·呆病门》中论述了痴呆的病因病机，他说："大约其始也，起于肝气之郁；其终也，由于胃气之衰。肝郁则木克土，而痰不能化，胃衰则土不制水而痰不能消，于是痰积胸中，盘踞于心外，使神明不清，而成呆病矣。"他认为木郁克土，痰浊内积是其主要病因病机。《石室秘录》中也说："痰气最盛，呆气最深"。王清任在《医林改错·脑髓说》中说："小儿无记性者，脑髓未满；高年无记性者，脑髓渐空"。说明了老年肝肾亏损，脑髓失养是致病的主要原因。

《灵枢·天年》："六十岁，心气始衰，苦忧悲，血气懈惰，故好卧。……八十岁，肺气衰，魄离，故言善误"。这里描述的有关症状与痴呆相似。晋代王叔和《脉经》中说："二手脉浮之俱有阳，沉之俱有阴，阴阳皆实盛者，此为冲督之脉也，冲督用事，则十二经不复朝于寸口，其人皆苦恍忽狂痴"。论及了本病症状与脉象。张景岳描述了痴呆的症状与脉象："……言辞颠倒，举动不经，或多汗，或善愁，其证则千奇万怪，无所不至，脉必或弦或数，或大或小，变易不常。……然此证有可愈者，有不可愈者，亦在乎胃气元气之强弱，待时而复，非可急也。凡此诸证，若以大惊卒恐，一时偶伤心胆，而致失神昏乱者，此当以连扶正气为主，宜七福饮或大补元煎主之"(《景岳全书·杂证谟·癫狂痴呆》)。清代陈士铎在《辨证录·呆病门》中列举了洗心汤、转呆丹等治疗痴呆的方剂，对临床有一定的参考价值。《石室秘录·痴呆》认为："治呆无奇法，治痰即治呆也"。化痰开窍这一方法至今仍被临床运用。

【医案选粹】

案一

马元仪治周某，神昏不语，状如中风，已半月。脉之，右虚微无力，乃阳虚之候也。胸中时满，或痴立如呆，上焦之阳不用矣。足膝无力，转侧不能，下焦之阳不用矣。诸阳既微，阴乃用事，不行温补，阴日以长，阳日以消，如气化有肃杀而无阳和，物其能久乎。遂与附桂理中汤，大培元气，半月而神始清，便乃行，一月而食渐进，足可履。兼进八味丸，调理而安。

(魏之琇．续名医类案．北京：人民卫生出版社，1967：40)

案二

苏某，男，81岁。于1989年4月20日就诊。患者神情呆滞，言语不清，烦躁不安，下肢无力行走，走小碎步，大便不通，均由家属诉症状，并挽扶行走，手抖颤，舌质黯苔厚腻，脉弦滑。脑电图检查：可见弥漫性节律紊乱，两半球散见慢波。瞳孔对光反应迟钝，皮肤见老年斑。投以“醒脑复聪汤”治疗。

处方：当归10g 制首乌20g 炒远志10g 珍珠母30g（先煎） 桑椹10g 天麻10g（后下） 茺蔚子10g 菖蒲10g 钩藤10g 白蒺藜15g 炒枣仁20g 瓜蒌30g 肉苁蓉30g 川芎10g 菊花10g

（刘毅，李世华．李辅仁治疗老年病经验．北京：中国中医药出版社，1994：58）

【现代研究】

一、病因病机研究

现代中医医家对痴呆“肾虚髓减，痰瘀阻窍”的基本病机已达成共识．近十年来对“毒损脑络”的探讨与研究亦取得了可喜进展，在此基础上发展出“病络机制”、“玄府郁闭”等创新病因病机学说。

王永炎等[1]认为VaD系“浊毒损伤脑络”使神机失统所致。年迈之人，脏腑渐虚，髓海渐衰，虚气流滞，水津失布，痰瘀内生互结，郁蒸腐化，浊毒化生，败坏形体，络脉结滞，脑络痹阻，神机失统而发为脑病。病络机制在痴呆发病中占有重要的地位。气络的病变影响气机的运行，血络的病变影响血液的渗灌，气络、血络皆病则势必影响气血的流通和神机的运转，导致神机运转功能低下或减退，脑主神明的功能难以发挥，从而出现呆傻愚笨等一系列表现。杨辰华等[2]认为VaD病位在脑，病变在玄府，脑内玄府郁闭、神机失用为其基本病机。

二、证候学与辨证规律研究

张允岭等[3]通过大样本、多中心、随机对照临床研究认为，在VaD演变发展过程中，存在平台、波动及下滑三期。在此三期其证候特征及病理机转各不相同。平台期：病情相对稳定，无明显波动，多见于发病早期，此期部分轻度患者未给予重视或治疗。基本证类为痰证、瘀证、肝肾阴虚证、脾肾阳虚证。部分患者可兼见风证。波动期：感冒、感染及情绪波动常为诱因，在近期内（数日至数周）出现原有症状时有加重，与平台期比病情明显不稳定，呈波动状态，基本证类为风证、痰证、瘀证、肝肾阴虚证、脾肾阳虚证。部分患者可兼见火证。下滑期：VaD症状明显加重，呈急性下滑趋势，也可见渐进缓慢持续下滑。基本证类为火证、风证、痰证、瘀证、肝肾阴虚证、脾肾阳虚证。以风火痰瘀标实所致诸证类为主。

黄飞华等[4]对100例老年期痴呆进行脏腑归属与虚实划分，结果表明老年痴呆以气虚、气阴两虚多见，占79.0%，实邪以痰、瘀为主；在脏腑归属方面，与心、肾关系最密切，其次为肝、脾；不同类型的痴呆中医辨证的结果也不一致：AD多见气虚，与心肾密切相关；VaD多为气阴两虚夹瘀，与心、肝关系密切。

杨柏灿等[5]认为AD的病情轻重与中医证型直接相关，以一脏病变为主或多脏受累与其病情严重程度呈正相关，有无痰、瘀、火病邪相兼，既是促进病情转化的重要因素，亦直接影响AD的病情严重程度。

三、治则治法研究

对痴呆治疗，普遍认为补肾益髓是基础，活血化瘀、化痰通络是增进智能的关键[6-8]。也有医家采用疏肝解郁、滋肾养心等治法亦取得一定的疗效[9-11]。

随着对痴呆病程的进一步认识，分期治疗逐渐受到重视。周文泉等[12]对AD进行分期论治：疾病早期，治以化痰逐瘀，开窍醒神；病在中期，治以平肝潜阳，化痰逐瘀；疾病后期，治以滋补肝肾。常富业等[1]根据毒邪是VaD病情阶梯样下滑的关键，强调平台期，补虚通络祛痰并治，提倡通补兼施；波动期，化痰清热通络息风，强调以通为主；下滑期，以疏散诸邪，调畅气机，降浊解毒，醒神开窍，急治其标为要。

四、辨证用药研究

根据临床试验及实验研究选出疗效确切的方剂有：地黄饮子、左归丸、调心方、血府逐瘀汤、当归芍药散等。这些方剂能够改善痴呆患者的记忆、定向、判断、语言表达等认识、学习能力，调整患者抑郁、烦躁、幻想及行为古怪情志异常，提高患者的生活能力，疗效确切，毒副作用小，适合广泛应用。

以补益肝肾、解毒化浊为法的聪圣胶囊(复方苁蓉益智胶囊)，经随机、对照、双盲的临床研究证明为治疗 VaD 的有效药物[13]。又如以补肾健脾，养血活血为法的康欣胶囊，能显著降低 VaD 患者血浆 HCY、β-Ap 水平，提高 MMSE 评分，降低 ADL 评分，改善中医证候，且未发现明显毒副作用，是对 VaD 治疗的有益探索[14]。

参考文献

[1] 常富业，王永炎，高颖，等．病络机制与痴呆证治述要[J]．中医研究，2005，18(5)：1-3.

[2] 杨辰华，王永炎，王新志．血管性痴呆的证候要素与玄府病机[J]．北京中医药大学学报，2006，29(10)：665-667.

[3] 张允岭，梅建勋，谢颖桢，等．老年期血管性痴呆分期分证．中医杂志，2008，49(2)：173-175.

[4] 黄飞华，夏翔．老年期痴呆的中医辨证研究——附 100 例临床分析[J]．浙江中医杂志，2002(7)：280-281.

[5] 杨柏灿，刘仁人，薛人华，等．Alzheimer 型痴呆的中医证型研究[J]．上海中医药杂志，2000，(4)：12-14.

[6] 孔令越．颜德馨教授以气血为纲辨证治疗血管性痴呆经验[J]．四川中医，2005，23(8)：4-5.

[7] 张运克．郑绍周教授应用补肾活血化痰法治疗血管性痴呆经验[J]．中医药学报，2006，34(4)：14-15.

[8] 康冰．符为民教授论治老年期痴呆经验介绍[J]．国医论坛，2000，15(3)：13.

[9] 师会，王惠明．补肾活血法治疗血管性痴呆临床疗效观察[J]．天津中医药，2006，23(3)：200-202.

[10] 尤峰．补肾益智活血化痰法治疗血管性痴呆疗效观察[J]．辽宁中医杂志，2006，33(8)：974.

[11] 张庆祥，于梅，李连涛．疏肝解郁治疗老年期痴呆病的临床研究[J]．山东中医杂志，2006，25(10)：661-663.

[12] 周文泉，张昱．关于老年期痴呆中医药治疗的思考[J]．暨南大学学报(医学版)，1999，20(6)：14-17.

[13] 邹忆怀，谢颖桢，高颖，等．聪圣胶囊治疗血管性痴呆 30 例临床研究[J]．北京中医药大学学报，2001，24(6)：54-57.

[14] 蔡晶，杜建，黄俊山，等．康欣胶囊对血管性痴呆患者血浆同型半胱氨酸及β-淀粉样蛋白的影响[J]．中国中西医结合杂志，2003，23(9)：664-667.

第七节 痫 病

【定义】

痫病是一种发作性神志异常的疾病。其特征为发作时神情恍惚，甚则仆倒，昏不知人，口吐涎沫，两目上视，四肢抽搐，或口中有猪羊般叫声，移时苏醒，醒如常人。多因先天禀赋受损，气血瘀滞，或惊恐劳伤过度，肝脾肾三脏功能失调，使痰壅风动，上扰清窍而致。

【范围】

本病与西医学的癫痫基本相同，无论原发性癫痫，还是继发性癫痫，均可参照本节辨证论治。

【病因病机】

一、病因

1. 七情失调　主要责之于惊恐。《素问·举痛论》云："恐则气下"、"惊则气乱"。由于突受大惊大恐，造成气机逆乱，进而损伤脏腑。肝肾受损，则易阴不敛阳而生热生风；脾胃受损，则易致精微不布，痰浊内聚，经久失调，一遇诱因，痰浊或随气逆，或随火炎，或随风动，蒙闭心神脑窍，形成痫病。小儿脏腑娇嫩，元气未充，神气怯弱，或素蕴风痰，更易因惊恐而发为本病。同时情志失调亦常为痫病发作的诱发因素之一。

2. 禀赋不足　此为先天致病因素，以儿童发病者为多见，多由母患此病，传之于子；或胎产之前，母受惊恐，导致气机逆乱，或精伤而肾亏，所谓"恐则精却"；或在胎产非正常分娩中，伤及胎气，禀赋受损，脏腑失调，痰浊阻滞，遇诱因则气机逆乱，风阳内动而成本病。

3. 脑部外伤　由于跌仆撞击，或出生时难产，均能导致颅脑受伤，外伤之后，气血瘀阻，脉络不和，痰浊瘀血内伏于脑，遇有诱因则气机逆乱，痰瘀蒙闭清窍发为本病。

4. 其他疾病之后　如温热病出现高热，熬津成痰，或邪热灼伤血脉，血脉瘀滞不畅，痰瘀内伏于脑；或中风之后痰瘀壅塞脑脉，遇有诱因则气机逆乱，痰瘀蒙闭清窍可发为本病。

总之，本病常由多种原因造成痰浊或瘀血内伏于脑窍，复因七情郁结、六淫之邪所干、饮食失调、劳作过度、生活起居失于调摄等诱发因素相激，遂致气机逆乱而触动积痰、瘀血，闭塞脑窍，壅塞经络，而发为本病。故本病常为发作性疾病。

二、病机

1. 发病　常有七情郁结、六淫外侵、饮食劳倦等诱因而发。起病急骤为特点。临床上多有先兆症状，但亦可无先兆症状，可反复发作。

2. 病位　痫病的病位在心（脑）、脾、肝、肾。虽病机不同，病位中心亦有不同，但大多均影响于心（脑）而发病。

3. 病性　在初期虽可见到实证，但一般以虚实夹杂证为多见。发作期以邪实为主，间歇期以脏腑失调为主。

4. 病势　总的发病趋势是由实转虚，虚实夹杂。初起肝风、痰浊、痰火、瘀血等实邪阻滞，继则伤及心、脾、肝、肾，致本虚标实，虚实夹杂，日久不愈，病机复杂，以成痼疾。

5. 病机转化　本病的病机转化取决于正气的盛衰及痰邪深浅。凡发病初期，多正盛邪实，日久损伤正气，痰浊、瘀血等邪实沉固，形成虚实夹杂。如肝风痰浊证，日久不愈，可致肝郁化火，痰郁化热而成肝火痰热证；亦可影响气血正常运行而致瘀血内阻等，此即实证之间可互相转化或兼夹。肝风痰浊日久亦可木旺克脾土，致脾虚水湿失运或致脾虚痰盛证；肝火痰热证日久不解，火热灼伤肝肾之阴，致肝肾阴虚证等，此即实证转虚证。脾虚痰盛证日久，气血生化乏源，则可致心血不足证；心血不足日久，精血同源，则伤及肝肾之阴精，而成肝肾阴虚证等，此即虚证之间亦可互相转化。凡脾、心、肝、肾功能失调，气血运行失畅，则可致痰浊、瘀血等邪实因素，此即因虚致实而成虚实夹杂证，使病机越发复杂，病情越发加重。

痫病病因病机见图 2-7。

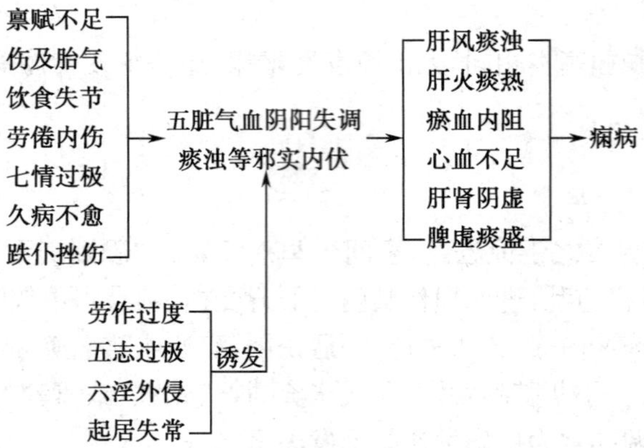

图 2-7 痫病病因病机示意图

【诊断与鉴别诊断】

一、诊断依据

按照 1995 年国家中医药管理局发布的中医药行业标准《中医病证诊断疗效标准》。

1. 全面性发作时突然昏倒，项背强直，四肢抽搐。或仅两目瞪视，呼之不应，或头部下垂，肢软无力。

2. 部分性发作时可见多种形式，如口眼手等局部抽搐而无突然昏倒，或幻视，或呕吐，多汗，或言语障碍，或无意识的动作等。

3. 起病急骤，醒后如常人，反复发作。

4. 多有家族史每因惊恐、劳累、情志过极等诱发。

5. 发作前常有眩晕、胸闷等先兆。

6. 脑电图检查有阳性表现，有条件做 CT、磁共振检查。

二、鉴别诊断

1. 中风病　中风病以突然昏仆，半身不遂，口舌㖞斜，语言不利，偏身麻木为主症，与本病起病急骤，突然昏倒相似。但本病是以突然昏仆，伴有四肢抽搐，项背强直，两目上吊，口吐痰涎，或有口中如作猪羊叫声，移时可醒为主症。中风病常留有半身不遂等后遗症。而本病醒后如常人，无后遗症，且反复发作，每次发作情形相似。必要时行脑电图、头颅 CT 以资鉴别。

2. 痉病　痫病与痉病都具有时发时止、四肢抽搐等相同症状，但痫病除四肢抽搐外，还有口吐涎沫及类似猪羊叫声，且醒后与常人无别；而痉病发时则四肢抽搐，角弓反张，身体强直，一般需经治疗方可恢复，无口中类似猪羊叫声，恢复后往往还有原发疾病的存在。必要时行脑电图、脑脊液等辅助检查以资鉴别。

3. 厥病　痫病与厥病都为突然昏倒，移时可醒，醒如常人。但厥病以发作时突然昏倒、不省人事、四肢厥冷、冷汗出为特征，与痫病的项背强直、四肢抽搐、口吐白沫或口中有类似猪羊叫声有别。且厥病脑电图检查多无阳性发现，而痫病有特征改变，不难区别。

【辨证论治】

一、辨证要点

1. 辨中心证候　卒然仆倒伴尖叫声，昏不知人，口吐涎沫，两目上视，肢体抽搐，移时苏醒并反复发作为本病的特征。其轻者发作次数少，瞬间即过，间歇期一如常人；重者发作次数多,持续时间长,间歇期常有精神不振、思维迟钝等。

2. 辨病位 卒然昏仆倒地,四肢抽搐,牙关紧闭,或有尖叫声如猪羊,醒后如常人,病变部位在心与肝,以心为主;若四肢抽搐不止,眼睑上翻,两目上视,或一侧肢体抽搐,继则延及对侧,而意识尚清醒,或平素或醒后有痰多、善欠伸症状,病变部位在心与肝,以肝为主;若口吐白沫或喉中痰鸣如拽锯,平素体胖,或醒后多痰,病位在心与脾,以脾为主;若突然神志不清,少倾即醒,醒后如常人,而无四肢抽搐,发作时可有两目直视,似痴似呆,频频翻眼,时时低头或有上肢瘛疭,或有口角抽搐,或见神志障碍突然发作,弃衣高歌,登高跳楼,醒后如常人,全然不知发作情况,或有无节律、不协调等怪异诸症,如吮吸、咀嚼、寻找、叫喊、奔跑、挣扎等,病变部位在心与脾,以心为主;若发作时小便失禁,平素或醒后有腰酸腰痛,背项疼痛,病位在心和肾,以肾为主。

3. 辨病性 凡来势急骤,神昏卒倒,不省人事,口噤牙紧,颈项强直,四肢抽搐者,病性属风;凡发作时口吐涎沫,气粗痰鸣,发作后或有情志错乱、幻听、错觉,或有梦游者,病性属痰;凡发作时呆木无知,呼之不应,扎之不知痛,平素或发作后有神疲胸闷、纳呆,身重者,病性属湿;凡卒倒啼叫,面赤身热,口流血沫,平素或发作后有大便秘结,口臭苔黄者,病性属热;凡发作时面色潮红、紫红,继则青紫,口唇紫绀,或有脑外伤、产伤等病史者,病性属瘀。凡病之初起多属实证,日久多虚实夹杂。凡发作时见面色潮红,手足温,舌红脉弦滑者,属阳痫。凡发作时见面色苍白,唇色青黯,手足清冷,舌淡苔白,脉沉迟或沉细者,属阴痫。

二、治疗原则

痫证治疗宜分标本虚实,频繁发作时以治标为主,着重豁痰顺气,息风开窍定痫。平时以治本为重,宜健脾化痰、补益肝肾、养心安神等以调理脏腑,平顺气机,杜其生痰动风之源。

三、应急措施

1. 控制发作 是针对痫病发作时而言,以开窍复苏与息风定痫为重点。

(1)开窍复苏

①通关开窍:以通关散少许,吹入鼻内,取喷嚏而开窍。此散用于昏仆抽搐之实证者。脱证者禁用,孕妇慎用。

②取嚏开窍:若无通关散,可用棉签、鹅毛或消毒导管等,徐徐插入病人鼻孔内,令其取嚏复苏。

③针刺开窍:取人中、风池、内关、照海等穴,强刺激以复苏。

④药物复苏

定痫丸,每次1~3丸,化后吞服或鼻饲。此为清化热痰,息风定痫的有效成药。

痫证镇心丹,每次1粒,化后吞服或鼻饲。此为祛痰开窍,清心安神之验方。

(2)息风解痉

①医痫丸:1次6g,化后吞服或鼻饲。此丸对痫病昏仆抽搐者有效。

②紫雪散、至宝丹:化后鼻饲或冲服,每次各1丸。

2. 救治变证 痫病发作,常见多种变证,对此类患者应积极救治处理。

(1)昏仆跌伤:痫发昏仆者,常有跌伤,故应详察跌伤部位,记录脉息的强弱与节律,观察意识和活动有无异常。凡出现头部或孔窍出血、神识昏蒙、呕吐痉挛、运动障碍等症者,应请有关科室会诊,协同救治,必要时行头颅CT检查。

(2)痰阻气道:痫病发作,痰涎壅塞,反入气道,气道不通,致气息异常,唇指发绀,此为痰阻气道的证候,应使患者仰卧,吸出痰涎以保持气道通畅。

(3)并发厥脱:痫发日久不得解,或因跌伤,或因大吐大汗之后,常可见厥脱之变证。此时当以益气固脱、回阳救逆为原则,选用独参汤、参附汤、生脉散等,口服或鼻饲,以防其变。

四、分证论治

1. 肝风痰浊证

症舌脉:发则卒然昏仆,目睛上视,口吐白沫,手足抽搐,喉中痰鸣;也有仅为短暂精神恍惚而无抽搐者。发作前常有眩晕、胸闷等症。舌质淡红,苔白腻,脉弦滑。

病机分析:素有痰浊内蕴,深伏于脑,复因肝气郁结,肝阳暴张,阳亢化风,风阳夹痰浊上蒙清窍则卒然昏仆。肝风内动则见目睛上视,手足抽搐;痰湿内盛则口吐白沫,喉中痰鸣,苔白腻,脉滑;病起肝气郁结则发作前常有眩晕、胸闷之象。

治法:涤痰息风,开窍定痫。

方药运用:

(1)常用方:定痫丸加减。药用竹沥、石菖蒲、胆南星、清半夏、天麻、全蝎、僵蚕、琥珀、辰砂、茯神、远志、炙甘草。

病由痰浊素盛,肝阳化风,痰随风动,上蒙清窍所致,故宜涤除顽痰以开窍,平息肝风以解痉。方中竹沥、石菖蒲、胆南星、半夏豁痰开窍,天麻、全蝎、僵蚕平肝息风镇痉,共奏涤痰息风开窍之功是为主药;再辅以琥珀、辰砂、茯神、远志镇心定神;炙甘草调和诸药为使药。

(2)加减:胁胀嗳气者,加柴胡、枳壳、青皮、陈皮疏肝理气;眩晕、目斜风动者,加龙骨、牡蛎、磁石、珍珠母重镇息风。

(3)临证参考:基本方中全蝎、僵蚕等虫类搜剔药可研粉吞服,但因其有一定的毒性,宜从小量开始,逐渐增量,切不可骤用重剂。

2. 肝火痰热证

症舌脉:卒然仆倒,不省人事,四肢强痉拘挛,口中叫吼,口吐白沫,烦躁不安,气高息粗,痰鸣漉漉,口臭。平素情绪急躁,心烦失眠,咯痰不爽,口苦而干,便秘便干,舌质红,苔黄腻,脉弦滑数。

病机分析:素有痰浊内蕴,深伏于脑,肝火偏旺,复因将息失宜则气机逆乱,肝火夹痰热上蒙清窍,流窜经络而成卒然仆倒,不省人事,口中叫吼;肝火内盛,热盛风动,肝风内动则四肢强痉拘挛;痰火互结,上扰神明,则烦躁不安;热盛于内则气高息粗,口臭;痰浊内盛则口吐白沫,痰鸣漉漉;平素肝火旺则见情绪急躁,心烦失眠,口苦而干,便干便秘;痰浊素蕴则咯痰不爽;舌质红、苔黄腻、脉弦滑数皆为一派肝火痰热互结之象。

治法:清肝泻火,化痰开窍。

方药运用:

(1)常用方:龙胆泻肝汤合涤痰汤加减。药用龙胆草、石菖蒲、黄芩、栀子、橘红、清半夏、茯苓、胆南星、炙甘草。

肝气久郁则化火,痰浊长蕴则化热,肝火夹痰热上蒙清窍而成本证,故宜清热以泄火,化痰以开窍。方中龙胆草苦寒清泄肝胆实火,石菖蒲化痰开窍,共为君药;栀子、黄芩助龙胆草清肝泻火之功,半夏、橘红、茯苓、胆南星助石菖蒲化浊涤痰之力,共为臣佐药;炙甘草调和诸药,是为使药。

(2)加减:火盛伤津出现口干欲饮,舌红少苔者,宜加麦冬、南沙参养阴生津;便秘不通者,宜加生大黄通腑泻热。

(3)临证参考:本证往往由邪滞体内,久郁化热,或火热炽盛所引发,故治以清郁热,泻肝火,清郁热尚可予丹皮、赤芍、柴胡、大黄等,泻肝火尚可予黛蛤散。

3. 瘀血内阻证

症舌脉:发则卒然昏仆,瘈疭抽搐,或仅有口角、眼角、肢体抽搐,颜面口唇青紫。平素多有头晕头痛,痛有定处。多继发于颅脑外伤、产伤、颅内感染性疾患后遗症等。舌质暗红或有瘀斑,苔薄白,脉涩。

病机分析:因颅脑外伤、产伤或久病入络,瘀血内阻,深伏于脑,遇将息失宜,气机逆乱,则蒙闭清窍,故卒然昏仆;瘀血阻滞,气血运行不畅,经络失养则瘈疭抽搐,或仅有口角、眼角、肢体抽搐;脑窍失养,脑神受损,故平素头晕头痛,痛有定处;颜面口唇青紫,舌质黯红或有瘀斑,脉涩,均为瘀血内阻之象。

治法:活血化瘀,息风通络

方药运用:

(1)常用方:血府逐瘀汤加减。药用桃仁、红花、当归、川芎、赤芍、川牛膝、桔梗、柴胡、枳壳、生地黄、甘草。

瘀血阻窍,脑络闭塞,脑失所养,脑神受损而成本证,治当活血化瘀通络治其本。方中当归、桃仁、红花活血祛瘀通络为君药。川芎为血中之气药,助君药行气活血化瘀以通络,赤芍凉血活血以通络,共为臣药。生地清热凉血,配当归养血润燥,使瘀去而阴血不伤;牛膝祛瘀而通血脉,又能补肾生精;柴胡疏肝解郁,调畅气机;桔梗、枳壳一升一降,开胸行气,可使气机条达,气行则血行,取气为血帅之意,共为佐药。甘草调和药性,是为使药。

(2)加减:夹痰者,加半夏、胆南星、竹茹;伴抽搐重者,加钩藤、地龙、全蝎;瘀血重者,可加水蛭、虻虫等虫类药。

(3)临证参考:本证由外伤或久病所致,若遇劳累、情绪波动及气候变化等常易诱发。故患者应避免过度劳累及精神紧张等,遇气候突变宜在家静养。

4. 脾虚痰盛证

症舌脉:痫病发作日久,神疲乏力,食欲不佳,面色不华,大便溏薄或有恶心呕吐,舌质淡,苔薄腻,脉濡弱。

病机分析:痫病发作日久,损伤正气,脾胃运化失司,痰浊内生;或素有伏痰,复加饮食所伤,故发作日久,神疲乏力,食欲不佳,面色不华,大便溏薄或有恶心呕吐;舌质淡、苔薄腻、脉濡弱亦为脾虚痰湿内盛之征。

治法:健脾和胃,化痰降逆。

方药运用:

(1)常用方:六君子汤加味。药用党参、生白术、茯苓、陈皮、姜半夏、姜竹茹、炙甘草。

脾虚则水湿不化,酿湿生痰,痰浊上蒙清窍,形成本证,治当补益脾胃以运化水湿为主,佐以化痰降逆开窍。方中党参、白术健脾益气,治其本,故为君药;茯苓、陈皮健脾理气化湿,助君药调和脾胃,以运化水湿,为臣药;半夏、竹茹和胃化痰降逆以开窍,是为佐药;炙甘草和中缓急,调和诸药为使药。

(2)加减:痰浊盛而恶心呕吐痰涎者,可加胆南星、瓜蒌、菖蒲、旋覆花等加强化痰降逆之力;便溏者,加薏苡仁、炒扁豆、炮姜等健脾止泻。

(3)临证参考:补气健脾,可杜绝生痰之源,故本证患者平时宜常服六君子汤、参苓白术散等方药以调理,并注意药物、饮食、劳逸等结合调治。

5. 心血不足证

症舌脉：平素失眠多梦，心悸气短，头晕健忘，发时则突然从工作或睡眠状态中站起徘徊，或出走，舌质淡，苔薄白，脉细或细数。

病机分析：忧思伤脾，气血生化乏源，心血不足，神无所附，故突然从工作或睡眠中站起徘徊，或出走，或意识混乱，精神失常，表现出怪异诸症；心血不足，心神失养则失眠多梦，心悸气短，头晕健忘；舌质淡，脉细或细数亦为血虚之象。

治法：益气养血，宁心安神。

方药运用：

(1)常用方：酸枣仁汤加减。药用酸枣仁、川芎、当归、生地黄、知母、党参、茯神、远志、甘草。

方中重用酸枣仁养肝益心，补血安神为君药；臣以川芎、当归、生地养血活血，补而不滞；知母清热滋阴除烦，且可制川芎之辛燥，党参益气生血，茯神、远志宁心安神，共为佐药；炙甘草调和诸药为使药。

(2)加减：经常夜游者，加生龙骨、生牡蛎、生铁落镇心安神；头晕健忘较甚者，加胡桃仁、胡麻仁、制何首乌、紫河车补养精血。

(3)临证参考：本证常由后天之本失于调养所致，故平时应重视健脾益气生血，可常服八珍汤、归脾汤等方药。

6. 肝肾阴虚证

症舌脉：痫病频发，神思恍惚，头晕目眩，两目干涩，面色晦暗，耳轮焦枯不泽，健忘失眠，腰膝酸软，大便干燥，舌质红，脉细数。

病机分析：痫病反复发作或肝火亢盛，必然耗伤肝肾阴液，以致全身失于濡养，心神失养，故神思恍惚，失眠健忘；精血衰耗，气血亏虚则面色晦暗，头晕目眩，两目干涩，耳轮焦枯不泽；肾精不足，腰府失充，则腰膝酸软；血亏肠燥则大便干燥；舌质红、脉细数亦为肝肾阴虚，虚热内扰之象。

治法：滋补肝肾，潜阳安神。

方药运用：

(1)常用方：左归丸加减。药用熟地黄、山药、山萸肉、枸杞子、鹿角胶、龟甲胶、菟丝子、牛膝、远志、炙甘草。

方中熟地、山药、山萸肉、枸杞子补益肝肾，滋阴填精，龟甲胶、鹿角胶为血肉有情之品，龟甲胶补阴，鹿角胶养阳，两药协力峻补精血，共为主药；菟丝子配鹿角胶温柔养阳，助阳生阴，体现了“阳中求阴”的理论法则，牛膝补益肝肾，强壮筋骨，活血祛瘀，引血下行，以潜亢阳，远志宁心安神，共为辅药；炙甘草调和诸药，为使药。

(2)加减：神思恍惚，持续时间长者，可选用生牡蛎、鳖甲滋阴潜阳，柏子仁、磁石、辰砂宁心安神，贝母、天竺黄、竹茹清热除痰。心中烦热者，可加焦山栀、莲子心清心除烦；大便干燥者，可加玄参、天花粉、火麻仁、郁李仁养阴润肠通便。

(3)临证参考：本证患者常因反复发作，久病伤肾，故须处处顾护肾脏精血，不可过分应用刚燥之品，并需因势利导，以柔克刚。若神疲面㿠，久而不复，为阴精气血俱虚，当大补精血，宜常服河车大造丸。

五、其他疗法

1. 中成药

(1)安宫牛黄丸:每次1丸研服。适用于阳痫急性发作期见有神志障碍者。

(2)紫雪散:每次1.5g,口服或鼻饲。适用于痫病急性发作期有四肢抽搐者。

(3)苏合香丸:每次1丸,研服或鼻饲。适用于阴痫急性发作期有神志障碍者。

(4)人参归脾丸:每次1丸,每日2次,可长服。适用于痫病缓解期以脾虚为主者。

(5)六味地黄丸:每次6g,每日2次。可长服。适用于痫病缓解期以肾虚为主者。

2. 单验方

(1)惊痫汤:丹参30g,赤芍12g,红花4.5g,夜交藤30g,酸枣仁15g,地龙9g,珍珠母30g,水煎服。治疗瘀血阻滞,心神不宁之惊痫。

(2)气痫汤:丹参30g,赤芍12g,红花4.5g,川楝子9g,青、陈皮各9g,白芷6g,合欢皮30g,水煎服。治疗气滞血瘀之痫病。

(3)风痫汤:丹参30g,赤芍12g,红花4.5g,葛根9g,薄荷3g,大青叶30g,地龙9g,珍珠母30g,水煎服。治疗肝阳化风,瘀血阻络之痫病。

(4)痰痫汤:丹参30g,川芎9g,红花4.5g,半夏9g,胆南星6g,地龙9g,僵蚕9g,夜交藤30g,珍珠母30g,水煎服。治疗痰瘀交阻,肝风内动之痫病。

3. 针灸

(1)肝风痰浊证者,针刺心俞、肝俞、鸠尾、间使、丰隆、神门。

(2)肝风痰热证者,针刺风池、太冲、曲池、足三里。

(3)癫痫反复频发者　针印堂、人中,灸中脘,也可针会阴、长强。

【转归与预后】

痫病的转归与预后取决于患者的体质强弱、正气的盛衰与邪气的轻重。由于本病有反复发作的特点,病程一般较长,少则一两年,甚则终身不愈。因而,体质强、正气尚足的患者或病之初发或病程在半年以内者,如治疗恰当,防止痫病的频繁发作,一般预后较好,部分仅可控制发作,但仍难根治;若体质较弱,正气不足,痰浊沉固者,往往迁延日久,缠绵难愈,预后较差;若反复频繁发作,少数年幼患者智力发育受到影响,出现智力减退,甚至成为痴呆,或因昏仆跌伤造成长期后遗症,或因发作期痰涎壅盛,痰阻气道,造成痰阻窒息,或变生厥脱变证而危及生命。

【护理与调摄】

一、护理

1. 详察病情变化　痫病发作时,应特别注意神志的改变,抽搐的频度,脉息的快慢与节律,舌之润燥,瞳孔之大小变化,有无发绀及呕吐,二便是否失禁等情况,并详加记录,以为及时正确的治疗提供可靠的临床资料。

2. 防止咬伤唇舌　对昏仆抽搐的病人,凡有义齿者均应取下,并用纱布或压舌板放入病人口中,防止咬伤唇舌;同时加用床档,以免坠床跌伤。

3. 保持呼吸道通畅　对昏仆抽搐,痰涎壅盛之患者,发作时先要解开颈部衣扣,头部侧卧,并稍低,防止舌根后坠阻塞咽喉,必要时应吸痰,以保持呼吸道通畅。

4. 常翻身防褥疮　对频繁发作的重病人,应使其侧卧,并经常翻身,以防止形成褥疮。

5. 保持室内清静　对发作期病人,室内应保持清静,避免惊叫及噪声,并不宜强光刺激。

6. 进食宜清淡　痫病缓解之初,饮食宜清淡,忌过冷过热食物的刺激,少食肥甘之品,以减少痰涎的滋生。

二、调摄

避免劳逸过度及精神刺激，保持心情舒畅。患者不宜作驾驶工作及高空作业、水上作业，不宜骑自行车，以免发生意外。饮食宜清淡，多食素菜等，或经常选用山药、薏苡米、赤豆、绿豆、小米煮粥食用，可收健脾化湿之功效。

【预防与康复】

患者发作控制后，一般应坚持服药半年以上，病程长者，服药时间宜更长，以巩固疗效。病情稳定者可适当参加体育锻炼，长期坚持太极拳、太极剑、气功等，有益于身体健康，正气恢复。避免情志不遂，常宜贻情悦志。饮食宜清淡而富有营养为宜。

本病患者的预防应首先积极寻找诱发因素，并尽量避免，防止诱发本病发作；保持精神愉快，勿忧郁暴怒，起居有常，劳逸适度，保证充足的睡眠时间，不宜驾车、骑车及高空水上作业。积极治疗某些原发疾病，孕妇期应避免惊吓，胎产时防止胎伤，此外还应注意避免脑外伤发生。

【医论提要】

本病在《内经》中称为“颠疾”。《素问·病能论》中说：“人生而有病颠疾者，病名曰何？安所得之？……病名为胎病，此得之在母腹中，其母有所大惊，气上而不下，精气并居，故令子发为颠疾也”。这里强调发病原因是先天受损。元代《丹溪心法·痫》中说：“痫证有五，马牛鸡猪羊。无非痰涎壅塞，迷闭孔窍”。明代《万病回春·癫狂》也认为“痫乃痰疾，病似马羊鸡犬猪，故有五痫应五脏，不必多配，大率主痰也”。古代有不少医家都认为痰迷心窍是其发病重要机理。清代李用粹则把痫病分为阳痫与阴痫，他在《证治汇补·胸膈门·痫病》中说；“阳痫痰热客于心胃，闻惊而作，若痰热甚者，虽不闻惊，亦作也，宜用寒凉；阴痫亦本乎痰热，因用寒凉太过，损伤脾胃而变成阴，法当燥湿温补祛痰。”这里指出痰热是导致痫病主要原因。张璐在《张氏医通·痫》中说：“痫证往往生于郁闷之人，多缘病后本虚，或复感六淫，气虚痰积之故。盖以肾水本虚不能制火，火气上乘，痰壅腑脏，经脉闭遏……”。他指出了痫病发病与情志有关，以肾虚为本，痰实为标。金代张从正则认为本病是肝经热盛所致，《儒门事亲·卷四》中说：“大凡风痫病发，项强直视，不省人事，此乃肝经有热也。”

关于痫病治疗，张从正认为“夫痫病不至于目瞪如愚者，用三圣散投之。更用大盆一个，于暖室中令汗下吐三法俱行，次服通圣散，百余日则愈矣”（《儒门事亲·痫》）。朱丹溪认为治痰为主，力倡“用黄连、南星、瓜蒌、半夏，导火导痰，分多少治之，无不愈者”（《丹溪心法·痫》）。《医学传灯》则认为治分阴阳，脉来洪数者，症属于阳，宜用舒中二陈汤，后以清痫二陈汤加减调治；脉细无力者，症属于阴，治之难愈，宜用六君健脾汤、八味地黄丸也可用。《临证指南医案·癫痫》则认为：“痫之实者，用五痫丸以攻风，控涎丸以劫痰，龙荟丸以泻火；虚者当补助气血，调摄阴阳，养营汤、河车丸之类主之”。王清任认为本病发生乃元气虚，“不能上转入脑髓”，和脑髓瘀血有关，并创龙马自来丹、黄芪赤风汤。《医话拾零》中多次提到一个验方治愈痫病，名叫“荡痰汤”，由硫化铅、生赭石、芒硝各二两，朱砂、青黛、白矾各一两，黄丹五钱，共为细末，复用生怀山药四两为末，焙熟，调和诸药中，炼蜜为丸二钱重，每日二次，各服一丸。临床值得研究。

【医案选粹】

案一

常仲明之子，自四岁得风痰疾，至十五岁转甚，每月发一两次。发必头痛，痛则击数百拳，出黄绿涎一两盏方已。比年发益颇，目见黑花，发作，昏不知人，三、四日方省。诸医皆用南星、半夏，化痰之药，终无一效。偶遇戴人于隐水之南乡。戴人以双解散发汗，次以苦剂吐痰，病去八、九；续以分剂平调。自春至秋，如此数次，方获全瘥。（选自《儒门事亲》）

（张从正(金). 儒门事亲. 北京：人民卫生出版社，2009：161）

案二

蒋某，女，7岁。

患者患痫疾多年，用多种西医（疗法）未能控制。近几天来阵发性抽搐不止，神志昏迷，醒后则感觉软弱无力，嗜睡而经常处于半清醒状态，小便失禁。面色红润，四肢温暖，苔黄厚腻，舌质红，脉滑数小弦。证属外风引动内风，痰浊蒙闭清窍。治宜祛风清热，平肝化痰。处方：

羚羊角粉0.1g，冲服，1日3次。

琥珀抱龙片，每日2片，1日3次。

玳瑁9g　黄芩9g　夏枯草9g　珍珠母30g　牡蛎30g　白金丸9g　地龙9g　蜈蚣9g　蝎尾3条

（史宇广，单书键主编. 当代名医临证精华·癫狂痫专辑. 北京：中医古籍出版社，1992：78）

【现代研究】

一、病因病机研究

杨慧英等[1]认为本病的形成与先天禀赋，情志失调，饮食所伤，劳逸起居，脑部外伤或其他疾病有关，概括了癫痫的病理因素为积痰、肝风、郁火、气乱、血瘀5个方面。其中积痰内伏，阻于络脉，壅塞脑腑，扰于神明是癫痫病的主要因素。而上述因素又相互兼杂，互因互果。李振光等[2]认为瘀贯穿痫病顽疾病程始终，从"久病多瘀，瘀久化热"、"久病血伤入络"、"久病多虚"、"治风先治血，血行风自灭"四方面加以论述。

二、证候学与辨证规律研究

痫病因其病因病机可概括为风、火、气、痰、瘀蒙闭心窍，壅塞经络，气机逆乱，元神失控发病，故证候要素不外乎风、火、痰、瘀、虚，其中五志之火常是主要的诱发因素，对痫病的辨证要充分考虑到病情的轻重与证候的虚实夹杂，一般情况下发作期以实为主，涉及的证候要素多为风、火、痰等，缓解期则以虚或虚实夹杂为主，多为气虚与阴虚等相关[3]。张横柳[4]将癫痫的间歇期辨证为脾虚风痰瘀阻证、肝肾亏虚证、痰火内闭证三证。

三、治则治法研究

痫病临床表现复杂，治疗方面应分标本虚实，轻重缓急，发作期以开窍醒神为主，恢复休止期以祛邪补虚为主。临证时，前者宜豁痰息风，开窍定痫法为主；后者以健脾化痰，补益肝肾，养心安神为主。癫痫处于发作期，病情严重，发作不缓者，除积极抢救密切观察病情变化外，必要时应给予中西医结合治疗[3]。

四、辨证用药研究

王洪图根据五脏关系中"脾为枢轴影响四旁"的作用，加减草果知母汤（草果仁、知母、黄芩、厚朴、清半夏、炙甘草等）治痫，从调节脾胃入手，恢复气机转枢功能，以达治痫目的[5]。

钟建岳等[6]应用疏肝理脾汤（柴胡、枳壳、川楝子、白术、甘草各6g，郁金、佛手、延胡索、白芍、麦芽、蒲公英各9g，茯苓12g）加减治疗腹型癫痫26例。脾虚者，加党参、山药、陈皮；食滞者，加神曲、鸡内金、莱菔子；伴呕吐者，加法半夏、竹茹、藿香；大便秘结者，加生大黄、枳实、莱菔子；腹痛部位走窜者，加全蝎、蜈蚣；腹痛部位刺痛不移者，加桃仁、赤芍；肝火旺者，加栀子、丹皮，总有效率为96.15%。

逯建存等[7]用抗痫散（柴胡、黄芩、半夏、党参、桂枝、白芍、石菖蒲、胆南星、枳实、陈皮、茯苓、远志、地龙、天竺黄、黄芪、当归、丹参、全蝎等）治疗癫痫30例，总有效率90%。

参考文献

[1] 杨慧英，崔树森．癫痫病因病机探讨[J]．河南中医，2000，20(5)：16.

[2] 李振光，王净净．从瘀治痫理论基础及机理的研究摄要[J]．中医药学刊，2001，19(4)：323-324.

[3] 田德禄，单兆伟，黄永生，等．中医内科学[M]．北京：人民卫生出版社，2002：167-170.

[4] 陈晓薇．张横柳教授辨治癫痫经验介绍[J]．新中医，2008，40(2)：9-10.

[5] 王丽，张晖．草果知母汤抗痫性的临床观察及实验研究[J]．中国实用儿科杂志，2002，17(1)：35.

[6] 钟建岳，肖旭腾．疏肝理脾汤治疗腹型癫痫26例[J]．中国现代实用医学杂志，2004，3(11)：53-54.

[7] 逯建存，王忠良，汤明双．抗痫散治疗癫痫临床观察[J]．甘肃中医学院学报，2004，22(3)：56.

第八节　癫　　病

【定义】

癫病是以精神抑郁，表情淡漠，沉默痴呆，语无伦次，静而少动等为特征。多由禀赋不足、七情内伤等因素导致脏腑功能失调，气滞痰结血瘀，蒙塞心神，神明失用而成。

【范围】

西医学以阴性症状为主的精神分裂症、双相情感障碍的抑郁型大致相当于本病。凡此诸病出现上述表现者，均可参照本节辨证论治。

【病因病机】

一、病因

1. 禀赋不足　禀赋素虚，心胸狭隘，患得患失，性格内向，遇有人事拂意，意志不遂，则易七情内伤，阴阳失调，痰气郁结，蒙蔽心窍而发为本病。患者家族中往往有类似病史。如若禀赋素足，体质健壮，阴平阳秘，性格活泼开朗之人，虽受七情刺激亦只有短暂的情志失畅，并不易发本病。

2. 情志内伤　精神紧张刺激，忧思郁结，或气郁不行，气滞湿郁，痰气交结上蒙清窍；或忧思伤脾，脾失健运，聚湿成痰，痰浊蒙蔽心神脑窍均可发为本病。此外情志失节，所愿不遂，突受惊恐以及其他情志过极，可成为癫病发作的诱发因素。

3. 饮食失节　嗜食肥甘膏粱，一方面可化生痰浊，内伏于心，另一方面损伤脾胃，水谷运化失司，聚湿成痰，痰浊内盛，若遇情志不遂，痰浊与气滞相搏，阻蔽神明而发为本病。

二、病机

1. 发病　起病多缓慢，呈渐进发展。

2. 病位　本病病位在心（脑）、肝、脾，亦可涉及肾。

3. 病性　属阴证、本虚标实之证。本虚主要表现在心脾两虚，标实主要表现在气滞、痰阻。

4. 病势　本病初起可表现为实证，但可转为虚实夹杂证，迁延日久，反复发作，正气更伤，致心脾及肾损伤，表现以虚证为主。

5. 病机转化　初期主要由七情内伤，郁怒伤肝，肝气郁滞；进而木克脾土，运化失司，水湿不化，聚生痰浊；气血运行不畅，气滞血瘀。久病则脾虚生化乏源，气血不足，心脾两虚，致邪未去而正已伤，气虚而痰瘀互结。日久不愈，伤及肝肾，病机复杂，病体难愈。

癫病病因病机见图 2-8。

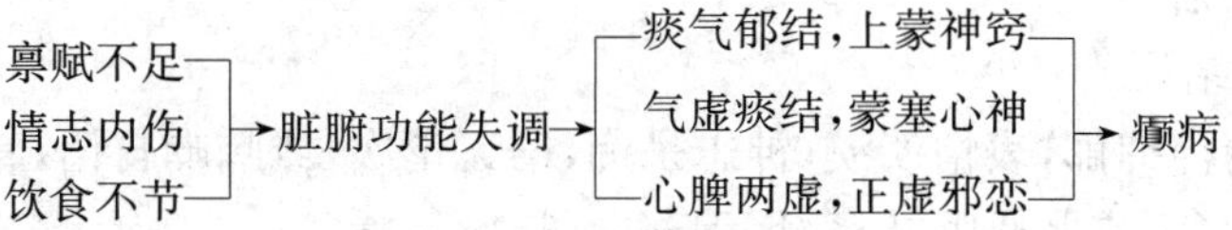

图 2-8　癫病病因病机示意图

【诊断与鉴别诊断】

一、诊断依据

参照 1995 年国家中医药管理局发布的中医药行业标准《中医病证诊断疗效标准》。

1. 有精神抑郁，多疑多虑，或焦急胆怯，自语少动，或悲郁善哭，呆痴叹息等不正常表现。

2. 多有情志刺激，意欲不遂等诱发因素，或有家族史。

3. 排除药物原因导致者。

4. 排除药物原因导致者。

5. 头颅 CT 及其他辅助检查无异常发现。

二、鉴别诊断

1. 郁病　癫病与郁病的临床表现有相似之处，并均与五志过极、七情内伤有关。但郁病多见易怒善哭、胸胁胀痛、喉中如有异物、失眠等症，以自我感觉异常，自制力差为主要表现，但神志尚清，多为情志不舒，气机郁滞所致。癫病亦见喜怒无常、多语或不语等症，一般已失去自制能力，神明逆乱，神志不清，多为素体禀赋不足或后天失养，七情所伤，气滞、痰浊扰乱神明，或心血不足，神明失养而成。但两者亦有联系，郁病日久，病情进一步加重，致气郁痰结，蒙蔽神明则可转为癫病。

2. 痴呆　癫病和痴呆症状表现亦有相似之处，但痴呆者以智能活动障碍为突出表现，以神情呆滞，愚笨迟钝为主要证候特征，其部分症状可自制，其基本病机为髓减脑消，神机失用，或痰浊瘀血，阻痹脑脉，头颅 CT、核磁共振检查常有脑萎缩等器质病变。而癫病临床多以性格和行为异常为主要表现，症状表现多不能自制，基本病机为气郁痰结，蒙蔽心窍，或心脾两虚，心窍失养，辅助检查多无阳性发现。

【辨证论治】

一、辨证要点

1. 辨证候特征　精神抑郁，表情淡漠，沉默呆痴，对生活丧失信心，甚有自杀念头等性格情绪异常；以及静而少动，或口中喃喃，语无伦次，秽洁不知，不知羞耻等行为异常；可伴有失眠、纳呆、胸闷脘胀、叹息、呕吐痰涎等症状。

2. 辨别病性　癫病早期多实证，中期多虚实夹杂，后期多虚证。精神抑郁，哭笑无常，喜太息，胸胁胀闷，此属气滞；神情呆滞，沉默呆痴，胸脘痞满，多属痰阻；情感淡漠，昏昏愦愦，气短乏力，多属气虚；沉默少动，善悲欲哭，食少便溏，肢体乏力，纳差，面色少华，病多属脾虚；神思恍惚，多疑善忘，心悸易惊，面色苍白，口唇色淡，女子月经量少且色淡，多属血虚。

二、治疗原则

癫病的病性特点为本虚标实，虚实夹杂。初期多以邪实为主，治疗当根据气滞、痰浊之偏重，而应用理气开郁、化痰开窍之法；中期以虚实夹杂居多，治疗则当扶正祛邪；后期多正虚，或心血不足，或心脾两虚，故治疗又当补益心脾、养血安神为法。

三、分证论治

1. 痰气郁结证

症舌脉：精神抑郁，表情淡漠，神志呆痴，语无伦次，或喃喃自语，喜怒无常，胸闷叹息，忧虑多疑，不思饮食，或恶心呕吐痰涎，舌苔白腻，脉弦滑。

病机分析：由于思虑太过或所求不得，肝气被郁，脾气不运，气郁痰结，阻蔽神明，故见精神抑郁，表情淡漠，神志呆痴，语无伦次，或喃喃自语；肝气不舒，则喜怒无常，胸闷叹息，忧虑多疑；痰浊中阻，则脾胃失和，不思饮食，或恶心呕吐痰涎，舌苔白腻，脉弦滑。

治法：理气解郁，化痰开窍。

方药运用：

(1)常用方：顺气豁痰汤加减。药用半夏、陈皮、胆南星、茯苓、川贝母、竹沥、枳壳、木香、香附、菖蒲、郁金、远志。

本证由肝郁脾虚，气滞痰结，痰气交阻，心窍被蒙而成。故应理气化痰治其本。方中半夏、陈皮、胆南星、茯苓利气化痰，川贝母、鲜竹沥涤痰散结，香附、木香、枳壳舒肝理气，调理肝脾，诸药共奏理气化痰，均为主药；辅以菖蒲、郁金、远志化痰解郁开窍。

(2)加减：病情较甚者，可用控涎丹以除胸膈之痰浊；倘痰浊壅盛，胸膈瞀闷，口多痰涎，脉象滑大有力，形体壮实者，可暂用三圣散取吐，劫夺痰涎，惟药性猛悍，自当慎用，吐后形神俱乏，宜以饮食调养；如神思迷惘，表情呆钝，言语错乱，目瞪不瞬，舌苔白腻，为痰迷心窍，治宜豁痰宣窍，理气散结，先用苏合香丸芳香开窍，继用四七汤加陈胆星、郁金、菖蒲、远志之类，以化痰行气；如出现不寐易惊、躁烦不安、舌红苔黄、脉滑数等证，系痰郁气结化热，痰热交蒸，上扰心神所致，有转化为狂病的趋势，宜清热化痰，可用温胆汤加黄连合白金丸；若神昏志乱者，用至宝丹以清心开窍；若逐渐出现高声吵闹，动手毁物，则为火盛欲狂之征，当从狂病论治。

(3)临证参考：本证多见于病之始发，以实证为多，及时涌吐痰涎，夺其痰浊，病可速愈或好转。但本证又容易出现本虚标实，虚实夹杂之征，故涌吐之剂不可久用，仅为权宜之计，以防伤正。另在药物治疗的同时，配合开导谈心等心理治疗也十分重要。

2. 气虚痰结证

症舌脉：癫病日久，神情淡漠，不动不语，甚则呆若木鸡，目瞪如愚，傻笑自语，思维混乱，甚则妄见、妄闻、自责自罪，面色萎黄，气短无力，食少纳呆，舌质淡，苔薄白，脉细弱无力。

病机分析：癫病日久，正气已虚，脾失健运，痰浊益甚，蒙塞心神，神机失用故见神情淡漠，呆若木鸡，目瞪如愚，甚至灵机混乱，妄见妄闻，自责自罪等；痰浊为阴邪，渐耗阳气，脾气日衰，则见面色萎黄，气短乏力，食少纳呆，舌淡，脉细弱。

治法：益气健脾，涤痰开窍。

方药运用：

(1)常用方：涤痰汤合四君子汤。药用党参、茯苓、生白术、清半夏、陈皮、胆南星、枳实、竹茹、石菖蒲、郁金、炙甘草。

本证由于脾虚失运，痰浊内生，痰浊阻于心窍而成。故应健脾益气涤除痰浊治本。方中党参、白术、茯苓益气健脾为扶正培本之法，半夏、陈皮、胆南星、枳实、竹茹以涤除痰浊，诸药共奏健脾益气涤除痰浊，均为君药；石菖蒲、郁金既可理气化痰，又可宣开心窍，共为臣药；炙甘草调和诸药，为使药。

(2)加减：气虚日久，心血不足者，可加当归、熟地黄以养血补血，或改四君子汤为八珍汤；兼有血瘀，见面色晦黯，舌质紫黯，脉涩者，可加川芎、丹参、桃仁、红花以活血化瘀。

(3)临证参考：本证属虚实夹杂之证，邪未去而正已伤，治时当以扶正祛邪兼顾，但更应重视扶正，不可妄用催吐之法，以免更伤正气。

3. 心脾两虚证

症舌脉：病程漫长，迁延日久，面色苍白无华，少动懒言，神思恍惚，心悸易惊，善悲欲哭，意志衰退，妄想妄见妄闻，夜寐多梦，不思饮食，便溏，舌质淡，舌体胖大且边有齿痕，苔薄白，脉沉细而弱。

病机分析：癫病迁延日久，中气渐衰，气血生化乏源，则可见面色苍白无华，少动懒言；心血内亏，心神失养，则见神思恍惚，心悸易惊，意志衰退；气血俱虚，神明失养，灵机混乱，故可出现幻觉、妄见妄闻及妄想，夜寐多梦，善悲欲哭等；脾气虚弱，运化失司则见不思饮食，便溏，舌淡胖边有齿痕，脉细弱。本证总由癫病日久，心脾两虚，血少气衰，心神失养所致。

治法：健脾益气，养心安神。

方药运用：

(1)常用方：养心汤化裁。药用人参、炙黄芪、当归、川芎、茯苓、炙远志、柏子仁、酸枣仁、五味子、肉桂、甘草。

方中人参、黄芪、茯苓健脾益气，助气血生化之源，当归、川芎以养心血，补而不滞，共为君药；辅以远志、柏子仁、酸枣仁、五味子以宁心安神；肉桂可引药入心，炙甘草可调和诸药共为使药。

(2)加减：若兼有畏寒蜷缩，卧姿如弓，小便清长，下利清谷，属脾肾阳虚，宜加入温补脾肾之品，如补骨脂、巴戟天、肉苁蓉、干姜等，或改用右归饮加减。

(3)临证参考：本证多因病程日久，耗伤正气而成，属虚证，病已往往属晚期，治疗重在调理，不可急于求功。

四、其他疗法

1. 中成药

(1)人参归脾丸：每次1丸，每日2次。适用于癫病日久，心脾两虚者。

(2)安神补心胶囊：每次4粒，每日3次。适用于癫病日久，心神失养出现失眠、头晕、健忘等症。

2. 单验方

以生铁落30g，牡蛎30g，石菖蒲15g，郁金15g，胆南星20g，法半夏10g，礞石20g，黄连9g，竹叶10g，灯心草10g，赤芍10g，桃仁10g，红花10g组方，先加水煎生铁落、礞石30分钟，去渣留水加其他药物煎煮30分钟，取汁，作保留灌肠，每日1次。功能化痰开郁，主要用于痰浊蒙窍之癫病。

3. 针灸

(1)体针　以开窍化痰安神为主，针法视病人体质而定。一般实证当用泻法，虚实夹杂宜平补平泻，虚证用补法，且可加灸。取穴为肝俞、脾俞、神门、人中、百会、内关、间使、足三里、涌泉、翳风等可分组选用。

(2)耳针　神门、交感、脑干、内分泌、心、脾、肾、肝。

4. 精神疗法

与病人促膝交谈，尽可能寻找发病根源，从而避免不利的环境刺激，理解、关心、劝导、鼓励病人，使其增强战胜疾病的信心。亦可采用以喜胜悲忧等情志相胜方法，以取得较好效果。

【转归与预后】

痰气郁结之证属于癫病的实证，治疗当投以豁痰开窍之剂，俟痰去窍清，病情可稳定，预后尚好；若失治或误治，痰浊伤阳，成气虚痰结证，转为虚实夹杂证候，或痰浊日久化热，痰火扰心，又可转为狂病，从而使病情进一步加重。

气虚痰结之证属于虚实夹杂证候，多见于癫病中期，治以补攻兼施，积极治疗，可使痰浊渐化，正气渐复，则病可向愈；如治不及时或妄用吐泻，更伤正气，致痰浊日盛，正气日衰，终使灵机混乱，病情缠绵反复，久可成为废人。

心脾两虚之证属虚证，多见于癫病的晚期，病程较长，不可速效。若能扶正固本，用补养心脾之法坚持治疗，耐心调理，可使病情平稳，预后可较好，但部分病人易复发，且即使病情好转，也多灵机迟滞，工作效率不高；若失治、误治，或急于求功，正气日衰，伤及肝肾，又可转为肝肾阴虚之证及脾肾阳虚之证，而使病体难以治愈，变成废人。

【护理与调摄】

随着现代社会生活节奏的加快，癫病的患者越来越多，应该引起人们的高度重视，使之能及早发现，及早治疗。凡平素性格内向，心情抑郁者，遇有志意不遂或卒受惊恐而出现神情淡漠，沉默不语时就应警惕本病的发生。对于癫病患者各种各样的病态表现，要给以充分的理解和关心，对于一些行为异常，切不可责备。要让患者认识到自己的病态，耐心地劝导、鼓励，使其增强战胜疾病的信心。部分病人还可适当心理调护。对于有自罪自责甚至有自杀企图或行为者，要派专人照顾，保管好有关药品，切不可让病人长时间独处。

【预防与康复】

一、预防

对性格内向的人，如果处于生活、学习、工作紧张等压力大的情况下，应特别注意劳逸结合，贻情悦志。若遇有意志不遂，应及时予以心理疏导，尤其对有本病家族遗传史者更应警惕。

二、康复

癫病患者在病情稳定后应采取适当的康复治疗，以巩固疗效，防止复发。具体方法有：

1. 药物康复　在病情稳定阶段，应继续辨证用药，坚持治疗相当一段时间，以调理各脏腑功能。可选用参苓白术散、补中益气汤、归脾汤、天王补心丹、逍遥散、六味地黄丸、二陈汤等方。

2. 食疗康复

(1)心脾两虚者，可用黄芪莲子粳米粥。用黄芪 15g，先煮去渣，加入莲子、粳米适量，文火煎煮 20～30 分钟使成粥，食用之，每日 1 次。

(2)痰气交阻者，砂仁 1.5g，荷叶蒂 1 个，全瓜蒌 5～10g，粳米 50～100g。将荷蒂、砂仁、全瓜蒌先煎取汁，去渣，加入粳米同煮为粥，最后加入冰糖。适用于痰涎壅盛证取吐之后者，可调养胃气，清除余痰。

(3)心神不宁者，可用人参 5g，茯神 15g，酸枣仁 10g，砂糖 30g。将前三味煎汤，调入砂糖，频服代茶饮。

3. 体疗康复　积极参加各种有益身心健康的文体活动。坚持适当的体育锻炼，可选用太极拳、剑、气功等，长期坚持。

【医论提要】

癫病之病名首见于《内经》，称之为“癫疾”。

《素问·脉解》说：“阳尽在上而阴气从下，下虚上实，故狂癫疾也。”指出了阴阳失调可导致此病。《灵枢·癫狂》中说“得之忧饥”、“得之大恐”、“得之有所大喜”等等，指出了情志因素在发病中的重要作用。张仲景在《金匮要略·五脏风寒积聚病脉证并治》中说：“邪哭使魂魄不安者，血气少也，血气少者属于心，心气虚者，其人则畏，合目欲眠，梦远行而精神离散，魂魄妄行。阴气衰者为癫……”。指出了本病病因是心虚而血气少，邪乘于阴则为癫。巢氏认为是由气血虚弱，风邪入并于阴而成。在《诸病源候论·癫狂候》则认为：“皆由血气虚，受风邪所为，人禀阴阳之气而生，风邪入并于阴，则为癫……。”刘完素《素问玄机原病式·六气为病·火类》说：“经注曰多喜为癫，多怒为狂，然喜为心志，故心热甚则多喜而为癫”，指出其与心火旺盛有关。《丹溪心法·癫狂》则认为：“癫属阴……大率多因痰结于心胸间”，提出癫病发病与“痰”有关，并倡“痰迷心窍”之说。《临证指南医案·癫病》认为“癫由积忧、积郁，病在心、脾、包络，三阴蔽而不宣，故气郁则痰迷，神志为之混淆。”叶桂认为癫疾是由忧思郁结，痰迷气阻而成。

关于癫病治疗，《医学正传·癫狂痫症》认为“癫则宜乎安神养血，兼降痰火”。《医学入门·癫狂》则认为：“癫者……此阴虚血少，心火不宁，大调中汤主之；不时倒晕者，滋阴宁神汤；言语失伦者，定志丸；悲哭呻吟者，烧蚕蜕、故纸，酒调二钱，蓖麻仁煎汤常服，可以断根。”《临证指南医案·癫痫》则指出“癫之实者，以滚痰丸开痰壅闭，清心丸泄火郁勃；虚者当养神而通志，归脾、枕中之类主之。”这一时期医家主张癫病宜解郁化痰，养血行气，宁心安神为主。清代王清任在《医林改错·脑髓说》中说：“癫狂一症……乃气血凝滞脑气，与脏腑之气不接，如同做梦一样”。他创制了癫狂梦醒汤，对后世治疗癫病有较大的启迪。

【医案选粹】

案一

舒某，女，38岁。

患者年轻守寡，抚养独子成年，因其子远游，遂忧郁成疾，幻想妄见，细语喃喃，两目呆视，独处暗室，或哭或笑，搬石投水，不知饥饱，不安睡眠，精神恍惚，肌肉消瘦，乃延诊视。见其面容憔悴，时唾酸沫。察脉沉缓而涩，舌淡苔白。法当清肺涤痰，宣郁养心。

灵磁石（先煎）15g　珍珠母（先煎）15g　生龙齿（先煎）10g　西党参10g　紫丹参10g　抱茯神10g　酸枣仁10g　炙远志5g　云琥珀（研末冲服）3g　明天麻6g　制乳香5g　胆南星5g　石菖蒲5g

（陈镜合等主编．当代名老中医临证荟萃．广州：广东科技出版社，1991：74）

案二

山阴沈某，年四十许，偶一烦劳，则痫病即发，神不自主，谵言妄语，不省人事或语鬼神，其状不一。诊之，两寸尺空大无伦，两关弦紧，舌中心陷有裂纹。余谓病属虚证，神不守舍，神虚则惊，非有鬼祟，神气浮越，故妄见妄言，遂与桂枝龙牡汤加龙眼肉膏，嘱其守服三十剂。服二十剂而病即不复发矣。按此证与前陈姓案乃一虚一实之对证，总须审证的确，指下分明，庶所投辄效。病症万端，治不执一，要不外乎虚实寒热四字，桂枝龙牡汤有旋转乾坤之妙用，非熟读《金匮》者不知也。

（秦伯未编．清代名医医话精华．北京：人民卫生出版社，2007：339）

【现代研究】

一、病因病机研究

癫病的病因病机错综复杂，吕福全[1]认为长期情志不遂，肝气疏泄不利，肝脾不和，气机失调，心窍闭阻，可发为癫病，并认为发病关键为脑髓受损。王业龙[2]提出癫病的病因病机无不与痰有关。于思明等[3]认为癫病多由痰气郁结而成，若痰浊壅盛，郁而化热，则可转化为狂病。

二、证候学与辨证规律研究

李振光等[4]发现癫病中医分型以痰气郁结证、肝郁气滞证及心脾两虚证最为多见。近几年来外国学者把精神分裂症分为阳性症状和阴性症状，这不仅与中医之理论不谋而合，而且成为研究精神分裂症的新概念和新进展。其中精神分裂症的阴性症状属中医癫病范畴。在治疗癫狂病时一定要辨其证，找其根源，寻找新的路途才能收到更好的效果[5]。

三、治则治法研究

癫病的治疗原则多以疏肝理气，化痰开窍，养血安神，补益心脾为主。王业龙[2]从"痰"治癫，疗效满意。何明[6]以醒脑开窍法，针泻内关、针泻人中及针补三阴交，治疗癫证，疗效立竿见影。王艳波等[7]认为癫病是一种精神失常疾病，神机逆乱是其病机所在，故治以理气解郁，畅达神机为其法。赵慧英[5]认为癫病的治疗应以解郁化痰、宁心安神、补养气血为主。

四、辨证用药研究

张立杰[8]以癫狂梦醒汤为主方，随症加减，并配合针灸治疗癫病，疗效满意，且无毒副作用。曹晶纬[9]以定神醒脑散：酸枣仁（炒）10g、石菖蒲15g、生龙骨10g、远志10g、黄连10g、胆南星5g、半夏5g、香附15g、珍珠母10g等，加服磁珠丸治疗癫狂病100例，痊愈62例，明显好转32例，无效6例，有效率达94%。郑淑英等[10]用和解少阳法，以小柴胡汤治疗癫狂郁证，疗效满意。王业龙[2]治疗肝郁脾虚型癫病，常选用香附、法半夏、枳实、木香、茯苓、甘草、生姜、胆南星、远志、郁金、石菖蒲、陈皮；心脾两虚型癫病，选用人参、黄芪、甘草、川芎、当归、远志、酸枣仁、柏子仁、五味子、陈皮、法半夏、茯苓、甘草、竹茹、枳实等。

参 考 文 献

[1] 吕福全．癫狂证从脑论治的探讨[J]．辽宁中医学院学报，2005，7(2)：154-155.

[2] 王业龙．癫证治痰法新探[J]．陕西中医，2002，23(3)：281.

[3] 于思明，宋立群．中医辨证治疗癫狂症体会[J]．中医药学报，2005，33(4)：47-48.

[4] 李振光，张宏耕，张臣．精神分裂症中医证型与证候特点分析[J]．中医药信息，2007，24(6)：24-26.

[5] 赵慧英．癫狂病的辨证治疗体会[J]．内蒙古中医药，2006，(1)：19-20.

[6] 何明．醒脑开窍法治疗癫证1例[J]．中医外治杂志，2006，15(2)：19.

[7] 王艳波，张秋菊．针刺治疗癫证29例临床疗效观察[J]．针灸临床杂志，2001，17(10)：9.

[8] 张立杰．癫狂梦醒汤配合针刺治疗癫病12例[J]．辽宁中医杂志，2005，32(10)：1049.

[9] 曹晶纬．定神醒脑散加服磁珠丸治疗癫狂病100例临床观察[J]．黑龙江医药，2006，19(2)：138.

[10] 郑淑英，吴玲明．和解少阳法辨治癫狂郁证的体会[J]．国医论坛，2007，22(4)：5-6.

第九节 狂 病

【定义】

狂病是以精神亢奋，躁扰喧狂不宁，毁物打骂，动而多怒，狂乱奔走，不避水火，不辨亲疏等为特征。病由大怒卒惊，触动肝火，心火或阳明腑热上冲，元神被扰，神明无以自主而成。与癫病并列，而狂病属阳，癫病属阴。

【范围】

西医学精神分裂症的紧张性兴奋型及青春型、躁狂抑郁症的躁狂型、急性应激障碍的反应性兴奋状态等大致相当于本病，可参考本节辨证论治。

【病因病机】

一、病因

1. 七情内伤　勃然大怒，引动肝胆木火上升，冲心犯脑，神明失其主宰；或因突遭惊恐，触动心火，上扰清灵，神明无由自主；或因忧愁思虑过度，损伤心脾，心虚则神耗，脾虚则不能生化气血，心神失养，均可令神无所主。

2. 饮食失节　膏粱炙煿，易酿痰浊，贪杯好饮，里湿素盛，痰湿内蕴，郁而化热，复因心火暴张，痰随火升，蒙蔽心窍，神明无由出入而成本病。

3. 禀赋不足　如禀赋素足，体质健壮，阴平阳秘，虽受七情刺激亦只有短暂的情志失畅，并不为病。反之，先天禀赋不足，遇有惊骇悲恐，意志不遂，则易七情内伤，阴阳失调而发为本病。禀赋不足往往是家族性的，故狂病患者的家族中往往有类似病史。

二、病机

1. 发病　病多起于仓卒之间，多呈急性发病。

2. 病位　狂病病位在心、脑，与肝胆关系密切，涉及脾、胃、肾等脏。

3. 病性　狂病多属热证、阳证、实证。若久病不愈，邪实伤正，可致虚实夹杂，本虚标实之证。

4. 病势　总的趋势是由阳证、热证、实证，渐向虚实夹杂转化，邪去正衰可向癫病过渡。

5. 病机转化　本病之初由心肝郁火、阳明腑热、痰热瘀血阻滞致狂。若因循失治，或治不如法，病久不愈，则郁火、积热煎熬津液成痰，而火又以痰为依附，痰得火而猖獗，痰火锢结，扰乱神明，阻塞机窍，气血运行不畅，血瘀脑络，使病机复杂。病情迁延，郁火积热日久灼伤心营肾液，渐至心肾失济，阴虚阳越，虚实夹杂之证。久可阴损及阳，阴阳并损，进而病亦可转为癫病。

狂病病因病机见图 2-9。

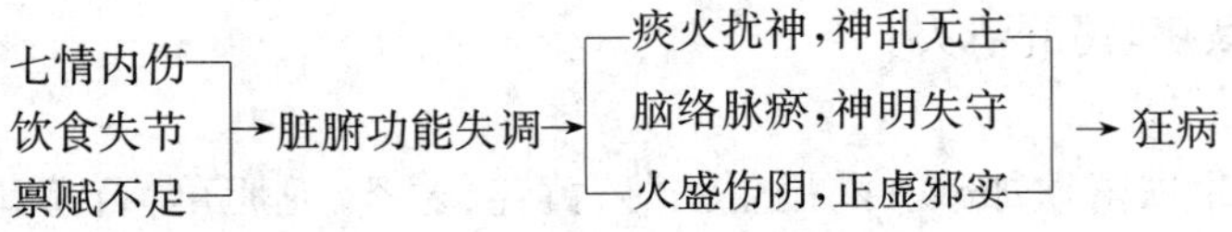

图 2-9　狂病病因病机示意图

【诊断与鉴别诊断】

一、诊断依据

按照 1995 年国家中医药管理局发布的中医药行业标准《中医病证诊断疗效标准》。

1. 有精神错乱，哭笑无常，妄语高歌，狂燥不安，不避亲疏，打人毁物等精神、语言、举止不正常状态。

2. 有情志刺激，意愿不遂或脑外伤等诱发因素，或有家族史。

3. 排除药物原因导致者。

二、鉴别诊断

1. 癫病　癫病亦属性格行为异常的神志疾病，但其属阴，沉静独处，言语支离，畏见生人，或哭或笑，声低气怯，与狂证迥然有别。但两者又不能截然分开，癫病有可能转为狂病，狂病日久往往又多转为癫病。

2. 蓄血发狂　蓄血发狂为瘀热互结所致，具有少腹硬满、小水自利、大便黑亮如漆等特征，多见于伤寒热病中。不同于狂病之因人事怫意，突然喜怒无常，狂乱奔走之主症。

【辨证论治】

一、辨证要点

1. 审中心证候　本病的中心证候特征为狂乱奔走，呼号詈骂，不避水火，不辨亲疏。此外还可有洋洋自得，谈笑风生，稍有怫意，暴跳如雷，毁物伤人，倏忽转怒为喜，或裸体袒胸，旁若无人，蓬头垢面，几废寝食等。

2. 辨病性　洋洋自得，谈笑风生，稍有怫意勃然大怒，暴跳如雷，倏忽转怒为喜，病情属火；裸体袒胸，狂笑歌号，呼骂不休，大便秘结，病性属热；烦躁易怒，语无伦次，狂乱奔走，力敌众人，詈骂不避亲疏，面红目赤，舌红苔黄腻，病性属痰火；疑虑丛生，妄见妄闻，言语支离，面色晦黯，舌有瘀斑瘀点，病性属瘀；寝不安寐，烦惋焦躁，面红升火，口干便难，病性属阴虚。一般初发病时病多属实；反复发作，日久迁延，病多虚实夹杂。

二、治疗原则

狂病起始，属阳证、热证、实证。当以涤痰、泻火、通腑泄热、活血通络、祛邪为主。狂病日久，阴血受伤，又当以健脾益气生血、滋阴养血等扶正以祛邪调理之。

三、分证论治

1. 痰火上扰证

症舌脉：病起急骤，先有性情急躁，头痛失眠，两目怒视，面红耳赤，突然狂乱无知，逾垣上屋，骂詈叫号，不避亲疏，或毁物伤人，气力愈常，不食不眠，舌红降，苔多黄腻，脉象弦大滑数。

病机分析：肝火暴涨，鼓动阳明痰热，上扰神明，故性情急躁，头痛失眠；痰火蒙闭清窍，则狂乱无知，骂詈不避亲疏；四肢为诸阳之本，阳盛则四肢实，实则能登高而气力愈常；肝火暴盛，扰于上则面红目赤，两目怒视；肝火犯胃，胃气失和则不食；舌苔黄腻，舌质红绛，脉弦滑大数均属痰火壅盛，阳气独盛之象。火属阳，阳主动，故发病急剧，狂暴不休。

治法：镇心涤痰，泻肝清火。

方药运用：

(1)常用方：生铁落饮加减。药用生铁落、黄连、黄芩、龙胆草、石菖蒲、远志、胆南星、茯神木、竹茹、朱砂、丹参、玄参、炙甘草。

本证心肝火旺，痰随火升，痰火互结，上扰清空，神明失主而成，故宜镇心泻火涤痰。方中黄芩、黄连、龙胆草、竹茹清泄心肝实火，石菖蒲、远志、胆南星、茯神木涤痰宁神，生铁落、朱砂重镇降逆，镇心安神，共为主药；再辅以丹参、玄参养心血，固心阴，安抚其骚扰之地；炙甘草调和诸药，为使药。

(2)加减：如痰火壅盛而舌苔黄腻甚者，同时用礞石滚痰丸泻火逐痰，再用安宫牛黄丸清心开窍；若脉弦实，肝胆火盛者，可用当归龙荟丸清泻肝火；如属阳明热盛，大便秘结，舌苔黄糙，脉实大者，可用加减承气汤以荡涤秽浊，清泄胃肠实火；若烦渴引饮则加石膏、知母以清热；病情甚者酌用龙虎丸以劫夺痰火，但本方服后，往往吐泻交作，只可暂用，不可多服，以免损伤肠胃；如神志较清，痰热未尽，心烦不寐，可用温胆汤合朱砂安神丸或牛黄清心丸，以清热化痰安神。

(3)临证参考：本证多见于病发之初，属阳证、热证、实证，为肝火暴涨，心火暴亢，阳明痰热内盛，痰火交结，胶锢不化，上扰清窍而成，治疗当以祛邪为主，可短暂使用礞石滚痰丸、承气汤类以堕下顽痰腑实，使火无所附，待邪去大半后，再酌情调理脏腑，清除余邪。

2. 包络脉瘀证

症舌脉：少寐易惊，疑虑丛生，妄见妄闻，言语支离，容色晦黯，舌青紫，或有瘀斑、瘀点，苔薄，脉细涩。

病机分析：志郁不伸或忧恚恼怒，肝气郁悖，气失畅达，血行迂滞，留瘀为患，故见面色晦黯，舌质青紫或有瘀斑、瘀点，脉细涩；瘀血久留，机窍为之阻塞，神明无由出入，故疑虑丛生，妄见妄闻，言语支离，少寐易惊。

治法：疏瘀通络。

方药运用：

(1)常用方：定狂逐瘀汤。药用桃仁、红花、赤芍药、丹参、琥珀粉、大黄、柴胡、制香附、石菖蒲、郁金、炙甘草。

方中丹参、赤芍药、桃仁、红花、琥珀粉、大黄共用以疏瘀通络，是为主药；辅以柴胡、郁金、香附疏肝解郁，理气行血，石菖蒲、郁金宣通神窍以定志；炙甘草调和药性，为使药。

(2)加减：不饥不食者，加白金丸；彻夜不寐者，加琥珀抱龙丸。

(3)临证参考：本证常见于狂病发作间歇期，且常与其他证候并存。如有痰涎夹杂者，则须疏瘀涤痰并进，方中可参入胆南星、天竺黄、川贝母等；如阴血已伤者，加入龟甲、玄参、白芍、生地黄等滋阴养血之品；如瘀热并存，宜加入黄芩、黄连、山栀、龙胆草等清热泻火之品，或并入丹皮凉血活血之味。

3. 火盛伤阴证

症舌脉：狂病日久，其势渐减，时作时止，妄言妄语妄为，呼之已能自制，寝不安寐，烦惋焦躁，面红升火，口干便难，形瘦疲惫，舌尖红，苔少或无苔，或苔剥裂，脉细数。

病机分析：狂病日久，胃肠积热，心肝郁火，痰火互结之势已渐衰弱，故狂病其势渐减，时作时止，妄言妄为，呼之已能自制；邪热久羁，未免伤阴耗血损气，气不足则其势减而神疲惫；阴不足则不制心火，虚火上炎则寝无安寐，烦惋焦躁，面红升火，口干便难形瘦；舌尖红，苔少或无苔或剥裂，脉细数，均为火盛伤阴之象。

治法：育阴潜阳，安神定志。

方药运用：

(1)常用方：琥珀养心丹合黄连阿胶汤加减。药用黄连、牛黄、黄芩、生地黄、阿胶、当归身、生白芍、人参、茯神木、酸枣仁、柏子仁、远志、石菖蒲、生龙齿、琥珀粉、朱砂、炙甘草。

方中黄连、牛黄、黄芩以清心泻火，生地黄、阿胶、当归身、生白芍滋阴养血以潜亢阳，共为主药；辅以生龙齿、琥珀，朱砂重镇潜阳，镇心安神，人参、茯神木、酸枣仁、柏子仁、远志、石菖蒲养心安神定志;炙甘草调和诸药性,是为使药。

(2)加减:心火亢盛者,加朱砂安神丸;睡不安稳者,可加孔圣枕中丹;大便干者,可加火麻仁、肉苁蓉、何首乌。

(3)临证参考:早晚可服天王补心丹,以养心安神。此外需调畅情志,愉悦情怀。

四、其他疗法

1. 中成药

(1)天王补心丹:每次1丸,每日2次。适用狂病日久,阳盛阴伤者。

(2)朱砂安神丸:每次1丸,每日2次。适用于心火炽盛者。

(3)大黄䗪虫丸:每次1丸,每日2次。适用于包络脉瘀型。

2. 单验方

黄芫花。取花蕾及叶,晒干研粉,成人每服1.5～6.0g,饭前1次服下,10～20天为1疗程。主治狂病属痰火扰心者。一般服后有恶心、呕吐、腹泻等反应,故孕妇、体弱、素有胃肠病者忌用。

3. 针灸

(1)痰火上扰者,针刺人中、神门、曲池、丰隆、后溪等,留针,用泻法,或十宣放血。

(2)包络脉瘀者,针刺郄门、内庭、神门、内关、三阴交、大陵、后溪等,平补平泻。

(3)火盛伤阴者,针刺人中、神门、心俞、肾俞、三阴交、太溪、后溪等穴。

4. 精神疗法　积极寻找发病之源,消除不良环境刺激,开导谈心,提高患者心理素质,亦可采用以恐胜喜的情志相胜法治疗。

【转归与预后】

本病起始,属火热实证,或夹痰涎瘀血,或寒凉太过,或因循失治,病情迁延或虚实夹杂,缠绵不愈,实少虚多,可向痴、癫转化;若能及时治疗,且又治之得法,不难恢复如初;如若不留意调畅情志,愉悦情怀,消除发病之源则易前端复萌;少数患者狂病屡发,或治不如法,则可贻患终生。

【护理与调摄】

患者居室须安静、舒适,保持空气新鲜,避免强光刺激。

应尊重患者,尽可能让患者处于正常的物质、精神生活之中,经常与其谈心,了解病发之因,进行心理疏导,提高患者心理素质。密切注意病人的精神状态,对其情绪亢奋、行为不能自制者,须防止毁物伤人,及自身损伤。对情绪低落者,须防止其自杀行为发生,管好药品,尽量避免患者长时间独处。对饮食几废者,应予喂药、喂水,督促其进食,饮食以鱼类、蛋类、新鲜蔬菜、水果等为宜,保证一定的营养。避免辛辣厚味,禁绝烟酒。

【预防与康复】

一、预防

平素应尽量积极参加有益的文体活动,如下棋、绘画、弹琴、看书、郊游等等以怡情悦志,超俗脱凡,提高心理素质,培养乐观向上的人生态度。若遇有人事怫意,或突遭变化,或邻里纠纷者,须及时予以心理疏导,并在生活、学习、工作中予以关心和照顾,及时解除不良情绪或环境的影响。

二、康复

狂病患者经治,神志行为恢复后即可予以康复治疗。

1. 药物康复　在康复阶段,继续辨证选用调益心脾,交通心肾,养心怡神的方药,如归脾汤、天王补心丹、平补镇心丹等。药用党参、麦冬、生地黄、制首乌、白芍、白术、山药、茯苓、远志、炒枣仁、柏子仁、砂仁、木香、丹参等，以巩固治疗。

2. 食疗康复

(1)痰火未清者用碧玉鲫鱼汤。取250g鲫鱼1条，刮去鳞，剖腹，去内脏，洗净，入油锅稍煸。上好绿茶一撮，泡开，倾入鱼锅中，白萝卜1个，切丝，入鱼锅中，饮汤即成。取绿茶清心凉肝，萝卜消痰下气。

(2)心脾不足者用黄芪莲子汤。取黄芪10g，文火煎煮10分钟，去滓，入莲子10粒，粳米30g煮成粥。取黄芪甘温扶脾，莲子调益心脾。

(3)心肾不交者用百合地黄粥，生地15g，切丝，煮1～2沸，去滓，入百合1个，粳米30g，煮成粥，加蜂蜜适量。取生地滋阴益肾，百合养心安神，共奏交通心肾。

3. 体育康复　根据各自不同情况，参加多种有益的体育活动。如太极拳、剑，气功等以悦情怡志，增强体质。

【医论提要】

狂病，首见于《内经》。《灵枢》列有癫狂专篇。关于其病因，《素问·至真要大论》说："诸躁狂越，皆属于火"；《素问·脉解篇》也说："阳气在上，而阴气从下，下虚上实，故狂颠疾也"。《圣济总录·伤寒发狂》则说："论曰：重阳者狂，谓阳气独盛也。……若乃因火为邪，而发为惊狂，乃内有瘀血……"。可见邪火上扰、阴阳失调是发病的一个重要原因。《赤水玄珠全集·癫狂痫门》中说"狂为痰火盛实……"；《丹溪手镜·狂六十二》中说："又狂见蓄血，下焦蓄血亦狂也"；《济众新编·神癫狂》认为："胃、大肠实热燥火郁结成狂"。这里指出了痰火、瘀血、阴明实热也可引起狂病。金刘完素《素问玄机原病式·六气为病·火类》中认为"多怒为狂"，指出了发病与精神因素有一定关系。《明医指掌·癫狂症二》则阐发了狂病病因为心火、肝风、痰浊。他说："或因大怒，动其肝风；或因大惊，动其心火；或素有痰，卒为火升，升而不降，壅塞心窍"。《医碥·狂癫痫》则认为狂病病机为火气乘心，劫伤心血，神不守舍，痰涎入踞。他说："若经年累月病狂不省者，则岂徒火之哉？必有痰涎迷留心窍乃成固疾也。盖火气乘心则心血必虚，兼之心神浮越，不守其舍，以故痰涎得乘虚入踞耳"。这里指出了狂病日久有虚的一面，而且与痰浊有关。

关于狂病的治疗方面，《卫生宝鉴·补遗·发狂》认为："发狂，烦躁，面赤，脉实，治用调胃承气汤。发狂，如肌表虽或热，以手按之则冷透手，或肩背胸膈有斑十数点，脉弦沉细，治用干姜附子汤加人参"。《医学入门·癫狂》认为，狂病是心火独盛，阳气有余，用小调中汤、三黄丸、控涎丹、单苦参圆等。张景岳则详细说明了狂病的证治，他在《景岳全书·癫狂痴呆》中说："若止因火邪而无胀闭热结者，但当清火，宜抽薪饮、黄连解毒汤、三补丸之类主之。若水不制火而兼心肾微虚者，宜朱砂安神丸，或服蛮煎、二阴煎主之。若阳明火盛者，宜白虎汤、玉泉散之类主之。若心脾受热，叫骂失常而微兼闭结者，宜清心汤、凉膈散、三黄丸、当归龙荟丸之类主之。若因火致痰者，宜清膈饮、抱龙丸、生铁落饮主之，甚者宜滚痰丸。若三焦邪实热甚者，宜大承气汤下之。"《张氏医通·神志门·狂》有关论述则集狂病治法之大成，他认为，上焦实者用生铁落饮，阳明实则脉伏，用大承气汤去厚朴加当归、铁落饮，在上者，用吐法，后用洗心散、凉膈散调之；狂者以恐胜之，以凉药补魄之阴，用清神汤；狂者以喜胜之，以温药补魂之阳，用龙齿清魂散。

【医案选粹】

案一

某女，18 岁。

入院前 2 周(经潮前 5 天)，开始兴奋，躁闹，哭笑无常，入院后仍极度骚动吵闹，做鬼脸，思维散漫，不停地讲“丽娜、美德”，当时诊断为青春型精神分裂症。经氯丙嗪、电休克治疗，于 7 天后缓解。2 周后，即经潮前 4 天故态复萌，再度重复“丽娜、美德”单调之词，继续予氯丙嗪、电休克治疗，15 天后又缓解。间隔 2 周，第 3 次发病，症状同前，10 天后又全部缓解，此时始明确诊断为周期性精神病，以达营汤治疗。处方如下：

莪术 100g　大黄 30g　赤芍 30g

1 日显。当日即控制未再发病，连续 3 个月未复发而出院，随访 1 年，情况良好。

(史宇广，单书键主编．当代名医临证精华·癫狂痫专辑．北京：中医古籍出版社，1992：84)

案二

某男，20 岁。生活逾常，郁怒之余，心悸寐少，梦多不安，起床狂走，甚则喧扰不宁，舌红苔薄黄，脉象弦滑。辨为浮阳之火，夹痰蒙窍之候，拟重用潜阳，佐以豁痰为治。处方：黄厚附片(先煎)15g，磁石(先煎)45g，生龙齿(先煎)30g，酸枣仁 24g，朱茯神 12g，瓦楞子(先煎)30g，石菖蒲 9g，天竺黄 9g，柏子仁 9g，胆星 9g，炙甘草 9g。本方连服 5 剂，脉转缓而带弦，心悸减轻，寐安梦稀，均属佳兆。尚有呓语，前方去磁石，继服 5 剂而愈。

(王云峰．老中医祝味菊应用附子的经验．上海中医药杂志．1983，3：15)

【现代研究】

一、病因病机研究

近几年来西医学者把精神分裂症分为阳性症状和阴性症状，其中精神分裂症的阳性症状属中医狂病范畴。狂病多由精神因素所致，多属痰火为患，多因情志不遂，郁怒伤肝，肝郁化火，气郁痰火互结，壅遏脘腹胸膈，扰动心神，蒙塞心窍所致[1]。王端文[2]认为情志不遂、肝失疏泄是狂证发病的病理基础，气机逆乱、火邪内燔、痰热交蒸、痰气互结为引起狂证的直接原因。

二、证候学与辨证规律研究

狂病为阳胜之状，古代医家多认为其病变在肝胆心脾，如张景岳说：“狂病多因于火，或谋为失志，或思虑郁结，屈无所伸，怒无所泄，以致肝胆气逆，木火合邪，是诚东方实证也。邪乘于心，则为神魂不守，邪乘于胃，则为暴横刚强，故当以治火为先，或痰，或气，察其微甚治之。”[3]丁德正[4]根据祖父辈经验将狂病证型归纳为：肝气郁结型、痰阻心窍型、心火亢盛型、瘀血内阻型、风热闭郁型五型。

三、治则治法研究

在临床实践中对狂病的治疗常以疏肝理气、清心降火、涤痰宣窍为基本原则，并常遵循三期，即急性期、稳定期、恢复期，并以六法为原则辨证论治，即治疗紧紧围绕疏肝、清心、活血、涤痰、通腑、滋养的方法[2]。吕福全[5]认为狂证治疗应以镇心豁痰、清肝泻火、定志开窍为原则。郑淑英[6]认为“无论癫或狂，郁必在其中”，故以和解少阳法，治疗癫狂郁证，疗效满意。

四、辨证用药研究

胡益利[7]尝试以治疗湿温病的“轻以去实”之法来治疗狂证，用薏苡竹叶散加味，“主以辛凉解肌表之热，辛淡渗在里之湿”，加鲜荷叶升发清阳以开窍，郁金凉血清心以醒神，使湿热得去，心神得安，该法用药极为平淡，副作用少，治疗效果好。张安国[8]以血府逐瘀汤合生铁落饮加减治疗狂证1例，疗效满意。杨文斌等[9]以针刺、中药配合治疗狂证，疗效满意。

井鸿兵老中医认为本病病理因素是气、痰、火、瘀，且以痰火瘀为多，总结出一套行之有效的方法：上以涌吐其痰；下以通腑泻其热；中以重镇析其火；冲服琥珀祛其瘀；佐以皮类行其气；喜用白术建其中；后期调理脾胃善其后。组方配伍：有补有泻，有升有降，相反相成，使邪有出路，上下分消，驱邪不伤正，扶正不恋邪，攻而不伐，补而不滞[10]。

参考文献

[1] 郭啸山．涌痰汤治疗狂证的临床研究[J]．四川中医，2004，22(9)：54.

[2] 王端文．狂证辨治体会[J]．实用中医药杂志，2002，18(10)：50.

[3] 王增慧．狂证论述精要[J]．河北中医，1990，6(12)：43-44.

[4] 丁德正．狂症的辨证治疗体会[J]．陕西中医，1985，12(6)：540-542.

[5] 吕福全．癫狂证从脑论治的探讨[J]．辽宁中医学院学报，2005，7(2)：154-155.

[6] 郑淑英．和解少阳法辨治癫狂郁证的体会[J]．国医论坛，2007，22(4)：5.

[7] 胡益利．轻以去实法治疗狂证的体会[J]．赣南医学院学报，2001，21(2)：179.

[8] 张安国．狂证治验1例[J]．中医民间疗法，2007，15(4)：40.

[9] 杨文斌，陈书江，王昕．针药并举治疗郁证狂证验案举隅[J]．辽宁中医杂志，2003，12(30)：1003.

[10] 董自安．井鸿兵老中医治疗癫狂病的经验[J]．新疆中医药，1993，4：43-44.

第十节　痿　　病

【定义】

痿病是肢体的皮、肉、筋、骨、脉受到外邪浸淫，或因五脏内伤而失养引起的，以筋脉弛缓，软弱无力、不能随意运动为特征的一种难治病。感受温热病邪，灼伤阴液；脾胃虚弱，肝肾亏虚，肌肉筋脉失养；或湿热浸淫，瘀阻脉络等，是本病常见的病因病机。本病可突然发病，也可缓慢形成。轻者肢软无力，重者四肢痿废不用。

【范围】

西医学的神经系统疾病，如多发性神经炎、急性脊髓炎、重症肌无力、周期性麻痹、进行性肌营养不良、癔病性瘫痪、肌萎缩侧索硬化，以及中枢神经系统感染并发软瘫的后遗症等，凡见到肢体痿软，临床表现与痿病相似者，均可参考本节辨证论治。

【病因病机】

一、病因

1. 感受外邪　感受温热毒邪，高热不退，或病后余热燔灼，伤津耗气，皆令“肺热叶焦”，不能输布津液以润泽五脏，遂致四肢筋脉失养，痿弱不用。此即《素问·痿论》“五脏因肺热叶焦，发为痿躄”之谓也。久处湿地，感冒雨露，湿淫经脉，营卫运行受阻，郁遏生热，湿热阻滞，久则气血运行不利，筋脉肌肉失却濡养而弛纵不收，成为痿病。即《素问·痿论》“有渐于湿，以水为事，若有所留，居处相湿，肌肉濡渍，痹而不仁，发为肉痿”之谓也。

2. 脏腑内伤　饮食不节，过食肥甘，嗜酒成癖，多食辛辣，贪杯饮冷，损伤脾胃，内生湿热，阻碍运化，导致脾运不输，筋脉肌肉失养，发生痿病。或脾胃素虚或久病致虚，中气不足，则受纳、运化功能失常，气血津液生化之源不足，无以濡养筋脉，而产生肢体痿弱不用。七情内伤，或劳役太过，或房室过度，或久病耗损，或先天禀赋不足，致肝肾精血虚耗，导致筋脉失养，亦可发为痿病。

3. 跌仆损伤　跌打损伤，瘀血内阻，络脉不通，筋脉失养，发为痿病。

二、病机

1. 发病　外感温热邪气，肺热津伤及跌仆损伤，瘀阻脉络之痿，发病多急骤；湿热浸淫，脾胃虚弱，肝肾亏虚之痿，起病多缓慢。

2. 病位　痿病病位在筋脉、肌肉，与肺、脾(胃)、肝、肾关系密切。

3. 病性　有虚、实、和虚实夹杂之证。但总以脏气虚损为主，也有温热、湿热、痰瘀等实邪为患者。

4. 病势　本病因外感温热邪气，湿热浸淫者，病情发展多由筋脉、肌肉及脏腑；因脏腑内伤，气血津液不足，肢体失养者，病热多由脏腑及筋脉、肌肉。

5. 病机转化　早期以温热、湿热、瘀血实邪为主的多属实证。久则热盛伤津，或瘀血内阻，新血不生，终致阴血耗伤，脾胃虚弱或肝肾不足，从而病性由实转虚，出现虚证。正气虚弱，又易感受外邪，或脾胃虚弱，运化失司，痰湿内生，郁而化热，或阴虚无以制阳，虚热内生，或久病入络，络脉瘀阻，或实邪日久伤正，致正虚邪恋，均可形成虚实夹杂之证。病凡由实转虚，由脾(胃)肺及肝肾，为病情逐渐加重。若五脏俱损，出现胸闷气短，发音嘶哑，呼吸及吞咽困难，为脾肺之气将绝之候，病情危重，预后不佳。

痿病病因病机见图 2-10。

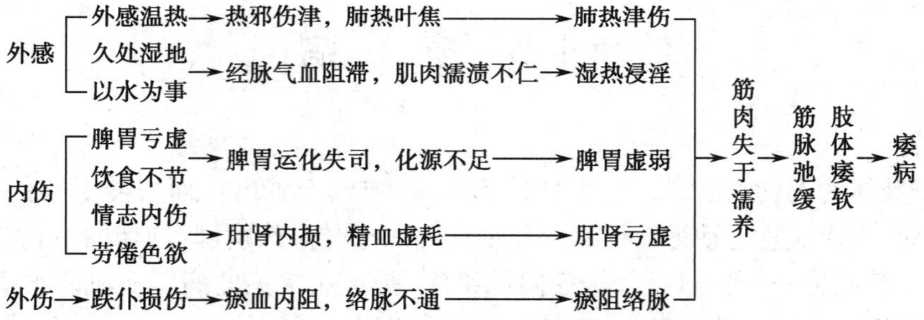

图 2-10　痿病病因病机示意图

【诊断与鉴别诊断】

一、诊断依据

参照 1995 年国家中医药管理局发布的中医药行业标准《中医病证诊断疗效标准》。

1. 肢体经脉弛缓，软弱无力，活动不利，甚至肌肉萎缩，驰纵瘫痪。

2. 可伴有肢体麻木、疼痛，或拘急痉挛。严重者可见排尿障碍，呼吸困难，吞咽无力等。

3. 常有久居湿地、涉水淋雨史。或有药物史，家族史。

4. 可结合西医相关疾病做相应理化检查，如有条件应做 CT、磁共振等。

二、鉴别诊断

1. 痹病　痹病是以肢体关节肌肉疼痛、重着、麻木、屈伸不利、关节畸形，甚或引起脏腑病证为主要表现的病。后期由于肢体关节疼痛，不能运动，肢体长期废用，亦有类似痿病之瘦削枯萎之症。以肢体关节疼痛与痿病相鉴别。痿病虽肢体痿弱无力，患肢枯萎瘦削，但肢体关节一般不痛。

2. 偏枯 偏枯临床表现为一侧肢体不用，即一侧的上下肢同时不用，或左或右。且常伴有口舌喎斜、语言謇涩、肢体麻木、突然昏仆等症。而痿病为四肢不用，左右肢体同时不用，尤以双下肢不用为多见，与一侧肢体不遂的偏枯不难鉴别。

3. 痉病 痉病是以肢体抽搐为主症的一种病证。表现为角弓反张，两目上吊，牙关紧闭，神志不清，四肢抽搐而不用。有些痉病患者，发病缓慢，症状较轻，但见四肢或手足不时震颤、拘急，手不能持物或持物不稳，步履蹒跚，不能随意动作。但是痉病的肢体不用与肢体或手足的震颤、抽搐并见。而痿证无肢体震颤、抽搐的表现，仅以肢体痿弱不用为特征，两者不难鉴别。

【辨证论治】

一、辨证要点

1. 辨虚实 凡起病急，发展快，病程短，起于热病、外伤、久卧湿地、感冒雨露之后，病多属实；凡起病缓，发展较慢，病史较长，或因七情内伤，或劳役太过，或房事过度，或久病耗损者，病多属虚，或虚实夹杂。凡症见发热，咳嗽，咽痛，肢体肿胀、麻木、疼痛，舌红或黯，有瘀斑、瘀点，苔黄或白腻，脉滑、数、涩而不畅，多属实；凡症见面色不华，疲乏无力，腰膝酸软，筋脉驰纵不收，脉虚无力多属虚。临证亦有虚实夹杂，虚中夹实，实中夹虚，孰多孰少，孰轻孰重，孰急孰缓，需仔细分辨。

2. 辨病位 起病时见发热，咳嗽，咽痛，在热病中或热病后出现肢体软弱不用者，病位多在肺；凡见四肢痿软，食少便溏，面浮，下肢微肿，纳呆腹胀，病位多在脾胃；凡以下肢痿软无力较重，甚不能站立，腰脊酸软，头晕耳鸣，遗精阳痿，月经不调，咽干目眩，病位多在肝肾。

二、治疗原则

《素问·痿论》有“治痿者独取阳明”之说。所谓独取阳明，系指一般采用补益后天为治疗原则。迄今在临床治疗时，不论选方用药，针灸取穴，一般都重视调理脾胃这一治疗原则。但不能拘泥于此，临床仍须辨证论治。实邪突出者，宜清热、化湿、祛瘀等法以祛邪实；正虚突出者，宜健脾益气、滋补肝肾等法，以恢复正气；若虚实夹杂，当扶正与祛邪兼顾。一般在邪实祛除之后，当以补虚养脏，调和气血，濡养筋脉为治。

三、应急措施

1. 有高热不退者，可采用物理降温。或服瓜霜退热灵，每次4～6粒，每日3次，小儿酌减。

2. 咯痰困难，呼吸不畅，面色青紫者，可用超声雾化吸入，或用吸痰器吸痰，以防痰阻窒息。呼吸表浅无力者，可予吸氧。甚者呼吸肌麻痹，危及生命者，宜尽早行呼吸机辅助呼吸，必要时行气管切开，不得延误病情。

四、分证论治

1. 肺热津伤证

症舌脉：病起发热，或热后突然出现肢体软弱无力，皮肤枯燥，心烦口渴，咳呛少痰，咽干不利，小便黄少，大便干燥，舌质红，苔黄，脉细数。

病机分析：温热之邪犯肺，肺脏气阴受伤，津液不足以敷布全身，遂致筋脉皮肤失养而肢体痿软，皮肤干燥；热邪伤津，故心烦口渴，小便黄少，大便干燥；肺津不能上润肺系，故咽干不利，咳呛少痰；舌质红、苔黄、脉细数均为阴伤津亏，虚热内炽之象。

治法：清热润燥，养肺生津。

方药运用：

（1）常用方：清燥救肺汤加减。药用生石膏、桑叶、麦冬、阿胶、火麻仁、杏仁、枇杷叶、甘草。

本证病位在肺，为温热之邪犯肺，燥热伤津，故急需清热润燥，养肺生津。方中石膏甘寒，清肺金燥热，桑叶清宣肺热，二药清热宣肺救金为主药；再辅以麦冬、阿胶、火麻仁润肺养阴，以防燥热耗津伤阴，杏仁、枇杷叶宣肺利气以布津液于周身，共为辅药；炙甘草调和药性，是为使药。诸药使肺热得清，肺燥得润，则可截断病情发展，使病向愈。

（2）加减：高热口渴，汗多者，可加重石膏用量，并加金银花、连翘清热祛邪；咳呛少痰者，酌加瓜蒌、桑白皮、川贝母等清肺化痰；咽干口渴重者，加天花粉、玉竹、沙参、百合、芦根等养阴生津。

（3）临证参考：若身热退净，食欲减退，口燥咽干较甚者，证属肺胃阴伤，宜用益胃汤加薏苡仁、山药、谷芽之类益胃生津。本证痿病，起病较骤，多有外感化热，热邪伤津灼营的病史，病之初期内热明显，故治应清热救津，甘寒清上，俾肺金清肃而火自降，切勿乱用苦寒燥湿辛温之品重亡津液。肺热伤津，不免灼耗胃液，务须结合养胃清火，胃火清则肺金肃，这也是“治痿独取阳明”的临床体现。本证久延则肺热耗津，五脏受灼，转为肝肾阴亏，脾胃津伤者，亦常屡见，故需早期正确治疗。

2. 湿热浸淫证

症舌脉：肢体逐渐出现痿软无力，以下肢常见，或兼见微肿、手足麻木、扪之微热、喜凉恶热，或有身重面黄、胸痞脘闷、小便短赤涩痛，舌红苔黄腻，脉滑数。

病机分析：湿热浸淫经脉，气血阻滞，筋脉失养，故肢体痿软无力；因湿性重浊，下先受之，故以下肢为常见；湿热浸渍肌肤，故见肢体困重，或微肿，扪之微热，喜冷恶热，或面黄；湿热不攘，气血运行不畅，则见手足麻木；湿热阻滞气机则胸痞脘闷；湿热下注，则小便短赤涩痛；舌红、苔黄腻、脉滑数均为湿热内蕴之征。

治法：清利湿热，通利筋脉。

方药运用：

（1）常用方：加味二妙散加减。药用黄柏、苍术、薏苡仁、萆薢、汉防己、木瓜、木通、晚蚕砂、牛膝、炙甘草。

湿热浸渍肌肤，浸淫经脉，致气血阻滞，筋脉不利，肢体痿软，故须清热利湿治其本。方中黄柏苦寒，清热燥湿为君药；苍术、薏苡仁燥湿健脾，辅助黄柏清热除湿，使湿热得除，为臣药；萆薢、汉防己、木通导湿热从小便而去，给邪以出路，晚蚕砂、牛膝、木瓜清热除湿，通利筋脉，以行气血，共为佐药；甘草缓和药性，为使药。诸药可使湿热得除，筋脉气血流畅，则可截断病情发展，病可向愈。

（2）加减：胸脘痞闷，肢重且肿者，加厚朴、茯苓、泽泻理气化湿；足胫发热，心烦，舌红或舌苔剥脱者，加生地黄、麦冬、沙参、砂仁养阴清热而不碍胃助湿；肢体麻木，舌质紫黯者，加赤芍、红花、桃仁等活血通络。

（3）临证参考：本型因湿热浸淫所致，故不可急于填补，以免助湿。湿热易伤肺肾金水之源，故除湿之外，兼施清养；湿热不去，下流入肾，肾被热灼而阴亏，可成为标本虚实夹杂者，所以去湿务要慎用辛温苦燥；若湿热伤阴，则应转清滋善后。

3. 脾胃虚弱证

症舌脉：初起四肢无力，活动后加重，逐渐痿软不用，食少便溏，气短乏力，神疲懒言，面色不华，舌淡，苔薄白，脉细。

病机分析：脾胃虚弱，气血生化不足，筋脉失荣，故肢体痿软，逐渐加重。脾不健运则食少便溏；脾胃虚弱，气血化生不足，周身失充，则气短乏力，神疲懒言，面色不华；舌淡、苔薄白、脉细亦为脾胃虚弱，气血不足之象。

治法：健脾益气，补中升阳。

方药运用：

(1)常用方：补中益气汤加减。药用炙黄芪、人参、生白术、当归、升麻、北柴胡、陈皮、甘草。

脾胃为后天之本，脾胃虚弱，气血化源不足，筋脉失荣，五脏失濡，故当健脾益气治其本，《内经》有"治痿独取阳明"之论。方中黄芪、人参大补元气，益气健脾，助气血生化之源，是为君药；白术助君药加强益气健脾之功，当归养血和血，助君药益气养血，共为臣药；陈皮理气和胃，调理脾胃气机，使脾胃升降之枢正常，升麻、柴胡升举脾气，以顺脾气主升之性，使气血得以输布筋脉五脏，共为佐药；甘草健脾和中，又调和药性，是为使药。本方使脾胃虚弱得补，气血生化之源得充，则日久筋脉得荣，五脏得濡，病可向愈。

(2)加减：食少腹胀者，加山楂、枳壳、砂仁、谷麦芽等理气消食；便溏者，加薏苡仁、山药、莲子肉健脾除湿；心悸者，加龙眼肉、远志；气短汗出重者，加重黄芪用量。

(3)临证参考：本证虽痿在四末，病实发于中焦。脾胃虚者，最易兼夹食积不运，当导其食滞，酌佐谷麦芽、山楂、神曲；脾虚每兼夹湿热不化，补脾益气之时，当结合渗湿清热；脾主运化，脾虚则五脏失濡，脾为后天之本，他脏之伤，久亦损脾，本证每与其他各证掺见，治法总宜扶脾益胃以振奋后天之源，这也是"治痿独取阳明"的体现。

4. 肝肾亏损证

症舌脉：起病缓慢，下肢痿软无力，腰脊酸软，不能久立，或伴目眩发落，咽干耳鸣，遗精或遗尿，或妇女月经不调，甚至步履全废，腿胫大肉渐脱，舌红少苔，脉细数。

病机分析：肝肾亏虚，精血不能濡养筋骨经脉，故渐成痿病。腰为肾之府，肾主骨，精髓不足，故腰脊酸软，不能久立；目为肝之窍，耳为肾之窍，发为血之余，肝肾精血亏虚，不能上承则见目眩发落，咽干耳鸣；肾司二便，主藏精，肾虚不能藏精，故见遗精遗尿；肝肾亏虚，冲任失调，故见月经不调；久则髓枯筋燥，而腿胫大肉消脱，遂成痿废不起、步履全废；舌红、少苔、脉细数均为阴亏内热之象。

治法：补益肝肾，强壮筋骨。

方药运用：

(1)常用方：壮骨丸加减。药用熟地黄、龟甲、豹骨或狗骨、怀牛膝、当归、生白芍、黄柏、知母、陈皮、干姜、锁阳、炙甘草。

病久损伤肝肾，肝主筋，肾主骨，肝肾亏虚，精血衰少，则五脏失濡，筋骨失荣，日久筋纵骨软，痿废不起，故当补益肝肾，强壮筋骨。方中熟地入肝肾，滋阴养血，填补精血，配以龟甲滋阴养血、补益肝肾，共为君药；豹骨或狗骨、怀牛膝强筋健骨，助君药补益肝肾，强壮筋骨为臣药；芍药、当归补血养血以柔筋，黄柏配知母清肝肾之虚热而坚阴；锁阳温肾益精，启动肾中之一点真阳，有阳中求阴之意，陈皮配干姜理气温中健脾，使滋补之品补而不腻，干姜并制黄柏苦寒以防败胃，亦有重视后天之本之意，共为佐药；炙甘草调和诸药为使药。

(2)加减：热甚者，去锁阳；面色不华，心悸气短者，加黄芪、党参；腰脊酸软者，加狗脊、川续断、补骨脂；眩晕者，加枸杞子、菊花；遗尿者，加桑螵蛸、覆盆子；阳虚畏寒，脉沉者，右归丸加减治之。

(3)临证参考：临床上本证比较常见，各种痿病无论肺热津伤，湿热下注，脾虚不运，久均伤及肾元，水愈亏则火愈炽，而伤阴愈甚，故补肾清热为主要治疗手段。本证痿病须分清有热无热，虚火当滋肾，无火专填精，阳虚要温煦，但总地说来，仍以阴虚夹热者为多。临证补阴填精，还应考虑阳中求阴，启动一点真阳，以获良效。

5. 瘀阻络脉证

症舌脉：外伤之后突然下肢痿软或四肢痿软，肌肤麻木，伤处疼痛，舌质黯，脉细涩。

病机分析：跌仆损伤，劳力过猛，瘀血留内，络脉不通，气血被阻，肢体失养，故肢体麻木，痿软无力；瘀血内阻，故伤处疼痛；舌黯或有瘀斑，脉细涩均为瘀血内阻之象。

治法：活血化瘀，行气养营。

方药运用：

(1)常用方：圣愈汤加减。药用当归、川芎、熟地黄、生白芍、桃仁、红花、川牛膝、炙黄芪、党参、甘草。

因外伤跌仆，损伤经脉或积血不消，阻碍气血循行，或久病入络，瘀血不去，新血不生，血不养筋，故须活血化瘀治其本。方中当归、川芎养血活血，行气通络，为君药；熟地、白芍滋阴填精生血，使血充脉畅，桃仁、红花、川牛膝活血化瘀通络，加强君药之功，共为臣药；再佐以黄芪、党参益气养血，使气旺血畅，瘀去新生，筋脉得养，痿弱渐愈；甘草调和诸药，是为使药。

(2)加减：手足麻木，舌苔厚腻者，加橘络、木瓜；下肢痿软者，加锁阳、肉苁蓉、巴戟天；病情重者，加乳香、没药、穿山甲等增强活血祛瘀之力。

(3)临证参考：对于瘀血较重者，宜在辨证论治的基础上加水蛭、地龙、蜈蚣、全蝎等虫类药搜剔经络，加强活血通络之功。

五、其他疗法

1. 中成药

(1)六味地黄丸：每服6g，每日2次。适用于肝肾亏虚者。

(2)健步壮骨丸：每服1丸，每日2次。适用于肝肾不足，筋骨软弱不用。

(3)大黄䗪虫丸：每服1丸，每日2次。适用于瘀阻脉络较重者。

2. 单验方

(1)石斛、怀牛膝、桑白皮各30g，甘草6g，水煎服，每日2次。治肺热伤津痿病。

(2)鹿角片300g，酒浸1夜，熟地120g，附片45g，用大麦米和蒸熟，焙干为末，大麦粥和为丸，每日3次，每次7g，米饭送服。治肝肾不足痿病。

(3)烤干牛骨髓粉300g，黑芝麻300g，略炒香，研末，加白糖适量合拌，每服9g，每日2次。

(4)紫河车粉，每服3g，每日2次。

(5)大麦米(去皮)60g，薏苡仁60g，土茯苓90g，同煎为粥，煮熟后去土茯苓常服。治湿热浸淫痿病。

(6)加味金刚丸：萆薢30g，杜仲30g，肉苁蓉30g，菟丝子15g，巴戟天30g，天麻30g，僵蚕30g，蜈蚣50条，全蝎30g，木瓜30g，牛膝30g，乌贼骨30g，精制马钱子60g(严格炮制，以解其毒)，蜜丸3g重，每服1～2粒，日服1～2次。或单用或与汤合用，白开水化服。若见早期马钱子中毒症状，如牙关紧闭可即停药，并服凉水。

3. 针灸

针灸治疗，以调治气血，补益后天为主。通治法，可选足阳明和手阳明等经穴，如髀关、阴市、足三里、解溪、肩髃、曲池、手三里、合谷等。

(1)肺热伤津者：选肺俞、鱼际、尺泽、曲池、合谷、足三里、太溪、照海、解溪等，以清热润燥，养肺益胃。

(2)湿热浸淫者：选脾俞、曲池、合谷、足三里、解溪、内庭、阴陵泉、三阴交等穴，以清利湿热。

(3)脾胃虚弱者：选脾俞、胃俞、中脘、章门、天枢、气海、足三里、商丘、太白等穴，以健脾益气。

(4)肝肾亏虚者：选大椎、膈俞、肝俞、脾俞、肾俞、志室、腰阳关、阳陵泉、悬钟、三阴交、太溪、太冲等穴，以补益肝肾，育阴清热。

4. 推拿

(1)上肢：拿肩井筋，揉捏臂臑、手三里、合谷部肌筋，点肩髃、曲池等穴，搓揉臂肌来回数遍。

(2)下肢：拿阴廉、承山、昆仑筋，揉捏伏兔、承扶、殷门部肌筋，点腰阳关、环跳、足三里、委中、犊鼻、解溪、内庭等穴，揉搓股肌来回数遍。手劲刚柔并济，以深透为主。

【转归与预后】

一、转归

痿病各证候常可兼夹转化。肺热津伤日久不愈，热盛伤津，可致肺胃阴虚，又可伤及于肾，致肺肾阴亏之候；湿热浸淫，邪延日久，累及于肝，可形成肝经湿热之候，湿热日久不除，又可损伤脾胃，致脾胃虚弱之候，亦可湿热下注，伤及肝肾，成虚实夹杂之候；脾胃虚弱日久伤及肝肾，致脾肾两亏之候；肝肾不足，阴亏日久，又可阴损及阳出现阳虚证候或阴阳两虚之候，日久伤及五脏，亦可出现脾肺气绝之危候。久病入络，痿病日久又可致瘀阻脉络之候。

二、预后

痿病患者的预后与感邪的轻重和正气的强弱有密切关系。以感受病邪为主的痿病，发病较快，但通过治疗，邪气逐渐祛除，正气得以恢复，经数周或数月，机体可获得痊愈或基本痊愈。若经数月治疗仍不恢复，治疗更加困难，痊愈的可能性变小。以正气虚弱为主的痿病，发病缓慢，经治疗可中止病情发展或可望机体痊愈，但病程一般较长，须坚持治疗，方能取效。若正气不复，日益虚损，肢痿逐渐加重，四肢俱痿，则患者预后较差，恢复困难。

痿病过程中若出现呼吸困难，面色青紫或昏迷，需积极抢救，否则预后极差，危及生命。

【护理与调摄】

在发病急性期，应卧床休息。对高热病人必要时可予物理降温。若出现神志昏迷，呼吸困难，吞咽困难者，应建立特护，密切观察神志变化，记录血压、呼吸、脉率和出入量等，及时汇报病情变化，以便及时抢救。

起病缓慢较轻者，应注意劳逸结合，要有足够的睡眠和休息。下肢痿软，行走困难者，可使用双拐扶助站立或行走，站立或行走时应注意避免摔倒而发生意外。对翻身困难的病人，要按时帮助其翻身，以防止发生褥疮。肢体痿软不能随意活动的病人，应由他人帮助活动或按摩，以防止肌肉萎缩。对患肢宜注意保暖。由于肌肤麻木，知觉障碍，严冬时应防止冻伤，用烫壶或热水袋取暖时须防止烫伤。

患者饮食宜清淡富有营养，少食辛辣肥甘之品，勿饮酒，以免助热生痰。

应经常同病人谈心，了解病人的思想情绪，做好思想工作，使病人保持心情舒畅，增强与疾病作斗争的信心。

【预防与康复】

一、预防

平时注意衣着更换以适应季节、气候的变化。若感受温热病邪，应立即进行有效的治疗，以防止其传变。身体素虚，易感外邪者，可经常服用玉屏风散，以防感冒。

应经常锻炼身体，饮食有节，起居与房事有常，劳逸结合，饮食宜清淡，精神愉快，增强体质。

二、康复

痿病初步治愈或症情稳定者，仍需继续辨证服药，以巩固疗效。并可配合以下方法康复。

1. 食疗康复

(1)湿热浸淫者：可用大麦去皮 60g，薏苡仁 60g，土茯苓 90g，同煮成粥；或取山药、莲子、粳米各等份煮粥，常服。

(2)肝肾亏虚者：用猪、牛骨髓煮熟，捣烂和入米粉、白糖调服。食欲佳者，亦可用新鲜骨髓加入黄豆适量煮食。

2. 针灸、推拿康复　以取阳明经腧穴为主，上肢取手阳明大肠经腧穴，下肢取足阳明胃经腧穴为主。如上肢取肩髃、肩贞、曲垣、合谷、外关、阳溪；下肢取环跳、髀关、风市、血海、足三里、阳陵泉、解溪。肺热者，加尺泽、肺俞；湿热者，加丰隆；肝肾阴亏者，加三阴交、太溪；血瘀者，加膈俞、血海。实证者单针不灸，虚证者加灸。上述穴位亦可推拿，手法要平稳，由轻而重，随患者逐渐适应而加大作用力。

3. 体育康复　对于肢体功能已恢复正常者，应坚持参加适度的锻炼。对于肢体功能未恢复，甚有肌肉萎缩者，可借助各种器械，辅助锻炼，促进功能恢复。

【医论提要】

痿之名称，首见于《内经》。

《内经》认为，情志内伤，外感湿邪，劳倦色欲，都能损伤精气，导致筋脉失养，产生痿病。如《素问·生气通天论》："因于湿，首如裹，湿热不攘，大筋软短，小筋弛长，软短为拘，弛长为痿。"《素问·痿论》还指出了痿病的病机是"肺热叶焦"，肺燥不能输精于五脏，因而五体失养，发为痿病。汉代张仲景则认为，伤寒误治，如吐下后又发汗，阴阳气血俱虚，不能濡养筋脉而致痿。隋代巢元方认为其病因是外受风邪，内由脾胃亏虚而致，他在《诸病源候论·风病诸候》"风身体手足不遂候"中说："手足不随者，由体虚腠理开，风气伤于脾胃之经络也。足太阴为脾之经，脾与胃合；足阳明为胃之经，胃为水谷之海也。脾主一身之肌肉，为胃消行水谷之气，以养身体四肢。脾气弱，即肌肉虚，受风邪所侵，故不能为胃通行水谷之气，致四肢肌肉无所禀受。而风邪在经络，搏于阳经，气行则迟，关机缓纵，故令身体手足不能随也。"宋代陈言则认为脏气不足是发病的关键。金代张从正则强调火热在发病中的重要性。在《儒门事亲·指风痹痿厥近世差玄说》中他说："痿之为状，两足痿弱不能行用。由肾水不能胜心火，心火上则烁肺金，肺金受火制，六叶皆焦……大抵痿之为病，皆因客热而成"。李东垣则认为痿病是"湿热乘肝也"。明代张景岳在《景岳全书·杂证谟·痿证》中强调痿病"非风为火证”，“元气伤败，则精虚不能灌溉，血虚不能营养者，亦不少矣。若概以火论，则恐真阳亏败”。清代叶天士指出本病为“肝肾脾胃四经之病”，指出四脏精气血精津不足是致痿的直接因素。

《内经》中早就指出“治痿独取阳明”的原则，因为“阳明者，五脏六腑之海，主润宗筋，宗筋主束骨而利机关也”。元代朱丹溪在《丹溪心法·痿》中指出痿病有湿热、痰湿、气虚、血虚、瘀血5种证候，并指出湿热证用东垣健步丸加苍术、黄柏等，气虚证用四君子汤加苍术、黄柏等，血虚证用四物汤加苍术、黄柏等，对于肝肾阴虚所导致的痿病创制了虎潜丸。张景岳则认为，凡湿热致痿者宜用二妙散；阴虚兼热者，宜《医学正传》加味四物汤、虎胫骨丸、滋阴八味丸；肝肾亏损而无火证者，宜鹿角胶丸；对于阴虚无湿，或多汗者，不宜轻用苍术。李梴《医学入门·痿》认为：“泻南则肺金清而东方不旺脾不伤而宗筋润矣，补北则心火降而西方不虚肺不焦而荣卫通矣。清燥汤、虎潜丸、肾气丸，调利金水二脏，治痿之大经也。”秦景明《症因脉治·痿症论》则论述了肝热和肾热所致痿软的证治，他说：“肝热痿软之治，两胁刺痛，清肝顺气饮；筋膜干结，补阴丸；筋急挛蜷，舒筋活络丹；肝肾水虚火旺，家秘肝肾丸。”“肾热痿软之治，尺脉大而虚，人参固本丸；尺脉搏而急，知柏天地煎；尺脉细而疾，坎离既济丸主之。”《杂病源流犀烛·诸痿源流》则补充了有关痿病的证治：“有属食积者，宜木香槟榔丸。有属死血者，宜归梢汤。有属脾气太过者，必四肢不举，宜大承气汤下之。有属土气不及者，宜四君子汤加当归。有痿发于夏者……宜清暑益气汤。”

【医案选粹】

案一

崔某，男，28岁。

患者每隔数日即发生一次弛缓性瘫痪，已数年。经多方医治，疗效不佳。发作时，先感到剧渴，周身汗出，四肢酸痛，随即肢体瘫痪，严重时昏倒于地，常于清晨发作。平时汗出较多，全身酸痛无力，双下肢尤甚。舌苔白厚，脉弱。

诊断：周期性麻痹。

证属肾气虚弱，气血不足。

治则：益肾，补气，养血，佐以止汗通络。

处方：黄芪15g　金毛狗脊30g　十大功劳叶12g　当归身9g　麦冬12g　石斛12g　连翘9g　山栀9g　牡蛎30g　龙骨12g　五倍子9g　丹参15g　白芍20g　丝瓜络12g　甘草6g。服7付后，汗出已止，去掉龙骨、牡蛎、五倍子，加生、熟地各10g，牛膝12g，桑寄生10g。服30付后，已半月没有发作。

（孙一民编．临证医案医方．郑州：河南科学技术出版社，1985：41-43）

案二

汤某：女，24岁。

1978年6月患森林脑炎，目前遗有左肩臂肌肉萎缩麻木，形体消瘦，体重仅45kg，头晕且痛，纳少便艰，神疲乏力，行动需人搀扶，脉细，苔薄质红。因热毒劫伤津液，发为痿证。拟养阴生津以荣肌肉。

北沙参15g　麦冬9g　川石斛18g　肥玉竹12g　甜苁蓉12g　潞党参9g　制黄精12g　炒知母9g　活贯众15g　炙甘草3g　生谷、麦芽各12g

连服100多剂后，面色红润，肌肉萎缩好转，麻木已差，肌力增强，能提物举手。

（严世芸等整理．张伯臾医案．上海：上海科学技术出版社，2008：186-188）

【现代研究】

一、病因病机研究

张安玲[1]认为痿病病因有外感致痿、内伤致疾、饮食失节、劳欲所伤、思虑过度、年老体衰、外伤致疾、体位不正、先天病疾、发育异常等。病机往往虚实兼见，多见肝肾不足兼夹瘀滞的表现。常富业[2]分析了痿病毒损络脉的机制，认为在痿病过程中，毒是必然会产生的重要病因之一，毒损络脉是重要的病机之一，痿病的基本病机乃邪气损络，络脉损伤，气血津液不能养营筋脉。

二、证候学与辨证规律

关于痿病的证候学，现代医家已有涉及，但尚未建立一套具有示范作用的，且便于操作及推广应用于临床科学研究的框架式中医症、证评价体系。陈凯佳等[3]将痿病的中医证候分类为：肺热津伤、湿热浸淫、脾胃虚弱、瘀阻脉络、肝肾亏虚共五型。在辨证方面，现代医家提出了不同的见解。徐明[4]将痿病辨证为肺热津伤、筋失濡润型，脾胃亏虚、精微不运型，肝肾亏虚、髓枯筋萎型共四型。

三、治则治法

随着医学发展，人们对痿证认识的不断加深，痿证的治疗原则也从以“阳明为主”，不断的得到完善。支惠萍等[5]认为肾髓不足是致痿之本，而阳明气血盛衰与痿病发展密切相关，并创立“滋培水土”为治痿大法，通过调整肾与脾胃生理功能，补其虚损而疗疾。常富业[6]认为痿病初起应健脾燥湿；病程中适时升阳益气；病久活血通络；补益肝肾贯穿始终，平而不峻为其关键；初补区分阴阳，久补阴阳双补；气血流通即是补，临证贵于以通为补；扶正祛邪灵活机变。

四、辨证用药

陈凯佳等[3]归纳痿病常见证型和常用药物。发现Ⅰ类药物由升麻、柴胡、当归、党参、甘草、五爪龙、白术、黄芪、陈皮组成，第Ⅱ类药物包括一些健脾补肾、补虚润肺、补血调肝、强筋活络、强腰膝之品。因此得出结论：痿病的治疗以健脾为主，脾肾并补，五脏相关。

近年研究应用中医药治疗神经系统疾病进行性肌营养不良、重症肌无力等取得了一定的进展。

刘剑波等[7]使用中药肌复灵治疗进行性肌营养不良 385 例，其中 261 例有效，占 67.8%，显效 63 例，占 16.4%；无效 61 例，占 15.8%，总有效率达 84.20%。该方是以益气活血为治则，药用黄芪、红花、丹参等。林琳等[8]采用补脾益气化痰法治疗进行性肌营养不良 30 例，显效 5 例，有效 17 例，无效 8 例。总有效率 73.3%。熊禄等[9]以复痿汤为主治疗假肥大型肌营养不良症 41 例，采用治疗前后对照方法进行综合评定，结果为显效 4 例，有效 28 例，无效 9 例，总有效率为 78.1%。

鲍文晶等[10]收集 73 例重症肌无力患者坚持服用黄芪复方 2 年，痊愈 10 例，基本痊愈 23 例；显效 32 例，好转 8 例，无效 0 例，总显效率 89%，且无明显毒副反应。方由黄芪、太子参、白术、枳壳、枸杞、何首乌、升麻等药物组成全方具有补益脾肾，强肌健力之功效。

参 考 文 献

[1] 张安玲．痿病病因病机及其证治[J]．中医药学刊，2003，21(6)：784-785.

[2] 常富业．痿病毒损络脉病机浅析[J]．山西中医，2008，24(2)：4-5.

[3] 陈凯佳，张绮霞，何婉婉．1200 例痿病患者辨证用药规律探讨[J]．中华中医药学刊，2008，26(5)：1067-1068.

[4] 徐明．痿证的中医辨证分型及临床治疗[J]．黑龙江中医药，2005，(3)：60-61.

[5] 支惠萍，李庚和．痿病辨治当“滋培水土”[J]．上海中医药杂志，2005，39(8)：39-40.

[6] 常富业．痿病治法述要[J]．辽宁中医杂志，2008，35(4)：504-505.

[7] 刘剑波，张竹青，刘惠生，等．肌复灵治疗进行性肌营养不良症385例临床分析[J]．山西医药杂志，2007，36(6)：540-541.

[8] 林琳．补脾益气化痰法治疗进行性肌营养不良30例[J]．辽宁中医学院学报，2005，7(4)：373.

[9] 熊禄．复痿汤为主治疗假肥大型肌营养不良症41例临床分析[J]．中国中医基础医学杂志，2000，6(2)：111-117.

[10] 鲍文晶，张静生，乔文军．黄芪复方治疗重症肌无力73例[J]．光明中医，2008，23(2)：208-209.

第三章

脾 胃 病 证

脾胃病证是指在感受外邪，饮食内伤，情志不遂，脏腑失调等多病因的作用下，发生在食管、脾胃、肠道的一类内科病证。本章主要讨论胃脘痛、胃痞、腹痛、痢疾、呕吐、呃逆、噎膈、泄泻、便秘病证。

脾、胃、大肠、小肠是人体消化、吸收的主要脏器。机体的消化运动，主要依赖于胃的受纳、腐熟水谷，脾的运化水谷精微，小肠的受盛化物，泌别清浊，大肠的传化糟粕等生理功能互相密切配合而完成，从而将饮食中的营养成分加以吸收、输布，化生气血，充养脏腑、四肢百骸，维持生命活动正常进行，同时将饮食中的废物（糟粕和尿液）下行，排出体外。若这一正常生理功能失常，则出现胃的腐熟、受纳异常与气失和降，小肠泌别失职，大肠传导异常等而出现相应病变。

脾胃病证的病因，多因饮食失宜、情志所伤、劳逸太过、六淫侵袭和它脏病变引起的气机失常、痰饮内生、瘀血累及而发病。

脾胃病证的病理：脾、胃、肠道的生理功能失常，导致气机阻滞，升降失常，形成湿阻、食积、火郁、痰结、瘀血等病理产物，引起胃肠病变并可累及它脏。包括如下脾、胃、小肠、大肠病机：

脾的病变，为脾气虚（脾运不健、气血亏虚、中气下陷、脾不统血），脾阳虚（中焦虚寒、水湿潴留），脾为湿困。

胃功能失调，主要是受纳和腐熟功能异常或胃失和降而致胃气上逆等病理变化，主要为胃热内盛，寒邪犯胃，食滞中阻，胃气虚，胃阴虚。

小肠受盛失司，则上为呕吐，下为泄泻；化物无权则粪便中常见不消化食物，甚则完谷不化，泌别清浊失司则有腹痛、泄泻之疾。

大肠传导太快，津液来不及吸收，则为腹泻；传导太慢，津液吸收过多，则便秘。

胃肠病证的最显著证候学特点是食欲不振，脘腹疼痛，大便异常。一般病变发展较缓慢，病程长，病情易反复发作，时好时坏。但也有急症如急性胃脘痛、急性腹痛、急性泄泻等，起病急骤，传变迅速，病程较短。

对脾胃病证的辨证，首先要抓住主症。胃肠病证有其特殊的临床表现，如恶心、呕吐、排便异常等。同时近年来应用胃肠内镜、组织细胞病理检查等，为辨证提供了更为准确的直观依据。其次，要了解次症和病史，详问诱发原因，特别是询问发病与饮食的关系和与冷热的关系；第三，要辨是虚是实，是寒是热，在气在血，在脏在腑。

脾胃病证的治疗原则包括：保护胃气，即在治病时不仅不可克伐胃气，且要时刻注意顾护胃气；同时在治疗各种慢性胃肠病证时，不论攻泻或补益，若要长期服用中药，须加入和胃之品。调理升降，是指若升降不及当补益，升降反作当纠正。调整阴阳平衡，是指通过寒温相适，升降并用，补虚泻实，以达到阴阳相对平衡。同时要注意对急症的处理，对急症应治以“急则治其标”，待急症改善后，调整胃肠治其本。

对脾胃病证患者的调护，应着重饮食调理、生理调摄和精神调护几个方面，其中，饮食调理具有首要作用。根据病人平素的体质和病情不同来选择饮食，若平素脾胃虚寒或寒证的病人，宜多食性味辛热的葱、姜、韭、蒜、胡椒等；若脾胃虚弱的病人，宜以红枣、山药、扁豆、芡实、莲子肉等为辅助食品；若胃热素盛的病人，宜食梨、藕、甘蔗、蜂蜜等甘寒生津之品；若气机阻滞的病人，宜多食萝卜、佛手、金橘或用金橘皮做成的调料。此外，药菜、药点、药饭、药粥、药酒、药茶等亦可酌情选用。

饮食宜忌包括：饮食适量，有节制，忌暴饮暴食；饮食要清洁卫生，忌吃变质馊腐食物；饮食要五味无偏，忌偏食异食；饮食宜冷热相宜，忌寒温不调；进餐时间有规律，勿吃零食；饮食宜细嚼慢咽，忌狼吞虎咽；进餐时应心情舒畅、愉快，忌进餐时思虑、恼怒。

生活调摄包括：顺应四时，起居有常，适当锻炼，劳逸结合，食后轻微活动，不宜剧烈活动或马上从事脑力劳动。

精神调护主要指调畅情志，保持心情舒畅，少思虑，少恼怒，这些对脾胃病证的防治具有重要意义。

第一节 胃脘痛

【定义】

胃脘痛系指以上腹部近心窝处经常发生疼痛为主症的病证。多因外邪侵袭，恼怒过劳，饮食不节，起居失宜致气机阻滞，胃失和降而成。

【范围】

西医学中急性单纯性胃炎、急性糜烂性胃炎、慢性浅表性胃炎、胃痉挛、胃黏膜脱垂症、十二指肠炎相当于中医胃脘痛。胃、十二指肠其他疾病若临床上以胃脘部疼痛为主症者，均可参照本节辨证论治。

【病因病机】

一、病因

1. 六淫外袭　寒、湿、暑等外邪，既可单一致病为患，也可兼夹入侵机体，可通过口鼻内客胃脘，或经皮毛、经络内传胃脘，与胃中有形之物相搏结，致胃脘气机阻滞，血行不畅而疼痛。但临床上多见于素有胃脘痛病史之人，因其脾胃功能常不足，卫外不固，故极易遭受六淫之邪的侵袭，外邪循经内传，停于中焦，阻滞气机，气血运行不畅，诱发或加重胃脘痛。

2. 情志所伤　思为脾之志，过度深思远虑，犹疑不决，使脾气郁结，胃气不得宣通；情怀不舒，抑郁寡欢，情志不畅，使肝脏疏泄不及，致肝气郁结，木失条达，气机不畅，进而影响脾胃升降功能；或因遇事烦恼，情志怫逆，甚至暴怒不已或急躁等精神刺激因素，使肝脏气机不和，肝气过盛，疏泄太过，致肝气横逆犯脾胃，影响脾胃生理活动，引起脾胃升降失常；悲忧过度则耗伤肺气，而肺与脾同属太阴，脾与肺为母子关系，子盗母气，肺伤则脾亦伤，脾伤则胃失和降，中焦气滞。总之，各种原因所致情志失调均可影响脾胃正常生理功能，致胃腑气机郁结，引起胃脘痛发作。

3. 饮食失调　暴饮暴食，胃纳过盛，积滞胃脘，腐化无能；宿食停滞，损伤脾胃，胃气壅滞，脾运艰迟，致使胃失和降，气机郁阻；或因体弱、年老自衰而胃虚，食入难化，积于胃中；或由于地区、季节、生活习惯不同，所食之物粗糙、生硬，或过热过冷，复因素有胃疾，年老和体虚，脾胃功能虚弱，消化力低下，致食滞胃腑，阻碍气机；过食肥甘滋腻厚味，则壅积于胃脘，阻滞气机，湿聚而生痰化热；或嗜食辛辣煎炒或浓烈调味品，直接刺激胃腑，耗伤阴津；或长期嗜饮烈酒，湿热积于胃脘，并耗伤阴液，甚腐蚀胃脘，造成胃腑气机郁滞，血行不畅，胃失和降而胃脘疼痛。

4. 生活起居失宜　坐卧湿冷之地，或冒雨涉水，或暑季贪凉而卧于屋檐下或门窗空气对流之处等因，寒湿之邪内侵困脾，脾失健运，气机逆乱，气血运行不畅；或素有胃疾，或体弱脾胃虚之人，复因上述诸因而致起居失宜引发胃脘痛。

5. 瘀血停滞　胃脘疼痛反复发作，气机阻滞日久，影响血液正常运行，血流迟缓而成血瘀，阻滞胃脘脉络而成瘀血；或久病、体虚之人，脾虚气弱，推动血行乏力，血行迟缓，致血瘀停着，瘀阻络脉而发为胃脘痛。

6. 脾胃素虚　素体阳气虚弱，尤其是脾胃虚寒，胃脘络脉失于温养，而生胃脘痛。

总之，胃脘痛虽有以上诸多病因，但以情志所伤和饮食失调为主要发病原因。饮食失调、情志所伤、六淫外袭为急性胃脘痛病的常见原因；寒湿、瘀血、正虚为慢性胃脘痛病的常见病因，而急性胃脘痛的病因，又是引起慢性胃脘痛急性发作的重要原因。

二、病机

1. 发病　一般来讲，凡由邪干胃脘引发的胃脘痛多为急性；而由脏腑功能失调所致的胃脘痛多为慢性。

2. 病位　主要在胃腑，与肝、脾关系最为密切。

3. 病性　急性以邪实居多，慢性以正虚或虚实夹杂为主，慢性因邪侵而发作者，以本虚标实为主。实为寒凝、气滞、食积、湿热等；虚为脾胃虚弱，包括气虚、阴虚、阳虚几方面。

4. 病势　病之初在胃，涉及气血，以寒凝、气滞、食积、湿热标实为主，继则耗气伤阴，阴阳受损，肝脾受累，久而成虚证或虚实夹杂证。

5. 病机转化　胃脘痛的病机转化决定于邪气的强弱与脏腑功能的盛衰及邪正双方的相对消长变化。急性者，多由六淫、饮食、情志所引起，邪犯胃脘，损伤脾胃纳运升降功能，致气机阻滞，胃失和降，病多属实，邪盛正气亦旺，脾胃损伤较轻；若邪干胃脘日久，严重损伤脾胃生理功能，正气衰弱，可转化为慢性，出现脾胃虚弱证、虚寒证和阴虚证。慢性可因气滞与气虚致血行不畅，血瘀胃脘络脉，形成瘀血，故慢性胃脘痛虽以本虚为主，但多夹痰、郁、寒湿、湿热、瘀血，形成虚中夹实、寒热错杂证。慢性胃脘痛急性发作时，属本虚标实，且以标实为主。

胃脘痛病因病机见图 3-1。

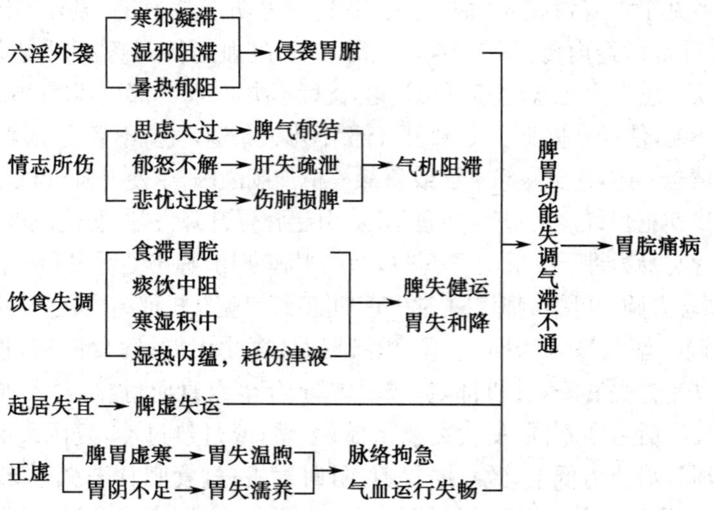

图 3-1　胃脘痛病因病机示意图

【诊断与鉴别诊断】

一、诊断依据

参照2008年中华中医药学会发布的《中医内科常见病诊疗指南·中医病证部分》。

1. 胃脘部疼痛，常伴痞闷、胀满、吞酸嘈杂、嗳气、呃逆、恶心呕吐等局部症状，以及神疲乏力、倦怠懒动等全身症状。

2. 发病与情志不畅、饮食失节、劳累过度、受寒等因素有关。

3. 好发于青壮年，常反复发作。

4. 胃镜检查、胃肠X线钡剂造影、B超、肝功能等有助于诊断。

二、鉴别诊断

1. 真心痛　部分病人表现为突发性心下胃脘部疼痛，但疼痛部位很快由胃脘转向心前区，痛彻肩背，疼痛呈剧痛，或如绞或如割、如刺，胸闷气憋，冷汗不止，甚可出现面色苍白，四肢厥冷，唇甲发绀，舌质淡胖或紫黯有瘀点，脉不通或脉微欲绝。心电图检查可有ST段和T波等改变，心肌酶谱也有相应改变。病情危重者可见心律紊乱、心衰、休克等并发症，一般预后较差。胃脘痛疼痛程度相对较轻，且伴胃肠道症状，心电图检查正常，纤维胃镜和上消化道钡餐造影可见异常。一般预后较好。

2. 胃脘痛　上腹部疼痛为局限性、缓慢性、节律性。起病多缓慢，病程长达数年或数十年，胃中脘痛（胃溃疡）疼痛常在剑突下或偏左，多于餐后1/2～2小时疼痛发作，经1～2小时疼痛缓解。规律是进食→疼痛→缓解。胃下脘痛（十二指肠溃疡）疼痛常在剑突下偏右，一般在餐后4小时发作，进食后疼痛缓解，其规律是疼痛→进食→缓解→疼痛。疼痛周期性发作，与季节有关，秋末冬初最多，春季次之，夏季少见。与饮食、情绪亦有关。疼痛性质为隐痛、烧灼样痛、钝痛、饥饿样痛或剧痛，碱性物质可使之缓解。常伴嗳气、嘈杂反酸、恶心呕吐、心烦易怒等症。缓解期多无明显体征。

X线钡剂检查，直接征象有龛影，间接征象可见溃疡局部有压痛、激惹，溃疡对侧有痉挛性切迹。胃镜检查及活检可明确诊断。

3. 腹痛　胃脘痛的病位在上腹胃脘近心窝处，疼痛部位较局限，病变在胃常伴有嗳气、泛酸、纳差、呕吐等症状。腹痛的部位在胃脘以下、耻骨毛际以上，整个腹部发生疼痛，疼痛范围较广，可见于多种疾病，除腹部疼痛外，还可伴有腹部痞硬胀满等。由于胃腑位于腹中，与肠相连，故胃脘痛可影响及腹，腹痛也可牵连于胃，有些病例也可胃脘痛和腹痛并称，临证之时，要详问病史、细心检查，以辨析病情。

4. 胁痛　不典型的肝胆疾病患者可出现上腹部疼痛，但以右侧为主，并以右上腹压痛及叩击痛为主要体征。

腹部X线平片、肝胆超声波检查、胆囊造影术、十二指肠镜逆行胰胆管造影术（ERCP）有助于确诊。

【辨证论治】

一、辨证要点

1. 辨急慢　急性胃脘痛具有发病急骤，疼痛剧烈，持续半小时以上不缓解，病情变化迅速，病程短等特点；慢性胃脘痛具有起病缓慢，疼痛渐发，或反复发作，疼痛可耐受，服药可缓解或症状消失，病势较缓，病程长等特点。

2. 辨虚实　实者多痛剧，固定不移，拒按，脉盛，若补之则痛剧，大便常闭结不通，多见于新病体壮之人；虚者多痛势徐缓，痛处不定，喜按，脉虚，若攻之则痛剧，大便无闭结，多见于久病体弱之人。

3. 辨寒热　胃脘疼痛，遇寒则痛甚，得温则痛减，为寒证；胃脘灼痛，痛势急迫，遇热则痛甚，得寒则痛减，苔黄或黄腻，脉弦数或滑数、濡数为热证。

4. 辨气血　一般初病在气，久病在血。在气者，有气滞、气虚之分。其中，气滞者，多见胀痛，或涉及两胁，或兼见恶心呕吐，嗳气频频，疼痛与情志因素显著相关；气虚者，指脾胃气虚，除见胃脘疼痛外，兼见饮食减少，食后腹胀，大便溏薄，面色少华，舌淡脉弱等。在血者，有血瘀和血虚之异。其中，血瘀者，疼痛部位固定不移，痛如针刺，舌质紫黯或有瘀斑，脉涩，或兼见呕血、便血；血虚者，兼见面色萎黄不华，唇甲舌淡，头晕目眩，心悸神倦，脉细等。

5. 注意兼夹　胃脘痛病常见寒凝、气滞、食停、湿热、血瘀、气虚、阴虚等证，但各证往往不是单独出现或一成不变的，而是互相转化和兼夹的，如寒热错杂、虚中夹实、气血同病等。临床上应结合各证的临床特点，综合考虑，具体分析。

二、治疗原则

总以通降和胃为大法，实者祛邪为主，虚者补虚调养脏腑为主，佐以通降。急性疼痛时应“急则治其标”，重在祛邪止痛，慢性疼痛时应“缓则治其本”，寓补于通，标本兼治。

三、应急措施

对于急性胃脘痛病人可先用下列方法处理：

1. 药物：

(1)肝气犯胃者，选用气滞胃痛冲剂，每次 2 包，温开水冲服，服药次数随疼痛而定。

(2)寒邪犯胃者，选用温胃舒冲剂，每次 2 包，温开水冲服，日 3 次，或疼痛则服药。

(3)湿热中阻者，选用三九胃泰冲剂，每次 2 包，每日 3 次，温开水冲化凉服。

(4)饮食伤胃者，选用枳实导滞丸，每次 2 丸，每日 3 次，温开水送服。

(5)瘀阻胃络者，选用元胡止痛片，每次 4～6 片，每日 3～4 次，凉开水送服。

(6)取云南白药中的“保险子”口服，有时可立即止痛。

2. 按压止痛　按压第 2～4 胸椎棘突，有时可立即止痛。

3. 针灸　针刺足三里穴，采用泻法，强刺激，对体弱者可平补平泻。寒邪犯胃者用灸法，取艾卷点燃在中脘、足三里、脾俞、胃俞等穴，灸 15 分钟左右。

4. 手术　急症胃痛，疼痛剧烈不缓解又合并有大量胃出血或穿孔时，出现血压下降，病情逐渐加重，内科保守治疗无效者，应立即转外科手术治疗。

四、分证论治

1. 肝气犯胃证

症舌脉：胃脘胀痛，痛窜胁背，嗳气痛轻，恼怒痛重，食欲减退，胸脘痞闷，善太息，大便不调，舌质红，苔薄白，脉弦。

病机分析：肝主疏泄，以条达为顺，胃主受纳，以通降为和，情志抑郁，恼怒伤肝，则疏泄失职，横逆犯胃，胃气阻滞，和降失常，则胃脘胀痛，胸脘痞闷；胁为肝络之分野，故痛窜胁背；滞气停于胃脘则食欲减退，滞气上行则嗳气，气郁于胸则善太息，恼怒后肝气郁滞更甚故疼痛加重；弦脉主肝病、主痛。

治法：疏肝和胃，理气止痛。

方药运用：

(1)常用方：四逆散。药用醋柴胡、醋白芍、枳实、炙甘草。

方中柴胡疏肝解郁，畅气机，醋炙后则增强疏肝止痛之效，为君药；白芍柔肝、缓肝、养阴和血脉，又有缓急止痛之功，收脾气之散乱，敛肝气之恣横，于土中抑木，醋炙后可增强柔肝敛阴之功，与柴胡相配，一散一收，疏导气血，助柴胡疏肝调气而不伤正气，为臣药；枳实苦泄，行气散结，使气机疏畅而不壅滞，调中焦运化，与柴胡同用，一升一降，加强疏畅气机之功，为佐药，同时枳实配芍药又可理气血；甘草缓急和中，与醋白芍相配，可缓急止痛，又能调和诸药为使药。四药合用则疏肝理脾和胃，升清降浊，理气止痛，使肝气疏达，脾胃气机调畅，疼痛自止。

(2)加减：肝气郁结较严重，胀痛重不缓解者，加川楝子、延胡索以疏肝理气止痛；若见胃脘嘈杂，灼热疼痛，呕吐泛酸，口干口苦，烦躁易怒，舌质红苔黄，脉弦数者，此为肝郁日久化热，治以疏肝泻热，上方加吴茱萸、黄连、黄芩、牡丹皮、栀子以清肝泻热，和胃止痛；或改投化肝煎。若嗳气、呃逆较重者，加旋覆花、沉香末、炒莱菔子以顺气降逆；若见肝郁脾虚，不思饮食，头晕乏力，脘胁胀满，脉弦细，改用逍遥散；若肝郁脾虚而气郁日久化火，在前证基础上又见心烦、便干、苔黄燥，用加味逍遥散。

(3)临证参考：本证候还可选用柴胡疏肝散治疗。施今墨治本证首选沉香、乌药、半夏、厚朴、松香以通和胃气，再配香附、青皮、川楝子等疏泄肝郁。秦伯未治本证常用柴胡疏肝散或调气散(香附、青皮、陈皮、藿香、木香、乌药、砂仁、甘草)，凡肝气犯胃引起的胃脘痛，经久不愈，极易化火，治宜辛泄苦降，方用化肝煎合左金丸。秦氏指出：胃气痛从肝胃施治，以理气为主，但需细致辨证，理气药性多辛燥，易耗气阴，对肝血不足、肝火偏旺者慎用。章次公认为本证宗旋覆代赭汤、金铃子散等方，加苏子、佩兰梗、杏仁、羌活、防风、九香虫等，痛定后再加养血柔肝、缓急安中的芍药甘草汤及宁心安神的远志、柏子仁、夜交藤、合欢皮等药物收功。章氏认为杏仁之氢氰酸可以镇痛，杏仁之油可以缓痉挛，用杏仁治胃痛是他的独特经验。姜春华治本证常用柴胡、炒白芍、郁金、川楝子、青陈皮、佛手、陈香橼、旋覆花梗、枳壳、香附、草豆蔻，肝胃郁热则加山栀、黄芩、左金丸等。认为此证以理气为主，但宜香而不燥。董建华以香苏饮为主方加入通降之品，组成胀痛方。由苏梗、香附、橘皮、枳壳、大腹皮、香橼皮、佛手组成。如伴胁肋胀痛，口苦泛恶等肝郁不舒症状者，加柴胡、青皮、郁金等以疏肝解郁；伴见便秘腹胀者，可用酒大黄或瓜蒌、莱菔子以导滞通腑。步如玉对气郁日久化火服药不愈者，投百合汤(百合、乌药)每获佳效。总之，本证治以疏肝理气和胃为主，但理气药多辛香温燥，久用易耗气伤阴，对于单纯气机郁滞者适用，宜中病既止，对郁久化火者，不宜继续香燥行气，当配酸甘凉润养阴之品。

2. 寒邪客胃证

症舌脉：胃脘冷痛暴作，畏寒喜暖，遇寒则痛甚，呕吐清水痰涎，口不渴，大便溏，舌淡苔白，脉弦紧。

病机分析：外感寒邪或贪食生冷或阴寒内生，寒邪凝聚于胃脘，阳气被遏，不得舒展，胃脘气机阻滞，不通而痛；寒为阴邪，主收引，气血遇寒则凝，故胃脘冷痛暴作，寒邪得温则自散，阳气舒展，故喜暖畏寒；中寒内盛，阳气被遏，中焦脾胃阳虚，运化不健，和降失司，则呕吐清水痰涎，大便溏；口不渴，舌淡苔白为胃寒之候，弦脉主痛，紧脉主寒，弦紧之脉为寒邪犯胃之象。

治法：散寒止痛，温中和胃。

方药运用：

(1)常用方：高良姜汤。药用高良姜、桂枝、厚朴、当归、生姜。

方中高良姜善散脾胃寒邪，具有温中止痛之功，为君药；桂枝温阳散寒，助高良姜温中散寒止痛，为臣药；当归和血缓痛，厚朴宽中理气，共为佐药；生姜散寒通阳为使药。诸药合用有散寒止痛，温中和胃之功。

(2)加减：寒邪偏重者加炮姜、川椒、荜茇；兼见风寒表证者加苏叶、防风、荆芥；兼食滞者加焦三仙、制大黄、枳实、鸡内金以消食导滞；若寒湿阻胃，症见脘痛喜温，脘腹满闷，四肢欠温，恶心欲呕，舌苔白腻，此为外感寒邪，内伤生冷，寒湿阻遏，胃气郁滞，治宜疏表散寒化湿，药用藿香正气散治疗；呕吐清水痰涎偏重者，加吴茱萸、姜半夏，以温中散寒降逆止呕，化痰涎；若寒邪郁而化热，寒热错杂，症见胸脘痞胀，恶心呕吐，口干口苦，胃痛有灼热感，舌红，苔黄腻，脉濡数，改投半夏泻心汤以辛开苦降，寒热并用。

(3)临证参考：叶熙春治本证宗温中行气法，温中喜用高良姜、荜茇、川椒、甘松、干姜、荜澄茄等辛通腑阳；行气推崇天仙藤、南木香、九香虫、娑罗子、生香附等散结止痛。并认为香附生用，取其辛燥之性，散气结，除胃湿，散胃寒，其功更彰；兼呕酸者，若舌苔薄白加海螵蛸，若舌苔白腻加螺丝壳。魏长春治本证用自拟经验方合良附汤治疗(高良姜、香附、荜澄茄、吴茱萸、陈皮)，夹湿邪者，加苍术、厚朴、茯苓之类；夹食滞者，加神曲、枳壳、鸡内金之类；若内有气滞而外感风寒者，加苏叶之类。秦伯未治本证用温中厚朴汤。兼饮食不慎，寒食交阻，疼痛加剧者，酌加神曲、山楂等以消食滞。秦氏认为胃寒痛如恶寒或呕吐白沫，宜用桂枝，不宜用紫苏。紫苏行气宽中，可用治脾胃气滞，胸闷、呕吐、恶心等，但偏重于风寒解表，不若桂枝通阳化气，治里虚寒证最适宜。章次公治本证常用肉桂、附子、丁香、荜茇、炮姜、吴茱萸、细辛、艾叶散寒；延胡索、香附行气止痛。姜春华治本证常用高良姜、干姜、桂枝、苏梗、吴茱萸、川椒、制香附、荜茇、延胡索、乳香、没药等。

3. 湿热蕴胃证

症舌脉：胃脘灼热疼痛，嘈杂口干或口黏而苦，渴不欲饮，身重肢倦，纳呆恶心，小便黄，大便黏滞不畅，舌质红，苔黄厚腻，脉滑数。

病机分析：饮食不节，或其他原因，损伤脾胃，运化失常，湿热内生，蕴结于胃，气机阻滞则胃脘灼热疼痛；湿热熏蒸于胃脘则嘈杂，纳呆恶心；湿热郁滞中焦，上犯于口则口干或黏而苦，水津不布则渴而不欲饮；湿热困脾，则身重肢倦；湿热下侵膀胱则小便黄，湿热阻滞肠道则大便黏滞不畅；舌苔、脉象均为湿热中阻之征。

治法：清热化湿，理气和胃。

方药运用：

(1)常用方：清中汤。药用半夏、陈皮、茯苓、黄连、栀子、草豆蔻、甘草。

方中以二陈汤清中焦湿邪为君；山栀子苦寒泻火，治胃热，黄连苦寒入中焦，清热燥湿，二者相配清胃热之力更强，为臣药；中焦有热，用栀、连苦寒泻火，易致格拒不纳，故加草豆蔻辛温燥湿健脾温胃以反佐，则邪易伏而病易愈；甘草调和诸药为使药。诸药合用则湿热除，胃气和。

(2)加减：湿偏重加薏苡仁、白扁豆、藿香、厚朴、佩兰；热偏重者加黄芩、蒲公英、苦参；便秘者加枳实、制大黄；恶心呕吐者加竹茹以清热和胃降逆。

(3)临证参考：本证还可选用三仁汤或小陷胸汤合左金丸，或连朴饮合六一散加减治疗。施今墨治本证常用栀子、知母、竹茹、龙胆草等药。魏长春治本证用自订经验方加减，药用黄连、厚朴、石菖蒲、姜半夏、大豆卷、炒山栀、天仙藤、陈皮。姜春华治本证常用苍术、茯苓、黄连、黄芩、川朴花、藿香、佩兰、薏苡仁、枳壳、望江南等，苦寒与芳化祛湿并用。董建华治本证常用藿香、佩兰、芦根、滑石、黄芩等药，通过芳香化湿，清化湿热，使湿去热退，脾阳得振，胃气得复。

4. 饮食伤胃证

症舌脉：胃脘胀满疼痛，拒按，嗳腐吞酸，或呕吐不消化食物，气味腐臭，吐后痛减，不思饮食，大便不爽，苔厚腻，脉滑或实。

病机分析：食滞胃脘，气机阻塞，升降失常，气滞不通则胃脘胀满疼痛；食积阻滞，胃气不降，浊气上逆而嗳腐吞酸，甚则呕吐不消化食物；吐出食物后，胃中气机得畅，积滞减故吐后痛减；食积停滞，脾胃受损则不思饮食；食积下迫，大肠传导失司则大便不爽，舌苔脉象均为食积内阻之象。

治法：消食导滞，和胃止痛。

方药运用：

(1)常用方：保和丸加减。药用麦芽、山楂、莱菔子、厚朴、香附、陈皮、连翘、甘草。

方中麦芽消食和中，长于消米面诸果食积，山楂消食化积，尤能消肉食油腻之积，莱菔子消食行滞，善化麦面痰气之积，三药合用，可消多种饮食积滞，共为君药；厚朴宽中导滞，陈皮健脾消滞，理中焦之气以调中，香附解肝胃之郁以消食，三药行气散满，助麦芽、山楂、莱菔子消食积，共为臣药；盖食积日久易化热，故用连翘苦寒清热散结，又能制行气药温燥之性，为佐药；甘草益脾，调和诸药。合而用之，则消食和胃，理气止痛。

(2)加减：胃脘胀痛不减，加枳实以理气止痛；若不效，并见大便不通者，可用小承气汤；若见苔黄燥便秘者，可用大承气汤；兼表证者，加紫苏、荆芥；食积化热者，加黄连、黄芩；脾胃素弱食滞者，用香砂枳术丸加神曲、麦芽；若属膏粱厚味或辛辣酗酒损伤脾胃，脾不运化，湿热内生，胃气不降者，症见胃脘灼痛，胸膈满闷，肢体困重，纳呆，嘈杂吞酸，大便不爽，舌苔黄腻，脉滑，治宜理脾和胃，清化湿热，方用清脾饮。

(3)临证参考：因喜食而太过者，当助脾消导，善饥而食者，当补中益气；气恼后得食或食后气恼，当舒气解郁，兼以消化；病后、产妇、年高者，凡有食滞，只宜消补兼施；暴伤饮食所致胃脘痛者，可用吐法，如瓜蒂散或盐汤探吐。本证亦可用枳实导滞丸治疗。魏长春治疗本证因饮食不节，停积于胃者，用自拟方（六神曲、炒山楂、炒莱菔子、陈皮、姜半夏、鸡内金、茯苓）。章次公治本证选用六磨饮子。姜春华治本证常用藿梗、苏梗、鸡内金、山楂、神曲、莱菔子、谷芽、麦芽、枳实、槟榔、木香、砂仁、制半夏、陈皮、大黄等。步玉如治本证用保和丸改汤剂，莱菔子重用，郁甚加入槟榔。

5. 瘀血阻胃证

症舌脉：胃脘疼痛较剧，拒按，痛如针刺或刀割，痛处固定，疼痛持久，或黑便，舌质紫黯或有瘀斑，脉涩。

病机分析：胃痛日久则局部络脉血行不畅，气机阻滞，终则瘀血内停，胃络壅塞，不通则更痛，故胃痛剧烈，状如针刺或刀割；瘀血有形，故痛处固定且拒按；瘀血损伤络脉，血不循经，下渗大肠出于后阴则黑便；血瘀则舌少滋荣，故舌质紫黯或有瘀斑，血瘀则脉道血行不畅所以脉涩。

治法：活血化瘀止痛。

方药运用：

(1)常用方：失笑散。药用蒲黄、五灵脂。

方中五灵脂通利血脉，行血止痛，蒲黄行血消瘀止痛，二药合用重在化瘀止痛。

(2)加减:若见脘腹胁肋胀满者,此气滞而血瘀,上方加三棱、莪术、当归、白芍、砂仁,以理气化瘀;气虚者合四君子汤并用。

(3)临证参考:瘀血轻者,可用手拈散治疗,或用膈下逐瘀汤治疗。施今墨治本证多用延胡索、丹参、五灵脂、乳香、没药、桃仁、红花、蒲黄、莪术等。魏长春治本证用自拟经验方,加味失笑芍甘汤(蒲黄、五灵脂、赤芍、炙甘草、丹参、玫瑰花、九香虫、香附)。黄文东治本证首推当归,黄氏认为当归养血活血,并可与丹参、赤芍同用,在化瘀药中最为平和,红花、桃仁同用,兼有润肠活血之功,若属顽固、陈旧性胃脘痛,可用失笑散及少量制大黄,有化瘀止痛通络的作用。董建华认为气滞日久,必然会引起血瘀,出现胃脘又痛又胀,以痛为主的症状,此时单用理气药不能解决,必须加用川楝子、延胡索等既能行气又能活血的药物,以达到行气宽胀、活血止痛的目的,主张用川楝子、延胡索、香附、陈皮、枳壳、大腹皮组方治疗又痛又胀、以痛为主的血瘀轻型胃脘痛。如郁久经火,伴见恶心、呕酸症状者,当配用左金丸、煅瓦楞子;如胃痛喜暖喜按畏寒,加高良姜、甘松以行气散寒止痛;心烦喜呕,舌红苔黄有热象者,加栀子、竹茹;如血瘀胃痛继续发展,瘀久入络,胃只痛不胀,或刺痛难忍,痛处固定,此时当以化瘀活血止痛为主,用炙刺猬皮、炒九香虫、炒五灵脂、川楝子、延胡索、制没药、制乳香、香附、香橼皮、佛手组方治疗,调血以和气。并指出一般瘀血胃痛,痛势减轻或基本控制后,常有食少、乏力等虚象,可用和胃健脾调补法,以香砂枳术或香砂六君子之类收功,切忌早补或峻补,因胃腑以通为补,如补不当,又会引起气滞血瘀,病情反复。

6. 胃阴亏虚证

症舌脉:胃脘灼痛,口燥咽干,心烦,手足心热,食少,大便干燥,舌红少津,脉细数。

病机分析:常见于素体阴虚之人,或脾虚不能为胃行其津液;或热病耗伤胃阴;或久病中虚,生化乏源;或胃脘痛日久化火伤阴;或胃热素盛,或长期服用辛香温燥药等均可导致胃阴不足,胃失濡养,气机不畅,上不布津,见胃脘灼痛,口燥咽干,舌红少津,胃阴不足,虚火内扰则见心烦、手足心热;气津不足,纳食不化,故食少;阴虚液耗,无以下溉,肠道失润,而大便干燥;脉细数乃阴虚内热之征。

治法:滋阴养胃。

方药运用:

(1)常用方:益胃汤加味。药用麦门冬、生地、沙参、玉竹、半夏、甘草、粳米。

方中重用麦门冬、生地,二药味甘性寒,功能清热凉血,滋阴润燥,为甘凉益胃阴之上品,共为君药;沙参甘寒养阴,清热润燥,玉竹甘凉生津养阴,二药合用可以加强生地、麦门冬复胃阴之力,共为臣药;半夏性虽温燥,但与大量生地、麦门冬相配伍,非但不嫌其燥,且能监制甘润之品滋腻碍胃,使之相反相成,为佐药;甘草、粳米益气生津,养胃和中,同时甘草调和诸药,二药共为使药。

(2)加减:若热象明显者,加桑叶清肝胃之热,石斛,知母之类以养胃阴清热;若吐酸嘈杂者,加左金丸;口燥咽干偏重者,加玄参、天花粉、五味子;大便干燥重者,加当归,且白芍用量宜加大;肝阴不足,胃阴液亏耗,并伴见口干、舌光绛、胸胁不舒或疼痛者,用一贯煎;阴虚夹湿,症见胃脘痞闷灼痛,口干不欲饮,纳呆作呕,舌红苔腻,或兼见咽干烦躁,大便溏泄不爽,脉濡数,治以酸甘养阴益胃,佐以燥湿理气,方用芍药甘草汤合二陈汤加味;阴虚夹瘀,症见胃脘灼痛,烦躁易怒,舌红少津,兼见瘀斑,或兼见口干不欲饮,纳少干呕,治以养阴益胃,佐以活血化瘀,方用通幽汤加减。

(3)临证参考:施今墨治本证常用西洋参、石斛、绿萼梅、荷叶等甘凉濡润,还可用乌梅配木瓜以敛养胃津。叶熙春治本证宜濡润合清热，濡润用沙参、麦门冬、玉竹、生地、甘草、石斛等，清热应选金银藤、蒲公英、竹茹等甘寒之品。魏长春治本证以自订经验方，沙参麦冬汤（沙参、麦门冬、玄参、生地、无花果、扁豆、白芍、炙甘草、陈皮、竹茹）。秦伯未治本证常用一贯煎加减治疗。黄文东治本证取白芍、甘草酸甘化阴，进一步加沙参、麦门冬，甚则酌加乌梅、木瓜以制肝醒胃。脾胃虚弱，阴液难复者，再加石斛、人参之类，并与陈皮、佛手芳香理气开胃之品同用，以助药力。并认为久病之后，阴阳俱虚，脾胃阴虚而兼阳虚之证，既有不思饮食，舌红少津之热象，又有形寒喜温，兼喜热饮之寒象时，用药以温和为主，剂量不宜过重。章次公认为本证多因阴液耗伤而痛，多用白芍、麦门冬、沙参、玉竹、杏仁、当归、川楝子、绿萼梅等滋养柔润兼疏解之药。姜春华治本证常用沙参、麦门冬、石斛、玉竹、天花粉、扁豆、白莲肉滋胃养津，芍药、乌梅、木瓜、甘草酸甘化阴，加佛手、玫瑰花、川楝子、白豆蔻壳理气和胃，静中宜动。董建华治本证常用北沙参、麦门冬、石斛、丹参、白芍、甘草、乌梅、香附、金铃子以养阴益胃，和血止痛。步玉如认为本证系胃失濡养，虚热内迫所致，但气血郁滞亦是致病病机之一，故单纯柔润，不若合入行气和血药收效更捷。步氏喜用一贯煎，或养胃汤、芍药甘草汤、金铃子散合用。

7. 脾胃虚寒证

症舌脉：胃痛绵绵，多遇冷痛甚，喜按喜暖，倦怠乏力，口淡多涎，喜热饮食，纳少便溏，舌淡苔白，脉沉细弦。

病机分析：中阳不振，寒自内生，故胃痛绵绵；寒得温而散，得冷则凝，故喜暖喜按，喜热饮食，遇冷痛甚；脾虚中寒，水不运化而上逆，则口淡多涎；脾虚生湿下渗则便溏，脾虚水谷受纳失常则纳呆；中气不足，脾虚不运则倦怠乏力；舌淡苔白、脉沉细弦均为脾胃虚寒之象。

治法：温中健脾，益气止痛。

方药运用：

(1)常用方：黄芪建中汤。药用炙黄芪、饴糖、桂枝、白芍、炙甘草、生姜、大枣。

方中重用炙黄芪以补中益气，饴糖甘温入脾，温中补虚，二药合用健脾补虚，和里缓急，共为君药；桂枝温阳气，芍药养阴血，两药调和阴阳，同时桂枝、芍药又助黄芪、饴糖补虚健中，共为臣药，甘草合炙黄芪、饴糖则补脾养胃之力更强，合芍药酸甘化阴，又缓急止痛，故为佐药；生姜辛温、大枣甘温、辛甘相合，能健脾而和营卫，为使药。诸药合用辛甘与酸甘相配，辛合甘而生阳，酸得甘以生阴，阴阳相生，中气自立。

(2)加减：虚甚者，加人参、党参、白术以健脾益气；寒甚者，加干姜、附子、川椒以温中和胃止痛；痛甚者，合良附丸以温中止痛；脘腹胀闷、纳少者，加砂仁理气宽中；泛酸量多者，加吴茱萸、煅瓦楞子；呕吐清涎者，加半夏、茯苓、陈皮、吴茱萸以温中健脾和胃化饮降逆；痛止后可用香砂六君子汤或香砂养胃丸调理。

(3)临证参考：施今墨治本证善用党参、黄芪、山药、莲子肉健脾益胃；以苍术、扁豆、芡实、白术、薏苡仁健脾祛湿；以柴胡、升麻升提下陷之清阳以旺脾；寒甚用吴茱萸、附子、肉桂等；胃虚而呕必用人参。董建华治本证常用黄芪、桂枝、白芍、炙甘草、饴糖、高良姜、大枣、延胡索、川楝子、陈皮以补气温中，散寒止痛。步玉如认为本证虽以正气虚馁为本，但所以作痛，多因虚中夹滞，故治疗上当以叶天士所倡通补法为主，即在补益之中加通调气血郁滞之药，使补而不壅，通而不伤。步氏注意调节通与补的比例，痛甚标实较重的，加大通调药物剂量，痛缓本虚重的，减少通药比重，中阳虚胃痛以理中汤治疗，方中虽有干姜温阳兼通，但配伍人参、甘草，有补气壅滞之嫌，于阳虚寒凝作痛者不利，加乌药辛温通气，助干姜破寒凝，可使全方通闭止痛的疗效显增。步氏对于久痛之脾虚湿滞与食积郁热者，用香砂六君子汤合温胆汤加神曲、冬瓜皮为基础方。正气虚甚，重用太子参；湿盛重用冬瓜皮、茯苓；热重去砂仁加黄连或栀子；食积甚的加焦三仙；本证若偏阴阳两虚时用小建中汤；阳虚夹寒湿证用理中汤及其衍生方；香砂六君子汤适用于气虚兼痰湿、气郁之证。

五、其他疗法

1. 中成药

(1)气滞胃痛冲剂：每次 10g，每日 3 次，开水冲服。用于肝气郁滞引起的胃脘痛。

(2)虚寒胃痛冲剂：每次 10g，每日 3 次，开水冲服。用于脾胃虚寒引起的胃脘痛。

(3)阴虚胃痛冲剂：每次 10g，每日 3 次，开水冲服。用于阴虚引起的胃脘痛。

(4)三九胃泰：每次 1 袋(20g)，每日 2 次，早、晚各服。用于气滞引起的浅表性胃炎、糜烂性胃炎等各类型慢性胃炎。

(5)藿香正气软胶囊：每次 2～4 粒，每日 2 次。用于外感风寒，内伤湿滞，脘腹胀痛，呕吐泄泻，头痛昏重。

2. 单验方

(1)棉花籽 20g，用水 3 杯，煎成 1 杯，加黄酒半匙温服。治疗气滞胃痛。

(2)绿萼梅、好茶叶各 6g，开水冲茶服。治疗肝胃气痛。

(3)桃仁、五灵脂各 15g，微炒为末，面醋为丸，如小豆粒大，每服 20 粒，温开水送下，孕妇忌服。治疗瘀血胃痛。

(4)生韭菜 30g，五灵脂 15g。五灵脂先研末，以韭菜煎汁吞服。治疗胃痉挛疼痛。

(5)姜黄、香附(炒)各等分，研细末，每服 3g。治疗气滞胃痛。

(6)黑香附 12g，砂仁 3g，共为细末，每服 3g。治疗气滞胃痛。

(7)苍术 30g，吴茱萸 10g，炒研末，每次服 6g，每日 2 次，温开水冲服。治疗寒湿胃痛。

(8)荜澄茄、白豆蔻各等分，研末，每服 3g。治胃寒痛。

(9)荜茇、荜澄茄各等分，研末，每服 3g。治胃寒痛。

(10)胡椒、干姜各等分，共研末，每服 3g。治疗虚寒胃痛。

(11)百合 30g，丹参 20g，水煎空腹服，治疗虚热胃痛。

(12)百合 30g，乌药 15g，水煎服。治疗虚热胃痛。

(13)荔枝核(烧焦)、木香按 6∶1 比例，共研细末，热汤调服。治疗胃寒气滞疼痛。

(14)山栀子、川芎各等分，水煎服。治疗郁热胃痛。

(15)莱菔子 15g 水煎，送服木香面 4.5g。治疗食积胃痛。

(16)鸡内金 10g，香橼皮 10g，共研细末，每服 3g。治疗食积胃脘胀痛。

3. 针刺

(1)选穴：主穴为中脘、内关、足三里、公孙。寒邪客胃者，加神阙、梁丘；肝气犯胃者，加期门、太冲；痰饮停胃者，加脾俞、丰隆；饮食伤胃者，加梁门、建里；湿热蕴胃者，加内庭；瘀血阻胃者，加膈俞、血海；胃阴亏虚者，加胃俞、太溪、三阴交；脾胃虚寒者，加神阙、气海、脾俞、胃俞。

(2)手法：①泻法：凡急性胃脘痛患者及实证者，采用泻法。进针迅速刺入，反复捻转，上下提插，出针时摇大针孔，快速出针而不加揉按针孔。②补法：凡虚证之胃脘痛，采用补法，进针缓慢刺入，轻度捻转，重插轻提，出针后用手指在针孔上快速按压，使针孔闭塞，不令经气外泄。

(3)禁忌:凡怀孕12周以上或有流产史的患者,不宜采用针刺疗法,特别忌用泻法。

4. 食疗

(1)二姜粥:干姜6g,高良姜6g,粳米60g。将干姜、高良姜洗净,用水煎去渣取汁,把粳米洗净,加入药汁中,文火煮成粥,随量食用。适用于胃寒疼痛。

(2)橘皮粥:陈皮10g,生姜4片,粳米60g。将陈皮、生姜洗净,水煎去渣取汁,再把粳米洗净,加入药汁中,文火煮成粥,随量食用。适用于脾胃气滞引起的胃脘痛及消化不良。

(3)山楂粥:山楂30g,粳米60g,红糖10g。山楂洗净,水煎取汁去渣.然后加入粳米、红糖同煮成粥,空腹食,随量食用。适用于食积引起的胃脘不适。

(4)萝卜饼:白萝卜200g,面粉250g,瘦肉100g,姜、葱、食盐、食用油适量。瘦肉剁细,萝卜切丝炒至五成熟,与姜、葱、盐共调和为馅,将面粉加水适量,制成薄片,以面粉片为皮,萝卜与肉为馅,制成小饼,放入油锅中烙熟,空腹食用。适用于消化不良,食欲不振,脘腹胀满。

(5)桃仁粥:桃仁15g,粳米60g,将桃仁捣烂如泥,加水研汁去渣,以汁煮粳米为稀粥,随量食用。适用于血瘀胃脘痛。

(6)参芪粥:党参10g,黄芪10g,红枣4枚,粳米60g。将党参、黄芪、红枣、粳米洗净,以冷水泡透,把全部用料一齐放入锅内,加清水适量,文火煮成粥,随量食用。适用于脾虚气郁引起的胃脘痛。

(7)天花粉粥:天花粉15g(鲜品30g),粳米60g。将鲜品洗净水煎取汁去渣,同粳米煮成粥,或粳米加水煮成粥,将熟时加入天花粉,再煮至粥熟。适用于胃热及胃津不足引起的胃脘不适。

(8)木须肉片:黄花菜干品20g,黑木耳干品10g,瘦牛肉60g,植物油、精盐、黄酒、姜、葱适量。黑木耳用温水浸泡发胀后,再用冷水浸没备用,黄花菜用温开水浸泡1小时,滤干,牛肉切薄片,用刀背打松,加精盐、黄酒拌匀。植物油二匙,中火烧热,倒入肉片炒2~3分钟,再倒入木耳、黄花菜同炒,加精盐、黄酒适量,炒出香味后,加清汤半小碗,烧6分钟,撒上姜葱半分钟即成。适用于气滞及兼血瘀引起的胃痛。

(9)韭菜子250g,炒黄研末,与红糖250g和匀,每次1汤匙,每日3次。治胃痛。

(10)小麦500g炒熟,白胡椒90g,共研细末,每早服。用红糖拌1茶匙,治胃痛。

(11)牛肚胡椒:牛肚1个,胡椒10粒,姜5片。将牛肚用水反复洗净,纳入胡椒和姜片隔水炖烂,每日就餐吃。治久病体弱之胃病或胃痛久治不愈。

5. 外治

(1)盐炒麸皮,炒热后盛布袋中,放在痛处熨,冷却后换热的再熨,治胃痉挛痛。

(2)仙人掌不拘多少,捣烂,包痛处,治热性胃痛。

(3)大黄、玄明粉、栀子、郁金、香附各30g,滑石60g,黄芩、甘草各10g,共研细末,姜汁调成糊状,敷胃痛处。治气滞、食积化热之胃痛。

(4)青黛30g,雄黄15g,密陀僧30g,共研细末,鸭蛋清2个调匀,外敷胃部热痛处。适用于胃热作痛。

6. 灸法　寒邪客胃和脾胃虚寒者,中脘、气海、神阙、足三里、脾俞、胃俞施行艾条灸法或隔姜灸(中脘、气海、足三里还可施行温针灸)。

【转归与预后】

一、转归

急性胃脘痛以实证居多,如气滞、食积、寒凝、湿热等,治疗及时、无误,则多能向愈;若失治、误治，延误病情，则可转为慢性胃脘痛。初则多实，可由气入血，形成气滞血瘀，或寒凝久郁而化热，或由于气滞日久化火伤阴，或由于食积壅遏化为湿热痰浊；久不愈则耗伤气血，脏腑受损，脾胃气虚，健运无力，或由胃阴不足，而生热，形成虚实夹杂。慢性胃脘痛若遇气滞、寒凝、食积等因素，可出现胃脘痛急性发作；同时病邪久而不除则形成痰滞、瘀阻，久则可变生他病，或成痞满，或成胃脘痈，或成癥积，或成胃岩。

二、预后

因一时性饮食不当或感受外邪而致的胃脘痛较易治疗，只要及时治疗，即可痊愈。若病久成慢性宿疾，反复发作，正虚邪实者，则治疗不易，往往病程迁延。

【护理与调摄】

胃脘痛病按内科一般护理常规。

辨证施护

1. 病室环境　病室要安静、卫生、光线充足，空气新鲜。虚寒患者要注意防寒保暖，尤其注意脘腹部防寒，房间应朝阳，室温可略偏高，多加衣被。

2. 情志调护　对气滞者应着重做好情志护理，保持情绪舒畅，消除郁怒烦恼，当郁怒、悲伤时暂停进食，并做好开导工作。精神刺激或情绪激动，往往引起肝气郁滞犯胃，致胃痛发作和加剧，所以加强情志护理尤其重要。开导病人善于克服不良情绪的影响，保持乐观情绪，避免忧思恼怒，树立战胜疾病信心。

3. 病情观察　全面观察疼痛部位、性质、发作时间、伴随症状及诱发因素，并详细记录；及时发现合并症和危重症，并迅速通知值班医生处理。若发现病员有出血现象，必须严密观察出血量、血压、脉搏的变化，并做记录。

4. 饮食护理　饮食应以软、烂、细和少食多餐为原则，粗糙、硬固、过酸、过咸、生冷、油腻等食物能刺激胃脘，不宜食用。如土豆、红薯易致肠道气胀，应慎食；肥腻、甜黏炙煿之物，不易消化，应禁食。另对胃痛持续不休，疼痛剧烈者，应着宽松衣裤，卧床休息，在一定时间内禁食，之后再进流质食物及半流质饮食。

5. 给药护理　理气药应餐后半小时服用；虚寒性胃痛，药宜温服；热性胃痛，药可凉服；服药呕吐者，可加生姜汁于药中同服，或在服药前用生姜擦舌面，并少量多次服用汤药。

胃脘痛患者应重视精神与饮食方面的调摄，保持精神愉快，开朗，不生气发怒，注意劳逸结合，切忌暴饮暴食或饥饱不均，宜少食多餐，清淡易消化为原则，气滞患者可常服大蒜、韭菜、香菜、萝卜、柑桔等，血瘀及易食积患者可常服山楂片，脾胃虚寒者可常食用南瓜、扁豆、蚕豆、莲子、栗子、胡桃、龙眼、鸡肉、牛肉、羊肉、豆制品、鳝鱼、河虾等，阴虚患者可常食梨、藕、荸荠、甘蔗、菠萝、百合、杨梅、柿子、白木耳、花生等。

【预防与康复】

一、预防

1. 调节情志　本病诱因常为情志不畅，故须避免忧思恼怒，保持心情愉快、开朗，增强自身抗病能力。

2. 注意饮食　切忌暴饮暴食或忽饥忽饱，勿食生冷、炙煿、有刺激性食物。饮食要定食定量，以清淡易消化为宜。戒酒。

3. 适当休息，不可过劳，尤其进餐后应休息半小时以上。

4. 注意起居，避免风、寒、暑、湿等外邪内客于胃。

二、康复

胃脘痛经内科治疗，一般能治愈，但复发率比较高，从而形成反复发作的特点。所以在主症消失后，仍要继续服药消除剩余症状，以巩固疗效，恢复脾胃功能，同时配合饮食、体育锻炼等综合调理，可使患者早日康复。

1. 药物康复　病人在康复阶段可以改用丸药缓治，如人参健脾丸、香砂养胃丸、香砂六君子丸、逍遥丸、加味逍遥丸等。

2. 食疗康复　病人宜食松软易消化有营养食品，忌生冷、油腻、有刺激性难消化食品及烟、酒。根据辨证用膳的原则。胃寒者可用姜枣饮（生姜5片，红枣10枚，煎代茶饮）；气滞者可用陈佛饮（陈皮10g，佛手10g，水煎取汁去渣留150ml，加入蜂蜜15ml，拌匀分3次温服）；易食积者可服鸡莱散（鸡内金5g，莱菔子9g，炒黄研末，分3次温开水调服）；胃阴不足者可服藕粉15g冲服；脾胃虚寒者可常服干姜、胡椒。

3. 气功疗法　做平卧式内养功，每日最少一次，每次30分钟，通过平卧、放松、入静、调息，可以达到减轻症状，增加食欲，恢复脾胃功能目的。

4. 运动疗法　病人此时不宜做剧烈运动，但可以做体操、散步、慢跑、打太极拳等活动，促进血液循环，增强胃蠕动，调整脾胃功能，从而提高抵御疾病的能力，防止复发。

【医论提要】

《黄帝内经》中首载“胃脘痛”之名，如《灵枢·经脉》篇曰：“脾足太阴之脉，……入腹属脾络胃，……是动则病舌本强，食则呕，胃脘痛，腹胀善噫。”因《素问·至真要大论》有“胃脘当心而痛”之说，后世乃有“心痛即胃脘痛”（《丹溪心法·心脾痛》）、“胃脘痛非心痛”（《证治准绳·杂病》）之争，且二者常常混淆，以致历代文献中有多种本病之别称。隋代巢元方首次在《诸病源候论·心痛病诸候》中单列“心痛候”，且对“脾心痛”和“胃心痛”进行了描述，如云：“又诸脏虚受病，气乘于心者，亦令心痛，则心下急痛，谓之脾之痛也。足太阴为脾之经与胃合，足阳明为胃之经，气虚逆乘心而痛，其状腹胀归于心而痛甚，谓之胃心痛也。”“胃脘痛”作为一个病名，首次出现在李杲的《兰室秘藏·胃脘痛门》，他也将本病称为“心胃痛”，《东垣试效方·心胃及腹中诸痛门》曰：“夫心胃痛及腹中诸痛，皆因劳役过甚，饮食失节，中气不足，寒邪乘虚而入客之，故卒然而作大痛。”元代危亦林的《世医得效方》载有“心脾痛”，朱震亨的《脉因证治》载有“心腹痛”，均指本病。

从病证分类来看，唐代孙思邈在《备急千金要方·心腹痛》载有：“九痛丸，治九种心痛，一虫心痛，二注心痛，三风心痛，四悸心痛，五食心痛，六饮心痛，七冷心痛，八热心痛，九去来心痛。”孙氏所治，虽未明确描述9种心痛的症状，但从名称上分析，有属心痛者，而大部分系指胃脘痛。明代秦景明在《症因脉治·胃脘痛论》中将本病分为外感胃脘痛（风寒、暑热）和内伤胃脘痛，曰：“今列外感二条，内伤七条，即古名九种心痛也。”皇甫中在《明医指掌·心痛》中提出“胃脘湿热痛”的论点，文中虽只5个字，但却提示了常被人们忽视的胃脘痛的另一个类型。龚廷贤在《寿世保元·心胃痛》中则阐述了“痰火煎熬”之胃脘痛证型。

从病因病机来看，南宋陈无择立“三因”说，在《三因极一病证方论·九痛叙论》曰：“夫心痛者，……其实非心痛也。……若十二经络外感六淫，则其气闭塞，郁于中焦，气与邪争，发为疼痛，属外所因；若五脏内动，汩以七情，则其气痞结聚于中脘，气与血搏，发为疼痛，属内所因；饮食劳逸，触忤非类，使脏气不平，痞膈于中，食饮遁疰，变乱肠胃，发为疼痛，属不内外因。”明代龚廷贤主要阐明了饮食不节在胃脘痛发病中的意义和病变过程，如《寿世保元·心胃痛》说：“胃脘痛者，多是纵恣口腹，喜好辛酸，恣饮热酒煎煿，复食寒凉生冷，朝伤暮损，日积月深，自郁成积，自积成痰，痰火煎熬，血亦妄行，痰血相杂，妨碍升降，故胃脘疼痛，吞酸嗳气，嘈杂恶心。”这一论述，证明了胃热而痛，不单是肝胃郁热，亦存在着饮食因素导致的“痰火煎熬”之证。虞抟承丹溪之余绪，在《苍生司命·胃脘心痛》中阐述胃脘痛为“其症由积痰、食积郁于中，七情九气触于内，以致清阳不升，浊阴不降，而肝木之邪得以乘机侵侮而为病也。”虞氏所言为痰、食、气郁之胃脘痛。张景岳《景岳全书·杂证谟·心腹痛》有：“胃脘痛证，多有因食、因寒、因气不顺者，然因食因寒，亦无不皆关于气，盖食停则气滞，寒留则气凝。所以治痛之要，但察其果属实邪，皆当以理气为主。”着重强调了“气滞”这一病理因素，并主张以“理气为主”，可谓切中胃痛的病机及治疗要领。清代沈金鳌《杂病源流犀烛·胃痛》说：“胃痛，邪干胃脘病也。胃禀冲和之气，多气多血，壮者邪不能干；虚则着而为病。偏寒偏热，水停食积，皆与真气相搏而痛。惟肝气相乘为尤甚，以木性暴且正克也。”阐明了病邪犯胃，则以胃虚为前提。同时进一步强调肝气横逆犯胃是胃痛较常见的因素。此外，高鼓峰总结了胃痛有食、痰、气、死血、寒、火、中气虚诸证之外，另有一种肝胆之火移入于胃者，每易导致膈症，如《四明心法·胃痛》言：“胃痛有食痰死血气寒火中气虚之别，方书载列甚明，无甚深微。独有一种肝胆之火，移入于胃而热，……久之变成燥症，而为膈症矣。”汪蕴谷对肾虚胃痛有独到见解，在《杂症会心录·胃脘痛》曰：“若男子肝肾亏，夹虚火而上逆，妇人冲任弱，夹肝阳而上升，多有胃脘作痛之症。……治法须填补真元，以生津液，导引元阳，以补真气。”

关于类证鉴别，胃脘痛应与心痛相鉴别，早在《灵枢·厥病》篇就描述：“真心痛，手足青至节，心痛甚，旦发夕死，夕发旦死。”其部位症状及预后与胃脘痛显然不同。隋代巢元方对真心痛与胃脘痛的区分较详，如《诸病源候论·心痛病诸候》曰：“心痛者，风冷邪气乘于心也。其痛发，有死者，有不死者，有久成疹者。心为诸脏主而藏神，其正经不可伤，伤之而痛为真心痛，朝发夕死，夕发朝死。心有支别之络脉，其为风冷所乘，不伤于正经者，亦令心痛，则乍间乍甚，故成疹不死。”如此经巢氏的条分缕析，对胃脘痛与心痛的鉴别可谓豁然。

治法方面，《灵枢·邪气脏腑病形》篇中“胃病者，腹䐜胀，胃脘当心而痛，上支两胁，膈咽不通，食饮不下，取足三里也”等描述，阐明了本病的主要病变部位、临床表现及治法，尤其是针刺足三里治疗胃痛，至今仍是临床常用的有效方法。宋代杨士瀛在《仁斋直指方论·心气·心疼方论》中总结胃脘痛证治大法为“热者凉之，寒者温之，感受风寒者散之，顺气调血，逐水豁痰，此其要略耳。”金元时期，张子和对胃脘痛的可下之证做了具体的描述，如《儒门事亲·凡在下者皆可下式》曰：“凡宿食在胃脘皆可下之，则三部脉平；若心下按之硬满者，犹宜再下之。”李东垣倡脾胃升降学说，认为脾胃为精气升降之枢纽，故在《脾胃论·天地阴阳生杀之理在升降浮沉之间论》说：“盖胃为水谷之海，饮食入胃，而精气先输脾归肺，上行春夏之令，以滋养周身，乃清气为天者也；升已而下输膀胱，行秋冬之令，为传化糟粕转味而出，乃浊阴为地者也”，他把胃脘痛的病机归结为中气虚损，或客寒犯胃，或脾胃升发之气不升，兼阴火上冲，相应制订了一系列益气和胃、温中理气，主以升提阳气兼降阴火为特点的胃脘痛病治效方，诸如草豆蔻丸、黄芪人参汤、麻黄豆蔻丸、厚朴温中汤等方剂为代表。元代《丹溪心法·心脾痛》中朱丹溪认为“心痛即胃脘痛。……痛甚者，脉必伏，用温药附子之类，不可用参术。诸痛不可补气”。这引起后世的争论。汪机在《医读》中对丹溪“诸痛不可补气”之说予以纠正，指出：“痛不补气，指病初起，病久气虚，补剂不以，气何由行？痛何由止？参术之类，其可例弃？”清代汪蕴谷在《杂症会心录·胃脘痛》中同样指出：“丹溪曰诸痛不宜补气，此惟邪实气滞者当避之，而曰诸病皆然，吾不信也。”明代张景岳发挥了治五脏以调脾胃的观点，即所谓“能调五脏，在以治脾胃也”（《景岳全书·杂证谟·脾胃》），这对胃脘痛的治疗颇有意义。谈及胃脘痛的治疗，有关“胃中润泽”一派的学术观点和治则是不可缺的。金元时期刘完素《素问病机气宜保命集·病机论》曰：“是以风火皆属阳，阳主动，其为病也，胃脘当心痛。”他虽以“火”立论，但又不拘于“火”论，他对脾胃的论述具有另一特点，特别是《宣明论方·胃中润泽论》一文，把胃中润泽放到一个非常重要的地位来看待，为胃脘痛的治疗开辟了一条新路。明代缪希雍治病重视脾胃，对一般脾胃虚弱之证，不偏于香燥温补，而认为温燥之品，健胃除湿，救标则可，多服易泻脾以损津液。如《先醒斋医学广笔记·卷三》曰：“世人徒知香燥温补为治脾虚之法，而不知甘寒滋润益阴之有益于脾也。”故主张治以甘平柔润之剂，他创制的资生丸（《先醒斋医学广笔记》）体现了甘而流通、补而不燥、轻清柔润的特点，对后世启发很大，对阴虚胃脘痛之治颇为效验。叶天士在此基础上创立了胃阴学说，主张治胃以甘凉通降，“甘平或甘凉濡润以养胃阴”，“津液来复使之通降”（《临证指南医案·脾胃》），使甘润柔养之法在缪氏之后，常为后人所应用。此外叶天士对胃脘痛的辨证施治仍颇多独到见解，如《临证指南医案·胃脘痛》中的“初病在经，久痛入络”，“痛则不通，通字须究气血阴阳，便是看诊要旨”，“胃痛久而屡发，必有凝痰聚瘀”等医论，为后世用虫类药搜剔以治胃脘久痛开辟了新径。现代诸家或禀家学，或承师传，对胃脘痛的理论研究或临床治疗实践，亦各有独到之处。如董建华对瘀久入络的瘀血胃脘痛重证，常以自己拟制的猬皮香虫汤进行治疗。施今墨治胃脘痛，立温、清、补、消、通、降、和、生八法。张镜人治疗胃脘痛十分注意“衡”，故以寒温相适、升降并调、营阴兼顾、虚实同理为特点。王季儒治胃脘痛从肝论治，刚柔共济，通调气机。陈伯涛以厚朴生姜半夏甘草人参汤加减治胃脘痛，颇为效验。

【医案选粹】

案一

洪育沧兄令眷，于归未久。正月上旬，胃中大痛，前医用苍朴、炮姜、香附不效，至夜痛厥。次日迎诊，六脉沉紧而滑，昏卧于床，不知人事，手足微温，身体软重。告曰：“寒痰满中，非辛热不醒。”时孙医先用附子，不敢服，余用附子、干姜、半夏、茯苓、白蔻、陈皮一剂，服后半夜方醒，自言为人释放回也。次日再诊，谆言人虽醒，而脉未回，寒邪犹在，仍须前药，勿功亏一篑也。而洪宅素畏热药，弃置不用，以他医参、术、炮姜、半夏平和之药为稳妥，殊不知邪未退而温补，反致助邪。医将一月，终日呕哕不息，饮食不餐，至二月初三，哕变为呃，其音似吠，越邻出户，连声不息，口张不能合，四肢厥冷，扬手掷足，欲裂衣袂，目珠上视，其势危笃，从未经见者也。京口名家，见病愈重，而药愈平，但用丁、沉、柿蒂、乌药、橘红、半夏应世之药而已。急复求治，余曰：“脉细疾无伦，几于不见，若不以大温之药，疾驱其寒，亥子之交，必致阳脱。遂用生附子、生干姜、半夏各三钱，吴茱萸一钱，一剂气平，二剂手足回温，其夜计服四剂，吠声方止。仍如前呃，次日仍用前方，但换熟附子，加茯苓、橘红，每日仍服半硫丸三十颗。一月后，加白术合理中六君，共计服药百剂，方能食饭不呃，经水始通，渐次调治而愈。此证可为病家医家，惟求平妥，酿病不医之鉴。

（裘庆元辑．三三医书第一集·素圃医案．北京：中国中医药出版社，1998：638）

案二

吴沄门，年逾花甲，素患脘痛，以为虚寒，辄用温补，久而益剧。孟英诊曰：肝火宜清，彼不之信。延至仲夏，形已消瘦，倏然浮肿，胁背刺痛，气逆不眠。心辣如焚，善嗔畏热。大便时泻，饮食下咽即吐。诸医束手，乃恳治于孟英。脉软而数。与竹茹、黄连、枇杷叶、知母、栀（子）、楝（实）、旋（覆）、赭（石）等药而吐止。饮食虽进，各恙未已。投大剂沙参、生地、龟版、鳖甲、女贞、旱莲、桑叶、丹皮、银花、茅根、(竹)茹、贝(母)、知(母)、(黄)柏、枇杷叶、菊花等药,出入为方。二三十剂后,周身发疥疮而肿渐消。右耳出黏稠脓水而泻止。此诸经之伏热,得以宣泄也。仍以此药,令其久服,迨秋始愈。冬间能出门矣。

(盛增秀主编．王孟英医学全书·王氏医案续编·卷四．北京:中国中医药出版社,1999:326)

案三

丹溪治许文懿公食积,痰饮往来如潮,升上则为心脾痛,降下则为胯痛,以制甘遂末入猪腰内煨食,连泄七次,足便能步。然多年郁结,一旦泄之,徒引动其猖獗之势,仍以吐剂达其上焦,连用瓜蒌、藜芦、苦参等,俱吐不透,仍用附子尖三枚,和浆水以蜜饮之,以朴硝、滑石、黄芩、石膏、连翘等一斤,浓煎冷饮之,四日服四斤,腹微痛,二便秘,脉歇至,子卯酉时乃阳明之应,胃与大肠积未尽也。乃作紫雪三日,服至王日腹稍安。又小便闭,痛饮以萝卜汁,得吐立通。又小腹满痛,以大黄、牵牛等分,水丸服至三百丸,下如烂鱼者二升许,脉不歇。又大便并痛,与前丸下秽物如柏油条尺许,自病至安,脉皆平常弦大,次年行倒仓法全愈。

(何梦瑶撰．医碥·卷三．北京:人民卫生出版社,1994:343)

【现代研究】

胃脘痛是临床常见病,主要包括西医学中的慢性胃炎、慢性浅表性胃炎、糜烂性胃炎等。现将近年来研究现状介绍如下。

一、慢性胃炎

(一)病因病机研究

陈玲等[1]认为各种原因引起脾胃受损,气机不畅,则可致慢性胃炎,并着重强调了肝脾的功能失常与慢性胃炎之间的关系,脾胃虚弱易致幽螺杆菌(Hp)感染,肝失疏泄,气机不畅,精神抑郁,可致气虚、气滞、气逆,甚至可使神经内分泌紊乱,胃酸分泌增加或减少,胃屏障功能低下,而导致慢性胃炎的发生。

(二)证候学与辨证规律研究

赵立宇等[2]运用组织病理学进行慢性胃炎中医证型的客观化研究,结果:在慢性胃炎的6个证型中,Hp感染以脾胃气虚型最高(63.3%);中、重度感染以脾胃气虚型最高(13.3%);中、重度炎症以脾胃湿热型最高(47.6%)。萎缩与肠腺化生:萎缩以脾胃气虚型最高(23.3%),中、重度萎缩以脾胃湿热型最高(10.3%),肝胃郁热型次之(10.2%)。肠腺化生以脾胃气虚型最高(16.7%),中、重度肠化生以肝胃郁热型最高(7.7%)。

(三)治则治法研究

陈玲等[1]从肝脾论治:①健脾益气,养胃止痛:方用四君子汤、香砂六君子汤加减。②燥湿健脾,理气和胃:方用二陈汤加味。③温中健脾,缓急止痛:方用黄芪建中汤加味。④疏肝解郁,和胃止痛:方用柴胡疏肝散加减。⑤清肝泄热,和胃止痛:方用化肝煎加减。

杜晓泉[3]从肾论治,认为在肾阴与肾阳的滋养、温煦与激发下,脏腑产生各自的阴阳之气,五脏所伤,穷必及肾,肾虚则滋养脾胃乏源,不利于脾胃功能正常运行。

赵军艳等[4]尊“百病皆由痰作祟”、“久病多瘀”等古训,从痰瘀论治该病,认为湿热之痰瘀宜清化、寒湿之痰瘀宜温化、久滞之痰瘀宜消散。

(四)辨证用药研究

万清信等[5]将300例患者,随机分为治疗组200例,对照组100例。治疗组给予健脾益胃汤(党参15g,白术12g,茯苓10g,佛手10g,白豆蔻10g,柴胡12g,半夏10g,厚朴10g,三七粉(冲服)2g,珍珠粉(冲服)2g,紫苏梗10g,延胡索12g,煅瓦楞子15g,甘草6g,生姜3片,大枣3枚)。水煎服,日1剂,连服30剂。对照组给予奥美拉唑40mg/d,阿莫西林1500mg/d,甲硝唑800mg/d,连服14天,继服奥美拉唑16天。结果:治疗组总有效率97.5%,对照组82.0%,$P<0.01$。

二、慢性浅表性胃炎

(一)病因病机研究

潘相学等[6]认为其发病的基础是饮食不节、脾胃虚弱。外邪侵袭、情志所伤是发病的重要因素,由于这些因素的影响,以致胃失和降,气机不利,胃失濡养。以胃气虚弱为本,湿热阻胃为标,而成本虚标实证。

(二)证候学与辨证规律研究

李萍等[7]对657例患者经舌象分析仪观察的舌象分布规律进行研究,从舌苔的厚薄来分,脾胃湿热组舌苔的厚度明显高于肝胃不和、肝郁脾虚、脾胃虚弱及胃阴不足组,脾胃虚弱与肝胃不和组舌苔厚度也高于胃阴不足组。从舌苔的颜色来分,肝胃不和、肝郁脾虚及脾胃湿热组舌苔黄者比例明显高于胃阴不足组,而脾胃湿热组黄苔比例也明显高于脾胃虚弱组。

陈建设等[8]根据聚类分析,将其临床证候分三大类:肝胃不和证、胃阴亏虚证和脾胃虚寒证。胡晓平[9]研究262例该病患者,结果表明:肝胃气滞证和脾胃虚寒证占慢性胃炎的大部分。

(三)治则治法研究

霍益喜[10]认为治疗应着重调理脾胃升降功能,辅以清热化湿。而年老和久病者,体质多虚弱,苦寒药物须慎用或不能久用,故健胃清热法治疗年老和久病者疗效欠佳。

高金堂[11]认为在治疗上应调理肝脾,肝胃同治,气血并疏,补虚攻实。治法以疏肝健脾和胃为主。

(四)辨证用药研究

吴正平[12]将182例患者随机分治疗组110例,对照组72例。治疗组以自拟胃康汤为基础方(香附10g,百合25g,乌药12g,砂仁8g,没药9g,白术、党参各15g,延胡索12g)随证加减,结合西医治疗;对照组采用法莫替丁和吗叮啉治疗。结果:治疗组总有效率为96.36%,对照组为56.94%,治疗组总有效率优于对照组,$P<0.01$。

三、糜烂性胃炎

(一)病因病机研究

庄德治等[13]认为其病机为久病致气机不畅,气郁化火,邪热内郁,加上久病又致正气耗损,气虚无力推动血行,必致胃络受阻,不通则痛。章谙鸣等[14]认为慢性隆起糜烂性胃炎为本虚标实之证,本虚主要是脾胃虚弱为主,邪实为气滞、血瘀、热蕴、湿阻、痰凝等,具有寒热错杂、虚实夹杂之特点。主要发病机制是正虚邪侵,正不胜邪,邪气踞之不行,日久凝聚成块而为病。寒凝瘀结、湿热痰结、气滞血瘀是主要病理变化。

(二)证候学与辨证规律研究

吴建一[15]对372例隆起糜烂性胃炎患者进行中医辨证分型分类统计分析,结果:肝胃气滞型占49.2%,脾胃虚寒型占22%,瘀阻胃络型占15.7%,胃热炽盛型占5.9%,胃阴亏虚型占3.8%,寒邪犯胃型占2.4%。认为隆起糜烂性胃炎的中医基本病机为肝胃气机失调,治疗宜以理脾胃、疏肝木同施,以疏肝解郁,理气止痛为基本治疗方法。

（三）治则治法研究

章谙鸣等[14]认为慢性隆起糜烂性胃炎为本虚标实之证，治疗当以益气健脾固其本，涤痰化瘀、清热解毒化其浊，理气和胃安其中。采用益气化浊和胃方不仅能缓解临床症状，而且在消退胃黏膜隆起糜烂病变方面具有良好的作用。

常建国等[16]认为慢性糜烂性胃炎是在慢性浅表性胃炎基础上发生的一种胃黏膜急性炎症改变，属于中医"胃脘痛"范畴，湿热型慢性糜烂性胃炎，临床较为常见，这与人们喜食肥甘厚味、辛辣酗酒，易酿生湿热有关。温胆汤为治湿热中阻、肝（胆）胃不和的常用方。全方融燥湿、清热、化痰、理气、健脾于一炉，更加入甘苦寒的白花蛇舌草、蒲公英，增强清化湿热之功。全方药虽不峻，能入胃络，清热化湿，湿化热清，故用于湿热损伤脾胃而致的胃脘痛，药证相符，切中病机，故疗效较好。

（四）辨证用药研究

张启博等[17]治疗组用黄连温胆汤（吴萸 1.5g，黄连 6g，姜半夏 10g，竹茹 15g，茯苓 10g，陈皮 8g，枳实 10g，黄芩 10g，柴胡 10g，蒲公英 10g，白花蛇舌草 15g，煅瓦楞 15g，乌贼骨 20g，白及粉 4g），随证加减，治疗糜烂性胃炎 50 例。对照组：予得乐冲剂 1 袋，4 次/日；雷尼替丁 0.15g，2 次/日；阿莫西林 0.5g，3 次/日，治疗 4 周，复查胃镜。结果：治疗组：治愈 26 例，有效 3 例，无效 1 例，总有效率 96.7%；对照组：治愈 10 例，有效 7 例，无效 3 例，总有效率 85%，治疗组效果优于对照组（$\chi^2=4.9$，$P<0.01$）。

参 考 文 献

[1] 陈玲，林良智．慢性胃炎从肝脾论治体会[J]．云南中医中药杂志，2007，28(10)：61-62.

[2] 赵立宇，褚惠民，李福凤，等．慢性胃炎病理与中医证型的相关性研究[J]．河北中医，2004，26，(11)：813-814.

[3] 杜晓泉．慢性胃炎从肾治验[J]．陕西中医学院学报，2004，27(3)：25.

[4] 赵军艳，姚树坤．从痰瘀论治慢性胃炎[J]．中国中医基础医学杂志，2006，12(3)：205.

[5] 万清信，王燕．健脾益胃汤治疗慢性胃炎 200 例观察[J]．山东中医杂志，2005，24(10)：613-614.

[6] 潘相学，刘持年，周继友，等．黄连益胃灵治疗 HP 相关性慢性浅表性胃炎临床研究[J]．山东中医杂志．2004，23(9)：522.

[7] 李萍，刘卫红，张蕾．657 例慢性浅表性胃炎患者经舌象分析仪观察的舌象分布规律探讨[J]．中国中医基础医学杂志，2007，13(2)：132-135.

[8] 陈建设，陈文垲．胃炎(胃脘痛)的证候聚类分析[J]．辽宁中医杂志，2007，34(3)：291-292.

[9] 胡晓平．262 例慢性胃炎胃黏膜病变与中医辨证分型的相关性观察[J]，现代中西医结合杂志，2007，16(8)：1013-1015.

[10] 霍益喜．健胃清热法治疗慢性浅表性胃炎 60 例[J]．实用中医药杂志，2008，24(12)：771.

[11] 高金堂．健胃疏肝汤治疗慢性浅表性胃炎 68 例疗效观察[J]．中国社区医师，2007，23(21)：40.

[12] 吴正平．自拟胃康汤治疗慢性浅表性胃炎 110 例[J]．辽宁中医杂志，2006，33(7)：847

[13] 庄德治，庄德成．清热化瘀法为主治疗慢性糜烂性胃炎 46 例[J]．江苏中医药，2004，25(5)：26.

[14] 章谙鸣，韩吉，周婷，等．益气化浊和胃方治疗慢性隆起糜烂性胃炎临床观察[J]．时珍国医国药，2007，18(5)：1032-1033.

[15] 吴建一．隆起糜烂性胃炎 372 例中医辨证分析[J]．甘肃中医，2004，17(3)：11-12.

[16] 常建国，周清毅．加味温胆汤治疗湿热型慢性糜烂性胃炎 60 例[J]．四川中医，2007，25(9)：69.

[17] 张启博，孟凡志，菅振刚．黄连温胆汤加减治疗糜烂性胃炎 50 例疗效分析[J]．内蒙古中医药，2008，24：5.

第二节 胃 痞

【定义】

胃痞是因胃病日久，脾胃气虚，胃络失养，胃体失荣，渐而萎缩。以食欲减退，胃脘痞满胀闷不舒或隐隐疼痛，或伴有腹泻，消瘦乏力等主要表现的内脏痿病类疾病。

【范围】

西医学的慢性萎缩性胃炎相当于本病，可参照本节辨证论治。

【病因病机】

一、病因

1. 饮食因素

(1)饥饱失宜：长期过饥则气血化源不足，津液气血阴精亏虚，胃失濡养，渐而枯萎；或长期摄入过量，或因饮食滋腻肥甘，皆可致食纳难化，积于胃腑，壅滞气机，久则损胃，胃体失于荣养，渐而枯萎，则发为胃痞。

(2)饮食不洁：长期食用污染的水或食品，毒邪(幽螺杆菌，HP)经口而入胃，客居于胃体络脉；久则胃体失荣，渐而枯萎，发为胃痞。

(3)饮食偏嗜：长期服用辛辣燥热之品(如吸烟过度，食物中含有大量的胡椒、辣椒、芥末等调味品)，耗伤胃之阴液，灼伤胃之络脉；或长期服用过热饮料(如浓茶、咖啡等)、摄食粗糙，可反复创伤胃体，络脉受损；或长期过量饮酒，酒性辛温燥热有毒，且湿性重，可直接刺激胃体，损伤络脉。同时，酒积湿化热伤胃气，耗津液，湿热又可灼伤胃络损伤胃体，使胃体失荣，渐而枯萎，发为胃痞。

2. 药毒伐中　长期服用西药(如非甾体类抗炎镇痛药和氯化钾、碘、铁剂等)或中药苦寒药，或素有胃疾滥服药物，或脏腑之疾失治误治，影响及胃，或年老体衰药物攻伐太过，均可使脾胃损伤，升降失常，清浊相干于胃，壅塞中焦，气机运行受阻，胃体失荣，渐而枯萎，而发为胃痞。

3. 情志因素　多因长期抑郁寡欢，所愿不遂，忿怒急躁，或中年以后随着肝肾阴虚而阳气易盛，性情多乖僻等原因，而致情志失和，气机郁滞，持续不解，影响脾胃，使脾胃升降异常，胃纳失司，脾失健运，清气不升，浊气不降，清浊相干于胃，中焦壅塞，气机久滞则胃之络脉自痹，胃体失于荣养，渐而枯萎，而发为胃痞。

4. 久病入络　素有胃疾，久病入络，络脉阻塞，积而成瘀，瘀血痹阻脉络，气血运行不畅，久则胃体失滋养，渐而枯萎形成胃痞。

5. 禀赋不足

(1)脾胃虚弱：先天禀赋不足，或久患胃疾不愈，或他疾日久不愈累及脾胃，或年老体衰致脾胃自衰，均可使脾胃虚弱，脾失运化，胃纳失司，纳运失常致升降失和，中焦失畅，食入难化，水谷不化精微，气血生化乏源，胃体失于荣养，渐而枯萎，则发为胃痞。

(2)胃阴不足：素体阴津亏虚或禀赋不足，或因肝肾阴虚，或久服辛温香燥之品等原因，均可使胃阴不足，久则胃体失荣，渐而枯萎，而发为胃痞。

二、病机

1. 发病　起病缓慢，病情迁延反复，缠绵难愈。

2. 病位　在胃，涉及脾、肝等脏腑。

3. 病性　本病属本虚标实，一方面是脾胃虚弱，另一方面常兼气郁、湿蕴、瘀阻等。

4. 病势　多虚实夹杂，寒热错杂。

5. 病机转化　属胃的慢性病变，迁延日久，形成湿痰、郁滞、正虚、血瘀四个方面。肝气郁结，脾胃虚弱，湿热内蕴，胃阴耗伤，气血运行迟缓，瘀血内停，以致胃络失养而萎缩。上述四个方面的病机是相互联系的，“实→虚→虚实夹杂”。病机关键为中焦气机不利，升降失职。

胃痞病因病机见图 3-2。

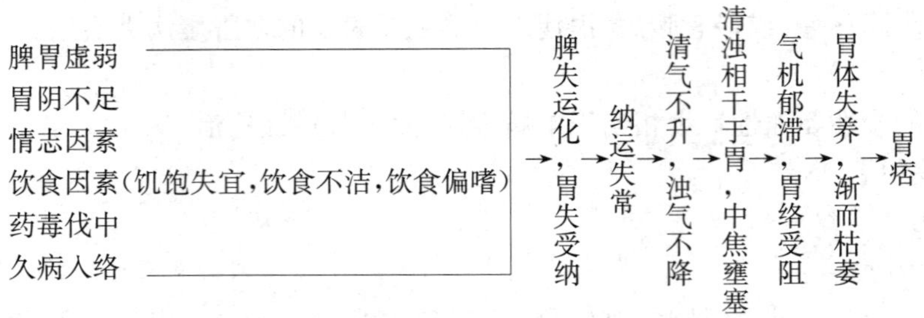

图 3-2　胃痞病因病机示意图

【诊断与鉴别诊断】

一、诊断依据

参照 2008 年中华中医药学会发布的《中医内科常见病诊疗指南·中医病证部分》。

1. 以心下(胃脘部)痞塞，满闷不舒，外无胀大撑急之状，按之柔软，但满不痛为主要特征。

2. 常见于误服涌吐、泻下药物，或过用寒凉克伐药物之后。有外感风寒史，或有忧思恼怒史，或有饮酒史，或有暴饮暴食史，或有进食生冷油腻史。

二、鉴别诊断

1. 胃脘痛　胃脘疼痛较明显，胃镜及活检示炎症性改变、腺体完整等可资鉴别。

2. 胃癌　病情呈进行性恶化，消瘦明显，甚至呈恶病质，X 线钡餐、胃镜及活检示癌性病理变化。

3. 胃脘痛　胃脘疼痛多具有节律性和周期性的特点，X 线钡餐和胃镜检查可见溃疡的特征性改变。

4. 黄胖病　有钩虫感染机会，以善食易饥，疲乏或胃脘疼痛，皮肤萎黄，浮肿等为特点，大便检查发现钩虫卵，驱钩虫治疗有效等可以确诊。

【辨证论治】

一、辨证要点

1. 辨虚实　胃痞满能食，食后尤甚，饥时可缓，拒按，便秘，舌苔厚腻，脉实有力者为实。饥饱均满，喜暖喜按，食少纳呆，大便清利，脉虚无力者属虚。

2. 辨寒热　胃痞满绵绵，得热则减，口淡不渴，或渴不欲饮，舌淡苔白脉沉迟或沉涩者属寒。胃痞满势急，口渴喜冷，舌红苔黄脉数者为热。

二、治疗原则

根据虚、实及虚实夹杂属性，施以实者泻之，虚者补之，虚实夹杂者补消并用。扶正重在健脾益胃，补中益气，或养阴益胃。祛邪分别施以消食导滞、除湿化痰、理气解郁、清热解毒、活血化瘀等法。

三、分证论治

1. 肝胃不和证

症舌脉：胃脘痞闷，两胁胀满，心烦易怒，善太息，时有吞酸或吐苦水，舌质淡红，苔薄白，脉弦。

病机分析：气机郁滞，肝失调达，木郁土壅，脾胃之气不得升降，肝气犯胃，肝胃不和，气机逆乱。

治法：疏肝解郁，和胃消痞。

方药运用：

(1)常用方：枳术丸加减。药用枳实、香附、陈皮、白术。

方中重用枳实，意在消痞除满，行气化滞为君药；辅以香附、陈皮疏调肝脾之气机，以助枳实化滞消痞之力，为臣药；佐以白术健脾益胃，防理气伤正，同时白术与枳实相配，一升清一降浊，清升浊降，脾胃调和，两药相须为用，理气而不伤正，故使邪去正复，胃痞自除。

(2)加减：胀满明显者，加厚朴、砂仁；嗳气甚者，加菖蒲、黄连、苏叶、郁金；呕恶明显者，加法半夏、生姜；气郁久而化热者，用丹栀逍遥散；纳呆者加茵陈、郁金、乌梅、炒麦芽、柴胡；血瘀者加丹参、红花。

(3)临证参考：董建华治疗本证常以理气通降方（香附、苏梗、香橼、佛手、陈皮、大腹皮）为主方加减治疗。宋孝志治疗本证常用旋覆代赭汤加枳实等理气之品，以降肝胃逆气，条达肝气以行胃之壅滞。

2. 湿热滞胃证

症舌脉：胃脘痞满，胀闷不舒，按之濡软，兼见纳差食减，口干黏腻而臭，口渴喜冷，头身沉重，肢软乏力，大便溏薄，或排便不爽，舌质红赤，苔白黄而腻，脉濡数。

病机分析：湿热壅滞胃腑，阻滞气机，胃气郁遏，致胃脘痞满，胀闷不舒，按之濡软；湿性黏滞，滞于胃腑，阻滞气机，湿滞难化，出现口黏腻，纳差食减；湿性重着，困脾则不能濡养四肢肌肉，而见头身沉重，肢软乏力；湿邪下注大肠则大便溏薄或排便不爽；化热则口干而臭，口渴喜冷；舌苔、脉象均为湿热之象。

治法：清热化湿，和胃健脾。

方药运用：

(1)常用方：连朴饮。药用厚朴、黄连、石菖蒲、半夏、豆豉、焦山栀、芦根。

方中黄连清热燥湿，厚朴行气化湿，共为君药；焦山栀、豆豉清热郁，除痞闷，石菖蒲芳香化浊，又能醒脾开胃，半夏化湿和中，共为臣药；诸药苦燥芳香温化以去湿邪，但恐温燥伤津，故以芦根清热护津，以为佐使。共成既能清热化湿，又能和胃健脾之剂。

(2)加减：脾虚湿热者，改用半夏泻心汤，兼肝胆湿热者，用金铃子散加清热解毒之败酱草、连翘、龙胆草、茵陈、马齿苋、半枝莲、大黄；呕吐加生姜、竹茹、旋覆花、枳实；若热邪偏重，而致热毒蕴结，症见脘部痞闷，灼热，口渴口苦，烦躁易怒，呃逆泛酸，大便干结，舌质红，苔黄厚或黄腻，脉弦数，治宜清热解毒，消痞和胃，药用连翘、金银花、蒲公英、黄连、白花蛇舌草、半枝莲、枳实、白术、黄芩、黄柏、马齿苋、白芍。

(3)临证参考：治疗本证还可选用三仁汤、藿朴夏苓汤等方。

3. 寒热错杂证

症舌脉：胃脘痞满，有灼热感，口苦心烦，口渴，欲冷饮，或见呕恶欲吐，泛酸，肠鸣，腹中冷痛，便溏或饮冷即泻，舌苔黄，脉沉弦、沉细或弦滑。

病机分析：胃热脾寒，寒热错杂，壅于中焦，胃气下行，热则胃气不降，寒则清阳不升，故肠胃失和，胃脘痞满；热壅塞于胃则有灼热感，心烦；上扰则口苦、口渴，欲冷饮，欲吐呕恶，泛酸；脾虚不足，温运功能低下，谷气下流，则肠鸣，腹中冷痛，便溏或饮冷即泻；舌苔、脉象为寒热错杂之象。

治法：辛开苦降，和中消痞。

方药运用：

(1)常用方：半夏泻心汤。药用半夏、干姜、黄芩、黄连、党参、大枣、炙甘草。

方中半夏苦辛温燥，入脾胃经，辛开苦降能散结消痞，并散脾经之寒邪又能和胃降逆，故为君药；干姜辛热，温中散寒，以暖腹中之气而温助脾阳以去肠中之寒，黄芩、黄连苦寒，清降胃腑之热，三药共为臣药；党参、大枣、炙甘草之甘温，补虚益气健脾和中为佐药；炙甘草调和诸药，又兼使药作用。

(2)加减：服药后若症状仍如故，或微减者，加枳壳、白术以健脾益胃，调理升降；胃气逆者，加代赭石、莱菔子、莪术降气和胃，消痞散结；疼痛者，加芍药缓急止痛；食欲差者，加麦芽、山楂、山药、扁豆以补虚开胃；脾虚寒甚者，加香附、川椒少量以温中祛寒；气滞胃胀甚者，加陈皮、木香以理气消胀；肝胃气痛甚者，加柴胡、延胡索、白芷以疏肝气止痛；失眠加炒枣仁、丹参；热偏盛去干姜，加蒲公英；阴虚去干姜，加麦冬、石斛；瘀重去干姜，加丹参、红花；吐酸者加乌贼骨。

(3)临证参考：宋孝志治本病多用泻心汤类，对兼有呕恶者加吴茱萸助半夏降逆；腹中雷鸣，干呕而恶食，加生姜与干姜守散同用，散寒化饮，降逆和胃；若脘腹痞满，冷痛，大便清稀，加川椒以温脾散寒暖肠；湿热未清，壅滞中焦，加白蔻、薏苡仁、厚朴祛湿除痞；若热恋上焦，肝胃郁热而烧心泛酸者，加乌贼骨、贝母以制酸。

4. 脾气虚弱证

症舌脉：胃脘痞痛，气短纳呆，自汗乏力，便溏，舌质淡红，苔薄白，脉虚弱或沉弦。

病机分析：中气亏虚，脾失健运，胃纳迟钝，气滞不行，则胃脘痞满、纳呆；气虚则自汗乏力，气短，便溏；舌苔、脉象均为气虚之象。

治法：益气健脾。

方药运用：

(1)常用方：补中益气汤加减。药用黄芪、党参、炙甘草、白术、当归、陈皮、柴胡。

方中重用黄芪，益气健脾，补中气之虚为君药；辅以党参、炙甘草、白术益气健脾，助黄芪补中气为臣药；佐以陈皮理气和胃，使脾气当升则升，胃气当降则降，并使补气药补而不滞；当归养血和营，防补气之药耗伤胃之阴津而痞满难消；少量柴胡为使，既可升脾之清阳之气，又可调畅气机，使气机通畅。

(2)加减：气滞较甚，脘腹满胀嗳气者，改投四磨汤；厌食纳少者，加砂仁、神曲、半夏芳香醒脾，降逆化浊；苔厚腻，湿浊内盛者，改投参苓白术散加藿香、佩兰；血瘀者加丹参、红花。

(3)临证参考：董建华治本证常用甘温健胃，补虚消胀法。常用药有党参、黄芪、茯苓、白术、木香、当归、三七粉。宋孝志治本证兼胃逆、脾胃失和，证见脘痞满，食后腹胀，胃饥思食，大便时溏时秘者，升降并调，用调中益气汤加枳实。兼嗳气者，加清半夏、石菖蒲以降胃疏机，开窍；厌食纳少较重以痞满而不能食为特征者，投以香砂六君子汤加紫苏、厚朴，以调整自身消化机能，提高胃肠蠕动频率。

5. 胃阴亏虚证

症舌脉：胃脘痞满，灼热嘈杂，似饥不纳，口干咽燥，消瘦，大便干燥，舌质红或深红少津，苔少或花剥甚至无苔，脉细数或弦细兼数。

病机分析:胃阴亏虚,失于濡润则胃痞满,腐熟不能则嘈杂灼热,顺降失常则似饥不纳,阴津不能上承则口干咽燥,不能下达肠道则大便干燥,阴津亏虚体液消耗则消瘦,舌苔、脉象均为阴津亏虚之象。

治法:养阴益胃。

方药运用:

(1)常用方:益胃汤加石斛。药用麦冬、生地黄、石斛、玉竹、沙参、半夏、甘草、粳米。

方中重用石斛,甘凉微寒,能滋阴生津而养胃,并可消胃中虚热,以治胃阴虚,生地黄、麦冬,味甘性寒,功能清热凉血,滋阴润燥,为甘凉益胃阴佳品,三药共为君药;配以沙参、玉竹甘凉生津,以加强君药生津复胃阴之力为臣药;半夏性虽温燥,但与大量滋阴药相配伍,非但不嫌其燥,且能监制甘润之品滋腻碍胃,使之相反相成,为佐药;甘草、粳米益气生津,养胃和中,同时甘草调和诸药,二药共为使药。

(2)加减:肝胃阴虚并伴见眩晕头痛,耳鸣目干,两胁隐痛,急躁者,改投一贯煎;嘈杂伴吞酸或吐酸者,加当归、白芍、川芎、蒲公英、板蓝根以养血和胃,清热通络;纳呆,似饥不纳明显者,重用生地,加鸡内金、焦三仙少量;便干甚者,加玄参、火麻仁、当归、白芍、蜂蜜;血瘀者,重用当归,加赤芍、红花、丹参、山楂;夹湿者,见舌质红而干,苔白腻加陈皮、半夏、厚朴花、佩兰、薏苡仁、茯苓、芦根、通草;湿浊难化用石菖蒲宣窍化湿,藿香芳香化湿,益智仁温脾化湿。

(3)临证参考:董建华治本证以酸甘益胃,消胀除痞法,药用沙参、麦冬、丹参、石斛、乌梅、佛手;宋孝志治本证常用黄精、党参、山药、山楂、芍药、甘草、黄芪、陈皮、砂仁。伴见不知饥饿,食之无味偏重者,加乌贼骨、川贝母、石斛、炙枇杷叶、枳实以咸寒育阴润气,濡润胃府,调畅胃肠气机;若兼见烧灼、泛酸口苦、咽干,则加山楂(30g以上)以酸制酸,并以敛胃阴。

6. 脾胃虚寒证

症舌脉:胃脘隐痛、痞满,遇冷加重,畏冷肢凉,食少便溏,神疲乏力,舌淡或有齿痕,苔薄白,脉弱或沉迟。

病机分析:中阳不足,脾胃虚寒,运化失健,气机壅滞于中焦则脘痞;中阳虚故时可见冷痛、隐痛,遇冷则重,得温则缓,喜热饮食;中阳虚不能化气行水,水湿停中焦故纳少,食后脘胀;阳气不能达于四肢故手足欠温;舌苔、脉象均为中阳不足、脾胃虚寒之象。

治法:温阳散寒,补虚和胃。

方药运用:

(1)常用方:枳实理中汤。药用人参、干姜、白术、枳实、茯苓、甘草。

方中重用人参以补中阳之虚,健脾益气为君;辅以干姜以温运中焦,散寒,助人参补脾阳,振奋脾阳;佐以白术健脾益气燥湿,茯苓淡渗利湿,枳实行气化滞,消痞除满,同时与白术相配,一升一降,中焦气机调和,恢复脾胃机能,促进中焦脾胃阳气恢复;甘草调和诸药,兼补脾和中,为使药。汤剂温中散寒和胃之功效著,故改作汤服。

(2)加减:泛吐清水者,加制半夏、陈皮以降逆和胃;气滞者加佛手、苏梗、木香;夹瘀者,加桃仁、红花、赤芍、乳香、山楂、没药;吐酸者,加黄连、吴茱萸、乌贼骨;湿浊内盛,苔厚腻者,加薏苡仁、白豆蔻;腹满纳差者,加砂仁、神曲、扁豆;肾阳虚者,加肉桂;心阳不足者,加桂枝。

(3)临证参考:宋孝志治本证常用补阳护阴,调理气机之法,药用附子、肉桂、熟地、山药、山萸肉、茯苓、砂仁、泽泻、乌药。

7. 瘀阻胃络证

症舌脉：胃脘痞胀疼痛，痛如针刺或如刀割，痛处固定不移，拒按，面色晦暗，舌质紫黯或有斑点，脉弦涩。

病机分析：病久入络，伤阴耗气，胃络瘀阻，胃体失养，渐渐萎缩，不通而痛，拒按，舌脉均为瘀血阻络之象。

治法：活血化瘀。

方药运用

(1)常用方：桃红四物汤加桂枝。药用当归、生地、白芍、川芎、桃仁、红花、桂枝。

方中以四物汤养阴生血为君，臣以桃仁、红花活血化瘀，佐以桂枝通脉络、调和气血营卫，川芎为血中气药，活血行气，补而不滞。

(2)加减：兼肝郁脾虚，加太子参、柴胡、白术；兼脾胃阳虚，加白术、荜澄茄；兼胃热阴虚，加黄连、麦冬、石斛；兼湿热壅滞，加藿香、黄连、白豆蔻；兼湿阻气滞，加苍术、陈皮、法半夏。

(3)临证参考：本证虽为血瘀，但实由胃病日久耗气伤阴所致，正气已虚，瘀血入络，故活血化瘀同时，需注意兼顾养阴扶正。

四、其他疗法

1. 中成药

温胃舒胶囊：用于慢性萎缩性胃炎引起的胃脘凉痛，胀气，嗳气，纳差，畏寒，无力等症。

阴虚胃痛冲剂：用于慢性萎缩性胃炎胃阴不足引起的胃脘部隐隐灼痛，口干舌燥，纳呆干呕等症。

养胃舒胶囊：用于慢性萎缩性胃炎引起的胃脘热胀痛，手足心热，口干，口苦，纳差等症。

虚寒胃痛冲剂：用于慢性萎缩性胃炎脾虚胃弱，胃脘隐痛，喜温喜按，遇冷或空腹痛重。

2. 慢性萎缩性胃炎临床常用药对

百合配乌药：百合味甘而不腻，微寒而不窜，补中益气，和合百脉，安神益志，调养五脏，补脾清肺，使邪热去而脾胃安。乌药辛开温通，最善行气开郁，散寒止痛，疏畅胸腹之气滞。两药配伍，取陈修园百合汤之意，一阴一阳，阴阳协调，一寒一温，寒热并施，一补一泄，补泄兼顾，使百合养润不生滞，乌药解郁不伤阴，达阳而能和阴，益气调中，用于寒热夹杂，阴虚气滞，迁延不愈之慢性萎缩性胃炎效果较好。

丹参配檀香：胃为多气多血之腑，气病、血病易见，气病及血，气滞血瘀，脉道不利，或胀或痛。而瘀血不除则新血不生，故患者又可见面色无华，乏力短气，脉细等气血失于充养之象。两药合用取丹参饮之意，丹参苦平微寒，专入血分，内达脏腑而化瘀滞，外利关节而通脉络，具宣通运行之效，降而行血，去滞生新，活血定痛；檀香味辛芳香，善入气分，行气宽中，醒脾开胃，散寒止痛，“行气中血滞”而兼能活血通络。两药合伍，气血双调，活血行气，通络止痛力强，主要用于瘀血阻络之慢性萎缩性胃炎。而对该病气虚血瘀之证，可加用党参、黄芪、白术、枳壳等以益气活血，行气消痞。况丹参兼具养血之功，若再伍以当归、枸杞子等，则能益气养血，祛瘀生新，而收标本兼顾之治。

枳实(枳壳)配白术：枳实破滞气，消积滞，泻痰浊，除痞满，以走、以泻为主；白术补脾运中燥湿，以补、以守为主。二药一泻一补，一急一缓，合用消补兼施，补而不滞，攻不伤正，急不破削，缓不留邪，相辅相成，共奏健脾开结，消除痞满之功，为治疗脾虚气滞，或水停中焦，或食积于胃的基础方。两药配伍对慢性萎缩性胃炎疗效甚佳，若配合莪术、石见穿、白花蛇舌草等则更能提高疗效，对伴有的息肉性病变也有较好效果。然而枳实、白术配伍虽为消补兼施，仍有主次轻重之分，临证之际，应详尽辨证，审因增损。

苏叶配黄连：苏叶辛温，气味芳香，通降顺气，理气宽中，化浊辟秽，醒胆止呕；黄连苦寒，善入中焦，清热燥湿，和胃止呕。二药配伍，一辛一苦，辛开苦降，一寒一温，平调寒热，具化湿畅中，清热止呕之功，二药宣通调和，能调整胃肠功能。黄连能体现清热与燥湿两法，苏叶含芳香化湿与宣通气滞两法，药虽两味，而四法俱备，祛邪中寓有调和之治，调和中含有祛邪之法，临床常用于慢性萎缩性胃炎湿热阻于中焦之证，对伴幽门螺杆菌感染者尤为适宜。

3. 针灸

(1)针刺

脾胃虚寒者取穴：脾俞、胃俞、章门、中脘、足三里，用补法，并可加灸。

胃热阴虚者取穴：胃俞、中脘、内关、三阴交、太溪、内庭，便秘者加承山。胃俞、中脘平补平泻；内关、内庭用泻法；三阴交、太溪用补法。

肝胃不和者取穴：中脘、肝俞、期门、内关、足三里、阳陵泉、太冲，呕血、黑便加膈俞、血海。肝俞、期门、内关、太冲、阳陵泉皆用泻法；中脘、足三里平补平泻；血海、膈俞用泻法。

(2)耳针

取穴：胃、脾、神门、交感、内分泌、皮质下、肝、胆。

针法：耳针常规方法操作，留针 20 分钟，左右耳交替使用，每周治疗 2 次，10 次为 1 个疗程。

【转归与预后】

一、转归

本病患者的转归常与致病原因、罹患时间久暂、正气亏损程度、治疗正确与否、素体禀赋强弱等有密切关系。胃痞之初期多实证，若治疗及时、正确，多能向愈；若延误病情，或治疗不当，病情缠绵不愈，脾胃受损形成虚实夹杂、寒热错杂之症状，并因气滞血瘀，瘀血阻络，产生癥积病变，甚则可恶变成胃癌。

二、预后

实证若辨证准确，治疗得当，多能痊愈；虚证形成是一个缓慢的过程，经正确治疗，多数稳定不变，少数病人可望减轻，极少数可发展为胃癌。

【护理与调摄】

一、护理

按内科一般护理常规，一般情况下可以三级护理，病情重者可采取二级常规护理。应详细了解病人心态，针对各种证类患者进行心理卫生知识的宣讲，解除病人心理压力，使病人从主观上建立治愈疾病的信心，树立乐观态度，同时应注意杜绝给病人带来的医源性心理创伤。因本病有病情顽固、病程较长的特点，应劝告病人在治疗过程中有耐心，治疗要持之以恒。

饮食要有营养，易消化，可给半流质或普食饮食。可作轻度活动，动静结合，生活有规律，虚寒者，应注意保暖。

二、调摄

1. 顺应四时适寒暑　应慎起居，适寒温，防六淫。对气候突变，要及时防备，尤其需注意腹部保暖。

2. 节饮食、慎起居　脾胃虚弱者对饮食卫生、起居劳逸当十分谨慎。一忌膏粱厚味、辛辣香燥，而宜清淡薄味，易消化之新鲜食品，饮食要定时定量，晚餐宜食稀粥之类，以利消化又可健脾，切不可贪食。二忌生冷，凡瓜果蔬菜最好不生食，忌寒食凉饮。居处宜安静、舒适，生活要有规律，劳逸要适度。

3. 强身体　参加适当的身体锻炼，在正确指导下进行导引、推拿、吐纳、太极拳、五禽戏等，有益于充沛精气，增强或恢复脾胃功能的活动。

4. 和喜怒　应心境安定，不受外界因素影响，注意精神修养。

【预防与康复】

一、预防

1. 饮食预防　定时定量，少食多餐，营养丰富，易吸收消化，防过饥过饱，暴饮暴食，过食生冷，禁酗酒、吸烟，忌辛辣调味品及饮料，如辣椒、咖喱、芥末、胡椒、浓茶、咖啡，烹饪方式宜炒、烩、煮、蒸、炖，忌煎、炸。

2. 精神预防　避免七情太过，保持精神舒畅愉快，情绪稳定。

3. 积极治疗相关疾病　如患有口腔炎、鼻炎、胆囊炎、胆汁返流等病证，应积极治疗。

4. 起居、锻炼、生活要有规律，保证充足的睡眠和休息。注意身体锻炼，诸如散步、慢跑、太极拳等，能增强体质，调节胃肠道分泌和蠕动功能，增进食欲，改善消化和吸收过程。注意防寒保暖，以防感外邪而诱发疾病。

二、康复

患者在临床治愈或症状缓解后，应坚持药物和食疗的调治。

1. 药物康复

在康复阶段，辨证选用调理肝脾药物，从而使气机流畅，脾胃健旺，常用香砂六君子丸、香砂养胃丸、舒肝理气丸等。

2. 食疗康复

(1)扁豆粥：白扁豆250g，党参15g，先煮熟白扁豆去皮，入党参、大米适量煮粥服。用于脾胃虚弱者。

(2)白萝卜汤：白萝卜半个，切成丝状，煮汤服用。功能顺气化痰。

(3)饮用牛奶、豆浆、蜂蜜等。

【医论提要】

胃痞在《内经》中称为否、满、否满、否塞、否膈。如《素问·异法方宜论》曰："脏寒生满病"，《素问·五常政大论》曰："备化之纪，……其病否"，"卑监之纪，……其病留满否塞"等等。东汉张仲景《伤寒论》明确提出"满而不痛者，此为痞"的概念。隋代巢元方《诸病源候论·痞噎病诸候·诸痞候》提出"八痞"、"诸痞"之名。明代张景岳《景岳全书》中以"痞满"之名立专篇。

症状方面，早在《素问·至真要大论》中曰："太阳之复，厥气上逆……，心胃生寒，胸膈不利，心痛否满"，指出了本病胸膈满闷，心下痞塞的症状。

类证鉴别方面，元代朱丹溪《丹溪心法·痞》把痞与胀满作了区分，认为二者相类似而痞满轻，胀满重，所言"胀满内胀而外亦有形，痞则内觉痞闷，而外无胀急之形"，较为中肯。明代王肯堂《证治准绳·杂病·诸气门》进一步把痞与胀进行了鉴别，认为胀在腹中，其病有形；痞在心下，其病无形。

有关辨证方面，张景岳《景岳全书·杂证谟·痞满》对本病的辨证颇为明晰："痞者痞塞不开之谓；满者，胀满不行之谓。盖满则近胀，而痞则不必胀也。所以痞满一证，大有疑辨，则在虚实二字，凡有邪有滞而痞者，实痞也；无邪无滞而痞者，虚痞也。有胀有痛而满者，实满也；无胀无滞而满者，虚满也。”清代林珮琴《类证治裁·痞满论治》分“伤寒之痞”和“杂病之痞”，他还把杂病痞满分作胃口寒滞停痰、饮食寒凉伤胃、脾胃阳微、中气久虚、精微不化、脾虚失运、胃虚气滞等若干证型，指出“亦有寒热虚实之不同”，宜分别而治之。

病因病机方面，《内经》认为胃痞的发生是由正气不足，脾胃虚寒所致，如《素问·异法方宜论》说：“脏寒生满病”。张仲景《伤寒论》认为胃痞的生成是由于伤寒病的太阳阶段，医之早下、误下，正虚邪陷，升降失调所致。《诸病源候论》在诸痞候提出引起痞满的原因非只一端，概其病机，不外乎营卫不和、阴阳隔绝、气血壅塞、升降失常。金代李东垣倡脾胃内伤之说，其所论脾胃病的致病原因，如饮食不节，劳逸过度，喜怒忧恐皆与本病有关。《丹溪心法·痞》中认为，“痞者与否同，不通泰也”，“脾气不和，中央痞塞，皆土邪之所为也”，强调本病病位在脾胃。清代张璐对本病的病因病机认识充分考虑到了患者的体质，《张氏医通·诸气门》曰：“肥人心下痞闷，内有湿痰也”；“瘦人心下痞闷，乃郁热在中焦”；“老人、虚人”则多为“脾胃虚弱，转运不及”等。

治法方面，《丹溪心法·痞》一书中，汇集前人之长，反对一见胃痞就滥用利药攻下，不知中气重伤，脾失运化，胃痞更甚。明代张景岳治本病分虚痞、实痞，区别对待，《景岳全书·杂证谟·痞满》曰：“实痞、实满者可散可消，虚痞、虚满者非大加温补不可。”清代李用粹《证治汇补·痞满》提出本病的治疗“初宜舒郁化痰降火。久之固中气，佐以他药，有痰治痰，有火清火，郁则兼化。”对痞满的治疗原则作出了比较系统的总结。《类证治裁·痞满论治》指出：“伤寒（热病）之痞，从外之内，故宜苦泄；杂病之痞，从内之外，故宜辛散。”可资可鉴。

有关方剂，张仲景《伤寒论》根据不同辨证分别拟半夏泻心汤、甘草泻心汤、生姜泻心汤、大黄黄连泻心汤、附子泻心汤来治疗本病，被后世所推崇。唐代医家创立了不少有效治疗本病的方剂，如《备急千金要方·脾虚实第二》之槟榔散，《普济本事方》的枳壳散，《局方发挥》中的和胃丸为消补兼施方，还有木香槟榔丸、匀气散、平胃散等以攻邪为主之方，又有参苓白术散等，“中和不热”治疗“虚痞”的方剂。李东垣《兰室秘藏·卷二》之消痞丸、枳实消痞丸以及他在《内外伤辨惑论》里所引用的洁古方枳术丸，均为消补兼施，辛开苦降的名方。

【医案选粹】

案一

大名司理陈玉山，素患胸膈胀闷，四肢顽麻，六脉坚劲似芤类革，咸属冲和虚损，清阳散耗之症。用六君子汤加益智、肉桂以培脾，并进金匮肾气丸一料，已获稍安。至丙午春，偶遭奇讼，恚怒不舒，胸膈痞塞，右胁胀痛，下便瘀血，上增呕恶，粒米不进者二十余日。六脉顿退，重按豁然。予曰：脉为神机，神为气立，全赖胃气充沛者也。今脉患元神则知郁结伤脾，脾病传胃，俾磅礴浩大之气，停留郁滞于中，所以胃脘痞满者，脾主中州也。右胁胀痛者，坤出西南也，况木虽条达依土为生，土既硗薄，木无生长，此物理中之常耳。故郁怒太过，不但重损脾阴，而肝亦自病，所以不能藏血而血瘀，血去而阴伤，阴伤则阳无以自主，将有飞越之虞也。速宜培养元神，不使涣散，乃可万全。遂用附子理中汤数帖，食能渐进，后用六君子汤兼八味丸而定。

（裘庆元辑．三三医书第一集·旧德堂医案．北京：中国中医药出版社，1998：474）

案二

某，不纳不饥，稍稍纳食，中焦如阻，泛酸欲吐，寤难成寐。脉细濡，关部带滑。此湿热郁阻中州，致脾清不升，胃浊不降。六腑以通为用，宜辛以开之。

制半夏　干姜　茯苓　焦麦芽　竹茹　上广皮　川连　泽泻　佩兰叶

二诊：辛开苦降，中脘较舒，泛酸呕吐之热稍缓。然犹杳不思纳，略进稀糜，尚觉胀满，腹中攻撑不和，大便不解，寤难成寐。脉右部弦滑。胃腑之气，略得通降，而肝阳暗动，遂令木郁土中。前法再参平肝泄木。

川雅连淡吴萸同炒　制半夏　茯苓　茯神　金铃子　延胡索　广陈皮　炒枳壳　炒竹茹

三诊：胀满较舒，痞阻稍松，吐出稠痰，寤得成寐，饮食得以渐进。但脉象尚带弦滑，舌红苔黄。肝胃不能和洽。从效方再望应手。

川楝子　制香附　茯苓　茯神　制半夏　鲜竹茹　延胡索　小青皮　薤白头　左釜丸

四诊：两和肝胃之气，似觉稍和。而胸脘仍然胀满，心胸之间，时觉烙热，痰中带红。脉左寸关带弦，尺部数细，右寸关弦滑，尺部坚硬，舌苔白腻，而底质带红。前人谓气有余，便是火，所以心胸烙热者，良由肝胃之气不和，气郁生火，气之所在，即火之所在也。再理肝胃之气，而和肝胃之阴。

金石斛　白蒺藜　蜜炒青皮　黑山栀　郁金　半夏曲　金铃子　土炒白芍　炒杏仁　竹茹

五诊：脉左寸关弦象稍退，右关脉弦滑亦稍柔和。脉满渐舒，略能安谷。再从肝胃调和。

金石斛　制半夏　杭白芍　茯苓　炒香豉　金铃子　广陈皮　白蒺藜　山栀　降香。

六诊：两关弦象稍柔。胃纳亦日见起色，胀满已舒。但舌苔中心厚揹，微带黑色。仍当从于肝胃议治。

制半夏　金石斛　白芍　白茯苓　黑山栀　薄橘红　沉香曲　丹皮　炒杏仁　炒竹茹

（张聿青．张聿青医案．上海：上海科学技术出版社，1963：420）

【现代研究】

胃痞是临床常见病，西医学的慢性萎缩性胃炎相当本病。现将近年来研究状况介绍如下。

一、病因病机研究

张杰等[1]认为脾胃虚弱，瘀毒互结为重要病因，强调本虚标实是本病的基本病机。

二、证候学与辨证规律研究

牛少强等[2]调查306例慢性萎缩性胃炎患者，发现本病以脾胃气虚、胃肾阴虚或肾阴阳两虚为主，标实为气滞、血瘀、湿热、胃热，常出现虚实相兼证。有11个证存在：胃气壅滞证、脾阳虚证、中虚气滞证、肾阳虚证、血瘀证、肾阴虚证、胃热炽盛证、湿热内盛证、阴虚火旺证、肝气壅滞证、脾气虚证。其发病与年龄的关系：小于30岁的患者慢性萎缩性胃炎发病率低，40岁以后发病率增高，50岁以上患者发病率占全部人数的62.1%。诱发因素以饮食不节最多见，依次为情致不畅、气候因素、劳累过度。

李国春等[3]用结构方程模型探讨证候分型规律，发现其最常见的中医证型有4个：脾胃湿热证、肝胃不和证、脾胃虚弱证、胃阴不足证，其共有症状主要为胃脘痛和纳差。

三、治则治法研究

张杰等[1]总结临床经验，认为治疗时宜遵循：虚则补之，实则泻之，虚实夹杂则补泻兼施；脾胃虚弱当益气健脾，瘀血互结当化瘀解毒。

王伟等[4]认为，临床治疗慢性萎缩性胃炎以益气健脾为本，在辨证的前提下，疏肝理气为常法，根据病情，可选滋阴养胃、清热化湿、温中健脾、活血化瘀等法。

四、辨证用药研究

方志扬[5]将135例门诊患者随机分为治疗组和对照组。治疗组90例，对照组45例，治疗组肝胃不和型治以疏肝和胃，用柴胡疏肝散加减；脾胃虚弱型治以健脾益气、行气化湿，用香砂养胃汤加减；脾胃湿热型治以辛开苦降、散寒清热、升清降浊，用半夏泻心汤加减；胃阴不足型治以养阴益胃，用养胃汤加减，胃络瘀血型治以理气活血，用丹参饮加减。对照组：口服胃复春，每日3次，每次4粒，饭前半小时服下。两组均1个月为1个疗程，服药3个疗程后观察疗效。结果：治疗组，显效38例，有效38例，无效14例，总有效率84.4%；对照组，显效17例，有效18例，无效10例，总有效率77.8%。2组比较$P<0.05$。

郭遂成等[6]将100例慢性萎缩性胃炎患者随机分为治疗组和对照组，用参七芍草汤治疗慢性萎缩性胃炎患者63例，药用：太子参、白芍各30g，三七粉6g，甘草10g，每日1剂，水煎分3次温服，4周为1疗程。对照组37例予西药常规疗法，包括应用胃蛋白酶合剂，每次20～30ml，3次/天，饭前服用；维酶素片，每次3片，3次/天，饭后服用。结果：治疗组总有效率90.48%，对照组9.46%，$P<0.05$。

参考文献

[1] 张杰，吕明安．浅谈慢性萎缩性胃炎的病机与证治[J]．中医杂志．2005，46(9)：656-657.

[2] 牛少强，李军祥．慢性萎缩性胃炎中医证候规律研究[D]．北京中医药大学2003级中医学专业硕士学位论文，2008，52-57.

[3] 李国春，李春婷，黄蓝平．结构方程模型探讨慢性为萎缩性胃炎证候分型规律[J]．南京中医药大学学报，2006，22(4)：217-220.

[4] 王伟，朱方石，吴晓燕．慢性萎缩性胃炎中医药治法分类研究[J]．世界华人消化杂志，2008，16(32)：3692-3695.

[5] 方志扬．辨证论治慢性萎缩性胃炎的临床观察[J]．湖北中医杂志，2008，30(12)：32-33.

[6] 郭遂成，孙杰．参七芍草汤治疗慢性萎缩性胃炎63例[J]．陕西中医，2008，29(1)：28-29.

第三节　腹　　痛

【定义】

腹痛是指胃脘以下，耻骨毛际以上部位发生的疼痛。凡外邪侵袭、劳倦内伤、饮食积滞、痰瘀内停等均可导致气血运行不畅而发生腹痛。

【范围】

腹痛是临床常见病症。西医学中肠痉挛、神经症性腹痛、消化不良性腹痛、急性肠系膜淋巴结炎、结核性腹膜炎、术后肠粘连等，均可参照本节辨证论治。至于急慢性胃炎、消化性溃疡、急慢性肠炎、胆囊炎、肾绞痛、膀胱炎等所致腹痛，可参照相应章节的病证辨证论治。

【病因病机】

一、病因

1. 六淫侵袭　感受寒邪内侵腹中，伤及中阳，凝滞气机，经脉气血运行受阻，络脉绌急，不通而痛；夏月酷暑，外感暑热之邪，暑热夹湿，内结于腹中肠间，湿热内蕴，气机阻滞不通而痛。

2. 情志因素　七情过极，脏腑气机逆乱，气化失常，使腹部经络气血运行不利；或气病及血，血行不畅，血瘀络脉闭阻不通而痛。

3. 饮食不节 暴饮暴食使食物内停于肠道滞而不化，腑气阻滞不通，或食物停积不化，酿成湿热结于肠，腑气不通；或过食生冷瓜果、饮料，中阳受戕，运化失司，寒积于中，使气机不和运行受阻，腹部脏器之经脉气血运行失畅；恣食辛辣之品，助阳生火，或过食膏粱厚味，助湿生热，致火热、湿热之邪壅遏肠道，气机阻滞不通。以上因素均可引起腹痛。

4. 劳逸失度 劳力、劳神、房劳过度，日久则阴血不足，精气衰少，腹部经络血脉失养，不荣而发生疼痛。

5. 正虚 由于禀赋不足，素体阳虚，中阳衰惫，阴寒内盛，气血生化不足，脏腑经络失其温煦、濡养，引起疼痛。

6. 其他 多由腹部手术以致经络受损，脏器之间粘连，使局部气血流行不畅或瘀滞不通，不通而痛。

二、病机

1. 发病 一般来说，由于感受外邪、饮食不节、情志因素等引起的不通而痛多起病较急；而正虚及劳逸失度引起的不荣而痛多起病较缓，常反复发作，术后瘀血引起的腹痛多持续不解。

2. 病位 在胃脘以下，耻骨毛际以上。与大小肠及肠间经脉、脾、胃、肝、胆关系密切。

3. 病性 不外虚、实及虚中夹实三类。实者为寒邪内阻，湿热积滞，气滞血瘀；虚者为中脏虚寒；虚中夹实者为正虚而感邪。

4. 病势 病之初多为实证，日久可向虚实夹杂证、虚证发展。

5. 病机转化 因不通而痛的实证，日久不解，损伤正气，可以形成不荣而痛的虚证，同时虚证腹痛又可因复感诸邪，或痰浊、瘀血、食积、湿热等内留转为虚中夹实。

腹痛病因病机见图 3-3。

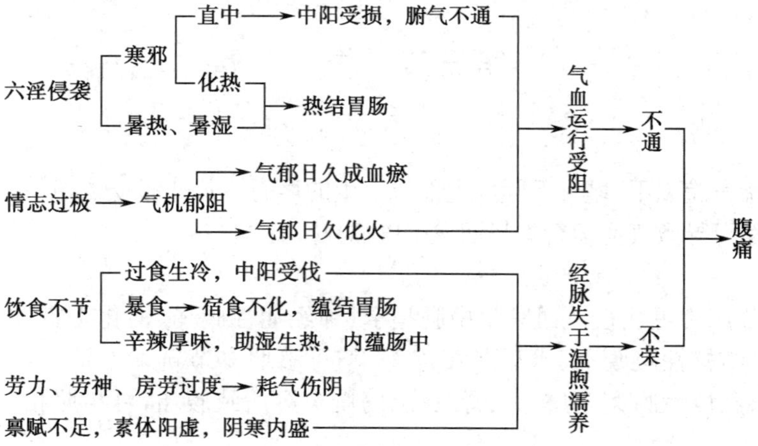

图 3-3 腹痛病因病机示意图

【诊断与鉴别诊断】

一、诊断依据

参照 2008 年中华中医药学会发布的《中医内科常见病诊疗指南·中医病证部分》。

1. 以腹部疼痛为主要症状。

2. 根据腹痛的部位、性质、强度、放射与转移、范围、过程及诱因、病史和其他伴随症状之间的相互关系而确诊。

3. 腹部查体及必要的理化检查有助于确诊。

二、鉴别诊断

1. 胃脘痛　二者鉴别要点在发病部位的不同。胃居上脘，疼痛部位在上腹部胃脘近心窝处。而腹痛疼痛部位在胃脘以下，耻骨毛际以上的部位。

2. 蛔厥　突发上腹部疼痛，呈阵发性钻顶样剧烈绞痛，并向背部放射，常常突发突止，反复发作，伴恶心、呕吐，呕吐物常为胆汁，也可吐出蛔虫，间歇期呈隐痛或完全不痛。多见于青少年，初次发病者多，反复发作者少，有吐蛔、驱蛔史。腹部查体多无阳性体征。便常规检查、肝胆B超检查、静脉胆道造影、钡餐十二指肠造影有助于确诊及鉴别。腹痛的疼痛部位与蛔厥不同，不难鉴别。

3. 胆石症　右上腹季肋处疼痛，呈阵发性绞痛，向右肩或右肩胛下角放射，伴恶心呕吐、发热寒战、黄疸等症状。胆石症很少有痛及脐腹和小腹者，与腹痛不难鉴别。胆囊B超检查，X线胆道造影检查有助鉴别。

4. 肠痈　初起为上腹部或脐周围疼痛，呈钝痛、胀痛，数小时至24小时后疼痛转移至右下腹，此时疼痛呈持续性，并逐渐加重，早期伴恶心呕吐、发热等症状。查体右下腹麦氏点或其附近的局限性固定点有压痛、反跳痛和肌紧张。血常规、腹部B超、X线检查有助于鉴别。

5. 尿石症　腹部疼痛，呈阵发性绞痛，向小腹、外阴及大腿内侧放射，伴腰酸痛、腹胀、恶心呕吐等症状。多突然发作，但有反复发作病史。查体肾区叩击痛或少腹有压痛。尿常规检查可见大量红细胞及白细胞。X线腹平片或肾盂静脉分泌造影及肾、膀胱系B超有助于鉴别。

6. 胸痹心痛　不典型者发病可以出现腹痛症状，但逐渐出现心前区疼痛表现，严重者可伴心律失常、心衰、休克。病人有胸痹心痛病史，服用治疗胸痹心痛的药物后腹痛症状可消失。心电图检查、心肌酶检查有助于鉴别。

7. 腹腔内肿瘤癥积　腹痛固定不移，并可于疼痛部位触及包块。多见于中老年人。腹部B超、CT、MRI检查及内窥镜检查有助于鉴别。

8. 干霍乱：干霍乱除有腹中绞痛外，以欲吐不得吐，以欲泻不得泻为特点。

9. 妇科腹痛：妇科腹痛部位多在小腹，与经、带、胎、产有关。

【辨证论治】

一、辨证要点

1. 辨急、慢性腹痛　急性腹痛起病急骤，疼痛剧烈，病程短，数小时至数天不等，需紧急处理；慢性腹痛起病缓慢，疼痛缠绵，或痛势不甚，病程长，可数月甚至数年之久，常反复发作。

2. 辨病位　外感六淫之邪、内伤饮食之初起所致腹痛，痛在脐腹，病位多在肠胃；痛在少腹，伴有肝气郁结之象，因情志而致或触发者，病位多在肝；腹痛绵绵，痛在小腹者，病位在肾、脾。

3. 辨病性　痛势急剧，呈暴痛拒按，伴腹胀、呕逆者，属实；痛势隐隐，或久痛，喜按或可按者，属虚；疼痛急迫阵作，口渴身热，喜凉，便秘或大便秽臭者，属热；疼痛拘急，腹鸣切痛，遇冷痛增，得热痛减者，属寒；疼痛时轻时重，攻冲走窜，伴胸胁不舒，嗳气腹胀，得矢气而后快，每因情志变动而疼痛加重，属气滞；疼痛呈刺痛拒按，痛处固定不移，甚者可扪及包块，舌质隐青，或有瘀点、瘀斑者，属血瘀；疼痛欲便，便后痛减，伴嗳腐苔腻者，属食积。

二、治疗原则

腹痛以“通”立法，但决非单指攻下通利，而是根据寒热虚实不同，分别施以“实者攻之”，“虚者补之”，“寒者热之”，“热者寒之”，“滞者通之”，“积者散之”。同时注意通补关系。“不通而痛”，为实证疼痛的病机，治当通利祛邪；“不荣而痛”为虚证疼痛的病机，治当温补扶正。

另外，对于急性腹痛诊断尚未确定者，当禁食、胃肠减压，严禁滥用止痛剂、泻剂、灌肠或注射刺激肠道蠕动的药物。应静脉补充水、电解质、营养，有厥脱征象或有厥脱者，应积极抗厥脱治疗，若有感染者应给予抗生素治疗。

三、分证论治

1. 寒邪内阻证

症舌脉：腹痛，痛势急暴，遇冷则重，得温则痛减，口淡不渴，怕冷蜷卧，小便清利，大便溏，苔白或白腻，脉沉紧或沉弦。

病机分析：外受寒邪或过食生冷，或寒邪直中于腹，使寒凝于腹内，腹中阳气不通，气血不畅络脉被阻，故腹痛，痛势急暴；遇冷助寒收引则痛势加重，得温暖则阳气通，寒气散，故痛势缓而减；阳气不能外达则怕冷蜷卧；寒为水之性，寒盛故口不渴；小便清，大便溏皆为寒凝内阻之象；苔白为寒，白腻为寒湿，脉象为寒凝内阻之象。

治法：温中散寒。

方药运用：

(1)常用方：附子理中汤加减。药用炮附子、干姜、人参、白术、砂仁、木香、甘草。

方中炮附子辛热温通，能温经逐阴散寒，干姜味辛性热，散脾胃之寒湿，暖中焦，能走能守，祛体内寒邪，两药合用相须配对，协同并用，使温中散寒的作用大为增强，共为君药；气充则阳生，故以人参补中益气健脾，白术健脾燥湿，以促进脾阳健运，两药合用相须配对，协同并用，使健脾益气作用增强，共为臣药，且人参与君药为相使合用，辛甘扶阳，人参得君药使补而能行，大气周流，君药得人参使行而不过，中气畅达，有相补相助之意，使阳气充足，寒邪祛除；砂仁性温，有温中调气作用，木香辛散，苦降温通，理三焦，尤善行肠道气滞，两药合用，芳香理气，使被寒邪遏阻之气机得以畅行而痛止，同时亦可防止人参、白术益气补中作用的呆滞、滋腻弊病的产生，两药共为佐药；甘草甘平，能缓和附子、干姜之热性，以防伤阴，与人参、白术同用，能缓和补力，作用持久，同白术与甘草相配，能促进白术健脾作用发挥，并和缓其刚燥之性，还有缓脾止痛之功，并调和诸药为使。诸药合用则寒邪除，疼痛止。

(2)加减：服药后疼痛仍不缓解者，加高良姜、荜茇、乌药以温中散寒，行气止痛；寒湿偏盛，伴见恶心呕吐，胸闷纳呆，倦怠身重，苔白腻者，加姜半夏、厚朴、藿香、苍术、吴茱萸以温中散寒，化湿降逆；兼风寒表证者，加桂枝、紫苏、白芷、防风，去人参、干姜以散表寒；夏暑之季感邪者，加香薷、藿香、苍术、佩兰等以芳香化湿；若大便不溏反秘结或大便不通者，此为寒邪夹积滞，加大黄以荡除积滞。

(3)临证参考：本证还可用天香正气散合良附丸或高良姜汤治疗。附子为本证必用药，医者可依地域及患者体质的不同而增减剂量，一般为 15～30g，大剂量可重用至 50g 以上。但应注意，附子应先煎久煎以减其毒性，一般应煎 60 分钟以上。

2. 湿热壅滞证

症舌脉：腹痛腹胀，硬满拒按，身热，口干渴，小便黄赤，大便秘结，舌苔黄干或黄腻、或焦黄起刺，脉洪数或弦数、或沉实有力。

病机分析：本证常由平素嗜食厚味醇酒辛辣烤炙，外受暑季湿热熏蒸，致肠道积热，热郁结于肠中，腑气不通，故腹痛腹胀，硬满拒按，大便秘结不通；热积滞壅于肠胃，灼伤津液，故口干渴，身热，尿黄赤；舌苔、脉象均为肠胃实热之象。

治法：清热通腑。

方药运用：

(1)常用方：调胃承气汤加减。药用大黄、芒硝、炙甘草。

方中大黄苦寒，清热泻火，破积滞荡涤肠胃而通结为君药；芒硝咸寒，咸能软坚，寒能泻热，消除病因，芒硝善于润肠燥，软坚结而泻下通便为臣药，两者相须而用，起到清热通腑之功，并能除血分中之热邪；炙甘草甘缓和中，益气养胃，以缓大黄、芒硝之峻泄，使药力缓缓下行，为佐药。诸药合用，清热泻火通腑，则可泄尽肠胃中无形热结。

(2)加减：湿热者，伴见口渴不欲饮，身热，苔黄腻，加薏苡仁、豆豉、黄芩、栀子以清化湿热泻火；暑湿之季发病者，可用黄连香薷饮；肝郁化火引起者，加金铃子散。

(3)临证参考：本证腑通热结除疼痛止即应停用攻下，改投调理肠胃之剂，不可连用攻下而损伤正气。

3. 中脏虚寒证

症舌脉：腹痛绵绵，时作时止，得温则舒，按之痛减，气短怯寒，神疲乏力，大便溏薄，舌淡苔白，脉沉细。

病机分析：中阳虚寒，脾阳不振，气血不能温养脏腑，腹部经脉失于温养，络脉不和，不荣而痛，故腹痛绵绵；正邪交争，正胜则痛止，邪盛则痛作，故时作时止；寒得温则散，故按之温之痛减；气短怯寒，神疲乏力乃阳气虚之征；中州阳气不足，不能温化寒湿，则大便溏薄；舌苔、脉象均为虚寒之象。

治法：温中补虚，缓急止痛。

方药运用：

(1)常用方：小建中汤加减。药用饴糖、芍药、肉桂、炙甘草、大枣、生姜。

方中饴糖甘温，入脾胃肺经，能温脾补虚以建中气，和缓里急而止痛，其用量重为君药；芍药酸寒，酸以收阴，阴收则阳归附，能收阴气而健脾敛中州阳气，倍用芍药，意在养血敛阴，启阴精以生阳气，与甘温之饴糖相合则酸甘化阴，缓急止痛，故芍药为臣；炙甘草甘温，补脾益气，缓急止痛，与饴糖合则温中补虚，缓急止痛之功增强，与芍药合用则酸甘化阴，抑木扶土，又能缓急止痛，肉桂大辛大热，气味俱厚，散寒温阳，温煦气血，与饴糖合，辛甘生阳，助饴糖温中补虚，散寒止痛，且肉桂性能杀木，合芍药以制肝，防寒夹木势来侮土，故可退寒邪，共为佐药；生姜味辛温，大枣味甘温，甘辛相合能健脾胃而和营卫气血，使经脉通畅，阳气所达，寒邪自除，为使药。

(2)加减：气虚偏重者，伴见倦怠懒言，头晕目眩，舌质淡，体胖大，有齿痕，加炙黄芪、党参、白术以补气健脾；血虚者，伴见面色萎黄或面色㿠白，心悸，加炙黄芪、当归；服药后腹痛仍不缓解，方中加熟附子、干姜，去生姜；若伴有恶心呕吐者，用千金吴茱萸汤。

(3)临证参考：阳气虚寒，气血不畅，络脉不和之腹痛，日久可致虚中夹实，络脉郁滞，治疗可温中补虚，通络止痛并举，药选丹参、檀香、九香虫等。

4. 肝郁气滞证

症舌脉：腹胀闷痛，痛无定处，痛引两胁或少腹，嗳气、矢气则舒，情绪变动而发作，舌苔薄白或白，脉弦。

病机分析：气机郁滞，升降失司，故腹胀闷痛；病在气分，气聚则痛而见形，气散则无痕迹，故痛无定处；肝主疏泄，气机郁滞则疏泄之职失司，肝郁气滞则有痛引两胁或少腹，嗳气、矢气后则气滞有所通畅，故痛势稍减；情志变动则加重气滞，故疼痛发作；舌苔、脉象均为气机郁滞之象。

治法：行气解郁。

方药运用：

(1)常用方：木香调气散加减。药用木香、香附、乌药、枳壳、青皮、陈皮、厚朴、川芎、苍术、砂仁、桂枝、甘草。

方中木香辛散苦降，芳香而燥，可升可降，通理三焦，擅长于调中宣滞，行气止痛，香附味辛能散，微苦能降，微甘能和，芳香走窜，为理气良药，利三焦，解六郁，专属开郁散气，乌药辛开温散香窜，能顺气畅中，并上可入肺脾，下可入肾与膀胱，既可行脾胃气滞，又可疏肝理气解郁，三药合用能增强理气行滞之功，共为君药；枳壳苦泄辛散，破气导滞除胀，青皮辛散温通，苦泄下行，能疏肝胆，破气滞，陈皮辛苦性温气芳香，可降气宽膈，治七情之郁，厚朴疏利气机，行气除胀，四药辅君药加强理气解郁之功，共为臣药；佐以苍术燥湿健脾，砂仁温中醒脾，和气化湿，桂枝辛散温通，入肝能杀肝木，并可调和气血，川芎行气活血，开郁行散；使以甘草制约方中辛香温燥药伤阴，和诸药。

(2)加减：肝郁较重，痛连两胁者，加延胡索、川楝子以舒肝解郁理气止痛；内有郁热，舌红苔黄者，加黄芩、栀子、知母、黄柏。

(3)临证参考：本方药多辛香温燥，不宜久服，有阴虚症状者更不宜用。本证在临床上还可选用枳朴香砂汤。因恼怒伤肝引起腹痛者，可用柴胡清肝饮；气结痰凝者，用二陈四七汤；气结便秘，脉数者，用厚朴大黄汤。

5. 瘀血阻滞证

症舌脉：腹痛拒按，呈刺痛，痛处固定，经久不愈，舌质紫黯或有瘀斑，脉沉细或涩。

病机分析：瘀血阻滞腹部血脉故腹痛，呈刺痛，痛处固定；血瘀为有形之实证故痛而拒按，经久不愈；舌、脉均为血瘀之象。

治法：活血化瘀。

方药运用：

(1)常用方：膈下逐瘀汤加减。药用五灵脂、当归、红花、桃仁、川芎、丹皮、赤芍、乌药、延胡索、香附、枳壳、甘草。

方中五灵脂甘温，专入血分，长于通利血脉，散瘀止痛，炒则去其恶臭，为君药；当归味辛，入血分，补血活血，桃仁活血祛瘀力较强，红花专入血分，通利经脉，为血中气药，桃仁与红花相须配对后祛瘀之力大增，治疗一切血脉瘀滞，皆为臣药；川芎、赤芍、丹皮活血化瘀，助主药增加活血化瘀之功，乌药、延胡索、香附、枳壳行气助活血药达病所，同时延胡索具有良好的活血化瘀止痛功效，共为佐药；甘草调和诸药为使药。方中当归配桃仁，两药合用，相使配对，有祛瘀通闭而不伤血，养血补虚而不碍瘀之妙；当归配川芎，两药相使配对，可增强活血祛瘀，养血和血之功，当归之润可制川芎辛燥，川芎辛燥又可防当归之腻，祛瘀而不伤气血，诸药合用活血祛瘀而不伤气血，瘀血除则疼痛止。

(2)加减：病人少腹疼痛为主者，改投少腹逐瘀汤。

(3)临证参考：本证以术后脉络损伤、粘连作痛多见，医者可根据病情酌用王清任的诸逐瘀汤化裁治疗。

6. 饮食停滞证

症舌脉：腹胀痛拒按，恶食嗳腐，大便或秘或痛而欲泻，泻后痛减，舌苔厚腻，脉滑实。

病机分析：食积停滞于肠中，腑气不通，故腹胀痛；食积为有形之实邪致拒按；食积停于肠中不化故嗳腐恶食；腑气不通，升降失调则大便秘，痛而欲泻乃食积下行之象，泻后肠中食积减，故腹痛亦缓；舌苔、脉象均为食积之象。

治法：消食导滞。

方药运用：

(1)常用方：枳壳化滞汤加减。药用枳壳、厚朴、砂仁、陈皮、神曲、麦芽、莱菔子。

方中枳壳苦泄辛散，破气导滞除胀，逐宿食，通便闭为君药；厚朴疏利气机，行气除胀，砂仁行气化湿，温中醒脾，陈皮宽膈降气，三药助枳壳行气导滞为臣药；神曲消食健脾，麦芽消食和中，莱菔子消食下气，三药合用可以加强消食化滞之效，共为佐药。诸药合用行气导滞，消食积，畅气机，积滞得下而痛除。

(2)加减：大便秘者，加大黄以通腑荡积；食积日久有化湿生热之象者，改投枳实导滞丸。

(3)临证参考：本证积滞在肠中，故应通腑荡积，食积去则腹痛自止。

四、其他疗法

1. 中成药

(1)寒凝腹痛

苏合香丸：每次 1 丸，每日 1～2 次，温开水送服。用于外感寒邪引起的腹痛。

(2)虚寒腹痛

①附子理中丸：大蜜丸每次 1 丸，水蜜丸每次 6g，每日 2～3 次，姜汤或温开水送服。用于脾胃虚寒，脘腹冷痛，呕吐泄泻，手足不温。

②附桂理中丸：大蜜丸每次 1 丸，水蜜丸每次 6g，每日 2～3 次，开水送服。用于中寒腹痛，呕吐泄泻，手足厥冷。

③纯阳正气丸：每 200 粒重 3g，每次 1.5g～3g，每日 1～2 次，温开水送服。用于暑天感受暑湿，腹痛吐泻，胸膈胀满，头痛恶寒，肢体酸重。

④藿香正气软胶囊：每次 2～4 粒，每日 2 次。用于外感风寒，内伤湿滞引起的脘腹胀痛，呕吐泄泻。

(3)热结腹痛

①牛黄清火丸：每次 1 丸，每日 2 次。清热通便解毒，还可用于头昏目眩，口鼻生疮，痄腮红肿，大便秘结。

②牛黄解毒丸：每次 1 丸，每日 2～3 次，温开水送服。还可用于火热内盛、咽喉肿痛、便秘等症。

③栀子金花丸：每次 9g，每日 1 次，温开水送服。还可用于口舌生疮，头痛目赤，大便秘结，清热泻火，凉血解毒。

(4)气滞、食积腹痛

①木香槟榔丸：每次 3～6g，每日 2～3 次，温开水送服。用于肠胃积滞，脘腹胀痛，大便不通。

②大山楂丸：每次 1～2 丸，每日 2～3 次口服。用于消化不良，食欲不振，脘腹胀满。

③保和丸：每次 6～9g，每日 2 次，温开水送服。用于食积停滞，消化不良，脘腹胀满，嗳

腐吞酸,不饮不食。

④开胸顺气丸:每次3～9g,每日1～2次,温开水送服。用于停食停水,气郁不舒,胸胁胀满,脘腹疼痛。

⑤木香顺气丸:每次9g,每日2次,饭前温开水服。用于胸闷腹痛,气郁不舒,食积呕吐。

⑥枳实导滞丸:每次6～9g,每日2次,空腹温开水送服。用于食积气滞,脘腹胀痛,不思饮食,大便秘结。

⑦逍遥丸:每次6～9g,每日1～2次,温开水送服。用于肝气不舒,胸胁胀痛,头晕目眩。

⑧越鞠丸:每次6～9g,每日2次,温开水送服。用于胸脘痞闷,腹中胀满,饮食停滞,嗳气吞酸。

⑨槟榔四消丸:用于食积痰饮,消化不良,脘腹胀满,嗳气吞酸,大便秘结。每次6g,每日2次,温开水送服。

(5)瘀血腹痛

①大黄䗪虫丸:大蜜丸,每次1～2丸,水蜜丸每次3g,小蜜丸每次3～6g,每日2次,温开水送服。用于瘀血内停,腹部肿块,肌肤甲错,目眶黑黯,潮热羸瘦。

②止痛紫金丸:每次1丸,每日2次,温开水送服。用于瘀血作痛。

③失笑散:布包煎服,每次6～9g,每日2次。用于瘀血阻滞引起的疼痛。

2. 单验方

(1)寒积腹痛

①生姜10g,大枣6枚,艾叶9g,红、白糖各15g,水煎服。

②生姜5片,红糖60g,沏姜糖水加白酒少许,温服。

③胡椒12粒,研成细末,开水送服。

(2)气滞腹痛

陈皮10g,青皮6g,炒莱菔子15g,水煎服。

(3)血瘀腹痛

延胡索15g,当归10g,水煎服。

(4)食积腹痛

①焦山楂12g,陈皮6g,神曲9g,莱菔子6g,水煎服。

②鸡内金3个(炙酥),研成细末,每天分2次服完。

③山楂10g,炒焦成炭,外呈黑色,内深黄色,研细末,加红糖,开水冲调,待温1次服下。

(5)热郁腹痛

炒蔓荆子15g,研细末,开水送下。

(6)治腹痛不可忍

芍药、当归等分为末,每服10g,水2碗,煎成50～100ml,温服。

3. 食疗方

(1)寒痛

①茴香粥:小茴香10～15g,粳米50～100g,红糖15g。先煎小茴香取汁、去渣,入粳米、红糖煮为稀粥。

②干姜粥:干姜10g,粳米100g,葱白2茎,红糖适量。先将干姜入砂锅煎半小时,再入

葱白、粳米、红糖同煮粥。

(2)热痛

①加味石膏粥:生石膏100g,番泻叶5g,粳米100g。先将生石膏煎汁,取汁去渣,番泻叶用开水泡,用石膏煎液与粳米同煮为粥,再调入番泻叶浸泡液,日服2次。

②番泻叶饮:番泻叶10g,开水浸泡后代茶饮用。

③西瓜汁:取西瓜瓤挤汁,适量频频饮。

④加味郁李仁粥:郁李仁10~15g,粳米100g,西瓜汁或梨汁适量。先将郁李仁捣烂,水研绞取药汁,或捣烂后煎汁去渣,加入粳米同煮为粥,兑入西瓜汁或梨汁服用。

(3)虚痛

姜枣饮:干姜5~10g,红枣10枚,饴糖30g。将干姜、红枣共煎,去渣取汁,再调入饴糖,稍煮片刻即可,日分2次调服。

(4)气滞痛

①砂蔻散:砂仁、白蔻、广木香各等份,共研细末,白糖水温冲服,每日3次,每次5g。

②荔香散:荔枝核10g,木香5g,红糖少许。将荔枝核煎取汁,木香研末并与红糖共调入汁中。

(5)血瘀痛

桃仁粥:桃仁10~15g,粳米100g。先将桃仁捣烂如泥,加水研汁去渣,同粳米煮为稀粥食用。

(6)食滞痛

①山楂神曲汤:山楂15g,神曲15g,共煎汤服。

②加味曲末汤:神曲15g,谷芽、麦芽各10g,枳实10g,共煎汤服。

4. 药物外敷及局部用药

(1)寒痛

①艾叶6g,生姜6g,花椒6g,诸药共捣碎,用酒炒,敷于脐上。

②食盐60g,炒热,装在布袋内,熨肚脐周围。

③花椒30g,葱白1撮,盐30g,麸皮250g,共炒热,布包乘热敷熨痛处。

(2)食积热痛

皮硝30~60g打碎,布包敷于痛处或脐部。

(3)气滞痛

莱菔子120g(打碎),生姜60g(切碎),葱连根须500g(切碎),白酒二杯,上药用锅炒热,布包好,遍熨腹部,一般先由上而下,由左至右,冷则换之。

(4)腹痛,或寒或热或食积、血瘀不辨,药不能施者

生姜2000g,捣碎炒热,布袱2块各包姜一半,热铺上,候热气蒸熨,冷即易之,勿间断。如姜炒枯,加酒炒,须痛止方已。

(5)热痛

苦瓜藤叶10g,栀子仁20粒,胡荽末50g,洗净捣烂,敷腹部疼处或脐部。

5. 针灸

(1)寒痛

取关元、下巨虚、足三里。关元宜隔姜灸,须大柱重灸至痛缓,亦可先施以热补法,继用泻法,以热补为主,留针期间,艾卷熏灸针柄。下巨虚施泻法,足三里先泻后补,留针时间长

短，视疼痛改善而定，30～60分钟不等。

(2)热痛

取内关、气海、行间、建里、足三里。均用凉泻法，宜持续运针至痛解。

(3)气滞痛、血瘀痛、食积痛

取足三里。气滞加期门，血瘀加地机，食积加天枢。足三里先行泻法，后施补法，泻多于补，余穴采用泻法。

刺血：取足三里、天枢、厉兑、下脘、承山。用三棱针点刺放血，每日1次，5次为1个疗程。

耳针：取大肠、小肠、脾、胃、神门、肝、胆、交感等耳穴。强刺激，留针30分钟，每5分钟行针1次，每日1次，10次为1个疗程。

【转归与预后】

一、转归

腹痛各证类之间，往往可以相互转化，互相兼夹。如寒痛可以郁而化热，形成热痛；热痛日久不愈，耗气伤阴，可以转为寒热交错之证；气滞痛可导致血瘀痛，而血瘀痛又可影响气机的通畅，形成气滞血瘀痛；食积痛可以夹寒、夹湿热、夹气滞；虚寒痛常夹食积、气滞等；实性腹痛经久不愈，正气暗耗，可转为虚实夹杂腹痛；虚性腹痛也可以兼夹多种邪气，而显现虚实夹杂腹痛。

二、预后

腹痛是临床诸多疾病的常见症状，通过四诊合参及理化辅助检查而寻找其根本发病原因，加以确诊治疗，一般预后多良好；兼有其他病证的腹痛，反复发作病程长，预后较差；正气日衰，身体羸瘦，腹痛难除，症状复杂者，预后不良。

【护理与调摄】

一、护理

腹痛患者的护理依其轻重缓急和证类不同而采取相应护理方法。腹痛剧烈病人宜禁食，诊断明确腹痛缓解后可以进食流质，逐渐转为半流质、软食，食物以清淡、易消化、营养足够为原则，忌油煎厚味及辛辣刺激食品。虚寒证或其他各证无明显热象者，可给热水袋敷腹部、葱熨法、盐熨法及艾灸神阙、气海、关元等穴止痛。保持大便畅通，便秘者应及时处理。病情观察中注意腹痛之时间、部位、性质、伴发症状、诱发原因及与寒暖、饮食、劳力等的关系等。慎用止痛药，诊断不明者，禁用麻醉性止痛剂。

如患者突然腹痛剧烈且进行性加重，腹痛部位明确而固定，局部压痛并拒按，腹膜刺激征明显，且扩大蔓延，较快出现厥脱表现，具备外科急腹痛特征，应立刻按外科急腹症护理常规护理，并立即向值班医生报告。

二、调摄

1. 保持乐观情绪，心情舒畅，注意平素尽量减少情绪波动，防止七情内伤。

2. 注意气候寒暖变化，避免六淫外袭。平时生活起居有规律。

3. 饮食有节，禁烟酒，勿恣食辛辣、油腻、肥腥等，以免湿从内生，以有营养、易消化、无刺激食物为宜。应减少动物脂肪及含胆固醇丰富的饮食，多食新鲜蔬菜、水果、豆制品、食用植物油。

4. 早期发现，早期治疗，切勿延误病情。

【预防与康复】

一、预防

1. 注意个人清洁卫生，饭前便后洗手，不吃生冷食物，避免暴饮、暴食、酗酒。

2. 注意寒温变化，避免外邪入侵。

3. 保持心情愉快，避免不良精神因素刺激。

4. 坚持体育锻炼。

二、康复

腹痛症状基本消失后，可行食疗康复。常用有砂仁莲子粥、二冬粥、桃仁粥。

砂仁莲子粥：适用于脾胃虚寒和肝气不舒引起的腹痛。用砂仁 5g，莲子 20g，捣碎，粳米 100g，冰糖适量，加水 500ml，煎煮至米烂为度，早晚各服 1 次，7 天为 1 个疗程。

二冬粥：适用于肠道积热引起的腹痛和病后伴有津液不足者。用麦冬 15g，天冬 15g，捣烂，粳米 100g，冰糖适量，加水 1000ml，煮至米烂。早晚各 1 次，7 天为 1 个疗程。

桃仁粥：适用于瘀血腹痛。用桃仁 15g 捣碎，粳米 50g，加水 500ml，煮至米烂。每日早晚各服 1 剂，7 天为 1 个疗程。

【医论提要】

病名方面，腹痛的病名首见于《内经》，可见于《灵枢》和《素问》的不少篇章中，如《灵枢·卫气》云："头痛、眩仆、腹痛、中满、暴胀及有新积"，《素问·气交变大论》谓："岁土太过，……民病腹痛"。《内经》也将腹痛称为"环脐而痛"。《伤寒论》、《金匮要略》称本病为"绕脐痛"，根据部位和疼痛性质不同也称"少腹急结"、"少腹里急"、"少腹弦急"。《张氏医通》称"当脐痛"，《备急千金要方》、《景岳全书》则统称为"心腹痛"，其中包括"胃脘痛"在内。至明代，医家把胃脘痛和腹痛分开，专立腹痛门，指出"痛胃之下，脐之四旁，毛际以上，名曰腹痛"（《症因脉治·腹痛论》），延用至今。

证候分类及鉴别方面，隋代巢元方《诸病源候论》将腹痛专立单独病候，并将腹痛分为急腹痛与久腹痛。该书"腹病诸候"曰："凡病急痛，此里之有病"，"由腑脏虚，寒冷之气客于肠胃膜原之间，结聚不散，正气与邪气交争，相击故痛"。"久腹痛者，脏腑虚而有寒，客于腹内，连滞不歇，发作有时，发时肠鸣而腹绞痛，谓之寒中。是冷搏于阴经，令阳气不足，阴气有余也"。此论对急、久腹痛的证候及病因描述较详。唐代孙思邈在《备急千金要方·心腹痛门》中提出注心痛、虫心痛、风心痛等 9 种心痛名称，其中包括某些上腹部疼痛。宋代杨士瀛《仁斋直指方》对腹痛分寒热、死血、食积、痰饮、虫等，并对不同腹痛提出鉴别，如"气血、痰水、食积、风冷诸症之痛，每每停聚而不散，惟虫痛则乍作乍止，来去无定，又有呕吐清沫之可验"，对临证鉴别颇有助益。《丹溪心法》对腹痛以寒、积热、死血、食积、痰湿划分。明代秦景明在《症因脉治·腹痛论》中根据脉象、病因、症状把腹痛分为外感腹痛和内伤腹痛，进而又把外感腹痛分为风气腹痛、寒气腹痛、暑湿腹痛、燥火腹痛、痧胀腹痛；内伤腹痛分为热积腹痛、寒积腹痛、食积腹痛、痰积腹痛、酒积腹痛、虫积腹痛、血滞腹痛、血虚腹痛、气结腹痛、气虚腹痛。其分类之细，前所未有。

病因病机方面，《内经》多从寒热邪气客于肠胃立论。《素问·举痛论》曰："寒气客于肠胃之间，膜原之下，血不得散，小络急引故痛"；"热气留于小肠，肠中痛，瘅热焦渴，则坚干不得出，故痛而闭不通矣"。此外，《素问》"痹论"、"气交变大论"还提出饮食、雨湿、风气、燥气亦可引起腹痛。宋代陈无择在《三因极一病证方论》中认为腹痛的病因为外感六淫、郁于中焦，七情触动、气机郁滞和饮食劳倦、变乱肠胃的三因说。金元时期李东垣虽未专论腹痛，但他在《医学发明·泄可去闭葶苈大黄之属》篇，明确提出"痛则不通"的病理学说，对后世影响很大。

辨证方面，汉代张仲景在《金匮要略·腹满寒疝宿食病脉证治》中提出虚证和实证的辨证要点，并明确指出攻下后“黄苔”消退与否是验证肠胃积滞是否清除的标志。金元时期李东垣将腹痛按三阴经及杂病辨证，如谓中脘痛太阴也；脐腹痛少阴也；少腹痛厥阴也。朱丹溪强调暴痛多实，久痛多热。明代张景岳对腹痛虚实辨证尤为精详，暴痛多由食滞、寒滞、气滞；渐痛多由虫、火、痰、血，明确提出“多滞多逆者，方是实证，如无滞运则不得以实论也”，并从喜按与否、痛徐而缓、痛剧而坚以及脉象和痛的部位等方面辨证，发展了腹痛的辨证。清代叶天士在《临证指南医案·腹痛》中强调，对腹痛的辨证应首先辨其有形与无形，“所谓无形为患者，如寒凝、火郁、气阻、营虚及夏秋暑湿痧秽之类是也；所谓有形为患者，如蓄血、食滞、癥瘕、蚘蛲内疝及平素偏好成积之类是也”。进而审其病之在脏在腑，“在脏者以肝脾肾为主，在腑者以肠胃为先”，较为完善。

治法方面，李东垣虽未专论腹痛，但其《医学发明·泄可去闭葶苈大黄之属》篇中确立的“痛随利减，当通其经络，则疼痛去矣”之说，对后世影响很大，成为腹痛治疗的准则。《丹溪心法》强调对老人、肥人应根据不同体质施治，并提出初痛宜攻，久痛宜消，热痛应以辛开苦降之法治之的治疗原则。明代陶华《伤寒六书·家秘的书》论及治腹痛有三法：“阳邪传里而痛者，其痛不常，当以辛温之剂合之；阴寒在内而腹痛者，则痛无休时，……以热剂温之；……有燥屎宿食而痛者，则烦而不大便，腹满而硬痛也，……当以苦寒之剂下之”，颇为简明扼要。龚信的《古今医鉴》提出“是寒则温之，是热则清之，是痰则化之，是血则散之，是气则顺之，是虫则杀之，临证不可惑也”的治法。虞抟的《医学正传》也提出：“浊气在上者涌之，清气在下者提之，寒者温之，热者清之，虚者培之，实者泻之，结者散之，留者行之”的治法大要。叶天士《临证指南医案·腹痛》在治法上强调以“通”为主，但“通”者并非攻下之谓。

有关本病的治疗方剂，历代医家论述颇丰。汉代张仲景创立了许多治疗本病的有效方剂，如《金匮要略·腹满寒疝宿食病脉证治》制定的治疗“腹中寒气，雷鸣切痛，胸胁逆满，呕吐”的附子粳米汤、治疗“心胸中大寒痛，呕吐不能饮食，腹中寒……上下痛而不可触近”的大建中汤和治疗“绕脐痛，若发则白津出，手足厥冷，其脉沉紧者”的大乌头煎，以及治疗“心下满痛”的大柴胡汤和治疗“痛而闭”的厚朴三物汤，对后世影响很大，直至今天还被临床所采用。唐代孙思邈在《备急千金要方·心腹痛》中拟定了治心腹痛及腹痛方 10 多首，如寒热并用，治疗脐下绞痛的温脾汤方，温中补虚的羊肉当归汤方，温中散寒的当归汤、高良姜汤和生姜汤等，均不失为治腹痛良方。王焘《外台秘要》集古人经验于一书，载有治疗心腹痛的方剂 20 余首，如张文仲的当归大黄汤，范汪的四味当归汤，小品方的茱萸汤和治疗卒腹痛的《古今验录》的芎䓖汤、深师的前胡汤、集验葛氏方等，治疗经验逐渐丰富。明代《医方考》则对治疗腹痛的丁香止痛散、三因七气汤、桂枝加大黄汤等有效方剂的组成、功用、配伍、适应症等加以解说，以便于临床应用。张景岳对本病治疗既用内治又用外治，方法灵活。他强调滞在上焦者，当吐之，凡闭结者，下之利之，滞在中焦者，可用排气饮，血积之痛用通瘀煎，阴寒腹痛宜先用葱姜捣烂熨其脐。清代张璐《张氏医通》对腹痛的证候方药论述得颇详备，其谓：感冒而痛，或泻利并作，用十味香薷饮；腹中常热作痛，此为积热，用调胃承气汤；七情内结心腹绞痛选用七气汤；酒积作痛曲蘖丸等，值得后世借鉴。清代叶天士《临证指南医案》对腹痛治法强调以“通”为主，但“通”者并非攻下之谓，他用吴茱萸汤和四逆汤通阳泻浊；用左金丸和金铃子散清火泻郁；用四七汤和五磨饮子开通气分；用穿山甲、桃仁、归须、韭根之剂宣通营络；用苁蓉、柏子、肉桂、当归柔而通之；至于食滞则消之，蚘扰安之，癥瘕理之，内疝平之，痧秽之候芳香解之，皆通之谓也。且叶氏治久积腹痛常以丸散为主，以此渐除其疾，颇有见地。《医林改错》、《血证论》对瘀血腹痛的治则方剂更有新的创见。王清任少腹逐瘀汤为治疗瘀血腹痛的名方，唐容川用小柴胡汤加香附、姜黄、桃仁、大黄治疗腹痛亦很绝妙。

本病的转归及变证方面，巢元方《诸病源候论·腹痛病诸候》提出"寒中久痛不瘥，冷入于大肠，则便下利"的论点。

本病的治疗禁忌方面，《丹溪心法》提出"痛忌补气"之说。值得参考，但不必拘泥。

【医案选粹】

案一

一友偶患伤寒，将及月余矣。因食糯团子，为食所伤，自用自专，竟服消食降气之剂，有伤元气。此时稍进粥一杯许，则腹左右痛不可忍，必待手按摩之，此痛方止。余到，问目下所服何方？彼云：补中益气汤。正合愚意，然痛不止者何故？盖以多用木香之故也。气多弱而反欲行气，焉有不痛之理。余即以此方去木香一味，加参一钱，服药而痛竟立止矣，食欲大进矣。乃知医之长短，止在药之一二味也。

（秦昌遇著．医验大成．北京：中医古籍出版社，1985：28）

案二

山西典客宋兄因多餐肉食而兼生冷，微有感冒，胸中饱胀，腹痛便秘，此当温中化滞。而前医概用山楂、神曲、麦芽、腹皮、枳朴消导之剂，殊不知冷食积中，须温方化，过用消克，反伤胃阳而食愈结。医不知此，消导不效，以大黄下之，惟便粪水，又以丸药下之，则冷结不通。计二十日，请治于余。脉细紧，手足清冷，胸结而硬，舌紫苔白。幸肾阳不虚，上结于胸，下结于脏，用苍术、半夏、干姜、附子、白蔻，十剂胸结方开。下注腹痛，加肉桂，日服半硫丸二钱。惟进谷汤，不令清饿，冷秘二十八日，大便微通，初硬后溏。大黄丸得温方化，洞泻数次，然后胸腹大开，后以理中汤加苓、夏、砂仁温胃，匝月方瘥。

（鲁兆麟，杨思澍，王新佩等主编．二续名医类案·素圃医案．沈阳：辽宁科学技术出版社，1996：1199）

案三

盐屋弥右卫门，年逾五旬。昔曾患毒疮，服土茯苓及五灵丹，愈后即腹痛，左有块如梅子者五六枚，右腹有积如竹根，上攻心坎，痛不可忍，上及乳膺，左乳且酸，每日必二次；大便一二旬一度，如羊屎；小便短少，涩疼。曾坐温泉，略觉轻可。今夏更甚，探吐一回，暂宽一时，所吐唯酸水及痰。额汗，头微痛，足冷，胃痛下引命门穴，周回及脐。素有痔疮，行动则肛下脱。此久病正虚，欲成关格之兆。前因毒而过用寒凉，则成积聚。又服升炼之药，则燥肠胃。所以块如竹根，便如羊屎也。阳虚不能下制夫阴，而大肠之传送，膀胱之气化皆不利，故上而吐酸胃痛，下而小便短涩，足冷，脱肛之症作也；阴逆而上潜夫阳，故胸乳胀痛且酸，额汗头痛之症作也。治宜扶上、中二焦之阳，则阴自不上逆。以桂苓术甘汤合疏肝降肺之药三剂而大便通，积痛减。又三剂而硬处皆软，带脉亦宽。见效甚捷，竟不加减又十剂而愈。

（鲁兆麟，杨思澍，王新佩等主编．二续名医类案·其慎集．沈阳：辽宁科学技术出版社，1996：1200）

【现代研究】

腹痛是临床常见症状，许多疾病都能够引起腹痛，西医学中的肠易激综合征以腹痛为主要症状，相当于本病，现将近年来研究现状介绍如下。

一、病因病机研究

刘同坤等[1]认为脾阴为本，肝郁、脾气虚、积滞为标，肝脾不调为主要病机。

二、证候学与辨证规律研究

马军等[2]对肠易激综合征不同中医证型血浆中胃肠激素的变化进行研究，发现胃肠激素变化与本病不同中医证型之间有一定的联系，但非特异性，不能作为中医辨证分型的重要依据。

三、治法治则研究

孟彦彬等[3]用健脾化湿法治疗本病，认为本法可以补虚泻实，寒热并用，调和肝脾，辛开苦降。徐钧[4]认为，本病与郁症有极大的关联，多属肝郁脾虚，肝郁为标，贯穿疾病的整个过程。脾虚为本，脾的气虚、阴虚、阳虚及脾失健运不能化生精微而及心肾，构成了临床中各种复杂的变化，宜采用痛泻要方为主方，补脾土而泻肝木。

四、辨证用药研究

陈永贵[5]将56例肠易激综合征患者辨证分为：肝郁脾虚型（32例），脾虚湿盛型（15例），脾肾阳虚型（9例），分别给以痛泻要方加味，香砂六君子汤加减和四神丸加味，取得较好疗效。

尚录增[6]将42例肠道易激综合征患者辨证分为：脾胃虚弱型（22例），方用七味白术散加味；肝木乘脾型（10例），方用痛泻要方加味；脾胃阴虚型（10例），方用麻仁丸合增液汤加味。结果：痊愈34例，好转6例，无效2例，总有效率95.3%。

李熠萌等[7]将腹泻型肠易激综合征患者60人，辨证分为3型，肝郁脾虚型24例，予痛泻要方协定方治疗，脾气虚弱型20例，予参苓白术散协定方治疗，脾肾阳虚型16例，予四神丸合理中汤协定方治疗。结果：肝郁脾虚组有效率83.3%，脾气虚弱组85.0%，脾肾阳虚组75.0%，组间疗效差异无统计学意义（$P>0.05$）。3组肠道症状、生活质量和排便情况在治疗后均显著改善（$P<0.05$）。

参考文献

[1] 刘同坤，闫书文．从临床特点探讨肠易激综合症的中医辨证思路[J]．中国中医药现代远程教育，2008，6(6)：547-548.

[2] 马军，潘锦瑶，方穗雄，郑德俊．肠易激综合征不同中医证型与胃肠激素关系的临床研究[J]．深圳中西医结合杂志，2007，17(2)：78-80.

[3] 孟彦彬，孙盛．健脾化湿法治疗肠易激综合征的研究[J]．承德医学院学报，2008，25(3)：275-276.

[4] 徐钧．"疏肝健脾法"治疗肠易激综合症的临床观察[J]．黑龙江中医药，2004，(1)：39-40.

[5] 陈永贵．辨证治疗肠易激综合征56例[J]．实用中医药杂志，2008，24(10)：635.

[6] 尚录增．辨证治疗肠易激综合征42例[J]．陕西中医，2008，29(1)：47-48.

[7] 李熠萌，郑舜华．辨证治疗腹泻型肠易激综合征60例临床观察[J]．上海中医药杂志，2009，43(12)：31-33.

第四节 痢 疾

【定义】

痢疾系因感受湿热病毒，或内伤饮食，积滞肠腑，肠道传导失司，脂膜血络受伤，以腹痛、腹泻、里急后重，大便呈赤白黏冻或脓血为主要临床表现的传染性疾病。

【范围】

西医学中细菌性痢疾、阿米巴痢疾相当于本病。某些食物中毒或药物中毒、溃疡性结肠炎等，若主要临床表现与本病相似者，均可参照本节辨证论治。

【病因病机】

一、病因

1. 原发病因　夏秋之季，天之暑热之气下迫，地之湿气上蒸，暑湿热交互蒸迫，滋养酿生出疫毒秽浊之邪，经口侵入机体，疫毒与秽浊之物内蕴于肠中，与气血相搏，伤及肠腑脂膜及血络，而成痢疾。

2. 诱发因素　常因误进已为之污染的腐败变质的不洁食物，或饮用为疫毒之邪所污染的饮水，或感触疫毒之邪而发病。

二、病机

1. 发病　痢疾具有传染性，多于一地区流行，易相传染，发病较急。若疫毒内客不除，留连体内，迁延不愈，可反复发作。

2. 病位　主病位在大肠，与脾胃关系密切，并可涉及肝肾。

3. 病性　急性期多实证，慢性期多本虚标实证。

4. 病势　湿性黏滞、重浊、趋下，因而病势易于向下、向里，先入肠胃，久则损伤脾胃、肝肾。

5. 病机转化　痢疾的病机转化取决于人体正气的盛衰和感染毒邪的轻重。急性期若人体正气充盛，又暴感疫毒之邪，正邪交争，而成热毒炽盛，若救治不及时，则有热陷心营、热动肝风、内闭外脱等逆传之证。若疫毒之邪夹暑湿，或素体阳盛，则多成湿热蕴结证；若疫毒之邪夹外在寒湿，或素体阳虚，则多成寒湿困脾证。急性痢疾若失治误治，或迁延日久而转为慢性痢疾，此时因失治、误治，治不彻底，正气受伤，邪气留恋，或素体质弱，正气亏虚，虽经正确系统治疗，仍不能彻底祛邪外出形成正虚邪恋，反复发作的慢性痢疾，久痢不愈，伤及脾肾，肾气不固则可致下痢无度。

痢疾病因病机见图 3-4。

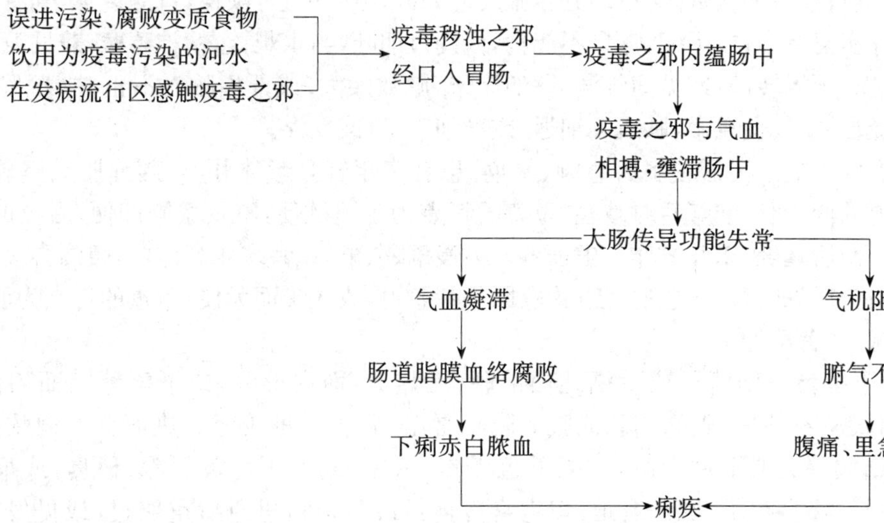

图 3-4　痢疾病因病机示意图

【诊断与鉴别诊断】

一、诊断依据

按照 1995 年国家中医药管理局发布的中华人民共和国中医药行业标准《中医病证诊断疗效标准》。

1. 腹痛、里急后重，便次增多。大便常有脓血黏冻。

2. 急性痢疾发病骤急，可伴有恶寒发热；慢性痢疾则反复发作，迁延不愈。

3. 常见于夏秋季节，多有饮食不洁史。

4. 急性菌痢，血白细胞总数及中性粒细胞增高。

5. 大便常规检查，可见白细胞及红细胞并有巨噬细胞。大便培养有痢疾杆菌生长。

6. 肠阿米巴病的新鲜大便可找到阿米巴滋养体或包囊。

7. 必要时作X线钡剂造影及直肠、结肠镜检查，有助于鉴别诊断。

二、鉴别诊断

1. 泄泻　与痢疾均可因感受外邪或饮食所伤而发病，主病位在肠，且均好发于夏秋季节，但有所不同。痢疾为腹痛，下痢赤白，里急后重；而泄泻为排便次数多，粪便稀溏如水样，一般无里急后重。泄泻多与腹痛肠鸣并见，泻后痛可减；而痢疾腹痛多与里急后重并见，痢后痛不减。

2. 肠风　痢疾可见纯红血便须与肠风之下血鉴别。一般痢疾下血多伴腹痛，里急后重；而肠风下血色鲜红，血出如线或点滴不已，无腹痛、里急后重感。但肠风下血日久，可有便后重坠感，应防恶变。

3. 暑温　痢疾热毒炽盛证候与暑温的暑热动风、暑入心营表现相似，须加以鉴别。一般由痢疾而发的高热神昏，痉厥抽搐，起病急，发展快，能迅速出现内闭外脱。可用冷生理盐水灌肠取粘液做便常规、便培养，或做肛拭子镜检，必要时腰穿检查脑脊液可明确诊断。

【辨证论治】

一、辨证要点

1. 辨急慢轻重　急性痢疾，发病急骤，症状典型，多见于夏秋之季，病程在2个月以内；慢性痢疾，病缓而久，反复发作，病程在2个月以上。轻者下痢脓血兼见粪质；重者但见下痢脓血，不见粪质；或下痢次数减少，却见腹胀皮急如鼓，呕吐频繁，烦躁，口渴食少，气急息粗，甚或神昏，脉实滑有力；或下痢，噤口不能食，或到口即吐，与水难饮，精神萎靡，兼见呃逆；或下痢黏稠脓血，烦渴转筋，或见面红润，唇如涂朱，脉数疾大；或下痢脓血不止，神萎恶寒，手足厥逆，身冷自汗，气促息微，脉或沉细迟，或微细欲绝，或反浮。

2. 辨虚实寒热　实证者多为急痢、暴痢，患者多年轻且形体壮实，腹痛胀满坚硬而拒按，痛时窘迫欲便，便后痛势暂时减轻，里急的特点为急迫欲便，不及登圊即便，后重的表现为肛门坠重，便后减轻，未几复作。虚证者多为慢痢、久痢，患者多年高体弱，腹痛喜按，痛势绵绵，便后痛势反见明显，里急的特点为登圊不甚急迫，或久坐而无便，后重的特点为肛门坠胀，便后不减，甚者反加重。

寒证者下痢赤白而清稀或下痢纯白滑脱，无热臭，面白形寒，或下痢紫黯而稀淡，或下痢色黄而浅淡不甚臭，腹痛拘急或腹痛隐隐喜温，里急后重较轻。热证者下痢脓血，或纯鲜红血，粘稠腥臭或下痢白脓，或痢下色黑焦、浓厚，或痢下色黄而深、秽臭，或痢下赤白相兼如鱼脑，黏稠难下，腹痛窘迫，口渴喜冷饮，肛门灼热，里急后重明显，或见发热，甚则高热不退。

3. 辨痢色　痢下白冻或白多赤少者，多为湿重于热，邪在气分，其病轻浅；若纯白清稀，或如胶冻如鼻涕者，为寒湿伤于气分；白而滑脱者属虚寒；白而有脓者为热；痢下赤冻，或赤多白少，多为热重于湿，热伤血分，其病较深；若痢下纯鲜血者，为热毒炽盛，迫血妄行；痢下赤白相杂，多为湿热夹滞；痢下色黄而深，其气秽臭者为热；色黄而浅，不甚臭秽者为寒；痢下紫黑色、暗褐色者为血瘀；痢下色紫黯而便质清稀为阳虚；痢下焦黑，浓厚大臭者为火；痢下五色相杂为湿热疫毒。

二、治疗原则

在急性期，祛邪为主，宜通，以祛除肠中之毒邪，并审其兼夹邪气之不同，热者清之，寒者温之，湿者燥之。湿热证治宜清热解毒化湿，调气和血导滞；寒湿证治宜温中散寒燥湿，调气和血导滞解毒；热毒炽盛者治宜清热解毒凉血通降。慢性期祛邪与扶正兼顾，宜补宜涩，攻补兼施。

同时治疗时须注意，急性期忌用收涩止痢之品；慢性期忌用攻伐之品，调和气血一法在整个疾病发展过程中皆可应用，痢下赤多者重用凉血活血药，痢下白多者重用理气行气药。

三、应急措施

1. 对起病急，高热不退者，用清开灵注射液 40ml，加入 5%葡萄糖注射液 500ml，静脉滴注，每日 2～3 次。

2. 腹痛脓血，便次频繁者，用双黄连粉针 3～6g，溶于 5%葡萄糖注射液 500ml 中，静脉滴注，每日 2 次。

3. 热重神昏舌绛者，在静脉滴注清开灵同时给予安宫牛黄丸 1 粒口服，或用局方至宝丹 1 粒口服，不能口服者，可采用鼻饲方法。

4. 面色苍白，手足逆冷，唇淡脉微，为阳证转阴，内闭外脱的危候，急用参附注射液 40ml 加入 25%葡萄糖注射液 40ml 中，反复静脉注射，病情稳定后，改为 50ml 参附注射液加入 5%葡萄糖 500ml 中，静脉滴注，每日 2 次，并加用生脉注射液 50ml 加入 5%葡萄糖 250ml 中静脉滴注。

5. 药物灌肠　下利难止，或发热不退者，以白头翁汤煎液取浓汁，保留灌肠，每次 100ml，以直达病所，清热止痢。

6. 针灸　体针取上巨虚、天枢、足三里，针法以平补平泻，对于虚证者可加灸。耳针取小肠、大肠、神门、内分泌、交感等，浅刺激。

7. 刮痧　凡见抽搐、昏迷者，除按前述相应处理外，还可取其前胸、后背、双肘窝、双腘窝等部位进行刮痧，以宣营卫，泄疫毒。

四、分证论治

1. 湿热蕴结证

症舌脉：腹痛，里急后重，下痢赤白脓血，每日数次到数十次不等，肛门灼热，伴发热，舌质红，苔黄腻，脉滑数。

病机分析：疫毒之邪夹湿热或暑湿之邪侵犯肠道，滞于肠中，与肠中气血相搏结，大肠传导功能失司，通降不利，气血凝滞，肠腑脂膜和血络受损，故大便赤白脓血；气机阻滞不通则腹痛，里急后重；湿热蕴结下注，则肛门灼热，排便次数多，并发热；舌、脉均为湿热蕴结之征。

治法：清热解毒利湿，理气行血。

方药运用：

(1)常用方：芍药汤加减。药用黄连、黄芩、大黄、芍药、当归、肉桂、槟榔、木香、炙甘草。

方中黄芩、黄连苦寒清热燥湿为君药；辅以大黄清热通便导滞；佐以芍药、当归、肉桂和营卫活血治脓血，且芍药能止下痢，缓急止痛，木香、槟榔调气导滞，除后重；甘草调和诸药。诸药合用共奏清热解毒化湿，调和气血之功。

(2)加减：热偏重者，见赤多白少，或纯赤痢者，加白头翁、丹皮、马齿苋、金银花以清热解毒和营;湿重者,加藿香、佩兰、苍术以化湿和中;表热者,加荆芥、薄荷、葛根、连翘以清表热。

(3)临证参考:本证有表证必先解表或表里双解,可用葛根芩连汤。本证有无表证,关键在于是否有浮脉,有浮脉必有表证。

2. 热毒炽盛证

症舌脉:发病急骤,腹痛剧烈,下痢鲜紫脓血,气味腐臭,或恶心呕吐,噤口不食,或下痢前即见高热,腹满胀痛,烦躁不安,面色苍白,四肢发冷,甚则昏迷,舌质红绛,苔黄燥,脉滑数。

病机分析:染上极为毒烈的疫毒之邪,毒邪蕴聚肠中,不得外泄,化热化火,热毒炽盛与肠中气血相搏结,气血凝滞,脂膜和血络受损故发病急骤,腹痛剧烈,下痢鲜紫脓血,气味腐臭;疫毒之邪蕴结肠中,上攻于胃,胃气上逆见恶心呕吐,噤口不能食;热毒炽盛化火,陷入营血则下痢前即见高热,腹满胀痛,烦躁不安;病情进一步发展,热毒之邪迅速传变,热盛风动,疫毒内闭,正不胜邪而出现厥脱,故见面色苍白,四肢发冷,甚则昏迷;舌、脉均为热毒炽盛之征。

治法:清热解毒凉血。

方药运用:

(1)常用方:白头翁汤加减。药用白头翁、黄柏、黄连、秦皮。

方中重用白头翁以清热解毒,凉血治痢,为主药;黄连、黄柏、秦皮均为苦寒之品,且有清热燥湿,泻火解毒之效。四药合用,共收清热解毒,凉血治痢之功。

(2)加减:本证尚可加入金银花、黄芩、马齿苋、丹皮、赤芍、白芍,以增强其清热解毒凉血之功;大便不爽者,加生大黄以荡涤疫毒之邪;高热神昏者,加羚羊角、水牛角;另服紫雪丹或至宝丹以清热凉血解毒;痉厥抽搐者,加石决明,重用钩藤以镇肝息风;面色苍白,四肢厥逆,脉细弱者,急服参附汤,不能口服者,可鼻饲。

(3)临证参考:本证来势急骤,病情危重,年老体弱患者,昏迷、惊厥等症状常出现在下痢之前,此为疫毒内闭,宜急用大承气汤灌肠以荡涤肠腑,使疫毒之邪从下排出,之后再用白头翁汤加生大黄、马齿苋、白芍以保留灌肠。对于出现的各种危急变证,应采用综合措施抢救,可参照本节应急措施部分。

3. 寒湿困脾证

症舌脉:腹痛,下痢赤白黏冻,伴头身困重,脘痞纳少,口黏不渴,苔白腻,脉濡缓。

病机分析:疫毒之邪夹寒湿之邪滞于肠中,伤于气分,阻遏脾阳而成本证,症见腹痛,下痢赤白黏冻;寒湿困脾,脾阳不振,清阳不升则头身困重;健运失司则脘痞纳少;寒湿中阻则口黏不渴;舌苔、脉象均为寒湿内盛之象。

治法:温化寒湿,行气导滞。

方药运用:

(1)常用方:胃苓汤加减。药用苍术、厚朴、白术、陈皮、茯苓、泽泻、猪苓、肉桂、甘草。

本方由平胃散与五苓散合方而成。苍术燥湿运脾,厚朴燥湿除满,行气导滞,二药合用燥湿运脾之力增强;白术配苍术健脾燥湿,陈皮合厚朴行气化滞,茯苓、猪苓、泽泻淡渗水湿,茯苓又可助白术、陈皮以加强健脾和中之功效,肉桂既可化膀胱之气,又可暖中宫,散寒湿;甘草调和诸药。

(2)加减:偏寒者,加砂仁、吴茱萸、草豆蔻以温中散寒;湿重者,加藿香、半夏;若见寒湿化热之势,加酒黄连以清热燥湿;兼外湿者,加羌活、防风。

(3)临证参考:本证临床不多见。若在暑天感受寒湿而痢者,改用纯阳正气丸合藿香正气散治疗,寒热错杂者,用《伤寒论》中诸泻心汤治疗。

4. 脾阳亏虚证

症舌脉:病久迁延不已,下痢白黏冻状,排便不畅,腹部冷痛时作,畏寒肢冷,舌淡,苔白滑,脉弱。

病机分析:下痢日久,耗伤阳气,脾阳受损,疫毒之余邪滞于肠中,迁延不已,故大便呈白黏冻状,排便不畅;脾阳亏虚,肠络失于温养,故腹冷痛时作;脾阳虚,不能温四末,故畏寒肢冷;舌、脉均为虚寒之征。

治法:温补脾阳,涩肠固脱。

方药运用:

(1)常用方:真人养脏汤加减。药用人参、白术、肉豆蔻、肉桂、当归、白芍、木香、诃子、炙甘草。

方中人参、白术甘温益气,健脾补中为主药;辅以辛温热的肉桂、肉豆蔻温阳暖脾土;佐以当归、白芍养阴和血,脾虚气滞故又佐以木香醒脾气,调肠道气机,并少佐诃子以涩肠止泻;使以甘草和中健脾,调和诸药。

(2)加减:虚寒较甚者,加附子、干姜、吴茱萸、乌药以温中散寒理气;中气下陷者,加炙黄芪、升麻、柴胡、枳实;若仍有积滞,大便不爽者,去诃子,加山楂、槟榔以导滞除积。

(3)临证参考:本证以阳气虚为主要表现,故重在恢复阳气,同时脾阳虚损及肾阳,脾肾阳虚可见阴盛格阳症状,病情危重,变化快,应予注意和重视。

5. 正虚邪恋证

症舌脉:下痢时发时止,发作时大便赤白黏冻或果酱样,腹痛后重,不发时疲劳乏力,食少,腹胀或隐痛,舌质淡,苔薄白,脉细。

病机分析:痢疾误治失治,病根不除,则正虚邪恋,饮食不当,起居不慎,或外邪、思虑、郁怒等诱因而发病,故下痢时发时止;疫毒之余邪未尽,滞于肠中,故发作时大便赤白黏冻或果酱样,腹痛后重;脾气不足故不发时疲劳乏力,食少,腹胀或隐痛;舌、脉均为正气虚之征。

治法:温中清肠,调气化滞。

方药运用:

(1)常用方:连理汤加减。药用人参、白术、干姜、黄连、茯苓、炙甘草。

方中人参甘温,补气健脾益中为君药;臣以白术燥湿健脾补虚,助人参健脾益气补中;干姜温中健脾,茯苓淡渗利湿,黄连苦寒清热燥湿解毒,除肠中湿热余邪,共为佐药;甘草健脾益中,调诸药为使药。

(2)加减:湿热之象明显者,加白头翁、马齿苋、白芍;若见痢下不爽,大便如果酱样甚如栗色,痛有定处,舌质紫黯,脉细涩,为瘀阻肠络,可加活血化瘀之品,如桃仁、红花、莪术、蒲黄等;偏于寒湿者,加苍术、草果仁以温化寒湿;寒热错杂,虚实夹杂,久痢不已者,可将乌梅丸改为汤剂服用,以温脏散寒、化湿止痢;若由饮食不当引发者,可加服保和丸;由思虑劳心诱发者,送服归脾丸;因郁怒而发者,加痛泻要方;若正虚邪恋日久伤阴,见下痢赤白脓血黏稠如冻,量少难出,脐腹疼痛绵绵,虚坐努责,恶食,心烦口干,午后低热,神疲乏力,舌质红绛,少苔,或舌光红乏津,脉细数,治宜清肠养阴,泄热止痢,药用驻车丸以滋阴生津,清热燥湿。

(3)临证参考:治疗时应注意清理余邪,不可峻补,以防恋邪而复发。

五、其他疗法

1. 中成药

(1)葛根芩连微丸:每次3g,每日3次,口服。用于细菌性痢疾腹泻、身热烦躁者。

(2)穿心莲片:每次5片,每日3次,温开水送服。用于菌痢、肠炎。

(3)乌梅丸:每次2丸,每日2～3次,空腹温开水送下。用于久痢久泻。

(4)加味香连丸:每次6g,每日3次,温开水送服。用于湿热痢疾,腹痛下坠。

(5)枳实导滞丸:每次6～9g,每日2次,空腹温开水送服。用于痢疾里急后重。

(6)香连丸:每次3～6g,每日2～3次,温开水送服。用于湿热痢疾,下痢赤白,里急后重,腹痛泄泻。

(7)清开灵注射液:本品40ml加入5%葡萄糖注射液400ml或0.9%氯化钠注射液400ml中,每日2次静脉滴注。用于本病高热。

(8)生脉注射液:用生脉注射液50ml加25%葡萄糖注射液50ml静脉注射,每10分钟1次,连续用药,待血压正常后,改为生脉注射液50ml,加入5%葡萄糖注射液500ml或0.9%氯化钠注射液500ml静脉滴注,直至血压稳定。用于本病厥脱、休克。

2. 单验方

(1)湿热痢

①独头蒜、黄连各等分,共为细末,每次6g,每日3次。

②黄连15g,乌梅20g,共研细末,每次服6g,每6小时1次。

(2)赤白痢

①乌梅烘干研粉,每次吞服3～6g,每日3次。

②鲜大蓟1把,马齿苋30g,白木槿花12g。取水1碗,煎至半碗,每日早晚服2次。

(3)痢下酱色,时作时止　鸦胆子去皮去壳15粒,胶囊分装。每日3次,饭后服下,连服5～10天为1个疗程。

(4)急性痢疾

白头翁15g,黄柏10g,黄连15g,马齿苋20g。水煎取汁200ml,候温,保留灌肠,每次100ml,每日2次,连用7天。

(5)各种痢疾　独头蒜捣烂取汁100ml,保留灌肠,每日1次,连用7天。

(6)治痢而滑脱不禁　赤石脂30g,炮姜10g,水煎服。

3. 食疗方

(1)湿热痢

①马齿苋500g(鲜品)洗净,热水浸后加油盐代菜食;也可将鲜马齿苋洗净捣汁,每次适量,加蜂蜜2匙,加温空腹服,日2次。

②马齿苋绿豆汤:鲜马齿苋200g,绿豆100g,洗净后共煎汤,顿服,连用3～4次。

③金针菜汤:金针菜100g,马齿苋100g,水煎取汁,加白糖适量,顿服。

(2)寒湿痢

①独头蒜2头,红、白糖各少许。将独头蒜去皮捣烂,兑入适量开水泡4～6小时,然后滤取清汁,放入适量红、白糖,一次服下。

②椒梅茶:胡椒10粒,乌梅肉6g,茶叶5g。共研细末,开水冲服。

③焦山楂50g,胡椒粉5g,红糖30g。焦山楂水煎取汁,入胡椒粉、红糖搅匀,频饮。

(3)阴虚痢　银耳30g,粳米100g,共煮粥,空腹食之。

(4)虚寒痢

①干姜粥:干姜10g,粳米60g。将干姜研为细末,同粳米煮粥,每日2次,空腹食之。

②老母鸡1只,胡椒20粒,山楂30g,干姜10g,红糖适量。将鸡去毛退净,除内脏切成小块,与胡椒、山楂、干姜、红糖一起入锅内,添水煮烂,吃肉喝汤。

(5)正虚邪恋

①生姜15g,乌梅肉30g,绿茶5g,红糖适量。生姜切成细丝,乌梅肉剪碎共放保温瓶中,沸水冲泡,浸半小时后,入红糖,顿服,每日3次。

②山药60g,薏苡仁60g,粳米200g,红糖适量。山药、薏苡仁共研细末,粳米洗净加水煮粥,待要煮熟时,加入山药、薏苡仁共煮,等煮好后,加入红糖适量服食。

4. 药物外敷及局部用药

(1)湿热痢

①大黄30g,川黄连、木香各20g。共研细末,取药末适量与食醋拌和调成厚泥状,纳入脐中,以纱布覆盖,胶布固定,每天换药1次。

②诸葛行军散:姜粉1.5g,硝石1g,牛黄15g,雄黄25g,硼砂15g,冰片15g,人工麝香15g,珍珠15g,共研为细末,装瓷瓶内,每次用药末0.6g,纳入脐中,以胶布固定,每日1次。

(2)寒湿痢

①吴茱萸、胡椒各10g,共研为细末,醋调成膏,敷神阙穴、涌泉穴(双),每日换药1次。

②胡椒、绿豆、巴豆仁各2g。共研为细末,用熟大枣肉调成膏,敷神阙穴,每日换药1次。

③巴豆去壳3粒,绿豆7粒,胡椒10粒,红枣2枚(去核)。诸药混合,捣融如膏,用时取膏1/2,分贴于神阙穴和脾俞穴,纱布盖好,胶布固定,每日1换,2～3次即愈。

(3)虚寒痢　鲜鲫鱼1条,胡椒16粒,共捣如泥,贴神阙穴,纱布覆盖,胶布固定,每日换1次。

(4)正虚邪恋痢　诃子肉、罂粟壳、赤石脂各200g,干姜100g,煅龙骨100g,乳香、没药各15g,肉豆蔻50g。诸药共研细末,熬膏贴脐。

5. 针灸和拔罐

(1)针灸

①湿热痢

取合谷、上巨虚、天枢、内庭等穴,均用泻法。

②热毒炽盛

取天枢、足三里、曲池等穴。抽搐不止者,加人中、太冲、阳陵泉;高热神昏者,加水沟、委中;厥脱加关元。天枢、足三里、曲池均施凉泻法,委中以三棱针刺血,关元隔盐灸,人中、太冲、阳陵泉均用泻法。

③寒湿痢

取合谷、天枢、上巨虚、中脘、气海、阴陵泉等穴。合谷、天枢、上巨虚均用泻法,中脘、阴陵泉平补平泻,气海补法,并加灸。

④正虚邪恋痢

取合谷、天枢、上巨虚、关元、脾俞、胃俞、神阙等穴。合谷、天枢、上巨虚平补平泻,关元、脾俞、胃俞用补法，并加灸，神阙穴隔盐灸。

(2)拔罐

①火罐

取大肠俞、胃俞、三焦俞、中脘、天枢、关元、足三里等穴。患者仰卧位或俯卧位，取大小适宜的火罐，用闪火法或架火法将罐扣在穴位上留罐5～10分钟，隔日1次，两组穴交替使用。

②刺血拔罐

取大椎、脾俞、肝俞；大肠俞、胃俞；天枢、中脘、关元等组穴。以上3组穴，每日取1组。患者仰卧位或俯卧位，常规消毒后，用不锈钢三棱针对所选的一组穴位刺入皮肤2～3cm深，以出血为宜，然后取大小适宜的火罐，用闪火法扣在所选穴位上，留罐15分钟，每日1次。

【转归与预后】

急性痢疾，经及时治疗，一般在2周左右转向痊愈，预后良好。但惟对热毒炽盛证须高度重视，本证若抢救不力或延误救治，或平素正气亏虚而疫毒强盛，则毒邪可直入心营，或热动肝风，出现厥脱之证。急性痢疾若误治失治亦可转为慢性痢疾，病情缠绵，反复发作，治疗不易。

【护理与调摄】

一、护理

1. 按传染病一般护理常规护理，急性痢疾给一级护理，慢性痢疾给三级护理。

2. 辨证施护

(1)病情观察

①湿热蕴结证和热毒炽盛证可出现急重变证，应特别注意血压、脉搏、尿量的变化，若出现高热不退，血压下降，应立即报告医生以及时对症处理。若下痢减少，甚或无大便，且有腹胀、呕吐频繁等症，病情恶化者，可清洁灌肠以排大便，减轻中毒症状，对服药困难者可中药保留灌肠。

②久痢不止，下痢稀薄，反复刺激肛周皮肤，易引起肛周皮肤湿疹。故每次便后要用软纸轻擦肛门，并用温水清洗，若已发生湿疹，可外扑松花粉或炉甘石粉、枯矾粉、冰片粉。若有肛门滑脱者，用消毒纱布涂上黄连油轻轻托上，若肛门周围红灼者，可用苍术、花椒煎水坐浴。

(2)给药护理：凡服白头翁汤类以清热解毒凉血治痢者，服药后须卧床休息1小时左右，避免受凉、劳累。寒湿困脾者在服药时，若见无苔或苔黄腻，脉沉无力或滑数等，不可继续服用健脾和胃，利湿行气药。脾阳亏虚证，服药后嘱病员卧床休息片刻，服热稀粥或热牛奶，并在胃脘部热敷保暖，以助药力。

(3)饮食护理：饮食要清淡、易消化，忌食生冷瓜果、荤腥油腻等。督促患者多饮浓茶水、淡盐水以补充液体，防止津脱。湿热蕴结者可饮绿茶水、马齿苋汤，热毒炽盛证或病情严重者，可禁食，待病情稳定后再进食，给流质或半流质；久痢体虚者，少食多纤维食物，应加强营养，多进健脾益气之品，如莲子、山药、芡实、藕粉等。慢性痢疾发作期，可服姜茶或乌梅饮，或服藕汁糖蜜膏，亦可常服蜜饯杨梅或烧酒杨梅。

二、调摄

1. 情志调摄：患者下痢，正气已伤，若复加情绪变动，可使脏腑功能失调而促进病情发展，故要劝慰患者，保持乐观、开朗的平衡心境，避免情绪波动。

2. 生活调摄：患者应卧床休息，饮食以流质或半流质为宜，忌食多渣、多油和刺激性的食物，勿饮牛奶，以防腹胀。

【预防与康复】

一、预防

切断传播途径，把好“病从口入”关，同时做好传染源的管理，包括以下几方面：

1. 切断传染途径　大力开展爱国卫生运动，抓好饮水、食物、粪便的管理，灭苍蝇滋生场所，灭蟑螂，饭前便后要洗手，不喝生水，不吃腐烂变质的食物，吃水果生蔬菜前要洗烫，不随地大小便。

2. 管理传染源　及早发现病人，对轻型不典型的病人和带菌者要及早发现，进行隔离和彻底治疗。对饮食服务行业的从业人员及自来水厂的工作人员，必须定期进行便培养。

3. 在流行地区及易发季节，经常嚼食大蒜、马齿苋等，可预防本病。

二、康复

1. 药物康复　针对病证后期正虚而进行调补，或益气或养阴，以调理胃肠气机。可常服香砂六君子丸及加味香连丸，以健脾益气兼清肠中余热。

2. 饮食康复　服酒炒山楂，治疗食积、肠中有湿者，用山楂 60g、红糖 60g、白酒 30ml。先将山楂文火略炒焦，离火加酒搅拌，再置火上炒至酒干。服用时将焦山楂加水 200ml，煎 15 分钟后去渣，加红糖适量再煎至沸，趁温服下，每日 1 次，服 6～7 天。

3. 自我按摩

(1)按摩脐部，两手轮换做绕脐按摩，每次做 81 下，每日 3 次。

(2)自我按揉双侧足三里穴，以酸楚为度，每次 5 分钟。

【医论提要】

病名方面，《内经》称本病为“肠澼”、“赤沃”，如《素问・太阴阳明论》曰：“饮食不节，起居不时者……下为飧泄，久为肠澼”，《素问・至真要大论》说：“腹满痛，溏泄，传为赤沃”。汉代张仲景《金匮要略》将痢疾与泄泻统称“下利”。东晋的葛洪以“痢”称本病，区别于一般的泄泻。隋代巢元方的《诸病源候论》中载有“痢疾诸候”，其中有赤白痢、脓血痢、冷痢、热痢、休息痢、蛊注痢等 21 种痢疾候。唐代孙思邈在《备急千金要方・脾脏下》中称本病为“滞下”，立“热痢”、“冷痢”、“疳湿痢”、“小儿痢”四论。直到宋代严用和在《济生方・痢疾》中才首次提出“痢疾”的病名，并明确指出：“今之所谓痢疾者，古所谓滞下是也。”明清之后，随着对本病的认识深入，又提出不少名称。如秦景明在《症因脉治・痢疾论》中立寒湿痢、湿热痢、燥热痢、七情痢、饮食痢、劳役痢等辨证类型，戴元礼提出“劳痢”，赵献可提出“疫毒痢”，李梃提出“虚痢”，李用粹提出“虚滑痢”，张石顽提出“阴虚痢疾”，陈修园提出“奇恒痢”，吴鞠通提出“久痢”，等等。

症状方面，《难经》所谓“五泄”中的小肠泄、大瘕泄似属本病，在《五十七难》中有具体描述：“小肠泄者，溲而便脓血，少腹痛；大瘕泄者，里急后重，数至圊而不能便”，比较确切。

有关痢疾的传染性，《丹溪心法・痢病》中有明确认识，“又有时疫作痢，一方、一家之内，上下传染相似”，十分难能可贵。

病因病机方面，首先认为，饮食不节是本病发生的重要因素，《内经》时代就已认识到这一点，《素问・太阴阳明论》曰：“饮食不节，起居不时，阴受之……阴受之则入五脏，……入五脏则膜满闭塞，下为飧泄，久为肠澼。”《丹溪心法·痢疾》则明确说：“皆由肠胃日受饮食之积余不尽行，留滞于内，湿蒸热瘀，郁结日深，伏而不作，时逢炎暑……又调摄失宜，夏感酷热之毒，至秋阳气始收，火气下降，蒸发蓄积，而滞下之证作矣。”可见饮食不节是本病的重要致病因素。宋代陈无择早在《三因极一病证方论·滞下三因证治》中就对本病的病因有较为全面的认识和总结，他提出滞下三因：“夫六气之伤人，初无轻重。以暑热一气，燥湿同源，收而为四，则寒热风湿不可偏废……皆外所因之明文也；古方有五泄，因藏气郁结，随其所发，便利脓血……即内所因也；又饮服冷热酒醴醯醢，纵情恣欲，房室劳逸……皆不内外因”。其次，湿热疫毒是本病发生的根本病因。张仲景在《金匮要略》中将下利之病因责之于“有热故也”。《丹溪心法·痢疾》对痢疾的病因，既认为“皆湿热为本”，又进而指出“湿热瘀积”之为病，并指出噤口痢的病机是大虚大热。《沈氏尊生书》说：“大抵痢之病根，皆由湿蒸热壅，以致气血凝滞，渐至肠胃之病”。这一论述很有见地。第三，历代医家还谈到本病的发生与外邪及内伤七情有关。巢元方在《诸病源候论·痢病诸候》中强调在病因上由岁时寒暑不调，外受风邪，或夹冷热之气，或饮食起居无常引起，在病机上主张脾胃大肠虚弱，营卫不足，气血不和，又受外邪而成痢病。而秦景明《症因脉治·痢疾》说：“七情内伤痢之因，忧愁思虑则伤脾。脾阴既伤，则转输失职，日饮水谷，不能运化，停积肠胃之中，气至其处则凝，血流其处则泣，气凝血泣，与稽留之水谷，互相胶固，则脾家壅滞，而贼邪传肾之症作矣”，强调了七情致病的作用。第四，明清以后病机理论方面突出强调本病与脾肾的关系。明代张景岳在《景岳全书·杂证谟·痢疾》中指出：“凡里急后重者，病在广肠最下之处，而其病本则不在广肠而在脾肾”，“脾肾虚弱之辈，但犯生冷极易作痢”。李中梓在《医宗必读·痢疾》中明确提出：“愚按痢之为证，多本脾肾”。第五，宋代严用和在《济生方·痢疾》中强调痢疾的病因是饮食停滞于肠胃，亦值得后世借鉴。

鉴别诊断方面，汉代之前，痢疾与泄泻常合在一起叙述，因其症状有相似之处，但两者的治疗用药却大相径庭，必须做鉴别。张景岳对此有深刻论述。他说：“痢之初作必由于泻，此泻之与痢，本为同类，但泻浅而痢深，泻轻而痢重。泻由水谷不分，出于中焦；痢以脂血伤败，病在下焦。在中焦者，湿由脾胃而分于小肠，故可澄其源，所以治宜分利，在下焦者，病在肝肾大肠，分利已无所及，故宜调理真阴，并助小肠之主，以益气化之源，此泻痢之证治有不同”。

辨证方面，隋代巢元方所著《诸病源候论·痢疾诸候》在本病辨证上认为痢色赤为热，痢色白为冷。刘河间则提出不同见解，《素问玄机原病式·六气为病·热类》指出：“或言下痢白为寒，误也”，“假如下利赤白，俗言寒热相兼，其说尤误”。他认为“脏腑泻痢，其证多种，大抵从风湿热证”及“下迫窘痛，后重里急，小便赤涩，皆属燥热”，而下痢的颜色，乃“各随五脏之部而见五色，是谓标，本则一出于热，但分浅深而已。”张子和《儒门事亲·证妇人带下赤白错分寒热解六》也认为“赤白痢不可曲分寒热”，提出赤白痢“止可分新旧而治之”，“赤者新积”、“白者旧积”的说法也有一定参考价值。《丹溪心法·痢疾》首先对本病的辨证提出“赤痢属血，白属气”，“赤痢乃自小肠来，白痢乃自大肠来”及“血痢久不愈者属阴虚”的独特见解。张景岳在《景岳全书·杂证谟·痢疾》中说：“凡治痢疾，最当察虚实，辨寒热，此泻痢中最大关系”，丰富了痢疾病的辨证内容。

在治疗及用药方面，早在汉代张仲景的《金匮要略》就创制了清热燥湿解毒凉血的白头翁汤和温涩固下的桃花汤，为后人留下宝贵的有效方剂。唐代孙思邈在《备急千金要方·脾脏下》中对“滞下”一病用方102首，确立当下、当温、救里、攻表的治疗原则。宋代严用和在

《济生方·痢疾》中认为治痢“必先导涤肠胃，次正其根本，然后辨其风冷暑湿而为治法”。刘河间在治疗上主张“后重则宜下，腹痛则宜和，身重则除湿，脉弦则去风”及“行血则便脓自愈，调气则后重自除”(《素问玄机原病式·六气为病·热类》)的法则，直至现在均有着重要的指导意义。他在用药方面还明确指出“治诸痢者，莫若以辛苦寒药治之”，“治诸痢者，黄连、黄柏为君，以至苦大寒，正主湿热之病”，他在《素问病机气宜保命集·泻痢论》中又指出“诸泻痢久不止，或暴下者，皆太阴经病，故不可离乎芍药；若不受湿，不能下痢，故须用白术”以及“里急后重，须加大黄”，“气不下后重加槟榔、木香”等，均为后世医家所宗。《丹溪心法·痢疾》按病之虚实提出本病“壮实初病宜下，虚弱衰老久病宜升”的治疗原则，及用人参、黄连治疗噤口痢的见解，对后世均有很大影响。明清以后本病的治疗理论大大丰富，因病机上重脾肾，治疗上也相应重视补肾健脾，医家又创立不少新说，如清代喻昌《医门法律·痢疾门·痢疾论》创“逆流挽舟”之法，并列律3条：其一，“凡治痢，不分标本先后，概用苦寒者，医之罪也”；其二，“凡治痢，不审病情虚实，徒执常法自恃颛门者，医之罪也”；其三，“凡治痢，不分所受湿热多寡，辄投合症丸药误人者，医之罪也。”李中梓《医宗必读·痢疾》提出：“至治法，须求何邪所伤，何脏受病……新感而实者，可以通因通用；久病而虚者，可以塞因塞用。”

在治疗禁忌方面，蒲松园《医镜·症方发明·痢》提出治痢四忌：“一忌温补”、“一忌大下”、“一忌发汗”、“一忌利小便”，实为明见。

【医案选粹】

案一

甲辰闰九月间，天气寒热不时，痢者甚众。予四弟永穆，年二十七岁，忽患下红，腹痛重，已三日矣。来取药，付以芍药汤一帖，香连丸二服。不止，反增心口如刀劃，当脐腹痛，肛门痛亦剧，声撼四邻，自分必死，告母决别，因整囊往乡视之，昼夜不得卧，次数难定，日下红血一桶，痛不可忍，发热流汗不食。脉之，六部皆豁大，浮中沉无力，四至。予曰：虽痛，虽发热，脉无力，已虚寒矣。古人云：脱血益气。此证正宜，遂用异功散加升麻三分、木香五分、炒干姜五分，一剂，去后觉疏，痛亦可忍，至五更，腹痛如前。予曰：此药力尽也。急煎一剂与之，比前愈疏，痛亦减七八，即酣睡至日中方醒，云不甚好过。予又曰：此药只能支持一觉，再煎与之，遂安寝至晚，痛止，后重亦可，还服前剂而愈。一二日后，因吃鸡肉，仍前腹痛、肛肿，秽下不止。第三日，病势笃极，复报予诊之。脉三至余，浮无沉，按之则大，脾命脉微，与补中益气汤不应。此虚脱之甚，加御米壳一钱，亦不应，下如洞泄，流汗发躁，尺脉渐欲收敛，予亦慌急，令人二更后往城取参，至早归，补中益气加人参二钱服之，下咽觉愦。此正气欲复，邪气欲退也。顷之，精神顿增，痢稍缓，恐再作，又一剂。下注、昏愦、发热、躁诸症渐缓，脉亦有神，短脉退。寻思久之，古人云：久泄久痢，汤剂不如丸散。即合参苓白术散与服，觉疏下，至下午复躁热。予再脉之，左尺洪如火射状，此阴虚火动之象。与加减八味丸至六十丸，精神觉爽，顷之，又下八、九十丸，睡至天明，病去十七。方信立斋师加减八味丸治水痼之症。即令朝暮服此丸，复合参苓白术散，渐愈，觉小便痛，想动色事故耳，服以逍遥散、门冬、五味子而平。

(胡慎柔著．慎柔五书．南京：江苏科学技术出版社，1985：70-71)

案二

项执竞年二十七岁，身瘦面苍，有志轩岐之业。八月间患滞下，昼夜百余度，腰大痛不能转侧。初缘饮酒御内，医以腰痛为兼阴，莫敢用寒剂，惟分利和解而已。四五日之间，所下益多，红白相兼，绝似鱼脑之状，医见不效，又云："下如鱼脑者不治。"乃辞归，以为不可治矣。其亲叶警铭素知予者，乃单骑来城中相迎。及至，其势果重，六脉弦数而大，身且发热。缘腰痛不能不榻，但用草纸承接，顷刻数十行，所下之物，见者惊骇，小腹急痛，而腰更甚，执竞自谓知医，至此亦无主张，惟与尊政乃兄抚床泣涕而已。予谕之曰："痢疾所忌者脉大，所畏者身热。今皆犯之，且腰痛亦非所宜。所喜者气实色苍，稍能进些需饮食耳。初医失之通利，故至垂笃。"执竞遽谓予曰："腰痛日久，初又梦遗，虚之极矣。再不宜用行药。"予知其意，故治之曰："兄言是也。但煎剂之外仍有法，制香连丸可以从缓奏功。"于是以苦辛之品，清其内热。再用木香化滞丸消其积滞。乃兄叔南谓予曰："腰痛甚，必先治腰为是。"余曰："急则治其标，缓则治其本，理固宜然。但兄曾见腰痛遽能死人否？如斯痢症再稍迟延，而毒气冲胃，一成噤口，则不可为也。"诸昆玉成以余言为然。服药之后，其夜所下益多，度数不减。次日，举家环泣。予私喜曰："滞已动矣，可望成功。"于是，汤丸并进，痛愈急，下愈多，积滞既行，其夜度数遂减，痛亦渐除，六脉稍缓，惟午后身犹发热，余曰："此下多亡阴，曷足为虑？"执竞伏枕而告曰："生素志岐黄，未逢高士，若得重生，定拜门下。惟先生怜而教之。"噫嘻！此症初医以为事后治阴，不敢通利，故致缠绵，殊不知腰痛亦由湿热坠下之故耳，否则事后而致疾者多矣，必兼患腰痛者几何人哉？且痛当下，而病者又畏而见疑，若明用硝黄入于汤剂，则病者情先不惬矣，安肯输心服饵？今改用丸剂，暗里成功。正所谓民可使由之，不可使知之。亦医者之权变也。

（鲁兆麟，杨思澍，王新佩等主编．二续名医类案·程茂先医案．沈阳：辽宁科学技术出版社，1996：553）

案三

世医动以虚寒二字连说。谓虚而即继之以寒，温补不效，辛热随之。在他证，此法或有不可用者。惟在痢疾用导滞芍药等汤，七日不效即当温补，温补不效即当继以姜、桂，此古人言之谆谆，实有至理不可移易。而孰知有不尽然者。缪姓季秋患痢甚剧，五色皆有，胃饱闷不食，呕痰，身热，脉浮数。医先未用柴胡，而遂投以导滞芍药等汤，重用生大黄不效，所更之医皆模棱之药。至一月后，痢虽渐减，终不霍然。延予视之，其少阳之邪虽经屡下，犹未深入肠胃，身渐恶寒，将转疟矣，而脉滑数犹不大虚。予以补中益气汤，倍柴胡、去当归，加白芍、术、香、半夏、赤茯苓、泽泻、猪苓二帖，疟痢皆止。但内热复作，仍思冷饮，以前方去木香、半夏，减柴胡，重用生白芍又二贴，诸证皆愈。盖因少阳之邪未从表散，郁火至今犹在，虽虚而仍兼以火，故凉补则效，热补则他证复起也。若执以久痢当用姜、桂，宁不败事乎？

（鲁兆麟，杨思澍，王新佩等主编．二续名医类案·医权初编．沈阳：辽宁科学技术出版社，1996：556）

【现代研究】

痢疾是临床常见传染病，西医学的细菌性痢疾相当本病，现将近年来研究现状介绍如下。

一、病因病机研究

贾蕾等[1]用病例对照研究方法，在北京市城区和郊区各抽取 2 所综合医院，选择在其肠道门诊就诊的符合细菌性痢疾临床诊断标准的腹泻病例作为研究对象，同时按照性别、年龄进行匹配（性别相同，年龄相差不超过 5 岁），在普通门诊选择 2 周内没有腹泻的病人作为对照。共调查 882 人，病例组和对照组各 441 人，其中男性 442 人，女性 440 人，最小年龄 2 个月，最大年龄89岁。研究表明：减少在外就餐次数、剩饭菜保存时间尽量小于1天、做饭前洗手、保持一定的工作张力和压力，可以有效地减少痢疾的发病。

二、证候学与辨证规律研究

痢疾多由湿热积滞引起，久病者，一般认为都是虚证，高庆华等[2]认为慢性细菌性痢疾临床纯虚无实者极为少见，脾虚是本，大肠虚热为标。以中药敷脐法（药物组成：党参，黄芪，大黄，白芍）治疗慢性细菌性痢疾疗效满意。

钱国强等[3]对《临证指南医案》中痢疾的辨证分型进行讨论，分为暑湿内侵，湿（热）内侵，邪陷厥少，血痢，虚证致痢（包括阳虚，肾虚，阴虚）及疟变痢。

三、治则治法研究

周仲瑛[4]教授认为，治疗痢疾要注意以下3个方面：①湿热疫毒之邪壅滞肠腑是导致痢疾的重要因素，治疗痢疾要重视清热利湿解毒类药物的运用，芍药汤、白头翁汤、葛根芩连汤等治痢名方均以清热利湿解毒药物为主。②认为无滞不成痢，治疗痢疾要重视"通滞"药物的应用。③注意温性药物的运用，对于表现为寒湿痢或兼有寒湿表现的病人要注意运用肉桂、附子、炮姜、吴茱萸等温阳健脾类的药物。此外，寒主收引，在运用大剂清热利湿解毒药物时，适当反佐些肉桂等温性药物，可制诸药苦寒碍胃之弊，并能借其辛温通畅气血，散肠中之郁结。

四、辨证用药研究

易晓翔[5]将92例患者随机分为：治疗组62例，采用连理汤加味（干姜10g，黄连6g，木香10g，槟榔10g，甘草6g，党参15g，白术15g，当归15g，白芍15g，白头翁10g，秦皮10g）；对照组30例，采用盐酸小檗碱片和诺氟沙星胶囊口服。结果：治疗组有效率为90.3%，对照组为70%，两组疗效比较 $P<0.05$，治疗组优于对照组。

吕国英[6]用木香苦参汤（木香10g，苦参20g，地榆20g）治疗急性菌痢98例，对照组40例，均用西药常规治疗。结果：治疗组总有效率为97.9%，对照组总有效率为87.5%，两组疗效比较 $P<0.05$。

任江平等[7]以中药水泡液保留灌肠治疗急性细菌性痢疾，治疗组加用中药（黄连3g，番泻叶3g，白芍10g，木香6g，甘草3g）水泡液分2次保留灌肠；对照组加用注射用头孢三嗪2g入0.9%氯化钠注射液100ml，静脉点滴，2次/天。5天为1个疗程。结果：治疗组80例中，显效：1～2天，21例，3～4天，45例，5天，12例；有效和无效各1例，治愈率97.50%，总有效率98.75%；对照组72例中，显效：1～2天，6例，3～4天，22例，5天，30例；有效8例；无效6例；治愈率80.60%，总有效率91.70%，2组疗效比较，差异有统计学意义（$P<0.01$）。2组在治疗过程中均无不良反应。

参考文献

[1] 贾蕾，窦相峰，吴晓娜，等．北京市细菌性痢疾危险因素的病例对照研究[J]．疾病监测，2007，22(9)：597-598.

[2] 高庆华，王成华，叶英．中药敷脐法治疗慢性细菌性痢疾36例疗效观察[J]．新中医，2005，37(4)：56-57.

[3] 钱国强，陈孝银．浅析《临证指南医案》痢疾论治[J]．四川中医，2006，24(12)：31-32.

[4] 陈四清，陶夏平．清温并施治疗细菌性痢疾[J]．江苏中医药，2007，39(4)：38.

[5] 易晓翔．连理汤加味治疗慢性细菌性痢疾62例临床观察[J]．中医药导报，2008，14(8)：37-38.

[6] 吕国英．木香苦参汤治疗急性菌痢98例临床观察[J]．时珍国医国药，2003，14(7)：415-416.

[7] 任江平，李红霞．中药水泡液保留灌肠治疗急性细菌性痢疾 80 例[J]．中国中西医结合消化杂志，2007，15(2)：127.

第五节 呕 吐

【定义】

呕吐是指因胃失和降，胃气上逆而致胃内容物由口中吐出的病证。

【范围】

呕吐为临床所常见，可单独发生，也可伴见于多种西医急慢性疾病过程中，如急慢性胃炎、急性胆囊炎、胃黏膜脱垂、胃肠神经症、阑尾炎、胰腺炎，不完全性幽门梗阻、肠梗阻、药物反应及妊娠反应等，以呕吐为主要临床表现者，可参照本节进行辨证论治。

【病因病机】

一、病因

1. 饮食失调　多因暴饮暴食，饮食过量，过食生冷、辛辣、肥甘、油腻、腥秽之品，嗜饮酒浆，或食用不洁食品，均可损伤胃腑，碍胃滞脾，饮食停滞于胃腑不化，胃气不能和降，上逆而呕吐。

2. 情志失调

(1)平素性情急躁，恼怒愤郁伤肝，肝郁不达，横逆犯胃，肝胃不和，胃气不降，上逆而为呕吐。

(2)忧思过虑，所愿不遂，精神抑郁，则伤脾，脾失健运，纳食不化，清阳不升，浊阴不降，胃气上逆而生呕吐。

3. 外邪犯胃　长夏暑湿之邪所干，秋冬风寒之邪所犯，均可致邪客胃腑，致湿浊阻滞，寒伤中阳，秽浊壅中，使邪聚于中，胃失和降，上逆发生呕吐。

4. 脾胃虚弱　素体虚弱，或劳倦太过，或久病伤脾，均可使脾胃虚弱，中气耗伤，脾胃功能失常，运化升降失职，胃气上逆而呕吐。

二、病机

1. 发病　一般由于六淫之邪、饮食、情志因素等引起的多为急性呕吐；而劳倦内伤、脾胃虚弱、胃阴不足等引起的多为慢性呕吐。

2. 病位　主要在胃，与肝、脾关系密切。

3. 病性　有虚实之分，实者因外邪、食滞、痰饮、气郁等犯胃，致胃气上逆；虚者因脾胃虚弱、胃阴不足，致运纳失常，不能和降，致胃气上逆。

4. 病势　初得多实证，呕吐来势较急，但病程较短，多为外邪、饮食、气郁、痰饮所致，邪去则呕吐止；久而为虚实夹杂或虚证，呕吐来势较缓，但病程较长，多为脾胃虚弱，胃阴不足所致，正安则呕吐自愈。

5. 病机转化　暴吐多属邪实，治疗正确及时，多可向愈。唯痰饮、气郁之呕吐易反复发作，致脾胃虚弱，胃阴不足，久而成虚吐，若再受外邪、饮食、情志等因素影响而成虚实夹杂之证。危重病中出现呕吐，其病机转化取决于原发病。

呕吐病因病机见图 3-5。

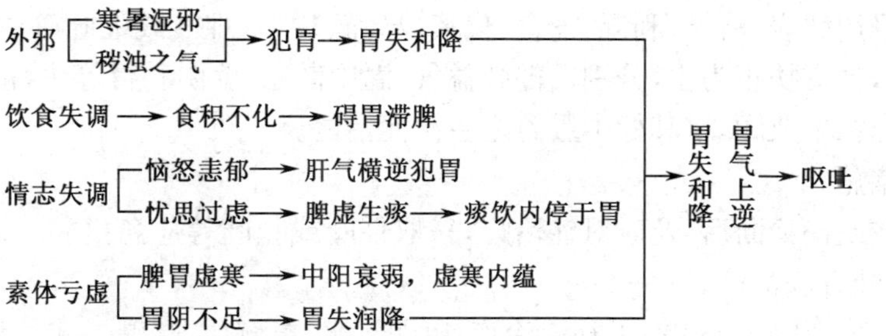

图 3-5　呕吐病因病机示意图

【诊断与鉴别诊断】

一、诊断依据

参照 2008 年中华中医药学会发布的《中医内科常见病诊疗指南·中医病证部分》。

1. 呕吐胃内容物，如食物、痰涎或黄绿色液体，一日数次或数日一次不等，持续或反复发作，伴恶心。

2. 胃脘胀闷，不思饮食，嗳气有腐臭味。

3. 胃肠 X 线检查、消化道内镜检查、腹部 B 超检查、CT 检查、实验室相关检查有助确诊。

二、鉴别诊断

1. 反胃　又称"翻胃"、"胃反"，是指食物入胃，不能纳化而复吐出的病证。临床上以朝食暮吐，暮食朝吐，宿食不化为主要临床表现。呕吐多为食已即吐，或不食亦吐，吐无定时，吐出食物或痰涎清水。

2. 噎膈　噎有梗噎、格塞之意，膈乃饮食格拒不入，或食入即吐之谓。是指饮食吞咽受阻，阻塞不顺，甚或汤水不进，食入即吐的病证，病情呈进行性加剧，预后较差。伴形体消瘦、面色萎黄、大便秘结如羊屎等，病位在食道、贲门。X 线钡餐造影、食管脱落细胞学检查、内镜检查有助于确诊。而呕吐多吐无定时，进食顺畅，病情较缓，预后较好。

3. 霍乱　发病急，病情凶险，频繁地腹泻及呕吐，多无腹痛，里急后重，呈米泔样便，呕吐多于腹泻后出现，迅速出现津液亏耗，及肌肉痛性痉挛(腹直肌、腓肠肌最为突出)，有与本病患者接触及(或)进食污染饮食史。便培养霍乱或副霍乱弧菌阳性，血清凝集试验：病后 6 天血清效价达 1∶100 以上(注射过菌苗者须达 1∶200)，或 2 次以上检查效价递升。与呕吐之吐无定时，或轻或重，呕吐痰涎或食物，病势缓，病变轻者不同。

【辨证论治】

一、辨证要点

1. 辨病位　脘腹胀满疼痛，嗳气厌食，呕吐酸腐，吐后反快，大便臭秽，或干呕，饥不思食，口燥咽干，胃脘嘈杂，苔黄腻或苔少，脉滑实或细，病位在胃；呕吐痰涎，脘腹痞满，食欲不振，大便溏薄，舌淡苔白腻或薄白，脉滑或细弱，病位在脾；呕吐吞酸，嗳气频作，胸胁攻窜胀痛，口苦，多因情志触发，脉弦或细弦，病位在肝。

2. 辨虚实　实证呕吐，发病急骤，病程较短，呕声响亮，吐物量多，体壮脉盛；虚证呕吐，发病缓慢，病程较长，呕声微弱，吐物量少，或仅为清水稀涎，体虚脉弱。

二、治疗原则

和胃降逆是基本治疗原则。但应根据实虚之不同分别予以治疗。偏于邪实者，治宜祛邪为主，分别采用解表、清暑、利湿、消食、化痰、导滞、攻下、理气或催吐等法，邪去则呕吐自止。偏于虚者，治宜扶正为主，分别用健脾益气、温中散寒、养阴和胃等法，正复则呕吐自愈。虚实夹杂者，当标本兼顾，审其标本缓急之主次而治之。

三、应急措施

暴吐者，在明确诊断后，及时对症治疗，采取催吐或止吐等应急措施。切忌在不明病因情况下滥用止吐方法治疗。

1. 呕吐剧烈，阴液耗伤者，予补液治疗，以纠正水、电解质、酸碱平衡紊乱。

2. 制半夏 15g，生姜 3 片，水煎服。止吐。

3. 暴饮暴食或误食毒物、药品等，引起呕吐，采用催吐法，以因势利导。以压舌板或鹅毛等物刺激咽部，引起反射性呕吐。或烧盐熟水调饮，以指探吐。或瓜蒌 0.5g，藜芦 0.5g，共研细末吞服。

4. 如若大便不通，催吐后可予攻下，以排出余毒或积滞。可用生大黄粉 3～6g 吞服，或选大承气汤水煎服。

四、分证论治

1. 饮食停积证

症舌脉：呕吐酸腐食物，吐后反快，胃脘胀满，嗳气厌食，大便秘结或臭秽不爽，舌苔厚腻或垢，脉滑实。

病机分析：饮食所伤，食滞停积于胃，胃气壅滞不降，胃气上逆，食随逆气而上，故呕吐酸腐食物；食积阻滞中焦气机，吐后气机得通，故吐出为快；气机阻滞于胃则胃脘胀满，厌食；胃气上逆则嗳气；中焦气机升降失常，大肠传导失司，故大便秘结或臭秽不爽；舌苔、脉象均为饮食停积于胃之象。

治法：消食化滞，和胃降逆。

方药运用：

(1)常用方：保和丸加减。药用山楂、神曲、莱菔子、茯苓、半夏、陈皮、连翘。

方中以山楂为主药，酸温性平，善消腥膻油腻之肉积，行瘀破滞，除饮食停滞；辅以神曲消食醒脾，而化酒食陈腐之积，莱菔子消食下气，可消面食、痰浊之滞，三药合用，消导之力专，可消各种饮食积滞，积滞去，则胃气降，呕吐止；食积郁滞，必生痰湿，故佐以陈皮、半夏燥湿化痰，理气和胃，降逆止呕，茯苓健脾利湿，使湿有出路，取“二陈”之意；积久易化热，故用连翘清热散结止呕。

(2)加减：因肉食而吐者，重用山楂；因米食而吐者，加谷芽；因面食而吐者，重用莱菔子；因食鱼蟹而吐者，加生姜、苏叶；因食豆制品而吐者，加生萝卜汁；因过量饮酒而吐者，加葛花、枳椇子，重用神曲，或改用葛花解酲汤；腹满便秘者，加生大黄、枳实以荡涤胃肠，导滞通腑，使浊气下行；胃中有热，伴口臭口干，苔黄腻者，加芦根、黄连、黄芩；胃寒伴胃痛，嗳气畏冷，舌淡，脉弱者，去连翘，加干姜、砂仁。

(3)临证参考：本证不可强行止呕，因暴饮暴食或饮食不洁引起呕吐，证见脘腹胀满疼痛，泛泛欲吐，或欲吐不得者，可用吐法，因势利导，使食积或不洁之食物尽早吐出，邪去正安，方法见本节应急措施中催吐法有关内容。

2. 肝气犯胃证

症舌脉：呕吐泛酸，恶心，口苦，嗳气频作，脘胁烦闷不适，嘈杂，每因情志过激而证情加剧，舌边红，苔薄腻或微黄，脉弦。

病机分析：肝气犯胃，胃失和降，其气上逆则恶心呕吐，嗳气频作，嘈杂泛酸；肝胆相表里，肝气失和则胆汁上溢，故见口苦；肝循两胁，胃居中脘，肝胃不和则气滞不畅，见胁脘烦闷不适，此证乃肝郁所致，情志相激，肝郁加重，横犯胃土，故可加重病情；舌苔、脉象均为肝气犯胃之象。

治法：理气疏肝，和胃降逆。

方药运用：

(1)常用方：大柴胡汤加减。药用柴胡、半夏、枳实、黄芩、芍药、生姜。

方中柴胡疏肝理气为君药；枳实行气散结，调畅气机，与柴胡相配，一升一降，可散肝之郁结，泄胃之逆气，半夏降逆和中止呕，共为臣药；佐以芍药涵养肝血补肝体，使柴胡疏泄肝气不致太过，使枳实破气消滞之性行而不伐，黄芩苦寒，清肝胆气分之热；生姜助半夏和胃降逆止呕为使药。

(2)加减：大便秘结者，加大黄；肝郁化热，热象重者，加黄连、吴茱萸、郁金以清肝泻火，辛开苦降；化火伤阴者，少加石斛、沙参以养阴。

(3)临证参考：本证还可用半夏厚朴汤合左金丸治疗。

3. 外邪犯胃证

症舌脉：突发呕吐，脘腹满闷，泛恶，伴恶寒发热、头痛、周身酸楚等，舌苔薄白或白腻，脉浮紧。

病机分析：寒邪外袭，致营卫失和，气机逆乱，胃失和降，上逆而呕吐突发，起病急；寒束肌表，卫阳被遏，汗不得泄，则恶寒发热，头痛，周身酸楚；升降失常则脘腹满闷，泛恶；舌苔、脉象为寒湿内困之征。

治法：散寒解表，和胃降逆。

方药运用：

(1)常用方：藿香正气散加减。药用藿香、半夏曲、厚朴、苏叶、白芷、桔梗、白术、大腹皮、茯苓、陈皮、甘草。

方中以藿香芳香辟秽，理气和中止呕，并能发散风寒为君药；以半夏曲燥湿消滞，和胃止呕，厚朴宽胸下气，行气化湿，苏叶、白芷两药解表邪，利气机，助藿香外散风寒，兼芳香化湿，共为臣药；陈皮理气燥湿健脾和中，茯苓、白术健脾去湿，大腹皮行气利湿，桔梗宣肺利膈，共为佐药；甘草调和诸药为使药。

(2)加减：表邪偏重者，加防风、荆芥；兼宿滞者，加服保和丸；寒偏重者，加砂仁；夏令感受暑湿之邪者，加佩兰、鲜荷叶、六一散；若感受秽浊之气者，可予玉枢丹，每次 0.6～1.5g，每日 2 次，温开水磨服。

(3)临证参考：外邪引起呕吐以寒湿、暑湿多见，故在相应季节可常服藿香正气丸以解表化湿，理气和中，则邪不内侵，无呕吐之后患。

4. 痰饮内阻证

症舌脉：呕吐清水痰涎，脘腹满闷，口干不欲饮，饮水则吐，胃中水声辘辘，头眩心悸，苔白滑或腻，脉弦滑。

病机分析：痰饮停滞胃中，胃失和降而上逆则呕吐清水痰涎，脘腹满闷，胃中水声辘辘；津不能上润于口则口干；痰饮停于胃中，故不欲饮，饮水则吐；饮邪上犯，清阳之气受阻不展，故头眩心悸；舌苔、脉象均为痰饮内停之象。

治法：温化痰饮，和胃降逆。

方药运用：

(1)常用方：二陈汤加味。药用半夏、陈皮、生姜、茯苓、甘草、乌梅。

方中半夏辛温而燥，能燥湿化痰散结，理气和中止呕为君药；陈皮芳香味苦，性温而燥，能行气健胃，燥湿化痰饮，加生姜同煎因其与半夏性味相同，两药相须配对，可使半夏降逆止呕、和胃化痰饮之功得以加强，起协同作用，同时又可制半夏之毒，共为臣药，三药相配则降逆止呕，理气健脾和胃，化痰饮；痰饮由湿生，故佐以茯苓健脾渗湿；甘草和中健脾同时又调和诸药，少量乌梅与半夏、陈皮相配，则散中有收，与甘草合而化阴保津，燥中有润，使痰饮去而气津不伤，共为使药。

(2)加减：纳差者，加砂仁、白蔻仁；若痰饮化热见心烦口苦、失眠者，加竹茹、枳实、黄连以清胆和胃，化痰饮、止呕吐；若脾气虚者，加苓桂术甘汤；若胃气虚弱，痰饮内阻者，选用旋覆代赭汤。

(3)临证参考：本证还可用泽泻汤加味(泽泻 15～30g，茯苓 30g，天麻 15g，制半夏 15g)治疗。

5. 脾胃虚寒证

症舌脉：呕吐反复迁延不愈，劳累或饮食不慎即发，伴神疲倦怠，胃脘隐痛，喜暖喜按，畏寒肢冷，面色㿠白，舌质淡或胖，苔薄白，脉弱。

病机分析：脾胃虚寒，呕吐日久，脾胃纳运失司，中阳不振，无力运化腐熟水谷，胃气上逆故每当劳累、饮食不慎则呕吐；胃中虚寒则胃脘隐痛，喜温喜按；中阳不振，阳气不达四末，则畏寒肢冷，面色㿠白；舌苔、脉象均为脾胃虚寒之征。

治法：温中健脾，和胃降逆。

方药运用：

(1)常用方：附子理中丸合香砂六君子汤加减。药用附子、干姜、人参、炙甘草、白术、砂仁、木香、生姜。

方中附子、干姜温中散寒，附子辛甘大热，禀雄壮之质，走而不守，有斩关夺将之气，为通行十二经纯阳之要药，具回阳补火，散寒除湿之功，干姜辛而大热，纯阳之味，守而不走，有温中、回阳、通脉之力，二药合用相须配对，使温中散寒作用大为增强，共为君药；人参、白术、炙甘草健脾益气，协助附子、干姜振奋脾阳、温中散寒、和胃止呕，为臣药；佐以木香温中理气，治胃中寒痛，砂仁醒脾散寒，降胃中滞气，生姜温中散寒止呕；甘草为使，调和诸药。

(2)加减：呕吐清水者，加吴茱萸以温中散寒，降逆止呕；若呕吐酸水者加黄连、竹茹。

(3)临证参考：本证治疗时除温中止呕外，尚可增加益气温中、散寒制酸之品，如黄芪、高良姜、川椒、乌贼骨等。

6. 胃阴亏虚证

症舌脉：时时干呕恶心，呕吐少量食物黏液，饥不欲食，口燥咽干，大便干结，舌红少津，脉细数。

病机分析：各种原因致阴津耗伤，胃中阴津亏耗，津伤气少，胃失濡养，气失和降，胃气上逆，而致时时干呕，恶心，呕吐少量食物黏液；胃阴津亏虚，影响胃的腐熟受纳功能，故饥不欲食；胃阴耗伤，津液不得上承于口，故口燥咽干；不能下濡大肠则大便干结；舌脉均为阴津不足之象。

治法：滋养胃阴，降逆止呕。

方药运用：

(1)常用方:麦门冬汤加减。药用麦冬、人参、甘草、粳米、大枣、半夏。

方中重用麦冬甘寒清热滋胃阴为君药;臣以人参益气生津;甘草、大枣、粳米滋养脾胃,使中焦气阴得复,半夏和胃降逆止呕,同时又可制甘润之品滋腻伤胃,四药共为佐使药。

(2)加减:阴虚重者,加石斛、沙参、生地;气阴两虚者,人参改用西洋参以益气养阴生津而不燥;大便干结者,加火麻仁,去人参,并加蜂蜜,但消渴病人禁用蜂蜜,可加熟地、当归;呕吐甚者,加竹茹、枇杷叶;胃中有热者,并见吞酸、口臭、溲赤者,加石膏、知母、芦根;胃阴虚兼气逆肝旺者,证见干呕频频,心烦面红,口干苔剥或苔薄少津,脉细弦者,用石斛、沙参、麦冬、丁香、沉香、制半夏、生地、陈皮、竹茹、绿萼梅。

(3)临证参考:本证治疗以养阴救液为主,如胃阴枯涸,须用大量养阴生津之品,并要重用石斛,同时以西洋参炖汤代茶饮。

五、其他疗法

1. 中成药

(1)饮食停滞

①保和丸:每次6~9g,每日2次。用于食积停滞,消化不良,脘腹胀满,嗳腐吞酸。

②枳实导滞丸:每次6~9g,每日2次,空腹温开水送服。用于食积气滞,脘腹胀痛,不思饮食,大便秘结。

(2)肝气犯胃

①舒肝丸:每次1丸,每日2~3次,温开水送服。用于肝气郁滞,胸胁胀痛,胃脘疼痛,嘈杂呕吐,嗳气泛酸。

②左金丸:每次3~6g,每日2次,温开水送服。用于肝火犯胃,脘胁疼痛,口苦嘈杂,呕吐酸水。

③戊己丸:每次3~6g,每日2次,温开水送服。用于肝胃不和,口苦嘈杂,呕吐吞酸。

④香砂养胃丸:每次9g,每日2次,温开水送服。用于消化不良,不思饮食,呕吐酸水,胃脘胀满,四肢倦怠。

(3)寒邪犯胃

①藿香正气软胶囊:每次2~4粒,每日2次,口服。用于外感风寒,内伤湿滞,头痛昏重,脘腹胀痛,呕吐泄泻。

②痧药(又称痧气丸、痧气蟾酥丸):每次10~30粒,每日1次,温开水送服。用于夏月贪凉饮冷,猝然闷乱烦躁,吐泻腹痛,牙关紧闭,四肢厥冷。

③人丹:每次10粒或20粒,口服或含服。用于中暑受热,恶心呕吐,头目眩晕,伤食伤酒,消化不良,水土不服,晕车晕船。

④纯阳正气丸:每次1.5~3g,每日1~2次,温开水送服。用于暑天感受寒湿,腹痛吐泻,胸膈胀满,头痛恶寒,肢体酸重。

(4)脾胃虚寒

①附子理中丸:每次1丸,每日2~3次,姜汤或温开水送服。用于脾胃虚寒,脘腹冷痛,呕吐泄泻,手足不温。

②附桂理中丸:每次1丸,每日2~3次,开水送服。用于中寒腹痛,呕吐泄泻,手足厥冷。

(5)胃阴不足

阴虚胃痛冲剂:每次1袋,每日3次,温开水冲服。用于胃阴不足引起的胃脘不适和呕吐。

2. 单验方

(1)频嚼生姜。用于干呕不止及胃寒呕吐。

(2)丁香、半夏各10g,加生姜4片,同煎温服。治脾胃虚寒呕吐。

(3)鲜芦根250g,切碎,水煎取浓汁,频频饮用。治胃热呕吐。

(4)藿香10g,炒苏子10g,水煎服。治外感夹食之呕吐。

(5)藿香10g,半夏10g,水煎服。治外感湿邪所致呕吐。

(6)饭锅巴,如掌大一块,焙焦研细末,生姜汤送下。治饮食停滞呕吐。

(7)黄连、苏叶各3g,水煎服。治胃热呕吐。

(8)乌梅肉150g,蜂蜜150g,熬膏,日服3次,每次20ml。治胃阴不足呕吐。

3. 食疗方

(1)伤食呕吐

①山楂麦芽饮:山楂与炒麦芽各10g,将山楂洗净,切成薄片,与炒麦芽同放杯内,加开水,盖上杯盖,泡30分钟即成。代茶饮。

②莱菔粥:莱菔子炒研末,与粳米同煮粥,频频服。

(2)胃热呕吐

①鲜芦根60g,水煎,频频饮。每次量不宜过多。

②西瓜鲜汁,少量多饮。

③枇杷饮:枇杷叶与鲜芦根各10g。将枇杷叶用刷子刷去毛,洗净、烘干,鲜芦根洗净,切成片。同放锅内,加清水适量先武火烧沸后,转用文火煎30分钟,代茶饮,温服。

(3)痰饮呕吐

①姜汁米汤:生姜汁3～5滴,滴于米汤内频服。

②橙子煎:橙子水泡去酸味,加蜜煎汤频服。

(4)肝气犯胃呕吐

①橘饼少量,时时嚼服。

②砂仁藕粉:砂仁1.5g,木香1g,研细末,和藕粉、白糖一起冲服。

(5)虚寒呕吐

①蜜姜汁:姜汁半茶匙,蜜1汤匙,开水调服。

②陈皮红枣饮:红枣3个去核,陈皮1块,水煎饮服。

③干姜煎水,频饮;或干姜研细末,每次用3克,粳米粥调服。

(6)阴虚呕吐

①陈皮梅,每次5个,煮烂食之。

②雪梨汁、荸荠汁、藕汁,均可常饮。

③羊乳饮:羊乳1大茶杯,竹沥水2茶匙,蜂蜜2茶匙,韭菜汁1茶匙。先煮羊乳,熟后放入竹沥水、蜂蜜及韭菜汁,调匀,待温频饮之。

④生地黄粥:鲜生地150g,洗净捣烂,纱布挤汁。先用粳米50g,冰糖适量,同入砂锅内,加井水800ml煮成稀粥后,将生地黄汁冲入,改文火,再煮一沸即可。每日3次温服。

4. 药物外敷及局部用药

(1)吴茱萸30g,生姜汁适量。吴茱萸研末备用,临用时取3g调姜汁贴敷,取穴中脘、足三里、神阙,每天换药1次。适用于肝气犯胃呕吐。

(2)佛手、明矾、半夏各等份,生姜汁适量。前 3 药共为细末,用姜汁调成糊状,敷神阙穴,日 1 次。适用于痰饮内阻呕吐。

(3)大黄、丁香、甘草各等份,共研细末,过筛备用。用时取药末 10g,撒于黑膏药中间,贴神阙穴,每日换药 1 次。用于胃热呕吐。

(4)生姜 15g,半夏 10g,上两药捣烂后炒热,将炒热的药物外敷脐中,纱布覆盖,胶布固定,每日换药 1 次。用于寒饮呕吐。

(5)大葱、胡椒、吴茱萸各适量,将上药共捣烂,炒热,敷于脐部,外以纱布覆盖,胶布固定,每天换药 1 次。用于胃寒呕吐。

(6)吴茱萸适量,研为细末,大葱 1 根捣烂,加吴茱萸粉,用醋或开水调成膏,贴涌泉穴。用于寒性呕吐。

(7)蓖麻子仁捣烂,敷涌泉穴。治热性呕吐。

(8)白矾、绿石各等份,共研为细末,加面粉适量,用醋或开水调成膏,贴涌泉穴。用于热性呕吐。

(9)鲜地龙若干条,洗净泥土,撒上白砂糖,顷刻化为糊状,加面粉适量和成药饼,贴涌泉穴。用于热性呕吐。

5. 针灸

(1)梁丘穴,用 28 号或 30 号 1.5 寸毫针,针尖沿经络略向上斜刺,得气后拇指向后轻微缓慢捻转和提插 2～3 次,约 1～2 分钟至恶心呕吐消失为止,留针 15～20 分钟,捻转时有针感向上传导至腹部更好。

(2)内关穴,用 28 号或 30 号 1.5 寸毫针,针尖向上斜刺 0.5～1 寸,得气后提插捻转(平补平泻)1～5 分钟,针传到同侧上臂或胸部,留针 15 分钟。

(3)取中脘、内关、足三里、公孙。随证配穴:寒吐加支正、胃俞、神阙(隔盐灸);热吐加合谷、委中(刺血)、金津玉液(刺血)、尺泽;肝气犯胃加太冲、阳陵泉、脾俞;痰饮内阻加丰隆;食积加天枢、下脘;胃虚加脾俞。实证用泻法,虚证用补法或加灸。

6. 灸法　脾胃虚寒者宜灸隐白、脾俞。

7. 推拿　指压内关穴。

【转归与预后】

一、转归

因寒邪犯胃、饮食不节、情志失调、痰饮内停所引起的实证呕吐,一般经及时治疗,多向愈,若辨证有误,或治疗不当,则由实至虚形成虚实夹杂或虚证呕吐,经正确治疗仍可向愈,但易时作时止,每因情志、饮食、劳累等因素而诱发。呕吐反复发作,迁延不愈,以脾胃虚寒或胃阴不足为主者,治之多不易。

二、预后

若呕吐单独出现,无论实证虚证,随着病因的祛除,呕吐多自行停止,预后良好。若与其他疾病并见,或久吐而不愈者,应找出引起呕吐的原发病因加以治疗,否则呕吐难愈。若呕吐久不止,致使脾胃长期受损,后天化源不足,会影响人之体质,变生他病。

【护理与调摄】

一、护理

1. 按内科一般常规护理,可给予三级护理,呕吐甚者给予一级护理。

2. 辨证施护

(1)剧烈呕吐者,卧床休息;饮食伤胃引起的呕吐,应暂时禁食;情志失调引起者,应避免精神刺激;脾胃虚寒引起者,应忌食生冷之物;胃阴不足引起者,应忌辛辣之品。

(2)饮食方面应少食多餐,在发病期间,可食米汤、藕粉、蛋花汤等流食,病情稳定后,宜食新鲜、易消化吸收、营养丰富之食物,并含充足的热量、蛋白质和维生素,如牛奶、鸡蛋等,忌食刺激性食物,如酒、咖啡、油煎食物,以及可产生大量气体的食物,如葱、蒜、辣椒、萝卜等。

(3)服药方法应少量频服,并注意辨证饮药原则,寒呕者应温服汤药,热呕者应凉服汤药。

二、调摄

饮食有节,定时定量,营养丰富,易吸收消化。注意胃部保暖,顺应四时季节变化。锻炼身体以增强脾胃功能。调摄精神,保持心情舒畅。

【预防与康复】

一、预防

加强身体锻炼,提高身体素质,养成良好的生活习惯,注意冷暖,以减少或避免六淫之邪或秽浊之邪的侵袭。保持心情舒畅,豁达乐观,避免精神刺激,可防止因情志因素引起的呕吐。应注意饮食卫生,避免进食腥秽之物,不暴饮暴食,脾胃虚寒者应忌食生冷之品,胃中积热或胃阴不足者应忌食辛辣、香燥之品。

二、康复

呕吐之后,胃气必伤,善后调理尤为重要。

1. 药物康复　以健脾和胃为主。药物以轻灵之品为宜,避免用滋腻之品,以防进一步伤胃气。对气虚夹湿者,可酌用香砂六君子汤加苏梗、麦芽等。胃阴伤者,可酌用生脉散合增液汤。

2. 食疗康复　患者康复期间应进稀软易消化流质或半流质饮食,少食多餐,逐步增加食量。忌暴饮暴食及生冷油腻之物。

(1)脾胃虚弱者用党参粥。每次取党参 15g,粳米 100g,冰糖适量,姜汁 1 小匙,煮粥,每日 2～3 次温服。

(2)胃阴不足者用石斛粥。石斛 20g,粳米 100g。先将石斛煎汤后去掉,入粳米煮粥,每日 1～2 次温服。

3. 自我疗法　病后可每日饭前、饭后用手掌顺时针方向按摩胃脘部 10 分钟。

【医论提要】

呕吐病名可追溯到《内经》。《素问·至真要大论》、《灵枢·经脉》中称"呕"、"呕逆"。汉代张仲景最早提出"呕吐"之名,其《金匮要略》有《呕吐哕下利病脉证治》专篇论述,并首次提出"干呕"之名。金代李东垣认为"声物兼出谓之呕"(即有声有物),"物出而无声谓之吐"(即有物无声),"声出而无物谓之干呕"(即有声无物)。其实呕与吐多同时发生很难分开,后世一般并称为"呕吐"。

有关本病的分类,戴思恭《证治要诀·呕吐》指出:"有寒呕、有热呕、气呕、痰呕、吐食呕、吐血、吐蚘、恶心、干呕。"张景岳《景岳全书·杂证谟·呕吐》将呕吐分为虚实两大类。清代张璐《张氏医通·呕吐》曰:"呕吐,其类有五,一为邪传少阳,一为寒邪伤胃,一为热邪传里,一为坏病胃虚,一为阴寒内拒。"

病因病机方面,《内经》对呕吐发生的原因有较多论述,《素问·至真要大论》云:"诸呕吐酸，……皆属于热”，“诸逆冲上，皆属于火”，认为火、热之邪上逆可致呕吐。《素问·举痛论》云：“寒气客于肠胃，厥逆上出，故痛而呕也”，则责之寒邪内扰。《内经》还认为呕吐与肝、胆、脾有密切关系，如《灵枢·经脉》云：“肝足厥阴之脉，……是肝所生病，胸满呕逆”。《灵枢·四时气》云：“邪在胆，逆在胃，胆液泄，则口苦，胃气逆，则呕苦”。《素问·厥论》曰：“太阴之厥，则腹满䐜胀，后不利，不欲食，食则呕，不得卧”，如此辨证地看待呕吐的病因病机，给后人以深刻的启迪。隋代巢元方《诸病源候论·脾胃病诸候·呕吐候》指出：“呕哕之病者，由脾胃有邪，谷气不治所为也，胃受邪气则呕”（呕哕候），说明呕吐的发生是由胃受邪气所致，又指出“若风邪在胃则呕。膈间有停饮，胃内有久寒，则呕而吐”（呕吐候），进一步说明呕吐的发生，既可因外邪犯胃引起，也可由内伤引起。宋代陈无择在《三因极一病证方论·呕吐叙论》中云：“呕吐虽本于胃，然所因亦多端，故有寒、热、饮食、血、气之不同，皆使人呕吐”，指出呕吐的多种成因。杨士瀛《仁斋直指方·呕吐》也强调：“呕吐出于胃气之不和，人所共知也。然有胃寒，有胃热，有痰水，有宿食，有脓血，有气攻，又有所谓风邪入胃。”朱丹溪重视痰火，《丹溪心法·呕吐》指出见有“胃中有火与痰而呕者”。明代虞抟对呕吐的病因阐述较为全面，且重点阐明了脾胃与呕吐的密切关系，《医学正传·呕吐》曰：“外有伤寒，阳明实热太甚而吐逆者；有内伤饮食，填塞太阴，以致胃气不得宣通而吐者；有胃热而吐者；有胃寒而吐者；有久病气虚，胃气衰甚，闻谷气则呕哕者；有脾湿太甚，不能运化精微，致清痰留饮郁滞于中上二焦，时时恶心吐清水者。”明代张景岳提出实邪和因虚而致呕吐，《景岳全书·杂证谟·呕吐》：“所谓邪实者，或暴伤饮食，或因胃火上冲，或因肝气内逆，或以痰饮水气聚于胸中，或以表邪传里，聚于少阳、阳明之间，皆有呕证，此皆呕之实邪也。所谓虚者，……必胃虚也。”清代程国彭《医学心悟·呕吐哕》提出“命门火衰不能生土”而致呕吐之说，值得借鉴。

辨证方面，张景岳《景岳全书·杂证谟·呕吐》曰：“呕吐一证，最当详辨虚实。实者有邪，去其邪则愈；虚者无邪，则全由胃气之虚也。”清代李用粹指出本病的辨证要点，《证治汇补·胸膈门·呕吐》：“夹寒，则喜热恶寒，肢冷脉小。夹热，则喜冷恶热，躁渴脉洪。气滞者，胀满不通。痰饮者，遇冷即发。呕苦，知邪在胆。吐酸，识火入肝。呕涎水，虽属痰饮，尚疑虫症。吐酸腐，无非食滞，更防火患。吐清水，是土之卑监。吐绿水，是木之发生。”

治法方面，唐代孙思邈《备急千金要方·呕吐哕逆》记载了灸法止呕，如曰：“吐逆呕不得食，灸心输百壮”，又曰：“吐逆食不住，灸胃管百壮”，“吐逆饮食却出，灸脾募百壮”。金元时期张洁古《活法机要·呕吐》曰：“吐有三，气、积、寒也。皆从三焦论之。……上焦吐者，皆从于气，其治当降气和中。……中焦吐者，皆从于积，治法当去其积，行其气。……下焦吐者，皆从于寒，治法当通其闭塞，温其寒气”，提出了从三焦论治呕吐病的观点。明代张景岳在《景岳全书·杂证谟·呕吐》篇中对本病的治法提出：“胃气本虚，而或停滞不行者，是又虚中有实，不得不暂从清理，然后可以培补；又或虽有停滞，而中气虚困不支者，是又所急在虚，不得不先顾元气，而略参清理”。清代程国彭《医学心悟·呕吐哕》创上病下取的灌肠通腑法及温补肾阳法治疗呕吐，如曰：“至于食入反出，因为有寒，若大便闭结，须加血药润之，润之不去，宜蜜煎等而通之，宣下窍开上窍即入也”，“若命门火衰不能生土者，补火为主，八味丸”。叶天士对泄肝安胃为主治疗呕吐的方法认识深刻，《临证指南医案·呕吐》指出：“先生之治法，以泄肝安胃为纲领，用药以苦辛为主，以酸佐之。如肝犯胃而胃阳不衰有火者，泄肝则用芩、连、楝之苦寒。如胃阳衰者，稍减苦寒用苦辛酸热，此其大旨也。若肝阴胃汁皆虚，肝风扰胃呕吐者，则以柔剂滋液养胃，熄风镇逆。若胃阳虚，浊阴上逆者，用辛热通之，微佐苦降。若但中阳虚，而肝木不甚亢者，专理胃阳，或稍佐椒梅。若因呕伤，寒郁化热，劫灼胃津者，则用温胆汤加减。若久呕延及肝肾皆虚，冲气上逆者，用温通柔润之补下焦主治。若热邪内结，则用泻心法。若肝火冲逆伤肺，则用养金制木，滋水制火。”

有关治疗呕吐的方药方面，汉代张仲景创立了许多治疗呕吐卓有成效的方剂，如《伤寒论》中，治疗太阳中风之“干呕”，用桂枝汤调和营卫以散风邪；治疗少阳病之“心烦喜呕”，用小柴胡汤和解枢机；治“伤寒本自寒下，医复吐下之，寒格，更逆吐下，若食入口即吐”，用干姜黄芩黄连人参汤以苦辛通降，益胃止呕。在杂病的呕吐方面，《金匮要略·呕吐哕下利病脉证治》中，治“干呕吐逆，吐涎沫”，用半夏干姜散温中止呕；治“干呕，吐涎沫，头痛者”，用吴茱萸汤温胃降冲；治“食已即吐者”，用大黄甘草汤泻火降逆；治“呕而肠鸣，心下痞者”，用半夏泻心汤苦降辛开以调中和胃；治“诸呕吐，谷不得下者”，用小半夏汤降逆安胃；治“胃反，吐而渴欲饮水者”，用茯苓泽泻汤化饮止呕等等。唐代孙思邈在《备急千金要方·呕吐哕逆》指出：“凡呕者多食生姜，此是呕家圣药。”这一宝贵经验被后世推崇。金元时期，刘完素《素问玄机原病式·热类》曰：“凡呕吐者，火性上炎也，无问表里，通宜凉膈散”，说明火热之邪引起的呕吐可用凉膈散治疗。元代《丹溪心法·呕吐》指出：“胃中有热，膈上有痰者，二陈汤加炒山栀、黄连、生姜；有久病呕者，胃虚不纳谷也，用人参、生姜、黄芪、白术、香附之类”，其处方用药颇为中肯，为后世所习用。明代龚廷贤《寿世保元·呕吐》认为：“有外感寒邪者，有内伤饮食者，有气逆者，三者皆从藿香正气散加减治之；有胃热者，清胃保中汤；有胃寒者，附子理中汤；有呕哕痰涎者，加减二陈汤；有水寒停胃者，茯苓半夏汤；有久病胃虚者，比和饮。医者宜审而治之也”。李中梓《医宗必读·呕吐哕》说：“吐有诸药不效，必假镇重以坠之，灵砂丹、养正丹。”此论提示对顽固性呕吐要加重镇止呕之药，颇符合临床。张景岳在《景岳全书》中治虚呕，以温胃补脾为主，选用人参理中汤、温胃饮、圣术煎、参姜饮等；治实呕，因寒邪犯胃者温中行滞，选用大、小和中饮及神香散、二陈汤加姜桂等；因寒湿之邪犯胃者温中散寒，选用平胃散等，其论述也可供我们临床参考。程国彭《医学心悟·呕吐哕》用八味丸治疗命门火衰不能生土所致之呕吐。

有关本病的治疗禁忌方面，张仲景《金匮要略·呕吐哕下利病脉证治》指出：“夫呕家有痈肿，不可治呕，脓尽自愈”，告诫后世不必见呕即止呕，而应当见病治源。金元时期《丹溪心法·呕吐》指出：“呕吐药忌瓜蒌、杏仁、桃仁、萝卜子、山栀，皆要作吐。”清代张璐《张氏医通·呕吐》进一步指出：“凡呕吐，切不可用甘草、大枣，皆当去之。惟胃虚者，不在禁例。”

【医案选粹】

案一

吴君用尊政年三十六岁。四月三十日，因怒其婢，未遑责治，其夜卧床郁郁不乐。次晨，五月朔日，又未发泄，胸次已觉气胀不宽，乃以腌生萝卜啖粥，午间吃饭亦用萝卜，而夜间亦然。三时俱吃此物，不无生冷过多，因而饮食俱滞。至夜间，呕吐大作，先吐粥食，继吐痰沫，连日吐之不已。已易数医，或消导，或顺气，或开郁，或降火，俱无寸功，而日加重，勺水不能入，药饵不能存。延至半月，事势已急，方邀余诊视。见其左脉弦而带软，右脉浮缓无力，及询其受病之源，而症属阴寒，前药何以得效？丹溪云：明知身受寒气，口食寒味，即宜温中。况今年当夏至之后，天气应热而反凉，时令不正，人衣夹衣，又食萝卜太多，讵非身受寒气，而口食寒味者乎？余乃用茱萸、干姜、茯苓、白术、陈皮、藿香、枇杷、制半夏之类：一剂而吐止，数剂而痊瘳。后因怒触复吐，照前方加减，治之而愈。

（鲁兆麟，杨思澍，王新佩等主编．二续名医类案·程茂先医案．沈阳：辽宁科学技术出版社，1996：1047）

案二

壬午冬，余君敬先病患呕吐，所吐清冷而酸，脉两寸迟弱，两关底脉纽软，两尺豁大空虚。如此症脉，用寒凉则败脾，用克伐则伤气。脾败气伤，不旋踵而翻胃，泄泻之害滋矣。余酌用理中汤加附子以补火培土，砂仁以温中散逆，吴茱萸以达下止吐。未及三服，忽一医至，谬谓左关脉弦，随用竹茹、花粉以清其热，继投附桂八味以治其虚。东家疑信莫决，因请立案商之。按景岳云，呕家虽有火证，然必面赤唇红，大热烦躁，口气蒸手，五心壮热，脉息洪数者，乃可授以清凉。今数者俱无，何所见而为火也？《难经》云，脉弦者，有风、有痰，未闻脉弦有热也，况脉本不弦乎？景岳又云，吐泻交作，毋论受寒受热，法当重用参术以温补脾胃，若误用寒凉，必至脾败胃绝而不可救。且君性嗜酒，酒中有湿，兼之荤腻叠进，能保不伤脾哉！至吐酸一症，尤属彰明较著，凡人阳气旺者，三餐入胃，随即消化，使消化略迟，则胃中火力便有不到之处，若再吐出，则胃中火力不到更可知矣。兹为酸为腐，岂非脾气无权，胃阳不鼓，饮食停蓄所致，而犹用地黄以滋阴，丹皮、泽泻以去火，能无误耶？或曰："理中桂附最易见功，前已服十余剂，病不见减，何也？"余曰："桂附理中最易见过，前已服十余剂，病不见加，何也？"得此辨明，狐疑顿释，果服理中汤数十剂而愈。《内经》云：有故无殒。其斯之谓欤？

（方略著．尚友堂医案．上海：上海中医学院出版社，1993：19-20）

案三

抑郁伤肝，土为木克，健运失常，升降道阻。呕吐食少，泄泻频频，中脘胀痛不舒，舌赤无苔、近紫，胸喉气哽，面目浮虚，脉来弦数少神，不至三阳内结为顺。爰以归脾、六君加减，一助坤顺，一法乾健。

大生地　绵州黄芪　酸枣仁　东洋参　云茯苓　冬白术　炙甘草　当归身　陈橘皮　制陈半夏　煨木香　远志肉

归脾、六君加减，共服二十四剂，饮食渐进，便泻较减，六脉亦缓，中枢颇有旋转之机。中脘仍然胀痛，舌色仍然紫赤，面目仍然浮肿。证本木郁脾伤，阴阳并损，驯致肾中水火俱亏。水不涵木，火不生土，又值春木司权，中土益困，脾胃重伤。是以上为呕吐、食少，下为便泻频仍。忽焉昏厥无知，肝风发痉之象。论其主治诸法：益火生土，则桂无佳品，附子非真，乃乌喙，服之不应；补阴和肝，与脾胃饮食不利；香燥开胃则伤气；通调水道，分利清浊则伤阴。然则不从标本，从乎中治可也。至哉坤元，万物资生，诸虚百损，皆赖脾胃为之斡旋。所谓有胃气则生，无胃气则败。但得饮食渐进，便泻渐止，方有生机。治脾胃诸方，惟归脾汤最得中正和平之气。脾土得健，则肝木自安，饮食自进，便泻自止。其余诸症自可徐徐调治。若便泻不止，饮食不进，虽扁鹊、仓公复起，乌能措其手足。

人参　云茯苓　冬白术　炙甘草　绵州黄芪　熟枣仁　远志肉　煨木香　龙眼肉　老生姜　大黑枣　净黄土

病原已载前方，兹不复赘。第治肝大法有二：壮水以生木；崇土以安木是也。譬植林木，先培其土，后灌其水，则根干敷荣，故前哲见肝之病，当先实脾，又宜补肾。盖土薄则木摇，水涸则木枯。木离土则不能独生，土无木则块然无用。木土虽有相克之机，亦有相生之意，固在调剂之何如耳。服归脾五十日以来，便泻已止，浮肿已消，饮食较进，胀痛亦减，六脉亦起，都是崇土之功。宜间进壮水之剂，水能生木，土能安木，水土调平，云蒸雨化，则木欣欣以向荣。此不治肝而肝自治。再以六味、六君令其水土平均，无令太过不及而已。

大熟地　怀山药　山萸肉　云茯苓　粉丹皮　福泽泻　人参　冬白术　炙甘草　法制陈半夏　广橘皮

水叠丸。早晚各服三钱。

（蒋宝素著．问斋医案．上海：上海中医学院出版社，1993：231-233）

案四

李，脉洪大搏指，口干频咳，食后吐水，头目震弦而心悸。此劳力伤阳，阳化内风，上冒清道，风翔则水涌，胃虚则木乘，故呕眩不已，其水停膈间，心必悸，津不上潮，口必干，气不下降，便乃秘。治先和阳降逆，山栀、甘菊炒、冬桑叶、茯苓、杏仁、苏子俱炒研、牡蛎煅、海浮石、淡竹茹、前胡。三服症平，脉较敛，其神倦者，火风逆势已折也。减甘菊、桑叶，加白芍、茯神、瓜蒌、半夏、潞参，和肝胃以清涤痰火，遂愈。

（林珮琴撰．类证治裁．北京：人民卫生出版社，2005：158）

【现代研究】

呕吐为临床常见症状，许多疾病皆可以出现呕吐，现将近年来中医药治疗肿瘤化疗后引起呕吐的研究现状介绍如下。

一、病因病机研究

胡广银[1]认为化疗药物之所以引起患者消化道反应，是因为化疗药物损伤了脾胃，使得清阳不升，浊阴不降，导致一系列的消化系统反应。

二、证侯学与辨证规律研究

孙艳等[2]将化疗期间呕吐的辨证分型总结为：胃阴不足、痰湿困脾、肝胃不和、胃虚有热、脾胃阳虚五型。潘亚妹等[3]对化疗后呕吐的病人进行观察，将其分为痰饮内阻、肝气犯胃、脾胃虚寒、胃阴不足四型。

三、治则治法研究

胡广银[1]认为化疗引起的呕吐治当健脾和胃，降逆止呕，可选用旋覆代赭汤加减。姚德蛟[4]认为化疗药物所致呕吐尤伤脾胃肾三脏，应以健脾知胃固肾为治化疗呕吐的基本法则。

四、辨证用药研究

陈立伟等[5]对中药制剂与恩丹西酮治疗化疗后呕吐的疗效进行系统综述。选出符合入选标准的文献 7 篇，共收集病例 782 例，中药制剂组病 407 例，有效 382 例；恩丹西酮组病 375 例，有效 349 例。各研究疗效 OR 值经异质性检验，$x^2=4.21$，$P=0.52$，$P>0.05$ 选用固定效应模型，各研究结果的合并 OR 值为 1.24，95%可信区间下限为 0.70，上限为 2.21，合并后检验结果，$Z=0.75$，$P=0.46$，$P>0.05$ 差异无显著性。认为根据目前收集文献的 Meta 分析，中药制剂与恩丹西酮治疗化疗后呕吐疗效相仿，差异无显著性。副反应例数，中药制剂组为 15.5%，恩丹西酮组为 68.5%。中药制剂治疗化疗后呕吐的副作用明显小于恩丹西酮。

潘怀耿等[6]采用盐酸乙醇、氮氧化钠、吲哚美辛致大鼠急性胃黏膜损伤模型、小鼠番泻叶致泻模型和家鸽呕吐模型。结果发现黄连厚朴丸不同剂量均有抗盐酸乙醇、氢氧化钠、吲哚美辛致大鼠胃黏膜损伤的作用；促进小鼠小肠水分吸收，明显减少番泻叶致小鼠腹泻的湿粪数，并能明显减少硫酸铜致家鸽呕吐次数，遂得出结论：黄连厚朴丸有保护胃影膜损伤、止泻和止呕作用。

杨志峥等[7]将 120 例病例随机分成两组，其中 68 例为治疗组，52 例为对照组；治疗组以中医三联疗法结合一般抗呕治疗，对照组则选用一般抗呕药物治疗。结果发现治疗组总有效率达到 89.17%，对照组总有效率为 75%，治疗组疗效明显优于对照组（$P<0.101$），且治疗组安全、经济，患者易接受，其费用比同等疗效的西医抗呕治疗降低 40%～60%。遂得出结论：中西医结合疗法能明显增强对化疗引起的恶心、呕吐的临床疗效。

李卫红[8]选取择期行妇科腹腔镜手术的病人 120 例，手术中均接受标准全身麻醉，随机分为 3 组，A 组 40 例，在手术结束病人清醒后口服中药加味平胃散；B 组 40 例，在手术结束后予以胃复安 10mg；C 组 40 例，在手术结束后予以生理盐水 2ml 肌内注射。观察手术后 8h 和 24h 内的恶心呕吐发生人数、次数。结果发现术后 8h 内呕吐发生率中药组、对照组、空白组无显著差异；但 8～24 小时内呕吐发生率，中药组、对照组均显著低于空白组，中药组与对照组比较无显著差异。遂得出结论加味平胃散能安全、有效地预防妇科腹腔镜术后恶心呕吐的发生。

王波[9]辨证使用半夏泻心汤加味治疗服药后呕吐 42 例（观察组），同时与用西药胃复安治疗 30 例对照（对照组），观察有效率及临床控制时间。结果发现观察组、对照组有效率为 88.10%、66.67%，观察组总体疗效显著优于对照组（$P<0.05$）；观察组、对照组临床控制时间（4.30±2.21）d、（7.10±3.00）d，观察组临床控制时间明显少于对照组（$P<0.05$）。遂得出结论：半夏泻心汤加味治疗服雷公藤制剂引起呕吐疗效肯定，值得推广运用。

参考文献

[1] 胡广银．旋覆代赭汤加减配合富米汀预防化疗后恶心呕吐临床观察[J]．实用中西医结合临床，2004，4(1)：29-30.

[2] 孙艳，王瑞平．中医分型辨治化疗期间呕吐[J]．实用中医内科杂志，2006，20(5)：489.

[3] 潘亚姝，孟小芹．中药治疗化疗后呕吐 216 例疗效观察[J]．中国民间疗法，2008，(4)：40-41.

[4] 姚德蛟．健脾和胃固肾法防治化疗呕吐浅析[J]．新中医，2009，41(6)：116-117.

[5] 陈立伟，汪瑜菡，贾英杰．中药制剂与恩丹西酮治疗化疗后呕吐疗效的 Meta 分析[J]．辽宁中医杂志，2006，33(7)：853-854.

[6] 潘怀耿，李茹柳，李卫民，等．黄连厚朴丸对实验性胃黏膜损伤、腹泻和呕吐的影响[J]．中国新药杂志，2004，13(2)：126.

[7] 杨志峥，王宏，马群．中西医结合治疗化疗所引起的恶心、呕吐 68 例临床观察[J]．四川中医，2005，23(11)：43.

[8] 李卫红．加味平胃散防治妇科腹腔镜术后恶心呕吐 40 例[J]．陕西中医，2006，27(10)：1190.

[9] 王波．半夏泻心汤加味治疗由雷公藤制剂引起呕吐的临床观察[J]．时珍国医国药，2006，17(5)：802.

第六节 呃 逆

【定义】

呃逆是指胃失和降，气逆动膈，上冲喉间，呃呃连声，声短而频，不能自止的疾病。

【范围】

西医学中膈肌痉挛、胃炎、胃扩张、胃肠神经症以及胃肠手术后出现以呃逆为主要症状者，均可参照本节进行辨证论治。

【病因病机】

一、病因

1. 饮食因素 过食生冷，或过服寒凉药物，寒气蕴结中焦；或进食过快或过饱，使食滞于胃，中焦气机壅滞；或过食辛热煎炒之物，或醇酒厚味，或滥用温补之剂，燥热内生，胃火炽盛，腑气不行，以上诸因素均可致胃失和降，气逆于上，膈间之气不利，动膈冲喉而成呃逆。

2. 情志因素 忧愁思虑过度，以致精神抑郁，久则脾胃气机郁结不畅；或恼怒太过，则肝气过盛，疏泄太过，横逆乘脾犯胃，致脾胃气机动乱，郁结不畅，均可致气机升降失常，膈间之气不利，上逆动膈冲喉而成呃逆。

3. 六淫因素 风寒之邪犯胃，或寒邪直中胃肠，可致寒遏胃阳，壅滞气机，胃气失和，寒气上逆，膈间之气不利，动膈冲喉而成呃逆。

4. 正气亏虚 素体虚弱，或年高体弱或大病、久病之后耗损中气；或热病，或吐下太过，耗损胃阴；或久病及肾，肾气亏虚，失于摄纳，虚气上冲，均可致胃失和降，膈间之气不利，动膈冲喉而成呃逆。

5. 痰饮血瘀 由饮食、情志、六淫外袭、正虚等因素，影响水液的正常代谢，形成痰饮，停留于胸膈胃脘，致中焦脾胃升降功能失常，痰饮随逆气扰膈，膈间之气不利，动膈冲喉而成。或因气虚血运无力；或气郁而血行迟缓，形成血瘀；或久病入络；或胸腹部手术后伤及络脉，形成脉络瘀阻，瘀血扰膈，膈间之气不利，动膈冲喉而成。

二、病机

1. 发病 一般发病急骤，亦有发病缓慢者。

2. 病位 在膈，与胃、肺、肝、脾、肾关系密切。

3. 病性 为本虚标实。虚为脾胃阳虚或胃阴不足，实为寒邪、胃火、食滞、气郁、痰饮、瘀血。

4. 病势 病之初以实为主，涉及肺、胃，日久则为虚证及虚实夹杂证，可逐渐波及肝、脾、肾，并气血阴阳受损。

5. 病机转化 呃逆的病机转化决定于病邪性质与正气强弱。寒邪为病者，主要是寒邪与阳气抗争，阳气不衰则寒邪易于疏散，反之寒伤阳气而出现虚寒之证。热邪为病者，易于损耗津液而转化为阴虚证。气郁、食积、痰饮、瘀血为病者，皆能伤及脾胃兼夹脾胃亏虚。脾胃虚寒与胃阴不足证，使正气亏损较重，这样，反过来又更易感邪，而成虚实夹杂证。

呃逆病因病机见图 3-6。

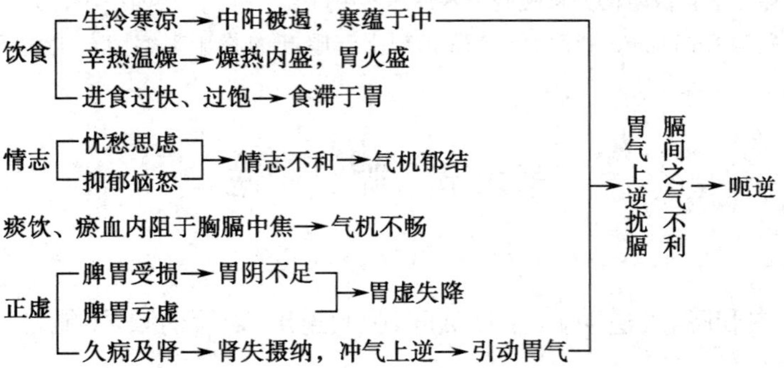

图 3-6 呃逆病因病机示意图

【诊断与鉴别诊断】

一、诊断依据

参照1999年本书第1版有关本病的诊断依据。

1. 突然起病，以气逆上冲、喉间呃呃连声、声短而频、不能自制为主症，并可伴见胃脘不适、口中异样感觉等胃肠道症状和头昏、乏力等全身症状。

2. 胸部X线检查、胃肠X线钡餐检查、腹部B超检查、头部CT检查、脑电图检查及血、尿各项相关检查，有助于确诊。

二、鉴别诊断

1. 干呕　以声出而无物吐出，其声长短不一为症状表现。其势较急，呈不规则性发作。与喉间呃呃连声，声短而频，不能自止的呃逆不同。

2. 嗳气　《内经》称为噫，俗称"饱嗝"，是胃中之浊气上逆，经食道由口排出，其声一般较长，浊气排出后胃中有舒服感为临床特征。其势较缓，常与饱食、情绪有关，而并非喉间呃呃有声，不能自止。

【辨证论治】

一、辨证要点

1. 辨生理病理　健康人受精神刺激后或快速吞咽干燥食物而同时较少饮水，或吸入冷空气，可发生一时性呃逆，经饮热水，或闭气一时，或用分散他意力方法可自行消失者，为生理现象，无需治疗；若呃逆时常反复发作，同时伴有其他症状者，为病理现象，当予治疗。

2. 辨虚实寒热　虚者呃声时断时续，呃声低长，气出无力，脉虚弱。实者呃声响亮有力，连续发作，脉弦滑。寒者呃声沉缓有力，胃脘不舒，得热减，遇寒甚，苔白滑。热者呃声响亮，声高短促，胃脘灼热，口臭烦渴，面赤，便秘溲赤，苔黄。

二、治疗原则

对呃逆总以降逆、平呃、和胃为治疗原则，并根据寒、热、虚、实的不同，分别施以祛寒、清热、补虚、泻实之法。

三、分证论治

1. 胃中寒冷证

症舌脉：呃声沉缓有力，得热则减，遇寒愈甚，胃脘不适，口不渴，舌质淡红，苔薄白而润，脉迟缓。

病机分析：寒积中焦，胃气为阴寒所阻遏，胃失和降，上逆扰膈，动膈冲喉而成呃逆，呃声沉缓有力；寒得热则散，得寒则增其势，故得热则减，遇寒愈甚；寒积胃脘故胃脘不适，口不渴及所见舌、脉象。

治法：温中散寒，降逆止呃。

方药运用：

(1)常用方：丁香散加减。药用丁香、柿蒂、高良姜、炙甘草。

方中丁香辛温散寒暖胃，下气降逆止呃为君；辅以柿蒂味苦，下气降逆止呃为臣，两药相合，以性而言，有寒热兼济之妙，以味而言，有辛开苦降之能，二药并力协作，和中降逆止呃，温中暖胃散寒之力大增；佐以高良姜温散寒邪；使以炙甘草，健脾胃益气，调和诸药。

(2)加减：兼气虚者，加党参、生姜、黄芪、白术之属；兼表寒邪者，加苏叶、藿香、生姜、荆芥、防风；寒偏重者，加吴茱萸、肉桂；兼痰湿者，加制半夏、厚朴、枳实。

(3)临证参考：本证为寒呃，故丁香、柿蒂为止呃之必用药物。

2. 胃火上逆证

症舌脉：呃声洪亮有力，冲逆而出，口臭烦渴，喜冷饮，尿黄便秘，舌红，苔黄，脉滑数。

病机分析：胃中积热化火，胃火上冲，发为呃逆，呃声洪亮有力，冲逆而出；阳明热壅，故口臭烦渴，喜冷饮，尿黄便秘及所见舌象、脉象。

治法：清胃泻火，降逆止呃。

方药运用：

(1)常用方：安胃饮加减。药用柿蒂、竹茹、黄芩、石斛、陈皮、山楂、麦芽、泽泻。

方中柿蒂性凉味苦，专功降逆止呃，为君药；辅以竹茹清热和胃，降逆止呃，黄芩苦寒下气，清胃泻火，为臣药；石斛养胃生津，既可助黄芩、竹茹清热，又能养阴以升清，清升浊降，呃逆自平，陈皮理气除痰湿，山楂、麦芽行气导滞，泽泻行水泄热，使热邪有出路，共为佐使药。

(2)加减：胃火炽盛者，加生石膏；肠道燥热，大便秘结者，加小承气汤或加生大黄一味，以通腑泻热，导气下行。

(3)临证参考：本证竹茹、胆南星、枇杷叶、柿蒂为常用药，并加石斛以养阴升清，清升浊降，则呃逆自平。

3. 饮食停滞证

症舌脉：呃声壮实有力，酸腐之味随呃而出，嗳腐吞酸，脘腹胀满，苔厚腻，脉滑。

病机分析：脾胃不能健运，食物内阻，中焦气逆上冲，故呃声壮实有力，酸腐之味随呃而出；食物内积化腐，气机升降不利则嗳腐吞酸，脘腹胀满；舌、脉均为伤食之象。

治法：消食导滞，和胃降逆。

方药运用：

(1)常用方：枳实导滞丸加减。药用神曲、大黄、枳实、黄芩、黄连、白术、泽泻、茯苓。

方中神曲消食导滞，化胃中食滞为君药；辅以枳实、大黄消积导滞通腑为臣药；黄芩、黄连苦寒清热燥湿，泻火解毒，白术、茯苓、泽泻健脾化积，淡渗利湿，共为佐使药。

(2)加减：兼恶心者，加制半夏、陈皮；肉食油腻停滞者，加炒山楂。

(3)临证参考：本证要消食导滞与降逆和胃相结合，嗳腐明显者，以消导为主；呃出酸腐气味不明显者，以降胃为主；食滞于上者，可用涌吐法；食停于下者，可用本法。本方偏于攻逐，大便畅通后停药，改投保和丸以缓调。

4. 肝气犯胃证

症舌脉：呃逆连作，多因抑郁恼怒而发，脘胁胀满，嗳气频频，苔薄，脉弦。

病机分析：肝气郁滞，横逆犯胃，胃气上冲扰膈，故呃逆连作；肝喜条达而恶抑郁，胁为肝之分野，抑郁恼怒肝失条达，肝气横逆，肝胃不和，故脘胁胀满，嗳气；舌苔、脉象均为肝气郁结之象。

治法：理气解郁，降逆止呃。

方药运用：

(1)常用方：五磨饮子加减。药用旋覆花、槟榔、沉香、乌药、枳实、木香。

方中旋覆花下气降逆为君药；辅以沉香味辛走散，行而不泄，能化气降气，调诸气郁结不伸，逆而不顺，槟榔破泄降气，善降至高之气而直下降泄，破滞行气之力较强，两药合用降逆行气之力得以加强，共为臣药，并助旋覆花下气降逆之力；乌药辛温香窜，辛开温通，可通理上下诸气，木香善调滞气而行气止痛，尤善调胃肠气滞，枳实性味苦寒，破气消滞，三药共为佐使药。

(2)加减:夹寒邪者,加丁香、柿蒂,或改用丁香柿蒂散;夹痰湿者,脘闷苔腻者,加制半夏、白术、茯苓;气郁化火者,症见呃声响亮,心烦易怒,胁痛,苔薄黄,脉弦数,治宜辛开苦降,方用半夏泻心汤加减。

(3)临证参考:本证由气逆上犯引起,故旋覆花、沉香、槟榔、厚朴、枳实、陈皮之顺气、降气之品须选用。

5. 痰饮内阻证

症舌脉:呃逆连作,多因饮冷而发,脘闷恶心,痰多,头晕,苔白腻,脉弦滑。

病机分析:痰饮内停阻碍胃气升降,若饮冷则痰饮更盛,气滞加重则呃逆连作;痰饮内聚中脘则脘闷恶心,痰多;中焦气机受阻,清阳不升,则头晕;舌、脉之象均为痰饮内阻之象。

治法:降逆化痰,和胃止呃。

方药运用:

(1)常用方:旋覆代赭汤加减。药用旋覆花、代赭石、制半夏、生姜、大枣、人参、炙甘草。

方中旋覆花下气降逆消痰,代赭石质重,下坠痰涎,平胃中冲逆之气,二药相配,一轻一重,共成和降之功为君药;辅以制半夏化痰散结降逆,生姜温中和胃;佐以人参补中健脾益气以顾其虚;甘草、大枣甘缓和中,共为使药。

(2)加减:痰盛者,加竹沥;气滞者,加乌药、木香;痰郁化热者,去人参,加黄连、栀子、竹茹以清热化痰。

(3)临证参考:本证重在涤痰蠲饮,痰饮去则胃气自降而呃逆可止,但在痰饮除后,应选用健脾益胃药物,绝生痰之源以善后。

6. 瘀血阻滞证

症舌脉:呃逆久而不止,胸腹刺痛有定处,口渴漱水不欲咽,舌有瘀斑,脉弦或弦涩。

病机分析:瘀血阻络,络脉不畅,气机郁滞,扰膈而呃逆久而不止;血瘀于胸腹则刺痛有定处;口渴漱水不欲咽,舌有瘀斑、脉弦涩均为血瘀所致。

治法:活血化瘀,降逆止呃。

方药运用:

(1)常用方:血府逐瘀汤加减。药用川芎、桃仁、红花、赤芍、当归、生地、枳壳、柴胡、桔梗、牛膝、甘草。

方中川芎、桃红、红花、赤芍活血化瘀为君药;辅以当归活血化瘀兼和血,生地滋阴养血活血,两药可入肝柔肝,使活血而不伤血,共为臣药;气为血之帅,气行则血行,柴胡疏肝解郁,升举清阳,枳壳理气疏肝,两药合用,使理气散结之力尤著,则肝气流达,瘀行郁解,牛膝活血行血逐瘀通脉,能引血下行,桔梗入肺经,与枳壳同用,则一升一降,宽畅胸中气机,使气行而血行,同为佐药;甘草调诸药而缓急,为使药。

(2)加减:体虚者,加黄芪、党参、白术;若见脘腹刺痛者,可改用膈下逐瘀汤。

(3)临证参考:本证应根据刺痛部位灵活选用《医林改错》中不同逐瘀汤。

7. 脾胃虚寒证

症舌脉:呃声低沉无力,气不得续,脘腹不适,喜暖喜按,体倦肢冷 食少便溏,舌淡苔白,脉沉细。

病机分析:脾胃阳虚,虚气上逆,扰膈而呃声低沉无力,气不得续;脾胃虚寒,中阳不振,则脘腹不适,喜暖喜按,食少便溏;清阳不能外达则体倦肢冷;舌苔、脉象均为脾胃虚寒之象。

治法:温补脾胃,降逆止呃。

方药运用:

(1)常用方:附子理中汤加减。药用附子、刀豆、炮姜、丁香、柿蒂、人参、白术、炙甘草。

方中重用刀豆,本品味甘性温,能温中下气,益肾补元,善治呃逆,附子、炮姜大辛大热,温运中焦阳气,以散寒邪,三药共为君药;丁香味辛性温,能温中降逆,散寒止痛,柿蒂降逆止呃,两药同助刀豆温中止呃,人参补气健脾,助附子、炮姜以振奋脾阳,三药共为臣药;白术健脾燥湿,促进脾阳健运为佐药;使以炙甘草调和诸药,兼补脾和中。

(2)加减:兼恶心呕吐者,加陈皮,炮姜改生姜;肾阳虚者,加肉桂、山萸肉、补骨脂。

(3)临证参考:对临床上出现本证的病人应详审是单纯的脾胃虚寒引起的呃逆证,还是由于其他疾病导致脾胃虚塞而进一步引起的呃逆证,若是后者,应积极治疗原发病。

8. 胃阴不足证

症舌脉:呃声急促而不连续,口干舌燥,烦渴,大便干结,舌红少苔,脉细数。

病机分析:胃中阴津不足,胃失濡润,难以和降,气逆上扰于膈,故呃声急促不连续;胃之阴津不足,不能上承于口故口干舌燥,烦渴;不能下达于大肠,肠道津亏故大便干结;舌脉之象均为阴虚之征。

治法:养阴生津,降逆止呃。

方药运用:

(1)常用方:益胃汤加减。药用麦门冬、生地黄、石斛、沙参、玉竹、冰糖、柿蒂。

方中以生地、麦冬味甘性寒,清热凉血,滋阴润燥,甘凉益胃阴,为主药;辅以石斛养胃阴生津;佐以沙参、玉竹甘凉生津以加强生地、麦冬复胃阴之力,冰糖甘润生津养阴,柿蒂性平,同养阴药相配以降气止呃。

(2)加减:有虚火者,加竹茹、枇杷叶;有痰者,加天花粉、贝母;兼气虚者,加人参、知母、黄芩、山药;大便干燥者,加蜂蜜,重用当归;肝肾阴虚者,加白芍、枸杞子、山萸肉。

(3)临证参考:应注意是单纯胃阴不足,还是其他疾病引发的胃阴不足进一步导致的呃逆,若是后者,则应积极治疗原发病。

临床上老年正虚者,久患重病,病至晚期,或急危患者,突然出现呃逆,其声或短促,低沉难续,持续难止,或声远而长,半刻一声者,多见形体消瘦,精神萎靡,食欲极差,或头汗如油,面黑如垢,二便失禁,脉沉细欲绝,为元气衰败,胃气将绝之危候。

四、其他疗法

1. 中成药

(1)胃中寒冷

藿香正气软胶囊:每次 2～4 粒,每日 2 次,口服。用于外感风寒引起之胃寒呃逆。

(2)胃火上逆

①大黄清胃丸:每次 1 丸,每日 2 次,温开水送服。用于呃逆属胃火炽盛,症见口燥舌干,大便燥结者。

②三黄片:每次 4 片,每日 2 次,温开水送服。用于呃逆属三焦热盛,症见胃热心烦,小便黄赤,大便秘结者。

(3)饮食停滞

①保和丸:每次 6～9g,每日 2 次。用于食积停滞,症见消化不良,脘腹胀满,嗳腐

吞酸。

②枳实导滞丸:每次6～9g,每日2次,空腹温开水送服。用于食积气滞,症见脘腹痛,不思饮食,大便秘结。

(4)肝气犯胃

舒肝丸:每次1丸,每日2～3次,温开水送服。用于肝郁气滞,症见胸胁胀痛,嘈杂嗳气泛酸。

(5)痰饮内阻

二陈丸:每次9～15g,每日2次,温开水或姜枣汤送服。用于胸脘胀痛,痰多,恶心。

(6)脾胃虚寒

附子理中丸:每次1丸,每日2次,姜汤或温开水送服。用于脾胃虚寒,症见脘腹冷痛,手足不温。

(7)胃阴不足

阴虚胃痛冲剂:每次1袋,每日3次,温开水冲服。用于胃阴不足引起的症见胃脘不适。

2. 单验方

(1)气呃

①柿蒂10g,水煎服。

②鲜枇杷叶50g,刷去毛,水煎服。

③刀豆(取老而绽者)每服9g,开水下。

(2)寒呃

①丁香、高良姜、荜澄茄等份为末,每服6g,水煎,加醋少许服。

②半夏10g,生姜20g,丁香10g,水煎服。

(3)热呃

①丁香10g,柿蒂10g,连翘15g,黄连10g,水煎服。

②竹茹15g,陈皮10g,柿蒂10g,石膏20g,水煎服。

(4)瘀呃

桃仁10g,红花15g,水煎服。

(5)虚呃

①荔枝7个,连壳烧灰为末,开水送服。

②丁香7g,柿蒂10g,人参20g,水煎服。

(6)久呃

①韭菜子(生或炒均可)研末,每服9g,开水送下。

②刀豆子烧存性,开水调服6g。

3. 食疗方

(1)实热呃

①柿蒂饮:柿蒂10个,煎水饮用。

②萝卜汤:萝卜半个,切块或丝,煮汤。

(2)寒呃

川椒(去子及闭口者)120g,炒,面糊为丸如桐子大,每服10丸,醋汤送下。

(3)虚寒呃

①丁香姜末粥：大米 30g，丁香末 6g，姜末 6g，以米加水如常法煮粥，粥熟时加入丁香末、姜末，趁热温服。

②核桃姜汤：核桃研碎，生姜汤送下。

(4)阴虚呃

甘蔗汁，每服 300ml 左右，每日 3 次。

(5)久呃

①荔枝 7 个，连皮核烧存性，为末，白汤调下。

②生姜捣汁 100ml，加蜜 1 匙，温热服。

4. 药物外敷及局部用药

(1)久病呃逆，姜汁、蜂蜜和匀，擦背。

(2)丁香、沉香、吴茱萸各 15g，姜汁、蜂蜜各 15ml。将前 3 味药混合研为细末，加入姜汁、蜂蜜调匀如膏状后装瓶备用。用时取药膏适量，敷于神阙穴，外加纱布覆盖，胶布固定，每天换药 1 次。用治寒呃。

(3)芒硝、朱砂适量，共研细末，取药末适量清水调成糊状，敷于神阙穴，盖以纱布，胶布固定，每日 1 次。用治热呃。

(4)乳香、硫黄、艾叶各 15g，共研细末，用好酒 100ml，煎沸，乘热气嗅之。外用捣生姜擦胸前。用治虚寒呃逆。

(5)熟地、石斛、知母、黄柏各 100g，麻油熬，黄丹收，敷于神阙穴。用治阴虚呃逆。

5. 针灸和拔罐

(1)针灸

实呃取穴：膈俞、内关。寒呃加中脘；热呃加内庭；痰呃加丰隆、行间；瘀呃加期门。中脘穴用隔姜灸，余穴均施泻法。内关、膈俞应以气至法激发针感至胸前。

虚呃取穴：胃俞、膻中、内关、足三里。阴虚呃加三阴交；虚寒加关元。胃俞、足三里用补法；膻中以艾卷雀啄法灸之；内关平补平泻；三阴交用补法；关元用隔姜灸。

(2)拔罐

取穴：膈俞、肝俞、胆俞、脾俞、期门、中脘、膻中。先在背部俞穴拔火罐 4～6 个，然后再拔腹部腧穴，留罐 15～20 分钟。

【转归与预后】

偶发呃逆多属症轻证实，治疗及时、得法则多向愈。若延误病情或失治，则可出现气滞痰阻、肝郁脾虚、痰热上蒸、血瘀气滞、瘀痰互结等复杂证候，一般治疗取效较缓慢。虚证治疗及时、得法则亦多向愈。危重病证中出现顽固呃逆，多属病情恶化之表现。

【护理与调摄】

一、护理

1. 按内科一般常规护理，持续不解者可予二级护理。

2. 辨证施护

(1)属寒呃者可用温开水缓慢饮用，属热呃者可用冰开水或冷饮缓慢服用。

(2)饮食应进易消化的高碳水化合物、高蛋白、低脂肪半流质或流质，宜少食多餐，忌辛辣、厚味、煎炸等食品，饮食不宜冷热不均。

二、调摄

保持精神舒畅，避免情志刺激，注意避免外邪侵袭，饮食宜有规律，有节制，不偏食偏嗜，病情发作时应进食米粥、面片之类，并加姜汁适量，忌肥甘厚味。

【预防与康复】

一、预防

1. 注意情志平和，使心情舒畅。

2. 平时饮食不可太热、太冷、过饱，禁忌刺激性过强之品，更不可酗酒。

二、康复

对于易生呃逆的病人在呃逆治愈后，可以常在所食的粥、面、菜中加少许姜汁，并常食竹笋、绿豆芽、苦瓜、橘子、萝卜等蔬菜水果。

【医论提要】

病名方面，《内经》无呃逆名，但其记载的"哕"即本病，如《素问·宣明五气》曰："胃为气逆，为哕，为恐。"元代以前本病曾被称为"哕逆"、"咳逆"、"啘"、"吃逆"。元代朱丹溪在《格致余论·呃逆论》中说："呃，病气逆也，气自脐下直冲，上出于口，而作声之名也。"首次将本病形象地称为"呃"。明代才将本病病名逐渐统称为"呃逆"，如虞抟《医学正传·呃逆》，张景岳《景岳全书·杂证谟·呃逆》。

本病的证候分类方面，汉代张仲景在《金匮要略·呕吐哕下利病脉证治》中将本病概括为3种类型：一曰实证，即"哕而腹满，视其前后，知何部不利，利之则愈"；二曰寒证，即"干呕哕，若手足厥者，橘皮汤主之"；三曰虚热证，即"哕逆者，橘皮竹茹汤主之"为后世研究本病奠定了基础。明代秦景明《症因脉治·呃逆论》将本病分为外感呃逆与内伤呃逆两类，亦有一定参考价值。张景岳《景岳全书·杂证谟·呃逆》认为："呃逆之大要，亦夫三者而已，一曰寒呃，二曰热呃，三曰虚脱之呃。"

病因病机方面，《内经》已有论述，如《灵枢·口问》说："谷入于胃，胃气上注于肺。今有故寒气与新谷气，俱还入于胃，新故相乱，真邪相攻，气并相逆，复出于胃，故为哕"，阐明了胃气上逆而致呃逆的病机。唐代孙思邈《备急千金要方·呕吐哕逆》首次论及痰呃。宋代陈无择的《三因极一病证方论·哕逆论证》中指出："大抵胃实即噫，胃虚即哕，此由胃中虚，膈上热，故哕。"《活人书·欬逆》说："凡欬逆多有先热而吃生冷，或凉药多，相激而成，盖阴阳二气相搏"，"欬逆"即指呃逆，本论阐述了因冷热不适，或过服寒凉药物，而致寒热相激，阴阳二气相搏，使胃失和降，气逆上冲而致呃逆之证的病变过程。金元时期，成无己《伤寒明理论·哕》说："至于哕者，则又热气壅郁，气不得通而成者也"，指明因热致呃的病机。《丹溪心法·呃逆》认为："古谓之哕，近谓之呃，乃胃寒所生，寒气自逆而呃上。亦有热呃，亦有其他病发呃者，视其有余不足治之"，立论简明扼要。明代虞抟《医学正传·呃逆》曰："人之阴气，以胃为养，胃土伤则木侮之矣，谓之土败木贼也。阴为火乘不得内守，木夹相火之势，故其气直冲清道而上，言胃弱者，阴弱也，虚之甚也，病者见此，似为危证"，重点阐释了土虚木贼，胃阴不足而致呃逆的病理机制。张景岳《景岳全书·杂证谟·呃逆》有"呃逆证……虽其中寒热虚实亦有不同，然致呃之由，总由气逆于下，则直冲于上，无气则无呃，无阳也无呃，此病呃之源所以必由气也"，所言切中病机，即导致呃逆的病因虽多，但总不外乎胃气上逆。清代《医方集解·理气之剂》在丁香柿蒂汤项下云："此病（呃逆）有因痰阻气滞者，有因血瘀者，有因火郁者，有因胃热失下者，此皆属实。有因中气大虚者，有因大下胃虚阴火上冲者，此皆属虚"，此病机分类较全面。叶天士在本病病机上强调"肺气郁痹"，如《临证指南医案·呃》曰："肺气郁痹及阳虚阴浊上逆，亦能为呃"，论述较为透彻。

辨证方面，李用粹《证治汇补·呃逆》指出："火呃，呃声大响，乍作乍止，燥渴便难，脉数有力；寒呃，朝宽暮急，连续不已，手足清冷，脉迟无力；痰呃，呼吸不利，呃有痰声，脉滑有力；虚呃，气不连续，呃声大转，脉虚无力；瘀呃，心胸刺痛，水下即呃，脉芤沉涩"，这段描述较为详尽地提供了本病的辨证要点。

治法方面，早在《内经》中就记载了三种治疗呃逆的简易方法，《灵枢·杂病篇》云："哕，以草刺鼻，嚏，嚏而已；无息而疾迎引之，立已；大惊之，亦可已"，这些治法有一定道理。明代张景岳《景岳全书·杂证谟·呃逆》提出本病治法："寒呃可温可散，寒去则气自舒也；热呃可降可清，火静而气自平也；惟虚脱之呃，则诚危殆之证"，可谓要言不烦。清代李用粹《证治汇补·胸膈门·呃逆》中有对本病治法的系统论述，如"治当降气化痰和胃为主，随其所感而用药。气逆者，疏导之；食停者，消化之；痰滞者，涌吐之；热郁者，清下之；血瘀者，破导之；若汗吐下后，服凉药过多者，当温补；阴火上冲者，当平补；虚而夹热者，当凉补。"至今仍有一定的指导意义。而叶天士《临证指南医案·呃》则认为："每以开上焦之痹，及理阳驱阴，从中调治为法。"

有关治疗本病的方药，张仲景《金匮要略·呕吐哕下利病脉证治》对"干呕、哕，若手足厥者"之胃寒气闭之呃逆，用橘皮汤通阳和胃；对胃虚有热之呃逆，用橘皮竹茹汤清热补虚，降逆和胃。唐代孙思邈《备急千金要方·呕吐哕逆》总结了治疗呃逆的10个方剂，首次揭示了痰呃的证治，提出治疗"膈间有水痰"所导致的呃逆，宜用小半夏加茯苓汤消痰利水，而且该篇还载述有关灸法止呃，如曰："哕灸承浆七壮如麦大"，"又灸脐下四指七壮"等。《外台秘要·卷六》收集了治"呕哕方四首"、"哕方七首"、"杂病呕吐哕方三首"等，丰富了本病的治疗。明代龚廷贤《寿世保元·呃逆》提出："有渴而饮水太过，或水热结胸而发呃者，宜小陷胸汤，或小青龙汤去麻黄加附子，治寒水相搏发呃，大妙。"程国彭《医学心悟·呕吐哕》认为："呃逆之症，气自脐下直冲上，多因痰饮所致，或气郁所发，扁鹊丁香散主之；若火气上冲，橘皮竹茹汤主之；至于大病中见呃逆者，是土败木贼为胃绝，多难治也。"清代《医方集解·理气之剂》用丁香柿蒂汤治疗本病。

预后方面，早在《素问·宝命全形论》就谓："病深者，其声哕"，揭示了在病情严重的情况下，可见呃逆之症，临床所见这种情况下的呃逆，往往为预后不良之兆。宋代严用和《严氏济生方·呕吐翻胃噎膈门·咳逆论治》指出："大抵老人、虚人、久病人及妇人产后，有此症者，皆是病深之候，非佳兆也"，发挥了《内经》的理论，可作为判断疾病预后的参考。明代龚廷贤《寿世保元·呃逆》以脉象判断本病的预后，如曰："脉浮而缓者，易治。弦急，按之而不鼓者，难治。脉急，或促或微，皆可治。脉代者危。右关脉弦者，木乘土位，难治。"单以脉象来测其预后，虽不全面，但亦不可忽视它的临床价值。

【医案选粹】

案一

李恩高，病呃逆，诊脉五至和平，颜色举动皆如常，无据可察。问起自何时，彼云半夏睡寐，忽然呃逆而醒，由此呃呃不止。余思故寒格新谷。必起于食饮之后，今起于卧寐，非故寒可知，颜色饮食俱如常，又无他病，非食滞、虚弱亦可知。细问其口虽不渴，腹中却喜茶，举动轻捷，必是内有火使然，与安胃饮加石膏，连进三剂无效。细思腹中喜茶，愈饮愈快，必是血虚有火，冲凉药三剂不效者，即经所谓寒之而热者取之阴，此证是也。改投玉女煎，倍用熟地，二剂呃止，呃止后仍喜茶饮，此属内水不足，与左归饮，十余剂全安。

安胃饮

陈皮　山楂　麦芽　木通　泽泻　黄芩　石斛

（鲁兆麟，杨思澍，王新佩等主编．二续名医类案·蟫山医案．沈阳：辽宁科学技术出版社，1996：1292）

案二

尤，积饮有年，呕吐酸水腻浊，甚至一二斗，必须倾囊而止。自言喜得小便则适，交春其病转剧，肢麻呃逆，脉弦而迟，胃阳式微，肝木肆横。先以吴茱萸合半夏汤，服得稍平。然察色按脉，正气日馁，几至厥象，殊属险途，勉拟方。

人参　姜夏　茯苓　蔻仁　陈仓米　熟附　干姜　白芍　丁香

二诊：连进温中镇逆，呃逆不止，间有神志失守，语言无序，脉濡少力，起卧不安。气藏丹田，肾可纳气，倘引动真气，阳升厥脱奈何？考之古训，上中不效，须究下焦。宗景岳摄固立方，吸气归原之旨。

人参　干姜　龙齿　紫石英　沉香　牛膝　熟地　茯神　炙草　五味子　丁香　柿蒂

（翟竹亭著．胡岳村叟医案．郑州：河南科学技术出版社，1984：151）

案三

呃逆一也，中下判焉，中焦呃忒，其声短，浊饮蟠聚也；下焦呃忒，其声微，正邪搏也。今见呃忒，甚而呕恶，责之中焦为患，经云脾气散精，上输于肺，地气上升也；肺主治节，通调水道，下输膀胱，天气下降也。试观天地间有时地气上为云，必得天气下降为雨，二气相合，晴爽立至，设或地气多升，中焦必有晦塞，浊饮无以所化，上逆于肺，呃逆作矣。丹溪云上升之气多从肝出，肝有相火所寄，气升则火升，火升则浊升，浊升则呃升，呃升则呕升。脉象左部柔细而缓，右部偏大而滑，舌苔满布腻白，尚无枯燥索饮，患起多日，纳谷如废，后天胃气已少坐镇之力，厥阴肝木似有上乘之势，今订理中汤加附子，以扶胃阳而搜浊饮。

别直参　於术　茯苓　黑甘草　广皮　牛膝　丁香炒白芍　代赭石　干姜　川附子　姜半夏　荷蒂　上上真肉桂

二诊：身半以上阳主之，身半以下阴主之，阴气过甚而乘阳位，则有气满呃忒，所谓地气上为云者是也。浊邪本居下焦，每随火势而上升，所谓火升者浊气升也，然浊气随火而升，亦可随火而降，但阴火本非实火，原非苦寒泄降以为善策，昨投理中汤加附子以扶胃阳，而逐浊阴，顷已呃忒平复，胃纳亦进糜粥，脉象右部仍形偏大，较之于昨略见和缓，兹当仍蹈前辙，第其大便未更，腑尚窒滞，略佐和胃通腑，按腑以通为补之义。

附子　干姜　黑甘草　广皮　牛膝　冬术　广郁金　谷芽　瑶桂　云茯苓　麻仁

（浙江省中医研究所，浙江省嘉兴地区卫生局编．近代名医学术经验选编·金子久专辑．北京：人民卫生出版社，1982）

【现代研究】

呃逆是临床常见症状，主要包括顽固性呃逆和放化疗引起的呃逆，现将近年来研究现状介绍如下。

一、病因病机研究

秦绍爱[1]认为，气逆血瘀是顽固性呃逆的重要因素，大致可分为因瘀致逆和因逆致瘀两类。前者为瘀血阻滞胃络，胃失利降，胃气上逆出现呃逆，其原因在于瘀血，或由寒邪犯胃，胃阳被遏，气闭热生，或热邪侵犯，血受熏灼则瘀滞，或情志不遂，肝郁气滞所致，也可由外伤肌肉血脉，恶血内留，以及年老体弱，气虚无力推动血行所致。后者因顽固性呃逆，日久可由气分入血分，由经入络，络脉瘀滞导致胃络血脉瘀阻。

对于放化疗引起的呃逆，李宁等[2]认为手术后人体阳气，尤其是脾胃阳气受损，造成浊阴不降，上攻而成呃逆。

二、证候学与辨证规律研究

方震宇等[3]认为，呃逆是多种原因引起的一种症状，是膈神经受刺激而引起的膈肌痉挛。笔者发觉有许多病例单用常规取穴收效甚微，而辨病辨证针对病因治疗，则可收到满意疗效。他按照中医脏腑辨证将其大致分为肝气犯胃型和胃阴不足型。治疗时辨证选取不同的穴位，取得了良好的疗效。

张皞珺[4]认为从三焦辨治更为全面、系统。呃逆发于上焦者，是因肺气郁痹，胃气上逆而致。生理情况下，胃气当上注于肺，病理情况下，肺失宣肃，肺气郁痹，胃气不得上注于肺，则可逆而发为呃逆。呃逆发于中焦者，其原因多端。脾胃居中焦，为气机升降之枢纽。张景岳《景岳全书》说："中焦脾胃虚寒，气逆为呃"，"胃火为呃者，其证极多。"肾居下焦，少阳相火与命门元气（阳）一脉相承，肾为三焦之根本。肾虚，中焦失于温煦或滋养，则气逆于上，发为呃逆、呕吐。久病虚弱之人，呃逆、呕吐多因肾虚。

三、治则治法

李宁等[2]认为术后呃逆，治则应以"培补阳气，降逆止呃"为主。

黄春华等[5]认为，中风患者出现呃逆，多由气郁血逆，脾失健运，聚湿生痰，胃失和降，气不顺行而动膈所致。故在治疗原发病的基础上，应以理气化痰，和胃降逆为治疗法则。可见采用中药温胆汤加味辨证治疗中风后呃逆临床疗效显著，值得临床推广运用。

四、辨证用药治疗

李宁等[2]将80例患者分成针灸治疗组40例，采用艾条悬灸中脘、神阙穴，配合针刺足三里（或上巨虚）、内关治疗；药物治疗组40例采用药物如利他林10mg等对症处理。经治疗后对两组疗效有效率、有效平均时间、主要伴随症状分值进行评估。结果：两组疗效无明显差别，但有效平均时间、主要伴随症状分值比较，治疗组优于对照组（$P<0.05$）。推荐针灸疗法作为一线镇吐药的替代治疗，特别是当已知药物对病人有副作用或病人希望减少用药量时。

冯金莉[6]将80例患者分为两组；对照组给予山莨菪碱肌内注射10mg；治疗组采用中医推拿加山莨菪碱穴位注射，观察两组疗效。结果：治疗组的治疗效果优于对照组（$P<0.05$）。以山莨菪碱穴位注射为主治疗术后顽固性呃逆明显优于肌内注射山莨菪碱法。

韩蓉[7]将56例患者随机分为针药组30例，辨证分实、虚证；对应选方五磨饮子加减配合针刺内关、足三里，用泻法；理中汤加减配合针刺内关、足三里，用补法；对照组26例予奋乃静治疗。结果：针药组总有效率93.3%；对照组总有效率65.4%，针药组疗效明显优于对照组（$P<0.05$）。

参考文献

[1] 秦绍爱. 顽固性呃逆从瘀论治[J]. 光明中医，2002，17(102)：20-21.

[2] 李宁，吴滨，张永玲. 针灸疗法治疗术后呃逆症的临床随机对照研究[J]. 中国针灸，2003，23(12)：702-704.

[3] 方震宇，郎伯旭，金城钟. 辨病辨证治疗顽固性呃逆[J]. 中国针灸，2004，24(10)：730-731.

[4] 张皞珺. 浅议呃逆、呕吐从三焦辨治[J]. 四川中医，2007，25(1)：26-27.

[5] 黄春华,胡连根. 温胆汤加味辨证治疗中风后呃逆临床疗效观察[J]. 四川中医,2007,25(6):72-73.

[6] 冯金莉. 中西医结合治疗术后顽固性呃逆的疗效观察[J]. 护理研究,2008,22(3):613.

[7] 韩蓉. 五磨饮子配合针刺治疗癌症患者顽固性呃逆56例[J]. 陕西中医,2008,(09):1218-1219.

第七节 噎 膈

【定义】

噎膈是以吞咽困难,饮食受阻于食管,饮食不下,或食入即吐为主症的病证。噎即噎塞,指吞咽不畅或困难;膈即格拒,指饮食难下,或食入即吐。噎可单独为病出现,亦可为膈之前驱,但临床多噎膈并见。多因情志失和,饮食所伤,年老体弱,脏腑失调,以致津血枯槁,气血痰瘀互结填塞胸膈,阻于食道而成。

【范围】

西医学中食管癌、贲门癌、食管良性狭窄、食管炎、食道贲门弛缓症等相当于噎膈病,消化系统食管的其他疾病在临床上若出现以本病为主要临床表现者,均可参照本节进行辨证论治。

【病因病机】

一、病因

1. 饮食因素　长期食用腐烂变质(霉变)的食品,或腌制熏烤之物,其中之毒邪可直接刺激食管损伤络脉,同时亦可伏于体内,久留而致恶变;进食过热、过快,食物粗糙、质硬可直接刺激食管,损伤络脉,久则食管受损;恣食大量辛香燥热之品,如胡椒、槟榔、烟丝等,燥热伤津耗血,使食管干涩失于濡润;嗜食生冷、肥甘、炙煿、膏粱、鱼腥、乳酪之品,助湿生痰,化热伤津凝痰,同时又易耗伤阴血,食道失于滋润;嗜饮烈酒无度,尤喜热饮,可损伤脾胃,蕴毒体内,并直接刺激食管,酒能助湿生热,郁热伤津液,灼液为痰,顽痰滞留于食管,使之狭窄,而发为本病。

2. 情志因素　思虑过度则气结脾伤,络脉痞涩,气血津液不能周流,继而变生郁阻、痰结,气结与痰相搏,阻于食道,故吞咽困难;喜怒伤肝,肝郁气滞,气郁日久可致津液、血液运行不畅而成痰、瘀、气结,顽痰瘀血互结,滞涩于食道,妨碍饮食而发本病。

3. 正气虚亏　房劳太过,纵欲太甚,真精亏耗,致使阴津耗伤,精血枯涸,燥热结于下,食管失滋润而干涩,则为本病。年高体虚或久病失治,均可使气血亏乏,精血渐耗,食管失养,发为本病。

二、病机

1. 发病　噎膈多以缓慢发病,但多渐进性加重,部分病人可恶化发展。

2. 病位　在食管,与脾胃、肝肾、气血津液关系密切。

3. 病性　本虚标实,虚为津涸、血亏、阳气虚;实为气结、顽痰、瘀血、燥热、邪毒。

4. 病势　初起多以标实为主,中期为虚实夹杂,晚期则以本虚为主。

5. 病机转化　初起多因脏腑功能失调,导致气滞、痰浊、瘀血、燥热内生,毒邪凝滞形成痰气交阻,痰热胶结,继而气滞血瘀,毒热内结,形成气、痰、瘀、热、毒互结,亏耗阴津,导致正虚邪实,使阴津枯槁,精血耗竭,进一步发展则阴损及阳,气虚阳微。

噎膈病因病机见图 3-7。

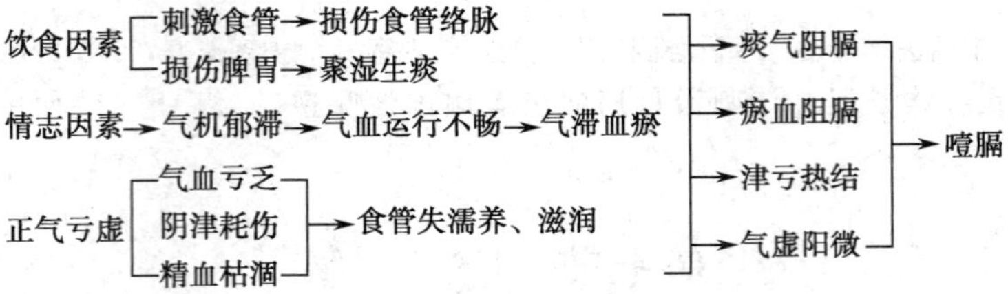

图 3-7　噎膈病因病机示意图

【诊断与鉴别诊断】

一、诊断依据

参照 2008 年中华中医药学会发布的《中医内科常见病诊疗指南·中医病证部分》。

1. 初起吞咽食物时，仅自觉胸骨后有梗噎难下之感，久则饮食难下，甚则食入即吐，形体逐渐消瘦。

2. X 线上消化道钡餐检查、食管脱落细胞学检查、食管内镜检查等可确定病变的性质及部位。

二、鉴别诊断

1. 梅核气　多见于性格内向或女性病人，或患虚火喉痹者，症见咽中似有物梗塞不适，吐之不出，吞之不下，但饮食如常，不发生吞咽困难和饮食格拒不下症状，不妨碍进食，无明显消瘦。

2. 反胃　无吞咽困难、梗阻症状，进食不困难，症见呕吐宿食，呕吐物酸臭不化，朝食暮吐，暮食朝吐。噎膈则以吞咽困难，妨碍进食为症状。

3. 呕吐　虽然两者均有呕吐症状，但呕吐无吞咽困难和梗阻症状；噎膈表现为饮食难下，食管、胃口有噎塞梗阻感，并且呈进行性加重。

【辨证论治】

一、辨证要点

1. 辨病位　本病主病位在食道，与脾、胃、肝、肾有关。吞咽困难，梗阻不顺，胸膈痞闷，随情志变化而有所增减者，病在食道、胃与肝；食物难下，艰涩不顺，形体消瘦，口咽干燥，舌红少津者，病在食道、肝与肾；病变日久，吞咽困难日重，呕吐清水，面白肢冷，面浮肢肿者，病在食道、脾与肾。

2. 辨虚实　病初多实，继则虚实夹杂多见，终致气衰阳微，正气大虚。吞咽梗阻不顺，胸脘痞闷，痰多食少，苔腻脉滑者，证属痰气阻膈；饮食难下，呕吐物色如赤豆汁，胸膈疼痛，肌肤枯燥，舌紫有瘀点、瘀斑，脉细涩者，证属瘀血阻膈；食入不下，入而复出，形体消瘦，口干咽燥，烦热便干，舌红少津，脉细弦数者，证属津亏热结；水饮不下，呕吐黏液，畏寒肢冷，面浮肢肿，舌胖脉弱者，证属气虚阳微。

3. 辨在噎在膈　噎以食物吞咽受阻为特征，或食物尚可咽下。膈是由噎逐渐发展而成，饮食物格拒不下，由不能咽下固体食物发展到不能咽下流质食物，胸骨后疼痛，大便不通，以及神衰消瘦、面容憔悴等全身衰竭表现。

二、治疗原则

总以“急则治标，缓则治本”为原则，初期治标实为主，用行气、化痰、祛瘀、散结、清热、解毒之法，并以滋阴润燥之法辅之；晚期正气大虚，当以补虚扶正，法宜滋阴养血，温补脾肾，兼用攻邪之法；虚实夹杂者，当攻补兼施，权衡用药。并在整个治疗过程中，注意顾护胃气。

三、分证论治

1. 痰气阻膈证

症舌脉：吞咽梗噎，胸膈痞满，泛吐痰涎，病情可随情绪变化而增减，舌质淡红，苔薄腻，脉弦滑。

病机分析：痰气郁结交阻，闭塞胸膈，食道气机不利，故见进食时吞咽梗噎，胸膈痞满，泛吐痰涎；情绪稳定时，气机得以暂时顺畅，痰气郁结交阻之势可减轻，病情可暂时缓解，情绪激动时，痰气郁结交阻之势则加剧，病情加重；舌象、脉象均为痰气阻膈之征。

治法：开郁、化痰、润燥。

方药运用：

(1)常用方：启膈散加减。药用沙参、贝母、丹参、茯苓、郁金、砂仁、荷叶蒂、杵头糠。

方中沙参味甘性微苦寒，养阴生津益胃滋而不腻，同时沙参还有化痰之功，贝母解郁化痰而不燥，共为君药；茯苓补脾和中，砂仁、郁金、丹参开郁行瘀，顺气宽膈，和胃理气，共为臣药；荷叶蒂宣畅胃气，杵头糠益胃降逆，两药一升一降，则升清和胃，化浊行滞，开启胸膈，两药为佐使药。

(2)加减：阴津伤者，加玄参、石斛、生地、天花粉、麦冬、蜂蜜以养阴生津润燥；气虚者，加西洋参；痰重者，加全瓜蒌、陈皮、法半夏；气郁较甚者，加莱菔子；有热毒者，加白花蛇舌草。

(3)临证参考：本证为发病初期，仅表现为吞咽梗噎感，较少出现饮食不下，病人的饮食与身体状况较好，应抓紧机会，尽早治疗。

2. 瘀血内结证

症舌脉：饮食难下，食入即吐，吐出物如赤豆汁，胸膈疼痛，肌肤枯燥，形体消瘦，大便坚如羊屎，舌质黯红，少津，有紫点、紫斑，脉细涩。

病机分析：瘀血内结，阻于食管，食管狭窄，闭阻难通，则饮食难下，食入即吐；食管络脉受损，则吐出物如赤豆汁，胸膈疼痛；长期饮食难入，化源告竭，机体失养则肌肤枯燥，形体消瘦；舌质为瘀血之征，脉象为阴亏血瘀之征。长期瘀血内结，久而化热，伤津耗液，阴精亏虚，则大便坚如羊屎。

治法：散瘀破结，滋阴养血。

方药运用：

(1)常用方：通幽汤加减。药用当归、红花、桃仁、生地黄、熟地黄、升麻、槟榔、炙甘草。

方中用当归、桃仁、红花以养血活血散瘀破结，共为君药；生地、熟地滋阴润燥，可使活血散瘀不伤阴为臣药；升麻少量以升阳提气，使药力达食管，槟榔味苦辛性温，能破积结，少佐之可使桃仁、红花散瘀破结之力增加，同时升麻、槟榔一升一降，调畅气机，促进气血流通，两药共为佐药；炙甘草健脾益气，又可调和诸药，为使药。

(2)加减：瘀血甚者，加乳香、没药、䗪虫、水蛭、蜣螂、三七以散瘀通络；瘀痰互结者，去炙甘草，加海藻、昆布、牡蛎、瓜蒌、贝母、制半夏以软坚散结；吐物如赤豆汁重者，加仙鹤草、白及；食入即吐者，可先服玉枢丹以开膈降逆，随后服药；夹热毒者，加玄参、半枝莲、白花蛇舌草、天花粉；津亏血虚者，加白芍、石斛、芦根、山药；气虚者，加西洋参。

(3)临证参考：本证由于格阻而致药食难进，故开膈降逆为首要任务，对不能进食者应补充液体。

3. 津亏热结证

症舌脉：食入格拒不下，入而复出，形体消瘦，口干咽燥，大便干结，五心烦热，舌质光红，有裂纹，少津而干，脉弦细数。

病机分析：痰气瘀毒交结阻塞食管，使食管狭窄，同时气、痰、瘀生毒化热生火，耗津伤血，食管失滋润而干涩，故食入格拒不下，入而复出；饮食不入，生化乏源，机体失养，久则形体消瘦；津亏血虚则口干咽燥，五心烦热；大肠失滋润则便干结；舌象、脉象均为津亏热结之征。

治法：滋阴生津，清热散结。

方药运用：

(1)常用方：五汁安中饮。药用韭汁、牛乳、生姜汁、梨汁、藕汁。

方中韭菜汁辛温散瘀而益胃，牛乳甘温养血而润胃肠之燥，梨汁润燥消痰，藕汁益胃消瘀，生姜汁散寒痰，诸药合用有养荣散瘀润燥功用。

(2)加减：津亏重者，加鲜芦根汁、甘蔗汁；血燥者，加阿胶烊化冲服；便秘者，加蜂蜜；热甚伤津口渴较重者，加玄参、天花粉、五味子、麦冬、知母以养阴清热；胃阴不足者，重用石斛；热结偏重，加知母、盐黄柏、童便。

(3)临证参考：本证虽以热结为主，但津血已耗伤，故温燥药不宜用，苦寒药也要少用，宜用甘寒濡润之品及酸甘化阴之品。

4. 气虚阳微证

症舌脉：水饮不下，泛吐多量黏液白沫，形瘦神衰，畏寒肢冷，面浮足肿，舌淡胖，舌质紫，苔白滑，脉弱。

病机分析：噎膈后期，阴损及阳，脾胃阳虚，饮食无以受纳和运化，浊气逆上，故水饮不下，泛吐多量黏液白沫；长期生化乏源则形瘦神衰；脾肾衰败，阳气衰微，气化无权，则畏寒肢冷，面浮足肿；舌象、脉象均为气虚阳微之征。

治法：益气回阳，降逆开膈。

方药运用：

(1)常用方：生脉散加味。药用人参、麦冬、五味子、山萸肉、石斛、姜半夏、旋覆花、代赭石、韭汁。

方中人参甘温补元阳之气，并生津止渴为君药；以麦冬、五味子养阴生津，使人参益气回阳，不伤阴为臣药；佐以石斛养胃阴生津，山萸肉养肾阴，旋覆花、代赭石降逆和胃，姜半夏降逆止呕散结，并佐养阴药之滋腻，使补而不腻，韭汁散瘀血而益胃。诸药合用益气回阳，降逆开膈，补而不腻，散而不伤正。

(2)加减：食欲不佳者，加砂仁、陈皮。

(3)临证参考：本证为晚期，有阴阳俱竭之势，病人汤水难下，药物更难入，治疗上可在服汤药同时，使用相应注射液治疗。

四、其他疗法

1. 中成药

(1)六味地黄丸：每次 1 丸，每日 2 次，温开水送服。

(2)六神丸：每次 10 粒，每日 2 次，含服或温开水送服。

(3)紫金锭：每次 0.5～0.6g，每日 2 次，温开水磨服。

(4)梅花点舌丹：每次 3 粒，每日 2 次，温开水送服。

(5)西黄丸：每次3～6g，每日1次，温开水送服。

(6)生脉注射液：每次40～80ml加入250ml液体中静脉滴注，每分钟40～60滴，每日1～2次。适用于噎膈晚期气虚阳微，汤水难下者。

(7)脉络宁注射液：每次20ml加入5%葡萄糖注射液或0.9%氯化钠注射液500ml内静脉滴注，每日1次。用于噎膈之瘀血阻膈及津亏热结者。

2. 单验方

(1)玉枢丹，口服，每次0.6～0.9g，用少量温水溶化后慢慢咽服，每日数次。适用于痰气交阻，瘀毒内结之噎膈。

(2)水蛭9g，海藻30g。共研末，每服6g，每日2次，黄酒送服，连服9日。适用于瘀血内结之噎膈。

(3)西黄丸，口服，每次3g，每日2次。适用于毒瘀互结之噎膈。

3. 食疗方

(1)鹅血或白鸭血：将鹅或鸭颈宰断后即口含颈部，饮其热血，5日1次。用于治疗噎膈。

(2)噎膈膏：人参、牛乳、人乳、甘蔗汁、梨汁、芦根汁、生姜汁、荸荠汁、桂圆肉汁，熬膏蜜收。治噎膈。

(3)枸杞子50g，粳米100g，蜂蜜适量，以枸杞子与粳米同入锅中，加水适量煮粥，待煮熟后，加入蜂蜜调味食用，每日三餐温热服食。适用于食道癌术后及放、化疗期间出现噎膈者。

4. 药物外敷及局部用药

(1)金仙膏(又名天郁消积膏)：由苍术、白术、川乌、生半夏、生大黄、生五灵脂、生延胡索、枳实、当归、黄芩、巴豆仁、三棱、莪术、连翘、防风、芫花、大戟等百余种中药制成的药膏，外敷病处或选穴外贴。

(2)蜣螂1个，贝母9g，青黛6g，玄明粉6g，木香3g，沉香3g，朱砂3g，牛黄1.5g。上药共研细末，以万年青捣汁加陈酒和团备用。外搽胸部，每日1次。用于噎膈疼痛者。

(3)硼砂10g，枯矾15g，冰片45g，95%酒精500ml。先将冰片溶入酒精内，后再投入硼砂、枯矾即可(放置时间越久越好)。在疼痛部位擦用。每日视疼痛次数而定。

5. 针灸

(1)取穴：脾俞、胃俞、中脘、章门、内关、足三里。毫针刺，补法，配合灸法。用于噎膈脾胃虚寒者。

(2)取穴：中脘、期门、内关、足三里、阳陵泉。毫针刺，泻法，每日1次。用于噎膈肝胃不和者。

(3)取穴：期门、太冲、阳陵泉、支沟、中脘、丰隆。毫针刺，平补平泻法，每日1次。用于噎膈痰气交阻者。

(4)取穴：内关、膈俞、膈关。毫针刺，平补平泻，每日1次。用于噎膈梗阻，吞咽困难者。

(5)取穴：天突、启膈(胸锁乳突肌前缘正中点)、廉泉、中脘、足三里。天突穴深刺2～3寸，均缓慢进针，得气后捻转，中等强度，留针15分钟。用于噎膈梗阻，吞咽困难者。

(6)取穴：天鼎、天突、膻中、合谷、胸堂(两乳连线与胸骨相交处)。毫针刺，平补平泻法，每日1次。用于噎膈中晚期。

(7)取穴：天鼎(双)、止呕(廉穴与天突连线中点)、巨阙、上脘、中脘、内关、足三里，厥阴俞、膈俞、脾俞。毫针刺，平补平泻法，每日1次。用于噎膈中晚期。

【转归与预后】

一、转归

初起在噎,正气未大虚,邪结未深,及时治疗,可获痊愈。若不愈,则随病情发展,形成痰气阻滞,痰浊、瘀血、热毒胶结,成虚实夹杂证,若能有效综合治疗,有好转可能。病情进一步发展,由噎发展为膈,则脾肾衰败,阴津枯涸,精亏血虚,阴损及阳,阴竭阳消,为不治之证。

二、预后

本病预后不佳,若病情始终停留在噎证的阶段,不向膈证发展,一般预后尚好;若由噎转膈者,可危及生命,预后极差。此时的治疗,仅能改善部分症状,减轻患者痛苦;延长存活时间。

【护理与调摄】

一、护理

1. 情志护理 患者常因症状时时出现或病情加重而丧失信心,情绪低落,导致气血运行失常及脏腑功能失调使病情恶化,故需做好精神护理,鼓励患者振奋精神,心胸开阔,顽强地与疾病作斗争。

2. 饮食护理 宜细软、多汤汁,选用乳类、肉糜、碎菜、果汁、米汤等,忌辛辣煎烤之品,多用牛乳、甲鱼、淡菜、银耳、鸡蛋、豆制品等。脾胃受伤者宜进藕粉、汤、豆浆、薏米粥。

3. 给药护理 进药后恶心呕吐者,服药后将生姜汁滴 2～3 滴在舌面上。汤药宜煎取浓汁,少量频频饮服或分次少量冷饮,或在服药前、服药时、服药后指压内关穴。

二、调摄

噎膈已成,治疗困难,患者应正视现实,树立与疾病作斗争的信心,安排好生活,每天有足够的休息与睡眠时间,以保持体力,并根据自身状况适当活动,老年人宜静养。

饮食宜加工烹调为细软、易吞咽、易消化吸收的食物,并注意维生素、微量元素、矿物质补充,采用少食多餐方式,供给营养丰富的食物,并根据病人吞咽困难情况,配以清淡、流质饮食、半流质或匀浆饮食,如牛奶冲鸡蛋、藕粉冲鸡蛋、面糊冲鸡蛋、碎烂面条、豆浆等,常饮各种新鲜水果汁。

顺应四时气候变化,防外邪侵袭,注意随气候寒暖而添减衣服。

【预防与康复】

一、预防

少吃或不吃含亚硝酸盐过多的食物,如酸菜、泡菜、腌鱼、腌肉、熏肉等,不吸烟,少饮烈性酒,改变不良饮食习惯,不吃过于粗糙、坚硬或太烫的食物,吃饭要细嚼慢咽,多吃新鲜蔬菜和水果,多吃有防癌作用食品,和大蒜、猕猴桃、白屈菜等。

对噎膈病高发区的居民要调整生活方式,改变不良饮食习惯,年龄在 30 岁以上者,出现吞咽梗噎不顺、胸骨后疼痛等症状,应及时就医,定期检查。食管炎、白斑、息肉、憩室、瘢痕性狭窄及贲门失弛缓症、裂孔疝等疾病,应及早发现并加以治疗。

保持情绪开朗,遇事不怒不急躁,陶冶情操,培养良好的文化修养。注意口腔、咽部卫生。根据自身体力与爱好,适量从事体育锻炼以增强体质,提高机体抗病能力,如晨起慢跑、广播体操、太极拳、八段锦、五禽戏、易筋经、养生气功等。

二、康复

1. 避免精神刺激和精神创伤,精神愉快饮食得当是缓解本病的关键。

2. 坚持治疗,以巩固疗效,防止病情恶化,适当进行体育锻炼,增强体质。

3. 生活有规律，禁食刺激性食物，少食肥甘，饮食不宜过热，忌烟酒，不偏嗜某类食物，应经常调换口味。

4. 节房事，预防感冒，保持大便通畅。

【医论提要】

病名方面，《内经》最早提出隔证之名，《素问·阴阳别论》曰："三阳结谓之隔"。隋代巢元方的《诸病源候论》首次以"噎"称本病。"噎膈"之病名则是由宋代严用和在《济生方》中首先提出的。

病因分类方面，巢元方将噎膈分为气、忧、食、劳、思五噎（《诸病源候论·否噎病诸候》）和忧、恚、气、寒、热五膈（同书《五鬲气候》），对后世启迪良深。金代张子和不主张强分五膈、十膈、五噎，认为"其派既多，其惑滋甚"（《儒门事亲·斥十膈五噎浪分支派疏》），力宗三阳热结之说。

证候方面，唐代孙思邈《备急千金要方·噎塞论》引《古今录验》对五噎的证候，作了如下描述："气噎者，心悸上下不通，噫哕不彻，胸胁苦痛；忧噎者，天阴苦厥逆，心下悸动，手足逆冷；劳噎者，苦气膈，胁下支满，胸中填塞，令手足逆冷，不能自温；食噎者，食无多少，惟胸中苦塞常痛，不得喘息；思噎者，心悸动喜忘，目视䀮䀮。"明代孙一奎对噎与膈的区别阐发得较具体详明，他在《医旨绪余·噎膈翻胃辨》中说："夫饮食入于噎间，不能下噎，随即吐出，自噎而转，故曰噎。膈，是膈膜之膈，非隔截之谓也。饮食下噎，至于膈间，不能下膈，乃徐吐出，自膈而转，故曰膈。"清代林珮琴不仅指明噎与膈的临床表现不同，而且进一步阐明了噎与膈的病机亦有异，如《类证治裁·噎膈反胃论治》说："噎者咽下梗塞，水饮可行，食物难入，由痰气之阻于上也。膈者胃脘窄隘，食下拒痛，由血液之槁于中也。"

鉴别诊断方面，明代赵献可《医贯·噎膈》篇较详细地分析了本病与反胃及关格的鉴别。如说："噎膈、反胃、关格三者，名各不同，病原迥异，治宜区别，不可不辨也。噎膈者，饥欲得食，但噎塞迎逆于咽喉胸膈之间，……反胃者，饮食倍常，尽入于胃，但朝食暮吐，暮食朝吐，……关格者，粒米不欲食，渴喜茶水饮之，少顷即吐出，复求饮复吐，……。"此论不仅将三者从病名、症状表现上加以区分，而且从病原、治疗上加以鉴别。赵献可还提到"惟男子年高者有之，少无噎膈"，可见他对本病已有更深入的认识。

病位方面，清代医家已认识到噎膈病在食道。如何梦瑶《医碥·反胃噎膈》指出："咽管干涩，食不得入也。"叶天士《临证指南医案·噎膈反胃》中也提到："脘管窄隘，不能食物，噎膈渐至矣。"确属难能可贵。

病因病机方面，从《内经》时代开始到明以前的方书中，几乎一致认为噎膈的病因是忧思恚怒等精神因素，如《素问·通评虚实论》云："隔塞闭绝，上下不通，则暴忧之病也。"宋代张锐的《鸡峰普济方》亦强调曰："此病缘忧思恚怒，动气伤神，气积于内，气动则诸证悉见，气静则诸候稍平。此乃神思间病也。"自明代以后，医家对噎膈的认识由单一的精神因素致病，逐步补充了饮热酒与顽痰、死血等病因病机理论，明代皇甫中的《明医指掌》说："如好酒之徒患此者，必是顽痰。"《古今医统》说："食下有碍，觉屈曲而下，微作痛，此必有死血有痰。"病机方面，元代朱丹溪在《脉因证治·噎膈》中云："大概因血液俱耗，胃脘亦槁"。清代高鼓峰《四明心法·膈症》认为此证"其肠胃必枯槁干燥，……是胃阴亡也"。张璐《张氏医通·噎膈》则认为此证初起不一定是津液干枯，"皆冲脉上行，逆气所作也"。李用粹《证治汇补·胸膈门·噎膈》对噎膈的病因病机总结得较为全面，认为噎"有气滞者，有血瘀者，有火炎者，有痰凝者，有食积者，虽有五种，总归七情之变，由气郁化火，炎旺血枯，津液成痰，痰壅而食不化也。……有因色欲过度，阴火上炎，遂成膈气，宜作死血治。"尤怡《金匮翼·膈噎反胃统论》指出："噎膈之病，有虚有实，……不可不辨也"，可谓提纲挈领，对辨证颇多帮助。

论及噎膈的病因病机就不可忽略"三阳结"之说，虽然它的临床意义有待进一步考察，但这里还要陈述之以供参考。《素问·阴阳别论》首先提出"三阳结谓之隔"，后世对此病机多从不同侧面加以理解和发挥。金代张子和的《儒门事亲·斥十膈五噎浪分支派疏》云："三阳者，谓大肠、小肠、膀胱也，结谓热结也。小肠热结则血脉燥，大肠热结则后不圊，膀胱热结则津液涸，三阳既结则前后闭塞，下既不通，必反上行，此所以噎食不下，纵下而复出也。"张景岳在《景岳全书·杂证谟·噎膈》中则认为"三阳结"之说，是指邪结小肠与膀胱，而与大肠无关。认为邪结小肠则阳气不化，邪结膀胱则津液不行，下不通则上不运，故为隔塞之病。赵献可则认为三阳结热当责之于肾，他在《医贯·噎膈论》中曰："盖肾主为液，又肾主大小便，肾与膀胱一脏一腑，肾水既干，阳火偏盛，熬煎津液，三阳热结，则前后闭涩。下既不通，必反于上，直犯清道，上冲吸门喉咽，所以噎食不下也。"

治法方面，张锐的《鸡峰普济方》提出："调顺阴阳，化痰下气"的治疗原则，对临床有一定的指导意义。朱丹溪《脉因证治·噎膈》则提出"润养津血，降火散结"的治疗大法，着重润胃肠之干槁，很有见地。张景岳对本证的证治注重脾肾，其《景岳全书·杂证谟·噎膈》云："且凡人之脏气，胃主受纳，脾主运化，而肾为水火之宅，化生之本。今既食饮停膈不行，或大便燥结不通，岂非运化失职，血脉不通之为病乎？而运行血脉之权，其在上者，非脾而何？其在下者，非肾而何？"赵献可认为，治疗本病"直须以六味地黄丸料大剂煎饮，久服可挽于十中一二"（《医贯·噎膈论》），以滋养肾水为主，实为治本。张璐的"逆气"说为临床使用和胃降冲一法，提供了理论根据。李用粹用化痰行瘀之法治本病，后世亦值得效法，他在《证治汇补·胸膈门·噎膈》中曰："……膈气，宜作死血治，二陈加当归、桃仁、香附、砂仁、白术、沉香、韭汁、姜汁治之。"清代汪文绮在《杂症会心录》中主张"养血益气以通肠胃，补阴助阳以救本元"的治法，不失为调治噎膈证，延长生命之津梁。叶天士在《临证指南医案·噎膈反胃》中提出，"治宜调养心脾，以舒结气，填精益气，以滋枯燥"的治法。沈金鳌《杂病源流犀烛·噎膈反胃关格源流》亦有"治法始终养血润燥为主，而辛香燥热之品，概勿轻下"的告诫。清代吴静峰著《医学噎膈集成》是噎膈病的唯一的专著，其中《噎膈翻胃治法论》篇曰："考噎膈、翻胃之医案，治疗原有后先，首在解郁，次在补水，三在引上焦之液以下行"，可谓治疗分先后的佳论，而且他在本书中列述了80余种治疗本病的有效方剂，可资可鉴。

预防和养生方面，吴静峰在这本专著的序中指出："节饮食以调脏腑，戒酒色以养精神，除烦恼则气自平，谢事务则心不劳"，这种注重养生、预防和辅以药物治疗的方法，堪称经验之谈。

总之，对噎膈病，历代医家在《内经》基础上颇多发挥。此病病位在食道与胃脘，与肝、肾、脾关系密切，其发病以正虚为本，气滞、痰凝、瘀阻、火郁为标。对我们今天治疗噎膈病仍有着重要的参考价值。

【医案选粹】

案一

一人年逾六十，形色紫，平素过劳好酒，病膈。食至膈不下，则就化为脓痰吐出，食肉过宿吐出，当不化也；初卧则气壅不安，稍久则定。医用五膈宽中散、丁沉透膈汤，或用四物加寒凉之剂，或用二陈加耗散之剂，罔效。汪诊之，脉皆浮洪弦虚，曰："此大虚证也。医见此脉，以为热证而用凉药，则愈助其阴而伤其阳；若以为痰、为气，而用二陈香燥之剂，则益耗其气而伤其胃，是以病益甚也。况此病得之酒与劳，酒性酷烈，耗血耗气，莫此为甚，又加以劳伤其胃，且年逾六十，血气已衰，脉见浮洪弦虚，非吉兆也。宜以人参三钱，白术、归身、麦冬各一钱，白芍八分，黄连三分，干姜四分，黄芩五分，陈皮七分，香附六分，煎服五帖，脉敛而膈颇宽，饮食亦进矣。”

（高尔鑫主编．汪石山医学全书·石山医案．北京：中国中医药出版社，1999:76）

案二

徐君，峡石。初诊：咽者咽物，咽属胃管，为水谷入胃之道。嗜饮曲蘖，加以气郁，清阳失其展舒，贲门食道为之窄隘，非但米谷难下，即饮亦复梗阻，或有涎沫随其咯出。脉弦滑。噎症之渐，恬愉为要。

薤白二钱　全瓜蒌三钱　法半夏一钱五分　川黄连三分　淡干姜八分　山豆根一钱五分　海蛤粉三钱，包　射干一钱　白豆蔻一钱　佩兰三钱　旋复花二钱，包　西月石四分　杵头糠一撮

复诊：贲门见启，食道宽畅，谷食下咽已不窒碍，涎沫自不上泛。日前背膂疼痛甚剧，则由肾亏，肾胃原相关也。脉濡弦滑。平昔嗜饮，复加气郁，守原意出入为治。圣人云，食不语。当注意也。

薤白二钱　全瓜蒌三钱　法半夏一钱五分　海蛤粉三钱，包　鸡距子二钱　山豆根一钱五分　潼沙苑三钱　茯苓三钱　赖橘红一钱　炒续断二钱　海桐皮三钱　十大功劳二钱　旋复花二钱，包

（上海中医学院编．近代中医流派经验选集．上海：上海科学技术出版社，1962:43）

案三

王。左尺独大，肾液不充，肾阳不安其位，尺脉以大为虚，经所谓阴衰于下者是也；右手三部俱弦，食入则痛，经所谓结阳于上者是也。有阴衰而累及阳结者，有阳结而累及阴衰者。此症形体长大，五官俱露木火通明之象，凡木火太旺者，其阴必素虚，古所谓瘦人多火，又所谓瘦人之病，虑虚其阴。凡噎症治法，必究阴衰阳结，何者为先，何者为后，何者为轻，何者为重。此症即系阴虚为本，阳结为标。何得妄用大黄十剂之多？虽一时暂通阳结，其如阴虚而愈虚何！业医者岂不知数下亡阴乎？且云岐子九法，大半皆攻，喻嘉言痛证其非，医者岂未之见邪？愚谓因怒停食，名之食膈，或可一时暂用大黄，亦不得恃行数用，今议五汁饮果实之甘寒，牛乳血肉之变化，降胃阴以和阳结，治其标；大用专翕大生膏，峻补肝肾之阴，以救阴衰，治其本；再能痛戒怒恼，善保天和，犹可望愈。

专翕大生膏方酸甘咸腥臭直达下焦法

大熟地四斤　海参四斤　火萸肉二斤　拣洋参四斤　鳖甲四斤　桂圆肉二斤　鲍鱼四斤　提麦冬四斤　杭白芍四斤　牡蛎四斤　龟板胶四斤　云苓四斤　猪脊髓一斤　乌骨鸡一对　莲子四斤　沙蒺藜四斤　芡实二斤　羊腰子三十二对　真阿胶四斤　白蜜四斤　鸡子黄六十四个

取尽汁，文火煎炼成膏。

（鲁兆麟，杨思澍，王新佩等主编．二续名医类案·吴鞠通．沈阳：辽宁科学技术出版社，1996:1318-1319）

案四

癸亥10月13日：李，55岁，大凡噎证，由于半百之年，阴衰阳结。古来纷纷议论，各疏所长，俱未定宗。大抵偏于阳结而阴衰者，宜通阳气，如旋复代赭汤、进退黄连汤之类；偏于阴衰而阳结者，重在阴衰，断不可见一毫香燥，如丹溪之论是也。又有食膈宜下，痰膈宜导，血膈宜通络，气膈宜宣肺；呕吐太过而伤胃液者，宜牛转草（即牛反刍之草）复其液；老僧、寡

妇，强制太过，精气结而成骨，横处幽门，宜鹅血以化之；厨役受秽浊之气伤肺，酒肉胜食气而伤胃，宜化清气……不可胜数。按此症脉沉数有力而渴，面色苍而兼红，甫过五旬，须发皆白，其为平日用心太过，重伤其阴，而又伏火无疑。议且用玉女煎法。

煅石膏八钱，麦冬（不去心）六钱，牛膝三钱，旋覆花（新绛纱包）三钱，大熟地六钱，白粳米一撮，知母二钱，炙甘草三钱。

每早服牛乳1茶碗。

（吴瑭．吴鞠通医案．北京：人民卫生出版社，1960：114）

案五

梅林骆氏妇，予妻姊也，年49，身材略瘦小，勤于女工，得膈噎证半年矣，饮食绝不进，而大便结燥不行者十数日，小腹隐隐然疼痛，求予治。诊之，六脉皆沉伏。予以生桃仁七个令细嚼，杵生韭汁一盏送下。片时许，病者云：胸中略见宽舒。以四物汤六钱，加瓜蒌仁一钱，桃仁泥半钱，酒蒸大黄一钱，酒红花一分，煎成正药一盏，取新温羊乳一盏，合而服之。半日后，下宿粪若干。明日腹中痛渐止，渐可进稀粥而少安。后以四物汤出入加减，合羊乳汁，服五六十帖而安。

（虞抟．医学正传．北京：中医古籍出版社，2002：151）

【现代研究】

噎膈是临床常见病，西医学中食管癌相当于本病。现将近年来中医药研究现状介绍如下。

一、病因病机研究

汪求真等[1]研究中国人群饮食因素与食管癌的关联。对国内2000～2005年发表的21项关于食管癌饮食因素的病例对照研究文献中的饮食因素进行Meta分析。总计病例5759例，对照8795例。结果表明，在中国人群的饮食因素中，腌制食品、饮食不规律、霉变食品、喜烫食、高盐饮食、进餐速度快、酸菜是食管癌的危险因素，饮茶、水果、豆及豆制品是食管癌的保护因素。

二、证候学及辨证规律研究

龚建强[2]对130例食管癌术前患者进行中医辨证分型研究，痰气交阻型96例，占73.5%，痰瘀互结型24例，占18.5%，瘀血内结型6例，占5%，津亏热结型4例，占3%。提示痰气交阻型到津亏热结型呈递减趋势，说明痰气交阻型和痰瘀互结型是食管癌手术治疗的主要证型，而其他两型病人在手术治疗组较少见。

司银套等[3]对食管癌中医辨证相关文献整理分析，结果发现：食管癌临床辨证以实证多见，占所有证型的48.18%。在实证中，又以气滞血瘀证所占比例最重，为24.80%；虚证占37.61%，以气血两虚居于首位，占所有虚证的25.75%；虚实夹杂证型14.21%，热毒伤阴证是其主要证型，占该证的61.06%。证型因素：痰浊、气滞、血瘀、气虚分别位居前4位，出现频次的累计比例为61.10%，且与其他证型因素有差异。

贾永森等[4]从中医体质学说探讨食管癌痰瘀证候：①痰湿体质状态：以津液运化失司，痰湿凝聚以黏滞重浊为主要特征，此体质食管癌患者的临床症状，发病早期多表现为痰湿阻滞于内的症状。②瘀血体质类型：以体内有血液运行不畅的潜在倾向或瘀血内阻为病理基础，导致脏腑或组织的血液循行障碍，表现以血瘀为主要特征。③痰湿兼血瘀体质：有较为典型的痰湿特点，同时又有瘀血体质的征象，若失于调治，痰气交阻日久，瘀象渐现。呈痰湿瘀血并存之象。

黄烈平等[5]对11622例电子胃镜检查结果进行了回顾分析。内镜分型与中医证型比较差异有意义（$P<0.01$），早期食管癌中医证型以痰气交阻型为主，进展期以痰瘀互结型和津亏热结型为主。中医不同证型在病变大小、恶化程度上差异均有意义（$P<0.01$），其中痰气交阻型以高分化和中分化、占据管腔小于1/3为主，津亏热结型以中分化和低分化、占满整个管腔和管腔1/3～2/3为主，痰瘀互结型以中分化和低分化、占满整个管腔和大于2/3管腔为主，气虚阳微型以低分化、占满整个管腔为主。认为食管癌中医证型与病变大小、恶性程度相关，应重视早期临床症状和内镜检查，以提高食管癌诊断。

三、治则治法研究

孟金海等[6]治疗根据患者属瘀血阻膈、津亏热结之证型，采用中医序贯疗法，标本兼治。其一，软坚散结，解毒消肿，活血化瘀，行气利湿。选用龙骨牡蛎汤。其二，滋阴养血生津，清热利湿，解毒消肿。选用沙参麦冬汤。其三，重镇降逆，滋养生津，宽胸理膈，解毒消肿，选用旋覆代赭石汤。

四、辨证用药研究

李勇等[7]将71例中晚期食管癌患者随机分为两组，治疗组用噎膈方（生半夏10g，石见穿30g，礞石10g，急性子20g，莪术20g）随证加减治疗，对照组用放化疗治疗。观察治疗前后临床症状缓解率、对可测量肿块有效率及逐年生存率。结果：噎膈方对吞咽困难的缓解率为79.4%，高于对照组的50%（$P<0.01$）；噎膈方控制可测量肿块的有效率为45.2%，与对照组（43.8%）相仿；噎膈方组患者1、2、3年生存率分别为80%，51%，31%，高于对照组的72%，42%，15%（$P<0.05$）。

张富同等[8]将108例中上段食管癌患者随机分为2组，治疗组54例应用平消胶囊（硝石、白矾、仙鹤草、五灵脂、枳壳、郁金、干漆、马钱子等）加放疗治疗，对照组54例单纯放疗治疗，以评价平消胶囊与放疗同步治疗中上段食管癌的临床疗效。结果：治疗组有效率96.3%，对照组有效率74.1%，2组比较差异有统计学意义（$P<0.05$）。T淋巴细胞转录脱氧核糖核酸（rDNA）转录活性分析显示差异有意义（$P<0.05$）。

陈闯等[9]将60例恶性肿瘤化疗后出现呃逆的住院患者随机分成2组：治疗组30例：病人取其天突与双侧足三里穴。654-2注射液5ml。先直刺天突穴0.2寸，然后将针尖转向下方，紧靠胸骨后方进针将药液缓慢注入。足三里穴直刺，注入654-2注射液5ml，每天注射1次。对照组30例：奋乃静片2mg，654-2片10mg，均口服，每天3次。以上两组均观察3天。结果：治疗组治愈15例，好转11例，无效4例，有效率86.7%。对照组治愈8例，好转10例，无效12例，有效率60%。经卡方检查，$P<0.05$，显示治疗组有效率优于对照组。

参考文献

[1] 汪求真，周晓彬，滕洪松．中国人群饮食因素与食管癌Meta分析[J]．中国肿瘤，2007，16，(1)：3-7.

[2] 龚建强．探索食管癌的病变及中医疗法[J]．光明中医，2008，23(5)：649-650.

[3] 司银套，黄志良．食管癌中医证型分析[J]．江苏中医药，2008，40(8)：65-67.

[4] 贾永森，司富春．从中医体质学说探讨食管癌痰瘀证候[J]．辽宁中医药大学学报，2008，10(7)：37-38.

[5] 黄烈平，周正，罗琦，吴惠英，等．食管癌内窥镜表现、组织病理学特点与中医证型关系的临床研究[J]．新中医，2005，37(8)：19-20.

[6] 孟金海，孙小芸．中医序贯疗法治疗食管癌17例疗效观察[J]．实用中医内科杂志，2006，20

(1):62.

[7] 李勇,黄伶,张晓丽. 噎膈方治疗中晚期食道癌 49 例疗效观察[J]. 湖南中医杂志,2004,20(4):1-3.

[8] 张富同,李秀莉,李慧杰,安永辉. 平消胶囊与放疗同步治疗中上段食管癌疗效的对比性研究[J]. 河北中医,2007,29(9):786-787.

[9] 陈闯,欧盛秋,谭晓虹,谭志强. 穴位注射法治疗化疗所致呃逆 30 例——附口服西药治疗 30 例对照[J]. 浙江中医杂志,2003,(10):437.

第八节 泄 泻

【定义】

泄泻系因感受外邪,或饮食内伤,致脾失健运,大肠传导失司,湿盛内阻,以大便次数增多,质稀溏或完谷不化,甚如水样为主要表现的病证。

【范围】

西医学中急慢性肠炎、肠吸收功能紊乱、胃肠型感冒、食物中毒、过敏性结肠炎、肠结核等以泄泻为主要表现者,可参照本节辨证论治。

【病因病机】

一、病因

1. 感受外邪 外感湿邪,或汗出入水,或坐卧湿地,则寒湿内侵,困遏脾阳,脾失健运,或感受暑湿、湿热之邪,壅遏脾胃,下迫大肠,均可使脾胃升降功能失常,小肠泌别失司,大肠传导功能紊乱,以致清浊不分,相杂而下,并入大肠而发为本病。

2. 饮食因素 进食腐烂、变质、污染的食物,使脾胃受伤,或贪吃过量,食滞不化,宿食内停,损伤脾气,或恣食膏粱肥甘厚味,饮酒无度及嗜食辛辣香燥之物,致湿热蕴积于脾胃、肠道,或恣啖生冷瓜果等食品,寒食交阻,寒气客于胃肠,以上因素均可使脾运失职,升降失调,肠道泌别、传导失司,清浊不分,混杂而下,形成本病。

3. 情志因素 肝为刚脏,性喜冲和条达,若忧郁忿怒,精神焦虑紧张,易致肝气郁结,木郁不达,横逆乘脾犯胃;或思虑过度,脾气受伤,土虚木贼,均可使气机升降失调,肠道功能失常,清浊不分,相杂而下,形成本病。

4. 脏腑虚衰 调摄失宜,或久病之后,或年老体弱,均可导致脾胃虚弱,脾失升运,或肾阳不足,命门火衰,脾失温煦,水谷不能腐熟,运化失常,致水反为湿,谷反为滞,湿滞内停,阻碍气机,升降失调,清浊不分,混杂而下走大肠遂成本病。

二、病机

1. 发病 外邪致病和饮食因素引起的泄泻多起病急,呈急性发病,而情志因素和脏腑虚衰引起的泄泻多起病缓,呈慢性发病。

2. 病位 在脾胃、大小肠,与肝、肾关系密切。

3. 病性 急性泄泻为实证,包括寒湿、湿热、食滞;慢性泄泻属本虚标实证及虚证,脾胃不足、命门火衰为本虚,湿邪为患是标,并夹他邪。

4. 病势 急性期属实证,以湿邪为主,久不愈由急转慢,慢性期属虚实夹杂及虚证,以脾胃虚弱、命门火衰为主,兼夹湿邪及其他邪。

5. 病机转化 泄泻的病机转化,决定于脾胃功能的强盛与否和湿邪的程度。急性泄泻属实，慢性泄泻属虚或虚实夹杂。虚实之间常因脾虚与否及湿盛程度而转化，如急性泄泻失治或停药过早，病未根治，可使病情迁延，或反复发作，病机由实转虚，形成慢性泄泻，久泻脾虚，则易感湿邪，或被饮食所伤，而呈急性发作，表现为虚中夹实。

泄泻病因病机见图 3-8。

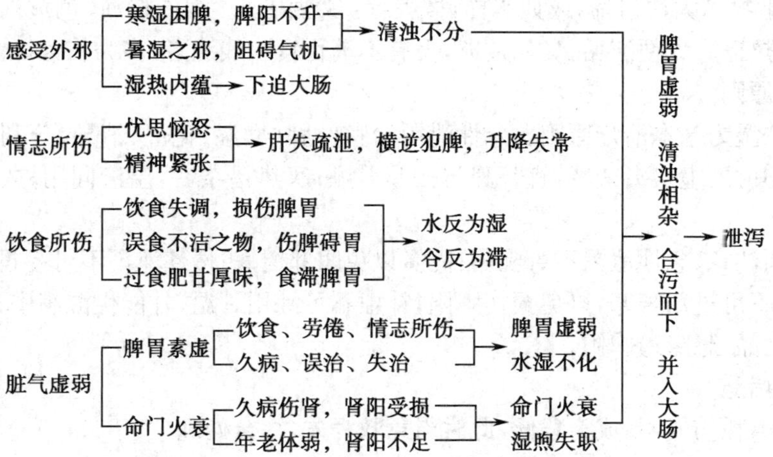

图 3-8　泄泻病因病机示意图

【诊断与鉴别诊断】

一、诊断依据

参照 2008 年中华中医药学会发布的《中医内科常见病诊疗指南·中医病证部分》。

1. 以大便稀薄或如水样，次数增多为主症，可伴腹胀、腹痛等症状。本病一年四季均可发生，多见于夏秋之季。

2. 急性泄泻起病突然，病程短，可伴有恶寒、发热等症状。慢性泄泻起病缓慢，病程长，反复发作，时轻时重。

3. 饮食不当、受寒凉或情绪变化可诱发。

4. 便常规、便培养、纤维肠镜检查、X 线腹平片、肠道钡剂检查有助确诊。

二、鉴别诊断

1. 痢疾　以大便次数增多，每次量少，大便中杂有脓血或脓血并见为主要表现，腹痛多伴里急后重，排便涩滞难下，虚坐努责。便培养痢疾杆菌阳性，或粪便检查发现阿米巴滋养体或包囊。泄泻以大便稀溏，甚或如水样，次数多为主，二者不同，实验室检查有助于鉴别。

2. 霍乱　以剧烈频繁的呕吐、泄泻并见为特征，呕吐物呈稀黄水或米泔水样，无里急后重，有饮食不洁史或病人接触史，呈地区流行。剧烈吐泻后，迅速出现皮肤松弛，目眶凹陷，下肢痉挛转筋，可伴心烦口渴，精神萎靡，少尿或尿闭，吐泻物标本涂片可找到革兰氏阴性霍乱弧菌，快速培养或血清凝集试验阳性。泄泻一般无此凶险症状，实验室检查有助于鉴别。

【辨证论治】

一、辨证要点

1. 辨急性泄泻与慢性泄泻　急性泄泻又称暴泻，突然起病，腹泻如倾，次频量多，泻下多水，或肠鸣腹痛，或不鸣不痛，可伴津伤气脱，病程在 3 周以内。慢性泄泻又称久泻，起病缓慢，腹泻间歇发作，伴倦怠乏力，泄泻经久反复，并因情绪因素、饮食不当、劳倦过度而复发，病程超过3周。

2. 辨寒热虚实　粪质清稀如水样，完谷不化，腹痛畏寒，喜温者为寒。粪便色黄褐而臭秽，肛门灼热，泻下急迫，小便短赤，口渴喜冷饮者为热。病势急，脘腹胀满，腹痛拒按，泻后痛减，小便不利者为实。病势缓，病程长，腹痛不甚喜按，神疲肢冷，小便利，不渴者为虚。

3. 辨泻下物　大便清稀，或如水样，秽腥者，多寒湿证。大便稀溏，色黄褐而臭，肛门灼热者，多为湿热证。大便溏垢，臭如败卵，夹有不消化食物残渣者，多为伤食证。

二、治疗原则

以健脾祛湿为基本治疗原则。急性泄泻治宜健脾、燥湿、化湿、消导、分利诸法；慢性泄泻治宜温补、升提；虚实夹杂者，宜补脾与祛邪兼顾；寒热错杂者，温清同用；久泄不止者，宜固涩。

治疗时须注意，急性泄泻不可骤用补涩，以免闭邪留寇；慢性泄泻不可妄投分利，以免耗劫阴液；清热不可过用苦寒，以免损伤脾阳；补虚不可纯用甘温，甘能生湿满中；久泻伤阴，切忌妄投腻补之品，恐阻遏脾阳。

三、应急措施

暴泻不止，耗伤气阴，成为危候，此时当急救为先，综合处理。

1. 对出现津伤气脱病人，先灸关元、气海、天枢、足三里、神阙数十壮；并同时静脉滴注生脉注射液。

2. 对脱水及电解质紊乱者，用5%葡萄糖氯化钠注射液1000ml加入15%氯化钾10ml作静脉滴注，每日液体滴入量不少于3000ml。

3. 厥脱者，先静脉推注参附注射液和生脉注射液，待血压回升并稳定后，改为静脉滴注。

四、分证论治

1. 寒湿困阻证

症舌脉：大便清稀或如水样，腹痛肠鸣，食少畏寒，或可兼见头痛、恶寒、肢体疼痛等表征，舌苔白滑，脉濡缓。

病机分析：寒湿困脾，脾失健运，中阳不振，气机升降失调，肠道功能失职，使饮食物清浊不分，混杂而下，故大便清稀或如水样；寒湿内盛，肠道气机受阻，且寒主收引，故腹痛肠鸣；脾阳被遏则畏寒，健运失职则食少；若风寒湿束于肌表，营卫被遏，则头痛恶寒，肢体疼痛；舌苔、脉象均为寒湿之征。

治法：散寒化湿。

方药运用：

(1)常用方：藿香正气散加减。药用藿香、白芷、苏叶、桔梗、陈皮、半夏、厚朴、大腹皮、茯苓、白术、生姜、大枣、炙甘草。

方中霍香辛温散寒，气味芳香，能醒脾快胃，振奋清阳，祛秽浊湿邪而助脾胃正气，理气和中，以升清降浊，为主药；辅以苏叶、白芷、桔梗辛香发散，芳香化湿浊，散寒，助藿香芳香化湿散寒，半夏、陈皮、厚朴燥湿健脾，行气化湿，和胃调气；佐以白术、茯苓健脾运湿，和中止泻，大腹皮行气利湿，生姜、大枣辛宣和胃；使以甘草益中焦，和诸药。

(2)加减：有发热恶寒表征者，加防风、荆芥；便如泻水、次数多、小便不利者，加薏苡仁、车前子、砂仁；畏寒明显者，加草豆蔻、吴茱萸、砂仁。

(3)临证参考：本证切勿妄投收涩、补益之剂。若以水泻为主者，改用胃苓汤。

2. 湿热蕴肠证

症舌脉：腹痛即泻，泻下急迫，粪色黄褐秽臭，肛门灼热，发热，小便短赤，舌红，苔黄腻，脉濡数。

病机分析：湿热侵淫，伤及胃肠，阻滞气机，传化失常，湿热下注，故腹痛即泻，泻下急迫；热在肠中，故粪色黄褐而臭秽，肛门灼热；邪热下迫，则小便短赤；湿热蕴蒸，可见发热；舌苔脉象均是湿热内蕴之征。

治法：清热化湿。

方药运用：

(1)常用方：葛根黄芩黄连汤加减。药用葛根、黄芩、黄连、炙甘草。

方中重用葛根，升举脾胃清阳之气而止下利为主药；辅佐以黄芩、黄连苦寒，以清里热，坚肠胃，并燥肠胃之湿；使以炙甘草甘缓和中，使黄芩、黄连苦寒不伤正，协调诸药。

(2)加减：恶心呕吐者，加半夏、枳壳、竹茹以和胃降逆；有发热、头痛等风热表证者，加金银花、连翘、薄荷；热偏盛者，伴身热口苦，加马齿苋、秦皮、白头翁、黄柏、连翘以清热解毒燥湿；湿偏盛者，加厚朴、苍术、茯苓、滑石、薏苡仁、车前子；兼食滞者，加神曲、山楂、麦芽；病发于炎暑盛夏之时，夹暑湿者，加藿香、香薷、佩兰、荷叶、青蒿、扁豆等清暑化湿之品；腹痛腹胀者，加白芍、木香以理气缓急；苔黄厚腻，泻下垢浊，口臭甚者，加枳实、大黄通因通用。

(3)临证参考：本证禁投固涩止泻之剂，恐变生他证，难于治疗，对湿热较重且体实者可通因通用，但宜中病即止。

3. 饮食停滞证

症舌脉：腹满胀痛，大便臭如败卵，伴不消化食物，泻后痛减，纳呆，嗳腐吞酸，舌苔垢或厚腻，脉滑。

病机分析：食滞胃肠，导致脾胃运化失常，传化失司，气机阻滞，水谷停为湿滞，形成泄泻。食滞于胃肠，故腹满胀痛；食物不化而腐败，故泻下粪便臭如败卵，伴不消化食物；内有积滞，则泻后痛减；脾胃不和，纳少化迟故纳呆，嗳腐吞酸；舌苔、脉象均为宿食停滞之征。

治法：消食导滞，和胃理气。

方药运用：

(1)常用方：枳实导滞丸加减。药用枳实、大黄、黄芩、黄连、神曲、茯苓、白术、泽泻。

方中枳实行气除胀，消积导滞，能逐宿食，大黄苦寒通腑，泻热降浊通便，两药相配则使胃肠食滞得清，腑气得通，共为主药；辅以黄芩、黄连清热燥湿，泻火解毒；佐以白术、茯苓、泽泻、神曲健脾化食滞，淡渗利湿，去食滞而除湿邪。诸药合用，消积导滞，清热化湿，健脾和胃，升清降浊，则食消，湿化，热除泻止。

(2)加减：有呕吐者，加半夏、白蔻仁以和胃降逆化浊；恶寒发热者，加苏叶、藿梗以解表畅中；伤酒食者，加葛花、枳椇子。

(3)临证参考：本证因食积引起，故需通因通用，因势利导，以推荡积滞，使邪去正安。

4. 肝气乘脾证

症舌脉：腹痛，肠鸣，泄泻，每因情志不畅而发，泻后痛减，胸闷胁胀，嗳气食少，舌质红，苔薄白，脉弦。

病机分析：忧思恼怒，气机郁结，肝气横逆，乘脾犯胃，脾胃受制，气机失调，运化失常，清气不升，反而下降，而发生腹痛、肠鸣、泄泻；情志不畅则伤肝，肝郁加重故每于情志不畅后而发，泻后气机稍畅，故泻后痛减；肝气郁结，气机郁闭则胸闷胁胀；脾胃受制，则嗳气食少；舌苔、脉象皆为肝旺脾虚之象。

治法：抑肝扶脾。

方药运用：

(1)常用方：痛泻要方加减。药用白术、白芍、陈皮、防风。

方中以白术苦甘性温，健脾燥湿和中，治土虚，为君药；白芍酸微寒，养血柔肝，使肝气条达，缓急止痛，抑肝扶脾，兼益脾阳为臣药；陈皮辛温能利气开胃，炒香则加强燥湿醒脾之效，助白术加强脾胃功能为佐药；防风辛温有香气，能散肝郁，醒脾气，有升阳散风作用，起风能胜湿之功，是脾经药，即引诸药入脾，助术、芍健脾舒肝，又可清阳止泻，是使药。

(2)加减：久泻者，加少许升麻炒之，以升提脾胃下陷之阳气；脾虚食少者，加党参、山药以补脾气；胸胁胀满者，加川楝子、青皮以疏肝止痛；腹胀腹痛甚者，加厚朴、枳实；胃中嘈杂吞酸者，加黄连、吴茱萸；久泄不愈，症见腹胀痛，大便不爽，口干心烦，神疲乏力，舌体胖苔白或黄者为寒热错杂，改用乌梅丸攻补兼施，调和肝脾。

(3)临证参考：本证情绪因素是发病关键，在调理气郁之时，可加入百合、合欢花、石菖蒲等开心窍、畅郁之品；久不愈者，加郁金。

5. 脾胃虚弱证

症舌脉：大便溏薄，夹有不消化食物，稍进油腻则便次增多，迁延反复，伴神疲乏力，纳差食少，食后不舒，舌质淡，苔薄白，脉细。

病机分析：脾气亏虚则不能升发，水谷不化，清阳下陷，升降失调，清浊混杂而下故大便溏薄，夹有不消化食物；脾气虚弱，而油腻食品更不易消化，故稍进油腻则便次增多，脾气虚则神疲乏力；气虚运化失司，则纳差食少，食后不舒；舌苔、脉象均为脾气亏虚之征。

治法：健脾益气。

方药运用：

(1)常用方：参苓白术散加减。药用党参、茯苓、白术、甘草、山药、扁豆、莲子肉、薏苡仁、砂仁、桔梗。

方中党参、白术、茯苓、甘草组成四君子汤，健脾补气为君药；辅以山药、扁豆、莲子肉增强了补脾渗湿作用；佐以砂仁醒脾和胃气，薏苡仁理脾渗湿；使以桔梗，升清、宣利肺气载药上行，借肺之布精以使药达全身。诸药合用补虚、除湿、行滞、调气、和脾胃。

(2)加减：脘腹胀痛嗳气者，加木香、乌药以理气温中；夹湿者，加苍术、厚朴、防风以升阳燥湿；夹湿热者，加黄连、连翘、马齿苋、厚朴以清化湿热；夹食滞者，加焦三仙以消食导滞；久泄不止，中气下陷，症见大便稀薄，完谷不化，饮食不佳，腹中重坠，肛门下脱，舌淡苔薄，脉细弱，治宜益气升清，健脾止泻，方用补中益气汤加藿香、乌梅；伴口燥咽干，气短乏力，阴津损伤者，加天花粉、芍药、五味子、黄精。

(3)临证参考：本证以脾气虚为主，多夹湿邪，可在方中加入利湿之品如茵陈、苍术等；同时中焦脾胃虚弱，易致饮食停滞，故可加入一些导滞消食之品；久而不愈者，病久入络有血瘀，故可加入活血化瘀之品，如郁金、丹参、赤芍、红花、生蒲黄、乳香、没药等品；久必伤阴，可加入少量养阴之品，但不宜腻补，应略加酸甘化阴或清养气阴之品，如乌梅、芍药、石斛、沙参等；对确有脾阳虚，阴寒内盛之象，最好不用辛温大热之品，如附子、干姜之类，以防此类药进一步耗伤气阴，宜加入辛甘化阳之品，如桂枝、党参、黄芪等，既鼓舞脾胃之气，又不耗伤气阴。

6. 肾阳虚弱证

症舌脉：晨起腹痛，肠鸣泄泻，大便夹有不消化食物，脐腹冷痛喜暖，形寒肢冷，舌质淡，体胖，苔白，脉沉细。

病机分析：肾阳不足，命门火衰，不能温煦脾土，致脾运失司，清晨阳气未振，阴寒较盛，故见晨起腹痛肠鸣泄泻；命门火衰，不能助脾腐熟水谷，故大便夹有不消化食物；肾阳亏虚，致脾阳不足，故脐腹冷痛，喜暖；阳虚则外寒，故形寒肢冷；舌、脉均为肾阳亏虚之征。

治法：温补脾肾，固肠止泻。

方药运用：

(1)常用方：四神丸加减。药用补骨脂、五味子、肉豆蔻、吴茱萸、生姜、红枣。

方中补骨脂辛苦大温，补肾壮阳，暖丹田，固下元，为君药；五味子酸涩补肾，敛精强阴能收肾中耗散之气，且能助脾阳，为臣药；肉豆蔻辛温调中，固脾涩肠兼行气，为佐药；吴茱萸辛热温中止痛，理气开郁兼调肝，性既善上，鼓舞胃气上腾，又善暖下焦，温肝肾，为使药。更以姜、枣为引，辛甘合化为阳，益脾调中。

(2)加减：年老体弱者，加黄芪、党参、柴胡、升麻、白扁豆以健脾益气升阳；久泻不止者，加赤石脂，禹余粮、乌梅以涩肠止泻；伴心烦、口干等寒热错杂者，加黄连、肉桂、黄柏(盐炒)；伴肾阴虚者，加生地、当归、白芍、山萸肉。

(3)临证参考：本证多是脾肾阳虚最后导致命门火衰，故温补脾肾最为重要，同时应注意补肾阴。

五、其他疗法

1. 中成药

(1)寒湿困阻证

①藿香正气软胶囊：每次2～4粒，每日3次，温开水送服。用于外感风寒，内伤湿滞，泄泻呕吐，头痛昏重，脘腹胀痛。

②纯阳正气丸：每次1.5～3g，每日1～2次，温开水送服。用于暑天感受暑湿，腹痛吐泻，胸膈胀满，头痛恶寒，肢体酸重。

(2)湿热蕴肠证

①葛根芩连微丸：每次3g，每日3次，温开水送服。用于病毒性、细菌性腹泻，身热烦躁。

②加味香连丸：每次6g，每日3次，温开水送服。清热祛湿，用于湿热腹泻。

③穿心莲片：每次5片，每日3次，温开水送服。用于泄泻、肠炎。

(3)饮食停滞证

枳实导滞丸：每次6～9g，每日2次，空腹温开水送服。用于食积气滞，脘腹胀痛，不思饮食，泄泻。

(4)肝气乘脾证

逍遥丸：每次6～9g，每日1～2次，温开水送服。用于肝气不舒，胸胁胀痛，头晕目眩，及肝气郁滞引起的泄泻。

(5)脾胃虚弱证

①人参健脾丸：每次2丸，每日2次，温开水送服。用于脾胃虚弱，消化不良，食欲减退，体倦乏力，脘腹胀痛，肠鸣腹泻。

②六君子丸：每次9g，每日2次，温开水送服。用于消化不良，胸腹胀满，食少便溏，咳嗽痰多。

③四君子丸：每次3～6g，每日3次，温开水送服。用于脾胃气虚，胃纳不佳，食少便溏。

④香砂六君子丸：每次6～9g，每日2～3次，饭前温开水送服。用于脾虚气滞，消化不良，嗳气食少，脘痛胀满，大便溏泻。

(6)肾阳虚弱证

四神丸：每次9g，每日2次，淡盐水送服。用于脾肾虚寒，五更泄泻，食不消化，腰酸腹痛。

(7)久泄

乌梅丸：每次2丸，每日2～3次，空腹温开水送下。用于久泻。

2. 单验方

(1)炒车前子研末，每服6g，每日3次，米汤送服。治急性泄泻，暴泻不止，小便不通。

(2)车前子30g，马齿苋30g，蒲公英30g，水煎服。主治发热恶寒，腹痛泄泻者。

(3)艾叶生姜汤：陈艾一把，生姜一大块，水煎服。治暴泻不止。

(4)生山楂20g，焦山楂20g，水煎服。用于伤食泄。

(5)生姜一大块，陈茶叶20g，水煎服。主治湿热泄。

(6)槟榔50g，烧炭存性为末，每次5g，每日2～3次，开水冲服。适用于湿热兼有积滞者。

(7)胡椒20粒，生姜10g，红糖10g，水煎服。适用于寒湿泄。

(8)莲子肉、山药、薏苡仁、芡实各500g，砂仁50g，炒研末，不拘时服。主治脾胃虚弱之久泄。

(9)乌梅煎汤代茶：乌梅15g，水适量煎汤，代茶饮服。治久泻及伤阴者。

(10)棉花根100g，加水适量煎服。主治各种慢性泄泻。

(11)石榴皮5g，研末，米汤服下。治慢性泄泻久而不愈者。

3. 食疗方

(1)萝卜叶放在房顶瓦上日晒夜露1个月，用时洗净，每次用10g，煎水代茶饮。主治湿泻。

(2)黄瓜叶晒干研末，每服10g，米汤送服。治各种泄泻。

(3)猪肾1个，剖开，纳入补骨脂6g，湿纸包裹后煨熟食之。用于肾泻。

(4)山药粥：山药200g，研末，粳米100g共煮稀粥食用。治慢性脾虚泄泻。

(5)薏苡仁粥：薏苡仁50g，炒熟，粳米100g，水适量，共煮稀粥，每日2次。用于脾虚有湿，消化不良，大便溏泻者。

(6)炮姜粥：炮姜10g，粳米50g。先将炮姜切成小碎末，加水适量先煎15分钟，之后加入粳米，共煮稀粥，每日2次。用于脾胃虚寒泄泻。

(7)芡实百合粥：芡实、百合各60g，粳米100g，共煮稀粥，每日2次食用。治脾虚泄泻。

4. 药物外敷及局部用药

(1)车前子研末，水调敷脐部。主治水泻。

(2)胡椒粉填神阙穴，纱布敷盖，胶布固定，每日更换1次。主治寒湿泄泻。

(3)大葱100g与食盐合炒热，用布包裹，热敷于腹、背、腰部。主治寒湿泻。

(4)附子15g，生姜20g，大葱2根，捣烂敷于双足脚心。主治寒泻。

(5)大蒜1头，胡椒20粒，艾叶3g，共捣烂如泥状，加酒适量，敷于脐孔。主治寒泻。

(6)大蒜1头捣烂敷足心或脐中。用于寒泻。

(7)五倍子10g，研末，醋调为糊状，敷脐中，外以纱布敷盖，胶布固定。用于久泻不止。

5. 针灸和拔罐

(1)针灸

①外感急性泄泻

取穴：天枢、上巨虚、足三里。暑湿者，加曲池、隐白；寒湿者加神阙、阳陵泉。天枢、上巨虚、足三里平补平泻，宜中强刺激；上巨虚、足三里应在压痛明显处刺入；曲池、隐白用泻法，隐血出针后宜挤去恶血；神阙隔盐灸；阳陵泉先泻后补，以泻为主。

②伤食暴泻

取穴：脾俞、胃俞、大肠俞、中脘、足三里。脾俞用补法，余穴均用泻法。

③慢性泄泻

取穴：中脘、梁门、天枢、足三里、章门。脾虚者配脾俞、关元俞；肝郁者，配肝俞、行间；肾虚者配肾俞、命门；脘痞者，加公孙；胁痛者加阳陵泉；气短者加气海。肝俞、行间、阳陵泉用泻法，余穴皆可用补法并加灸。

④艾灸上脘、天枢、关元、足三里。适用于慢性泄泻。

⑤腹泻特效穴：足外踝高点直下，赤白肉际处，将艾柱或艾条点燃后，温和灸，左右两穴每次各灸15分钟，日灸2次。

⑥阴陵泉下直下5寸，距胫骨后缘1寸按压有异样感或疼痛处，即可针刺，对急性泄泻可单选此点，用泻法；慢性泄泻配足三里，用补法，留针30分钟，每10分钟行针1次。

⑦耳针：取大肠、小肠、脾、胃、交感、神门。每次取3～5穴，急性泄泻留针10分钟，每日2次，中强刺激；慢性泄泻留针20分钟，隔日1次，10次为1个疗程。

(2)拔罐：用口径6cm火罐，于肚脐窝处(范围包括神阙穴、天枢穴)拔罐，隔天1次，3次为1疗程。用于各种泄泻。

【转归与预后】

一、转归

泄泻的转归取决于邪气的强弱及患者体质的盛衰。急性泄泻，经正确治疗，绝大多数在几日内痊愈，有少数病人，暴泄不止，损气伤津耗阴液，造成痉、厥、闭、脱等危症，特别是伴有高热、呕吐，热毒甚者尤然。邪气盛、正气衰的急性泄泻多重，且易发生变证。急性泄泻因失治或误治，可迁延日久，由实转虚，转为慢性泄泻，日久脾病及肾，肾病可使脾愈虚，以致脾肾同病，错综复杂。

二、预后

泄泻一般预后良好。急性泄泻，只要给予及时治疗，很快康复。慢性泄泻，不宜求速效，应缓图，持之以恒，长期服药，则预后满意。不论急性泄泻或慢性泄泻，凡有脏腑衰竭津液耗亡，脉证不符而泄利不止者，为亡阴、亡阳之逆证、危重证，预后不佳。

【护理与调摄】

一、护理

(一)急性泄泻

1. 按内科急症一般常规护理，给予一级护理。

2. 卧床休息，保持床单清洁、干燥。污染了衣裤、被褥要及时更换、清洗。注意腹部保暖，保持肛门、臀部清洁。嘱患者每次大便后用软卫生纸轻轻擦肛门，之后用温水清洗肛门，外用松花粉，以免肛门发生感染和黏膜破溃。如有脱肛或肛门下坠者，应以纱布轻轻托上，并按摩承山穴(双侧)。

3. 饮食调护

(1)吐泻严重者，可短时间禁食，通过静脉输液补充营养及液体。病情好转后，进食宜稀软，以盐汤代茶饮，先给淡米汤、淡果汁、面汤等，逐步改为少渣、少油流质，如稀粥、挂面汤、面包等，可食蜜饯杨梅。禁油腻厚味、坚硬生冷、刺激性及煎炒食物。

(2)伤津脱液者,可给梨汁、荸荠汁、鲜苇根汁、麦冬汁、藕汁,年老体衰者,不宜口服时,可用棉签蘸湿各种汁液,或用温开水润湿其口唇、舌面。

4. 给药护理 汤药宜温服,兼呕吐者,用生姜擦舌面后服药。

5. 辨证施护

(1)寒湿泄,注意保暖,脐部热敷,饮生姜红糖水,忌生冷瓜果。

(2)湿热泄,多饮浓茶和淡盐水,服黄连粉,给流质或半流质食物,忌服厚味甜腻之品。

(3)伤食泄,暂时禁食,服山楂、大黄粉。

(二)慢性泄泻

1. 按内科一般常规护理,给三级护理。

2. 情绪护理 关心体贴患者,使其消除烦躁、恐惧心理,并避免一切不良的精神刺激,使其情绪稳定。

3. 应适当地活动、锻炼,增强体质。

4. 饮食护理 饮食要清淡、易消化,少进肥甘、厚味、甜腻之品,选用健脾补益之品,如豆制品、鳗鱼、鲫鱼、牛羊肉、瘦猪肉、鸡蛋、牛乳等。蔬菜如扁豆、南瓜、番茄等,亦可选姜、椒调味品,及栗子、龙眼、大枣等食品。

5. 给药护理,汤药宜温服。

6. 辨证施护 肝气郁滞者,应保持良好情绪,避免精神刺激。脾气亏虚者,注意调理饮食,食宜温热、柔软且易消化,如以莲子、芡实、扁豆、薏苡仁等煮粥,忌生冷蔬菜水果。腹部注意保暖,对冷痛者予艾灸、隔姜灸或热敷。肾阳亏虚者,上厕时注意保暖,冬季穿好衣服,防止感冒、受寒而加重病情。

二、调摄

(一)急性泄泻

1. 勿暴饮暴食或过食生冷或油腻食品,食物宜新鲜,注意食具消毒。

2. 多选用健脾补益之品,如豆制品、瘦猪肉、牛羊肉、鲫鱼、鸡蛋、牛乳等,蔬菜如扁豆、南瓜、番茄等,常服龙眼、大枣。

3. 适当锻炼身体,增强体质。

(二)慢性泄泻

1. 注意个人卫生及饮食卫生,饭前便后要洗手,勿暴饮暴食,过食生冷或油腻食品。

2. 注意季节变化,避免腹部受寒,阳虚者更需注意。

3. 调节情绪,保持愉快,避免精神刺激。

4. 脾胃素虚者,生活起居有常,注意劳逸结合,避免过劳。日常饮食定时定量,注意调养,多食健脾和胃利湿之品,如赤小豆、红枣、栗子、薏苡仁粥等。

5. 根据自己的体质选择适当的体育锻炼如太极拳、保健功、广播体操、慢跑等,以增强体质,提高抗病能力,以利于疾病早日恢复。

【预防与康复】

一、预防

1. 加强食品和水源管理,注意个人卫生,饭前、便后要洗手,不喝生水,不吃腐败变质食物,集体食堂要加强卫生管理、水源管理,消灭蚊蝇,防止食物污染。

2. 起居有常,饮食有节,不过饱过饥,定时定量,不偏食,进食时细嚼慢咽。

3. 夏季暑湿盛行,勿贪凉露宿,或冒雨涉水,以防止寒、湿、暑、热之邪的侵袭。

4. 调畅情志，保持乐观的情绪，避免精神刺激。

5. 平时适当参加体育锻炼，以增强体质。

二、康复

（一）急性泄泻

急性泄泻患者经治疗痊愈后，需饮食调养一段时间，以促进脾胃功能的早日恢复，无需特殊治疗。饮食上要清淡、易消化，少进肥甘厚味、甜腻之品，常用豆制品、鲫鱼、牛羊肉、鸡蛋、豆浆、牛乳等，多吃新鲜蔬菜，姜、椒调味品可选用，还可常服栗子、红枣等。

（二）慢性泄泻

慢性腹泻往往时发时止，或迁延不愈，在缓解期，其脾胃功能尚未恢复，此时稍有不慎则泄泻又作，故需尽快强盛脾胃功能，这是康复的主要内容。除药物康复外，还有食疗康复。

1. 薏苡仁30g，粳米50g，同入砂锅内加水500ml，煮成稀粥，每日2次。

2. 芡实粉、莲子粉各50g，粳米100g。先将粳米煮成稀粥，芡实粉、莲子粉加水调成糊，入粳米粥中搅拌煮2～3沸即成，加白糖适量调味，可常服。

3. 玉米500g，石榴皮100g，共炒，研成细末，每次冲服10g，每日3次。

4. 黄芪30g，山药30g，粳米100g，将黄芪、山药水煎法1000ml，去掉药渣，用药汁煮粳米，煮成后加红糖适量，稍煮片刻即成，每日2～3次，温服。

【医论提要】

病名方面，《素问·气交变大论》中载有“鹜溏”、“飧泄”、“濡泄”、“注下”等称谓。《难经·五十七难》提出五泄的病名，即“胃泄”、“脾泄”、“大肠泄”、“小肠泄”、“大瘕泄”，其中小肠泄与大瘕泄可能属于痢疾，但其余三泄多属泄泻范畴。汉代张仲景在《金匮要略·呕吐哕下利病脉证治》中将痢疾与泄泻，统称为下利。直至宋代陈无择《三因极一病证方论》列“泄泻叙论”专篇，其病名才趋于统一。

症状方面，《难经》从脏腑辨证的角度对“五泄”的症状进行了论述。《难经·五十七难》曰：“胃泄者，饮食不化色黄；脾泄者，腹胀满，泄注，食即吐逆；大肠泄者，食已窘迫，大便色白，肠鸣切痛；小肠泄者，溲而便脓血，少腹痛；大瘕泄者，里急后重，数至圊而不能便，茎中痛”。其中前三证属泄泻的范畴。

病因病机方面，《内经》对其病因的论述，或言风，或言湿，或言寒，或言热，或言清气在下。如“春伤于风，邪气留连，乃为洞泄”（《素问·生气通天论》）、“湿盛则濡泄”（《素问·阴阳应象大论》）、“长夏善病洞泄寒中”（《素问·金匮真言论》）以及“清气在下，则生飧泄”（《素问·阴阳应象大论》）。宋代陈无择认为不仅外邪可以导致泄泻，情志失调也可引起泄泻，他在《三因极一病证方论·泄泻叙论》中说：“喜则散，怒则激，忧则聚，惊则动，脏气隔绝，精神夺散，以致溏泄”，这一认识确为难能可贵。元代朱丹溪对泄泻病因的论述，言简意赅，《丹溪心法·泄泻》曰：“泄泻有湿、火、气虚、痰积、食积”之分。明代张景岳对本病病因病机认识明确，其《景岳全书·杂证谟·泄泻》篇说：“泄泻之本，无不由于脾胃”，“泄泻之因，惟水火土三气为最”，“凡泄泻之病，多由水谷不分”。清代以后论述泄泻的文献尤多，如吴谦的《医宗金鉴》、叶天士的《临证指南医案》、程钟龄的《医学心悟》、张璐的《张氏医通》等，皆以《内经》为宗，病因上强调湿邪致泻的基本原理，病机上重视肝、脾、肾在发病中的重要作用，叶天士认为久患泄泻因于“阳明胃土已虚，厥阴肝风振动”，不失为创新之见。

辨证和治疗方面，《素问·标本病传论》提出：“先病而后泄者，治其本；先泄而后生他病者，治其本”，明确指出了本病治疗先后标本的原则。汉代张仲景在《金匮要略·呕吐哕下利病脉证治》中将泄泻和痢疾统称“下利”，并分为虚寒、实滞、气利3种类型，他提出实滞下利用“通因通用”法，为泄泻的辨证施治奠定了基础，他还创立了一些有效的方剂，如治寒利的桂枝加人参汤、治热利的葛根芩连汤、治实滞的大承气汤、治虚利的四逆汤等，对后世临床治疗泄泻很有意义。宋代朱肱在《南阳活人书·问下利者》提出“伤寒下利多种，须辨识阴阳”，发挥了张仲景的辨证要点，并系统地论述了三阴三阳经泄泻的治疗宜忌及完整的治疗方药，对指导今人临床仍有裨益。元代朱丹溪对本病的辨证论治有方有法，《丹溪心法·泄泻》：“湿用四苓散加苍术，甚者苍、白二术同加，炒用燥湿兼渗泄。火用四苓散加木通、黄芩，伐火利小水。痰积宜豁之，用海粉、青黛、黄芩、神曲糊丸服之。……气虚用人参、白术、炒芍药、升麻。食积二陈汤和泽泻、苍术、白术、山楂、神曲、川芎，或吞保和丸。”明代张景岳在《景岳全书·杂证谟·泄泻》中提出本病治法“以利水为上策”，还阐明可利与不可利的适应证与禁忌证，他指出“有寒泻而小水不利者……有命门火衰作泻而小水不利者”，然分利之法，“惟暴注新病者可利，形气强壮者可利，酒湿过度，口腹不慎者可利，实热闭塞者可利……若病久者不可利，阴不足者不可利，脉证多寒者不可利，形气虚弱者不可利，口干非渴而不喜冷者不可利”，务须“察其所病之本”，否则“愈利愈虚”。此论述是对本病治疗法则的完善和总结，为后人所推崇。李梴《医学入门·泄泻》中进一步指出：“凡泄皆兼湿，初宜分理中焦，渗利下焦。久则升提，必滑脱不禁，然后用药涩之”有一定的临床意义。同时代的李中梓，对泄泻的治法，作了进一步的概括，提出著名的治泻九法，其在《医宗必读·泄泻》中说：“治法有九：一曰淡渗……；一曰升提……；一曰清凉……；一曰疏利……；一曰甘缓……；一曰酸收……；一曰燥脾……；一曰温肾……；一曰固涩……”，认为“夫此九者，治泻之大法，业无遗蕴，至如先后缓急之权，岂能预设，须临证之顷，圆机灵变。”此论系统而全面，是泄泻治疗学上的一个突出贡献，其实用价值也为临床所证实。清代叶天士创立泄木安土法（参见《临证指南医案》），以甘理胃，以酸制肝，方用人参、乌梅相配，或甘草、白芍同用，对后人启迪良深。现代医家继承前人，又多独特发挥，为泄泻治疗学增添了新的一项。周冠群使用含有毒性药物的古代方剂治疗顽固泄泻颇多效验，如选用抵圣丸（明《永乐大典·医药集》）。时振声治疗泄泻妙用三法，消补同用、温涩合施、寒热并调。任继学治疗久泻不止，多从肝肺论，选用宣肺疏肝、理脾和胃之法，方用危氏安和散。李寿山治久泻贵在施运，一健运，二疏运，三导运。

【医案选粹】

案一

申江邹邑侯子舍，仲夏患泻，精神疲惫，面目青黄，因素不服药，迁延季秋，忽眩晕仆地，四肢抽搦，口斜唇动，遍体沐冷，面黑肚缩，六脉全无。署中幕宾通晓医理，各言己见。或曰：诸风掉眩，法宜平肝。或曰：诸寒收引，理应发散。议论纷纭，不敢投剂。延予决之曰：脾为升阳为职，胃为行气之府，坤土旺则清阳四布，乾健乖则浊阴蔽塞，此自然之理也。今泄泻即久，冲和耗散，所以脾元下脱，胃气上浮，阴阳阻绝而成天地之否，故卒然仆倒，所谓土空则溃也。况肝脾二经为相胜之脏，脾虚则木旺，肝旺则风生，故体冷面青，歪斜抽搦相因而致也。若误认风寒证候而用发表之方。恐已往之阳追之不返矣。宜急煎大剂参、附，庶为治本。合署惊讶，见予议论严确，乃用人参一两，熟附二钱，生姜五片煎就灌下。一二时手指稍温，至夜半而身暖神苏，能进米饮。后以理中、补中调理而安。

（鲁兆麟，杨思澍，王新佩等主编．二续名医类案·旧德堂医案．沈阳：辽宁科学技术出版社，1996：1327）

案二

端昌王既白之妃患泄泻，屡用脾胃门消耗诸药，四五年不能止。一医月补中益气汤、人参三钱，服一月，不泄。忽一日，胸膈胀满，腹响如雷，大泻若倾，昏不知人，口气手足俱冷，浑身汗出如雨，用人参五钱，煎汤灌苏，如是者三。病者服久，自觉口中寒逆，医者以为出汗过多，元气虚弱，于前汤内加人参三钱，酸枣仁、大附子、薄、桂各一钱，昏厥尤甚，肌肤如冰，夏暑亦不知热。二年计服过人参二十五斤，桂、附各二斤，酸枣七十斤。至己巳冬，饮食入口即时泻，服中既饥，饥而食，食即泄，日十数次，身不知寒，目畏灯火。予初诊之，六脉全无，久诊六部来疾去缓，有力如石，闻其声尚雄壮，脉亦有余。自予断之，乃大郁火证也。以黄连入平胃散与之，饮药少顷，熟睡二时，不索食，不泄泻。饮五日，方知药味甘苦，既用通元二八丹，与汤药间服。一月饮食调调，其病遂愈。

（鲁兆麟，杨思澍，王新佩等主编．二续名医类案·陈修园医案．沈阳：辽宁科学技术出版社，1996：1332）

案三

吴仰山，泰和典当之伙也。一日清晨，该典使人邀余，至则该典经理张少云，谈仰山昨夜大便，泻至四十遍，今天明至此，又十四遍矣，曾服小方二，皆不中病。少云喜谈方药，讲究医书，又常施药，邻近有病，必研究病原，考察方论，今同事仰山有病，更为注意。余切其脉，洪数而右寸甚急，身热而自觉畏寒，舌绛无苔，渴饮不彻。余乃谓少云曰："仰山之病，是火泻也，望勿疑余方之怪。"少云云："君殆将用三黄乎，即请开方。"余书麻黄、葛根、石膏、连翘、车前、牡蛎、桑皮、麦冬、白芍、甘草，麻六分，葛三钱，膏一两，六剂一帖。少云持方，踟蹰曰："水泻服此，其理安在？"余曰："肺热移于大肠，则洞泄，方虽新奇，谅无不效。"少云勉从之。明日复邀余诊，至则见仰山在啜粥。余问昨夜泻几遍？仰山云："服药后泻止，于昨夜安眠一觉，及醒，天已明矣，但腹甚饥，此已第二餐。"顷之，少云至，询至昨日之方，出于何书？余曰："是《内经》也。"少云云："《内经》圣有是方？"余曰："秋令燥金，肺主之。今秋亢燥，燥气化火，火克金，必伤肺，肺受燥火之灼烁，必求助于水。肺热，并心亦热，肺与大肠、心与小肠，两相表里。心移热于小肠，必肺移热于大肠，胃受水气，不能升液滋润肺系，所以肺布叶举，水气直达下焦，而为洞泄。经云暴注下迫，皆属于热。又云火郁发之。此其义也。"

（鲁兆麟，杨思澍，王新佩等主编．二续名医类案·医案摘奇．沈阳：辽宁科学技术出版社，1996：1378-1379）

【现代研究】

泄泻是临床常见病，西医中的溃疡性结肠炎相当于本病，现将近年来研究现状介绍如下。

一、病因病机研究

王英等[1]采用病例对照研究的方法，选住院患者中符合2000年成都全国炎症性肠病会议UC诊断标准的96例（男54例、女42例）溃疡性结肠炎患者为研究对象，按1∶1配比，以性别、民族、年龄（±3岁）、居住地匹配的正常人为对照组。通过条件Logistic回归多因素分析，结果显示危险因素有：文化程度低、进食蔬菜少、有骨折骨痛等骨性疾病、家族史、过敏史、大便习惯不正常。

王希利等[2]认为本病病因为：感受外邪，尤以寒湿暑热等较为多见，其中又与湿邪的关系尤为密切；饮食所伤、情志失调、脾胃虚弱、肾阳虚衰、血瘀肠络也是发病的主要因素。

齐洪军[3]认为，瘀血阻络是本病病机关键，也是重要致病因素。

二、证候学与辨证规律研究

宋银雪[4]研究发现：证候出现频率由多到少为脾胃气虚证、大肠湿热证、肝郁脾虚证、血瘀肠络证、脾肾阳虚证、阴血亏虚证。其严重程度由轻到重依次为：阴血亏虚证、大肠湿热证、脾肾阳虚证、肝郁脾虚证、脾胃气虚证、血瘀肠络证。虚证中，以气虚证出现频率最多，实证则以大肠湿热证最多。主要症状为倦怠乏力，脓血便，里急后重，腹泻。女性以肝郁脾虚证和脾胃气虚证为主，而男性以大肠湿热证为主。

三、治则治法研究

曾代文[5]认为气血失和是本病的重要病理基础，提倡以调和气血为大法，辨证治疗，轻者用调气、和血之品，重者用行气活血、破气破血之品。还要辨明脏腑，分清在脾、大肠、肝和肾。分别予以不同药物治疗。如在脾可用木香、陈皮、丹参等；在大肠用枳壳、厚朴、酒军等；在肝用柴胡、白芍、当归等；在肾用肉桂、当归、乌药等。再配合清热解毒、清热燥湿、温中清肠、疏肝解郁、益气补脾、温补脾肾等法，以期真正做到辨证施治。

叶峰[6]认为本病为本虚标实，本虚以脾肾阳虚为主，标实有湿热、瘀滞。提倡寒温并用法，治以大黄附子汤加减，并取得了满意疗效。

王跃等[7]运用“朝夕互补法”治疗本病，即朝用培补脾土，健脾止泻法，用参苓白术散加减；夕用温补肾阳，滋其化源法，治疗上脾肾并重。用金匮肾气丸加减。对照组用西药灌肠治疗。结果：治疗组总有效率80%，对照组63%，$P<0.05$。

四、辨证用药研究

龚雨萍等[8]选病例94例，治疗组47例，对照组47例，分别予以清肠栓和柳氮磺胺吡啶栓各1支，纳肛，每晚1次，连续治疗2个月，观察治疗前后的肠镜、病理检查及肠道湿热证中医证候的变化。结果：治疗组综合疗效总有效率为91.49%，对照组为87.23%，两组比较综合疗效差异无统计学意义（$P>0.05$）。治疗组中医证候疗效总有效率为97.87%，对照组为91.48%，治疗组中医证候疗效优于对照组（$P<0.05$）。随访1年，治疗组复发率为9.30%，低于对照组（26.83%）。两组均未发生不良事件。表明清肠栓治疗左半结肠以下的轻、中度活动期溃疡性结肠炎肠道湿热证疗效确切，复发率低，安全可靠。

熊俊等[9]对乌梅丸及其加减方治疗溃疡性结肠炎临床随机对照试验进行系统综述，提示：相对对照组而言乌梅丸及其加减方有效。在剔除了无效研究后，共有6项研究均显示乌梅丸及其加减方治疗溃疡性结肠炎在总有效率方面优于西药对照组。

穆敬平等[10]对针灸治疗溃疡性结肠炎的有效性和安全性进行评价。检索了近10年针灸干预的随机对照试验或临床对照试验，进行Meta分析。结果：11篇临床研究文献入选。对11项研究结果进行异质性检验，$\chi^2=8.55$，$P=0.67$，采用固定效应模型进行统计分析，合并后OR=3.82，95%置信区间（CI）为2.65～5.52，菱形位于中间线的右侧，经Z检验，$Z=7.14$，$P<0.01$，试验组和对照组疗效比较差异有非常显著性意义，即针灸治疗组疗效明显优于对照组，痊愈率高于对照组。结论：针灸治疗溃疡性结肠炎疗效优于西药，且副作用少，具有安全性。

参考文献

[1] 王英，陈言东，党彤，等．溃疡性结肠炎危险因素的病例对照研究[J]．中华消化杂志，2004，24(5)：305.

[2] 王希利，彭艳红，孙明祎，石岩．中医对溃疡性结肠炎的病因认识[J]．辽宁中医杂志，2007，34(5)：

572-573.

[3] 齐洪军．以活血化瘀为主治疗慢性溃疡性结肠炎的机理探讨[J]．四川中医，2009，27(1)：33-35.

[4] 宋银雪．溃疡性结肠炎中医药研究[J]．北京中医药大学硕士研究生学位论文，2005：48-57.

[5] 曾代文．调气和血是治疗溃疡性结肠炎的重要治法[J]．实用医院临床杂志，2004，1(3)：59-60.

[6] 叶峰．寒温并用治疗溃疡性结肠炎40例[J]．浙江中医杂志，2009，44(1)：37.

[7] 王跃，尹国平，朱瑞华．"朝夕互补法"治疗溃疡性结肠炎83例临床观察[J]．浙江中医杂志，2007，42(10)：589.

[8] 龚雨萍，柳文，马贵同，等．清肠栓治疗溃疡性结肠炎的随机对照研究[J]．上海中医药大学学报，2007，21(6)：33-36.

[9] 熊俊，策文军，宋俊生，等．乌梅丸及其加减方治疗溃疡性结肠炎临床随机对照试验的系统综述[J]．吉林中医药，2008，28(4)：296-299.

[10] 穆敬平，吴焕淦，张志权，等．针灸治疗溃疡性结肠炎的Meta分析[J]．中国针灸，2007，27(9)：687-690.

第九节 便　　秘

【定义】

便秘系因气阴不足，阳虚寒凝，或燥热内结，痰湿阻滞，使大肠传导功能失常所致的，以排便间隔时间延长，大便干结难解，或虽有便意而排出困难为主要临床表现的病证。

【范围】

西医学中因肠动力减弱、肠道刺激不足引起的便秘，肠神经功能紊乱引起的便秘，直肠肛门病变如肛裂、痔疮等引起的便秘，以及药物作用引起的便秘，热病伤阴后的便秘等，均可参照本节辨证论治。便秘可以作为独立存在的疾病，也可以见于许多疾病病变过程中。

【病因病机】

一、病因

1. 饮食因素　过度饮酒，或恣食辛辣肥甘厚味、煎烤之品，以致胃肠积热，津液耗伤，燥热内结于肠道，肠道失于濡润；或食量不足，或进食蔬菜过少，或饮水不足，或经常食用方便食品等，均可使水谷精微化源不足，肠道津液不足。以上因素使大肠津亏而失于濡润，粪便滞留大肠而成便秘。

2. 情志因素　忧愁思虑，或郁怒伤肝，七情不和，均可使气机郁滞．进而导滞大肠传导失司，粪便滞留大肠，而成便秘；或气郁不解，而化火伤津，肠道失润，无水行舟，故大便干结不行；或气郁导致水津不布，肠道失润，而大便干结，或欲便不出。

3. 劳逸过度　贪逸嗜卧坐久少动，易致意志消沉，体力下降，脏腑失调，气血郁滞，以致胃肠运动减弱，气机呆滞，大肠传导失职，久则中气暗耗，津液布散失常，气机壅滞，营血不畅，传导失职而为便秘。用脑过度，或积思难解，或长期夜间苦读，可致阴血暗耗，中气受损，血虚则肠道失于濡润，气虚则大肠传送无力，而成便秘。房劳过度，放纵嗜欲，可致肾精亏损中气耗伤，气虚则大肠传送无力，精亏则肠道干涩而为便秘。

4. 正气亏虚 久病之后，或失血，或过用发汗、利小便之法，皆可致阴津受损，血虚津亏则大肠失荣，肠道不润，而排便艰难。或病后阳虚，或素体阳虚或因过用苦寒药物，伐伤阳气，均可致阴寒内盛，滞留于肠道，阳气不运，阴津凝而固结，使津液不行，大肠传导失常致便秘。

二、病机

1. 发病 本病多见于年老体衰，或久病，或饮食不节嗜食辛辣醇酒者。多缓慢发病。

2. 病位 在大肠，与脏腑功能失调有关，与肾、肝、肺三脏关系最为密切。

3. 病性 为实证、虚证和虚实夹杂证。虚为气虚、阳虚、血虚、津亏、精亏；实为热结、气郁、寒凝。

4. 病势 初起多为其他脏腑失调而影响大肠致病，久则病势逐渐向大肠发展，大肠传导失常，伤阴耗液，反过来又影响其他脏腑。

5. 病机转化 初起多为肠道积热，耗伤津液，或七情不和，气机郁滞；病情进一步发展则耗气伤津，形成虚实夹杂；久则气血不足，下元亏损，阳虚阴寒内生，乃成虚证。

便秘病因病机见图 3-9。

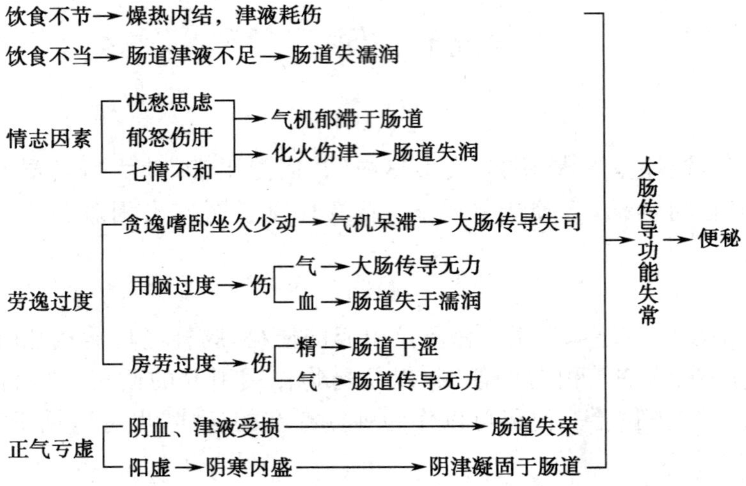

图 3-9 便秘病因病机示意图

【诊断与鉴别诊断】

一、诊断依据

参照 2008 年中华中医药学会发布的《中医内科常见病诊疗指南・中医病证部分》。

1. 排便时间延长，间隔 3 天以上，粪便干燥坚硬，难以排出，可伴少腹胀急、神倦乏力、胃纳减退等症。

2. 排除肠道器质性疾病。

3. 多见于老年、大病久病体弱、体质偏盛偏衰者。

二、鉴别诊断

1. 大肠癌 粪便形状进行性变细，原有排便正常而近期出现便秘，年龄在 45 岁以上，粪便表面可见鲜血，或隐血试验持续阳性，肛门指检多可触到结节状坚硬肿块，指尖常染有血迹，直肠乙状结肠镜或纤维结肠镜检查及活体组织病理学检查可诊断。便秘一般无便血症状。

2. 肛裂　排便开始即疼痛，便后有一短暂的间歇时间，疼痛缓解几分钟后，随之出现剧烈持续性疼痛，可长达数小时，粪便上带血，色鲜红，血量不多，点滴而下，或手纸染血，伴便秘、肛门痒。而便秘多无便血、疼痛表现。

3. 肠结　多为急症，因大肠通降受阻所致；表现为腹部疼痛拒按，大便完全不通，且无矢气和肠鸣音，常伴有呕吐。便秘多为慢性疾病，因大肠传导失常所致；表现为腹部胀满，大便干结艰涩，可有无矢气和肠鸣音，或有恶心呕吐，食纳减少。

【辨证论治】

一、辨证要点

便秘伴小便短赤，面红身热，口干口臭，嗳气频作，胁腹痞满，甚则胀痛，鼻息气热者多为实证、热证。便秘伴短气汗出，面色㿠白，头晕目眩，心悸，神疲乏力，小便清长，四肢不温者，多为虚证、寒证。

二、治疗原则

以"通"立法。实者当清热、顺气、润肠通便；虚者当益气、养血、温通、生津、滋阴、润肠通便。不可一味单纯用攻下法。

三、分证论治

1. 热秘证

症舌脉：大便干结，腹胀满，按之痛，口干或口臭，舌苔黄燥，脉滑实。

病机分析：热结于肠道，灼伤津液，大肠失濡润，则大便干结；热结于肠道则腹胀满；肠中有干结的粪便则按之痛；热熏蒸于上则口干或口臭；舌苔、脉象均为肠道实热之征。

治法：清热润肠通便。

方药运用：

(1)常用方：麻子仁丸加减。药用火麻仁、芍药、杏仁、枳实、大黄、厚朴、白蜜。

方中火麻仁甘润滋脾，润肠通便为君药；臣以杏仁降气润肠，芍药养阴生津；佐以小承气汤(枳实、大黄、厚朴)通腑泻热，导积通便；使以白蜜，清热解毒，润肠通便，养阴生津，引诸药入大肠。

(2)加减：大便秘结日久，粪块坚硬者，加芒硝、全瓜蒌；津伤较重者，见口渴喜冷饮，加玄参、生地、麦冬、石斛、芦根以养阴生津，增液行舟；若肝胃火旺者，加芦荟。

(3)临证参考：本证若具备阳明腑实证的主要症状，可用《伤寒论》诸承气汤治疗，但不可久服，以免攻伐太过，伤气耗津，通便后改投缓剂，如用麻子仁丸之类治疗，并在方中加养阴生津之品。

2. 气秘证

症舌脉：大便不畅，欲解不得，甚则少腹作胀，嗳气频作，舌苔白，脉弦细。

病机分析：气机郁滞，升降失调，腑气不通，大肠传导失职，故大便不畅，欲解不得；肠道气滞则少腹作胀；气机郁滞上逆则嗳气频作；舌苔、脉象均为气机郁滞之征。

治法：理气导滞，润肠通便。

方药运用：

(1)常用方：六磨汤加减。药用槟榔、沉香、乌药、枳壳、人参、大黄。

方中槟榔行气破滞而降气为君药；臣以沉香性沉而降气，乌药疏散宣通，入肺、脾而疏胸腹之逆气，可使逆气顺，肝气舒，肺脾和；佐以枳壳理气行滞，调胃肠气机，人参益气补中，降中有升，泻中带补，防伤正气；大黄苦寒，少许以引诸药入大肠下行，为使药。

(2)加减：腹胀甚者，加莱菔子、青皮；肺气不降所致者，加苏子、前胡、桔梗，或改投苏子降气汤；气郁日久化火者，症见口苦咽干、苔黄者，加龙胆草、栀子、黄芩以清热泻火；有瘀血者，加桃仁、红花。

(3)临证参考：本证以调畅气机为要，不可妄投硝黄之类。方中诸药皆为辛温芳香走窜之品，中病即止，不可久服，以防耗损正气。

3. 气虚证

症舌脉：大便干结如栗，临厕无力努挣，挣则汗出气短，面色萎黄无华，神疲气怯，舌淡，苔薄白，脉弱。

病机分析：脾虚气弱，则大肠气亦不足，传导功能减弱，或无力传导，使糟粕停于肠道，久则成结，更难传出；气虚则临厕无力努挣，努挣后便出，气随便泄，故汗出气短，神疲气怯；脾虚气弱则面色萎黄无华；舌、脉均为脾虚气弱之征。

治法：补脾益气，润肠通便。

方药运用：

(1)常用方：补中益气汤加减。药用人参、炙黄芪、炙甘草、白术、当归、陈皮、枳壳、升麻、柴胡、白蜜。

方中以人参大补脾肺之气为君药；臣以炙黄芪、炙甘草健脾益气和中，同时黄芪还有固腠理止汗之功，白术燥湿健脾，当归和血益阴润肠；陈皮理清浊相干之乱气，且防甘味药致中焦滞满，枳壳调气，收缩弛缓的大肠，并少佐升麻、柴胡升下陷之清气，清阳升则浊阴降，同时陈皮、枳壳配升麻、柴胡升降结合，调理气机，四药共为佐；白蜜清热解毒，润肠道便，引诸药入大肠，且有健脾益气之功，为使药。

(2)加减：体胖，咳嗽痰多，苔白腻者，加桂枝、半夏、白芥子以化痰；便干结甚者，加生地、柏子仁以滋阴；食欲欠佳者，加砂仁。

(3)临证参考：本证当以补气健脾益肺为主，佐以滑利润肠之品，中气得斡旋，肠道得润，则大便自通。常用药如炙黄芪、人参、太子参、白术、百合、沙参、当归、枳壳等。白术生用大剂量(120～150g)，有健脾益气通便之功。枳壳之用，非仅在调气，且有收缩弛缓大肠之功。虚者不可泻下通便，大黄、芒硝之品，皆为攻伐，故禁忌。此外，胃虚者润下忌用肉苁蓉，体丰痰湿重者，亦不相宜，以其下咽作呕也。同时柴胡、升麻二药用量不能过大，一般为1～2.5g，最多不超过3g。

4. 阳虚证

症舌脉：大便秘结，面色㿠白，时眩晕心悸，甚则少腹冷痛，小便清长，畏寒肢冷，舌质淡，体胖大，苔白润，脉沉迟。

病机分析：脾肾阳虚，命门火不足，寒冷之气滞结于大肠，浊阴凝聚，阳气不行，津液不通，故大便秘结；阳虚阴寒内盛则面色㿠白，甚则少腹冷痛；脾肾阳虚，元阳不足，则时眩晕心悸，畏寒肢冷；肾阳不足，膀胱气化不利则小便清长；舌、脉均为脾肾阳虚之征。

治法：温补脾肾，润肠通便。

方药运用：

(1)常用方：济川煎加减。药用肉苁蓉、当归、牛膝、泽泻、升麻、枳壳。

方中重用咸温之肉苁蓉，温补肾阳，并能润肠通便为君药；当归辛甘而温润，养血和血又能润肠，牛膝益肝肾而养阴血，善下行，共为臣药；泽泻性降入肾而泄浊并有润肠之功，同时泽泻合牛膝能引药下行，枳壳宽肠下气，稍加升麻轻宣升阳，与当归、肉苁蓉相配，亦可润肠通便，与泽泻、枳壳相合，则得欲降先升之妙，使补而不滞，共为佐使药。

(2)加减：气虚者，加炙黄芪、党参、白术、山药、人参；肾虚者，加山茰肉、生地、熟地黄；寒重者，加干姜、肉桂、吴茱萸，亦可于方中加入核桃仁、锁阳、黑芝麻以温补肾阳，润肠通便。

(3)临证参考：本证以阳虚为主，且多伴气虚、寒湿，故在治疗时，需配伍益气和利湿燥湿之品。后者既可防温补太过，热伤阴津，又可防温热与湿相结，酿成湿热。

5. 阴虚证

症舌脉：大便干结，状如羊屎，口干少津，纳呆，舌红少苔，脉细数。

病机分析：阴虚则肠道失濡润，粪便在肠道中涩滞难行，故便干结，状如羊屎；阴虚津液亏耗，无以上奉于口，故口干少津；胃失濡养而纳呆；舌、脉均为阴虚有热之征。

治法：滋阴生津，养血润燥。

方药运用：

(1)常用方：增液汤加减。药用玄参、麦冬、生地黄、柏子仁、松子仁、郁李仁、陈皮、白蜜。

方中重用玄参养阴生津，清热润燥为君药；麦冬益肺阴，滋液润燥，生地黄滋肾阴，养阴清热，二药共为臣药，三药合用性均属寒而质润，相辅相成，共奏滋阴液清热，润肠通便之功；佐以多脂之柏子仁、松子仁、郁李仁润燥通便滑肠，陈皮理气和胃，调气机；使以白蜜清热解毒，滋阴润燥滑肠，引药入大肠。

(2)加减：血虚者，加熟地、当归、白芍、阿胶、川芎；心烦口干，舌红少津者，加知母、石斛、玉竹以清热养阴；年老之人加黑芝麻、桑椹、核桃肉、何首乌；脘腹胀甚者，加少量枳壳、厚朴。

(3)临证参考：阴虚肠燥之便秘，不可误作实证通利攻下，只宜滋阴、养血、润燥。

四、其他疗法

1. 中成药

(1)热秘证

①大黄清胃丸：每次 1 丸，每日 2 次，温开水送服。用于胃火炽盛，口燥舌干，大便燥结。

②上清丸：每次 6g，每日 1～2 次，温开水送服。用于头晕耳鸣，目赤齿痛，口舌生疮，大便秘结。

③牛黄上清丸：每次 1 丸，每日 2 次，温开水送服。用于头痛眩晕，目赤耳鸣，咽喉肿痛，口舌生疮，牙龈肿痛，大便燥结。

④牛黄清火丸：每次 2 丸，每日 2 次，温开水送服。用于肺胃蕴热，头晕目眩，口鼻生疮，风火头痛，痄腮红肿，大便秘结。

⑤清宁丸：每次 1 丸，每日 1～2 次，温开水送服。用于咽喉肿痛，口舌生疮，头晕耳鸣，目赤齿痛，腹中胀满，大便秘结。

⑥更衣丸：每次 1.5～3g，每日 2 次以黄酒或米汤送服。用于肝热内积，大便不通，心烦易怒，睡不安。

⑦三黄片：每次 4 片，每日 2 次，温开水送服。用于三焦热盛，口鼻生疮，咽痛齿痛，胃热心烦，小便黄赤，大便秘结。

⑧麻仁丸：大蜜丸每次 1 丸，小蜜丸每次 9g，水蜜丸每次 6g，每日 1～2 次，开水送下。用于肠燥便秘。

(2)气秘证

①槟榔四消丸：每次 6g，每日 2 次。温开水送服。用于大便秘结。

②木香槟榔丸：每次3～6g，每日2～3次，温开水送服。用于脘腹胀痛，大便不通。

(3)气虚证

①补中益气丸：每次6g，每日2次，温开水送服。用于脾胃虚弱，中气下陷，体倦乏力，食少腹胀。

②四君子丸：每次3～6g，每日3次，温开水送服。用于脾胃气虚，胃纳不佳。

(4)阳虚证

①金匮肾气丸：每次1丸，每日2次，温开水或淡盐汤送服。用于命门火衰，肾虚腰痛。

②青娥丸：每次1丸，每日2次，空腹温开水送服。补肾阴助肾阳，用于肾虚引起之诸症。

(5)阴虚证

①六味地黄丸：大蜜丸每次2丸，小蜜丸每次9g，水蜜丸每次6g，每日2次，温开水送服。用于肾阴亏损。

②大补阴丸：每次6g，每日2～3次，温开水送服。用于阴虚火旺。

③百合固金丸：每次1丸，每日2次，温开水送服，水蜜丸每次6g，每日2次。用于肺肾阴虚。

④当归养血丸：每次20g，每日3次，温开水送服。用于阴血不足。

⑤麦味地黄丸：大蜜丸每次1丸，小蜜丸每次6g，每日2次，温开水送服。用于肺肾阴虚。

⑥知柏地黄丸：大蜜丸每次1丸，小蜜丸每次6g，每日2次，温开水送服。滋阴降火，用于阴虚火旺。

2. 单验方

(1)热秘证

①生大黄6g，开水泡，代茶饮。

②元明粉9g，温开水化服。

(2)气秘证

①枳实15g，火麻仁30g，水煎取汁300ml，分3次服。

②炒莱菔子6g，皂荚末1.5g，共研细末，开水送服。

③紫菀、苏子、火麻仁各15g，水煎取汁300ml，每日3次口服，每次100ml。

④柴胡10g，陈皮20g，水煎取汁200ml，去渣，加入蜂蜜30g，饭前服。

(3)气虚证

①白术60～100g，水煎服。

②生白术60～100g，黄芪20g，水煎取汁300ml，加入蜂蜜30g，每次100ml，每日3次服。

(4)阳虚证

①肉苁蓉30g，锁阳30g，水煎取汁300ml，每日3次口服，每次100ml，服时加蜜适量。

②附子10g，大黄9g，生姜3片，蜂蜜适量。前3味药先煎取汁200ml，加入蜂蜜适量，每次100ml，每日2次口服。

(5)阴虚证

①蜂蜜30g，凉开水冲服。

②黑芝麻30g，当归30g，桃仁15g，枳实5g，蜂蜜30g，水煎服。

③火麻仁15g，当归10g，桑椹子30g，水煎服，加蜂蜜20g，调匀1次服下。

3. 食疗方

(1)热秘证

①生大黄粉10g，生鸡蛋1个，蜂蜜20g。生鸡蛋磕入杯中，倒入生大黄粉，搅拌，加入蜂蜜、适量的凉白开水搅拌均匀，1次服下。

②生大黄10g，蜂蜜20g。将生大黄用沸水泡20分钟，加入蜂蜜饮用，每日1剂。

③蜂蜜30g，甘蔗300g。将甘蔗轧取汁兑入蜂蜜中，加凉白开水冲服，每日1剂。

(2)气秘证

①白萝卜1个，切成条块状，不拘时食用。

②白萝卜200g，菠菜200g。将菠菜洗净切断，入沸水中烫3分钟，捞出，萝卜洗净切细丝，与菠菜同入大盘内，加调料调味，每日1剂服之。

③炒决明子15g，蜂蜜30g。将决明子炒香捣碎，加水300～400ml，煎煮10分钟，冲入蜂蜜，每日1剂，分2次服。

(3)气虚证

①黄芪30g，核桃仁50g，粳米100g，蜂蜜适量。将黄芪水煎，去渣取汁，放入核桃仁和洗净的粳米同煮稀粥，待熟后，加蜂蜜适量调合，每日1剂，分2次服。

②蜂蜜30g，凉白开水冲服，不拘时。

(4)阳虚证

①核桃仁、松子仁，不拘时食用。

②肉苁蓉30g，锁阳20g，核桃仁50g，粳米100g，蜜适量。将肉苁蓉、锁阳水煎，去渣取汁，放入核桃仁、粳米共煮粥，待熟时，加入蜜适量调味，每日1剂，分2次服。

(5)阴虚证

①百合50g，蜂蜜30g。将百合加水煮熟，入蜂蜜煮片刻，每日1剂，分3次饮服。

②白木耳50g，黑芝麻50g，蜂蜜30g，粳米100g，将黑芝麻、粳米、蜜共煮粥，待熟时纳入白木耳，煮半分钟食用，每日1剂。

③蜂蜜50g，香油30g，凉开水1000ml。将蜂蜜放入大碗内，用竹筷不停地搅拌，使其起泡，搅至泡浓密时，边搅动边缓缓倒入香油，搅拌均匀后，徐徐加入100ml凉白开水，再搅拌，直至开水、香油、蜂蜜三者混合成液状，即可食用。

4. 药物外敷及局部用药

(1)敷脐法

①大黄30g，皂角25g，黑丑20g，朴硝20g。上药混合共碾成细末，贮瓶备用。用时以蜂蜜调药末适量成膏状，敷于肚脐孔内，盖以纱布，胶布固定，每天换药1次。用于肠道实热便秘。

②皮硝9g，皂角末1.5g。将皮硝用水溶解后，再加入皂角末，调拌或糊状，敷于肚脐上，每天1次。用于肠道实热便秘。

③大黄、芒硝、枳实各等分，蓖麻仁适量。前3味药研为细末，取药粉6g，用蓖麻仁去壳捣烂同药粉混合成糊状，敷于肚脐，盖以纱布，胶布固定，每日1次。用于肠道实热便秘。

④大黄、芒硝、生地、当归、枳实各30g，厚朴、陈皮各15g。上诸药共研细末，过筛，用蜂蜜水调成膏，压成饼状，敷肚脐，外用胶布固定，每日换药1次。用于肠道实热便秘。

⑤当归60g，大黄30g，芒硝15g，甘草15g。麻油熬，黄丹收膏，摊于牛皮纸上，敷神阙

穴。用于肠道实热便秘。

⑥枳实 30g，青皮 15g，槟榔 15g，食盐 30g。将 4 味药混合共碾成粗末，在锅内炒热，用布包裹，将药包放于患者脐部熨之，冷后再炒再烫，持续 40 分钟，每天 2～3 次。用于肠道气滞便秘。

⑦白术 5g，黄芪 5g，葱白、生姜、蜜适量。将前 2 味共研为细末，与葱姜共捣如泥，再加蜜少许共融，制饼敷脐，外用胶布固定，每日 1 次，用热水瓶热敷 30 分钟。用于脾虚气弱便秘。

⑧淡豆豉、松子仁各 9g，皂角刺 12g，五倍子、火麻仁各 6g，葱白适量。将前 5 味药混合共研细末，加入葱白共捣烂如膏状，将适量的药膏敷于患者肚脐上，盖以纱布，胶布固定，每天换药 1 次。用于脾虚气弱便秘。

⑨白芍 50g，当归 50g，熟地 50g，大黄 10g，芒硝 10g。将上诸药混合研成细末加水及少量蜂蜜煎熬成浓稠膏状备用。用时取药膏适量，摊布于蜡纸或纱布上，敷贴于患者肚脐上，胶布固定，一般 24 小时以内大便即通。用于阴血虚肠燥便秘。

⑩葱白半斤，先将葱白捣烂如泥，再炒热，敷于脐部，用塑料纸覆盖，胶布固定，每日 1 次，外用热水瓶热敷 30 分钟。用于脾肾阳虚便秘。

⑪附子 15g，苦丁香、川乌、白芷各 9g，胡椒 3g，大蒜 10g，蜂蜜适量。前 5 味共研细末，与大蒜同捣成饼，加蜂蜜适量调成膏状敷脐，用胶布固定，每日 1 次，外用热水瓶热敷 30 分钟。用于脾肾阳虚便秘。

(2)塞肛门法

①皂角 1 条，红砂糖 60g，葱白 60g。将红砂糖熬煎成浓缩液倒出冷却后搓成条状，皂角煨黑存性研末，葱白捣汁。再以糖条浸入葱白汁然后粘上皂角末，再纳入肛门内，不久可大便畅通。用于各种便秘。

②取老姜似指头大，长约 5cm。用草纸包裹，置于火中煨热取出，蘸上麻油塞入肛门内。用于各种便秘。

③白萝卜条、浓盐水适量。将白萝卜条浸入 50%的浓盐水中，浸 2～3 天，取出后立即插入肛门内。用于各种便秘。

④蜂蜜适量。将蜂蜜微火煎熬，制成蜜栓，塞入肛门内，每天 1 次。用于各种便秘。

⑤牙皂 3g，面粉 10g。将牙皂研为细末，与面粉混合，用冷开水调成条状，纳入肛门内。用于妇女大便不通。

(3)灌肠法

①肥皂适量，加水制成肥皂水，取 50～100ml 灌肠。用于各种便秘。

②大猪胆 2 枚。取猪胆汁隔汤炖透消毒，用时加开水，调成 50%胆汁液，每次用 40ml 灌肠。用于肠道实热便秘。

5. 针灸与拔罐

(1)体针

①热秘证：取合谷、大肠俞、天枢、内庭、照海。毫针刺，用泻法。

②气秘证：取天枢、大肠俞、行间、太冲、风门、风池、合谷、支沟。毫针刺，用泻法。

③气虚证：取脾俞、胃俞、足三里、气海、天枢。毫针刺，用补法，并加灸。

④阳虚证：取天枢、关元、三阴交、神阙。毫针刺，用补法，并可加灸三阴交、关元、神阙穴。

⑤阴虚证:取膈俞、脾俞、胃俞、大肠俞、三阴交、天枢。毫针刺,用补法,加灸。

(2)耳针

取脾、大肠、胃、直肠下段。用探针或火柴头探寻耳穴敏感点,后用王不留行籽置于敏感点上,以手压揉5分钟,使患者耳穴局部有酸胀或疼痛感,再用胶布固定王不留行籽,嘱患者每日自行按压王不留行籽5分钟,每次保留3天,3天后另择穴位更换王不留行籽,15天为1个疗程。

(3)梅花针

取腰部、骶部、下腹部。重点叩打骶部,较重刺激,每日1次,10次为1个疗程。

【转归与预后】

便秘的转归与预后取决于患者的体质、患病时间的长短、正气的强弱等。一般预后良好,均可经药物治疗而转愈。老年人便秘日久,正气亏虚,脏腑气机升降失调,可伴见头晕、头胀、腹胀、脘闷、纳呆、烦躁、失眠、易怒、嗳气等,以虚证和虚实夹杂证为主,治疗难以速愈。便秘日久还可引发痔疮、肛裂、便血,用力过度又可诱发疝气。中老年人便秘用力,可诱发其他疾病如中风、胸痹心痛等,不可不防。

【护理与调摄】

一、护理

1. 情志护理　使患者保持乐观情绪,平衡的心态,避免情绪波动,这一点对肠道气滞引起的便秘尤其重要。

2. 饮食护理　肠道实热者,饮食宜清淡,忌食辛辣厚味,多食水果蔬菜,清晨饮凉开水一杯,平时多喝开水;肠道气滞者,饮食宜清淡,多食柑桔、萝卜、佛手、荔枝等调气之品;脾虚气弱者,以清淡饮食为宜,可食用山药粥、白薯粥、白扁豆粥等;阴虚肠燥者,饮食以清淡为宜,可用黑芝麻、柏子仁、核桃仁研粉以蜂蜜水调服,亦可食用杞子粥、山药粥;脾肾阳虚者,饮食忌生冷瓜果,多吃牛、羊、狗肉,做菜时多加葱、姜。

3. 给药护理　肠道实热者,汤药宜偏凉服用,清晨空腹服用效果更佳;脾虚气弱、阴虚肠燥、脾肾阳虚三者,汤药可温服。

二、调摄

1. 情志调摄　戒忧思恼怒,保持心情舒畅。

2. 生活调摄　生活有规律,起居有时,养成定时排便的良好习惯,老年体质虚弱者,排便时以坐式大便器为宜,勿使临厕久蹲,而致虚脱。经常锻炼身体,避免少动、久坐、久卧。

3. 饮食调摄　多食含丰富纤维的粗粮或蔬菜、水果,避免过食辛辣厚味,或饮酒嗜茶无度,亦不可过食寒凉生冷食品。

【预防与康复】

一、预防

1. 养成良好的排便习惯　养成定时排便的良好习惯,时间不限,可根据自己的情况、环境等条件而定。蹲厕时间不宜过长,一般以大便排净为准,时间以10分钟之内为好,必须改掉蹲厕时看书、读报等习惯。

2. 加强锻炼　可根据具体情况选用太极拳、五禽戏、气功、八段锦、体操、慢跑、快走等方法。其中腰腹部的锻炼对便秘病人尤为适合。

3. 饮食预防

(1)多食含丰富纤维的食物,如香蕉、苹果、橘子等。

(2)适当食用核桃仁、松子、黑芝麻等含有较多油脂的食品,一方面可预防便秘,另一方面又有保健功用。

(3)适当饮用蜂蜜、蜂乳等。

(4)阳虚病人可适量食用羊肉、狗肉、洋葱、韭菜等食物,既可增加营养,又可用这些热性食物补益阳气,兼可温中散寒。

4. 药物预防 目前尚无特效预防药物,可根据不同病情和体质辨证选用以下方药。

(1)气虚者,选用补中益气丸、参苓白术散等。

(2)阴虚者,选用六味地黄丸、知柏地黄丸、麦味地黄丸、百合固金丸等。

(3)阳虚者,选用金匮肾气丸。

(4)实热者,选用牛黄解毒片(丸)。

(5)气滞者,选逍遥丸、加味逍遥丸、疏肝丸。

二、康复

经过治疗大便已有一定规律时可行康复疗法。在初愈阶段,根据辨证将汤药改作蜜丸制剂继续服用,气虚便秘者,可用黑芝麻(炒研)1～2汤匙,鸡蛋1个,调匀后用沸开水冲成蛋花糊,再加适量白糖调食。或食黄芪粥,黄芪50g捣烂,粳米50g,共煮成稀粥。

【医论提要】

《内经》称便秘为"后不利"、"大便难"。汉代张仲景在《伤寒论》中称便秘为"大便硬"、"不更衣"、"阳结"、"阴结"、"闭"、"脾约"。宋代朱肱在《类证活人书》中提出"大便秘"的概念。直至清代沈金鳌《杂病源流犀烛》中才比较明确地提出"便秘"的名称。

关于本病的病因病机,历代医家论述颇多。①《素问·举痛论》谓:"热气留于小肠,肠中痛,瘅热焦渴,则坚干不得出,故痛而闭不通矣",认为便秘与热邪内郁有关。张仲景认为本病与寒、热、气滞有关,这在《伤寒论》、《金匮要略》的某些条文中可以得出。隋代巢元方在《诸病源候论·大便病诸候》云:"大便难者,由五脏不调,阴阳偏有虚实,谓三焦不和则冷热并结故也",又云:"大便不通者,由三焦五脏不和,冷热之气不调,热气偏入肠胃,津液竭燥,故令糟粕否结,壅塞不通也",指出了引起本病的多种原因。宋代《类证活人书·卷四》说:"问:手足冷而大便秘,小便赤,或大便黑色,脉沉而滑。曰:此名阳证似阴也",又云:"阳盛则促,阴盛则结",认为热和寒均可引起便秘。《丹溪心法·燥结》认为便秘是由于血少,如说:"燥结血少不能润泽,理宜养阴",并指出"肠胃受风,涸燥秘涩,此证以风气蓄而得之"。明代戴思恭《证治要诀·大小肠门·大便秘》对"冷秘"病因病机论述得甚为恰当,如谓:"冷秘由冷气横于肠胃,凝阴固结,津液不通,胃道秘塞,其人肠内气攻,喜热恶寒"。李梴《医学入门·大便燥结》提出"虫积"、"七情气闭"、"痰滞不通"、"药石毒"、"脏寒"、"血液枯"等皆可致便秘,更充实了便秘的病因学说。②从脏腑病机的角度来说,便秘之病机主要在于肺、脾、肾。《内经》中就认为便秘与脾受寒湿侵袭有关,如《素问·厥论》云"太阴之厥,则腹胀后不利",《素问·至真要大论》云:"太阴司天,湿淫所胜,……大便难,"《内经》还认为大便异常(包含便秘)与肾关系密切,如《素问·金匮真言论》说:"北方色黑,入通于肾,开窍于二阴",《素问·玉机真脏论》认为二便不通,为肾受邪盛,故将"前后不通"列为"五实死证"之一。金代李东垣发展了《内经》理论,强调肾阴亏损在本病发病中的作用,《兰室秘藏·大便结燥》云:"金匮真言论云北方黑色,入通于肾,开窍于二阴,藏精于肾;又云肾主大便,大便难者,取足少阴。夫肾主五液,津液润则大便如常,若饥饱失节,劳役过度,损伤胃气及食辛热味厚之物而助火邪,伏于血中,耗散真阴,津液亏少,故大便结燥"。清代沈金鳌《杂病源流犀烛·大便秘结源流》同样强调“大便秘结，肾病也。”明代《医学正传·秘结论》中虞抟认为本病不但与肾有关，而且与脾胃亦有关，如云：“肾主五液，故肾实则津液足而大便滋润，肾虚则津液竭而大便燥结。原其所由，皆房劳过度，饮食失节，或恣食酒浆，过食辛热，饮食之火起于脾胃，淫欲之火起于命门，以致火盛水亏，津液不生，故传导失常，渐成结燥之证”，其中“传导失常”一语，更阐明了本病的病机。清代《石室秘录·大便闭结》说：“大便闭结者，人以为大肠燥甚，谁知是肺气燥乎？肺燥则清肃之气不能下行于大肠”，指出便秘与肺的关系，难能可贵。

证治分类方面，张仲景将本病分为阳结和阴结两大类，《伤寒论·辨脉法》曰：“其脉浮而数，能食，不大便者，此为实，名曰阳结也。其脉沉而迟，不能食，身体重，大便反硬，名曰阴结也”。宋代严用和《济生方》将本证分成五类，称为“五秘”，并以虚实为纲：“夫五秘者，风秘、气秘、湿秘、冷秘、热秘”。金元时期张元素明确提出本病分为虚实两类，如《医学启源·中卷·六气方治》说：“凡治脏腑之秘，不可一例治疗，有虚秘，有实秘，有胃实而秘者，能饮食，小便赤。胃虚而秘者，不能饮食，小便清利”，这种虚实分类法，经后世不断充实与发展，至今仍是临床概括便秘的纲领。明代张介宾在《景岳全书·杂证谟·秘结》中提出五秘分法太繁琐，可简分成“阴结”、“阳结”，说：“有火者便是阳结，无火者便是阴结”。清代程国彭在《医学心悟·大便不通》将便秘分为实闭、虚闭、热闭、冷闭。

治法方面，①内治法：《兰室秘藏·大便结燥》曰：“治法云肾恶燥，急食辛以润之，结者散之”。《景岳全书·杂证谟·秘结》提出治法：“盖阳结者邪有余，直攻直泻者也；阴结者，正不足，宜补宜滋者也”。《医学入门·大便燥结》云：“燥属少阴津液不足，辛以润之，结属太阴有燥粪，苦以泻之”。《证治汇补·下窍门·秘结》对本病治则论述得简单扼要，云：“如少阴不得大便以辛润之，太阳不得大便以苦泄之，阳结者清之，阴结者温之，气滞者疏导之，津少者滋润之，大抵以养血清热为先，急攻通下为次”。②外治法：张仲景在《伤寒论》中创立蜜煎导、猪胆汁导等外用药塞肛通便法。唐代《外台秘要》卷第二十七也记载了肛门塞药，如近效疗大便不通方“用猪胆和少蜜，于铛中熟令熟稠。丸如枣大，内下部中，即差”。朱丹溪对本病治以肛门塞药的适应证及给药方法，较晋唐时期更为具体，《丹溪心法·结燥》说：“凡诸秘，服药大通，或兼他证，又或老弱虚不可用药者，用蜜熬入皂角末少许作锭导之。冷秘生姜汁亦佳”。《医学正传·秘结》在“医案”中载有用竹筒套入肛门，以香油吹入肛门内，治愈一例“因出痘（天花）大便不通”，百药无效，不大便达二十五日的患儿，这例验案说明虞氏在撷取前人肛门用药的基础上发展到简便的灌肠疗法。

治疗方药方面，张仲景在《金匮要略·五脏风寒积聚》中立麻子仁丸方（后世称脾约麻子仁丸方）治脾约，在《金匮要略·腹满寒疝宿食病》立厚朴三物汤治气滞引起的便秘。《太平惠民和剂局方·卷之六·治泻痢附秘涩》中，提出半硫丸“除积冷，暖元脏，温脾胃，进饮食。治心腹一切痃癖冷气，及年高风秘、冷秘或泄泻等，并皆治之”，临床实践证明，半硫丸确为治疗冷秘的有效方。《证治要诀·大便秘》中治疗风秘用小续命汤，气秘用苏子降气汤，热秘用四顺清凉饮。《医学入门·大便燥结》提出：“七情气闭，后重窘迫者，三和散，六磨汤”，还提出：“痰滞不通者，二陈汤加枳壳、槟榔”，这些治法均较可取。《杂病源流犀烛·大便秘结源流》载有偏治胃实的七宣丸（大黄、木香、槟榔、诃子皮、桃仁、蜜丸），偏治气滞的橘杏丸（橘皮、杏仁等分，蜜丸）。

治疗禁忌方面，《兰室秘藏·大便结燥》曰：“大抵治病必究其源，不可一概用巴豆、牵牛之类下之，损其津液，燥结愈甚”。《丹溪心法·燥结》在治疗上也提出不可妄用攻下，“如妄以峻利药逐之，则津液走，气血耗，虽暂通而即秘矣”。清代张璐《张氏医通·大便不通》说：“古方治老人燥结，多用苁蓉，不知胃气虚者，下口即作呕吐。肥人胃中多有痰湿，尤非所宜，惟命门火衰，开阖失职者，方可合剂”，此论说明年高便秘不可一概从肾虚而治。

【医案选粹】

案一

任贵祯，病夹虚伤寒，中焦寒湿最盛，病时外症发热恶寒，内症恶心泄泻。因寒盛于中，迫阳飞走，上则口渴舌干，下则尿黄孔热，药用理中回阳，病愈后，大便秘结胀急，欲解而不能。察其饮食强健，神气亦壮，颜色光彩，脉平和有神，而大便闭结者何也？因思口舌与胃脘切近，热药入胃，阳气即返，而渴止舌润，若广肠与胃甚远，胃脘虽得温药，难返走下之阳，是被迫走下之阳郁久而成热矣。故今闭结胀急而不能解，但此时气已壮，神已健，凉药可以无碍，宜用十补一清之法，乃与当归、枳壳、淮膝、大黄（酒炒）、火麻仁每味三钱，浓煎，辰时服药，申时便通，腹畅神爽而全安。

（鲁兆麟，杨思澍，王新佩等主编．二续名医类案·瞻山医案．沈阳：辽宁科学技术出版社，1996：1400）

案二

一儒官仲秋末，患便闭证。初因小便时闭，服五苓散、八正散、益元散，俱不效。一医诊得二尺俱无脉，作下元阴虚水涸，用八味丸治之，日一服。服三日，大便亦闭，口渴咽干，烦满不睡，用脾约丸、润肠丸，小便一日数十次，惟点滴而已，大便连闭十日，腹满难禁。众义急用三一承气汤下之，服后微利，随闭。又加小腹绕脐满痛，复用舟车丸、遇仙丹，每空心一服，日利三、五次，里急后重，粪皆赤白，如此半月，日夜呻吟，惟饮清米饮，及茶盂许。九月终，请予诊治。诊得两寸沉伏有力，两关洪缓无力，两尺不见。予曰：“关尺无尽，病在膈上，此思虑劳神，气秘病也。”以越鞠汤投之，香附醋炒一钱，苏梗六分，连翘六分，苍术八分，神曲一钱，甘草三分，桔梗四分，黄芩八分，枳壳五分，山栀六分，抚芎六分，水煎服。服一盂，嗳气连出，再一盂大小便若倾，所下皆沉积之物，浑身稠汗。因进姜汤一盂，就榻熟睡，睡觉觅粥，进二盏。次早复诊，六脉无恙，调理气血，数日痊愈。

（鲁兆麟，杨思澍，王新佩等主编．二续名医类案·陈修园医案．沈阳：辽宁科学技术出版社，1996：1401）

案三

曩议和中通腑，大便解后，痞闷渐舒，谷食稍进，时候寒暄不常，质虚最宜加感，以致寒热愈而复作。日来寒象虽除，热犹未净，脉虚近急，是属节外生枝，尚非本证变幻，特元亏未复，腠理空疏，起居最宜谨慎。若谓此番寒热不关外感，全属内伤，则是阴阳两虚，奇经为病，不应急骤至此，且内伤之寒热，当在日晡，日日如是，不能偶然，其状洒淅，亦不若此之重。据理推详，似当不类。现在大便又复旬余未解，腹中虽无所苦，总觉欠舒，呆补惟恐不受。所以然者，病由湿凝气滞而起，医药庞杂，胃腑欠和，输化失职故耳。淡养胃气，甘益脾阴，参以润肠，不至蹭蹬再生，自可渐跻蔗境。

复诊便虽半月未圊，腹无所苦，下不嫌迟，毋庸亟亟。日前感复，寒热作后，至今申刻仍有微潮。热时口渴，交戌汗出始退，固属余波未清，但热久津液必伤。商进养阴，阴血下润则便通，非徒退热已也。

感证反复，热盛阴伤，肠枯便结，叠进养阴濡液，热退餐加，脉急已平，神采渐转。据述昨午便圊，燥粪依然，努挣艰难，足见病魔经久。元气受亏，津液未充，便通犹防复闭。按救阳气当用建中,救阴液须投复脉。宗千金方法,佐以人乳、团鱼、燕窝,血肉有情。且俟液复虚回,胃强脾健,再议善后之图。

(鲁兆麟,杨思澍,王新佩等主编. 二续名医类案·杏轩医案. 沈阳:辽宁科学技术出版社,1996:1401)

【现代研究】

便秘为临床常见病,主要包括西医学中的老年性便秘等,现将近年来研究现状介绍如下。

一、病因病机研究

李华等[1]认为便秘多属"阴结",本虚标实,虚实夹杂;气血阴阳亏虚,肠道传导无力或肠燥失润而致秘为其病机。并提出"五脏皆令人秘"的观点,重视肺、脾、肾三脏之调理,兼顾疏利三焦、通腑化瘀等方面。

二、证候学与辨证规律研究

谭清武[2]对196例从2003年1月至2004年9月患老年性便秘的住院病人进行回顾性分析,发现其证候表现以虚为主,证候分型由多至少分别为:脾虚气弱型81例,占41.4%;脾肾阳虚型43例,占21.9%;阴虚肠燥型37例,占18.9%;肠道气滞型23例,占11.7%;肠道实热型12例,占6.1%。

三、治则治法研究

施铁[3]从中西医结合的角度,认为老年性便秘当注重从瘀论治,如以补阳还五汤加减治疗老年低张力性便秘。认为其主要责之于脾肺气虚,大肠传导无力,气虚则血易滞,故老年人多有瘀血为患。气虚血滞又互为因果,以致恶性循环。因此在治疗上,益气的同时,要注重活血。

四、辨证用药研究

张瑞明等[4]对轻舒颗粒治疗便秘(肾虚精亏证)的疗效与安全性进行评价,采用随机、阳性药对照设计,将60例便秘患者随机分为治疗组($n=30$)和对照组($n=30$),分别接受轻舒颗粒及麻仁丸治疗,观察治疗前后症状积分及舌脉变化。结果:治疗组30例,总显效率63.34%,总有效率96.67%;对照组(麻仁丸)总显效率46.67%,总有效率86.67%。2组比较无统计学意义($P>0.05$),但轻舒颗粒对改善患者症状,尤其对改善患者腰膝酸软症状明显优于麻子仁丸。结论:轻舒颗粒治疗便秘(肾虚精亏证)疗效确切,未发现明显不良反应。

张智龙等[5]对观察组采用电针支沟穴方法,对照组则电针相近位置的非穴点,以患者的临床症状积分、结肠传输试验及各项安全性指标进行评定,观察治疗4周,治疗结束1个月、3个月后进行随访。结果:电针支沟穴能明显改善便秘患者的临床症状和结肠传输时间,降低开塞露和泻剂的使用率,总有效率为94.4%,优于对照组的61.3%,两组相比$P<0.0001$。结论:支沟穴具有良好的调气通腑作用,电针支沟穴是治疗便秘行之有效的方法,且安全可靠、无副作用。

参考文献

[1] 李华,郭峰,曾斌芳. 浅谈虚证便秘的辨证治疗及致秘机理[J]. 新疆中医药,2007,25(1):12-14.

[2] 谭清武. 老年便秘196例证候分析[J]. 中医研究,2006,19(1):25-26.

[3] 施铁．补阳还五汤加味治疗老年低张力性便秘40例[J]．湖南中医杂志，2005，21(1)：32.

[4] 张瑞明，王蕾，常静，等．轻舒颗粒治疗便秘（肾虚精亏证）的随机、阳性药平行对照临床试验[J]．华西医学，2003，18(4)：492-493.

[5] 张智龙，吉学群，赵淑华，等．电针支沟穴治疗便秘之气秘多中心随机对照研究[J]．中国针灸，2007，27(7)：475-478.

第四章

肝胆病证

肝胆病证是因七情失调、饮食不节、感受外邪或劳倦内伤所致的以肝胆疏泄失常、气血津液失调、阴阳失和为病理特征的一类病证。肝胆病证涉及了黄疸、胁痛、臌胀、胆胀、头痛、痉病、颤病以及肝癌。

肝为将军之官，谋虑出焉，胆为中正之官，决断出焉。肝胆相表里，经脉相互络属，同具木火之气。临床上肝与胆的病证常相互并见，故合称肝胆病证。

就生理特性而言，肝为刚脏，性喜升动，喜条达而恶抑遏，肝体阴用阳。而肝的生理功能则为主藏血和主疏泄。肝主藏血包含三方面作用：一是可以阴柔之质，使肝之升动之性冲和条达而不亢逆为害；二是调节体内血量的分布与分配，保证机体在不同生理状态下，机体各部分对血液需求的相应满足；三是藏血宁血，防止出血。肝主疏泄有以下几方面内涵。一是调畅气机。脏腑经络器官的功能活动，有赖于气机出入的有序，肝之疏泄功能正常。若肝失疏泄，气机失调，可导致肝气郁结；肝之疏泄太过，则肝气上逆或横逆，凌犯他脏。二是促进津血输布，气行则津血得行。气郁则血行不畅，津液停著为痰、为瘀。三是促进脾胃运化之职。肝之疏泄条达，有助于胆汁的分泌排泄，从而促进脾胃对水谷的消化吸收，肝之疏泄条达气机调畅，脾胃升降和合，水谷精微受纳运化敷布正常。若疏泄不及，则胆汁排泄不畅，而致胆胀、黄疸诸证。四是疏调情志。肝之疏泄与情志两者是相互作用，互为因果的关系。肝疏泄失调，气机不畅可致气郁，情志不畅，反之亦然。胆附于肝，与肝相连。胆有储存和排泄胆汁的生理功能，胆并主决断。《校正图注脉决·脏腑各司图》指出“胆者，肝之府。肝藏血，胆之精气，藉肝之余气，溢于胆，积聚而成。”可见，胆汁化生与排泄是由肝之疏泄功能调控。

肝胆病证的基本病机是气机郁滞，气血水津运行敷布失调，或留著成痰、成瘀，或阴阳失衡，气逆阳亢，甚而肝风内动致脏腑功能失调，脏腑器官及筋脉、五官失养。因此，本系统病证可分为两大类：一是以气郁、湿郁、血瘀，甚至气血水瘀积成鼓，或气血水瘀久化毒，或气血湿毒内结蕴积成癌，以不通、郁滞为特点的病证。二是以外感内伤致阴血亏虚或不能濡养肢体筋脉之血虚生风，或不能制约阳气致阳亢化风的风证，如眩晕、颤病、痉病之类。“臌”、“风”证至今仍属内科四大难证之列。

肝胆病证的治疗以疏通气机、调和脏腑气血阴阳为原则。疏理肝气在用药时应考虑配伍柔肝护阴之品，以防疏泄太过。肝胆疏泄失职以疏肝利胆、理气通降为法。此外，肝脏病变常涉及脾胃。仲景曾言“见肝之病，知肝传脾，当先实脾”。临床上肝与脾在生理上可谓“土疏木荣”，“木疏土健”，在病理上可见“木郁克土”、“土壅木郁”及“土虚木贼”。肝藏血，脾统血，肝司疏泄，脾主运化，直接影响气血运行之畅达及气血之生化。肝脾不和，血行不畅，瘀阻脉络，常可见舌质瘀斑，齿鼻衄血，肌肤甲错，颈臂赤缕等。因此病证虽有肝着、胁痛、黄疸、臌胀之分，然治则均以调和肝脾为要。

肝与肾是木与水的关系。肝肾同居下焦，肝藏血，肾藏精，精血同源可以互生，“乙癸同源，肝肾同治”。故对于肝阴血虚者，多以“滋肾养肝”、“滋水涵木”为治则。水充则木荣，水亏则木槁。肾水充足则肝木繁荣，肝之体阴用阳的功能得以正常，晕颤诸风证难起。

肝胆病证的预防宜从避免饮食不节、不洁，注意调畅情志，预防感受外邪入手。及病宜重视合理调护。避免过劳及精神刺激，戒酒，注意营养、合理饮食，适度体育锻炼，有助于病情的稳定和康复。

第一节　黄　　疸

【定义】

黄疸是因时气疫毒、湿热、寒湿等外邪侵袭，或饮食失节，嗜酒无度，误食毒物，或劳倦内伤，以致疫毒滞留，寒湿阻遏，湿热交蒸，气滞血瘀及肝胆脾胃功能失调，胆失疏泄而胆汁泛溢，出现以面、目、身肤发黄，小便黄赤为主要特征的病证。

【范围】

本病证存在于多种外感疾病和内伤疾病中，与西医学的黄疸含义相同。西医学中病毒性肝炎、中毒性肝损伤、肝硬化、胆石症、胆囊炎、先天性胆红素代谢功能缺陷、溶血性黄疸、钩端螺旋体病等，具有黄疸体征者，可按本节辨证论治。其他如败血症、胰腺炎及妊娠引起的黄疸，亦可参照本节辨治。肝癌、胆囊癌、胰头癌、乏特氏壶腹周围癌等引起的黄疸，亦可参考本节辨证论治。

【病因病机】

一、病因

1. 原发病因　湿热或寒湿、时气疫毒等外邪侵袭，是引发外感黄疸的原发病因；劳倦过度、酒食不节、情志抑郁等所致的脏腑虚损，是内伤黄疸的原始病因。

2. 继发病因　砂石、虫体等阻滞胆道，积聚日久不消或瘀血阻滞胆道，是胆汁外溢产生黄疸的继发病因。

3. 诱发因素　感受外邪、饮食失节、骤受惊恐、情志不遂、劳倦内伤等均可诱发或加重黄疸。

二、病机

1. 发病　黄疸由感受湿热疫毒所致者，病势暴急，病情最凶险，传染性强；而由感受湿热外邪及砂石、虫体阻滞胆道所致者，起病多亦较急；由内伤诸因所致者病势较缓。

2. 病位　主要病位在肝胆，与脾、胃、心、肾有关。

3. 病性　外感或急性发作的黄疸，病性以湿热、疫毒等邪实为主。而内伤或慢性发作的黄疸病性以虚实夹杂、本虚标实为多；本虚以脾胃、肝肾、脾肾不足为主，标实以湿热或寒湿、瘀血为特征，或为阳黄，或为阴黄。

4. 病势　本病一般初始为湿热蕴结脾胃，熏蒸阻滞肝胆。湿热耗伤肝肾之阴，或过用寒凉，湿热寒化，耗伤脾阳，甚或伤及肾之阳气，而同时湿毒滞留，气血运行受阻，则可出现由实转虚或虚实夹杂，以及由中焦病及下焦之势。湿热化毒或感受疫疠之毒邪，热毒炽盛，熏灼肝胆，可进一步耗损心营、肝肾而致上中下三焦俱病之势，出现气血阴阳皆伤之变。

而内有所伤，缓慢起病之黄疸，初为脏腑功能不足而兼寒湿或湿热毒邪为患。若正虚不胜邪，则湿毒滞留，气血运行受阻，气滞血瘀，久之则脏腑阴阳更损，虚实兼夹之势出现。

5. 病机转化 外感湿热、饮食不节或酗酒过度，酿生湿热，蕴结于脾胃，熏蒸肝胆之阳黄，可因热盛伤阴而致阴虚湿阻，也可因苦寒药过用伤阳或素体阳虚致湿邪寒化，寒湿困脾，转为阴黄。脾胃肝胆湿热之阳黄，还可因湿热阻滞气机致血行不畅而出现肝胆血瘀；湿热互结化毒，充斥脏腑，可转化为热毒炽盛；热毒不解，深入心营，内陷心包，转化为热毒内陷证；热毒伤正日久可致肝肾阴阳衰竭。感受寒湿或阳黄转阴之寒湿困脾阴黄证，可因阳气受遏，进一步致脾肾阳虚，也可因气血运行受阻，而致瘀滞两胁，肝血瘀阻。

黄疸病因病机见图 4-1。

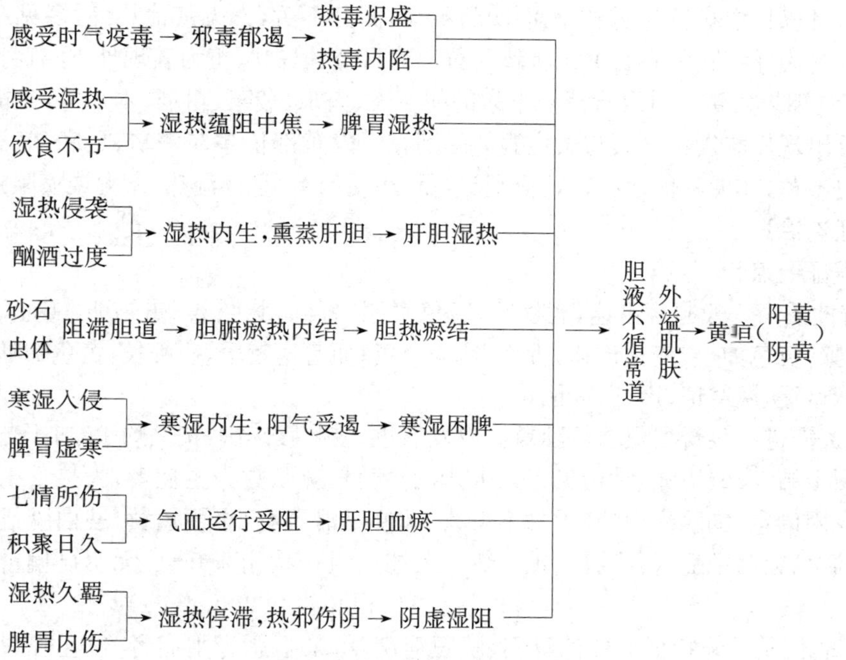

图 4-1 黄疸病因病机示意图

【诊断与鉴别诊断】

一、诊断依据

按照 1995 年国家中医药管理局发布的中华人民共和国中医药行业标准《中医病证诊断疗效标准》。

1. 目黄、肤黄、尿黄，以目黄为主。

2. 初起有恶寒发热，纳呆厌油，恶心呕吐，神疲乏力，或大便颜色变淡。黄疸严重者皮肤瘙痒。

3. 有饮食不节，肝炎接触或应用化学制品药物等病史。

4. 肝脏、脾脏或胆囊肿大，伴有压痛或触痛。

5. 血清胆红素（直接或间接），尿三胆试验，血清谷丙转氨酶，谷草转氨酶，γ-谷酰转肽酶，碱性磷酸酶以及 B 超、胆囊造影、X 线胃肠造影等有助于病因诊断。

6. 必要时作甲胎蛋白测定，胰、胆管造影，CT 等检查，以排除肝、胆、胰等恶性病变。

二、鉴别诊断

1. 黄胖病 黄胖病是由虫积匿伏肠中耗伤气血所致。症见面部淡黄虚浮，肌肤色黄带白而眼白如故，小便不黄，兼见头晕心悸、气短乏力等气血亏虚证候及腹痛间作、嗜异见症。黄疸常目黄、身黄、尿黄俱见。

2. 萎黄病　萎黄又称虚黄，多为脾胃虚弱所致。由大失血、大病及疟疾等病致气血亏耗而成。与黄疸的区别在于其两目不黄，面及肌肤萎黄少泽，小便通利不黄，必有头晕心悸，气短乏力。而黄疸两目、面及肌肤、小便俱黄。

3. 湿病　湿邪郁蒸可引致身黄、面黄，但眼白不黄。黄疸则身、目、小便俱黄。《医学纲目·黄疸》指出："色如烟熏黄，乃湿病也，一身尽痛。色如橘子黄乃黄病也，一身不痛。"《医学入门·黄疸》作进一步鉴别："又湿病与黄病相似，但湿病在表，黄病在里。"

4. 风气目黄　风气目黄是由风气自阳明入胃上至目眦，风气不得外泄所致。其特点为只见目黄，且以目内眦较为明显，表面凹凸不平，面身不黄，亦无其他见症，多见于肥胖之人及老年人，是为球结膜下脂肪沉积所致。黄疸除目黄、以白睛黄为表现外，亦有身黄、尿黄。

5. 多食瓜果发黄　过食含胡萝卜素的胡萝卜、南瓜、菠菜、柑橘、木瓜等，致胡萝卜素潴留沉着，可出现皮肤发黄。其与黄疸病的区别在于发黄部位多在手掌、足底、前额及鼻等处皮肤，眼白不黄，亦无其他症状。黄疸则身、目、小便俱黄，且伴湿热、寒湿或瘀阻症状。

【辨证论治】

一、辨证要点

1. 辨性质　一般起病迅速，病程短，黄色鲜明，舌红，脉弦数，属热证、实证，为阳黄，其中起病急骤，黄色如金，变化迅速，舌绛者，为急黄；而起病较缓，病程长，黄色晦黯或熏黑，舌淡或黯，脉迟缓，属寒证、虚证，为阴黄。

对阳黄需进一步辨湿热孰轻孰重。以发热重，或胸腹热满，按之灼手，口干苦思饮，烦渴不宁，大便干结，小便短赤，舌边尖红紫少津，苔黄腻，脉弦数为主症者，为热重于湿；而以身热不扬，身困倦怠，胸膈痞满，口干黏不思饮，大便黏滞不爽，小便短黄，苔白腻或白滑而厚，脉弦滑或濡稍数为主症者，则属湿重于热。上述两组症状相兼并见，无明显偏重者，为湿热并重。

2. 辨病位及证候特征　黄色鲜明，脘腹痞满，纳呆呕恶为主症者，位在脾胃，证属脾胃湿热；黄色鲜明，胁肋胀痛，口苦呕恶为主症者，位在肝胆，属肝胆湿热证；黄色鲜明，胁肋剧痛，痛彻肩背，呕恶严重甚则呕逆胆汁者，位在胆并及于肝，证属胆热瘀结；以黄色如金，高热烦躁，呕吐频作，甚或神昏、抽搐为特征者，位在肝胆，证属热毒炽盛，熏灼肝胆；而身黄如金，入夜身热甚，神昏谵语，皮下斑疹、紫癜或衄血、吐血、便血者，则位在心肝及胆，证属热毒内陷心营；黄色晦黯，肢冷畏寒，腹胀纳少，便溏为主症者，位在脾及肝胆，证属寒湿困脾；若见黄色晦黯，头晕腰酸，脘痞腹胀，肢体困重，五心烦热，舌红苔白腻等症，则位在肝、胆、脾、肾，证属阴虚湿阻；而以黄色黯滞，胁下痞块，舌质淡黯、瘀紫者，则位在肝胆，属血瘀证。

3. 辨病势轻重　常综合黄疸色泽变化、患者精神状态及全身情况判定。一般认为，黄疸逐渐加深、患者精神萎靡，全身极度疲乏，厌食严重，提示病势加重；黄疸逐渐变浅，患者神清气爽，纳食增加，病情趋向好转，为顺证病轻；黄疸色晦无泽，患者烦躁不宁或神昏嗜睡，纳差呕吐，甚或吐血、衄血，则为逆证，病重。

二、治疗原则

黄疸的治疗，首先应据发病情况，分辨外感、内伤，正邪之轻重缓急，而采取或急则治标、或缓则治本、或标本兼顾的原则。

外感黄疸，属于湿热的，治以清热化湿，同时通利腑气，以使湿热下泄；属于寒湿的应以温中健脾，淡渗利湿，以求湿去黄退。急黄热毒炽盛，当以清热解毒、凉营开窍为法。内伤黄疸的治疗，则应以调整肝胆脾胃的功能为主，可分别予以健脾和胃、疏肝利胆、补益脾肾、滋养肝肾、活血化瘀等治法。

黄疸的发生，主要因湿邪入于血分瘀阻血脉，胆汁外溢所致，治疗当据黄疸之湿、热、寒之轻重，分别在清利、温化的同时，配伍活血化瘀之品。若湿痰交结，瘀于血脉，则以祛湿、活血化痰为法。

祛邪退黄与调整脏腑功能在临床上常常结合应用。具体用法应根据病邪盛衰、正气强弱、疾病新久及证候转化等情况决定，或单独使用，或分先后主次，或相互组合。

三、分证论治

1. 脾胃湿热证

症舌脉：身目俱黄，色较鲜明，脘腹痞满，纳呆呕恶，四肢困重，尿黄赤。热重于湿者，兼见发热，口苦口渴，大便秘结，舌红，苔黄腻或黄燥，脉弦数或滑数；湿重于热者，兼见口干黏腻，渴不欲饮，大便溏滞，或有发热不扬，苔白腻或黄白相兼而腻，脉濡稍数或弦滑。

病机分析：外感湿热或饮食失节，酗酒过度，酿成湿热，蕴结于脾胃，熏蒸肝胆，致肝失疏泄，胆汁外溢而发黄，其色鲜明；湿热蕴阻中焦，脾胃运化升降失常致脘腹痞满，纳呆呕恶，四肢困重；热邪内盛或热结胃腑而致津伤口渴，便秘；湿热下注膀胱，气化失利而致小便短赤；湿甚于内，热为湿遏，不能外透，故身热不扬；湿热夹滞，阻于肠道则大便黏滞不爽；舌红，苔黄腻或黄燥，脉弦滑数，为湿热内蕴、热重于湿之征，苔白腻或白滑而厚，脉濡稍数或脉弦滑则为湿重于热之象。

治法：清利湿热。热重于湿者，佐以泄下，使湿热之邪从二便而去；湿重于热者，配以化气淡渗之剂，使湿从小便去。

方药运用：

(1)常用方：

①热重于湿者，选用茵陈蒿汤加减。药用茵陈蒿、栀子、生大黄、蒲公英、赤芍、郁金、萹蓄、茯苓、生甘草。

湿热黄疸，为湿与热蕴结于里，不得透发于外，不得走泄于下所致。茵陈蒿汤为《伤寒论》中治疗湿热黄疸之专方。方中茵陈蒿性苦微寒，苦泄下降，功善清湿热而退黄，故重用以为君药；栀子苦寒，清三焦湿热、泻肝胆之火，使湿热从小便而出，用为臣药；佐以生大黄，既可清化湿热，又泻热逐瘀，使湿热从大便而去，以萹蓄、蒲公英、茯苓加强清热利湿解毒之功，赤芍、郁金凉血散瘀，利胆退黄；生甘草清热解毒并调和诸药以为使。方中茵陈虽苦寒但具生发之气，能逐内蕴之湿热外出，与栀子、生大黄同用可谓降中有升，泄中有宣透之意。郁金、赤芍更可疏利肝胆，清散瘀热。诸药合用，使湿热之邪在疏解、宣透之机中胶结之势减弱，有助于清利分消，使黄疸诸症悉退。

②湿重于热者，选用茵陈四苓汤合连朴饮加减。药用茵陈、猪苓、厚朴、茯苓、苍术、黄连、石菖蒲、清半夏、白豆蔻、赤芍。

湿热黄疸，湿重于热者，着重利湿，兼清其热，为治疗要点。选茵陈四苓汤合连朴饮加减，重在利湿化湿兼和中清热。方中仍以治黄疸专药茵陈为君，以清热化湿，解毒退黄；以猪苓、厚朴为臣，淡渗利湿，行气化湿；佐以半夏、黄连、白豆蔻、石菖蒲辛开苦降、燥湿和胃及芳香化浊、醒脾和胃，茯苓、苍术健脾化湿燥湿，诸药合用均可助脾运化湿浊，以防湿邪再予困伤中土。赤芍凉血行血散邪祛瘀滞，与黄连均为寒凉之品，并可佐制辛温药之燥性。方中辛苦寒、辛苦温、甘平之剂并用，清利湿热之时更侧重行气燥湿，芳香化湿。健脾化湿与淡渗利湿合用更可杜绝生湿之源，可谓宣化燥利同用，标本共治之良方。

(2)加减:热重于湿见发热口渴重者,加知母、黄芩、生石膏、芦根;呕逆重者,加竹茹;脘腹胀满者,加枳实。湿重于热见发热不扬者,加黄芩、竹叶;呕逆重者,加藿香、生姜汁;口黏胸闷者,加佩兰、杏仁、陈皮;大便溏滞黏臭者,加制大黄、木香;热重兼表证者,甘露消毒丹加减;湿重兼表证者,三仁汤加减;黄疸消退缓者,可重用赤芍,或据症加化痰药如杏仁、陈皮、青黛、白矾之品。

(3)临证参考:清除湿热宜彻底,但又不可过度而致损伤脾阳,湿热基本清除则以健脾为主,佐以化湿疏利;湿热全清,则以健脾和胃、疏肝补肾巩固疗效。本证用茵陈为清化湿热之药,用量一般30～60g,后下,以保存药效;大黄用法,便秘宜生用、后下,大便溏滞不畅宜制用,用量10～20g,视病情增减,以腑通热泄为度,切忌长期泻下,以免损伤脾胃;赤芍活血退黄之功较著,无论湿重于热或热重于湿,均宜应用,一般用量15～30g,黄疸深重可用至60g。本证向愈期常经历脾虚湿滞、肝脾不和、肝脾两虚等阶段,可用香砂六君子汤、逍遥散、四物汤加减,而忌用苦寒清热药物。

2. 肝胆湿热证

症舌脉:身目俱黄,色泽鲜明,右胁胀痛,纳呆呕恶,口苦,肢倦乏力,尿黄短赤。热重于湿者,兼身热烦躁,口渴欲饮,大便干燥,舌红,苔黄腻或黄糙,脉弦滑数;湿重于热者,兼发热不扬,肢倦困重,口黏口腻,大便溏滞,舌红,苔黄白腻滑,脉弦滑或弦滑略数。

病机分析:湿热外邪侵袭,或酗酒过度,湿热内生,熏蒸肝胆,使肝失敷和之性,胆液泛溢而现色泽鲜明之黄疸;湿热阻滞肝胆,气血运行不畅而致胁肋胀痛;湿热阻于中焦,脾胃运化失常,升降不利,发为纳呆呕恶,口苦腹胀;湿热阻碍下焦,膀胱气化不利而致尿黄、尿赤。热重于湿者,可伤津化燥致腑实不通,或热甚动血,迫血妄行而致发热烦躁,口渴欲饮,大便秘结,苔黄燥或黄腻少津,脉弦滑数;湿重于热者,易困脾碍运,困遏阳气,引起发热不扬、口中黏腻、大便溏滞等症。

治法:清肝利胆。热重于湿者,佐以清热解毒,凉血化瘀之品;湿重于热者,佐以芳香化浊,利胆解毒之剂。

方药运用:

(1)常用方:

①热重于湿者,选用龙胆泻肝汤合五味消毒饮加减。药用龙胆草、黄芩、栀子、茵陈、车前子、生大黄、金银花、野菊花、北柴胡、赤芍药、生地黄、甘草。

本方以龙胆草大苦大寒之品为君药,大泻肝胆实火;以黄芩、山栀、茵陈清利三焦湿热为臣;佐以大黄、车前子引邪热下行,金银花、野菊花增强清热解毒之功,北柴胡、生地、赤芍疏肝养血并可凉血清瘀热;甘草缓和中气,调和诸药,防苦寒之性伤胃耗气,为使药。诸药合用,共奏清泻肝胆实火、湿热之功。利胆退黄之余,又可防血热妄行及阴血耗伤。

②湿重于热者,可用甘露消毒丹加减。药用藿香、白豆蔻、清半夏、石菖蒲、薏苡仁、茵陈、木通、黄芩、连翘、赤芍、郁金。

本方以石菖蒲、藿香、白豆蔻、薏苡仁、清半夏芳香化浊,开泄气机,燥湿畅中,健脾利湿,同时配合茵陈、黄芩、连翘、木通清热利湿退黄,清理上中下三焦湿热同时可清热解毒,赤芍、郁金和营开郁,利胆退黄。方中芳香化浊、清热利湿解毒之品相配伍中,均佐以轻清宣透之品,宣上、畅中、导下以治中,浊化湿利,热清毒解。本方为治湿热交阻,弥漫三焦,气机不利,清浊混淆,且湿热并重或湿重于热证之良方。

(2)加减:黄疸较重者,加虎杖、秦艽、金钱草;热重于湿见高热烦躁者,加生石膏、知母、芦根、青蒿等；湿重于热见脘痞纳呆者，加厚朴、苍术、砂仁；湿重呕逆者，加草豆蔻、佩兰；若为痰湿蒙蔽心包；症见神识昏蒙，时或谵语，苔腻滑者，宜改用菖蒲郁金汤加赤芍、茵陈、苏合香丸；若热入心包见狂躁不安，神识昏糊者，可加安宫牛黄丸、至宝丹；有出血倾向者，重用生地黄，并加生茜草、紫草、生槐花等。

(3)临证参考：肝胆湿热之热重于湿者，极易导致瘀热互结，腑气不通而耗伤阴液，治疗应在清热通腑、活血化瘀的同时，重视护阴，重用生地，并加入玄参、麦门冬养阴之品；湿重于热者，湿遏阳气易致湿郁而热炽，必用赤芍、郁金活血解郁，以利湿邪清除。肝胆湿热期以清利肝胆为主，湿热基本清除则以健脾和胃佐以清疏为法，恢复期养肝健脾和胃为主，巩固疗效。

3. 胆热瘀结证

症舌脉：目黄、身黄鲜明或呈黄绿色，右胁疼痛剧烈拒按，痛彻肩背，口苦呕逆，脘腹胀满，大便溏结不调色灰白，小便短赤灼热，可兼有高热烦躁或寒热往来，呕逆胆汁，舌红或黯红，苔黄厚腻或黄糙，脉弦滑数。

病机分析：饮食失节或酒食所伤，脏腑失和，胆腑瘀热，或胆腑瘀热不散，久经煎熬结成砂石，均可致胆汁流泌受阻，泛溢发黄；胆热瘀结，损及于肝，气血瘀阻而致右胁胀痛拒按，痛势甚剧，甚则痛彻肩背；胆热瘀阻而致肝胆气逆，出现口苦，呕逆胆汁；脾胃为瘀热所阻，运化升降失常可致脘腹胀满，大便秘结；瘀热内灼阳明或侵袭少阳而致高热烦躁或寒热往来；瘀热流注下焦而致小便短赤灼热；舌红、苔黄厚腻或黄糙、脉弦滑数等均为胆热瘀结之象。

治法：清利肝胆，行瘀通滞。

方药运用：

(1)常用方：大柴胡汤加减。药用北柴胡、黄芩、赤芍、枳实、生大黄、金钱草、茵陈、海金砂、金银花、蒲公英。

方中北柴胡气轻清，微苦微寒，善疏少阳肝胆郁滞，黄芩苦寒味重，主清胸腹蕴热，二药合用为君，可疏肝利胆，清热除郁；赤芍味酸苦寒，凉血活血，散血分瘀滞并清瘀热，枳实、生大黄泻阳明热结以利胆腑壅滞之邪通降，三药共为臣，散瘀清热，通利胆腑；茵陈、金钱草、海金砂清热利湿，排石退黄，金银花、蒲公英清热解毒开郁，共为佐药。诸药合用可谓肝胆同调，气血并治，疏解通下共用，而达肝胆湿热得清，瘀滞得通之效。

(2)加减：大便干结，腹胀甚者，加芒硝、焦槟榔；高热烦躁者，加山栀、生石膏、知母；痛剧可加延胡索、川楝子；黄疸重者，茵陈蒿用90g(后下)，赤芍用30g，并加虎杖、半边莲等；砂石阻塞较重者，金钱草用至60g，并加鸡内金、海浮石等；若胆热瘀结演变成火毒炽盛，症见黄疸深重，高热寒战者，宜合用黄连解毒汤清热解毒，凉血泻火，清利肝胆。

(3)临证参考：本证用药，如清利湿热、活血化瘀、软坚散结之品，剂量宜重。当症情危重，中药难以奏效时，应及时转外科手术，切勿延误治疗。肝胆湿热瘀结消除后，以调和脾胃兼疏肝利胆为法治疗，长期坚持可防止瘀热互结而复发。本证向愈期常有肝气郁结或肝经郁热证，可分别用逍遥散，丹栀逍遥散加减治之。

4. 热毒炽盛证

症舌脉：身目黄色鲜明如金，急起并迅速加深，发热或高热烦躁，呕吐频作，脘腹胀满，大便秘结，小便短少黄赤。或兼精神萎靡，极度乏力，胁肋胀痛拒按，食欲不振或无食欲。舌质红绛，苔黄或黄厚而糙或焦黄起刺，脉弦数或洪数。

病机分析：热毒入侵，毒性猛烈，熏灼肝胆，肝体受伤，肝用失司，胆汁泛溢入血，浸淫肌肤而发为黄疸，且黄疸起病急骤并不断加深加重；热毒炽盛，灼津耗液，燔灼心营则见高热烦躁，口渴，小便短少；热毒结于阳明，腑气不通，胃失和降则大便秘结，腹胀，呕吐频作；热毒猛烈，损伤元气故精神萎靡，极度乏力；火热毒邪若进一步深入营血则可见动血耗血之症，或热毒燔灼肝经出现热盛动风之症；舌、脉亦属热毒炽盛之象。

治法：清热解毒，泄火退黄。

方药运用：

(1)常用方：清瘟败毒饮合茵陈蒿汤加减。药用黄连、黄芩、山栀子、生石膏、知母、生甘草、赤芍药、丹皮、连翘、茵陈、生大黄、生地黄。

清瘟败毒饮原系余师愚所创，综白虎汤、黄连解毒汤、犀角地黄汤三方加减而成，主治一切火热毒邪炽盛，气血两燔之证。本证选用黄连、黄芩、栀子大苦大寒之品，通泻三焦火热毒邪用以为君；选用生石膏辛寒以清热解肌，配知母、生甘草取白虎汤意，清热保津，清气泄热用以为臣；佐用生地、赤芍、丹皮、连翘以清热凉血散瘀解毒，茵陈、大黄清热利湿，泻火通便以退黄，茵陈配栀子又可清利湿热于小便中。

(2)加减：高热不退宜加用水牛角；黄疸深重者，宜加用秦艽、苦参、白花蛇舌草、虎杖；气阴伤重者，可重用生地，并加西洋参、玄参；抽搐者，加用羚羊角、天麻、钩藤、全蝎、地龙；若出现昏迷者，宜鼻饲安宫牛黄丸，静脉滴注清开灵注射液40～60ml，每日2～3次。

(3)临证参考：热毒炽盛属危重证，治疗当同时兼顾以下诸法：清阳明气分及阳明腑热；泻三焦实火热毒；凉血活血养阴。据正气受损性质及程度，大胆及时扶正，防生他变。其中栀子、连翘清热解毒，量可用至30g，大黄用至20g，茵陈、赤芍活血退黄用至60g以上，且每日用2剂，分4次服。恢复期兼阴虚者，宜兼养阴益气，以善其后。

此外，对气营两燔，一身尽黄之热毒炽盛者，清营凉血，泻火解毒同时，尚须注意宣透，以防热毒内陷。有些医家善用千金犀角散加减。其中升麻善解疫毒且其气轻清而善透解郁热，常加用葛根助升麻清胃透热之力。

5. 热毒内陷证

症舌脉：面、目、身黄如金，急起并迅速加重，发热不退或入暮高热，皮下斑疹、紫癜或衄血，牙龈出血，呕血，便血，神志恍惚或神昏谵语，躁动不安或狂乱，抽搐，尿少黄赤或尿闭。可见不思食或索食如狂，呕恶频作，腹胀如鼓，大便不通。舌质红绛，苔黄糙或少苔或苔秽浊，脉弦细数。

病机分析：疫热火毒，侵袭人体，内陷心肝，胆汁大量外溢而致黄疸并急速加深；气阴大量耗损，故高热口渴；正虚邪实，热毒内陷心包，上扰神明则神昏谵语，躁动狂乱；热毒内侵，伤及脾胃，故纳呆不食，或中虚求助于食；热毒闭阻膀胱，气化无权则尿闭；热毒入营血迫血妄行则皮下紫癜、衄血、呕血、便血、尿血；热毒损及肝肾，热盛动风则抽搐；舌、脉亦属热毒内陷之象。

治法：清营解毒，凉血止血。

方药运用：

(1)常用方：清营汤加减。药用水牛角、生地、麦冬、玄参、黄连、栀子、连翘、丹皮、赤芍、大黄、茵陈、金银花。

方中水牛角咸寒，代原方的犀角，能清解心营热毒重用以为君；生地、麦冬、玄参甘咸寒相伍，养阴清热解营分毒；黄连、栀子、连翘苦寒清心解毒共为臣药；丹皮、赤芍凉血散瘀止妄动之血，茵陈、大黄清泻火热湿毒以退黄，共为佐药；银花并连翘清热解毒，并透热毒于心营之外，所谓“透营转气”，为使药。

(2)加减：腹胀如鼓，腑气不通者，加槟榔、芒硝；狂躁，抽搐严重者，加全蝎、地龙、天麻、钩藤；黄疸深重加半边莲、虎杖、白花蛇舌草；出血严重者，加槐花、地榆、茜草、三七；神昏谵语者，加安宫牛黄丸。

(3)临证参考：本证患者出现精神萎靡，极度乏力，应急进人参、西洋参补气防脱，而勿拘泥进补滞邪之说。若见脉细肢冷蜷卧，应大胆用附子、人参、干姜回阳固脱；若见肢厥，神识淡漠，汗出如油，蜷卧囊缩，为肾阳衰竭，证情凶险，须急用回阳救急汤加减以回阳救逆，固脱开窍，或加参附注射液静脉滴注。此外，还应密切观察出血、神志及动风的动态变化。

6. 寒湿困脾证

症舌脉：身目俱黄色晦黯，畏寒喜暖，倦怠困重，脘痞腹胀，纳少便溏，或胁肋胀痛，小便不利或下肢浮肿，面色青黯，舌质淡或黯淡偏胖，苔白滑或白腻滑，脉沉细迟或濡细。

病机分析：寒湿侵袭或脾胃损伤而寒湿内生，阻滞中焦，阳气郁遏不宣，土壅木郁，则肝胆失疏，胆汁外溢发为黄疸；寒湿为阴邪，故身目发黄而色晦黯；寒湿困脾，运化失调，故脘闷腹胀，食欲减退，大便溏薄；阳气不足或阳气受遏，不能温煦肢体则畏寒肢冷；舌淡体胖，苔白滑或白腻滑，为阳虚湿浊不化之象，脉沉细迟或濡细为寒湿内阻之征。

治法：散寒化湿，温阳健脾。

方药运用：

(1)常用方：茵陈术附汤加味。药用炮附子、茵陈、桂枝、党参、生白术、干姜、炙甘草、茯苓、泽泻、川芎。

方中附子、茵陈并用为君，附子辛温热之品，茵陈辛苦寒，为除湿退黄佳品，二药合用互制其性，使温化寒湿而不过燥，利湿退黄而不伤阳；桂枝配附子温中散寒除湿，党参、生白术、干姜、炙甘草甘温健脾益气，共为臣药，助脾阳之温运，散寒湿之困遏；茯苓、泽泻淡渗利湿，川芎辛温散寒，活血行气，共为佐使。方中寒温并用，通补兼施，标本同治，务使寒湿散而黄退，中阳健运而邪无孳生之源。

(2)加减：腹冷痛便溏者，加吴茱萸、肉豆蔻；胁下痞块，兼见瘀阻者，加莪术、红花、炒土鳖虫；脘痞腹胀者，加厚朴、木香；若损及脾肾之阳，症见肢冷腹凉，下利清谷或五更泄泻，舌淡脉细者，加肉豆蔻、补骨脂、益智仁、吴茱萸，原方桂枝改为肉桂。

(3)临证参考：附子、干姜、桂枝之类温阳散寒之品为主药，必须酌情调整剂量。寒湿重者，适当加入补骨脂、仙灵脾、益智仁等温补肾阳之品，防止向脾肾阳虚转化。活血药物宜用偏于辛温之川芎、红花、当归尾等以利散寒除湿。本证向愈期，常有脾虚湿滞或肝脾两虚之证，以香砂六君子汤、四物汤加减，并佐温中健脾之品，防止寒湿再起。

7. 阴虚湿阻证

症舌脉：面目身色皆呈灰黄，腰酸膝软，眩晕目涩，五心烦热，纳少肢困，脘痞腹胀，尿黄。可兼见胁肋隐痛，视物昏花，咽干耳鸣，口干口黏，大便干结或溏滞，舌质红或有裂纹，苔白腻或薄或厚，或花剥苔，脉细濡或沉滑。

病机分析：湿热停滞日久不散，不但损伤脾胃，且热邪可以伤阴，致肝肾阴虚不能濡养头目清窍，症见眩晕目涩、腰酸耳鸣、五心烦热、舌红等症；湿邪黏滞，其性属阴，困阻于脾，则症见黄色晦黯、纳少肢困、脘痞腹胀、苔腻等湿邪困脾之象。

治法：养阴利湿。

方药运用：

(1)常用方：六味地黄丸合二冬苓车汤加减。药用生地黄、山茱萸、天门冬、楮实子、茯苓、车前子、茵陈、丹皮、赤芍、郁金、太子参。

方中以生地、山茱萸、天门冬滋养肝肾之阴，用为君药；茯苓、车前子、茵陈利湿退黄，楮实子养阴利湿以助黄退，共用为臣；太子参益气养阴而不过燥伤阴，丹皮、赤芍、郁金凉血、活血、利胆通络以退黄，共用为佐。方中诸药养阴而不滋腻助湿，利湿而不过燥伤阴，且气阴双补，健脾以助利湿，凉血化瘀通络以助退黄，可谓切合病机，标本兼治之良方。

(2)加减：胁肋隐痛者，加白芍、川楝子；腰酸膝软重者，加川续断、杜仲；阴虚血热出血者，加生槐花、生茜草；大便滞而不畅者，加香附、枳壳；兼湿热者，宜加虎杖、白花蛇舌草、半枝莲；夹瘀者，加丹参、泽兰、王不留行等。

(3)临证参考：楮实子兼滋阴及利湿之功，最宜本证，用量宜大，一般30～50g。生地、天门冬养阴而不助湿，可用至30g以上。党参、白术、香橼皮、玫瑰花等健脾行气之品，可酌情加用，脾气健运则湿邪易除，水谷精气得以化生而真阴易复。治疗本证，养阴、利湿需权衡轻重，养阴而不助湿伤阳，祛湿而勿伤阴，辛温燥湿或苦寒利湿之品为本证忌用。本证恢复期以平补肝肾，滋养肝阴为主，本证用药宜平，缓缓图治。

8. 肝脾血瘀证

症舌脉：身、目黄而晦黯，胁下有痞块，可兼见痞块胀痛或刺痛，脘腹作胀，面色黯滞或黧黑，皮肤赤丝红缕、朱砂掌或腹部青筋显露，舌质黯、紫黯或舌边瘀斑，脉细涩。

病机分析：酒食不节，情志不畅，肝气怫郁，脏腑失和，湿热疫毒滞留，皆可致气血运行受阻，瘀滞两胁，肝胆不能疏泄，胆汁流泌受阻，泛溢发为黄疸；瘀阻两胁而致胁下痞块，胀痛或刺痛；气血运行受阻，肌肤失于濡养或久病入血损络而致肌肤甲错，面色晦黯，舌色黯紫，皮肤赤丝红缕。

治法：化瘀消癥。

方药运用：

(1)常用方：膈下逐瘀汤加减，送服鳖甲煎丸。前方药用桃仁、红花、川芎、赤芍、五灵脂、丹皮、制香附、枳壳、延胡索、生黄芪、茵陈蒿、泽泻。

方中用桃仁、红花、川芎、赤芍、丹皮、五灵脂活血化瘀为主药；丹皮、赤芍兼可凉血，清瘀热；辅以香附、枳壳、延胡索行气舒肝，通络止痛，以气行则血行而助祛瘀之力；佐以茵陈、泽泻利湿退黄，生黄芪益气健脾，振生化之源，使气充血旺，气行瘀滞得解。诸药合用，气血并治，标本兼顾，为治胁膈痞块，肝脾瘀滞证之经典用方。

鳖甲煎丸软坚散结，破血攻瘀，疏通肝经络脉之瘀滞。药用鳖甲、䗪虫、桃仁、鼠妇、蜣螂、蜂房、柴胡、厚朴、桂枝、干姜、半夏、葶苈子、阿胶、白芍、人参、紫葳、射干、黄芩、丹皮、瞿麦、石韦、大黄。方中鳖甲咸平，软坚以散结，滋阴潜阳，能消肝脾癥积而不伤阴，用以为君；辅以䗪虫、桃仁、鼠妇、蜣螂活血破血，下瘀消结，硝石攻坚散结，蜂房消肿泄热，与前药相配有活血化瘀，攻积消坚之功，共为臣药；用柴胡、厚朴疏肝理气以畅中，桂枝、干姜、半夏、葶苈子温化痰浊以散结，务使肝脾调和，脾运得健，则痰瘀无稽留之地，阿胶、白芍养血护肝，人参补气益中，共以为佐；紫葳、射干、黄芩、丹皮凉血泄热以散结，瞿麦、石韦滑利小便，大黄通腑泻下，使邪热痰瘀从二便而去，共以为使。

(2)加减：胁下痞块较硬，胀刺痛重者，加炮山甲、地鳖虫、三棱、莪术之类；有出血现象者，牙龈出血加三七粉、白茅根，呕血便血者加三七粉、白及、地榆、血余炭等；若兼寒湿困脾，基本方中宜去桃仁、赤芍、丹皮，加附子、干姜、党参、白术等；若兼阴伤者，加生地、麦冬、女贞子等。

(3)临证参考：本证血瘀之中常兼正虚，治疗需佐补益之品，标本兼顾，缓缓图治。用活血化瘀之品，宜根据血瘀之因寒、因热、因湿、因痰、因气之不同，选择不同性味、功用活血药物，并同时予化湿、化痰、理气之药物。化瘀药物剂量宜据病情调整，以免破气动血。

四、其他疗法

1. 中成药

(1)龙胆泻肝丸：每服 6～9g，每日 2 次。用于肝胆湿热型黄疸。

(2)安宫牛黄丸：口服或鼻饲，每次 1/2～1 丸，急救用时剂量视病情定酌。用于热毒炽盛型黄疸。

(3)复方灵芝冲剂：每次 5g，每日 2 次。用于急性黄疸型肝炎等。

(4)清开灵注射液：20～40ml，加入 10%葡萄糖注射液或 0.9%氯化钠注射液 250～500ml 中静脉滴注，若热盛、热毒炽盛者，可加大剂量，且每日可静脉滴注数次。用于湿热、热毒型黄疸。

2. 单验方

(1)鲜平地木、鲜车前子、红枣各适量，煎汁代茶，连服数日。用于湿热型黄疸。

(2)茵陈 50g，绿豆 500g(捣末)，大蒜 4 头(去皮)，水煎服。用于湿热黄疸。

(3)大黄 30g，枳实 5 枚，栀子 7 枚，豆豉 0.6L，水 6L，煮取 2L，分 3 次服。

(4)鸡骨草 5～15g，瘦猪肉 50g(淘米水洗去脂肪)，煮水 20 分钟，顿服，每日 1 次。用于小儿黄疸。

3. 食疗方

(1)茵陈金钱白面散：茵陈 500g，金钱草 400g，白面 200g，白糖 150g。上药共研细末，与白面、白糖拌匀，每服 100g，做成熟食服之，连用至黄疸消退。

(2)栀子花根煨肉汤：栀子花根鲜品 500g 或干品 250g，猪前腿夹心肉(去肥)500g，黄酒 1 匙。栀子花根和夹心肉切成小块，入砂锅加冷水，文火烧开，文火炖 1～2 小时，喝汤 100ml，每日 2 次，肉可佐餐食之。

(3)茵陈麦芽红枣汤：茵陈 15g，大麦芽 20g，红枣 10 个，白糖少许。上物入锅炖半小时，每日 160～200ml，连服助黄疸消退。

4. 外治法

(1)擦身法：用生姜 250g，茵陈 250g，同捣烂以布包之，时时周身擦之，助黄疸消退，小儿尤宜。

(2)熏洗法：地骨皮 120g，生姜、茵陈各等量。地骨皮煎汤熏洗全身后，用生姜、茵陈各等份捣烂用布包好，揉擦全身，每日 1～2 次。用于黄疸型肝炎，助黄疸消退。

5. 针灸疗法

(1)胆热瘀结证，针阳陵泉、胆囊穴(阳陵泉下 2 寸，指压痛点)、胆俞穴，配穴为合谷、内关、足三里、绝骨；疼痛剧烈者，针胆囊穴，重刺激胆区(上腹最痛点)，皮下埋针；呕吐剧烈者，针合谷、内关、足三里、阴陵泉、肝俞、胆俞，强刺激，留针 20～30 分钟。

(2)热毒炽盛证呕逆不止者，泻法针刺太冲、足三里、内关；高热者针刺大椎、合谷、曲池、少商(放血)；黄疸深重者，针足三里、至阳、胆俞、大椎、太冲，或阴陵泉、蠡沟、肝俞，交替使用，强刺激。

【转归与预后】

黄疸为常见病，一般经适当治疗，预后多数良好，其转归与黄疸性质、病情轻重、体质强弱及治疗因素密切相关。

阳黄中之脾胃、肝胆湿热证者，治疗及时得当，黄疸短期内即可消退，预后良好。若患者体质差、病邪重，可致黄疸日益加深转为急黄证；若因过用寒凉药物，损伤脾阳，可致湿从寒化，迁延不愈而转为阴黄证。阳黄之胆热瘀结证，瘀热轻或砂石小者，治疗及时恰当，瘀热消散，砂石得除，黄疸消退迅速，预后较好。若瘀热重或砂石较大，当中西医结合救治，一般预后较差，常可因治疗无效，转为急黄或正虚不支之重证。急黄为阳黄中之危重证候，应及时积极救治，一般预后不良。

阴黄之属寒湿困脾证者，治疗得当，预后一般较好。阴虚湿阻证者，治疗费时、棘手，但若调治得法，患者预后尚好。若治疗不当或重感时邪热毒，可使病情加重，或迁延反复致使肝脾血瘀而渐成“积聚”、“臌胀”。

【护理与调摄】

黄疸期，患者应卧床休息。黄疸消退期，纳增症减，体力渐复者，应适当活动，以无疲乏感为度。病室宜宁静，空气流通，寒温干湿适宜。

饮食宜清淡，易消化，富含营养，不宜过甜过咸；禁食生冷、油腻、辛辣、坚硬之品。食物性品、质地，宜据黄疸病证之寒热虚实，病情轻重而定。

对急黄病人应予特护。对发热者，每 4 小时测体温、脉搏 1 次。对出血者，应观察记录出血量、颜色、出血部位，妥善清除口、鼻血块，防止窒息。注意血压、脉搏变化。

嘱患者安心静养，乐观以待，并关照切勿劳累，严禁饮酒、吸烟。

【预防与康复】

坚持体育锻炼，保持心情舒畅，注意饮食卫生，避免与黄疸病人接触；不酗酒及暴饮暴食，劳逸适度是预防黄疸病发生的关键。

康复包括药物、食疗及保健推拿及气功等。其中药物康复主要作用为调理脏腑功能，着重于健脾和胃如香砂六君子汤加玫瑰花、焦三仙之类，养肝如四物汤加何首乌、合欢花、茯苓、焦三仙等，补肾如六味地黄汤之类。食疗康复可选用健脾益气渗湿之八宝粥，药选芡实、鲜山药、莲子肉、薏苡仁、白扁豆、党参、白术、茯苓及大米。亦可据病情选用羊肉羹、枸杞猪肉汤等。

【医论提要】

黄疸证名，首见于《内经》。《素问·平人气象论》：“溺黄赤，安卧者，黄疸；……目黄者曰黄疸。”

对于黄疸的病因病机，古人多从五行理论入手，盖黄为土色，故病位主要归结在脾胃，外邪主要考虑与湿有关。直至明代，才提出与胆腑有关。《内经》认为，黄疸的病因病机，外因主要是暑湿热。《素问·六元正纪大论》：“溽暑湿热相搏，……民病黄疸而为胕肿”；《素问·本病论》：“……木运先天而至者，中木运抑之也。……久而伏郁，即黄埃化疫也……民病……脸肢府黄疸满闭”。至于内伤致黄的原因，《内经》认为，一是由于本经脏腑自病，一是气郁久逆所致。汉代张仲景发展了《内经》病因病机学说，他认为黄疸的病因病机主要是瘀热与寒湿内蕴所致，他在《伤寒论·辨阳明病脉证并治》中说：“阳明病……此为瘀热在里，身必发黄”；“伤寒发汗已，身目为黄，……以寒湿在里不解故也”。古人也认识到黄疸与感染有关，隋代巢元方在《诸病源候论·黄病诸候·急黄候》中认为：“脾胃有热，谷气郁蒸，因为热毒所加，故卒然发黄……”。唐代孙思邈《备急千金要方·黄疸》也认为黄疸是一种属于传染性的“时行热病，多必内瘀着黄”。此后，另外一些医家对黄疸病因病机学说作出了进一步探讨与补充。他们认为黄疸主要是湿热所致，如宋代《圣济总录·三十六黄》中说：“大抵东南之域，其地湿，其气热，湿热相蒸，易成瘴毒，人感其邪，有此黄病。”元代《丹溪手镜·发黄六十一》云：“发黄，由湿热相交也，主在脾经”。明代虞抟《医学正传·黄疸》：“夫黄疸为病，肌肉必虚肿而色黄，盖湿热郁积于脾胃之中，久而不散，故其土色形于面与肌肤也。”明代张景岳则认为，黄疸中阳黄是湿热所致，而“阴黄证，则全非湿热，而总由血气之败。”（《景岳全书·杂证谟·黄疸》）同时，他还提出了黄疸与胆腑的关系，指出：“胆黄证，……皆因伤胆。盖胆伤则胆气败而胆液泄，故为此证。”清代林珮琴则认为阴黄多由寒湿所致，他在《类证治裁·黄疸论治》中说：“……阴黄多由寒湿，身冷汗出，脉必沉微。”近贤章次公在《章太炎先生论医集·黄疸》中也提出了胆腑受损与黄疸发生的主要病机是由于“胆液为湿所阻，渍之于脾，浸淫肌肉，溢于皮肤”。

对于黄疸的治疗，张仲景确立了“诸病黄家，但利其小便”的治则，开创了清热利湿、泄热通腑、淡渗利尿、解表清里、和解枢机、健脾益肾等治疗方法，创制了茵陈蒿汤、栀子柏皮汤、栀子大黄汤、大黄硝石汤、茵陈五苓散、麻黄连轺赤小豆汤、紫胡汤、硝石矾石散、小建中汤、桂枝加黄芪汤、猪膏发煎等方剂。元代罗天益在《卫生宝鉴·发黄》中，根据黄疸的症状分为阴黄与阳黄两大类，指出：“身热不大便，而发黄者，用仲景茵陈蒿汤”，若是“皮肤凉又烦热，欲卧水中，喘呕脉沉细迟无力而发黄者，治用茵陈四逆汤”。张景岳则进一步详细论述了阳黄与阴黄的证治，他在《景岳全书·杂证谟·黄疸》中说：“阳黄证，多以脾湿不流，郁热所致，必须清火邪，利小水，火清则溺自清，溺清则黄自退。轻者，宜茵陈饮、大分清饮、栀子柏皮汤之类主之。若闭结热甚，小便不利，腹满者，宜茵陈蒿汤、栀子大黄汤之类主之”；“阴黄证，多由内伤不足，不可以黄为意，专用清利，但宜调补心脾肾之虚，以培血气，血气复则黄必尽退，如四君子汤、五君子汤、寿脾煎、温胃饮之类，皆心脾之要药也。”明代楼英在《医学纲目·辨诸黄疸》中论述了内伤黄疸的病因病机与治疗，他说：“内感伤寒，劳役形体，饮食失节，中州变寒，病生黄。非外感而得，只用建中、理中、大建中足矣。”明代李梴在《医学入门·黄疸》中也论述了内虚发黄与食积发黄，他说：“内虚发黄，……气虚，四君子汤；血虚，四物汤合四苓散，加茵陈、麦门冬；气血俱虚，人参养营汤、八味丸。如饮食、劳役失节，中寒生黄者，黄芪建中汤、理中汤。食积者，二陈汤加砂仁。”明代王肯堂则认为黄疸应治分新久虚实，他在《证治准绳·杂病·黄证》中指出：“治疸须分新久。新病初起，即当消导攻渗，如茵陈五苓散、胃苓饮、茯苓渗湿汤之类无不效者。久病又当变法也，脾胃受伤日久，则血气虚弱，必用补剂，如参术健脾汤、当归秦艽散，使正气盛则邪气退，庶可收功。若心悸、怔忡、耳鸣、脚软，或微寒热，小便赤白浊，又当作虚治，宜参荣汤，或四君子吞八味丸，五味子、附子者，皆可用，不可过用寒凉，强通小便”。对于瘀血发黄古人也有一定的认识，明代皇甫中在《明医指掌·黄疸五》中论述了瘀血发黄的症状：“瘀血发黄，则发热，小便自利，大便反黑，脉芤涩是也”。现在临床上对此证常用膈下逐瘀汤治疗。

【医案选粹】

案一

戊申六月初，枢判白文举年六十二，素有脾胃虚损病，目疾时作，身面目睛俱黄，小便或黄或白，大便不调，饮食减少，气短上气，怠惰嗜卧，四肢不收。至六月中，目疾复作，医以泻肝散下数行，而前疾增剧。予谓大黄、牵牛，虽除湿热，而不能走经络。下咽，不入肝经，先入胃中。大黄苦寒，重虚其胃；牵牛其味至辛，能泻气，重虚肺本，嗽大作，盖标实不去，本虚愈甚。加之适当暑雨之际，素有黄证之人，所以增剧也。此当于脾胃肺之本脏，泻外经中之湿热，制清神益气汤主之而愈。

清神益气汤：茯苓、升麻以上各二分，泽泻、苍术、防风以上各三分，生姜五分（此药能走经，除湿热而不守，故不泻本脏，补肺与脾胃本中气之虚弱）。青皮一分，橘皮、生甘草、白芍药、白术以上各二分，人参五分（此药皆能守本而不走经。不走经者，不滋经络中邪；守者，能补脏之元气）。黄柏一分，麦门冬二分，五味子三分（此药去时令浮热湿蒸）。上件如麻豆大，都作一服，水二盏，煎至一盏，去渣，稍热，空心服。火炽之极，金伏之际，而寒水绝体，于此时也。故急救之以生脉散，除其湿热，以恶其太甚。肺欲收，心苦缓，皆酸以收之。心火盛则甘以泻之，故人参之甘，佐以五味子之酸。孙思邈云：夏月常服五味子，以补五脏气是也。麦门冬之微苦寒，能滋水之源于金之位，而清肃肺气，又能除火刑金之嗽，而敛其痰邪。复微加黄柏之苦寒，以为守位，滋水之流，以镇坠其浮气，而除两足之痿弱也。

（李杲．脾胃论．沈阳：辽宁科学技术出版社，1997：23）

案二

张某，男，37岁。

全身酸软乏力，恶寒发热，胸胁胀满，不欲饮食，恶心，厌油腻气味，小便深黄似浓茶。诊断为急性黄疸型肝炎。面色黑瘦，白睛及皮肤呈黄色，舌苔薄黄，脉弦数。治以清热解毒，健脾利湿。

茵陈（布包）60g，大枣250g，绿豆125g加水煎煮，至枣豆稀烂为止，吃枣及豆，取汤频饮。10剂后，症状全部消失。

（戴岐，刘振芝，靖玉仲．刘惠民医案．济南：山东科学技术出版社，1978：91）

【现代研究】

中医学认为黄疸主要病因病机为湿热熏蒸、瘀热内阻，治疗以清热解毒利湿为主，兼以化瘀通络。多数研究表明中医药治疗黄疸不仅在改善症状、体征方面，且在改善肝细胞功能，降酶退黄方面效果显著。瘀胆型肝炎之重症黄疸、胆结石、胆囊炎阻塞胆汁排泄所引起之黄疸，重用化瘀通络及通腑理气药物，疗效突出。

一、病因病机研究

仲润生[1]认为阴黄病因在于寒湿，引起寒湿之因，虽由外感、内伤、误治所致，但根本在于脾肾阳虚；若肝胆热毒炽盛，传入营血，邪陷心包，则骤发“急黄”。

黄海涛等[2]认为，无论是热毒入血引起的急黄，还是各种慢性肝病因瘀血、痰湿内阻，疏泄失职引起的黄疸，均与肝脏局部及全身血分异常有关，而肝络损伤，络破胆汁外溢为肝病黄疸发生的直接原因。因此，可认为肝络受损，胆汁入血，随血周流，溢于肌表是肝病黄疸的基本病机。

二、证候学与辨证规律研究

孙钧等[3]人对肝细胞性黄疸的现代分型标准和辨证依据进行研究。将观察对象分为阳黄（Ⅰ型）、急黄（Ⅱ型）、阴黄（Ⅲ型）和瘀黄（Ⅳ型）4大证型。Ⅰ型以肝胆湿热为总病机，身目黄色鲜明如橘色，口干口苦，舌红苔黄腻，脉弦数为主证；Ⅱ型为湿热疫毒弥漫三焦或入营动血为总病机，身黄如金，迅速起病且加深，神志昏愦或精神恍惚，烦渴或兼血症，舌红绛苔黄干，脉弦数或细数为主证；Ⅲ型以中焦寒湿，阻遏气机为总病机，黄色晦黯如烟熏，腹胀怕冷，口不渴，舌淡胖苔白腻，脉沉缓为主证；Ⅳ型以邪滞肝络，瘀血痹阻为病机，身黄黯晦，面色黧黑，胁下症块，青经显露或体如蜘蛛，唇舌紫黯或有瘀斑，脉细涩无力为主证。

陈新胜[4]以六经辨治黄疸，太阳病又分表实、表虚；阳明病分湿热并重、热重于湿、湿重于热；少阳病分少阳经证、腑证；太阴病分阳虚寒湿、脾虚血少；太阴病分肾虚黑疸、邪入心营。

陈爱萍等[5]认为根据临床病象和病邪的轻重，以及机体抗病能力的差异。阳黄病变部位可归纳为湿热偏于中上焦、中下焦和湿热弥漫三焦等。若偏于中上焦者 兼见头晕，头痛，心烦，懊恼，呕吐频作，胃胀闷；热重可有发热，头痛较重，口渴思冷饮；湿亘者，头目眩晕如裹，身重嗜卧，口渴不欲饮水；若偏于中下焦者，则上中焦湿热症状不明显，多兼见小便赤热，尿浊尿频，尿道灼痛，小腹胀，热盛者大便干结；湿盛者大便溏；湿热并重者，大便黏滞不爽。若湿热弥漫三焦，则上述症状交错兼见，而且病情较重，严重时湿热蒙闭心包，可见高热，神昏，谵语，抽搐等危候。

三、治则治法研究

王治世[6]认为黄疸的治疗以利湿、祛瘀、通腑、行气、宣肺为主，兼清热、祛痰、补虚等。宣肺既可以提壶揭盖，使湿邪从小便而出，又肺与大肠相表里，宣肺也可使大便通畅，使病邪从大便而出，殊途同归。

姜莉莉[7]认为脾胃肝胆同病是黄疸的发病基础，气血同病，胆溢百脉是黄疸的基本病机，湿热为主要病理因素，脾运不健是病理关键。治以疏解肝郁、调畅气机，利湿退黄，活血化瘀化痰，扶正(温补)固本为法。

仲润生[2]基于阴黄乃阳虚为本，寒湿为标，立方遣药，应标本兼顾，方药尤宜轻灵。脾主运化，为升降之枢纽，故治脾之药应补、运兼施，尤重运脾，运脾之药，贵在轻灵。常选干姜、淫羊藿、杜仲、桂枝等温补中阳；砂仁、蔻仁、木香、木瓜等温化、运化中州；人参、党参、黄芪等益气之品，当斟酌病情，宜小剂用之，若大剂久服有留邪生变，加重黄疸之弊；温化寒湿多选苍术、白术、川朴花、半夏、陈皮等；健脾多选茯苓、薏苡仁、扁豆等甘淡渗湿之味；活血化瘀则用泽兰、川芎、丹参、琥珀等性味平和而非峻利之品，又常少佐鸡内金、谷麦芽、焦楂曲等以助脾运。阴黄多系慢性病变，难图速效，若立法正确，贵在守方。

牛晓玲等[8]认为健运脾胃，利湿解毒，应贯穿病程始终。早中期论病肝、胆、脾、胃，兼用通腑、活血、利胆之法。后期病变多及肾，尤须重视温阳、滋阴、化痰之法，调理阴阳气血，祛除残黄。

四、辨证用药研究

(一)现代医学黄疸的中医辨证用药研究

1. 急性黄疸型肝炎辨证用药研究　现代医学研究证明急性病毒性肝炎患者因微循环障碍而致肝细胞缺血缺氧，继而发生继发性肝损害。改善微循环是治疗急性黄疸型肝炎的重要环节。现代医学研究证实赤芍等凉血活血药可改善肝脏微循环，增加血流量，恢复肝脏病变及肝功，有利退黄。金钱草促进肝细胞的分泌，使肝胆管内胆汁增多，内压增高，胆管括约肌松弛而利于胆汁排出；增强食欲，改善体征。

周现武等[9]人用加味茵陈蒿汤治疗急性黄疸型肝炎 232 例。初中期用：茵陈 60g，栀子、黄芩、茯苓、车前草、丹参、郁金、赤芍各 15g，生大黄 10g(后下)，板蓝根、金钱草各 30g，焦三仙各 20g、甘草 9g，呕吐加法半夏、黄连；发热加连翘、银花。恢复期用：茵陈 20g，栀子 9g，茯苓 30g，党参 10g，板蓝根、白术、郁金、丹参、当归各 15g，陈皮 9g，五味子 9g，甘草 6g，总有效率 98.3%。

孙冬梅[10]用清肝解郁汤配合清开灵治疗急性黄疸型肝炎66例，药用茵陈100g，金钱草50g，龙胆草、柴胡、白芍、栀子各15g，大黄(后下)、车前子(包)、紫草、麦芽各20g，板蓝根30g，赤芍、枳实各10g，水煎早晚分服。同时用清开灵注射液30ml，入10%葡萄糖注射液250ml静脉滴注，每日1次。总有效率100%；主要临床症状平均5天消失，肝脏肿大者平均13天回缩正常，肝功恢复。

2. 重症肝炎的辨证用药研究　重症肝炎病势凶猛，死亡率高，近年来应用中西医结合治疗本病可提高存活率。多数研究采用大剂清热解毒、凉血活血、生津救阴及通里攻下方剂，以内服、鼻饲、灌肠、静脉等多途径给药，以期截断病势。贺江平等[11]人认为，重度黄疸肝炎具有病程长、血瘀重、里热盛三大特征，故瘀热胶结系本病之主要病因病机，当以凉血活血为基本治法，重用赤芍为基本方(赤芍、丹参、瓜蒌等)。

3. 慢性、亚急性肝炎的辨证用药研究　现代药理研究表明，赤芍、丹参活血化瘀，有疏通肝脏血脉、减轻肝内炎症、通便利尿、降低血栓素E2、扩张胆管以及加强胆红素结合与排泄作用，有利于黄疸消退和肝脏病变的修复[12]，且丹参抑制成纤维细胞，激活胶原酶，促进胶原蛋白降解[13]，与葛根同用，消退残黄尤佳[14]；茵陈有扩张胆管、加快胆汁分泌、防止肝坏死、促进肝细胞再生作用[15]，其抑制β-葡萄糖醛酸酶活性，加强了肝脏解毒功能；大黄能疏通肝内毛细胆管，促进胆汁分泌，促进体内毒素的排泄，具有抗病毒、抗菌作用[16]。

4. 胆囊炎、胆石症的辨证用药研究　据统计，胆囊炎、胆石症湿热型的发病率最高，其特征以“黄”为主。王德军[17]用中药利胆排石汤(金钱草50g，茵陈15g，大黄7g，柴胡10g，枳壳12g，鸡内金15g，茯苓15g，白术15g，木香10g，川楝子10g，川芎10g，白芍10g，甘草10g)治疗慢性胆囊炎并发肝胆结石病48例，总有效率88.57%。

(二)新药的开发研制

治疗黄疸的注射制剂包括苦碟子注射液、岩黄连注射液、苦黄注射液、茵栀黄注射液、苦参素注射液、舒肝宁注射液等。具有清热利湿，活血化瘀的作用。多用于黄疸湿热证的治疗。口服制剂包括赤茵合剂、复方退黄合剂、苦黄颗粒、青矾片、双虎清肝颗粒等，亦多用于湿热型黄疸的治疗。

参考文献

[1] 仲润生．阴黄的病因病机及其辨治探讨[J]．山西中医杂志，2002，18(6)：122.

[2] 黄海涛，姜茜，于兰兰．肝病黄疸的病机刍议[J]．中国民间疗法，2009，17(1)：3-4.

[3] 孙钧，安江，徐彦斌．肝性黄疸的中医证型标准及其与化验指标的相关性研究报告[J]．中医研究，2000，13(5)：30-32.

[4] 陈新胜．黄疸六经辨治[J]．湖北中医杂志，2007，29(11)：40.

[5] 陈爱萍，陈自强，谢立芹．阳黄症治探讨[J]．中国实验方剂学杂志，2003，9(3)：19-20.

[6] 王治世．黄疸论治[J]．中医中药，2008，15(5)：78-81.

[7] 姜莉莉．治肝炎黄疸经验点滴[J]．四川中医，2008，26(6)：11-12.

[8] 牛晓玲，孙志广，朱喜增．慢性病毒性肝炎重度黄疸的临床辨治思路[J]．中国中医药信息杂志，2008，15(3)：89-90.

[9] 周现武，崔德广，李继红，等．加味茵陈蒿汤治疗急性黄疸型肝炎232例[J]．陕西中医，2008，29(1)：78-79.

[10] 孙冬梅．清肝解郁汤配合清开灵治疗急性黄疸型肝炎66例[J]．实用中医药杂志，2005，21(1)：23.

[11] 贺江平，汪承柏．中医药对重症瘀胆型肝炎的退黄效果(附 312 例分析)[J]．中西医结合杂志，1998，8(1)：33.

[12] 叶维法．肝病治疗学[M]．2 版．天津：天津科学技术出版社，1993：262.

[13] 马学惠，赵文昌．丹参对肝纤维化的重吸收[J]．中西医结合杂志，1998，18(8)：161.

[14] 陈士良．茵陈丹芩汤治疗妊娠肝内胆汁郁积症 12 例[J]．中西医结合肝病杂志，1995，5(1)：42.

[15] 汪承柏．中西医结合诊治重度黄疸型肝炎[M]．北京：中医药出版社，1994：103-105.

[16] 李涛．大黄在病毒性肝炎治疗中的应用及作用机理[J]．中西医结合杂志，1985，5(6)：38.

[17] 王德军．中药内服治疗胆囊炎并发肝胆结石病 70 例疗效观察[J]．辽宁中医杂志，2008，35(4)：564.

第二节　胁　　痛

【定义】

胁指侧胸部，即由腋以下至第十二肋软骨部分的统称，故胁痛系指一侧或两侧胁肋疼痛为主要表现的病证。常因气滞、血瘀、湿热及实火，或肝之阴阳不足致肝络不畅，气血失养所致。

【范围】

西医学中的急性肝炎、慢性肝炎、肝硬化、肝癌、肝脓肿、肝囊肿、肝血管瘤、肝寄生虫病、胆囊炎、胆石症、胆道蛔虫症、肋间神经痛、胸膜炎及胸膜肥厚粘连、妇女围绝经期综合征、神经症等疾病中出现以胁痛为主的症状时，可参考本节辨证论治。

【病因病机】

一、病因

1. 外邪侵袭　湿热、疫疠或寒湿之邪侵犯肝胆经脉，肝胆失于疏泄条达，少阳、厥阴经脉不畅而致胁痛。

2. 情志内伤　情志抑郁或暴怒伤肝，均可致肝失条达，疏泄不利，气阻络痹而致胁痛。

3. 劳欲、劳倦过度　劳欲过度耗伤肝肾精血；劳倦伤脾，中焦运化水谷乏力，气血化生乏源；或久病体虚，精血俱亏，肝肾不足，脉络失养而致胁痛。

4. 瘀血内积　外伤或强力负重，致胁肋受伤，瘀血停留，阻塞胁络而致胁痛；或黄疸、积聚等经久不愈，肝脾受伤，气机郁滞，瘀血内积，胁络塞滞而为胁痛。

5. 痰浊郁火　饮食不节，过食肥甘厚味醇酒，或过食生冷，遏伤脾阳，脾失健运，痰浊中阻，气机郁滞，肝胆疏泄失司而致胁痛。痰浊阻于中焦，胆腑通降不能，胆汁排泄不畅，内郁而化热生火，湿浊热邪交蒸日久煎熬，结成砂石，阻滞胆道而致胁肋剧痛。

二、病机

1. 发病　浊实之邪阻滞胆道所致胁痛，起病多急，如感受外邪、外伤或砂石(虫体)所致胁痛，发病急骤且疼痛较重。因精血亏虚，胁络失养，或虚中夹实所致胁痛，起病较缓，如劳欲过度，情志所伤者，发病缓慢而疼痛较轻。

2. 病位　以肝胆二经为主，兼及脾胃、肾。

3. 病性　有虚有实，或虚实并见。但疼痛在于气血不行，不通则痛，故临床以实证或虚实夹杂为多见。实证以气滞、血瘀、湿热等浊邪为主；虚证多为阴血不足、肝肾亏虚或阴阳俱亏。

4. 病势　病之初期多以气滞或湿热为多见，进而出现气滞血瘀，气郁化火，灼伤阴津之变；或出现湿热化火、气津两伤，湿热未尽、肝肾阴亏，甚至湿痰瘀阻、脾肾不足之变。气血阴阳演化之中，由肝胆而及脾胃，进而及肝肾、脾肾。

5. 病机转化　胁痛病机转化表现在邪实积聚与正气耗损两方面。邪实的积聚，一是由气及血，即肝气郁结日久不解，致肝郁气滞，进而可致血行不畅，瘀血内停，肝血瘀阻，甚则形成癥积；一是由湿热蕴积肝胆，化火生毒，熏灼肝体，炼液为痰，致痰火毒瘀内蕴之胁痛重证；或湿热久羁，脏腑失和，湿浊痰毒内生，恋积于肝，进而致痰湿毒瘀迁延肝胆之杂证。正气耗损，即由实转虚之变。肝胆湿热、肝胆实火或肝郁化火，火热灼伤阴液，及肝血瘀阻，瘀血不去，新血不生，均可致肝阴亏虚；火热灼津耗气，或肝郁乘脾，日久可致脾气虚弱，肝阴亏耗，久竭肾精，致肝肾阴虚，又气阴两伤，或阴损及阳，则可成肝阳虚或肝脾肾阳虚之证。

胁痛病因病机见图 4-2。

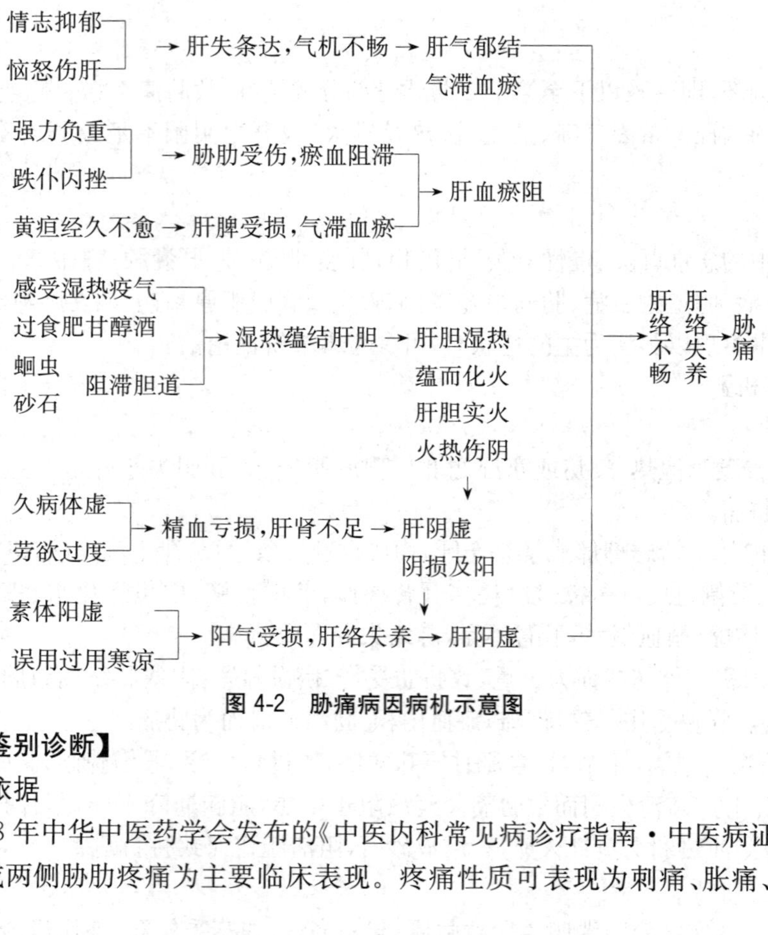

图 4-2　胁痛病因病机示意图

【诊断与鉴别诊断】

一、诊断依据

参照 2008 年中华中医药学会发布的《中医内科常见病诊疗指南・中医病证部分》。

1. 一侧或两侧胁肋疼痛为主要临床表现。疼痛性质可表现为刺痛、胀痛、隐痛、闷痛、灼痛或窜痛。

2. 常因情绪改变、进食油腻、劳累受凉等原因而诱发，并反复发作。

3. 理化检查　可结合血常规、肝功能、甲胎蛋白(AFP)、胆囊造影、B 超、CT 等检查。

二、鉴别诊断

1. 胃脘痛　以上腹胃脘部近心窝处经常发生疼痛为主症。痛时可牵连胁背，尤其是肝气犯胃证的胃脘痛，发作时常可攻痛连胁，但仍以胃脘部疼痛为主症。常兼见胸脘痞闷，恶心呕吐，纳差嘈杂，嗳气或吐酸，或吐清水，大便溏薄或秘结，甚至呕血、便血等。胁痛以一侧或两侧胁肋疼痛为主症。

2. 胸痹心痛 胸部闷痛为主，时可牵及胁背，其疼痛性质及部位与胁痛不同。胸痹心痛一般以前胸、心前区为主，疼痛为刺痛或压榨样痛，多伴有胸部憋闷、呼吸欠畅，且一般呈发作性，严重者胸痛持续时间较长，胸痛彻背，短气喘息，肢冷汗出，面色苍白或青紫，唇紫，手足青至节。胁痛以一侧或两侧胁肋疼痛为主症，多无呼吸欠畅、手足青至节等症状。

3. 悬饮 悬饮为饮停胸胁之病证，以饮邪停聚之一侧或双侧胸胁胀痛为主，疼痛一般持续不解，且于呼吸、咳唾、转侧时加重，并见肋间饱满，并有咳嗽、咯痰等肺系症候，与胁痛迥异。

【辨证论治】

一、辨证要点

1. 辨外感和内伤胁痛 外感胁痛，起病较急，大多为湿热病邪侵犯肝胆，临床多伴有恶寒、发热等表证，且多同时并见恶心、呕吐或黄疸等症状，舌红，苔白腻或黄腻，脉浮数或弦数。内伤胁痛，起病较缓，无发热、恶寒等表证出现，多由肝气郁结，瘀血阻络或肝阴不足等引起。

2. 辨胁痛性质 胁痛病性有虚有实。若胁痛以胀痛为主，走窜不定，时痛时止，随情志变化而增减，多属肝郁气滞，气阻络痹所致；若胁痛以刺痛为主，部位固定 入夜痛甚，或因跌仆闪挫所致者，为胁络受损，瘀血停着，若胁下可扪及癥块，触之坚硬者，多为气滞血瘀，瘀滞积久不散所致；若胁痛重着，痛有定处，触痛明显，伴口苦心烦，胸闷恶心，发热烦躁，或目身小便发黄，为湿热蕴结肝胆所致；若右胁剧痛如绞，痛彻肩背，或伴黄疸、发热或呕吐蛔虫，多为砂石或蛔虫阻滞胆道，病属湿热；若出现胁肋掣痛，心急烦躁，口苦，尿黄，则为气郁化火；若胸胁胀痛，右胁痞肿，纳差，舌淡，苔白滑，脉弦迟，则为肝郁夹寒；若胁肋隐痛，心烦口干，伴头晕目眩，舌红少苔，则病属阴血亏损；若胁痛隐隐，但绵绵不绝，疲劳后可使疼痛加重，按之反较舒适，多属血不养肝，络脉失养所致；若胁肋隐痛悠悠不休，遇劳加重，畏寒肢冷，舌淡苔白，则属阳虚，肝络失养。

3. 辨胁痛病位 肝居胁下，经脉布于两胁，胆附于肝，胁痛之病位主要在肝胆，但常与脾胃和肾有关。胸胁疼痛，不论一侧、两侧，呈胀痛、刺痛，或灼痛、坠痛、隐痛，或痛如刀割，痛彻肩背，位均居肝胆二经；但若胁痛伴嗳气频作，恶心呕吐，胃脘胀闷则为肝气犯胃，病位在肝胃；胁痛若伴肠鸣，腹胀，便溏泄泻，为肝逆乘脾，位在肝脾；若胁痛牵引腰背，呈坠痛、隐痛，悠悠不休，遇劳而发，则由肝及肾，位在肝肾。

二、治疗原则

胁痛的基本治则是调理气血，疏通经络，恢复脏腑功能。对实证胁痛，据邪之不同而予或利湿解毒清热，或理气活血，祛瘀通络等祛除邪气法为主，使经络得以通畅。对虚证者，以扶正为主，阴阳气血俱充，阴平阳秘，气血调达，经络自得荣养。虚实并见者，据虚实之轻重、缓急，补泻兼施，或以补为主，补中有通，或以通为主，通中兼补。

三、分证论治

1. 肝气郁结证

症舌脉：胁肋胀痛，走窜不定，疼痛常与情志不畅有关，随情志变化而加重或减轻，多伴有胸闷太息，食少嗳气，脘痞腹胀等症，舌淡红，苔薄白，脉弦。

病机分析：忧郁、恼怒伤肝，肝失疏泄，肝气失于条达，肝气郁滞，胁络受阻则症见胁肋胀痛；气属无形，时聚时散，故疼痛走窜不定；因情志变化直接影响气机条达，故疼痛随情志变化而增减；气郁气滞则症见胸闷太息；肝气郁结，横逆乘脾犯胃则症见脘痞腹胀，食少嗳气；

脉弦为肝郁之象。

治法：疏肝解郁，理气止痛。

方药运用：

(1)常用方：柴胡疏肝散加减。药用北柴胡、陈皮、枳壳、制香附、川芎、延胡索、白芍、炙甘草。

方中北柴胡辛散，疏肝解郁，以遂其条达之性，为君药；陈皮、枳壳、制香附行气疏肝，活血止痛，与主药相伍以增强疏肝解郁之力为臣药；川芎辛温走窜，活血行气，祛瘀止痛，延胡索通络行气止痛，白芍、炙甘草酸甘化合，养阴柔肝，缓急止痛，二者与川芎共为佐药。诸药相伍，疏肝理气，活血止痛则肝气郁滞证除。

(2)加减：胁痛重者，加川楝子、郁金；肝胃不和，嗳气脘胀者，加代代花、竹茹、半夏；肝郁脾虚，脘痞腹胀者，加白术、茯苓、厚朴；肝郁夹食见胁胀痛，稍食则胀甚，嗳腐吞酸，噫食臭味，苔黄腐者，去白芍、香附、川芎，加半夏、黄芩，或用平胃散加焦神曲、党参；肝郁夹热见口苦，咽干，心烦，目眩者，去香附、川芎，加山栀、菊花、桑叶。

(3)临证参考：肝为体阴用阳之脏，故辛温香燥之疏肝理气药，不宜多用、久用、重用。用量过大，疗程过长，可耗气伤阴，所谓过犹不及。对久治不愈者，应酌加白芍、鸡血藤、生地、当归、枸杞子等药以养肝之体则肝用自疏。对胁痛轻者，可选佛手、香橼皮、玫瑰花、合欢花、白蒺藜、橘络等力薄性缓之品。

朱丹溪曾说："气血冲和，百病不生，一有怫郁，诸病生焉。"七情过度所伤，肝气郁结，气机郁滞，可兼致湿、食、痰、热、火、血郁。

肝郁夹上述诸邪致胁痛，临床每每多见，治疗应在疏理肝气的同时，宜据证分别予健脾化湿、消食导滞、理气化痰、轻宣清热、行气化瘀之品施治。此外，还可见因肝阳不足，疏泄不及所致肝郁夹寒证，症见胸胁胀痛，右胁痞肿，纳差，舌淡，苔白润，左关弦迟，治疗以抑肝散加味，药用当归、川芎、钩藤、柴胡、白术、茯苓、法半夏、橘红、炙甘草。坚持服用月余，胁痛、右胁痞肿常可获愈。

2. 肝血瘀阻证

症舌脉：胁肋刺痛，痛处不移，入夜尤甚，或见胁下癥积，赤丝红缕及朱砂掌，舌质紫黯或见瘀点瘀斑，脉沉弦涩。

病机分析：气郁日久，气滞血瘀，或跌仆损伤，强力负重，致瘀血停着，痹阻脉络，故胁痛如刺，痛处固定不移，入夜疼痛更甚；瘀血停滞，积久不散，则渐成癥块；舌质紫黯，或见瘀点瘀斑，脉沉弦涩，均属瘀血内停之征。

治法：活血化瘀，通络止痛。

方药运用：

(1)常用方：膈下逐瘀汤加减。药用当归、川芎、赤芍药、桃仁、红花、五灵脂、制香附、枳壳、乌药、延胡索。

方中当归、赤芍、川芎养血行血为君；桃仁、红花、五灵脂功擅化瘀通络，五灵脂并可祛瘀滞而止疼痛，共为臣药；佐以制香附、乌药、延胡索、枳壳行气舒肝止痛，以气行则血行，可助祛瘀之力。诸药相伍，行血祛瘀而不伤血、耗血，气血同调，相得益彰，共奏活血化瘀，通络止痛之功。

(2)加减：血瘀化热者，加大黄、丹皮、栀子；胁下有癥块者，加穿山甲、鳖甲、三棱、莪术、地鳖虫等，或配合服用大黄䗪虫丸、鳖甲煎丸；正气渐衰者，加人参或党参、黄芪。

(3)临证参考:跌仆闪挫而致瘀血内停,胁肋疼痛者,可用复元活血汤,另服三七粉或云南白药、七厘散等成药。若胸胁胀满刺痛,痛处不移,口渴欲热饮,得热饮稍舒,舌质黯紫,脉细涩时,用旋覆花汤加味,常用旋覆花、茜草、葱白、合欢花、柏子仁、丝瓜络,以通阳和血,行气散滞。若见胁痛如刺,卧着不安,剧则呼吸不利,腹胀,食则痛剧,脉涩之肝络不和、络实之证,治以辛温通络,常用药物有荜茇、半夏、川楝子、延胡索、吴茱萸、高良姜、蒲黄、茯苓、桂枝、当归须、淡姜渣。若兼血瘀痛久不移,邪正交结,可加䗪虫、蜣螂,若症属虚寒,可加枸杞子、肉苁蓉、胡桃、鹿角霜。邪伏络脉,必须以辛香温通,躁动络中伏邪,络脉才能畅和。邪在络久化热化燥者,以辛润为法,取旋覆花汤加当归尾、桃仁、红花、柏子仁、生地、麻仁等。

本证患者大多病程较长,正气渐虚,故呈虚中夹实之证,除注意扶正外,活血化瘀药用量不宜过大,必须用量大时也不宜久服,以免伤正。

3. 肝胆湿热证

症舌脉:胁肋灼热胀痛,胁下痞块拒按,面目身黄,脘痞腹胀,纳差厌油,小便黄赤,舌苔黄腻,脉滑数或弦数。

病机分析:感受湿热疫疠之气或过食肥甘,嗜饮酒浆,酿湿生热,熏蒸肝胆,以致肝脉闭阻,胆道不畅,故右胁胀痛、灼痛,触之痛剧;木郁克土,脾胃受纳运化失常则纳差厌油,脘痞腹胀;若湿热蕴结肝胆,胆汁外溢则可见面目身黄,小便黄赤;舌苔黄腻,脉弦数或滑数,为肝胆湿热之征。

治法:清利肝胆湿热。

方药运用:

(1)常用方:龙胆泻肝汤加减。药用龙胆草、栀子、黄芩、泽泻、车前子、赤芍、延胡索、当归、生地黄、北柴胡。

方中以大苦大寒的龙胆草为君,清泻肝胆湿热;臣以苦寒之黄芩、栀子,既可清泻肝热,又能燥其湿邪;佐以泽泻、车前子通利水道,使湿热之邪从小便而出,肝胆有热,易伤阴血,故以当归、生地养血育阴,标本兼顾,赤芍、延胡索理气活血,通络止痛,亦为佐药;肝经有邪则木失条达,故用少量柴胡以疏之而为使。全方配伍严谨,选药精当,共奏清利肝胆湿热之效。

(2)加减:便秘者,加大黄;大便不爽者,加炒枳壳、生白术,白术用量30g以上;腹胀明显者,加枳实、厚朴、大腹皮;小便黄赤者,加白茅根、滑石;有黄疸者,加茵陈、金钱草、秦艽、丹参等。

(3)临证参考:为使湿热之邪有出路,服药后务须保持大小便通畅。适当饮水可有利湿热清除。大黄的用法用量,应据患者体质强弱、病情轻重、排便情况而定,不可过用,以防苦寒伤阳,以通为度。

肝胆湿热证若湿重热较轻者,宜减龙胆草、黄芩、栀子用量,加健脾化湿之白术、茯苓、砂仁、枳壳;肝胆湿热兼胆胃不和者,可选蒿芩清胆汤加减;若为蛔虫入胆,肝胆湿热证者,宜以连梅安蛔汤加减,常用胡黄连、乌梅、黄柏、川椒、雷丸、槟榔、川楝子、延胡索。

若湿热化火成毒,致胁痛加剧,黄疸日益加深,甚或热毒入营或热入心包者,须积极救治。

4. 肝胆实火证

症舌脉:起病多急,胁肋绞痛或切痛,按之痛甚,并连及肩背,可因暴饮暴食、过食肥甘而诱发或加重,兼见肋下痞块,发冷发热,面目俱黄,口苦纳差,恶心欲呕;尿黄便秘,舌红苔黄,脉弦实有力。

病机分析：肝胆湿热蕴久化火，或日久结成砂石，或蛔虫残体阻滞胆道，肝胆疏泄失常，经脉络脉不畅则右胁绞痛、切痛，并可连及肩背；肝胆实火蕴结不解，少阳经气郁滞则口苦恶心欲呕；阳明腑实不通则便秘；砂石、虫体阻滞胆道，肝胆实火内蕴，胆汁外溢则面目俱黄；舌红苔黄，脉弦实有力为实火内盛之征。

治法：清泄肝胆实火。

方药运用：

(1)常用方：大柴胡汤加减。药用北柴胡、黄芩、郁金、大黄、枳实、清半夏。

方中北柴胡、黄芩疏肝利胆，和解清热，以除少阳之邪，用以为君；郁金疏肝理气，助柴、芩以疏利肝胆气机，大黄、枳实泻阳明热结，通腑以助肝胆实火之清泄，用以为臣；清半夏辛开苦降，降逆止呕，理气和胃，用以为佐。诸药相伍，效专力宏，共奏清泄肝胆实火之功。

(2)加减：砂石阻滞，绞痛发作者，加海金砂、茵陈、金钱草、威灵仙等；热毒壅盛者，加蒲公英、金银花、野菊花、黄连、黄柏等；蛔虫所致者，配合乌梅丸；胁痛剧者，加川楝子、三棱、莪术、姜黄等。

(3)临证参考：本证患者若出现外科急腹症征象时，应立即转外科手术治疗，不可贻误时机。

“不通则痛”。本证若属结石阻滞致绞痛发作者，当重用大黄通里攻下，或加芒硝。对呕吐难以服药的患者，可先予服用生巴豆末 100mg 及时导泻，服药 4 小时未排便者，可续用一次，务使便通呕止，再以大柴胡汤为主治疗。

本证非结石阻滞所致者，治疗宜以通降为主。常用大黄 10～30g，黄芩 15g，郁金 20～60g，威灵仙 20～60g，姜黄 10～20g，蒲公英 30～90g，金钱草 20～40g，鸡内金 10～15g。可酌情配伍木香、厚朴等理气药物，有助于疏通气机，排石止痛。茵陈亦常选用，用量可至 50～100g。本证用药中病即止，尤其芩连苦寒之属，过用可伤及中阳，当须注意。

5. 肝肾阴虚证

症舌脉：胁肋隐痛，痛势悠悠，绵绵不休，头晕目眩、目涩，口干咽燥，五心烦热或午后潮热，舌红少苔，脉弦细数。

病机分析：湿热或实火久羁，气滞血瘀日久化热，过用辛香温燥、渗湿利尿之品，劳欲过度或失血过多致精血亏损，或素体阴血亏损，均可导致肝肾阴亏，肝血不足，血虚、阴虚不能养肝、柔肝之体，肝之脉络失养则胁肋隐痛，其痛悠悠，绵绵不休；精血亏虚不能上荣则头晕目眩，两目干涩；阴虚生内热，故口干咽燥，五心烦热，午后潮热；舌脉亦为阴虚兼内热之象。

治法：滋阴养血，柔肝止痛。

方药运用：

(1)常用方：一贯煎加减。药用生地黄、枸杞子、沙参、麦冬、当归、川楝子。

方中生地、枸杞子滋养肝肾之阴，用为君药；沙参、麦冬养阴清热，润燥生津止渴，当归养血行血，共用为臣；川楝子疏肝理气助肝胆疏泄条达之性，发其郁遏之气，与当归相伍行血和络止痛力胜，用以为佐使。诸药相伍，以补为主，补中寓疏，养肝体以助肝用，共奏滋阴养血，柔肝止痛之功。

(2)加减：阴虚重者，加阿胶、鸡子黄、女贞子、旱莲草、白芍；腰腿酸软者，加何首乌、山萸肉，或配合六味地黄丸；骨蒸潮热者，加丹皮、地骨皮、银柴胡、白薇；舌光红无苔者，加天花粉、玉竹、乌梅、石斛；神疲乏力者，加人参或太子参；心烦失眠者，加五味子、酸枣仁、丹参；若兼气虚气短不足以息，难以平卧，乏力等，可于上方加生黄芪并佐少量知母。

(3)临证参考：本方药以滋阴养血为主，临证可酌加合欢花、白蒺藜、佛手、玫瑰花等配合川楝子理气止痛，且可避免养阴药滋腻碍胃之弊。滋阴药质地致密，宜文火慢煎。

本证为阴亏兼有气滞之胁痛，若见阴亏气滞而风阳上浮，阴亏气滞并血瘀，阴亏气滞而兼风动、火升、痰生诸证，治疗宜滋阴同时予潜阳、化瘀、息风、清火、祛痰诸法并用。

6. 肝阳虚证

症舌脉：胁肋隐痛或胀痛，绵绵不休，劳则加重，神疲乏力，胆怯忧郁，或惊恐不安，面淡不华或面色晦滞，畏寒肢冷或兼有少腹冷痛，阴囊湿冷，小便清长，舌淡苔白，脉沉迟少力。

病机分析：肝肾阴虚，阴损及阳；误用或过用寒凉攻伐之品，阳气受挫；年老体弱，真阳渐衰；素体阳虚，阳气不能温煦推动，肝经气血凝滞闭阻，均可致胁肋隐痛，或胀痛绵绵；肝经行于少腹、阴囊，肝阳虚衰，气血不能温煦经脉、四肢，则见四肢、少腹冷痛，阴囊湿冷；肝阳不足，肝魂不振则惊恐不安、胆怯；疏泄不及则气郁，致忧郁，神疲短气；舌脉为气虚衰弱之象。

治法：温补肝阳，养血和肝。

方药运用：

(1)常用方：暖肝煎加减。药用肉桂、小茴香、枸杞子、当归、乌药、沉香、茯苓、生姜。

方中以肉桂、小茴香温阳散寒暖肝温肾，行气止痛，用为君药；当归、枸杞子补血养肝滋肾，柔肝补肝以助肝用，使肝之筋脉柔和，共用为臣；乌药、沉香顺气降逆，温经散寒止痛，茯苓、生姜散寒除湿以助阳气温运，共用为佐。诸药相伍，温补肝肾治其本，行气逐寒治其标，使下元得温，寒凝气滞得散，则胁痛自止。方中用药尚有阴阳同补，以使温阳而不伤阴，补阴而不凝滞，可谓相得益彰。

(2)加减：神疲乏力者，加人参或党参、黄芪；阳虚甚者，加吴茱萸、鹿角、巴戟天、山萸肉、木瓜等。

(3)临证参考：肝体阴而用阳，肝阴肝血常易耗损，故附子、肉桂等大辛大热之品应慎用，临证宜先以小剂量试用为妥，或选用温而不燥的仙灵脾、菟丝子、肉苁蓉、巴戟天，并佐以山萸肉、酸枣仁、木瓜、枸杞子、女贞子、旱莲草以阴阳双补，体用两助，肝之升发赖脾土以温升，若土虚木郁，阳用衰微，可选用人参或党参、黄芪、白术，以健脾运脾。

四、其他疗法

1. 中成药

(1)舒肝丸：每服1丸，每日2次。适用于胁痛属肝气郁滞者。

(2)加味逍遥丸：每服1袋，每日3次。适用于胁痛属肝郁脾虚者。

(3)龙胆泻肝丸：每服1袋，每日2次。适用于胁痛属肝胆湿热者。

(4)复方灵芝冲剂：每次5g，每日2次。用于慢性肝炎、慢性迁延性肝炎之胁痛等症。

2. 单验方

(1)舒肝片：香附300g，川木香、十大功劳、虎杖、田基黄各150g，金钱草、红孩儿各175g，淀粉适量，硬脂酸镁适量。将上药制成片。每次8片，每天3次，3个月为1个疗程。用于慢性肝炎之胁痛、脘胀等症。

(2)太子参100g，三七100g，郁金150g，五味子60g，共研细末，水泛为丸，每日5g，每日服2次。用于脾虚肝郁之胁痛。

(3)土茯苓、白花蛇舌草、薏苡仁、茵陈、半枝莲、蒲公英、板蓝根各适量，水煎服，每日2次。用于湿热中阻之胁痛。

(4)藿香、酒黄芩、杏仁、橘红、旋覆花、代赭石、党参、焦白术、草蔻各适量。用于慢性迁延型乙型肝炎,胃失和降之证。

3. 食疗方

(1)生地、枸杞子、黑芝麻、山楂、玫瑰花、佛手各适量,煎汤作羹饮。用于阴虚肝郁之胁痛。

(2)山药、茯苓、生薏苡仁、杏仁、香橼、橘红,各适量入粥。用于脾虚肝郁胁痛。

4. 注射液

(1)复方丹参注射液:本品20~30ml,加入5%葡萄糖注射液中静脉滴注,每日1次。用于瘀血胁痛。

(2)清开灵注射液:20~60ml加入5%葡萄糖注射液中静脉滴注,每日1~2次。用于湿热型胁痛。

(3)生脉饮注射液:以20~60ml加入250~500ml 5%葡萄糖注射液中静脉滴注。治气阴不足型胁痛。

5. 针灸疗法

取至阳、肝俞、胆俞、期门、足三里、太冲、丘墟等穴,每次选其中3~5穴。肝脾肿大者加刺痞根(第一腰椎棘突下旁开三寸半,肝肿大针右侧,脾肿大针左侧)、肝俞、脾俞,每次选其中1~2穴。

【转归与预后】

胁痛的转归及预后与证型有关。肝气郁结证,一般症情较轻,多可治愈。肝郁化火,耗伤阴液,可致心阴、肝阴虚证。木郁克土可致肝胃不和、肝郁脾虚,若肝郁气滞致血行不畅,气滞血瘀,则可转为肝血瘀阻证,且气滞可致津液内停成痰,痰气互结或痰瘀内阻,则病证较为复杂,缠绵难愈。

肝血瘀阻证,初期症情较轻者,经治病情可痊愈,较重者经合理调治,病情可控制、稳定,部分因痰瘀互结或瘀血经久不消,正气渐衰可转为癥积、臌胀。肝胆实火证,砂石难消,部分需转外科治疗。肝胆湿热者,经妥善调治大多可痊愈。肝阴虚、肝阳虚证,耐心精心调养用药,多可向愈。

胁痛一般预后较好。部分可因正虚邪毒滞留,或因失治、误治而渐转为癥积、臌胀病,则预后不佳。

【护理与调摄】

对胁痛患者首先要注意观察患者有无发热,有无黄疸,腹部有无触痛及肿物,胁痛性质如何等,并注意大小便情况。其次,要对患者予以安慰、鼓励,解释并消除疑虑,使患者情绪稳定、乐观。此外,饮食护理亦很重要,实证患者宜食清淡易消化之食品,虚证者宜食富于营养的滋补之品,胁痛属热者忌食辛辣肥甘,属寒者忌食生冷。

调摄方面主要应使患者注意调养心神,调节劳逸,寒温适宜,调节饮食,切忌过食膏粱厚味或饮食辛辣、酒浆之品。

【预防与康复】

针对原发病因,预防胁痛可从以下几方面着手,精神内守,减少不良的精神刺激和过度的情志活动;起居有常,防止过度劳累;饮食有节,切勿过食肥甘之品,勿嗜饮酒浆;适当进行体育锻炼,强健体魄,慎避外邪。

胁痛的康复可通过气功、针灸、穴位注射、按摩及音乐疗法、呼吸疗法诸方面,协助药物治疗，以促早日康复。

【医论提要】

胁痛一证，最早见于《素问·缪刺论》："邪客于足少阳之络，令人胁痛……"。《素问·脏气法时论》云："肝病者，两胁下痛……."《灵枢·经脉》亦云："胆足少阳之脉，……是动则病……心胁痛"。认为胁痛与肝胆密切相关。张仲景认为伤寒表邪已解，病将传里，正邪相争可致胁痛。《中藏经》认为胁痛之因有脾热、肺积及上焦实热，"脾正热，则面黄目赤，季胁痛满……肺有积则胁痛，虚则乏力、喘促，右胁胀，语言气短"；"上焦实热，则……腹胀时时胁肋痛"。隋代巢元方认为胁痛与肾有关，他在《诸病源候论·心腹痛病诸候》中说："胸胁痛者，由胆与肝及肾之支脉虚，为寒气所乘故也"，并指出胁痛的机理是"邪气乘于胸胁，故伤其经脉，邪气之与正气交击，故令胸胁相引而急痛也"。宋代严用和《济生方·胁痛》认为胁痛是情志不畅伤及肝脏，积气攻注所致。朱丹溪认为肝火灼伤络脉、瘀血痰浊阻滞脉络都可导致胁痛。李梴认为肝血不足，肝脉失养，也可导致胁痛。张介宾认为胁痛病因主要是外邪侵袭、忧思郁结、饮食劳倦、色欲内伤，他在《景岳全书·杂证谟·胁痛》中指出："胁痛之病，本属肝胆两经，以二经之脉，皆循胁痛故也。然而心、肺、脾、胃、肾与膀胱，亦有胁痛之病"。

对于胁痛的治疗，张仲景认为邪郁少阳用小柴胡汤，而胁下偏痛，寒气内积，宜大黄附子汤。元代朱震亨《丹溪心法·胁痛》认为火盛者用当归龙荟丸，痰浊流注者用二陈汤加减。明代李梴《医学入门·胁痛》认为："虚者，肝血虚也，痛则悠悠不止，耳目䀮䀮，……四物汤加柴胡梢，或五积散去麻黄加青木香、青皮"；"瘀血必归肝经，夜痛或午后发者是，小柴胡汤合四物汤，加桃仁、红花、乳、没；痛甚者，古枳芎散；便坚黑者，桃仁承气汤或泻青丸……"；"食积，胁下如杠，梗起一条作痛，神保丸、枳实煎汤下；轻者保和丸"。张介宾在《景岳全书·杂证谟·胁痛》中论述了胁痛的证治，他认为对于胁痛胀满烦热者，宜化肝煎；因惊气逆，胁痛不已者，用桂枝散；痰饮停伏者用导痰汤加白芥子；外伤胁痛者用复元活血汤；肝脾血虚者用逍遥散；肝肾亏虚者用补肝散，肾精亏损者用左归饮、大补元煎等。清代沈金鳌在《杂病源流犀烛·肢胁肋痛》中认为，气郁者宜沉香降气散、枳壳煮散；气滞血瘀者用桃仁承气汤。清代叶天士《临证指南医案·胁痛》指出久病必瘀，注重调理气血，并根据寒热虚实不同分别采用辛温通络、甘缓理虚、温柔通补、辛泄宣瘀等方法。

【医案选粹】

案一

邻村李姓妇，近年四旬，得胁下疼证。

病因：平素肝气不舒，继因暴怒，胁下陡然作痛。

证候：两胁下掀疼甚剧，呻吟不已，其左胁之疼尤甚，请人以手按之则其疼稍愈，心中时觉发热，恶心欲作呕吐，脉弦硬。

诊断：此肝气胆火相助横恣，欲上升而不能透膈，郁于胁下而作疼也。当平其肝气，泻其胆火，其疼自愈。

处方：川楝子八钱　生杭芍四钱　没药四钱　生麦芽三钱　三棱三钱　莪术三钱　茵陈二钱　龙胆草二钱　连翘三钱

煎服一剂后其疼顿止，仍觉气分不舒。遂将川楝、三棱、莪术各减半，再加柴胡二钱，以镇肝胆之木也。

（张锡纯．医学衷中参西录．石家庄：河北科学技术出版社，2007：191）

案二

松江朱君明昌，病胸胁作痛，服辛通药，其痛更甚，溲浊带血，茎中刺痛。西药治之，时减时增，反加呛咳吐血，就余诊治，脉象滑大而数，痰热阻气灼阴，阴液宣布无权，气机流行失职。

北沙参四钱　川石斛三钱　瓜蒌皮三钱　甜杏仁三钱　京玄参一钱　女贞子三钱　生白芍一钱五分　金铃子一钱五分　冬瓜子四钱　生、熟谷芽各四钱　云茯苓三钱　银杏肉（去皮、壳）十粒　莲子心五分　服六剂而安。

［费承祖．费绳甫医话医案（孟河四家医集）．南京：江苏科学技术出版社，1985：586］

案三

刘右，年逾古稀，戊辰腊月，初则伤风咳嗽，继因挫闪，难于转侧，偶成咳嗽，牵动胁肋，其痛更剧。予旋覆花汤加三七、归尾，胁痛立止。乃误将驴胶调补，致胃纳式微，酿成痰饮。余曰：脾为生痰之源，胃为贮痰之器，肺为出痰之窍。脾肺亏虚，为痰为饮，津不上乘，有时口燥。肾阴不足，兼挟肝郁，气火郁阻，有时腹热。足痿不良于行者，以久卧床榻，经络不舒故也。脉右尺带弦，寸关未起，症情复杂，颇费筹箸。兹拟补脾为主，脾健则痰自化，而浊自降，上下拜受其赐，四旁咸蒙其益。予六君汤加牡蛎、泽泻、川贝、杏仁、霍斛。隔数日，伊复函恳往诊，并详述前药服后，纳增气平，经过良好。余曰：服补剂而纳增气平，的系中亏之候。盖脾气上归于肺，中气下根于肾，建其中气，则肺肾出纳有权。效不更方，仍守原意扩充，以党参易吉林参须，冬术易江西术，去牡蛎、泽泻、霍斛，加茯神、益智、冬虫草、广橘白之属。

（彭建中．中医古今医案精粹选评．北京：学苑出版社，1998：1151）

【现代研究】

一、病因病机研究

胁为肝胆经脉循行之处，故胁痛之病，主要责之于肝胆功能失常。如情志不畅，肝气郁结；气滞日久，瘀血停着；感受外邪或饮食不洁而致肝胆湿热，久病体虚，精血亏损而致肝阴不足等，均可导致不通则痛的病理变化。

姜兴俊[1]根据胁痛的病位、病程、病势辨病机。认为胁痛在经，初痛多为肝经气滞，久痛则由气滞兼生血郁；痛轻多为肝经气滞，痛剧则为气血皆滞；在右多为肝经气滞，及左多因肝气偏盛，横逆至左，气血郁阻，经脉不畅所致。胁痛在脏，若病势较急，疼痛亦重者，多因湿热火毒之邪内聚肝胆或壅阻肝络所致，且热毒亦可致瘀；病势较缓，但病程较长，且疼痛持续或反复发作者，多因瘀血滞气阻塞肝络所致；其痛轻者瘀阻亦轻，痛剧者瘀阻亦重，甚或肝体痞积，并可兼夹湿热火毒之邪，或兼肝气、肝血、肝阴不足。胁痛在脏尚有痰瘀互结、脂浊积聚所致者。

何仁[2]认为胁痛多属肝胆二经之病。如肝郁、肝经血瘀、肝胆湿热、肝阴不足等皆可引起胁痛。

二、证候学与辨证规律研究

刘平[3]《现代中医肝脏病学》中将胁痛分为肝气郁结、瘀血停留、肝胆湿热、肝阴不足四型。王育群[4]主编的《肝胆证治广纂》中分为邪郁少阳、肝气郁结、痰浊内停、脉络郁阻、阴虚胁痛、食积胁痛、肝胆湿热七型。《上海市中医诊疗常规》[5]胁痛篇分为肝郁气滞、湿热蕴结、肝阴亏虚、血瘀阻络四型。王芳[6]将胁痛分为肝胆湿热、肝郁气滞、土虚木郁、肝阴不足、气滞血瘀、胆道阻滞六型。

三、治则治法研究

孙义成[7]认为胁痛治疗用药应遵循以下原则：疏肝理气药，不泛投辛燥；清热化湿药，不过于苦寒；活血化瘀药，不宜太峻猛；滋阴养血药，必佐以泻火。戴克敏等[8]总结姜春华治胁痛十四法为：平肝健脾法、养阴柔肝法、平肝降逆法、疏养和胃法、化瘀软坚法、和解泻下法、利胆排石法、制蛔泻下法、疏肝散结法、温阳化瘀法、利胆攻下法、凉血解毒法、和解安神法、清肝护肺法。

四、辨证用药研究

熊益群[9]主张，肝郁脾虚型予柴胡疏肝散加减；湿(热)邪阻滞型，予三仁汤、藿香正气散加减；肝胆湿热型，用龙胆泻肝汤或甘露消毒丹；肝肾阴虚型，予知柏地黄丸或一贯煎；瘀血停着型，根据瘀血的轻重、正气的强弱选用旋复花汤、膈下逐瘀汤、鳖甲煎丸加减。

常振森[10]认为：少阳胁痛，风寒之邪客于少阳之经，宜选小柴胡汤化裁；肝郁胁痛，临证分肝气郁结与肝气横逆，前者宜柴胡疏肝散，后者宜芍药甘草汤合金铃子散；肝郁脾虚，选逍遥散或归芍六君汤；湿热胁痛，治当清利湿热，湿重者选三仁汤、藿朴夏苓汤，热重者选茵陈蒿汤、龙胆泻肝汤加减。瘀血胁痛，方选旋复花汤、血府逐瘀汤或大黄䗪虫丸、化坚丸；肝火胁痛，实火用当归芦荟丸、龙胆泻肝丸直折火势。郁火选丹栀逍遥散；虚火选滋水清肝饮。

参考文献

[1] 姜兴俊．肝病胁痛的辨证思路与用药经验[J]．成都中医药大学学报，2001，24(3)：6-9.

[2] 何仁．肝胆病证诊治说略[J]．浙江中医学院学报，2003，27(4)：31.

[3] 刘平．现代中医肝脏病学[M]．北京：人民卫生出版社，2002：145-152.

[4] 王育群．肝胆证治广纂[M]．呼和浩特：内蒙古科学技术出版社，2000：31-32.

[5] 上海市卫生局．上海市中医病症诊疗常规[M]．上海：上海中医药大学出版社，2003：40-41.

[6] 王芳．胁痛辨治体会[J]．实用中医药杂志，2003，19(2)：101.

[7] 孙义成．肝病胁痛组方用药刍议[J]．现代中西医结合杂志，2005，14(3)：318-349.

[8] 戴克敏．姜春华治疗胁痛的经验[J]．山西中医，2009，25(3)：5-7.

[9] 熊益群．胁痛的临床辨治[J]．湖北中医杂志，1997，19(5)：33-34.

[10] 常振森．胁痛证治[J]．山东中医杂志，1994，13(12)：545.

第三节 头 痛

【定义】

头痛是指因风寒湿热之邪外袭，或痰浊瘀血阻滞，致使经气上逆，或肝阳郁火上扰清空，或气虚清阳不升，或血虚脑髓失荣等所致的慢性反复发作性且经久不愈的头部疼痛。

【范围】

西医学中神经性头痛、血管性头痛、紧张性头痛、组胺性头痛、颈椎病性头痛、外伤后头痛综合征、枕大神经痛，以及传染性或感染性发热病、高血压病等所引起头痛表现者，均可参照本节辨证论治。但颅内占位病变、脑出血、脑梗死、蛛网膜下腔出血等头痛者，不在本节讨论范围。

【病因病机】

一、病因

1. 六淫外袭，上犯巅顶　风为百病之长，多夹时气为患，且伤于风者，上先受之，故头痛以风邪所致者最多。风邪常兼夹寒、湿、热邪为患，或直犯清空，或循经络上干。风寒袭表，太阳经受邪，寒凝血涩，经脉不畅则见头痛项强而恶寒战栗；风热袭表，上犯清空，则头痛而身热心烦；风湿侵袭，上蒙清窍，则头痛而重；若湿邪中阻，清阳不升，浊阴不降亦可引起头痛。

2. 情志失调，郁火上扰 忧郁恼怒太过，肝失条达，肝气郁结，气逆上犯于头则头痛，并见胸胁胀满，善太息，女子或见经前乳胀等症；肝气郁结化火，火随气逆上扰巅顶，亦可致头痛，并见眩晕而胀，头筋突起，口干口苦，心烦易怒。

3. 脾胃气虚，痰蒙清窍 饮食不节或忧愁思虑过度，劳伤脾胃，致脾阳不振，运化失职，饮食水谷不化气血精微，反蕴湿生痰，痰湿中阻，清阳不升则清空失养；或痰阻脑脉，气血不通，均可致头痛，且头痛昏重。

4. 跌仆损伤，瘀阻脑络 跌打坠仆，脑脉损伤，瘀血停留，或气滞血瘀，久病入络，阻滞脑窍脉络，致气血不能上荣头目，则头痛如刺，经久不愈。

5. 肝肾阴亏，肝阳上扰 长期情志刺激，气郁化火，耗伤阴液；或年老体虚，房劳伤肾，肾精亏虚，水不涵木，木少滋荣则可致肝阳上亢，上扰清空而致头痛，并见头目眩晕、目涩、耳鸣等头目清窍失养之症。

6. 内伤不足，脑窍失养 先天禀赋不足，或年老气血衰败，或久病体弱，或饮食劳倦内伤脾肾。伤于脾，气血生化无权，气血亏虚，气虚则清阳不升，血虚则脑髓失养而致头痛；伤于肾者，肾精亏损，髓海空虚；或肾阳衰微，寒从内生，清阳失旷，二者均可致头痛。

二、病机

1. 发病 外感头痛起病多较急，经适当治疗，病症祛除亦较快。内伤头痛病势缓，病程较长，多反复发作，常因劳累紧张、情志不遂或受外邪而诱发或加重。

2. 病位 在脑，涉及肝、脾、肾三脏。

3. 病性 有虚有实。外感头痛以实证居多；内伤头痛以虚证、虚中夹实多见。本虚以气血虚弱，中气不足，肝肾阴精亏虚等常见，标实则以风寒湿热、痰浊、瘀血、气滞等常见。

4. 病势 外感头痛一般多可向愈，经久不愈者可伤及气血阴阳，转为内伤头痛。内伤头痛初期病多在气血，以标实（如痰浊、瘀血、气滞、肝阳上亢）为多见，迁延不愈者，气血阴阳俱损，脏腑功能失和，甚则久病及肾，肾精虚损，则病以气血、阴精本虚为主，多可夹邪反复发作，久治不愈。

5. 病机转化 诸种头痛的病机可相互转化。外感头痛可因体质因素、感邪性质不同而从化不同。如阳盛体质，感受风寒日久，寒易从热化；阴盛体质，风热束表，热亦可从寒化，在移行中二者又可相兼为病。正虚邪盛，外邪久滞，耗伤气血，脏腑功能受损，又可转化为内伤头痛。

内伤头痛常为气血阴阳受损，脏腑功能失调，痰瘀风火等实邪滞留脑络或扰动清窍所致。初期以肝肾阴虚、肝阳上亢，或夹痰瘀、风火上扰清窍，本虚标实之中标实证为突出、多见。此外，常可见脾胃虚弱，气血亏虚夹湿、痰蒙窍，瘀血、寒邪内阻等证。久病不愈，可进一步由气血深入及精髓，出现以气血亏虚，肾精亏耗，气血阴阳俱不足等以本虚为主之证。虚中夹实，病程缠绵，反复发作，每因外感或情志不遂或劳累过度诱发或加重，虚实相因，虚实兼夹，较为复杂。

头痛病因病机见图 4-3。

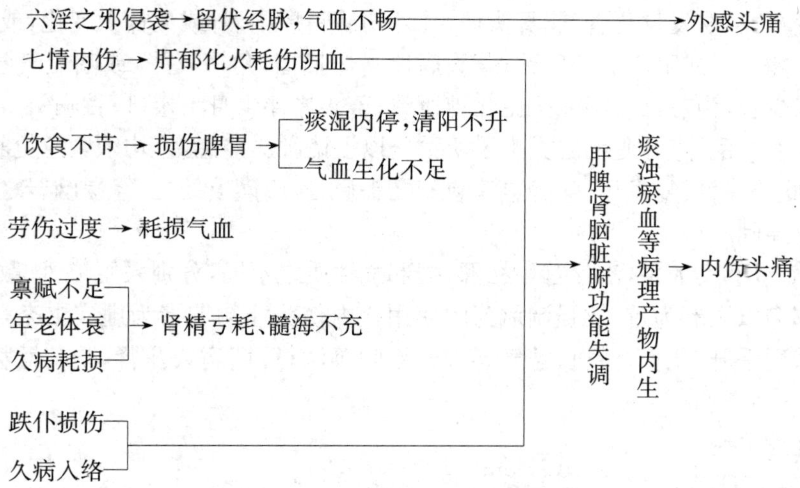

图 4-3　头痛病因病机示意图

一、诊断依据

按照 2008 年中华中医药学会发布的《中医内科常见病诊疗指南·中医病证部分》。

1. 头部疼痛　疼痛的部位为前额、额颞、颞顶、顶枕或全头部疼痛，性质多为跳痛、刺痛、胀痛、昏痛、隐痛等；头痛可突然发作，或缓慢起病，或反复发作，时痛时止；头痛持续时间不一，可数分钟、数小时或数天、数周不等。

2. 发作诱因　本病常有一定诱因，外感头痛多因感受外邪或起居不慎，内伤头痛常有饮食、劳倦、病后体虚或房事不节等诱因。

二、鉴别诊断

头痛需与雷头风、真头痛、鼻渊相鉴别。

1. 雷头风　二者均以头痛为主症。雷头风起病急骤，头痛如雷鸣，头面部起核块，红肿热痛，常伴恶寒发热、大便燥结等，多为湿热或痰火上冲所致。

2. 真头痛　真头痛多起病突然，头痛剧烈，持续存在并阵发加剧，呕吐不已，呈喷射样，旦发夕死，夕发旦死，抢救不及时，立即死亡。而头痛多反复发作，久治不愈，时痛时止，痛止多无其他表现。

3. 鼻渊　二者均有头痛。鼻渊存在鼻的局部病变，并由之引发头痛。其部位多在前额，呈持续性。

【辨证论治】

一、辨证要点

1. 辨头痛之属外感或内伤　外感与内伤头痛从起病形式，疼痛特点，伴随症状诸方面均有不同。外感头痛一般起病较急，疼痛因外感风寒、风热及风湿之不司呈现不同特点，同时伴随相应的表证。内伤头痛，一般起病较缓，疼痛反复发作，时轻时重，因气虚、阳虚、阴血不足及肾精亏虚的不同，所夹诸邪之不同，呈现不同疼痛特征。

2. 辨头痛的所属部位　头为诸阳之会，手足三阳经均循头面，厥阴经亦上会于巅顶，头痛部位可因受邪脏腑经络之不同而异。一般太阳头痛，多在头后部，并连及项部；阳明头痛，多在前额部及眉棱等处；少阳头痛，多在头之两侧，并连及耳部；厥阴头痛，则在巅顶部位，或连于目系。

3. 辨头痛之急重证　凡起病急骤，头痛如裂，短时间内出现神昏伴颈项强痉，呕吐如喷，甚或旦发夕死，夕发旦死者，属真头痛；凡外伤后头痛剧烈，或见神识变化，或见肢体强痉抽搐者，为脑髓受损或脑络破裂所致；若头痛伴高热抽搐，角弓反张，或喘促气急，或腹胀黄疸，或癃闭尿少者，为热毒或湿浊扰犯元神所致；若头痛伴半身不遂，口舌㖞斜，言謇者，多为肝阳化风，气血逆乱，直冲犯脑之类中风所致。以上诸种头痛患者，均须紧急抢救处理，不可等闲视之。此外，对反复发作，痛势愈演愈烈之头痛者，应谨慎处之，警惕脑岩之可能。

二、治疗原则

外感头痛以邪实为主，治疗首当祛邪，据邪气性质之不同，分别采用疏风、散寒、化湿、清热等法，诸邪多以风邪为首，故强调风药的使用。内伤头痛初期多为虚实夹杂，治疗应祛邪扶正兼顾，采用平肝、化痰、活血、益气、养血、滋阴等法；后期病久及肾，肾精亏耗，则当益肾填精补髓。

三、分证论治

1. 风寒头痛证

症舌脉：头痛连及项背，常喜裹头，恶风寒，遇冷风则疼痛加剧，舌质黯，苔薄白，脉紧或浮紧。

病机分析：太阳主一身之表，足太阳膀胱经循项背，上行巅顶，风寒外袭，邪客太阳经脉，循经上犯，故头痛连及项背；若沿孙络窜留于少阳，则产生偏侧头痛；风寒伏留经筋，卫阳被伤，故恶风寒；寒为阴邪，故得温则减，遇冷风则疼痛加剧；舌质黯，苔薄白，脉紧或浮紧，为风寒外袭，寒凝血涩之象。

治法：疏风散寒。

方药运用：

(1)常用方：川芎茶调散加减。药用川芎、羌活、荆芥、防风、白芷、细辛、当归、赤芍、薄荷、甘草、清茶。

方中川芎味辛，行血中之气，祛血中之风，上行头目，为止痛之要药，羌活辛温疏风散寒，治太阳经头痛及项背不舒，两药共用为君；白芷、细辛、荆芥、防风辛温升散上行，疏风散寒止痛，治头面部诸风百疾，用以为臣；薄荷辛凉、轻扬升浮，可清利头目，当归、赤芍祛血中之风，疏通脉络，助川芎行散瘀滞，薄荷、赤芍性较寒凉，可佐制诸药辛温之燥性，共用为佐；甘草和中，调和诸药，清茶苦寒，清上而降下，使升中有降，共用为使。本方用药多祛风解表散寒之品，所谓“高巅之疾，非风药不能到达”，故诸药相伍，疏风散寒止痛力胜，可谓风寒头痛之第一良方。

(2)加减：风寒夹湿，头痛如裹者，加苍术、藁本、半夏、陈皮；项背发僵而酸楚者，加藁本、葛根；兼阳虚者，加人参、附子、桂枝；兼气虚者，加太子参、茯苓；若寒邪侵犯厥阴经脉，引起巅顶痛，甚则四肢厥冷、苔白，脉弦者，加吴茱萸、生姜、大枣等；咳嗽痰多者，加杏仁、苏子、半夏。

(3)临证参考：本证属外感头痛，确有虚象者，酌量加入补虚之品，不可过于滋补，以防恋邪。

2. 风热头痛证

症舌脉：头胀痛，甚则如裂，遇热则加剧，面红目赤，发热恶风，舌红，苔薄黄，脉浮数。

病机分析：风热之邪伏留阳经，窜留头窍，上炎于头面，故头胀痛较剧，面红目赤；风热郁于肌表，则发热恶风；热为阳邪，得冷则缓，遇热则两阳相助故疼痛加剧；舌质红、苔薄黄、脉浮数均为风热外袭之征。

治法：祛风清热。

方药运用：

(1)常用方：芎芷石膏汤加减。药用生石膏、菊花、川芎、白芷、藁本、羌活、牛蒡子、黄芩、连翘、当归。

方中石膏辛甘大寒，既清肺胃郁热，又能解肌透表，菊花辛甘苦凉，可透表泄热，清利头目，二药共用为君；川芎辛温疏风止痛，上行头目，达少阳、厥阴经，白芷辛香温散，祛风止痛，善治阳明经头痛，共用为臣，君臣相伍可清透热邪疏风止痛；连翘、黄芩、牛蒡子辛苦寒凉，清热解毒透邪，可助君药以清散上焦风热，羌活、藁本辛温香燥，散风胜湿止痛，可入太阳、厥阴经，当归助川芎辛温通络，活血行气止痛，共为佐药。方中以辛甘苦寒、辛凉为主配伍辛温之品，疏散风热，清热解毒，同时兼可疏风止痛，清透并用，相得益彰。辛温香燥之川芎、当归与辛寒之石膏相伍则活血行气止痛而无温燥伤阴助热之弊。诸药合用共奏疏风清热，通络止痛之功。为治疗风热头痛之效方。

(2)加减：风热夹湿，头痛且重，胸闷口渴者，加藿香、佩兰、黄连等；发热甚者，酌减当归、藁本、羌活用量，加金银花、栀子；便干便秘者，加少量大黄，以通为度；兼心烦急躁者，加丹皮、栀子、玄参。

(3)临证参考：本证属风热头痛，应忌用温补之品。对于风热头痛之轻症，亦可用桑菊饮加蔓荆子治疗。对于头痛如雷鸣，头面起核或肿痛红赤，名“雷头风”，多是风夹湿毒上冲，宜用清震汤合普济消毒饮加减，以祛风燥湿，清热解毒。

3. 肝阳头痛证

症舌脉：头胀头痛，或伴眩晕，或双侧或头顶甚或全头痛，持续性头痛或阵发性加剧，心烦易怒，少寐多梦，面红目赤，口苦，舌红，苔薄黄，脉弦有力，每因情志变化而诱发加重。

病机分析：“诸风掉眩，皆属于肝”。肝肾阴亏，肝阳上亢，风阳循经上扰头窍，故头胀痛伴眩晕，头两侧属少阳，巅顶属厥阴，故这两处头痛较常见；肝胆之火上炎，故心烦易怒，目赤口苦，若因情志刺激，则肝火阵旺而头痛加剧；舌红、苔黄、脉弦有力为肝火偏亢之象。

治法：平肝潜阳。

方药运用：

(1)常用方：镇肝熄风汤加减。药用牛膝、生牡蛎、生龙骨、钩藤、生白芍、生地黄、玄参、生麦芽、川芎、菊花、夏枯草、甘草。

方中重用牛膝引血下行，并能滋补肝肾用以为君；生龙骨、生牡蛎、钩藤平肝潜阳镇肝息风，共为臣药；生白芍、玄参、生地黄滋养阴液，补阴配阳，则阴液充而亢阳得制，肝风自息，生麦芽清泄肝阳之余并条达肝郁，川芎行血中之气，上行头目，通络止痛，菊花、夏枯草清肝火，散郁止痛，共为佐药；甘草调和诸药，与生麦芽相伍，能和胃调中，减少金石药物碍胃之弊，以为使药。方中药物升降并用，寒温相伍，务使肝阳潜降而血络通和，为镇肝潜阳，柔润息风，通络止痛，标本同治之良方。

(2)加减：肝阳化风上旋者，加羚羊角、水牛角、天麻；肝肾阴亏，水不涵木者，加龟甲、鳖甲、知母、黄柏；腑实便秘者，加全瓜蒌、枳实、大黄；肝火盛者，加龙胆草、丹皮，或用龙胆泻肝汤；若跳痛重，舌质紫而瘀斑者，加水蛭、鬼箭羽、桃仁等。

(3)临证参考：本证属内伤头痛，以肝阳上亢标实为主，治疗重在平肝潜镇，疏散肝经风热，重用血中气药川芎，一般20～30g，配以牛膝、白芍等以防其升散太过。临证用之，每每取效。

肝郁、肝火、肝阳皆可致头痛，有偏头或巅顶胀痛，但伴随症状不同，胸胀胁痛、心情郁闷属肝气郁结；烦躁、口苦咽干、溲赤、便秘属肝郁化火；咽干目赤、耳鸣眩晕、面部烘热或腰膝酸软属肝阳上亢见症，三者病机上常相互联系，治疗亦据肝郁、肝火、阴虚阳亢三者病机上的关系，兼顾气、火、阳（风）诸方面，治疗肝阳、肝风头痛，常用代表方剂还有天麻钩藤饮、羚角钩藤汤、钩藤饮。

需要注意的是，现代医家在长期临床实践中，通过对症、舌、脉的观察，发现单纯肝阳头痛者有之，然而更多见的是肝阳夹痰浊瘀血上扰清窍所致，此类患者证多兼夹，症状复杂，一般治疗难获良效，患者往往反复发作，迁延难愈。根据对病因病机的独到认识，以及长期广博的临床实践经验，王永炎提出治疗上当平肝息风与化痰通络并重，创立川芎定痛饮，由川芎、赤芍、川牛膝等药组成，重用川芎，配以牛膝，则升降有序，辛散不过。经大量临床验证，本方对一些长期顽固性头痛，有显著的治疗作用。

4. 痰湿头痛证

症舌脉：头痛且闷重，或全头麻木而痛，脘痞恶心，或呕恶痰涎，胸膈满闷，舌胖嫩，苔白腻，脉缓或濡滑，每遇阴天发作或加剧。

病机分析：脾失健运，聚湿生痰，痰浊中阻，风痰上扰清空，清阳不升则头痛且闷重，或全头麻木而痛；痰浊中阻胸膈，浊气不降反而上逆则胸脘痞闷，呕恶痰涎；遇阴天则脾阳受困，清阳不升益甚，故每遇阴天头痛沉重发作或加剧；舌胖嫩、苔腻、脉缓或濡滑为脾虚痰湿中阻之征。

治法：化痰祛湿降逆。

方药运用：

（1）常用方：半夏白术天麻汤加减。药用清半夏、天麻、生白术、茯苓、生薏苡仁、橘红、白芷、白蔻仁、丹参、赤芍。

方中半夏辛温燥湿化痰，降逆和胃，天麻甘平化痰息风而止头眩，二者合用为治风痰头痛眩晕要药，用以为君；白术、茯苓、生薏苡仁健脾燥湿、渗湿，以治生痰之源，橘红理气化痰，白芷芳香化浊，辛温升散，上行头目而止痛，共为臣药；丹参、赤芍活血通络，白蔻仁化浊降逆、醒脾和胃，共用为佐药。诸药相伍，化痰祛湿降逆，醒脾健脾助运，升降相因，降中有升，为治痰湿头痛之良方。

（2）加减：舌苔水滑水湿盛者，合用五苓散；脘腹胀满，苔白腻而厚者，合用平胃散；纳差食少，胸闷脘痞者，加焦三仙、砂仁；呃逆者，加旋覆花、代赭石；寒饮内停者，加桂枝、干姜；痰郁化火者，用温胆汤加黄连、黄芩、天竺黄；头麻眩晕者，加生龙骨、生牡蛎、地龙、僵蚕；气虚甚者，可加人参或党参，或合补中益气汤。

（3）临证参考：本证属虚实夹杂，治疗宜补虚与祛邪并重，而临床治疗时，孰轻孰重，又应以辨证为依据。此外，痰厥头痛，每易郁而化热兼扰心神，而见夜眠不安等症，治疗宜除痰降火，常选柴芩温胆汤加减，用药可选柴胡、黄芩、半夏、青皮、枳壳、竹茹、龙胆草、栀子、龙齿（先下）、珍珠母（先下）、夜交藤、制胆南星、天竺黄等。

5. 瘀血头痛证

症舌脉：头痛经久不愈，痛如锥刺，固定不移，妇人多在经期发作并伴痛经，舌质紫黯或有瘀斑，脉弦或细涩。

病机分析：头痛经久不愈，久痛入络，血瘀络痹，或外伤后，脑脉损伤，瘀血停留，阻滞脑窍脉络，气血不能上荣于头目，故头痛如锥刺，痛处固定不移；瘀血阻络，妇人经行不畅则痛经，并头痛；舌质紫黯，脉弦或细涩均为瘀血之征。

治法：活血通窍，通络止痛。

方药运用：

(1)常用方：通窍活血汤加减。药用桃仁、红花、赤芍、川芎、当归、人工麝香、川牛膝、枳壳、柴胡。

方中桃仁、红花、赤芍、川芎活血祛瘀，通络止痛，当归养血活血，通经止痛，共为君药；人工麝香辛温，芳香走窜，通行十二经，功专开窍通闭，活血解毒，开经络之壅滞，增强活血祛瘀之效为臣药；柴胡、枳壳、川牛膝配川芎，调理升降气机，通经活血，三药用为佐药。诸药配伍，行气理气与活血祛瘀并用，通窍与通络相合，共奏通窍活血，祛瘀止痛之功效。

(2)加减：痛甚者，加全蝎、地龙；因寒而诱发加重者，加细辛、桂枝；兼气虚乏力，自汗少气者，加黄芪，且重用至30～60g；妇女痛经者，加益母草、延胡索、泽兰、桂枝等；恶心、呕吐者，加陈皮、半夏；眩晕甚者，加天麻、钩藤；阴虚内热者，加黄柏、知母；兼痰浊阻络者，加白芥子、石菖蒲、天麻、半夏等。

(3)临证参考：通窍全凭好麝香，本证中麝香芳香开窍，是治疗头痛之要药。临证用之每每取效，但其药源紧缺，每用人工麝香、葱白、石菖蒲代之。

不通则痛，久痛入络，久病多瘀，因此头痛多主乎瘀。其证多见疼痛固定不移，痛如锥刺。清代医家王清任亦认为头痛者，无表症，无里症、无气虚，痰湿等症，忽犯忽好，百方不效者，为血瘀所致。

以活血化瘀为大法，治疗头痛的代表方剂还有桃红四物汤、血府逐瘀汤、复元活血汤、补阳还五汤及大黄丸。其主要用药有川芎、当归、赤芍、丹参、桃仁、红花、牛膝、益母草、延胡索、䗪虫、虻虫、水蛭等。其中以川芎应用最广，可谓治头痛第一要药，以其“上行头目，下行血海”，行气活血，走窜经脉，有升有降，先升而后降，可引清阳之气上升，“主中风入脑头痛”，一般可用20～30g，多则用至50g，川芎常与当归伍用，可加强活血止痛之功，并可防止川芎耗伤阴血，如芎归汤、佛手散。对于头痛顽症，则投以虫类重剂以破血逐瘀，搜风通络。

6. 郁火头痛证

症舌脉：偏头痛或两颞部疼痛，胸胁胀满，心烦易怒，口干口苦，耳鸣耳聋，面红目赤，或头痛多发于午后或夜半加重，妇女经前乳胀，舌红，苔白或黄，脉弦数。

病机分析：肝主疏泄，性喜条达，若精神抑郁不舒，则肝气郁结，气逆上犯可致头痛；肝脉布胁肋，肝气横逆，则胸胁胀满；肝郁化火，火随气逆上扰巅顶、扰乱心神，则头痛眩晕而胀，心烦易怒；口干口苦，耳鸣耳聋；面红目赤为肝经之火上炎之征；头痛于午后或夜半加重者，多兼阴亏，午后阴虚内热引动肝胆郁火上犯清窍，故易诱发；妇女经前乳胀，舌红，苔白或黄，脉弦数，为肝经郁火之征。

治法：解郁清火。

方药运用：

(1)常用方：丹栀逍遥散加减。药用柴胡、香附、白芍、白术、陈皮、生地黄、丹皮、栀子、赤芍、菊花、夏枯草、黄连。

方中柴胡、香附辛苦之品，疏肝解郁，调理气机，为治肝气郁结要药，以为君药；生地、白芍养阴柔肝，滋肝阴、补肝体、助肝用，白术、陈皮健脾燥湿理气和中，脾运健而不致土壅木郁，上药共为臣药；丹皮、栀子清肝经血分郁热，赤芍清热凉血散瘀，菊花、夏枯草、黄连辛苦寒凉，清肝火，散郁结，以上共为佐药。诸药合用，体用并治，肝脾同调，标本兼顾，疏养清透之中，共奏木郁达之、火郁发之之效。

（2）加减：溲赤便秘者，加车前子、生大黄，或配用当归龙荟丸；吞酸烧心者，加吴茱萸；胸闷胁胀甚者，加郁金、瓜蒌、半夏；经前乳胀甚，加玫瑰花、益母草；头痛兼眩晕而胀者，可酌加天麻、钩藤。

（3）临证参考：本证在临床上常可见到以肝郁头痛及肝火头痛为主之证，郁火头痛介于二者之间，治疗肝郁气逆之头痛，侧重在疏肝解郁兼清郁火；而治肝火上炎之头痛，则重在清肝泻火兼以解郁。临证宜细分辨郁、火之轻重，合理遣方用药。

肝郁化火每易耗伤阴津，乘脾犯胃，治疗在疏解肝郁，清热泻火同时，时刻注重养肝柔肝及健脾实脾。肝火头痛属里热实火者，须忌用升散之品，以防更助其炎上之势。

7. 气血亏虚头痛证

症舌脉：头痛隐隐，痛势绵绵不绝，或伴头晕，神疲纳少，面色少华，气短心悸，诸证劳累则加剧，舌淡苔白，脉细或细弱。

病机分析：气血亏虚，不得上荣，脑髓失养，故头痛隐隐；劳则伤气耗血，每于劳累后诱发或加重；中气不足，生化乏源，故纳少神疲，面色少华；舌淡或舌体胖，苔白，脉缓或无力，均为气血虚少之征。

治法：补养气血。

方药运用：

（1）常用方：补中益气汤合四物汤加减。药用炙黄芪、熟地黄、白术、党参、当归、赤白芍、陈皮、川芎、白芷、升麻、柴胡。

本方为补中益气汤与四物汤相合化裁之复方。方中以炙黄芪甘温健脾，补中益气，以甘微温之熟地黄滋阴养血，二者共用为君，气血双补；党参、白术甘温益气，健脾益胃，当归、白芍养血补血，当归又能和血调经，四药共用为臣，助君药以补气生血；陈皮理气行滞，川芎活血行气，使全方补而不滞，白芷升散上行，与川芎均可上行头目而止疼痛，共用为佐药；柴胡、升麻升清阳之气，引药上行，用以为使。诸药相伍，气血双补，益气以生血，补血以载气，且补而不滞，补中兼升，务使气血上达头目以养清窍，则头痛自止。

（2）加减：手足不温，便溏畏寒者，用理中汤加肉桂、何首乌；血虚甚者，可选用当归补血汤；若以心悸、不寐、健忘为主者，改用归脾汤加减；以气虚为甚者，可用补中益气汤加蔓荆子、白芷治疗。

（3）临证参考：脾胃乃后天之本，气血生化之源，对于本证的治疗，健运脾胃是关键一环，人参、黄芪之类为首选。若属血虚不荣，阴不敛阳，虚阳上扰者，应重在养血育阴，以四物汤为主，切忌乱投风药。

气血虚弱头痛，临床往往见到或以气虚为主，或以血虚为主之头痛，以气虚为主者，头痛不剧烈，痛势绵绵，头部畏寒早晨尤甚，过劳易犯，舌淡少苔，脉细无力，因其为脾胃亏虚，中气下陷，清阳不升，脑失所养而致，故治疗以补益中气为主，代表方剂如补中益气汤、调中益气汤、益气聪明汤、顺气和中汤、升陷汤等。若中气不足，进而至阳虚，出现头痛伴头面不耐寒证时，则宜以附子理中丸先温中阳，再用升麻汤加附子上行温达经络，药如升麻、葛根、白芷、黄芪、炙甘草、草豆蔻仁、人参、炮附子、益智仁、葱白。以血虚为主者，一般以加味四物汤为主。对于血虚兼风阳上扰者，则用养血胜风汤，药用四物汤加枸杞子、菊花、桑叶、黑芝麻、酸枣仁、五味子、红枣之类。

8. 肾虚头痛证

症舌脉：头痛且空，眩晕耳鸣，善忘，腰膝酸软，腰以下畏寒怕冷，尿频，或遗精带下，舌苔薄白，脉沉细无力。

病机分析：肾主藏精而生髓，脑为髓海，肾虚精少，不能上荣充脑，髓海空虚，故头脑空痛，眩晕耳鸣，记忆力差；腰为肾之府，肾虚故腰膝酸软；肾虚精关不固而遗精，女子则带脉失束而带下；肾阳虚则腰以下畏寒、肢冷；苔薄、脉沉细无力为肾虚之象。

治法：温肾填精。

方药运用：

(1)常用方：右归饮加减。药用熟地黄、附子、肉桂、鹿角、人参、当归、山药、山萸肉、枸杞子。

右归饮出自《景岳全书》，由肾气丸加减而成。方中重用熟地黄为君药，益肾填精，所谓“精不足者补之以味”；以肉桂温肾补命门之火，附子峻补元阳，益火之源，用为臣药；鹿角乃血肉有情之品，功擅温补肾阳，填精补髓，山萸肉补肝益肾固精，山药健脾固肾益精，当归、枸杞子补肝肾精血，人参补气建中，大补元气以助命门之火，上药共用为佐药。诸药相伍，阴中求阳，温肾填精固精，与金匮肾气丸不同。本方补而不泻，为治肾阳不足，精亏不固，髓空头痛之良方。

(2)加减：若遗精带下尿频者，加用芡实、桑螵蛸、沙苑子、覆盆子等；若见五更泄者，用四神丸；对于脾肾阳气俱虚者，基本方加理中丸加减；若兼见纳少，食后不消，呕恶吞酸者，加煨干姜；若肾阴不足，形瘦颧红，咽干口渴，五心烦热，舌红少苔者，选用河车大造丸；若见心肾不交证，用首乌阿胶汤或交泰丸。

(3)临证参考：本证属头痛顽症，较难取效，用药可选用血肉有情之品，如龟甲、鳖甲、鹿茸、蛤蚧、阿胶等以温肾阳，填肾精；如滋腻太过，有碍脾胃，酌加砂仁、陈皮、厚朴之类，以助运化。亦可将本方药制成丸剂，以图缓治，长期服用，以固其本。

四、其他疗法

1. 中成药

(1)芎菊上清丸：每次 1 袋，每日 2 次，温开水冲服。用于外感风热之头痛鼻塞等症。

(2)川芎茶调丸：每次 3～6g，每日 2 次，饭后清茶冲服。用于风寒头痛，恶寒发热。

(3)正天丸：每次 6g，每日 2～3 次，15 天 1 疗程。用治各种头痛，尤其瘀血性头痛效佳。

(4)太极通天液：每次 10ml，每日 3 次，15 天为 1 疗程。用治各种类型头痛，改善中风后遗症。

(5)血府逐瘀口服液：每服 1 支，每日 2～3 次。用于瘀血头痛。

(6)牛黄降压丸：每次 1～2 丸，每日 2 次。用肝阳上亢，肝火痰热内扰之头胀痛，头晕目眩者。

(7)牛黄宁宫片：每次 2～4 片，每日 3 次。用于治疗由高血压引起的头痛眩晕、高热神昏、惊风抽搐等症。

(8)镇脑宁：每服 2 片，每日 3 次。用于肝阳化风夹痰瘀内阻之头痛。

2. 单验方

(1)治风寒头痛方

①川芎、蔓荆子各 10g，水煎服，每日 2 次。

②制川、草乌各 3g，白芷、僵蚕各 6g，生甘草 9g，研细末，分成 6 包。每日 1 包，分 3 次用

绿茶送服。用治顽固性风寒头痛效佳。

(2)治风热头痛方

蔓荆子 6g,石楠叶 10g,煎汤成茶。

(3)治肝阳头痛方

①夏枯草 30g,菊花 18g,川芎 15g,草决明 15g,水煎服,每日分 3 次服。

②槐花 10g,菊花 10g,白蒺藜 10g,水煎服,每日 2～3 次。

(4)治顽固性头痛、偏头痛方

①全蝎、蜈蚣各等份,共为细末,每服 2g,每日 3 次。

②川芎、白芷各 15g,大头鱼鱼头 1 个,文火炖 40 分钟,饮汤。对偏头痛疗效尤佳。

(5)气血虚头痛方

①黄芪 40g,当归 18g,川芎 18g,牛蒡子 20g,水煎服,每日 2～3 次。

②当归 10g,川芎 6g,水煎服,用于血虚头痛。

(6)阳虚、阴虚头痛方

①大附子 1 枚,去皮脐,研末,葱汁面糊为丸如绿豆大,每服 10 丸,清茶送下,治阳虚头痛。

②黄精 30g,绿豆 120g,用清水煮至绿豆烂熟时,吃豆喝汤,治阴虚头痛。

3. 药物外用及局部用药

(1)风火头痛或阳虚寒凝头痛,可选用川芎 10g,细辛 3g,白芷 3g,冰片 0.3g,研末取少许塞鼻,每日 3～4 次。

(2)阳虚寒凝头痛,可用川乌 20g,桂枝 10g,细辛 10g,白芷 10g,煎水熏洗疼痛部位。

(3)白芷 3g,蒿本 3g,细辛 0.5g,辛夷 3g,研细末塞鼻,用于外邪头痛。

4. 针灸疗法

(1)外感头痛:巅顶部痛者,取百会、通天、阿是穴、行间等穴;前头部痛者,取上星、头维、阿是穴、合谷穴;后头部痛者,取后顶、天柱、阿是穴、昆仑穴。

(2)肝阳头痛:取风池、肝俞、肾俞、行间、侠溪、太冲、太溪刺之。

(3)痰湿头痛:取中脘、内关、丰隆、解溪刺之。

(4)气血亏虚头痛:取脾俞、肾俞、关元、足三里、上星、百会刺之。

(5)瘀血头痛:阿是穴、合谷、三阴交、膈俞、委中刺之。

5. 外治法

(1)推三点:所谓“三点”指神庭穴、头维穴、太阳穴。推三点,即推此 3 点。其具体操作是先推神庭,用双拇指交替,从头发尖过神庭,入发际 1 寸,用力 10 次;然后推太阳,双拇指分别用力按住太阳穴,用力推至耳尖为止;最后推头维,方法同上。用此法治疗头痛,绝大部分立即缓解或疼痛暂消失,方法简便可靠。

(2)用Ⅱ—A 型心脑检查治疗仪治疗:选用风池穴、角孙穴、第 4 颈椎或阿是穴,治疗 8 分钟后,头痛可大部分暂缓解或消失。

【转归与预后】

外感头痛,多属实证,待风寒湿热之邪解除,痛势亦随之减轻,以致痊愈。但有些病人,可因日久不愈,伤及经脉气血,则表邪虽除,而头痛仍在,甚可演为慢性头痛,每因气候变化等诱因而加重。内伤头痛病程较长,多虚实夹杂,但辨证准确,恰当地遣方用药,可以延长其发作周期,减轻发作程度,以致痊愈。一般在早期以痰浊、瘀血、肝阳亢逆等标实为主,常见肝阳上亢、瘀血阻窍、痰浊中阻等证。若因气血阴阳受损，则可见气血亏虚证，而气血亏虚又每多兼夹痰浊瘀血。年老体衰或久病体虚头痛，病初即见肾精亏虚证，此类多治之不易。各证类间亦可相互转化，如气血亏虚证，由于气血不足，不能奉养先天之肾精，日久则可转化为肾精不足证。反之，肾精不足，不能化生气血，则又可出现气血阴阳俱亏之证。又如阴阳失调之肝阳偏亢，阳亢耗阴，日久及肾阴，进一步阴损及阳，出现阴阳俱亏。由于脏腑功能失调，痰瘀等病理产物内生，痰瘀相搏，作为重要的致病因素，可出现在头痛的各个证类中，治疗应予重视。

外感头痛，经积极适当治疗，一般预后良好。内伤头痛若治疗得当，可减轻、缓解。若病久不愈，反复发作，症状重笃，影响工作及生活，多难于获得根治。若失治误治，妄用散风活血之品，亦可导致咽痛、乏力、妇女月经过多或再行及腹胀便溏等变证，不可不防。

【护理与调摄】

本病证一般不甚危重，应消除患者的恐惧心理，控制情绪波动，以利气血正常运行，防止头痛发作。按时起居，保证足够的睡眠与休息，适量增加体力劳动，不可过劳，减少脑力劳动。治疗期间，严禁吸烟与饮酒，对于肝阳头痛患者，禁酒更为重要。加强身体锻炼，可任选太极拳、八段锦、游泳、慢长跑中的一项或两项进行锻炼，以增强体质。注意气候变化，及时增减衣被，防止外感邪气，避免冷风吹头部及烈日曝晒头部。

【预防与康复】

头痛的发病率很高，病程长，反复发作，严重者多可影响患者的正常工作及生活，因此积极有效地预防具有重要意义。

头痛者应尽早明确诊断，积极治疗。调整七情，避免不良的精神刺激，亦是预防头痛的关键。常梳头，将双手指稍弯曲，呈耙子状，大拇指分别放在两太阳穴，双小指在神庭穴附近，反复用力向后梳理。由轻到重 12～16 次，每日可反复进行多次，可调整头部气血运行，防止头痛发作。生活应有节律，避免烟酒刺激，注意加强营养。避免接触有刺激性的毒物、药品等。

头痛的康复包括饮食、药物及体育锻炼三方面。

饮食方面，尽量少食富含酪胺酸的食物，如巧克力、奶酪及酒精类等.食疗应根据头痛性质、证候情况而予桑叶薄荷茶、桃仁决明菊花茶、天麻钩藤白蜜饮（天麻 20g、钩藤 30g、全蝎 10g）等等。

药物康复常可选用川芎、白芷、白芍、白芥子、柴胡、郁李仁、香附、甘草煎汤代茶饮；或服用“钩蝎散”，药用炙全蝎、钩藤、紫河车等份研末装胶囊服；或以天麻丸配合杞菊地黄丸早晚分服。

体育锻炼包括适度户外活动、气功、太极拳及保健按摩诸方面。按摩部位常选前额、太阳穴、百会、风池及沿疼痛部位循经取穴。

【医论提要】

头痛，首载于《内经》。《素问·平人气象论》：“欲知寸口太过与不及，寸口之脉中手短者，曰头痛。”

《内经》将头痛分为外感与内伤两类，或寒邪外侵，或下虚上实，或肠胃功能失调，致使经气逆上，干于清道，不得运行，壅遏而作痛。《素问·奇病论》：“帝曰：人有病头痛以数岁不已，此安得之？名为何病？岐伯曰：当有所犯大寒，内至骨髓，髓者以脑为主，脑逆故令头痛，齿亦痛，病名曰厥逆。”《素问·五脏生成》：“头痛巅疾，下虚上实，过在足少阴巨阳，甚则入肾。"《素问·通评虚实论》:"头痛耳鸣,九窍不利,肠胃之所生也。"东汉张仲景对头痛病因病机认识有了进一步发展,他认为风寒外袭,太阳经气郁滞可致头痛。《伤寒论·辨太阳病脉证并治》中认为:"太阳病,头痛,发热,身疼,腰痛,骨节疼痛,恶风,无汗而喘者,麻黄汤主之。"此外,阳明腑实,浊气上攻,也可致头痛,用承气汤治疗。

隋代巢元方在《诸病源候论·痰饮病诸候·膈痰风厥头痛候》中认为:"膈痰者,谓痰水在于胸膈之上,又犯大寒,使阳气不行,令痰水结聚不散,而阴气逆上,上与风痰相结,上冲于头,即令头痛,或数岁不已,久连脑痛,故云鬲痰风厥头痛,若手足寒冷至节即死。"这里已认识到风痰相结,上冲于头,可致头痛。金元医家李东垣认为,风寒、风热、湿热、痰浊或是阻滞经络,或是上扰神明,以及气血亏虚,髓海失养都可导致头痛,他在《兰室秘藏·头痛论》中进行了系统的论述。元代朱丹溪认为:"头痛多主乎痰,痛甚者多火……",痰浊和火热上扰是发病主要病理。

明代王肯堂认为外感六淫、七情内伤等都可导致头痛,其病机是"或蔽覆其清明,或瘀塞其经络"。(《证治准绳·杂病·诸痛门》)清代李用粹在《证治汇补·上窍门·头痛》中还补充了食积头痛和气逆头痛,他说:"因食痛者,噫酸发热而恶食,……气逆痛者,心头挨痛,其症胸腹胀满,呕吐酸水"。可见宿食积滞,浊气上扰,气机逆乱,循经上犯皆可导致头痛。清代沈金鳌认为,肾虚髓海不足可致头痛发病,明代张介宾则论述了阳虚头目失于温养也是发病的一个重要方面。清代叶天士认为,风火上逆是头痛主要病机,尤其是阳虚浊邪阻塞,可导致气血痹阻不通则痛。

明代张介宾认为,对外感头痛主要是祛散寒邪,对于火邪头痛《景岳全书·杂证谟·头痛》中认为:"虽各经皆有火证,而独惟阳明为最。正以阳明胃火,盛于头面而直达头维,故其痛必甚……"。治以白虎汤加泽泻、木通、生地、麦冬之类。对于血虚头痛,主要是水亏而虚火易动,火动则痛,治以滋阴八味煎加减,火微者,六味、四物之类。对于阳虚头痛,必有畏寒、倦怠、脉微细等症状,治以理阴煎、理中汤之类。他强调头痛"亦有暂病而虚,久病而实者。"王肯堂在《证治准绳·杂病·头痛》中论述了头痛的证治,他认为热厥头痛宜清上泻火汤,冬月大寒犯肺所痛用羌活附子汤,辛散太过头痛用乳香盏落散,气虚者用顺气和中汤,伤食头痛宜治中汤,肝郁头痛则沉香降气散。并指出"东垣选奇汤治眉棱骨痛不可忍,神效。"沈金鳌在《杂病源流犀烛·头痛》中认为,气上不下,厥而为痛者,宜芎乌散;暑痛者,宜香薷饮;因湿热痛者,宜清空膏;因郁热痛者,宜安神散;伤食痛者,宜红丸子、香砂枳术丸;元阳虚头痛如破者,宜川乌去皮炮、全蝎糯米炒,等分为丸,每十五丸;有辛热头痛者,宜僵蚕末,熟水下二钱。宋代陈言在《三因极一病证方论·头痛证治》中认为"治伤风寒生冷,及气虚痰厥,头疼如破者"用芎辛汤(附子、乌头、天南星、干姜、甘草、川芎、细辛)。宋代严用和推崇蝎附丸治气虚气攻的头痛。叶天士治疗头痛积累了丰富的经验,他认为"火风变动,与暑风邪气上郁而为头痛者,用鲜荷叶、苦丁茶、蔓荆、山栀等,辛散轻清为主;如阴虚阳越而头痛者,用仲景复脉汤、甘麦大枣法加胶、芍、牡蛎,镇摄益虚,和阳熄风为主;如厥阴风木上触,兼内风而为头痛者,用首乌、柏仁、穞豆、甘菊、生芍、杞子辈,熄肝风、滋肾液为主。"(《临证指南医案·头痛》)这些治疗方法对后世产生了极大的影响。

【医案选粹】

案一

一妇人,年四十余,病额角上、耳上痛,俗呼为偏头痛。如此五、七年,每痛大便燥结如弹丸,两目赤色,眩运昏涩,不能远视。世之所谓头风药、饼子风药、白龙丸、芎犀丸之类,连进数服，其痛虽稍愈，则大便稍秘，两目转昏涩，其头上针灸数千百矣。连年着灸，其两目且将失明，由病而无子。一日问戴人，戴人诊其两手，脉急数而有力，风热之甚也。余识此四、五十年矣，遍察病目者，不问男子妇人，患偏正头痛，必大便涩滞结硬。此无他，头痛或额角，是三焦相火之经及阳明燥金胜也。燥金胜，乘肝则肝气郁，肝气郁则气血壅，气血壅则上下不通，故燥结于里，寻至失明。治以大承气汤，令河水煎三两，加芒硝一两，煎成顿令温，合作三五服，连服尽，荡涤肠中垢滞结燥，积热下泄如汤，二十余行。次服七宣丸、神功丸以润之，菠菱葵菜、猪羊血为羹以滑之。后五七日十日，但遇天道晴明，用大承气汤，夜尽一剂，是痛随利减也。三剂之外，目豁首轻，燥泽结释，得三子而终。

（张子和．儒门事亲．沈阳：辽宁科学技术出版社，1997：66）

案二

乙未，余客上海，有张姓妾，小产后，两眼中间常有一星作痛，病已经年。问之诸医，莫名所以然。余切其脉，细弱而迟，知是平素血亏，小产后，血尤亏，血亏则气亏，气亏即火亏。遂合当归补血汤、胶艾汤，加吴萸、牛膝、肉桂为方，温补而愈。考《内经》察色篇，以两眼之间属心。经又云，心之合脉也。又云：诸脉皆属于目。西医亦云：心体跳动不休，周身血脉应之而动。可知脉为心血贯注之所，目又为血脉交会之所。今两眼间作痛，其为心中血虚无疑。何则？经云：诸痛皆属于心。又云：诸痛皆属于热。又云：心主血，心恶热。夫热，阳也；血，阴也。阴非阳不生，阳非阴不守。阴耗则阳气独胜，无所依附，势必循脉上浮，凑于两眼之间，安得不痛？余以补血为君，补气为臣，补火为佐，引热下行为使，病果应手而效。在麻衣相法，指两眼中央为山根，吾将以山根痛名之，附于眉棱痛、眼眶痛之后云！

（陈菊生．诊余举隅录//《珍本医书集成》．上海：上海科学技术出版社，1999：427）

案三

张姓妇女，43 岁，头痛已历 2 载，时作时辍，发时前额剧痛，目胀，夜难安寐，脉弦滑，舌质红，苔薄黄，曾经西医检查，无器质性病变，诊为"神经痛"，脉证互号，断为肝阳头痛。肝开窍于目，公目胀如此，仍肝阳上亢之明征，治从清泄肝阳着手，似无不合。药用石决明、紫贝齿、天麻、钩藤、菊花、石斛、白芍、白蒺藜、桑叶、丹皮等，出入为方。先后两诊，讵料服之 6 剂仍不应。三诊服羚羊角粉吞服，亦无寸功。转而细想，泄肝潜降，乃治头痛之常法，用之不应，必有舛错。细细询问，得知其痛以眉棱为甚，且晨起口有秽味，大便经常干结，察其舌，根部黄腻，如此细究，始得其真。夫眉棱属阳明，阳明者胃府也，今大便干结，阳明郁火上蒸，所以致痛。治不清降阳明，徒泄厥明，故而无效。辨识既明，处方遂定，改用：

大黄 9g　玄明粉 5g　枳实 6g　葛根 12g　石膏 30g　竹叶 12g　甘草 6g

（王士雄．王氏医案绎注．上海：商务印书馆，1957：57）

【现代研究】

一、病因病机研究

头痛之因有外感内伤之别。目前，多数学者认为头痛的病机不外乎风、火、痰、瘀、虚五端，但对各因素在发病中的地位有不同的认识。多数医者在论述时从肝入手，尤其重视肝与头痛的关系。

杨洪军等[1]认为肝失疏泄是头风病患者体内存在的特定发病基础，气机失常为发病的始动环节，气血逆乱、络脉失和为本病的病机关键。其指出气机逆乱、壅遏络脉，气机逆乱、络血横逆，顽痰死血、混居络脉是引起头痛的三个原因，临床上多三种原因相兼为患，但皆以络脉失和为归着点。

卢明[2]认为偏头痛的主要病机为肝阳升而无制，肝阳上亢，肝阳化风，风阳上扰，致脑络瘀滞所致。徐胤聪等[3]认为肝气郁结、肝经郁热、肝阳上亢、风火上扰、血虚肝旺等是内伤头痛的主要病因病机。

二、证候学与辨证规律研究

谢炜等[4]对180例慢性头痛患者进行慢性头痛的证候分类研究，发现每一例患者可同时存在数个证候，风瘀湿虚四种因素在慢性头痛发病中占有主导地位。马培锋[5]等概括不同特点的头痛以指导分法论治。全头痛，首如裹，多有明显受凉史，患者体质多强壮，发病与情志无关，亦无发热、恶寒等风寒表证者，多为风寒束表型；偏侧头痛，疼痛局限于一处，持续性疼痛，伴阵发性加重，性质为跳痛，与精神紧张有关，常由劳累、紧张、生气等诱发者，为气滞血瘀、络脉闭阻型；头空痛，一般自觉疼痛位于双颞侧或巅顶，咳嗽、头部活动时加重，多出现在感冒后期或过度饮酒后，与劳累、情志无关者，为脑脉失养型。

三、治则治法研究

王新陆[6]认为"头痛病因复杂……虽为常见痛。却无通治之法，也无通治之方……临证之际需审证求因，方可切中要害。"周永红等[6]将王新陆治疗头痛之法归纳为疏风止痛、清热凉血、清降解毒、滋阴清热、清解通窍、祛风通络、安神定志、养血益阴、补肾填精、益气升阳、平肝息风、滋阴潜阳、疏肝解郁、降浊化痰、活血通窍、化饮逐水、温中降逆、釜底抽薪十八法。卢明[2]针对偏头痛肝阳上亢，肝阳化风，风阳上扰，脑络瘀滞为主的病机特点，主张用平肝通络法治疗偏头痛，以治本为主，标本兼治。孟萍[7]认为妇女因经、孕、产的特殊生理，常表现出气血不足的病理现象，主张养血疏风法辨证治疗妇女偏头痛，疗效显著。

四、辨证用药研究

（一）新药剂型改进研究

孙莉等[8]报道瘀痛净合剂（川芎、桃仁、红花、当归、赤芍）治疗偏头痛32例，痊愈15例，显效8例，有效5例，总有效率87.5%。杨秀清[9]结合近30年的临床研究，认为偏头痛多属肝热上扰、脑脉痹阻证，在治疗中以祛风清热、通络止痛为法，应用散偏汤加味化裁制成头痛宁胶囊（片），治疗该型偏头痛90例，对照组用正天丸，总有效率分别为96.5%、73.3%。

（二）外治法研究

胡传美[10]自创的辛香吸入止痛剂由丁香、细辛、川芎等组成，治疗血管神经性头痛50例，总有效率94%；赵建明[11]将羌活、防风、川芎、细辛、白芷、薄荷等中药水煎20分钟，再将纱布浸泡其中制成药条后鼻腔给药，鼻腔给药66例中显效48例，好转16例，无效2例，总有效率96.9%。

参考文献

[1] 杨洪军，严华，王永炎，等．头风病病机研究[J]. 中国中医基础医学杂志，2006，(12)：6.

[2] 卢明．偏头痛从肝论治初探．湖南中医杂志[J]. 1997，13(1)：2-3.

[3] 徐胤聪，张继伟，吴建林．情志伤肝头痛证治[J]. 山东中医杂志，2008，27(2)：81-83.

[4] 谢炜，陈宝田，赵云燕．180例慢性头痛证候分类与病因病机的分析[J]. 第一军医大学学报，1998，18(4)：270.

[5] 马培锋，万红晨，刘维环，等．不同特点头痛的分法论治[J]. 针灸临床杂志，2008，24(2)：22.

[6] 周永红，付先军，葛常祝．王新陆治疗头痛经验[J]. 山东中医药大学学报，2002，26(4)：277-279.

[7] 孟萍．自拟芎归止痛汤治疗血虚伤风头痛48例[J]. 医药世界，2008，(11)：76-77.

[8] 孙莉，李铁铭，张霄峰．瘀痛净合剂治疗偏头痛疗效观察[J]. 辽宁中医杂志，2005，32(5)：438.

[9] 李蕾,杨秀清.中医药治疗偏头痛的近况与分析[J].陕西中医学院学报,2003,26(3):59-62.
[10] 胡传美.辛香吸入剂治疗血管神经性头痛50例报告[J].福建中医药,2001,32(5):13.
[11] 赵建明.鼻腔给药治疗血管神经性头痛[J].中医药信息,2002,19(4):27.

第四节 痉 病

【定义】

痉病是由于风、寒、湿、痰、瘀等阻滞脉络,心、肝、胃、肠热邪炽盛,或阴虚血少,元气亏损,筋脉失濡,拘急挛缩,甚或邪扰神明引起的以颈项强急,四肢抽搐,口噤戴眼,角弓反张为主要临床表现的急性危重病。

【范围】

痉病可见于外感病,亦可出现在内伤杂病中,西医学的中枢神经系统病变,如流行性脑脊髓膜炎、流行性乙型脑炎、破伤风及各种病因引起的脑膜炎、中毒性脑病、脑血管病、脑脓肿、脑肿瘤、脑寄生虫病等疾病患者出现痉病表现,以及各种原因所致的高热惊厥者,均可参考本节辨证论治。

【病因病机】

一、病因

1. 感受外邪 风寒湿邪相兼为犯,阻滞壅塞经脉,气血失于运行敷布,筋脉失养而致痉病;感受湿热、温热疫疠之邪,邪热入里,或燔灼肝经,引起肝风,风火相煽而致痉;或邪热弥漫阳明气分,进而热结其腑,胃津被劫,筋脉拘紧而致痉;若邪热内甚,深入心营,逆乱神明,闭塞经脉,亦可致痉。

2. 内伤气血 久病体衰,劳欲过度致肾精亏损,饮食劳倦,化源不足致气血两虚;五志七情失度而气血暗耗,产后或外伤失血过多,疮家血随脓出,过用或误用汗、吐、下法,耗伤气血津液,均可使筋脉失养而致痉。

久病入络,或内伤诸因致气血耗伤,血行不畅,瘀血内阻,筋脉失养而发为痉病。或感受温热之邪,邪热入里,灼津为痰,或肝郁化火炼液为痰,劳倦脾伤,健运失司而内生痰浊,痰浊阻滞,经脉失养亦可发为痉病。

临床外感与内伤两种因素常兼夹为犯。或先有内伤复加外感,或外感误治复转为内伤,均更易发病。

二、病机

1. 发病 外邪侵袭引发痉病起病较急,其中以湿热、温热疫疠之邪引发之痉病更为骤急。内伤诸因引起者发病相对较缓。

2. 病位 在筋脉,与肝、心,与脑、肾有关。

3. 病性 有实有虚及虚实并见者。实者以风寒湿邪、湿热、温热疫疠之邪,以及肝风、痰瘀为主;虚则以气血不足,阴液亏损为多。

4. 病势 外感致痉以邪热为主者,其病变趋势以卫气营血顺序传变,或卫气同病,或气营两燔。热邪或湿热之邪为患初期亦可病在上焦,进而及中焦,最后至下焦之肾阴亏损,真阴大伤之变。内伤致痉以虚或虚中夹实为主。

5. 病机转化 痉病初期,病位在筋脉与肝、胃肠及心,以肝风、邪热及痰浊、瘀血等实邪为主。若治疗及时,邪去风息,筋脉得养则病可向愈。反之,邪盛伤正则出现气血亏虚,阴液耗伤而风热痰瘀犹存的虚中夹实之变。病情进一步发展，或致真阴耗伤，髓海失充，神明失养，部分兼痰瘀滞络之顽难证，或可致阴阳气血衰败，肝脾心肾俱损之危证、重证。

外感痉病治不及时，可转为内伤痉病，而内伤之体复感外邪，又可表现为外感痉病特征，但发病之初期即可虚实并见，与外感致痉有所不同。

痉病病因病机见图 4-4。

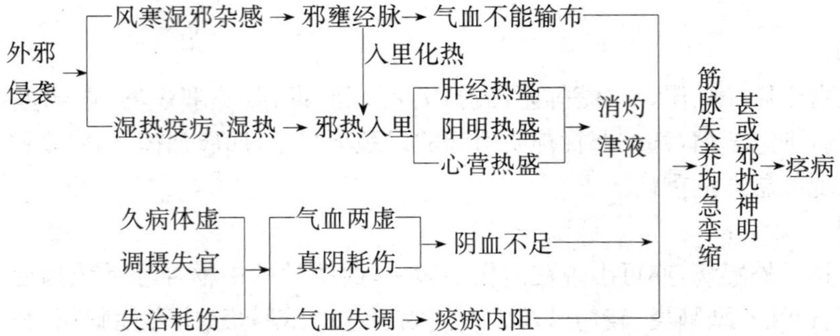

图 4-4　痉病病因病机示意图

【诊断与鉴别诊断】

一、诊断依据

按照 2008 年中华中医药学会发布的《中医内科常见病诊疗指南·中医病证部分》。

1. 多突然起病，以项背强急、四肢抽搐，甚至角弓反张为特征。

2. 部分危重病人可有神昏、谵语等意识障碍的表现。

3. 发病前多有外感或内伤等病史。

二、鉴别诊断

1. 痫病　痫病是一种发作性的，以神志异常为主要临床表现的疾病，其发作时常见有筋脉拘急、四肢抽搐等表现，临床特点为平素一如常人，病发时多突然仆倒，昏不知人，双目上视，四肢抽搐，口中吐涎沫，喉间发出如猪羊叫声；大多发作片刻，不经治疗可自行缓解，醒后如常人；且既往多有类似发作史。而痉病则多见于疾病过程中，不经治疗，一般不会自行恢复，即使部分患者痉病有时可暂时缓解，亦有原发疾病的症状存在。

2. 妊娠痫病　妊娠痫病又称“子痫”，是当妊娠六七个月，或值分娩时，出现忽然眩晕倒仆，昏不知人，四肢抽搐，牙关紧闭，目睛直视，口吐白沫，片刻自醒，醒后又发的病证。鉴别要点：妊娠痫病发生于妇女妊娠期中，一般先有头晕目眩、下肢浮肿等症状，并有血压增高，出现尿蛋白等变化。若妇女在妊娠期间，又感受外邪，出现四肢抽搐，鉴别则参照痉病与痫病特点予以区分。

3. 破伤风　破伤风本属痉病范围，古称金疮痉。其发作时临床表现与痉病相类似，临床可从病史及临证特点两方面鉴别。破伤风有创伤史及未愈创(疮)口可查；痉病则多有原发疾病如外感或内伤史，而无创伤史。破伤风发痉时自头面部筋肉拘挛开始，延及四肢或全身，有典型的苦笑面容；而痉病发作时，主要为四肢抽搐、颈背强急，甚或角弓反张。

4. 厥证　厥证是由于阴阳失调，气机逆乱以突然昏倒，不省人事，四肢逆冷或四肢僵直，牙关紧闭为特征的一种病证。多有内伤七情病史及四肢逆冷，而无项背强直的表现，为其鉴别要点。

5. 中风　中风时或可出现项背强直，四肢抽搐，但以半身不遂，口舌歪斜或猝然昏仆为主要症状，且清醒后常有后遗症存在。

6. 颤证　颤证是头部或上下肢体不自主地动作，一般多以上肢为主，动作较轻，幅度较小，不停发生，但在入睡后即可停止发作。痉病则四肢抽搐的动作较大，力量较猛，即使神志昏迷，不省人事，仍然发作不停。

7. 狂犬病　古称瘛咬病。在发作期可见痉挛抽搐表现。其特点是：有被患狂犬病的狗、狼、猫咬伤、搔伤史，有典型的恐水、怕风、流涎及兴奋躁动表现，且肢体抽搐时多伴有疼痛，一般病人的痉挛仅局限于咽部，后期多见肢体瘫痪。

【辨证论治】

一、辨证要点

1. 辨病位　痉病之病位在筋脉，与肝、心二脏及阳明胃腑密切相关。病位在肝者，以四肢抽搐，角弓反张，口噤啮齿，手足躁动，头痛壮热为特点；病位在阳明胃腑则以手足抽动，角弓反张，壮热口渴，腹满便结之阳明经热甚，腑实内结证为特点；病位在心者则以项背强急，四肢抽搐，神昏谵语，四末厥冷为特点。

2. 辨病性　痉病之虚实寒热，可从其发作的程度、频度、幅度及兼症诸方面来鉴别。一般地，颈项强直，角弓反张，四肢抽搐频繁有力而幅度大者，多属实；手足蠕动或时而瘛疭，神疲倦怠者，多属虚；项背强急或四肢抽搐，恶寒发热，肢体酸重，脉浮紧，病性属风寒；四肢牵引拘急，胸脘痞闷，苔黄腻，脉滑数，病性属湿热；手足抽搐，角弓反张，抽搐有力，神昏烦躁，壮热，舌红，苔黄或燥，病性属热；手足蠕动或瘛疭，形消神倦，舌红无苔，病性属阴虚。

3. 辨急危重候　痉病患者，持续发痉，若突见面青唇紫，气促而难，脉数紧不静，是为气道壅塞之危候，当采取急救措施；痉病患者由实证之四肢抽搐大而有力，而渐转为抽搐幅度变小，频度降低之虚证，或仅有手足瘛疭，神倦形消，是邪毒内盛而正气大衰之危重证候，必先急救固脱。

二、治疗原则

痉病属急症范畴，治疗应遵循"急则治其标，缓则治其本"的原则。当痉势急重时，应立即采取针灸、药物等措施以止痉治其标。待痉势缓解，则当从本论治，外感以祛邪为主，治宜祛风散寒，除湿清热；内伤者以扶正为主，治宜益气养血，滋阴填髓；虚实夹杂者，当扶正祛邪兼顾。因痰浊、瘀血内阻，筋脉失养致痉者，当化痰通络，息风止痉。

三、应急措施

1. 止痉　强刺激人中、涌泉、十宣、合谷、大椎、阳陵泉等穴，针刺上穴同时，配合内服药，如止痉散、安脑丸、紫雪散等药，或静脉予较大剂量清开灵或醒脑静注射液。必要时予10%水合氯醛15～25ml保留灌肠，或予苯巴比妥钠0.2g或地西泮20mg肌内注射，上述方法不效者，可用阿米妥钠0.3g，以注射用水配成5%～10%的溶液，缓慢静脉注射，以每分钟1ml静脉推注至痉止为止，剩余药液改为肌内注射。

2. 降温　包括物理和药物两方面。酒精擦浴及冰袋为常用物理降温法。药物可据病情选用相应对症中西药。

3. 保持气道通畅　见本节护理部分。

四、分证论治

1. 邪壅经脉证

症舌脉：头痛，项背强急，恶寒发热，肢体酸重，甚至口噤，四肢抽搐，或发热、汗出，舌苔白腻，脉浮紧。

病机分析：风寒湿邪阻滞经络，故头痛，项背强直；外邪侵于肌表，营卫不和，则恶寒发热;湿邪阻滞经络肌肉,故肢体酸重;如寒邪较重则口噤不得语,甚至四肢抽搐,如风邪偏盛,则见发热不恶寒,汗出;舌苔薄白或白腻,脉浮紧,均为风寒湿邪在表之征。

治法:祛风散寒,燥湿和营。

方药运用:

(1)常用方:小续命汤加减。药用防风、桂枝、防己、生麻黄、生白芍、川芎、杏仁、炮附子、黄芩、甘草。

方中防风辛甘微温,为风中润剂,散风而不伤正,功擅解表祛风胜湿以止痛,用为君药;麻黄辛苦温,解表散寒,桂枝辛甘温以透达营卫,通经散寒,防己苦辛寒而胜湿祛风除痹,并佐制麻、桂温燥之性,三药合用祛风散寒胜湿力增,共用为臣;附子辛大热,温阳散寒,助麻、桂、防风诸药散寒祛湿之力,川芎活血行气和营行滞,生白芍酸苦寒,杏仁苦微温可敛阴和营,润肺降气,苦寒之黄芩清郁热,并可与白芍、防己制诸药之温燥过甚,用为佐药;甘草配辛甘之品发散助阳,配酸苦之品可缓急止痉,并调和诸药作为使药。方中诸药辛苦温酸苦寒并用,有散有收,寒温并用,升降相伍,务使杂至之风寒湿邪分解消散,经脉通畅而痉病得除。

(2)加减:身痛者,加秦艽、羌活;自汗者,去麻黄、杏仁,加白术、黄芪;血虚者,去附子、麻黄,加当归、鸡血藤、熟地;有热者,去附子;无热者,去黄芩;项强急者,可加葛根、羌活。

(3)临证参考:本方药主要为治疗风寒湿三气杂感致痉通用之方药,临证时应根据风寒湿之偏重不同灵活加减。如湿热入络,症见发热,四肢牵引拘急,甚则角弓反张,兼胸脘痞闷,渴不欲饮,小便短赤,苔黄腻,脉滑数者,宜用地龙、秦艽、威灵仙、滑石、苍耳子、丝瓜藤、海风藤、黄连、桑枝等,以清热化湿,疏通经络。

2. 肝经热盛证

症舌脉:高热头痛,手足躁动,口噤龂齿,项背强直,四肢抽搐,角弓反张,舌质红绛,苔黄燥,脉弦数。

病机分析:邪热炽盛,上干清窍则高热头痛;热邪燔灼肝经,上扰元神,风阳相煽,筋脉失养则口噤龂齿,四肢抽搐,角弓反张,手足躁动;舌红绛、苔黄燥、脉弦数,为肝经热盛,波及营血之征。

治法:凉肝潜阳,息风止痉。

方药运用:

(1)常用方:羚羊钩藤汤加减。药用羚羊角片、钩藤、冬桑叶、菊花、川贝母、生地黄、生白芍、竹茹。

方中羚羊角咸寒入肝经,凉肝息风力胜,钩藤性微寒,平肝息风,轻清宣透,可疏散肝热,二者合用清热凉肝,息风止痉效著,共为君药;冬桑叶既能散风热,又可凉肝,与菊花相伍轻清宣透,加强君药清泄肝热,平肝息风之力,共为臣药;风火相煽最易耗津灼热,以生地、白芍甘寒养阴柔肝增液舒筋,贝母、竹茹清热化痰以治邪热灼津炼液之痰,以缓筋脉之拘急,上药共用为佐。诸药合用,效专力宏,标本兼治,共奏凉肝息风之功。

(2)加减:口渴饮冷者,加生石膏、知母;便秘者,加大黄、芒硝;神昏肢厥者,加服安宫牛黄丸或至宝丸、紫雪丹;痉甚或反复发作者,加全蝎、蜈蚣、僵蚕、蝉衣。

(3)临证参考:本证治疗重点在于凉肝。因为痉之所由原为邪热传入厥阴,热极动风。羚羊角为凉肝息风圣药,价格昂贵,质硬而重,治疗每以 3~6g 磨汁锉末冲服,肝经热盛发痉,为热极病重之证,治疗宜积极,力求速效,以防热盛伤阴致肝肾之阴精衰竭而转为热盛阴伤,实中有虚,或阴亏热存,虚风内动之反复发作,机转复杂的痉病。因此,病之极期用药需频服，根据病情每 2～4 小时服药一次，直至热减痉止。神昏不清者，应鼻饲给药。

3. 阳明热盛证

症舌脉：壮热口渴引饮，汗出，腹满便结，项背强急，手足抽搐，甚则角弓反张，舌质红，苔黄糙，脉弦滑或弦数。

病机分析：热入阳明，阳明气分热盛，迫津外出，灼津耗液则壮热，口渴饮冷，多汗；热邪内结，腑气不通则腹满便结；邪热上犯元神，下消阴液，筋脉失养则项背强直，手足挛急，甚则角弓反张；舌质红，苔黄燥，脉弦数均为阳明热盛之征。

治法：清泄胃热，存阴止痉。

方药运用：

(1)常用方：白虎汤合增液承气汤加减。药用生石膏、知母、生大黄、芒硝、生地黄、玄参、麦冬、羚羊角、钩藤。

方中生石膏辛甘大寒，重用清阳明经气分之大热，知母苦寒质润，清肺胃之热并能滋阴润燥，二者共用为君；大黄泄热通腑，芒硝咸寒，泻热软坚，通便润燥，二者合用通泻阳明腑实，共为臣药，君臣合用阳明经腑并治；生地滋阴壮水，玄参咸寒养阴清热润下，麦冬甘寒滋润养阴，三者增液润肠，助君臣清热通腑，羚羊角、钩藤凉肝息风止痉，上药共用为佐。诸药合用相得益彰，通腑以助热泄阴存，清热养阴以缓筋急。

(2)加减：痉甚者，加地龙、全蝎、蝉衣、天麻；腹满者，加枳实、厚朴；发热身重，头疼痛沉者，加苍术、佩兰、羌活；神昏不醒者，加安宫牛黄丸或至宝丹，或紫雪丹。

(3)临证参考：本证邪热与阴伤并存，故清泄热邪与养阴并用。生石膏用量宜大，可用至 100～250g。无论有无腑实均可使用大黄、芒硝，有腑实可通便泻热，无腑实可畅通里气，泻热导邪外出，用量依病情而定，可用至 15～30g，且大黄必须后下，以增强泻下之力。阳明热盛发痉者，病势仍较急，尤其腑实内结者，伤阴耗液，消灼津精更甚，当急下存阴，可每日 2 剂汤药，每隔 4～6 小时服 1 次。

本证发痉者，若兼见发热身重，头疼而沉，不渴不饮，胸脘满闷，唇面色白，昏睡不语，苔厚腻，舌淡，脉濡数者，属阳明经证兼湿，治当用藿香、佩兰、青蒿、白蔻仁、薄荷、郁金、菖蒲、板蓝根、金银花、滑石、甘草以芳香化浊，清热祛湿；若苔黄腻，发热头疼，嗜睡懒言，舌红，脉滑数者，属湿热互结于阳明气分，治当清热解毒，芳香化湿，选用生石膏、知母、金银花、蒲公英、板蓝根、黄连、佩兰、郁金、菖蒲、葛根、黄芩、六一散；若属阳明热盛夹湿，证见头疼而沉，苔腻而白者，用白虎汤加苍术；腑实内结者，用大黄、厚朴、枳实、生地、玄参。

4. 心营热盛证

症舌脉：高热烦躁，神昏谵语，项背强急，四肢抽搐，角弓反张，肢厥，舌绛苔少，脉细数。

病机分析：热入心营，神明被扰，则见高热烦躁，神昏谵语；热灼营血，血热横窜经脉，筋脉失养则见项背强急，四肢抽搐，角弓反张；热毒瘀结经脉，阳气不能运于四肢则肢厥；舌绛苔少，脉细数为热入心营之征。

治法：清心透营，开窍止痉。

方药运用：

(1)常用方：清营汤加减，并送服安宫牛黄丸或至宝丹，或紫雪丹。药用水牛角、玄参、生地黄、麦冬、丹皮、黄连、钩藤、连翘、竹叶。

方中水牛角性寒味咸，重用可清心营凉血热，用为君药；生地甘苦寒质润，善清热凉血，养阴生津，玄参苦甘咸寒质润，清热降火，养阴润燥，凉血解毒，麦冬甘寒质润，功擅清热养阴，清心除烦，三者共用清心营、血分之热，养阴生津力胜，用以为臣；黄连、竹叶清心除烦，丹皮凉血散瘀，钩藤息风止痉并清肝热，连翘清热解毒，配伍质轻气浮之竹叶，可使深入营分之邪热转透气分，上药共为佐使。诸药合用，共奏清心透营兼以息风止痉之功。

(2)加减：高热者，用赤芍、生石膏、知母；抽搐甚者，加金银藤、全蝎、蜈蚣、地龙、僵蚕、蝉衣之类；痰涎壅盛者，加天竺黄、胆南星、竹沥；便秘者，加大黄、芒硝；肢厥深者，合化斑汤加减，并服安宫牛黄丸。

(3)临证参考：本证为心营热盛所致，患者神昏多较重，抽搐频繁，属痉病中最重者，多不能口服药液，应尽早插胃管建立给药通道。选择"三宝"，要结合证情。对于窍闭不甚者，选用紫雪丹，窍闭重者选用至宝丹，热毒极盛者使用安宫牛黄丸。必须注意，"三宝"终究为大寒之品，不可过用，以神清为度。服用丸药方法，先用少许汤药化开药丸，使之成稀糊状，由胃管灌入，每次 1 丸，每日 2 次，重者每小时灌服 1 丸。本证多见于温病的极期阶段，除痉、昏外，患者尚有高热，此时，对高热的处理十分重要，高热不降，痉难止，神难醒。因此，应采取综合措施，尽快降温。

本证为心营热盛致痉，治疗时宜辨其营血热毒深浅轻重，亦可分别采用化斑汤、清瘟败毒饮、神犀丹化裁。对本证之肢厥，须与亡阳脱证之四肢厥冷相鉴别，治疗迥异，若症见神昏，四肢厥冷，抽搐项强，体温下降，甚至降到常温以下，但口唇干燥或见血痂，舌苔黄燥少津，脉数或促者，证系热深厥亦深者，治疗当重用清热凉血、息风透窍之品，如化斑汤合安宫牛黄丸。若症见四肢厥冷，体温下降，面色苍白，血压下降，舌淡，脉细弱或细数或弱而沉者，证属亡阳脱证，当予急服独参汤、生脉散，甚或静脉滴注生脉注射液、参附注射液。

5. 气血两虚证

症舌脉：项背强直，四肢抽搐，伴有头目昏眩，自汗，神疲气短，舌淡红，脉弦细。

病机分析：素体气血亏虚，或失血，或汗下太过之后，气血两虚，不能营养筋脉，故项背强急，四肢抽搐；血虚不能上奉于脑，故头目昏眩；气血不足，故神疲短气而自汗；舌淡红，脉弦细，均为气血亏虚之征。

治法：益气补血缓痉。

方药运用：

(1)常用方：以十全大补汤加减。药用人参、炙黄芪、熟地黄、当归、生白芍、生白术、川芎、茯苓、天麻、钩藤、生甘草。

方中以甘温之人参、炙黄芪大补元气，健脾益中，以甘微温味厚之熟地大补肝肾，滋阴养血，当归补血活血，上药气血双补共为君药；白术苦温，健脾燥湿，白芍酸苦寒，养血敛阴，共为臣药，调和肝脾，助君药益气养血；川芎辛香湿润，既能活血行气，又能制约熟地、生白芍之阴滞之性，茯苓渗湿健脾，与参芪共用补中有泻，天麻、钩藤合用平肝息风止痉功胜，上药共用为佐；生甘草甘缓和中，与甘温之品相伍助其益气之力，与酸味之品相配有酸甘化阴之功，且调和诸药以为使药。诸药合用，益气生血，补血和血，以缓筋急。

(2)加减：腹胀纳呆者，加陈皮、砂仁；心烦失眠者，加炒栀子、夜交藤；心悸梦多者，加龙骨、牡蛎；便溏者，加干姜、草果；肢冷腹泻者，加肉豆蔻、制附子。

(3)临证参考：若气虚较重，症见短气、自汗、心悸者，可急予独参汤以防脱。若遇因大量出血致气血虚损发痉者，应急予输血救治。对于阳虚致痉者，可重用黄芪，加熟附子治之。本证重点在虚，一般痉抽不重，不需多用息风止痉药物。此外，药属补益，煎煮时间以较久为宜。

6. 真阴耗伤证

症舌脉：手足蠕动，时时发痉，伴形消神疲，心中憺憺大动，舌干绛或光绛无苔，脉虚数。

病机分析：温病邪热久羁，灼伤真阴，或久病真阴匮乏，髓失所养，筋燥而急，故见时时发痉，手足蠕动、神倦等；真阴耗伤，心脉乏于濡养，故心中憺憺大动；舌干绛或光绛无苔，脉虚数，为阴液大虚之征。

治法：滋阴息风。

方药运用：

(1)常用方：三甲复脉汤加减。药用生鳖甲、生龟甲、生牡蛎、生地黄、白芍、麦冬、阿胶、麻仁。

方中鳖甲、龟甲、牡蛎咸寒质重味厚，能沉降下焦，滋补肝肾之阴，潜阳而息内动之风，共用为君；生地、白芍、麦冬甘寒、酸甘微寒，有滋阴清热、柔肝增液以缓筋急之功，共用为臣；阿胶滋阴补血，麻仁养血润燥，共用为佐药。方中诸药味纯力厚，滋补力强，于大补阴血、滋阴潜阳治本虚之中而收息风止痉之功。

(2)加减：时时欲脱者，加五味子、鸡子黄敛阴滋养阴液救脱；喘而气短者，加人参、沙参、五味子；心悸者，加茯神、人参、小麦；自汗者，加龙骨、小麦、人参。

(3)临证参考：本证属温病邪热久羁，真阴耗损。或久病真阴匮乏之证，治疗以滋填潜镇，所谓精不足者，补之以味。但临证时须注意邪气强弱，对于邪盛者，虽阴已亏，仍不可用此滋补纯厚之方，否则可留邪于内，而应以养阴清热息风为法，去厚味滋腻之阿胶、五味子、白芍、龟甲、鳖甲，加玄参、丹皮、黄连、知母、天麻、钩藤等。壮火尚盛者，不得用定风珠、复脉汤，邪少虚多者，不得用黄连阿胶汤，即是此意。

7. 痰瘀内阻证

症舌脉：头痛昏蒙，神情呆钝，或胸脘满闷，呕吐痰涎，或痴呆、失语，精神异常，手足颤动或四肢抽搐，项背强直，舌质紫黯，苔白腻，脉弦或弦滑。

病机分析：痰浊瘀血阻于经脉、血络，清阳不升，故头痛昏蒙；清窍瘀阻，神明失养故神情呆钝，痴呆，失语；痰浊、瘀血阻滞胸膈故胸脘满闷；痰浊中阻，胃气上逆则呕吐痰涎；痰瘀滞络，筋脉失养，故见手足颤动或四肢抽搐，项背强急；舌质紫黯，苔白腻，脉弦或脉弦滑，为痰瘀内阻之征。

治法：化痰通络，息风止痉。

方药运用：

(1)常用方：三甲散加减。药用鳖甲、穿山甲、土鳖虫、僵蚕、全蝎、白附子、桃仁、赤芍、胆南星、菖蒲、白术、葛根。

方中以咸寒之三甲为君，穿山甲性善走窜，内通脏腑，外透经络，功专行瘀散结，鳖甲滋阴潜阳，软坚散结，善搜阴分之邪，土鳖虫破血逐瘀，软坚散结，三药合用功擅搜剔深入络脉之痰结瘀滞；僵蚕、全蝎、白附子共用祛风化痰止痉，通络止痛力胜，桃仁、赤芍活血通络，上药共用为臣；胆南星苦凉化痰清热，息风定惊，与菖蒲共用有化痰开窍醒神之效，白术健脾助运，燥湿化痰，葛根通络舒筋并可升清阳，共为佐使。诸药合用共奏化痰通络，息风止痉之功。

(2)加减：余热未清者，可加青蒿、白薇、地骨皮；阴虚明显者，可加生地、白芍、阿胶；痰热甚者，加全瓜蒌、天竺黄、黄芩、竹沥等；抽搐频繁者，可加羚羊角粉、天麻、钩藤；瘀象明显者，可加地龙、乌梢蛇；痰浊壅盛者，可加皂角刺、半夏、胆南星、枳实；气血亏虚者，可加生黄芪、当归等。

(3)临证参考:本证型多见于内伤诸痉,血气不调,病久入络,及外感致痉之晚期。痰瘀滞络之外,多兼有气血阴阳之不足,临证治疗宜审虚实缓急,遣方用药。标实急者,除选上方加减外,尚可选用恽铁樵之安脑丸(金钱白花蛇、全蝎、白附子、薄荷、梅片、独活、川乌、天麻、雄黄、麻黄、牛黄、麝香)。痉势缓解,宜根据本虚特点,予补阳还五汤或三甲复脉汤等,随证加减。

五、其他疗法

1. 口服中成药

(1)安宫牛黄丸:每次 1 丸,每日 1 次,急救用药。用于温热毒邪入里,逆传心包引起的高热、惊厥等。

(2)紫雪散:每次 1.5g,每日 2 次。用于邪热不解,传入心包所致神昏谵语,狂躁不安,颈项强直,急热凉风。

(3)安脑丸:每次 1～2 丸,每日 2～3 次。用于高热神昏,抽搐惊厥。

(4)瓜霜退热灵:每次 3～4 粒,每日 3～4 次。用于痰热高烧,惊厥抽搐等症。

2. 注射液

(1)醒脑静注射液:每次 10～20ml 加入 0.9%氯化钠注射液 100ml 或 250ml 中静脉滴注。用于流行性乙型脑炎引起之昏迷抽痉等症。

(2)清开灵注射液:每次 20～30ml,加入 5%葡萄糖注射液 250ml 或 0.9%氯化钠注射液 100～250ml 中。用于治疗热病神昏,高热抽搐等症。

(3)生脉注射液:每日 50～100ml 静脉滴注。用于气血两虚,阴虚之痉病。

(4)参附注射液:每次 50～100ml 静脉滴注。用于阳虚之痉病。

3. 单验方

(1)七叶一枝花汤 路边荆 15～30g,七叶一枝花 6～8g,鸭跖草 90～120g。先将路边荆、鸭跖草煎汤,再将七叶一枝花磨水兑服(或研细末吞服)。用治流行性乙型脑炎。

(2)海金沙根汤 海金沙根(或藤)、紫花地丁、钩藤、金银花根(或藤)、白菊花、生石膏各 15g,水煎,每日 1 剂,分 2 次服。

(3)水牛角 50～100g,地龙 9g,先煎水牛角,再入地龙共煎。每日 1 剂,分 2 次服,连服 7～10 天。用于血热生风之痉病。

4. 食疗方

(1)西瓜汁:加白糖适量代茶饮。适用于火盛发痉病。

(2)银花 9g,牛蒡子 15g,煎汤去渣,加扁豆 18g,淡豆豉 9g,粳米 60g 煮粥食。每天 1 剂,连服数剂。用于流行性乙脑初期。

(3)鲜荸荠 250g,苋菜 50g,冰糖适量。将荸荠洗净去皮,与苋菜、冰糖同放锅内,加水适量,煎煮 30 分钟。吃荸荠喝汤,不拘时间,少量频服。适用于热盛痉病。

(4)狗干菜 30～60g,菊花 30g,冰糖适量。煎水代茶饮,连服数天。用于热病发痉。

(5)人参 10g,陈皮 6g,紫苏叶 6g,砂糖 30g,加水 1000ml,熬至 500ml,去渣,澄清,任意代茶饮。适用于气血两虚之痉病。

(6)江鳔(石首鱼鳔)15g(炒焦),蜈蚣 1 对(炙研)为末,每次 3g,用防风、羌活、独活、川芎各 6g,煎汤调下。适用于金创痉。

5. 外治法

胆南星、天麻、甘草、黄连、朱砂、全蝎、僵蚕各 3g,人工牛黄 3g,冰片 0.5g,用水调,或薄荷汤调擦胸背。用于止痉息风。

6. 针灸

(1)火热发痉:取大椎、曲池、合谷、委中、阳陵泉、三阴交、阴陵泉等穴。

(2)气血两虚:取气海、关元、足三里、三阴交、血海、曲池等穴。气海、关元用补法,余穴平补平泻。

(3)金创发痉:取太阳、风池、大椎、曲池、三阴交、八邪、八风、颊车、地仓。太阳以三棱针点刺放血,八邪、八风直刺,平补平泻 2 分钟即出针,余穴平补平泻。

(4)热盛致痉:取大椎、百会、印堂、人中、少商、合谷、十宣、涌泉、阳陵泉等穴,强刺激。

【转归与预后】

痉病之实证、虚证间可互相转化,实痉日久,正气大衰,可转化为虚痉,各证候间亦可互相转化。外邪侵袭,邪壅经脉之痉病,及时恰当治疗后,外邪去,经络通,气血调和则效好,痉愈快。若邪气不解,入里化热而致里热炽盛之痉病,如肝经热盛证,阳明热盛证乃至心营热盛证,此时若治疗得当也均可使热势得减,病情得以阻止或减轻。治疗不当,则热毒内陷,可致痉厥并见,病情凶险。若攻伐太过,耗气伤津,便成真阴耗伤证。真阴耗伤证多出现于温热病后期,予滋阴息风调理,部分患者可好转,但若阴阳耗竭,阴不敛阳,亦可转化为阴阳离绝之候,症情危重。

气血两虚证,一般多见于素体虚弱或久病不愈者,病势较缓,经补气养血调理,病情多可好转或痊愈。

需要指出,在痉病病程中可出现痰壅气道,气机阻塞,阴阳之气不相顺接之危候,患者面青唇紫、鼻息微弱、肢冷汗出淋漓,当即刻疏通气道。

痉病患者的预后取决于其发作的轻重、频率、持续时间的长短及原发病的轻重等因素。发作程度轻,次数少,持续时间短,痉后神清者,病多轻,预后良好。反之发作时症状重,频频而作且持续不止,痉后神昏不醒者,病多重,预后较差。热甚发痉者,经正确治疗,多预后较好;气血两虚者预后多较好,但须长期调理以巩固疗效;真阴耗伤证的部分患者经调治,预后较好,部分患者可出现危重之候,预后较差。

痉病患者出现变证时,若救治及时,病情可转入平稳,预后较好;若救治延误或措施不得力,则病情易急转,预后较差。

【护理与调摄】

保持环境安静舒适,减少噪音刺激,床铺平整松软,应设床栏。发作阶段宜给高热量流质饮食,病情稳定后可给半流质及软食物。避免过凉或过热,以免因冷热刺激引起发作。发作停止后要保证病人安静休息,护理、治疗要合理地集中时间处理,不要随便打扰病人。

注意保持呼吸道通畅,病人平卧,头向一侧,解开衣领,松开腰带,取下假牙、眼镜、发夹等物。注意皮肤护理,严防褥疮发生。做好口腔护理,口腔有破损或溃疡时可用银花甘草水洗口腔,用冰硼散涂抹溃破处伤口。注意观察病情,尤其是发痉时间、性质、诱发因素、发作后神志恢复情况,如有异常情况及时报告。有高热者按高热护理。对虚证病人注意其面色、肢体温度及汗出情况,定时看舌察脉,及时发现亡阴亡阳征兆。

病人发作时,必须严加守护,密切观察病情,防止碰伤或坠床,立即给氧,准备好吸痰器,随时吸痰以保持气道通畅,针刺人中、涌泉、十宣等穴,高热者可给紫雪丹,痰涎壅盛者给猴枣散。

【预防与康复】

对易引起痉病的原发病进行积极有效的治疗是预防的关键。有效地预防痉病发病，对减少病残率，降低病死率具有重要意义。因此，对于外感病初起，宜积极疏散外邪，避免其壅塞经络；对热盛于里者，应及时清解并注意护津；阴液不足，应养阴以润筋。痉病发作前往往有些先兆表现，应密切观察，及时处理。如发现双目不灵活，口角肌肉抽动，即可在辨证论治的基础上酌加羚羊角、钩藤、全蝎等止痉药。

气血虚弱，真阴耗伤发痉者，经治疗缓解后可行康复疗法。饮食方面，可辨证地选用龙眼枣仁饮、桂圆莲子粥、阿胶粥（见食疗方处），此外可进行推拿及自我锻炼，对肢体活动不灵者可行推拿点按合谷、曲池、肩髃、环跳、膝眼、承山等穴位，同时患者宜多自动运动肢体，进行功能锻炼。

【医论提要】

痉病，最早见于《内经》。汉代张仲景在《金匮要略》中称为痉病。

在病因方面，《内经》提出了风、寒、湿、火是导致本病的常见病因，如《素问·至真要大论》说："诸暴强直，皆属于风"。"诸痉项强，皆属于湿"。"诸热瞀瘛，皆属于火"；《灵枢·经筋》说："经筋之病，寒则反折筋急"。关于其病位，指出肝、经络经筋的病变是痉病发生的病理基础，如《素问·至真要大论》云："诸风掉眩，皆属于肝"。《素问·骨空论》说："督脉为病，脊强反折"。《素问·缪刺论》说："邪客于足太阳之络，令人拘挛、背急，引胁而痛"。其在病因学上奠定了外邪致痉的理论基础。张仲景在《金匮要略·痉湿暍病脉证并治》篇中专门讨论了痉病，在病因上又提出误汗、误下、产后血虚导致津液损伤，筋脉失养以及太阳中风，邪壅经络导致的痉病。隋代巢元方《诸病源候论·卷一·风痉候》中认为其病因是"风邪伤于太阳经，复遇寒湿"。孙思邈在《备急千金要方·卷八·论杂风状》中强调了肾与痉病发病的关系，认为"温病热盛入肾，小儿痫。热盛皆痉"。宋代陈言也指出痉病病位在筋，病机是"筋无所营"。元代朱丹溪强调内伤致病的重要性，他在《丹溪心法·痉》中说："切不可作风治，兼用风药。大率与痫病相似，比痫为甚为虚，宜带补。多是气虚有火，兼痰……"。明代张景岳则明确提出了内伤致痉的理论，他在《景岳全书·杂证谟·痉病》中说："其病在筋脉，筋脉拘急，所以反张。其病在血液，血液枯燥，所以筋挛"。"常见有不因误治而凡属阴虚血少之辈，不能养营筋脉以致抽挛僵仆者，皆是此证。如中风之有此者，必以年力衰残，阴之败也；产妇之有此者，必以去血过多，冲任竭也；疮家之有此者，必以血随脓出，营气涸也；小儿之有此者，或以风热伤阴，遂为急惊，或以汗泻亡阴，遂为慢惊。凡此之类，总属阴虚之证"。清代温病学说的发展使得对痉病有了进一步的认识。叶天士《临证指南医案·痉厥》中指出了其病机是"津液受劫，肝风内鼓"。薛生白阐述了"湿热侵入经络脉隧中"的致痉病机。吴鞠通则将其病机概括为寒、热、虚、实 4 类。至此，对痉病的病因病机认识已比较深刻和全面。

【医案选粹】

案一

吴昭如室，年壮体丰，而素有呕血腹胀，脾约便难之恙。两遭回禄，忧恚频承。近于失血之后，忽然神气愦乱，口噤目瞪。乃尊周渭文秉烛相邀，诊其气口，数盛而促，人迎弦大而芤，形神不能自主，似有撮空之状。渭老以为证犯条款，不出五日当毙。予谓不然。若是撮空，必然手势散漫。今拈着衣被，尽力扯摘，定为夹惊夹怒无疑。爪者筋之余，非惊怒而何？况脉来见促，当是痰气中结，殊非代脉之比。询其病因，惊怒俱有。遂勒一方：用钩藤钩一两，煎成入竹沥半盏，姜汁五匙，连夜制服。明日复延往候，云服药后，即得安寐，六脉亦已稍平。

但促未退，仍用前方减半，调牛黄末一分，其夕大解三度，共去结粪五六十枚，腹胀顿减，脉静人安。稀糜渐进，数日之间，平复如常。（选自《张氏医通》）

（张璐．张氏医通．上海：上海科学技术出版社，1963：310）

案二

陶某，女，7岁。发热数月，忽然昏迷不醒，目闭不开，两手拘急厥冷，牙关紧闭，角弓反张，二便秘涩。诊视脉伏不应指，口噤，舌不易察，面色晦滞，手压其腹则反张更甚，其腹必痛。

《金匮》："痉为病，胸满口噤，卧不著席，脚挛急，必齘齿，可与大承气汤。"此为厥深热深的反映，议用急下存阴法。

炒枳实5g　制厚朴5g　锦纹黄（泡）10g　玄明粉（泡）10g

抉齿连续灌服，药后一时许，扰动不安，呻吟一声，泻下黏溏夹血的粪便极多，痉止厥回，更进一剂，热退神清。但口渴甚，腹部阵痛拒按，显然"胃家实"也。

杭白芍10g　炒山栀5g　淡黄芩5g　川黄连3g　炒枳实5g　牡丹皮5g　天花粉7g　锦纹黄（泡）7g　飞滑石10g　粉甘草3g

复诊方服至三剂，渴止，二便畅利而痊。

（李聪甫．李聪甫医案．长沙：湖南科学技术出版社，1979：176）

案三

姚某，男，3岁。寒战发热无汗，手指发凉，倏然目窜齿齘，手足搐搦，项背强直，角弓反张。

诊视指纹青滞，口噤不易察舌。寒伤肌表，腠理闭塞，痰壅肺膈，筋脉牵引，病发刚痉。法当辛轻散表，苦温祛痰。

川羌活2g　北防风3g　双钩藤3g　白僵蚕3g　胆南星2g　明天麻2g　炒枳壳3g　信前胡3g　南杏仁3g　广橘络3g　九节蒲2g　薄荷叶1g　生姜汁（分冲）3滴。

一剂呕出痰涎而苏，两剂热漐漐汗出，热退神安。

（李聪甫．李聪甫医案．长沙：湖南科学技术出版社，1979：178）

【现代研究】

痉病以项背强直，四肢抽搐，甚至角弓反张等临床表现为特征，主要涉及了西医的流行性乙型脑炎、流行性脑脊髓膜炎以及破伤风等病。乙脑属于中医温病范畴，沿用卫气营血辨证及三焦辨证等辨证方法，采用中药为主或中西医结合治疗，取得了显著疗效，现将乙脑近年研究进展概述如下。

一、病因病机研究

一般认为乙脑以正气虚于内，外邪侵袭，热盛阴伤、痰瘀互结，损伤脑髓筋脉而发病。病位在脑，其标在脏腑经络。王永炎[1]认为：本病属于"疫痉"范畴，是因疫毒侵入人体，集结于肌腠募原，繁衍蕴毒，待毒强邪盛之时，乘人体正虚于内，防御体系失调，疫毒得以由募原玄府透达络脉、经脉、脏腑。毒热内陷营血，上犯脑窍，脑髓受损，神机失用，统摄无能，进一步累及脏腑经络。感受温病毒邪，发病急骤，一般按卫气营血规律传变，易伤津耗气，且常有窍闭、动风之变。其病机变化，热盛生风，风盛动痰，痰郁热炽，体现于热、痰、风，三者相互转化，又互为因果，部分重症患者可因痰瘀互结闭郁清窍，以致后遗失语、瘫痪、痉挛、迟钝等症。

二、证候学与辨证规律研究

本病系外感疫病，以颈项强直、筋脉拘急、四肢抽搐，甚至角弓反张等症状为主要表现，临床一般分为邪壅经络、肝经热盛、阳明热盛、心营热盛、痰浊阻滞、阴血亏虚等证型。其辨证多遵循卫气营血辨证及三焦辨证规律。如贺俊国[2]分型卫气同病型、气营两燔型、闭证，杨爽等[3]将本病急性期分为三型：暑热湿盛型、气营两燔型、热入营血型，恢复期分两型：阴虚动风型和痰浊闭窍型。

三、治则治法研究

一般认为，病初邪在卫气，治以解表清气；暑热夹湿者，治以清暑化湿；病至气营两燔，当予以清气凉营；热陷营血及正气外脱者，当分别治以清营凉血、息风开窍、益气养阴、温阳固脱；后期正虚邪恋，治以滋阴清热；痰瘀阻滞者当以化痰祛瘀。相关报道[1,4-5]认为本病"痰、热、风"三者相互交织，热极生风，炼液为痰，痰盛生惊，故该病治疗中消除温热邪毒为第一要务，消除热邪当以清、下两法为主，故恰当运用清热、通腑是治疗本病的关键环节。

四、辨证用药研究

目前，本病多以在常规扩血管、脱水降颅压、补充水电解质、维生素及能量合剂等促脑细胞及脑功能恢复及吸氧、吸痰等对症处理基础上，结合中医辨证论治治疗。选方用药多以清热、醒脑、凉血、解毒为主，常用方药如犀角地黄汤、安宫牛黄丸及其清开灵、醒脑静、穿琥宁、双黄连注射液等，具有毒副作用小，抗炎、抗病毒、镇静促醒、增强免疫力、改善脑水肿、保护脑细胞等作用特点。

参考文献

[1] 王永炎．当代中医诊治疫病范例——疫痉[J]．北京中医药大学学报，2005(5)：66-71.

[2] 贺俊国．中西医结合治疗病毒性脑炎 80 例[J]．陕西中医函授，1998(3)：20.

[3] 杨爽，李忠诚．中西医结合治疗乙型脑炎 86 例[J]．现代中医药，2007，27(2)：10-11.

[4] 南京中医学院附属医院脑炎科研小组．中医对流行性乙型脑炎病机及分型证治的探讨[J]．江苏中医药，1960(9)：2.

[5] 蒲辅周，沈仲圭，高辉远，等．流行性乙型脑炎中医辨证施治的一般规律[J]．中医杂志，1957(9)：464-468.

第五节　胆　　胀

【定义】

胆胀是以右胁痛胀，口苦，善太息，多伴有胃脘胀满，并反复发作为特征的一种疾病。多由七情所伤、饮食不节等因素致肝胆疏泄失职，脾胃升降乖逆，胆腑壅胀而成。

【范围】

西医学中急性胆囊炎、慢性胆囊炎急性发作、急慢性胆管炎、胆道功能失调症、胆汁瘀积症、胆石症等，如具有胆胀特点者，可参考本节辨证论治。

【病因病机】

本病因情志所伤，饮食失节，劳逸失度，寒温不适及六淫外袭致肝失疏泄，胆失通降或脾胃升降失司，胆汁瘀结或胆络瘀滞，胆腑壅胀而成。

一、病因

1. 情志所伤，以过怒及过度忧思为主　怒为肝志，过怒伤肝，忧思则气聚气结，肝郁脾损，或恐惧不除，久则伤胆，均可使肝胆疏泄失职，经络不畅，胆汁瘀结而致胆腑壅胀。

2. 饮食失节　过食油腻、生冷、甘咸之品，嗜酒过量或饥饱失调，伤及脾胃，脾胃运化失司，食湿内郁则土壅木郁，肝胆失于疏泄，胆失通降，胆汁内结不畅而致胆腑壅胀。

3. 劳逸失度　劳心过度伤及心脾，劳力过度则可伤气，过度房劳可伤及肝肾精血。肝脾肾虚损为本病发病的体质因素。胆汁乃肝之余气所化，肝气不足，胆汁排泌障碍，瘀滞胆腑而成胆胀。而肝肾不足，可致经脉失养，胆腑失和而致胆胀。脾胃为过劳、过逸、过食损伤，受纳运化失司，则食、湿、痰阻滞中焦，脾胃气机升降失司，肝胆疏泄失宣，胆失通降，胆汁郁结而致胆壅腑胀。

4. 六淫外袭　六淫之中以寒邪、湿邪致本病为多。外邪或由皮毛、肌腠而入，或由口鼻而入，或借饮食内犯，直趋中道，潜入募原，横犯肝胆，寒湿凝滞，肝胆气血经脉失畅而发为胆胀。其他外邪亦可诱发或加重本病。

此外，还有因蛔厥之疾致邪气内淫，少阳升发失常，胆失通降，胆络瘀滞而成者。

二、病机

1. 发病　胆胀病一般发病可急可缓。病经者起病较急；病腑者发病较缓，但病程较长。往往先病其经，病程较短；后病及腑，病程久而易反复发作。

2. 病位　主要在肝胆，与脾胃关系密切，后期可病损及肾。

3. 病性　病性多实，以气滞为主。常可兼湿、热、痰、瘀。

4. 病势　胆胀病总的趋势是由气及血，由肝胆及脾胃，进而及肾，终致肝脾肾俱虚。

5. 病机转化　胆胀病初期多为肝胆疏泄失职而致肝胆气滞证，或肝胆气逆、胆胃不和证。肝胆气滞，木不疏土，脾气受困，或木郁克土，脾失健运，湿痰内阻，可致肝郁脾困、肝郁痰阻证。气滞郁久化热可致肝胆郁热，郁热克犯脾土，可致湿热内阻，胆腑壅滞。病久入络或由气及血可致肝胆气滞血瘀，瘀久不除，正气受损，可转化为正虚邪留。肝胆郁热证，湿热日久耗伤阴精可致肝肾阴虚证。阳虚脾弱，寒凝血脉，肝气郁结，胆腑通降不能，又可致阳虚郁滞之胆胀证。少数胆胀患者，气滞血瘀较重，复因湿热蕴积，可致热毒为炽之危候。

胆胀病因病机见图 4-5。

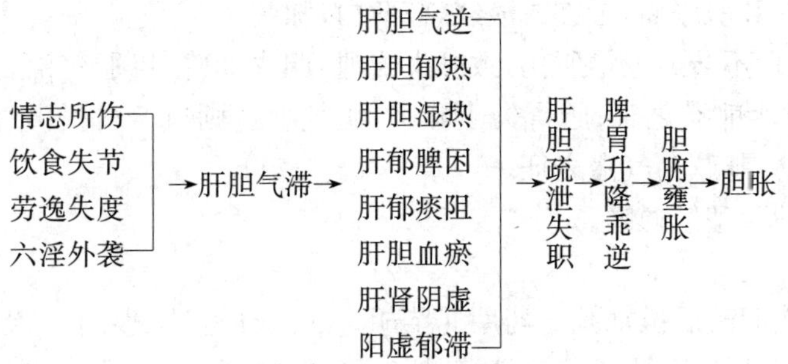

图 4-5　胆胀病因病机示意图

【诊断与鉴别诊断】

一、诊断依据

参照 1999 年本书第 1 版有关本病的诊断依据。

1. 右胁痛胀，口苦或有善太息，脉弦。多伴有脘腹胀满或胀痛、食少纳呆等症。

2. 有反复发作病史。

3. B 型超声波、X 线胆囊造影、十二指肠引流、胰胆管造影等检查可有阳性发现。

二、鉴别诊断

1. 胁痛　胁痛是一类以两胁疼痛为主要表现的疾病。胆胀则是一种以右胁痛胀，口苦，善太息、脉弦等为主要表现的疾病。胁痛可包含胆胀。

2. 胆瘅 胆瘅以口苦、呕苦为主症，一般无右胁痛胀及善太息。《素问·奇病论》说："口苦者……病名胆瘅。……此人者，数谋虑不决，故胆虚，气上逆而口为之苦"。

3. 胃脘痛 胃脘疼痛部位主要在心窝(即上腹部位)，胆胀病疼痛部位在右胁。

【辨证论治】

一、辨证要点

1. 辨病机 胆胀病病机以气滞为主。右胁胀满或胀痛，善太息，即属气滞；右胁灼痛，口苦口臭，小便黄赤，舌红苔黄腻，属气滞化热；口吐痰涎，胸膈满闷，形体肥胖，属气滞痰阻；右胁胀痛，脘痞腹胀，舌苔白腻，属气滞脾困湿阻；右胁刺痛，痛处固定，舌质紫黯，属气滞血瘀；右胁隐痛，头晕目眩，腰膝酸软，舌红少苔，病性属阴虚；畏寒肢冷，神疲气短，大便溏薄，舌淡苔白，病性属阳虚。

2. 辨病位 右胁痛胀，口苦，善太息，位在肝胆；脘腹胀满，食少纳呆，胸闷泛痰，大便失常，病及脾胃；头晕目眩，腰酸耳鸣，盗汗，咽燥口干，病损及肾。

3. 辨起病缓急，病经病腑 病经者起病多急，常由外邪骤袭或过食肥甘引起，多突然发病，证见寒热往来，口苦咽干，右上腹胀痛拒按，伴有恶心呕吐，吐甚则呕胆汁等。病腑者，起病多缓，可由经病及腑，证见腹胀，右胁内及上腹绵痛不休，或时作时止，多牵及右肩胛下酸楚，或见腰酸，伴有嗳气、矢气、胃中灼热、大便时干时溏等症。

二、治疗原则

胆胀病发病机理主要为肝胆疏泄失职，胆失通降，胆汁瘀积而成。故治疗以疏肝利胆，理气通降为主。根据痰阻、血瘀、正虚之偏重，又宜相兼采用祛痰、活血、扶正之法。

三、分证论治

1. 肝胆气滞证

症舌脉：右胁胀满或胀痛，甚则痛涉右肩背，脘腹胀满，胸闷嗳气，口苦，善太息，情志抑郁，食少纳呆，妇女乳房胀痛，舌红或淡红，苔薄白，脉弦。

病机分析：饮食不节或七情所伤，致肝失疏泄，胆失通降，肝胆气滞，故见右胁胀满或胀痛，并善太息以舒达郁滞之气；胆胃失于和降，胆气上逆则口苦；胃气壅滞则胃脘胀满或胀痛，食少纳呆；苔薄，脉弦为气滞之征。

治法：疏肝利胆，理气通降。

方药运用：

(1)常用方：柴胡疏肝散加减。药用北柴胡、枳壳、香附、川芎、生白芍、生甘草。

方中北柴胡疏肝解郁，枳壳行气消滞，泄热降浊，二者一升一降，调畅气机，用以为君；川芎、香附行气活血，通络止痛，香附兼可疏肝解郁和脾理中，用为臣药；生芍药酸苦微寒，养肝柔肝缓急，柔肝体而助肝用，并可抑制诸气药之燥散，使理气而不耗气，温通而不过燥，芍药与甘草合用，有舒肝缓急和中止痛之效以为佐药；生甘草调和诸药，用为使药。诸药升降并用，气血同调，体用兼治，共奏疏利肝胆，理气和降之功。

(2)加减：胁痛甚者，加延胡索、川楝子；大便秘结者，加酒大黄、槟榔或元明粉；大便溏薄者，加薏苡仁、茯苓；腹胀满者，加大腹皮；脘腹痞闷，舌苔白腻者，加厚朴、苍术、陈皮或藿香、佩兰；食少纳差者，加焦麦芽、焦山楂、鸡内金；口苦心烦甚者，加山栀子、黄芩、龙胆草；头晕目眩明显者，加菊花、钩藤。胆中有砂石者，加鸡内金、金钱草、海金砂。

(3)临证参考：柴胡疏肝散加减，为临床治疗以气滞为主证的理想有效方剂。临证所见气滞兼夹湿、痰、食、热等诸邪合病者为多。常多伴胃脘胀痛，便秘腹胀，治疗应加强和胃理气通便。解除胃气壅滞，腑实不通，对胆胃和降，至关重要。

本类患者多伴情志抑郁，因此，除药物治疗外，应进行心理疏导，睡眠欠佳者，应解郁安神，用合欢皮、清半夏、生龙牡较好。睡眠差日久，纳食不香，心情抑郁者，用百合 30g、生麦芽 10～15g、合欢皮 15g、生地黄 10g 治疗效佳。有些患者对胁痛胁胀不予重视，而多注重胃病症状，治疗还应重点疏肝利胆，理气以治胃。

2. 肝胆气逆证

症舌脉：右胁胀满或胀痛，伴脘腹胀闷，嗳气频作，呕苦，恶心呕吐，急躁易怒，大便不畅，少腹痛胀，舌红苔白或薄黄，脉弦。

病机分析：素体肝旺，复因情志所伤，肝胆气郁、气逆，胆胃不和，胆气上逆则口苦呕逆；木郁土壅，肝胃失和，胃气壅滞则脘腹胀闷，胃气上逆则嗳气频作，脘胀不食；肠胃传化失司，气机乖逆则大便不畅，少腹痛胀；胁胀满痛为肝胆气滞之症；苔薄，脉弦为气病之象。

治法：抑肝降逆，利胆和胃。

方药运用：

(1)常用方：旋覆代赭汤加减。药用旋覆花、代赭石、清半夏、生姜、党参、生白芍、郁金、香附。

方中旋覆花苦温降气止呕，代赭石甘寒质重，镇冲降逆兼可平肝清火，二者合用镇降肝胆逆气以为君药；清半夏辛苦温，止呕降逆，和胃化痰，生姜辛散，止呕逆而散痰结，二者合用降逆止呕，和胃化痰，助君药调理肝胆脾胃，以为臣；党参补气益中，于镇降逆气之中顾护中气，郁金行气活血解郁，利胆清热，香附解郁行气消滞，疏肝利胆，生白芍柔肝敛阴养肝体，以防肝胆之气亢逆，共为佐药。诸药合用于镇降与疏利之中，使胆胃和降，肝胆之气调畅。

(2)加减：胃脘痞闷，舌苔白腻者，加苍术、厚朴、藿香；呕吐痰涎稀水者，加苏梗、瓜蒌；呕吐苦水，胃脘烧心或疼痛者，加左金丸；胃脘冷痛者，加毕澄茄、苏梗；口苦甚，舌苔黄腻者，加黄连、厚朴，减生姜、半夏用量；心烦易怒甚者，加栀子、丹皮、夏枯草；胁痛甚者，郁金加重量并用姜黄，或可加重白芍用量，配以甘草缓急止痛；大便不畅，少腹痛胀者，加生白术(重用)、炒枳实、枳壳、乌药；若舌红，口干者，加生牡蛎、木瓜，减半夏、生姜、党参；嗳腐、纳少者，加炒白术、炒枳实、山楂。

(3)临证参考：本证可重用代赭石、半夏；如气逆较甚，还可加重白芍、郁金、川楝子用量；如烦躁不安，气逆不下，可酌情选用镇心安神之品。

若肝胆气逆，肝胃不和，症见泛呕酸水，右上腹隐痛或不痛，脉象缓，舌质红润者，可用温胆汤加吴茱萸、木瓜、乌梅以清胆和胃，柔肝敛降，理气止呕。

3. 肝胆郁热证

症舌脉：右胁灼热而胀痛，口苦口渴，心烦失眠，胃脘痞满热痛，小便黄赤，大便秘结，舌红苔黄，脉弦数。

病机分析：肝胆气滞郁积，气有余便是火，日久可致肝胆郁热，而见右胁灼热胀痛；胆热上扰则口苦，心烦失眠；肝气犯胃，胃失和降，胃气壅滞化热亦可见胃脘痞满热痛；郁热灼津则口渴；胃肠热灼津少则大便秘结；热邪下干则小便黄赤；舌红、苔黄、脉弦数为肝胆郁热之征。

治法：疏肝清热，解郁止痛。

方药运用：

(1)常用方：四逆散、金铃子散合左金丸加减。药用北柴胡、制香附、枳壳、郁金、川楝子、延胡索、栀子、黄连、吴茱萸、生白芍。

方中柴胡、枳壳一升一降，疏肝理气，调畅气机，香附疏解肝郁，和络止痛，共为君药；川楝子苦寒性降，行气止痛兼疏泄肝热，延胡索行血活血止痛，两药合用即金铃子散，有解郁止痛，清泄郁热之功，郁金行气活血止痛，疏肝利胆清热，三药有清解肝胆郁热，行气和络止痛之功，用为臣药；芍药柔肝敛阴，防治郁火伤阴，缓肝急而助肝用，左金丸中黄连苦寒清肝胃热，吴茱萸辛热散郁降逆，并佐制黄连寒性，栀子清肝泄热，以上共为佐药。诸药合用共奏疏肝利胆清热，解郁止痛之功。

(2)加减：头晕头痛者，加菊花、石决明；泛酸烧心者，加瓦楞子、乌贼骨；兼食积者，加焦神曲、焦山楂、连翘、焦槟榔；兼大便秘结者，加酒大黄或全瓜蒌、枳实；心烦失眠者，加丹参、酸枣仁。

(3)临证参考：本证治疗重点在于疏泄气机，使肝胆气机条达，不致郁而化热，方中黄连、栀子用量不宜大，以防苦寒阴凝抑遏致郁热不得宣散清疏。治疗中应保持大便通畅。

郁热、郁火，是指气机抑遏不畅，气火郁闭于体内，既不得泄越，又不能张扬于外的病理变化。其病机则为升降失常，开阖不利，气血壅滞。因此，火郁发之，郁热散之为切合病机所予宣散、升降、通调气机诸法的概要治则。

郁热、郁火每每多易兼夹食、湿、痰诸郁，临证治疗宜兼顾。本证最易伤津耗阴，治疗时除发散清泄外，宜时刻注意顾护阴液。

4. 肝胆湿热证

症舌脉：右胁胀满或胀痛，口苦口臭，善太息，脘腹胀满，食少纳呆，厌食油腻，面黄目黄或小便黄赤，大便秘结或如陶土，或往来寒热，舌红苔黄腻，脉弦滑或弦细。

病机分析：肝胆郁热，克犯脾胃，以致运化失职，湿热内阻，影响肝胆疏泄，互为因果，而致右胁胀满疼痛，口苦口臭；肝胆疏泄失司，胆汁不循常道外溢而症见面黄目黄；湿热不解尚可致肝胆热炽，胆胃腑实，脘胀纳呆，尿黄便秘，往来寒热；舌红苔黄腻，脉弦滑为湿热之征。

治法：疏肝利胆，清热利湿。

方药运用：

(1)常用方：大柴胡汤合茵陈蒿汤加减。药用北柴胡、黄芩、枳实、大黄、茵陈、生白芍、栀子、槟榔、郁金、黄连、清半夏。

方中柴胡味辛微苦寒，善疏肝胆郁滞，黄芩苦寒清热，二者合用清解胆肝郁热，用以为君；枳实味苦性降，行气消滞，泄热散结，大黄苦寒泄热，通腑祛瘀，茵陈苦泄下降，清利湿热并可退黄，上药合用可通腑泄热利湿，利胆退黄，共用为臣；栀子苦寒清利湿热，与茵陈、大黄同用渗湿泄热于二便之中，利胆退黄效佳，清半夏、黄连味苦，寒温并用，清化湿热而兼和胃降逆止呕，槟榔辛苦温，行气消积，通下利水力强，助枳实、大黄通腑利胆和降之功，生白芍酸苦寒，柔敛肝阴而缓急，与郁金、枳实合用可收理气和血止痛之功，共用为佐。诸药合用则于清利通降之中，热清湿祛黄退而胆腑壅滞得除。

(2)加减：腑实便秘者，重用大黄，可加元明粉；小便黄赤者，加滑石、通草、车前子；胆道结石者，加鸡内金、金钱草、海金砂；兼有胃痛，脘胀嗳气者，加蒲公英、甘松、天仙藤；热盛者，加金银花、蒲公英、连翘。

(3)临证参考：本证治疗之重点仍在于使肝胆气机条畅，升降复常，此为治湿热之因，而非治湿热之象。此外，六腑以通为用，患者便秘腹胀较重时，应重用枳实、大黄、槟榔等利胆通腑之品，使大便次数保持在每日 2～3 次，用下法以祛除胆胃之实热积滞。

若湿热不解，反蕴结化生热毒，症见右胁下疼痛或有包块，疼痛持续不解，脘腹痛拒按，伴高热，面红目赤或全身深黄，甚则神昏谵语等症，则证为热毒炽盛，内陷心营，当急予清瘟败毒饮，或加用安宫牛黄丸，并中西医结合救治。

5. 肝郁脾困证

症舌脉：右胁胀满或胀痛，口苦口黏，胸闷善太息，身困乏力，脘痞腹胀，食少纳呆，妇女白带量多，大便黏滞不爽或便溏，舌苔白腻，脉弦细或弦滑。

病机分析：肝胆气滞，木不疏土，脾气受困，或脾虚肝郁，水湿不化，脾胃受纳运化功能失常，中焦气机升降紊乱，症见右胁疼痛，脘腹痞胀，口中黏腻，食少纳呆；湿滞肠胃，传化失司则大便黏腻不爽或稀溏；脾为湿困，清阳之气不得四布则身困乏力；舌苔白腻，脉弦细或弦滑为气郁湿阻之象。

治法：疏肝解郁，理脾化湿。

方药运用：

(1)常用方：四逆散合藿香正气散加减。药用北柴胡、枳壳、白芍、陈皮、藿香、佩兰、苍术、厚朴、茯苓、薏苡仁、青皮。

方中柴胡味辛微苦寒，疏肝解郁，枳壳苦降行气消滞，二者合用一升一降，调畅气机，用为君药；白芍柔肝敛阴缓急，藿香、佩兰芳香化湿，醒脾和中，陈皮、厚朴、苍术辛苦温，辛开苦降，燥湿行气，健脾畅中，诸药相伍内湿化而脾困除，共用为臣；青皮苦辛温疏肝胆，破气滞力胜，助柴胡、枳壳、陈皮疏理肝脾气机，茯苓、薏苡仁甘平淡，健脾祛湿，以杜绝生湿之源，共为佐药。诸药合用，共奏疏肝解郁，理脾化湿之功。

(2)加减：湿渐化热，白腻苔变为黄腻苔者，加黄芩、黄连、车前子，减苍术、厚朴、藿香、佩兰用量；食少纳呆者，加焦三仙、木香、砂仁；大便不爽者，加槟榔、木香；肢冷便溏者，加附子、干姜；右胁胀痛甚者，加延胡索、川楝子。

(3)临证参考：本证治疗，疏肝理气与理脾化湿同等重要。因其为肝郁及脾，木不疏土之肝郁脾困，湿浊中阻之证，与土虚湿阻木郁之证不同。后者以健脾化湿兼以疏郁为大法，以香砂六君子加减。理脾与健脾不同，理脾是治疗脾为湿困，通过祛除湿邪以复脾胃健运之职，以建中焦升降之机；健脾是治疗脾虚而致运化障碍，水湿内停之证，是以甘温补气益中升阳，强健脾胃来消除湿困中焦的。二者一为治实，一为治虚，应予区别。对本证湿阻非因脾虚致者不可用补气健脾之法，否则愈补愈壅，湿邪难除。

6. 肝郁痰阻证

症舌脉：右胁胀满或疼痛，口苦，善太息，口吐痰涎，或咽中如物梗阻，吐之不出，咽之不下，胸膈满闷，情志抑郁，形体肥胖，舌苔白腻，脉弦细或弦滑。

病机分析：素有脾胃虚弱，复因情志所伤，木郁则土虚更甚，脾胃健运失司，饮食水谷不化精微而停湿生痰，气郁痰阻，故见右胁胀痛，口苦，口吐痰涎；痰气交阻，中焦气机升降失司，清阳不升，浊阴不降，则头晕目眩，胸膈满闷，咽中如有物阻；苔白腻，脉弦细或弦滑为痰阻气机之征。

治法：疏肝解郁，理气化痰。

方药运用：

(1)常用方：四逆散合温胆汤加减。药用北柴胡、枳实、生白芍、陈皮、清半夏、茯苓、竹茹、制香附、郁金、瓜蒌皮、苏梗。

方中柴胡、枳实一升一降，疏解肝郁，调畅一身气机，白芍柔肝敛阴，养肝体而助肝用，三药合用调理肝脾气机，以为君药；半夏辛开苦降，功擅行气燥湿，化痰降逆，竹茹清热化痰，止呕除烦，二者与枳实相伍，有气行痰消，痰随气下之功，陈皮理气燥湿，茯苓健脾渗湿，合用有湿祛痰消之效，上药共用为臣；香附、郁金有增强理气解郁之用，同时又可行气和血止痛，清胆理湿，瓜蒌皮、苏梗宽胸理气化痰利膈，善治痰气交阻之咽喉、胸膈不利，以上共为佐药。纵观全方，诸药相伍，相得益彰，疏肝理脾解郁可杜生湿化痰之源，燥湿化痰又可助肝气条达。

(2)加减：失眠者，加合欢皮、远志；舌苔黄厚腻或咯痰黄稠者，加胆南星、黄芩；痰黄目赤，急躁易怒者，加青黛、海蛤壳；痰瘀互结，舌质紫黯者，加丹皮、丹参、桃仁。

(3)临证参考：本证多见于40岁以上的肥胖女性。肝郁痰阻每多兼热象，治疗多兼用清热之法。对脾气虚弱明显者，痰郁减除后，则当以益气健脾，化痰理气解郁法善后，同时采用非药物疗法如运动、气功等辅助治疗减轻体重。临证常见痰瘀互结而使病情加重，如遇肝郁痰阻夹瘀，则应在方中加活血化瘀通络之品，如莪术、姜黄、威灵仙等。

7. 肝胆血瘀证

症舌脉：右胁刺痛，固定不移，昼轻夜重，口苦，善太息，面色晦黯，肌肤甲错，妇女月经不调，经色紫黯、有块，或痛经闭经，舌质紫黯或有瘀斑，脉弦细或弦涩。

病机分析：气行则血行，肝胆气滞日久，血行不畅成瘀，瘀血阻滞肝胆，经脉不畅，则右胁刺痛，痛处不移；若瘀血聚积，日久可成癥瘕；瘀血阻滞，肌肤失于荣养，则面色晦黯，肌肤甲错；瘀滞任脉胞络，可见月经不调等病变；舌质紫黯有瘀斑，脉弦细或弦涩，为气滞血瘀之象。

治法：疏肝化瘀，活血止痛。

方药运用：

(1)常用方：金铃子散、失笑散合猬皮香虫汤加减。药用川楝子、延胡索、蒲黄、五灵脂、制乳香、制没药、香橼、佛手、炙刺猬皮、九香虫。

方中川楝子苦寒，有行气止痛，疏肝泄热之功，延胡索辛散温通，行气活血止痛力强，二者合用有疏肝行气，活血止痛之效，用以为君；五灵脂甘温，蒲黄苦平，均善入肝经血分，通利血脉，散瘀化瘀止痛力胜，乳香辛苦温通，既可活血化瘀，又可行气散滞，没药苦平，散血化瘀止痛力胜，诸药相伍，活血散瘀之力增强，助君药疏散肝胆瘀滞，共用为臣药；香橼、佛手辛苦温，芳香而行散，疏肝解郁，行气止痛，并有和中化痰之功，炙刺猬皮、九香虫温通散滞，行气止痛，均入肝经，共用为佐使药。诸药合用，效专力宏，共收疏肝化瘀，活血止痛之功。

(2)加减：面色无华，头晕气短者，加黄芪、当归；心烦易怒，目赤者，加龙胆草、栀子、夏枯草；脘痞苔腻者，加藿香、佩兰、厚朴；胆道结石者，加海金砂、鸡内金、郁金。

(3)临证参考：瘀血常与湿邪相并为患而阻滞气机更甚，此时脾胃运化失职，难于服药，应先予芳香化浊，和胃理气之品，再用活血化瘀之法。本证为胆胀病重证，经过合理治疗，病证可缓解，如失治误治，可使病情恶化，出现高热、剧痛、黄疸等症，病情凶险。

此外，肝胆血瘀之胆胀患者，一般病程较长且伴有不同程度的气血阴阳亏虚，临证治疗当注意扶正以祛邪。

8. 肝肾阴虚证

症舌脉：右胁隐隐作痛，口苦，善太息，口干咽燥，心烦失眠，手足心热，头晕目眩，腰膝酸软，耳鸣盗汗，舌红少津，脉细数。

病机分析：肝胆郁热、肝胆湿热反复发作久则伤阴耗液，或肝郁气滞痰阻，过用香燥药物耗伤阴津可致肝肾阴虚，可见本证多由上述证候发展而来。经脉失养则右胁隐痛；阴血耗损则不能濡养头目清窍而见头晕目眩，腰酸耳鸣；虚火内生上炎则口苦；阴虚阳亢心神外浮则见心烦失眠；津液外出则见盗汗；津不上承则口干咽燥；舌红绛少津，脉弦细数为肝肾阴虚之征。

治法：养肝滋肾，解郁止痛。

方药运用：

（1）常用方：养肝滋肾解郁止痛方加减。药用生白芍、生地黄、熟地黄、何首乌、当归、川楝子、乌梅、酸枣仁、郁金、延胡索。

方中生白芍酸苦微寒，入肝经，善滋养肝阴而敛摄亢动之肝阳，且苦能泄热，为治阴虚阳亢或虚火内生之主药，生地甘苦寒，滋养肝肾之阴兼清热凉血，二者共为君药；熟地甘而不苦，善于滋补肝肾阴精，何首乌甘苦涩微温，养肝血，滋补肾精，且滋而不腻，补而不滞，当归甘辛温，补血活血，三者合用，补血养肝滋肾力增，用为臣药；川楝子、延胡索疏肝行气，活血止痛，郁金解郁活血清热利胆，助上二药解郁行气活血止痛之力，兼可助川楝子清泄肝经郁热，乌梅、酸枣仁味酸入肝经，与生白芍同用，味酸性敛，有敛肝阴、抑肝阳之力，且与诸味甘纯厚之品相伍酸甘化阴，可使肾水足而肝木得涵，酸枣仁并可养心安神除烦，上药共用为佐使药。诸药合用，酸甘化阴，酸苦泄热，补而不腻、不滞，补中有疏泄，可谓标本兼顾而收养肝滋肾，解郁止痛之功。

（2）加减：烦躁易怒，口苦甚者，加栀子、丹皮；失眠甚者，加生百合、合欢皮、生麦芽；情志抑郁甚者，加绿萼梅、八月札；纳差食少，口干者，加焦山楂、谷麦芽、玉竹、石斛、天花粉、太子参、白术、扁豆。

（3）临证参考：本证以正虚为主，治疗重在滋补肝肾，且治疗难于速效，须长期坚持治疗。本病到肝肾阴虚阶段，常兼杂湿热和瘀血。兼瘀者宜并施化瘀之法，用药如丹参、赤芍、桃仁等；夹杂湿热者，如纳食尚可，可加茵陈、栀子、黄连、茯苓、薏苡仁等清热化湿药；若纳差脘痞，则宜先予化湿理脾，药如藿香、荷梗、佩兰、厚朴花、砂仁、白蔻仁之类，待食纳好转，再清化湿热或滋补肝肾。

9．阳虚郁滞证

症舌脉：右胁疼痛，得热痛减，善太息，畏寒肢冷，周身乏力，神疲气短，或胁痛连及少腹，或脘腹胀满，喜温喜按，大便溏薄，小便清长，或腰脊冷痛，舌淡黯，苔白，脉弦细或沉细弦迟。

病机分析：过用苦寒清利或素体阳虚，肝之阳气不足，经脉失其温煦，阳虚生寒，血脉凝滞气滞不畅，肝气郁结则右胁疼痛或不温，得热痛减，善太息；肝经循行之处气滞血瘀，经脉失养，症见胁痛连及少腹；阳虚不得温煦周身，则畏寒肢冷，周身乏力，神疲气短；脾阳不足，温煦无权，可见脘腹胀满，喜温喜按，大便溏薄；肝脾阳虚日久及肾，可见腰脊冷痛；气化不利，则小便清长；舌淡苔白，脉弦细为阳虚郁滞之象。

治法：益气温阳，补肝达郁。

方药运用：

（1）常用方：益气温阳补肝达郁方加减。药用黄芪、桂枝、附子、吴茱萸、白术、干姜、生白芍、北柴胡、枳壳、制香附、延胡索。

方中黄芪甘微温，补中益气升阳，助肝气之生发条达，桂枝辛甘温，温经通阳，二者合用可益气温阳通脉，用为君药；附子辛大热，补火助阳，吴茱萸辛苦热，入肝经，温肝散寒解郁，干姜温中助脾胃阳气，白术健脾益气燥湿，诸药可温肝脾之阳，散寒除湿，共为臣药；柴胡、枳壳一升一降，解郁疏肝，调畅气机，白芍生用酸苦微寒，柔肝敛阴缓急，佐制诸温药燥性，香附、延胡索疏肝解郁行气活血止痛，共为佐使药。

(2)加减：少腹冷痛者，加乌药、小茴香；胃脘冷痛者，加毕澄茄、苏梗、九香虫；腰脊冷痛者，加杜仲、狗脊、鹿角；中气虚弱甚者，加党参、当归、升麻、茯苓。

(3)临证参考：本证多见于素体阳虚或年老体弱之人，治疗应补阳益气以壮生气之源，重点为健脾温中，以使脾阳振奋，则肝气升发有所依。如脾胃运化恢复，还可常服金匮肾气丸，以壮肾阳，扶助先天。

胆胀病一般以实热证居多，且由于胆为中清之腑，以通降为和，故临证治疗多为苦寒清利之剂。由于病程较长且反复发作，屡受攻伐、清利可导致正气耗伤，肝脾不足。因此，对虚实夹杂的胆胀病患者，不宜一味苦寒通下或苦寒清利，否则更易耗伤中气、脾阳。临证当据正邪虚盛情况，或采用攻补兼施之治，药如太子参、柴胡、郁金、青皮、陈皮、茵陈、炒三棱、莪术、谷麦芽、鸡内金、生牡蛎等，或采用以补为主兼清利余邪之法，药如党参、黄芪、炒白术、云茯苓、陈皮、升麻、柴胡、当归、金钱草、郁金、枳壳等。运用补中益气汤治疗中气虚弱之胆胀病，临床常可获得攻清利下所不能达到的效果，所谓以补为通之义。

四、其他疗法

1. 中成药

(1)平肝舒络丸：每服 35 粒，每日 2 次。适用于胆胀病肝郁气滞证者。

(2)加味逍遥丸：每次 6g，每日 2 次。适用于胆胀属肝郁脾虚证者。

(3)舒肝止痛丸：每次 1 袋，每日 2 次。适用于胆胀属肝郁、肝胃不和证者。

2. 单验方

(1)龙胆草、醋柴胡、川芎各 1.8g，甘菊、生地各 3g，共研为末。每日 1 剂，水煎代茶。

(2)柴胡、枳壳、木香各 10g，金钱草 30g，水煎服，每日 1 剂。

(3)茵陈、金钱草各 30g，郁金 15g，水煎服，每日 1 剂，分 2 次服。

(4)郁金 6g，白矾 1.5g，火硝 1.8g，滑石 9g，甘草 3g，共研细末。每日服 1 次，3 次服完，温开水送服。

3. 食疗方

(1)丹参郁金蜜：丹参 500g，郁金 250g，茵陈 100g，蜂蜜 1000g，黄酒适量。将前 3 味药水煎，加黄酒 1 匙，煎汁浓缩共两次，将两次药汁约 1000ml 与蜂蜜 1000g 倒入盆中，搅匀加盖，旺火隔水蒸 2 小时，冷却装瓶。每日 2 次，每次 1～2 匙，饭后开水冲服，3 个月为 1 个疗程。用于胆火旺、湿热重之胆胀、胁痛。

(2)乌梅虎杖蜜：乌梅 250g，虎杖 500g，蜂蜜 1000g。乌梅、虎杖浸洗后，煎 1 小时取汁，再煎第 2 汁，共得 1000～1500ml，与蜂蜜同入砂锅，小火煎 5 分钟，冷却装瓶。每日 2 次，每次 1 匙，饭后开水冲服，3 个月为 1 个疗程。用于胆胀者。

(3)金钱草 80g，银花 60g，瘦猪肉 1000g，黄酒 2 匙。两味药洗净与瘦肉块共炖，入黄酒，弃渣，饮汤吃肉。每日 2 次，每次 1 小碗。

(4)鲜小麦杆 100g 入砂锅煮 30 分钟，放白糖少许，每日 3 次，每次小半碗，代茶饮。

(5)鲜香橼 1～2 个，切碎放入碗中，加入等量麦芽糖，隔水蒸数小时，以香橼稀烂为度，每服 1 匙，早晚各服 1 次。

4. 针灸

取反应点、右足三里、中脘、右阳陵泉等穴，平补平泻，得气后留针。前两穴加灸 2～3 壮，中脘加艾条灸，隔日 1 次。

【转归与预后】

胆胀病一般多由实转虚或由实转为虚实夹杂。

肝胆气滞、肝胆气逆证可转化为肝胆郁热或肝胆湿热等证，但一般经适当调治，预后较好。若遇调摄不适，尚可复发。

肝胆郁热证患者，若饮食不节可转化为肝胆湿热证。如郁热不解，还可致肝肾阴虚；若及时治疗，郁解热清，可避免耗伤阴血正气，预后亦较好。

肝胆湿热证，治疗得当则湿退热解，若失治误治，可致胆腑热结，甚至化火生毒而致热毒炽盛，有内陷心营之变；或致胆胃腑实，耗损阴液，阴损及阳而致厥脱证。

肝郁脾困证，与饮食劳倦、嗜酒过度有关，患者的转归与其饮食起居调摄密切相关。调摄得当则易于康复，否则较难治愈。

肝郁痰阻证多发生于肥胖、痰湿之体患者，病程较长，易反复发作。调摄或治疗不当，易致痰瘀互结而迁延难愈。

肝肾阴虚证，调治得当，病情可缓解，日久不愈，正虚邪留可致肝胆血瘀而成虚实夹杂证。

阳虚郁滞证一般迁延难愈，经适当治疗，部分病人可转为肝郁脾困证。患者可兼血瘀内阻，若进一步出现心肾阳虚，则病情复杂。

肝胆血瘀证可由胆胀诸证迁延发展而来，一般预后较差，若失治或误治或邪盛正虚者，可转化为肝胆瘀毒上蒙心窍之变证、重证，预后不良。

【护理与调摄】

胆胀病患者应注意休息，勿紧张过劳。适度活动，安心养病，保持精神愉快。饮食方面，切忌肥甘辛辣煎炸之品，而需多食蔬菜、水果、瘦肉、豆制品等清淡、易消化而又有营养的食物。

【预防与康复】

避免情志过极，注意饮食有节，劳逸结合，寒温调摄适度，保持身心健康是预防胆胀病发生的关键。

康复包括药物、食疗及体育锻炼诸方面。

药物方面，气郁气滞者，一般可常服舒肝丸、舒肝和胃丸；肝郁脾虚者可常服逍遥丸之类；气虚者可服香砂六君子丸；阴虚者宜服六味地黄丸等；阳虚者可服金匮肾气丸或附子理中丸。

食疗康复方面，一般以气滞为主者，可常服香橼佛手冰糖饮；以肝郁脾虚为主者，可服云苓山药佛手粥；气虚者可常服参芪砂仁瘦肉汤；阴虚为主者，一般常选用百合乌梅饮或生地麦冬郁金茶；阳虚不足者，常用黄芪、干姜、白术、白芍、香附共研末蒸饼服食。

【医论提要】

《内经》最早提出胆胀病病名，《灵枢·胀论》说："胆胀者，胁下痛胀，口中苦，善太息"。汉唐以后，《中藏经》中有"胆实"、"胆热"、"胆虚寒"等名称，未提及胆胀。元代朱丹溪《脉因证治》引述了胆胀病名，未加论述。清代多数医家把胆胀放入胁痛中一并论述，这种倾向从明代《景岳全书》就已开始。清代的临床医籍中虽未发现胆胀病名，但有的医家提出的"肝心痛"似与胆胀相似。

明代秦景明在《症因脉治》中对胆胀病病因病机、症状表现及治疗方药均作了阐述，是胆胀病首次有论有方的记载，所列柴胡清肝饮至今仍是治疗胆胀的有效方剂。《症因脉治·卷三·肿胀总论》中说："胁肋作痛，口苦太息，胆胀也"，此为胆胀的症状表现，其因于"肝胆主木，最喜条达，不得疏通，胆胀乃成"，其治曰："胆胀者，柴胡清肝饮"。

现代学者任继学探讨了胆胀的病因病机、辨证、诊断及治疗。其《悬壶漫录》中专列"胆胀病"篇，认为胆胀病的发生和形成，有其急性病变之时，也有演变慢性病理之期。所谓急性，病理形成因素有三：一为内在脏腑本气自病，由经络连属、气、水津相用，相互渗透而生；二为体外六淫之邪为患；三是情志失调，怒勃不解，或恐惧不除，久则损伤胆体，促少阳升发之气内乏，经络不利，胆汁瘀结而生此病。治疗方面，他认为治胆多以疏肝为达，理脾为如也，证见经热者，当宜表里双解为法，方用增损小柴胡汤主治；病见热结腑实者，必以通腑泻热为法，方用增损大柴胡汤主治；病见湿热蕴结者，治当清热利湿为主，方用甘露消毒丹治之，龙胆泻肝汤亦主之；证见气滞血瘀者，治必理气化瘀为法，方用异香散治之；病呈寒热错杂者，法当调整阴阳为主，方用乌梅丸治之；证见阳虚寒结者，必当温经散寒为法，方用加味温胆汤治之。但也应用外治配合治疗，其方法有：熨法，用姜、葱炒热包熨，或用葱、蒜、艾、韭炒热熨之；外贴法，可用白芥子水研敷之，或用吴茱萸醋研敷之，而琥珀膏效应更佳。

【医案选粹】

案一

郝某，女性，34 岁，长春市二道河子区人，患胆胀 3 年余，1982 年 11 月初就诊。

该患者症见：右胁胀痛而闷，甚则痛剧，腹胀，纳呆，口苦，嗳气，矢气，大便时溏时干，午前发热，午后身寒，舌红，苔白而厚，脉弦迟。经多方治疗无效，故来我处会诊。余诊后根据以上证候，认定：此病先病于胆，而后病于肝，导致肝气不疏，少阳生发之气不宣，引起上热下寒之证。法以和肝利胆，调和阴阳，以乌梅丸加减主之，药用：乌梅 10 克，细辛 3 克，炒川椒 10 克，炮姜 15 克，姜黄连 10 克，姜黄柏 10 克，肉桂 5 克，姜黄 20 克，酒洗茵陈 25 克，水煎服。共服 15 剂，病得痊愈。

按：肝胆相表里，互为相关。若是先病于胆者，胆失通降之能，少阳生发之气内郁，肝失疏泄，胆汁排泄受阻，导致肝郁胆胀，故用和肝胆法。方用乌梅丸，正是治疗厥阴肝经寒热错杂之证。厥阴内寄相火，阴中有阳，及其为病，每厥热相兼，寒热错杂，惟宜乌梅丸一方加减，寒热并用，为邪正兼顾之剂。

（任继学．悬壶漫录．北京：北京科学技术出版社，1990：333）

案二

刘某，女，24 岁。素来情怀抑郁不舒，患右胁胀痛、胸满有两年之久，迭经医治，屡用逍遥、越鞠疏肝解郁之药而不效。近几日胁痛频发，势如针刺而不移动，以手击其痛处能使疼痛缓解。兼见呕吐痰涎，而又欲热饮，饮后暂时心胸为之宽许。舌质暗，苔薄白，脉来细弦。刘老诊为"肝着"之证，投旋覆花汤加味。茜草 12 克，青葱管 10 克，合欢皮 12 克，柏子仁 10 克，丝瓜络 20 克，当归 10 克，红花 10 克，紫降香 10 克，旋覆花 10 克（包煎）。服药 3 剂，疼痛不发。按：《金匮要略·五脏风寒积聚病脉证并治》云："肝着，其人常欲蹈其胸上，先未苦时，但欲饮热，旋覆花汤主之。""肝着"为肝失疏泄，气血郁滞，肝络瘀积不通所致。辨识本证当着眼于以下两点：一是"其人常欲蹈其胸上"，二是"但欲饮热"。本案患者胁痛欲以手击其胁间，且热饮后胸胁暂宽，符合"肝着"病之证候特点，故用旋覆花汤加味治疗。原方由旋覆花、新绛、葱白三味组成，功专下气散结，疏肝利肺，活血通络。新绛为茜草所染，药店无售，临床常以茜草或红花代之。本案加降香以助旋覆花下气散结，加当归、丝瓜络以助茜草活血化瘀通络，加合欢皮、柏子仁既能疏肝郁以理气，又能养肝血以养神。诸药合用，俾使肝升肺降，气机调和，血络通畅，则诸症可解。叶天士所用"通络法"，其基本方即为"旋覆花汤"，临床用于"久病入络"之证，每取良效。

（陈明．刘渡舟临证验案精选．北京：学苑出版社，1996：80）

案三

佟某，男，41岁，工人。

病史：近10日来右胁疼痛，阵发性酸痛，不放射，食欲不振，口苦，大便稍干。住院前日晚，右胁疼痛加剧，伴呕吐及寒热，口渴喜冷饮。

检查：体温39.2℃，急性病容，面色潮红，巩膜不黄，右上腹有明显压痛及反跳痛，未触及胆囊及肝脾。白细胞16 270/mm^3，中性85%。尿三胆，肝功能及血、尿淀粉酶均正常。脉弦数左关甚，舌质红，苔黄腻。诊为急性胆囊炎。

证属：肝郁气滞，胆经湿热。

治宜：疏肝理气，清热利湿。

处方：连翘18g，银花15g，茵陈15g，蚤休15g，栀子12g，郁金12g，柴胡10g，乳香10g，五灵脂10g，川楝10g，半夏10g，枳壳10g，甘草6g。

连服3剂，体温下降，为37.4℃，胁痛减轻，恶呕不作，胸闷不湿，知饥思食，腹软压痛不显，脉弦细，舌淡红，苔薄黄，是胆热外宣，络通郁解。仍以前方减半夏、枳壳、五灵脂，加黄连、黄芩。

处方：茵陈15g，银花12g，连翘12g，蚤休12g，栀子12g，郁金12g，柴胡10g，乳香10g，川楝10g，黄芩10g，黄连6g。

连服3剂，体温正常，胁痛消失，饮食恢复，身觉有力，精神清爽，腹部柔软，出院休养。

（邢锡波．邢锡波医案集．北京：人民军医出版社，1991：339）

【现代研究】

一、病因病机研究

胆胀的病因虽有多端，但外因多由饮食不节、过食油肉、甘腻、炙灼之物，以致酿湿生热或外感湿热毒邪，邪郁不解或因蛔厥而邪浊留滞所致，内因则多和情志不畅有关，而内外二因又互有关联。胆胀病以脘胁胀痛为主证，多数学者认为"痛则不通"、"通则不痛"是本病总的病因病机，其"不通"是病机关键。

闫振立[1]认为慢性胆囊炎多由肝胆淤滞，气机不畅，肝胆湿热煎熬胆汁，久致阴阳气血失调而发生本病。因其病机为"痛则不通"，所以在治疗上以"通"为主，以达到"通则不痛"之目的，故通腑利胆为总的治则。

二、证候学与辨证规律研究

王振卿等[2]认为胆胀之辨证虽需辨有无外感及在气、在血，但以属虚、属实及虚实程度更为重要。凡有恶寒、发热、脉浮弦等证者为外感；无外感者属内伤，胁痛以胀为主，游走无定者属气郁；刺痛为主，痛有定处者属血瘀；疼痛较著，舌红便秘者多实；其痛隐隐，纳少便溏者多虚。并将本病分为6型：肝气郁结型、瘀血停着型、肝胆郁热型、肝胆湿热型、肝郁脾虚型、肝阴不足型。

三、治则治法研究

郭云协[3]总结出疏肝利胆、清肝利胆、通腑利胆、和中利胆、和解利胆、益气温通利胆、化瘀软坚利胆、育阴利胆八法。陈贵全等[4]认为本病虽然病位在胆，病本在肝，故治疗上应予肝胆同治，而以治肝为主，病的早期，治以疏肝调气，佐以利胆，延至中期，治以养阴护肝，兼顾利胆消石，若迁移到后期，治以扶助正气为主，兼祛外邪。

四、辨证用药研究

陈贵全等[4]自拟疏肝通胆汤（柴胡、黄芩、白芍、金钱草、大黄、当归、炙甘草）治疗慢性非结石性胆囊炎40例，气滞者加川楝子、丹参，肝胆湿热加茵陈，气阴两虚加生地、黄芪。结果治愈18例，有效19例，无效3例，有效率92.5%。郑琳等[5]用金牡利胆丸（金钱草、柴胡、牡蛎、枳实、半夏、白芍、姜黄、猪胆汁等）治疗本病186例，有效率91.4%。李红莲[6]用胆安胶囊（柴胡、枳实、虎杖、姜黄、威灵仙、山栀、茵陈、黄芩、金钱草、郁金、大黄、薄荷等）治疗本病31例，与消炎利胆片对照组比较，结果：治疗组治愈15例，好转15例，无效1例，总有效率96.8%；对照组治愈3例，好转19例，无效7例，总有效率75.9%。2组疗效比较有显著性差异（$P<0.05$）。

参考文献

[1] 闫振立．辨证治疗慢性胆囊炎264例[J]．国医论坛，2004，19(5)：19.

[2] 王振卿，桑艳．中医药治疗胆囊炎的临床研究[J]．光明中医，2007，22(5)：15.

[3] 郭云协．利胆八法治胆病[J]．中医研究，2006，1(19)：45.

[4] 陈贵全，黄世明．自拟疏肝通胆汤治疗慢性非结石性胆囊炎40例[J]．中医药临床杂志，2007，19(5)：45.

[5] 郑琳，金光善．清热利湿活血法治疗慢性胆囊炎186例[J]．中国社区医师，2007，23(16)：42.

[6] 李红莲．胆安胶囊治疗慢性胆囊炎31例[J]．湖南中医杂志，2007，3(5)：44.

第六节 臌　胀

【定义】

臌胀以腹部胀大如鼓，皮色苍黄，脉络暴露为特征。多因湿热毒邪久羁，情志所伤，劳欲过度，饮食不节，血吸虫感染，或黄疸、积聚失治等，使肝、脾、肾功能失调，气、血、水淤积于腹内而成。

【范围】

西医学中病毒性肝炎、血吸虫病等引起的肝硬化腹水、结核性腹膜炎、红斑狼疮、腹内肿瘤等疾病出现臌胀征象者，亦可参考本节辨证论治。

【病因病机】

臌胀的发病主要由于酒食不节，情志所伤，劳欲过度，感染血吸虫以及黄疸、积聚失治，致肝脾肾俱损或功能失调，血瘀癥积，湿热内蕴，气血水搏结，三焦失司，水泛络伤。

一、病因

1. 情志所伤　肝为藏血之脏，性喜条达，若因情志不舒，肝失疏泄，气机不利，则血液运行不畅，以致肝之脉络为瘀血阻滞；另一方面，肝气郁结不舒，气机不畅，气不行水，或横逆而犯脾胃，脾胃受克，运化失职，水液运化发生障碍，以致水湿停留，水湿与血瘀蕴结，日久不化，痞塞中焦，便成臌胀。

2. 酒食不节　饮食不节，嗜酒过度，滋生湿热。在青壮之年，脾胃健壮，尚能随饮随食而化，但积之既久，又因体气渐衰，酒湿食积之浊气蕴滞不行，清阳当升不升，浊阴当降不降，以致清浊相混，壅塞中焦，脾土壅滞则肝之疏泄失常，气血郁滞，湿邪与气血交阻日久，而成臌胀。

3. 劳欲过度　劳倦过度则伤脾，纵欲过度则伤肾。脾伤则不能运化水谷，饮食水谷不能化为气血精微，则气血不足，水湿内生。肾伤则气化不行，不能温化水液，因而湿聚水生。水湿内阻，气血运行不畅，气血水湿交阻而成臌胀。

4. 感染血吸虫　在血吸虫流行区接触疫水，遭受血吸虫感染，又未能及时进行治疗，内伤肝脾，气滞湿聚，脉络瘀阻，脾胃气机升降失常，清浊相混，积渐而成臌胀。

5. 黄疸、积聚失治　黄疸多由饮食不节，湿热蕴结所致，治疗不当或调摄失宜，日久肝脾功能失调加重，以致气滞、水停、血瘀而成臌胀；或感受湿热毒邪，因其性酷烈，来势凶猛，迅即发为急黄，肝竭脾败，水气壅结腹内而为臌胀。积聚多因气郁与痰血之凝聚而成，不论积聚位于腹部任何部位，势必影响肝脾气血运行，以及肾与膀胱的气化，气血瘀阻，水湿停聚，渐成臌胀。

二、病机

1. 发病　臌胀的发病一般均较缓慢，若湿热疫毒之邪来势迅猛者，发病较为急骤，它如酒食不节，情志所伤，劳欲过度，湿热侵袭及黄疸、积聚所致者均有阶段性病情演变过程。

2. 病位　本病病位在肝、脾、肾三脏。

3. 病性　本虚标实，虚实错杂。本虚为肝脾肾俱虚；标实为气血水互结壅滞腹中，相因为患。

4. 病势　本病总为初病及气，继病及血与水，由肝及脾，进而及肾，终至肝脾肾俱损，气血水积于腹内。

5. 病机转化　本病初期常可因情志所伤，肝郁气滞，气不行水，克伐脾土致水湿不化而形成气滞湿阻之机。病程中期以水湿内阻，肝气不和为主要机转，此期湿浊之从化可因体质、治疗用药偏颇之不同而异。若素体阳盛，或过用辛香温燥之品，则湿多从热化而致湿热蕴结；若素体阳虚，或过用寒凉之品，则湿多从寒化而致寒湿困脾；湿浊、湿热蕴久入络或由气及血，可致肝脾血瘀，络脉失和。病至晚期，由肝脾及肾，气血阴阳虚损，肝脾肾俱虚。肾阳虚不能温煦脾土，可致脾肾阳虚；肾阴虚不能涵养肝木可致肝肾阴虚。最终至肝脾肾衰败，气血水裹结益深，病情危重。

臌胀病因病机见图 4-6。

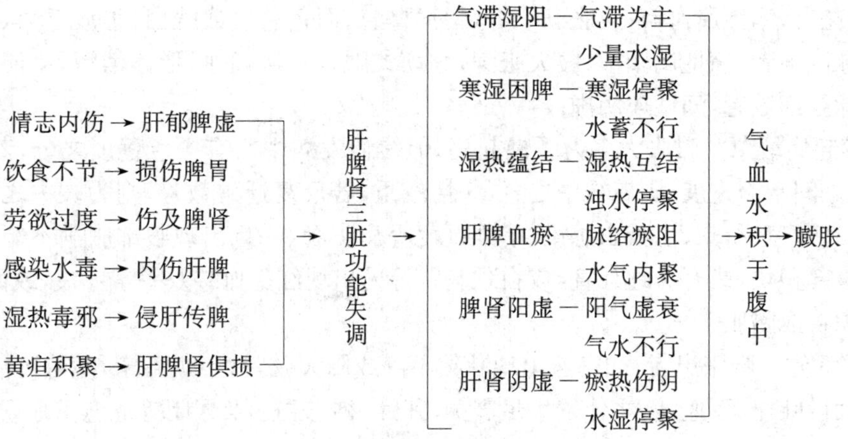

图 4-6　臌胀病因病机示意图

【诊断与鉴别诊断】

一、诊断依据

参照 2008 年中华中医药学会发布的《中医内科常见病诊疗指南·中医病证部分》。

1. 主症　腹部膨隆如鼓，皮肤绷紧，叩之如鼓，有移动性浊音。可伴有腹部积块，或齿鼻衄血，或在颈胸臂等处出现红痣血缕及手掌赤痕，或四肢瘦削，神疲乏力，纳少便溏，或高热烦躁，神昏谵语，皮肤出现瘀斑等。若嗳气、矢气则舒，腹部按之空空然，如按气囊，叩之如鼓，多为气臌；若腹部坚满，状如蛙腹，振动有水声，按之如囊裹水，多为水臌；若内有癥积，按之胀满疼痛，腹上青筋暴露，面、颈、胸部出现红缕赤痕，多为血臌。

2. 病人有胁下癥积、黄疸、胁痛、情志内伤等病史，酗酒及到过血吸虫疫区等，对临床诊断有一定的帮助。

二、鉴别诊断

1. 水肿　水肿是指体内水液潴留，泛溢肌肤，引起头面、眼睑、四肢、腹背甚至全身浮肿，严重者可出现胸水、腹水，因此需与臌胀鉴别。两者鉴别要点是：臌胀为单腹胀大，腹部有青筋暴露，甚则脐突，上肢及头面一般不肿，晚期可见下肢肿胀；水肿则头面或四肢浮肿，亦可全身浮肿，若有腹部胀大，则绝无青筋暴露等体征。

2. 肠覃　肠覃为下腹部生长的肿块。两者鉴别要点是：臌胀初起，腹部尚柔软，叩之如鼓，晚期腹部坚满，振动有水声；肠覃早期肿块局限于下腹部，大如鸡卵，以后逐渐增大，可如怀胎之状，按之坚硬，推之可移，无水液波动感。

【辨证论治】

一、辨证要点

1. 辨病位主次　臌胀之病位在肝、脾、肾三脏。腹大胀满，按之不坚，胁肋或胀或痛，攻窜不定者，病位在肝；腹大胀满，食少脘痞，四肢困重，疲倦无力者病位在脾；腹大坚满，腹部青筋显露，胁腹刺痛或有积块者，病位在肝脾；腹大胀满，精神委顿，肢冷怯寒，下肢浮肿，尿少者，病位在脾肾。

2. 辨病性　臌胀属本虚标实。本虚为脏腑阴阳虚损；标实为气、血、水瘀结腹内。单腹胀大，腹皮绷急，叩之如鼓，嗳气或矢气后胀减，病性属气滞；腹膨大如囊裹水，有水液波动感，尿少肢肿，苔白腻者，病性属寒湿；脘腹撑急，灼热口苦，小便短赤，大便秘结。苔黄腻者，病性属湿热；腹大坚满或脐心外突，脉络怒张，面色黧黑，面、胸、臂红痣血缕，手掌赤痕，舌质黯或有瘀斑者，病性属血瘀；腹胀满不舒，朝宽暮急，面色苍黄或㿠白，神疲乏力，四肢不温，舌淡紫，脉沉细者，病性属阳虚；腹大胀满，心烦失眠，口燥，衄血，形体消瘦，小便短赤，舌红绛少津，脉弦细数者，病性属阴虚。

3. 辨起病缓急　臌胀大多为缓慢起病，但缓慢发病中又有缓急程度之分，若臌胀在半月至一月之间不断进展，则属缓中之急，病情较重；若反复迁延数月，则为缓中之缓，病情相对稳定。有黄疸、积聚、血吸虫感染、嗜酒过度等病史者，一旦出现腹部胀满不舒，小便量减少，或有腹部积块，或有鼻衄牙宣，或在颈胸臂等处出现红痣血缕及手掌赤痕，或面色日见晦滞，应考虑将成臌胀。

4. 辨危候　臌胀患者，如突然出现脉数不静或脉大弦紧，心烦不宁，病势可能会发生突变，骤然大量吐血、下血，随之伴发手足震颤、狂躁、神志昏迷及尿闭等危急重症候，证属浊毒闭窍生风动血。臌胀病人若腹大如瓮，脉络怒张，脐心突出，四肢瘦削，便溏神萎，不思饮食者，为正气大衰，浊邪内盛之候。急性黄疸病人若见腹满、肢肿、小便短少，状如臌胀者，病势尤为暴急，常伴见高热烦躁，神昏谵语，呕血，便血，或肌肤出现瘀斑，舌质红绛，舌苔黄燥等热毒内陷心营，迫血妄行等证候。

二、治疗原则

臌胀之发病机理为本虚标实，虚实夹杂。但在初期，一般以实证居多，故治疗以祛邪为主，根据气滞、血瘀、水聚之偏重，而分别侧重于理气、活血、利水之法，水邪壅盛者，亦可暂予攻逐水液之剂。后期则以正虚为主，表现为正虚邪实证，治疗当以扶正祛邪为常法，又可根据脾肾阳虚或肝肾阴虚之不同，分别采用温阳与滋阴之法，兼以祛邪。

三、应急措施

1. 腹大坚满，皮肤绷急，小便黄赤量少者，如体质尚好，可任攻逐时，酌情选用下列逐水剂：

(1)牵牛子粉1.5～3g，每日1～2次吞服。

(2)甘遂末0.5～1.0g，每日1～2次吞服。

(3)舟车丸3～6g，每日1～2次吞服。

(4)消水丸：醋制甘遂15g，木香6g，砂仁6g，黄芩6g。采用丸剂，每次7.5～10.5g。一般服药后20～60分钟，则恶心腹痛，小便量不多，大便6～10次，泻水量可达4000ml。

服用逐水药必须遵守《内经》所谓："衰其大半而止"的原则，只应中病即止，不可攻逐太过，以免复戕脾胃，损伤正气。

2. 如并发吐血，出血量多、血色鲜红者，急宜清热凉血，可予犀角地黄汤：犀角用水牛角30g代，丹皮15g，鲜生地30～60g，赤芍12g，煎服。如血出如涌，倾盆盈碗者，可采用综合治疗方法，先以三腔管经鼻或口腔插入胃内，将胃气囊充气后，牵引固定，再服中药糊剂（明矾3g，五倍子粉3g，白及粉3g，调成糊状），然后用食管气囊充气压迫。

3. 神志模糊、两手撮空甚则昏迷惊厥者，治以清热开窍，可予安宫牛黄丸1粒，每日2次吞服；昏迷不能吞咽者，可以鼻饲。或用醒脑静8～10支加入5%葡萄糖注射液500ml内静脉滴注，每日1次。

四、分证论治

1. 气滞湿阻证

症舌脉：腹胀按之不坚，胁下痞胀或疼痛，饮食减少，食后作胀，嗳气不适，小便短少，舌苔白腻，脉弦。

病机分析：肝郁气滞，脾失健运，湿阻中焦，浊气充塞，故腹胀如鼓，按之不坚，叩之如鼓；肝失条达，络气痹阻，故胁下胀满疼痛；气滞中满，故食少而胀，嗳气不适；气壅湿阻，水道不利，故小便短少；脉弦，苔白腻，为肝郁湿阻之象。

治法：疏肝理气，除湿散满。

方药运用：

(1)常用方：柴胡疏肝散加减。药用北柴胡、枳壳、制香附、大腹皮、厚朴、郁金、川芎、车前子、生白术、赤芍药。

方中北柴胡苦平入肝胆经，疏肝解郁，理气行滞，枳壳苦辛微寒，归脾胃大肠经，可行气宽中，消痞除胀，二者共用为君；大腹皮、厚朴理气和中，除湿消满下气，制香附疏肝解郁，行气止痛，为气中血药，可理气和络，郁金行气解郁，活血止痛，上药共用为臣，君臣相伍有解郁行滞和络，除湿下气消胀之功；生白术燥湿利水，健脾助运，车前子健脾利湿，赤芍、川芎化瘀通络散瘀清热，共为佐药。全方在疏郁行滞同时，并用川芎、赤芍、香附、郁金，有防气滞进一步致络痹血瘀之用，用枳壳、厚朴、大腹皮除湿散满，同时更兼健脾实脾利水渗湿之白术、车前子以杜生湿之源。可谓切合病机，在调理肝脾气血湿浊郁阻中有已病防变，治未病的深义。

（2）加减：胁下痛甚者，加川楝子、姜黄；腹胀明显者，加炒莱菔子，甚可予沉香粉 0.6～1.0g 吞服；气虚乏力者，可加太子参，减大腹皮、枳壳用量；食少纳呆者，可加生山楂、砂仁、藿香、佩兰；嗳气胸闷者，加旋覆花、代赭石；口干口苦头晕者，可加龙胆草、黄芩、栀子；大便不畅者，加槟榔、大黄；小便不利者，加泽泻、茯苓皮、冬瓜皮等。

（3）临证参考：本证属臌胀初期，主要为气机阻滞，兼有少量水湿，治疗重点应在疏肝理气，兼以利水。如以脾虚湿阻为主者，当选用党参、白术、山药、生黄芪等以健脾益气，配以车前子、通草、茯苓皮、大腹皮利水消胀；若腹胀见倦怠便溏、四肢发凉、脉沉细无力等一派虚寒之象表现者，则属脾肾阳虚，气虚血滞，治疗以生黄芪、党参、焦白术甘温益气健脾升阳，并用淡附片温肾助脾阳，当归、白芍养血柔肝，香附、橘红、杏仁疏肝化痰，开胃行气，茵陈清湿热兼利水，紫河车益精髓补气血培元气补先天；若肢乏少气懒言，食少纳呆，腹胀便溏，胁下癥积，隐隐作痛，舌淡体胖，苔白腻或白，脉沉细无力，证属脾虚气滞，可予当归、白芍、丹参、郁金、黄芪、党参、苍术、茯苓、山药、黄精、肉豆蔻、炙鳖甲、木香、茵陈治疗。

本证患者白术可用 30g，重证用 60g 左右，苔黏腻者白术炙用，舌红苔少者宜生用，舌淡边有齿痕者，白术宜炒用。

本证患者之气滞湿阻，可兼肝络瘀血，此时治疗不能单用疏肝理气之品，而须理气、化瘀并用，同时用开利肺气的药物，如紫菀、桔梗、枇杷叶等，以开利三焦气道，使气行瘀散，而后腹胀乃已。

2. 寒湿困脾证

症舌脉：腹大胀满，按之如囊裹水，脘腹痞胀，得热稍舒，精神困倦，怯寒懒动，小便少，大便溏，舌苔白腻，脉缓。

病机分析：脾阳不振，寒湿停聚，水蓄不行，故腹大胀满，按之如囊裹水；寒水相搏，中阳不运，故脘腹痞胀，得热稍舒；脾为湿困，阳气失于舒展，故精神困倦，怯寒懒动；寒湿困脾，脾阳不振，伤及肾阳，水湿不化，故小便短少，大便溏；苔白腻、脉缓是脾虚湿盛之候。

治法：温中健脾，行气利水。

方药运用：

（1）常用方：实脾饮加减。药用炮附子、干姜、生白术、茯苓、厚朴、木香、大腹皮、草果、木瓜、生甘草。

方中附子、干姜大辛大热，温壮脾肾之阳，消阴寒水湿为君药；白术、茯苓健脾益气，利水渗湿为臣药；厚朴、木香、大腹皮理气宽中，化湿除满，有气行水行之义，草果温脾燥湿，木瓜既可祛湿利水，又可养肝、柔肝，使湿邪去而不伤阴液，共为佐药；甘草调和诸药，与辛温之品相配可助温阳散寒化湿之力，与酸温之品相伍又有化生阴液、柔养之功，以为使药。诸药合用，温散之中有敛收，可谓温阳而不伤阴，柔肝无碍运化，共奏温阳健脾，行气利水之功效。

（2）加减：气虚息短者，加党参、黄芪；阳虚湿盛者，加肉桂、苍术；胁腹胀痛者，加郁金、青皮、砂仁。

（3）临证参考：本证多由脾阳不运，寒湿困阻所致，故治疗应取中焦，温运阳气，以利水湿。水邪较盛者，可加入少量逐水之品，如黑白丑等，同时亦可增入软坚活血之赤芍、桃仁、海藻等。

腹中乃三阴聚集之地，其中脾为三阴之长，惟脾气虚衰，水邪始得窃踞腹中，故前人多认为臌胀虽原发在肝，但病根在脾，提出治疗臌胀宜补脾的观点。温运脾阳、化湿利水治疗臌胀寒湿困脾证为补脾之一方面，但要注意寒湿得散，即减少或不用附桂之类温燥药物，而宜据出现的如脾虚水困之类证候，改用健脾益气、化湿利水之法，药选加味异功散或当归芍药散之类，防止温燥过用耗伤脾阴，此时常重用白术 30g，黄芪 30g 以补脾气之虚，并用茯苓、泽泻、白芍、木瓜健脾利水，和肝柔肝，或重用川、怀牛膝、泽兰、益母草等以化瘀利水。

本证临床或可兼脾肾阳虚见症，辨证时宜详析，以达温真阳行肾气，以温脾阳之功，可加入淫羊藿、肉苁蓉之类。

3. 湿热蕴结证

症舌脉：腹大坚满，脘腹撑急，烦热口苦，渴不欲饮，小便赤涩，大便秘结或溏垢，或有面目皮肤发黄，舌边尖红，苔黄腻，脉象弦数。

病机分析：湿热互结，水浊停聚，故腹大坚满，脘腹绷急；湿热迫胆气上逆，故烦热口苦；湿热内结阳明或阻于肠胃，则大便秘结或溏垢；湿热下注，气化不利，故小便短赤涩；湿热壅滞，熏蒸肝胆，胆液外溢于皮肤，故面目皮肤发黄；舌边尖红，苔黄腻，脉弦数，乃湿热壅盛之象。

治法：清热利湿，攻下逐水。

方药运用：

(1)常用方：中满分消丸加减。药用黄芩、黄连、知母、厚朴、枳壳、清半夏、陈皮、白茅根、通草、猪苓、茯苓、泽泻。

方中黄芩、黄连、知母苦寒、苦甘寒以清热祛湿，重用以为君；厚朴、枳壳、半夏、陈皮理气燥湿，用以为臣；茯苓、猪苓、泽泻健脾渗湿利水，白茅根、通草清热利水，共以为佐。方中苦寒、苦温并用，清热祛湿而不过于伤阳助湿，理气燥湿而又不过于伤阴助热。以清、化、燥、利诸法并用，以中焦气机调畅为核心，清上通下同时健脾祛湿，可谓标本兼顾，主次分明，务使湿热清利而中焦气机调畅，脾运健而湿自除。

(2)加减：大便秘结者，可合己椒苈黄丸加减；小便赤涩不利者，加陈葫芦、滑石、蟋蟀粉(另吞服)以行水利窍；湿热发黄者，加茵陈、山栀子、大黄、黄柏清利湿热，导热下行；若水湿困重者，可暂用舟车丸攻下逐水，得泄即止；若病势突变，骤然大量吐血、下血，系热迫血溢，症情危急，可用犀角地黄汤加参三七、仙鹤草、地榆炭等以清热凉血，活血止血；如狂躁不安，逐渐转入昏迷者，证属热入心包，可用安宫牛黄丸或至宝丹以清热凉开透窍；若小便短黄并伴下肢和阴囊水肿，可用五皮饮或八正散加减治疗。

(3)临证参考：若服用其他利尿药不效，腹水严重者，还可服制大戟、制甘遂、制芫花、生熟二丑各等量，焙干研细末，每次用 3～6g，用荞麦面 60g 加入药面拌匀，做成面条，不加调料，水煮后连面带汤全部服之，若服后恶心呕吐，用生姜 3 片咀嚼，或含于口内，即可减轻，一般服药后 2～4 小时开始大便泻水，如超过 6 小时大便不见泻水，可用同剂量再服一次。若服药后大便水泻不止，可服冷小米汤或煮鸡蛋，以减少泻水量。

本证见脘腹撑急甚，小便短赤，大便秘结，遍身面目发黄，舌红苔黄腻明显者，亦可选用茵陈蒿汤合舟车丸加减治疗。药用黑栀子、茵陈、生大黄、厚朴、枳实、大腹皮、槟榔、半边莲、车前子、车前草等。

本证用苦寒之品不宜过量、过久，虽配伍辛温燥湿理气之品可佐制其寒性，但二者均可耗气伤阳，不利于脾之健运，宜中病即止，再以健脾利湿或兼清热，以善其后。

4. 肝脾血瘀证

症舌脉：腹大坚满，脉络怒张，胁腹刺痛，面色黯黑，面颈胸臂有血痣呈丝纹状，手掌赤痕，唇色紫褐，口渴不欲饮，大便色黑，舌质紫黯或有瘀点瘀斑，脉细涩或脉虚大无力。

病机分析：瘀血阻于肝脾脉络，隧道不通，以致水气内聚，腹大坚满，脉络怒张，胁腹攻痛；瘀热互结脉络，故面颈胸臂等处出现血痣，手掌赤痕；水浊聚而不行，津不上承，故口渴不欲饮；大便色黑，为络伤血溢之象；面色黯黑，舌紫黯或有瘀点瘀斑，脉象细涩，为血瘀之征，失血时可见脉虚大无力，甚则微细欲绝。

治法：活血化瘀，行气利水。

方药运用：

(1)常用方：调营饮加减。药用当归、丹参、穿山甲、王不留行、生大黄、葶苈子、茯苓、槟榔、通草、延胡索。

方中当归、丹参、穿山甲养血活血通络软坚，用以为君；生大黄、王不留行消坚破积，通利血脉，攻逐瘀滞，使邪从二便而泄，葶苈子、茯苓、通草、槟榔利水渗湿，通利气机，共用为臣；延胡索行血中之气，疏肝散结止痛用以为佐。全方化瘀行血，利水泄浊，同时兼养血和血，理气顺气，选药性味灵活平和，因而化瘀通络而不动血耗血，以达气行水利血亦行之目的。

(2)加减：胁下有癥块者，加生牡蛎、土鳖虫、鳖甲；胁肋痛剧者，加炙乳香、炙没药；兼有胀气者，加厚朴、大腹皮；瘀热互结者，可加丹皮、栀子、连翘、白茅根；鼻衄、齿衄者，选加白茅根、仙鹤草、羊蹄根、蒲黄、三七、茜草根；黑疸者，加茵陈、海金砂。

(3)临证参考：丹参、王不留行、通草活血通络利水，必要时可加大剂量，亦可加入软坚散结之品，如海藻、昆布等。腹水胀满过甚，脉弦数有力，体质尚好者，可暂用舟车丸、十枣汤以攻逐水气。但破血之品，如水蛭、虻虫等一般不宜应用，以防络伤血溢。

本证于腹大坚满较重时，在化瘀通络同时予行气顺气、利尿攻逐泻水，为急则治标权宜之计，一俟腹满胀症减，即应标本同治。

本证多由瘀血郁肝，脾虚气弱进一步致痰水血胶凝所致。脾虚不运，痰湿恣生则胶结之势难解。因此，重视益气健脾以化痰湿，以较平和之品化瘀行血，或稍加通络破瘀之品，攻补兼施，为诸多医家治疗本证效捷稳健之关键。关幼波常以生黄芪、白术、茯苓、杏仁、橘红与化瘀通络软坚之品治疗臌胀，每可收“见水不治水，见血不治血，气旺中州运，无形胜有形”之功效。姜春华重用生黄芪、白术于逐瘀通络利水药中，认为中气虚惫为病之本，用大剂生黄芪、白术，取《内经》“塞因塞用”之义，临证效佳。韩经寰创“强肝软坚汤”治疗臌胀，并据证之气血阴阳不同及病情演变加减，形成1～6号方，然其诸方在化瘀软坚通络同时，每必以健脾益气药物如黄芪、白术、人参、山药、黄精等相伍，效如桴鼓，可见补脾运中之重要。谭日强用疏肝理脾丸治疗肝脾内伤，气滞血瘀之臌胀，腹水重加消水丹(蛲螂、蝼蛄)，疗效持久而稳定。

5. 脾肾阳虚证

症舌脉：腹大胀满，朝宽暮急，面色苍黄或㿠白，脘闷纳呆，神倦怯寒，肢冷或下肢浮肿，小便短少不利，舌体胖，舌淡紫，脉沉弦无力。

病机分析：脾肾阳气亏虚，寒水停聚，故腹胀满，入夜尤甚；阳虚则阳气不能敷布于内外，故怯寒肢冷神倦；脾肾阳虚，水津温运气化失职，水湿下注则下肢浮肿；膀胱气化不利，开阖失司，故小便短少；脾阳虚不能运化水谷，则脘闷纳呆，腹胀；阳虚运化不利，水湿泛溢则面色苍黄或㿠白；舌体胖舌质淡紫及脉沉弦无力为脾肾阳虚兼瘀血之象。

治法：温补脾肾，化气利水。

方药运用：

(1)常用方：附子理中丸合五苓散加减。药用炮附子、干姜、党参、白术、猪苓、茯苓、泽泻、肉桂、生甘草。

方中附子、干姜辛热温补中阳而祛里寒为君药；党参、白术甘温健脾益气为臣药；君臣合用则温阳健脾益气力胜。茯苓、泽泻、猪苓健脾渗湿利水，肉桂温补命门之火，与上药合用有助阳化气利水之功，肉桂与附子、干姜同用可增强温补脾肾阳虚之效，上药共为佐；甘草甘缓，益气和中以为使。方中辛热散寒温阳，甘温建中补虚，则寒湿内生不能，阳气充足又可化气利水，可谓标本同治，效专力宏。

(2)加减：下肢浮肿，小便短少者，加服济生肾气丸；胁下癥块者，加鳖甲、穿山甲；大便完谷不化者，加诃子、石榴皮；大便不畅者，加大黄；腹胀较甚者，加厚朴、大腹支；食欲不振者，加砂仁、鸡内金、谷麦芽。

(3)临证参考：本证既可因寒湿困脾，脾阳不振发展而来，亦可由湿热蕴脾，过用苦寒伤及脾阳甚则肾阳而致。方中附子、肉桂等需用至 10～15g，方能增强温阳泄浊作用。然干姜、附子、肉桂等辛热之品，易伤津耗液，久用可导致肝肾阴虚，如出现头晕耳鸣，口干舌燥之症，则应减量或停用。

本证有脾阳虚或肾阳虚之偏重。以脾阳虚为主者，多见周身色黄晦黯，形寒怯冷，腹胀如鼓，朝宽暮急，纳呆便溏，溲黄少，舌质淡，脉沉弦而小滑，临证治之可选茵陈术附汤加减；而以肾阳虚为主者，症见面色皖白或灰黯，怯冷尤甚，腹中胀大，周身浮肿，尤以下肢为甚，腰膝酸软，大便溏硬不调，小溲淡黄而短少不利，舌体胖大，舌质淡，舌上有紫气，脉沉细，治疗则以济生肾气丸为佳。

臌胀至脾肾阳虚，肾气大伤阶段，证见腹大如瓮，脐突尿少，腰痛如折，气短不得卧，下肢浮肿之时，切不可破气、利水以更伤元阴元阳，治疗当峻补真阳，以行肾气，药用宜参考《张氏医通》启竣汤，如附子、肉桂、黄芪、党参、仙灵脾、肉苁蓉、熟地、山萸肉、山药、茯苓等，务使下焦真气得补，上行而启其中，中焦运行，壅滞疏通，中满可消，下虚可实。

本证以阳虚内寒，气化不力而见寒水积聚为主时，用附子理中丸合五苓散，取姜、桂、附之大辛大热以驱散阴霾，振奋中阳，兼苓、桂、泽泻等化气利湿以消退寒水。一俟寒水减弱，则可减桂、附姜用量，而以鹿角胶、巴戟天、肉苁蓉、仙灵脾等温补润滑之品温补真阳，则同时可伍山萸肉、枸杞子、熟地等以达阴中求阳之效，肾气充，真阳健则中焦阳气得助，水谷得运则寒湿不生，诸症可解。

6. 肝肾阴虚证

症舌脉：腹大如瓮，胀满甚剧，常见青筋暴露，面色黧黑，唇紫，口燥，心烦不寐，牙宣出血，时有鼻衄，小便短少，舌质红绛少津，脉弦细数。

病机分析：多由上述证候发展而来。水湿停聚中焦，血瘀不行，故腹部胀大，甚则青筋显露，面色黧黑；阴血耗伤，不能荣养肌肤故形体消瘦；心烦、失眠、衄血均为阴虚内热，热伤阳络之象；阴虚津液无以上承，故口燥；舌红绛少津，脉弦细数，为肝肾阴血亏损之象。

治法：滋养肝肾，凉血化瘀利水。

方药运用：

(1)常用方：猪苓汤合膈下逐瘀汤加减。药用生地黄、阿胶、赤芍药、丹皮、红花、茯苓、泽泻、桃仁、猪苓、滑石。

方中生地、阿胶甘寒、甘平，以滋养肝肾之阴血为君药；辅以丹皮、赤芍清热凉血化瘀行血，茯苓、泽泻健脾利湿共为臣药；桃仁、红花加强活血祛瘀之力，滑石、猪苓利水清热而不伤阴，共为佐药。诸药合用在滋养肝肾阴血同时兼以化瘀利水，并注意化瘀不忘凉血清散瘀热，利水不忘滋阴清热，务使瘀行水利而不更伤阴血。

(2)加减：咽干、鼻燥有热者，加南沙参、百合、白茅根；内热口干，舌绛少津者，加玄参、石斛、麦门冬；腹胀重者，加大腹皮、莱菔子；鼻衄齿衄者，加茜草、鲜茅根、水牛角；有潮热，烦躁不寐者，加银柴胡、地骨皮、炒栀子、夜交藤；如阴虚阳浮，症见耳鸣，面赤颧红者，加龟甲、鳖甲、牡蛎；若吐血，下血，血脱气微，汗出肢厥，脉微欲绝者，急用独参汤以益气固脱；纳呆腹胀，大便溏，舌质红，脾胃伤者，宜用山药、扁豆、白术、白芍、谷芽、炙甘草，或佐用乌梅、木瓜之酸收敛阴。

(3)临证参考：本证多由湿热久羁，耗伤阴血，或由攻下逐水太过，伤津劫液，以致肝肾阴亏，同时又有瘀血水湿内停，病情往往属晚期，故治疗颇为棘手，此时温阳利水更伤其阴，大剂滋水养阴则又腻胃碍运，且因此阶段阴虚易生内热，热盛可伤及络脉而致出血，故虽有瘀积之征，活血破瘀之品不可多用、重用。

治疗以滋柔之品补肝肾之阴为第一要着。若胃纳尚可，可考虑用龟甲、鳖甲等滋阴软坚散结之品。同时，还须以平和之品以和营消瘀。此外，还可在养阴柔滋淡渗的基础上，略佐通阳药物，借助膀胱的气化作用达到“以阳行阴”的效果，常以桂枝，用量在3g以内，加入上方中。

本证型臌胀，有用兰豆枫楮汤治疗者，每每获效。药用泽兰，黑料豆、路路通、楮实子。以三味甘平、甘寒之品与苦辛微温之泽兰相伍，活血行水利湿兼有养阴作用。本证若见舌红绛无苔者，可用鲜生地、石斛急以救液。神昏不能口服药物者可用鼻饲。

五、其他疗法

1. 中成药

(1)舒肝丸：每服1丸，每日2次。用于肝郁气滞之胸胁胀满，胃脘不舒等症。

(2)平肝舒络丸：每服35粒，每日2次。用于肝郁气滞，经络不疏之胸胁胀痛、肩背窜痛等症。

(3)人参健脾丸：每服1～2丸，每日2次。用于脾胃虚弱、饮食不化之脘胀腹痛、倒饱嘈杂等症。

(4)香砂枳术丸：每服1袋，每日2～3次。用于脾虚食滞之脘腹满闷、不思饮食等症。

(5)木香顺气丸：每服6～9g，每日3次。用于气滞湿阻之腹胀满、胁痛等症。

(6)舒肝止痛丸：每次1袋，每日3次。用于肝郁气滞、肝胃不和之胁肋脘腹胀满疼痛，嗳腐吞酸等症。

2. 单验方

(1)黄芪、白术各30～60g，黑大豆、茅根各30g，煎汤口服，每日1剂，早晚分服。用于肝硬化腹水较重，中气不足，脾胃虚弱，白球蛋白比倒置者。

(2)穿山甲、鳖甲、黑大豆、陈葫芦、冬笋各适量，煎汤服，每日3次。用于白蛋白减少，白球蛋白比倒置，腹水明显者。

3. 食疗法

(1)鲤鱼赤小豆汤：鲤鱼500g(去鳞甲、腮及内脏)，赤小豆60g，煮汤至肉烂为度，纱布过滤去渣后服用，每日1次，每次服250ml，连用2～3周。用于肝硬化腹水。

(2)胡桃山药粥：胡桃肉30g，桑椹子20g，山药30g，小米50g，大米50g，煮粥服数日。用于肝硬化脾肾俱虚之形瘦、纳差、脘腹满、大便溏薄等症。

(3)黑豆首乌复肝散：黑豆200g，藕粉500g，干小蓟100g，干生地100g，干桑椹200g，干何首乌 200g，共研细面，每日用 100g，做主食中，连续服用。用于肝硬化脾功能亢进之形瘦面黯、胁痛、胁下痞块、肌衄等症。

(4)五豆食疗利水散：扁豆、黄豆、赤小豆、黑豆、大豆、莲子肉、山药、藕粉、冬瓜皮各等量，共研细末，每日 2 次，每次 60g，加入白面 60g，做成食品，以之为主食。主治肝硬化腹水。

4. 针灸

(1)气滞湿阻证：可针章门、肝俞以疏肝理气；针脾俞、胃俞以健脾祛湿。

(2)寒湿困脾证：可针天枢以逐肠中之寒邪；针气海以补虚而温阳；针足三里以益气健脾；针公孙以补中而运脾阳；针脾、胃之俞以助运化。

(3)湿热蕴结证：可针脾、胃、胆三俞以泻脏腑之热；针中脘以和中散瘀、化脾胃之湿热；针阴陵泉以渗利小便；服逐水药物而引起之腹痛呕吐者，可针足三里、内关。

(4)脾肾阳虚证：可予灸脾俞、三阴交、肾俞、涌泉以温补脾肾；针膀胱俞、阴陵泉以助下焦之气化，通利小便。

(5)肝肾阴虚证：可针肝俞、行间以补肝而驱邪；针肾俞、涌泉以壮水而降火。有衄血者，针尺泽、鱼际以止血，针曲泉以清热养阴，针关元以鼓舞膀胱之气化，通利小便。

【转归与预后】

本病在临床上往往虚实互见，或实中夹虚，或虚中夹实。如攻伐太过，实胀可转为虚胀；如感外邪，或过用滋补壅塞之剂，虚胀亦可出现实胀的证候，各证候之间可相互转化。

气滞湿阻证多见于臌胀初起，主要为气机阻滞，兼有少量水湿，如及时予疏肝理气，除湿消满之剂，可使病情得到控制。若失治、误治，水湿可从寒化或热化，或气滞日久，瘀血内积，病情进一步加重。

寒湿困脾证，用温阳散寒化湿利水之剂，使寒去阳复，水湿得泄，可取得疗效。若水湿较重，迁延日久，伤及脾肾之阳，可转化为脾肾阳虚之证。湿郁日久，或过用温热之品，亦可化热，转变成湿热蕴结之证。

湿热蕴结证为水湿内蓄，湿从热化而来，用清热化湿利水之剂，则热清邪退胀消，气畅滞化水泄，可望获得好转。若久治不愈，邪深入络可成肝脾血瘀之证。若湿热久羁，耗伤阴液，伤及肝肾之阴，可转化成肝肾阴虚之证。

肝脾血瘀证，予活血通络行气利水之剂，可使一部分病人瘀祛络通气行水泄，病情缓解。若过于攻伐，耗气伤阴，便成肝肾阴虚之证。若活血破瘀过猛，引起脉络破裂，导致吐血、便血，更使病情恶化，后果严重。

脾肾阳虚证，予温补脾肾，化气行水之剂，可使部分病人脾肾阳气来复，气行水泄，病情获得缓解，带病延年。若过用温热药物，耗伤阴液，损伤肝肾之阴，可转化成肝肾阴虚证。

肝肾阴虚证，多属臌胀晚期，患者预后一般较差，但若坚持治疗，部分病人亦可病情好转，带病延年。

【护理与调摄】

患者以卧床休息为主，腹水较多者可取半卧位，对厥逆、昏迷患者要进行特别护理，密切观察神志、血压、呼吸、脉搏、出血(尤其是吐血、便血)情况。

饮食方面，宜进低盐饮食。腹水明显，小便少者，宜忌盐。一般应食易消化、富于营养的食物及水果，饮食有节，进食不宜过快、过饱。禁食辛辣刺激、过硬、过热之物，戒烟酒。吐血者，暂禁饮食，湿热证患者可多吃西瓜，瘀血证患者可食鲜藕汁，寒湿证患者应忌生冷，阳虚证患者可予腹部热敷、葱熨法。

每日记录出入量，并详细观察小便颜色及内容物，每周测量体重、腹围1～2次，以了解水湿消退情况，帮助判断病情，对患者呕吐物的颜色和数量亦需细致观察和记录。

切勿劳累，安心静养，树立与疾病作斗争的信心，避免精神刺激，忌房事。

【预防与康复】

根据引起臌胀的原因，做到以下几方面，将有利于预防臌胀的发生。避免饮酒过度，已患过黄疸的病人更应忌饮，避免与疫水接触，防止感染血吸虫，避免情志所伤和劳欲过度，已患黄疸和积聚的病人，应及时治疗，休养将息，务使疾病好转、痊愈。

康复可于臌胀后期，腹水消退，腹胀消失后开始。康复治疗分以下3方面：

一、药物康复

在康复阶段，继续辨证地选用健脾补肾、益气养阴、活血化瘀的方药，如七味白术散、补中益气汤、归脾汤、六味地黄汤、桃红四物汤等方，及党参、黄芪、沙参、麦冬、白术、山药、仙灵脾、当归、泽泻、丹皮、赤芍等。

二、食疗康复

脾胃虚弱者，可用黑鱼500g，煮汤食用。

湿热不尽者，用泥鳅炖豆腐，即泥鳅500g，去鳃、肠、内脏，洗净，放锅中，加食盐少许，水适量，清炖至五成熟，加入豆腐250g，再炖至鱼熟烂即可，吃鱼和豆腐，喝汤。

瘀血残留，肌肤有赤缕红丝者，用桃仁粥。即用桃仁（去皮尖）、生地黄各10g，同煎，去渣取汁，入粳米100g煮粥，粥熟加红糖50g而成。

气虚不复者，用参苓粥。即以党参30g，茯苓15g，生姜6g，水煎去渣取汁，入粳米100g煮粥，临时下鸡子1枚及盐少许，继续煮至粥熟而成。

阴虚不复者，用猪肉枸杞汤。即枸杞子15g，瘦猪肉适量共煮汤食用。

阳虚不复者，用当归生姜羊肉汤。即当归18g，生姜30g，羊肉250g，水煮取汤，温服。

三、自我疗法

气功疗法：作平卧式内养功，通过平卧、放松、入静、意守、调息等，可以培补元气，扶正祛邪，调整阴阳，抑亢扶弱，通经活络，调和气血。对改善症状，恢复肝功能，降低门脉高压，消退腹水，促进脾脏回缩等均有一定作用。

擦腹：先将两手擦热，以左手擦腹100次，再两手擦热，以右手擦腹100次。其手法是用手掌贴腹沿大肠蠕动方向，绕脐作圆圈运动，可促进肠蠕动。

【医论提要】

臌胀病名，首见于《内经》。《素问·腹中论》曰："有病心腹满，旦食则不能暮食，此为何病？岐伯对曰，名为鼓胀。"臌胀在各家医书中有许多不同的名称，如"水蛊"、"蛊胀"、"胀证"、"臌蛊"、"蜘蛛蛊"、"单腹胀"等。如晋代葛洪《肘后备急方·治卒大腹水病方》称"水蛊"；隋代巢元方《诸病源候论》首先提出"蛊毒"说；宋代杨士瀛《仁斋直指方》称本病为"胀证"；明代张景岳《景岳全书·杂证谟·肿胀》称"单腹胀"、"蛊胀"，并对臌胀的病名作了恰当的解释，"单腹胀者，名为鼓胀，以外坚满而中空无物，其象如鼓，故名鼓胀。又或以血气结聚，不可解散，其毒如蛊，亦名蛊胀，且肢体无恙，胀惟在腹，故又名为单腹胀。"明代李中梓《医宗必读·水肿胀满》对臌胀和蛊胀作了些区别，认为："在病名有鼓胀与蛊胀之殊。鼓胀者，中空无物，腹绷急，多属于气也。蛊胀者，中实有物，腹形充大，非虫即血也。"现在一般将由血吸虫所致者称为蛊胀。

证候及分类方面，《灵枢·水胀》曰："鼓胀何如？岐伯曰：腹胀身皆大，大与肤胀等也。

色苍黄，腹筋起，此其候也。”这段经文较详细地描述了臌胀的临床特征。张仲景的《金匮要略·水气病脉证并治》中有关肝水、脾水、肾水的症状似臌胀症状。肝水的症状是：“其腹大，不能自转侧，胁下腹痛，时时津液微生，小便续通”，脾水的症状是：“其腹大，四肢苦重，津液不生，但苦少气，小便难”，肾水的症状是：“其腹大，脐肿腰痛，不得溺，阴下湿如牛鼻上汗，其足逆冷，面反瘦”。晋代葛洪《肘后备急方·治卒大腹水病方》说“唯腹大，动摇水声，皮肤黑，名曰水蛊”。明确提出“水蛊”的特征就是“腹大、动摇水声”，与臌胀的临床表现是一致的。宋代杨士瀛《仁斋直指方》把本病称为“胀证”，并加以分类：伤于饮食者，是为谷胀；七情郁结者，是为气胀；水邪渍肠胃而溢于体肤，是为水胀；血瘀内积者，是为血胀。诸胀罹至晚期，“久病羸乏，卒然肿满，喘息不得，与夫脐心突起，或下利频频，百药遍尝，未见一愈耳”，这里所论的“脐心突起”是臌胀病危重征象之一。明代李梴《医学入门·鼓胀证治》概括前人之说，独创臌胀分类新法，即总的分为虚胀、实胀，在此基础上，根据病因病机的不同，进一步划分为谷胀、虫积胀、积块癥瘕胀、水胀、酒胀、瘀血胀、中满胀、久病疟痢胀等，从而对前人诸家分类法作了概括发挥。

类证鉴别方面，唐代孙思邈在《备急千金要方》指出蛊胀与水肿的主要区别在于前者“腹满不肿”，后者“四肢面目俱肿”，切忌“治蛊以水药，治水以蛊药。”清代程国彭《医学心悟·肿胀》说：“水肿鼓胀何以别之？答曰：目窠与足先肿，后腹大者，水也；先腹大，后四肢肿者，胀也。”表明审查肿先起于何部位为水肿与臌胀鉴别的关键。

诊断方面，清代喻嘉言在其所著《寓意草·议郭召尹将成血蛊之病》中说：“……俱如平人，但面色痿黄，有蟹爪纹路，而得五虚脉应之，因窃疑而诘之曰：足下多怒乎？善忘乎？口燥乎？便秘乎？胸紧乎？胁胀乎？腹痛乎？渠曰种种皆然，此何病也？余曰：外症尚未显，然内形已具，将来血蛊之候也。”陈士铎《辨证录·鼓胀门》也说：“初起之时，何以知其是虫鼓与血鼓也，吾辨之于面矣。凡面色淡黄之中，而有红点或红纹者是也。”表明我国医家早就通过临床实践，认识到面部出现红点、红纹、蟹爪纹络等外部体征，和臌胀之间有着密切的内在联系。

并发症方面，清代沈金鳌《杂病源流犀烛·肿胀源流》谈到血胀可以出现“烦躁漱水，迷忘惊狂”的症状。清代吴谦《医宗金鉴·卷四十一·胀满水肿死证》认为“腹胀身热，阳盛胀也。若吐、衄、泄血则亡阴矣”。这两段记述，说明臌胀病人会出现神志异常及出血等严重的并发症。

病因病机方面，历代医家对臌胀病因的认识有如下几个方面：①饮食不节。《素问·腹中论》曰：“有病心腹满，……名为鼓胀。……其时有复发者何也？岐伯曰：此饮食不节，故时有病也”。嗜酒过度，助湿生热可致臌胀。明代张景岳在《景岳全书·杂证谟·肿胀》中明确指出：“少年纵酒无节，多成水鼓。”清代张璐《张氏医通》亦曰：“嗜酒之人，病腹胀如斗，此乃湿热伤脾而成此病。”恣食膏粱厚味也是导致臌胀的病因，如金代李杲《兰室秘藏》曰：“膏粱之人食已便卧，使湿热之气不得施化，致令腹胀满。”②情志不遂。清代沈金鳌《杂病源流犀烛·肿胀源流》说：“鼓胀……或由怒气伤肝，渐蚀其脾，脾虚之极，故阴阳不复，清浊相混，隧道不通，郁而为热，热留为湿，湿热相生，故其腹胀大。”③感染水毒。接触血吸虫疫水，感染水毒，内伤肝脾可导致臌胀。早在隋代巢元方就认识到这一点，《诸病源候论·水病诸候·水蛊候》曰：“此由水毒气结聚于内，令腹渐大，动摇有声，常欲饮水，皮肤粗黑，如似肿状，名水蛊也。”④宿有痞块积聚。《诸病源候论·水癥候》曰：“水癥者，由经络否涩，水气停聚，在于腹内，大小肠不利所为也。其病，腹内有结块鞕硬，在两胁间胀满，遍身肿，所以谓之水癥”。清代喻昌《医门法律·胀病论》则论述得更为明确，如说“凡有癥瘕、积块、痞块，即是胀病之根，日积月累，腹大如箕，腹大如瓮，是名单腹胀。”⑤黄疸日久。《金匮要略·黄疸病脉证并治》认识到黄疸病缠绵日久，致脾肾衰败，可出现“其腹胀如水状”而转为臌胀。

历代医家认为本病病位在肝、脾、肾。《金匮要略·水气病脉证并治》中有关肝水、脾水、肾水的论述与臌胀相当，同时说明臌胀在病机上与肝脾肾三脏的功能障碍有密切关系。有关臌胀的病机，历代医家又有不同的论点。①金代刘河间认为与热气内郁有关。《素问病机气宜保命集·病机论》说：“腹胀大而鼓之有声如鼓者，热气甚则然也，经所谓热甚则肿，此之类也。是以热气内郁，不散而聚，所以叩之如鼓也。”②金代李东垣在《兰室秘藏·中满腹胀论》中认为腹胀“皆由脾胃之气虚弱，不能运化精微，而制水谷聚而不散，而成胀满。”他还提出“大抵寒胀多而热胀少。”③元代朱丹溪则认为臌胀是由于湿热相生，清浊相混，隧道壅塞之故。《丹溪心法·鼓胀》指出：“七情内伤，六淫外侵，饮食不节，房劳致虚，脾土之阴受伤，转运之官失职，胃虽受谷，不能运化，故阳自升，阴自降，而成天地不交之否，清浊相混，隧道壅塞，郁而为热，热留为湿，湿热相生，遂成胀满，经曰鼓胀是也。”④明代李梴对本病的病因病机认识得更为全面，《医学入门·鼓胀》说：“虚胀阴寒为邪，……实胀阳热为邪，……故浊气在下，化为血瘀，郁久为热，热化成湿，湿热相搏，遂成鼓胀”，他还认识到“凡胀初起是气，久则成水”，十分可贵。⑤明代赵献可、孙一奎认为，本病多由于下焦阳虚，火衰不能蒸化脾土。赵献可《医贯·气虚中满篇》曰：“中满者……属之气虚。……气虚者，肾中之火气虚也”，孙一奎《赤水玄珠·鼓胀说》进一步阐析病机曰：“由于下焦原气虚寒，以致湿气壅遏于肤里膜外之间，不能发越，势必肿满。”⑥清代喻昌倡导“阴气不散”而致“水裹气结血凝”，他所谓“阴气不散”，是言阳衰阴盛，终致水裹气结血凝于腹中，见于《医门法律·胀病论》。至此，臌胀病机的气、血、水病理观正式确立。

治法方面，《内经》所创立的“中满者，泻之于内”、“去菀陈莝”、“洁净府”、“塞因塞用”等治则，对臌胀的治疗有一定的指导意义。张仲景在《金匮要略》中提出治水总的原则是：“腰以下肿，当利小便；腰以上肿，当发汗乃愈”。对臌胀的治疗还提出攻法，如“病水腹大，小便不利，其脉沉绝者，有水，可下之。”晋代葛洪《肘后备急方·卷四》论治臌胀，在用下法、汗法的同时还载有放腹水一法，“若唯腹大，下之不去，便针脐下二寸，入数分，令水出，孔合，须腹减乃止。”唐代孙思邈则认为放腹水的方法，虽可使腹胀减轻一些，但每多迅速积聚如故，故列为禁忌。所言“凡水病忌腹上出水，出水者月死，大忌之”，此与葛洪所倡大相径庭。元代朱丹溪主张“理应补脾”、“宜大补中气行湿”，同时《丹溪心法·鼓胀》强调“又须养肺金以制木，使脾无贼邪之患，滋肾水以制火，使肺得清化，却厚味，断妄想，远音乐，无有不安”，可见其治疗思想是十分开阔的。朱丹溪主补反对攻法，强调养正补虚，与张子和主张用攻法截然不同。朱丹溪还认识到本病“最忌食盐，否则发疾愈甚”，十分难能可贵。明代李梴《医学入门·鼓胀》对臌胀的治法有精辟的认识，“凡胀初起是气，久则成水……治胀必补中行湿，兼以消积，更断盐酱。”明代张景岳在《景岳全书·杂证谟·肿胀》中认为：“治胀当辨虚实。若察其果由饮食所停者，当专去食积；因气而致者，当专理其气；因血逆不通而致者，当专清其血；其于热者寒之，结者散之，清浊混者分利之，或升降其气，或消导其邪，是皆治实之法。第凡病肿胀者，最多虚证，若在中年之后，及素多劳伤，或大便溏滑，或脉息弦虚，或声色憔悴，或因病后，或因攻击太过，而反致胀满等证，则皆虚损之易见者也。诸如此类，使非培补元气，速救根本，则轻者必重，重者必危矣。……若以虚证而妄行消伐，则百不活一矣。”这个治疗原则对于今日临床仍有很大的指导意义。根据对病机的认识，赵献可、孙一奎在治疗本病时均强调补火的重要性，但赵氏从中下焦分别而治，孙氏则中下焦合治。喻昌在治疗上强调从阴治为治本法，如《医门法律·胀病论》云："阴气包裹阴血，阴气不散，阴血且不露，可驱其血乎"？清代怀抱奇《医彻》进一步提出具体方法为十攻而一补、半攻而半补、十补而一攻等。吴谦《医宗金鉴·杂病心法要诀》更为具体："欲投诸攻下之药；而又难堪，然不攻之终无法也。须行九补一攻之法。是用补养九日，俟其可攻之机，而一日用泻下之药攻之。……其后或补七日、攻一日，补五日、攻一日，补三日、攻一日，缓缓求之，以愈为度。"这些论述融前人攻补之说为一体，提出了攻补兼施法。

有关方剂，《素问·腹中论》设"鸡矢醴"一方治疗臌胀，为治疗本病最早的方剂。张仲景《伤寒论》、《金匮要略》所载许多著名方剂，如枳术汤、防己茯苓汤、苓桂术甘汤、五苓散，己椒苈黄丸等，俱为后世治疗臌胀常用之方。金代李东垣《兰室秘藏·中满腹胀论》针对鼓胀偏寒偏热不同，设中满分消丸以治热胀，中满分消汤以治寒胀，二方均为寒热并用，攻补兼施，唯侧重不同。清代喻昌《医门法律·胀病论》在病机上强调"阴气不散"而致"水裹气结血凝"，故治疗上散阴以溃坚，非"雄入九军，单刀取胜之附子"莫属，他借附子雄悍辛热之力，以消水之裹，以散气之结，以解血之凝。他所列治胀诸方，如人参芎归汤、人参丸、小温中丸、强中汤等，皆为一派辛温之剂。

【医案选粹】

案一

皖城玉山王学师子舍，产后早服参、芪，致恶露不尽，兼因过于恚怒，变为臌胀，青筋环腹，神阙穴出，延予商治。左手脉皆弦劲，重按则涩，右手洪滑，此下焦积瘀，怒气伤肝，以致是症。夫畜血之候，小腹必硬而手按畏痛，且水道清长，脾虚之症，大腹柔软而重按之不痛，必水道涩滞，以此辨之，则属虚、属实，判然明矣。王翁曰：是症为积瘀不行无疑矣，前治皆模糊脉理，涸投药石，所以益增胀痛，今聆详辨，洞如观火，请疏方为感，遂用归梢、赤芍、香附、青皮、泽兰、厚朴、枳实、肉桂、元胡等，加生姜，间投花椒仁丸，三服数日后，胀痛悉愈。

（李用粹．旧德堂医案//三三医书第一集．北京：中国中医药出版社，1998：156）

案二

新昌竹潭邛丁培芬乃室。肿胀自春至夏，日甚一日，不得起床者已月余矣。迩来更加午后潮热，一得饮食即饱闷莫容，按脉两手浮弱而涩，腹如抱瓮。此正喻氏所云："中州之地久窒四运之机，而清者不升，浊者不降，互相积聚，牢不可破"。固非寻常消肿宽胀之药所能愈。所以喻氏高出手眼，立治肿胀三法，三日解散，意在开天户转地轴，使上下一气复天地运行之常，而闭塞可通。愚揣目下病情，舍此其无别法。淡附子一钱、桂枝三钱、麻黄二钱、细辛一钱、知母三钱、甘草一钱、生姜二钱、大枣四枚。次诊，三日中频服喻氏解散方，四剂而病减六七，是亦肿胀所最难得者。可知古人对证施治一定之法，仿而用之，其效如神。初未可以已意与乎其间也。原方再进二剂，继服理中汤加木香，执中央以运四旁，亦即喻氏三法中培养一法之义耳。

［徐守愚．医案梦记．1920年刻本绍兴裘氏藏版（线装书）：58］

案三

上海某妇，以不得于其夫，有柏舟之慨，因病臌胀，已三年矣。申江医者，称陈曲江、朱滋仁为早，二人所定之案，后医辄不敢翻。然二人医亦不甚分门户，唯此症则陈以为宜补，朱以为宜攻，但投剂初皆少效，旋即增胀。故因循三载，未得治法。予脉之，寸尺均见结涩，唯两关累累，如循薏苡，而面色晦滞，头低语迟，嗒然若丧。乃断之曰，病系积郁所致。初以气结而血凝，继以血瘀而气泛，于是臌胀成矣。盖气血犹夫妇也，气以血为妻，今荣血既亏，无以涵摄卫气，而气亦遂如荡子不归。侨寓外宅，任情飘荡，故气外结而为鼓，法当于养血之中加以纳气之品。盖此气宜调不宜补，宜疏不宜攻，妄补妄攻，皆宋人之揠苗也。拟大剂逍遥散，倍当归，加丹皮治之，五剂而病减，十剂而胀愈过半。盖六月上旬事也，予旋以事至金陵，因命守服一月。迨七月初旬，客有自海上过金陵者，问之则已步履自如，洁妆赴席，嬉笑如常人矣。

［陈虬（清）. 蛰庐诊录. 清光绪刻本（线装书）：67］

【现代研究】

一、病因病机研究

西医学中由病毒性肝炎、慢性酒精中毒、营养不良、毒物中毒等引起的肝纤维化、肝硬化及肝硬化腹水，从其症候学分析，当归属中医臌胀病范畴。多数医家认为本病多因湿热、虫毒侵害伤及肝胆脾胃，湿热困聚中焦或气滞湿阻，酝酿成痰，痰血瘀阻肝经；或气虚血瘀，肝络瘀滞，均至气血瘀滞，瘀凝脉络，气血搏结，三焦阻塞、决渎无权而成臌胀。如韩哲仙[1]认为臌胀初期是由于湿热邪毒入侵，气血受扰，肝失疏泄，肝病传脾，脾失健运，气滞腹胀引起。

二、证候学与辨证规律研究

卢方[2]将臌胀分为四型辨治：湿热蕴结型，肝郁气滞型，脾肾阳虚型，肝肾阴虚型。《中医内科学》[3]将臌胀分为八种类型辨治：气滞湿阻型，寒湿困脾型，湿热蕴结型，肝脾血瘀型，脾肾阳虚型，肝肾阴虚型，臌胀出血型，臌胀神昏型。

三、治则治法研究

多数医家在治疗方面认为早期以益气健脾，或肝脾同治，治“气”为主，兼以化瘀，中期则气血同治，重在治“瘀”；晚期则须在行气化瘀利水同时，注意扶正，注重治“虚”。王国玮[4]在总结其父王鸿士治疗肝硬化腹水经验中指出：治疗肝硬化腹水绝非单纯使用利水药物所能奏效，当审证求因，分清虚实辨证论治。应以调气为先，顺性治本。张志豪[5]认为碰到严重晚期的臌胀病人，脾肾阳虚，阳损及阴，阴阳均虚，治疗上应培补元气，救治根本。应时时要注意顾护元气，扶正培本贯穿始终。

四、辨证用药研究

1. 益气扶正为主　蒋森等[6]报道用白术消鼓汤治疗肝硬化腹水69例，方中重用生白术60～90g，茯苓、泽泻、防己、牛膝各5～20g，大腹皮、车前子各20～30g，赤芍40～50g，白丑、黑丑（研末冲服）、椒目各6～9g，黑大豆30g，水煎服日1剂，同时加用虫草化积散（虫草、冬虫夏草、穿山甲各90g，三七、桃仁各60g，莪术120g，丹参150g，水牛角40g，䗪虫30g（研末），每日9g，日3次口服，腹水消退10日后，用生白术60g，黑大豆、赤芍各30g巩固疗效。同时设西药对照组31例，用利尿剂、白蛋白等对症支持治疗。治疗3个月，总有效率中药治疗组为91.3%，对照组80.6%。同时治疗组白蛋白提高及肝功能恢复均较对照组效果明显。

2. 补阳利水　张志豪[5]参考《万病回春》的治臌胀首方，创制有温通行气，补阳利水作用的加减分消汤。处方：肉桂10g，腹皮15～20g，陈皮10g，枳实10g，鸡内金10g，厚朴10g，沉香10g，茯苓15～30g，炒麦芽30～45g，白术12～15g，泽泻15～30g，茵陈15g，莱菔子15g，槟榔10g，效果理想。

3. 舒肝开肺，宣肺利水法　宋健[7]认为可采用提壶揭盖法，选用中药：炙麻黄、桂枝、桑白皮、葶苈子等宣肺利水消肿。以越婢汤合四君子汤为基础方进行化裁，具体方药如下：炙麻黄、桂枝、桑白皮、党参、猪苓、炒白术、白茅根、炒二丑。曹沧州[8]主张治疗臌胀宜疏肝开肺，调畅三焦，常用白杏仁、陈皮、款冬花、旋覆花、桑白皮、苏梗、川贝、苏子、全瓜蒌等。

4. 滋养肝肾法　刘高锋[9]报道用一贯煎配合利尿剂治疗肝硬化腹水肝阴虚证30例，对照组给予保肝、支持疗法及速尿，安体舒通口服。治疗组在对照组治疗基础上，给予一贯煎方随症加减。基本方：沙参、麦冬、当归各10g，生地30g，枸杞子12g，川楝子5g。每日1剂，水煎分3次服。两组均治疗1个月为1个疗程。结果治疗组疗效满意。

参考文献

[1] 张玉琴．韩哲仙治疗鼓胀病经验[J]．辽宁中医杂志，2005(6)：520.
[2] 卢方．中西医结合治疗肝硬化腹水56例[J]．辽宁中医杂志，1998，25(7)：319-320.
[3] 王永炎．中医内科学[M]．上海：上海科学技术出版社，1997：225-233.
[4] 王国玮．王鸿士治疗肝硬化腹水经验[J]．中医杂志，20007(7)：195.
[5] 孙伟芬，张夏玲．张志豪治疗臌胀经验[J]．福建中医药，1999(4)：41.
[6] 蒋森，蒋芳莉．重用白术治疗肝硬化腹水的临床观察[J]．上海中医药杂志，1995，(7)：6-7.
[7] 宋健．治疗鼓胀心得体会[J]．江西中医药，2008(1)：41.
[8] 彭家柱．曹沧州治疗鼓胀理法用药探讨[J]．浙江中医杂志，2007，(1)：12.
[9] 刘高锋．一贯煎配合利尿剂治疗肝硬化腹水肝阴虚证30例[J]．湖北中医杂志，2008，(4)：45-46.

第七节　肝　　癌

【定义】

肝癌是以上腹部或右上腹部疼痛、胀满或肿块为特征，伴食欲减退，恶心呕吐，消瘦乏力，甚至黄疸、臌胀、发热、出血等表现的一种疾病。多由于感受湿热毒邪迁延留滞，七情郁结，饮食内伤等所致肝脾失和，气血痰毒瘀结脉络，日久渐聚积成块停于胁腹而成。

【范围】

西医学中原发性肝癌，包括单纯型、硬化型和炎症型，以及继发性肝转移癌均可参照本节辨证论治。

【病因病机】

一、病因

1. 外邪侵袭　湿热、湿毒之邪侵袭人体，正虚不能逐邪外出，湿热毒邪迁延留滞，气血运行受阻，湿毒瘀结成积，停于胁腹。

2. 情志内伤　长期抑郁恼怒致肝气郁结，气机不畅，一则出现气滞血瘀，一则可因肝郁乘脾，脾虚痰湿内生，而出现痰瘀互结，日久渐积成块，停于胁下。

3. 饮食不节　长期饮食不节，或酗酒成性，或经常食用霉烂腐败之食物等损伤脾胃，脾胃虚弱，运化水谷、升清降浊不能，湿浊内停，土壅木郁，肝脾失和，湿郁中焦，日久化热，湿热蕴毒，湿毒瘀结胁下可成肝积之患。

4. 脏腑虚弱　脏腑虚损，阴阳失和，肝脾失调，气血瘀滞而为癥积；或兼外邪侵袭，饮食劳倦，情志所伤，则湿浊瘀血留著中焦，邪滞血瘀而成癥块。

二、病机

1. 发病　本病起病隐匿，早期临床表现多不明显。一旦发病，往往以右胁疼痛为首发症状。

2. 病位　位在肝脾，与胆胃有关，亦可及肾。

3. 病性　本病性质为本虚标实。本虚以脾胃虚弱，肝肾阴血亏虚为主；标实以湿浊瘀毒蕴结之癥积为主。

4. 病势　本病虽发病多缓慢、隐匿，然而一旦发病则病情发展迅速，病机转化急剧。总的趋势是初期以气郁脾虚湿阻为主，进一步可致湿浊、湿热毒瘀互结，耗伤阴血，终至正衰邪实，病变弥散，全身衰竭。

5. 病机转化　本病在形成初期，湿浊毒瘀聚而未成积块时，患者多无不适主诉，待临床发病之时，积聚已停胁下，并将渐成顽坚之积证。因此，本虚标实、因虚致病、因邪致实为本病总的病机，在发病早期，正气虚衰之象尚不严重，此期多以脾虚肝郁气滞为主要病机，可兼有湿浊中阻，湿热内蕴或瘀血内停；随着癥积日益增大，毒热瘀血互结，耗伤气阴，脏腑功能进一步受损，虚象逐渐加重。同时湿毒瘀胶结之热更甚，胁下癥块坚硬如石，定而不移，疼痛加重；湿毒瘀阻肝胆，胆汁外溢发为黄疸；湿热毒邪耗伤阴血，肝肾阴亏，火热灼伤血络，迫血妄行而出现动血诸证。晚期则形成正虚邪实的恶性循环。

肝癌病因病机见图 4-7。

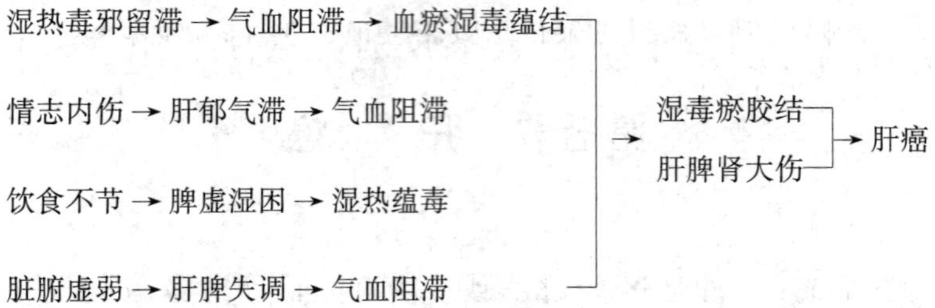

图 4-7　肝癌病因病机示意图

【诊断与鉴别诊断】

一、诊断依据

参照 1999 年本书第 1 版有关本病的诊断依据。

1. 具有较长时间食欲减退，消瘦乏力，胁痛病史，或黄疸、臌胀病史。

2. 以右胁或上腹部疼痛、胀满，胁下癥块渐进性增大、质硬拒按，纳呆恶心乏力，形体消瘦为主症。

3. 腹部 B 超，CT 扫描或 MRI，肝穿刺，血液生化检查如血沉、血清碱性磷酸酶，γ-谷氨酰胺转肽酶等，均有助于明确诊断。

二、鉴别诊断

1. 黄疸　黄疸主要以目黄、身黄、小便黄为主，主要发病机制为湿热熏蒸，起病有急缓，病程长短不一，黄疸有明黯之不同。肝癌以上腹部进行性增大，右胁下有质地坚硬之肿块，且疼痛胀满，形体逐渐消瘦为特征，本病晚期可出现黄疸，主要因湿热瘀毒所致。

2. 胁痛　胁痛是以一侧或两侧胁肋部疼痛为主要表现，主因肝郁气滞或气滞血瘀所致。肝癌虽亦有胁痛，但以右胁为主，且有坚硬、增大之肿块，形体明显消瘦，病证危重，主要因湿热毒瘀内结成积所致。

3. 臌胀　臌胀虽为顽症，经适当治疗，病情常可缓解，相对稳定，肝癌晚期患者虽亦见腹胀大、皮色苍黄等症状，但患者腹部肿块坚硬，表面凹凸不平，且患者形体明显消瘦与臌胀病有别，同时患者病情进展恶化迅速亦为鉴别要点。

【辨证论治】

一、辨证要点

1. 抓主证，详分辨 本病以胁痛、胁下癥块、黄疸、臌胀、消瘦为中心证侯。本病胁痛以右胁痛常见，多呈间歇性或持续性钝痛，且伴有胁下癥块，日渐增大，按之疼痛，坚硬不平。在此基础上晚期可出现黄疸、臌胀，消瘦常呈进行性加剧。

2. 辨病性 肝癌病位在肝，与脾胃肾有密切关系。临床若症见以胁肋胀痛，纳少脘胀，心烦太息，脉弦为主者，属肝郁气滞；若伴有纳呆食少，大便溏泄，疲倦乏力，消瘦明显者，属肝郁脾虚；若以脘腹作胀，食少便溏，神疲乏力为主，或伴肢肿、腹水，苔白腻者，则属脾虚湿困；若兼有低热起伏，溲赤，苔黄腻者，属脾虚湿热；若以胁肋胀痛或灼痛，胁下肿块，口苦，身黄目黄，小便黄赤，苔黄腻为主，为湿热蕴毒瘀滞肝胆所致；若以胁下癥块，按之坚硬，疼痛日剧，固定不移及舌质紫黯或有瘀斑为主者，则属血瘀毒结于肝络；若以癥块膨隆，疼痛难忍，身目俱黄，腹大如鼓，口干舌燥，头晕目眩，两目干涩，舌质红绛发紫，苔薄黄而干，脉弦细数为主者，则属瘀热毒邪耗伤阴血，肝肾阴亏。

二、治疗原则

肝郁脾虚、湿热瘀毒为肝癌发病机制的核心。故疏肝健脾，祛湿化瘀，清热解毒为其治疗大法。热毒伤及肝肾之阴时，又当以祛邪滋阴为要。

三、急救措施

(一)肝癌痛

1. 针刺止痛法 主穴为肝炎点(右锁骨中线下，肋弓下缘 2 寸处)、足三里。配穴为阳陵泉、期门、章门、三阴交。宜缓慢进针，肝区穴位进针不宜深，切忌提插。

2. 中药外敷止痛法 ①如意金黄散外敷：大黄 50g，天花粉 100g，冰片 20g，黄柏 50g，生胆南星 20g，乳香 20g，没药 20g，姜黄 50g，皮硝 50g，芙蓉叶 50g，雄黄 30g。共研细末，加饴糖调成厚糊状，摊于油纸上，厚约 3～5mm，略大于肿块，敷贴于肝区肿块疼痛处，隔日换药 1 次，两次为 1 个疗程。②癌痛散外敷：山柰 20g，乳香 20g，大黄 20g，公丁香 15g，赤芍 15g，木香 15g，黄柏 15g，蓖麻仁 20 粒。上药共研细末，用鸡蛋清调匀即可，外敷期门穴，6 小时换药 1 次。

3. 西药三步止痛法 按 WHO 提出治疗癌痛的三阶梯疗法，其中重要的是“按阶梯”、“按时”用药。轻度疼痛，予非鸦片类止痛剂，如阿斯匹林，每次 0.5～0.6g，每 4～6 小时 1 次。中度疼痛，予弱鸦片类止痛药(如可待因)与非鸦片类止痛药联合应用，疗效优于单用每种药的效果。疼痛不解及重度疼痛者，予吗啡或度冷丁。一般吗啡用量为每 4 小时5～10mg。

(二)肝破裂 患者突发上腹局限性腹痛或剧烈腹痛，恶心呕吐，腹胀，头晕，心悸，口渴，冷汗，甚可见剧烈腹痛，高热，黄疸加深三联征；或可见胸痛胸闷，气急，呼吸困难，心率增快，血压下降，呼吸急促，腹部有压痛、反跳痛，腹水征阳性，腹腔穿刺抽出不凝固血液。

1. 静卧床上，禁止活动，以腹带压迫包扎肝区。

2. 腹腔注入止血剂：①8%正肾上腺素盐水 100ml，每小时 1 次，连续 3 次。②凝血酶 8000～20000U，加生理盐水 10～40ml 腹腔注射。③立止血或垂体后叶素腹腔注入。

3. 支持疗法。

(三)肝昏迷

1. 饮食调摄 减少控制摄入蛋白质，以碳水化合物为主食。

2. 中成药

(1)紫雪丹　每次3～6g,每日2～3次。适用于高热、抽搐、昏迷的患者。

(2)安宫牛黄丸　每次1丸,每日2～3次,口服。

3. 注射液　清开灵注射液60～80ml,加入10%葡萄糖注射液中静脉滴注,每日1～2次。

4. 中药灌肠　以大黄、芒硝、枳实各30g,丹皮20g,煎汁400ml,加食醋20ml,每日分2次灌肠,每次20～30分钟。

5. 支持治疗

(四)呕血、便血

1. 三腔管压迫止血　若在注气前先吞服三七、白及糊则既可局部止血,又可使气囊牢固贴服。

2. 生大黄粉、白及、三七粉各等分研末,每次3～6g,或云南白药1g,每日2～4次口服。

3. 静脉滴注垂体后叶素或立止血。

四、分证论治

1. 肝郁脾虚证

症舌脉:上腹或右上腹部癥块,胀满疼痛,压之痛甚或不明显,胸闷叹息,纳呆食少,大便溏泄,疲倦乏力,面色萎黄或苍白或晦黯,形体消瘦,精神萎靡,舌红或淡红,苔薄白或薄黄腻,脉细弦。

病机分析:情志内伤,肝郁乘脾,或兼饮食所伤致脾胃气虚,运化失健,饮食水谷不能化生气血精微而变生痰浊内停,肝郁气滞日久血行不畅,血瘀兼痰湿阻于络脉,日久渐积成块停于胁下;肝郁气滞,脾胃气机升降失畅,故可见胸闷叹息,脘腹胀满疼痛;脾胃气弱,运化受纳乏力,清阳不得上升荣清窍,不得四布施四肢,故可见精神萎靡,面色不华,疲倦乏力;清阳不升浊阴不降,受纳腐熟失常,故见纳呆食少,大便溏泄;舌脉均为肝郁脾虚之征象。

治法:疏肝健脾,理气祛瘀。

方药运用:

(1)常用方:逍遥散合六君子汤加减。药用柴胡、香附、党参、白术、白芍、茯苓、郁金、丹参、莪术、鸡内金、焦山楂、八月札。

本证为肝癌早期常见之脾虚肝郁证。方中以柴胡、香附疏肝郁,理气滞,以党参、白术益气健脾和中祛湿,共用为君药,木郁土虚并治;以郁金疏理肝胆瘀滞,和血止痛,并可清利肝胆之湿热,白芍柔肝体助肝用,和血止痛,茯苓健脾祛湿助运畅中,三药共用为臣,助君药调理肝脾;佐以鸡内金、焦山楂消积化滞,助脾胃运化同时又兼化瘀软坚之功,丹参活血化瘀,养血和血,莪术专入肝脾经,功擅破血祛瘀,消积止痛,八月札理气散结,化瘀止痛。诸药相伍有气血两调,肝脾同治,标本兼顾之效,务使邪去而正不受损,肝郁疏解,血脉调和,脾胃健运而痰湿不生。

(2)加减:胁痛甚者,加延胡索、三七粉、制乳香、制没药;腹胀重者,加枳实、大腹皮;口黏舌苔白腻者,加生炒薏苡仁;脾虚甚者,加人参;便溏甚者,加肉豆蔻、草果;身热、口苦、苔转黄腻者,去党参,加黄连、半枝莲、茵陈等。此外,还可加入白花蛇舌草、龙葵等药。

(3)临证参考:肝癌起病初期往往以肝郁脾虚,脾虚气滞证为多见。肝脾失和为肝癌发病机制之关键,以疏肝健脾或健脾理气为大法,兼以消导、清利、燥湿等,有“消其已聚,散其未集”之功。于尔辛先生常用党参、白术、茯苓、神曲、麦芽、焦山楂、车前子、地枯萝、八月札、沉香曲、乌药、降香曲治疗，临床疗效颇为显著。

2. 湿热蕴毒证

症舌脉：胁下癥块质硬，胁胀灼痛，或腹胀膨隆，或身黄、目黄，或有发热，恶心纳少，便干溲赤，面色黯黑，形体消瘦，精神疲软，舌质红，边有瘀斑，苔黄腻，脉弦滑或弦涩。

病机分析：感受湿热、湿毒之邪，或脾胃湿浊郁而化热，湿热内蕴成毒，或肝郁脾虚，湿遏热郁，湿热蕴积成毒，湿毒瘀阻胁下络脉，渐积成块；气血循行不畅而致胁下癥块质硬，按之痛，胁胀灼痛；湿热毒邪薰灼肝胆，胁部灼痛；胆汁外溢则身目俱黄；湿热阻滞，中焦气机不畅、胃失和降，故见恶心纳少，脘痞腹胀；热毒邪盛，灼伤津液则可见身热、口苦口干、便结；湿热下注膀胱而见溲赤之症；舌质红边有瘀斑，苔黄腻，脉弦滑或弦涩，为湿热蕴毒，瘀滞肝胆之征。

治法：清热利湿，解毒祛瘀。

方药运用：

(1)常用方：茵陈蒿汤加减。药用茵陈蒿、栀子、大黄、半枝莲、赤芍、丹皮、赤小豆、泽泻、茯苓、猪苓、莪术、白英、白花蛇舌草。

本证为肝脾瘀滞，湿热瘀毒互结所致。方中用苦泄下降，专入肝胆经之茵陈蒿，清热除湿退热并理肝胆郁滞，重用为君；以苦寒之栀子，泻火解毒，清热利湿，及苦寒通降之大黄，通泄瘀热，二药共用为臣，前后分消湿热之邪；以半枝莲、白花蛇舌草、白英清热解毒利湿，泽泻、猪苓利水渗湿健脾，赤小豆利湿消瘀，以莪术化瘀消积，健脾理气，赤芍、丹皮凉血散瘀，配合栀子、大黄共解瘀滞于血分之热毒，上药用为佐使。诸药相伍，效专力宏，急则治标，功专清除瘀滞之湿热毒邪，于清利消散之中，务求湿热瘀毒互结之势得解。

(2)加减：若胁肋胀痛甚者，可加柴胡、郁金、三棱、桃仁；刺痛甚者，加制乳香、制没药、延胡索；若兼见便黑如酱者，可加仙鹤草、地榆、黄明胶等；肿块坚硬者，可合用大黄䗪虫丸；舌红少津者，可加生地、天冬、麦冬等；纳差者，加焦山楂、鸡内金；若兼见大便时结时溏，苔白厚者，为湿热瘀滞兼有脾虚，可减大黄、丹皮用量，加生熟薏苡仁、生黄芪、白术等药；若臌胀，二便不利，腹胀难忍者，可加商陆、车前子、牡蛎、柴胡等药。

(3)临证参考：本证为肝癌中晚期湿热邪毒蕴积，瘀滞肝胆脾胃所致，属标实急证，治疗当用清热利湿解毒重剂，效专力宏以速去其标实。同时，应结合病证，予柴胡、青皮、大腹皮、丹参、桃仁、三棱、牡蛎、鳖甲行散瘀滞以助利水，以助湿解热清。待湿热毒瘀滞之势缓解后，再渐益其本，常用补中益气汤或归芍六君汤等健脾利湿，以土能制水，当归、白芍、酸枣仁、莪术、丹参、鳖甲养血柔肝，行滞化瘀，杜其湿毒瘀滞之源。湿热久稽常有伤阴之弊，临床宜酌用生地、柴胡、青蒿以滋阴清热。

3. 血瘀毒结证

症舌脉：胁下癥块巨大，质硬压痛，胁腹胀痛日重，痛引腰背，固着不移，面唇晦黯，或腹部膨隆，青筋暴露，全身浮肿，不思饮食，大便秘结，舌质紫黯或有瘀斑瘀点，脉沉涩。

病机分析：肝气郁结日久或湿毒之邪久稽则瘀血毒邪结于胁下，络道滞塞，故胁下癥积且日渐增大，胁腹刺痛固着不移；瘀阻气滞，脾胃升降失常则脘腹作胀，不思饮食；瘀阻气滞，水液不行，气血水互相搏结可致臌胀，全身浮肿；中焦气机不畅，肠腑传化失司，糟粕内停可致大便秘结不畅；舌质紫黯，边有瘀斑瘀点，脉沉涩为血瘀内结之征。

治法：行滞化瘀，解毒消癥。

方药运用：

(1)常用方：膈下逐瘀汤加减。药用五灵脂、土鳖虫、桃仁、赤芍、大黄、牛膝、柴胡、枳实、牡蛎、莪术、当归、生黄芪、焦山楂、白花蛇舌草、半枝莲。

肝癌证属血瘀毒结者，治当化瘀消癥解毒。方中五灵脂甘缓不峻，苦泄温通，入肝经血分，功擅通利血脉，散瘀止痛，土鳖虫咸寒性缓，功擅软坚散结，破血逐瘀，二者共用为君；桃仁、赤芍、大黄、牛膝共用以行瘀导滞，破血逐瘀，柴胡疏肝理气，枳实行气导滞，二药一升一降，调达气机之郁滞，以收气行血行之功，上药共用为臣；牡蛎咸寒软坚散结，莪术、焦山楂消积化滞，助脾胃运化水谷以资生化之源，生黄芪健脾补气，当归养血柔肝，生黄芪、当归相伍又有益气生血之义，白花蛇舌草、半枝莲清热解毒，上药共用为佐。诸药相伍，气血并治，理气行瘀，破积消癥，相得益彰，肝脾同调，解郁逐瘀之时，消积导滞以通腑和中，助脾胃腐熟运化，攻中寓补，扶正以祛邪，并可防攻伐之品耗气伤阴之弊，可谓行瘀破积消癥之佳品。

(2)加减：气虚甚见神疲乏力，纳少气短者，减土鳖虫、莪术，加白术、党参；浮肿明显者，加茯苓、泽兰、葶苈子；若见舌红，恶寒发热，胁痛者，减土鳖虫、莪术、枳实、生黄芪，加重当归、赤芍，并加用金银花、山栀；黄疸者，加茵陈、车前草、萹蓄；胁痛甚者，重用延胡索，并加大莪术用量，并可用蟾酥膏外贴；本证可加白英、草河车、漏芦、龙葵、青黛、夏枯草等以清热解毒。

(3)临证参考：本证型治疗以"行、消、破、散"攻伐之药为主，适宜于肝癌早期或部分中期，体质颇健，或肿块不大，瘀血征象明显者。对中晚期患者或体质较弱者，均应慎用。治疗本证常用方药有人参鳖甲煎丸、大黄䗪虫丸以及消瘀逐秽汤(《石室秘录》)等，均为攻伐力强之峻剂，适宜于急治，即乘邪势未集时举而击之，中病即止。或以逍遥散、六味地黄丸等扶正之剂，攻补兼施，交替运用。

4. 肝肾阴亏，热毒瘀滞证

症舌脉：癥块膨隆，腹大如鼓，叩之有波动感，形体羸瘦，胁肋胀痛，周身乏力，不思饮食或恶心欲吐，咽干口苦，头晕目眩，两目干涩，或低热盗汗，五心烦热，或鼻衄牙宣，皮下出血，或面目身黄，大便干结，小便短赤，舌质红或红绛发紫少津，苔少或光剥或薄黄而干，脉细弦数。

病机分析：湿热毒邪瘀阻肝络日久致癥块膨隆，胁肋疼痛；热毒亢盛，损伤肝肾，阴津耗伤，形体失养，虚火上炎，故见羸瘦眩晕，咽干口苦，两目干涩，低热盗汗，五心烦热；津伤火旺，肠腑传化失司则便干结；膀胱气化不利则小溲短赤；毒热内蕴，肝胆失疏，胆汁外溢而致面目身黄；胃失和降而致不思饮食或恶心欲吐；气血水积于腹内，故见腹大如鼓；热毒灼伤血络，故见鼻衄、牙宣及皮下出血等；舌质红或红绛发紫少津，苔少或光剥或薄黄而干，脉细弦数为热毒伤阴之象。

治法：养阴清热，解毒祛瘀。

方药运用：

(1)常用方：清热地黄汤加减。药用生鳖甲、生地、赤芍、水牛角、丹皮、女贞子、桑椹子、天花粉、金银花。

湿热瘀毒互结日久，肝肾阴伤，热毒瘀滞未解，治疗应滋养肝肾阴液，并清热解毒凉血散瘀。方中以甘寒之生地、咸寒之鳖甲滋养肝肾阴液，生地并清热凉血止血，鳖甲并可滋阴清热除蒸，软坚散结，两药共用为君；以咸寒之水牛角清热解毒，凉血止血，丹皮、赤芍清热凉血，散瘀，丹皮并可清热除蒸，上药共用为臣；天花粉养阴生津，清热散结，女贞子、桑椹子滋阴补肾，金银花清热解毒，上药共用为佐。方中诸药性味甘寒、咸寒，凉润养阴，滋液清热，凉血散瘀止血，力求清热解毒而不苦寒伤阴，养阴凉血而不留瘀，为养阴清热，解毒祛瘀之良方。

(2)加减：鼻衄、牙宣者，加大小蓟、白茅根、茜草；大便干者，重用生地或加火麻仁、瓜蒌仁；口干明显者，加重天花粉用量，并加川石斛、麦冬、芦根或用西洋参泡茶；腹水者，加楮实、玉米须、车前子、陈胡芦；黄疸者，加虎杖、茵陈；出血多者，加三七、生槐花；出现神志模糊，甚或昏迷者，可用安宫牛黄丸吞服或灌服，或用醒脑静 6～8 支，加于 10%葡萄糖注射液中静脉滴注；胃纳不佳，舌光苔少，脉细无力者，可加用太子参、麦冬、五味子、石斛、生谷麦芽；热毒较盛者，可加白花蛇舌草、蚤休、漏芦、半枝莲、白屈菜等。

(3)临证参考：出现本证，多已是肝癌晚期。热毒瘀滞脉络，耗伤阴血，故对本证患者切不可用破血药，一般活血化瘀药亦不宜重用。本证患者多可见胃阴大伤，胃纳不佳之候，临证宜以甘平柔润之品养阴和胃。同时注意慎用苦寒、温燥伤阴耗气之品，且甘寒、咸寒之品宜以轻灵小剂而非重浊大剂主之。临床可采用内外合治法，即外用软坚消肿解毒散结煎膏外敷，以及配合静脉注射液静脉点滴，药如生脉注射液、清开灵注射液等。

五、其他疗法

1. 注射液

(1)生脉注射液：每次 30～60ml，加于 5%葡萄糖注射液 250～500ml 中静脉滴注。用于肝癌化疗前后，可防治化疗引起的白细胞减少等。

(2)醒脑静注射液：1 次 20～30ml，加于 5%葡萄糖注射液 250～500ml 或等量 0.9%氯化钠注射液中静脉滴注。用于治疗癌性发热、出血及昏迷。

(3)清开灵注射液：每次 20～40ml，加入 250～500ml 0.9%氯化钠注射液或 5%葡萄糖注射液中静脉滴注。用于肝癌湿热瘀毒互结证及肝癌引起的昏迷治疗。

(4)参脉注射液：用量一般 30～50ml，加入 5%或 10%葡萄糖注射液或 0.9%氯化钠注射液 250～500ml 中静脉滴注。本品益气固脱，养阴生津，用于肝癌化疗后，增强抗癌药物疗效，减轻化疗毒性，扶正以祛邪。

2. 中成药

(1)大黄䗪虫丸：每服 1 丸，每日 1～2 次。用于瘀血毒结之肝癌。

(2)舒肝止痛丸：每次 4～4.5g，每日 2～3 次。用于肝癌早期，肝胃不和之脘腹胀痛诸症。

(3)诺迪康胶囊：每次 1～2 片，每日 3 次。扶正固本，调和阴阳，用于肝癌正虚体弱，或化疗后体虚，扶正祛邪之治。

3. 单验方

(1)露蜂房 9g，加适量僵蚕、山慈菇、薏苡仁，水煎服。

(2)玳瑁 15g，露蜂房 15g，龟甲 25g，鸦胆子 15g，蟾酥 1～2g。共研细末，每日早晚各服 1 次，每次 1～2g。

(3)田基黄 30g，研细末，用砂糖开水兑服，每日 3 次。

4. 食疗方

(1)鲜猕猴桃根 100g，瘦猪肉 200g，炖熟吃肉喝汤，隔日 1 次。

(2)团鱼 300g，山楂 60g，水煮熟食，3 日 1 剂，常服。

(3)斑蝥 500 个，陈皮 500g，糯米 500g。糯米淘洗干净，沥干，加入斑蝥后置锅内，微火炒至焦黄，拣去斑蝥，分别研细，另将陈皮研粉，混匀。首次 10～15g，每次 5～6g，每日 3 次，饭后开水冲服。

5. 外治疗法

(1)潘氏创外用消肿止痛膏:以制乳香、制没药、密佗僧、干蟾皮各30g,龙胆草、铅丹、冰片、公丁香、雄黄、细辛各15g,煅寒水石60g,大黄、姜黄各50g,生胆南星20g,各为细末和匀。用适量药粉调入凡士林内,摊于纱布,贴敷肿块部位,隔日一换。如局部出现丘疹或水泡则停止使用,待皮肤正常后再用。

(2)软坚丹以外敷取软坚散结止痛作用,以甲珠30g,制乳香、制没药各10g,红芽大戟20g,甘遂15g,生胆南星10g,白僵蚕10g,制半夏10g,朴硝10g,蟾酥2g,人工麝香10g,蜈蚣30条,酌加少量铜绿、阿魏。共为细末,瓷瓶收贮。依肿块大小,取药粉调凡士林摊于纱布上,1日1换,贴敷肿块部位用胶布固定。

(3)消肿膏药:蓖麻子120个,巴豆(去壳)120个,归尾30g,红花30g,三棱30g,鳖甲30g,甲珠30g,牙皂30g,木通30g,川乌30g,草乌30g,七叶一枝花30g,生胆南星30g,甘遂30g,二头尖30g,鬼箭羽30g,槟榔30g,冰片15g,丁香15g,阿魏15g,乳香15g,没药15g,血竭15g,风化硝120g,人工麝香10g,黄丹560g,麻油1500g。上药共研细末,制成膏药,贴敷于肝区癌肿处,隔3~5日换药。

(4)痛块灵外用膏:由延胡索、丹参、台乌药、蚤休、地鳖虫、血竭、冰片等组成,外敷于局部。具有散结、止痛作用,用于肝癌局部疼痛的治疗。

【转归与预后】

原发性肝癌起病隐匿,病程短促,病势凶险,总体而言,预后不良。影响其转归与预后的因素有发现早晚、肿块大小、生长部位及有无合并症等。早期诊断及时治疗,有望改善症状。一般中晚期患者预后极差,为消化道肿瘤患者中死亡率较高的一种。中西医结合、中医药治疗本病,已使本病由"不治之症"逐步变为"部分可治之症"。进一步深入研究,发掘中医药潜力,对改善本病患者的预后有重要意义。

【护理与调摄】

护理本病患者,首先应注意观察全身状态,如体重、皮肤黏膜、精神状态等方面的变化,其次要加强心理护理,需要时应酌情保密病情,减轻患者思想负担。此外,还需注意饮食护理,嘱患者食用清淡易消化并富有营养的软食,忌用生冷油腻及硬性食品,在饮食及蔬菜水果方面,根据辨证情况予以适当选择。忌用损害肝肾功能及对胃肠道有刺激性的食物和药物,并防止出血。对晚期病人应加强皮肤护理,防止发生褥疮。在病程中尽量预防并发症如感染等的发生。

【预防与康复】

一、预防

本病预防首先应避免饮食不洁。饮用清洁水,如深井水、活水,而勿饮用塘沟污浊之水。避免进食霉变、腐败食物,其中玉米、花生最易污染黄曲霉素B_1,尤须注意防潮保存。尽量少食熏烤鱼肉类和腌泡制品。

此外,注意饮食有节,少进肥甘厚味及有毒食品,戒除烟酒嗜好,以及调和情志,保持心情舒畅,生活有节,使脏腑气血阴阳保持平衡,提高抗病能力,对预防本病至关重要。

对慢性肝病、胁痛、脘腹胀痛、疲乏消瘦诸证,应定期复查,积极调治,对预防肝癌具有重要意义。

二、康复

1. 药物康复

对发现早,手术彻底,且病情相对稳定的患者,宜予服用养肝柔肝、健脾益气、清热解毒及理气活血的中草药，以扶正祛邪，防止复发。常用的药物有鳖甲、白芍、枸杞子、人参、黄芪、茯苓、莪术、石见穿、石打穿、八角莲、蛇莓、白花蛇舌草、薏苡仁、土茯苓、干蟾皮、冬凌草、白英、云芝、猴头菌、肿节风、牛黄、猪苓、全蝎、蜈蚣等。

2. 食疗康复

可经常服食海带。也可用生薏苡仁 30g，枸杞子 15g，加入粳米 100g，煮粥饮服。或可用灵芝菌 15g，切片后水煎服，每日 1～2 次。

3. 气功康复

肝癌患者在接受各种治疗的同时，均可进行气功保健康复。但一定要根据自身病情及体质情况，选择适当的方法，不应过于劳累，以期达到强身治病的目的。

【医论提要】

“癌”字始见于宋代《卫济宝书·痈疽五发·一曰癌》，但所描述的症状并非恶性肿瘤。《仁斋直指附遗方论·发癌方论》首次较为清楚地论述了癌的症状特点，好发部位和严重后果，如云：“癌者上高下深，岩穴之状，颗颗累垂……毒根深藏，穿孔透里，男则多发于腹，女则多发于乳，或项或肩或臂，外症令人昏迷”。以“癌”来论述恶性肿瘤的病名则始见于明代的《外科启云》，其中专门有“论癌发”一节。近代大多数恶性肿瘤的病名（包括肝癌）在中医文献中是无法查及的，但是论述的病因病机、描写的症状及预后与其中有些病证类似，肝癌类似病在古医籍中见于“肝积”、“脾积”、“息贲”、“积聚”、“癖黄”、“癥”、“肥气”等。

《难经·五十六难》说：“脾之积，名曰痞气，在胃脘，腹大如盘，久不愈，令人四肢不收，发黄疸，饮食不为肌肤。”似为本病，《难经》中还指出“息贲”是于右胁下覆大如杯，亦似肝癌。《诸病源候论·积聚候》说：“诊得肝积，脉弦而细，两胁下痛……”，该书《癖黄候》说：“气水饮停滞积聚成癖，因热气相搏，则郁蒸不散，故胁下满痛，而身发黄。”阐述了肝癌形成的原因。《圣济总录》中也有：“积气在腹中，久不瘥，牢固推之不移者，癥也……按之其状如杯盘牢结，久不已，令人身瘦而腹大，至死不消。”似为肝癌的症状表现。清代林开燧《活人录汇编》中有关“肥气”的描述似肝癌，“肝之积曰肥气。盖由郁怒伤肝，肝气不能条达，使生阳之气，抑而不升，郁滞于左右两胁之间，形如覆杯，积成肥厚之气，可大可小，日久乘虚攻发心脾之际，窘迫为痛，因而恶心呕逆，妨碍饮食。痛久，则精神气血愈亏，而外症寒热似疟，渐至形枯神萎，其脉两关沉弦而急，或弦滑而数，以后方同丸药，调理自愈。若求速效而恣用克伐，则反伤肝脾之真气，变为中满，中满传为臌胀而死。”

现代名医段凤舞治肝癌用参赭培气汤、逍遥散二方加减化裁，多次效验。顾丕荣运用“三辨”、“三法”、“三忌”、“三要”治疗肝癌，通过临床观察，多数患者，改善了症状，延长了寿命，也有获得多年生存者。“三辨”即辨其气血阴阳亏损；辨其湿痰、气滞、血瘀；辨其部位、性质。“三法”者，即扶正固本以抗癌；祛邪化积以制癌；因病选药以治癌。“三忌”者，“即忌破血，忌烟酒，忌乱投医药。“三要”者，即要食疗，要乐观，要练功。

【医案选粹】

案一

胡某，男，61 岁，工人。住院号 57500。1974 年 5 月 24 日初诊。

患者于 1974 年 3 月 30 日因肝区不适及形体消瘦收住我院。入院后经肝 B 超检查为上界 6 肋间，右肋下 3cm，剑突下 5cm，肝厚 9.5cm，稀疏呆滞波。右侧见直径 4cm 包块平段，范围 3.5cm×6cm。肝功能未见明显异常。于 4 月 13 日、5 月 17 日、5 月 5 日三次扫描，均为右叶占位病变。甲胎初为阴性（4 月 16 日），继为阳性（5 月 24 日）。临床诊断为原发性肝癌。用氟尿嘧啶静脉注射一次，因反应较大而停药。于5月24日改用中药治疗。初诊时症见面容消瘦，精神欠佳，纳食不振，脘腹胀气，疲乏无力，右胁偶尔隐隐作痛，口苦干，小便黄，大便微溏不爽。苔黄腻，舌红紫，脉弦。触及肝质较硬，边缘不整，表面凸凹不平。中医诊断为“癥积”。辨证为湿热毒邪蕴遏，痰凝血瘀，脾运失常，癥积中焦。拟法清热利湿，解毒化癥，兼调脾胃。处方为：

白花蛇舌草60g　垂盆草60g　虎杖30g　生牡蛎30g　红枣30g　夏枯草15g　藤梨根15g　丹参15g　藿香9g　郁金9g　白术9g　甘草9g

连服15剂。至6月8日，症见病情稳定，仍觉精神欠佳，脘腹略胀，腻苔稍退，脉弦细。拟法如前。处方为：

虎杖30g　藤梨根30g　白花蛇舌草30g　半枝莲30g　铁菱角30g　生鳖甲30g　女贞子30g　太子参30g　红枣30g　郁金9g　藿香9g　干蟾6g

连服20剂。至7月14日，症见纳食好转，精神欠佳，大便成形，小便微黄，苔薄黄根腻，脉弦细。按原方改干蟾为9g，再服15剂。以后略有增损，服药至9月11日出院。

出院后继续原方调治，同时用蟾蜍油(活蟾蜍1只，去内脏洗净，用麻油500克煎枯去渣备用)炒菜佐餐为辅助治疗(据云已服此油15公斤，还将炸后蟾蜍食尽)。至1975年3月31日扫描未见肝内占位病变，原缺损区已好转(见湖北中医学院附院报告单1119号)，检查甲胎阴性。触诊肝于肋下可触及1厘米，质稍硬。精神食欲恢复如常，并参加生产劳动。观察至1984年5月，未见病情反复。其间因急性阑尾炎来我院作过1次手术，未见其他病变。

(史宇广，单书健．当代名医临证精华·肿瘤专辑．北京：中医古籍出版社，1992：103)

案二

王某，男，61岁，干部。门诊号051048。

病员于1971年患黄疸性肝炎，1972年～1973年间复发3次。1975年6月脘腹胀满、肝区隐痛、嗳气不适、食欲不振及肢倦乏力。超声波检查肝肋下吸气时2cm，剑下8cm，脐上7cm。肝区波形较密微小波，甲胎蛋白放射免疫测定结果＞1280ng/ml，血凝d-FG阴性。环卵试验(－)，GPT复查5次均在40单位以下。澳大利亚抗原阴性。诊断为原发性肝癌。

诊治时肝区隐痛，胃纳不佳，脘腹胀满，舌苔黄腻，舌质偏黯，脉弦。辨证为热毒壅盛，湿浊内聚。治以清热解毒，利湿。药用：白花蛇舌草、石上柏、龙胆草、土茯苓、黄连、川楝子、蒲公英、黄芩、板蓝根、栀子、茯苓、生熟苡仁、田基黄、橘皮、八月札、泽泻、车前子、合欢皮等。随症加减柴胡、丹皮、女贞子、七叶一枝花、旱莲草、大黄、皮尾参、北沙参、夏枯草等。酌情加用成药：人参鳖甲煎丸、枳术丸、逍遥丸等。

连续服用中药1年后，肝区肿块缩小，脘腹胀满消失，胃纳亦佳，但仍然肢倦乏力，舌苔薄腻，舌质偏黯，脉弦。上方继续服用2年余。于1979年6月上旬复查，肝同位素扫描：未见明显占位性病变，甲胎火箭电泳＜30ng/ml，超声波检查，肝肋下未及，肝波：较密微波。嗣后按上述治疗方法，服药至1980年7月停药。1981年2月下旬因劳累，上腹不适，肝区胀痛，胃纳不佳，到某医院检查，AFP又呈阳性，延至6月病情恶化而死亡，生存6年零1个月。

[钱伯文．中医药治疗肝癌32例临床小结．辽宁中医杂志，1987(4)：14]

案三

冯某，男，58岁，某公司干部，病历号130945。住址：北京海淀区学院路某公司宿舍。

1983年2月18日初诊：因上腹包块2个月，伴腹胀纳差，胃脘饱满，肝区作痛，小便短赤，口干鼻衄。同年元月初经某医院肝同位素扫描提示：肝内巨大占位病变，腹水（++），α-FP750单位，诊断为“晚期肝癌”。口服喃氟啶2瓶（既往无肝病史）。病情日渐加重，转来我院。

患者一般情况欠佳，颜面灰黯，形体消瘦，神疲乏力，呃逆嗳气，肝大肋下10cm，剑突下14cm，质硬，腹水（+++），双下肢凹陷性浮肿，脉弦数滑，舌苔黄腻。

中医辨证：气滞不行，瘀血内阻，肝病及脾，运化失司，水湿内停蕴结成块，脉弦数滑为湿热之象，苔黄腻为湿热内蕴，正虚邪实。

治则：化瘀降逆，健脾利湿，益气养血佐以解毒抗癌。

方：①生赭石15g　太子参15g　麦门冬15g　生山药12g　八月札10g　丹皮15g　杭白药10g　猪苓片30g　龙葵30g　蒲公英15g　白茅根30g　白术10g　生鳖甲15g　仙灵脾10g　三七粉（分冲）3g

②脾肾冲剂1袋，每日2次，汤药内冲服。

二诊：上方进药14剂，自觉腹胀减轻，鼻衄减少，周身皮肤瘙痒。

前方加白鲜皮15g、大枣5枚、枯草15g。续诊15次，共服药204剂。

十六诊：下肢浮肿消退，尿量增多，精神好转，腹胀减轻。肝大肋下8cm，剑突下10cm，腹水（+），寐差，有时鼻衄，脉弦细，苔黄，复查α-FP140U。

方加磁石15g、远志10g、枣仁15g。续诊34次，服药共408剂。

五十诊：自觉症状明显改善，精神好，食欲佳，肝肿瘤缩小至肋下4.5cm，剑突下8cm，脉弦细，舌黄，继续治疗。

服药468剂，病情日渐好转，精神情绪好，肝脏明显缩小至肋下3cm，剑突下6cm，二便调，复查B超提示，肝内未见明显占位病变，α-FP37U，自确诊晚期肝癌至今已治疗3年有余。

（段凤午，王惠勤．晚期肝癌四则．黑龙江中医药，1987，(2)：17）

【现代研究】

原发性肝癌是我国常见的恶性肿瘤之一，其死亡率在恶性肿瘤中位居第3位，开展中医药治疗研究本病展现了较好的前景，疗效肯定，且对化疗、放疗具明显减毒作用。现综述如下：

一、病因病机研究

现多数人认为肝癌是正气虚损，脏腑阴阳气血失调的基础上，外邪入侵与机体内部因脾虚肝郁形成的痰、湿、气、瘀等病理产物互结，导致肝癌的发生。陈树森等[1]指出原发性肝癌属本虚标实之证，并认为本虚即气血不足，正气亏损；标实即邪气内蕴，血瘀火毒。而按气血辨证而言，多数学者认为气滞血瘀是肝癌产生的病理基础。有些学者[2]认为，在气滞血瘀的基础上则往往变生他证，或化火伤阴，或瘀毒蕴积，或痰湿内着，或热毒内蕴，相互结聚，壅滞肝络，着而不去，日久结为有形之肿块，最终导致肝癌的形成。亦有少数医家提出不同观点，认为血瘀和阴虚才是主要的病理基础，如苑淑芳等[3]提出，肝癌发病是由于“热灼阴液，炼液成痰，阴虚聚毒成癌；或气滞血瘀，脉络阻塞，邪聚毒凝乃成。其中，湿热为启动因子，血瘀和阴虚是主要病理基础。”

对于肝癌形成病机的探讨，很多医家认为肝癌的形成是由内因和外因两种原因共同作用而成。如傅凤霞等[4]所述：“肝癌的发生，既有内在因素，又有外邪侵袭，使肝脾功能失调，邪毒蕴结于经络脏腑，引起气血瘀滞，痰湿凝聚等病理改变，日久不愈而成癥积。”王庆才[5]

也认为肝癌是在各种病因的作用下形成的,不过,强调了湿、热、瘀等邪气凝聚肝脏,日久化毒,才能结为肝癌。

关于肝癌形成的病因病机,一些学者还就单个的致病因素对原发性肝癌病机的影响进行了探讨,强调了某些致病因素对于肝癌的形成所起的作用。谭开基等[6]就岭南炎热多雨多湿气候对肝癌的形成机制进行了分析,认为环境因素对于肝癌的形成起着重要的作用,且较遗传因素更重要;其影响机制为岭南湿热的气候、地理环境影响了人的体质,再在各种致病因素的反复作用下,最终导致肝癌的形成。

二、证候学与辨证规律研究

尹先达[7]认为肝癌辨证当分初、中、末三期:初期以肝失疏泄,气机郁结为主;中期则以木郁土虚,肝脾同病为主;末期则似应辨为精气血虚极,肝脾肾同病。武嫣斐等[8]认为随着病情的发展,临床分期的不同,证型发生演变,单证逐渐减少,两证相兼和三证相合逐渐增多,病机的变化由单纯的实证、虚证向虚实夹杂证转化,中晚期肝癌以肝气郁滞、血瘀、湿热毒盛以及肝脾肾亏虚为重。

三、治则治法研究

李佩文[9]认为治疗肝癌祛湿勿忘益气健脾。吴良村[10]对于肝癌初期未手术者,或术后复发或转移者,但体质尚可,常予疏肝健脾、养阴清热、解毒散结之治疗,以一贯煎为主加减。若肝癌术后,正气尚虚,功能失调,以疏肝健脾、补气养血、养阴清热为主,少佐解毒散结。对于肝癌放疗或热疗后,其治疗以养阴清热、解毒散结为主。对于晚期肝癌有全身转移,或已行手术、介入治疗复发者,尤出现肝功能异常、恶液质,表现腹胀、黄疸、肢肿较甚,则其治疗宜攻补兼施或扶正为主、祛邪为辅,以期提高生存质量,带瘤生存。

四、辨证用药研究

周仲瑛[11]认为本病的主要病理因素为湿热瘀毒结聚,治疗以清化湿热、化瘀解毒为主,在此基础上加用散结消癥之品。常用药物有半枝莲、茵陈、白花蛇舌草、虎杖、垂盆草、鸡骨草、酢浆草、龙葵、蒲公英、柴胡、八月札、制香附、水红花子、苦参、莪术、石打穿、肿节风等,虫类药物多用炮山甲、土鳖虫、炙蟾皮等。刘晓彦[12]用肝癌止痛膏(白花蛇舌草30g,夏枯草20g,丹参20g,延胡索20g,龙葵15g,蚤休12g,三棱15g,莪术15g,生乳没各20g,血竭5g,生川乌5g,冰片10g,砒霜0.03g,黄白蜡各10g,米醋20ml,凡士林10g)治疗中晚期原发性肝癌癌痛60例,外敷肝区患处。对照组60例,用华蟾素20ml静脉点滴。观察组在2周及4周时癌痛缓解疗效均优于对照组,两组有显著性差异($P<0.05$)。

对于癌性发热,中医认为多用机体阴阳失调,气血偏虚,痰瘀湿毒内聚,蕴久化火所致,乃本虚标实之象。李伟林[13]用和解少阳治疗25例非感染性晚期癌性发热32次,总有效率90.6%。王庆才[14]用辨证和辨病相结合治疗非感染性癌热70例,气虚用补中益气汤加减;阴虚用增液汤、青蒿鳖甲汤加减;毒热用清瘟败毒饮加减。结果显效21例,有效34例,无效15例,总有效率78.57%。

刘鲁明[15]治疗肝癌并上消化道出血,是在内科常规用药止血基础上,根据五运六气理论子午流注纳子法规律。用VitK选上午6～9时阳明经开穴时,穴位注射曲池、下巨虚,每穴4mg,治疗42例,穴注组有效65%,明显高于对照组之27%($P<0.05$)。定时穴注组较不定时穴注组的止血稳定时间长($P<0.05$)。

参考文献

[1] 陈树森,李智,杜杰.PLC的中医治疗研究进展概述[J].实用中医内科杂志,1997,11(1):10-13.

[2] 王天保,范言磊．辨证施治 PLC 153 例[J]. 中医研究,1999,12(6):46-47.

[3] 苑淑芳,张俊富．病毒性肝炎肝硬化中医分型与肝癌血清学指标的关系[J]. 天津中医,1997,14(3):102-104.

[4] 傅凤霞,张正芳,王琦．原发性肝癌手术后辨证治疗 60 例[J]. 南京中医药大学学报,1997,13(5):314-315.

[5] 李道明．王庆才治疗肝癌经验[J]. 辽宁中医杂志,2000,27(9):295-296.

[6] 谭开基,陈锐深．岭南肝癌的发病特点及辨证施治[J]. 新中医,1999,31(8):25.

[7] 尹先达．原发性肝癌的中医分型及治疗琐谈．光明中医,2008(8):1182-1183.

[8] 武嫣斐,王素萍,孙健民,等．原发性肝癌中医证型临床分布及证型标准．山西中医学院学报,2007(2):21-23.

[9] 许轶琛,朱世杰．李佩文治疗肝癌经验简介．北京中医药,2008(6):427-428.

[10] 金萍,沈敏鹤．吴良村诊治原发性肝癌经验．中医杂志,2005(9):660-661.

[11] 霍介格,顾勤．周仲瑛治疗肿瘤的临证思路探析．上海中医药杂志,2004(1):5-6.

[12] 刘晓彦．肝癌止痛膏外敷治疗中晚期原发性肝癌癌痛 60 例[J]. 河南中医,2004,24(9):24.

[13] 李伟林．小柴胡汤治疗恶性肿瘤晚期非感染性发热[J]. 辽宁中医杂志,1990(12):17.

[14] 王庆才．辨证治疗癌热 70 例临床小结[J]. 辽宁中医杂志,1992(9):34-35.

[15] 刘鲁明．维生素 K_3 穴位注射在肝癌上消化道出血治疗中的应用[J]. 中国针灸,1989(1):9.

第八节　颤　　病

【定义】

颤病是指头部或肢体摇动、颤抖为主要临床表现的一种病证。轻者仅有头摇,或限于手足或单一肢体轻微颤动,可坚持工作,生活自理;重者全身颤动,头部震摇大动,扭转痉挛,四肢颤动不止,不能自理生活,甚或卧床不起。此病多发于中老年人,男性多于女性。多由于年老体弱,情志、饮食失调,劳伤过度而致气血阴精亏损,风火痰瘀阻滞脉络,筋脉失养而成。

【范围】

颤病可作为一种原发性疾病单独出现,亦可继发于其他疾病。西医学中锥体外系疾病所致的不随意运动如帕金森病、舞蹈病、手足徐动症等,均可参照本节辨证论治。

【病因病机】

一、病因

1. 情志不遂　所愿不遂,或郁怒伤肝,肝气郁滞,日久化火,耗伤肝肾阴精,水不涵木,阳亢化风而致颤病。忧思伤脾,健运失司,痰浊内生,气血生化乏源,气血虚弱不能荣于四末,或夹风痰内阻,致筋脉失养而颤振。

2. 饮食不节　长期嗜食肥甘厚味,饮酒过度,损伤脾胃,助湿生痰,阻于脉络,同时脾虚运化敷布水谷精微之力弱,气血不足,筋脉失养而成颤病。

3. 劳欲过度　劳倦过度,耗伤脾胃之气;嗜欲无度,摄生不慎,耗竭肾精,而致脾肾俱虚,脾虚健运失司,气血虚弱,筋脉失濡养,肾精亏虚,脑髓不充,筋骨失养而致颤病。

4. 年老久病　年逾四十则肝肾精血日渐亏虚,或久病体弱,气血阴阳不足,脏腑功能失调,致肝肾不足,阴亏阳亢,风阳内动、筋脉失养,颤动振掉而为颤病。

5. 先天禀赋不足　禀赋不足,先天肾精亏虚,髓海失充,筋骨经脉失养而致幼年发为颤病。

二、病机

1. 发病　好发于中老年人，隐匿起病，渐进加重。幼年发病则以先天禀赋不足为多见。

2. 病位　病位在脑髓、筋脉、肝、脾、肾。初期主病在肝，病久涉及脾肾、脑髓、筋脉。

3. 病性　本病以本虚标实为主。本虚多为肝肾阴亏，气血虚弱；标实则以风、痰、瘀、火为常见。常虚实相兼为病。

4. 病势　发病之初，病变轻浅，以内风、痰瘀、火热标实为主，病变迁延，则可致虚实夹杂，终则病久及肾致真阴亏损，正气衰败，肝脾肾多脏俱损而病势加重。

5. 病机转化　颤病初期多为肝阴不足，筋脉失养，肝风内动所致，或可见脾虚痰阻，气血不足以及风痰瘀阻脉络所致者，以肝、脾受损为主，肝风内动、痰浊瘀血内停等标实为突出。此外，五志过极化火，风火交织，痰热互阻而致痰热动风之证亦不少见。因此，在邪实为主，正气尚无大亏的阶段，经积极治疗，使肝风得息，痰瘀得祛，气血阴液得以充养，颤病尚可减轻。反之，颤病日久，气血阴阳受损，肝脾肾多脏功能俱伤，病久入络，痰瘀互阻更甚，病多不治。此外，因先天禀赋不足，年老体衰，肝肾精亏所致颤病，病初即见真阴亏耗，肝脾肾俱损者，亦多难根治，预后不良。

颤病病因病机见图 4-8。

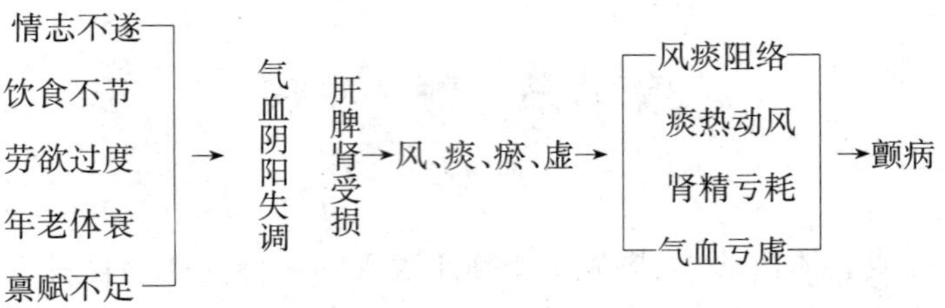

图 4-8　颤病病因病机示意图

【诊断与鉴别诊断】

一、诊断依据

按照 2008 年中华中医药学会发布的《中医内科常见病诊疗指南·中医病证部分》。

1. 主要以肢体及头部摇动、颤抖，甚至不能持物为特征。静息时震颤为著，恼怒或情绪激动时加剧，夜眠震颤消失。病情轻者仅头摇，重者头部震摇较剧、肢体震颤不已，不能自行进食，手不能持物、拧毛巾、用筷勺和系绳，足不能步，生活不能自理。伴有烦躁，忧郁，多汗，大便秘结难排。

2. 多见于中老年人，男性稍多于女性，起病缓慢，逐渐加重。

二、鉴别诊断

瘛疭　多见于急性热病或某些慢性疾病急性发作，其证手足屈伸牵引，常伴见发热，头昏，两目窜视，头、手颤动。颤病则为慢性疾患，以手头颤动、振摇为主要临床表现，一般无发热、神昏及其他特殊神志改变症状，手足颤动而无抽搐牵引。再结合原发病分析，二者不难鉴别。

【辨证论治】

一、辨证要点

本病辨证主要应当分辨标本、虚实。肝肾不足，气血虚弱者为虚，风火夹痰者为实。如虚实相兼为病者，多以肝肾阴亏，气血不足为病之本，风痰瘀为病之标。临床以本虚标实之证多见。若症见仅头部轻摇，或单一肢体僵硬、颤动，头晕耳鸣者，属风痰阻络；口唇、舌体颤动，走路慌张，面部表情呆滞，面色无华，心悸气短者，证属气血亏虚；颤病日久，伴见呆傻健忘，腰膝酸软，头晕，盗汗者，属肾精亏耗；肢体颤抖，神呆懒动，胸脘痞闷，咯痰色黄，便干尿赤者，属痰热动风。

二、治疗原则

治疗原则为扶正祛邪，标本兼顾。常用益肾调肝、补气养血以扶正而治其本，用清化痰热、息风活血以祛邪而治其标。

三、分证论治

1. 风痰阻络证

症舌脉：仅见头部轻微动摇，或见手足或单个肢体僵硬，时有颤振，活动欠灵活。兼见头晕，视物模糊，耳鸣，舌质黯淡，苔薄白或白腻，脉弦或弦滑。

病机分析：痰浊瘀血内停，虚风内动，风与痰瘀相搏，闭阻脉络，或风痰瘀血，阻于络道，以致筋脉气血不通，则肢体拘急、强硬，或见头部动摇，单一肢体轻微颤动；风痰阻于脑络，清窍失养，则有头晕、视物模糊、耳鸣等；舌黯淡，舌苔白腻，脉弦也是风痰瘀血内阻之征象。

治法：平肝息风，化痰通络。

方药运用：

(1)常用方：二陈汤合天麻钩藤饮加减。药用天麻、钩藤、清半夏、陈皮、茯苓、丹参、赤芍药、鸡血藤、川芎、菊花、白蒺藜。

方中天麻甘平，入肝经，性润质柔，功擅平肝潜阳，息风止痉，钩藤甘微寒，息风止痉，清热平肝，二者合用息风止痉而平潜肝阳，用以为君；清半夏、陈皮、茯苓理气化痰，健脾祛湿，丹参、赤芍、鸡血藤养血活血，化瘀通络，共用为臣；川芎辛温升散，上行头目，行气活血祛风止痛，菊花辛甘苦微寒，入肝经，平肝潜阳，息风止痉，白蒺藜苦降，入肝经，平肝潜阳，活血祛风，三者共用为佐使药。诸药合用共奏平肝息风、化痰通络、调和气血之效。

(2)加减：神情呆滞，胸脘痞满者，加枳实、菖蒲、郁金；痰热内扰，口苦心烦者，加竹茹、黄芩；失眠多梦者，加炒枣仁、浮小麦；痰浊盛者，加竹沥、胆南星、全瓜蒌清热化痰，或可加白芥子、猪牙皂祛除经络之痰湿；肝风偏盛，震颤加重者，加蕲蛇、乌梢蛇、僵蚕、全蝎等平肝息风；瘀血重者，加穿山甲、水蛭、地龙等虫类活血药。

(3)临证参考：本证病变是以肝风为主，治疗重在平息肝风，可选用入肝经的乌梢蛇10g、蕲蛇10g以祛风平肝，同时应配以豁痰、化瘀之品。待邪气去后，应选用八珍汤、六味地黄丸等益气养血，益肾滋阴以扶正固本。

2. 气血亏虚证

症舌脉：肢体颤振日久，程度较重，或见头部、口唇、舌体颤动，走路慌张，步履迟缓，表情呆滞，伴有面色少华，倦怠乏力，心悸气短，头晕目眩，自汗，舌体胖，边有齿痕，舌质黯淡有瘀斑、瘀点，舌下脉络瘀紫，脉细弱。

病机分析：气血两虚，不达四末，筋脉失于温煦、濡养则肢体颤抖，久虚入络兼血瘀气滞则筋脉失养较甚，颤振症状较重；倦怠、乏力、自汗、心悸属气虚；头晕目花为血虚不能上荣清窍；舌胖，脉细弱为气血不足之征；舌见瘀斑或舌下脉络瘀紫是兼有瘀血之象。

治法：益气养血，息风活络。

方药运用：

(1)常用方：八珍汤合羚角钩藤汤加减。药用炙黄芪、党参、当归、白芍、天麻、钩藤、羚羊角粉、珍珠母、丹参、鸡血藤、青皮。

方中以黄芪、党参甘温、甘平之品，健脾补中益气，当归甘辛温，白芍甘苦酸养血活血，和血柔肝，上药合用益气生血，气血双补，共为君药；天麻、钩藤平肝息风，羚羊角粉息风平肝镇颤力胜，共用为臣；珍珠母潜镇以平息肝风，并可宁心安神，丹参、鸡血藤养血和血化瘀通络，青皮理气化滞助血瘀行散，上药共用为佐。诸药合用气血双补，标本兼顾，肝脾心同治，共奏益气养血，息风活络之效。

(2)加减：气虚甚伴中气下陷者，用补中益气汤加减；气虚夹痰者，可加瓜蒌、胆南星、竹沥、菖蒲、远志等；心悸失眠健忘甚者，以归脾汤加减，人参倍用；便秘时重用当归，并加肉苁蓉、火麻仁；血瘀明显者，加桃仁、红花、地龙；血虚甚者，与四物汤合用。

(3)临证参考：羚羊角粉对各类证候的颤病均有较好的疗效，一般用量2～3g，每日分两次冲入汤药。此外，本方可加入生熟地、女贞子、枸杞子、山药之属，以兼顾脾肾。

3. 肾精亏耗证

症舌脉：颤病日久不愈，可见四肢、躯干、头部、口唇及舌体等全身性颤动不止，颤动幅度大，程度较重，或见项背强直、肢体拘急，或见呆傻健忘、口角流涎，常伴有头晕耳鸣，急躁易怒，形体消瘦，腰膝酸软，盗汗，失眠多梦，舌体瘦小，舌质黯红或有瘀斑，少苔或剥苔，或苔微黄，脉细弦。

病机分析：中老年人颤病晚期，气血阴阳俱损，肝脾肾皆亏；或先天禀赋不足，肾精脑髓虚损，肝肾精血不足，筋脉失养则颤动不止，肢体麻木；肝阳偏亢，阳盛化风则眩晕耳鸣；虚阳上扰，神舍不安则失眠多梦；腰为肾府，肾虚则腰膝酸软；幼儿先天发病或老年病人伴呆傻健忘，均为肾虚脑髓不充所致。

治法：滋补肝肾，育阴息风。

方药运用：

(1)常用方：大补阴丸合六味地黄汤加减。药用生地黄、熟地黄、何首乌、制龟甲、鳖甲、生牡蛎、钩藤、白蒺藜、羚羊角粉、丹参、赤芍药。

方中生地黄甘苦寒，养阴生津，熟地黄甘微温，滋补肝肾精血，何首乌苦甘温，补精益血，补肝养血，填精益肾之力胜，共用为君药，以治病本；鳖甲、龟甲、生牡蛎咸微寒，育阴潜阳，用为臣药；钩藤、白蒺藜、羚羊角粉凉肝息风止痉，丹参、赤芍活血通络，共为佐药。方中用药，甘以补血养阴，咸以育阴潜阳，以培本为主，力求肾水充以涵木，亢阳潜而风息。

(2)加减：若阴虚火旺，兼见五心烦热，口干舌燥，便秘溲赤，舌苔薄黄，脉细数者，可加知母、黄柏、丹皮、玄参之类；或更加肉桂以引火归元；若兼畏冷肢凉，舌淡苔白，脉缓者，可用地黄饮子加减；若有血瘀阻络症见头痛，舌黯瘀斑明显者，可加重活血化瘀药，用当归、炮穿山甲、川芎、牛膝、地鳖虫等；筋脉拘紧强直者，加木瓜、蕲蛇、地龙、僵蚕。

(3)临证参考：本方益肾滋阴，填补精髓选用味厚滋补之品，为防其滋腻碍胃，常可加入适量芳香理气开胃助运药物。也可用本方3～4倍剂量，再加入砂仁10g，佛手15g，共研细末，炼蜜为丸，每丸6g，每服1丸，每日3次，长期服用。

4. 痰热动风证

症舌脉：头部及肢体颤振、抖动，项背强急，神呆懒动，兼见胸脘痞闷，口干头晕，口苦，咯痰色黄，便干尿赤，舌红，苔黄腻，脉弦数或滑数。

病机分析：痰湿内阻，经气不畅，郁而化热，致痰热内蕴，或肝火炽盛，火盛风动，痰热内扰，则筋脉失约、失养而致震颤，项背强急；痰湿、痰热内阻，清阳不布四肢，不养清窍，则神呆懒动；胸脘痞闷，头晕口干，痰黄，皆由痰热而生；苔黄腻，脉滑均属痰热之象。

治法：清化痰热，息风活络。

方药运用：

(1)常用方：摧肝丸或用导痰汤合天麻钩藤饮加减。药用全瓜蒌、胆南星、鲜竹沥、黄芩、栀子、天麻、羚羊角粉、珍珠粉、丹参。

方中全瓜蒌味甘性寒，清热化痰，润肺下气，利气宽胸，对痰热交阻之证疗效甚佳，胆南星苦凉，有清热化痰，息风定惊之功，竹沥甘寒，功擅清热化痰，清心开窍，三药合用清化痰热、息风开窍力胜，用为君药；黄芩、栀子苦寒，善清上焦火热，栀子并清三焦湿热，引邪下行，羚羊角粉咸寒，功擅清泻肝热，息风止痉，与天麻合用平肝息风镇颤力胜，上药共用为臣；珍珠粉甘咸寒，凉肝息风镇颤力强，并可清心安神，丹参一味功同四物，有活血通络养血和血之效，上药共用为佐。方中用药以甘咸苦寒清泄镇降之品为主，效专力宏，共奏清化痰热，凉肝息风止颤兼活络之功。

(2)加减：痰热内盛者，可用温胆汤加黄连、黄芩、天竺黄，或用二陈汤送服当归龙荟丸；便干便秘者，重用全瓜蒌或加大黄、炒枳壳；神呆明显者，加菖蒲、远志；脘满，食少腹胀者，可加青皮、厚朴、木香；肝火盛者，可加龙胆草、夏枯草。

(3)临证参考：若属湿痰内聚，出现胸闷恶心，咯吐痰涎，舌体胖且边有齿痕，苔厚腻，脉滑者，宜二陈汤加煨皂角1g，硼砂1g，胆南星6g，以燥湿化痰。

四、其他疗法

1. 中成药

(1)六味地黄丸：每次1丸，每日2次。适用于颤病属肝肾阴亏型。

(2)天麻丸：每次4粒，每日2次。适用于颤病属风痰瘀阻型。

(3)天王补心丹：每服1丸，每日2次。适用于颤病属阴血亏虚型。

2. 单验方

(1)熄风汤：天麻、钩藤各12g，龙齿、首乌各12g，钩藤、朱茯神、枣仁、秦艽、白蒺藜、当归、白芍各9g，炙甘草3g，水煎服。用于精血不足之颤病。

(2)化痰透脑丸：制胆星25g，天竺黄100g，煨皂角5g，人工麝香10g，琥珀50g，郁金50g，清半夏50g，蛇胆陈皮50g，远志肉100g，珍珠10g，沉香50g，石花菜100g，海胆50g。共为细末，蜜为丸(重约6g)，每服1丸，1日3次。用于痰浊内阻之颤病。

(3)黄龙定颤汤：黄芪15g，地龙15g，当归10g，川芎10g，天麻10g，生地10g，熟地10g，僵蚕15g，防风10g，秦艽10g，威灵仙10g，炙全蝎5g(研吞)，炙蜈蚣3g(研吞)，水煎服。用于风痰瘀阻之颤病。

3. 食疗方

(1)猪胆绿豆粉：猪胆汁120g，炒熟绿豆粉80g，拌匀晾干。每服6g，每日2次。用于肝胆火盛者。

(2)杞菊刀豆根茶：枸杞子10g，白菊花6g，钩藤15g，刀豆根30g，加水煮汤，代茶饮服，可加少许冰糖。用于肝肾不足，风火上扰者。

(3)青龙白虎汤：青果10枚，白萝卜2个切碎，共煮汤不加糖，代茶频频饮服。用于痰热内结者。

(4)桑钩天菊茶：桑椹9g，天麻6g，钩藤10g，菊花4.5g，煎煮后代茶饮，反复加沸水泡至味淡为止。用于肝肾阴虚夹风痰之证。

4. 针灸疗法

(1)体针:取百会、曲池、合谷、足三里、阳陵泉、阴陵泉、三阴交等穴,隔日针刺1次,健侧与患侧交替进行,以调和气血,祛风活络。或取太冲、阳陵泉、太溪、足三里、三阴交、合谷、外关、风池、曲池、人中、下关等穴。

(2)耳针:取神门、皮质下、肝、肾、内分泌等穴。

【转归与预后】

本病多见于中老年患者,多为原发,亦可继发于湿热病、中风、中毒、颅脑外伤等疾病。临床多呈缓慢进展加重,一般治疗不易,患者预后欠佳。

体质强盛,正气尚充,病程较短的病人,主要表现为肝风、痰浊、瘀血、邪热等标实之象,及时给予祛风化痰,清热活络治疗,部分病人可痊愈,部分病人在一定程度上病情可得到控制。少数气血亏虚,肾阴亏损,虚风内动病人,经益气养血,育阴息风治疗,也有一定好转。但若病情迁延久治不愈,致气血大衰,脏器虚损,多难奏效,每多并发他证而不治。

【护理与调摄】

首先注意精神调养,使患者尽量保持安定的情绪,切忌忧思郁怒等不良的精神刺激。若发现病人暴躁、愤怒时,要进行劝慰。在生活起居方面,应尽量使环境保持安静舒适,居处通风良好,避免受风、受热、受潮,生活有规律,节制房事。饮食调摄方面,应以清淡饮食为主,进食尽可能定时定量,勿暴饮暴食及嗜食肥甘厚味之品,戒除烟酒。此外,应加强功能锻炼,对颤病较重者,应帮助病人做适量被动运动,按摩肢体,以促进气血的运行,下地行走时,应注意走路姿势、技巧、持久力和速度,注意安全。

护理应注意详细观察病情,予以辨证施护。对颤病头摇动甚者,入睡前用纱布包住前额、双耳、双颧及颈部,以防擦破皮肤;肢体震颤重者,应将其指甲剪短,以免自伤。对痰热动风证发热多汗者,应调节室温,增减衣被,避免冷风直吹,痰多黏稠者,给竹沥水并辅以超声雾化吸入。气血亏虚自汗者,应温暖避风,随时擦干汗液,更换衣服。对肾精亏耗,呆傻健忘,头晕目眩重者,应由专人防护。对晚期卧床者,应勤予翻身拍背,保持床铺平软,床单干燥,以防褥疮。

【预防与康复】

颤病的预防包括饮食调摄,生活起居节制,精神情绪调理诸方面。忌肥甘厚味及暴饮暴食,饮食宜清淡,忌过咸伤肾之品,戒除烟酒,劳逸结合,生活有规律,节制房事等。保持心情愉快。此外,防止中毒、中风、颅脑外伤,也可预防颤病的发生。

颤病的康复包括功能训练和药物康复两方面。加强锻炼,增强体质,适当参加力所能及的体育活动,如太极拳、八段锦、内养功、自我按摩等。若有发音迟缓,言语不清者,应加强训练语言功能,按唇音→舌齿音→卷舌音→绕口令的顺序练习,先吐字,后说词,再成句。若唇缓流涎者,先按摩患侧,并坚持进行鼓腮、示齿动作的训练。药物方面,依据患者的症舌脉辨证立法,以法处方。用益气养血,滋阴益肾、息风化痰、活血通络等治法,做到祛邪而不伤正,扶正而不留邪,也可以汤改丸,坚持服药,以巩固疗效。但不可盲目乱用大补之品。

【医论提要】

病名方面,《内经》无颤振之名,但有“掉”(《素问·至真要大论》)、“振掉”(《素问·脉要精微论》)等类似本病的记载。明代对颤振的认识进一步深化,王肯堂《证治准绳·杂病》说:“颤,摇也;振,动也”,楼英《医学纲目·颤振》明确指出:“《内经》云,诸风掉眩,皆属于肝。掉,即颤振之谓也”,首次提出本病病名。

病因病机方面,《素问·至真要大论》云:"诸风掉眩,皆属于肝",认为此类疾患属于风象,与肝有关。此论一直为后世所宗。如明代王肯堂《证治准绳·杂病》说:"颤,摇也;振,动也。筋脉约束不住而莫能任持,风之象也"。他还结合自己的实际观察,指出颤振"壮年鲜有,中年已后乃有之,老年尤多"。楼英《医学纲目》指出颤振的病因"多由风热相合,亦有风寒所中者,亦有风夹湿痰者"。孙一奎《赤水玄珠·颤振门》中认为颤振的病因病机是"木火上盛,肾阴不充,下虚上实,实为痰火,虚则肾亏",属本虚标实、虚实夹杂之证。清代张璐《张氏医通·卷六》有"颤振"之名,认为本病主要是风、火、痰为患,并按脾胃虚弱、心气虚热、心虚夹痰、肾虚、实热积滞分别立方,使本病的理、法、方、药日趋充实。清代高鼓峰《医宗己任编·颤振》认为:"大抵气血俱虚,不能荣养筋骨,故为之振摇,而不能主持也",强调气血亏虚是颤振的重要原因。

治法方药方面,明代孙一奎《赤水玄珠·颤振门》认为治疗本病应"清上补下",体现扶正祛邪,标本兼顾的治疗原则。清代高鼓峰《医宗己任编·颤振》以大补气血法治疗颤振,指出:"须大补气血,人参养荣汤或加味人参养荣汤;若身摇不得眠者,十味温胆汤倍加人参,或加味温胆汤"。

【医案选粹】

案一

一男子素善多恐,遇事矜持。病头振动摇,六脉沉缓,左手关尺散软无力。此虚风之候也。矜持太过,则损伤肝肾两经之血。经曰:诸风掉眩,皆属于肝。又曰:恐伤肾。恐惧不已则火起于肾,而消炼精血。肾水一亏而心火暴盛无制。故曰诸逆冲上,皆属于火。风火相煽,则为摇动振掉。治法惟宜养血顺气,气行而痰自消,血荣而风自灭也。早用养荣膏,夕用定振丸。三月而始痊。

养荣膏:枸杞八两　人参　黄芪　当归　白术各四两　天冬　麦冬各二两

定振丸:黄连　半夏各四两　川芎　当归　白芍　熟地　人参各二两　黄芪　白术各三两　天麻　秦艽　灵仙　防风　荆芥各两半　全蝎　细辛各五钱

（秦昌遇．秦景明先生医案．清抄本:32)

案二

萨摩川北干左卫门,脉右滑疾,十年以前右半身不快,手觉摇掉,头颠眩欲仆。后又病伤寒,即掉摇不止,右背胛胀痛,高一块如覆瓢,筋脉动掣灸火,无算血液干燥。此痰气内郁,肝风自动,肺不能制,故反有余于肺之部分也。治宜消痰定风,养血理气,方以橘、半消痰,竹沥佐之;钩藤、天麻、秦艽驱风定搐;当归、芍药以养血;桔梗以清肺道;山栀以引火郁。三大剂而背肿稍宽,痛止,搐掉亦轻。连进十剂,病去七八,又二十服而患者痊愈,至奇之病,用至平之药亦奏奇功,针芥相投耳。

[周南．其慎集．日本享保21年平安仰山馆刻本升屋孙兵卫藏版(线装书):46]

案三

王某,女,52岁,门诊号:77/8475,初诊日期:1977年3月10日。

左手足震颤已八年。始于左上肢,以后发展至左上下肢震颤抖动,但以手指部震颤最严重。经神经科检查诊为震颤麻痹(帕金森氏病),服用各种中西药未显效。症见:左手足震颤,不能自主,行动缓慢,振振摇摇,纳谷不佳,睡眠不酣,口干便坚,脉弦细,苔薄腻,质偏红,震颤麻痹者,筋之病也。肝主筋,肝血充盈,才能淫气于筋;筋之病故属肝与血也。治拟平肝柔肝,养血熄风。

生熟地各12g 全当归9g 赤白芍各9g 花龙骨30g(先煎) 生牡蛎30g(先煎) 珍珠母30g(先煎) 生黄芪12g 潞党参12g 制首乌12g 枸杞子9g 川石斛12g(先煎) 怀牛膝12g 单桃仁9g 杜红花6g 玄精石18g 仙灵脾18g

上方加减服至1977年6月以后,左下肢震颤已明显好转。

(张羹梅,张天,唐荣华.临证偶拾.上海:上海科学技术出版社,1979:69)

【现代研究】

一、病因病机研究

一般认为本病由肝肾阴亏,气血不足,筋脉失养,虚风内动而致,或风火夹痰瘀互阻络道而成。任继学等[1]指出本病的形成以肾为本,以脾为根,以肝为标。病因有五:肾气不足肾精亏耗,七情所伤,饥劳伤气,心血不足或心气虚弱,痰饮为患等。王永炎[2]认为本病病机复杂,本虚标实,本虚为发病基础,病为难治;死血顽痰,实邪难去,标实为发病依据;虚风触动,夹风夹痰,内风为发病动因。

二、证候学与辨证规律研究

根据该病病因病机,其相关辨证包括肝肾亏虚,风阳内动,痰热风动,气血亏虚,髓海不足,阴阳不足等证型。王永炎等[3]采用中医药辨证治疗35例震颤麻痹患者,分为气血两虚、血瘀风动,肝肾不足、血瘀风动,痰热风动3组证候。李学文[4]将本病分为风痰阻络,气血不足、血瘀风动,气虚血瘀,痰火动风,肝肾阴虚、肝风内动,寒凝血瘀、络脉痹阻六型。赵国华[5]将本病分为肝郁脾滞、痰热动风、气虚血瘀、阴虚血瘀、精血亏虚、阴阳两虚六型。

此外,还有分阶段辨证治疗者。谭文澜[6]认为病初以痰热动风、血瘀动风证为主,中期以气血两虚、肝肾不足为主,晚期以阴阳两虚为主。

三、治则治法研究

本病治法多强调标本兼顾,治本则滋补肝肾,益气养血,调补阴阳,治标则息风化痰,泻火祛瘀。王永炎[2]认为息风、活血、化痰为治疗通则,滋养肝肾、育阴息风为治疗的根本法则,该病病程绵延,治疗难取速效,应当缓图其功。何建成[7]认为"滋肾补肝,化痰活血,解毒散结"是帕金森病的基本治疗法则。李彦杰等[8]总结赵国华治疗帕金森病经验,提出"分期辨证":发病1年之内为初期,予平肝息风以治标,健脾益气以治本;2~3年为中期,予豁痰化瘀以治标,滋补肝肾以治本;3年以上为后期,补益精血以治损。

四、辨证用药研究

目前,帕金森病的治疗多提倡中西医结合治疗,西医治疗以对症治疗,改善肌张力、减轻震颤等症状,中医中药强调辨证论治,以整体调治为优势,经过多年临床实践,不少专方成药及其治疗机理见诸报道。隆呈祥等[9]等采用破血逐瘀、息风化痰法之震颤平(生大黄、水蛭、虻虫、羚羊角粉等)治疗老年颤病30例,结果显效23.33%,总有效率80%。韩娟[10]选用培补肝肾、补益气血、活血化瘀、镇静止颤药物(当归、丹参、枸杞子、黄精、厚朴、天麻、何首乌、石楠叶、杜仲、山药、僵蚕、龟甲、磁石)配合小量美多巴、安坦、金刚烷胺等治疗本病120例,结果显效20例,有效78例,无效22例,有效率81.67%。钟强等[11]在常规帕金森病药物治疗的基础上,加用六味地黄丸,气血两虚、血瘀风动者,酌加白芍、黄芪、羚羊角等;痰热风动者佐加胆南星、旋覆花、珍珠母等;肝肾不足,木无所荣,育阴息风,佐加白芍、麦门冬、钩藤等。治疗本病53例,临床治愈3例,占5.6%,总有效率81%。张彩玉等[12]用坎离饮(刺五加、千年健、白花蛇、木瓜、蜈蚣、雄蚕蛾、红花、生地、竹茹、炙甘草)联合美多巴治疗帕金森病30例,结果治疗组在改善功能障碍方面总有效率明显优于美多巴治疗对照组。

参 考 文 献

[1] 任继学,范国梁. 震颤辨治[J]. 江苏中医杂志,1982(4):11.

[2] 邹忆怀. 王永炎教授治疗颤振病(帕金森氏病)经验探讨[J]. 北京中医药大学学报,1996,16(4):15-16.

[3] 王永炎,蒋达树,侯力娜,等. 中医药治疗震颤麻痹综合征35例疗效观察[J]. 中医杂志,1986(8):22.

[4] 李学文. 中医辨证分型治疗震颤麻痹临床体会[J]. 包头医学,2000,24(3):28.

[5] 赵国华. 再论帕金森病的分期治疗3法[J]. 中医杂志,2005,46(7):541-543.

[6] 谭文澜. 帕金森病中医证型与病程各期关系探讨[J]. 湖北中医杂志,2005,27(9):7-8.

[7] 何建成. 帕金森病中医治疗的再思考——兼谈"滋肾平肝,化痰活血,解毒散结是帕金森病的基本治疗法则"[J]. 中医药通报,2005,4(1):12.

[8] 李彦杰,李社宣. 赵国华治疗帕金森病经验[J]. 光明中医,2002,19(4):42.

[9] 隆呈祥,邹忆怀,韩晓军,等. 中药颤振平治疗老年颤证临床和实验研究[J]. 北京中医药大学学报,1999(22):59.

[10] 韩娟. 中西医结合治疗帕金森病120例临床观察[J]. 中医药临床杂志,2004,16(3):250.

[11] 钟强,邓志,何其胜,等. 六味地黄丸治疗帕金森氏病53例[J]. 现代医药卫生,2004,20(8):661.

[12] 张彩玉,郭淑督,戚翠媛,等. 美多巴联合坎离饮治疗帕金森病30例[J]. 实用医药杂志,2005,22(2):22.

第五章

肾膀胱病证

肾位于腰部脊之两旁，左右各一，是人体生命之源，先天之本，阴阳之根。肾主藏精，包括先天之精和后天之精，主生长发育过程及生殖功能。肾的生理功能是以肾精为物质基础的。肾精所产生的肾的生理作用称为“肾气”，所谓“精能化气”就是指这种物质和功能的辩证关系。肾精对机体的滋养、濡润作用即是肾阴，肾气对机体的推动、温煦作用即是肾阳。肾精是肾气的物质基础，肾气又是肾精补充的重要动力，两者互相依存，完成肾的整体功能。肾又主水液，具有调节水液平衡的作用，表现在一是推动津液输布全身，供脏腑组织利用，一是各组织利用后的水分即代谢产物，排出体外，以维持体内水液的正常代谢。肾与各脏腑之间密切相关。肾与膀胱相表里，肾水必须上济于心，心火必须下降于肾，肾具有摄纳肺吸入之气的功能，且肺为水之上源，肺的宣发肃降和通调水道功能与肾气的蒸腾气化作用亦相互依赖。肝藏血，肾藏精，精能生血，血能生精，故有“肝肾同源”之说。脾为后天之本，肾为先天之本，先后天又互相依赖，且肾主水而其制在脾。人体水液代谢主要依赖于肺、脾、肾三脏功能的正常运行。此外肾主骨、生髓、通于脑，其华在发，开窍于耳及二阴。本篇主要论述与肾和膀胱关系密切的水肿、淋病、癃闭、关格、腰痛、遗精、阳痿等病证。

肾与膀胱病证的主要病机可归纳为：肾的精气不足，肾之阴阳失调。肾精对机体的滋养、濡润作用不足，即是肾阴虚；肾气对机体的推动、温煦作用不足，即是肾阳虚。各脏的阴阳失调，日久必累及于肾，耗伤肾中精气，而致肾的阴阳失调，即所谓“久病及肾”。肾的阴阳失调，又会减弱肾之精气，肾中精气的濡润蒸腾气化作用减弱，必然又会影响到其他脏腑，其中主要为肺、脾，从而导致全身气化功能紊乱，出现诸如水肿、癃闭、关格、淋病等证。肾的阴阳失调，肾中精气减弱，必然影响肾藏精功能而出现阳痿、遗精、早泄、腰痛等病证。

肾与膀胱病证的基本治疗原则为填补肾之精气，调整肾之阴阳。而补肾阴和补肾阳，均应以补益肾中精气为目的。在补肾阴时，不能全用滋阴药物，在补肾阳时，亦不能全用壮阳药物，必须于阴中求阳，阳中求阴，使肾的阴阳平衡、精气充盛。肾与膀胱病证虽以虚证多见，古代有“肾无实证”之说，然而肾与膀胱病证往往因实致虚，或因虚致实，而虚实夹杂，故治疗时应标本兼顾，标急时亦应治标。如在扶正时不应忽视祛邪，诸如治水肿的水湿、淋病的湿热、关格的湿浊毒邪等时，均应在扶正的基础上加用利尿化湿、清热利湿、通腑泄浊等治法。在治疗阳痿、遗精因湿热下注、心火亢盛、肝失疏泄、瘀血内阻等实证时，亦可先泻实而后扶正或标本兼顾。另外在调整肾中阴阳，补充肾中精气时，又必须联系其他脏腑的生理病理变化进行辨证论治，如治水肿的培土利水法，治淋证的导赤法，治癃闭的揭盖开闭法，治疗阳痿的调补心脾法等，都是这一原则的具体应用。

肾与膀胱病证的调护特点主要有注意休息，休息与治疗效果和预后好坏有重要关系；节制房事；调畅情志；合理饮食，如或低盐饮食，或低蛋白饮食，随病情不同而选择；坚持巩固治疗。

肾与膀胱病证的预防主要有保持前阴卫生，遇有上呼吸道感染等应彻底治疗，可采用气功锻炼，或每天坚持按摩涌泉穴等方法增强肾气，提高机体的抗病能力。

第一节　水　肿

【定义】

水肿是指由外感、内伤多种原因造成肺脾肾三脏对水液宣化输布功能失调，致使体内水液潴留，泛滥于肌肤，引起以头面、眼睑、四肢、腹背甚至全身浮肿等为临床特征的疾病。

【范围】

西医学中心源性水肿，肾小球肾炎、肾病综合征所见之肾源性水肿，低蛋白血症、维生素 B_1 缺乏症、严重贫血等引起的营养不良性水肿，甲状腺功能减退、原发性醛固酮增多症等引起的内分泌性水肿，以及特发性水肿等，均可参照本节辨证论治。

【病因病机】

一、病因

1. 风邪袭表　外感风寒或风热之邪，内舍于肺，肺气失于宣降，风水相搏，流溢于肌肤，发为水肿。

2. 疮毒内陷　肌肤痈疡疮毒，未能清解消透，疮毒内归，损伤脾肺，脾肺功能失调导致水液代谢障碍，溢于肌肤，发为水肿。

3. 水湿内侵　久居湿地，或冒雨涉水，水湿内侵，脾为湿困，不能制水，水渍于肠胃而溢于体肤，发为水肿。

4. 饮食失调　饮食不足，脾气日渐亏损；或饮食不节，过食肥甘、生冷，损伤脾胃，以致脾虚失运，水湿内停，溢于肌肤，发为水肿。

5. 情志失调　情志郁勃，肝气郁结，疏泄失司，三焦气机不畅，水道不利，水湿泛于肌肤，发为水肿；或忧思不解，损伤脾胃，脾虚失运，发为水肿。

6. 劳欲过度　劳倦太过，损伤脾胃或房劳过度，或生育不节，损伤肾气，均可影响水液正常代谢，发为水肿。

7. 他病之后　乳蛾、心悸、疮毒、紫癜、淋病等久病损伤，致肺脾肾三脏功能失调，水液代谢不畅，发为水肿。病久入络，瘀血阻滞，三焦水道壅塞，亦可发生或加重水肿。

以上各种原因，有单一原因而致病者，亦有兼杂而致病者，使病情颇为复杂。此外，起居失常、劳欲过度、感受外邪、饮食过咸、情志不遂等，均可诱发或加重本病。

二、病机

1. 发病　外邪侵袭，疮毒内陷所引起的水肿多呈急性起病；水湿内侵，饮食失调，劳欲过度，情志失调及他病之后引起的水肿起病较缓或缓慢。

2. 病位　病位在肺、脾、肾、三焦，但与心、肝、膀胱亦有密切关系。

3. 病性　本病多属本虚标实之证。以肺、脾、肾虚损为本，以风、寒、湿、热、毒、瘀、气滞、水液为标。阳水以标实为主，阴水以本虚为主，病情反复，可出现阴阳寒热虚实错杂，本虚标实之虚实夹杂之证。

4. 病势　风邪温毒以阳邪为主，风性轻扬，故病起在表、在上，迅速遍及全身；病久不愈，耗伤正气，伤及脾肾，出现腰以下肿胀。病凡由表及里，由上及下，由实转虚，由阳转阴，由肺及脾肾，则逐渐加重。

5. 病机转化　因外感风邪，水湿内侵致病者，多属实证，风胜者重在肺，湿胜者重在脾。如风邪表证已解，头面浮肿消退，而水湿不化，潴留下肢肌肤，病变脏腑则可由肺转脾，病邪亦以风转湿为主，证候亦可由风水相搏转化为水湿浸渍。若水湿之邪郁而化热，则又可转化为湿热壅结证。若水湿伤阳，浸渍日久，又易转化脾阳虚弱证候。内伤饮食、劳欲过度、情志失调、他病之后引起的水肿多属虚证。病变重在脾、肾两脏。或以脾气、脾阳虚衰为甚，或以肾气、肾阳衰微为甚。肾阳久衰，阳损及阴，又可导致肾阴亏虚，出现阴虚水肿，或阴阳两虚或气阴两虚证候。实证水肿迁延日久，或反复屡作，正气渐伤，可转化为虚证，病情由轻转重。虚证水肿复感外邪，导致急性发作，肿势增剧者，可转为标实为主证候，或因虚致实，形成本虚标实，虚实夹杂之证。在整个病程中，若肿势较甚，可突发水邪上逆心肺而见心悸、唇绀、气急、喘促不能平卧；或浊邪上蒙心包，肝风内动，则可出现神昏谵语，肢体震颤；或浊邪阻闭三焦而关格不通，呕逆不止；或伤及血络，出现衄血下血等坏证、变证，病情危重。

水肿病因病机见图 5-1。

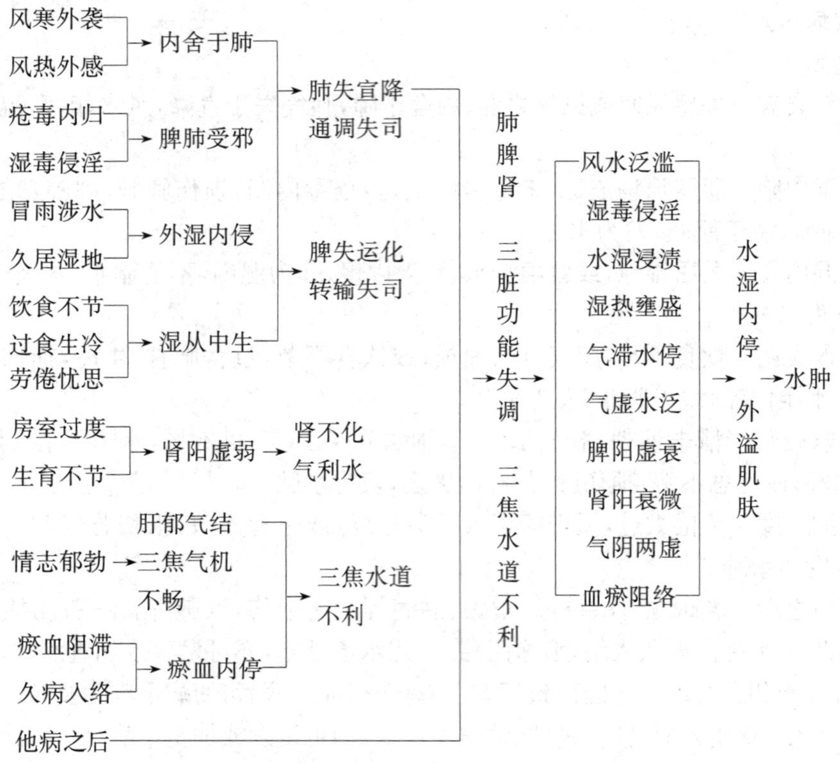

图 5-1　水肿病因病机示意图

【诊断与鉴别诊断】

一、诊断依据

按照 1994 年国家中医药管理局发布的中华人民共和国中医药行业标准《中医病证诊断疗效标准》。

1. 水肿先从眼睑或下肢开始，继及四肢、全身。
2. 轻者仅眼睑或足胫浮肿，重者全身皆肿，甚则腹大胀满，气喘不能平卧。
3. 严重者可见尿闭，恶心呕吐，口有秽味，齿衄鼻衄，甚则头痛，抽搐，神昏谵语等危象。
4. 可有乳蛾、心悸、疮毒、紫癜以及久病体虚史。

5. 应作尿常规，24小时尿蛋白定量，血常规，血沉，血浆白蛋白，血尿素氮，肌酐，体液免疫，以及心电图，心功能测定，B超等实验室检查，以助明确诊断。

二、鉴别诊断

1. 臌胀 臌胀为单腹胀大，皮色苍黄，腹部青筋暴露，或兼下肢肿胀，上肢及头面一般不肿；水肿则头面、四肢皆肿，可有腹部胀大，但无青筋暴露等体征。《医学心悟·论水肿胀》说："目窠与足先肿，后腹大者，水也；先腹大，后四肢肿者，胀也"。

2. 痰饮 痰饮和水肿同属津液病变，但痰饮之邪停积于局部，而水肿为水液泛滥于全身，不难鉴别。

3. 气肿 水肿皮肤肿胀而有水色，按之陷下不起；气肿皮色不变，按之即起。

【辨证论治】

一、辨证要点

1. 辨阳水阴水 凡感受风邪、水气、湿毒、湿热诸邪，发病较急，证见表、热、实证者，多按阳水论治；凡饮食劳倦，房劳过度，或久病损伤正气，起病较缓，病程较长，反复发作，证见里、虚、寒证者，多从阴水论治；阳水日久损伤正气，或阴水复感外邪，因虚致实等均可形成虚实夹杂之证，又宜详辨标本虚实，孰多孰少，孰轻孰重，孰急孰缓。

2. 辨病位 眼睑浮肿，四肢皆肿，恶寒发热，咳嗽气逆，肢节酸楚，病位在肺；周身浮肿，肢体困重，脘闷食少，病位在脾；面浮肢肿，腰以下为甚，伴腰膝酸软，怯寒肢冷，病位在肾；面浮肢肿，心悸怔忡，病位在心；周身浮肿，胁肋胀满，嗳气不舒，病位在肝。

3. 辨水肿危证 腹大肢肿，胸满喘咳，尿少，心悸唇绀，不得平卧，脉结代者，乃水邪凌心犯肺，病情急重；若兼尿闭泛恶，口中尿味，齿衄鼻衄，神昏肢厥，手足抽搐，呼吸急促，脉虚浮而数者，乃脾肾败绝，内闭外脱之恶变。

二、治疗原则

《素问·汤液醪醴论》指出："平治于权衡，去菀陈莝……开鬼门，洁净府"。《金匮要略·水气病脉证并治》更明确指出"诸有水者，腰以下肿，当利小便；腰以上肿，当发汗乃愈"。发汗、利尿、泻下逐水为治疗水肿的3条基本原则。以阴阳虚实而言，阳水以驱邪为主，可用发汗、利水、攻逐、解毒、活血、行气、疏表等法。阴水则以扶正为主，可采用健脾温肾利水、通阳利水、补气养阴利水等法。对于虚实夹杂之证，当分清虚实标本多少，轻重缓急，权衡兼顾。攻逐一法，为历来治阳水水肿常用之法，用之得当，有立竿见影之效，但需视病情需要而定。一般来说，病起不久，肿势较甚，正气尚旺，此时抓紧时机，以祛水为急务，适当选用攻下逐水药，使水邪速从大小便而去，俟水退后，再议调补，以善其后。病在后期，脾肾双亏而水肿尤甚，若强攻之，虽水退可暂安一时，但攻逐之药，多易伤正，究属病根未除，待水邪复来，势必更加凶猛，病情反而加重，所以逐水峻药应慎用。对于余邪未尽时，宜用祛邪而不伤正，扶正而不碍邪的平和之法治疗，待余邪尽，再根据气血阴阳的偏损情况，合理进行调补善后。

三、应急措施

1. 面浮身肿，尿少，心悸，气促，不能平卧，汗出，唇绀，脉虚数或结代，为水邪上逆心肺之变。可予：

(1)附子15～30g，桂枝9g，丹参15～30g，益母草30～60g，炙甘草6g，水煎服，每日1剂。

(2)万年青根15～45g，浓煎成30～40ml，1日内分3次服。

2. 全身浮肿，尿闭，神倦欲睡，恶心呕吐，口有尿味者，属水湿蕴久成浊，浊邪阻闭三焦。

可予：

(1)附子9g，生大黄9g，黄连6g，吴茱萸3g，生姜2片，每日1剂，水煎服。

(2)附子9g，大黄9g，牡蛎60g，穿心莲15g，水煎成150～200ml，保留灌肠，每日1次。

(3)玉枢丹0.6～1.5g，每日2次。

四、分证论治

1. 风水泛滥证

症舌脉：眼睑浮肿，继则四肢及全身皆肿，来势迅速，兼有恶寒发热，肢节酸楚，小便不利。偏于风热者，伴咽喉红肿疼痛，舌质红，脉浮滑数；偏于风寒者，兼恶寒，咳喘，舌苔薄白，脉浮滑或紧。如水肿较甚，亦可见脉沉。

病机分析：风邪袭表，营卫失和，内舍于肺，肺失宣降，不能通调水道，下输膀胱，水液代谢失常，则见眼睑浮肿，继则四肢及全身皆肿，来势迅速，小便不利，恶寒发热，肢节酸楚；风邪兼热，则咽喉红肿热痛，舌质红，脉浮滑数；若风邪兼寒，邪在肌表，卫阳被遏，肺气不宣，则恶寒发热，咳喘；若肿势较甚，阳气内遏，则脉沉或沉滑数，或沉紧。

治法：疏风利水。

方药运用：

(1)常用方：越婢加术汤加减。药用麻黄、羌活、防风、防已、桂枝、白术、猪苓、茯苓、泽泻、车前子、炙甘草。

本证主要由于风邪袭表，肺失宣降，不能通调水道而成，治当疏风宣肺，通调水道为主。方中麻黄发汗解表，宣肺利水，祛在表之风水，为君药；桂枝、羌活、防风助麻黄辛温解表之力，防已助麻黄祛风除湿之功，共为臣药；白术健脾化湿，猪苓、茯苓、泽泻、车前子利水渗湿，使湿邪从小便而出，为佐药；炙甘草调和药性，为使药。

(2)加减：风寒者，加苏叶；风热者，去羌活、桂枝，加生石膏、金银花、白茅根、芦根；若咽喉肿痛明显者，还可加板蓝根、桔梗、牛蒡子、土牛膝、射干清咽散结解毒；若咳喘较甚者，加前胡、杏仁、葶苈子、苏子降气止喘；若汗出恶风，卫阳已虚，复感外邪者，可用防已黄芪汤加渗利之品，以补气固卫，行水消肿；脾胃气虚者，加大枣、甘草、太子参。

(3)临证参考：本证由风遏水阻导致水肿，故治疗要疏风散邪，也要通利小便，有肺经症状者还须宣畅肺气，实为疏风、宣肺、利水之法。但疏风宜致微汗为佳，利尿也以适当为度，因汗出太多易伤及阳气，利水太过致阴液耗损。恢复期要防止反复感冒。

2. 湿毒侵淫证

症舌脉：眼睑浮肿，延及全身，小便不利，身发疮痍，甚至溃烂，恶风发热，舌质红，苔薄黄，脉浮数或滑数。

病机分析：肌肤为脾肺所主，故肌肤疮痍，湿毒未能被及时清解消散，内归肺脾，使脾不能运化水湿，失其转输，使肺不能通调水道而水液代谢失调，出现小便不利，眼睑浮肿，延及全身；湿毒未解则见肌肤疮痍，甚至溃烂；肌表被湿毒所阻，营卫失和，故见恶风发热；舌红苔薄黄，脉浮数或滑数，为湿毒内蕴之象。

治法：清解利水。

方药运用：

(1)常用方：麻黄连翘赤小豆汤合五味消毒饮加减。药用赤小豆、连翘、金银花、野菊花、蒲公英、紫花地丁、紫背天葵、生麻黄、杏仁、炙甘草。

方中赤小豆解毒利水消肿为主药；辅以连翘清热散结，金银花、野菊花、蒲公英、地丁、紫背天葵清热解毒，麻黄、杏仁宣肺行水；炙甘草调和诸药，为使药。

(2)加减：脓毒甚者，重用蒲公英、地丁；湿盛而糜烂者，加苦参、土茯苓；风盛而瘙痒者，加白鲜皮、赤芍；大便不通者，加大黄、芒硝。

(3)临证参考：以清解疮毒为主，金银花、蒲公英、地丁剂量宜重，即使水肿时疮毒已愈仅留痕迹，也需注意清解。

3. 水湿浸渍证

症舌脉：起病缓慢，病程较长，全身水肿，按之没指，以下肢为甚，小便短少，身体困重，胸闷，纳呆，泛恶，苔白腻，脉濡缓。

病机分析：水湿之邪，浸渍肌肤，壅滞不行，以致肢体浮肿，水湿内聚，三焦决渎失司，膀胱气化失常，所以小便短少；水湿日增而无出路，泛溢肌肤，所以肿势日甚，按之没指；水湿之邪下趋，故肿以下肢为甚；湿性黏腻，不易速化，故起病缓慢，病程较长；脾为湿困，阳气不得舒展，则见身重、神疲、胸闷、纳呆、泛恶；苔白腻，脉沉缓，亦为湿盛脾弱之象。

治法：通阳化湿利水。

方药运用：

(1)常用方：五皮饮合胃苓汤加减。药用泽泻、桂枝、苍术、白术、陈皮、桑白皮、生姜皮、大腹皮、猪苓、茯苓皮、生姜、大枣。

方中泽泻直达下焦肾与膀胱，利水渗湿为君药；茯苓、猪苓、桑白皮、生姜皮淡渗利水，增强君药利水渗湿之功，共为臣药；桂枝助膀胱气化，通阳化气以行水，苍术、白术燥湿健脾以化湿，陈皮、大腹皮调畅气机，行气利水，生姜、大枣调和营卫，补益中焦，均为佐药；大枣又能调和诸药，亦为使药。

(2)加减：肿甚而喘者，可加麻黄、杏仁、葶苈子；寒湿偏盛，中焦不运，脘痞腹胀者，可加厚朴、干姜、川椒目温脾化湿，行气宽中；卫表阳虚，汗出怕风者，加生黄芪、防风以护卫固表。

(3)临证参考：本证为寒湿困脾，脾阳失展，土不制水，故宜温脾通阳，化湿利水，用药宜温燥，不宜寒凉，这是治疗本证的关键。

4. 湿热壅盛证

症舌脉：遍身浮肿，皮肤绷急发亮，胸脘痞闷，烦热口渴，小便短赤，或大便干结，苔黄腻，脉沉数或濡数。

病机分析：湿热之邪壅于肌肤经隧之间，三焦水道不利，则遍身浮肿而皮肤绷急发亮；湿热壅滞，气机升降失常，则胸脘痞闷；热盛消耗津液则见烦渴，小便短赤，或大便干结；苔黄腻，脉沉数或濡数，均为湿热之征象。

治法：分利湿热。

方药运用：

(1)常用方：疏凿饮子加减。药用商陆、槟榔、赤小豆、川椒目、黄柏、木通、茯苓皮、大腹皮、泽泻、生姜、炙甘草。

方中商陆通利二便，泻下逐水，使在内之水邪从下而夺为君药；赤小豆、川椒目、黄柏、木通清热利湿以消肿，茯苓皮、大腹皮、泽泻通利小便，利水渗湿消肿，共为臣药，其中槟榔、大腹皮又可行气导滞，取气行水行之意；炙甘草调和药性，是为使药。诸药合用使水邪分消走泄，湿热之邪得以清利，则肿势自消。

(2)加减：湿热下注膀胱，伤及血络，见尿痛、尿血等症者，加大蓟、小蓟、白茅根以凉血止血；若腹满不减，大便不通，体质尚实者，可加生大黄、黑白丑攻逐二便，或合用己椒苈黄丸，以助攻泻之力，使水从大便而泻；若肿势严重，兼见气粗喘满，倚息不得卧，脉弦有力者，为水在胸中，上迫于肺，肺气不降，宜泻肺行水为主，可用五苓散、五皮饮等方合用葶苈大枣泻肺汤、三子养亲汤以泻胸中之水；若湿热久羁，化燥伤阴，水肿兼见口咽干燥、大便干结等津液亏耗之症状者，可用猪苓汤，既能滋阴，又可清利水邪。

(3)临证参考：本证肿势严重，上下表里分消，单一治法难以见效。如掌握时机，短暂采用攻逐之法，多可转机取效。用攻逐法要细心观察病情，以防伤及正气，必须中病即止，不可过剂。亦可攻补兼施，或攻补交替结合，以防损伤正气。

5. 气滞水停证

症舌脉：肢体或全身水肿，胁肋满痛，脘腹痞满，纳食减少，嗳气不舒，面色、爪甲苍白无华，小便短少，舌淡苔薄白或白滑，脉弦。

病机分析：肝主疏泄，调畅气机，肝气不舒，气机不畅，可致三焦水道不通而发为肢体或全身水肿，小便短少；肝气郁结，则胁肋满痛；肝木克脾土，则见脘胀痞满，纳食减少，嗳气不舒；气滞水停，肌肤失养则见面色、爪甲苍白无华；舌淡、苔薄白、脉弦为气滞水停所致。

治法：行气利水。

方药运用：

(1)常用方：柴胡疏肝散合胃苓汤加减。药用北柴胡、枳壳、制香附、厚朴、苏梗、茯苓、白术、猪苓、泽泻、芍药、川芎、炙甘草。

方中柴胡、枳壳、香附、苏梗疏肝理气，厚朴温燥行气，调畅气机，使气行水行；茯苓、白术健脾化湿；猪苓、泽泻渗湿利水消肿，均为主药；辅以川芎行气活血，取血为气母，和血以行气，芍药养血柔肝，条达气机；炙甘草调和药性为使药。

(2)加减：若胁腹胀满较甚者，可佐入木香、陈皮、青皮、谷芽、麦芽等健脾理气之品；气病及血，症见胁肋刺痛，舌有瘀点，脉细涩者，可加桃仁、红花、地鳖虫、丹参、郁金等活血化瘀；倦怠无力，少气懒言，气虚较甚者，加党参、黄芪、黄精以益气；口苦，小便黄为气郁化热，加茵陈、虎杖、黄连等清热利湿。

(3)临证参考：本证由肝失疏泄而致，故用疏肝理气，除湿散满之法，以气行则水行之意。

6. 气虚水溢证

症舌脉：浮肿，尤以下肢明显，按之凹陷，有时晨起面浮较甚，纳少便溏，倦怠无力，腰背酸痛，胫膝酸软，动则气短，尿有余沥，舌淡红，舌边常见齿痕，苔薄白，脉细弱。

病机分析：气虚则人体气化功能减退，不能化水，开阖失司而水湿泛滥，故浮肿；水性重着下趋，则以下肢浮肿明显，按之凹陷；晨起阳气初生，温煦不足则有时见晨起面浮较甚；脾气不足，运化失司，则纳少便溏，倦怠无力；肺气不足，动则气短；肾气亏损，肾精不足，不能主骨生髓，则见腰背酸痛、胫膝酸软，开阖失司则见尿有余沥；舌淡红，边常有齿痕，苔薄白，脉细弱，均为气虚之象。

治法：补气利水。

方药运用：

(1)常用方：防己黄芪汤合参苓白术散加减。药用生黄芪、党参、防风、防己、炒白术、茯苓皮、生薏苡仁、山药、车前子、杜仲、炙甘草。

方中黄芪、党参补益元气，化气以行水，治病之本，故为君药；防风、防己祛风除湿，助卫行水，白术、山药健脾运湿以化水，茯苓皮、生薏苡仁、车前子渗湿利水，助君药以奏补气利水之功，共为臣药；杜仲补肾益精，利下焦之湿为佐药；甘草调和药性，为使药。

(2)加减：若脾虚气滞者，加木香、香橼、佛手、大腹皮；若腹水明显，腹胀难忍，步履艰难，甚则腹大不能起床者，加大腹皮、生姜皮、陈皮、鸡内金等以运脾利水、消滞疏中；若气分药不效，可寻求于血分，合桃红四物之类；若从脾治不效，亦可从肝络瘀阻论治，重用养肝和络之药，如当归、白芍、枸杞子、红花、桃仁等；病程日久，脾病及肾，以肾气不足为主者，可加济生肾气丸治疗；心气不足为主者，用归脾汤或炙甘草汤加赤小豆、丹参、益母草等。

(3)临证参考：气虚水肿，治疗重在补气，用大剂量黄芪补气利水，同时可配防风，以防大剂量黄芪导致中焦胀滞。补气的同时，应注意虚在何脏，辨证准确，才能提高疗效；气虚运血无力，多兼有络脉瘀阻，加重水肿，故治疗时酌加活血通络利水之药。

7. 脾阳虚衰证

症舌脉：身肿，腰以下为甚，按之凹陷不易恢复，脘腹胀闷，纳减便溏，面色萎黄，神倦肢冷，小便短少，舌质淡，苔白滑或白腻，脉沉缓或沉弱。

病机分析：脾阳虚衰，中阳不足，气不化水，水液趋下，以致下焦水邪泛滥，故身肿，腰以下为甚，按之凹陷不易恢复；脾虚运化失司则见脘腹胀闷，纳减便溏；脾虚气血生化乏源，肌肤失充，则见面色萎黄；阳不温煦，则神疲肢冷；阳不化气，则水湿不行，小便短少；舌淡苔白滑或白腻，脉沉缓或沉弱均为阳虚之象。

治法：温阳健脾利水。

方药运用：

(1)常用方：实脾饮加减。药用炮附子、干姜、白术、桂枝、茯苓皮、椒目、车前子、大腹皮、木香、生姜、大枣、炙甘草。

方中附子温肾以助气化，行阴水之停滞，干姜温脾阳以助运化，散寒水之凝结，二药温养脾肾，扶阳抑阴，共为君药；辅以白术、茯苓、车前子健脾燥湿，渗湿利水，使水湿从小便而利，桂枝、椒目温阳散寒，化气行水，大腹皮、木香行气导滞，令气行湿化；佐以生姜、大枣益脾和中；炙甘草调和诸药，为使药。

(2)加减：若湿邪内盛，脘闷腹胀、苔厚腻者，可加苍术、厚朴以燥湿健脾，理气消胀；若气短声弱，气虚甚者，可加人参、黄芪健脾补气；若小便短少，可加猪苓、薏苡仁、泽泻增强渗利水湿之功；若脾胃虚弱明显者，治当健脾化湿，以健脾为主，不宜过于分利，可用参苓白术散加减。

(3)临证参考：脾阳虚衰，脾气亦虚，治疗本证的原则，一是补脾阳，用附子、干姜、桂枝、川椒之类；二是补益脾气，用党参、黄芪、白术、山药之类；三是健脾渗利，用猪苓、茯苓皮、薏苡仁、车前子之类。不可过用逐水之剂，待脾之阳气来复，病可转机，水肿可消。

8. 肾阳衰微证

症舌脉：面浮身肿，腰以下尤甚，按之凹陷不起，心悸，气促，腰部冷痛酸重，尿量减少或增多，四肢厥冷，怯寒神疲，面色晦滞或㿠白，舌质淡胖，苔白，脉沉细或沉迟无力。

病机分析：肾阳虚衰，开阖、气化失司，阴盛于下，水湿潴留难去，而致水肿迁延日久，面浮身肿，腰以下尤甚，按之凹陷不起；肾阳虚衰，则腰部冷痛酸重；肾阳为一身阳气之本，肾阳不足，心阳亦亏则见心悸、气促；阳虚不能温煦形体，则四肢厥冷，怯寒神疲，面色晦滞或㿠白；肾阳不足，膀胱开阖不利则见尿少或尿量增多；舌质淡胖，苔白，脉沉细或沉迟无力亦为阳虚水盛之候。

治法：温肾利水。

方药运用：

（1）常用方：济生肾气丸合真武汤加减。药用熟附片、鹿角片、巴戟天、淫羊藿、熟地黄、山药、山茱萸、白术、茯苓、泽泻、车前子、桂枝。

方中附子大辛大热，温肾助阳，化气行水，兼暖脾土，以温运制水，为君药；鹿角片、巴戟天、淫羊藿温运肾阳，助君药峻补命门之火，共为臣药；熟地黄、山药、山萸肉补益肾阴，以取阴中求阳，则生化无穷之意，茯苓、泽泻、车前子利水渗湿，使水湿从小便而出，白术健脾燥湿以利水，桂枝助膀胱化气行水，共为佐药。

（2）加减：小便清长量多者，去泽泻、车前子，加菟丝子、补骨脂温固下元；心悸、唇绀、脉虚数或结代者，重用附子、桂枝，加炙甘草、丹参以温阳化瘀；若见喘促、汗出、脉虚浮而数者，可加人参、蛤蚧、五味子、煅牡蛎，或吞服黑锡丹以防喘脱；若病程缠绵，复感外邪，症见发热恶寒，肿势增剧，小便短少，以越婢汤为主，酌加党参、菟丝子等补气温肾之药；病至后期，如水肿反复发作，精神疲惫，腰酸遗精，口咽干燥，五心烦热，舌红，脉细弱者，用左归丸加泽泻、茯苓、冬葵子；若兼有头晕头痛，心悸失眠者，可用左归丸加重镇潜阳之品，如龙骨、牡蛎、珍珠母、鳖甲等；若见神倦欲睡，泛恶，甚至口有尿味者，宜炮附子合大黄、吴茱萸、黄连、茯苓、陈皮、竹茹、代赭石、六月雪等。

（3）临证参考：本证为阴水重证，阳虚阴盛，本虚而标实，故治疗重在温阳，主药为附子，剂量宜重，可用30～60g，但用时须久煎，以去其毒性而存温阳之效，见效即可减量，且需与补肾药同用。同时还须适当配伍补阴之品，可阴中求阳，并可防阳旺之偏。阳虚水肿，反复不愈，正气日衰，复感外邪，则兼风水之证，可急则治标，暂按风水论治，但因属本虚标实之证，故治疗时要顾及正气虚衰的本质，需扶正祛邪，不可过用表药，可酌加健脾温肾之品。临床以脾肾阳虚水肿多见，可温补脾肾，利水消肿，治疗时要注意区别脾、肾的轻重主次，有所侧重地进行治疗。

9. 气阴两虚证

症舌脉：浮肿日久，气短乏力，纳少腹胀，手足心热，口干咽燥，头目眩晕，舌红少苔或舌淡而边有齿痕，脉细数或细弱。

病机分析：气虚则机体气化功能减弱，无以化水，运水无力，阴虚则无以化气，气虚更甚，则水液停聚，发为水肿，日久不消；气短乏力，纳少腹胀，舌淡，边有齿痕，脉弱为气虚之征；手足心热，口干咽燥，头目眩晕，舌红少苔，脉细数为阴虚之象。

治法：益气养阴利水。

方药运用：

（1）常用方：防己黄芪汤合六味地黄丸加减。药用生黄芪、生熟地、太子参、山药、枸杞子、山萸肉、紫河车、二至丸、防己、茯苓皮、生薏苡仁、续断、车前子、芦根、白茅根。

方中黄芪鼓动阳气，疏其壅滞，补益肺气，使肺能通调水道，生熟地黄补肾填精，大补肾阴，二药合用气阴双补，故为君药；太子参助黄芪益气健脾，山药、枸杞子、山萸肉、二至丸、紫河车助生熟地补益肾阴之功，共为臣药；茯苓皮、生薏苡仁、车前子淡渗利水消肿，防己祛风行水，配黄芪疏散在表之水湿，白茅根、芦根清热生津利水，续断温阳补肾，有阳中求阴之意，共为佐药。

（2）加减：阴虚尿少者，加沙参、麦冬；气虚偏重者，重用黄芪，并加党参、白术；精气亏虚较甚者，加何首乌、天冬、阿胶等。

（3）临证参考：本证气虚阴虚，水湿逗留，补气药重用生黄芪、太子参；滋阴药不用大剂厚味，以滋阴而不恋邪为宜；利水时要防伤阴。平补气阴药长期服用，气阴得复，肿自消退。

10. 瘀血阻络证

症舌脉：浮肿日久，面唇、肤色晦滞黧黑，腹部青筋暴露，妇女经色黯红有紫块，经少经闭，或肿势严重，舌紫黯或见瘀点，脉涩。

病机分析：久病入络，络脉瘀阻，水道不通，水渗肌肤则浮肿日久不消，或肿势严重；面唇、肤色晦滞黧黑，腹部青筋暴露，妇女经色黯红有紫块，均为瘀血内阻之象；瘀血不去，新血不生，日久血亏则经少经闭；舌紫黯或有瘀点，脉涩，亦为瘀血所致。

治法：活血通络利水。

方药运用：

(1)常用方：桃红四物汤合血府逐瘀汤加减。药用桃仁、红花、当归、川芎、赤芍、丹参、赤小豆、生黄芪、党参、牛膝、益母草、马鞭草、泽兰。

方中桃仁、红花活血化瘀通络，川芎、当归、赤芍、丹参养血活血通络，共为主药；辅以赤小豆健脾利水通络，生黄芪、党参健脾益气通络，牛膝补肝肾，引血下行以利水湿，益母草、马鞭草、泽兰活血祛瘀，利水消肿通络。

(2)加减：气滞者，加延胡索、郁金；阳不足者，加淫羊藿、紫河车、白术；水肿明显者，加连皮茯苓、薏苡仁、车前子；瘀血不去者，加参三七及土鳖虫、蜈蚣、全蝎、地龙等虫类药以搜剔经络之瘀血。

(3)临证参考：本证水肿，瘀血不去，则水肿不退。因气行则血行，气滞则血瘀，故需配补气行气之品以助化瘀。又瘀血不去，新血不生，故常伍养血活血之药。

五、其他疗法

1. 中成药

(1)人参健脾丸：每次 1 丸，每日 2 次。适用于脾胃虚弱型水肿者。

(2)金匮肾气丸：每服 6g，每日 2 次。适用于肾阳不足型水肿者。

(3)六味地黄丸：每服 6g，每日 2 次。适用于肾阴不足型水肿者。

2. 单验方

阳水水盛时酌情逐水，可选用：

(1)控涎丹：胸水明显，已用各种方法治疗仍顽固不消者，可小剂量服用控涎丹，用时剂量由小到大，每日用量 1.5～4.5g，晨起空腹顿服，用淡姜汤或温开水送下。一般连续服 3～5 天即停，见效后即减量，服后腹痛、腹泻较剧者，立即停药，防止伤正。

(2)大戟枣：大枣 150g，放在锅内，加水，以上没四指为度，大戟并根苗 30g，入锅同煮，待熟，去大戟吃枣，分 4～6 次服，每日 2～3 次。

(3)商陆豆：商陆 15g，绿豆 30～50g，煮熟去商陆，可服 1 周，不宜久服。

(4)苦葫芦瓢 30g，微炒为末，每日粥饮服 3g，功专利水。

(5)干燥玉米须 50g，加水 600ml，用温水煎煮 20～30 分钟，或煎至 300～400ml，经过滤而口服，每日 1 剂。

阴水水不盛时，扶正可选用：

(1)黄芪鲤鱼汤：生黄芪 50g，鲤鱼 1 条 500g 左右，生姜 30g，葱 60g，炖汤不放盐，喝汤吃鱼。

(2)黄芪苡米粥：用生黄芪 60g，生薏仁 50g，煮成稀粥，长期食之。

(3)黄芪山药粥:生黄芪60g,山药60g,每日1剂,煎汤服。

3. 针灸

针刺脾俞、肾俞、阴陵泉、三阴交、足三里、命门、丰隆、水分,采用弱刺激手法。可酌情加灸。

【转归与预后】

一般说来,风水泛滥证、湿毒侵淫证、水湿浸渍证、湿热壅盛证、气滞水停证多起病较急,常见于疾病早期,属阳水,经及时正确的治疗,预后较好,多在3~7天内可消肿。肿退后,善后调理,正气渐复,可以治愈。部分阳水患者亦可因失治、误治,调理不善,致正气渐虚,水肿反复发作,迁延日久可转为虚实夹杂之证或阴水,使病情加重。气虚水溢证、脾阳虚衰证、肾阳衰微证、气阴两虚证,多起病缓慢,病程较长,常见于疾病的中晚期,但经正确治疗,细心护理,注意摄生及善后调理,可致水肿渐消,食欲日增,精神渐复,脉象和缓,病情好转。治疗不能急于求成,不要轻易改法易方,应谨守病机,稳步前进,才能见效。如治疗不当,或治疗不彻底,水肿反复发作,此时正虚邪恋,缠绵不愈,或水肿虽退,而脏气不复,脾肾虚弱,脾虚不能化生水谷,肾虚不能封藏精微,一时难以恢复,渐渐转为虚劳损途,表现为脏腑气血阴阳亏损,迁延难复。若此时能从健脾益肾,益气填藏精血,长期调养,力求好转与长期稳定,部分患者亦可痊愈。

若水肿病起日久,反复发作,突然出现心悸、唇绀、气急、喘促不能平卧,此为水邪上逆心肺之变;或出现小便不通,呕吐不止,此为水湿蕴久成浊,浊邪阻闭三焦而成关格;或见衄血、下血,为水浊伤及血络;或见神昏谵语,肢体震颤,此为水浊上蒙心包,肝风内动之证。凡此种种,预后多不良,每可产生脱变,虽经积极抢救,也难以脱离险境。

【护理与调摄】

患者要充分休息,保证睡眠,避免疲劳。

要防止感染。严防感冒、扁桃体发炎或其他上呼吸道感染的发生。其次要保持皮肤清洁,预防皮肤感染,卧床病人应经常变换体位,保持床上平整干燥,预防褥疮发生。未婚水肿者,应在病情稳定2~3年后再考虑结婚,婚后也要节制房事。

注意精神调养,要保持心情舒畅,树立战胜疾病的信心。

要合理安排饮食,做到饮食有节,宜忌得当。首先注意忌盐。水肿初起,或浮肿较甚者,应给予无盐饮食;肿势减退后,可逐渐改为低盐饮食。其次,不宜进食有碍脾胃运化的滋腻、肥甘之物。忌食发物、辛辣、烟酒等刺激性物品。切忌暴饮暴食,过食生冷寒凉之品。

要慎用某些药物。卡那霉素、庆大霉素等对肾有损害,中药木通、雷公藤、马兜铃等也有伤肾作用,要慎用。也不要滥用滋补之品。

【预防与康复】

一、预防

本病患者宜经常锻炼身体,增强体质。生活起居有常,注意个人卫生,提高自身抗病能力,防止外邪侵袭。饮食有规律,劳逸适度,房室有节,慎用伤肾药物,有病早治。

二、康复

水肿消退后,邪气已尽,正气未复,当根据气血阴阳脏腑虚损不同,进行有效康复治疗。药物康复宜以健脾益肾为主法长期服用,精心调理,巩固疗效。食疗康复可采用黄芪粥。即黄芪30~60g,生薏苡仁30g,鸡内金9g,赤小豆15g,糯米30g,金橘2只,白糖1匙,煎煮成粥,常服。针灸可用平补平泻法,选用肾俞、脾俞、三焦俞等,隔日1次,亦可加艾灸或行温针。此外还可酌情选择各种体育锻炼方法进行长期锻炼,增强体质。

【医论提要】

早在《内经》时代，中医学对水肿病已有了较为系统与明确的认识。《内经》中出现了风水、石水、涌水的名称，对水肿症状已作详细描述，如《灵枢·水胀》说："水始起也，目窠上微肿，如新卧起之状，其颈脉动，时咳，阴股间寒，足胫肿，腹乃大，其水已成矣。以手按其腹，随手而起，如裹水之状，此其候也。"《素问·评热病论》中说："诸有水气者，微肿先见于目下也。"对水肿的病机病位，《素问·至真要大论》言："诸湿肿满，皆属于脾。"《素问·阴阳别论》指出："三阴结谓之水"。《素问·水热穴论》说："故其本在肾，其末在肺……肾者胃之关也，关门不利，故聚水而从其类也。上下溢于皮肤，故为胕肿，"又说，"水病下为胕肿大腹，上下喘呼不得卧者，标本俱病。故肺为喘呼，肾为水肿。肺为逆不得卧，分为相输，俱受者，水气之所留也"。

张仲景《金匮要略·水气病脉证并治》按表里上下把水肿分为风水、皮水、正水、石水、黄汗5种类型；又由五脏发病的机制与证候，言及心水、肝水、肺水、脾水、肾水。

《中脏经·论水肿脉证生死候》充分认识到水肿病之危重难愈，指出："人中百病，难疗者莫过于水也。水者，肾之制也。……又三焦壅，荣卫闭络，血气不从，虚实交变，水随气流，故为水病"。

隋·巢元方《诸病源候论·水肿病诸候》将水肿划分成"十水候"；同时指出了水肿病与肾、脾、胃三脏密切相关，说："肾者主水，脾胃俱主土，土性克水，脾与胃合，相为表里，胃为水谷之海，今胃虚不能传化水气，使水气渗溢经络，浸渍脏腑，脾得水湿之气，加之则病，脾病则不能制水，故水气独归于肾，三焦不泻，经络闭塞，故水溢于皮肤，而令肿也"，又说，"水病者，由脾肾俱虚故也……令人上气体重，小便黄涩，肿处按之，随手而起是也"。巢氏还提出："水病有五不可治：第一唇黑伤肝，第二缺盆平伤心，第三脐出伤脾，第四足下平满伤肾，第五背平伤肺……脉沉者水也，脉洪大者可治，微细者死。"对比于现代临床，由于心、肺、肝或肾等脏器功能的衰竭，均可出现类似的水肿症候。这些认识早在公元7世纪初已在祖国医学中提出，的确是难能可贵的。

金元医家刘完素在其《素问玄机原病式·六气为病》中认为："故诸水肿者，湿热之相兼也。"《丹溪心法·水肿》辨水肿阴阳，提出阴水、阳水之概念，对后世水肿病辨证论治影响甚深。朱丹溪又从症状分析看："若遍身肿，烦渴，小便赤涩，大便闭，此属阳水"；"若遍身肿，不烦渴，大便溏，小便少，不赤涩，此属阴水。"明代医家秦景明辨外感与内伤肿胀，外感肿胀又有湿热与寒湿之分。李梴《医学入门·水肿》指出："阳水，多外因涉水冒雨，或兼风寒暑气而见阳症；阴水，多内因饮水及茶酒过多，或饥饱劳役房欲而见阴症。阳水，先肿上体肩背手膊手三阳经；阴水，先肿下体腰腹腥胕足三阴经。故男从脚下肿起，女从头上肿起者为逆，阴阳微妙如此。"民间多有"男从脚下而肿上，女从头上而肿下，皆难治"之说。李氏之论道破机关，即男属阳，若伤于三阴经，水肿发于足胕为里证；女属阴，若伤于三阳经，水肿发于头面，则为逆证；二者俱为危候。此亦在辨阳水阴水之范畴。时至明清，对于水肿病病位病机的认识更趋成熟，主要归结于肺脾肾三脏。明代王绍隆、张景岳、李中梓以及清代的徐灵胎、沈金鳌等医家均持此说，然各有偏重。张景岳主张助气化兼补命门："盖脾土非命门之火不能生，肺气非命门之水不能化"，又说："所谓气化者，即肾中之气也，即阴中之火也。阴中无阳，则气不能化，所以水道不通，溢而为肿"（《景岳全书·杂证谟·肿胀》）。清代林佩琴亦云："所谓气化者，即右肾命门真火也。火衰则不能蒸动肾之关门，而水聚焉。以蒸动其关，积水始下，以阳主开也"（《类证治裁·肿胀》）。

关于水肿病的治疗溯源于《内经》。《素问·汤液醪醴论》："平治于权衡，去宛陈莝，微动四极，温衣，缪刺其处，以复其形。开鬼门洁净府，精以时服，五阳四布。疏涤五脏，故精自生，形自盛，骨肉相保，巨气乃平。”

《金匮要略·水气病脉证并治》指出：“诸有水者，腰以下肿，当利小便；腰以上肿，当发汗乃愈。”清代医家沈金鳌在阐发《内经》、仲景治疗原则时说：“肿在腰以上者，宜发汗，即经所谓开鬼门也；肿在腰以下者，宜利小便，即经所谓洁净府也；上下分谓，使阴阳平治，水气可去，即经所谓去宛陈莝是也。然治其标而已，尤当理气养脾，以治其本，使脾气实而健运，则水自行。”又说：“凡病皆本于阴阳，通表利小便，乃宣经气利以驱水，是阴病治法。治肺以轻开上，治脾必佐温通。”(《杂病源流犀烛·卷五·肿胀源流》)，沈氏强调给邪以出路，并分清阴阳标本虚实。

张景岳在水肿病治疗中极其推倡薛立斋之加减金匮肾气汤，旨在助命门气化。当然张氏并未忽视临证因热致肿的方面，“凡素禀阳盛，三焦多火而病为水肿者，其证必烦渴、喜冷，或面赤、便结，或热而喘嗽，或头面昏肿，或脉见滑实。此湿热相因，阴虚之证也。凡辛香燥热等剂，必所不堪，宜用六味地黄汤加牛膝、车前、麦冬之类，大剂与之。其有热甚者，宜加减一阴煎(生地黄、芍药、麦门冬、丹参、熟地黄、牛膝、甘草)加茯苓、泽泻、车前之类主之”。另有一种特殊情况，类于当今所谓酒精性肝病，《景岳全书·杂证谟·肿胀》所谓“凡年少纵酒，致为湿热所乘”。对于元气尚强，脉实有力者可用利水逐水之剂，当如禹功散(黑牵牛、茴香)、导水丸(大黄、黄芩、滑石、牵牛)之属。但张氏又强调逐水利水之剂的应用，必须处理好虚实攻补的关系，不能不顾人之虚实不虑人之死生，不能妄用、滥用与过用，以免斫伤人体正气。总之，水肿病多由于人体正气虚败，精血化为水湿，所以温脾肾，助命火、行气化当为正治之法。

《临证指南医案》中华岫云总结叶天士水肿治验为：“有湿在下者，用分利；有湿在上中下者，用分消；有湿而著里者，用五苓散，通达膀胱；有湿郁热兼者，用半夏泻心法，苦辛通降；有湿热气郁者，用鸡金散(鸡内金、沉香、砂仁、陈皮、香橼皮)加减，消利并行；有气血郁积，夹湿之邪，久留而不散，用小温中丸，清理相火，健运中州；有湿热与水寒之气交横，气喘溺少，通身肿胀者，用禹余粮丸，崇土制水，暖下泄浊；有寒湿在乎气分，则用姜、附；有寒湿入于血分，则用桂、附；有湿上甚为热，则用麻、杏、膏、苡等味，清肃上焦之气；有湿下著为痹，则用加味活络等剂，宣通下焦之郁；有藉乎薤白、瓜蒌者，滑润气机之痹结于腹胁也；有藉乎制黄、归尾者，搜逐血沫之凝涩于经隧也；有藉乎玉壶、控涎、神保(木香、胡椒、干蝎、巴豆)、神芎者，视其或轻或重之痰饮水积而驱之也。此皆未损夫脏气，而第在腑之上下，膜之表里者也。若有胃阳虚者，参、苓必进；脾阳衰者，术、附必投；更有伤乎肾者，则又需加减八味、济生等丸矣。其他如养阳明之大半夏汤，疏厥阴之逍遥散，盖由证之牵连而及，是又案中法外之法也已。”所论中肯精当，随证圆机变通，纵横开阖，妙法连珠。

对于水证与血证关系，清代唐容川论述说：“血结亦病水，水亦病血”，二者互为因果。徐大椿有：“血瘀浮肿，宜破瘀以通其经隧；火衰浮肿，宜补火以滋其化源”之说。

当代名医方药中总结水肿病治疗时说：“汗、利、温、补为药物治疗水肿之四种基本方法。所应说明者，这四种方法并不是孤立的，而往往是相互联系，相互配合。发汗剂中，往往合用利尿药；温补药中，有时亦须配合发汗剂或利尿剂。”(《医学三字经浅说·水肿》)

【医案选粹】

案一

丹溪治一妇，血气俱虚，患单腹胀。因气馁不能运化，濒死。但手足面目俱肿，气尚行，阳分犹可治。遂以参、术、芎、归、白芍以敛胀；滑石、腹皮以敛气；苏、桔、葡子、陈皮以泄满；海金沙、木通利水；木香运气而愈。注：补泻兼行法。

（魏之琇．续名医类案．北京：人民卫生出版社，1982：337）

案二

庄季裕云：子自许昌遇金狄之难，忧劳艰危，冲冒寒暑，避地东方。丁未八月，抵四滨感痎虐。既至秦川，为医妄治，荣卫衰耗。明年春末，尚苦胕肿，腹胀气促，不能食而大便利，身重足痿，杖而后起。得陈了翁家传，为灸膏肓俞。自丁亥至癸巳积三百壮。灸之次日即胸中气平，肿胀俱消，利止而食进。甲午已能肩舆出谒，后再报之。仍得百壮，自是疾症顿减，以至康宁时亲旧间见此殊功。后灸数人，宿痾皆除。孙真人谓若能用心方便，求得其穴而灸之，无疾不愈，信不虚也。

（鲁兆麟等主编．二续名医类案．沈阳：辽宁科学技术出版社，1996：4068）

案三

唐某，女，20岁。一身悉肿半年，同时经闭，用疏风宣肺、通阳利水等法少效。面部浮肿，腹部有移动性浊音，下肢按之没指，形体消瘦，面色黯黄，脉象细弱，尿蛋白(＋＋＋)。此属血化为水，治当活血化瘀。

生黄芪9g 桂枝尖4.5g 赤芍药9g 西当归9g 单桃仁9g 杜红花4.5g 川芎4.5g 马鞭草15g 路路通9g 福泽泻9g 泽兰草15g

上方服1月，腹水及下肢浮肿逐渐消退，面色转红润，但月经尚未来潮。尿检：蛋白(＋＋)，红细胞(＋)，颗粒管型(＋)。以原方加大黄䗪虫丸9g，一日分二次吞服。一周后月经来潮，色紫量多，夹有血块。经来之后，水肿迅速消退。尿检结果好转：蛋白(＋)，红细胞管型(－)。治法转从气血双调，培补正气。后来信云，尿蛋白已消失，完全恢复健康。

（冷方南编著．近代著名中医误诊挽治百案析．北京：人民军医出版社，2009：121-122）

【现代研究】

一、肾病综合征

肾病综合征是由多种病因引起的临床综合征，西医临床常用糖皮质激素及细胞毒类药物治疗，取得了一定疗效，但存在着易复发、易产生糖皮质激素依赖和毒副作用大等问题。而近年采用中医药或中西医结合治疗，确有疗效，并已积累了大量经验。

(一)病因病机研究

毛以林[1]认为本病病理关键在于本虚标实，其病理特点可归纳为"虚"、"壅"、"漏"三字。陆广莘[2]认为该病"其本在肾，其末在肺"，是由全身气化功能障碍、脏腑机能低下而导致的。张琪[3]认为脾肾虚损是本病的病机关键，水湿、湿热、瘀血是本病的主要病理产物。郑平东[4]认为其病机为肺脾肾三脏功能失调，脾肾两虚，气血阴阳不足，水液代谢紊乱，湿浊潴留，精微外泄所致。

(二)证候学与辨证规律研究

罗月中等[5]观察发现，在糖皮质激素应用过程中中医证型的变化规律，发现本病大、小剂量应用糖皮质激素时，中医证型本证由阳虚或阴阳两虚向阴虚转化，糖皮质激素维持量时，阳虚、阴阳两虚又占多数；而标证在糖皮质激素治疗中由水湿、湿热、热毒，向湿热、热毒、血瘀、气滞，血瘀、气滞转化；这种变化与糖皮质激素用量有关。刘宝厚[6]认为肾病综合征主要证型为阴虚、气阴两虚、阴阳两虚。

（三）治则治法研究

聂莉芳[7]对难治性肾病综合征采用调理脾胃法治疗。袁斌等[8]提出肺脾不足是小儿肾病综合征复发的主要内因，提出健脾补肺是肾病缓解期的主要治疗方法，可以减少水肿的复发。张镜人[9]主张肾病综合征健脾益肾并重，泄浊扶正兼顾。病变早期水肿较甚，以标实为主，需辨湿热，水停之偏盛；后期水肿退后，尿蛋白持续不消，病变重在脾肾两虚，辨证时需注意气虚、阳虚之不同。在整个病变过程中，以脾肾功能失调为重心。

（四）辨证用药研究

孙继芬[10]提出，治疗水肿的关键在于治脾，以健脾燥湿贯穿于始终。常实行三步疗法：一步用藿香正气散加大量黄芪；二步以六君子汤加黄芪与六味地黄丸交替服用；三步则以山药黄芪粥以巩固。郑建民[11]提出：在肾病的早期，应以祛邪为主，预防复发为治疗原则。如早期湿邪盛者常用金银花、菊花、黄芩、连翘、鱼腥草、蝉蜕等以清热解毒、祛风解表；热伤血络者常用地锦草、紫珠草、仙鹤草等以清热凉血止血。在后期，若脾虚明显者，常加白术、茯苓、山药、薏苡仁以健脾利湿；中焦湿浊明显者，常用藿香、白豆蔻、半边莲、半枝莲、六月雪等清热化浊；在辨证运用中药的基础上，结合现代中药药理研究成果，采用辨证与辨病相结合方法指导用药。如血压高者，常用黄芩、葛根、菊花、杜仲；血脂高者，加用焦山楂、绞股蓝等；尿中红细胞多者，重用三七粉、茜草、大蓟、小蓟等清热凉血止血药。

二、IgA 肾病

IgA 肾病在中国约占原发性肾小球疾病的 30%～40%，本病至今尚无有效治疗西药，中医药在治疗 IgA 肾病中取得了一定效果。

（一）病因病机研究

目前大多数医家认为 IgA 肾病的病性多属本虚标实，虚实夹杂之证。本虚是 IgA 肾病发病的根本原因，在疾病过程中，往往因虚致实，产生以热毒、湿热、瘀血为主的标实之证，而热毒、湿热、瘀血又成为使病情恶化加重的病理因素。陈以平[12]认为先天禀赋薄弱、阴虚气少是其发病的始动因素，而湿热毒瘀之病理不但参与疾病的发生，更是导致疾病恶变的主要病理因素。

（二）证候学与辨证规律研究

聂莉芳等[13]对 15 年来我国 IgA 肾病中医证候学研究分析发现，IgA 肾病最常见的主要证型依次应该是气阴两虚、肝肾阴虚、脾肾气虚、脾肾阳虚。常见的兼证为热毒、瘀血、湿热。姚国明等[14]研究发现 IgA 肾病以气阴两虚证为中心证候，在虚证基础上可兼夹肾络瘀痹证和（或）风湿内扰证。王永钧等[15]研究认为 IgA 肾病从虚、瘀、风湿 3 型论治辨治方案更符合 IgA 肾病的证候谱、病机及其演变规律，具有执简御繁、实用有效的优点。

（三）治则治法研究

陶筱娟[16]治疗 IgA 肾病血尿提出正虚为本、重视脾胃；风热为因、急则治标；瘀血为变、酌以活血，并指出临证活血化瘀药当用凉润而不可过用辛燥破血之品。聂莉芳[17]主张治疗辨病期与辨证相结合，急性发作期以治标为先，慢性迁延期注重益气滋肾，并根据其观察到 IgA 肾病血尿因热因虚而致者多见，因瘀而致者少见，而提出注意止血药的归经、慎用活血化瘀药。陈以平[12]提出息火宁络，化瘀通络，补虚充络的治疗原则。

（四）辨证用药研究

杜雨茂[18]主张治疗 IgA 肾病应将补气养阴，化瘀宁络之法贯彻始终；因人、因病情而异，分级分阶段，辨证分析，辅用其他治法；IgA 肾病中Ⅰ、Ⅱ、Ⅲ级临床表现以血尿（肉眼或镜下）为主者，以养阴清热，凉血止血为治法。侯卫国等[19]研究发现，黄芪桂枝五物汤治疗脾肾阳虚型 IgA 肾病，对降低蛋白尿及血尿均有效，对改善临床疲倦乏力，腰背酸痛，面肢浮肿，畏寒肢冷等症状有明显疗效，且疗效优于潘生丁对照组。

参考文献

[1] 毛以林．刘新祥教授治疗原发性肾病综合征经验[J]．中医药通报，2004，3(4)：31.

[2] 黄学阳，谭志健．从治疗肾病综合征中体会陆广莘教授治疗慢性疾病的整体观[J]．山西中医，2005，21(4)：10.

[3] 孙元莹，郭茂松，姜德友．张琪治疗肾病综合征经验介绍[J]．辽宁中医杂志，2006，33(8)：920-922.

[4] 陈美芳，唐梅芳．郑平东治疗肾病综合征经验集要[J]．辽宁中医杂志，2008，36(8)：1138-1139.

[5] 罗月中，方敬爱，吴金玉，等．成人肾病综合征激素治疗的中医证候证型分析[J]．中国中西医结合肾病杂志，2002，4(3)：202-205.

[6] 甘培尚．刘宝厚教授治疗肾病综合征经验举要[J]．甘肃中医，2004，17(9)：16-17.

[7] 陈荣源，孙红颖，韩东彦．聂莉芳运用调理脾胃法治疗难治性肾病综合征水肿的经验[J]．上海中医药杂志，2007，41(5)：5-6.

[8] 袁斌，任辉杰．肺脾不足是小儿肾病综合征复发的关键[J]．中医儿科杂志，2007，3(4)：9-10.

[9] 张亚声，翁雪松，陆瑛瑛．张镜人教授治疗肾病综合征的经验[J]．中西医结合学报，2004，2(6)：425-426.

[10] 黄笙．孙继芬治疗肾病综合征经验[J]．陕西中医学院学报，2003，26(1)：30.

[11] 吴文举．郑建民教授治疗肾病综合征的临床经验[J]．中医研究，2006，19(9)：57-58.

[12] 刘玉宁，邓跃毅，王立红．陈以平教授治疗 IgA 肾病的临证经验[J]．中国中西医结合肾病杂志，2003，4(6)：314-315.

[13] 聂莉芳，余仁欢，于大君．15 年来我国 IgA 肾病中医证候学研究分析[J]．上海中医药杂志．2004，38(2)：59-61.

[14] 姚国明，陈洪宇．1010 例 IgA 肾病中医证候及临床病理的相关性分析[J]．医学研究杂志，2008，37(8)：137-140.

[15] 王永钧，陈洪宇，周柳沙，等．从虚、瘀、风湿论治 IgA 肾病 123 例临床分析[J]．中国中西医结合肾病杂志，2008，9(10)：879-882.

[16] 程军，张雯，陶筱娟．陶筱娟治疗 IgA 肾病的经验[J]．中国中西医结合肾病杂志，2003，4(5)：291.

[17] 聂莉芳．IgA 肾病血尿的中医辨治[J]．中国中西医结合肾病杂志，2001，2(11)：621-624.

[18] 杜治锋，杜治宏．杜雨茂教授治疗 IgA 肾病的思路与经验[J]．中医药学刊，2002，20(5)：573-577.

[19] 侯卫国，高建东，关新，等．黄芪桂枝五物汤治疗脾肾阳虚型 IgA 肾病的临床研究[J]．上海中医药大学学报，2008，22(3)：38-41.

第二节 淋 病

【定义】

淋病是指小便频急短涩，滴沥刺痛，小腹拘急，或痛引腰腹的疾病。淋病初起主要是湿热蕴结下焦，膀胱气化不利，久病则由实转虚。若肾气已虚而湿热未净，形成肾虚而膀胱湿热的虚实夹杂之证。后期亦可致肾阳衰微，湿浊之邪壅滞，三焦气化不利而转变成关格。

【范围】

淋病是一种独立的疾病，也可合并于其他内伤杂病之中。西医学中泌尿系疾患，男性生殖系疾患，如急慢性肾小球肾炎、急慢性肾盂肾炎、肾结核、膀胱炎、尿道炎、膀胱结核、泌尿系结石、膀胱肿瘤、前列腺增生、前列腺炎、乳糜尿等，临床以小便频、急、涩、短、痛，小腹拘急，或痛引腰腹为特征时，均可参考本节辨证论治。

【病因病机】

一、病因

1. 下阴不洁　湿热之邪可因下阴不洁，侵入膀胱，膀胱湿热蕴结，气化失司，水道不利，遂发淋病。

2. 饮食不节　嗜食辛辣、肥甘、醇酒之类，损伤脾胃，酿湿生热，下注膀胱，膀胱湿热蕴结，气化失司，水道不利，发为淋病。

3. 情志失调　恼怒伤肝，气滞不畅，气郁化火，或气火郁于下焦膀胱，或气滞血瘀，膀胱脉络不畅，气化失司，水道不利，发为淋病。

4. 房劳过度　房劳过度，肾精亏虚，肾气不固，统固失常，发为淋病。

5. 禀赋不足，年老体衰　禀赋不足，或年高之人，肾精不足，肾气不固，统固失常，发为淋病。

6. 久病不愈，脏腑失调　久病不愈，脏腑功能失调，或脏腑有热，传入膀胱，膀胱气化失司，水道不利；或脾肾亏虚，脾气不足，中气下陷，肾气不固，统摄失常，而成淋病。

二、病机

1. 发病　膀胱湿热，肝郁化火所致之热淋、气淋、血淋一般发病较急，石淋亦有急性发作者，膏淋、劳淋一般发病缓慢且易反复发作。

2. 病位　淋病病位在膀胱和肾，与脾、心、肝都有密切关系。

3. 病性　热淋、气淋、血淋、石淋发病早期多为实证，邪实主要为湿热、砂石、气滞、血瘀等，日久虚证渐显，成虚实夹杂证，致后期发展为劳淋、膏淋多属虚证，以脾肾亏虚为主。

4. 病势　本病初期病变均在膀胱，日久可损血入肾，病势由上及下，由腑（表）及脏（里），病情逐渐加重。

5. 病机转化　本病早期以湿热为主，淋病各证之间可相互转化。热淋者因热伤血络而发生血淋；湿热蕴结，煎熬日久可成石淋；气淋者气郁化火，可成热淋等等。热淋、气淋、血淋凡日久不愈，损伤脾肾，可成劳淋、膏淋，病由实转虚；同时虚证膏淋、劳淋可因复感外邪急性发作而出现热淋、气淋，成虚实夹杂之证。

淋病病因病机见图 5-2。

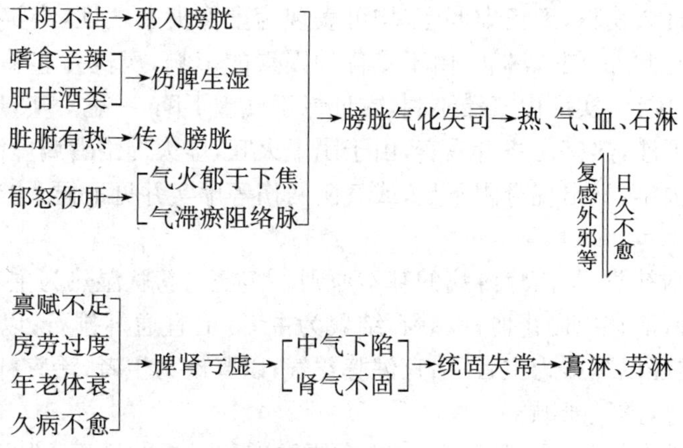

图 5-2　淋病病因病机示意图

【诊断与鉴别诊断】

一、诊断依据

参照 1999 年本书第 1 版有关本病的诊断依据。

小便频急短涩，滴沥刺痛，小腹拘急，腰腹疼痛为淋病的基本特征，各种淋病又有各自不同的特点。

1. 热淋　起病多急，伴有发热，小便灼热刺痛。多见于已婚女性，每因疲劳、情志变化、感受外邪而诱发，膀胱俞、肾俞等穴位有压痛及叩击痛。尿常规及尿培养有异常改变。

2. 气淋　小腹满急，小便艰涩疼痛，尿有余沥。每因情志不遂诱发或加重。

3. 石淋　小便排出砂石，或小便艰涩窘迫疼痛，或排尿突然中断，腰腹绞痛。尿常规检查常有红细胞，B 超、腹平片等辅助检查有助诊断。

4. 血淋　小便热涩刺痛，尿色深红或夹有血块。

5. 膏淋　小便混浊如米泔水，或滑腻如脂膏。

6. 劳淋　小便淋沥不已，涩痛不显，腰痛缠绵，遇劳即发。

二、鉴别诊断

1. 癃闭　癃闭以小便量少，点滴而出，甚则小便闭塞不通为特征。小便量少，排尿困难与淋病相似。而癃闭无尿频、尿痛，每日排尿总量少于正常；淋病有尿频、尿痛，每日排尿量正常。

2. 尿血　尿血与血淋均有小便出血，尿色赤红，甚至溺出纯血的特征，但血淋有尿痛，而尿血则不痛。

3. 尿浊　尿浊者小便浑浊，白如米泔，与膏淋相似，但尿浊者排尿时无疼痛及滞涩感，淋病有疼痛及滞涩感。

【辨证论治】

一、辨证要点

淋病的辨证在区别各种不同淋病的基础上，还需审察证候的虚实。一般说来，初起或在急性发作阶段，以膀胱湿热，砂石结聚，气滞不利为主，表现为排尿烧灼痛、刺痛或胀痛，或尿砂石，或尿中见鲜红血丝、血块，小腹拘急、胀满，脉滑数有力，苔黄腻等，多为实证。淋病反复发作，日久不愈，或年老体虚，正气损伤，伤及脾肾，以脾虚、肾虚、气阴两虚为主，表现原有的排尿灼热、刺痛、短涩，小腹拘急、胀满消失或不明显，而以尿余沥不尽，小腹下坠，或腰酸膝软，舌淡，苔薄，脉细弱为特征，多为虚证。若虚证复感外邪，多食辛辣或受情志刺激后呈急性发作，或实证日久伤正，致正虚邪恋，均可表现为虚实夹杂之证，当辨虚实孰多孰少，孰急孰缓，孰轻孰重。此外，同一淋病，由于受各种因素的影响，病机并非单纯如一，如同一气淋，既有实证，又有虚证，实证由气滞不利，虚证缘于气虚下陷，一虚一实，迥然有别。又如同一血淋，由于湿热下注，热盛伤络者属实，由于阴虚火旺，虚火灼络者属虚。再如热淋经过治疗，有时湿热尚未去尽，又出现肾阴不足，或气阴两伤等虚实并见证候，均当详辨。

二、治疗原则

实则清利，虚则补益，是治疗淋病的基本原则。实证以膀胱湿热为主者，治宜清热利湿；以热伤血络为主者，治宜凉血止血；以砂石结聚为主者，治宜通淋排石；以气滞不利为主者，治宜利气疏导。虚证以脾虚为主者，治宜健脾益气；以肾虚为主者，治宜补虚益肾；虚实夹杂者，宜分清标本缓急，虚实兼顾。

淋病的治法，古有忌汗、忌补之说。如《金匮要略》说："淋家不可发汗"。《丹溪心法·淋》说："最不可用补气之药，气得补而愈胀，血得补而愈涩，热得补而愈盛"。揆之临床实际，未必都是如此。淋病往往有畏寒发热，此并非外邪袭表，而是湿热熏蒸，邪正相搏所致，发汗解表，自非所宜，因淋病多属膀胱有热，阴液常感不足，而辛散发表，用之不当，不仅不能退热，反有劫伤营阴之弊。若淋病确由外感诱发，或淋家新感外邪，症见恶寒发热，鼻塞流涕，咳嗽，咽痛者，仍可适当配合运用辛凉解表之剂。至于淋病忌补之说，是指实热之证而言，诸如脾虚中气下陷，肾虚下元不固，自当运用健脾益气、补肾固涩等治之，不必有所禁忌。

三、应急措施

本证多因结石阻塞尿路而出现腰痛如绞，牵引少腹，或尿中带血。痛甚者，当缓急止痛；尿血量多者，止血为先，可选用以下方法：

1. 痛甚当止痛　用芍药甘草汤，芍药 30g，甘草 10g，急煎服。或针刺肾俞、大肠俞、三阴交，强刺激，留针 30 分钟。

2. 尿血量多当止血　服云南白药，每次 1g，每日 4～6 次，口服。或白茅根 60g，煎水当茶饮。

四、分证论治

1. 热淋证

症舌脉：小便频数短涩，灼热刺痛，痛引腹中，伴腰痛拒按，或有寒热，口苦，呕恶，便秘，苔黄或黄腻，脉濡数。

病机分析：湿热蕴结下焦，膀胱气化不利，故小便灼热刺痛，频数短涩，痛引腹中；腰为肾之府，若湿热之邪侵犯于肾，则腰痛拒按；邪正相争，可见寒热、口苦、呕恶；热扰大肠则大便秘结；舌苔黄或黄腻，脉濡数，亦为湿热内蕴之象。

治法：清热利湿通淋。

方药运用：

(1)常用方：八正散加减。药用木通、瞿麦、车前子、萹蓄、滑石、灯心草、大黄、栀子、甘草梢。

湿热蕴结下焦，膀胱气化不利而形成本证。故当清热利湿，使热从小便出，膀胱气化则能正常。方中瞿麦、木通清热降火，利尿通淋，故为君药；萹蓄、车前子、滑石、灯心草助君药清热利湿，通淋利窍，故为臣药；栀子、大黄清热泻火，加强泄热之功，以为佐药；甘草梢直达茎中，引药入茎，又能调和诸药，防苦寒伤胃，为使药。

(2)加减：大便秘结，腹胀者，重用生大黄，并加枳实，通腑泄热；寒热、口苦、呕恶者，合小柴胡汤以和解少阳；小腹坠胀疼痛者，加川楝子、乌药以理气疏导；热甚者，加金银花、连翘、蒲公英清热解毒；伴尿血者，加生地黄、白茅根凉血止血。

(3)临证参考：白茅根性凉清热，可重用至30g。应鼓励患者多饮水，或输液以利水通淋。重病者可每日服2剂中药，分4次服，隔4小时服1次。

2. 气淋证

症舌脉：实证者小便艰涩疼痛，少腹胀满，淋沥不已，苔薄白，脉沉弦。虚证者少腹坠胀，尿有余沥，面色㿠白，舌质淡，脉虚细无力。

病机分析：情志抑郁，肝失条达，气机郁滞化火，气火郁于下焦，则膀胱气化失司，少腹者，足厥阴肝经循行之处，故少腹作胀，小便艰涩而痛，淋沥不已，此气淋之实证；若久病不愈，耗伤中气，气虚下陷，见少腹坠胀；气虚不能摄纳，故尿有余沥，面色㿠白，此气淋之虚证。苔薄白、脉沉弦为气滞之象；舌淡、脉虚细无力为气虚之象。

治法：实证宜疏肝理气，利尿通淋。虚证宜补中益气。

方药运用：

(1)常用方：

①实证以沉香散加减。药用沉香、陈皮、王不留行、当归、生白芍、炙甘草、石韦、冬葵子、滑石。

肝气郁结，气郁化火，阻滞下焦，膀胱气化失司形成淋病，故当疏肝理气，调畅下焦气机治其本。方中沉香行气降气，疏理下焦气机，又能行气止痛，故为君药；陈支调畅气机，助沉香行气之功，故为臣药；王不留行、当归活血消瘀，使气血运行调畅，当归、生白芍养血柔肝，体现肝体阴而用阳之性，生白芍配炙甘草又可缓急止痛，石韦、冬葵子、滑石利尿通淋，共为佐药；炙甘草又可调和诸药，亦为使药。

②虚证用补中益气汤加减。药用炙黄芪、党参、白术、陈皮、当归、升麻、北柴胡、甘草。

脾气主升，今中气不足，气虚下陷，气不摄纳而成淋病，故当益气升提治其根。方中炙黄芪补益中气，益气升提为君药；党参、白术健脾益气，助君药补益中气，是为臣药；陈皮调畅中焦气机升降之枢，当归补血活血，取血为气母之意，升麻、柴胡加强黄芪升阳举陷之功，共为佐药；甘草和中又能调和药性，是为使药。

(2)加减：实证气滞严重，小腹胀满难忍者，加青皮、乌药、小茴香理气；气滞日久，夹有血瘀而刺痛者，加红花、赤芍、川牛膝活血化瘀通络。虚证兼血虚者，加熟地黄、阿胶、白芍；兼肾亏者，加杜仲、枸杞子、怀牛膝。

(3)临证参考：实证和虚证并非截然分开，常常虚实并见。上述两方合用，也可根据邪正的盛衰，或以补为主兼以攻邪，或先攻邪，后扶正气。

3. 石淋证

症舌脉：小便排出砂石或小便艰涩窘迫疼痛，或排尿突然中断，或尿中带血，腰腹绞痛，苔薄黄或淡，脉细弱。

病机分析：湿热蕴结下焦，煎熬尿液，结为砂石，随尿排出则可见砂石；不能随尿排出则小便艰涩疼痛；阻塞尿道时则尿流突然中断；结石损伤脉络则可见尿中带血；结石阻滞，气血不通则腰腹绞痛；苔黄为湿热所致，脉细弱为热盛伤阴之征。

治法：清热利湿，通淋排石。

方药运用：

(1)常用方：石韦散加减。药用金钱草、石韦、冬葵子、瞿麦、滑石、车前子、海金沙、鸡内金、甘草梢。

湿热、砂石结聚下焦，使膀胱气化不利，形成本证，故当清热利湿排石利尿。方中金钱草能利水通淋，排除结石，为治疗泌尿系结石要药，故为君药；臣以石韦、冬葵子、瞿麦、滑石、车前子、海金沙以利尿通淋清热，使湿热从小便而出，鸡内金化坚消石配金钱草增强化石排石之功；甘草梢引药入茎，亦能调和诸药为使药。

(2)加减：腰腹绞痛者，加白芍、甘草以缓急止痛；尿中带血者，加小蓟、生地黄、藕节以凉血止血；发热者加黄柏、凤尾草、大黄、蒲公英清热泻火；小便频急，少腹胀满，涩滞疼痛，苔黄腻，脉弦数或滑数，膀胱湿热壅盛者，加生大黄、栀子、枳实、沉香清热泻火，行气排石；若攻伐太过或久病正虚，面色皖白，少气无力，舌淡脉结者，加黄芪、党参；气血两虚者，加当归、生地黄、白芍；结石盘结日久不下而无症状者，以利尿排石为主，加乌药、川楝子、白芍；石淋日久，阴液耗伤者，合六味地黄丸。

(3)临证参考：金钱草、海金沙用量均在30～60g。结石过大，久攻不下，不要再攻，改以其他疗法，如碎石机碎石，再用中药排石通淋，以免伤正，一般疗程以1个月为宜。

4. 血淋证

症舌脉：实证者小便热涩刺痛，尿色深红或夹血块，舌尖红，苔黄，脉滑数；虚证者尿色淡红，尿痛涩滞不显著，腰酸膝软，神疲乏力，舌红少苔，脉细数。

病机分析：湿热下注膀胱，热盛伤络，迫血妄行，以致小便涩痛而有血；血块阻塞尿道，则刺痛难忍，血块随尿排出则尿色深红，而夹血块。舌尖红苔黄，脉滑数亦为湿热内蕴之象，此为血淋实证。若病延日久，肾阴不足，虚火灼络，则见尿色淡红；湿热不盛则尿痛涩滞不显著；肾阴不足，精气亏虚，则腰酸膝软，神疲乏力；舌红少苔、脉细数亦为阴虚有热之象。

治法：实证宜清热通淋，凉血止血。虚证宜滋阴清热，凉血止血。

方药运用：

(1)常用方：

①实证用小蓟饮子加减。药用小蓟、炒蒲黄、藕节、滑石、通草、竹叶、当归、生地黄、栀子、甘草梢。

心火亢盛，移热于小肠而下迫膀胱，热灼血络而成血淋，故治当清热凉血，通淋止血。方中小蓟清热凉血，利尿止血，治病之本，故为君药；藕节、蒲黄凉血止血，又能化瘀，使血止而不留瘀，加强君药清热凉血止血之功，故为臣药；栀子清泄三焦之火，合通草、竹叶、滑石利尿通淋，使火热之邪从小便而出，当归、生地养血和血，共为佐药；甘草缓急止痛，调和诸药，是为使药。

②虚证用六味地黄丸加减。药用生地黄、山药、山萸肉、丹皮、小蓟草、白茅根、甘草梢。

肾阴亏虚，阴虚火旺，灼伤脉络而成血淋，治当滋阴以清热，凉血以止血。方中生地黄滋阴清热又能凉血，故为君药；山药、山萸肉滋阴填精，助君药补水泻火为臣药；丹皮凉血又活血，使诸药补而不滞，小蓟、白茅根凉血止血，利尿通淋，共为佐药；甘草梢引药入茎，又能调和诸药，是为使药。

(2)加减：实证血多，色黯有块者，加三七、琥珀、白茅根化瘀止血；便秘者，加大黄。虚证阴虚湿热者，加滑石、猪苓；若见阴虚较甚，可加黄柏、知母、阿胶等；虚火灼络者，加龟甲、阿胶滋阴清热；下元虚冷者，加肉桂、附片。

(3)临证参考：小蓟、白茅根根据病情可重用至30g；瘀血停滞，小腹硬，茎中痛者，用一味牛膝煎膏服。

5. 膏淋证

症舌脉:实证者,小便混浊如米泔水,置之沉淀如絮状,上有浮油如脂,或夹凝块,尿时不畅,灼热而痛,舌红苔黄腻,脉濡数。虚证者,病久不已,反复发作,淋出如脂,涩痛减轻,形体消瘦,头昏乏力,腰膝酸软,舌淡,脉虚弱。

病机分析:湿热注于下焦,气化不利,脂液失于约束,故小便混浊如米泔水,尿道灼热疼痛,属实证。若日久反复发作不愈,肾气亏虚,下元不固,脂液下泄,故见淋出如脂;湿热已减则涩痛减轻;肾精不足则形体消瘦,头昏乏力,腰膝酸软,属虚证。舌红苔黄腻、脉濡数为湿热内蕴之象;舌淡、脉虚弱为气虚之征。

治法:实证宜清热利湿,分清泌浊;虚证宜补肾固涩。

方药运用:

(1)常用方:

①实证用程氏萆薢分清饮加减。药用萆薢、车前子、茯苓、石菖蒲、黄柏、莲子心、丹参、白术。

方中萆薢、茯苓、石菖蒲、车前子利湿而分清泌浊为君药;臣以白术健脾除湿,莲子心、丹参清心凉血消瘀,黄柏清下焦湿热。诸药合用,使下焦湿热得清,膀胱气化正常则能分清泌浊。

②虚证用膏淋汤加减。药用党参、黄芪、山药、生地黄、芡实、煅龙骨、煅牡蛎、白芍、炙甘草。

久病肾气受损,下元不固,不能制约脂液,故补肾固涩为治病之本。方中党参、黄芪、山药、地黄补益脾肾,益气固摄,是为君药;臣以芡实、煅龙骨、煅牡蛎、白芍固涩脂液而止膏淋;炙甘草调和诸药,是为使药。

(2)加减:实证少腹胀,尿涩不畅者,加乌药、青皮;小便夹血者,加小蓟草、白茅根、藕节;小便黄热而痛者,加山栀子、龙胆草。虚证脾肾两虚,中气下陷,肾失固涩者,可用补中益气汤合七味都气丸益气升陷,滋肾固涩。

(3)临证参考:虚证、实证用药截然不同。实证为湿热,要清利,虚证为肾脏虚寒,下元不固,要补肾固涩,还可用地黄丸合金锁固精丸治之。

6. 劳淋证

症舌脉:小便不甚赤涩,但淋沥不已,时作时止,遇劳即发,腰酸膝软,神疲乏力,舌质淡,脉虚弱。

病机分析:淋证日久不愈,或过服寒凉,或久病体虚,或思虑伤心,或劳伤过度,或房事不节,而致心脾肾虚,气血不足,湿浊留恋不去,故小便不甚赤涩,但淋沥不已,时作时止,遇劳即发;肾精不足则腰酸膝软,神疲乏力,舌淡、脉虚弱均为气血不足之象。

治法:补肾固涩。

方药运用:

(1)常用方:无比山药丸加减。药用山药、肉苁蓉、熟地黄、山萸肉、菟丝子、巴戟天、杜仲、茯苓、泽泻、怀牛膝、五味子、赤石脂。

淋证日久,或病情反复,或过用苦寒,均伤人之正气,久病及肾,肾气不足,失其固摄而成劳淋。故当补肾固涩,是为治病之本。方中山药、肉苁蓉、熟地黄、山萸肉、巴戟天、菟丝子、杜仲温阳助阴,补肾填精,故为治病之主药;再辅以牛膝补益肾气,强壮筋骨,活血祛瘀,茯苓淡渗脾湿,泽泻宣泄肾浊,三药配用主药,补而不滞;五味子、赤石脂收敛固涩,加强主药固涩止淋之功。

(2)加减:脾虚气陷,少腹坠痛,小便点滴而出者,去牛膝、杜仲、五味子,加黄芪、党参益气升陷;肾阴亏虚,五心烦热,舌质红,脉细数者,去巴戟天,加知母、黄柏、丹皮,改熟地黄为生地黄以滋阴降火;肾阳虚者,加附子、肉桂、当归、鹿角胶或鹿角粉;湿热未净,溲黄热痛者,加车前子、黄柏、凤尾草。

(3)临证参考:益气升陷之黄芪剂量可稍大,一般用 30g,肉桂一般用 1～3g;正虚者非一日可复,应缓缓补之,补阳应同时补阴,以阴中求阳;劳伤心肾者,用清心莲子饮;若小肠有热可合用导赤散;心脾两亏而无湿热之征者,用归脾汤。

五、其他疗法

1. 中成药

癃清片:每次 8 片,口服,每日 3 次。治疗热淋证。体虚胃寒者不宜服用。

2. 单验方

(1)热淋者,服马齿苋汁,或白茅根煎水服。

(2)诸淋痛者,用海金沙 15g、滑石 30g,研末,每服 1g。或用灯心草、麦门冬、甘草煎水,入蜜调服。

(3)石淋痛如割者,用滑石、石膏各 3g,石韦、瞿麦、蜀葵子各 1.5g,研末,每服 1.5g,以葱白两茎、灯心草 1 尾煎汤,空腹服用。

(4)气淋者,赤芍、槟榔各 10g,或鸡肠草、石韦各 10g,或淡豆豉 15g,任选一组,水煎服,每日 3 次;或冬葵子为末,每次 5g,每日 3 次;或醋浸白芷,焙干研末,每次 3g,每日 3 次,甘草适量煎水送下。

(5)血淋者,黄芩 30g,紫草 30g,棕榈皮 30g,葵花根 15g,川牛膝 30g,大豆叶一把,苎麻根 10 枚,任用 1 种,或芭蕉根、旱莲草各 30g,或栀子、滑石各 15g,水煎分 3 次服,每日 1 剂;或海金沙、茄叶、赤小豆,或白薇、赤芍各等量,或血余炭、蚕种烧灰,分别加人工麝香适量,任用 1 组,均为细末,每次 3～5g,每日 3 次;或生地黄汁加鲜车前草汁各适量,每日 3 次。

(6)劳淋者,用菟丝子 10g,水煎服,每日 3 次。

(7)膏淋者,飞廉、荠菜花、糯稻根、芹菜根、水蜈蚣、向日葵茎(取中心梗子)、玉米须,任选 1～2 种,每日用 30～60g,水煎服,每日 3 次;或鲜葎草一握捣汁,加醋适量,每日 3 次服;或海金沙、六一散各 30g,共研末,每次 5g,麦冬煎汤送下,每日 3 次。

3. 针灸　取中极、太溪、膀胱俞、阴陵泉诸穴。血淋配血海、三阴交;石淋配委中、然谷;劳淋配肾俞,可灸关元等。

【转归与预后】

淋病的转归与预后取决于患者体质强弱、感邪轻重、治疗是否恰当与彻底。热淋、气淋、血淋、膏淋等实证,若正确及时治疗,效果良好。若久治不愈,或反复发作者,可由实转虚而成劳淋,日久甚则导致脾肾衰败,出现肾亏肝旺,肝风内动危象。若热毒过盛,侵入营血,热邪弥漫三焦,又可出现高热,神昏谵语。若肾阳衰败,湿浊之邪壅塞,三焦气化不利又可转为关格重病,预后不佳。

劳淋虚证若复感外邪则转化为虚中夹实证,病情复杂。

石淋者因结石日久过大,阻塞水道,排尿不畅,浊阴内聚,伤及肾气,进而水邪潴留、泛滥,全身出现水肿,当采用中西医有效方法消除结石,否则浊阴上逆,凌心犯肺,可导致癃闭、关格等变证。

【护理与调摄】

急性期患者应卧床休息，避免感受外邪，保持心情舒畅，以免加重病情。饮食宜清淡、多饮水，多食水果。

对高热患者按高热护理常规护理。注意体温、呼吸、脉搏。无明显外感表证者，不要用发汗解表退热的药物，可用冷敷、醇浴。对疼痛严重，特别是石淋腰腹绞痛者，可给止痛剂。

节制房事，劳逸结合，保持下阴清洁。

【预防与康复】

预防淋病应加强平素锻炼，增强体质，保持心情舒畅，防止情志内伤，不过分劳累。讲究卫生，保持下阴清洁，妇女应注意月经期和产后的卫生。清除各种产生湿热的因素，如过食辛热肥甘之品、嗜酒太过。免受风寒，避免诱发因素。

淋病急性发作期经治症状消失后，不能立即停药，应坚持辨证服药3个月以上，以巩固疗效，防止复发。此外适当参加体育锻炼，增强体质，有利于机体功能的恢复；石淋患者在可能的条件下了解结石晶体成分，可进行相应饮食治疗。含钙结石者，应避免过多饮用高钙饮料，如牛奶；草酸钙结石者，少食菠菜、西红柿、竹笋、红菜、可可菜；尿酸结石者，少食肉、鱼、鸡、肝、肾、脑，采用低蛋白饮食；磷酸盐结石者，禁食牛奶、蛋黄、虾米皮、豆腐、芝麻酱，多食酸性食物。

【医论提要】

淋之病名，首见于《素问·六元正纪大论》，名曰"淋闷"。

张仲景在《金匮要略·消渴小便利淋病脉证并治》中说："淋之为病，小便如粟状，小腹弦急，痛引脐中。"早期的记载还见于《中藏经·卷中·论诸淋及小便不利》。该书把淋证分为冷、热、气、劳、膏、沙、虚、实8种。这种分类方法无疑启发了后世把淋病划分为气、血、石、膏、劳、热诸淋的认识。该书对淋病病因的论述亦较为全面——"诸淋与小便不利者，皆由五脏不通，六腑不和，三焦痞塞，荣卫耗失，冒热饮酒，过醉入房，耗散精神，劳伤气血，或因女色兴而败精不出，或因迷宠不已而真髓多输，或惊惶不次，或思虑未宁，或饥饱过时，或奔驰才定，或隐忍大小便，或发泄久兴，或寒入膀胱，或暑中胞囊。伤兹不慎，致起斯疾。"从症状描述上，《中藏经》谈到色白如泔之冷淋；溲如脂膏之膏淋；小便下如沙石之砂淋等，并且还指出："此由肾气弱而贪于女色，房而不泄，泄而不止，虚伤真气，邪热渐强，结聚而成沙。又如以水煮盐，火大水少，盐渐成石之类"。这是世界上早期关于泌尿结石的记载之一。在当时历史条件下，有如此见识实属难能可贵。

对于淋病病机的认识，隋·巢元方《诸病源候论·淋病诸候》指出："诸淋者，由肾虚而膀胱热故也"，又说："肾虚则小便数，膀胱热则水下涩，数而且涩，则淋沥不宣，故谓之淋。"一语中的，十分精辟。后世医家在此基础上不断发展，并各有偏重。如金代刘完素强调"热客膀胱，郁结不能渗故"（《素问玄机原病式·六气为病·热类》）。朱丹溪则认为"淋皆属于痰热"（《金匮钩弦·淋》），并指出："水火不交，心肾气郁，遂使阴阳乖舛，清浊相干，蓄在下焦。"（《丹溪心法·淋》）明代王绍隆在《医灯续焰·小便淋闭脉证》中说："大抵者三焦气化不及，热迫膀胱，令水道涸涩之所成也。"进而王氏对于诸淋病之间的相互转化有所详述，他说："劳、气、血、膏、石虽五种，因病机必因动火，火盛搏气，甚及于血。血转为膏，膏转为石。自清而浊，自薄而厚，自柔而坚，自无形而渐有形。"明代医家龚廷贤在《寿世保元·诸淋》中亦云："名虽有五，大概属热者居多，故有新久虚实之不同耳，学者审症而变通焉。"

临床诊断淋病主要是与癃闭，特别是尿浊鉴别。明代虞抟提出淋病由肺脾辨证之观点。他说："肺金清肃，则水道通调而渗营于下耳。然肺金又借脾土健旺，以资化源，而清气得以上升，而归于肺以运行也……故清阳不升，则浊阴不降，而成淋闭之患矣。先哲以滴水之器辟之，上窍闭则下窍不出，此理甚明。"（《医学正传·淋闭》）癃闭以排尿困难，小便量少甚至点滴全无为特征；淋病每日排尿总量为正常；尿浊小便浑浊，自如泔浆，与膏淋相似，但排尿时无疼痛滞涩，因而与淋病区别。

淋病的治疗方面，《金匮要略·消渴小便利淋病脉证并治》提出："脉浮，小便不利，微热消渴者，宜利小便，发汗，五苓散主之。"而且张仲景在该篇还指出淋病的禁忌证，如："淋家不可发汗，发汗则必便血。"

明代医家张景岳认为："治淋之法，大都与治浊相同，凡热者宜清，涩者宜利，下陷者宜升提，虚者宜补，阳气不固者宜温补命门，但当以前法通用，无他技也。"（《景岳全书·杂证谟·淋浊》）李中梓说："石淋清其积热，涤去沙石，则水道自利，宜神效琥珀散、如圣散、独圣散，随证选用。"（《医宗必读·淋症》）李梴《医学入门·五淋》说："治膏淋、石淋，郁金、琥珀开郁，青皮、木香行气，蒲黄、牛膝破血，黄柏、生地滋阴"。周之干在《慎斋遗书·淋》认为："凡淋痛者为实，不痛者为虚。实用升麻葛根汤，加连翘、木通；虚用补中益气汤。"孙文胤《丹台玉案·淋闭门》："元气虚而不能输化者，用补中益气汤。脾肺之气燥而不能化生者，用通淋琥珀丸。若转筋便闭气喘，不问男女孕妇，急用八味丸，缓则不救矣。"龚廷贤《万病回春·淋证》评论治淋名方八正散时说："治心经蕴热，脏腑闭结，小便赤涩，癃闭不通及热淋、血淋。如酒后恣欲而得者，则小便将出而痛，既出而痛，以此药主之。"戴元礼《证治要诀·小便血》则强调："（淋病）若用本题药不效，便宜施以调气之剂。盖津道之逆顺，皆一气之通塞"。

《临证指南医案》中，华岫云总结叶天士临床治验时说："用滑利通阳，辛咸泄急，佐以循经入络之品……若夫便浊之恙，只在气虚与湿热推求，实者宣通水道，虚者调养中州，若虚实两兼，又有养脏通腑之法。"

近代名医张锡纯善用山药治疗淋病，认为"阴虚小便不利者，服山药可利小便，气虚小便不摄者，服山药可摄小便，山药既能滋肾又能固肾，以治淋证之淋涩频数，诚为有一无二之品。"张氏还认为气淋之治宜以升补气化之药为主，而以滋阴利便流通气化之药佐之。劳淋宜以滋补真阳之药为主，而少以补气之药佐之，又少加利小便之药作向导。另外淋病还有许多治法，与癃闭相近，这里不一一赘述。

【医案选粹】

案一

南兄，少年时多饮火酒，酒性大热有毒。积于胃中，下流而发毒。脓溃之后，余毒未消，补之太早。热邪流注于膀胱，而小便为之淋漓作痛，结为沙石。屡次窃发。今交君火司天之年，其发频而尤甚，小腹胀满不舒，脉息弦数。此系肝火郁于膀胱，锻炼津液，而成粘腻之物，瘀塞溺道，而淋沥作痛也。理宜清肝理滞气之药为治。急戒醇酒厚味恼怒，则胸中清爽，而小便自利矣。

【煎方】香附　山栀　黄柏　青皮　枳壳　滑石　瓜蒌　生地　牛膝

【丸方】香附　黄柏　桃仁　青皮　山栀　滑石　瓜蒌　枳壳　牛膝　郁金

（裘吉生主编．珍本医书集成第十三册·沈氏医案．上海：上海科学技术出版社，64）

案二

余五五，郁损心阳，阳坠入阴，为淋浊。由情志内伤，即为阴虚致病。见症乱治，最为庸劣。心藏神，神耗如愦，诸窍失司，非偏寒偏热药治，必得开爽，冀有向安。脏药以草木功能，恐不能令其欢悦。

妙香散

［叶天士(清). 临证指南医案. 上海：上海科学技术出版社，1991：163］

案三

佚名，患淋浊有年，肌肤起颗，成片破碎。腿足内热，暮肿朝消，湿热外发下行，自寻出路。脉来弦滑。抱怨多年，根深蒂固。治宜气血两清，缓缓图功。

南沙参 4 钱　牡丹皮 1 钱　天麦冬 3 钱　仙遗粮 3 钱　双钩藤 1 钱 5 分　鲜生地 5 钱　生谷芽 4 钱　大玉竹 3 钱　女贞子 3 钱　甜川贝 3 钱　天花粉 3 钱　梧桐花 3 钱　川黄柏 1 钱　冬瓜子 4 钱　光杏仁 3 钱　鲜竹茹 3 钱　川石斛 3 钱　犀角尖(磨冲)1 分　犀牛黄五厘

(费伯雄，费绳甫著. 孟河费氏医案. 上海：上海科学技术出版社，1964：125)

【现代研究】

尿路感染是临床常见病，包括肾盂肾炎、膀胱炎、尿道炎等，临床以尿频、尿急、尿痛为主要表现，属中医“淋病”范畴。

一、病因病机研究

叶传蕙[1]认为正气不足与湿热瘀毒蕴结是尿路感染的关键，湿、热、瘀、毒相互化生，交相为恶，贯穿淋证的始终。郭尊辉等[2]认为病因病机为湿热蕴结下焦，膀胱气化不利，或病久脾肾两虚，膀胱气化无权所致，其病位在肾与膀胱。

二、证候学与辨证规律研究

证候分类仍以临床表现特点为根据，分为热淋、血淋、气淋、石淋、膏淋、劳淋等类型。郭尊辉[2]等认为辨证应首先辨明其类别，再辨证候之虚实。一般而论，初起和急性发作期多属膀胱湿热实证；病久正气虚弱，邪气湿热未尽，多为正虚邪恋的虚实夹杂证。刘舒音[3]认为淋病的证治探讨与疗效观察不论急性、慢性，均为湿热与肾虚两方面。

三、治则治法研究

实则清利，虚则补益，是治疗淋证的基本原则。近代医家对淋证的治则研究吸收了辨证与辨病结合的成果，形成了以辨证为主，立法选方；结合辨病，选择专方专药；急则治标，缓则治本的治疗原则。

于敏等[4]认为老年患者尿路感染急性期表现多以邪实为主，治疗时不可苦寒、清利太过，以免重伤肾气，邪热一旦解除，即以补益脾肾为法，调补真元。慢性期则以肾虚表现为主，但多有余邪稽留，治疗时不可一味进补，以免碍邪，须佐以祛邪之品，标本兼顾。

张树军[5]认为在急性期，多表现为湿热下注膀胱之证，治疗重在清利湿热。若湿热上犯肝胆，则治以清热利胆。慢性尿路感染除尿路刺激征外，常伴腰酸，乏力，下腹坠胀等，治疗根据偏阴虚或偏阳虚，分而治之，或滋阴清热，或健脾益肾兼以通淋。慢性尿路感染迁延日久，则与劳淋颇为相似，腰酸乏力，尿频、混浊，治疗重在健脾益肾，不可一味清热利湿，重伤正气。

四、辨证用药研究

杨毅[6]分 4 个证型施治：膀胱湿热型，予以清热解毒，利湿通淋，药用萆薢、乌药、土茯苓、车前子、萹蓄、益智仁、滑石、甘草；肝胆郁热型，予以清肝利胆，清热通淋，药用柴胡、黄芩、车前子、栀子、萹蓄、瞿麦、滑石、甘草；肝肾阴虚型，予以滋阴清热，药用山药、茯苓、女贞子、旱莲草、知母、黄柏、猪苓、泽泻、土茯苓；脾肾阳虚型，予以健脾益气兼清湿热，药用黄芪、苍术、茯苓、黄精、枸杞子、车前子、陈皮、菟丝子。治疗尿路感染 103 例，其中急性尿路感染 45 例，单用中药辨证治疗 25 例，中西药合治 20 例，均获治愈；慢性尿路感染急性发作 58 例，其中单用中药治疗 35 例，近期治愈 33 例，中西药合治 23 例，近期治愈 20 例。

李翠云[7]分 5 型论治：膀胱湿热型，用八正散加减；肾阴不足湿热留恋型，用知柏地黄汤加减；气阴两虚湿热未尽型，用参芪地黄汤加减；脾肾两虚余邪未清型，用大补元煎加减；气滞血瘀迁延型，用血府逐瘀汤加减。治疗 72 例，总有效率 94.4%，其近期治愈率和远期治愈率与对照组比较差异具有显著性意义($P<0.01$)。

王海林等[8]对中医治疗淋证的古今系列方剂进行了归纳性的回顾，在单味药的统计结果中，前 21 位药物使用频次超过 40 次，在这 21 种药物中，清热利湿的药物有 8 味，占前 21 味药物的 38.1%；清热药物有 6 味，占前 21 味药物的 28.6%；理血药物有 4 味，占前 21 味药物的 19%；健脾利水药物有 3 味，占前 21 味药物的 14.3%。在组合药物的统计结果中，清热利湿药物之间的配伍占据了高频次组合的绝大部分。

参考文献

[1] 刘玉宁，郭立中，关明智．叶传蕙教授治疗尿路感染经验撷菁[J]．中医药学刊，2001，19(3)：205-206.

[2] 郭尊辉，郭洪源．妇女尿路感染的中医治疗[J]．黑龙江中医药，2000(1)：40-41.

[3] 刘舒音．中医治疗尿路感染[J]．中医药学刊，2006，24(5)：969-970.

[4] 于敏，卢建军，李伟惠，等．老年患者尿路感染临床特点及中医辨证治疗[J]．中华医院感染学杂志，2007，17(9)：1082-1083.

[5] 张树军．辨证分型治疗尿路感染疗效观察[J]．山西中医，2008，24(1)：16.

[6] 杨毅．中医辨证治疗尿路感染 103 例疗效观察[J]．吉林中医药，2005，25(7)：34.

[7] 李翠云．中医辨证治疗尿路感染 72 例疗效观察[J]．湖南中医药导报，2003，19(3)：25-26.

[8] 王海林，贾春华，战志华，等．中医治疗淋证药物配伍规律的研究[J]．中国中医基础医学杂志，2005，11(1)：36-37.

第三节 癃 闭

【定义】

癃闭是由肾与膀胱功能失调，三焦气化不利导致的以排尿困难，小便量少，点滴而出，甚则闭塞不通为主症的疾病。其中，小便不利，点滴而短少，病势较缓者，称为癃；小便闭塞，点滴不通，病势较急者，称为闭。癃和闭虽有一定区别，但都是指排尿困难，只是病情有轻重程度的不同，亦有开始涓滴而量少，继则闭而不通者，因此多合称为癃闭。

【范围】

西医学中各种原因所引起的尿潴留和无尿症，如神经性尿闭、膀胱括约肌痉挛、尿路结石、尿路肿瘤、尿道狭窄、尿路损伤、前列腺肥大、脊髓炎所致的尿潴留；肾前性的、肾后性的及肾实质性病变所导致的急慢性肾功能衰竭的少尿或无尿症，均可参考本节进行辨证论治。

【病因病机】

在生理情况下，水液通过胃的受纳、脾的转输、肺的肃降、肾的气化，使清者上归于肺而布散周身，浊者下输膀胱，而排出体外，从而维持人体正常的水液代谢。此外，三焦水道通利与否，还与肝气的条达，以及膀胱有无血瘀、砂石、肿块等阻塞有关。因此无论是感受湿、热等外邪，还是因饮食偏嗜肥甘酒热辛辣之品、劳倦过度、年老体虚、久病伤肾、房劳过度、七情内伤等等内伤因素，或者因外伤、砂石、肿块等原因，凡使上、中、下焦任何一个环节功能发生障碍，均能导致本病。兹将本病的病因病机概括如下：

一、病因

1. 外邪侵袭　温热邪气入侵，肺热气壅，肺气不降，津液输布失常，水道通调不利；或肺热下移膀胱，气化不利；或湿热侵入，阻滞下焦，均可形成本病。

2. 饮食失调　过食肥甘醇酒，损伤脾胃，酿湿生痰，湿痰郁而化热，湿热下注膀胱，气化失司，水道不利；或过食生冷，脾气受损，中气下陷，清阳不升，浊阴不降，均可发为本病。

3. 七情失和　七情内伤，肝气郁结，疏泄不及，从而影响三焦水液的运行及气化功能，使水道受阻，发生本病。

4. 劳欲过度　劳倦伤脾，纵欲伤肾，脾虚清气不升，浊阴难以下降，肾虚火衰，气化失司，开合不利，发为本病。

5. 年老久病　年老体弱，肾元亏虚，或久病体虚，损伤脾肾，均可形成本病。

6. 尿路阻塞　淫欲过度，忍精不泄，留滞茎中，产生败精瘀浊；或跌仆损伤，瘀血停蓄，或尿路结石及肿瘤，皆可阻塞尿路，引起尿排不畅，甚则尿闭。

二、病机

1. 发病　本病可突然发作，亦可逐渐形成。严重者可出现头晕头痛、恶心呕吐、抽搐、昏迷等，由癃闭转为关格，危及生命。

2. 病位　本病病位在膀胱，但与肺、脾、肝、肾、三焦都有关系。

3. 病性　多属虚实夹杂之证。一般说来，湿热蕴结、肺热气壅、肝气郁滞、尿路阻塞等证，多属实证；脾虚气陷、肾元亏虚等证多属虚证。若癃闭实证，久治不愈，损伤正气，或因虚致实，浊邪壅滞，均可形成虚实夹杂之证。标实不外乎热、毒、湿、浊、瘀、滞、结石、败精等，本虚多为脾肾亏虚。

4. 病势　病之初多属实证，日久损伤正气，转为虚实夹杂证，后期多为虚证或虚中夹实证。癃者为轻，闭者为重，证由癃转闭，由实转虚，由肺、肝、脾及肾，则病情由轻转重。甚则癃闭日重，浊邪壅滞三焦，可演变为关格。

5. 病机转化　病之初期多见实证证候，如肺热气壅、膀胱湿热、肝郁气滞、尿路阻塞。若肺热下移膀胱，则肺热气壅证可转为膀胱湿热证；若肝郁气滞，气血运行不畅，瘀血阻塞尿路，亦能转为尿路阻塞证；同时实证日久，损伤气血阴阳，脾肾不足，亦可转为脾虚气陷、肾阳衰惫、肾阴亏耗等证。而脾肾亏损，脏腑功能失调，气血运行失和，又可产生气滞、血瘀、水湿、浊毒等虚中夹实之候。若邪气壅实而正气衰败，病由癃转闭，由闭转关格。

癃闭病因病机见图5-3。

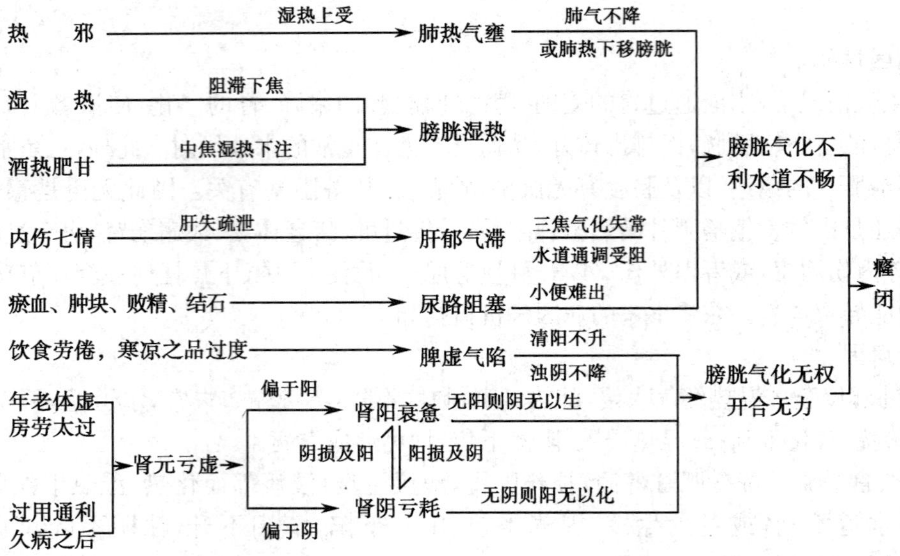

图 5-3　癃闭病因病机示意图

【诊断与鉴别诊断】

一、诊断依据

按照 1994 年国家中医药管理局发布的中华人民共和国中医药行业标准《中医病证诊断疗效标准》。

1. 小便不利，点滴不畅，或小便闭塞不通，尿道无涩痛，小腹胀满。

2. 多见于老年男性，或产后妇女及手术后患者。

3. 男性直肠指诊检查可有前列腺肥大，或膀胱区叩诊明显浊音。

4. 作膀胱镜、B 超、腹部 X 线等检查，有助诊断。

二、鉴别诊断

1. 关格　关格为小便不通与呕吐不止并见。与癃闭单纯指小便闭塞不通没有呕吐有别。而癃闭发展至危候，上下痞满，可出现呕吐不止表现，转成关格。

2. 淋病　淋病以小便频数短涩，滴沥刺痛，欲出未尽为特征，其每次小便量少，排尿困难与癃闭相似，但尿频而痛，且每日排出小便的总量多为正常。癃闭则无刺痛，每天排出的小便总量少于正常，甚则无尿排出。

【辨证论治】

一、辨证要点

1. 确定病性　凡发病急骤，小腹胀或疼痛，小便浑浊，灼热短赤，苔厚，脉有力，多属实证；若见小便热赤而滴沥，或见烦渴咽干者，病性属热；若见身重腰酸，尿频而急，涩滞不利，病性多属湿；若见尿如细丝，腰痛不移，舌质紫黯，或见腰部剧痛，尿流中断，尿有血块者，病性属瘀；若见情志抑郁，腹胀胁痛，小便涩滞涓滴而出者，病性属气滞。凡发病缓慢，见尿流无力，排尿断断续续，面色少华或㿠白，神疲乏力，脉细弱或沉而无力者，多属虚证。而临证以虚中夹实证或实中夹虚证多见。

2. 辨明病位　小便淋沥不尽，甚则点滴不出，其病位在肾与膀胱，以膀胱为主；若兼见水肿、气急、泛恶、腰酸或腰痛，或小便不禁，病位亦在肾与膀胱，但以肾为主；若兼有小腹或会阴部胀痛而触及无肿块，两胁胀痛，女子月经失调，其病位涉及于肝；若兼见胸闷脘痞，呕恶纳差，则病位涉及脾胃；若兼见心悸怔忡，气急不能平卧，咳嗽咳痰，其病位涉及心肺。

二、治疗原则

“六腑以通为用，以通为补”，故通利是治疗癃闭的基本原则。但通利之法又因证候的虚实而各异。一般而言，实证常宜清湿热、散瘀结、利气机而通水道；虚证则宜补脾肾、助气化、通补结合，以使气化得行，小便自通。同时还应审因论治，理法方药统一，不可滥用通利小便之品。

三、应急措施

若小腹胀急，小便点滴不下，可采用下列内外治法应急处理。

1. 单方验方　倒换散：生大黄 12g，荆芥穗 12g，共研末，分 2 次服。每隔 4 小时用温开水调服 1 次，每日 2 次。

2. 外敷法

(1)食盐 250g，炒熟，布包熨脐腹，冷后再炒热敷之。

(2)独头蒜 1 只，栀子 3 枚，盐少许，捣烂，摊纸贴脐部，良久可通。

3. 取嚏或探吐法　用消毒棉签，向鼻中取嚏或喉中探吐；或用皂角末 0.3～0.6g，吹鼻取嚏。打喷嚏或呕吐，能开肺气、举中气而通下焦之气，是一种简单而有效的通利小便的方法。

4. 针灸推拿　针刺足三里、中极、三阴交、阴陵泉等穴，反复捻转提插，强刺激；体虚者可灸关元、气海，并可采取少腹、膀胱区按摩法。

5. 导尿法　若经过服药、外敷、针灸等法治疗无效，而小腹胀满特甚，叩触小腹部膀胱区呈浊音，当用导尿法以缓其急。

以上诸法，用于尿潴留引起的癃闭有效；而对肾功能衰竭所致的少尿或无尿，疗效不显。

四、分证论治

1. 肺热气壅证

症舌脉：小便不畅或点滴不通，咽干烦渴，呼吸急促，或有咳嗽，舌质红，苔薄黄，脉数。

病机分析：肺热壅盛，失于肃降，不能通调水道，下输膀胱，膀胱气化不利则小便不畅，或点滴不通；肺热上壅，气逆不降，则呼吸急促，或有咳嗽；咽干烦渴，舌红，苔黄，脉数，都是里热内郁之征。

治法：清肺热，利水道。

方药运用：

(1)常用方：清肺饮加减。药用黄芩、桑白皮、麦冬、车前子、茯苓、木通、栀子、生甘草。

本证由于肺为邪热所壅，失于肃降，不能通调水道，肺热下移，膀胱气闭，则小便不通，故须清肺热治其本。方中黄芩清泄肺热为君药；桑白皮助君药清泄肺热之功，为臣药；车前子、木通、茯苓、栀子清热通利小便，使热从小便而去，以泄肺、膀胱之热邪，麦冬滋养肺阴，防止热盛伤津，共为佐药；甘草调和诸药，为使药。

(2)加减：有鼻塞、头痛、脉浮等表证者，加薄荷、桔梗宣肺解表；大便不通者，加杏仁、大黄宣肺通便；心烦而舌尖赤者，加黄连、竹叶以清心火利小便；兼尿赤灼热，小腹胀满者，合八正散上下并治。

(3)临证参考：本证多出现于热病过程中，小便不通的程度不重，但肺热伤阴往往较明显，要顾护气阴。肺为娇脏，见舌红少津，宜加南沙参、鲜芦根、鲜白茅根等甘寒之品，慎用咸寒之品。肺失宣降而致急性发作的小便不利，可用宣开升降法，意在提壶揭盖，以桔梗、杏仁、荆芥开肺气，升麻、柴胡升中气，清气上升则浊阴下降，此为欲降先升之意。

2. 肝郁气滞证

症舌脉：小便突然不通或通而不畅，胁腹胀满，情志抑郁或心烦易怒，舌红苔薄白或薄黄，脉弦。

病机分析：七情内伤，气机郁滞，肝气失于疏泄，三焦水道气化不利则小便不通或通而不畅；肝气不舒则情志抑郁，胁腹胀满；肝气郁结，肝郁化火则心烦易怒，舌红苔黄，脉弦。

治法：疏调气机，通利小便。

方药运用：

(1)常用方：沉香散加减。药用沉香、橘皮、石韦、滑石、当归、生白芍、冬葵子、王不留行、甘草。

方中沉香、橘皮疏肝理气降逆，调畅气机，行气利尿，为君药；辅以石韦、滑石、冬葵子通利水道，合君药行气利尿，当归、王不留行补血活血和营，取血为气母，调畅气血，生白芍养血柔肝，顾护肝体而利肝用，以达气机，生白芍配甘草又可缓解挛急；甘草可调和诸药为使药。

(2)加减：气郁化火者，加柴胡、栀子、龙胆草；气滞较甚，胁腹胀满者，合六磨汤。

(3)临证参考：在组方选药中应配合使用通利下焦的引经药，如冬葵子、王不留行等，前者偏于气分，后者偏于血分，两药配合，可引药达于尿道，用药每剂各 10～15g。小便点滴不通，腹胀难忍，必用香窜药，如用沉香粉 0.3～1g，琥珀粉 1.5g，人工麝香 10～15g，调服，每日 2 次。宜先服此类药，再服汤剂。

3. 膀胱湿热证

症舌脉：小便点滴不通，或短赤灼热，小腹胀满，或大便不爽，口苦口黏，口干不欲饮，舌红，苔黄腻，脉滑数。

病机分析：饮食偏嗜辛辣酒热肥甘之品，脾胃气化失常，酿湿生热，中焦湿热不解，湿热下注，膀胱气化不利，水道不畅则小便点滴不通，或短赤灼热，小腹胀满；湿热中阻，则口苦口黏，小便不爽；津液不布则口干而不欲饮；舌红，苔黄腻，脉滑数均为湿热内蕴之象。

治法：清热利湿，通利小便。

方药运用：

(1)常用方：八正散加减。药用木通、车前子、萹蓄、瞿麦、栀子、滑石、大黄、生甘草。

本证病位在膀胱，为湿热互结，壅积下焦，膀胱气化不利，小便不通，故急须清利膀胱湿热治其本。方中木通清热利小便为君药；萹蓄、瞿麦、滑石、车前子助君药，清热通利小便，使湿热从小便而去，共为臣药；栀子清泄三焦之火，使热从小便而出，大黄泻火通便，使火热从大便而出，共为佐药；甘草调和诸药，是为使药。

(2)加减：湿热重，舌苔黄厚腻者，加苍术、黄柏；心经热盛，心烦口糜者，合导赤散；小腹胀满，欲尿不得者，加滋肾通关丸；湿热壅结三焦，气化不利，小便量极少或无尿，胸闷烦躁，恶心呕吐者，用黄连温胆汤；口中尿臭，甚则神昏者，加菖蒲、郁金。

(3)临证参考：将八正散用于老年患者要注意其有无气阴损伤的症状，若无则可酌情加入少量甘温香窜药(肉桂 1.5～3g/次，人工麝香 10g/次)以反佐，较单用清利湿热为佳。

4. 尿路阻塞证

症舌脉：小便点滴而下或尿细如线，甚则阻塞不通，小腹胀满疼痛，舌质紫黯或有瘀斑，脉涩。

病机分析：瘀血、败精、肿瘤、结石等阻滞尿路，尿路不畅则小便点滴而下或尿细如线，甚则阻塞不通；尿路阻塞，下焦气血不畅，则小腹胀满疼痛；舌质紫黯或有瘀斑，脉涩均为瘀阻气滞之象。

治法：行瘀散结，通利水道。

方药运用：

(1)常用方：代抵挡丸加减。药用大黄、当归尾、穿山甲、芒硝、桃仁、生地黄、肉桂。

方中大黄、当归尾、穿山甲、芒硝、桃仁活血行瘀，软坚散结为主药；辅以生地黄养血补阴，使活血而不伤血，肉桂温通经脉，鼓舞气血，以助气化，亦能温暖下元，化气行水以通利水道。

(2)加减：血瘀甚者，加红花、牛膝；小便不利者，加滑石、通草；久病正虚者，加黄芪、党参；继发于石淋者，加金钱草、海金沙、冬葵子、萹蓄、瞿麦；伴血尿者，加三七、琥珀化瘀止血；尿中夹精浊、瘀块者，加萆薢、土茯苓。

(3)临证参考：本证属于痰凝瘀血阻结为患，宜在辨证基础上配合应用活血化瘀和软坚散结药。属邪实正不虚者，加虫类药如蜂房、地龙、地鳖虫等以搜剔顽痰死血，可提高疗效。

5. 脾虚气陷证

症舌脉：小腹坠胀，时欲小便而不得出，或量少而不畅，精神疲乏，气短声低，食欲不振，舌淡苔薄，脉细弱。

病机分析：脾胃虚弱，中气下陷，清阳不升，浊阴不降，膀胱气化无权，开阖无力则小腹坠胀，时欲小便而不得出，或量少而不畅；精神疲乏，气短声低，食欲不振，舌淡苔薄，脉细弱，亦为气虚之象。

治法：升清降浊，化气行水。

方药运用：

(1)常用方：补中益气汤合春泽汤加减。药用人参、炙黄芪、白术、升麻、柴胡、桔梗、陈皮、泽泻、猪苓、甘草。

方中炙黄芪、人参、白术健脾益气为君药；臣以升麻、柴胡、桔梗升阳举陷；并配陈皮调理中焦升降气机而升清降浊，泽泻、茯苓化气行水利水，共为佐药；炙甘草又可调和药性为使药。

(2)加减：小便不利甚者，加肉桂、通草、车前子；排尿无力或失控者，加覆盆子、益智仁等。

(3)临证参考：妊娠胎气不举或产后气虚小便不利者，用升阳益气法，以补中益气汤为基础方加减治疗，往往收到较好效果。

6. 肾阳衰惫证

症舌脉：小便不通或点滴不爽，排出无力，面色㿠白，神气怯弱，畏寒肢冷，腰膝冷而酸软，舌淡苔白，脉沉细而尺弱。

病机分析：命门火衰，气化不及州都，故小便不通或点滴不爽；元气衰惫则排尿无力，面色㿠白，神气怯弱；畏寒肢冷，腰膝冷而酸软无力，脉沉细尺弱，舌淡苔白，均为肾阳不足之象。

治法：温阳益气，补肾利水。

方药运用：

(1)常用方：济生肾气丸加减。药用肉桂、熟附子、熟地黄、山药、山茱肉、茯苓、泽泻、牛膝、车前子、丹皮。

方中肉桂、熟附子温补肾中之阳，以鼓舞肾气为君药；辅以山萸肉、牛膝、山药、熟地黄滋补肝肾以阴中求阳，茯苓、泽泻、车前子通调水道，渗利水湿；佐以丹皮清泄肝火，与温补肾阳药相配，补中寓泻，使补而不腻。

(2)加减：精神萎靡，腰膝酸痛者，加红参、鹿角、仙茅、淫羊藿、狗脊、补骨脂等。

(3)临证参考：老年体衰者，督脉精血俱亏，宜加补养精血，助阳通窍之品，常用方如香茸丸。肾气衰，浊邪潴留，症见尿少或闭，恶心呕吐，烦躁甚至神昏者，用千金温脾汤合吴茱萸汤。

7. 肾阴亏耗证

症舌脉：小便频数，淋漓不畅，甚或不通，头晕耳鸣，咽干心烦，手足心热，腰膝酸软，舌光红，脉细数。

病机分析：肾阴亏耗，则阳无以化生，膀胱气化无权，水道不利，则小便频数淋漓不畅，甚或不通；肾精不足，脑髓不充则头晕耳鸣；肾主骨生髓，肾亏则腰膝酸软无力；阴虚则生内热，故见手足心热，咽干心烦，舌质光红，脉细数。

治法：滋阴补肾，通利小便。

方药运用：

(1)常用方：六味地黄丸合滋肾通关丸。药用熟地黄、山药、山萸肉、丹皮、茯苓、泽泻、知母、黄柏、肉桂。

方中熟地黄、山药、山萸肉滋阴补肾为主药；辅以丹皮、知母、黄柏清热坚阴，茯苓、泽泻通利小便；少佐肉桂，以助气化，通利小便，亦有阳中求阴之意。

(2)加减：口干而渴者，加沙参、麦冬、白茅根、百合。

(3)临证参考：本证患者多为高年体衰之人，或过用苦寒、分利之品，在肾阴不足的基础上常兼气虚，以致气阴亏耗并见，治疗宜气阴兼顾，可予西洋参10g另煎频服，或兑入汤药中。注意滋阴不可过于滋腻，防止碍胃。

五、其他疗法

1. 中成药

(1)金匮肾气丸：每次1丸，每日2次。用于肾阳不足癃闭者。

(2)六味地黄丸：每次30粒，每日2次。用于肾阴亏耗癃闭者。

(3)大黄䗪虫丸：每次1丸，每日2次。适用于尿路阻塞而致癃闭者。

(4)癃闭舒胶囊：每次3片，每日2次。温肾化气，清热通淋，活血化瘀，散结止痛。用于肾气不足，湿热瘀阻之癃闭所致尿频、尿急、尿赤、尿痛、尿细如线，小腹拘急疼痛，腰膝酸软等症。

(5)前列癃闭通胶囊：每次4粒，每日3次。益气温阳，活血利水。用于肾虚血瘀所致癃闭，症见尿频，排尿延缓、费力，尿后余沥，腰膝酸软。

(6)前列康舒胶囊：每次5粒，每日3次，疗程二周。解毒活血，补气益肾。用于肾虚湿热瘀阻型慢性前列腺炎的治疗，可改善尿频，尿急，尿痛，腰膝酸软，会阴胀痛，睾丸隐痛等症状。

2. 单验方

(1)卫矛汤：新鲜卫矛(枝杆连根叶羽)，共250～500g，黄酒约30～50ml，加水煮，煎后去滓，趁热在饭前顿服。卫矛即鬼箭羽，有活血化瘀祛风的作用。

(2)一味瓜蒌汤坐浴：瓜蒌30～60g，煎汤坐浴约20分钟左右。用药时有出汗及轻度头昏，余无不良反应。瓜蒌甘苦微寒，入肺、胃、大肠三经，降肺气，清热化痰，使肺气下行而通调水道。

3. 外治法

(1)独头蒜头1个，栀子3枚，盐少许，捣烂，摊纸贴脐部。

(2)食盐半斤，炒热，布包熨脐腹，冷后再炒热敷之。

(3)葱白1斤，捣碎，入人工麝香适量拌匀，分两包，先置脐上1包，热敷约15分钟，再换另1包，以冰水熨亦15分钟，交替使用，以小便通为度。

(4)热敷：用热毛巾或热水袋温敷小腹或会阴部，也可采取热水坐浴，以松弛膀胱括约肌和尿道各部位的痉挛。适用于前列腺肥大引起的排尿不畅，也适用于急性尿潴留。

(5)流水诱导法：使病人听到流水的声音，即可有尿意，随之解出小便。适用于神经精神疾患病人出现的尿闭。

4. 针灸

(1)通治法：以通调膀胱气化为主，选足太阳、足少阴、足太阴和任脉等经穴为主。如肾俞、膀胱俞、三焦俞、中极、气海、阴陵泉、三阴交、阴谷或委阳等，每次3～5穴，用毫针刺，酌情补泻。肾气不足者，配合灸法治疗。

(2)膀胱湿热证：可选足太阳、足太阴等穴为主。如中极、膀胱俞、委阳、阴陵泉，三阴交等，用毫针刺，行泻法。

(3)尿路阻塞证：可选任脉及足太阳经穴为主，如膀胱俞、肾俞、气海、关元、中极、三阴交、阴陵泉等，用毫针刺，行泻法。

(4)肾阳衰惫证：选足少阴、足太阳、任脉和督脉等经穴为主，如命门、三焦俞、肾俞、气海、关元、委阳和阴谷等，用毫针刺，行补法，可配合灸法。

5. 推拿

以食指、中指、无名指三指并拢，按压中极穴；或用揉法或摩法，按顺时针方向在患者下腹部操作，由轻而重，用力均匀，待膀胱呈球状时，用右手托住膀胱底，向前下方挤压膀胱，再用左手放在右手背上加压使排尿。

【转归与预后】

一、转归

本病临床有实证、虚证、虚实夹杂证之不同。病情之轻重变化及各证候之间的转化与治疗是否及时、正确，与本病转归关系密切。

肺热气壅证经过正确的治疗，可以防止和减少由癃至闭的发生。但有少数病人因上、下焦均为热气闭阻，小便数日不通而发展为关格重症，故急性热病早期予宣降肺气，以利水道，至关重要。

膀胱湿热证，多数起病缓慢，病程缠绵，若能坚持治疗，注意生活调摄，则能很好地控制病情。若以酒为浆，以妄为常，则病情迁延难愈。

肝郁气滞证，起于情志因素而诱发者，在祛除诱因后，病情可迅速好转。因创伤、手术而致者，其转归与经脉损害程度及轻重有关。

尿路阻塞证，预后与阻塞尿路实邪性质有很大关系。较小的砂石阻塞，经通淋排石治疗后，可使尿路迅速通畅；较大砂石嵌顿或肿块压迫而致者，症情多属危重。

脾虚气陷证，为老年患者常见的类型。因年迈体衰，正气不足，治疗不易速效。非急性尿闭者，宜注意守防，缓缓图之，并配合生活起居调摄，否则易反复发作，缠绵难愈。

肾阳衰惫证，多发生于各种原发疾病的晚期，多数患者渐进发展成为关格重症。若能及时有效地纠正浊邪潴留，防治阳气欲绝的先兆征象，则可在一定时间内病情相对稳定，患者可带病延年。

肾阴亏耗证，临床易演变成肝肾阴竭，肝风内动的危候，亦可阴损及阳致肾阴阳衰惫，病机复杂，病难治愈。

应当指出，尽管古今医家对癃闭的防治积累了一定的经验，但还没有根本解决各类证候由癃转闭的防治问题，尤其对癃闭重证的治疗有待进一步研究。

二、预后

癃闭患者若得到及时有效治疗时，尿量可逐渐增加，病情好转，并有可能完全治愈。实证者治疗相对较易；虚证者治疗较难，且反复发作，缠绵难愈。如若失治或治疗不当，病情可迅速加重。如出现眩晕、目昏、胸闷、喘促、恶心、呕吐、水肿，甚则昏迷、抽搐，是由癃闭转为关格之重症，若不及时抢救，患者死亡率很高，预后极差。

【护理与调摄】

患者一般应卧床休息。若病情加重，出现无尿、呕吐、昏迷、抽搐，变为关格重症时应建立特别护理，密切观察神志、血压、呼吸、脉搏等情况，记 24 小时出入量。

本病患者情绪多紧张而郁闷，必须加强心理护理，解除患者的紧张情绪，保持其心情平静，让病人自行徐徐用力，收缩腹肌，增大腹内压试行排尿。

癃闭以膀胱潴留尿液为主者，可用按摩膀胱法，用手掌平贴于病员少腹部，轻轻施加压力，从上向下挤压膀胱底部，以助排尿，但切忌暴力。也可用温敷会阴法，用温水持续热敷或冲洗会阴部，起诱导排尿作用。使用上述方法 24 小时仍无尿者，可考虑用导尿术，进行人工排尿，必要时留置导尿。

对放置保留导尿管者，保留导尿瓶或袋应消毒，必须密封，每日更换；每日用地骨皮露或 1∶500 呋喃西林溶液 250ml 冲洗膀胱；定时开放导尿管，以间隔 4 小时开放 1 次为宜，切忌保留导尿持续引流，应鼓励患者多次饮水，保证每日尿量达 2500ml 以上。

癃闭患者的饮食以清淡为宜，忌食辛辣肥甘之品。

【预防与康复】

一、预防

积极预防急性脊髓炎（上呼吸道感染、流感、肺炎、腮腺炎、肝炎等所致）以及脊髓损伤，以免发生膀胱功能障碍，导致尿潴留的发生。

对于使用某些诊断和治疗措施（如卡那霉素中毒、造影剂中毒、腹部手术后腹膜炎等），要提高警惕，以免患者发生癃闭。

对双侧肾功能逐渐减退者，要早期发现，及时正确处理，以免发生尿闭证。

50 岁以上男性老年人有排尿费力、尿频、排尿不畅或排尿呈滴沥状，应及时请泌尿科医生检查，做到早诊断、早治疗，防止前列腺肥大并发急性尿潴留而致癃闭。有肿瘤者应采取积极有效的治疗。

二、康复

癃闭症状缓解后可行康复治疗。

1. 药物康复

在康复阶段，可继续辨证选用清湿热、散瘀结、利气机或补脾肾等方药以巩固疗效，防止复发。常用八正散、抵当丸、补中益气汤、济生肾气丸、六味地黄丸、滋肾通关丸等。

2. 食疗康复

(1)实证癃闭者：可常用车前子草或荸荠梗，煎汤代茶。

(2)脾胃虚弱者：可常服芡实茯苓粥。芡实15g，茯苓10g(捣碎)，加水适量，煎至软烂时，再加淘净的大米适量，继续煮烂成粥，每日分顿食用。

(3)肾气虚弱者：可常服制黑豆。黑豆500g以水泡发备用，熟地黄、山萸肉、茯苓、补骨脂、菟丝子、旱莲草、黑芝麻、当归、桑椹子、五味子、枸杞子、地骨皮各10g，共煎汤制黑豆。

【医论提要】

癃闭之名，首见于《内经》。《素问·宣明五气》云："膀胱不利为癃"。《素问·气厥论》云："胞移热于膀胱，则癃溺血"。《灵枢·本输》从虚实补泻的角度论及癃闭与遗溺的关系："实则闭癃，虚则遗溺。遗溺则补之，闭癃则泻之"。《素问·标本病传论》从小便癃闭的病机病位分析云："膀胱病，小便闭"。《素问·灵兰秘典论》从生理功能角度言"膀胱者，州都之官，津液藏焉，气化则能出矣"，又说，"三焦者，决渎之官，水道出焉"，这说明小便闭是与三焦水道与膀胱气化密切相关的。饮食与癃闭发病有关，《灵枢·五味论》指出："酸走筋，多食之，令人癃"，又说："酸入于胃，其气涩以收，上之两焦，弗能出入也。不出即留于胃中，胃中和温，则下注膀胱，膀胱之胞薄以濡，得酸则缩绻，约而不通，水道不行，故癃"。

汉代张仲景在《伤寒论》论及水蓄膀胱、小便不利的五苓散证，与热结膀胱、太阳蓄血的桃核承气汤证等，对后世临证很有启迪。

隋代巢元方《诸病源候论》论及小便不通与小便难的原因在于肾与膀胱有热，即有"热气大盛"则"小便不通"；"热势极微"则"但小便难"之说。唐代《备急千金要方》与《外台秘要》都载有治疗小便不通或小便难的方药。而且《备急千金要方·膀胱腑》谓："以葱叶除尖头，内阴茎中深三寸，微用口吹之，胞胀，津液大通，便愈"。这是世界上最早关于人工导尿术的记载。

元代医家朱丹溪认为"气虚"、"血虚"、"有痰"、"风闭"、"实热"等不同情况均可导致小便不通。"气虚，用参、芪、升麻等，先服后吐，或参芪药中探吐之；血虚，四物汤，先服后吐，或芎归汤探吐亦可；痰多，二陈汤，先服后吐，以上皆用探吐"。这里朱氏率先提出用探吐法治疗癃闭，并且进一步解释说"(该法)譬之如滴水之器，若闭其上窍，则下窍不通；开其上窍则下窍必利"。而且又补充说："若痰气闭塞，二陈汤加木通、香附探吐之"(《丹溪心法·小便不通》。临床常用的"提壶揭盖"之法，即宣肺气以行小便者，实源于《丹溪心法》及《丹溪心法附余》。

《景岳全书》把癃闭的病因病机归结为四大方面：即火邪结聚小肠膀胱者；热居肝肾者；真阳下竭气虚不闭者；有肝强气逆气实而闭者。张氏对于气虚而闭的情况论之尤详："今凡病气虚而闭者，以真阳下竭，元海无根，水火不交，阴阳否隔，所以气自气，而气不化水，水自水，而水蓄不行"。这里张氏气化之论十分精辟。清代罗国纲亦有妙语："如水寒冰冻，得太阳一照，而阴凝自流通矣"(《罗氏会约医镜·论小便不通》)。具体治疗中，张氏以为："若素无内热之气者，是必阳虚无疑也，或病未至甚。须常用左归、右归、六味、八味等汤丸，或壮水以分清，或益火以化气，随宜用之，自可渐杜其原"；又说："若素阳脏内热，不堪温补，而小便闭绝者，此必真阳败绝。无阴则阳无以化，水亏证也。治宜补阴抑阳，以化阴煎之类主之。"

明代医家李中梓总结出治癃闭七法，垂法后世。李氏在《医宗必读·小便癃闭》中认为该病病机关键在于肺与膀胱的气化作用。他说："《内经》分肝与督脉、三焦与膀胱四经，然太阳膀胱但主藏溺。其主出溺者，皆肝经及督脉及三焦也。……夫主气化者，太阴肺经也。若肺燥不能生水，则气不及州都”。七治法分别为：①清金润肺：药用车前、紫菀、麦冬、茯苓、桑皮之类；②燥脾健胃：药用苍术、白术、茯苓、半夏之属；③滋肾涤热：可取知母、黄柏、玄参、地黄、泽泻、通草等；④淡渗分利：药用茯苓、猪苓、通草、泽泻等；⑤疏利气机：药用枳壳、木通、橘红之类；⑥苦寒清热：上焦有热者，用栀子、黄芩；中焦有热者，黄连、芍药；下焦有热者，可加黄柏、知母；⑦温补脾肾：肾阳不足者，金匮肾气丸或八味丸；脾弱气陷者，可用补中益气；气虚可用独参汤。总之，李氏治癃闭一病不仅治验甚丰，而且用药精当，善于总结创新。

清代《谢映庐医案·癃闭门》总结该病治法：“小便之通与不通，全在气之化与不化。然而气化二字唯言之矣。有因湿热郁而气不化者，用五苓、八正、禹功、舟车之剂，清热导湿而化之；有因上窍吸而下窍之气不化者，用搐鼻法、探吐法，是求北风开南牖之义，通其上窍而化之；有因阴无阳而阴不生者，用八味丸、肾气汤，引入肾命，熏蒸而化之；有因阴而阳无以化者，用六味丸、滋肾丸，壮水制阳光而化之；有因中气下陷而气虚不化，补中益气，升举而化之；有因冷结关元而气凝不化，真武汤、苓姜术桂之类，开冰解冻，通阳泄浊而化之；有因脾虚而九窍不和者，理中汤、七味白术散之类，扶土利水而化之。古法森立，难以枚举。总之，治病必求其本”。谢氏之论详实中的。另外，《叶香岩外感温热篇》中指出：“热病救阴犹易，通阳最难，救阴不在血，而在津与汗；通阳不在温，而在利小便”，说明癃闭不仅仅出现在杂病当中，而且在急性传染性热病中也是治疗的难点与关键。

【医案选粹】

案一

郡守王镜如，痰火喘嗽正甚时，忽小便不通，自服车前子、木通、茯苓、泽泻等药，小腹胀满，点滴不通。余曰：右寸数大，是金燥不能生水之故，惟用紫菀五钱，麦冬三钱，北五味子一粒，人参一钱，一剂而小便涌出如泉，若淡渗之药，则反致燥急之苦，不可察也。

（李中梓．医宗必读．北京：人民卫生出版社，2006：356）

案二

任某，男，56岁，门诊号：7528055，初诊日期：1975年6月25日。

有前列腺肥大史，尿少色黄且痛，足肿按之如泥，凹陷不起，面色灰滞，眼睑浮肿，本月6日起尿闭，曾3次导尿，刻下小便不畅，尿频量少，夜5～6次，舌边红，苔白干燥，脉沉细涩。超声波检查：膀胱积水500ml。

辨证：湿热瘀阻于下焦，膀胱宣化失司，发为淋沥而痛。

治法：清利通淋。

方药：炒知柏 9g　肉桂丸 1.5g(分吞)　木通 9g　萹蓄草 18g　块滑石 30g　金钱草 30g　红藤 30g　败酱草 30g　桃仁 12g　防己 12g　虎杖 30g　生升麻 9g

7月2日(二诊)：小溲较利，量亦增多，尿痛亦止，足肿亦消三分之二，苔薄白，脉沉细。尿利肿消，水湿已得下泄。超声波检查：膀胱余尿仅100ml。原方再进。

7月9日(三诊)：足肿又退，小便次数减至每夜1～2次，但尿色深黄且混，味臭，纳呆乏力，脉沉细，苔薄，舌质红。下焦湿热未楚，再守原意进退。

炒知柏 9g　肉桂丸 1.2g(分吞)　红藤 30g　粉萆薢 12g　败酱草 30g　米仁 15g　木通 4.5g　竹叶 9g　虎杖 30g　生黄芪 15g　防己 9g　六一散 30g(包煎)

7月22日(四诊)：上方服14剂。年愈半百，脾肾两亏，阳不足则阴无以化，故服通利之剂，足肿虽减而未能尽退，观其尿色黄混，量不多，而色灰黄。乃湿热尚未清彻之故也。法当标本兼顾。

炒知柏各 9g 肉桂丸 1.8g 红藤 30g 败酱草 30g 熟附片 6g 白术芍各 9g 猪茯苓各 12g 泽泻 8g 椒目 6g 虎杖 30g 7 剂

服本方后，足肿退净，水湿得泄故也，尿量多，色淡黄。超声波检查：膀胱积水已消，下焦湿热已得净化，患者已无自觉症状，再以前方续服，巩固疗效。

（严世芸等整理．张伯臾医案．上海：上海科学技术出版社，2008：121-123）

【现代研究】

一、病因病机研究

无论外邪内伤，致使膀胱气化功能失衡，可导致本病发生。近十年来现代中医医家对本病的病因病机提出了一些新的认识。谭宏祜等[1]提出肺主一身之气，为水之上源，肺为华盖，气行则水行。如果肺气失于宣畅，不能通调水道，可以引起尿闭。要全保等[2]提出前后癃闭属于足太阳膀胱经病变，与足阳明胃经相表里。二阴相互关联、相互影响、相互调节。肾主前后二阴，二者在生理上密切相关，均为人体泻浊之器，是饮食水谷运化后糟粕的排泄出口。在病理上相互影响。

二、证候学与辨证规律研究

韩天雄[3]提出老年癃闭证与肺脾肾三脏关系密切。肺主一身之大气，为水之上源，上焦之气不化，当责之于肺，肺失其职，不能通调水道下输膀胱，可致癃闭。脾主运化，恶水湿，中焦之气不适，当责之于脾，脾土虚弱，力不胜湿，运化无权，可致癃闭。肾为水之下源，与膀胱互为表里，统摄周身之水液，肾阳不足不能温煦膀胱以化气，肾阴不足，湿与热凝结阻塞水道，都可导致癃闭。可见肺的通调，脾的传输，肾的气化与水液代谢有极为密切的关系，故可认为老年癃闭和水肿一样，其本在肾，其标在肺，其治在脾，因此老年癃闭证应从三焦及其气血的变化剖析病机，分辨标本论治。

三、治则治法研究

六腑以通为用，通利是治疗癃闭的基本原则。也有医家采用提壶揭盖、开后窍以通前窍等治法亦取得一定的疗效。谭宏祜等[1]认为提壶揭盖法根据升降相因之理，通过宣畅肺气，达到通调水道以利小便的目的。提壶揭盖法既可作主法，亦可作辅法参伍于其他治法中。如因中焦而不能转输或下焦肾虚不能开合，气化失常导致尿闭者，在治脾治肾时，都可酌加开宣肺气之药物。要全保等[2]提出癃闭属于足太阳膀胱经病变，与足阳明胃经相表里，通大便开后窍也可通过通降胃腑之气，间接疏通太阳膀胱经气，达到启前窍以治疗癃闭的作用。

四、辨证用药研究

张建伟[4]采用温肾汤（熟地黄、山药、茯苓、泽泻、牛膝、山茱萸、牡丹皮、桂枝、杜仲、车前子、炮附子、甘草）治疗肾阳亏虚型老年前列腺增生症 57 例，治愈 42 例，好转 15 例。临床治愈率 73%。祝东友[5]运用活血化瘀、软坚散结、利尿通淋之黄龙汤加减对照前列欣胶囊治疗前列腺增生症各 63 例，结果治疗组显效 43 例，有效 17 例，无效 3 例，有效率 95.2%，较对照组总有效率 68.3%差异有显著性意义。周来超等[6]使用活血化瘀、软坚散结之琥石汤（琥珀、穿山甲、水蛭、浙贝母、乌药、乌梅、牛膝、石韦、当归、石见穿、王不留行、黄芪）治疗前列腺增生症 132 例，临床治愈 33 例（25%），好转 87 例（66%），无效 12 例（9%），总有效率 91%。欧亚龙等[7]自拟消积通关汤治疗前列腺增生患者 62 例，疗程 2 个月。结果显效 15 例，有效 33 例，无效 14 例，总有效率为 77.4%。

参 考 文 献

[1] 谭宏祜，赵晓珍．提壶揭盖法在癃闭中的具体运用[J]．山东中医杂志，2001，20(3)：131-132.

[2] 要全保，彭培初．“开后窍以启前窍”治疗癃闭探讨[J]．中国中医基础医学杂志，2007，13(1)：60-61.

[3] 韩天雄，夏韵，承伯钢．老年癃闭辨治体会[J]．陕西中医，2006，27(7)：894-895.

[4] 张建伟．温肾汤治疗老年前列腺增生症 57 例[J]．陕西中医，2003，24(4)：316-317.

[5] 祝东友．黄龙汤加减治疗前列腺增生症 63 例[J]．陕西中医，2003，24(4)：317-319.

[6] 周来超，王柱林，张志萍．琥石汤治疗前列腺增生症 132 例[J]．四川中医，1999，17(6)：23.

[7] 欧亚龙，杨光，王红静．消积通关汤治疗前列腺增生 62 例的疗效观察[J]．四川中医，2004，22(6)：49-50.

第四节 关 格

【定义】

关格是指因脾肾阳虚，浊毒壅阻，三焦气化失司所致以小便不通且呕吐不止为特征的一种危重病证。小便不通名曰关，呕吐不止名曰格，两者并见曰关格。关格晚期，浊毒、瘀血相因为患，可致五脏俱伤而正虚邪实，寒热错杂，变证多端。

【范围】

西医学的急进性肾炎、慢性肾盂肾炎、肾动脉硬化性肾病、系统性红斑狼疮性肾炎、家族性肾炎、糖尿病性肾病、各种中毒性肾病、多发性骨髓病、多囊肾、痛风性肾病、高血压性肾病、多发性肾结石，以及各种原因所致的尿潴留、肝肾综合征、前列腺增生、下腔静脉栓塞、肾血管狭窄等所致的慢性肾功能衰竭，或因失血、休克、败血症、流行性出血热、物质中毒等引起肾缺血受损所致的急性肾功能衰竭，均可参照本节辨证论治。

【病因病机】

一、病因

关格常继发于多种急慢性疾病之后，属危重病证，凡外感风湿热邪，内伤七情，劳倦过度，饮食失调，或创伤、失血、中毒、烧伤、尿路阻塞、毒物等等，造成脏腑功能失调，气血失和，进而损伤肺脾肾三脏的功能，致浊毒壅塞，三焦不利，均可发为本病。

二、病机

1. 发病　一般继发于急性病证，如创伤、失血、休克、尿路阻塞、毒物伤肾等，发病多急骤；继发于慢性病证，如水肿、淋病、癃闭等，则发病多缓慢。

2. 病位　本病病位主要在下焦肾脏，与肺脾关系密切。后期病位广泛，可涉及五脏及胃肠、膀胱、骨、脉、脑等各个脏器。

3. 病性　病性属正虚邪实，虚实夹杂之证。正虚为本，多以脾肾虚损为主，后期可致五脏虚衰，气血亏虚。邪实为标，多以浊毒壅阻为主，病邪不外乎水、湿、痰、浊、火、热、毒、气滞、血瘀等。

4. 病势　本病的发展变化极为复杂，然总是由少数几个脏器受损逐渐累及多个脏器，由实致虚，因虚致实，病由轻渐重发展，终可致五脏俱伤，气血阴阳俱虚，命门火衰，而有阴阳离决之势，病情危急，殃及生命。

5. 病机转化　病机转化取决于正虚与邪实之间的抗争。脾肾阳虚可内生湿浊，进而湿浊蕴结酿毒，浊毒寒化伤正，可出现湿浊困脾、脾气衰败、心阳欲脱、命门火衰等证候；浊毒化热，热毒炽盛，入营动血，可致肝风内动；浊毒壅滞，气血运行不畅，可致气滞血瘀。因虚可致实，实邪更伤正，正更虚，邪更实，本虚标实，病机十分复杂。

关格病因病机见图 5-4。

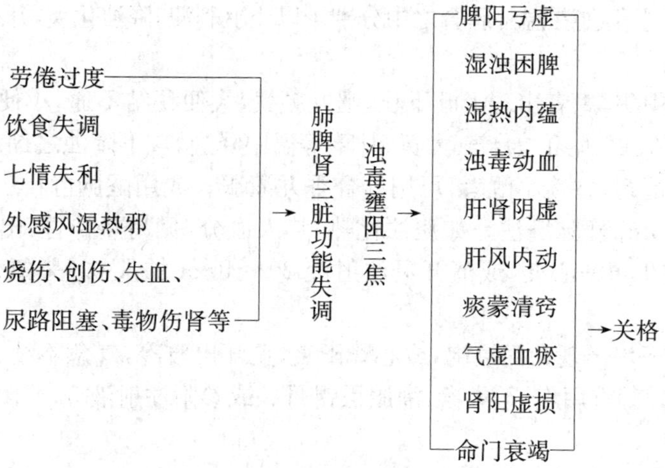

图 5-4 关格病因病机示意图

【诊断与鉴别诊断】

一、诊断依据

按照 2008 年中华中医药学会发布的《中医内科常见病诊疗指南·中医病证部分》。

1. 以呕吐和小便不通或二便不通为主症，但必须先有小便少或不通，而后出现呕吐。

2. 发病一般较缓慢，多有水肿、淋证、癃闭等肾系疾病的病史和外感风寒、风热等诱发因素；也可由某些疾病如温毒、霍乱、疮疡等突然转变而来；另有部分病人早期阶段不明显或很短暂，疾病迅速进入后期阶段。

3. 理化检查 可见肾功能不全的多种指标改变。

二、鉴别诊断

癃闭 参见本章第三节癃闭。

【辨证论治】

一、辨证要点

1. 辨病性 恶心呕吐，胸闷痞塞，腹泻无度，皮肤燥痒，肢搐手颤，呼气带溺臭，尿少而闭者，病性属浊毒；若呕吐痰涎，气急痰多，漉漉有声，舌胖尿少身胖者，病性属痰；皮下紫癜，牙宣鼻衄，面色黧黑，舌质紫黯者，病性属瘀；神疲乏力，腰膝酸软，面㿠气短，全身浮肿，夜尿增多，皮肤甲错，四肢厥冷者，病性属虚。临床要分清本虚标实孰多孰少，孰缓孰急。

2. 辨病位 纳呆少食，时时泛呕，神疲膝软，下肢浮肿，活动时加重，休息时减轻，尿量动则减少，卧则增多，病变部位在肾与脾，以肾为主；若纳呆泛恶，肢肿尿少，腹泻少则数次，多则 10 余次，甚则大便失禁，舌淡胖边有齿印，病变在肾与脾，以脾为主；恶心呕吐，胃脘满闷，欲食不食，强食即吐，尿少肢肿，病变部位在肾与胃，以肾为主；若恶心呕吐频作，口有尿味，秽浊难闻，纳呆腹胀，便结苔黄，病变部位在肾与胃，以胃为主；心悸怔忡，烦躁不安，甚则神昏，少尿或无尿，全身浮肿，气急不续，面色惨白，汗出如雨，病变部位在肾与心；气短喘促，气息微弱，小便不通，肢体浮肿，病变部位在肾与肺；下肢抽动，或手指颤抖，间或突发癫痫状，甚则神昏痉厥，尿少肢肿，病变部位在肾与肝。

二、治疗原则

关格的基本病理变化是脾肾阳虚，浊邪壅滞三焦。其前期表现主要是脾肾阳衰，阳不化湿，故治疗应以健脾益肾，温阳补气为主，用药刚柔相兼，配用血肉有情之品，缓缓补之，使脾肾阳虚逐渐恢复。至后期，虚实兼夹，脾肾更衰，浊邪壅滞三焦，治疗应补中有泻，补泻并重，泻后即补，或长期补泻同用，如在温补脾肾之中分别予以止呕利溲，降浊化痰，开通疏利等法。

三、应急措施

1. 浊邪侵犯中焦，患者出现上吐下秘，呕吐频繁，大便秘结不通，小便量少者，可选用吴茱萸、生姜、人参、大枣、附子、干姜、大黄、甘草等温中降逆，攻下降浊之剂。

2. 浊邪内蒙清窍、昏迷不醒者，可用苏合香丸灌服。或用醒脑静 10～20ml 加入 0.9%氯化钠注射液 250ml 静脉滴注。如痰浊化热，热入血分，见高热神昏、出血者，同时应用至宝丹或紫雪丹，或牛黄清心丸，或清开灵注射液 20～40ml 加入 0.9%氯化钠注射液 250ml 静脉滴注。

3. 浊邪侵犯下焦出现命门衰竭，或心肾阳衰，见汗出肢冷，气急不续，唇舌紫黯者，急宜温阳固脱，温肾纳气，重用附子、人参，灌服黑锡丹。或参附注射液 50～100ml 静脉滴注。

四、分证论治

1. 脾阳亏虚证

症舌脉：泛恶呕吐，尿少，面部或下肢水肿，神疲乏力，纳食不香，面色无华，大便溏，舌淡胖，苔薄白或白腻，脉沉细或濡细。

病机分析：脾阳亏虚，中气下陷，膀胱气化无权，水道不利，则尿少；阳虚不能化湿，湿浊中阻，清阳不升，浊阴不降，胃气失和，胃气夹浊阴上逆则泛恶呕吐；脾阳不足，脾失健运，水谷不化精微，气血生化日薄，无以滋养周身则面色无华，神疲乏力，纳食不香；水湿不运，泛滥肌肤则见面部或下肢水肿；舌淡胖、苔薄白或白腻、脉沉细或濡细、大便溏均为脾阳不足，阳不化湿之象。

治法：温运脾阳，以利水湿。

方药运用：

(1)常用方：防己黄芪汤合附子理中丸加减。药用附子、生黄芪、党参、白术、汉防己、大黄、车前子、薏苡仁、茯苓、枸杞子、炙甘草。

方中附子温阳化湿为君；辅以黄芪、党参、白术健脾益气；汉防己、茯苓、薏苡仁、车前子利水渗湿，大黄泄浊解毒，枸杞子补益肝肾，以阴中求阳为佐药；炙甘草调和诸药为使药。

(2)加减：湿抑中阳者，加桂枝；水肿甚者，加补骨脂，并加重附子量，以助气化。

(3)临证参考：本证可见于关格的各个阶段，常与其他证型兼见。故须同相应治法合用。

2. 肾阳虚损证

症舌脉：面色晦滞，纳呆呕吐，水肿尿闭，腰膝酸软，足跟痛，形寒肢冷，舌质淡白如玉而胖，苔薄白，脉沉细。

病机分析：脾阳亏损，伤及肾阳，阳虚气化无权则见尿闭；水湿不运，泛滥肌肤则见水肿；水湿中阻，胃失和降，胃气夹水湿上逆则纳呆、呕吐；阳虚不能温煦形体则见形寒肢冷；肾主骨生髓，肾阳虚损，失于温养则腰膝酸软，足跟痛；舌质淡白如玉而胖大，苔薄白，脉沉细均为阳虚之象。

治法：温补肾阳，助阳化气。

方药运用：

(1)常用方：济生肾气丸合真武汤加减。药用肉桂、附子、茯苓、白术、泽泻、车前子、牛膝、生姜、白芍。

方中肉桂、附子温补肾阳，温阳化气为君药；辅以白术健脾利湿，茯苓、泽泻、车前子渗湿利水；佐以牛膝强壮腰膝，引药下行，生姜温散水气，白芍和营益阴缓急。

（2）加减：小便清长者，去泽泻、车前子，加菟丝子、补骨脂以温固下元；呕吐甚者，用生姜汁滴舌。

（3）临证参考：本证常为脾阳亏损证的进一步发展，临床多以脾肾阳虚并见，治疗宜温补脾肾并举，方宜附子理中丸、济生肾气丸或右归丸加减。常用药物有淫羊藿、仙茅、巴戟天、炮附子、肉桂、鹿角片、杜仲、枸杞子等，临证可酌情选用。

3. 湿浊困脾证

症舌脉：呕吐频作，尿少水肿，纳呆腹胀，面色无华，神疲乏力，四肢困重，大便溏，舌胖淡，苔厚腻，脉沉细或濡细。

病机分析：脾阳亏损，阳不化湿，湿浊内蕴，壅滞三焦，气化失司则尿少水肿；湿浊中阻，脾胃失和，胃气夹湿浊上逆则呕吐频作；湿浊阻滞，中焦气机不利则纳呆腹胀；水湿外溢肌肤则四肢困重；脾胃虚弱，气血生化乏源，无以润养周身则面色无华，神疲乏力；舌淡胖、苔厚腻、脉沉细或濡细、大便溏等，均为阳虚水湿内蕴之象。

治法：温阳健脾，行气化浊。

方药运用：

（1）常用方：实脾饮与香砂六君子汤加减。药用茯苓、猪苓、白术、生姜、熟附子、桂枝、苍术、草果、大腹皮、党参、木香、香附、砂仁、陈皮。

本证是由于湿浊壅阻中焦，脾阳亏损，阳不化湿，升降失司而成。方中附子、桂枝、生姜、草果温阳散寒化湿，党参、白术、茯苓健脾补气除湿，猪苓、苍术、大腹皮利水去湿，共奏温阳健脾化湿之功，故为主药；木香、香附、砂仁、陈皮理气降逆，行气利湿，取气行则水行之意为辅药。

（2）加减：气虚甚者，加黄芪；肿甚者，加补骨脂。

（3）临证参考：若见腹胀便溏、水肿，口中有尿臭味而咸者，属脾肾两虚，应脾肾兼顾。

4. 湿热内蕴证

症舌脉：呕吐频频，尿少便秘，脘腹痞满，纳呆，口干不欲饮，舌质红，苔黄腻，脉滑数。

病机分析：湿热蕴结中焦，气机升降失调，三焦水道不利则尿少；脾胃失和，胃气上逆，则呕吐频频；胃纳脾运功能减退则纳呆，脘腹痞满，便秘；内有湿热，故口干不欲饮，舌红，苔黄腻，脉滑数。

治法：清热化湿，降逆止呕。

方药运用：

（1）常用方：黄连温胆汤加减。药用黄连、茵陈、赤小豆、栀子、大黄、木通、半夏、生姜皮、茯苓皮、陈皮、大腹皮、枳实、竹茹。

湿热壅滞中焦，脾胃气机升降失司而成本证，故当清热化湿，调畅中焦气机。方中黄连、茵陈、赤小豆清热化湿泻火为君药；栀子、大黄、木通助君药清热泻火之功，使火热从二便而出，半夏、生姜皮、茯苓皮助君药利湿化浊，共为臣药；陈皮、大腹皮、枳实调畅脾胃气机，理气祛湿降逆，竹茹和胃止呕，共为佐药。

（2）加减：胸闷腹满甚者，加葶苈子、防己；湿热下注，尿频而痛者，加蒲公英、石韦；咽痛者，加山豆根。

（3）临证参考：湿热久羁可化燥伤阴，肿而咽干，大便干者，治疗当妨利水伤阴，可用猪苓汤滋阴清热利湿。若大便干者，应重用大黄。

5. 浊毒入营动血证

症舌脉：尿闭水肿，呕吐臭秽或呕血，发热，渴喜冷饮，牙宣衄血，烦躁或神昏，大便秘结，舌质红绛，苔黄，脉洪有力。

病机分析：湿热蕴结，酿成热毒，热入营血，致血热妄行，血溢脉外而发生呕血，牙宣衄血等诸出血之症；毒热内蕴则发热，渴喜冷饮，大便秘结，舌质红绛，苔黄；热扰神明则烦躁或神昏；热毒壅盛三焦，三焦气化不利则尿闭、水肿；热毒内蕴，气机失和，胃气上逆则呕吐臭秽；邪盛于内则脉洪有力。

治法：清热解毒，凉血敛阴。

方药运用：

(1)常用方：清瘟败毒饮加减。药用水牛角、生地黄、赤芍、生石膏、知母、黄芩、黄连、栀子、生甘草。

本证由蕴毒入营，动血生风而致，故当清营凉血解毒以救其急。方中水牛角、生地黄、赤芍清营凉血解毒，用以为君；辅以生石膏、知母、生甘草大清气分之热，黄连、黄芩、栀子苦寒泻火解毒；生甘草又能调和诸药，亦为使药。

(2)加减：心烦者，加竹叶；腹痛便血者，加木香、白芍、地榆，以缓急止痛，凉血止血。

(3)临证参考：若热盛津亏，则重用石膏、生地并加麦冬以清热生津。

6. 肝肾阴虚证

症舌脉：泛恶呕吐，腰以下水肿，尿少黄赤，伴头晕耳鸣，五心烦热，腰膝酸软，咽干，舌红少苔，脉弦细数。

病机分析：关格日久，伤及肝肾精血，正伤邪盛，三焦气化失司则尿少，腰以下水肿；浊毒内蕴，气机失和，胃气上逆则泛恶呕吐；肝肾阴虚则头晕耳鸣，腰膝酸软，咽干；阴虚生内热则五心烦热，尿赤；舌红少苔、脉细数均为阴虚之象。

治法：滋养肝肾。

方药运用：

(1)常用方：六味地黄丸加减。药用熟地黄、山药、山萸肉、枸杞子、当归、泽泻、茯苓、丹皮、川牛膝、车前子、炙甘草。

肝肾阴精亏损，虚火夹湿浊内蕴而成本证，故治宜滋养肝肾之阴精治其本，兼以清利湿热治其标。方中熟地黄、山药、山萸肉、枸杞子滋补肝肾之精血，为君药；当归补血养血为臣药；丹皮凉血清热而泻肝肾之火，泽泻、茯苓、车前子利水渗湿，使湿热之邪从小便而去，川牛膝利尿通淋，又能活血祛瘀，滋补肝肾，共为佐药；炙甘草调和诸药，是为使药。

(2)加减：湿热下注者，加石韦、萹蓄以清利湿热。

(3)临证参考：肝肾阴虚，易生风动血，应及时滋补肝肾，以防虚风内动，但本病常夹有浊毒湿热之邪，用药不宜滋腻太过，以免滞邪。

7. 肝风内动证

症舌脉：尿闭水肿，泛恶呕吐，皮肤瘙痒，头痛指颤，烦躁不安，甚或神昏抽搐，舌抖或卷缩，舌质红而干，苔少或光，脉弦细数。

病机分析：多见于关格的中后期，关格日久，浊毒伤正，肝肾阴虚，虚风内动，故尿闭，水肿，泛恶呕吐；日久又见皮肤瘙痒，头痛指颤，抽搐，舌抖或卷缩；风阳夹浊毒上扰神明，则烦躁不安，甚或神昏；舌红而干、苔少而光、脉弦细数为阴血耗伤之象。

治法：平肝潜阳息风。

方药运用：

(1)常用方：天麻钩藤饮、大定风珠加减。药用天麻、钩藤、石决明、牛膝、杜仲、桑寄生、龙骨、牡蛎、夜交藤、茯神木、炙甘草。

方中天麻、钩藤平肝息风为君药；牛膝、杜仲、桑寄生补益肝肾，滋水涵木，龙骨、牡蛎、石决明重镇潜阳息风，共为臣药；佐以夜交藤、茯神木宁心安神；炙甘草调和诸药为使药。

(2)加减：头痛甚者，加菊花；胁痛口苦，便秘者，加龙胆草、夏枯草、大黄。

(3)临证参考：如抽搐不止者，可加阿胶、麻仁甘润存阴，加五味子、甘草以酸甘化阴息风。

8. 气虚血瘀证

症舌脉：尿少肢肿，呕吐时作，伴气短乏力，头晕心悸，面色萎黄，腰部刺痛或鼻齿衄血，舌质黯或有瘀斑，脉细无力或细涩。

病机分析：久病脾虚，气血生化乏源，气机失和，三焦气化无权则尿少肢肿；胃气上逆，呕吐时作；气虚则气短乏力，血亏则头晕、心悸、面色萎黄；气血亏损，血行瘀滞致瘀血内停，则腰部刺痛，鼻齿衄血，舌黯有瘀斑，脉细弱。

治法：益气活血。

方药运用：

(1)常用方：八珍汤合血府逐瘀汤加减。药用党参、炙黄芪、白术、当归、川芎、桃仁、丹参、枳壳、赤芍药、川牛膝。

脾胃虚弱，气血生化不足，气虚血行不畅，瘀阻肾络而成本证，故治当益气活血通络。方中用党参、黄芪、白术益气健脾，补益气血生化之源，当归、川芎、桃仁、丹参养血活血以通肾之血络，共为主药；枳壳理气宽中，行气活血，取气为血帅之意，赤芍活血又能凉血，防诸药温燥伤血，共为佐药；川牛膝引诸药入肾之血络，破血行瘀，是为使药。

(2)加减：若腹痛即泻，手足欠温者，加肉桂、炮姜；若血瘀甚者，加三棱、莪术以行气破瘀。

(3)临证参考：中气虚而下陷者，改用补中益气汤；气随血脱者，急服独参汤以补气固脱；瘀血兼热毒者，则用血府逐瘀汤加清瘟败毒饮。

9. 痰湿蒙蔽清窍证

症舌脉：尿少水肿，呕吐痰涎，咳嗽气急，喉中痰鸣，呼吸深缓，表情淡漠，意识朦胧，舌淡，苔腻，脉滑。

病机分析：脾肾阳虚，阳不化湿，湿浊内蕴，三焦气化不利则尿少水肿；湿浊中阻，气机失和，胃气夹湿浊上泛，则呕吐痰涎；湿浊蕴肺，则肺失宣降，咳嗽气急，呼吸深缓，喉中痰鸣；痰湿上蒙清窍则表情淡漠，意识朦胧；舌淡、苔腻、脉滑亦为痰浊内蕴之象。

治法：温化痰湿，芳香开窍。

方药运用：

(1)常用方：灌服或鼻饲苏合香丸，继用导痰汤加减。导痰汤药用半夏、陈皮、茯苓、胆南星、枳实、木香。

本证是由于痰湿内蕴三焦，上蒙清窍而成。故当温化痰湿，芳香开窍。方用苏合香丸温开透窍以救其急，继用胆南星豁痰开窍，半夏、陈皮燥湿化痰，茯苓利湿化浊，枳实、木香调畅气机，行气祛痰。诸药合用，痰湿得化，窍闭得开，病情转好。

(2)加减：喘满者，加葶苈子、大黄泻肺平喘；抽搐者，加紫雪丹镇痉安神；昏迷者，加安宫牛黄丸以清心开窍。

(3)临证参考:水肿、喘促不得卧者,用葶苈大枣泻肺汤与五皮饮泻肺行水。

10. 命门衰竭证

症舌脉:形寒肢冷,汗出心悸,气急倚息,泛恶呕吐,口有尿味而咸,尿少或尿闭,水肿,面色苍白,舌淡如玉,苔黑或灰,脉沉迟或沉细欲绝。

病机分析:关格末期,邪盛正衰,命门衰竭,湿浊壅盛三焦,则尿闭,水肿,泛恶呕吐,口有尿味而咸;命门火衰,则形寒肢冷,汗出心悸,气急倚息,面色苍白;舌淡如玉、苔黑或灰、脉沉迟或欲绝亦为命门衰竭之象。

治法:温肾助阳,化气行水。

方药运用:

(1)常用方:真武汤加减。药用附子、肉桂、枸杞子、山萸肉、白术、茯苓、泽泻、生黄芪、党参、石韦、车前子、炙甘草。

本证是由命门火衰,湿浊壅滞三焦而成。故治宜峻补命门之火为主,辅以行气利湿化浊。方中附子、肉桂大辛大热,温煦少阴之阳气,恢复肾脏气化之常,故为君药;枸杞子、山萸肉滋阴补肾,以阴中求阳,使肾阳生化无穷,是为臣药;生黄芪、白术、茯苓、党参健脾运湿,石韦、泽泻、车前子通利小便而化气行水利湿,共为佐药;炙甘草调和药性,是为使药。

(2)加减:喘促汗出,脉虚浮数者,加人参蛤蚧散,吞服黑锡丹;心悸脉结或代,口唇发绀者,重用附子、炙甘草,再加桂枝、丹参温阳化瘀。

(3)临证参考:本证出现在关格末期,病情危重,有阳气暴脱之虑,必要时应结合现代医学手段,积极抢救。

五、其他疗法

1. 中成药

(1)金匮肾气丸:每次 6g,每日 2 次。适用于关格病情相对稳定,以肾虚为主者,需长期服。

(2)人参健脾丸:每次 1 丸,每日 2 次。适用于关格病情相对稳定,以脾胃虚弱为主者,需长期服。

2. 单验方

(1)既济丸:治关格脉沉细,手足厥冷者。用熟附子 30g,人参 90g,为细末,陈米饮糊丸,梧子大,人工麝香为衣,分 10～15 天服完,米饮汤下服。

(2)进退黄连汤:格则吐逆,用姜汁黄连、炮姜、人参(人乳拌蒸)各 4.5g,桂枝 3g,姜半夏 4.5g,大枣 5 枚,煎服,每日 1 剂;关则不得小便,从胃气以透入阴分,去桂枝,或加肉桂 1.5g,黄连减半。

3. 食疗法 鲫鱼 1 条,约 250g,剖腹去杂,鱼肚内放松罗茶、砂仁各 30g,独头蒜 1 只,水煮喝汤吃鱼。有健脾益肾利水之功效。

4. 外敷 用大蒜头 125g,捣烂,敷于两腰部,每日 1 次。具有解毒作用。

5. 灌肠 用降浊灌肠方(生大黄、生牡蛎、六月雪各 30g)浓煎 120ml,高位保留灌肠。约 2～3 小时后,用 300～500ml 清水清洁灌肠,每日 1 次,连续 10 次为 1 个疗程。休息 5 天后,可再继续 1 疗程。

6. 针灸

(1)肝肾阴虚证:取风池、侠溪、行间等穴,用泻法;肝俞、肾俞用补法。

(2)湿热内蕴证:取阴陵泉、内庭穴,以清脾胃湿热。

(3)浊毒入营动血证:可点刺十宣出血,以泄热解毒。

(4)痰湿蒙蔽清窍证:可针刺十二井、水沟、丰隆、太冲穴,以清热息风,豁痰开窍。

(5)肝风内动证:可针刺风池、百会、行间,以平肝息风;取肝俞、肾俞可补肝肾之阴。

【转归与预后】

本病的转归与病邪的特性、轻重及正气的强弱及病程的长短有关,正确的治疗对本病的转归起决定作用。一般脾阳亏虚证、肾阳虚损证多见于关格早期,若能及时消除诱因及病因,予健脾益肾,温阳利水治疗,可使病情得到控制。反之,或阳不化湿,湿浊内蕴,蕴久化热,可转成湿浊困脾证、湿热内蕴证;或脾肾亏损,气血生化不足,转为气虚血瘀之证,使病情迁延,逐渐加重,此时多处于关格中期,若能正确治疗,使邪衰正复,病情仍可望获得好转或稳定。但若病情持续发展,毒热入营动血,灼伤肝肾之阴可转成浊毒入营动血证,或肝肾阴虚证,或肝风内动证。若阳气虚衰,痰浊内盛也可转成痰浊蒙蔽清窍证。进一步发展,邪盛正衰可致命门衰竭而见命门衰竭证,病已进入晚期,邪实正衰,病机复杂,病情危急。此时当积极正确治疗,必要时配合西医学血液透析等手段救治,仍有可能使病情好转,延长寿命。但外邪侵袭等诱因可使病情转危,甚则阳气暴脱,阴阳离绝,危及生命。

关格患者的预后,与脾肾阳虚、肝肾阴亏的程度及浊邪的轻重密切相关。若脾肾阳虚、肝肾阴虚程度较轻,或湿浊困脾,病在中焦,预后尚好,可带病延年;若脾肾阳虚、肝肾阴虚严重,或湿热蕴结,化燥伤阴,或浊毒弥漫三焦,则预后较差。痰浊蒙蔽清窍证、浊毒入营动血证、肝风内动证,命门衰竭证等患者,如出现昏迷、抽搐、各种出血、呕吐、尿闭、喘促息微等危重症候,预后极差。

【护理与调摄】

一、护理

患者应绝对卧床休息。护理者应密切观察患者每日出入量、体温、血压、脉搏等方面的变化,若有变化,及时通知医生处理。有外邪侵袭时,易导致本病的恶化,但因本病患者多正气虚,无力抗邪,所以往往体温不甚高,故应及时仔细观察,高度重视,并积极治疗,祛邪外出。口腔护理用金银花、升麻水煎液清洗,每日 3 次。皮肤瘙痒可每日用温水擦洗,不可用碱性肥皂或酒精清洗。便秘时可配合中药灌肠治疗,使大便每日保持在 2～3 次为宜。对痰鸣漉漉者应及时吸痰,保持呼吸道通畅。卧床者应定期翻身,防止褥疮。对神志不清者,可鼻饲喂药。有出血、昏迷、抽搐、喘促、息微等危急情况者,应安排特护。

二、调摄

本病证病程较长,病情较重,常使患者失去信心,故要及时劝导患者树立战胜疾病的信心。适当地增加营养,给予高质量的低蛋白、低盐、足够的热量和含维生素丰富的易消化之品,忌膏粱厚味。有水肿时,宜少饮水。可给予鲫鱼汤辅助治疗。禁房劳,适寒温,避风寒,防止外邪侵袭。

【预防与康复】

本病证是多种进行性肾系疾病晚期的症候群,常由水肿、臌胀、癃闭、淋病等病证发展而来,亦可继发于急性休克、失血、烧伤等之后,故对以上病证的正确、及时、有效的治疗,是预防本病的重要措施。由于本病的诱因常与外感及过劳有关,因此加强锻炼,增强体质,提高机体免疫力,劳逸结合,对防止本病证的发生亦有重要意义。

患者病情相对稳定后,仍应以脾肾为本进行调补,可用补中益气汤、六味地黄丸加减常服。并可配合针灸中脘、胃俞、足三里、内关、肾俞、三焦俞等穴，以调补脾胃及振奋肾经之气，增强机体抗病能力，促进康复。患者可自我按摩足三里、三阴交、内关，每日3次，以增强机体免疫功能和抵抗力。另依个人情况可选作内养功、太极拳、太极剑等增强体质。

【医论提要】

从古至今，“关格”的概念有很大的演变转化。“关格”一词最早见于《内经》。《素问·六节脏象论》说：“故人迎一盛病在少阳，二盛病在太阳，三盛病在阳明，四盛已上为格阳。寸口一盛病在厥阴，二盛病在少阴，三盛病在太阴，四盛已上为关阴。人迎与寸口俱盛四倍已上为关格，关格之脉羸，不能极于天地之精气，则死矣。”《灵枢·脉度》：“阴气太盛则阳气不荣也，故曰关。阳气太盛则阴气弗能荣也，故曰格。阴阳俱盛，不得相荣，故曰关格，不得尽期而死也。”《难经·三十七难》曰：“邪在六腑，则阳脉不和；阳脉不和，则气留之；气留之，则阳脉盛矣。邪在五脏，则阴脉不和，阴脉不和，则血留之；血留之，则阴脉盛矣。阴气太盛，则阳气不得相营也，故曰格，阳气太盛，则阴气不得相营也，故曰关。阴阳俱盛，不得相营也，故曰关格。关格者，不得尽其命而死矣。”这是有关“关格”病的最早论述。《素问》是指关阴格阳之脉证；《灵枢》与《难经》是说阴阳之气偏盛，不能相营。但共同点在于“关格”之出现即当为较危重之症候。所以3条都提到“不得尽其命而死矣”的严重后果。

至隋代巢元方所论“关格”已有变义，明确是指二便不通，即“大便不通谓之内关；小便不通谓之内格；二便俱不通，为关格。”（《诸病源候论·大便病诸候》）元代朱震亨说：“关格者谓膈中觉有所碍，欲升不升，欲降不降，欲食不食，此为气之横格也。”（《平治会萃·关格》）清代沈金鳌认为：“关格，即《内经》三焦约病也。约者不行之谓，谓三焦之气，不得通行也。惟三焦之气不行，故上而吐逆为格，下而不得大小便曰关。”（《沈氏尊生书》）孙德润《医学汇海·二便闭》亦强调说：“二便齐闭，最为恶候。乃阴阳关格，天地不交，《内经》谓之三焦约是也。”

当然也有将古义与变义之“关格”结合起来谈的医家，如明代的李中梓，他在《病机沙篆·关格》中说：“关者阴盛之极，故关闭而溲不得通也。格者阳盛之极，故格拒而食不得入也。”清代怀抱奇亦认为：“关格一症，上则格而不入，下则闭而不得，乃阴阳偏胜之候，亦阴阳离绝之证也。”（《医彻·杂证·关格》）

若从肾开窍于前后二阴，主司二便的生理功能分析，二便闭而不通当则责于肾之危候。所以明代张介宾指出：“关格之脉，必弦大至极，夫弦者为中虚，浮大者为肾虚，此肾水大亏，有阳无阴之脉也。”（《景岳全书》）由肾虚之义进而衍伸。

“关格”一病在现代中医临床上是指与西医学肾衰竭，特别是慢性肾衰尿毒症期相类似的疾患，临证可见呕吐拒食，二便齐闭等危症，故当代名医岳美中分析说：“肾为胃关，职司开合，肾气从阳则开，从阴则合……脉细肢凉，显然阳气衰微，不能温养四肢。肾关因阳微而不能开，遂成尿闭。病在少阴，故用真武汤鼓阳利尿，肾关得阳则开，尿毒之患可解。”（《岳美中医话》）

有关关格的治疗，吴又可《温疫论》中说：“温疫愈后，脉证俱平。大便二三旬不行，时时作呕，饮食不进，虽少与汤水，呕吐愈加，此为下格。宜调胃承气汤热服，呕吐立止，所谓欲求南风，须开北牖是也。”所谓格者，即隔也。糟粕隔于下，浊气逆于上，临床所常见，故清代医家徐大椿云：“当于通便止呕方法，随宜施治可也。”（《兰台轨范·关格》）这也是遵循了求南风开北牖的临床治略思路。

清代喻昌《医门法律·关格门》指出：“凡治关格病，不知批郄导窾，但冀止呕利溲，亟治其标，使穷力竭，无益反损，医之罪也。”喻氏这里提到关格病治标治本的问题，至关重要。西医学肾衰竭，特别是尿毒症期出现厌食性呕吐、尿闭浮肿等症状，属于中医关格的范畴。该病证本为肾阴阳两虚；标是气滞血瘀，浊毒内蕴，累及心肝脾肺胃肠三焦等脏腑；标本互为因果，致使五脏气血衰微，湿浊瘀毒并生。治宜扶阴助阳，行气活血，凉血治络；通涤肠胃，逐毒外出，标本并治，攻补兼施。

【医案选粹】

案一

李右，六十一岁，一月十四日。

左脉寸关细涩不起，尺部弦滑而数，右部细弦而滑；呕吐痰涎，食后停顿不下，左边腹部有形积聚，按之作响；上逆中焦则吐，且不能食。其病在胃，其原在肾也，关格重症，备候高明政定。

旋覆花二钱　左金丸一钱　鲜枇杷叶三钱　三味同包　姜竹茹三钱　顶头赭石五钱　公丁香二只　淡干姜一钱　生瓦楞壳一两，先煎　仙露半夏三钱　苏子霜钱五　老刀豆子三钱　姜炒山栀钱五

上上紫油桂一分，研细末，以小胶管装好，匀两次，药送下。

（鲁兆麟等主编．二续名医类案·泊庐医案．沈阳：辽宁科学技术出版社，1996：1460）

案二

某，由情志怫郁，致心肝气火不泄，其抟结中焦也亦宜。数日前得汤饮则漉漉有声，气火与水饮两相冲激。夫火出于心而气又出于肝。经云：一阴一阳结为喉痹，二阳结则为关格矣。夫今则大便不能，且恐渐致食不能入，盖气火伤杀胃阴，致乏冲和之气，势固然也。且所谓二阳者，手足阳明也，即肠胃二腑也。高年上盛下虚，阴气既竭，阳气自孤，阴阳造极，不成关格乎？今瘕疝以及痛胀等情，已一律平复，惟脉象细弦，见锋无胃，而言剥如腰子色，且干无津液，有时咽饮亦阻隔喉间，甚则呕出，胸亦痞闷。脉症合参，膈象已露，急急养血柔肝，降阳和阴。喻嘉言以人生胃中津液之气，讵不信乎？勉拟一方候政。

参须　丹参　陈皮　白芍　沉香　半夏　苁蓉　炙草　阿胶　川贝　霍斛　麦冬　麻仁　枇杷叶

二诊，经云：曲运神机，内伤于心，务夺志节，内伤于肾。加以连遭郁勃，则郁火合气，而又伤阴矣。夫阴伤则心火燃而呓语生，气伤则肝木旺而胸喉塞，是皆内乱窜扰之情，君相不安之理也。夫肾司二便，今大便秘结，小溲失约，则阴枢不灵，其为下虚无疑矣。而或积饮不下咽，会厌且梗痛，则心肺有关乎出入，其为上盛可知矣。夫上盛下虚之症，而当高年郁勃之候，则用药之间，偏执似乎各有流弊。一再思之，果不如喻西江之论：制肝莫如清金，宁心急须和胃也。况舌剥如腰子，气液两亏，而脉弦无胃，胃气亦甚伤败。倘一任气火之留恋而不泄，则为关为膈，意中事也。可不先事绸缪哉！

参须　白芍　麻仁　半夏　阿胶　苁蓉　川贝　玄参　藿斛　麦冬　炙草　杏仁　丹参　生梨　枇杷叶

三诊：恙原备载前方，兹不复赘。所以清金制木，和胃宁心者，缘津液干枯，气火偏炽，预防之为关格耳。夫用药之道，一如用兵。假令有事于巴蜀，而不修栈道，则峻岖之路，奚利我行？惟我行既利，然后进可以长驱制敌，退可以保守汉中。鄙人立方立意，亦犹是也。且年逾八旬，而当气火兼旬之扰，则冒险之与因循，同一利害。用是决计，进以图肝肾而滋液，退以谋肺胃而生津，一进一退之机，夫固冀幸于什一者也。兹则舌起雪刺，糜象成矣；饮食泛

呕，膈症成矣；脉弦无胃，真脏见矣。然液可生而津可回，气可平而火可泄，无如机枢已坏，不化不生，纵有良工，其何能济？勒临崖之马，挽既例之澜，尽心焉耳矣！其他非所敢知也。

洋参 杏仁 川贝 白芍 生地 麦冬 沙参 阿胶 霍斛 玄参 炙草 玉竹 生梨 枇杷叶

（张元凯等整理．孟河四家医集·巢崇山医案．南京：江苏科学技术出版社，1985：981）

【现代研究】

一、病因病机研究

侯冠森[1]认为关格共分四因：即气滞血阻、湿浊邪毒、肺脾肾阳虚和心肝肾阴虚。邹永胜[2]认为慢性肾功能衰竭多系肺、脾、肾虚损，尤其与肾气衰惫，分清泌浊失职所致湿浊内停密切相关。其病机可以概括为虚、瘀、湿浊、逆。虚为本虚，瘀为血瘀，湿浊为水湿、湿困、浊邪，逆包括浊阴上逆、肝阳上亢。吕宏生等[3]认为阴津枯涸、热毒炽盛、邪毒内侵、瘀血内阻、湿热瘀结为急性肾功能衰竭少尿期的主要病因病机。刘明[4]认为气机不畅气化失司是慢性肾衰的主要病机。

二、证候学与辨证规律研究

目前，根据慢性肾功能衰竭患者的临床表现的证候、特点，制定相应的方法进行治疗均有一定效果。在漫长的病程中证候表现不一，或症状潜隐，或来势凶猛，故从中医整体观原则来说，注重辨证治疗可以动态地把握病情的变化，能把握某一阶段的主要病机和病变的重心，是整体观在临床方面的具体运用。熊友仙[5]认为本虚标实，虚实夹杂是慢性肾衰竭的根本，运用调理脾胃法会起到作用。郭彦聪等[6]认为慢性肾衰竭的本质多是气阴两虚，主要是脾气虚和肾阴虚。梁晓平[7]认为脾肾亏虚，浊邪内蕴为其主要病因。有些学者认为慢性肾衰存在阳虚，温阳法是治疗慢性肾衰的主要治法。如王济生[8]认为慢性肾衰竭病机为本虚标实，本虚为气、血、阴、阳虚损，主要为脾肾亏虚，标实为湿浊、水毒、瘀血，主要病位在脾、肾，其中脾肾衰败、湿浊水毒内留是病机的关键，由于脾肾衰败，气化失司，脾肾阳虚、水瘀互结，治以健脾温肾，活血利水。田化德[9]认为慢性肾衰竭病因众多，病机复杂。主要是寒伤肾阳，肾失封藏，肾阳亏虚，命火不足，其治法应为温阳散寒，化湿排浊。也有学者认为阳虚是慢性肾衰早期的证型，温阳法从早期起就可以开始应用。周福明[10]认为慢性肾衰早期表现属虚证，主要是脾肾阳衰，虽兼有浊邪，但不甚严重。到后期阶段，虽然虚实夹杂，而脾肾更亏，湿浊瘀毒偏盛，邪正相较，邪实更为突出。

三、治则治法研究

现代研究将急性肾衰竭分为少尿期、多尿期、恢复期。少尿期是治疗急性肾衰竭的关键。清热解毒、泻热逐水、活血化瘀、通腑泻浊为本期治疗的大法，该期若能辅以中药灌肠、肾区热敷、针灸等疗法，则病程可明显缩短，疗效更好。多尿期则要注意清余热、兼顾益气养液。恢复期则注意滋补肾阴或肾阳。慢性肾衰竭分为代偿期、失代偿期、尿毒症期。在代偿期以补虚为主，兼以宣肺消肿、清热利湿、活血化瘀。在失代偿期多为脾肾阳虚，宜攻补兼施，通腑泻浊。尿毒症期若尿量尚可，则以阴阳并补，化痰息风，以治标为主，如果无尿则不宜使用中药口服，宜改为灌肠[2]。

四、辨证用药研究

针对急性肾衰竭，吕宏生等[3]认为阴津枯涸、养血滋阴者药用太子参、麦冬、五味子、玄参、生地、石斛、芍药、乌梅、当归、黄芪等滋血益气之品以滋阴养血化源，酌选人参、附子、干姜、山萸肉、桂枝、白术、茯苓等属回阳固脱，化气行水。热毒炽盛者药用金银花、连翘、公英、丹皮、生石膏、大黄、栀子、黄芩、黄连、猪苓、竹叶、生地、桔梗、知母等清热解毒，凉血化斑。恶心呕吐者加竹茹、半夏；尿少尿赤者加小蓟、白茅根。邪毒内侵治以泻火解毒，通腑降浊：大黄、黄芩、黄连、黄柏、栀子清热解毒通腑降浊。瘀血内阻治以活血化瘀，通络利水方药，酌选浙贝、郁金、炒山甲、丹皮、大黄、三棱、莪术、桃仁、红花、昆布、海藻等软坚化瘀，通络利水。湿热瘀结治以清利湿热，活血化瘀方药，选瞿麦、萹蓄、车前草、石韦、金钱草、黄柏、滑石粉、公英、茅根、猪苓、栀子、大黄、丹参、赤芍等清利湿热，疏通水道。近年来中药灌肠疗法已被重视和公认。徐德先等[11]使用通腑泻热灌肠液：玄参、麦冬、车前子(包)、生地、鲜茅根、大黄(后下)、玄明粉(冲)、知母、黄柏、通草，水煎至200ml，保留灌肠，每天2～4次。直到进入多尿期为止。多尿期：治疗邪热已除而气血亏损未复者，治宜调补气血，孟澍江[12]用集灵膏(人参、天冬、枸杞子、麦冬、生地、熟地、牛膝)方加减。若气液虽虚而余热未清的，则益气养液中须兼清余热，方如竹叶石膏汤。恢复期：经过少尿和多尿期后，患者进入恢复期。该期患者多出现肾阳或肾阴不足的证候。治宜滋补肾阴或肾阳，予肾气丸或六味地黄丸加减。

现临床上根据国家卫生部于1993年颁布的《中药新药治疗尿毒症指导原则》，以正虚为纲，以邪实为目，主要将此病分为以下几型：脾肾气(阳)虚证：治宜益气健脾补肾，方用香砂六君子汤合真武汤加减。周迎晨等[13]以六君子汤合肾气丸为主治疗，起到减轻症状，延缓肾衰竭进展的效果。阴阳两虚证，治宜气血阴阳双补。临证时根据气血阴阳偏盛偏衰选用桂附地黄汤、参芪桂附地黄汤、济生肾气丸、杞菊地黄汤、知柏地黄汤、八珍汤、人参养营汤、归脾汤等治疗。夹邪实证：①湿浊偏重者治以化湿泄浊，多选用黄连温胆汤、温脾汤等含大黄方；②伴尿少浮肿者，治以利水除湿，用五苓散合济生肾气丸加减；③夹湿热者，治以清热利湿，方可选黄连温胆汤、半夏泻心汤、黄连苏叶汤、三仁汤等；④夹瘀血，治以活血化瘀，方药多以桂枝茯苓丸、血府逐瘀汤等。张琪[14]用归芍六君子汤加减(红参、白术、茯苓、熟地黄、半夏、桃仁、陈皮等)，多能获得良效。另外也有人[15,16]提出温脾汤治疗慢性肾衰，经临床论证，归脾汤对改善临床症状、肾功能指标，降低尿素氮及延缓慢性肾衰病程均有良好效果。中药灌肠治疗是仿腹透原理，通过弥散作用和超滤作用，使血中中分子物质清除掉，从而改善肾功能，是公认的治疗慢性肾衰的有效方法，也是中医通腑泄浊法的具体运用和体现。常用药物是大黄、牡蛎、附子、蒲公英、丹参等。中药药浴法利用了中医"开鬼门"的方法，适于肾衰水肿用利尿剂无效而又不能透析的患者以及透析患者有皮肤瘙痒者。常用橘子叶、生姜、麻黄、桂枝、柚子皮等透表发汗药，煮开加入浴缸温浴(38～40℃)，浸浴20分钟左右即可。近年来中药足浴法使用也较广泛，收效甚佳，在此不细述。

参考文献

[1] 侯冠森．治疗关格病的三期四因八证八法八方[J]．甘肃中医，2000，13(3)：13-14.

[2] 邹永胜．中医药治疗慢性肾衰的思路探讨[J]．中国民间疗法，2008，16(11)：51.

[3] 吕宏生，彭勃．吕承全老中医治疗急性肾功能衰竭经验[J]．河南中医，1994，14(3)：153.

[4] 王圣治，刘明．刘明教授运用调畅气机法治疗慢性肾衰的经验[J]．中华中医药学刊，2008，26(6)：1141-1142.

[5] 熊友仙．调理脾胃法在肾病综合征和慢性肾衰中的运用[J]．实用中医内科杂志，2008，22(8)：32-33.

[6] 郭彦聪，杨彦芳，李平．慢性肾衰竭的中医药治疗[J]．中国中西医结合肾病杂志，2003，4(3)：178.

[7] 梁晓平．慢性肾功能衰竭的中医诊治思路[J]．安徽中医临床杂志，2003，15(3)：184-185.

[8] 王济生．慢性肾衰竭中医治疗探讨[J]．山东中医杂志，2004，23(12)：709.

[9] 田化德. 浅谈温阳降浊法治疗慢性肾功能衰竭[J]. 中华综合临床医学杂志,2007,9(4):78-79.

[10] 费德升. 周富明治疗慢性肾功能衰竭经验[J]. 浙江中医杂志,2006,41(11):634-635.

[11] 徐德先,纵瑞森,唐文轩,等. 通腹泻热灌肠液治疗急性肾衰竭49例疗效分析[J]. 中医杂志,1986,27(10):32-33.

[12] 孟澍江. 温病学[M]. 上海:上海科学技术出版社,1998:37.

[13] 周迎晨,王钢,邹燕勤. 中医综合疗法延缓慢性肾衰267例[J]. 辽宁中医杂志,1997,24(9):399-401.

[14] 张琪. 张琪临床经验辑要[M]. 北京:中国医药科技出版社,1999:80.

[15] 周清发,杨进光,乔成林,等. 肾衰口服液治疗慢性肾功能衰竭的临床与实验研究[J]. 中国中医药科技,1997,4(5):264-265.

[16] 赵宗江,张新雪,杜雨茂,等. 温阳降浊汤治疗慢性肾功能衰竭的实验研究[J]. 中国中医药信息杂志,2000,7(3):21-23.

第五节 遗 精

【定义】

遗精由于肾虚不固或邪扰精室,导致不因性生活而精液排泄的病证。有梦而遗精者名为梦遗;无梦而遗精者,甚至清醒时精液流出者名为滑精。

【范围】

西医学中神经功能紊乱、前列腺炎、精囊炎等引起的遗精,可参照本节辨证论治。

【病因病机】

一、病因

1. 劳神过度　精神紧张,心阴暗耗,心阳独亢,心阳不能下交于肾,肾水不能上承于心,水亏火旺扰动精室,精液自遗。多见于青年学生,常因用功过度所致。

2. 所欲不遂　心有妄想,则君火偏亢,相火妄动,火扰精室,精液自出而遗精。多见于青年人心有所慕,朝思暮想,所欲不遂,或鳏夫久旷,思慕色欲所致。

3. 恣情纵欲　劳欲伤肾,肾虚不固,精关失约而见遗精。多见于青年早婚,房事过度,或青少年无知,频犯手淫,或先天不足,禀赋素亏所致。

4. 饮食不节　醇酒厚味,损伤脾胃,酿湿生热,湿热下注,扰动精室,亦可发生遗精。

二、病机

1. 发病　一般发病缓慢,湿热下注者发病可较急。

2. 病位　本病病位在肾与精室,与心、肝、脾都有密切关系。

3. 病性　患病初期,因心火偏亢,肝郁化火,湿热下注所引起者,多属实证、热证;若久遗不止或禀赋素虚,均可伤及心、脾、肝、肾,最终导致中气下陷或肾虚不固者,多属虚证、虚实夹杂证。

4. 病势　随着病程发展,遗精总的趋势是由上及下,由心、脾、肝及肾,病性由实转虚。

5. 病机转化　遗精的主要病机转化决定于脏腑阴阳的盛衰,一般来说,多由实证发展为虚实夹杂证,最后发展为虚证。即由心火亢盛,热盛伤阴,水不济火,可演变为心肾不交;由肝郁化火,火盛灼阴,阴不敛阳,可演变为阴虚火旺;湿热下注,热盛伤阴,可演变为阴虚夹湿热。疾病的后期,以肾虚证为多。

遗精病因病机见图 5-5。

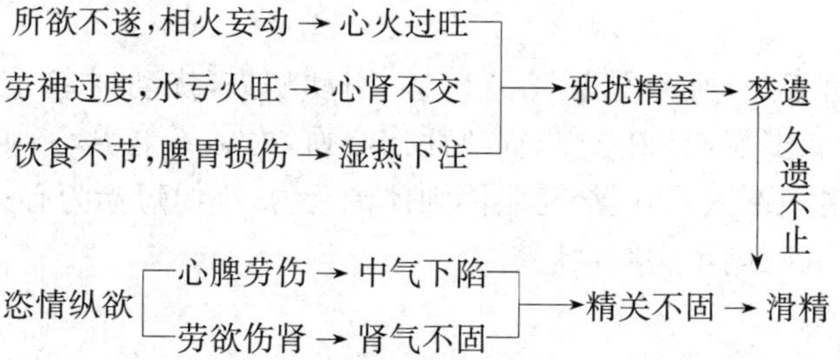

图 5-5　遗精病因病机示意图

【诊断与鉴别诊断】

一、诊断依据

按照 1994 年国家中医药管理局发布的中华人民共和国中医药行业标准《中医病证诊断疗效标准》。

1. 男子不因性生活而排泄精液，多在睡眠中发生，每周超过一次以上。甚则劳累或欲念即精液流出。

2. 遗精频繁者，可伴有头晕，耳鸣，神疲乏力，腰酸腿软等症。

3. 直肠指诊、前列腺 B 超及精液常规等检查可助病因诊断。

二、鉴别诊断

1. 生理性溢精　成年未婚男子，或婚后夫妻分居者，一月泄精一二次，次日并无不适感觉或其他症状，属于生理性遗精，并非病态。如《景岳全书・杂证谟・遗精》曰："有壮年气盛，久节房欲而遗者，此满而溢者也"。但也有因缺乏生理知识，因此产生恐惧，可出现头晕、无力、心悸等症状。过多的遗精，每周一二次以上，或清醒时流精，并有头昏、精神萎靡、腰腿酸软、失眠等症则属病态，必须及时治疗。

2. 精浊　精浊患者尿道口时时溢出泔样或糊状分泌物，滴沥不断，茎中作痒作痛，痛甚如刀割火灼，而遗精没有疼痛感觉。

3. 膏淋　膏淋患者小便混浊如米泔水样，且溲时有尿道涩痛感觉，而遗精小便不混浊且尿道不痛。

【辨证论治】

一、辨证要点

遗精辨证要点，前人以有梦属"心火"，无梦属"肾虚"之说，诚是要言不烦，但临证还要详细推究原发病脏腑，属虚属实，详细研究，才能把握其病机要领，单从有梦无梦来辨其大略，是不够的。

大抵梦遗有虚有实，初起心火、肝郁、湿热居其大半，君相火动，扰动精气失位，应梦而泄，多属实证、热证。然其久遗多致脾、肾不足，由实转虚，不可不辨。滑精多由梦遗发展或禀赋素虚而来，以虚证居多，但亦可因虚致实而出现虚实夹杂之证，理应详辨。

二、治疗原则

实证以清泄为主，分别采用清心安神、交通心肾、清热利湿等法；虚证以补肾固精为主，可分别采用补益脾肾、滋阴补肾、温补肾阳、补肾固涩等法。治疗遗精切忌一味采用温补固涩一种疗法。

三、分证论治

1. 心火过旺证

症舌脉：少寐多梦，梦则遗精，心中烦热，心悸怔忡，健忘头晕，精神不振，小便短赤，舌尖红，脉数。

病机分析：心有妄想，所欲不遂，心火内盛，引动相火，扰动精室，使肾失封藏，故梦则遗精；神不守舍，则少寐多梦，心中烦热；火热耗伤心血，血虚不能养心，则心悸怔忡健忘，不能上奉于脑则头晕，精神不振，不能补充肌体则体倦乏力；小便短赤为心火下移小肠所致；心主血脉，开窍于舌，心火旺则舌尖红，脉数。

治法：清心安神。

方药运用：

(1)常用方：黄连清心饮加减。药用黄连、莲子、灯心草、生地黄、当归、酸枣仁、茯神、制远志、石菖蒲、炙甘草。

方中黄连、莲子、灯心草专清心泻火为君药；当归、生地黄滋阴养血，酸枣仁、茯神、制远志、石菖蒲养心安神，共为臣药；炙甘草调和诸药为使药。

(2)加减：若心中烦热，心悸怔忡较重者，酌加合欢皮、夜交藤、龙骨、牡蛎、柏子仁等以养心镇静安神。

(3)临证参考：《景岳全书·杂证谟·遗精》说："遗精之始，无不病由乎心……及其既病而求治，则尤当以持心为先，然后随证调理，自无不愈，使不知求本之道，全持药饵，而欲望成功者，盖亦几希矣"。说明对此类患者，除药物治疗外，更须注意调摄心神，使其排除杂念，清心寡欲。

2. 心肾不交证

症舌脉：梦遗时作，虚烦不眠，心悸健忘，头晕耳鸣，神疲乏力，腰膝酸软，潮热盗汗，舌质红，脉细数。

病机分析：心火内动，扰动精室，故梦遗时作；神不守舍，则虚烦不眠；火旺耗伤心血，血不养心，则心悸健忘；血不外充肌体，则神疲乏力；火盛败阴，肾精不足，不能上充于脑，则头晕耳鸣；肾主骨生髓，肾精不足，则腰膝酸软；阴虚生内热，则潮热盗汗，舌红，脉细数。

治法：清热滋阴，交通心肾。

方药运用：

(1)常用方：三才封髓丹加减。药用天冬、生地黄、玄参、黄连、灯心草、丹皮、黄柏、酸枣仁、石菖蒲、炙甘草。

本证主要病机为肾阴不足，心火亢盛而成，故治应滋肾阴而清心火。方中天冬、生地黄、玄参滋阴生津以壮水，黄连、灯心草入心经，清心以制火，共为君药；黄柏清泄下焦虚热，丹皮凉血活血，酸枣仁、石菖蒲养心安神通窍，交通心肾共为臣药；炙甘草调和药性，为佐使药。

(2)加减：若心肾不交，火灼心阴者，可用天王补心丹加石菖蒲、莲子以滋阴安神；若久遗伤肾，阴虚火旺者，可用知柏地黄丸或大补阴丸以滋阴泻火。

(3)临证参考：心肾不交多因心火亢盛，心肾阴亏引起，临证时必须辨明心火亢盛和肾阴亏损的孰轻孰重，才可决定以清心火为主还是以滋肾阴为主。

3. 湿热下注证

症舌脉：遗精频作，甚则尿时流精，口干口苦，小便热赤不爽，舌质红，苔黄腻，脉濡数。

病机分析：湿热下注，扰动精室，则遗精频作，甚则尿时流精；湿热下注于膀胱，则小便热赤不爽；热盛于内则口干口苦；舌质红，苔黄腻，脉濡数亦为湿热内蕴之象。

治法：清热利湿。

方药运用：

(1)常用方：程氏萆薢分清饮加减。药用萆薢、黄柏、茯苓、车前子、滑石、菖蒲、白术、丹参、莲子心、栀子、食盐。

方中萆薢、石菖蒲祛湿化湿利窍，白术健脾利湿，黄柏清利下焦湿热，茯苓、车前子、滑石清利湿热，使湿热从小便而出，诸药共奏清热利湿之效，为主药；辅以莲子心、栀子清心泻火，丹参养心安神；食盐引药入肾为使药。

(2)加减：若湿热流注肝经者，宜苦泄厥阴，可用龙胆泻肝汤以清利肝胆湿热；若因脾乏升清而致湿注于下，与下焦相火蕴结所致者，宜升清化湿，可用苍白二陈汤加黄柏、升麻、柴胡。

(3)临证参考：本型遗精系湿热下注，疏泄失常引起，故治疗时不可早投固涩之品；另湿热多因于脾胃失运，治要健脾升清，才能化湿泄浊，所谓"治中焦以睿其源，利湿热以分其流"，不可过用苦寒碍胃之品；本证久遗，亦可致耗伤肾精，形成阴虚夹湿热，虚实掺杂，又应标本兼顾，精于调理，方能奏效。

4. 劳伤心脾证

症舌脉：劳则遗精，心悸失眠，多梦健忘，面色萎黄，四肢困倦，食少便溏，舌淡苔薄，脉弱。

病机分析：过劳则更伤中气，气虚则中气下陷，气不摄精，故劳则遗精；心血不足，心神失养，则心悸失眠，多梦健忘；脾胃虚弱，气血生化乏源，则面色萎黄，四肢困倦，食少便溏；舌淡，苔薄，脉弱亦为气血两虚之象。

治法：调补心脾，益气摄精。

方药运用：

(1)常用方：妙香散加减。药用人参、黄芪、山药、茯苓、远志、朱砂、木香、桔梗、甘草。

方中人参、黄芪大补元气，益气生精，升阳举陷为君；山药、茯苓健脾和中，助气血生化之源，辅助君药益气生精是为臣药；远志、朱砂养心调神，木香调理脾胃气机，使补而不滞，桔梗顺脾气主升之性，升清举陷，共为佐药；甘草调和药性，又能健脾益气为使药。

(2)加减：若遗精频作不愈，伤及肾元，成为脾肾两亏，此时就要兼治下焦，化湿升清，补肾固本，可加入菟丝子、山萸肉等，不可单用补益心脾之法；若中气不升，兼有头晕目眩，可改用补中益气汤，以升提中气。

(3)临证参考：本型多因思虑伤脾，积劳损气，致令心脾气虚，更遇劳伤则气虚更甚，清阳下陷，气不摄精，非清降收涩所能收效，必须益气升清。部分病人，心脾气虚，营血不足，亦可出现心神浮越，心火不宁之证，但其病机与阴虚火旺有别，不可妄用清心降火，应重在养血煦脾，以裕心血而安神明。

5. 肾气不固证

症舌脉：遗精频作，头晕耳鸣，神疲健忘，腰膝酸软，面白少华，舌质淡，苔薄白，脉沉细无力。

病机分析：肾气不足，封藏失司，故遗精频作；肾精不足，不能上充于脑，则见头晕耳鸣，健忘神疲；肾主骨生髓，肾亏则腰膝酸软；精血同源，肾精不足，气血亏虚，不能上充于面，则面色少华；舌淡，苔白，脉沉细无力亦为肾气不足、气血亏虚之象。

治法：补肾固精。

方药运用：

(1)常用方：秘精丸加减。药用菟丝子、山萸肉、韭菜子、熟地黄、龙骨、牡蛎、五味子、桑螵蛸、白石脂、炙甘草。

方中菟丝子、山萸肉补肾填精固涩是为君药；韭菜子补肾助阳，熟地黄补肾滋阴，助君药补肾填精，为臣药；龙骨、牡蛎、五味子、桑螵蛸、白石脂均能固肾涩精止遗为佐药；炙甘草调和药性为使药。

(2)加减：若滑精频繁者，加芡实、金樱子，或合金锁固精丸、水陆二仙丹；若肾气虚已发展为肾阳虚，可选用右归丸加减，药用熟地黄、山萸肉、山药、枸杞子、当归、菟丝子、杜仲、仙茅、淫羊藿、芡实、刺猬皮；若以肾阴不足，则可用六味地黄丸或左归饮、或左归丸加减；若病由心肾不交发展而来者，在补肾固精基础上佐以宁心安神之品，如茯神、酸枣仁、合欢皮、夜交藤等。

(3)临证参考：一是本型多属久遗成虚或先天禀赋不足，特点在于肾虚滑脱，治应补肾益精为本，更须秘固下元，以节其流。但要看到本类肾虚多由心肾不交，阴虚火旺，湿热下注，久遗成虚，或脾肾两亏，气不摄精发展而成，治法不能单独补肾，要结合交通心肾，滋阴泻火，清利湿热，益气升清等法，灵活施治。特别是对于湿热下注发展而来者不能早施固涩，要予泄热分利。二是久病肾亏，阴阳两虚，宜阴中求阳，阳中求阴，不能一味滋阴，或一味温阳，应避免刚燥而采取温润。三是脾肾两亏者，要注意健运脾土以资养肾精，一概滋补，便成碍滞。

四、其他疗法

1. 中成药

(1)强肾片：每次 4～6 片，每日 3 次，1 个月为 1 个疗程。补肾填精，益气壮阳，扶正固本，用于肾虚型。

(2)肾宝：每次 4 粒，每日 3 次。温阳补肾，安神固精，适于肾阳不足型。

2. 单验方

(1)刺猬皮，瓦上焙干，研为细末，每晚服 2～3g。

(2)韭菜子，每晚吞服 20～30 粒，淡盐水下。适于肾气亏虚滑泄者。

3. 针灸

针刺气海、关元、三阴交、肾俞。虚证者可灸。

【转归与预后】

遗精患者病情的轻重在很大程度上与精神过分紧张有关。一般来说，初起以实证为多，若以清利湿热，或清心安神，或清热滋阴治疗，预后一般良好。日久不愈，或失治、误治则可逐渐转向本虚标实之证，最后成为虚证。肾主藏精，精为阴液，开始多因耗伤阴精，故以肾阴虚为多见，但精气互生，阴阳互根，所以病久往往表现为肾气虚，甚则导致肾阳虚。故遗精日久，可兼见早泄、阳痿、不育等。肾受五脏之精而藏之，因此本病虚损日久也可能发展成为虚劳。

【护理与调摄】

遗精多与精神因素有密切关系，因此本病除用药物医治外，要非常重视调摄心神，勿令心驰于外，使其排除杂念，清心寡欲。并应节制房事，禁戒手淫，注意合理营养，节醇酒厚味。

【预防与康复】

本病预防首先应在青少年中开展性知识教育，使他们对人体正常生理功能和性的发育及成熟有一个科学的认识。彻底清除淫秽书刊和不健康读物，以免毒害青少年。少食辛辣刺激性食品，劳逸结合，避免精神过度紧张。

遗精好转者，仍应继续辨证用药，以巩固疗效。亦可采取适当食疗康复。如：肾虚遗精者，服虫草鸡，即冬虫夏草15g，鸡肉250g，加调料煮食；肝肾阴虚遗精者，用鳖1只，去肠脏及头，枸杞子30g，怀山药30g，女贞子45g，熟地15g，加调料共煮熟，去药食肉喝汤。此外应积极参加多种有益身心健康的文体活动。可长期坚持作太极拳、太极剑等以增强身心健康。

【医论提要】

《灵枢·本神》谓："心怵惕思虑则伤神，神伤则恐惧，流淫而不止。恐惧不解则伤精，精伤骨酸痿厥，精时自下"，这段话提出由于肾恐惧、心怵惕思虑等情志内伤，导致了流淫不止、精时自下、骨酸痿厥等症，说明了人的情志变化与遗精密切相关。随着近代西方性心理学的发展，人们对于性事疾病与心理状态及其情绪变化之间的关系越来越重视。中医学在这方面的认识是很早的，同时也是很深刻的。其中关于"骨酸痿厥"一症，可参以《灵枢·海论》的分析："脑为髓之海，……髓海有余则轻劲多力，自过其度；髓海不足，则脑转耳鸣，胫酸眩冒，目无所见，懈怠安卧"。由于失精则伤髓，经常遗精后可出现头晕目眩、精神疲倦、骨酸腿软、心慌气短等症状，俱为精走髓失造成的神气亏虚之态。从生理上讲，中医说肾主藏精。《素问·六节藏象论》言："肾者主蛰，封藏之本，精之处也"，所以隋代《诸病源候论·虚劳病诸候·虚劳失精候》直陈失精病机在于肾气亏虚："肾气虚损，不能藏精，故精漏失"。

《金匮要略·血痹虚劳病脉证并治》曰："夫失精家少腹弦急。阴头寒，目眩，发落，脉极虚芤迟，为清谷，亡血，失精。脉得诸芤动微紧，男子失精，女子梦交，桂枝龙骨牡蛎汤主之"。

宋代张杲提出遗精病因"脑中风冷"说，"有人梦遗精，初有所见，后来虽梦中无所见，日夜不拘，常常遗漏，作心气不足，服心气药无验；作肾气虚，补肾药亦无验。医问患者觉脑冷否，应之曰：只为脑冷。服驱寒散(方无者)遂安。盖脑者诸阳之会，髓之海。脑冷则髓不固，是以遗漏也。有此疾者，先去脑中风冷，脑气冲和，兼服益心肾药，无不愈"。

时至金元，朱丹溪指出："主闭藏者肾也，主疏泄者肝也。二者皆有相火，而其系上居于心。心，君火也，为物所感则易动，心动相火也动，动则精自走。相火翕然而起，虽不交会，也暗流而疏泄也"(《格致余论·阳有余阴不足论》)。朱丹溪是历史上第一位由君相二火关系阐发遗精病机的医家。丹溪继承了刘完素"五志所伤皆热"(《素问玄机原病式·热类》)的观点，认为情志剧变可引起"五性厥阳之火"，这是导致相火妄动的因素，故称"相火易起，五性厥阳之火相煽则妄动矣"(《格致余论·相火论》)，因为心为君火，可引动下焦肝肾所藏之相火。

后世医家在继承朱丹溪君相二火理论的基础上，各有发挥与侧重。明代赵献可《医贯·先天要论·梦遗并滑精论》指出："肾之阴虚，则精不藏。肝之阳强，则火不秘。以不秘之火加临不藏之精，除不梦，梦即遗矣"。张介宾在《景岳全书·杂证谟·遗精》中非常重视宁心君的原则。他说："盖遗精之始，无不由乎心。正以心为君火，肾为相火，心有所动，肾必应之。故凡少年多欲之人，或心有妄思，或外有妄遇，以致君火摇于上，相火炽于下，则水不能藏，而精随以泄"，又说，"盖精之藏制虽在肾，而精之主宰在心，故精之蓄泄，无非听命于心。苟知惜命，先须惜精；苟知惜精，先宜净心"，在遗精的治疗和保健中，张氏特别强调："则尤当以持心为先，然后随证调理，自无不愈。使不知求本之道，全恃药饵，而欲望成功者，盖亦几希矣"，这说明治遗精病只恃药饵是不行的，必须注重调心养心，精神疏导，身心并治。

李中梓《医宗必读·遗精》认为心肾不交为该病病机："思虑而兼之怵惕，则神伤而心怯，心怯则恐惧而伤肾，肾伤而精不固，此心肾不交，故不能收摄也"。

王肯堂《证治准绳》提出非独肾可致遗泄，由它脏而致肾遗泄者宜两治之。他描述说："大抵精自心而泄，则血脉空虚……自肝而泄者，色青而筋痿；自肾而泄者，色黄黑，髓空而骨惰"。

自《灵枢·淫邪发梦》即谈到性事疾病与梦的关系，如"厥气客于阴器，则梦接内"。对于遗精病，有梦无梦已成辨证眼目，即"古人以有梦为心病，无梦为肾病"(《临证指南医案》)。《类证治裁·遗泄》中明确说："昔人谓梦而后泄者，相火之强为害；不梦自遗者，心肾之伤为多。且谓五脏有见症。宜兼治，终不如有梦治心，无梦治肾为简要也"。《医宗金鉴·杂病心法要诀》亦有诗云："不梦而遗心肾弱，梦而后遗火之强，过欲精滑清气陷，久旷溢泻味醇伤"。

不同年龄与情况的遗精者，辨证重点亦不同。宋代《普济方·肾脏门》云："有少年气盛……不自觉知，此泄如瓶之满而溢者。人或有之，是为无病"。明代缪希雍《本草经疏》言："老人气不足以送精出窍"，这是生理性遗精的情况。对于壮年遗精，清代张山雷《脏腑药式补正·命门部》认为："精关不固，终是相火不藏，疏泄无度"。明代梁学孟《国医宗旨·梦遗附赤白浊五淋病机》谓："凡十六七岁童子而梦遗者，慎不可补，清心自安"。明代黄承昊《折肱漫录》说："梦遗之症，非必尽因色欲过度，大半起于心肾不交。士子读书过劳，每日此病"，当然士子有阳道不振者亦多契此病机，这主要由于用脑过度或高度精神集中后造成大脑疲劳而失控。总之，探讨遗精病因病机，多不外乎君相失调，心肾不交；相火妄动，扰动精室；肝失条达，房事不节；劳神过度，心脾两虚；肾阳虚惫，命门火衰；湿热下注，饮食失节等几种情况。

治疗上，《临证指南医案》指出："故先生(指叶天士)于遗精一症，亦不外乎宁心、益肾、填精固摄、清热利湿诸法。如肾精亏乏，相火易动，阴虚阳冒而为遗精者，用厚味填精、介类潜阳、养阴固涩诸法；如无梦遗精，肾关不固，精窍滑脱而成者，用桑螵蛸散填阴固摄及滑涩互施方法；如有梦而遗，烦劳过度，及脾胃受伤，心肾不交，上下交损而成者，用归脾汤、妙香散(人参、龙骨、益智仁、茯神、茯苓、远志、甘草、朱砂)、参术膏、补心丹等方，心、脾、肾兼治之法；如阴虚不摄，湿热下注而遗滑者，用黄柏、萆薢、黄连、苓、泽等，苦泄厥阴郁热，兼通腑气为主；如下虚上实，火风震动，脾肾液枯，而为遗精者，用二至百补丹及通摄下焦之法(鹿角、黄精、杞子、熟地、菟丝子、金樱子、天冬、麦冬、牛膝、楮实子、龙眼肉、鹿角霜、人参、黄芪、芡实、茯苓、山药、知母、萸肉、五味子)；如龙相交炽，阴精走泄而成者，用三才封髓丹(天冬、熟地、人参、黄柏、砂仁、甘草)、滋肾丸、大补阴丸，峻补真阴，承制相火，以泻阴中伏热为主。又有房劳过度，精竭阳虚，寐则阳陷而精道不禁，随触随泄，不梦而遗者，用固精丸(牡蛎、菟丝子、韭子、龙骨、北五味、桑螵蛸、白石脂、茯苓)，升固八脉之气；又有膏粱酒肉、饮醇厚味之人，久之脾胃酿成湿热，留伏阴中，而为梦泄者，当用刘松石猪肚丸(白术、苦参、牡蛎、猪肚)，清脾胃蕴蓄之湿热"。这段论述是较全面和精辟的，而且方证俱全。

清代医家张璐用温胆汤加味治遗精。《张氏医通》言："梦遗为肝热胆寒，以肝热则火淫于外，魂不内守，故多淫梦失精，或时心悸，肥人多此。宜清肝，不必补肾。温胆汤加人参、茯神、枣仁、莲肉"。

梁学孟提出治遗精要注意"通"与"涩"的辩证关系——"治梦遗方，属郁滞者居大半。庸医不知其郁，但用龙骨、牡蛎涩剂，殊不知愈涩愈郁，其病反甚"。

另外，明代龚居中《红炉点雪·梦遗滑精》有："有情动于心，所愿不遂而遗者，惟适其情而自止，即勿药可也"之论。龚廷贤《寿世保元》指出："男子梦交而精泄，女子梦交而精出，是皆不知清心寡欲之道也。"可见，情志疏导在治疗中不容忽视，怡情养性对于该病的康复也十分重要。

【医案选粹】

案一

柳剑南，甘露医家。先天不足，有遗精肝阳等症。甲子夏，为拟熄风化湿健脾丸剂，遗泄数日一发者，减至每月二次。案云：阴亏阳旺，头痛耳鸣，甚则颊胀筋惕，健忘心悸。藏阴不足，肝阳上扰，更有遗精溲黄，清泄相火乃验。治本之法，育阴潜阳，丸方常服，并忌烦劳动风发物。

大生地蛤粉炒、山药、茯苓神、磁石、牡蛎、鳔胶、丹皮、泽泻、滁菊、龟版、阿胶、砂仁、白芍、枣仁、远志、莲子、黄柏、薏仁，研，用桑椹膏温水化，泛丸如黄豆大，晒极干。每晨、下午、卧前各服四钱。

交冬为定膏方。

案云：遗精虽减，肝阳犹僭，烦心则头耳喉痛颊胀，面部烘热，络隧蠕动，牵掣热痛，静养则定。经云：肝主筋，又云风善行而数变。动则阳升，一定之理。气血皆虚，风火入络，络隧之中，液耗失养。惟脾运不健，嗳气腹膨，遗泄频数，小溲色黄，湿热相火亦炽。夏秋健脾理湿，尚属相安，交冬湿浊退化，用药不滋其水，则风火终不得熄。拟上下分治，膏丸并进，膏则着重肝阳，丸则专治遗精。

生玉竹、山药、党参、於术、茯苓、远志、砂仁、扁豆、莲肉、薏仁、泽泻、二冬、石斛、首乌、白芍、功劳、黄菊、天麻、女贞、黛蛤、丹皮、金铃子、柏子、枣仁、木瓜、磁石、生地、龟甲、珍珠母、穞豆、龙齿、牡蛎、鳖甲、淡菜、猪脊髓，水煎三次，去渣滤净，加阿胶、桑椹膏、炼白蜜、冰糖收。每晨开水冲服一调羹。

（周小农著．江南名医医案精选·周小农医案．2版．上海：上海科学技术出版社，2008：269-271）

案二

陈某，男，21岁，大学生，初诊日期1981年8月12日。

问诊：1978年上大学后与女同学接触，心情不能平静。想起“意中”的同学就有性冲动，听课精神不能集中。初起有梦而遗，每周2～3次，继则无梦而遗，遗出则醒。昼日头昏神倦，不能上学而休学。

望诊：舌质红，无苔，唇红。

切诊：脉象数大

辨证：君相火亢　心肾失交

处方：生地20g　山萸肉10g　怀山药10g　茯苓10g　丹参10g　元参10g　盐知母10g　丹皮10g　黄柏10g　莲子心6g　远志10g　菖蒲6g

经过：该方加减20剂后性冲动减少，遗精次数亦少。停服汤剂改用丸剂。后能返校。

（陈家扬著．实用中医精神病学．兰州：甘肃科学技术出版社，1989：540-541）

【现代研究】

一、病因病机研究

遗精多因西医学所说的神经衰弱、慢性前列腺炎所引起。此病是一种好发于男性青壮年的常见病，病因和发病机制尚未完全明了，由于其症状多变，诊断标准和治疗方法不统一，其病因病机可分为：相火妄动，所愿不遂；或肾火郁而不散，离位之精化为精浊；房事不洁，湿热毒邪侵入精室；患病日久，损伤肾阴或肾阳，导致精室空虚，从而发病。

二、证候学与辨证规律研究

中医治疗多采用辨病与辨证相结合的方法，结合尿液化验和细菌培养、前列腺液的常规化验和细菌培养。对细菌培养有致病菌的，临床上发病时间短，有发热、口渴、尿急、尿频、尿痛、遗精、早泄症状者，中医辨证多为热证、实证；对发病时间较长，临床症状有慢性经过或久治不愈，症状不十分突出者，中医辨证多认为是遗精的虚证。前者治宜清泄解毒，后者治宜温补固摄。两者均可加用活血化瘀的药物，如桃仁、红花、赤芍、丹参、王不留行、血竭等。其目的是改善前列腺的血液循环，促使炎症的吸收和消退，防止血液黏滞造成前列腺的纤维化。活血化瘀是治疗慢性前列腺炎、前列腺增生最常用方法之一。

三、治则治法研究

除传统的内治法以外，其他疗法也取得了一定的临床疗效。

（一）外治疗法

（1）中药灌肠治疗：吕海泉[1]采用自拟灌肠Ⅰ号（党参 12g，黄芪 30g，连翘 20g，败酱草 30g，金银花 20g，蒲公英 20g，紫花地丁 20g 等）保留灌肠治疗前列腺炎 30 例，1 次/天，5 次为 1 个疗程。上方浓煎约 100mL，灌肠应缓缓灌入，急性期 10 例，全部治愈；慢性期 20 例中 5 例痊愈，15 例好转。

（2）中药熏浴治疗：李洪湘等[2]以当归 10g，白芷 10g，川芎 10g，独活 10g，葱头 7 个，煎水坐浴 20min，治疗 68 例，显效 60 例，有效 5 例，总有效率 95.6%。李加坤[3]拟前列宁熏浴剂（苦参、防己、黄柏、虎杖、生大黄、白芷、丹参、川芎、姜黄共研粗末），治疗 120 例，总有效率 95.6%。

（3）中药栓剂治疗：邹震[4]以中药益肾固本、清热解毒、化瘀散结为治则制成安前栓及安前片（均由黄精、野菊花、蚤休、蒲公英、马鞭草、延胡索、三棱、莪术等组成），联合用药，治疗 418 例，痊愈率 71%，总有效率 94.4%。

（二）针灸并用

针灸并用一般是针刺得气后再加艾条温针灸法，针刺穴位如前所述。洪文温[5]采用温针灸治疗 60 例慢性前列腺炎患者，经过 1 个多月治疗后，治疗组治愈 19 例（63.33%），显效 9 例（30%），无效 2 例（6.67%），治疗结果疗效满意。

四、辨证用药研究

中西医结合辨证论治，辨证辨病相结合，取得了一定成绩。张朝德[6]中西医结合治疗慢性前列腺炎 58 例疗效观察，将 110 例慢性前列腺炎（CP）患者随机分为对照组和治疗组，对照组交替口服司帕星和阿奇霉素与盐酸黄酮哌脂联合治疗，治疗组在对照组的基础上，联用中草药，治疗 30 天。结果：对照组、治疗组总有效率分别为 78.8%、98.3%，差异有显著性意义（$P<0.05$），说明中西医结合治疗 CP 较单西药治疗临床效果好，是治疗 CP 的较理想的疗法。岳揆先[7]用生大黄 15～30g，黄柏 15g，生地黄 15g，熟地黄 15g，丹参 15g，益智仁 15g，菟丝子 15g，龙胆草 10g，没药 10g，乳香 10g，细辛 3g，水煎保留灌肠；另用西药地塞米松 5mg，氨苄青霉素（皮试）1g 加 0.25%普鲁卡因 20mL，在会阴穴行穴位注射，1 次/天，10 天为 1 个疗程，治愈 23 例，好转 7 例，无效 2 例，总有效率 93.8%，说明中西医结合治疗慢性前列腺炎有光明前景。

参 考 文 献

[1] 吕海泉．中药灌肠治疗前列腺炎 30 例报道[J]. 甘肃中医，2006，19(5)：8.

［2］李洪湘，刘勇．中药坐浴治疗慢性前列腺炎 68 例分析［J］．实用中医药杂志，1998，14(4)：20-21.
［3］李加坤．前列宁熏浴剂治疗慢性前列腺炎［J］．辽宁中医杂志，1998，25(6)：261.
［4］邹震．安前片（栓）治疗慢性前列腺炎 418 例临床观察［J］．湖南中医杂志，1998，14(5)：13-15.
［5］洪文温．针灸治疗慢性前列腺炎 30 例［J］．浙江中医杂志，2001，6(6)：266-267.
［6］张朝德．中西医结合治疗前列腺炎 58 例疗效观察［J］．四川中医，2004，22(7)：61-62.
［7］岳揆先．中西医结合治疗慢性前列腺炎 32 例［J］．实用中医药杂志，1999，15(10)：31.

第六节　阳　　痿

【定义】

由于斫伤太过，情志失调，湿热下注使肝脾肾功能失调，宗筋弛纵而引起的男子青壮年时期临房时阴茎痿软不举，或举而不坚，影响正常性生活的病证。

【范围】

西医学中因各种疾病引起的性功能障碍或性神经衰弱，表现以阳痿不举为主要症状的病证，均可参照本节进行辨证论治。

【病因病机】

一、病因

1. 斫伤积损　禀赋不足，少年手淫，或者早婚早育，平时房事过度，纵欲竭精，肾气损伤，或病后失养，或久病积损，真阳衰微，以致阳事不举。

2. 情志失调　思虑过多伤脾，忧郁多愁伤心，心脾劳伤，则病及阳明冲脉，阳明为水谷之海，气血生化之源，主润宗筋，若脾胃虚弱，气血不足，水谷精微无以化生，宗筋因而失养，导致阳痿；或忧思郁怒，肝失疏泄条达，则宗筋所聚无能，以致阳事不举；或大惊卒恐，恐则伤肾，惊则气乱，肾气亏损，作强不能，阳事不举。

3. 醇甘不节　过食醇酒厚味，积滞不化，戕伤脾胃，运化失常，聚湿生热，湿热下注而宗筋弛纵，阳事不举。

二、病机

1. 发病　一般起病缓慢，病变发展也较慢，湿热下注者，亦可发病较急。

2. 病位　本病病位在宗筋与肾，但与心、肝、脾关系密切。

3. 病性　有实证、虚证、虚实夹杂证，但以虚证居多。

4. 病势　总的趋势由心、肝、脾与肾，病情渐加重，病机渐复杂。

5. 病机转化　肝郁不舒，木克脾土，可转为肝郁脾虚；肝郁化火，伤及肝肾之阴，转化为肝肾阴虚；湿热下注，耗伤阴液，甚者亦可转化肝肾阴虚；湿邪伤阳，甚者亦可转化为脾肾阳虚；脾虚日久，气血生化乏源，可致心脾两亏；脾虚日久及肾，可致肾虚；肾阳虚衰不能温化水湿，又可转为本虚标实之寒湿证等。

阳痿病因病机见图 5-6。

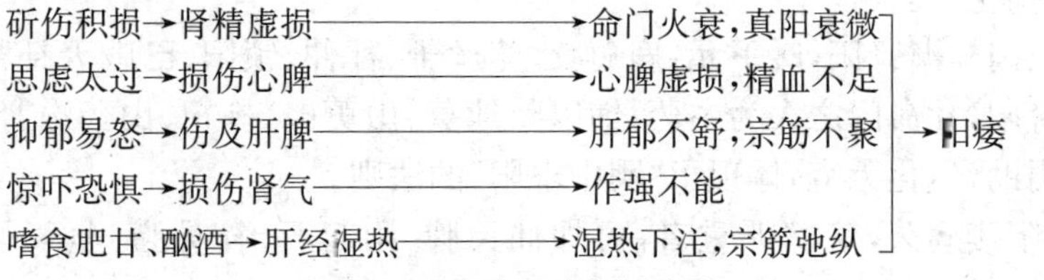

图 5-6　阳痿病因病机示意图

【诊断与鉴别诊断】

一、诊断依据

按照国家中医药管理局发布的中华人民共和国中医药行业标准《中医病证诊断疗效标准》。

1. 青壮年男性，在性生活时阴茎不能勃起，或勃而不坚，不能进行正常性生活。

2. 多有房事太过，或青少年期多犯手淫史。常有神疲乏力，腰酸膝软，畏寒肢冷，或小便不畅，滴沥不尽等症。

3. 排除性器官发育不全，或药物引起的阳痿。

二、鉴别诊断

1. 生理性机能减退　男子八八之年肾气已衰，若见阳事不举，则为生理性机能减退，与病理性阳痿应予区别。

2. 早泄　本病是指欲同房时，阴茎能够正常勃起，或因过早射精，射精后阴茎痿软，遂不能进行正常性交，而阳痿是指欲性交时阴茎不能正常勃起。两者是不同的，但早泄日久不愈，进一步可导致阳痿。

【辨证论治】

一、辨证要点

阳痿的辨证首当分辨虚实，凡由湿热下注、肝郁不舒引起的多属实证，但日久亦可湿伤阳气或热邪伤阴，转为虚实夹杂或成脾肾阳虚、肝肾阴虚等虚证。凡由命门火衰、心脾虚损、惊恐伤肾所致者多属虚证，但阳虚水湿不化，聚湿成痰成饮，或肝气郁结，气血运行不畅，气滞血瘀，或气郁化火，或阴虚阳亢虚火上炎，亦可形成虚中夹实之证，临证需详辨。

二、治疗原则

由于阳痿虚证居多，故历代医家对阳痿的治疗提出以补虚为主要原则。具体地讲，即虚者当补，实者当泻，无火者当温，有火者当清，但多以补为主，兼顾清利，用药以润为主，兼以燥湿。

三、分证论治

1. 命门火衰证

症舌脉：阳痿精薄，精冷精少，畏寒肢冷，腰膝酸软，眩晕耳鸣，神疲乏力，面色㿠白，舌淡体胖，尺脉沉弱。

病机分析：命门火衰，真阳衰微则精薄阳痿，精冷精少；阳虚不能温煦形体，振奋精神，故面色㿠白，神疲乏力，形寒肢冷；腰为肾之府，下元虚惫，则腰膝酸软；五脏之精，不能上承充养，故脑海空虚而头晕耳鸣；肾阳鼓动无力，则见尺脉沉弱；舌淡胖亦为阳气不足之象。

治法：温肾壮阳。

方药运用：

(1)常用方：右归丸加减。药用巴戟天、杜仲、菟丝子、锁阳、附子、肉桂、鹿角胶、山药、熟地黄、山萸肉、枸杞子。

方中附子、肉桂温肾阳，暖下元，鹿角胶、菟丝子、杜仲、锁阳、巴戟天补肾阳，益精血，刚柔互施，温补肾阳，壮命门之火为主药；辅以熟地黄、山萸肉、枸杞、山药滋肾阴，益肝血。如此配伍，阳得阴助，生化无穷，体现了“阴中求阳”的法则。

(2)加减：阳痿病久，病情严重者，可加仙灵脾、阳起石、补骨脂、韭菜子增强温肾助阳之功。

(3)临证参考:平时可常服五子衍宗丸,或赞育丹等以补肾壮阳。

2. 心脾虚损证

症舌脉:阳痿,心悸健忘,失眠多梦,食少倦怠,腹胀便溏,面色萎黄,舌淡苔白,脉细弱。

病机分析:心脾虚损,气血生化乏源,则宗筋失养而成阳痿;心血不足,心神失养,则可见心悸健忘,失眠多梦;脾胃虚弱,运化失司则可见食少倦怠,腹胀便溏,面色萎黄;舌淡苔白,脉弱亦为气血不足之象。

治法:健脾养心。

方药运用:

(1)常用方:归脾汤加减。药用党参、炙黄芪、白术、茯苓、当归、龙眼肉、酸枣仁、熟地黄、葫芦巴、枸杞子、甘草。

本证由于脾胃虚弱,导致气血生化不足,日久脾虚血少,心失所养而成。故应补益脾胃治其本。方中人参、黄芪甘温益气,补养脾胃后天之本为君药;白术、茯苓健脾益气,助气血生化之源,为臣药;当归、熟地黄滋补阴血,有血为气母之意,使气血化源生生不息,龙眼肉、酸枣仁补血养心安神,葫芦巴、枸杞子补肾益精,精血同源,共为佐药;甘草调和诸药,为使药。

(2)加减:肾阳虚者,加补骨脂、菟丝子、仙灵脾;血虚者,加何首乌、鹿角霜、龟甲胶。

(3)临证参考:平素可常服人参归脾丸或参苓白术散等补益脾胃之品。

3. 肝郁不舒证

症舌脉:阳痿,烦躁易怒,胸脘满闷,胁肋胀痛,食少便溏,舌淡红,脉弦细。

病机分析:肝为刚脏,主筋脉而系阴器,郁怒伤肝,肝失条达,故阴器日见痿软而难举;胁肋乃肝之分野,疏泄不能,则见烦躁易怒,胸脘满闷,胁肋胀痛;肝木乘土,脾失健运则食少便溏;脉弦细乃肝郁之象。

治法:疏肝解郁。

方药运用:

(1)常用方:逍遥散加减。药用北柴胡、白芍、当归、枳壳、郁金、青皮、陈皮、香附、川楝子、炒白术、茯苓、炙甘草。

方中柴胡疏肝气、解肝郁以顺肝性,是为君药;当归、白芍养肝血、柔肝体以和肝,体阴而用阳,枳壳、郁金、青皮、陈皮、香附、川楝子助君药疏肝理气,调畅气机,共为臣药;白术、茯苓、炙甘草健脾和中,防木旺克脾土,体现了见肝之病当先实脾的法则,为佐药;炙甘草调和诸药,用为使药。

(2)加减:肝肾同源,若有肾虚者,应加菟丝子、枸杞子、补骨脂。

(3)临证参考:平素可常服加味逍遥丸。若肝郁化火,出现小便涩痛等可加丹皮、栀子等增强疏肝清热作用。

4. 惊恐伤肾证

症舌脉:阳痿,心悸易惊,胆怯多疑,夜寐不安,睡中惊叫,舌淡红,脉弦。

病机分析:由于惊恐伤肾,肾气亏损则阳事不举,或举而不坚;惊恐气乱,则胆伤决断不能,故胆怯多疑;心伤则神不守舍,故夜寐不安,睡中惊叫,心悸易惊;舌淡红,脉弦亦为惊恐气乱之象。

治法:补肾宁神。

方药运用:

(1)常用方:启阳娱心丹、达郁汤合宣志汤加减。药用菟丝子、巴戟天、远志、酸枣仁、茯神、当归、白芍、白术、人参、升麻、柴胡。

方中菟丝子、巴戟天温肾填精，补益肾气，为君药；臣以远志、酸枣仁、茯神、当归、白芍养血安神，恐则气下，故用升麻、柴胡以升阳，白术、人参健脾益气，以后天养先天。

(2)加减：肾气亏虚明显者，加仙灵脾、补骨脂、枸杞子。

(3)临证参考：本证因外界强刺激引起肾亏，除药物治疗外，还须解除不良刺激因素，此点亦非常重要。

5. 湿热下注证

症舌脉：阳痿且阴囊潮湿，肢体困倦，或有阴囊坠胀、肿痛，小便赤涩灼痛，舌红，苔黄腻，脉滑数。

病机分析：湿热内蕴，下注宗筋，则宗筋弛纵致阳痿；下注阴器则阴囊潮湿、坠胀、肿痛；下注膀胱则小便赤涩灼痛；舌红，苔黄腻，脉滑数，均为湿热内蕴之象。

治法：清利湿热。

方药运用：

(1)常用方：龙胆泻肝汤加减。药用龙胆草、栀子、黄芩、车前子、柴胡、生地黄、当归、泽泻、生甘草。

方中龙胆草能清肝胆实火，除下焦湿热，两擅其功，故为本方君药；黄芩、栀子协助龙胆草清泻肝火，泽泻、车前子协助龙胆草利水渗湿，使湿热从小便而出，共为臣药；肝为藏血之脏，火郁须防损伤肝血，故佐以养血的生地、当归以顾护其虚，木郁达之，火郁发之，故用柴胡达之发之；生甘草调和诸药为使药。

(2)加减：大便秘结者，加大黄；小便疼痛剧烈，微热，舌红者，加黄柏、竹叶、滑石。

(3)临证参考：热易伤阴，导致肝肾阴虚，阴虚内热证，可用知柏地黄丸、大补阴丸合方加减。湿邪易伤阳气而致肾阳不足者，宜加温阳化湿之品。

四、其他疗法

1. 中成药

(1)肾宝：每次 2～3 粒，每日 3 次。适用于肾亏遗精阳痿型。

(2)男宝补肾胶囊：每次 4 粒，每日 2～3 次。适用于肾阳不足之阳痿。

(3)人参归脾丸：每次 1 丸，每日 2 次。适用于心脾两亏型阳痿。

2. 单验方

(1)地肤子作汤淋浴，洗外阴，同时应用地肤子 10g、阳起石 30g 煎汤服用，每日 1 剂。适用于湿热下注者。

(2)九香虫 120g，用文火炒黄，研末，每日服 2 次，每次服 5g。适用于脾肾亏损或肾亏气滞者。

(3)羊睾丸 2 只，加陈酒少许，每晨蒸服，连服 1 月为 1 个疗程，如得效而未恢复者，可续服 1 个月，在服食间忌房事。适用于命门火衰之阳痿者。

(4)草还丹：吴茱萸酒浸，取肉 500g，破故纸酒浸 1 日，焙干，取 250g，当归 200g，人工麝香 6g，为细末，炼蜜为丸，梧桐子大，每服 10g，临卧酒盐汤下。具有补益元阳、补元气、固元精、壮元神的功效，适用于肾亏之阳痿者。

3. 针灸

针灸对阳痿有较好疗效，可以同时配合应用。常用穴有关元、中极、命门、三阴交等，虚寒者亦可加灸。

【转归与预后】

肝郁不舒、湿热下注之实证，经疏肝解郁、清利湿热之法治疗后，效果均为良好；若失治、误治，伤及肝肾之阴或脾胃之阳，则病程缠绵，恢复较慢。心脾肾虚证，以健脾、养心、安神、补肾等法治疗，亦可取得较好效果，预后良好，但失治、误治或继发于某些疾病时，往往病程较长，恢复较难。

【护理与调摄】

患有阳痿的病人应劝其积极正确的医治，解除思想顾虑，鼓励其战胜疾病的信心，不可挫伤其自尊心。患者应调畅情志，节制房事，忌烟酒厚味，有原发疾病的应积极治疗原发疾病。

【预防与康复】

本病的预防对于青少年应注意禁戒手淫，实行晚婚晚育，婚后应注意房事适度，以次日晨起不感疲乏为宜，不可纵欲。劳逸结合，避免长期过度紧张，调畅情志，加强合理营养，节制醇甘厚味。

阳痿转好之后亦应坚持服一段时间补肾壮阳药如五子衍宗丸等药，以巩固疗效，不可纵欲，适当参加体育锻炼，增强体质。

【医论提要】

《素问·五常政大论》说："太阴司天，湿气下临，肾气上从，黑起水变，埃冒云雨，胸中不利。阴痿，气大衰而不起不用。"这里所说"阴痿"即阳痿，认为该病与湿气、肾气相关。这段经文是从运气变化对人体影响进行分析的。《素问·痿论》指出："思想无穷，所愿不得；意淫于外，入房太甚。宗筋弛纵，发为筋痿，及为白淫。筋痿者，生于肝使内也'，这里所讲的宗筋弛纵而致的筋痿即阳痿，认为它可由"思想无穷"的心理原因或房劳造成。《灵枢·邪气脏腑病形》中说："肝脉急甚者为恶言……微大为肝痹阴缩"，又言："肾脉急甚者为骨癫疾……大甚为阴痿"，旨在阐明男性阴缩阳痿与肝肾二脏关系甚密。《内经》中其他相关论述还有，如《素问·阴阳别论》："二阳之病发心脾，有不得隐曲，女子不月"，《素问·至真要大论》："湿客下焦，发为濡泄，及为肿，隐曲之疾"。王冰注："隐曲之疾谓隐蔽委曲之处病也"，这里谈到隐曲之疾的发病病机与阳痿亦有关。关于性事保健，《素问·上古天真论》讲到的"以酒为浆，以妄为常，醉以入房，以欲竭其精，以耗散其真"值得警戒。由此可见，早在《内经》时代，我国医学对于阳痿病的认识是较为系统与全面的。

后至唐代《外台秘要·虚劳阴痿候》谈到肾开窍于阴，肾虚致阳痿的情况时说："病源肾开窍于阴，若劳伤于肾，肾虚不能荣于阴气，故痿弱也"。

明代医家盛寅宗金元李东垣"火与元气不两立，一胜则一负"(《脾胃论·饮食劳倦所伤始为热中论》)之说，认为"邪火内炽，阳事反痿；苦寒泻之，阳事勃然，火与真阳势不两立如此"(《医经秘旨·治病必求其本》)。张介宾缘《内经》之旨，在《景岳全书·杂证谟·阳痿》中总结说："凡思虑焦劳，忧郁太过者，多致阳痿。盖阳明揔宗筋之会……若以忧思太过，抑损心脾，则病及阳明冲脉……气血亏而阳道斯不振矣"，王纶《明医杂著·续医论》云："男人阴痿不起，古方多云命门火衰，精气虚冷固有之矣。然亦有郁而致痿者"。关于郁闷致痿者，多发于少壮之年。清代程久囿《医述》引王节斋论："少年阳痿，有因于失志者，但宜舒郁，不宜补阳。经曰：肾为作强之官，技巧出焉；藏精与志者也。夫志从土、从心，主决定，心主思维，此作强之验也。苟志意不遂，则阳气不舒。阳气者，即真火也。譬诸极盛之火，置于密器之中，闭闷其气，不得发越，则立死而寒矣。此非真火衰也，乃闷郁之故也。宣其抑郁，通其志意，则阳气舒而痿自起”，说明在阳痿病治疗中除补阳法，解郁法亦是关键；解郁法中，精神疏导也很重要，是所谓“宣其抑郁，通其志意，则阳气舒而痿自起”。

我国第一部男科病专著《傅青主男科·肾病门·阳痿不举》指出：“日泄其肾中之水，而肾中之火亦因之而消亡。盖水去而火亦去，必然之理。有如一家人口，厨下无水，何以为炊”。处方为：熟地1两，山萸4钱，远志1钱，巴戟1钱，肉桂2钱，肉苁蓉1钱，人参3钱，茯神2钱，杜仲1钱，白术5钱，水煎服。傅山强调了阴阳双补、水火既济的原理。

叶天士《临证指南医案》认为阳痿病“非峻补真元不可。盖因阳气既伤，真阴必损，若纯乎刚热燥涩之补，必有偏胜之害，每兼血肉温润之品缓调之。亦有因恐惧而得者，盖恐则伤肾，恐则气下，治宜固肾，稍佐升阳。有因思虑烦劳而成者，则心、脾、肾兼治。有郁损生阳者，必从胆治。盖经云：凡十一脏皆取决于胆。又云：少阳为枢。若得胆气展舒，何郁之有？更有湿热为患者，宗筋必弛纵而不坚举，治用苦味坚阴，淡渗去湿，湿去热清，而病退矣。盖胃为水谷之海，纳食不旺，精气必虚，况男子外肾，其名为势，若谷气不充，欲求其势之雄壮坚举，不亦难乎？治惟有通补阳明而已”。叶氏所论及的峻补真元，以血肉之品温润，展舒少阳胆气，清利湿热与通补阳明诸法当为临床常用之法。其中通补阳明法亦合于《内经》“治痿独取阳明”之旨。

另有清代医家陈士铎所著《辨证录》载男子化育丹方，治男子体胖湿盛多痰无子。因本书未收男子不育一病，且因男子体胖湿盛多痰而致阳痿者病机与此契合，故录该方以启思维。方如人参、山药、白术、芡实、熟地黄、薏苡仁各5钱，白芥子、半夏各2钱，茯苓1两，肉桂2钱，诃子5分，益智仁1钱，肉豆蔻1枚，水煎服。

清代唐宗海把体质状态与阳痿病结合起来观察谓：“阳虚茎痿者，其人多肥；阴虚茎痿者，其人多瘦”。

中医男科临床发展至当代，丰富了许多新的内容。《中医临证备要·前阴症状·阳痿》（秦伯未等著）强调：“阳痿治疗，必须在补水之中加入补火”，这反映出命门太极层次生命活动水火既济，精气互生的原则。正如张景岳所说：“道产阴阳，原同一气。火为水之主，水为火之源，水火原不可相离也”（《景岳全书·传忠录·阴阳》），故张氏提出：“善补阳者，必欲阴中求阳，则阳得阴助而生化无穷；善补阴者，必欲阳中求阴，则阴得阳升而泉源不竭”（《景岳全书·新方八略·补略》），创有左右归汤及丸诸方。近几十年来医学界对人体下丘脑-垂体-靶腺（如肾上腺、性腺等）的轴反馈调节以及其他神经内分泌和免疫学的研究进展，为我们充分理解古人关于“君相二火”关系与“命门水火阴阳既济”的理论有诸多启发与印证，为当今临床与科研方面探讨中西医结合之路提供了新思路。二仙汤也是近几十年来临床运用中有很好疗效的方剂，其组方（仙茅、仙灵脾、当归、黄柏、知母、巴戟天，有温肾阳、补肾精、泻肾火、调理冲任之功效）是符合“阴阳相济”原则的。

【医案选粹】

案一　张聿青治疗阳痿案

命门相火，为生身之本，真阳亏损则火衰湿痰郁遏，火不用事，则火亦衰，脉滑而大，痰多阳痿，火之式微，湿之有余也。取舍之间，自有明辨。

冬术炭　制半夏　生薏米　炒蒌皮　广皮　泽泻　赤白苓　川萆薢　杏仁泥　姜汁炒竹茹

（张聿青著．张聿青医案．上海：上海科学技术出版社，1963：482）

案二　阴精不足、命门火衰

张某，男，28岁，公共汽车某场司机，初诊日期1982年3月20日。

问诊：患者自15岁时开始染有手淫习惯，且较为频繁，至20岁时经常精神倦怠，头脑昏沉，腰酸膝软。自知与手淫有关，意欲戒除，但难以控制自己。至23岁后性欲减退，就是手淫也较勉强，甚至阴茎不举。去年国庆节结婚，婚后阳痿不能性交，其爱人常因此与其打闹，并提出要离婚。

望诊：形体尚属健壮，但精神疲倦。舌质淡，舌体松软，舌苔薄白。

切诊：脉象沉缓，尺弱。

辨证：阴精不足，命门火衰。

立法：滋肾益精，壮阳兴欲。

处方：熟地15g　山萸肉10g　怀山药10g　茯苓10g　丹皮8g　巴戟天10g　肉苁蓉10g　仙茅10g　仙灵脾10g　菟丝子10g　川断10g　鹿角霜10g

治疗经过　服药5剂后天明前有阴茎勃起现象。自觉精神好转，情绪也较好。前方加减服到3剂时就寝后觉有性冲动感，举阳也坚，而达到性交目的，此乃婚后第一次成功。后服药40余剂，效果十分满意。临床遇到的这种案例不少，足见青少年染有手淫习惯之害处。

（陈家扬著．实用中医精神病学．兰州：甘肃科学技术出版社，1989，545-546）

【现代研究】

阳痿（impotence，IMP）是指性成熟男子阳器不用或临房举而不坚的一种病症，现在多用勃起功能障碍（erectile dysfunction，ED）来替代阳痿，指阴茎不能达到或维持充分的勃起以获得满意的性生活，是男性性功能障碍中最常见的疾病，一般认为我国ED发病率约为5%～10%，最新结果表明我国城市男性的ED总患病率为26.1%[1]，而40岁以上中老年男子ED的患病率为40.2%～73.1%[1-2]。

一、病因病机

王琦[3]首次明确提出："男子有曲情，非女子独有；前阴为肝所统，气血充盈则振；宗筋为肝所主，治痿当重调肝；临床辨证为先，阳痿肝病居首"。秦国政[4]在"阳痿的中医发病学规律古今不尽相同"研究中从病因学、病机学、基本病理学三方面对阳痿中医发病学规律进行探讨，认为在当代社会环境条件下，房劳损伤已不再是主要原因，情志之变则是主要病因学基础。实多虚少是病机转变的普遍规律，虽然有因脏腑的亏虚而病者，但更多的是因痰、湿、热、瘀、郁、毒等邪实而致病以及虚实夹杂而致病。

二、辨证规律研究

祖国医学将阳痿列为中医男科病症论治之首，并根据脏腑、气血、阴阳状况以辨证施治，采用辨病与辨证相结合、中西医并用的方法，大量的临床实践证明中医药治疗阳痿有独特疗效，能明显改善和控制患者症状，缓解病程进展。近年来中医不断探索阳痿新的诊治思路与规律，提出了新观点、新理论，同时也提出了新问题。

三、治则治法

王琦[3]阐述了阳痿从肝论治的理论基础，强调抓住肝伤以致气血失周，运行障碍，宗筋失充这一病机核心，辨明证候，使阳痿从肝论治形成了较为完善的理论体系。临床中提倡调肝疏肝，活血通络，补气生血，潜阳凉肝，清热利湿，暖肝散寒，培土抑木，滋水涵木，益肝壮胆等九种治法。王琦[5]在论述"阳痿从肝论治"的基础上，提出了治疗血管性阳痿以"调合气血,充润宗筋"为治则的观点。

四、辨证用药研究

朱良春[6]治疗阳痿主张执简驭繁,首分虚实两端,一扫时医将"阳痿"和"阳虚"混为一谈之偏见,自拟"蜘蜂丸"加减变化治虚证,集温肝、暖脾、滋阴、补肾、壮阳多法于一炉,由花蜘蛛30只(微焙),炙蜂房60g,熟地黄90g,紫河车、淫羊藿、淡苁蓉各60g组成,制成蜜丸,每服6～9g,每日2次,早晚饭前温开水送服。实热阳痿属实证,临床要分辨脾胃实热和肝经湿热的证状,脾胃实热证以竹皮大丸加味改汤治疗,肝经湿热证以龙胆泻肝汤加减治疗。王琦[5]提出阳痿从宗筋论治。抑郁伤肝,宗筋无能致痿者治以疏肝解郁,调达宗筋,方药用柴胡疏肝散加减。肾气不足,宗筋失养致痿者治以温补下元,振阳起痿,方药用赞育丹加减。湿热下注,宗筋弛纵致痿者治以清热利湿,苦味坚阴,方药用湿热固真汤。阳明受损,宗筋失润致痿者治以健脾益气,兼顾心肾,方药用起痿汤。血脉瘀滞,宗筋失充致痿者治以活血化瘀,方药用血府逐瘀汤加减。

参考文献

[1] 张庆江,朱积川,许清泉,等. 三城市2226例男性勃起功能流行病学调查[J]. 中国男科学杂志,2003(3):191.

[2] 冷静,王益鑫,黄旭元,等. 上海市1582例中老年男子勃起功能障碍流行病学调查[J]. 中国男科学杂志,2000(1):29.

[3] 王琦. 论阳萎从肝治[J]. 天津中医,1985(5):15.

[4] 秦国政. 勃起功能障碍(阳痿)中医发病学规律研究[J]. 云南中医学院学报,2004,27(1):6-8.

[5] 王琦. 宗筋论[J]. 中华中医药杂志,2006,21(10):579-581.

[6] 邱志济,朱建平. 朱良春治疗阳痿的丸散汤方特色选析——著名老中医学家朱良春教授临床经验[J]. 辽宁中医杂志,2003,30(9):691-692.

第七节 腰 痛

【定义】

腰痛是指由外感、内伤或外伤等致病因素,导致腰部经络气血运行不畅,或腰部失于精血濡养,使腰之一侧或两侧出现疼痛为主证的病证。

【范围】

西医学中骨质疏松症、类风湿性脊柱炎、肥大性脊柱炎、化脓性脊柱炎、腰椎间盘突出症、腰椎结核、腰肌劳损、脊髓压迫症、脊髓炎、肾盂肾炎、肾小球肾炎、肾囊肿、胰腺炎、胆囊炎、胆石症、慢性附件炎、前列腺炎等以腰痛为主要表现时,均可参考本节辨证论治。

【病因病机】

腰为肾之府,乃肾之精气所溉之域,与膀胱相表里,足太阳膀胱经循行于此,且任、督、冲、带等诸经脉络脉亦布其间,故无论内伤、外感或外伤等,伤及于肾或痹阻肾之经络,均可发生腰痛。如《杂病源流犀烛·腰脐病源流》指出:"腰痛,精气虚而邪客病也"。

一、病因

1. 感受外邪 风、寒、湿、热是外感腰痛的致病因素。但因湿性重浊、黏滞,最易痹着腰部,所以外感总离不开湿邪为患。或劳力汗出,湿衣裹身,或久卧冷湿之地,或涉水冒雨,或当风受寒,或夏月感受湿热之邪,或寒湿之邪蕴久化热转成湿热,诸邪留于腰府经络,均可阻滞经络气血，气血运行不畅而发为腰痛。

2. 劳累外伤　劳累过度，跌仆损伤，腰部用力不当，损伤腰肌、脊柱，均可使腰府经络气血运行不畅，气滞血瘀发为腰痛。如《金匮翼·腰痛》言："盖腰者一身之要 屈伸俯仰，无不为之，若一有损伤，则血脉凝涩，经络壅滞"。

3. 肾亏体虚　先天禀赋不足，加之劳累太过，或久病体虚，或年老体衰，或房室不节，或气郁化火，耗伤真阴，以致肾精亏损，无以濡养腰府筋脉而发生腰痛。如《景岳全书·腰痛》言："腰痛之虚证十居八九，但察其既无表邪又无湿热，而或以年衰，或以劳苦，或以酒色所伤，或七情忧郁所致者，则悉属真阴虚证"。

此外，风、寒、湿、热外邪侵袭及外伤、劳累等，均可在肾虚的基础上诱发或加重本病。

二、病机

1. 发病　外感腰痛和跌仆挫伤腰痛发病较急，内伤腰痛发病缓慢。

2. 病位　本病病位在肾及腰部经络。大抵外感多在经络，内伤以肾为主，但涉及脾、肝等脏。

3. 病性　本虚标实，虚实夹杂为本病的特点。本虚是肾虚为主，涉及脾肝；标实常是风寒、风热、风湿、寒湿、湿热、瘀血、气滞等相因为患。

4. 病势　外感及外伤腰痛以邪实为主，病位较浅，在经在络，继则入血伤正，进而入肾，使病机复杂，病性由实转虚，逐渐加重。内伤腰痛病位较深，病在于脏，以肾为主，亦可影响到腰部经络，病由内而外，呈虚证或因虚致实而形成的虚实夹杂之证。

5. 病机转化　外感腰痛，初起以风寒、风热、风湿、寒湿、湿热之邪为主，经络受邪，阻滞气机运行，继可入血，产生气滞血瘀，进而伤正入脏。寒湿之邪，可损伤肾阳，湿热之邪可损伤肾阴，肾阳肾阴不足，又易导致外邪入侵肾之经络。内伤腰痛以肾精亏虚为主，肾阳虚不能温煦脾土以行水，导致脾肾阳虚；肾阴虚不能涵养肝木，导致肝肾阴虚；进而致肝脾肾俱败，病机复杂，病情缠绵难愈。

腰痛病因病机见图 5-7。

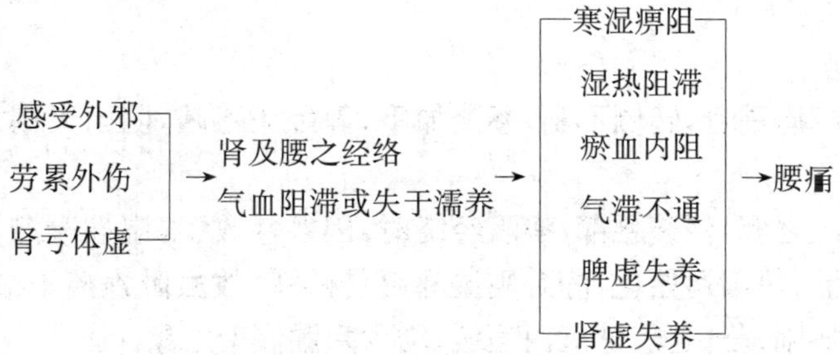

图 5-7　腰痛病因病机示意图

【诊断与鉴别诊断】

一、诊断依据

按照《中医内科常见病诊疗指南·中医病证部分》。

1. 急性腰痛　病程较短，轻微活动即可引起一侧或两侧腰部疼痛加重，脊柱两旁常有明显的按压痛。

2. 慢性腰痛　病程较长，缠绵难愈，腰部多隐痛或酸痛。常因体位不当，劳累过度，天气变化等因素而加重。

3. 常有居住潮湿阴冷，涉水冒雨、跌仆闪挫或劳损等相关病史。

二、鉴别诊断

1. 痹病 痹病患者可出现腰痛，但以肢体关节疼痛为主要表现。而腰痛患者以腰痛为主要表现，可无肢体关节疼痛。

2. 淋病 石淋、热淋、血淋等患者，有时腰痛剧烈，但多伴有小便频数、短涩、滴沥、刺痛，腰痛患者多无此症。

【辨证论治】

一、辨证要点

腰痛辨证，宜分辨表里虚实寒热，正如《景岳全书·杂证谟·腰痛》说："盖此证有表里虚实寒热之异，知斯六者，庶乎尽矣，而治之亦无难也。"大抵感受外邪或跌仆扭伤，其证多属表、属实，发病骤急；由肾精亏损所致者，其证多属内、属虚，常见慢性反复发作，客邪久羁，损伤肾气，或肾气久亏，卫阳不足，新感淫邪，或因虚致痰浊瘀血内停，均为本虚标实，虚实夹杂之证。临证当细审邪正之主次轻重。

二、治疗原则

内伤腰痛以肾虚为本，风、寒、湿、热、气滞、血瘀、痰浊为腰痛之标；病初多实，久病多虚。实者泻之，当分辨邪之不同，分别采用祛风、散寒、除湿、清热、行气、活血、涤痰之法以祛邪通络；虚者补之，宜补益肾精，填髓壮骨；本虚标实，虚实夹杂者宜分清标本虚实的主次，标本兼顾。实证经治邪去，又当酌以补肾，方可巩固疗效。

三、应急措施

腰痛多以外伤急发剧烈疼痛，为缓解疼痛可采用下列方法：

1. 针刺殷门、人中、委中、承山、阿是穴，强刺激，留针15～20分钟。

2. 耳针腰椎、腰痛点、骶椎。

3. 服云南白药、三七伤药片或跌打丸。

4. 地鳖虫，焙黄研末，每服3g，每日2次，黄柏煎水冲服。

5. 七厘散或冬乐膏等外敷或外贴。

四、分证论治

1. 寒湿痹阻证

症舌脉：腰部冷痛重着，转侧不利，逐渐加重，静卧痛不减，阴雨天则加重，苔白腻，脉沉而迟缓。

病机分析：寒湿之邪，侵袭腰部，痹阻经络时，因寒性收引，湿性凝滞，故腰部冷痛重着，转侧不利；湿为阴邪，得阳运始化，静卧则湿邪更易停滞，故虽卧疼痛不减；阴雨寒冷天气则寒湿更甚，故疼痛加剧；苔白腻，脉沉而迟缓，均为寒湿停聚之象。

治法：祛寒除湿，温通经络。

方药运用：

(1)常用方：甘姜苓术汤加减。药用干姜、茯苓、炒白术、狗脊、骨碎补、汉防己、炙甘草。

本证病机为寒湿停聚，治宜祛寒除湿治其本。方中干姜、茯苓、炒白术温脾散寒胜湿，脾主肌肉，司运化水湿，脾阳不振，则寒湿留着腰部肌肉，故用暖土胜湿法，使寒去湿化，诸证自解，故为君药；狗脊、骨碎补补肾强腰，除湿壮骨，汉防己温经散寒通络，共为臣药；炙甘草缓中补脾，与干姜辛甘化阳，有利脾阳健运，又可调和诸药，故为佐使药。

(2)加减：寒邪偏胜，则冷痛为主，拘急不舒，可加附子、细辛以温肾祛寒；若湿邪偏胜则痛而沉重为著，苔厚腻，可加苍术、薏苡仁、川乌燥湿散邪；若冷痹日久入络者，可加白花蛇、乌梢蛇、千年健疏通经络，强腰壮肾；若腰痛左右不定，牵引两足，或连肩背，或关节游痛，是兼有风邪，宜合独活寄生汤加减，以祛风活络，补益肝肾；若寒湿之邪，伤及阳气，而兼见腰膝酸软，脉沉无力等症，宜兼补肾阳，酌加菟丝子、补骨脂，以助温阳散寒。

(3)临证参考：寒湿腰痛的治疗，《症因脉治》认为：太阳寒湿应用羌活败毒散加苍术；少阴寒湿应用独活苍术汤；少阳寒湿应用柴胡苍术汤；厥阴寒湿应用四逆汤加柴胡、独活；阳明寒湿应用苍术白芷汤；太阴寒湿应用《济生》术附汤、渗湿汤。对湿重者，治不效可用五苓散从分利小便治疗。

2. 湿热阻滞证

症舌脉：腰痛重着而热，热天或雨天疼痛加重，活动后或可减轻，口干口渴，苔黄腻，脉濡数。

病机分析：湿热壅滞于腰部，阻滞经络气血运行，经气不通故腰痛重着而热；热天或雨天热重湿增，故疼痛加重；活动后气机有舒展，湿滞得减，故痛或可减轻；热盛伤津故口干口渴；苔黄腻，脉濡数均为湿热内蕴之象。

治法：祛湿清热，舒筋止痛。

方药运用：

(1)常用方：四妙丸加减。药用萆薢、黄柏、苍术、薏苡仁、汉防己、牛膝、当归、炙甘草。

本证病机主要为湿热下注，痹阻腰部脉络而成，治当清利下焦湿热。方中萆薢、黄柏清利下焦湿热为君药；苍术健脾燥湿，薏苡仁除湿和中，助君药清热利湿之功，为臣药；汉防己清热除湿，疏通经脉，牛膝强腰补肾，当归活血通络以止痛，共为佐药；甘草调和药性，为使药。

(2)加减：若腰痛重者，可加木瓜、络石藤以加强舒筋通络止痛之功；若舌红，口渴溲赤，脉弦数为热象偏重，可酌加栀子、泽泻以助清利湿热；若兼有外邪身痛，发热者，可加柴胡、防风、独活、羌活以疏散表邪；若兼有膀胱湿热者，可加猪苓、茯苓、泽泻、车前草以清热利湿，通利小便；若热盛伤阴，兼见腰酸咽干，手足心热，当佐以滋补肾阴之品，但要注意选用滋阴而不恋湿的药物，如女贞子、旱莲草等。

(3)临证参考：湿热之邪，难以清除，延绵难愈，久留于体内，易伤其阴而导致阴虚夹湿，用药宜权衡，需注意滋阴而不助湿，除湿而不伤阴，不可急于求功。

3. 瘀血腰痛证

症舌脉：腰痛如刺，痛有定处，日轻夜重。轻者俯仰不便，重则不能转侧，痛处拒按，舌质黯紫，或有瘀斑，脉涩。部分病人有外伤史。

病机分析：瘀血阻滞经脉，以致气血不能通畅，故腰痛如刺，而痛有定处，按之则痛甚；血属阴，故日轻夜重；舌紫黯，或有瘀斑，脉涩亦为瘀血内停之象。

治法：活血化瘀，通络止痛。

方药运用：

(1)常用方：身痛逐瘀汤加减。药用当归、川芎、五灵脂、桃仁、红花、没药、地龙、牛膝、香附、炙甘草。

本证由于瘀血阻滞，脉络不通则痛，故当活血化瘀治其本。方中当归、川芎、五灵脂、桃仁、红花、没药活血祛瘀，通络止痛，共为主药；地龙搜剔经络瘀血而通血脉，牛膝强腰补肾，香附调畅气机，取气为血帅，气行则血行之意，共为辅药；甘草调和诸药，为使药。

(2)加减：腰痛引胁者，加柴胡、郁金；瘀血明显，腰痛入夜更甚者，加全蝎、蜈蚣、白花蛇等虫类药以通络止痛。

(3)临证参考:瘀血腰痛,因外伤跌仆扭伤所致,重在活血通络止痛;久病入络者,宜在活血化瘀基础上治疗原发病。

4. 气滞腰痛证

症舌脉:腰痛连胁,腹胀善太息,因情志不遂腰痛加重,痛引少腹,舌黯苔薄白,脉弦。

病机分析:肝气不舒,气滞腰胁,故腰痛连胁,腹胀善太息,因情志不遂而腰痛加重;少腹属肝经所过之处,郁怒伤肝,诸筋纵弛,故痛引少腹;舌黯,苔薄白,脉弦亦为肝气不舒之象。

治法:疏肝理气,补肾通络。

方药运用:

(1)常用方:沉香降气汤加减。药用沉香、制香附、郁金、川楝子、枸杞子、延胡索、砂仁、炙甘草。

肝气郁结,下焦气机不畅,经络气滞不通而成本证,治当调畅下焦气机,通络止痛。方中沉香主降,调畅下焦气机而止痛为君药;香附、郁金、川楝子舒肝理气解郁,调畅三焦气机,为臣药;枸杞子补肾以养肝血,使肝能体阴而用阳,延胡索行气活血止痛,砂仁降逆和中,共为佐药;炙甘草调和药性,为使药。

(2)加减:腹胀者,加枳壳、厚朴;呕恶痰多者,加半夏、陈皮、茯苓;口干口苦者,加栀子、黄芩;食滞不化者,加鸡内金、神曲。

(3)临证参考:本证腰痛多因肝郁气滞,或肝郁脾虚胁痛而牵引至腰部,治疗当以疏理肝气为主要环节。

5. 脾虚腰痛证

症舌脉:腰痛日久,肢体沉重,面色不华,食少便溏,舌苔白腻,脉滑或濡。

病机分析:脾虚水谷运化失司,则聚湿生痰,痰湿阻滞腰部气血,气血运行不畅可发腰痛;痰湿泛滥于肢体,则肢体沉重;脾虚中焦化源不足,气血日薄则面色不华;食少便溏,舌苔白腻,脉滑或濡亦为脾虚水湿不化之象。

治法:益气健脾,利湿补肾。

方药运用:

(1)常用方:防己黄芪汤加减。药用防己、黄芪、炒白术、茯苓、苍术、狗脊、牛膝、生姜、大枣、炙甘草。

方中防己祛风行水,黄芪益气固表,且能行水消肿,两药相伍,扶正祛邪之力更强,共为主药;辅以白术、茯苓、苍术健脾益气燥湿,狗脊、牛膝补益肾气,强壮筋骨;生姜、大枣补益脾胃,调和营卫;炙甘草培土和中,调和诸药,共为佐使药。

(2)加减:脾虚湿甚,可用实脾饮;呕恶者,加半夏、生姜;湿滞不化腹胀者,加草果、槟榔。

(3)临证参考:脾虚日久多易损及肾阳而导致肾阳不足,可酌加温肾阳而利小便之药。

6. 肾虚腰痛证

症舌脉:腰痛以酸软为主,喜按喜揉,腰膝无力,遇劳更甚,卧则减轻,常反复发作。偏阳虚者,则少腹拘急,面色㿠白,手足不温,少气乏力,舌淡,脉沉细。偏阴虚者,则心烦失眠,口燥咽干,面色潮红,手足心热,舌红少苔,脉细数。

病机分析:腰为肾府,肾主骨生髓,肾之精气亏虚则腰脊失养,故酸软无力,其痛绵绵,喜按喜揉,均是虚证所见;劳则气耗,故遇劳更甚,卧则减轻;阳虚不能煦筋,则少腹拘急,四肢不得温养，故手足不温；面色㿠白，舌淡脉沉细皆为阳虚有寒之象；阴虚则阳不敛阳，虚火上炎故心烦失眠，口燥咽干，手足心热；舌红少苔脉细数均为阴虚有热之象。

治法：偏阳虚者，温肾助阳；偏阴虚者，滋阴补肾。

方药运用：

(1)常用方：

①偏肾阳虚者用右归丸加减。药用肉桂、熟附片、鹿角胶、杜仲、菟丝子、枸杞子、熟地黄、山萸肉、山药、炙甘草。

方中肉桂、附片温肾散寒，补肾助阳，杜仲、菟丝子壮肾阳，强筋骨，鹿角胶温阳补髓，共为君药；枸杞子、熟地黄、山萸肉、山药滋阴补肾，以阴中求阳，共为臣药；炙甘草调和药性为使药。

②偏肾阴虚者用左归丸加减。药用龟甲胶、熟地黄、山萸肉、鹿角胶、枸杞子、山药、菟丝子、牛膝。

方中熟地、山萸肉、山药、枸杞子补肾滋阴填精，龟甲胶、鹿角胶阴阳相合峻补精血，均为主药；辅以牛膝补肾强壮筋骨，菟丝子温肾助阳，又体现了阳中求阴之意。

(2)加减：肾阳虚大便不实者，加党参、白术、苍术、车前子；肾阴虚五心烦热者，加丹皮、地骨皮。

(3)临证参考：肾虚腰痛多为其他疾病引起肾阳虚或肾阴虚所致，因此在治疗上需考虑其他疾病的变化进行论治。

五、其他疗法

1. 中成药

(1)跌打丸：每次1丸，每日2次。活血散瘀，消肿止血。适用于跌仆损伤，瘀血阻滞之腰痛。

(2)三七伤药片：每次3片，每日3次。舒筋活血，散瘀止痛。适用于瘀血腰痛。

(3)健肾壮腰丸：每次1丸，每日2次。健肾壮腰。适用于肾虚腰痛。

(4)健步壮骨丸：每次1丸，每日2次。补益肝肾，祛风散寒，除湿通络。适用于肾虚腰痛。

2. 食疗

(1)滋肾养肝汤　西洋参6g，北沙参20g，枸杞子20g，黄精15g，百合15g，冬虫夏草6g，加水鱼250g，生姜4片，加水煲汤3小时，每日1次。适于肝肾不足腰痛。

(2)强筋壮骨汤　海马8g，蛤蚧1对，鹿筋10g，杜仲15g，续断10g，核桃仁15g，大枣30g。加猪脊骨750g、田鸡200g、生姜4片，用水煲汤3小时，每日1次。适用于肾亏腰痛。

(3)用猪腰1只，加青盐少许，煮烂，喝汤吃腰子。适于肾虚腰痛。

(4)虎杖根500g，白酒1500g，浸泡1～3周，适量饮服，每日2～3次。适用于风湿、血瘀腰痛。

3. 局部用药

(1)冬乐膏：外贴患处。适于外伤性腰痛。

(2)寒痛乐：熨患处。适于风寒湿腰痛。

(3)伤湿止痛膏：外贴患处。适于寒湿腰痛。

(4)用肉桂、川乌、草乌、吴茱萸、生姜、花椒等，研末炒热用绢布包裹，熨痛处。适于寒湿腰痛及阳虚腰痛。

4. 针灸

(1)各种原因所致之腰痛均可针大椎、肾俞、承山、殷门、委中;寒湿、湿热者,配足三里、三阴交;脾虚者,配脾俞、足三里;肝郁者,配期门、行间;瘀血者,配血海、人中。

(2)肾阳虚、脾虚、寒湿者,可用艾卷隔姜灸肾俞、三阴交、脾俞、足三里等穴。

(3)耳针可选腰、背、肾上腺、内分泌等穴。

(4)火罐疗法适用于寒湿、脾虚、肾虚所致腰痛者。

5. 按摩

先按痛处,后按周围穴位如肾俞、环跳、承山。急性外伤者暂不宜按摩。

6. 穴位注射

痛点处穴位注射维生素 B_{12}、野木瓜注射液。

【转归与预后】

腰痛患者若能得到及时正确治疗,一般预后良好。特别是内、外、妇、骨等各种疾病导致的腰部疼痛,如能治愈原发病,腰痛会随之好转。但若失治误治,病延日久,痛久入络,气郁血阻,经络不通,肢节失荣,则可转化为痿证等,预后欠佳。

【护理与调摄】

腰痛患者的护理,从总体来说要告知患者保持正确的姿式和体位,避免腰部肌肉过度紧张,避免久坐久卧,不可勉强持重,适当作松弛腰部肌肉的活动,坚持适当按摩患处,防止受凉及坐卧冷湿之地。肾虚腰痛者应节制房事,湿热腰痛者宜慎食辛辣、少饮酒浆,肝郁腰痛者应畅情志。对于腰痛日久不愈,或腰痛剧烈,伴有身热尿赤者,要及时进行有关检查,以明确诊断。

【预防与康复】

一、预防

避免寒湿、湿热之邪外侵,勿坐卧湿地,勿冒雨涉水,身劳汗出后及时擦拭身体,更换衣服。保持正确的坐、卧、行体位,劳作后要适当休息,避免腰部劳损,节制房事,勿使肾精亏损,不可强力举重,不可负重久行,避免腰部跌、仆、闪、挫。

二、康复

腰痛容易反复发作,因此腰痛缓解后应重视康复治疗,以促进疾病痊愈。由于肾虚为腰痛之本,故适量长服补肾壮腰中成药,如滋阴补肾丸、六味地黄丸等以巩固疗效。肾虚腰痛亦可用猪腰子 1 只,加青盐少许,冬虫夏草适量,煮烂喝汤吃腰子。风湿、血瘀腰痛者亦可饮乌梢蛇酒等药酒。根据个人的不同情况,可坚持从事多种有益于腰部活动的体育锻炼。

【医论提要】

《素问·脉要精微论》指出:“腰者,肾之府,转摇不能,肾将惫矣”,说明了肾虚腰痛为内伤腰痛根本,为后世对于腰痛的理解与治疗立下了权衡规矩。《素问·刺腰痛论》根据经络,阐述了足三阴、足三阳及奇经八脉为病所出现的腰痛病证,并谈到相应的针灸治疗。此外,腰痛与腰部活动不利可能还与情志变化有关,《灵枢·本神》说:“肾盛怒而不止则伤志,志伤则喜忘其前言,腰脊不可以俯仰屈伸”。

《难经·二十九难》谓:“带之为病,腹满,腰溶溶若坐水中”。《金匮要略·五脏风寒积聚病脉证并治》言:“肾着之病,其人身体重,腰中冷,如坐水中,形如水状,反不渴,小便自利,饮食如故,病属下焦,身劳汗出,衣里冷湿,久久得之,腰以下冷痛,腹重如带五千钱,甘姜苓术汤主之。”仲景肾着之因，在于寒湿内侵，故有腰中冷痛，甘姜苓术法亦垂法后世。

至隋代，巢元方《诸病源候论·腰背病诸候》指：“凡腰痛有五：一曰少阴，少阴肾也，十月万物阳气伤，是以腰痛；二曰风痹，风寒著腰，是以痛；三曰肾虚，役用伤肾，是以痛；四曰臂腰，坠堕伤腰，是以痛；五曰寝卧湿地，是以痛。肾主腰脚，肾经虚则受风冷，内有积水，风水相搏，浸积于肾，肾气内著，不能宣通，故令腰痛。劳伤肾气，经络既虚，或因卧湿当风，而风湿乘虚搏于肾，肾经与血气相击而腰痛，故云风湿腰痛”。这里巢氏关于腰痛病因病机的讨论是很详细的。宋代《圣济总录》与《重订严氏济生方》与巢氏观点多相类同。又有宋代陈自明著《妇人大全良方》，强调女人肾脏系于胞络。若肾气虚，则外感、内伤，或产后、经中风冷客之，易致腰痛。元代朱丹溪总结说：“腰者，肾之外候，一身所恃以转移阖辟者也。盖诸经贯于肾而络于腰脊，肾气一虚，凡冲寒、受湿、伤冷、蓄热、血涩、气滞，水积、堕伤与失志、作劳，种种腰痛，叠见而层出矣”，又说：“腰痛主湿热、肾虚、瘀血、挫闪、有痰积。脉大者肾虚……脉涩者瘀血……脉缓者湿热”（《丹溪心法·腰痛》）。朱氏进而补充说：“又有房劳过者多矣”（《脉因证治·腰痛》）。说明房劳过度可导致并加重腰痛。后至明代张介宾亦奉此观点：“举世之人，每每醉以入房，欲竭其精，耗散其真，各快其心，恬不知养，其不虚者几希！”（《景岳全书·杂证谟·腰痛》）。

总之，腰痛辨证不外虚实寒热与外伤瘀滞，张介宾认为“腰痛之虚证十居八九”（同上）。《七松岩集·腰痛》指出：“然痛有虚实之分，所谓虚者，是两肾之精神气血虚也，凡言虚证，皆两肾自病耳。所谓实者，非肾家自实，是两肾经络血脉之中，为风寒湿之所浸，闪肭挫气之所得，腰内空腔之中，为湿痰瘀血凝滞不通而为痛，当依据脉证辨悉而分治之。”论腰痛之病位，《临证指南医案》谓：“内伤则不外肝、脾、肾三者之虚，或补中，或填下，或养肝，随病以治之，”而且从经脉脏腑方面探讨说，“腰者，肾之府，肾与膀胱为表里，在外为太阳，在内属少阴，又为冲、任、督、带之要会。”张锡纯《医学衷中参西录·医话》强调说：“凡人之腰疼，皆脊梁处作疼，此实督脉主之。……肾虚者，其督脉必虚，是以腰疼”。

关于腰痛治则，明代医家龚廷贤认为：“大抵腰痛新久总属肾虚。新痛宜疏外邪，清湿热；久则补肾，兼补气血”。《临证指南医案》系统总结为：“夫内因治法：肾脏之阳有亏，则益火之本以消阴翳；肾脏之阴内夺，则壮水之源以制阳光。外因治法：寒湿伤阳者，用苦辛温以通阳泄浊；湿郁生热者，用苦辛以胜湿通气。不内外因治法：劳役伤肾者，以先后天同治。坠堕损伤者，辨伤之轻重，与瘀之有无，为或通或补”。清代李用粹《证治汇补·腰痛》撮其要为：“治惟补肾为先，而后随邪之所见者以施治，标急则治标，本急则治本，初痛宜疏邪滞，理经隧；久痛宜补真元，养气血”。

具体方药运用中，张景岳认为“凡肾水真阴亏损，精血少而痛者，宜当归地黄饮（当归、熟地、杜仲、牛膝、山茱萸、炙甘草）及左归丸、右归丸为最”。对于风寒湿滞之表证，凡阳证多热者，解散用正柴胡饮（柴胡、防风、陈皮、芍药、甘草、生姜）；阴证多寒者，宜二柴胡饮（陈皮、半夏、细辛、厚朴、生姜、柴胡、甘草）；湿而兼虚者，独活寄生汤；风湿相搏者，羌活胜湿汤；湿而兼热者，当归拈痛汤、苍术汤（苍术、柴胡、黄柏、防风）；湿而兼寒者，宜济生术附汤（白术、附子、杜仲）；又有跌仆伤，血脉凝滞者，四物汤加桃仁、红花、牛膝、肉桂、延胡索、乳香、没药之类；血逆之甚，大便闭结者，元戎四物汤主之（当归、熟地、川芎、白芍、大黄、桃仁）等。

《临证指南医案》云：“有痛著右腿，肌肉不肿，入夜势笃者，先生断其必在筋骨，邪流于阴，用归须、地龙、山甲、细辛，以辛香苦温入络搜邪。有两足皮膜抚之则痛者，似乎风湿等症，先生断其厥阴犯阳明，用川楝、延胡、归须、桃仁、青皮、山栀，以疏泄肝脏。有饱食则呀，两足骨骱皆痛者，人每用疏散攻劫，先生宗阳明虚不能束筋骨意，用苓姜术桂汤，以转旋阳气”。

此外，腰痛治疗宜重视奇经用药。朱丹溪认为带脉肾着之病，当用温暖之药以散之（《丹溪心法·腰痛》）。《临证指南医案》谓：“有老年腰痛者，他人但撮几味通用补肾药以治，先生独想及奇经之脉隶于肝、肾，用血肉有情之品，鹿角、当归、苁蓉、薄桂、小茴，以温养下焦”。张锡纯《医学衷中参西录·论腰痛治法》：“肾虚者，其督脉必虚，是以腰疼。治斯证者，当用补肾之剂，而引以入督之品”，如狗脊、鹿角霜之类。

【医案选粹】

案一

侄倩赵元复腰腿痛症，己丑八月中，先寒战一日，大汗热退，左半身痛，腰胯更甚，足不能伸，口渴面赤，尿混浊短涩，平昔脉象六阴，今觉数大，予思本年春夏，雨霪过多，酒客素多内湿，为订一方：五苓散加滑石、桃仁，通阳利湿，以疏下部血中之滞。服二剂，左半上下之痛俱减，稍能起坐，但腰痛连胯，膝屈不伸，行走伛偻苦楚，思嘉言先生治腰偻废，瘀血内痹者，用桃仁承气加肉桂，此邪尚在经络，宗其意立方。

苡仁　桃仁　牛膝各三钱　肉桂五分　大黄钱半　地龙九条　胭脂绵一钱　麝香一分

炒黑豆煎汤服四剂，症又轻减，大便通快，稍有血下，左足尚短一寸，不能直。每三，四更腹痛，竟夜不寐，此时予虽知为血病，不知内蓄甚多，用活络丹三服，又想少阳主骨，太阳主筋，用二经之药：羚羊角散一方，症不少减，但口渴不欲饮，必极滚方快，时九月天气尚热，厚褥不嫌热。元复曰：“余向喜热畏冷，今服附子而病如此，真虚寒矣。”余细思良久，悟曰：“腹痛夜甚，卧重褥不欲饮，喜滚汤，乃血滞之候，非寒也，下之为宜。”方用：

白蒺藜　茺蔚子　丹皮　赤芍　炒滑石　牛膝　归尾　郁金

服四剂，连下紫血块六、七回，腰胯之痛冰释，膝筋亦伸，步履如常矣。是役也，治法虽活络丹、羚羊角散，尚属膈膜不当，余尚切病得效。其族侄新学针灸，意欲针之，予劝其勿针，其四兄怫然曰：“此病无用针之理乎？”予曰：“针固甚妙，但无神针耳。”嘻！难言矣。

（裘庆元辑．三三医书第一集·龙砂八家医案．北京：中国中医药出版社，1998：500-501）

案二

赵某，男，32岁。初诊：1972年3月16日。

发病一年余。开始两下肢酸沉乏力，腰骶部逐渐牵扯两下肢疼痛。近半年来疼痛加剧，不能走路，但下肢关节无红肿热。尿黄，手心热，舌赤苔薄干，脉象沉滑有力。某医院诊断为“腰骶神经炎”，用中西药治疗无明显效果。中药曾用驱寒剂及虎骨药酒等，不仅无效，反而疼痛加剧。综观脉症，此属血虚内热无以营养筋脉，外为风寒湿邪侵袭，内热外风，形成痹症。宜养血清热以营筋脉，疏风通络以散外邪。拟以大秦艽汤化裁。

秦艽15g　二活各10g　防风10g　川芎10g　白芷15g　黄芩15g　细辛5g　二地各20g　生石膏30g　当归15g　赤芍15g　茯苓15g　苍术15g

二诊（20日）：下肢疼痛大减，能下地缓慢行走，但仍牵扯腰骶部作痛。宜前方增减治之。

秦艽15g　二活各10g　防风10g　川芎10g　黄芩15g　二地各20g　生石膏20g　当归15g　赤芍15g　苍术15g　山龙50g　公藤50g

三诊（26日）：服前方3剂，两下肢痛减，腰骶部牵引疼痛，已走路。但仍微有酸痛，小便微黄。舌苔已减,质转红润,脉沉滑中有缓象。

四诊(4月20日):下肢连腰骶部痛已消失,唯走路过多仍觉微有疼痛。

(柯利民主编．老中医医案选．哈尔滨:黑龙江科学技术出版社,1981:158-159)

【现代研究】

腰痛多因肾系病变及腰部外伤、劳损、寒湿或湿热侵着等所致。肾系疾病、痹病、淋病、妇科经带疾病、急性腰扭伤等,均常见腰痛。

一、病因病机研究

张学林等[1]认为体虚之人感受风寒湿之邪,致使血脉凝滞不行或痰饮流注经络是腰痛主要原因。王意诚等[2]认为肾虚是造成各种慢性腰痛的根本原因,风、寒、湿、热等邪则是腰痛的重要致病因子,而气血瘀滞、脉络痹阻是腰痛的基本病理过程。徐文泉等[3]认为腰肌纤维组织炎病因多以肾虚为本,复加久居湿地,劳汗当风,涉水冒雨,衣着湿冷,致使风寒湿邪乘腠理不密入侵,客于经隧引起血行不畅,经络不通,不通则痛。

二、证候学与辨证规律研究

朱文锋等[4]主张临床对以腰痛为主症的病种尚未确定时,可以腰痛待查作为初步诊断,并进行辨证分型,可分为寒湿犯腰证、痰湿犯腰证、瘀血犯腰证、湿热犯腰证、肾阴亏虚证以及肾阳亏虚证。

三、治则治法研究

王意诚等[2]认为补肾扶正是治疗慢性腰痛的前提,化瘀通络是治疗慢性腰痛的关键,祛除外邪则是不可忽视的重要方面。临床上对本病的治疗原则不外:补肾(肾阴、肾阳)、祛邪(清化湿热、散寒燥湿等)、化瘀通络、止痛之法。但在具体运用中,可以按照此法,根据疾病的具体情况,如正邪的盛衰,症状的轻重,病程的长短,体质的强弱等,辨证立法,灵活变通,才能不断提高临床疗效。徐文泉等[3]使用肾着汤加味(川续断、杜仲、白芍、干姜、白术、茯苓、甘草、鸡血藤、当归、川芎、威灵仙)以散寒行湿、温经通络治疗腰肌纤维组织炎。

四、辨证用药研究

黄宏兴等[5]使用定痛丸(威灵仙12g,川楝子9g,制川乌12g,小茴香12g)随证加减内服,配合外敷本院制剂温通膏(生川乌、羌活、独活、当归、狗脊、辣椒等)治疗18例难治性腰痛,按照中医传统治疗效果评估,所有患者腰痛症状基本消失,临床治愈率100%,说明具有补益肝肾、活血化瘀、通络止痛作用的定痛丸可以有效改善腰痛症状,提高功能活动度。华刚等[6]根据"痛则不通,通则不痛"的病理机制,选用地龙散加减治疗湿热浸淫,气血瘀滞之坐骨神经痛,采用具有活血化瘀、清热除湿、通络止痛的功效的地龙散加减(地龙、川牛膝、苏木、黄柏、当归、桃仁、乳香、没药、麻黄、甘草、官桂)辨证治疗坐骨神经痛86例。总有效率97.7%。张学林等[1]使用具有活血化瘀,行气通络,除湿涤痰,补肾壮骨功效的腰痛散(地龙、苏木、黄柏、当归、狗脊、川断、南星、延胡索、甘草、桃仁、麻黄、肉桂)治疗急慢性腰腿痛病人147例,痊愈97例,占65.99%,好转37例,占25.17%,无效13例,占8.84%。说明腰痛散治疗腰腿痛有较好的疗效。

参 考 文 献

[1] 张学林,孙文浩,赵明慧．腰痛散治疗腰腿痛147例[J]．四川中医,2003,21(5):39-40.

[2] 王意诚,程永进,王贯中．慢性腰痛的病机与治则初谈[J]．陕西中医,2004,25(8):766-767.

[3] 徐文泉,杨小霞,宋文法．肾着汤加味治疗腰肌纤维织炎 228 例[J]．山东中医杂志,2001,20(1):26-27.

[4] 朱文锋,朱正华．中医常见症状鉴别诊断(19)——腰痛[J]．辽宁中医杂志,1999,26(7):290.

[5] 黄宏兴,陈彦东,刘庆浩．定痛丸治疗难治性下腰痛的临床疗效观察[J]．四川中医,2007,25(12):69.

[6] 华刚,管爱芬,孟静．地龙散加减治疗坐骨神经痛 86 例[J]．陕西中医,2006,27(5):524-525.

第六章

气血津液病证

气血津液病证是指在外感或内伤等多种致病因素影响下，引起气、血、津液的运行失常，输布失司，生化之源亏乏或耗损太过，从而导致的一类病证。气血津液病证涉及范围较为广泛，本章着重讨论郁病、血证、汗病、消渴、内伤发热、外感发热、虚劳、积聚、厥病、肥胖、艾滋病等。

气血津液是维持人体生命活动的重要物质基础，又是脏腑组织生理活动的产物。气血津液冲和，机体生机勃勃，气血津液失常，则机体失于温煦、濡养、调节而产生病证。气血津液三者既互相促进，又互相制约，凡脏腑功能活动失调，均可导致气血津液出现相应病变，而气血津液病变又可加重脏腑病变，使病情更加复杂。

气血津液病证从证候学上可概括为：气虚，以神疲乏力，四肢倦怠，气短，自汗，易感外邪，不耐劳，面白少华，舌质淡或舌体胖，脉虚弱为主；气郁，以神情抑郁，急躁易怒，胸胁胀痛，痛无定处，脘闷嗳气，纳差呕呃，大便或干或溏，每因情绪刺激而诱发或加重，舌苔薄腻，脉弦为主；气滞，以受病脏腑或相应部位出现胀满，疼痛，走窜不定，嗳气或矢气后暂缓或减轻，舌苔薄腻，脉弦为主；气逆，以咳嗽喘息，时轻时重，呃逆嗳气，恶心呕吐，头痛头晕，面红目赤，甚则昏厥、呕血为主；血虚，以头晕目眩，面色苍白或萎黄，失眠健忘，心悸怔忡，唇舌色淡，脉细或细数为主；血瘀，以痛有定处，痛如针刺，或有肿块，面色黧黑，唇甲青紫，肌肤甲错，毛发不荣，舌质紫黯有瘀斑、瘀点，脉细涩或结代为主；血热，以身热夜间为甚，心烦或躁扰发狂，口干不欲饮，舌红绛，脉细数为主；痰饮，以咯痰量多，喉中痰鸣，胸闷呕恶，胀满水肿，肠鸣食减，舌苔腻，脉滑，或见痰核瘰疬、梅核气等为主；津伤化燥，以口渴唇焦，咽燥，鼻干，干咳咯血，大便干燥，舌质红少津，脉细数为主。

气血津液病证的基本病机可概括为：气虚多由劳伤过度，久病耗伤，老年体弱或饮食失调等因素，致全身或某些脏腑功能衰退，常见气虚证有肺气虚、心气虚、脾胃气虚、肾气虚、肾不纳气等。气郁多由情志内伤，肝气郁结，气机不畅所致，继则常引起血郁、火郁、痰郁和病及脾胃等。气滞多由精神刺激、饮食失调、外邪侵袭或跌仆闪挫等，致机体某一部位或某一脏腑气机不利，气行阻滞，从而导致脏腑功能失调或障碍等病理改变。气逆的成因可分为：肺气上逆多由外邪侵袭或痰浊壅滞，导致肺失清肃而气机上逆；胃气上逆多由胃寒停饮，或痰食阻滞，或邪犯胃腑，胃气失于和降而气机上逆所致；肝气上逆多由大怒伤肝，肝气暴张，升发太过而上逆，或由于肝气郁滞，气郁日久化火，气火上逆而导致肝气上逆，肝阳上亢。血虚多由失血过多、脾胃虚弱、七情过度等因素，引发营血亏虚，脏腑经络失于濡养所致。血瘀多由情志不舒、饮食失调、感受外邪、跌仆损伤及久病正虚等多种原因，引起血流不畅，运行受阻，血液郁积于经脉之内或溢于脉外，不能及时消散所致。血热多由外感热邪或外感寒邪入里化热，或情志郁结，郁久化火，火热内生，伤及血分所致。痰饮由多种原因致脏腑功能失调，水液代谢障碍，水湿内停所致。津伤化燥由素体阴亏，内热亢盛，或热伤津液，津亏液少，失于滋润所致。总之,内伤因素是导致气血津液病证的主要原因。

气血津液病证的辨证治疗,重在分清虚实寒热之病性,补益其亏损不足,纠正其运行失常。如气虚宜补气益气,气郁宜理气解郁,气滞宜理气行气,气逆宜顺气降逆,血虚宜补血养血,血瘀宜活血化瘀,痰饮宜温化痰饮、健脾温肾,津伤化燥宜滋阴润燥。气血津液诸病证受病脏腑各不相同,症状表现亦各异,治疗应结合五脏病变特点施行。气血津液病证大多虚实夹杂,治疗时当分清标本缓急,虚实兼顾,补虚勿忘祛邪,祛邪勿忘补虚。脾胃为后天之本,气血生化之源,尤其是气血津液生成不足或亏耗太过所致病证,治疗时应充分重视补益脾胃。

注意调节情志,避免伤食劳倦,是护理及预防气血津液病证的重要内容。

第一节 郁 病

【定义】

郁病是以性情抑郁,多愁善虑,易怒欲哭,心疑恐惧及失眠,胸胁胀闷或痛,咽中如有异物梗塞等表现为特征的一类疾病。由于七情所伤,或素体虚弱致肝失疏泄,脾失运化,心失所养,五脏气机失和,渐致脏腑气血阴阳失调而形成的。

【范围】

西医学中神经症、狂躁抑郁症、更年期综合征、反应性精神病及老年抑郁症等,具有郁病临床表现者,可参考本节辨证论治。

【病因病机】

一、病因

五志过极,七情内伤为郁病主要原因,素体虚弱或性格内向肝气易结者为郁病发生的体质因素。忧思郁怒、精神紧张、过度思虑、悲哀愁忧等情志刺激,均可使肝气郁结,脾失健运,心神受损,渐至脏腑气血阴阳失调而成郁病。

二、病机

1. 发病　郁病起病可急可缓。情志刺激突然而强烈,至肝气骤结,则起病较急;情志所伤相对和缓,如忧愁思虑日久致郁,则起病较缓。

2. 病位　以肝、心、脾为主。

3. 病性　初病多实,渐至虚实夹杂,久则以虚为主,虚中夹实。

4. 病势　始病以气机郁结为主;进一步可兼见血瘀、痰阻、湿郁、食滞、火郁等;终可伤及脏腑,致气血阴阳虚弱,以肝心脾虚为常见。

5. 病机转化　郁病初起常是以七情所伤致肝失条达,疏泄失司,气郁气滞为主要病机。肝体阴用阳,内寄相火,气郁日久化热化火可致肝经气机郁滞,火热内郁或郁火上逆,燔灼三焦,火热伤阴耗血可致阴血亏虚或阴虚火旺之候;郁火迫逆,血络受损,还可致热迫血行诸症;肝藏血,主疏泄,肝郁气滞,血行不畅可致血瘀证;女子以肝为先天,肝郁气滞血瘀,水津运行不畅,可兼见月经不调、不孕,经前、经期水肿等症;肝气郁滞,横逆克犯脾胃,或致脾胃升降失常,运化失司之木旺克土证;肝郁化火,上逆犯肺,致肺失肃降,木火刑金之木反侮金证;思虑劳倦伤脾,肝郁伤及脾胃,气机升降失常,受纳消磨水谷乏力,食滞不化可致食郁;水湿津液失于运化敷布则成湿郁;湿聚为痰,又致痰郁。痰、湿、食困脾,重伤脾气,气虚不运,中焦气机失和失畅,脾气不升,胃气不降又可致肝失疏泄条达,出现所谓土壅木郁,土虚木郁，木不疏土之证。脾胃运化失司，气血生化乏源，日久可致心脾两虚之证。肝郁日久化火伤阴耗血，脾生化气血功能失健，阴血亏损可致营血不足，心神失养之郁证；阴血虚少，肝体失柔可致肝阴亏虚，肝阳偏亢之证。

郁病病因病机见图 6-1。

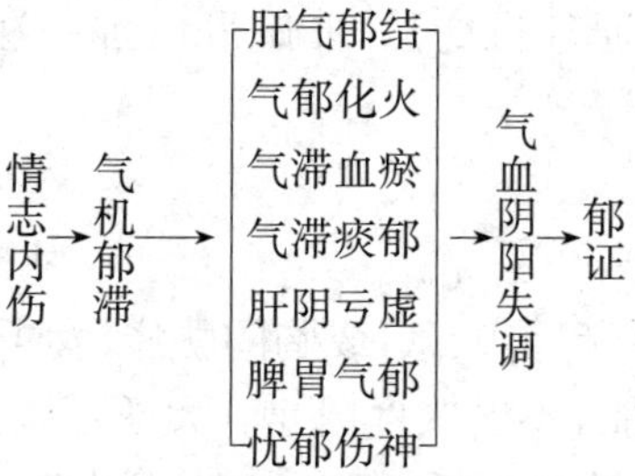

图 6-1　郁病病因病机示意图

【诊断与鉴别诊断】

一、诊断依据

按照国家中医药管理局发布的中华人民共和国中医药行业标准《中医病证诊断疗效标准》。

1. 忧郁不畅，精神不振，胸闷胁胀，善太息。或不思饮食，失眠多梦，易怒善哭等症。

2. 有郁怒、多虑、悲哀、忧愁等情志所伤史。

3. 经各系统检查和实验室检查可排除器质性疾病。

4. 应与癫病、狂病鉴别。

二、鉴别诊断

1. 癫狂　郁病中忧郁伤神一证，有精神恍惚、悲忧善哭、喜怒无常等表现，即张仲景所谓之脏躁，应与癫狂相鉴别。二者在年龄、性别及病发情况等方面均不相同。癫狂多发于青壮年，发病率与性别无明显关系，病程迁延，病证难愈，常不能自行缓解；脏躁多见于中年妇女，常因精神刺激而呈间歇发作，不发作时如同常人。

2. 阴虚喉痹　郁病中气滞痰郁引起的梅核气一症，其表现是咽中如有异物梗塞，应与阴虚喉痹鉴别。阴虚喉痹多见于中青年男性，常因外感、吸烟等因素而发，咽部除有异物感外，还有咽燥咽痒或咯出藕粉样痰块等症，症状与情志无明显关系；梅核气多见于中青年女性，自觉咽中似有物梗塞，但无咽痛、吞咽困难等症，情志因素既是病因又可影响自觉症状的增减。

3. 噎膈　噎膈多发于老年男性，咽喉梗阻常与进食关系密切，病情日甚，终可至水米不入，与郁病不难鉴别。辅助检查有助于明确诊断。

【辨证论治】

一、辨证要点

1. 辨病位　辨别受病脏腑之标本主次。郁病见精神抑郁，胸胁不舒，喜叹息者，病位主要在肝；若兼愁思忧虑，不思饮食，神疲乏力，则病位在脾；若症见心悸胆怯，坐立不安，食少甘味，烦闷难眠，则病位在肝与心，以心为主。

2. 辨病性　若症见胁痛胸闷善叹息，甚则嗳气，腹胀气攻者，病变以气滞为主；面色黧黑阴郁，胁部刺痛且固定不移，舌紫黯或有瘀斑者，属血瘀内阻；若症见烦躁易怒，口干苦，或目赤者，病性属火；若症见头昏沉思睡，胸闷痞塞，身重懒言者，病性属痰湿。上述诸证均属实证。而筋惕肉瞤、头晕目干、神疲健忘、神形恍惚诸症，病性属阴血虚；若症见忧思多虑，气短懒言，食欲不振，少寐健忘，或心悸胆怯等，则病性属气虚、血虚。

二、治疗原则

郁病病机主要为气机郁滞，治疗当以疏通气机为主。根据受病脏腑虚实，或祛实或补虚，或调和升降气机等，皆为疏通气机之法，非疏肝解郁一法可总括。注重精神心理疗法。用药勿过辛苦燥，以免伤阴耗气。

三、分证论治

1. 肝气郁结证

症舌脉：精神悒郁，情绪不宁，喜太息，或胸闷胁痛，女子月事不调，经前乳胀，或脘腹胀痛及两胁，吞酸嗳气，或脘腹痞胀，不思饮食，肠鸣，大便不调，苔薄腻，脉弦。

病机分析：肝主疏泄，喜条达恶抑郁，情志内伤，肝失疏泄，故悒郁不畅，情绪不宁，喜太息；肝之经脉布两胁，过膈抵少腹，会冲任，故肝气郁滞，经脉气机不畅，可见胸胁满闷疼痛，痛处不安，女子月事不调或经前乳胀；肝郁乘脾，可见脾失健运、升清之纳呆、脘腹痞胀、头晕目眩、肠鸣、大便不调等症；肝郁横逆犯胃可见胃失和降之脘腹胀满牵及两胁、吞酸嗳气、不思饮食等症；苔薄腻、脉弦为肝气郁结之征。

治法：疏肝解郁，理气和中。

方药运用：

(1)常用方：柴胡疏肝散加减。药用柴胡、枳壳、川芎、制香附、陈皮、生白芍、甘草。

方中柴胡疏肝解郁，枳壳行气消滞，二者合用一升一降，调畅气机，用以为君；川芎、香附行血理气，通畅气血，陈皮醒脾和胃理气舒郁，用以为臣；芍药柔肝敛阴，甘草和中益气，二者合用可调和肝脾，缓急止痛，共为佐使。方中芍药酸敛柔肝之性可抑制诸气药之燥散，使之理气而不耗气，温通而不过燥。诸药配伍，升降同用，刚柔并济，相得益彰，共奏疏解肝郁、和中理气之功效。

(2)加减：胁肋胀痛较甚者，可加郁金、川楝子、延胡索、佛手；吞酸烧心较重者，可加吴茱萸、黄连；脘腹痞胀，肠鸣者，可加炒白术、茯苓；食滞腹胀者，可加神曲、山楂、炒麦芽等；女子月事不调，舌黯，脉弦涩者，可加当归、桃仁、红花；经前乳胀可加当归、橘叶。

(3)临证参考：肝郁证用药宜遵循《素问·藏器法时论》“辛以散之，甘以缓之，酸以收之”之法则，注意理气而不耗气，不耗伤肝之阴血。

肝气郁结，除本经自病或肝郁乘脾犯胃证外，临床尤需注意鉴别因郁致实或致虚，以及因实致郁、因虚致郁的不同。

对于肝郁致脾胃运化升降失常湿浊中阻为主，复致肝郁之土壅木郁证，当以治土壅为先。中焦气机调畅，肝气郁结自易解，常选解肝煎。对于肝郁脾虚之木郁土虚证，宜选疏肝健脾并用之逍遥散。

对于中焦虚弱或肝气不足而致郁之土虚木郁，或木不疏土证，宜选用六君子加吴茱萸、白芍、木香，或小柴胡汤治疗。

2. 气郁化火证

症舌脉：心烦急躁易怒，胸闷胁痛，口苦口干，或头痛、目赤、耳鸣，或头目眩晕，或胃脘灼痛，吞酸嘈杂，甚或咳嗽气逆，痰中带血，大便干燥，舌红苔黄，脉弦数。

病机分析：肝为风木之脏，内寄相火，肝郁气滞，易化热化火，甚则郁火上逆，燔灼三焦。肝气郁滞化热，气火内郁则可见胸胁满痛，急躁忧愤、口苦口干、小溲黄赤、头目眩晕等症；肝之郁火横逆犯胃，可见胃脘灼痛急迫，吞酸嘈杂；郁火上逆侮肺可致肺失清肃，甚至肺络灼伤之咳嗽咯血及气急气逆喘息之症；郁火上炎扰窍则头痛，目赤耳鸣；郁火燔灼伤津耗液，肠腑传化失司则便秘腹胀；舌红苔黄、脉弦数为肝郁化火之征。

治法：理气解郁，清肝泻火。

方药运用：

(1)常用方：丹栀逍遥散加减。药用柴胡、当归、生白芍、白术、茯苓、薄荷、生甘草、生姜、丹皮、栀子。

方中以辛微苦寒之柴胡为君，疏解肝郁，以遂肝木条达之性；当归、白芍补血和营，养肝柔肝，既补肝体又可调和肝之用，用为臣药；白术、茯苓健脾祛湿，培土益中，使生化有源，肝得所养，同时又有“见肝之病，当先实脾”之义，薄荷、生姜辛散气升，少量用之，既有助柴胡解散郁滞之用，又有“火郁发之”之功，丹皮、栀子清泻肝胆郁火并散瘀热，上药共用为佐；甘草调和诸药，用以为使。诸药合用，肝脾同调，气滞、郁火并治，可谓标本兼顾相得益彰，实为治疗肝郁化火之良方。

(2)加减：若吞酸嘈杂，胃脘灼痛明显者，可加吴茱萸、黄连；热甚，口苦便秘者，可加龙胆草、生地、大黄；目赤、头痛者，加菊花、钩藤、天麻；咳逆、气急、咯血者，可加泻白散合黛蛤散。

(3)临证参考：肝郁化火常可犯胃致肝胃气火内郁之胃脘灼痛急迫、心烦、吞酸嘈杂、嗳气等症，临床宜选化肝煎合吴茱萸、黄连治疗。

关于气郁化火证，临床上包括肝郁化热、气火内郁与气郁化火、郁火上炎、燔灼三焦两个层次。丹栀逍遥散为治肝郁化热的方剂。至于气火内郁，是以内郁为主兼有火热郁结之证，最易耗阴液正气，因其郁火不外泄，而闭郁于里，内耗津液气血，故临床治疗特别要注意在疏肝、清肝的同时，不忘养肝护阴，柴胡调肝汤、化肝煎均可用于治疗气火内郁，其用药配伍之法正所谓苦辛酸以泄其热。

郁火上炎，燔灼三焦，治疗常选火郁汤、龙胆泻肝汤、泻青丸、当归龙荟丸等，体现了以苦寒折之，兼配辛散、疏肝、养肝之法；同时须依据病情兼夹，必要时配以清金、泻心、补气及重镇之品治疗。

气火内郁，气郁化火治疗，常中病即止或十去七八，即以六味地黄丸、滋水清肝饮之类调治。

3. 气滞痰郁证

症舌脉：心绪不宁，胸部闷塞，胁肋胀满，咽中不适如有物梗塞，吞之不下，吐之不出，苔白腻、脉弦滑。

病机分析：由于气机郁闭，水湿失于运化输布，聚湿生痰，或气滞湿停，凝聚成痰，气滞痰郁交阻于胸中膈上，故致胸闷胁胀，咽中如有物阻，吞之不下，咯之不出之梅核气证产生；苔白腻、脉弦滑为气滞痰郁之征。

治法：理气开郁，化痰散结。

方药运用：

(1)常用方：半夏厚朴汤加减。药用半夏、厚朴、茯苓、生姜、紫苏。

方中用辛苦温之半夏、厚朴为君，所谓辛以散结，苦以降逆，温以化痰，治痰气交阻，气郁痰凝；茯苓、生姜健脾和胃，化痰降逆，用以为臣；紫苏辛香性温，宣通郁气，以助气行痰，用以为佐。方中辛苦并施，散降同用，则痰气交结之势得散，逆上之势得降。

(2)加减：胸胁胀满甚者，可加青皮、枳壳、瓜蒌皮；食滞腹胀重者，可加砂仁、神曲、麦芽；

兼见呕恶、口苦、苔黄而腻者,属痰郁化热,可于上方去厚朴、紫苏,加竹茹、枳实、黄芩、贝母、瓜蒌壳化痰和胃清热;若见胸中窒闷,喘息不得卧,咳逆咳痰者,属肝郁上逆,肺失肃降,胸阳不振,可于上方加枇杷叶、杏仁、瓜蒌皮、陈皮化痰理气,郁金、薤白宽胸散结,振奋胸阳。

(3)临证参考:本证主症即《医宗金鉴》中所称之"梅核气",临床亦可选用痰郁汤治疗。用药注意化痰而不伤正。气郁每多兼痰、湿、食郁并见,临证若气郁兼身重、脘闷痞胀、食后腹胀、苔腻等症,可选用解肝煎、湿郁汤、食郁汤化裁治疗。

4. 气滞血瘀证

症舌脉:精神抑郁,性情急躁,胸胁胀痛,或呈刺痛且痛有定处,头痛,失眠健忘,或身体某部有发冷或发热感,舌质紫黯,或有瘀点、瘀斑,脉弦或涩。

病机分析:七情内伤,每多影响及气血。气郁气结,故精神抑郁,性情急躁,胸胁胀痛;气病及血,血行不畅,气滞血瘀,见胸胁痛有定处,头痛;血滞不养心神而见失眠健忘;血瘀不能温煦机体,故局部发冷;倘瘀而发热则又可有发热感;舌质紫黯或有瘀点、瘀斑,脉弦或涩为气滞血瘀之征。

治法:行气活血,开郁化瘀。

方药运用:

(1)常用方:血府逐瘀汤加减。药用柴胡、枳壳、当归、川芎、桃仁、红花、赤芍、川牛膝、桔梗、生地。

方中柴胡、枳壳理气解郁,升降并用,条畅气机,当归、川芎活血养血,行血中滞气,以上共为君药;辅以桃仁、红花、牛膝、赤芍活血祛瘀通利血脉之力更增,桔梗宣利肺气而通百脉,助柴胡、枳壳疏利气机之功,且柴胡、桔梗有上升之性,枳壳、牛膝有下行之功,四药以使清阳得升,浊阴得降,以上共为臣药;生地养血凉血清热,合当归则养血扶正,配赤芍则凉血散瘀,清血分瘀热,用以为佐。全方合用可行瘀导滞,解郁行气,活血而不耗血,活血散瘀而兼清瘀热。

(2)加减:若胀痛明显者,加香附、青皮、郁金;若纳差脘胀者,加山楂、神曲、陈皮;若略兼寒象者,加乌药、木香;兼有热象者,加丹皮、栀子;若兼气虚之象,可合补中益气汤加减。

(3)临证参考:气郁血滞兼有肠胃积食化热者,可选血郁汤治疗;气滞血瘀日久化热伤及阴血者,可选用四物化郁汤(四物汤加香附、青黛)。

本证因气病及血,气滞而血行失畅,一般宜活血而不宜破血。但若证见由抑郁转急躁,甚则烦乱狂躁,且易反复发作,素体不虚,易便秘者,可选用达营汤、桃核承气汤以攻下瘀血、气郁、热结,随后调和气血以善其后。

5. 肝阴亏虚证

症舌脉:急躁易怒,眩晕耳鸣,目干畏光,视物模糊,或头痛且胀,面红目赤,或肢体麻木,筋惕肉瞤,舌干红,脉弦细或数。

病机分析:气滞日久,郁热伤阴或气血化生不足,致肝阴亏耗,肝阳偏亢易动,故急躁易怒,头晕耳鸣,或头胀痛,面红目赤;肝阴不能上承睛目,故目干畏光,视物欠清;肝阴虚不能濡养筋脉,故可见肢体麻木,筋惕肉瞤;舌干红,脉弦细或数,为肝阴亏虚之征。

治法:滋阴疏肝。

方药运用:

(1)常用方:一贯煎加减。药用生地黄、沙参、麦冬、当归、枸杞子、山萸肉、川楝子。

本证乃肝郁日久化热,耗伤阴液所致。方中重用生地黄为君,以滋养阴血,补养肝肾;以沙参、麦冬、当归、枸杞子、山萸肉为臣，助君药滋养阴血以柔肝；少量川楝子疏肝理气为佐使。全方共奏滋养阴血，柔肝疏肝之功。

(2)加减：若肝阳偏亢，肝风上扰症状明显者，可加钩藤、草决明、天麻等；若兼有急躁易怒、口苦口干、舌红苔黄等郁火之象者，可用滋水清肝饮治疗；若舌红而干，阴亏过甚者，加石斛；若有虚热或汗多者，加地骨皮；大便秘结者，加全瓜蒌。

(3)临证参考：郁病之虚证，多因气滞日久而致，或素虚又加情志所伤所致，治疗宜调养并用，疗程较长，难求速效。滋养肝肾，临床用药不宜过于滋腻，宜与柔肝疏肝之品并用。

6. 脾胃气郁证

症舌脉：多思善虑，性情抑郁或烦躁易怒，少寐健忘，胸膈痞闷，脘腹胀痛，嗳腐吞酸，恶心呕吐，饮食不消，舌质红，苔白腻或黄腻，脉滑或濡滑。

病机分析：中焦之气失其冲和，升降失其常度，清阳不升，浊阴不降，影响神机出入，则见多思善虑，抑郁或烦躁，少寐健忘；脾郁不思饮食，胃郁不消水谷，而脾胃气郁又致血、痰、火、湿、食诸郁产生，故见胸膈痞闷、脘腹胀痛、嗳腐吞酸、恶心呕吐、饮食不消等表现；舌质红，苔白腻或黄腻，脉滑或濡滑等，均为气、痰、血、火等诸郁而致。

治法：行气解郁。

方药运用：

(1)常用方：越鞠丸加减。药用香附、苍术、川芎、神曲、栀子。

本证属脾胃气郁导致血、痰、火、湿、食诸郁而为。方中香附行气解郁，调理中焦气机，重用为主药；川芎活血祛瘀，以治血郁，栀子清热泻火，以治火郁，苍术燥湿运脾，治湿郁，神曲消食导滞，以治食郁，均为辅药。

(2)加减：若症见纳呆腹胀者，可酌加砂仁、佛手、焦山楂；若症见失眠、心悸、善忘者，可加生龙骨、生牡蛎、夜交藤等；若兼见头痛者，可加白芷；若兼见自汗躁热者，可加女贞子、旱莲草、浮小麦等。

(3)临证参考：气郁则湿聚痰生，若气机流畅，五郁得解，则痰郁随之而解，故上方中未专用化痰药。在临床应用越鞠丸时，须随诸郁的轻重不同，而变更其主药，并适当加味使用。

7. 忧郁伤神证

症舌脉：情绪抑郁，心神惚恍，烦躁不宁，悲忧善哭，喜怒无常，时时欠伸，或手舞足蹈，骂詈号叫，或伴有面部及肢体的痉挛、抽搐，舌质淡，苔薄白，脉弦细。

病机分析：情志过极，忧郁不解，肝气郁结，心之气血耗伤，以致心神失养，神不守舍，故心神恍惚，喜怒无常，手舞足蹈；肝郁筋脉不利，故可见面部、肢体挛搐；舌质淡、苔薄白、脉弦细为忧郁伤神之象。

治法：甘润缓急，养心安神。

方药运用：

(1)常用方：甘麦大枣汤加减。药用小麦、甘草、大枣。

甘麦大枣汤出自《金匮要略》，原为治疗妇人脏躁证。郁病之忧郁伤神证，与心肝阴血不足关系密切，病机与脏躁证大致相同。方中以小麦为君药，甘以调养心气、平补心阴而安神；以甘平性缓之甘草为臣，补脾气而养心；以甘温质润性缓之大枣为使，补益中气而健脾柔肝。三药合用补心脾，养肝血，方虽小而能养心安神，和中缓气，为调和阴阳气血，治忧郁伤神之效方。

(2)加减：心悸失眠、舌红少苔等心阴虚的症状较明显者，加百合、柏子仁、酸枣仁、茯神养心安神；挛搐者，加钩藤、珍珠母、生地、木瓜养阴血以息风；大便干结属血少津亏者，加黑芝麻、生何首乌润燥通便；喘促气逆者，可用五磨饮子理气降逆。

(3)临证参考：甘麦大枣汤运用时多加用何首乌、芍药、紫石英等加强养阴安神、缓急之功的药物，且可根据病(情)人耐受情况，甘草、小麦均可用至20～30g。此外，结合暗示、诱导疗法和针刺治疗，常能解除症状。

四、其他疗法

1. 中成药

(1)加味逍遥丸：每服1袋，每日3次。用于肝郁血虚、肝脾不和引起的两胁胀痛。

(2)舒肝止痛丸：每服6g，每日2～3次。用于肝气郁结、肝胃不和之胁胀、脘闷嗳气或胁腹胀痛者。

(3)舒肝丸：每服1丸，每日2次。用于肝气郁滞之胸胁胀痛，胃脘疼痛，嘈杂呕吐。

(4)沉香舒气丸：每服1丸，每日2次。用于肝郁气滞所致之两胁胀满，脘腹胀疼，呕逆吞酸，倒饱嘈杂。

(5)平肝舒络丸：每服35粒，每日2次。用于肝郁气滞，经络不疏所致胸胁胀痛，肩背窜痛，手足麻木。

2. 心理疗法

(1)移情疗法：通过对患者释疑、顺意、怡悦、暗示等法，消除其焦虑紧张、忧郁等不良情绪。释疑法多采用假释的办法消除患者多疑情绪；顺意法用满足患者积虑日久的意愿来达到消除病因而祛病的方法；怡悦法是通过谈笑、欣赏音乐、书法、种花等方式来改善患者郁闷的心境；暗示法是通过语言、药物或非语言的手势、表情来改变患者不良情绪。

(2)以情胜情法：根据五志相胜的原理，采用悲哀、喜乐、惊恐、激怒等情绪刺激来纠正相应所胜的情绪，如怒伤肝，悲胜怒等。抑郁者可用喜胜忧的办法治疗。

(3)情境疗法：通过改变外界环境来达到改善、消除异常情绪变化的目的。抑郁情绪多采用清洁、热烈、欢快的环境治疗。

3. 食疗方

(1)小麦60g(浸软、碾碎)，大枣14枚，甘草20g，共煮1小时，去草，喝汤食枣。用于心脾不足之郁病。

(2)鲜百合50g，加蜂蜜1～2匙拌合，蒸熟，不拘时服之。

(3)新鲜鸡蛋黄2枚，灯心草9g，朱砂3g(研粉)。先将灯心草加水100ml，文火煎30分钟，去渣入碗，加蛋黄及朱砂粉拌匀，隔水蒸后服用，每晚1次，7次为1疗程。用于心肾不交之心烦、抑郁、失眠等症。

【转归与预后】

郁病初起患者，可只出现较轻的症状，如偶有失眠、头痛等症，但往往具有波动性，症状并不固定，若情志致病的原因能及时得以解除，症状常可减轻而消失。若病程较长，情志致病的因素不除者，又缺乏必要的休息和睡眠，则症状往往逐渐增多、加重，并变得持久化，此时病人还常产生对疾病的紧张、焦急、顾虑、恐惧情绪，对治疗丧失信心，这些因素又会促使病情进一步加重，而使症状愈加严重和复杂，可持续多年不愈。

郁病患者的预后一般均良好。

【护理与调摄】

郁病患者应适当的活动，对于重症患者，可适当应用镇静剂。

医护人员应具有全心全意为病人服务的思想，用诚恳、亲切、耐心的态度对待患者，取得病人的充分信任。严格执行保护性医疗制度。尊重病员的人格，为病员保守有关秘密（包括病员生理方面的问题、病情以及人际关系等）。做好精神治疗工作，帮助病员正确认识和对待疾病，增强治愈疾病的信心，解除忧虑恼怒，保持思想安定，使肝气条达，以促进痊愈。

患者饮食应以蔬菜和营养丰富的鸡、鱼、瘦肉、乳类为宜，忌辛辣烟酒等，少食动物脂肪。建立良好有规律的作息习惯，劳逸结合。

【预防与康复】

避免情志过极，合理安排脑力劳动，适当体育锻炼，体力劳动，树立正确的人生观是预防郁病发生的关键。

郁病经治疗缓解后，精神治疗为首要康复方法，正如《临证指南医案·郁证》所说："郁症全在病者能移情易性"。所以医务人员应关心患者疾苦，做好思想工作，充分调动病人的积极因素，使其正确对待客观事物，树立乐观主义精神和战胜疾病的信心，有利于早日康复。

【医论提要】

《素问·六元正纪大论》中以"五郁"立论，是在论述运气变化的规律，而且提出了"木郁达之，火郁发之，土郁夺之，金郁泄之，水郁折之"的治疗法则，这对后世医家多有启迪。其中尤以"木郁达之"、"火郁发之"之旨，为后世治郁学术思想开创先河。另在《素问·至真要大论》中有"诸气膹郁，皆属于肺"，此处"膹郁"是以症状言，当责之于肺的气机壅塞。另在《素问·举痛论》曰："思则心有所存，神有所归，正气留而不行，故气结矣。"《灵枢·本神》说："愁忧者，气闭塞而不行。"这些论述为后世情志致郁学说奠定了理论基础。

汉代医圣张仲景未直言郁病，但在其治疗痞证所用的辛开苦降之法；四逆散证与小柴胡汤证等和解疏利之法；半夏厚朴汤证和甘麦大枣汤证所主的情志异常变化，都为后世医家论郁解郁产生了深远的影响。

金元医家朱丹溪首创六郁说，即气、湿、热、痰、血、食之六郁病证。在《丹溪心法·六郁》中他说："郁者，结聚而不得发越也。当升者不得升，当降者不得降，当变化者，不得变化也。此为传化失常，六郁之病见矣"，同时又说："气血冲和，万病不生，一有怫郁，诸病生焉，故人身诸病，多生于郁"。王履指出："凡病之起也多由乎郁，郁者滞而不通之义，或因所乘而为郁，或不因所乘而本气自郁，皆郁也。"（《医经溯洄集·五郁论》）朱震亨和王履两家扩充了《内经》因运气胜复而致郁的范围，对郁从内生、本气自郁的情况进行了阐发。明确提出了气血失和、气机不畅、升降失权是导致郁病的关键。

明代张介宾分析郁病的病因时说："郁病大率有六……或七情之邪，或寒热之交侵，或九气之怫郁，或两湿之侵凌，或酒浆之积聚，故为酒饮湿郁之疾。"（《景岳全书·杂证谟·郁证》医家王纶认为："盖气血痰三病，多有兼郁者，或郁久而生病，或病久而生郁，或误药杂乱而成郁"（《明医杂著·医论》）。清代陆平一概括说："夫郁者，闭结、凝滞、瘀蓄、抑遏之总名也"（《鲟溪医论选》）。因此，现代中医学家任应秋总结郁病病因认为："无论内伤外感，均可致郁。如寒邪之郁于营卫，疫邪之郁于募原，外感之郁也。思伤脾，怒伤肝之类，内伤之郁也。"

在病因方面还应特别提到的是情志致郁的学说。其虽导源于《内经》，但明确提出者首推宋代陈言。他在《三因极一病证方论·三因论》中说："七情人之常性，动之则先自脏腑郁发，外形于肢体，为内所因"。所以陈氏论内因悉归七情，认为情志致病，多为郁极而发。张介宾辨情志之郁有三证："盖一曰怒郁；二曰思郁；三曰忧郁。"（《景岳全书·杂证谟·郁证》）同时张氏还总结认为："情志之郁，则总由乎心。"（同上）这是因为心主藏神，为君主之官，而情志的变化往往根源于心。清代李用粹在描述情志致郁的临床表现时说:“七情不快,郁久成病,或为虚怯,或为噎膈,或为痞满,或为腹胀,或为胁痛……”,把情志变化引起的气机失调和脏腑病证结合起来。

在探讨郁病的病机病位方面,历代医家在学术上主要有两种不同的见解。一种是主张郁病以“木郁”为根本,病位在肝胆。这种观点是以明代医家赵献可为代表的。赵氏联系脏腑阐发《内经》五郁之旨,并结合临床多种病证,提出:“凡郁皆肝病也。”(《医贯·血证论》)他认为木郁是导致诸郁的关键,只要肝胆之气舒展畅达,诸郁也会因之而愈。因此对于郁证的治疗提倡“一法代五法”。赵氏的学术思想对后世影响甚深,而且流传很广,直至当今。当代名医赵金铎亦说:“以一方(逍遥散)治木郁,而诸郁皆解。”(《医话医论荟要》)另一种观点则认为郁病出于中焦。朱丹溪创论六郁时就曾指出:“凡郁皆在中焦。”(《丹溪心法·六郁》)此亦得力于李东垣“脾胃为气机升降之枢”之论。戴思恭认为:“郁病多在中焦,六郁例药,诚得其要。……其中气则常先四脏,一有不平,则中气不得其和而先郁,更因饮食失节、停积痰饮、寒湿不通,而脾胃自受也,所以中焦致郁多也。”(《推求师意·郁》)戴氏深得震亨六郁之旨,认为中焦气机升降受阻是造成无形之气和有形之质郁滞不行的根本原因,又有医家王肯堂、冯兆张、李用粹等皆宗此说。

纵观郁病病机病位与各家不同观点,总以舒达气机为解郁之要务。我们认为“相火致郁”的观点可以涵括诸家关于郁病病机的学说。朱丹溪援宋儒理学于医道,又集金元各家之长,以相火立论,其所谓相火之常,为人身动气,通行三焦,主持诸气,司权气化;而相火之妄,是多由于气化不利而导致气机升降开合失调,造成三焦壅塞,即“上焦不纳,中焦不化,下焦不渗。”同时,相火之妄还缘于五志化火,情志不遂,从而引起心君不宁,气机逆滞,相火随起。因此丹溪派医家,如王履、戴思恭、王纶等不仅在郁病认识方面各有发挥,而且临证擅能解郁治痰,并善治因郁火或因痰火伤阴而致的虚郁之证。究其病机,多是由于三焦不利,气机壅遏,生郁生痰,绵延日久,郁火伤津;或由于七情内伤,五志煽动相火,君相之火失调而致郁。所谓郁久生病,病久成郁皆在其中。这些见解与朱丹溪的相火学说与君相关系的理论相关甚密。现代名医蒲辅周亦有论云:“盖气本形,忧有气滞,聚则似有形或实无形,气机阻滞,则三焦不利,故咽阻、胸闷、脘胀、大便失调,久则必化热,热郁则耗津伤液……七情内伤之病,说理劝导,使其思想开朗,心情舒畅,杜绝致病诱因,再以药石调理,可达事半功倍之效。”(《蒲辅周医案·梅核气按》)

对于郁病的治疗,历代医家各有专长,临床经验累积甚丰。综其大法,首当调理气机,同时注重三焦通利,以及无形之郁与有形之滞(如食积痰湿水停等)的鉴别。李用粹说:“郁病虽多,皆因气不周流。法当顺气为先,开提为次。”(《证治汇补·内因门·郁症》)沈金鳌《杂病源流犀烛》亦云:“治郁之法顺气为先;降火、化痰、消积,分多少而治。”叶天士治郁,妙在灵巧。其遣方用药。贯穿了宣通的原则,而不重在攻补。华岫云在总结其治郁之法说:“先生用药大旨,每以苦辛凉润宣通,不投燥热敛涩呆补,此其治疗大法也,”(《临证指南医案·郁》)又说:“用苦泄热,而不损胃;用辛理气,而不破气;用滑润濡燥涩,而不滋腻气机;用宣通,而不揠苗助长。”裘庆元评述这段话说:“数语深得治郁之理。”(《珍本医书集成·杏轩医案·辑录》)

治郁的方药方面,朱丹溪以苍术、川芎开提气机,总解诸郁,随证加减,并据此创制了越鞠丸和六郁汤等名方。戴思恭承丹溪之学,推求药性,独有阐发。他说:“今药兼升降而用者,苍术,阳明药也,气味雄壮辛烈,强胃健脾,开发水谷气,其功最大;香附子,阴血中快气药也,下气最速,一升一降,以散其郁;抚芎,手足厥阴药也,直达三焦,俾生发之气,上至目头,下抵血海,疏通阴阳,气血之使也。然此不专开中焦而已,且胃主行气于三阳,脾主行气于三阴,脾胃既有水谷之气行,从是三阴、三阳各脏腑自受,其燥金之郁者,亦必用胃气可得通矣,天真等气之不达者,亦可得而伸矣。况苍术能径入诸经,疏泄阳明之湿,此六郁药之凡例。”(《推求师意·郁》)张介宾治郁善用木香,他认为:“气滞非木香不行,滞深道远,非精锐之向导不能达。”(《景岳全书·杂证谟·心腹痛》)孙一奎承《内经》“火郁发之”之旨,用火郁汤和东垣之升阳散火汤治疗五心烦热、肌肤大热,过食生冷的病人,辨其证为“抑遏阳气于脾土之中。”(《医旨绪余·论五郁》)赵献可以《太平惠民和剂局方》中之逍遥散疏调木郁,并常合左金丸与六味地黄丸同用。他认为逍遥散:“方中唯柴胡、薄荷二味最妙,……唯得温风一吹,郁气即畅达。”(《医贯·郁病论》)而临床辨逍遥散证时会遇到两种不同情况,恰如张介宾所言:“郁而太过者,宜裁而抑之;郁而不及者,宜培之助之。”(《类经·运气类·五郁发之之治》)对于郁而太过者,用逍遥散时宜重用白芍敛肝柔肝;对郁而不行者,宜多用柴胡疏肝行气,取其条达开提之性。两药在方中俱为君药,功能上一收一疏,一开一合,临证圆机活法,分多少而治。这种双向调节的配伍方式更能切中人体的生理、病机。此意可溯源于张仲景四逆散法,后世柴胡疏肝散亦承此意。总之,逍遥散方可理肝补脾,养血解郁,临床上血虚可重用归芍;补脾可多用白术;郁久化热者多遣加味逍遥散丸,以丹、栀清郁火、利三焦;对郁火伤阴者可用黑逍遥散(即加生地黄);对素体肝肾阴亏或火灼真阴者用滋水清肝饮。此为临床纵横递进之常法。

叶天士提出了郁病治疗大法与治疗宜忌,特别对不注重辨证而妄攻呆补的不良倾向进行了批判。他说:“郁则气滞,其滞或在形躯,或在脏腑,必有不舒之现症。盖气本无形,郁则气聚,聚则似有形而实无质,如胸膈似阻,心下虚痞,胁胀背胀,脘闷不食,气瘕攻冲,筋脉不舒。医家不察,误认有形之滞,放胆用破气攻削,适至愈治愈剧,转方又属呆补,此不死于病,而死于药矣。”(《临证指南医案·郁》)

对于情志病的治疗,宋代陈言专列七气汤以治“脏腑神气,不守正位,为喜怒忧思悲惊恐悸,郁而不行,遂聚涎饮结积,坚牢有如坯块,心腹绞痛,不能饮食,时发时止,发则欲死。”(《三因极一病证方论·七气证治》)孙一奎治疗“思想无穷,所愿不遂,悒郁不乐,因生痰涎,不进饮食,或气不升降,如醉如痴,以木香、石菖蒲、生姜、雄黄之类帅而动之,亦发之之意也。”(《医旨绪余·论五郁》)总之,情志郁病的治疗,宜重视顺气化痰,通利三焦,宁心制相,潜降相火。张介宾治情志三郁,论有:“怒郁之治用解肝煎、神香散、六郁汤或越鞠丸等;怒郁不解或生痰者,用温胆汤。思郁之治用和胃饮加减,或二陈汤,或沉香降气散,或启脾丸等。凡妇人思郁不解,致伤冲任之源,而血气日亏,渐至经脉不调,或短少渐闭者,宜逍遥饮,或大营煎。若思忆不遂,以致遗精带浊,病在心肺不摄者,宜秘元煎。若思虑过度,以致遗精、滑泄,及经脉错乱,病在肝肾不固者,宜固阴煎。若思郁动火,阴虚,肺热烦渴,咳嗽见血,或骨蒸夜热者,宜四阴煎,或一阴煎,酌宜用之……若心膈气有不顺,或微见疼痛者,宜归脾汤,或加砂仁、白豆蔻、丁香之类,以微顺之。”(《类经·运气类·五郁发之之治》)

此外,情志之郁多系于心,除药石之外,还“宜以识遣识,以理遣情,此即心病还将心药医之谓也。”叶天士所谓“移情易性”之法《临证指南医案》。叶天士的学术思想很多来源于明末的医家缪仲淳,缪氏指出:“情即神识,有知不定,无迹可寻,触境乃发,滞而难通,药石知,焉能消其妄执?”于是他提出了“情境分离”的心理治疗观点,“如是庶几可使滞者通,结者化,情与境离,不为所转,当处寂然,心君泰定,其何七情之为累哉。”(《本草经疏·论七情》)这亦与西医精神心理学家对郁病范畴内有关的精神心理疾患(Mental Disorders)所用诱导与心理咨询的方法有类同。然而中医药学在身心医学方面尤其强调"形神合一"的整体医学模式,注重有形之体和无形之气的对立统一和聚散转化,即情志变化引起气机变化,因而导致有形之滞及带来相关的生理与病机变化。诚如陈言所说:"本乎一气,脏气不行,郁而生涎,随气积聚。"(《三因极一病证方论·七气证治》)同时,中草药复方的应用在治疗精神心理疾患方面在中国具有丰富的临床经验的累积。这一领域的深入研究和国际合作大有潜力,方兴未艾,当为中西医结合又一有利交叉点。

【医案选粹】

案一

黄男,九月十三日。

湿热气郁,肝脾失调,由来已久,渐波及心肾,神形渐失常度,面色黄滞,饮食不为肌肤,二便俱秘,脉弦滑而数,舌心黄腻,拟化湿解郁,兼调肝脾。

珍珠母一两,茵陈一钱半,旋覆花(布包)一钱,郁李仁三钱,黛蛤粉三钱,栀子三钱,代赭石一钱,盐橘核(炒研)三钱,九菖蒲一钱,莲子心一钱半,炒麦芽三钱,炒稻芽三钱,桑白皮三钱,盐知母三钱,生黄柏三钱,十香返魂丹一粒(分六角服)

(北京中医学会《孔伯华医集》整理小组.孔伯华医集.北京:北京出版社,1988:190)

案二

朱,情怀悒郁,五志热蒸,痰聚阻气,脘中窄隘不舒,胀及背部。上焦清阳欲结,治肺以展气化。各宜怡悦开怀,莫令郁痹绵延。

鲜枇杷叶　杏仁　瓜蒌皮　郁金　半夏　茯苓　姜汁　竹叶

又　脉左大弦数,头目如蒙,背俞膜胀,都是郁勃热气上升。气郁余便是火,治宜清上。

羚羊角　夏枯草　青菊叶　瓜蒌皮　杏仁　香附　连翘　山栀

又　苦辛清解郁勃,头目已清,而膈嗳气,颇觉秽浊。此肝胆厥阳,由胃系上冲所致。丹溪谓上升之气,自肝而出,是其明证矣。

川连　姜汁　半夏　枳实　桔梗　橘红　瓜蒌皮　注:本火上升,肺不肃降。

(潘华信,朱伟常主编,叶天士医案大全.上海:上海中医药大学出版社,1994:286)

案三

施　肝胃郁火上炎,颧赤气粗。脉来七至,时欲恶心。此水不制火之象,非浅恙也。

川连　石决　山栀　知母　泽泻　羚羊　根地　丹皮　元参　芦根

复　前用清降法,虚阳渐退,恶心不止,仍主凉阴泻火之法,以异日就平熄。

生地　丹皮　玄参　石决　豆皮　知母　麦冬　山栀　泽泻

(何世仁著,清代名医何元长医案.上海:学林出版社,1984:67)

【现代研究】

郁病涉及西医学的神经症、狂躁抑郁症、绝经期综合征等。中医学认为郁病病位在肝、心、脾,其发生多由于情志所伤,或兼素体偏弱致气机失和,脏腑气血阴阳失调所致,常以肝郁气滞证为核心,兼有湿、痰、食、火郁及血行瘀滞诸证。郁病日久伤阴耗气,可致虚实夹杂,虚实相因等较为复杂的病机演变。中医药辨证治疗郁病有其独特的优势,近年来在临床及实验研究方面均取得一定进展。兹简述如下:

一、病因病机研究

谢利军等[1]从肾虚肝郁探讨抑郁症,他认为郁病病因为情志不畅,气机郁滞,病位主要在肝、肾、心，与脾有关，病机主要为肾虚肝郁，心神失养。郝石山[2]认为抑郁症的病机是心胆阳虚气虚，脑神失养，肝气郁结，神窍痰蒙。

二、证候学与辨证规律研究

中华中医药学会发布《中医内科常见病诊疗指南·西医疾病部分》2008版，文中把抑郁症分为6型，分别为肾虚肝郁证，肝郁脾虚证，肝胆湿热证，心肾不交证，心脾两虚证，心胆气虚证。韩旭[3]等将抑郁症分为以下6型：气郁痰结，蒙蔽心窍；肝火夹痰，上扰心神；气血不足，心神失养；心脾两虚，神志失养；心肾不交，阴虚火旺；心胆气虚，神志不宁。

三、治则治法研究

抑郁症患者多以情绪低落、悲观失望与烦躁易怒并见为主要临床表现，唐启盛[4]认为其病位主要在肝、肾、心，多为肾虚肝郁型，故治疗时应益肾调气、解郁安神。武志平等[5]认为妇女忧郁症不同于其他郁证多由于气郁所致，而多先由伤血为主，累及于气，致气血不调，脏腑失养。故用解郁养血，益脾宁心补肾的方法治疗妇女忧郁症，疗效满意。

四、辨证用药研究

王文萍等[6]用行气化痰散结法治疗百合病，将法半夏、白茯苓各2kg，制厚朴、生姜各1.5kg，干紫苏1kg，先提取蒸馏液，再煎煮、浓缩，合并浓缩液和蒸馏液口服来治疗126例，总有效率为83%。郭二霞[7]将62例老年郁证患者(年龄均>60岁)随机分为治疗组42例，对照组20例。对照组以谷维素片口服。治疗组以自拟地黄逐瘀汤治疗。处方：熟地黄24g，山茱萸、山药、桃仁、当归、川牛膝各12g，泽泻、茯苓、牡丹皮、红花、赤芍各9g，川芎、桔梗、柴胡、枳壳、甘草、香附各6g。结果：治疗组治愈率71.43%，总有效率92.24%；对照组治愈率10.00%，总有效率40.00%。李卫华等[8]将104例患者随机分为治疗组56例和对照组48例。治疗组采用疏肝养心汤治疗。药用：柴胡12g，枳壳10g，香附10g，郁金10g，川芎12g，枣仁12g，茯神10g，合欢花20～30g，甘草10g。同时结合心理治疗。对照组内服盐酸多塞平。结果：治疗组临床治愈率34%，好转15%，总有效率87.5%；对照组临床治愈率19%，好转14%，总有效率68.75%。

参考文献

[1] 谢利军，唐启盛，常立果. 从肾虚肝郁探讨抑郁症的治疗[J]. 吉林中医药，2007，(1)：15-16.
[2] 贯春节. 郝万山教授治疗精神抑郁症的思路与经验[J]. 光明中医，2001，3(16)：54-55.
[3] 韩旭，范圣凯，张捷. 抑郁症的辨证施治临床观察50例[J]. 北京中医，2003，22(1)：31-32.
[4] 唐启盛. 抑郁症——中西医基础与临床[M]. 北京：中国中医药出版社，2006.
[5] 武志平，闫桂玲. 自拟补源解郁汤治疗妇女忧郁症156例[J]. 中国民间疗法，1998，10(5)：48.
[6] 王文萍，封建涛. 半夏厚朴汤治疗梅核气126例[J]. 陕西中医，2006，27(10)：1263-1264.
[7] 郭二霞. 补肾化瘀法治疗老年郁病42例疗效观察[J]. 新中医，2003，35(9)：67-68.
[8] 李卫华，张赛. 疏肝养心汤治疗郁病56例[J]. 湖南中医杂志，2005，21(2)：45.

第二节 血 证

鼻 衄

【定义】

鼻衄系指因外感或内伤，致血液不循常道，由鼻道外溢的一种病证。

【范围】

西医学中干燥性鼻炎、萎缩性鼻炎、急性单纯性鼻炎、变态反应性鼻炎等引起的鼻出血，或因鼻腔、鼻窦的恶性肿瘤而导致的鼻出血，其他如麻疹、丹毒、猩红热、流感、高血压和动脉硬化、风湿热、血液病、肝硬化、尿毒症、维生素 C 及维生素 K 的缺乏、内分泌失调等病以鼻出血为主要表现者，均可参考本节辨证论治。外伤鼻衄不属本节讨论范围。

【病因病机】

一、病因

1. 外感　风热、风燥之邪侵袭肌表肺卫，或风寒化热或外寒内热郁于肌表，肺开窍于鼻，邪热上壅迫血妄行或邪不得解，鼻衄而泄。

2. 内伤　嗜烟酒，喜食膏粱厚味、炙煿辛辣，或素体阴虚，或为阳盛阳亢之质，复因情志、饮食、外感风热燥火等因素而诱发鼻衄。而脾虚、气血两虚、气不摄血亦为常见原因。

二、病机

1. 发病　感受风寒、风热、温燥之邪致鼻衄者，一般起病较急；而因内伤致鼻衄者，起病较缓，出血量少；火热内盛迫血妄行者，起病急而势猛，出血量较多。

2. 病位　病位在鼻、肺、胃，与肝、脾、肾均密切相关。

3. 病性　以燥热、火热为多，部分为气虚、阴虚，临床上热证多，寒证少，实证多，虚证少。

4. 病势　以由里向上，血随气逆为特点，因为无论外感或内伤所为，本病证均为上焦肺窍受病，血从上出。

5. 病机转化　以燥火伤正，耗灼阴血、津液为主要病机，故燥火邪热及正气盛衰进退为本病证向愈或发展的决定因素。早期鼻衄，出血量少，邪热不甚，正盛邪轻，病邪轻浅易去。至邪深入脏腑，内热炽盛，则出血量多，耗损阴血。若长时出血不止或暴衄致阴血耗竭，气无所依，可出现气血两虚，甚至气衰血脱。

鼻衄病因病机见图 6-2。

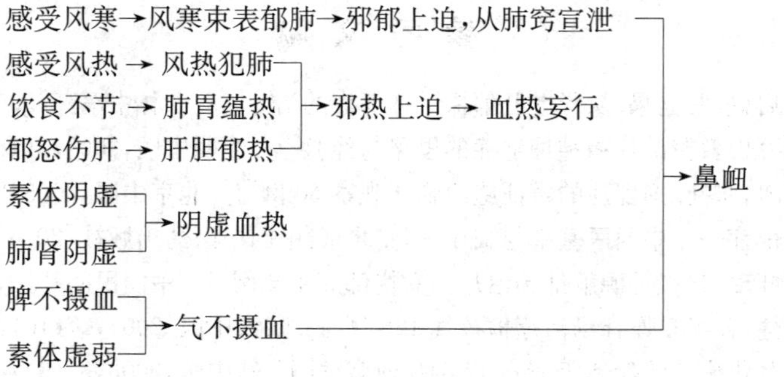

图 6-2　鼻衄病因病机示意图

【诊断与鉴别诊断】

一、诊断依据

按照中华人民共和国中医药行业标准《中医病证诊断疗效标准》。

1. 以鼻腔出血为主要症状。一般发病较急，出血严重者可致休克。

2. 气候干燥、恼怒、饮酒、鼻部外伤等所致或诱发。

3. 鼻腔检查有出血病灶。

4. 尽可能作引起鼻衄疾病的有关实验室检查。

5. 应与出血性疾病、肿瘤引起鼻衄相鉴别。

凡血自鼻道外溢而非因外伤、倒经所致者，均可诊断为鼻衄。

二、鉴别诊断

倒经　又称逆经。表现为经行鼻衄，其发生与月经周期密切相关，多于经前或经期出现。而鼻衄发生常因外感或内伤因素诱发，与经期无关。

【辨证论治】

一、辨证要点

1. 辨病位　鼻衄宜区分外感或内伤鼻衄。若兼见头痛、发热畏风、咳嗽、脉浮等症状者，多为外感鼻衄，病位在肺、胃。内伤鼻衄可因多脏腑气血阴阳失和所致，若症见咳嗽痰黄，胸膈烦闷，口臭便干者位在肺、胃；症见头痛头胀，口苦心烦，两胁胀痛，病位在肝、胆；若症见头晕目眩，五心烦热，腰膝酸软则病位在肾；若见气短乏力，面色无华，肢懒倦怠者，病位在脾。

2. 辨病性　鼻衄一般初始多为邪实，经久不愈，伤及脏腑，则虚实互见，正虚邪实。外感鼻衄见发热无汗，咳嗽畏风，属风寒外感，入里化热；若发热汗出，咳嗽咽痛，则多为风热袭肺。内伤鼻衄常可由肺胃蕴热、肝胆郁热、阴虚火旺、气虚不摄所致，症见鼻干鼻衄，咳嗽痰黄，口渴口臭，大便秘结者，属肺胃蕴热所致；症见头痛头胀，面红目赤，口苦口干，心烦易怒者，属郁热内盛，火热上攻；若见鼻衄反复发作，五心烦热，咽干耳鸣，舌红少苔，脉沉细者，证属阴虚内热，虚火灼络；若见面色不华，鼻衄色淡，气短懒言，舌质淡，脉沉无力者，证属气虚不摄，血溢络外。

二、治疗原则

实火宜清降，以清热泻火，凉血降逆为主；虚火治宜清养，以滋阴降火，凉血止血为主；脾虚失摄治宜温养，以益气健脾，养血止血为主。此外，暴衄应凉泄，久衄宜滋养。

三、应急措施

1. 用湿毛巾或冰袋敷额部及鼻根部。

2. 将百草霜、血余炭，用棉花球蘸上药末塞入鼻内。

3. 鼻衄不止，可用大蒜捣如泥，作饼，贴敷同侧涌泉穴。

4. 手指按压上星、印堂穴。

四、分证论治

1. 风寒束表证

症舌脉：鼻衄，发热恶寒，无汗，头痛咳嗽，舌淡红，苔薄白，脉浮或紧。

病机分析：风寒外袭肌表，卫阳郁遏，正邪相争故见恶寒发热，无汗，头痛，脉浮或浮紧，舌淡苔薄白；鼻为肺窍，表气郁闭于肺，外邪不得汗解，借鼻衄为泄邪之途径。

治法：辛温解表。

方药运用：

(1)常用方：加味香苏散加减。药用苏叶、荆芥、防风、陈皮、香附、丹参、丹皮、生茜草、白茅根。

方中苏叶辛香温通，外能通腠理，开毛窍以解表散寒，内可宣肺气，理气滞，散郁结，善治风寒束表，肺气郁闭之证，故以为君药；荆芥辛香微温，功擅发表散风，透散力强并可入肝经血分，防风辛温发散，荆芥同用助君药解散表邪、宣透祛风之力，共为臣药；香附辛散芳香，善理气解郁，通调三焦，散气血之郁滞，陈皮理气，丹参活血化瘀，凉血通经，诸药相伍调和气血，疏理气机，共用为佐；丹皮、茜草凉血止血并可祛血分瘀滞，止血不留瘀，白茅根凉血止血衄，利尿泄热，可引邪热下行，共为佐使。诸药合用于疏理透散之中，使郁闭之势得解，邪有出路而衄自止。

(2)加减：口干舌红者，加生地、麦冬、石斛；咳嗽者，加前胡、桔梗；头痛者，加蔓荆子、白芷；关节酸痛者，加秦艽。

(3)临证参考：素体阳旺者，或感受风寒邪气较重不得汗解时，常易以鼻衄为泄邪途径。衄后症解称之"红汗"，衄后症不减者，可用本方药宣肺解表，微使汗出而解，注意本型用药不宜辛燥太过，同时宜配合凉血安营之品。

2. 风热犯肺证

症舌脉：鼻衄发热，头痛，咳嗽，口干咽红，苔薄白或薄黄，舌略红，脉浮数。

病机分析：鼻为肺窍，风热郁肺，循窍上逆，迫血妄行故致鼻衄；风热外袭郁于肺卫，上干清窍故发热头痛；肺合皮毛，肺气失宣故咳嗽；风热伤津，热蒸气逆，故口干咽红；舌脉为感受风热之征。

治法：疏风清肺，凉血养阴。

方药运用：

(1)常用方：桑菊饮加减。药用桑叶、菊花、薄荷、连翘、黄芩、杏仁、枇杷叶、丹皮、白茅根、芦根。

方中桑叶甘寒质轻，长于清透肺经风热，并润肺燥，凉血止血，菊花辛甘苦寒，有清散上焦风热之力，二者共用为君；薄荷辛凉，清透力强，疏风散热，透解郁滞，助君药清宣郁肺之风热，黄芩苦寒，清上焦之热并可凉血止衄，连翘清散上焦风热，共用助君药疏风清肺，凉血止血，故以为臣；杏仁、枇杷叶润肺降逆，肃肺止咳，芦根清透肺热，养阴生津，丹皮凉血散瘀，白茅根凉血止血，共为佐药。方中选药辛甘寒凉，轻清宣润，诸药相伍共收疏风散热，清肺润肺，止咳止血之功。

(2)加减：便秘者，加全瓜蒌；口渴明显者，加天花粉、麦冬；咽干痛甚者，加玄参、牛蒡子、射干；咳甚者，加浙贝母、白前、前胡；衄血量多者，加藕节炭、仙鹤草。

(3)临证参考：本证患者若兼恶风寒症者，宜酌加少量荆芥、防风以助疏风解表之力，症去药减。对伴口鼻干燥，苔白质燥者，除服药外，还可配合食疗，可服食西瓜、梨、百合、藕等食品以养阴润燥。本证型用药特点以辛凉润微寒为主。

3. 肺胃蕴热证

症舌脉：鼻干鼻衄，量多色红，口渴引饮，咳嗽痰黄，胸膈烦闷，龈肿牙宣，口臭，便秘溲赤，舌红，苔黄燥或黄腻，脉弦数。

病机分析：饮食不节，胃中积热或素体阳盛，兼感受外邪化热致肺胃蕴热，肺胃热盛，耗伤津液，火热循经上干肺窍，灼伤络脉，迫血妄行故为鼻衄、鼻干，量多色红；火热内蕴，灼津耗液则口干思饮，烦躁，便干溲赤；咳嗽痰黄，胸膈烦闷为热蕴于肺，肺气失宣所致；口臭、龈肿牙宣为胃火内盛之症；舌脉为火热内蕴征象。

治法：清肃肺胃，降逆止血。

方药运用：

(1)常用方：以宣白承气汤加减。药用桑白皮、生石膏、黄芩、瓜蒌、栀子、大黄、代赭石、怀牛膝、仙鹤草、丹皮、生地黄。

方中石膏辛甘大寒，善清泄肺胃火热，除烦止渴，并寓宣透之意，桑白皮甘寒肃降，清肺泄热，降肺气并通调水道，引热下行，二者合用为君药；黄芩、栀子苦寒清肺经及三焦之热，栀子并可清心除烦，瓜蒌清肺化痰，润肠通便，大黄通腑泄热，上药共用为臣；代赭石苦寒凉血，质重降逆，牛膝引血下行，二者合用引血分热下行，与凉血止血而不留瘀之丹皮、生地、仙鹤草共治逆上之衄血，共为佐使药。方中用药以清降泄为主，兼凉血止血，效专力宏，清肺胃之热，降血热之逆，而衄血止。

(2)加减：衄血不止者，可加三七粉冲服；口干渴者，加天花粉、沙参、石斛；腹胀者，加枳实、青皮；咳嗽明显者，加浙贝母、杏仁、马兜铃。

(3)临证参考：本证型有热在肺或胃为主之不同。治疗可依证选用泻白散或清胃散之类加减。胃中燥热，伤及阴津者，可用玉女煎。本证常选加白茅根、大小蓟、紫珠草等。若血出如涌者，应急予外治法先止血。

4. 肝胆郁热证

症舌脉：鼻衄量多色红，两胁胀痛，口干口苦，心烦易怒，或面红目赤，头晕头痛，舌红苔黄，脉弦滑数。

病机分析：肝胆郁热，疏泄失司，经气不畅，故口干口苦，两胁胀痛；郁热化火，上扰心神、清窍，则心烦易怒，头痛头晕；肝火上乘，木火刑金，火热灼伤肺络，迫血妄行，故见面红目赤、鼻衄；舌脉为内热火旺之征。

治法：清肝泄火，凉血止血。

方药运用：

(1)常用方：豢龙汤加减。药用羚羊角、生牡蛎、夏枯草、南沙参、麦冬、丹皮、荆芥炭、薄荷炭、茜草、藕汁。

方中以咸寒之羚羊角、生牡蛎为君药，羚羊角功擅清肝平肝，泻火凉血，散血解毒，生牡蛎平肝潜阳，益阴清热；夏枯草苦寒辛，清泄肝火并散结，沙参、麦冬甘寒质润，功擅清热养阴润肺生津，并可柔肝护肝，防治木火刑金，血热妄行，上药共用为臣；丹皮、茜草清热凉血止血而不留瘀，藕汁、荆芥炭凉血止血兼养阴生津，薄荷炭凉血止血并可疏散郁滞，有透发郁火之功，上药共用为佐使。方中药物以清泄肝火，平降肝逆为主，但清中有宣，清中有养，切合病机。

(2)加减：便干便秘者，加生大黄或芦荟；热甚伤阴者，加生地黄、玄参。

(3)临证参考：肝胆郁热者，常因嗜酒、暴怒而发病，因而当首先安抚患者，稳定情绪。豢龙汤系清代费伯雄所制。费氏在《医醇賸义·鼻衄》曰："予自制豢龙汤一方，专治鼻衄，无不应手而效，此实数十年历历有验者"。此方药以清肝降火为主，佐以养阴凉血。方中羚羊角可用水牛角代，量宜大，可用30～60g。

5. 肺肾阴虚证

症舌脉：鼻衄时发时止，色红或淡红，量少，常于晨间洗脸时发作，伴头晕目眩，耳鸣咽干，干咳无痰，或痰中带血，五心烦热，腰膝酸软，舌红，舌面有裂纹，无苔或少苔，脉细数。

病机分析：肺肾阴津亏虚，虚火内生，虚火灼伤脉络，血溢肺窍而为鼻衄；腰为肾之府，肾精亏不能荣养则腰酸膝软；肾精虚不能濡养头目清窍故头晕目眩，耳鸣；阴虚水不制火，虚火内扰，灼津伤阴则见五心烦热，咽干或颧红口干；干咳无痰或痰中带血，为肺阴亏损或兼虚火灼络之症；舌脉为阴虚内热之征。

治法：滋阴降火。

方药运用：

(1)常用方：麦味地黄丸合二至丸加减。药用生地、山萸肉、山药、麦冬、龟甲、白芍、泽泻、茯苓、丹皮、旱莲草、女贞子。

方中生地甘苦寒，功擅清热养阴，凉血止血，为治阴虚内热，血热妄行之主药，山药甘平，补肺脾肾之阴，山萸肉酸涩温，补肝肾精血，固经止血，三药合用补虚固本，滋养阴精力强，共为君药；麦冬甘微苦寒，清热润肺，养阴生津，并可清心除烦，龟甲咸甘寒，滋阴降火，凉血止血，并可益肾强骨，白芍甘苦酸微寒，补血敛阴，平抑亢阳，与龟甲相伍并可敛降亢旺之虚火，助君药滋阴养血又可降虚火，共用为臣；丹皮清泻虚火，茯苓渗湿健脾，泽泻利水清热，使阴虚之热下行，女贞子、旱莲草滋养肝肾之阴，并可清热凉血止衄，共为佐药。方中诸药滋补、清降并用，补而不滞，补中有泻，共奏滋阴降火之功。

(2)加减：腰酸膝软明显者，加怀牛膝、桑寄生；头晕耳鸣，面潮红者，加草决明、钩藤、生牡蛎；虚火甚者，加知母、黄柏；便秘者，加玄参，重用生地。

(3)临证参考：本证型选用六味地黄汤加减是临床常见的以肾阴虚为主的治法。若偏于肺阴虚，可选用沙参麦冬饮；偏于肝肾阴虚，水不涵木者，用羚角钩藤汤、天麻钩藤饮化裁，亦可选知柏地黄丸加味。

6. 脾虚不摄证

症舌脉：鼻衄色淡，时发时止，或伴有齿衄，皮肤紫癜，便血，面白无华，唇甲色淡，气短懒言，舌质胖淡，边有齿痕，苔白或白腻，脉虚大沉细无力。

病机分析：素体脾气虚弱，气不摄血，则鼻衄，出血色淡；脾虚气弱，气血亏耗不足，故见面白无华，唇甲色淡，气短懒言，甚则头晕目眩等症；气血两虚，心脾不足，则见心悸、纳呆、脘闷等症；舌脉为气血两虚之征。

治法：益气摄血。

方药运用：

(1)常用方：止衄归脾汤加减。药用黄芪、党参、生白术、山药、熟地、当归、阿胶、血余炭、炮姜炭、炙甘草、大枣。

方中以甘温之黄芪、党参益气补中健脾，生白术健脾燥湿助运，山药甘平补脾肺之气阴，上药合用峻补中气以资化源，共以为君；当归辛甘温，补血养血而兼活血行滞，熟地甘温味厚，滋补阴血力强，阿胶补血养血，诸药共用补血滋阴力胜，且补而不滞，共以为臣，君臣合用收气血双补、气旺血生、气旺血摄之效；血余炭苦涩平，炮姜炭苦涩温，止血而不留瘀，炙甘草、大枣甘以补中气养血，并调和诸药，以为佐使。全方用药性略温而不过燥故无动血之弊。气为血帅，血为气母，气旺生血，血充气则有所依载，而健运不息。

(2)加减：腰酸膝软者，加怀牛膝、山萸肉；衄血不止，阳气亏损者，可用红参另煎兑童便服。

(3)临证参考：本证鼻衄以渗血为特点，反复发作，病程较长，须坚持治疗。本证若兼血虚生热，一时鼻衄量多者，可减甘温之品，加水牛角、虎杖、鸡血藤等以清热止血。若气损及阳而见虚寒症时，可于方中加鹿茸、鹿角霜、巴戟天或肉桂等，以温养肾气，鼓舞气血。但须注意用药宜温而柔润不燥，以防动血。

五、其他疗法

1. 中成药

(1)桑菊感冒片：每次 4 片，每日 3 次。用于风热袭肺所致之鼻衄。

(2)龙胆泻肝丸：每次 1 袋，每日 2～3 次。用于肝火旺盛所致之鼻衄。

(3)知柏地黄丸：每次 1 丸，每日 2～3 次。用于阴虚火旺之鼻衄。

(4)热毒清片：每次4～6片，每日2～3次。用于肺胃热壅、三焦火盛之鼻衄。

(5)人参归脾丸：每服1丸，每日2～3次。用于脾虚不摄，血溢脉外之鼻衄。

(6)清肺抑火化痰丸：每服6g，每日2～3次。用于肺热壅盛之鼻衄。

2. 食疗方

(1)韭菜根鸡蛋：取韭菜根120g，白糖30g，鸡蛋1枚。3味同煮至蛋熟，去渣及蛋壳，调入白糖服，每日1次。有凉血止血之功。

(2)仙鹤草茶：取仙鹤草15g，水煎代茶饮。有清泻胃热之功。适用于胃热炽盛之鼻衄。

(3)马勃糖：取马勃粉200g，白砂糖500g。将白砂糖加水少许置文火上煎熬至稠时，加入马勃粉拌匀，待冷后切成小块即可，每次1小块，每天3次，含化。适用于肺热鼻衄出血。

(4)藕丝羹：将嫩鲜藕洗净削皮切丝，放入开水中汆后捞出。将蛋清加水打匀后置武火上蒸成蛋羹，放上藕丝，再以白糖、湿玉米粉加入沸水中勾成白色甜汁浇上即成。适用于心脾不足所致之出血证。

3. 单验方

(1)茜草根、艾叶各30g，研末蜜丸，乌梅9g，煎汤送服。治虚寒性鼻衄。

(2)鲜仙鹤草、小蓟、旱莲草捣汁内服。治血妄行之鼻衄。

4. 药物外敷或局部用药

(1)鼻衄不止，可用大蒜捣如泥，作饼，贴敷同侧涌泉穴。

(2)百草霜、血余炭，用棉花球蘸上药末塞入鼻内。

(3)对大量鼻衄常见的鼻中隔前下区出血，对准出血点，压迫鼻翼，或将马勃洗净后，煎成小块，压塞鼻内止血。

5. 针灸疗法

(1)取合谷、内庭、素髎、迎香，分二组交替针刺。

(2)取合谷、上星，针刺用泻法。热在肺者加少商，热在胃者加内庭。

(3)取印堂、迎香，如出血量较多，加灸商阳3～5壮，麦粒灸。

【转归与预后】

鼻衄一般预后较好。风热犯肺或肺经燥热所致鼻衄，治疗适当常可迅速痊愈，多数经1～2次鼻衄后不再发作。郁热较甚或因失治，邪热入内者，衄血量多而急，常须在外治止血基础上服用清泄邪热，凉血止血之剂，一般预后良好。少数患者高热不退，皮肤诸窍均见衄血，则后果严重。久衄不止者，多表现脾气虚弱或阴虚火旺，通常须经较长期调治，使脾胃气充虚火得降，衄血方可治愈。鼻衄伴有齿衄、便血、肌肤紫癜、发热、唇舌爪甲苍白，经治疗不见起色，预后多不良。

如暴衄不止，多种常规方法不能止血者，因失血过多，可致气随血脱，应立即抢救，可采用局部填充、烧灼、结扎等止血方法，及配合西医抗休克等综合治疗，大多可治愈。若失血过多，又延误失治者，预后不良。

【护理与调摄】

首先宜安慰病人，镇定其情绪。对衄血量不多者，应采用直坐位，或抬高头部，用冷水敷额头、颈部，或用手指紧压两侧鼻翼。

大量衄血者，应首先予局部止血。密切观察患者血压、脉搏，对暴衄不止，颜面苍白，脉细数无力，四末不温，血压下降者，须紧急处置。

患者宜保持情绪稳定，避免急躁动怒。饮食宜以清淡而富有营养的食物为主，不宜食用油腻、烧炙食品，避免辛辣香燥之品，如蒜、辣椒、芥末及鱼虾蟹及羊肉之类。保持房间通风良好，保持大便通畅，房间及着衣不宜过暖，戒除烟酒等不良嗜好。

【预防与康复】

增强体质，防止感冒。可采用气功、太极拳、慢跑等体育锻炼方式。

少食辛辣炙煿食品，多服用百合、藕粉及各种水果。亦可常用沙参、菊花加白糖用开水浸泡代茶饮。保持每日大便通畅。

脾胃素虚，宜常服健脾丸、归脾丸、补中益气丸、人参养荣丸等药；素体阴虚阳盛者，应注意饮食起居，节制房事，平日宜常服知柏地黄丸、麦味地黄丸、杞菊地黄丸等药以养阴敛精；若时时衄血，可配合服用八宝治红丹。

鼻道经常干燥者，可用甘油、食用油滴鼻以保持潮润，不宜用力擤鼻，戒除挖鼻不良习惯。

咯 血

【定义】

咯血是指血由肺系而来，以咯血、咳嗽或痰中带血等为主要表现，多由肺热壅盛，肝火犯肺，阴虚火旺导致肺络受伤，肺气上逆，或气虚不摄，血溢气道所致的病证。

【范围】

西医学中支气管扩张、急慢性支气管炎、肺炎、肺结核、肺癌等肺部疾患，以及三尖瓣狭窄、急性肺水肿等心血管疾病，血液病及各种原因继发播散性血管内凝血，慢性肾功能衰竭，肺出血-肾炎综合征等以咯血为主症者，可参考本文辨证论治。而流行性出血热、肺出血型钩端螺旋体病等传染病引起的咯血则属温热病的范畴，也可参阅本文辨证论治。

【病因病机】

一、病因

1. 感受外邪，邪热壅肺　外感风、火、燥、热、疫毒之邪，邪热壅肺，或风寒化热，肺失清肃，肺络受损，血随气逆，外溢气道而咯血。

2. 情志过极，肝火犯肺　多由肺气素虚，复因情志不遂，肝郁化火，肝火上逆犯肺，损伤肺络而咯血；或因暴怒气逆致肝气横逆，气有余便是火，血随火动，肝火上逆犯肺而咯血。

3. 肺肾阴虚，虚火内灼　由于痨虫侵袭肺系，动热伤阴，或他病日久，耗伤气阴，以致阴虚肺燥，虚火内炽，灼伤肺络而咯血；此外，由于肺肾为金水相生之脏，则先病肺阴亏虚者，日久病及于肾；或先病肾水不足者，亦致肺失滋润，二者均可形成肺肾阴虚，水亏火旺，火灼肺金的咯血。

4. 劳倦内伤，气虚不摄　劳倦过度，饮食失节或情志内伤，外邪不解，均可耗伤人体正气，致肺脾气虚，血无所主，气虚摄血无能则血不循经，从肺络溢出而成咯血。

5. 久病入络，瘀血阻滞　肺气壅遏日久，血行瘀滞，络脉瘀滞，也可因久病肺气不足无力推动血行，或火热伤津，津亏日久不能载血运行，血不循经，以上诸因皆可导致血溢于肺络之外而致咯血，且反复难愈。

二、病机

1. 发病　外感或肝火上逆犯肺咯血，多起病急骤，病程较短。热伤肺阴或久病体虚所致者，起病多较缓慢，病程较长。

2. 病位　在肺络，主脏属肺，与肝、脾、肾三脏相关。

3. 病性　有实、虚及虚实夹杂，以实证、热证多见，虚证次之。实者以肺热、肝火、痰瘀阻络为主，虚者以阴虚火旺、气虚不摄为主。

4. 病势　咯血多因火热邪气所致。火热炎上，或气逆于上。伤及肺络日久，又常可由肺肝而渐及脾肾。

5. 病机转化　咯血初期，一般以热壅于肺之实证、热证多见。至中后期，则可因热邪久羁，伤阴耗气，或气随血耗，而致阴虚肺热、气虚不摄之虚证出现。同时，由于出血不止，离经之血经久不去，热灼津亏，气虚帅血运行无力而致瘀血阻络，血溢络外之证。火热灼津为痰，气虚运化不利，津液停着为痰，痰与瘀血阻于肺络，又可加重病情。至疾病晚期，多阴损及阳，甚至出现气随血脱之危候。

咳血病因病机见图 6-3。

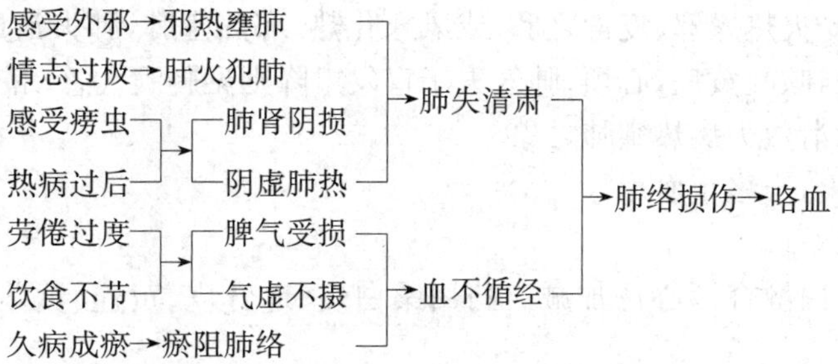

图 6-3　咯血病因病机示意图

【诊断与鉴别诊断】

一、诊断依据

按照中华人民共和国中医药行业标准《中医病证诊断疗效标准》。

1. 咯(咳)鲜红血，常呈泡沫状或与痰液混杂。

2. 多数患者有反复咯(咳)血史。

3. 胸部X线摄片，可无特异性改变。病变明显时可见蜂窝状或卷发样阴影。

4. 必要时作支气管碘油造影或支气管镜检查，可见柱状、囊状或混合型的扩张。

二、鉴别诊断

1. 吐血　参见本节中吐血。

2. 肺痈　肺痈虽可见咯血，但多脓血相兼，肺痈初期也可见到风热袭于肺卫的证候。当演变到吐脓血阶段时，多伴壮热烦渴、胸痛、舌红、苔黄腻、脉滑数等症，吐痰量多，气味腥臭，脓血相兼，可资之与咯血鉴别。

3. 口腔出血　鼻咽部、齿龈以及口腔其他部位出血，一般无咳嗽，血往往是纯血或随唾液而出，一般出血量较少，常有口、鼻咽部病变之症状，与咯血有别。

【辨证论治】

一、辨证要点

1. 辨外感内伤　引起咯血原因不外外感及内伤，两者在起病、临床表现、治疗及预后等方面各不相同，应予鉴别。一般外感咯血起病急、病程短，初起多有表证。内伤咳血则起病缓、病程长，一般均有脏腑、阴阳、气血盛衰的表现，如肺肾阴虚，正气亏虚等。

2. 辨属火属虚　咯血之病机主要为火与虚两方面，因此辨别火之有无及属虚属实十分必要。由火热熏灼肺络引起咯血者，外感及肝郁之火属实火，阴虚火旺属虚火。属虚者由内伤所致，常见为阴虚及气虚，阴虚则火灼肺络，气虚则不能摄血而致咯血。

二、治疗原则

由火热灼伤肺络之咯血，实证用清热泻火，凉血止血；虚证用滋阴清热，宁络止血。由气虚不摄而致者，用益气摄血法。因离经之血瘀于肺内，止血时应配用活血化瘀之剂。并结合兼夹之痰热、痰饮、痰湿之证，治疗中配伍清热泻火、豁痰或温化痰饮、痰湿之剂。

此外，当参考应用缪希雍之宜行血而不宜止血，宜补肝而不宜伐肝，宜降气而不宜降火之治血三要法。

三、分证论治

1. 肺热壅盛证

症舌脉：咯血鲜红或痰血相兼，咳吐黄痰，胸满气急，口渴心烦，或伴发热，舌质红，苔黄，脉滑数。

病机分析：感受火热燥邪、疫毒之邪，或风寒化热，邪热壅肺，肺失清肃，肺络受损，故咯血鲜红或痰血相兼，咳吐黄痰，心烦；肺气失于宣发肃降则见胸满气急；邪热伤津则口咽鼻喉干燥；舌红苔黄，脉滑数为痰热壅肺之象。

治法：清热泻火，宁络止血。

方药运用：

(1)常用方：泻白散合泻心汤加减。药用桑白皮、地骨皮、黄连、黄芩、大黄、紫珠草、仙鹤草。

方中以甘寒肃降之桑白皮、地骨皮为君，桑白皮清泻肺中火热，并可通调水道，引热下行，地骨皮清泄肺中伏火，并清热凉血止血，二者为治肺中壅热之要药；辅以苦寒之黄连、黄芩泻三焦之火热毒邪，大黄通腑泄热引邪下行，务使邪火清，血热逆行之势得解，共用为臣药，泻火清热以宁血；仙鹤草、紫珠草苦涩凉，清热凉血，收敛止血，用为佐药。

(2)加减：兼发热、恶寒头痛等表证者，加用金银花、连翘、牛蒡子等辛凉解表；津伤较甚者，去黄芩、黄连苦寒之品，加麦冬、百合、玄参、天花粉养阴润燥。

(3)临证参考：对于咯血兼舌红绛，心烦不寐之热入心营、血分者，治疗宜用犀角地黄汤；肺热化火，痰黄稠或为脓样者，清热泻火之药宜重用，黄芩30～60g，金银花、连翘各30g，大黄应据患者体质强弱，病邪情况而定其用法，一般用制大黄3～12g，大便秘结者，应用生大黄，使肺热下泻而咯血自止。

2. 肝火犯肺证

症舌脉：咯出纯血鲜红，甚则血从口涌出，或咳嗽气逆，痰中带血，痰稠不爽，胸胁疼痛，烦躁易怒，目赤口苦，舌质红，苔黄，脉弦数。

病机分析：肝火上逆犯肺，木火刑金，肺失清肃，肺络受损，血溢络外，故咯出纯血鲜红，甚则从口涌出；肝火灼津炼液为痰，肺气上逆则咳嗽气逆，痰中带血，痰稠不爽；肝经循行于胸胁，肝火壅滞，肝经失和，故胸胁疼痛；肝火上炎，故口苦，目赤，扰动心神则致烦躁易怒；舌红，苔黄，脉弦数为肝火旺盛之象。

治法：清肝泻肺，凉血止血。

方药运用：

(1)常用方：黛蛤散合泻白散加减。药用青黛、栀子、海蛤粉、桑白皮、地骨皮、黄芩、丹皮、赤芍、郁金。

方中青黛咸寒，功专清肝火，泻肺热，并有清热解毒，凉血消斑之作用，栀子苦寒，清肝及三焦之火邪，并可凉血解毒，二者共用为君药；海蛤壳苦咸寒，善清肺化痰，与青黛相伍清肝泻肺力胜，桑白皮、地骨皮甘寒清泻肺热，黄芩助清肺热之力，上药共用为臣；丹皮、赤芍凉血散瘀，并可清泻肝火，郁金辛苦寒，理气解郁行血散瘀，并可清热凉血止血. 诸药清肝凉血同时，又行血解郁防治气血郁滞化火，含治未病之意，上药共为佐使。方中诸药配伍严谨，切合病机，为治木火刑金咯血之效方。

(2)加减：肝火甚兼头痛、目赤者，可选用龙胆草、菊花、夏枯草等清肝泻火之品；血量较多者，可加仙鹤草、紫珠草、藕节等凉血止血之剂，并可另吞服三七粉。

(3)临证参考：脾胃虚弱者，苦寒之药量不宜重。若见消化不良证候，可配和胃健运之剂，方中龙胆草可改用苦胆草片，于饭后服。

3. 阴虚肺热证

症舌脉：咯血鲜红，干咳痰少，口干咽燥，颧红，午后潮热，盗汗，五心烦热，舌红少津，少苔或无苔，脉细数。

病机分析：肺阴亏虚，虚火内炽，灼伤肺络，故见咯血鲜红；肺失清肃，故咳嗽；阴虚津伤，故痰少；津液不能上承，则口干咽燥；阴虚内热，故潮热盗汗，五心烦热，两颧发红；舌红少津，少苔或无苔，脉细数为阴虚内热之象。

治法：滋阴清热，宁络止血。

方药运用：

(1)常用方：百合固金汤加减。药用生地黄、熟地黄、天冬、百合、麦冬、玄参、白芍药、桑白皮、贝母、甘草。

方中以甘寒之生地、甘微温之熟地为君，滋阴补肾，养阴生津，生地并可清热凉血止血，共为君药；以甘苦寒之天冬滋阴润燥，生津止渴，清肺降火，百合、麦冬养阴润肺止咳，清心除烦，三药相伍，养阴清肺力胜，用以为臣；白芍补血和血敛阴，玄参滋阴降火，凉血止血，并可养阴润燥，二药相伍并有敛降虚火之功，桑白皮、贝母清肺润肺，化痰止咳，诸药共以为佐；甘草甘缓和胃，调和诸药，用以为使。方中用药标本兼顾，相辅相成，共奏滋阴清热，宁络止血之功。

(2)加减：咯血不止者，可加白及、花蕊石、紫珠草敛肺止血，或加阿胶、旱莲草养血止血；潮热不退者，加青蒿、鳖甲、地骨皮、白薇等；盗汗不止者，加五味子、穞豆衣、龙骨、牡蛎等收敛止汗。

(3)临证参考：阴虚肺热证兼见头晕耳鸣，舌上乏津，咽燥夜甚，腰膝酸软，夜尿频短者，多为肾水阴亏兼及于肺，治疗宜肺肾双补，滋阴养血兼清虚热，予八仙长寿丸加沙参、百合、阿胶等治疗。肺肾气阴双亏者，可加大补元煎加百合、麦冬、玉竹等，加旱莲草、仙鹤草、十灰散宁络止血。气虚轻者，用北沙参、太子参，重者可选用西洋参。

4. 气虚不摄证

症舌脉：痰中带血或咯吐纯血，或血色较淡，面色少华，神疲乏力，气短，头晕目眩，耳鸣心悸，或兼见衄血、便血，舌质淡，苔薄白，脉虚细或芤，或细数无力。

病机分析：禀赋不足，或饮食劳倦损伤脾胃，或久病体弱，气血亏虚，气虚摄血不能则血无所主而妄行，血从肺络溢出，可见痰中带血或咳吐纯血，血色淡；脾肺气虚则面色少华，神疲乏力，气短；气血亏虚，不能上荣，清窍心神失养则症见头晕目眩、耳鸣、心悸；气虚失摄，血妄行甚者，则可并见衄血、便血；舌淡，脉虚细或芤，或细数无力，为气虚血弱之象。

治法：健脾益肺，固摄止血。

方药运用：

(1)常用方：拯阳理劳汤加减。药用人参、炙黄芪、白术、当归、阿胶、陈皮、仙鹤草、五味子、甘草、大枣。

方中人参甘微苦温，大补元气，补脾益肺，炙黄芪甘温补脾肺，益气升阳，白术苦甘温补气健脾，三药同用，峻补肺脾之气，用以为君；当归养血活血，阿胶补血止血，滋阴润肺，大枣养血和中，共用为臣，君臣合用则补气生血，气血双补，气旺血摄；陈皮理气行滞，健脾助运，使补不壅滞，仙鹤草收敛止血，五味子敛肺滋肾，既可与君臣合用助精血之化生，又可与阿胶、仙鹤草共收固摄止血之功，上药共用为佐；甘草和胃益中，调和诸药，用以为使。诸药合用峻补收摄，但补而不滞，收涩而不留瘀，共奏益气摄血之功。

(2)加减：出血量较多者，常加三七粉、白及收敛止血；若见面色苍白，肢冷汗出脉微之气脱证，应加服独参汤益气固脱，并积极抢救。

(3)临证参考：因于肺热，或肝火，或阴虚火旺等致出血量多或反复咯血，气随血耗而见气虚之候，当此之时，在清肺热、泻肝火、养阴中酌加益气之品。

5. 瘀血阻滞证

症舌脉：咯血迁延反复不愈，血色紫黑成块，胸胁闷胀，或刺痛，痛有定处，舌黯淡有瘀点、瘀斑，苔薄，脉细缓而涩。

病机分析：瘀血阻络，血不循经而溢于络外，致咯血反复发作，血紫黑成块，胸胁闷痛；舌有瘀点瘀斑，为瘀血阻滞之征，或反复出血，离经之血便为瘀；舌质黯淡，苔薄，脉细缓而涩，为气虚无力推动血行之象。

治法：活血理气，化瘀止血。

方药运用：

(1)常用方：血府逐瘀汤合十灰散加减。药用桃仁、红花、白芍药、丹参、牛膝、北柴胡、枳壳、桔梗、侧柏炭、制大黄、甘草。

方中桃仁、红花活血行滞，祛瘀生新，白芍补血敛阴，丹参活血祛瘀并泄瘀热，诸药活血行瘀和血以止血，共用为君；柴胡、枳壳一升一降，调畅气机，宽胸行气止痛，桔梗宣肺宽胸，牛膝活血化瘀，引血下行，诸药宣通一身气机，助君药散瘀行滞，用以为臣；侧柏炭收敛止血，制大黄活血消瘀以止血，二药共为佐药；甘草和胃，调和诸药，用以为使。方中气血同调，以气行血行，血行瘀滞除则血得循经，出血可自止，即所谓本正源清之治。

(2)加减 若瘀滞化热，可加丹皮、焦山栀；若为虚寒之体，则加苏叶炭与炮姜炭，或再配人参、黄芪等益气之剂。

(3)临证参考：瘀血内阻，血不循经而溢于脉络之外，则血证久病不愈。治疗咯血及出血诸证，治疗应注意祛邪止血而不留瘀，配合化瘀止血之法。

四、其他疗法

1. 中成药

(1)补中益气丸：每服 1 丸，每日 2～3 次。适用于气虚不摄之咳血。

(2)清肺抑火丸：每服 6g，每日 2～3 次。用于肺热壅盛之咯血。

(3)养阴清肺丸：每服 1～2 丸，每日 2 次。用于肺肾阴虚，虚火内生，灼伤肺络之咯血。

2. 单验方

(1)新鲜仙鹤草 250g，捣汁，加入藕汁 1 盅，炖热后待凉服。

(2)生萝卜捣汁，半盏，加盐少许内服。

(3)白茅根30g,水煎,用童便1盅冲服。

(4)生地黄汁、大蓟汁,混匀,适量内服。用于肺热伤络之咳血。

(5)天门冬30g,甘草、茯苓、阿胶各15g,杏仁、贝母各20g。共研细末。炼蜜为丸。每服9g,每日3次。可用于燥热伤肺、肝火犯肺及阴虚肺燥之咳血。

3. 食疗方

(1)百合粥:取百合60g,大米250g,白糖100g。洗净大米、百合,加水适量,先置武火上烧沸,再以文火煨熬,等熟烂时加入白糖或盐即成,每天食3~5次。用于肺痨久咳、咳痰唾血。

(2)蜜百合:取干净新鲜百合,加炼熟的蜂蜜(百合500g,蜂蜜300~500g)与开水适量拌匀,稍于锅内闷之,再以微火烧至不粘手,放凉即成。每天食3~5次。适用于阴虚痰中带血。

(3)柿霜糖:取柿霜15g,白砂糖15g,加水少许,置文火上熔炼至稠,稍凉后切成小块即成。每天3次,每次1块,用于肺热咳血。

(4)松仁糖:取白砂糖500g,加少量水溶化后置文火熬至挑起糖丝,即入松子仁250g,拌匀,稍凉后切块即成。每次1块,每日3次。用于肺脾两虚之咳血。

(5)猪肺三汁汤:将猪肺煮熟,配以梨汁、藕汁、莱菔汁服用。用治咳血。

(6)红烧龟肉:取龟1只(250~500g),洗净切块,去头、足及内脏,用菜油反复翻炒,再加生姜、酱油、冰糖等调料及适量清水,以文火煨炖至龟肉炖烂即成。用于阴血虚之咳血。

4. 针灸

(1)针鱼际、尺泽。鱼际用泻法,尺泽用补法。

(2)针孔最、内关、郄门、鱼际,快进针,急速捻转,强刺激。

(3)鱼际、外关、膈俞、膻中,进针快,强刺激。

5. 穴位疗法

(1)穴位封闭:可用0.25%普鲁卡因1~2ml作穴位封闭,常选双侧内关、尺泽、孔最及膻中穴。

(2)穴位注射:鱼腥草注射液1~2ml,于单侧孔最作穴位注射,每日1~2次,左右交替注射。或用仙鹤草素2ml,孔最、侠白穴注射。用于肺阴虚者。

6. 外治法 大蒜泥敷贴涌泉穴:用于咯血中等量以上的病员,对肺阴虚,虚阳上亢咯血者疗效尤为显著。取新鲜大蒜1头去皮,捣碎成泥状,称取9g,并加硫黄末6g、肉桂末3g、冰片3g,研匀后分涂两块纱布上,敷贴于双侧足底涌泉穴,隔日调换一次(可先在足底皮肤上擦少许石蜡油或其他油类)。敷贴2次,若咯血未见好转者,应加强其他措施。

【转归与预后】

咯血病人的转归与预后取决于患病的原因、发病的久暂、病情的轻重及咯血量的多少诸方面因素。一般地初感外邪者预后较好,病因一旦祛除则咯血即止。因失治、误治致热盛伤津,阴血亏耗,转为阴虚火旺的内伤咯血证,病情缠绵难愈,又易复感外邪形成本虚标实之证,使咯血反复不止,间断加重。出血量多,见气随血脱或离经之血闭阻气道而危及生命者,预后不良。气不摄血或阳虚咯血者,正气已衰治疗常难获效。

【护理与调摄】

安定病人的情绪,咯血量多者绝对卧床,取半卧或侧卧位。嘱患者轻咳嗽,勿屏气,必须将血咯出。据咯血情况随时测血压、脉率及呼吸次数。

大咯血者暂禁食，咯血量少者予温、凉流质饮食，继而予易消化食物，保持腑气通畅。患者应忌烟酒。保证室内空气新鲜流通。患者宜保持安静、休息。对情绪紧张而无呼吸功能障碍者，可选用镇静剂。保持口腔卫生，用淡盐水或冰硼散水于睡前、餐后含漱。

若见大咯血者，宜注意保持呼吸道通畅，清醒者取侧卧位，嘱用力咳嗽，并拍背以助瘀血咯出。神志不清者，使其上半身垂于床边，一手托扶，另一手轻拍其背部，必要时用吸痰器吸出瘀血。

【预防与康复】

及时有效地治疗外感咳嗽，避免因剧咳而引起咯血。内伤咯血者在血止之后，应据咯血的病因病机，进一步治疗，巩固疗效。

平时要注意防寒保暖，消除外邪袭肺之诱因。有咳嗽、咯血史者，应少食或不食辛辣炙煿及生痰动火之物，戒除烟酒。

初愈之咯血患者，正虚或兼瘀血停留，应以扶正、化瘀之药物予善后调理；或用药物煮粥调服。同时还可根据患者兴趣或体力恢复情况，适当选择气功或其他体育活动以增强体质。

吐　血

【定义】

吐血指血由胃来，经呕吐而出，血色鲜红或紫红，常夹有食物残渣，并可伴有大便色黑为主证的病证。多因胃热伤络，肝火犯胃，胃络瘀阻或脾虚血失统摄所致。

【范围】

西医学中上消化道出血，以消化性溃疡出血最多见，其次肝硬化、食管炎、急慢性胃炎、胃黏膜脱垂、胃癌等病引起的吐血，以及某些全身疾病如血液病、尿毒症、应激性溃疡引起的吐血等，均可参考本文辨证论治。

【病因病机】

胃为水谷之海，乃多气多血之腑，若因饮食不节，劳倦内伤，或其他脏腑影响，均可使胃络损伤引起吐血。

一、病因

1. 饮食不节，热伤胃络　平素饮食不节，嗜食辛辣炙煿之品，致燥热蕴结于胃；或嗜食肥甘，饮酒过度，致湿热郁结于胃，燥热、湿热均可化火，灼伤胃络，血随胃气上逆而成吐血之症。若因暴饮暴食，使脾胃升降失司，运化失健，食滞内结，化火损伤阳络，亦可致吐血。

2. 情志内伤，肝火犯胃　郁怒伤肝，或情志抑郁，肝气郁结，郁而化火，肝火犯胃，损伤胃络，迫血上行，或素有胃热，复因肝火扰动，气逆血奔而上逆以致吐血。

3. 劳倦内伤，脾胃虚弱　劳倦过度，损伤脾胃，或久病脾虚，脾气虚弱，统血无权，血液外溢上逆而为吐血；或脾胃素虚，复因饮冷，致寒郁中宫，脾胃虚寒，不能摄血，血溢脉外而致吐血。

4. 肝胃久病，胃络瘀阻　胃痛或肝病日久不愈致气滞血瘀，或久病入络，脉络瘀阻，血脉血络阻滞，血行不畅可致血不循经，外溢上逆而为吐血。

5. 热病久病，阴虚火旺　热病之后或久病阴津耗伤，或气火内郁日久阴津耗伤，阴血不足，虚火内生，阴虚火旺，灼伤胃络，血溢上逆而为吐血。

二、病机

1. 发病　火热灼伤胃络所致之吐血，一般发病较急骤。而由久病入络，气滞血瘀或脾气虚弱，血不循经引起者则发病多较缓慢。

2. 病位　主要在胃，与肝、脾关系密切。

3. 病性　有实有虚。实者以火热、瘀阻为多，虚者以气虚、阴虚常见。

4. 病势　吐血日久，无论何种证型均可致气血亏耗，甚而出现气随血脱之证。

5. 病机转化　吐血以火热、脾虚、瘀阻为主要病机，新病吐血，一般以火热实证为多见。日久可耗阴伤气，而转化为阴虚火旺或气阴两虚的吐血，若出血量多，血失气伤，可致气亏血耗，甚则气随血脱之证。因火热、脾虚所致之吐血，血溢脉外，离经之血可停而为瘀，或久病入络，均可导致瘀阻胃络，从而出现虚实相因，虚实夹杂，吐血缠绵难愈的情况。

吐血病因病机见图 6-4。

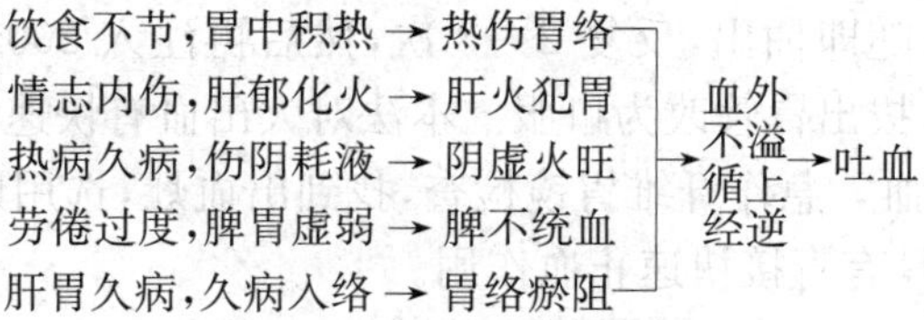

图 6-4　吐血病因病机示意图

【诊断与鉴别诊断】

一、诊断依据

按照中华人民共和国中医药行业标准《中医病证诊断疗效标准》。

1. 呕吐液呈咖啡色或暗红色，吐血量多者可呈鲜红色，多夹有食物残渣，混有胃液。

2. 初起常有恶心，胃脘不适或疼痛。吐血量多者头晕心慌，汗出肢冷，甚或晕厥。

3. 脘腹有压痛，肠鸣音活跃。出血量多者心率增快，血压下降，面色苍白。

4. 呕吐物或大便隐血实验强阳性。

5. 胃肠 X 线钡餐造影及胃镜检查，可明确出血病灶部位及性质。

6. 肝功能、甲胎蛋白测定、癌胚抗原及胆、胰、肝、脾 B 超等检查排除肝脏及其他疾病所致的吐血。

二、鉴别诊断

1. 咯血　吐血与咯血两者血液均经口而出，应予区别。吐血是血由胃而来，经呕吐而出，血色紫黯，常夹有食物残渣，吐血之前多有胃脘不适或胃痛、恶心等症状，吐血之后无痰中带血，但大便多呈黑色。咯血是血由肺而来，经气道随咳嗽而出，血色多为鲜红，常混有痰液，咯血之前多有咳嗽、喉痒、胸闷等症状，较大量的咯血之后，可见痰中带血数天，但大便一般不呈黑色。

2. 鼻腔、口腔及咽喉出血　这些部位出血，血色鲜红，不夹食物残渣，经五官科作有关检查即可明确具体部位。

【辨证论治】

一、辨证要点

1. 辨有火无火　无火者则或见气虚或见瘀阻见症。有火者，当辨实火虚火，实火如胃火内炽、湿热伤胃、肝火犯胃等证，火热灼伤胃络而致的吐血，多可兼见心烦、面红、血色较红、脉数等症；虚火主要为阴虚火旺。

2. 辨证候虚实　辨别吐血的虚实，主要是根据病程、临床证候及血色。新病吐血，大多属实，久病吐血多属虚证。实者症见胃脘部疼痛，胀满不舒，出血量多，血色较红或紫黯夹有血块，苔黄脉数；虚者症见脘痛绵绵或不痛，吐血色淡或紫黯不鲜，舌淡脉虚等。

二、治疗原则

吐血无论虚实，有火无火，均应以降气止血为大法。且注意止血而不留瘀，适当应用凉血活血法。血止瘀消之后，则以宁血、补血为主。

三、应急措施

1. 大黄粉（或醇提片）　每次3g，每日3次，口服。

2. 云南白药　每次0.5～1g，每日3次，口服。

3. 三七粉或白及粉　每次3g，每日1次，口服。

4. 紫地宁血散　每次2安瓿(8g)，每日4次，口服。或用本药按30安瓿溶于1500ml凉开水中，再放入冰箱冰冻至3～4℃，每次经胃管注入胃内500ml，协助患者左右转动体位，使药液与胃各部分接触，随即抽出，反复2～3次，然后再注入200ml保留胃内，每天1～3次，出血停止24小时后，拔出胃管改为口服。本法对大出血有快速止血作用。

5. 内窥镜下局部止血　急作纤维胃镜检查，找到出血灶，选用以上止血药，经胃镜活检孔由塑料管注入。本法具有直接快速止血作用。

四、分证论治

1. 热伤胃络证

症舌脉：吐出鲜血或血色紫黯，常夹有食物残渣，脘腹胀闷作痛，口臭便秘，大便色黑，舌质红，苔黄腻，脉滑数。

病机分析：嗜食辛辣炙煿、肥甘厚味，饮酒过度，燥热、湿热积于胃或肝火犯胃，胃火炽盛，火灼胃络，迫血外溢则吐血，色鲜红或紫黯；热结于胃，气机失畅，故脘腹胀闷作痛；口臭便秘为胃热津伤肠燥所致；舌红，苔黄腻，脉滑数为胃热之象。

治法：清胃泻火，凉血止血。

方药运用：

(1)常用方：泻心汤加味。药用大黄、黄连、黄芩、生地榆、紫珠草。

方中以苦寒性降之大黄为君，清泄胃肠实火积滞，并可凉血散瘀止血；黄连、黄芩功专清泻胃肠之热，泻火解毒，燥湿凉血，用以为臣；生地榆、紫珠苦涩寒凉，降火清热，凉血收敛止血，用以为佐。诸药效专力宏，清降之中使胃火去而血络和，吐衄得止。

(2)加减：呕恶者，加代赭石、竹茹；胃痛者，加三七末、白及末；泛酸者，加乌贼骨；热伤胃阴者，加石斛、天花粉；积滞者症见嗳腐吞酸夹不消化食物，加山楂、神曲、莱菔子消食导滞，降气消痰；饮酒过多，积热动血者，可加葛黄丸以泻火止血。

(3)临证参考：大黄是治吐血的常用药物，临床应用，确有显著疗效，大黄止血而不留瘀，既为气药又是血药，且有推陈致新，荡涤降除瘀浊之功。若将药汁冷服，或将药汁冰冻后服，则止血效果更佳。

2. 肝火犯胃证

症舌脉：吐血鲜红或紫黯，口苦胁痛，心烦易怒嗳气，寐少梦多，舌质红，苔黄腻，脉弦数。

病机分析：气郁化火，或暴怒伤肝，肝火横逆犯胃，损伤胃络，则吐血色红或紫黯；肝胆之火上逆，则口苦胁痛；肝火扰乱心神则心烦易怒，多梦少寐；舌红，苔黄腻，脉弦数为肝火及胃热之征象。

治法：泻肝清胃，降逆止血。

方药运用：

(1)常用方：龙胆泻肝汤加减。药用龙胆草、栀子、黄芩、生地黄、白芍、夏枯草、茜草、旱莲草、侧柏叶。

方中以龙胆草大苦大寒之“凉肝猛将”，清泻肝胆实火为君；辅以苦寒之黄芩清少阳火于上，栀子泻三焦热于下，共助君药泻肝胆实火，故以为臣；生地甘寒质润，白芍甘苦酸，二者养阴清热，敛阴柔肝以助肝气条达，同时可防治肝火及苦寒之品更耗阴血，夏枯草辛苦寒，清泄肝火而兼散郁结，与生地、白芍相伍可加强疏解肝郁之功，生地并可凉血止血，茜草根凉血化瘀止血，旱莲草滋补肝肾之阴，清热凉血止血，侧柏叶凉血清热，收涩止血，上药共用为佐。方中诸药泻中有补，清降中寓发散则祛邪而不伤正，并含火郁发之之意。此外，凉血、消瘀、收涩三者并用以止血，则止血效增而无留瘀之弊。

(2)加减：兼瘀血者，加花蕊石、三七；吐酸者，合左金丸；嗳气频作者，加沉香；胁痛者，加郁金。

(3)临证参考：本证亦可用泻心汤加栀子、丹皮治疗。对肝郁化火，烦热胁痛，口苦，心烦易怒等症不明显者，可改用化肝煎加减，其清泻肝火之力稍弱，但疏肝理气止痛之力较龙胆泻肝汤为强。

3. 脾气虚弱证

症舌脉：吐血缠绵不止，时轻时重，血色淡，或伴胃痛隐隐喜温喜按，神疲乏力，心悸气短，面色苍白，舌质淡，脉细弱。

病机分析：劳倦过度或饮食不节，饥饱失调，损伤脾胃，脾气虚弱，统摄无权，血无所主而妄行外溢，故吐血缠绵不止，血色黯淡；中气虚弱，气血运行不畅，则胃脘隐痛，喜温喜按；气随血去，气血亏虚，心失所养则心悸气短；气虚血亏不能上荣于面，则面色苍白；舌质淡，脉细弱为气血双亏之象。

治法：健脾益气，摄血止血。

方药运用：

(1)常用方：四君子汤加减。药用党参、生白术、茯苓、阿胶、炒地榆、血余炭、白及、生甘草。

方中以甘温之党参、白术，甘淡平之茯苓健脾益气，祛湿助运为君；阿胶养血止血以为臣，君臣并用气血双补，气旺生血，气旺摄血；炒地榆收敛止血，血余炭收涩止血又能散瘀，白及收敛止血，甘缓并可补益肺胃，诸药相伍收敛止血力胜，共以为佐。本方标本兼顾，共奏健脾益气摄血止血之功。

(2)加减：偏于脾阳虚者，加炮姜、炮附子、灶心黄土，或用黄土汤加减；兼有肝郁者，加佛手、郁金、柴胡等。

(3)临证参考：本证治疗重在健脾益气，脾气健旺则能摄血、止血。脾气虚弱，可依症情选用归脾汤、六君子汤等方。对吐血量多不止，语言不能接续者，当急用独参汤益气固脱，或参附汤益气回阳固脱，并加三七粉、白及粉、云南白药、阿胶等止血。

4. 胃络瘀阻证

症舌脉：吐血紫黯有瘀块，胃脘疼痛，痛处固定而拒按，痛如针刺或刀割，面色晦黯，舌质黯或有紫斑，脉涩。

病机分析：气滞日久或久病伤络，而致瘀血凝滞，瘀阻胃络，胃气失和，升降失司，血不循经而随胃气上逆故吐血紫黯；胃络瘀阻，不通则痛，故胃脘疼痛，痛有定处而拒按，痛如针刺或刀割；面色晦黯，舌质黯或紫有瘀斑，脉涩为血行不畅之征。

治法：活血化瘀，通络止血。

方药运用：

(1)常用方：化血丹加味。药用花蕊石、三七末、丹参、降香、茜草根、血余炭、地榆。

方中花蕊石味酸辛性平，酸涩收敛，辛能行散，为化瘀止血专药，三七甘微苦温，可活血散瘀止痛又善止血，且有补益气血之功，二者共用为君；降香辛温，功擅活血散瘀，止血定痛，并有降气和中止呕之功，丹参苦微寒，活血祛瘀，凉血通经，与降香同用，互制其寒温偏性，而行气活血散瘀止痛力胜，助君药化瘀止血止痛，用以为臣；地榆收敛止血，茜草根凉血化瘀血，血余炭收涩散瘀止血，三者共用为佐，协助君臣以散瘀止血。方中诸药多兼行散化瘀及收涩止血于一身，且性味温和平缓，则化滞消瘀而不伤正，收敛止血而不留瘀。

(2)加减：胃脘刺痛者，加延胡索、乳香、没药；兼寒者，加艾叶炭、炮姜炭；兼热者，加大黄、虎杖；兼气虚者，加党参、黄芪；兼血虚者，加当归、鸡血藤。

(3)临证参考：吐血后离经之血未排出体外，留于体内，蓄结为瘀血，妨碍新血生成及气血运行，也可出现胃络瘀阻并使吐血缠绵不止或加重。因而吐血治疗中，应常规加入活血化瘀止血的药物，如三七、大黄、茜草根、蒲黄、云南白药等，以使止血而不留瘀，且同时有助解除患者脘腹疼痛的作用。

吐血各证，若因吐血量多，出现面色苍白，心慌气短，汗出肢冷，脉微欲绝之气随血脱之危重证候，当急予益气回阳固脱，药用独参汤或参附汤，或参附、生脉注射液静脉点滴，同时口服云南白药、三七末及阿胶等止血药。

5. 阴虚火旺证

症舌脉：吐血色红量多，胃脘隐痛，面色潮红，潮热盗汗，口渴咽干，心烦不寐，耳鸣，大便黑，舌红少苔，脉细数。

病机分析：热病、久病或气郁化火，津液耗伤，阴虚火旺，灼伤胃络，则吐血色红；胃失濡养则胃痛隐隐，津少不能上承，则咽干口渴；虚火扰动则潮热盗汗，耳鸣，少寐，烦躁不安；肠道失润则大便干燥；舌质红，脉细数为阴虚火旺之象。

治法：滋阴降火，凉血止血。

方药运用：

(1)常用方：茜根散加减。药用茜草根、侧柏叶、阿胶、生地黄、麦冬、旱莲草、黄芩。

方中茜草根苦寒泄热，功擅凉血止血，化瘀止血，侧柏叶苦微寒，可清热凉血，收涩止血，二者共用为君；生地滋肺肾之阴并凉血止血，阿胶甘平补血止血，滋阴润肺，两药相伍滋阴补血以降火止血，故用为臣；黄芩清肺胃之热兼可凉血止血，麦冬甘寒质润，养阴清肺，益胃生津，清心除烦，与生地并用可润燥通便，旱莲草养肝肾之阴，清热凉血止血，上药共用为佐。诸药相伍，标本并治，相得益彰，共收滋阴降火，凉血止血之功。

(2)加减：兼气虚者，加党参或合生脉散；阴虚甚者，加龟甲、玄参；潮热者，选加地骨皮、青蒿、鳖甲、白薇；盗汗者，加五味子、牡蛎、浮小麦等；烦躁难眠者，加酸枣仁、知母。

(3)临证参考：阴虚吐血与肝火、胃火之吐血，虽都有热象，然而一虚一实完全不同。阴虚火旺为无根之虚火，故清降不宜过用寒凉，总以兼顾阴分为是，如麦冬、玄参、旱莲草等每多使用。

五、其他疗法

1. 中成药

(1)龙胆泻肝丸：每次1袋，每日2次。用于肝火犯胃之吐血。

(2)紫地宁血散：每次8g，每日3～4次。用于胃中积热之吐血。

(3)胃血宁口服液:每次20ml,每日2次。用于胃溃疡及十二指肠球部溃疡引起的上消化道出血,收敛止血。

2. 单验方

(1)蚕豆苗(嫩茎叶)30g,冷开水洗净,捣汁服。

(2)大蓟草、白茅根、藕节各30g,煎服,也可加韭菜汁少许1次服下。

(3)鲜芦根90g,生侧柏、仙鹤草各30g,煎服。

(4)地锦草、墨旱莲各30g,煎服。

(5)白及、侧柏叶(或乌贼骨)各30g,共研细末,每天2次,每次3~6g,用温开水调服。

(6)鲜生地取汁30ml,加入生大黄粉3g,每日3次,口服。

(7)乌贼骨30g,炮姜炭9g,艾叶炭6g,煎服,以温涩止血。

(8)参三七、白及及生大黄,按2∶2∶1比例配成药末,每服3~4.5g,日3~4次,温开水调服。

(9)童便:取健康男性婴幼儿清晨小便,盛于清洁器皿中,以消毒纱布过滤后加入适量白糖,调匀备用。每次100ml,每日3次服用,以祛瘀止血。

3. 食疗方

(1)仙鹤草、冰糖按1∶2用量比例制成膏滋,每次15g,每日2次。

(2)生地汁、鲜芦根汁、白及粉、藕粉各适量,温开水调成糊状口服。

(3)山药、陈皮、太子参、熟地、龙眼肉各适量,炖粥服用。用于气血虚弱之吐血。

(4)党参、黄芪、大枣、当归、龙眼肉,与牛肉共炖,饮汤食肉。用治气血亏虚之吐血。

(5)鲜藕汁1小杯,加水适量煮沸,三七粉3g,与生鸡蛋1个调匀入沸汤中,加食盐调味服用。适用于胃热或肝火未清者。

(6)银耳6g,玉竹15g,兔肉250g,加适量水同煲熟,加盐调味服食。适用于胃阴亏虚者。

(7)桃仁瘦肉粥:桃仁15g,瘦猪肉150g,粳米适量,加水共煲熟,入盐调味服食。适用于胃络瘀阻。

【转归与预后】

吐血初期多为火热实证,反复吐血,气血渐亏,则由实转虚。虚证吐血兼血瘀者形成虚中夹实证候。

患者的预后与吐血的原因、吐血量及兼见症状三者密切相关。引起吐血的新病易治,久病难治,溃疡、胃炎等病引起者易治,肝硬化及胃癌等引起者难治。吐血骤然发生且量多者,易致气随血脱危证,预后较差;出血量少,自觉症状轻者,预后较好;吐血伴发热、脉数等症者,病情多较急重;身凉肢温,脉和缓者易治。

【护理与调摄】

安慰患者,保持情绪稳定,消除恐惧、焦虑心理。患者宜卧床休息,保持安静,注意保暖,吐血严重者,应绝对卧床休息,避免引起昏厥。

吐血量大者,宜暂时禁食。吐血止后或吐血量少、次数不多者予流质或半流质食物,并宜少食多餐,忌食粗纤维及辛辣刺激动火之品,以免再伤血络,饮食不宜过热,同时予具有养阴清热,凉血止血作用的食物,如鲜藕汁、梨汁等。脾虚者应注意营养,进食不宜过于寒凉。

密切观察患者脉搏、血压、肢温、神志、尿量等情况,以便及早发现因失血而引起气随血脱的重证;吐血时取头低脚高侧卧位,以防止血液流入气道引起窒息,同时又可保证脑部血液供应。及时清除呕吐物及污染物品，以免恶臭刺激诱发呕吐，帮助病人用盐水漱口，保持口腔清洁。

【预防与康复】

积极治疗原发疾病、注意生活起居、调摄情志为预防吐血发生的关键。按时用膳，避免过饥过饱及暴饮暴食，不食过硬及辛辣、酸、煎炸等物品，戒烟酒及浓茶。积极治疗引起吐血的原发疾病，如消化性溃疡病、慢性胃炎、肝硬化等。

在吐血止后康复阶段，多有脾虚血亏出现，治疗可着重以健脾益气补血方药治疗，如党参、黄芪、白术、茯苓、何首乌、当归、白芍、熟地等。兼阴亏者，加用麦冬、玉竹、石斛等；若有瘀血蓄积者，可适当配用活血化瘀药，如三七、蒲黄之类。

饮食方面，对脾虚血亏未复者，可选龙眼肉 15g，黄芪 30g，红枣 10g(去核)，牛肉 250g。上物共放碗内，加水适量，隔水炖熟，调味后服用。对胃热、肝火未清者，可用茅藕黄花煎：白茅根 15～30g，黄花菜 30g，鲜藕 60g，水煎服。

便　血

【定义】

便血是指血从肛门排出体外，或在大便前后，或单纯下血，或与粪便混杂而下的病证。常因饮食劳倦、情志所伤、感受湿热之邪等，导致胃肠积热，热伤脉络；或瘀阻脉络，血不循经；或气虚不摄，血液外溢下渗而成。

【范围】

西医学中消化系统疾病，如消化性溃疡、出血性糜烂性胃炎、胃黏膜脱垂、食管与胃底静脉曲张破裂、胃癌、应激性溃疡、结肠息肉、肠套叠等病，以及某些血液病、急性传染病、肠道寄生虫病等出现便血时，均可参照本文辨证论治。

【病因病机】

一、病因

1. 饮食所伤　饮食不节，过食辛辣醇酒致热积于胃，胃络受损，或恣食肥甘厚味，酿湿生热，蕴结胃肠，灼伤胃肠血络，或饥饱无度，饮食不节，损伤脾胃，脾气虚弱，失于统摄。总之，热灼血络或气不摄血，均可致血溢脉外，下渗大肠而成便血。

2. 情志失调　忧思恼怒，情志过极，肝之疏泄失司，肝气郁滞，久则气滞血瘀，瘀血阻滞，脉络瘀阻，血不循经，下渗肠道而为便血；或气郁日久化热，横逆犯胃，灼伤胃络以致血溢肠中而为便血。

3. 劳倦过度　劳倦伤脾，或久病体虚，脾胃虚弱，气虚不能摄血，血无所归，离于脉道，溢于肠中而成便血；若脾胃亏损较甚，或由气损及阳，则不仅脾胃气虚，而且阳气虚弱以致成脾胃虚寒，统摄无权之便血。

4. 感受外邪　感受湿热之邪，或湿浊蕴积，日久化热，蕴结肠道，肠道脉络受损，血液外溢而致便血。

二、病机

1. 发病　热邪灼伤胃肠脉络及瘀血阻络所致之便血，一般发病较急；因气虚、阳虚所致便血，则发病多较缓慢。

2. 病位　主要在胃肠，与肝、脾有关。

3. 病性　有实有虚。实证以胃中积热或肝胃郁热为多，瘀血阻络亦常见。虚证则多为脾胃虚弱。也有虚实并见者。

4. 病势　因实热或脾胃虚弱所致之便血，多呈急性过程，但均易反复发作。反复出血不止者，可导致气血亏虚，甚则气随血脱之危候。

5. 病机转化　便血属实证、热证者，若迁延不愈，耗血伤气，则可成虚实夹杂之证。脾胃虚弱之便血，可因气损及阳，而致脾胃虚寒。诸因所致便血，日久不愈均可致瘀血阻络，从而致热、湿、虚、瘀相兼为犯，缠绵难愈。出血量大者，可导致气随血脱之危象。

便血病因病机见图 6-5。

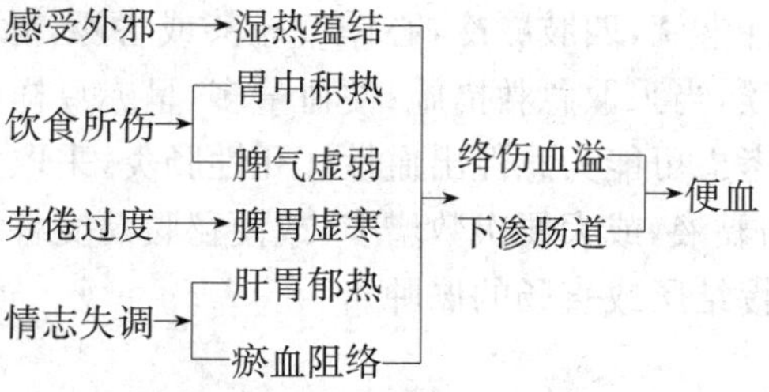

图 6-5　便血病因病机示意图

【诊断与鉴别诊断】

一、诊断依据

按照中华人民共和国中医药行业标准《中医病证诊断疗效标准》。

1. 血液随大便而下，或血与粪便夹杂，或下纯血。出血部位偏下消化道者多见便下鲜血；出血部位偏上消化道者，血色污浊而黯，色黑呈柏油状。

2. 可伴有畏寒、头晕、心慌、气短及腹痛等症。

3. 出血过多可现昏厥，肢冷汗出，心率增快，血压下降，腹部按痛。

4. 内窥镜、X 线钡剂造影、肛门指检及乙肠直肠镜检查，可助明确出血的部位及性质。

5. 询问有无传染病及疫水接触史，血、尿、粪病原体检查及培养，有助于鉴别诊断。

二、鉴别诊断

1. 痢疾　痢疾可出现下利赤白，大便中混有黏液脓血，与便血有相似之处。但痢疾一般初起有发热恶寒等表证，且便血特点为脓血相兼，并见腹痛、里急后重、肛门灼热等症，与便血不同。

2. 痔疮　痔疮属外科疾病，其大便下血特点为便时或便后出血，或量少，仅便外裹有血丝，或量多喷射而出，血色鲜红，常有肛门疼痛或肛门异物感等症，肛门检查可发现内痔或外痔，临床不难鉴别。

【辨证论治】

一、辨证要点

1. 辨便血的颜色及性状　根据便血的颜色及性状，常可为辨别便血病性、病位提供重要依据。关于这方面，《证治汇补・下窍门・便血》所言甚详："纯下清血者，风也；色如烟尘者，湿也；色黯者，寒也；鲜红者，热也；糟粕相混者，食积也；遇劳顿发者，内伤元气也；后重便溏者，湿毒蕴滞也；后重便增者，脾元下陷也；跌伤便黑者，瘀也"。此外，便血颜色黯红，或黑而量多，与大便混杂而下，其病位多在胃及小肠；便血颜色鲜红，或大便中带有血液，病位多在大肠、直肠。

2. 辨病位　一般主要在胃、肠，与肝、脾有密切关系。便血色紫黯或黑色，口臭口苦，胃脘灼热，苔黄，病位在胃；便血黯黑甚或紫红，伴脘胁胀痛，心烦易怒，苔黄，脉弦数或脘腹胀痛，胁下癥块，脉弦细涩，病位在肝胃；便血鲜红，肛门灼热，大便干结，苔黄或黄腻，病位在大肠；便血紫黯或黑如柏油样，伴神疲乏力，面色少华，怯寒肢冷，舌淡，脉细，病位在脾胃。

3. 辨病性 便血色黯或紫红或鲜红，伴胃脘灼痛或脘胁胀痛，口苦口干或心烦易怒，或大便干结，苔黄或黄腻，脉弦或弦数者，病性属实证、热证；便血紫黯，伴脘腹胀痛，面色晦黯，胁下癥块，舌质紫黯，脉弦细而干涩者，病性属实证，为瘀血阻络；便血紫黯或黑如柏油样，脘腹隐隐作痛或不适，喜温喜按，神疲乏力，面色少华，怯寒肢冷，舌淡，脉细者，病性属虚寒。

4. 辨危急重症 大量便血，倾盆盈碗，色紫红或鲜红，或色黑如柏油样，量多，次数多，兼见面色及口唇苍白，冷汗淋漓，四肢厥冷，心悸气短甚或昏厥，脉细数无力或微细欲绝，为气衰血脱之象，属危重证候，当采取急救措施；便血量多，呈赤豆样或黯红、鲜红色，伴剧烈腹痛、发热、起病急骤者，应考虑可能为急性出血性坏死性肠炎，采取急救措施；患者中年以上，反复便鲜血或大便带血与黏液，或大便次数增多，或便秘腹泻交替，或有里急后重，除考虑痢疾及痔疮外，还应高度警惕结肠或直肠的癌肿。

二、治疗原则

便血之治疗以止血为首要。引起便血的原因有“热”与“虚”之分。凡因热所致者，应以凉血止血为主；因虚引起者，以益气摄血为主，酌加温涩之品。凡出血者，多有留瘀，因此，在凉血止血或益气摄血的同时，均应适当加用活血止血之品，以祛瘀生新，使血止而不留瘀。

三、应急措施

1. 严重便血者，应绝对卧床休息，取平卧位，并注意保暖。伴吐血者，暂予禁食。

2. 紧急止血措施

(1)大黄粉(片)3g，每日 3 次口服。

(2)田七粉 3g，或云南白药 1g，每日 4 次口服。

(3)血宁冲剂 1 包，每日 4 次，冲服。

(4)紫地合剂 50ml，每日 4 次口服。

(5)紫地合剂洗胃：将紫地合剂经胃管注入胃内，每次 500ml，并协助患者左右转动身体，使药液与胃各部接触，随即抽出，反复 2～3 次，然后再注入 200ml 保留胃内，每天 1～3 次。出血停止后，继续治疗 24 小时，然后拔出胃管，改为口服。本法对大出血者有快速止血作用。

(6)紫地宁血散 2 支，每日 3 次口服。

(7)及竭散 6g(白及粉 4.5g，血竭粉 1.5g)，每日 2～3 次口服。

(8)内镜下局部止血：急诊纤维胃镜检查，找到出血灶，选用以上止血药，经胃镜活检孔由塑料管注入。本法具有快速直接局部用药而止血的作用。

(9)气衰血脱者，即用生脉注射液 10～30ml 加入 50%葡萄糖注射液 40ml 中静脉注射，每隔 15～30 分钟 1 次，连续 3～5 次；或用参附注射液 10～20ml 加入 50%葡萄糖注射液 40ml 中静脉注射。以上药物亦可加入 10%葡萄糖注射液 250～500ml 中静脉滴注。此外，还可用独参汤煎服，并配合输血、输液等。

四、分证论治

1. 胃中积热证

症舌脉：便血色紫黯或紫黑，口苦口臭，口渴喜冷饮，口舌生疮，胃脘胀闷灼痛，头昏目眩，舌红苔黄而干，脉弦数或滑数。

病机分析：积热内郁，气血逆乱，迫血下行，渗于肠道，是胃中积热便血的主要病机。病位在胃肠之上端，故便色紫黯或紫黑；热郁中宫，胃气失和，故胃脘胀闷作痛，并有灼热之感；热灼津液，则口苦而干，且口渴喜冷饮；火性炎上，热扰清宫，则头昏目眩；舌红苔黄，脉数，均为胃有积热之征。

治法：清胃泻心，凉血止血。

方药运用：

（1）常用方：泻心汤合十灰散加减。药用生大黄、黄连、黄芩、大蓟、小蓟、丹皮、侧柏叶、茜草根、地榆。

方中以苦寒之大黄为君，苦泄通降，荡涤胃肠积滞实热，并可清火凉血以止血；黄连、黄芩清肺胃实热，助君药清泄胃火之力，用以为臣；大小蓟苦甘凉，凉血止血，解毒散瘀消痈，丹皮、茜草凉血止血而兼散瘀活血，侧柏叶、地榆苦涩微寒，清热凉血，收涩止血，尤宜于中下焦血热所致之便血，用以为佐使。诸药以清降为主，因势利导，实则泻之。凉血止血同时消瘀、涩敛并用，则涩不敛邪、留瘀，消瘀更助止血。

（2）加减：血色黯而不泽者，加三七、花蕊石、蒲黄；口干喜饮者，加石斛、天花粉、玄参、麦冬、生地黄；出血过多，气阴两虚者，可加生脉散。

（3）临证参考：临床使用时以煎剂为佳，十灰散可另包煎。近年来，用单方验方治疗便血效验者颇多，其中以大黄、白及、三七、地榆、紫珠草等合用者为多，单味生大黄治疗便血疗效颇著，有认为以生大黄粉吞服效更佳，用后，大便潜血转阴比用其他药物为快。

2. 肝胃郁热证

症舌脉：便血色紫黯或黑色，甚或血色黯红，脘胁胀痛，口苦口干，心烦易怒，舌质红，苔薄黄，脉弦数。

病机分析：郁怒伤肝，肝失条达，气机郁滞，日久化热，横逆犯胃，热伤胃络，以致血溢肠中而为便血；肝气犯胃，气机失畅，故脘胁胀痛；火性上炎，则口苦，心烦易怒；舌红苔黄，脉弦数为肝胃郁热之征。

治法：泻肝清胃，凉血止血。

方药运用：

（1）常用方：丹栀逍遥散化裁。药用龙胆草、丹皮、栀子、柴胡、当归、生白芍、生地黄、大黄、黄芩、茜草根、花蕊石。

方中以苦寒之龙胆草，清泻肝火，栀子、丹皮清肝热，并可凉血止血散瘀解毒，栀子并清三焦火热，清心除烦，丹皮辛散透郁泄热，共用以为君；大黄、黄芩清泄胃热，并可止血，柴胡疏解肝郁，当归、白芍、生地养血敛阴育阴，以柔肝体、护肝阴、助肝用，上药共用为臣；茜草根凉血止血化瘀，花蕊石化瘀止血，共为佐药。纵观全方，清泄肝胃之火同时不忘柔肝育阴，凉血止血之中并兼化瘀行血，使郁散、火清而不更耗阴，血止热清而无留瘀之弊。

（2）加减：脘胁胀痛者，可加延胡索、川楝子；火邪伤阴，口干欲饮者，加麦冬、石斛、天花粉；若便血量多，且伴吐血，血色鲜红者，可用犀角地黄汤以清热解毒，凉血止血，方中犀角用水牛角代替，并以三七末调服；如吐血量大，血出如涌，甚则倾盆盈碗者，治疗时参考本证及吐血证之急救措施。

（3）临证参考：本证型为肝火犯胃，需肝胃同治。若兼口苦口臭，胃脘灼痛胀闷等胃中积热见症时，宜加大泻心汤用量，用生大黄、黄芩、黄连清泄胃中积热，以防胃中积热助肝中郁火。临证时须时时注意观察有合并吐血之可能，并做好应急药物及器械的准备工作。

3. 瘀血阻络证

症舌脉：便血紫黯，脘腹胀痛，面色黯滞或黧黑，或胁下有癥块，或见赤丝蛛缕、朱砂掌，或伴有腹部膨隆如鼓，青筋暴露，舌质紫黯，或见瘀点瘀斑，脉弦细或涩。

病机分析：肝气郁滞，久则血脉瘀阻，或久病入络，脉络瘀滞，血不循经，溢于脉外，下流肠道则便血紫黯；气血瘀阻胃肠，气机不畅，则脘腹胀痛；气血不能上荣，故见面色晦黯；气滞血结，脉络瘀阻故胁下有癥块；舌质紫黯，脉弦细或涩，均为瘀血阻滞之象。

治法：行气活血，化瘀止血。

方药运用：

(1)常用方：失笑散加味。药用五灵脂、蒲黄、当归、赤芍、延胡索、制香附、茜草、花蕊石、三七。

方中五灵脂苦泄温通，入肝经血分，功擅活血散瘀，止痛止血，蒲黄甘平涩敛，善止血而兼行血化瘀，二者共用活血止血，化瘀止痛，用以为君；当归、赤芍活血通络并可和血养血，延胡索行血中气滞，香附理气中血郁，四者相伍活血行气止痛散瘀力佳，上药共用为臣；茜草凉血止血而活血，花蕊石、三七化瘀止血，三七又有补益气血之功，上药共用为佐。诸药合用，务使瘀去络和，血宁而出血止。

(2)加减：瘀血内停化热者，加生地黄、丹皮、小蓟；胁下有癥块者，加鳖甲、龟甲、郁金；伴有臌胀者，加黄芪、茯苓、泽泻、车前子等益气利水之品；阴虚者，加生地、麦冬、玄参。

(3)临证参考：便血由瘀血阻络所致者，破血、动血之品易伤气耗血致血出不止，应禁用。化瘀力强者宜当慎用。服用活血止血之剂，便血止后，当酌情投以养血和血之剂，善后调理。

4. 热毒内结证

症舌脉：便血鲜红，腹痛，肛门灼热，口干，舌燥，大便秘结或不爽，舌红苔黄，脉滑数。

病机分析：火邪热毒，蕴结大肠，热迫血络，故见大便出血色鲜红；热扰肠道，气机不利，则腹痛不舒，大便秘结或不爽；邪热下迫则肛门灼热；热灼津液则见口干舌燥；舌红苔黄，脉滑数为热结之象。

治法：清热解毒，凉血止血。

方药运用：

(1)常用方：约营煎加减。药用黄芩、黄连、生地黄、赤芍、丹皮、地榆、槐米、炒荆芥、生甘草。

方中以苦寒之黄芩、黄连清泻胃肠火热毒邪，用为君药；生地清热凉血止血，养阴生津止渴，丹皮、赤芍凉血清热和血散瘀，助君药清泻血分热邪并和络凉血止血，以为臣药；地榆、槐米性寒苦降，入大肠经，清热降火，凉血解毒，善治肠热便血，地榆味酸，并收敛止血，炒荆芥止血力胜，并祛血中游风，上药共用为佐；生甘草清热解毒，调和诸药，用以为使。诸药相伍效专力宏，泻火解毒直达病所，且凉血、散瘀、敛涩并用，止血力胜而不留瘀。

(2)加减：气滞腹胀者，加枳壳、木香；大便不畅者，加生大黄、槟榔；热毒内壅，便血夹脓者，加马齿苋、红藤、败酱草；口干舌红，阴液不足者，加玄参、乌梅。

(3)临证参考：便血若兼见手足微厥、头晕者，当详分辨，热毒内结之便血，常可因热郁于内，阳气不达四末，而见上症。参合四诊，可与寒厥或阳脱之证区分开来。热微厥微者，可投四逆散宣郁清热，热深厥深者，当以大柴胡汤主之，切不可热当寒治，妄投热剂。

5. 湿热蕴结证

症舌脉：便血色浊，或紫黑如赤豆汁，或血色鲜红，肛门灼热疼痛，大便不畅或里急后重，伴腹痛缠绵，胸膈满闷，肢体困重，纳呆，口黏口苦，小便赤涩不畅，舌红，苔黄腻，脉濡数或滑数。

病机分析：恣食肥甘厚味，湿热蕴结大肠，灼伤肠络，血随便下，故见便血色不鲜，或紫黑如赤豆汁；湿热下迫，气机不利则肛门灼热疼痛，大便不畅或里急后重；湿热蕴阻，三焦气机不畅，则腹痛绵绵，胸膈满闷，小便短赤；纳呆，肢体困重为中焦脾胃为湿热困遏，受纳运化失司，清阳不达四肢之症；口黏口苦，舌红苔黄腻，脉濡数为湿热蕴蒸之象。

治法：清热化湿，凉血止血。

方药运用：

(1)常用方：地榆散合槐花散加减。药用槐花、侧柏叶、地榆、黄连、栀子、茜草、当归、枳壳。

方中槐花、侧柏叶专清大肠湿热，凉血止血，侧柏叶并可收涩止血，地榆清热凉血、泄火解毒，收敛止血，其苦寒沉降，入下焦，三药功专清泻下焦湿热、火毒，共用为君；栀子清热燥湿，引邪下降，黄连入胃肠，清热燥湿解毒力胜，二者助君药泻火解毒燥湿，用以为臣；茜草凉血止血又可散瘀，当归养血化瘀，和营宁络，用之可防苦寒凉遏之弊，枳壳下气宽肠，既可理湿热壅遏之滞，又可行气以化湿浊，与当归相伍尚有行滞止痛之功，用以为佐。诸药苦寒之中兼佐辛苦温散之品，使湿热祛而壅滞除，配伍严谨，切合病机，共奏清热化湿，凉血止血之功。

(2)加减：大便黏滞不爽者，加槟榔；腹痛者，加木香、芍药、延胡索；便秘者，加大黄；肛门肿痛甚者，加苦参、金银花、连翘；若便血日久，耗伤营阴，湿热未除者，可加阿胶、生地、当归，或用驻连丸加减；胸闷脘胀，苔腻明显者，加半夏、苍术。

(3)临证参考：大肠湿热之下血，治疗重在祛湿热，不可妄用固涩止血，以防留邪。否则，可使湿热郁积，不仅血不能止，反增重下血之势。祛除胃肠湿热，苦寒燥湿之品如芩、连、柏、山栀之类当属首选，然湿浊最易郁阻气机，耗伤阳气，故理气化湿，进而健脾祛湿之法亦不容忽视，药如生薏苡仁、厚朴、茯苓、白术等可选用，炒枳实、枳壳可宽肠降气，兼化食湿郁滞，临证每多伍用。若肠中湿热、湿浊蕴积，大便不畅下血者，还可选晚蚕砂、皂角子、槐角以泄浊化湿。如有脓血便，经适当治疗不效者，当进一步检查，以除外直肠癌。

6. 脾气虚弱证

症舌脉：便血色紫黯或紫黑光亮，脘腹不舒，面色无华或䟪白，眩晕，神疲乏力，食少纳呆，食后腹胀，便溏，舌淡胖嫩或有齿印，苔白，脉细弱。

病机分析：思虑劳倦伤脾，或久病脾虚，气不摄血，以致血液下渗大肠，而见便血，其色紫黯；脾虚气弱，健运失司，中焦气机不畅则脘腹不舒，饮食乏味；脾虚气血生化乏源，气血不足，血少滋荣，故面色少华；中气虚弱，清阳不能升清窍、布四肢则头昏目眩，神倦乏力；舌淡，脉细弱，均为气血不足之象。

治法：健脾益气，养血止血。

方药运用：

(1)常用方：归脾汤加减。药用党参、炙黄芪、焦白术、茯神木、龙眼肉、酸枣仁、木香、生甘草。

方中以性味甘温之党参、炙黄芪、白术健脾补中益气，激发生化之源，用以为君；以甘温、甘平味酸之龙眼肉、茯神、酸枣仁健脾养血补血，养心安神，用为臣药，君臣相伍则阳生阴长，气旺血生，气旺血摄而无妄行之患；木香辛散，功擅行肠胃滞气，于大队甘味滋补药中能行气醒脾，使补而不滞，少量用之为佐药；甘草甘缓调和，与君臣相伍有甘温化气，酸甘化阴之用，用为使药。诸药相伍，共收健脾益气、养血摄血以止血之功。

(2)加减：便血较多不止者，加白及、槐米、地榆；便溏喜温者，加炮姜；若汗出肢冷者，加人参(另炖)；出血较多或伴呕吐血者，可加服三七粉或云南白药，或内镜下局部用药止血。

(3)临证参考：便血多，滑脱不止者，还可加诃子肉、枯矾、五味子、乌梅之类以固涩之。脾胃虚弱所致之便血，以气虚不摄为主要病机，治疗以健脾益气摄血止血为关键，临证用药选方时，若见便血而兼心悸，气短自汗甚者，属心脾两虚，以归脾汤为主治之；若出血而兼脾气虚，中气陷或发热症时，以补中益气汤为主治之。

7. 脾胃虚寒证

症舌脉：便血色紫黯或黑如柏油样，脘腹隐隐作痛，喜温喜按，口淡不渴，纳呆，便溏，神疲体倦，畏寒肢冷，舌质淡，苔白润，脉沉细弱。

病机分析：过食生冷寒凉伤及脾阳，或脾胃素虚，日久脾阳不振，统血无权，血液下渗肠道而便血，因血来较远，故便血紫黯或黑；脾胃虚寒，中脘不温，气机不利，则见脘腹隐痛，喜温喜按；脾阳不振，运化失司，阳气虚不能布达四肢，故见饮食减少，大便溏薄，畏寒肢冷；舌质淡，脉沉细缓无力，苔白润，为脾胃虚寒之象。

治法：温中健脾，益气止血。

方药运用：

(1)常用方：黄土汤加减。药用灶心黄土、白术、制附片、干地黄、阿胶(烊化冲服)、黄芩、生甘草。

方中以辛微温之灶心黄土温中止血，用以为君；辅以白术、附子健脾益气，温阳补中，助君药统摄之权，以为臣药；生地、阿胶养阴补血并可止血，更配以苦寒之黄芩，与甘寒滋润之生地、阿胶共同制约术、附过于温燥之性，以防辛温动血；甘草和胃调中，用以为使。诸药配伍，寒温并用，标本兼治，刚柔相济，温阳而不伤阴，滋阴而不碍阳。

(2)加减：便血不止者，加白及、花蕊石、参三七；下血日久不愈，脾虚及肾，脾肾阳虚者，加仙茅、补骨脂；畏寒肢冷甚者，加鹿角霜、炮姜炭、艾叶炭。

(3)临证参考：脾胃虚寒下血日久，脾气下陷，面色苍黄，六脉细弱，可合用补中益气汤以益气升清。畏寒肢冷，腰膝酸软，脉沉细者，可予断红丸温补脾肾，益气固涩。

若出血少，脾胃虚寒不甚者，可用十灰散或黑良附丸加味(黑香附、炮良姜、灶心土、白及、乌贼骨)，温涩止血而无动血伤阴之弊。阳虚所致之出血，治疗本当补气助阳，然而温热之品常有行血的作用，所谓“血得温则行，得凉则滞”，不利于止血。临证治疗时，将药炒黑或烧炭存性，一方面收敛止血，另一方面，经炒炭后，既可减清凉之品之凉性太过，防其重伤阳气，又可减温燥药之温燥助火之弊，并减少某些药滋补碍胃，妨碍消化的副作用。因此在阳虚失血治疗中，多用炒焦或炭药，与前所述血热妄行时用生药、鲜药治疗，形成鲜明对照。阳虚致出血，治疗防温燥太过，或以寒凉反佐，或以炒黑烧炭缓其燥性，务求补助阳气以止血，而避其温燥动血伤阴复致出血之弊。邪热灼络，血热妄行之出血，用生鲜寒凉之品，或佐以活血化瘀者，是防其凉遏太过而有留瘀滞血之弊，务求血止瘀去。可见，血证治疗以和为贵。

8. 气随血脱证

症舌脉：大便溏黑或紫红，甚则便血鲜红量多，盈碗倾盆，面色苍白，眩晕，心悸，烦躁，口干，冷汗淋漓，四肢厥冷，尿少，神昏，舌淡，脉细数无力或微细欲绝。

病机分析：血出量多，甚则倾盆盈碗，血在肠中停留短暂，故血色鲜红；血虚血少不得上荣于面，清窍失养，则面色苍白、眩晕；血不养心则心悸、烦躁；口干为阴血不足之症；血出量大，气随血脱，阳气虚衰，则见四肢厥冷，冷汗淋漓；舌淡，脉微细欲绝为气衰血脱之象。

治法：益气固脱，回阳救逆。

方药运用：

(1)常用方：独参汤或参附汤。药用人参、熟附子。

"有形之血不能速生，无形之气所当急固"。气随血脱之危急重证，须月大补大温之品以回阳救急固脱。方中重用味甘之人参大补元气，壮补固脱；附子大辛大热，温补元阳，回阳固脱救逆。二者相伍，壮摄先后天之阳气，相辅相成，为救急固脱首选用药。用之可收不补血而血自生，不止血而血自摄之功。

(2)加减：如汗出较多者，可加生龙骨、牡蛎；或用山茱萸 60g 浓煎顿服以固脱救逆；阴阳两虚者，可与生脉散合用。

(3)临证参考：本证型为便血之变证、急证，治疗应采取中西医结合急救措施。

五、其他疗法

1. 中成药

(1)人参归脾丸：每服 1 丸，每日 2～3 次，口服。用于脾虚不摄之便血。

(2)热毒清：每服 4～6 片，每日 2～3 次。用于热毒内结，三焦火盛之便血。

2. 单验方

(1)侧柏叶、白及各 10g，共研细末，每次 3～6g，每日 2 次冲服。

(2)乌贼骨、白及、甘草各等量，研极细末，每次 3g，每日 3 次冲服。用治便血。

(3)橄榄核烧存性，研末，每服 6g。治肠风下血。

(4)槐花 50g，侧柏叶 50g，荆芥穗 50g，炒枳壳 50g，做成内服散剂，日服 2 次，每次 6g，温水送服。用于肠风下血，便前出血。

3. 食疗方

(1)猪肠芫荽羹：鲜猪大肠 30g，芫荽 60g，洗净煮熟，空腹 1 次食之。用于胃热或湿热未清之便血。

(2)猪肠汤：猪大肠 90g，加黄连、木香末各 30g。将猪大肠洗净，黄连、木香末填入肠内，扎紧两头，用米醋煮烂，分 3 次空腹食之。用于胃热、湿热之便血。

(3)猪肠槐米汤：猪大肠 120g，槐米 15g，同入瓦锅内，加水适量，煮 3～4 小时，去渣顿服，每日 1 次，连服数天。

(4)丝瓜瘦肉汤：丝瓜 100g，瘦猪肉 90g，放入砂锅内，加水适量，文火炖至肉烂，加食盐调味，分 2 次服食。

(5)银耳玉竹煲兔肉：银耳 6g，玉竹 15g，兔肉 250g，加适量水同煲熟，加盐调味服食。适于血虚伤津之便血。

(6)黄芪红枣龙眼炖牛肉：黄芪 30g，龙眼肉 15g，红枣 10 个(去核)，牛肉 250g。将上料放锅内，加水适量，文火炖熟，调味后服食。

4. 针灸

(1)便血属实热者，可配合针刺曲池、大椎、三阴交，用泻法以清热泻火，凉血止血。

(2)便血属虚寒者，可取足三里、太白、脾俞、肾俞等，针用补法或温针，或艾灸百会、气海、关元、命门等，以健脾补肾，益气固摄。

【转归与预后】

便血患者的转归及预后，与病邪性质、正气强弱、出血多少、病情轻重及治疗是否恰当及时有关。胃中积热，瘀血内阻及肝胃郁热者，多兼见阴虚之征，或日久多可致阴血亏虚，由实证转为虚实夹杂证。热毒内结或湿热蕴结之便血，一般经治疗后，可使热清湿去，病情逐渐向愈，但亦可有湿热留恋，便血反复发作者。脾胃虚寒、虚弱证，病情多有反复，且日久可由脾及肾，导致脾肾阳虚。不论实热或虚寒证之便血，日久不愈，久病入络，均可兼有血瘀之证。瘀血阻络，络伤血溢，病势更加缠绵难愈。

本病初期，正气较盛，病情轻，出血量少者，预后一般较好。经恰当治疗，多可在短期内使血止病除。出血量较多，正气尚不甚衰者，虽可出现气血两虚或阴血亏虚诸多虚象，一般亦不致危及生命，但恢复较慢。如大量出血，伴吐血者，可形成气随血脱之危候，若不及时抢救，每可危及生命，预后多不良。

【护理与调摄】

注意观察患者精神状态，及时予以安慰并消除其紧张、恐惧、烦恼等不良情绪。便血量多者，嘱卧床休息。

严密观察患者面色、精神意识及四肢温度的变化，定时监测记录血压、脉象及排出的黑便量，密切注视患者病情的发展和变化。如患者继续排出柏油样便，血压下降，脉搏细微而数，呼吸急促，表示出血未止；如收缩压低于 11.7kPa(90mmHg)，头昏，心慌，汗出，面色苍白，四肢厥冷，脉芤或细数等，说明病情加重。此等病情应及时报告医生急救处理，以防产生厥脱证。

饮食方面，出血期患者切忌食用粗纤维食物和炙烩油煎等食品，而应予软烂少渣、易消化清淡有营养食物，且需少食多餐。辨证属实热者，可多予百合汤、鲜藕汁或藕粉、各种果汁、杏仁茶等具清热凉血，收敛止血之品；口渴者，可用生地、地榆、侧柏叶各 10g，煎水代茶冷服；脾虚者，尤需加强营养，饮食不宜过凉，以防伤脾。伴有吐血者，应暂时禁食。

【预防与康复】

注意对胃脘痛及肝病等疾病的及时治疗，有助于预防便血的发生。同时有胃脘痛者，一旦疼痛加剧，不易缓解时，要注意粪便颜色以防出血。此外，患有可能引起便血之疾病者，平素应注意劳逸结合，避免过度劳累与紧张；少食辛辣、煎煿之品，戒烟酒，并保持大便通畅；气候转变时，注意保暖。

便血的康复疗法包括药物、食疗、针灸及自我按摩等方法，适用于便血渐止或基本停止，或仅有大便隐血试验弱阳性者。现详述如下。

一、药物康复

针对便血后期患者多有不同程度之正虚表现，如气血亏虚、气阴两虚等，可根据辨证结果选用归脾汤、生脉散等加减治疗，切忌乱投峻补温燥之品。脾胃功能未复者，可加用健脾、运脾之品。

二、食疗康复

1. 黄鳝瘦肉煲黄芪大枣汤　适用于气血亏虚者。每次取黄鳝 2～3 条(约 200g)，去内脏，洗净切段；猪瘦肉 100g，洗净切块；黄芪 15g，大枣 10 枚，加水 1.5L，煮沸后文火煎 30 分钟即可饮而食肉。

2. 黑豆炖塘虱鱼　适用于血虚者。取黑豆 75～100g，去杂质，塘虱鱼 2～4 条(约 250g)，去内脏，洗净同放砂锅内，加生姜 3 片，调料适量，加水炖，待水开约 2 小时后即可服用。

3. 羊胫骨大枣糯米粥　适用于脾虚血亏者。每次用羊胫骨1根(约500g),大枣50g,黑糯米150g。先将羊胫骨洗净砸碎,煮汤取汁,再将洗好的糯米、大枣放入汤汁中煮粥,熟后调味服用即可。

4. 海参冰糖羹　适用于气阴两虚者。用干海参50g,或已泡发海参或鲜海参250g,洗净加水煮烂后,加冰糖适量煮至羹状服用。

5. 槐花饮　适用于邪热未尽者。取陈槐花10g,粳米30g,红糖适量。将陈槐花烘干,研成末,粳米淘净,放入锅内,加清水适量,用武火烧沸后,转用文火煮40分钟,滤去米饭,留米汤,把槐花末、红糖放入米汤内,搅匀即成。

三、针灸康复

对便血康复期患者,可针刺或灸足三里等穴,或采用北芪注射液、当归注射液等注射足三里、脾俞等穴位。

四、自我按摩疗法

病者可行自我按摩,如擦丹田、搓肾俞等。

尿　血

【定义】

尿血是指小便中混有血液或夹杂血块而排尿不痛的一种病证。由火热伤及肾与膀胱脉络,血溢于外,随尿而出,或因脾肾两亏,统摄失职,或瘀血内阻所致。

【范围】

西医学中肾炎、肾结核、多囊肾、肾下垂、泌尿系统肿瘤和部分尿路结石、尿路感染以及全身出血性疾病等出现的尿血,均可参考本篇辨证论治。古人所称的尿血仅指肉眼血尿,对于出血微量,仅在显微镜下发现有血尿者,也可按本文辨证论治。

【病因病机】

尿血的发生是由于外感风热毒邪,伤及肾与膀胱血络;或因烦劳过度、情志过极,房室不节,或痨虫伤肾等因素致气血虚弱,肾气不固,或气阴两伤,阴虚火旺,灼伤肾与膀胱血络而迫血下溢或血渗于水道而致。

一、病因

1. 风热袭表　风热之邪外袭,循经入里,热结膀胱,膀胱血络受伤而致尿血。

2. 热毒内犯　感受风热或热毒之邪,由表入里,侵犯营血,火毒内犯,迫血妄行,灼伤肾及膀胱脉络,迫血下溢水道而成尿血。若热毒迫血,除尿血外,还常伴有衄血、便血、紫斑等症。

3. 心火亢盛　因烦劳过度或情志内伤,耗伤心阴,心火亢盛,移热于小肠,循经灼伤膀胱血络,迫血妄行而致尿血。

4. 阴虚火旺　久病正虚或痨虫感染,房室不节,相火妄动,或忧劳过度等,均可伤及肾之精血,肾阴亏虚,虚火内生,灼伤肾与膀胱血络而致尿血。

5. 脾肾两亏　因劳倦忧思伤及心脾,或久病,或房室不节可伤及肾。脾气虚弱,统摄无权血无所主溢于脉络之外,可致尿血,或并见吐血、便血等诸血证。肾中精气亏虚,不能固摄,血液妄行亦可致尿血。

6. 瘀血阻络　情志不畅、饮食劳倦致气机阻滞,瘀浊内阻,若结于下焦肾和膀胱,壅塞脉络，则瘀阻络损，血溢于外，渗于膀胱而尿血。此外，离经之血留著不去而为瘀，阻塞于脉络，亦可更致出血。

二、病机

1. 发病　风热外袭，热毒内犯，由表及里，蓄结肾和膀胱，一般发病较急。若因劳倦忧思，房室不节等因所致脏腑功能受损，气血阴阳失调，脾肾统摄失职之尿血，一般发病较缓。

2. 病位　主要在膀胱和肾，与心、肺、小肠关系密切相关。

3. 病性　以火热、虚损、瘀血为主。

4. 病势　无论因外感或内伤所致之尿血，均以下焦肾及膀胱脉络受损，血溢脉外，血随尿出为主要特征，其病势一般由上而下，由外及里。

5. 病机转化　尿血由外感风热、热毒所致者，初起多为实证，若迁延不愈，耗气伤阴则可转为虚证。邪热可伤及心阴、肾阴而出现心火亢盛，阴虚火旺，耗伤脾肾之气则脾肾不统不固。尿血由内伤诸因所致者，以虚证或虚中夹实多见。耗伤心、肾之阴，可见心火亢盛，阴虚火旺。伤肾精气者可致肾气不固，伤及脾气者，可致脾不统血。热迫血溢或气虚不摄，血溢脉络之外者，皆可导致血瘀而成虚实夹杂之证。尚有本为虚损，复感外邪，导致虚实夹杂之证。

尿血病因病机见图 6-6。

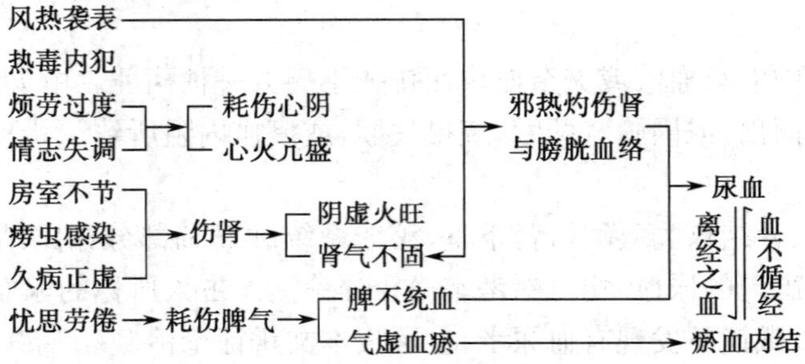

图 6-6　尿血病因病机示意图

【诊断与鉴别诊断】

一、诊断依据

出自王永炎、鲁兆麟主编的《中医内科学》(人民卫生出版社，1999 年)。

1. 小便中混有血液或夹有血丝，排尿时无疼痛。

2. 实验室检查　小便在显微镜下可见红细胞。

二、鉴别诊断

主要与血淋、石淋相鉴别：

1. 血淋　血淋与尿血均可见血随尿出，但血淋以小便短涩、滴滴刺痛为特征，尿血则无排尿时疼痛，二者明显不同。

2. 石淋　石淋与尿血都可见血随尿出。但石淋尿中有时夹有砂石，小便涩滞不畅，有时中断或刺痛，或有腰腹绞痛等症，若砂石从小便而出，则痛止。

【辨证论治】

一、辨证要点

1. 辨病位　尿血的病位主要在膀胱和肾。与心、脾、肺、小肠有密切关系。尿色鲜红、尿急灼热，病位在膀胱；尿色鲜红热赤，心烦口渴，口舌糜烂，病位在心、小肠与膀胱，以膀胱为主；尿色鲜红，伴恶风发热，咳嗽，眼睑浮肿，病位在肺、肾与膀胱，以肾为主；尿色红赤，伴皮肤疮疡或肌衄、鼻衄，或腰膝酸痛，病位在肺、心、肾、膀胱，以膀胱为主；尿色淡红，面色不华，神疲气怯，腰膝酸软，病位在脾肾；尿色淡红，伴头昏，耳鸣，腰膝酸软，夜寐遗精，病位在肾。

2. 辨病性　病性以风热、热毒、虚损、瘀血为常见。尿色鲜红，起病急骤，伴发热，咽喉疼痛，心烦口渴，舌红苔黄，脉浮数或滑数者，病性属风热或热毒；尿色淡红，发病较缓或反复不止，伴颧红，潮热，盗汗，手足心发热，舌红少苔，脉细数者，病性属阴虚火旺；尿色淡红，遇劳则发，面色不华，体倦无力，苔薄舌质淡红，脉细无力者，病性属气虚；尿色黯红或尿中混杂血块，屡发不止，伴少腹拘急硬满拒按，或痛有定处，可触及痞块，舌质紫黯，或有瘀斑者，病性属瘀血。

二、治疗原则

尿血因虚因实两类，治法有别。属风火实邪者，治宜疏风清热，泻火解毒，凉血止血；阴虚火旺者，治宜养阴清热，凉血止血；脾肾亏虚者，治宜补益脾肾，益气摄血；瘀血内结者，则宜活血调营，化瘀止血。在尿血的治疗中，应注意止血不留瘀，止血同时当配合活血化瘀法。

三、应急措施

尿血量多者，当先止血，可选用如下方法：

1. 云南白药：每次1g，每日4～6次，口服。

2. 生三七粉：每次1g，每日3～4次，口服。

3. 紫珠草50g，水煎300ml，每日3次，口服。或紫珠草片，每片0.3g，每次4～6片，每日4次，口服。

四、分证论治

1. 风热袭表证

症舌脉：发热恶风，尿呈红色或酱色，或仅有镜下血尿，可见眼睑及颜面浮肿，咳嗽，咽痛，舌尖红，苔薄黄，脉数或浮数。

病机分析：表邪循经入里，热结膀胱，灼伤膀胱血络，故尿血；风热袭表，故恶风发热；风性浮越，风水相搏，故睑面部浮肿；风邪壅塞于肺，清肃之令不行则见咳嗽；风热侵袭，咽喉为一身之门户，故见咽痛；舌尖红，苔薄黄，脉数或浮数为风热在表之征。

治法：疏风清热，利水止血。

方药运用：

(1)常用方：麻黄连轺赤小豆汤合银翘散加减。药用麻黄、连轺（连翘根）、金银花、赤小豆、桔梗、牛蒡子、竹叶、鲜生地黄、白茅根、生甘草。

方中以辛微温之麻黄发散表邪，宣肺利水消肿，以苦寒之连翘根轻宣透表，清热解毒，散结消肿，共用为君，宣发透散表邪，解毒利水消肿；以甘寒之赤小豆利湿消肿，引邪从小便而出，助麻黄利水消肿；金银花甘寒芳香，助连翘清热解毒，二者共用为臣；牛蒡子、桔梗、甘草宣肺祛痰，解毒利咽，竹叶甘寒利小便，清热泄火，生地甘寒清热凉血止血，白茅根清热利尿，凉血止血，上药共用为佐。诸药相伍，于宣清消利之中使邪从表而散，从小便而祛，为治疗风热袭表之尿血良方。

(2)加减：咳嗽明显者，加葶苈子、杏仁；咽喉肿痛者，可选用板蓝根、蚤休、蝉衣、僵蚕；暑热者，加飞滑石、黄连、黄芩；尿血不止者，可加藕节、小蓟等凉血止血；尿少肿甚者，加茯苓皮、桑白皮、陈皮行气利水消肿。

(3)临证参考:本证因风热外袭所致,治疗当以疏风清热为主,可适当配伍凉血止血之品,切忌过用固涩及苦寒之品,以防留瘀之弊。临证有用大剂量白花蛇舌草(50g),或配蒲公英、紫花地丁,治因风热、热毒致尿血者,疗效显著,白花蛇舌草甘淡凉,不仅有清热解毒作用,且可利尿消肿,利湿祛浊。

2. 热毒内犯证

症舌脉:尿色鲜红,发热口渴,甚则寒战高热,烦躁不安,伴腰酸腰痛,或皮肤疮疡,或鼻衄、肌衄,舌红苔黄,脉滑数。

病机分析:热毒之邪,由表及里,灼伤肾与膀胱血络,故尿色鲜红;热毒内盛,故发热,甚则寒战高热;热甚伤津,故口渴,喜冷饮;热入心营,迫血妄行,则烦躁不安,鼻衄,肌衄;舌红,苔黄,脉滑数为热毒内盛之象。

治法:清热解毒,凉血止血。

方药运用

(1)常用方:清瘟败毒饮加减。药用水牛角、生地黄、丹皮、赤芍、生石膏、知母、黄连、黄芩、栀子、连翘、竹叶、大蓟、小蓟。

方中重用咸寒之水牛角,并伍甘寒、苦寒之生地,丹皮、赤芍,清热解毒,凉血止血散瘀,为治热毒入血之主药,共为君药;辅以辛甘大寒之生石膏,苦甘寒之知母清解气分之热,止渴除烦,黄芩、黄连、栀子清泄三焦火热毒邪,共以为臣;连翘、竹叶清心除烦,并可疏透上焦风热,含透营转气之意,大小蓟功擅凉血止血,散瘀消痈,竹叶配伍小蓟与栀子可利尿泄热,上药用为佐使。诸药相伍,气营两清,同时又重在解毒凉血,相辅相成,务使毒热清、血络和而尿血得止。

(2)加减:高热神昏者,加紫雪丹或安宫牛黄丸;口渴明显者,加鲜石斛、鲜沙参、鲜生地、天花粉;皮肤疮疡者,加蒲公英、紫花地丁、白花蛇舌草;大便秘结者,加生大黄;尿血量多者,加三七、云南白药。

(3)临证参考:本证以热毒炽盛为特征,治疗以清热解毒为关键。热毒清解,血热转凉,则尿血止,若见湿热毒邪蕴结下焦之尿频、尿急排尿不畅、尿血者,可改用八正散加大剂量白花蛇舌草治疗。少腹胀满,脘痞纳呆,舌苔黄腻者,可改用二妙散加味,以清利湿热。

3. 心火亢盛证

症舌脉:尿血鲜红,小便短赤,甚则尿道灼热疼痛,心烦口渴,面赤,口舌生疮,夜寐不安,舌尖红,苔黄,脉数或细数。

病机分析:本证多由情志拂郁化火,或六淫内郁化火,或过食辛辣或烦劳伤及心阴而致心火亢盛,心火移热于小肠,小肠与膀胱同属太阳经脉,小肠之热下注膀胱,故尿血鲜红,短赤灼热;心火内炽上炎则见面赤、心烦、口舌生疮等症;舌为心之苗,舌尖由心所主,故舌尖红为心火上炎之征;苔黄、脉数或细数为火热内盛或兼火热伤阴之象。

治法:清心泻火,凉血止血。

方药运用:

(1)常用方:小蓟饮子加减。药用小蓟、竹叶、黄芩、栀子、生地黄、车前草、白茅根、大蓟、藕节、生甘草。

方中以甘苦凉之小蓟凉血止血,泄热利尿,甘辛寒之竹叶清心降火,利尿泄热,共以为君;黄芩、栀子清三焦火毒、湿热,栀子并可引血下行,生地养阴生津,清心除烦,凉血止血,共以为臣;车前草甘寒,利尿泄热,凉血解毒,白茅根清热利尿,凉血止血,大蓟凉血止血而散瘀，藕节收敛散瘀止血，上药共用为佐；生甘草清热解毒，调和药性，用以为使。诸药效专力宏，因势利导，引邪外出，共奏清心泻火，凉血止血之功。

(2)加减：排尿不畅者，加萹蓄、瞿麦；尿血量多者，加鹿衔草、旱莲草、琥珀、血余炭；心烦不寐，口舌生疮者，加黄连、麦冬、远志、酸枣仁；口渴甚者，加石斛、玄参、沙参；兼口苦、胁痛等肝胆火旺症状者，加龙胆草、赤芍、柴胡；若有低热者，加地骨皮、银柴胡、鳖甲滋阴清热。

(3)临证参考：心火亢盛证较轻者，可用导赤散；较重者，可加玄参、金银花、连翘、丹皮、莲子心以及黄连、黄柏、大黄等。但心火亢盛易耗伤阴液，治疗时不宜过用苦燥伤阴之品。若见心烦少寐，口干口渴，舌红少苔等热伤心阴症状者，宜少用苦寒之药，而增加养阴生津之力，注意不可滋腻太过，防酿湿助热之弊。

4. 阴虚火旺证

症舌脉：小便短赤，或夹血丝，头晕目眩，耳鸣如蝉，神疲，颧红，潮热盗汗，口干咽痛，腰膝酸软，舌质红，苔少，脉细数。

病机分析：久病或房劳伤肾，肾阴亏耗，虚火内动，虚火灼伤膀胱血络则血随尿出；虚火上扰清窍则头晕目眩；耳鸣如蝉为肾虚精亏，清窍失养之症；腰为肾府，肾虚故见腰膝酸软、神疲；阴虚内热则见潮热盗汗，口干咽痛；舌质红，苔少，脉细数为阴虚火旺之征。

治法：滋阴降火，凉血止血。

方药运用：

(1)常用方：知柏地黄丸合二至丸。药用熟地黄、山药、山茱萸、丹皮、茯苓、泽泻、黄柏、知母、女贞子、旱莲草。

本证尿血为肾阴精亏损，虚火内生，灼伤膀胱血络所致。方中以甘微温之熟地，入肝肾经，滋阴补血，填精补髓，大补真阴以壮水之主，用为君药；山萸肉酸涩微温，入肝肾经，补肝肾之阴，山药甘平，入肺脾肾三经，健脾补肺，固肾益精，所谓土旺生金，金盛生水，二者共用为臣，君臣合用壮水滋阴力胜；以甘寒之泽泻，利水渗湿泄热，以甘淡之茯苓渗湿健脾，以辛苦微寒之丹皮，清热凉血，泻阴中伏火以治虚火上炎，并可凉血止血，更加苦寒质润之知母，滋阴泻火，黄柏苦寒泻相火以坚阴，女贞子、旱莲草补肝肾之阴并凉血止血，上药共为佐使。诸药相伍，标本兼顾，相得益彰，用治阴虚火旺之尿血。

(2)加减：尿血多者，可加茜草根、侧柏叶、藕节、蒲黄凉血止血；有低热者，可加银柴胡、地骨皮、鳖甲滋阴清热；心烦少寐者，加竹叶、莲子心、麦冬、夜交藤；遗精者，加莲须、芡实、桑螵蛸、生龙骨、生牡蛎；腰膝酸软者，加狗脊、续断、怀牛膝；咽干痛者，加玄参。

(3)临证参考：本证阴虚火旺，治疗当以滋阴降火为主，慎用苦寒之品及固涩止血之品，以防伤阴、留瘀之弊。同时，对肾阴虚而火热不旺无实邪者可选用六味地黄丸、理血汤。

5. 脾肾两亏证

症舌脉：尿血日久，色淡红，小便频数或夜尿多，面色少华，神困乏力，饮食减少，头晕耳鸣，腰膝酸软，或四肢不温，舌质淡，苔薄，脉细弱。

病机分析：劳倦忧思或房室不节，伤及脾肾，或长期慢性腹泻伤及脾肾之阳气，脾虚则统血无权，肾虚则下元不固，血溢脉外而成尿血；面色少华，神困乏力，饮食减少，为脾气不足，脾失健运，气血生化亏乏，气血不能上荣于面，清阳不能达四肢、清窍之症；头晕耳鸣，腰膝酸软为肾中精气不能荣其府、养其窍之症；若脾阳不足可见四肢不温之症；舌淡，苔薄，脉细弱为气血虚弱，脾肾不足之征。

治法：健脾补肾，益气摄血。

方药运用：

(1)常用方：大补元煎加减。药用党参、山茱萸、熟地黄、山药、黄芪、白术、杜仲、菟丝子、肉苁蓉、怀牛膝、仙鹤草、阿胶、桑螵蛸。

方中以甘温之党参、黄芪益气健脾补中，以甘苦微温之熟地滋肾养肝，补血生精，山茱萸酸涩微温，滋补肝肾，涩精止血，山药甘温，助脾益肾，补中固精，上药共用为君；白术健脾燥湿助运，杜仲甘温，补益肝肾，强壮筋骨，怀牛膝补益肝肾，强腰膝，肉苁蓉补肾益精血，菟丝子补阳益阴，固精止血，上药共用为臣；仙鹤草收敛止血，阿胶补血止血，桑螵蛸补肾助阳固精，共用为佐。方中益气健脾与补血养精共用达补气生血之效，补肾助阳与滋养精血相伍又有阴阳互根，阴助阳生，阳助阴长之用，且补脾益肾先后天同调，可谓相辅相成，相得益彰。

(2)加减：尿血量多者，可酌加紫珠草、炒蒲黄、三七粉；尿血多而不止者，加鱼鳔胶、焦艾叶、炮姜炭；夜尿多者，加益智仁、覆盆子；心悸失眠者，加炒酸枣仁、远志、山药。

(3)临证参考：若属脾气下陷，气不摄血者，可选用补中益气汤合二至丸，酌加仙鹤草、小蓟、三七粉等止血之品；若属于肾气不足，封藏失职，用无比山药丸加止血之品；对于脾气虚弱致纳少者，加生稻芽、生谷芽、生麦芽等生发胃气之品；切忌消导如焦三仙、鸡内金、槟榔之属，以防更伤脾胃之气。

6. 瘀血内结证

症舌脉：尿色紫黯，常夹血块，排尿不畅，少腹刺痛拒按，或可触及积块，舌质紫黯，或有瘀点瘀斑，苔薄，脉细涩或沉细。

病机分析：因气滞血瘀，或尿血过用苦寒致血凝留瘀，或内有热郁，邪热未清，早用固涩，留滞为瘀，瘀血凝聚，结于膀胱和肾，久则络伤血溢而尿血，色紫黯，常夹血块；血瘀气滞，不通则痛，故伴少腹刺痛拒按；舌紫黯，或有瘀点、瘀斑，脉象细涩或沉细为瘀血在里之象。

治法：活血调营，化瘀止血。

方药运用：

(1)常用方：血府逐瘀汤合失笑散加减。药用川牛膝、红花、赤芍、桃仁、蒲黄、五灵脂、枳壳、白芍、当归、生地黄。

方中以桃仁、红花、川牛膝、赤芍为君，功专活血祛瘀，通络化滞；蒲黄、五灵脂化瘀止痛止血，用以为臣；当归养血活血，生地、白芍养阴柔肝和血，三者共用使瘀散血行而不伤血、耗血，枳壳理气行气以助血行之力，上药共用为佐。纵观全方通中有补，则通不伤正，补不壅滞，气血同调，务使气行血畅，瘀血化则血循常道，尿血自止。

(2)加减：少腹有癥积痞块者，可酌加大黄、生牡蛎、穿山甲、莪术；腹痛甚者，加延胡索、徐长卿；外伤尿血，加服七厘散；瘀久出血不止者，选加茜草根、三七、琥珀粉。

(3)临证参考：本证以“瘀”为主要特征，除因气机阻滞所致者外，尚可因外伤，气血亏虚，阳虚寒凝，阴虚血结而产生，故治疗时应酌情加减。如气血亏虚者，宜益气养血，活血止血；阳虚寒凝者，宜温阳散寒，活血止血；阴虚血结者，则当滋阴以助血行；外伤尿血，服七厘散，或用童便冲服云南白药；若瘀热互结，热重于瘀之尿血，可选用桃核承气汤化裁。

五、其他疗法

1. 中成药

(1)知柏地黄丸：每次 1 丸，每日 2 次。用于阴亏火旺之尿血。

(2)人参归脾丸：每服 1 丸，每日 2 次。用于脾虚不摄之尿血。

2. 单验方

(1)白茅根30～60g,水煎服。治热证尿血。

(2)鲜车前草、鲜藕、鲜小蓟草各60g,共捣汁,空腹服。治各种尿血。

(3)乌梅烧存性,研末,蜜丸,每次6～9g,每日服1～2次。治各种原因的尿血。

(4)苎麻根15g,生地、茯苓各10g,海螵蛸9g,煎汤服。治尿血不止。

(5)鹿茸、当归、生地、冬葵子、蒲黄各60g,共研细末,每次服6g。治肾虚尿血。

(6)生地、白茅根各30g,女贞子、旱莲草、大蓟、小蓟、鹿衔草、槐角炭、滑石各15g,甘草6g,水煎服,每日1剂,分2～3次服。用于热结膀胱之尿血。

(7)赤小豆、薏苡仁、牡蛎各30g,甘草9g,玄参12g,红枣1枚,水煎服。治各种原因尿血。

(8)蒲黄、冬葵子、黄芪、茯苓、生地、麦冬各30g,荆芥6g,车前子、当归各10g,水煎服。治气血亏虚之尿血。

(9)蒲灰散:蒲灰7份(香蒲的叶洗净晾干,烧炭去毒存性),滑石3份,过筛混匀。每次10g,4～6小时1次,冲服,小儿酌减。治疗各种尿血。

(10)发灰散:血余炭末,每次3g,每日2次,醋汤送服。可化瘀止血。

3. 食疗方

(1)车前茅根汤:车前草、白茅根各30g,白糖适量,水煎后去渣加白糖代茶饮。用于膀胱湿热之尿血。

(2)荠菜鸡蛋汤:鲜荠菜150g,鸡蛋1个,加水适量煎至1碗,打入鸡蛋煮熟,盐调味,饮汤食蛋。适用于肾阴亏虚尿血,对肾结核尿血尤宜。

(3)黄芪金樱阿胶瘦肉汤:黄芪30g,金樱子20g,阿胶15g,猪瘦肉15g。先将黄芪、金樱子、猪瘦肉加水同煎,后去药渣加入阿胶熔化,饮汤食肉。适用于脾肾虚弱之尿血。

(4)三七炖瘦肉:三七10～15g,猪瘦肉适量,共放炖盅内加水少许,隔水炖至肉烂熟,饮汤食肉。适用于气滞血瘀之尿血。

(5)旱莲糯稻大枣汤:旱莲草、糯稻根各30g. 大枣5枚,加适量水煎服。适用于阴虚火旺尿血。

4. 针灸　心火亢盛所致的尿血,针刺大陵、小肠俞、关元、大敦穴,其中大敦穴以三棱针刺血,余穴均用泻法。脾肾两亏而致的尿血,可针刺脾俞、肾俞、气海、三阴交,气海穴宜导出针感向阴部放射,施补后,可在针柄上用艾卷灸之,余穴用针刺,施补法,三阴交亦可平补平泻。

【转归与预后】

本病证的转归及预后,与病邪轻重、患者正气强弱及治疗是否恰当及时均密切相关。风热袭表,火毒内犯所致尿血,初期均为实证,若治疗得当,尿血得止,患者预后良好,一般很少复发。热毒甚而见高热不退,神昏谵语,鼻衄、肌衄者,病情险恶,预后较差。若实证尿血,久治不愈耗伤正气则由实转虚,或虚实夹杂。内伤虚证尿血(阴虚火旺、脾肾两虚等),多反复迁延,但若坚持治疗,疗效亦较好。瘀血内结所致尿血,若已形成癥积包块者,可能为癌瘤所患,大多预后不良。

【护理与调摄】

消除忧虑、恐惧及紧张情绪,静心休养。避免剧烈活动,尿血过多或日久不止者,应卧床休息。注意观察尿色、尿量及是否夹有血块等。饮食宜清淡,忌食辛辣等刺激性食物,以免辛燥动火，迫血妄行。对尿血反复不愈的患者，注意精神调摄，使病员认识到忧思伤脾能耗气血，可加重出血。防止心火亢盛，节制房事。

【预防与康复】

积极锻炼身体，增强体质，预防感冒，及时治疗感冒及疮疖等皮肤疾患，平素体虚易感冒者，可常服玉屏风散。以上均为预防尿血发生的有效措施。

尿血的康复仍需从药物、食疗及按摩三方面着手。药物康复方面，脾胃气虚者，酌用参苓白术散加减；肾虚者，酌用六味地黄丸、二至丸加减。食疗方面，脾虚者，用山药粥，以山药15g，莲子15g，薏苡仁米15g，芡实15g，加适量水煮成粥，早晚温服；肾虚者，用鳖鱼滋肾汤，以鳖鱼1只(300g以上)，枸杞子30g，熟地黄15g。将鳖鱼放沸水锅中烫死，去头、爪、甲及内脏，另将枸杞子、熟地黄洗净，与鳖鱼一起用文火炖熟即成，可作佐食，亦可单独食用。可按摩以助康复，如擦丹田及肾俞。擦丹田时，先将两手掌擦热，用右手掌贴腹壁，左手掌压在右手掌上，擦丹田400次。擦肾俞，则是用搓热的两手，擦肾俞及命门穴，左右各49次。

紫　　斑

【定义】

紫斑多因火热毒邪、阴虚血热、气虚不摄等所致。以血溢肌肤，皮肤青紫斑点或斑块，压之不退色为主要特征，并伴有鼻衄、齿衄、尿血、便血、崩漏等症，常可反复发作。

【范围】

紫斑发病原因较多，外感、内伤皆可引起。本篇主要讨论内科杂病范围内的紫斑辨证论治，外感温病热入营血发斑者则不在其讨论范围内。西医学的血小板减少性紫癜、过敏性紫癜，可参考本文辨证论治。

【病因病机】

一、病因

1. 感受时邪　风热之邪，风寒湿邪，侵袭人体，郁于肌表化热化火，酿成热毒，灼伤脉络，迫血妄行而致发斑。

2. 饮食不节　过食辛辣煎炸、肥甘厚味之品，过度饮酒，酿湿生热，胃火内炽，熏发于肌肉，迫血外溢而成紫斑；或过食生冷、瓜果，损伤脾阳，脾气虚弱，不能摄血，血溢肌肤亦可致紫斑。

3. 情志失调　长期抑郁不遂或思虑过度，肝气郁结，克伐脾土，中气亏虚，不能摄血，血溢肌肤而成紫斑。五志过极，化火伤阴，或肝郁日久，郁火暗耗阴血，皆可致阴虚火旺，迫血妄行，血溢肌表而发为紫斑。

4. 素体虚弱或劳欲过度　素体禀赋不足，脾肾亏虚，或酒色过度，脾肾劳伤，或久病不愈，使脏腑阴阳气血失调，而致气虚不摄，或久病入络，瘀血内阻，血不归经，溢于肌表以成紫斑。还可见因肾精亏虚，阴虚火旺灼伤脉络致血溢脉外之紫斑。

二、病机

1. 发病　感受风湿热毒所致之紫斑，起病较急；而因于饮食、情志、劳欲所伤者，或由瘀血、积聚变生紫斑者，则发病多较缓慢，且常反复发作。

2. 病位　表现在肌肤、血脉，脏腑病变多在胃、脾、肝、肾。

3. 病性　多为本虚标实，且虚实并存。本虚以脾肾虚损为主；标实多责之血热、血瘀。

病久则病性由实转虚。

4. 病势　外感风热毒邪所致者，初期以实证为主，多为邪热炽盛，迫血妄行，而渐至耗津伤血，阴津亏虚，后期则成正虚邪恋之势。饮食、劳欲、情志所伤而致紫斑者，初多以邪实毒热为主，继则伤耗胃津、脾气、肾精，而终至气血两虚，肝、脾、肾俱虚，以正虚为主之证。

5. 病机转化　本病初期，主要病机为热毒侵袭或郁热内盛，迫血妄行。至中期因热毒耗阴动血，则可致毒热未尽阴血已虚之证或致阴虚内热之证；渐因阴虚火旺，灼伤血络，血溢脉外而致气随血去，气血两亏，心脾不足之变，亦可由情志劳倦内伤而致脾虚失统，或壮火食气致脾虚不摄。渐至后期，由血及气，阴损及阳，可出现脾肾不足、肝肾阴亏之证，且常由于离经之血阻络或久病入络，而见瘀血内阻与上述诸证相兼并见，或可进一步演变转化为虚实寒热错杂之证。

紫斑病因病机见图 6-7。

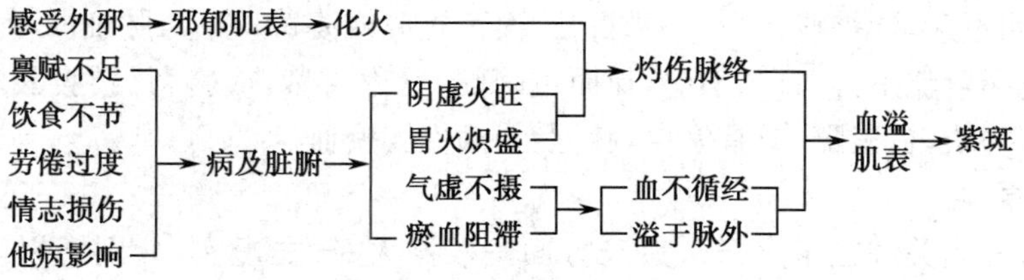

图 6-7　紫斑病因病机示意图

【诊断与鉴别诊断】

一、诊断依据

按照中华人民共和国中医药行业标准《中医病证诊断疗效标准》。

1. 全身或四肢可见点状或斑块状出血，不高出皮肤，反复发作。或出血斑点略高出皮肤，色鲜红或黯红，微痒，可伴腹痛或关节酸痛等症。

2. 可伴低热，齿衄，鼻衄，月经过多。严重者可出现头痛，昏迷，便血，尿血。

3. 血小板计数低于正常，出、凝血时间延长，束臂试验阳性。骨髓象：巨细胞正常或增多，血小板形成减少或阙如。若均正常者多为过敏性紫癜。

4. 必要时查免疫球蛋白 PAIgG、IgA 和 PAC3 有助原发性血小板减少性紫癜的诊断。

二、鉴别诊断

1. 出疹　有出疹表现的疾病，其疹点应与紫斑呈点状者相区别。紫斑隐于皮内，压之不退色，触之不碍手；疹则高出于皮肤，摸之如粟粒碍手，压之退色。就成因病位而言，斑多为阳明热毒迫血妄行，从肌肉而出；疹多为太阴风热灼伤血络，从皮毛而出。病位有肺胃浅深不同，紫斑与麻疹、风疹之区别点还有，后两者出疹顺序为先颜面后躯干再四肢，紫斑病则无此规律。

2. 温病发斑　温病发斑发病急骤，常伴有高热烦躁，头痛如劈，昏狂谵语，四肢抽搐，鼻衄、齿衄、便血、尿血，舌质红绛等热入营血、耗血动血证候，病情笃重，险恶多变。杂病发斑急性发作时，虽有热毒较盛的表现，但一般不出现舌质红绛及病情迅速传变等温病之特征，且紫斑常反复发作。

3. 丹毒　丹毒以皮肤色红如丹而得名，属外科皮肤病。其局部皮肤焮热肿痛与紫斑不同。

【辨证论治】

一、辨证要点

1. 辨紫斑的数量及颜色　紫斑面积小，数量少者，出血较少，一般病情较轻；面积大，数量多，出血较多，一般病情较重。斑色红赤者，病情轻；斑色紫黑者，病情较重。

2. 辨病位　皮肤出现青紫斑点或斑块，兼见发热恶寒，头痛或鼻衄，脉浮等症，病位在肺；紫斑伴齿衄、发热面赤、口渴饮冷、便秘溲赤等，病位在胃；紫斑伴头晕目眩，咽干口燥，五心烦热，盗汗，病位在肝肾；紫斑伴神疲肢软，纳呆便溏，病位在脾，在此基础上再兼见畏寒肢冷，腰膝酸软，病位在脾肾。

3. 辨病性　紫斑之病性为本虚标实。本虚为脏腑阴阳虚损，标实为火热、瘀血犯于肌肤、血脉。斑点或斑块鲜红或紫黯，并伴有恶寒发热，鼻衄、牙宣，或尿血、便血、烦渴、便秘，舌红苔黄，脉浮数或弦数者，病性属实热；若紫斑时发时止，伴鼻衄、齿衄或月经过多，头晕目眩，咽干口燥，心烦少寐，潮热盗汗，舌红少苔，脉细数者，病性属阴虚血热；若紫斑反复发生，时隐时现，久病不愈，伴神疲乏力，头晕目眩，面色㿠白或萎黄，口淡，脉细弱者，病性属气虚；若皮下紫斑色泽紫黯不鲜，日久不退，伴面色晦黯，唇甲青紫，或胸背、腰腹酸痛，痛有定处，或可扪及癥积痞块，舌紫黯，或有瘀斑，脉涩者，病性属瘀血。

二、治疗原则

紫斑出血发病关键在于火、气、瘀三方面。根据火、气之虚实，分别予以泻火、滋阴、凉血、益气治法。对瘀阻脉络，血不循经者，则治以化瘀通络。本病在治本同时，多辅以止血之品，以提高疗效。治疗时，既要避免辛香走窜之品以动血燥血，又要注意使用寒凉药物应适可而止，以防寒性凝滞，过用留瘀。血止后若血虚应予补血，此时注意祛瘀生新，及脾肾双补以生血。

三、应急措施

1. 各种出血证严重者，出血量多者，应予输血、输液等治疗措施，同时应绝对卧床休息。

2. 鼻衄不止者，可外用马勃粉海绵胶塞鼻，或用血余炭末 3g，吹于鼻孔中。

3. 可选择口服如下止血药

(1)水牛角 60g，水煎服。

(2)紫珠草粉 5g，每日 4 次，吞服。

(3)阿胶 15g，每日 1～2 次，烊化服。

(4)田七粉 3g，每日 4 次，吞服。

4. 高热不止，用紫雪丹 1～2 支或神犀丸 1 丸口服；或清开灵注射液 4ml 肌注，或 20～30ml 清开灵注射液加入 0.9%氯化钠注射液或 5%葡萄糖注射液 300～500ml 中静脉滴注。

四、分证论治

1. 血热妄行证

症舌脉：皮肤发斑，斑色鲜红或黯红，甚则紫红，融合成片，起病急骤，常兼鼻衄、齿衄、尿血、便血，或伴发热，烦渴，尿赤便秘，或伴发热恶风，头痛、肢节腰腹疼痛，舌质红，苔黄，脉滑数或弦数。

病机分析：风热郁表，热伤血络，或胃热亢盛，迫血妄行，血溢肌肤而见斑色鲜红或黯红，甚则紫红；风热侵袭人体，郁于肌肤，营卫不调，气血不畅，经脉失养，故证见发热恶风，头身疼痛；素体阳盛，感受邪热，或过食辛香燥热之品，致胃热气盛，熏发于肌肤而成紫斑，邪热伤津则发热烦渴，胃肠热盛津伤则便秘溲黄；火性炎上，血随火动则为鼻衄、齿衄；热结胃肠，气血瘀滞而见腹痛，便血；热聚膀胱，灼伤胞络而见尿血；舌红苔黄，脉滑数或弦数亦为邪热内盛之征。

治法：清热泻火，凉血化瘀。

方药运用：

(1)常用方：犀角地黄汤合化斑汤加减。药用水牛角、生地黄、生石膏、知母、玄参、赤芍、丹皮。

方中水牛角、生地黄咸寒、甘寒以清营凉血，清热解毒，用以为君；生石膏、知母、玄参辛甘寒或苦寒以清阳明经气分热，为臣药，与君药共奏气血两清之功；赤芍、丹皮凉血化瘀为佐。全方合用而达凉血清热、化瘀解毒作用。

(2)加减：热盛烦躁，紫斑密集而广泛者，冲服紫雪丹或加金银花、连翘、黄连；腹痛明显者，加白芍、甘草、五灵脂、蒲黄；大便秘结者，加生大黄；便血者，加槐花、地榆；关节肿痛者，加秦艽、桑枝、忍冬藤、木瓜、薏苡仁；鼻衄、齿衄者，加白茅根、侧柏叶、藕节；尿血者，加小蓟、旱莲草、白茅根。

(3)临证参考：紫斑初起若仅以四肢为甚，兼瘙痒伴发热恶寒者，当选银翘散合消风散加减治疗。本证火迫血溢，清热泻火凉血为治本之法，火去血自宁，同时辅以化瘀之品以消隐患。主方中水牛角、生地、玄参为主要药物，用量宜重(水牛角可用至60g)。若胃火炽盛，应重用生石膏。本证起病较急，病程较短，轻者血止后气血无明显损伤，须注意清解余热，宁血消瘀。较重者血止后当调气养血，选药宜以平和为宜，燥热之品易生火动血，须慎用。

2. 阴虚火旺证

症舌脉：斑色鲜红或紫黯，时发时止，起病较缓慢，伴头晕目眩，五心烦热，潮热盗汗，腰膝酸软，心烦少寐，口燥咽干，舌红少苔或无苔，脉细数。

病机分析：郁火暗耗阴血，肾虚阴精亏损或热盛耗伤阴血，阴血亏虚内生虚火，灼伤脉络，血溢肌肤，则见紫斑；阴精亏虚头目失养，则头晕目眩；阴虚内热则潮热，五心烦热；阴虚液亏，故口燥咽干；虚火内扰心神则心烦少寐；虚火迫液外泄则盗汗；虚火上炎，灼伤脉络则齿衄、鼻衄；阴亏与虚火互为因果，故病情缠绵，紫斑时发时止；舌红少苔或无苔，脉细数为阴虚火旺之象。

治法：滋阴降火，凉血止血。

方药运用：

(1)常用方：茜根散合大补阴丸加减。药用黄柏、茜草、生地黄、龟甲、知母、黄芩、侧柏叶、阿胶、旱莲草、丹皮。

方中以苦寒之黄柏清泻相火而坚阴，茜草清热凉血，化瘀止血，共为君药，所谓急则治其标；以知母滋阴降火，清金润肺，黄芩清热解毒止血，生地养阴清热凉血止血，龟甲补肾益阴以潜降虚火，上药共用为臣；阿胶滋阴养血并可止血，旱莲草滋阴益肾，凉血止血，侧柏叶凉血止血，丹皮凉血并散瘀止血，上药共用为佐。方中诸药以清降虚火，凉血止血为主，急治其标以防虚火更伤阴动血，同时兼顾其本，辅以滋养肾阴之品以敛涵其虚火，可谓标本同治，相得益彰。

(2)加减：齿衄，鼻衄，口臭甚者，加生石膏、牛膝、玄参；潮热，手足心热者，加白薇、银柴胡、地骨皮；盗汗者，加龙骨、牡蛎；尿血者，加小蓟、白茅根。

(3)临证参考：本证为阴虚火旺血热甚者而设。若胃火较盛，症见齿衄，口臭，可以玉女煎为主加减治疗；若阴虚火热不甚，则可以知柏地黄丸加茜草、紫草滋阴补肾，凉血止血，化瘀消斑；紫斑属本证者，病程较长，火降血热去后，宜以滋阴为主兼清余热之方药如知柏地黄丸、二至丸等善后调理，巩固疗效。

3. 气虚不摄证

症舌脉：紫斑色紫黯淡，散在出现，时起时消，反复发作，病程较长，伴面色苍白或萎黄，神倦乏力，心悸气短，纳呆腹胀，便溏溲清，舌淡，苔薄白，脉细弱。

病机分析：禀赋不足，或劳倦饮食所伤，或久病体虚，或紫斑日久气血两伤，脾虚气弱，摄血不能，血溢肌肤则为紫斑；气不摄血，血失气耗，故紫斑反复发作，劳伤可加重；气血不足，心脾失养，故见心悸气短，神倦乏力；脾虚运化失健则纳呆腹胀，面色苍白或萎黄；舌淡苔薄白，脉细弱为气血亏虚之象。

治法：健脾养心，益气摄血。

方药运用：

(1)常用方：归脾汤化裁。药用党参、黄芪、炒白术、当归、阿胶、龙眼肉、酸枣仁、花生衣、仙鹤草、大枣、炙甘草。

方中党参、黄芪甘温健脾，益气摄血，用为君药；当归、阿胶、龙眼肉补血养血，养心安神，阿胶滋阴养血同时又可止血，炒白术健脾助运，共用为臣，君臣相伍则气血双补，心脾两调；酸枣仁、花生衣补血养心安神，仙鹤草凉血止血；大枣、炙甘草补血益气和中健脾，并可调和诸药，用以为使药。方中诸药相伍，效专力宏，大补气血，使气旺以摄血，血充以载气。为补心益脾，益气摄血之良方。

(2)加减：面色㿠白肢冷便溏者，加肉桂、附子、补骨脂；紫斑出血多者，加茜草、乌贼骨、紫珠草；腰酸膝软者，加菟丝子、淫羊藿、续断；月经过多者，加棕榈炭、炮姜炭、艾叶炭。

(3)临证参考：上方系补气养血剂，宜文火久煎，服药时间宜长，以助气血生成。若患者气虚下陷突出，可用补中益气汤为主加减治疗。若患者脾胃气虚，滋补之剂不易化者，可加用生谷芽、生麦芽或焦山楂助脾健运，同时宜轻剂缓服。

4. 瘀血内阻证

症舌脉：久病不愈，斑色紫黯，面晦黯或唇甲青紫，胸或腰腹疼痛，痛有定处，舌紫黯有瘀斑，脉涩。

病机分析：或因气虚气滞，湿阻血运不畅，脉络瘀阻，或久病入络，或离经之血着而不去，血不归经，溢于脉络之外肌肤之间，而致斑色紫黯，久病不愈；瘀血内阻，周身气血不畅，不通则痛，则可见胸或腰腹等处疼痛，且痛有定处；面色晦黯，唇甲青紫，舌紫黯有瘀斑，脉涩为瘀血内阻之征。

治法：活血化瘀，消斑止血。

方药运用：

(1)常用方：桃红四物汤化裁。药用红花、桃仁、当归、川芎、丹参、鸡血藤、三七、生地、赤芍。

方中以辛温之红花、苦平之桃仁活血化瘀，祛瘀生新，用以为君；以当归、川芎、鸡血藤、丹参活血通络，养血和血，三七活血定痛化瘀止血，上药共用为臣；生地、赤芍凉血止血并可消瘀，用以为佐。全方用药以化瘀通络，祛瘀以生新为主，兼以补血养血，消瘀凉血止血，有使瘀血去而不伤血耗血，瘀热得清，血络得宁而出血渐止之功。

(2)加减：腹痛明显者，加五灵脂、蒲黄；腹中有癥块者，加鳖甲、牡蛎、莪术；气短乏力者，加党参、黄芪、大枣；五心烦热者，加玄参、知母、地骨皮；发热，咽喉肿痛者，加金银花、连翘、玄参、板蓝根；鼻衄者，加白茅根、栀子；咯血者，加白及、侧柏叶；便血者，加地榆、槐花。

(3)临证参考：紫斑各证型方药中虽有消瘀之品，但与本方比较主次不同。瘀血内阻一证多见于紫斑后期，此刻虽以血瘀为主，但久病正虚，治疗宜化瘀同时，予以补气、滋阴及理气泻火等法，攻中兼补或先攻后补。

五、其他疗法

1. 中成药

(1)人参归脾丸：每次1～2丸，每日2次。适用于紫斑属气不摄血者。

(2)知柏地黄丸：每次1丸，每日2次。适用于紫斑属阴虚火旺者。

2. 单验方

(1)白茅根、藕节各15g，白及粉3g。前二味煎水取汁，入白及粉共饮服，每日1剂，分早晚2次服用。

(2)升麻、鳖甲、玄参、生地各10～15g，水煎服，每日1剂，分3次服。

(3)连翘30g，水煎，分3次服。

(4)茜草、白茅根、槐花各10～15g，水煎分2次服。

(5)川芎、丹参、当归、红花、鸡血藤膏、赤芍、益母草各10～15g，水煎服，每日1剂。

3. 食疗方

(1)大枣4份，藕节1份。将藕节水煮至黏胶状，再加入大枣同煮，每日吃适量大枣。

(2)花生：每日吃120～180g带衣花生米；或花生衣30g，红枣10枚水煎服，每日1剂。5～7天为1个疗程。

(3)红枣15枚，水煎服，每日3次，连吃5～7天，或红枣10枚，龟肉200g，共煮服。

(4)芝麻油，能促进凝血，对紫斑有一定疗效。

(5)大麦100g，红枣15g，加水500ml，共煮至150ml左右，1次炖服，每日1剂。

(6)鲜荞麦叶100g，藕节4个煮服，每日1次。

(7)刺儿藤捣汁，和入少许黄酒，每次饮1小杯，每日2～3次。

(8)马兰根或全草鲜者适量，洗净捣烂绞汁，以温水冲服，或鲜红梗马兰头全草煮汁服。

(9)阿胶30g，或鹿角胶10g，加少量黄酒，水适量，烊化，每日2次分服。

(10)红枣10～15枚，兔肉150～200g，放锅内炖熟服用。

4. 针灸

针刺膈俞、脾俞、涌泉、血海、三阴交等穴，每日1次，每次选2～3穴。

【转归与预后】

紫斑初起一般多为实证、热证，治疗及时，调护得当，预后良好。其中血热妄行证较重者，治疗后热毒势减，血渐止而气阴亦伤，应益气养阴，清解余热以宁血。部分患者因迁延失治，可转化为阴虚血热或气不摄血证。

阴虚血热与气不摄血证多呈慢性反复发作过程，且均易兼见血瘀证。阴虚血热证日久耗伤气血可转化为气不摄血或气阴两虚证，若复感热邪可转为阴虚热盛之虚实相兼证。气虚不摄证，日久不愈气损及阳，可由脾及肾转为脾肾阳虚证。一般地，阴虚血热与气不摄血证病势虽较缠绵，但若坚持长期正确治疗，患者预后尚好。

瘀血内阻证既为紫斑病血溢肌肤之果，又为血不归经进一步致新的紫斑之因，瘀血多兼见于气虚、火郁、阴伤等证候中，调理得当，可望向愈。若失治误治，转为阴虚内热血瘀证或气血俱耗、瘀血内阻证，则预后较差。少数患者热毒亢盛，出血势猛、量多，致热入心包、热盛动风或气随血脱之证，预后不良。

【护理与调摄】

一、护理

对发病较急及出血较多的患者，应嘱绝对卧床休息。紫斑患者应避免外伤、劳累，避免感冒。注意口腔卫生。

观察紫斑的部位、大小、色泽，注意有无新鲜紫斑及其他出血类型。伴齿衄者，可用中药金银花、甘草(3∶1)漱口。

注意观察患者的神色、气息、脉象、肢温、血压。若见剧烈头痛，烦躁或昏迷，瞳孔忽大忽小，血压下降，肢厥脉微，可能为颅内出血，应立即进行抢救。

二、调摄

患者饮食宜清淡而有营养，忌食诱发紫斑之食物，同时避免辛辣、香燥动火之品，严禁烟酒。血热及阴虚患者，可辅以绿豆、百合、藕粉、莲子、西瓜、荸荠、梨等清热养阴，生津止血，多食新鲜蔬菜。脾虚气弱者可常服山药、花生、大枣等健脾益气。

【预防与康复】

注意劳逸适度，生活有规律，调畅情志，增强身体素质，避免感受外邪，避免接触或服食与紫斑发生有关的物品及食物，为预防紫斑发生之关键。同时，对反复出现鼻衄、齿衄、妇女经漏者应高度警惕，预防其他病变发生。

对紫斑患者血止后仍宜用药物或食疗等方法进行善后调理。如根据辨证对病情稳定者可选用如参芪膏、十全大补丸、归脾丸、知柏地黄丸等成药缓服以巩固疗效，还可据证选用不同食疗方法，如余热未尽者可用竹叶粥，或荸荠茅根藕根饮；气血亏虚者可用适量归芪蒸鸡；气血不足者，服龙眼莲子粥等。

【医论提要】

血证之范围广泛，《内经》对血的生理、病理已有深刻认识，并对衄血、咳唾血、呕血、溺血、溲血、便血等各种出血已论及。

隋代巢元方《诸病源候论·血病诸候》将出血性疾患概称为“血病”。而明代虞抟《医学正传·血证》，首先以“血证”之名概括各种出血病证。

对血证的病因论述最精者，当属宋代陈无择《三因极一病证方论·失血叙论》所谓：“夫血犹水也，水由地中行，百川皆理，则无壅决之虞。血之周流于人身荣、经、府、俞，外不为四气所伤，内不为七情所郁，自然顺适。万一微爽节宣，必至壅闭，故血不得循经流注，荣养百脉，或泣或散，或下而亡反，或逆而上溢，乃有吐、衄、便、利、汗、痰诸证生焉。”

在血证病机的认识方面，以明代张景岳之《景岳全书·杂证谟·血证》中的概括最为提纲挈领，张氏云：“血本阴精，不宜动也，而动则为病；血主营气，不宜损也，而损则为病。盖动者多由于火，火盛则逼血妄行；损者多由于气，气伤则血无以存。”亦即将血证的病机归纳为“火盛”及“气伤”两个方面。

在论述血证的专书——清代唐容川《血证论》中，提出了治疗吐血的止血、消瘀、宁血、补血四法，对整个血证的治疗有指导性意义，唐氏认为“四者乃通治血证之大纲”(《血证论·吐血》)。

以下分别阐述后代医家对于各种血证的辨证施治。

一、鼻衄

鼻衄的记载，最早见于《内经》。而鼻衄的病名，最早见于隋代巢元方《诸病源候论·鼻病诸候·鼻衄候》，书中对于其病因病机，也有较为详细的论述："鼻衄者，由伤动血气所为。五脏皆禀血气，血气和调则循环经络，不涩不散。若劳伤损动，因而生热，气逆流溢入鼻者，则成鼻衄也。"同书《时气病诸候·时气衄血候》有"时气衄血者，五脏热结所为"，《热病诸候·热病衄候》有"邪热与血气并，故衄也"，说明除劳伤，许多外感疾病也可导致鼻衄。宋代王怀隐《太平圣惠方·治鼻衄不止诸方》指出："腑脏有热，热乘血气，血性得热，即流散妄行，发于鼻者为鼻衄也"，认为鼻衄多由火热所致。金代刘完素《素问玄机原病式·热类》认为"衄者，阳热怫郁，干于足阳明而上，热甚则血妄行为鼻衄也"，强调阳明热盛为致衄的主要原因。张景岳《景岳全书·杂证谟·血证》则补充了阴虚火旺之鼻衄，"衄血虽多由火，而惟以阴虚者为尤多，……但察其脉之滑实有力及素无伤损者，当作火治如前，若脉来洪大无力，或弦或芤或细数无神，而素多酒色内伤者，此皆阴虚之证，当专以补阴为主。若有微火者，自当兼而清之，以治其标。若虽见虚热而无真确阳证，则但当以甘平之剂温养真阴，务令阴气完固，乃可拔本塞源"。清代林珮琴《类证治裁·衄血》则认为鼻衄有由阳虚所致者。在鼻衄的辨证论治方面，唐代孙思邈《备急千金要方·鼻病》、王焘《外台秘要》、宋代王怀隐《太平圣惠方·治鼻衄诸方》中，分别记载了生地黄汤、小品芍药地黄汤、茜根散等配伍精当的治衄方剂。元代朱丹溪在《丹溪心法·衄血》中提出鼻衄的治疗原则为"衄血，凉血行血为主，大抵与吐血同"。张景岳对于鼻衄的辨证论治颇多心得，指出"衄血之由外感者，多在足太阳经"，"衄血之由内热者，多在阳明经，治当以清降为主"（《景岳全书·杂证谟·血证·衄血论治》）。清代林珮琴《类证治裁·衄血》则认为"火亢则治宜清降，阳虚则治宜温摄，……暴衄则治须凉泻，久衄则治须滋养"。清代唐容川《血证论·鼻衄》则重视治肺治肝，指出"肝主血，肺主气，治血者必调气，舍肝肺而何从事哉。"

当代医家张赞臣，治疗鼻衄注重整体调治，并归纳鼻衄之用药要旨为8个方面，称"用药八要"，包括寒凉药、发散药、收涩药、通下药、温燥药、补气药、提升药、活血药。干祖望治鼻衄，通过脏腑经络辨证，采用合理的治法，选用恰当的方药，每可获效，一般分肺热、胃热、肝火、肺虚、脾虚辨证。夏德馨认为气虚夹寒致衄者，常为临床医者忽视，用厚土敛火之法可获满意疗效。

二、咯血

亦称为嗽血或咳血。《内经》中已有咳血的有关论述，如《素问·至真要大论》"少阳司天，火淫所胜，则温气流行，金政不平，民病……咳唾血"。但在唐代以前，在历代医籍中，多将咳血包括在吐血之内，如《金匮要略·惊悸吐衄下血胸满瘀血病脉证治》中"烦咳者，必吐血"、"夫酒客咳者，必致吐血，此因极饮过度所致也"等，即属此列。而首先明确提出咳血之病名，并列专篇讨论者，当推元代朱丹溪（《丹溪心法·咳血》）。迨至明清，对咳血的认识才渐趋完善。

咳血的病因病机，明代皇甫中《明医指掌·诸血证》多从"火热伤肺"论，认为"咳血者，火乘金位，肺络受伤，故血从嗽而出也。"明代张景岳《景岳全书·杂证谟·血证·咳血论治》则强调"阴虚火旺"，认为"凡病血者虽有五脏之辨，然无不由于水亏，水亏则火盛，火盛则刑金，金病则肺燥，肺燥则络伤而嗽血"。明代戴思恭《证治要诀·嗽血》将咳血分为两类，"热壅于肺能嗽血；久嗽伤肺，亦能嗽血。壅于肺者易治，不过凉之而已；损于肺者难治，已久成劳也"。而对咳血的辨证施治，论述最全面者，为明代秦景明《症因脉治·嗽血论》，将咳血分为"外感嗽血"和"内伤嗽血"两类，前者有风寒外束、肺热内郁、燥热伤肺3种，后者有肺胃积热、阴虚阳旺、土不生金、阳虚不摄4种，其中论及郁怒伤肝、肝火佛郁亦可为咳血的原因，并列出各种类型的临床表现和治疗方药，具有较强的临床参考价值。清代唐容川《血证论·咳血》则提出："人必先知咳嗽之原，而后可治咳血之病。盖咳嗽固不皆失血，而失血则未有不咳嗽者"，亦足资参考。另有一点值得注意，清代仍有部分医籍将"咳血"包含在"吐血"之中，如张璐《张氏医通》、程国彭《医学心悟》、叶天士《临证指南医案》、林珮琴《类证治裁》等。民国以降，诸多医家对咳血治疗也屡有发挥。如言庚孚将咳血治则归纳为"五宜五不宜"，即"祛邪宜肃降，不宜宣散"、"止血宜清凉，不宜温燥"、"治痰宜化痰，不宜敛痰"、"消瘀宜和营，不宜攻伐"、"固本宜兼顾，不宜独取"。苏万方治咳血的经验是，除郁热，着眼导赤清心；补肺气，强调防患于未然；泄胃热，勿令苦寒伤中；泻实火，尤当滋阴柔肝。李寿山用金匮柏叶汤化裁(生侧柏叶 15～30g，炒艾叶 6～10g，炮姜炭 6～10g，炒丹皮 10～15g，黄芩 10～15g，阿胶 7.5～15g 烊化服)治疗各种咳血证，每获良效。而王少华擅用张锡纯《医学衷中参西录》之"秘红丹"(大黄末一钱　肉桂末一钱　生赭石末六钱)治咯血，根据临证经验，适当调配大黄与肉桂剂量，屡屡获效。

三、吐血

《内经》有"呕血"的记载，如《素问·举痛论》云"怒则气逆，甚则呕血"，但正如清·何梦瑶《医碥·吐血》所云："吐血即呕血。旧分无声曰吐，有声曰呕，不必。"吐血之名，首见于《金匮要略·惊悸吐衄下血胸满瘀血病脉证治》。

对吐血病因病机的认识，唐宋以前之医家，多从寒热两方面认识，并提出病位在胃。如隋代巢元方《诸病源候论》在虚劳、伤寒、时气、血病等病候里都列有吐血候或呕血候。在该书《血病诸候·吐血候》中，认为吐血的病因为"皆大虚损及饮酒劳伤所致"，"因伤损胃口"引起的，与胃密切相关，"上焦有邪则伤诸藏，藏伤血下入于胃，胃得血则闷满气逆，气逆故吐血也"。巢氏在《虚劳呕血候》中并谈及呕血与肝的关系，指出"肝伤则血随呕出也，损轻则唾血，伤重则吐血"。宋代严用和《济生方·失血论治》认为"血之妄行也，未有不因热所发，盖血得热则淖溢，血气俱热，血随气上，乃吐衄也"。宋代朱肱《活人书》也有"伤寒吐血，由诸阳受邪热，初在表，应发汗而不发汗，热毒入深……故吐血也"的论述。唐宋以后，元代朱丹溪在《丹溪心法·吐血》中认为吐血由于"阳盛阴虚，故血不得下行，因火炎上之势而上出"，并提出以"补阴抑火，使复其位"作为治疗原则，颇有创见。明代李梴《医学入门·杂病》在"血类"病变中，则从脾胃与气血的关系出发，认为"血病每以胃药收功，胃气一复，其血自止"，并根据"血随气行，气行则行，气止则止，气温则滑，气寒则凝"的特性，提出了"凉血必先清气，知血出某经，即用某经清气之药，气凉则血自归经。若有瘀血凝滞，以当先去瘀而后调气，则其血立止"的治疗原则。至于明代缪希雍《先醒斋医学广笔记·吐血》中提出的治吐血三要诀"宜行血不宜止血"、"宜补肝不宜伐肝"、"宜降气不宜降火"及清代唐容川《血证论·吐血》提出的"止血"、"消瘀"、"宁血"、"补血"四法，更对临床具有十分重要的指导意义。另外，在历代医籍中，积累了许多有临床价值的治疗吐血的方剂。如《金匮要略》之柏叶汤、泻心汤，唐代孙思邈《备急千金要方·吐血》中收载治疗吐血的方剂 30 首，其中包括清热凉血的名方犀角地黄汤，还有生地黄汁、大黄末等，至今仍为临床广泛应用。民国后诸多医家，在吐血的治疗方面积累了丰富经验，尤其是在上消化道出血导致的吐血方面。柴浩然认为，治吐血药贵精专，对于胃中积热，用《金匮》泻心汤直折；脾胃虚寒，用理中汤温运；气阴两伤，用三才汤清补；热入营血，用犀地凉血。上消化道出血，常有呕血与便血并见。傅宗翰指出，经云："阳络伤则血外溢"，"阴络伤则血内溢"，出血既缘络伤，而络伤不复，血自难守，故认为在治疗过程中，除应正确辨证外，还当在"络"字上下功夫。按，络犹膜也，出血止后，膜络犹未修复，此时护膜固络之品尤在必选，如象牙屑、凤凰衣、刺猬皮、白及、糯米粉等，藉此以助溃疡之愈合。

四、便血

便血又名血便、下血、结阴、肠风、脏毒等。便血之名首见于《内经》，如《素问·阴阳别论》说："结阴者，便血一升，再结二升，三结三升。"《灵枢·百病始生》说："阴络伤则血内溢，血内溢则后血。"可见《内经》已认识到便血的病机为邪结阴分、阴络受损。对于便血的病因，以宋代严用和《济生方》的论述较为全面："夫大便下血者，多因过饱，饮酒无度，房室劳损，荣卫气虚，风冷易入，邪热易蕴，留注大肠则为下血。"金代刘完素《素问玄机原病式·热类》强调便血多由热邪所致，"血泄，热客下焦，而大小便血也。"明代龚廷贤《寿世保元·便血》则认为便血"乃脏腑蕴积湿热之毒而成"。元代朱丹溪在《丹溪心法·下血·肠风脏毒》中指出本病的病位"独在胃与大肠"，符合现代理论。便血的病机，明代张景岳《景岳全书·杂证谟·血证》认为总由血之妄行，而"血之妄行，由火者多，然未必尽由于火也。故于火证之外，则有脾肾阳虚而不能统血者，有气陷而血亦陷者，有病久滑泄而血因以动者。""大都有火者多因血热，无火者多因虚滑，故治血者，但当知虚实之要。"清代李用粹从临床出发，在《证治汇补·下窍门·便血》中以便血之颜色来辨病机，以纯下清血、血色鲜红为热，色黯为寒，色黑为瘀，亦属经验之谈。在便血的辨证方面，汉代张仲景《金匮要略·惊悸吐衄下血胸满瘀血病脉证治》已将便血分为远血、近血论治，"下血，先便后血，此远血也，黄土汤主之"，"下血，先血后便，此近血也，赤小豆当归散主之"，至今仍对临床有指导意义。宋代严用和《济生方·便血评治》，对于便血的治疗，提出"风则散之，热则清之，寒则温之，虚则补之"的原则，为临床所用。元代朱丹溪在《丹溪心法·下血·肠风脏毒》中指出，便血的治疗，"不可纯用寒凉药，必于寒凉药中加辛味为佐；久不愈者，后用温剂，必兼升举药中加浸炒凉药"，"凡用血药，不可单行单止"，这些都有一定的临床价值。清代张璐《张氏医通·下血》也有治疗便血"不可纯用寒凉，必加辛散为主。久之不愈，宜理胃气，兼升举药，故大便下血，多以胃药收功，不可徒用苦寒"的经验之谈。

五、尿血

尿血又称溺血、溲血、小便血或小便出血。对于尿血的病因病机从《内经》开始，历代医家已认识到多由于膀胱热甚所致。如《素问·气厥论》有"胞移热于膀胱，则癃、溺血"；《金匮要略·五脏风寒积聚病脉证并治》有"热在下焦者，则尿血，亦令淋秘不通"；隋代巢元方《诸病源候论·虚劳病诸候·虚劳尿血候》认为"劳伤而生客热，血渗于胞故也。血得热而妄行，故因热流散，渗于胞，而尿血也"。到清代李用粹《证治汇补·下窍门·溺血》，对尿血病因病机的认识更为全面，认为尿血之病位虽在肾与膀胱，但其他脏器的病变也可引起尿血，"或肺气有伤，妄行之血，随气化而下降胞中，或脾经湿热内陷之邪，乘所胜而下传水府，或肝伤血枯，或肾虚火动，或思虑劳心，或劳力伤脾，或小肠结热，或心胞伏暑，俱使热乘下焦，血随火溢"，因而，"是溺血未有不本于热者，但有各脏虚实之不同耳"。在尿血的辨证论治方面，唐代孙思邈《备急千金要方·尿血》、王焘《外台秘要·卷二十七》、宋代王怀隐《太平圣惠方·治尿血诸方》等，收载了一批治疗尿血的有效方剂。元代朱丹溪在《丹溪心法·溺血》中更是拟订了治疗尿血的名方——小蓟饮子。明代李梴《医学入门·血类·溺血》辨虚实论治尿血，指出"溺血纯血全不痛，暴热实热利之宜，虚损房劳兼日久，滋阴补肾更无疑"。明代张景岳《景岳全书·杂证谟·血证》对尿血证型作了较为全面的论述，分三焦火盛、肾阴不足、肾虚不禁、气虚下陷等，并列举了治疗方药，有一定的临床参考价值。清代唐容川《血证论·尿血》则提出，“尿血治心与肝而不愈者，当兼治其肺。肺为水之上源，金清则水清，水宁则血宁，盖此证原是水病累血，故治水即是治血”。其所谓“治心与肝”，是指以导赤散加味治“心经遗热”之尿血，以龙胆泻肝汤加味治“肝经遗热”之尿血。唐氏所论不乏创见。

另外，历代医家也相当重视尿血与血淋的鉴别。隋代巢元方《诸病源候论》已明确将尿血和血淋分列为不同的证候。宋代陈无择《三因极一病证方论·尿血证治》明确提出，尿血与血淋的鉴别要点在于痛与不痛，“二者皆致尿血，与淋不同，以其不痛，故属尿血，痛则当在血淋门。”

现代医家对尿血的治疗亦积累了不少经验。如时振声认为，尿血病因，或气虚、阳虚而不摄血，或实火内盛，迫血妄行，或虚火内炽，血液外溢；此外，瘀血内阻，血不循经，亦为常因。下焦乃湿蕴、水积之处，前阴亦常受败精滞留之害，有形之邪窒碍气机，气瘀则血瘀。另外治疗不当，或见血止血，纯用固涩收敛之品，血暂止而瘀血留；或见血清热，过用寒凉，寒性收引，致血凝失运；或外伤致损，离经之血变而为瘀。凡此种种，则治尿血一证，应充分注意化瘀。张琪认为，古人所谓“溺血有溺孔精道之别”，以近代医学观察，溺孔指肾与膀胱等泌尿器官，精道则指输精管，其血多来自精囊和前列腺，如精囊炎、前列腺炎、癌症等。血尿除由热引起者外，亦有属虚寒者，张氏辨寒热虚实之不同，立血尿八方，屡获良效。

六、紫斑

又称肌衄、发斑、葡萄疫等。有关紫斑的类似记载，最早见于《金匮要略·百合狐惑阴阳毒病脉证治》中所言之阴阳毒，“阳毒之为病，面赤斑斑如锦纹”，“阴毒之为病，面目青，身痛如被杖，咽喉痛”。隋代巢元方《诸病源候论》则对内科杂病、温热病、儿科疾病发斑的病因病机及临床表现作了详细论述。如该书“小儿杂病诸候·患斑毒病候”指出，“斑毒之病，是热气入胃，而胃主肌肉，其热夹毒蕴积于胃，毒气薰发于肌肉，状如蚊蚤所啮，赤斑起，周匝遍体”。而元代朱丹溪在《丹溪心法·斑疹》中首先明确提出了内伤发斑的概念，“内伤斑者，胃气极虚，一身火游行于外所致”。本病以皮肤出现紫斑为突出临床表现，故在一些中医外科书籍中也有论述，如明代陈实功《外科正宗·葡萄疫》、清代吴谦《医宗金鉴·外科心法·葡萄疫》等将本病类似表现称为葡萄疫。在治疗方面，宋代王怀隐《太平圣惠方》、宋代陈无择《三因极一病证方论》等，收载了许多以清热解毒、凉血消斑为主要治则的方剂。元代朱丹溪在《丹溪手镜·发斑》中认为“发斑，热炽也。舌焦黑，面赤，阳毒也。治宜阳毒升麻汤，白虎加参汤”。清代李梴《医学入门·斑疹》则将发斑分为外感、内伤、内伤兼外感三类进行治疗，较为全面。

现代医家治疗各种类型的紫癜，也各有心得。如朱良春治疗紫癜有三法：热入营血，法当凉血消瘀；虚热出血，治予养阴宁络；气不摄血，亟宜补气摄血。何炎燊运用“动者静之”之法治疗原发性血小板减少性紫癜，阳气翔动，迫血妄行，甘咸清降，滋阴凉血；温邪逗发，两阳相劫，化火尤速，大寒沉降；水不涵木，肝血失藏，育阴潜阳，宁血清火；阴损及阳，血寒错经，甘咸守补，温煦脾肾。

【医案选粹】

案一

高某，年三十六岁，得大便下血证。

病因：冷时出外办事，寝于寒凉屋中，床衾又甚寒凉，遂得斯证。

证候：每日下血数次，或全是血，或兼有大便，或多或少，其下时多在夜间，每觉腹中作疼，即须入厕，夜间恒苦不寐。其脉迟而芤，两尺尤不堪重按。病已二年余，服温补下元药则稍轻，然终不能除根，久之，则身体渐觉羸弱。

诊断：此下焦虚寒太甚，其气化不能固摄而血下陷也。视其从前所服诸方，皆系草木之品，其质轻浮，温暖之力究难下达，当以矿质之品温暖兼收涩者投之。

处方：生硫黄半斤（色纯黄者）　赤石脂半斤（纯系粉末者）

将二味共轧细过罗，先空心服七八分，日服两次，品验渐渐加多，以服后移时微觉腹中温暖为度。

效果：后服至每次二钱，腹中始觉温暖，血下亦渐少。服至旬余，身体渐壮，夜睡安然，可无入厕。服至月余，则病根拔除矣。

方解：按硫黄之性，温暖下达，诚为温补下焦第一良药，而生用之尤佳。惟其性能润大便，于大便滑泻者不宜，故辅以赤石脂之黏腻收涩，自有益而无弊矣。

（张锡纯著．医学衷中参西录．石家庄：河北人民出版社，1974：707）

案二

章友洵六，肄业豫章书院。暑月患小便尿血，作文更甚，诸方不效，坚意旋里。余曰："此症服药可愈，秋闱在即，毋庸往返徒劳。"投以天王补心丹三剂，作文如故，乡试之卷，亦列荐焉。盖思出于心，心与小肠相表里，过劳心神，则血从下注也。

（《尚友堂医案》．上海：上海中医学院出版社，1993：61）

案三

经来适断，心气失宁，血乃逆流而上，倏然咯血殷红，盈口而出。血来喉系鸣响，稍呛咳，喉间自闻有血腥气味。足肢清厥，脉濡滑微弦。治以清和可也。

海蛤粉 9g　炒茜根 6g　茯苓 9g　煅紫贝齿 12g　丝瓜络 9g　紫菀 4.5g　凌霄花 6g　炒蒲黄 6g　山茶花 4.5g　丹参 6g　炒小蓟 6g　藕节 12g　白茅花（包）6g

（王金杰撰．王仲奇医案．上海：上海科学技术出版社，2004：167）

案四

赵某，女，75 岁。1979 年 3 月 8 日诊。

年高突然鼻衄，已有 5 天。先因感冒，后则鼻出血，血量颇多，经急救处理，血得暂止。舌苔干焦无液，脉左细弦而劲，形似雀啄。证属外因诱动内因，肝热郁遏犯肺，迫血上行。出血多，津气已伤，按脉证而论，需防其衄复作之变。处方：

鲜生地 40g　粉丹皮 9g　生白芍 9g　白茅花 12g　白蚕豆花 12g　仙鹤草 12g　旱莲草 12g　淡黄芩 9g　焦山栀 9g　侧柏叶 9g　藕节炭 12g

4 剂。

晚间鼻衄果作，继续服药而止。惟年高体力不易恢复，肝热尚未清泄。时有头晕、耳窍作胀鸣响，饮食不香。舌干焦转润有液、略微腻，舌下青筋粗大而紫褐明显；脉已从弦劲带芤转为细弱。病后气血未充，瘀热尚未全化，治宜平肝清化，扶正调治。方取归芍六君之意：

粉丹皮 9g　生白芍 9g　仙鹤草 12g　旱莲草 9g　炒当归 9g　穞豆壳 9g　太子参 10g　制黄精 10g　炒白术 9g　陈皮 5g　白茯苓 12g

继续服药一周，未再鼻衄。

（上海中医研究所主编．张赞臣临床经验选编．北京：人民卫生出版社，1981：73）

案五

肖某，男，40 岁。

经常胃脘当心而痛，胸膈痞胀，头昏目眩，耳鸣心悸，自汗失眠，少气不足以息，背恶寒，面色㿠白。诊脉虚弦无力，舌质淡红，数次大量吐血，大便溏黑，困倦异常。此因胃络大伤，脾失统血之职，上溢未尽，流于肠间。法当益气摄血，仿景岳大补元煎意。

炙黄芪10g，西党参10g，山药10g，炒枣仁10g，熟地黄10g，北五味3g，当归身10g，北枸杞10g，云茯神7g，山萸肉7g，炙远志3g 广陈皮3g，炙甘草5g

复诊：连服10剂，血止汗收，夜能安寐，胃纳增进，大便转黄，更益心脾。按上方去地黄、五味，加蒸於术7g、龙眼肉10g。

服至十余剂，胃痛全止，面色华润，精神振复。

（李聪甫著．李聪甫医案．长沙：湖南科学技术出版社，1979：84-85）

案六

某，女，38岁。1978年3月就诊。发病一年多，背、腹及四肢肌肤常见不规则约蚕豆大青紫色斑块，按之有压痛感，此起彼伏，长年不断。口干，牙龈易出血，月经红，每月潮前小腹痛，手心热，脉涩。病乃络脉损伤，血气凝滞而为紫癜，治宜活血化瘀，拟桃红四物汤加味。处方：

当归12g，川芎10g，赤芍10g，制乳香10g，制没药10g，红花10g，制香附10g，凌霄花8g，丹皮10g，桃仁（去皮尖炒打）10g，生地10g以水煎服，日2次。药服14剂而病愈。

（李今庸著．李今庸医案医论精华．北京：北京科学技术出版社，2009：56）

【现代研究】

血证涉及临床诸多的出血性疾病，近年来随着中医药对血证临床研究的深入，在本病证的证候分类、辨证分型、治法方药等方面的研究均取得一定进展，现综述如下。

一、病因病机研究

洪广祥[1]认为血证病因主要有以下几个方面：外感六淫；内伤饮食；情志过极；脏腑虚衰。血证的发病机理是“气火逆乱，脉络损伤，血不循经，溢于脉外”。阳络伤则血从上溢，阴络伤则血从下出。周君定[2]认为血证病机一般可分为热迫血行和气不摄血，其多为外感毒热之邪或内伤七情化火（热），迫血妄行；气虚不固或脾虚失统，血液妄行以及脉络受损，血滋脉外。病因有寒热虚实或诸因兼夹的不同，尚有“离经之血即为瘀血”之说，瘀血既是诸病因作用的结果，又是血证发生与发展的病机关键所在，贯穿于血证的病理过程始终，是一个不可忽视的病理因素。张志明[3]认为血证与相火相关。一是相火为害，是在有一定的君火为基础，在生理病理活动时才可为之，也就是生于虚无。二是五志化火色欲劳倦皆可以伤气，皆可以动火而引起火盛逼血妄行。

二、证候学与辨证规律研究

洪广祥[1]认为血证的病理性质有虚实之分：实证多为气火亢盛，血热妄行。虚证多为虚火妄动，迫血妄行；或气不摄血，血不循经。实证和虚证，有时是血证发展过程中演变转化的不同阶段。李可[4]将血证分为六型：①胃气上逆，血热妄行；②脾气不升，血失统摄；③肝不藏血，血热妄行；④火不归原，上热熏蒸；⑤肾不封藏，气随血脱；⑥阴损及阳，阳微欲绝。

三、治则治法研究

血证的治则治法仍以唐容川《血证论》中四法：一止血，二消瘀，三宁血，四补血为宗，各个医家又有新的见解。李可[4]提出血证治则治法：①血证关键在脾胃；②重要一环肝传脾；③气随血脱肾不固；④阴损及阳阳欲绝；⑤善后固本拔病根；⑥选方用药偏于温；⑦四炭三七平淡神。刘建新[5]认为血证以热证多见，实热血证来势凶猛，凉血止血，犹如鲸湮洪水，当因势利导，釜底抽薪，泻下实热，气火得泄，沸腾之血平息，自无离经之血。在治疗实热血证过程中，注重泻下法的运用，常常可得到满意的疗效。

四、辨证及用药研究

郑国庆[6]从文献研究角度，探索风药治疗血证的机制主要有：①风药治气（行气、升气、降气、益气）以治血；②风药能活血、止血、凉血、补血；③风药治藏血之肝（宁风、息风、升发郁火、解郁）以治血；④风药能祛除致病因素；⑤其他如风燥胜湿止血、风药为血证之使等。表明风药有确切的治疗血证作用，可作为血证治疗的新的切入口。李云委[7]等以生地大黄汤加味（生地、大黄、仙鹤草、侧柏叶、紫珠草、藕节、白茅根）治疗血证疗效显著，并随证加用相应的方药，如肺热壅盛合泻白散、千金苇茎汤；阴虚肺燥合百合固金汤；热入营血合犀角地黄汤；胃热亢盛合泻心汤；脾虚不摄合黄土汤；下焦湿热合八正散等。

五、鼻衄研究

（一）病因病机研究

程自强[8]认为鼻衄多由火热迫血妄行所致，其中以肺热、胃热、肝火最为常见。周仲瑛[9]认为鼻衄是由于不同原因，导致阳络受损而血溢脉外。其出血部位虽在鼻，实质是脏腑病变的反映（外伤鼻衄除外），其中阴虚火炎则是其最常见的原因之一。

（二）证候学与辨证规律研究

周伟君[10]认为鼻衄是中老年人临床常见的一种症状。老年人由于机体生理机能的改变，使鼻衄的诊治具有一定的特殊性，临床可分为3型：①肝气郁结，肝火上炎证；②肝肾阴虚，肝阳上亢证；③阴液亏虚，火炎动血证。

（三）治则治法研究

程自强[8]认为鼻衄应从五脏论治，心火亢盛治宜清心降火，凉血解毒，出血时久，不仅有肺热，而且元气已伤，治宜清热泻肺，补气养血，脾肾不足、气不摄血，治宜培补脾肾、补气摄血，肝气郁结、郁久化火、木火上扰、迫血妄行所致之鼻衄，治宜清肝养阴，凉血止血。傅晓东[11]认为鼻衄多因肝之病变而致，故从肝论治：木火刑金宜肝肺两清，肝郁化火宜疏肝清火，肝阳上亢宜潜阳摄血，阴虚液亏宜柔肝养阴。

（四）辨证用药研究

周伟君[10]认为鼻衄肝气郁结、肝火上炎证，治当疏肝解郁，清肝泻火，凉血止血，治以龙胆泻肝汤加减；肝肾阴虚，肝阳上亢证，治当滋阴养肝，平抑肝阳，以平为其，复其疏泄和藏血之职，治以天麻钩藤饮合二至丸加减；阴液亏虚，火炎动血证治当滋阴泻火，凉血止血，药用大生地、丹皮、赤芍、黑栀子、旱莲草、地骨皮、白茅花、牛膝、大蓟等。赵爱文[12]用槐花30g，炒炭研末装瓶备用，用时取槐花炭末适量与温开水调匀，以消毒棉球蘸取塞患侧鼻孔效好。陈连明[13]临床运用降逆止衄方（代赭石30g，半夏15g，仙鹤草30g，蒲黄、牡丹皮各15g，白芍20g，甘草10g），总有效率98.1%。杨汉庭[14]将大黄研末过筛，炒制成炭，用2%甘油水溶液浸制的消毒纱布或脱脂棉球黏附大黄炭粉，填塞患侧鼻腔。经治，45例全部有效。半年内随访，未见不良反应。赵俊[15]针刺辨证治疗鼻衄，取双侧迎香、合谷、内庭；“鼻洪”者加太冲穴。总有效率为100%。

六、咯血研究

（一）病因病机研究

陈鹏[16]认为引起咳血的病因，主要是外邪袭肺，壅遏肺气。上逆为咳；邪伤肺络，血溢气道，引起咳血；或由肺气素虚，复因情志不遂，肝郁化火，肝火上逆犯肺，损伤肺络；或因暴怒伤肝，肝气横逆，血随气动而咳血；或由瘵虫侵蚀肺脏，或由他病日久，耗伤气阴，以致肺肾阴虚，燥热内生，灼伤血络而咳血；或因劳倦过度，或因饮食失节，或因情志内伤，或因外邪不解，耗伤人体正气，以致气虚失摄。血不循经，溢出经脉而为咳血。张霆[17]提出其病机特点为火伤血络为标、瘀血内停为变、脾肾亏损为本，不仅概括了肺癌咳血的病理机制，更重要的是说明了本虚标实、病理因素互为因果、相互转化的动态变化。脾肾亏虚，易生火热，变生瘀血。火热久留不去，可耗伤正气，出血成瘀。瘀血内停则影响气血运行，又进一步加重了脾肾亏虚，增加火热入侵的机会。宋慧敏[18]认为肺病日久或外伤，常致以肺气内伤并内虚，气虚邪凑，热郁搏肺，及引动肝气亢盛化火上冲犯肺，肺热益盛，势必造成骄脏叶张络伤，气血逆乱，为咳血初期多见的根本缘由。

（二）证候学与辨证规律研究

钟坚[19]认为临床常见咯血可分为虚证和实证两大证型。实证咯血特点：血色鲜红，其出血多，口干而苦，苔多黄糙，舌尖红，脉洪数。虚证咯血特点：血红淡而量不多，但持续时间较长，并伴有其他气血阴阳亏虚见证。

（三）治则治法研究

张霆[20]认为肺癌咳血有火与气之分，从脾胃论治要把握温脾清胃与升脾降胃并举。宋慧敏[3]认为独以清肺，嫌拟扬汤止沸，难以取效，并以清肝调血，火自降熄，乃为上策，寓清肝于止血治疗之中，是缓解咳血的重要一环，泄肺止血是减轻和控制咳血的重要步骤。

（四）辨证用药研究

张育清[21]以清金止血汤为基础，根据辨证分型加减。方药组成：桑白皮 15g，黄芩 12g，山栀 10g，仙鹤草 15g，侧柏叶 15g，白及 30g，川牛膝 12g，三七粉 6g，总有效率 97.4％。

王敏[22]将咯血分为 4 型：①痰热壅肺，方用清气化痰丸方加减。肺热盛者，可加石膏、知母以清泻肺热；热结便燥者，可加大黄以清热通便。②肝火犯肺，方用泻白散合黛蛤散加减。若出血量多，血来盈口，血色鲜红者，治宜清热凉血，可用犀角地黄汤冲服三七粉。③阴虚火旺，方用百合固金汤加减。潮热甚者，加地骨皮、秦艽、白薇以清退虚热；盗汗甚者，加煅牡蛎、浮小麦。④气虚血瘀，方用补阳还五汤加减。气虚而见面浮足肿者，加茯苓、薏苡仁健脾渗湿；心胸刺痛者，加郁金、三七、苏木活血定痛。

七、吐血与便血研究

（一）病因病机研究

陈长华[23]认为，络伤血溢，出于胃腑，随胃气逆上而呕出者，则为吐血；若血蓄于胃而下走肠道，从大便解出者，则为便血，尤以粪黑如漆者多见。因此，吐血与便血在病理上往往密切联系，不少患者同时并见吐血和便血。本病主要的病机是：脾胃络伤，血溢胃肠，从口或大便排出。形成本病的机因有三：其一，实热证：素胃有郁热，近加邪热灼伤胃阴、迫血妄行而出血。其二，虚寒证：素脾胃虚寒，寒从中生，或因外感引动内寒，脾胃虚寒，中气不足，不能统血而出血。其三，肝脾血瘀证：土败木贼，气滞血瘀，复因饮食或起居失节，瘀血妨碍新血的生长及气血的正常运行，使出血反复难止。出血过程的病理演变，往往是虚实夹杂，且有偏于实和偏于虚的不同。

（二）证候学与辨证规律研究

王敏[24]等认为上消化道出血，病涉肝、胆、脾、胃最多。情怀不畅、饮食失节最易成肝郁脾虚之证；酒食无义，恣啖辛辣者，积热内盛，常呈肝火犯胃之证；脾胃久伤，气血两弱，虚不摄血者亦为临床常见；久病阳气亏虚，温养无力，血失摄纳，则成脾胃虚寒出血之证。蔡安和[25]将难治性消化道出血分为：①瘀血型；②虚寒型；③脾虚寒热互结型；④厥阴风热型。

（三）治则治法研究

缪仲淳在《先醒斋医学广笔记》中提出："宜行血不宜止血，宜补肝不宜伐肝，宜降气不宜降火"的治吐血三要法。舒锡均[26]等认为治吐血三要法是为气火亢旺、肝不藏血之证而设，并非适用于所有的吐血。故对吐血的治疗有宜行血亦有宜止血者，有宜补肝亦有宜伐肝者，有宜降气亦有宜降火者，临床当据证而用。

张振雷等[27]摘取历代医家有代表性的医案，总结出八法：①清胃泻火法，投《金匮》泻心汤；②清肝泻火法，丹栀逍遥散较适宜；③清化和营法，常用地榆散、槐角丸、槐花散、赤小豆当归散一类；④温中止血法，用黄土汤；⑤温胃降逆法，主以理中汤；⑥温里固涩法，以斑龙丸、无比山药丸加减；⑦补气固脱法，独用人参一两，浓煎顿服；⑧化瘀止血法，与四物汤加减。

（四）辨证及用药研究

霍丽东[28]自拟止血散治疗上消化道出血，先以解毒凉血止血治其标，后用疏肝健脾补血固其本为治疗大法，处方：三七粉 3g，白及粉 3g，大黄粉 3g。随症加减；气虚者加西洋参（另炖）5g，生黄芪 45g，白术 15g，山药 30g；血虚者加阿胶（烊化）10g，当归 10g，白芍 15g 等水煎服，每日 1 剂。48 例病中 8 例痊愈，占 16％，有效 38 例，占 79％，无效 2 例，占 4％。

沙宝瑜[29]用温涩抑酸护膜汤[基本方为炮姜 6g，地榆、乌贼骨、白及各 10g，煅龙骨（先煎）20g，广三七 8g]治疗消化道出血，按中医辨证分型：脾胃虚寒型加党参、炙黄芪、山药、茯苓、焦白术。肝气犯胃型加白芍、苏梗、川楝子、木蝴蝶。湿热灼胃型去炮姜，加大黄、川连、仙鹤草、侧柏叶。痊愈 79 例，占 71.81％；显效 22 例，占 20％；有效 5 例，占 4.54％；无效 4 例，占 3.65％；总有效率 96.35％。

闫雪洁[30]等用三七白参汤（三七粉、白及、党参、煅海螵蛸、白术、藕节、黄芪、茯苓、炙甘草、陈皮、炮姜炭）治疗消化道出血，温中益气、止血消瘀，对上消化道的止血作用及其伴发的胃肠道症状疗效显著，体现了扶正不碍攻邪、补而不滞、攻而不亢的特点，而具"止、消、宁、补"之效。

八、尿血研究

（一）病因病机研究

朱海彬[31]等认为五脏皆致血尿，病因病机有：①外感六淫，热犯膀胱；②心火亢盛，热移小肠；③肺热伤络，下达膀胱；④脾胃实热，积热伤络；⑤肝胆郁热，熏蒸血脉。孙香娟[32]等认为尿血病因病机有：外感六淫，热犯膀胱；心火亢盛，热移小肠；肺热伤络，下达膀胱；脾胃实热，积热伤络；肝胆郁热，薰蒸血脉。张传儒[33]认为本病病机为：里热内伏，外邪袭表；热毒鸱张，损伤血络；热灼津血，瘀阻水停；气阴耗伤，余邪留恋；肾虚脾弱，统摄无权；升降失调，邪滞经隧。

（二）证候学与辨证规律研究

陈建平[34]将本病分为 3 型：①风热湿毒内扰肾络型；②阴虚血热，瘀血阻络型；③气阴两虚，肾络瘀阻型。常玉伟[35]将本病分为 9 型：①风邪犯肺；②热结膀胱；③火毒迫血；④气滞血瘀；⑤肝胆湿热；⑥阴虚火旺；⑦脾肾两虚；⑧脾不统血；⑨气阴两亏。

（三）治则治法研究

王小满[36]认为尿血多与火盛气虚、阴络损伤有关，治当滋阴补肾。张传儒[33]将本病分为 6 型：①里热内伏，外邪袭表证：治宜清透祛邪，凉营止血，常用银翘散合连翘汤加减。②热毒鸱张，损伤血络证：治宜清热解毒，化斑利尿，犀角地黄汤合小蓟饮子加减。③热灼津血，瘀阻水停证：治宜凉血解毒，化瘀和络，常用四物大黄汤合犀角地黄汤、小蓟饮子加减。④气阴耗伤余邪留恋证：治宜滋阴清热，常用知柏地黄丸合茜根丸加减。⑤肾虚脾弱，统摄无权证：治宜补肾健脾和络渗利，方用补肾活血汤合参苓白术散加减。⑥升降失调，邪滞经隧证：治宜疏滞泄浊，方用越鞠保和丸加减。

（四）辨证及用药研究

陈建平[34]将本病分为3型：①风热湿毒内扰肾络型，治宜凉血化瘀止血，方用紫草、白花蛇舌草、马鞭草、小蓟、荠菜花、白茅根各15～20g，生地黄20～30g，赤芍、牡丹皮各6～10g，蝉蜕5～10g，三七粉（另冲）4g加减。②阴虚血热，瘀血阻络型治宜清热养阴，化瘀止血，方用生地黄20～30g，丹参、马鞭草、白花蛇舌草、旱莲草各10～15g，三七粉（另冲）3g加减。③气阴两虚，肾络瘀阻型，治宜益气养阴，化瘀止血，方用太子参、山药、马鞭草、生地黄各10～20g，蒲黄、茜草、白术、山茱萸各5～10g，三七粉（另冲）2～3g。

王林[37]以清热解表、凉血活血中药组方（当归、川芎、丹参、白茅根、藕节、大蓟、小蓟各10g，金银花、连翘、荆芥、防风、牛蒡子、赤芍、生地黄、茜草、甘草各6g）加减治疗本病46例，痊愈36例，有效5例，并设西药对照组22例，结果示中药组疗效优于西药组（$P<0.01$）。

都修波[38]等用自拟半枝莲汤（半枝莲15～30g、知母10g、黄柏12g、生黄芪15～30g、旱莲草15g、山萸肉10g、白茅根30g）治疗尿血，下焦湿热型加木通、瞿麦、车前子；阴虚火旺型加生熟地、女贞子、生龟甲；脾肾两虚型加山药、白术、杜仲、仙灵脾；泌尿系结石者加金钱草、鸡内金、牛膝；兼血瘀者加丹参、田三七；兼血虚者加当归、阿胶，疗效显著。

九、紫斑研究

（一）病因病机研究

吴晓勇[39]认为本病乃病邪侵入机体，损伤脉络，离经之血外溢肌肤黏膜而成。其病因以感受外邪、饮食失节、气血瘀滞、久病气虚为主。感受外邪，尤其是感受风热毒邪为最常见的病因。阴虚血热为其常见病机。血瘀为主要的病理环节及致病因素。熊继柏[40]认为本病虽表现在肌肤，但与脾胃关系密切。因肌肉为脾胃所主，脾气虚，不能统血，或胃热亢盛，迫血妄行均可导致紫斑，故古人有“斑出阳明”之说。其病机宗《景岳全书·血证》所言，可概括为“火盛”与“气伤”两方面，火盛者既有血热妄行之实火，亦有阴虚火旺之虚火，气伤者为气虚不摄，此三者为临床常见证型。宋立群[41]认为此证发于营血，是血溢脉外，停于皮下所致，而毒邪蕴结，入营迫血妄行是致病的关键。其病机可归纳为血热妄行、阴虚火旺、气不摄血、瘀血阻络。

（二）证候学与辨证规律研究

许亚梅[42]等对北京中医药大学东直门医院与东方医院、中国中医研究院西苑医院三家医院收治的血小板减少性紫癜病例进行分析，研究结果表明，气阴两虚，血瘀内阻者164例，占73.21％，血热妄行者23例，占10.27％，气血两虚者12例，占5.36％，肝肾阴虚者18例，占8.03％，脾肾阳虚者7例，占3.13％。其中，难治性血小板减少性紫癜（RITP）患者93例，气阴两虚血瘀内阻、血热妄行、气血两虚、肝肾阴虚、脾肾阳虚证候分别占76.34％、5.38％、5.38％、8.60％、4.30％。由此可以认为，气阴两虚，血瘀内阻是RITP主要临床证候。郜燕霞[43]等认为紫斑可分为：①风热型；②血热型；③热毒型；④湿热型；⑤气虚型；⑥血虚型；⑦阴虚型；⑧气血两虚型；⑨血瘀型；⑩气滞血瘀型。

（三）治则治法研究

许亚梅[42]等确立“益气养阴活血法”为基本治疗原则。宋立群[41]认为临证之时首当分清标本虚实，治当治火，治血，治气。吴晓勇[39]认为初起属实者多，治以祛邪为第一要务，在清热凉血止血方药之中加入一定的祛风药。病久或复发患者以气阴两虚的虚损症状为主要表现，治疗以扶正为主，兼顾祛邪。活血化瘀贯穿始终。

（四）辨证及用药研究

熊继柏[40]认为紫斑以血热妄行此型最为常见，特别是发病初期或慢性紫斑的急性发作期，常用犀角地黄汤。若以胃热亢盛为主，可选用化斑汤或消斑青黛饮。阴虚火旺者治以滋阴降火，宁络止血，方用茜根散。气虚不摄此型多见于久病不愈之紫斑，治以补气摄血，方用归脾汤。根据临床辨证还可酌加紫草、茜草根、仙鹤草等凉血止血。若出血已止，但气血不足，则用圣愈汤或人参养荣汤善后调理。赵宇昊[44]等用清益消斑汤（银花 10g、连翘 10g、当归 10g、丹皮 9g、生黄芪 9～20g、旱莲草 10g、生山楂 15g）治疗小儿过敏性紫癜，疗效较好。郜燕霞[5]等辨证论治紫斑：①风热型。治则：疏风清热、凉血消斑。方药：疏风消斑汤。②血热型。治则：清热凉血、解毒消斑。方药：凉血消斑汤。③热毒型。治则 清热解毒、凉血消斑。方药：解毒消斑汤。④湿热型。治则：清热利湿、活血消斑。方药：利湿消斑汤。⑤气虚型。治则：补虚益气、养血化斑。方药：补气化斑汤。⑥血虚型。治则：补虚和营、散瘀化斑。方药：补血化斑汤。⑦阴虚型。治则：滋阴除热、凉血化斑。方药：滋阴化斑汤。⑧气血两虚型。治则：益气养血、散瘀化斑。方药：益气养血化斑汤。⑨血瘀型。治则：活血祛瘀、行气消斑。方药：祛瘀消斑汤。⑩气滞血瘀型。治则：行气散瘀、活血消斑。方药：行气散瘀汤。

参考文献

[1] 洪广祥. 内科血证论治规律[J]. 中医药通报，2007，6(6)：5-10.
[2] 周君定，史彦斌. 血证辨治的点滴体会[J]. 现代中医药，2002(4)：63-64.
[3] 张志明. 相火与血证[J]. 内蒙古中医药，2006，25(3)：31-32.
[4] 孙其新. 血证关键在脾胃——李可学术思想探讨之四[J]. 中医药通报，2007，6(3)：9-12.
[5] 刘建新. 泻下法治疗血证的体会[J]. 中国医药学报，1999(3)：48-49.
[6] 郑国庆. 风药是治疗血证新的切入口[J]. 湖南中医药导报，2000(1)：8-10.
[7] 李云委，雷玲，王燕. 生地大黄汤治疗血证 37 例[J]. 中国中医急症，2002(2)：140-141.
[8] 程自强. 鼻衄从五脏论治[J]. 河南中医学院学报，2007，22(2)：57-58.
[9] 陈四清. 滋阴泻火、凉血止血法治疗鼻衄[J]. 江苏中医药，2007(7)：43.
[10] 周伟君. 中老年鼻衄中医辨证探析[J]. 中国医药导报，2008，5(20)：91-92.
[11] 傅晓东. 鼻衄从肝论治体会[J]. 国医论坛，2006(6)：12.
[12] 赵爱文. 槐花外用治疗鼻衄[J]. 中医杂志，2007，48(11)：1006.
[13] 陈连明. 自拟降逆止衄方治疗鼻衄 118 例[J]. 四川中医，2007，25(3)：97.
[14] 杨汉庭. 大黄炭粉局部给药治疗鼻衄[J]. 湖北中医杂志，1999，21(9)：421.
[15] 赵俊. 针刺辨证治疗鼻衄 146 例[J]. 湖北中医杂志，2008，30(5)：55.
[16] 陈鹏. 中医辨治咳血刍议[J]. 河北中医，2004，26(9)：688.
[17] 张霆. 肺癌咳血之病机特点及治疗对策[J]. 中医药学报，2007(5)：46-47.
[18] 宋慧敏. 咳血初期宜清肺泻肝的体会[J]. 内蒙古中医药，2004(5)：35.
[19] 王体华，钟坚. 治疗咳血的临床经验[J]. 江西中医药，2005，36(11)：6-7.
[20] 张霆. 肺癌咳血从脾胃论治探析[J]. 江苏中医药，2008(2)：14-16.
[21] 张育清. 清金止血汤治疗支气管扩张咯血 42 例[J]. 光明中医，1999，14(3)：41-42.
[22] 王敏. 辨证治疗支气管扩张咯血 68 例[J]. 中医研究，2005，18(4)：47-48.
[23] 张芸. 陈长华主任医师辨治吐血便血经验[J]. 实用中医内科杂志，2005，19(5)：410-411.

[24] 王敏,颜勤,韩秋艳,等.中医辨证治疗上消化道出血 70 例临床探讨[J].贵阳中医学院学报,2002(1):13-15.

[25] 蔡安和.中医药治疗难治性消化道出血的体会[J].世界中医药,2008(5):291-292.

[26] 舒锡均,舒鸿飞.从镇衄汤的运用谈治吐血三要法[J].湖北中医杂志,2003(3):19-20.

[27] 张振雷,张燕,张良骥.消化道出血治疗八法[J].中医药临床杂志,2003,15(6):502-503.

[28] 霍丽东.自拟止血散治疗上消化道出血症 48 例[J].现代中医药,2004(6):23-24.

[29] 沙宝瑜.温涩抑酸护膜汤治疗上消化道出血 110 例临床疗效观察[J].四川中医,2003,21(2):36.

[30] 闫雪洁,张秀慧.三七白参汤治疗上消化道出血 42 例[J].中国中医急症,2005(10):1004.

[31] 朱海彬,马晓燕.五脏皆致尿血考释[J].实用中医内科杂志,2009(6):46-47.

[32] 孙香娟,张丰华,张玲,等.论五脏六腑皆尿血[J].时珍国医国药,2008,19(4):1003-1004.

[33] 张传儒.过敏性紫癜肾炎证治探讨[J].浙江中医杂志,2002,37(6):234-235.

[34] 陈建平.辨证治疗小儿过敏性紫癜性肾炎 38 例[J].新中医,2005,37(1):76-77.

[35] 常玉伟.尿血的辨证论治[J].河南中医,2005(10):40-41.

[36] 王小满.难治性尿血从肾论治临床举隅[J].实用中医药杂志,2007(4):267.

[37] 王林.清热解表法治疗紫癜肾血尿 46 例[J].新中医,2005,37(9):74.

[38] 都修波,和红霞.半枝莲汤治疗尿血 65 例[J].中国民间疗法,2001(9):37-38.

[39] 吴晓勇.试论过敏性紫癜的中医病因病机与治疗[J].四川中医,2005,23(2):25-26.

[40] 聂娅.熊继柏教授治疗紫斑的经验[J].中医药导报,2008,14(5):18-19.

[41] 侯晓楠,宋立群.宋立群教授辨治紫斑验案[J].中医药学报,2005(5):61-62.

[42] 许亚梅,李冬云,陈信义.难治性血小板减少性紫癜中医治疗初探[J].北京教育学院学报:自然科学版,2006(2):31-34.

[43] 郜燕霞,李俊红,塔拉,等.过敏性紫癜辨治十法[J].中外医疗,2009(11):126-127.

[44] 赵宇昊,迟雅珍.清益消斑汤治疗过敏性紫斑 32 例[J].中国现代药物应用,2009(8):111-112.

第三节 汗 病

【定义】

汗病以全身或局部非正常出汗为主症。其中,时时汗出,动则尤甚者为自汗;睡中汗出,醒来自止者为盗汗;汗出色黄染衣者为黄汗;大汗淋漓,如珠如油,肢冷息微者为绝汗;急性外感热病中,突然恶寒战栗而后汗出者为战汗。本病多因阴阳失调,营卫失和,以致腠理开阖失常,津液外泄而成。本节讨论临床常见的自汗、盗汗、黄汗。

【范围】

西医学中多种疾病,如病毒、细菌等引起的感染及有关免疫、内分泌疾病、慢性消耗性疾病、功能性汗出异常或手术、大出血、产后等,以汗出异常为主要症状时,可参考本节辨证论治。

【病因病机】

一、病因

1. 外感　感受风、湿、热邪,或风寒入里化热,或感受风湿、暑热之邪,可致营卫不和或里热炽盛或湿热郁蒸而汗出异常。

2. 内伤　久病体弱,禀赋不足,素体阴虚,饮食不节,七情失调,劳欲过度及失治误治等,均可致脏腑阴阳受损,功能失调,气血津液失和而汗出过多。

二、病机

1. 发病　外感诸邪致汗出者，起病一般较急；内伤虚损，阴阳气血失调所致之汗出者，则起病较为缓慢。

2. 病位　汗病因外感导致者，病位多在肌表、经络，因内伤引起者则病位多在脏腑。

3. 病性　外感引起者，病性多实，以风、湿、热郁为主。内伤致汗则以虚为主，或见虚实夹杂。虚者多见气虚、阴虚、阳虚、血虚；实则以湿、痰、瘀、热为多见。

4. 病势　与病性、病因及病位有关。病性属热者，其汗出或在头面，或为全身；湿热郁蒸者，其汗出在头颈以上为多；病位在心者常见心胸汗出；位在脾胃及肠者，汗多旁达四肢手足；位在肝则汗出胁腋；肝胆湿热或下焦湿热，可有下注之势而见阴股汗出。

5. 病机转化　汗出过多易伤及气血、阴液与阳气，且常互为因果。营卫不和，里热炽盛，湿热郁蒸，常可使气随汗出而致肺脾气虚。汗为心液，汗出过多，心血不足亦可致心脾两虚。大汗、久汗耗伤阳气致气虚、阳微，后者又可使津液失于固护而进一步汗出不止。汗出耗伤阴液，阴虚火旺可致津液外泄而为汗。痰瘀阻滞经脉、血络，津液不循常道而外出为汗，与气血阴阳失调有关，且互为因果。因此，其病机多寒热虚实错综复杂。此外，汗病因外感或内伤所致者，亦可相互转化或表里兼杂。

汗病病因病机见图 6-8。

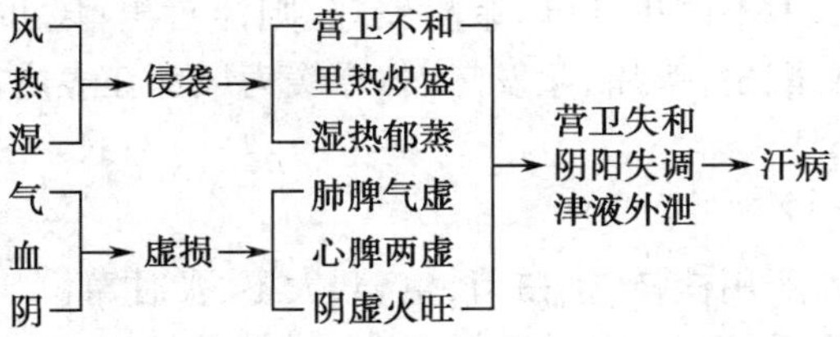

图 6-8　汗病病因病机示意图

【诊断与鉴别诊断】

一、诊断依据

按照中华人民共和国中医药行业标准《中医病证诊断疗效标准》。

1. 不因外界环境影响，在头面、颈胸或四肢全身出汗者。

2. 白昼汗出，动则益甚为自汗；睡眠中汗出津津，醒后汗止者为盗汗；汗出色黄，染衣着色者为黄汗。

3. 必要时作 X 线胸部摄片，痰涂片找抗酸杆菌以及作抗链球菌溶血素“O”、血沉、粘蛋白、T_3、T_4、基础代谢率等检查以排除肺痨、风湿热、甲亢等。

二、鉴别诊断

自汗、盗汗、黄汗三者虽同为汗病，但各具特点，区别如下：

1. 自汗　不问朝夕，动或不动，醒时汗出，名曰自汗。《景岳全书·杂证谟·汗证》云：“自汗者，濈然无时，而动作则益甚。”鉴别要点是醒时汗出。

2. 盗汗　寐中汗出，醒来自止者称为盗汗。《丹溪心法·盗汗》云：“盗汗者，谓睡而汗出也，不睡则不能汗出，方其熟睡也，溱溱然汗出焉，觉则止而不复出矣，非若自汗而自出也。”鉴别要点是睡时出汗，醒后则止。

3. 黄汗　黄汗以汗出色黄，染衣着色为特点，与其他汗病较易鉴别。

【辨证论治】

一、辨证要点

1. 辨病性　汗病有虚、实、寒、热之不同。气虚以汗出伴呼吸气短、神疲乏力、少气懒言、汗出畏风为特征；血虚以睡则汗出、心悸失眠、面色不华、脉细、舌淡为特征；阴虚以汗出伴口咽干燥、舌红少苔、脉细为特征；阳虚以汗出伴肢冷畏寒、便溏、舌淡苔白滑、脉沉弱为特征；实证以湿热、里热蒸迫为主，或以黄汗、汗出而黏为特征，或以蒸蒸汗出伴里热、大便干结为特征；阴虚火旺之汗病可见阴虚兼实火或虚火两类，临证亦注意鉴别。

2. 辨汗病类别　据自汗、盗汗、战汗、绝汗、黄汗之不同特征区分之。脱汗见于阳亡阴竭，战汗多见于虚人外感，黄汗多属湿热，盗汗以虚热为多见，但气虚、阳虚、湿热亦间或有之，自汗多见于气虚、阳虚肌表不固，应细审辨察。

二、治疗原则

汗病治疗的基本原则是使气血阴阳恢复调和状态，具体则需因其病机而分别以调和营卫、益气固表、清里泄热、滋阴降火、补血养心、益气固脱、回阳敛阴等为基本大法。

三、分证论治

1. 营卫不和证

症舌脉：汗出恶风，周身酸楚，或微发热，头痛，舌淡红，苔薄白，脉浮缓。

病机分析：营卫失和，卫不固护于外，荣阴失守，则汗自出；风邪袭表，营卫不和，腠理不固，筋脉失养则恶风，周身酸楚；头痛、微发热、脉浮缓为风邪在表之征。

治法：调和营卫。

方药运用：

(1)常用方：桂枝汤。药用桂枝、生白芍、生姜、大枣、炙甘草。

方中以辛温之桂枝为君，温经解肌，疏散风邪；以酸苦性寒之芍药为臣，和营养血，敛汗益阴，君臣相伍，一散一收，调和营卫，表邪外解则汗止热解；生姜辛散助桂枝解肌，又能和胃止呕，大枣味甘益阴和营，以助芍药，共用为佐，二者相伍还可升腾脾胃之气以助营卫调和；甘草调和诸药以为使。全方药虽五味，但配伍严谨，为调和营卫之佳方。

(2)加减：阳虚者，加附子、人参；气虚者，加黄芪益气固表；汗出多，伴失眠者，加煅龙骨、煅牡蛎、五味子、酸枣仁；骨节楚痛者，加羌活、独活、威灵仙。

(3)临证参考：服桂枝汤后，宜啜热稀粥借谷气助药力，临床验之效较好。对汗出偏身者，为气血运行偏颇所致，治疗时应据病情酌加益气、养血、通络之品。

2. 里热郁蒸证

症舌脉：蒸蒸汗出，或头额汗出，或手足汗出，伴面赤气粗，身热口渴，烦躁不安，大便干结，舌质红，苔黄或苔糙，脉滑数。

病机分析：好饮多食，过食辛辣炙煿厚味，积滞酿热或里热素盛，致里热郁蒸，津液外泄而见蒸蒸汗出，面赤气粗或身热烦躁；津液为热邪耗劫故口渴引饮；胃肠积热，灼津耗液，肠燥津亏故大便干结；舌红，苔黄或糙，脉滑数为里热内盛之征象。

治法：清热泄里。

方药运用：

(1)常用方：玉女煎加减。药用生石膏、生地黄、知母、麦冬、竹叶、生大黄、枳实。

方中生石膏辛甘寒泻胃火清泄气分实热，生地甘寒养阴清热，二药合用清火而又养阴，用为君药；知母苦寒质润，泻火除烦，麦冬甘寒质润，清热养阴，生津除烦，二者合用助君药之清热养阴，又可清心泻火除烦，润燥止渴，共为臣药；竹叶清心除烦，凉散上焦风热，并可利尿泻热，大黄苦寒荡涤胃肠糟粕，枳实苦降下行，破气除痞，消积导滞，与大黄同用攻积导滞，通腑泄热，三者共用可使积滞邪热从二便分消，釜底抽薪，助君臣清泄里热，用为佐药。诸药相伍，清宣泻利并用，使邪热宣透外出，引邪热下行分消。同时清中兼养兼润，则邪去而不伤正，为清泄里热、滋阴除烦之良方。

(2)加减：大便秘结者，可增加大黄用量，或加厚朴；无大便干结者，可去生大黄、枳实；汗多神疲乏力，脉弱者，可加人参；食滞腹胀者，加莱菔子、焦三仙；烦渴者，加天花粉、麦冬、石斛。

(3)临证参考：清热泻下之药当中病即止，勿伤正气。本证汗出虽多，但收敛药物必须慎用，以免留邪。本证常兼见胃阴不足症，治疗时应详细辨证。

3. 肝脾湿热证

症舌脉：汗出而黏，色黄如柏汁，或染衣着色，发热，口苦，渴不欲饮，或脘痞纳呆，小便色黄，舌质红，苔黄腻，脉弦数或濡数。

病机分析：外感湿热之邪或嗜食肥甘、酒浆，酿湿生热，湿热内蕴，肝胆疏泄失司，胆汁随汗液外泄则汗出色黄；胆热上扰则口苦、心烦；湿热蒸腾，外阻于肌表，则汗出而黏；湿热阻滞，中焦气机不畅，脾失健运，脾为湿困，则见脘痞纳呆等症；舌红、苔黄腻、脉濡数，皆湿热之征象。

治法：清热利湿。

方药运用：

(1)常用方：龙胆泻肝汤加减。药用龙胆草、黄芩、栀子、泽泻、车前子、木通、薏苡仁、生地黄、柴胡。

方中以大苦大寒之龙胆草为君，专泻肝胆实火湿热；伍以苦寒之黄芩、栀子清少阳之火，泻三焦之湿热，助肝胆湿热下行，车前子、木通、泽泻渗湿泄热，通利小便，五药与龙胆草相配，务使肝经湿热从膀胱小便而出，用以为臣；薏苡仁淡渗利湿，健脾助运，杜生湿之源，与泽泻、车前子共用渗利脾湿，生地养阴凉血柔肝，以防苦寒渗湿之品伤阴耗津，肝胆火热耗伤肝阴，可使邪去而不伤正，上药共为佐；柴胡疏肝胆之气，引诸药归于肝经，以为使药。诸药合用泻中有补，降中寓升，祛邪而不伤正，使湿去热清，肝脾调和，而汗自止。

(2)加减：口干喜饮者，加天花粉，重用生地黄；湿重而见食少，脘痞，手足心汗出甚者，加苍术、茯苓、陈皮、苏梗；汗出色黄染衣者，加茵陈、秦艽；阴囊汗多者，加黄柏、苍术。

(3)临证参考：本证为肝经湿热与脾胃湿热的复合证。辨证时，既要详审其主次而治之，又要同理脾胃，以绝内湿产生之源。对于热伤阴津者，更应仔细辨治，避免伤阴、助湿之弊。

此外，临床因外感湿邪，或内湿复感表邪而致自汗，汗出不畅，绵绵不绝者，治疗可据病情分别予健脾化湿，祛风胜湿，或淡渗利湿等治法，有热者兼以清热，常可选羌活胜湿汤、湿郁汤、黄芩滑石汤、五苓散等加减。

4. 肺脾气虚证

症舌脉：汗出畏风，动则加重，伴呼吸气短，咳喘乏力或神疲乏力，少气懒言，面色无华，舌质淡，脉弱。

病机分析：肺主皮毛，脾主肌肉，久病咳喘，年老体弱，肺脾气虚，则皮毛不固，肌表不实，腠理疏松，气虚卫外不固，津液外泄则汗出畏风；气虚不耐劳作，故动则加剧；呼吸气短，咳喘乏力为肺气不足之症；神疲乏力，少气懒言，面色无华为脾气虚弱见症；舌质淡，脉弱为气虚之象。

治法：益气固表。

方药运用：

(1)常用方：玉屏风散加味。药用生黄芪、白术、茯苓、当归、防风、麻黄根。

方中生黄芪甘微温，功擅补脾肺之气，益卫固表止汗，用为君药；白术苦甘温，补脾胃，实肌腠，固表止汗，茯苓甘淡平，健脾补中利水渗湿，二者合用助君药益气健脾固护肌表，用以为臣；当归养血补虚，与黄芪同用，补气生血，气旺血生，少量防风走肌表祛风并御风邪，麻黄根入肺实卫气而固腠理，敛汗固表，用为佐使药。诸药合用肺脾同补，肌表兼固，气血同调，标本兼治。

(2)加减：气虚重者，增加黄芪、白术用量，或加党参、五味子；汗出多者，加浮小麦、煅龙骨、煅牡蛎、五味子；恶寒，脉缓者，加桂枝、白芍；头重肢困者，去黄芪、麻黄根，加薏苡仁、厚朴、苍术、白芷；兼阴虚者，加生地、麦冬、五味子；兼纳呆，脘痞者，加谷芽、陈皮以助脾运。

(3)临证参考：气虚自汗，疲劳感较甚者，一般可用黄芪六一汤(黄芪6份，甘草1份，生姜3片，大枣10枚)煮汁当茶饮；气虚自汗较重者，选补中益气汤加麻黄根、五味子。此外，桂枝汤亦可用于气虚自汗的轻、中型，无论是否夹有风邪均可选用。

阳虚自汗，每易由气虚自汗发展而来，阳虚自汗临床特点常以面色㿠白，畏寒，汗冷，舌润为主，治疗以益气温阳固表为法，常选用黄芪附子汤、桂枝加附子汤、补中益气汤加减。

5．心脾两虚证

症舌脉：盗汗或自汗，心悸眠差，气短神倦乏力，面色无华，纳差，舌质淡，脉细弱。

病机分析：劳倦、忧思过度，伤气耗血，心脾两虚。气虚气不摄津固表则自汗；营血不足，入夜神气浮越则睡中汗出致盗汗；气血不足，不能奉养心神则心悸眠差；血虚气弱不能上荣于面则面色无华；脾气虚则纳少，气短，神倦乏力；舌淡、脉细弱为气血不足之征。

治法：健脾养心。

方药运用：

(1)常用方：养心汤合归脾汤加减。药用炙黄芪、党参、白术、当归、川芎、酸枣仁、五味子、浮小麦、陈皮。

方中炙黄芪甘温益气，补脾升阳，党参甘平补中益气，白术健脾燥湿，实肌腠，与参芪共用大补脾胃之气，振奋生化之源，用以为君；当归、川芎补血养心行滞与君药同用双补气血，气旺血生，心脾两健，用以为臣；酸枣仁甘酸，既可养肝血益心阴宁心神，又可收敛止汗，五味子酸温，与芪术同用有益气固表止汗之功，与当归、酸枣仁同用又可滋阴生津敛汗，且可宁心安神；浮小麦益心气而收敛止汗，陈皮理气和中助运，上药共用为佐。诸药合用共收心脾双补，固表止汗之功。

(2)加减：兼咽干、舌红少津者，加麦冬、生地，减川芎、黄芪用量；眠差甚且梦多易惊者，加珍珠母或生龙骨、生牡蛎；汗出多者，加煅龙骨、煅牡蛎(先煎)；形寒肢冷者，加肉桂或附子。

(3)临证参考：心脾不足致汗出者，临床常以心悸失眠，神倦乏力为特征。此类患者病程多较长，兼夹症可较多。对于心脾气血两亏，兼阴虚、气滞、虚火，甚则痰浊、瘀血者，治疗时宜多方兼顾。

临证除辨证治疗外，尚可选用桑叶、天冬、麦冬、茯苓、山药、麦芽、百合、生地制膏或制丸剂，或入粥煮(冬桑叶末另拌吞服)，以养心脾，安神止汗。

6. 阴虚火旺证

症舌脉：盗汗，口燥咽干，五心烦热，潮热颧红，腰膝酸软，干咳痰中带血，舌红少苔，脉细数。

病机分析：亡血失精，肺痨久咳，素体阴虚，热病后期均可致阴精亏耗，阴津不足，虚火内生，迫津外泄可致汗出，入夜尤甚；阴虚津液不能上承则口干咽燥；精亏不能濡养腰府四肢则腰膝酸软；虚热内蒸则见五心烦热，颧红，潮热；虚火上灼肺金，肺失肃降，肺络受损则可见干咳，痰中带血；舌红少苔，脉细数为阴虚火旺之象。

治法：滋阴降火。

方药运用：

(1)常用方：当归六黄汤加减。药用当归、山萸肉、生地黄、熟地黄、黄芩、黄连、黄柏、黄芪。

方中当归、山萸肉、生熟地补肝肾精血，育阴培本以清内热，重用为君；黄芩、黄柏、黄连泻火除烦，清热坚阴，清三焦之火热以治其标，用量较小，共为臣药；黄芪益气补阳，实卫固表，用为佐药。纵观全方，有补肾养心的生熟地黄，补肝肾精血之当归、山萸肉，又有益气固表之黄芪，山萸肉又具固脱敛精止汗之效，更兼苦寒泻火之三黄，可谓寒温并用，攻补兼施。黄芪与三黄相伍，互制其短，各用其长。此外，黄芪与诸滋养阴血药同用，尚含阴阳互助，气血双补之意。诸药合用共奏滋阴降火固表止汗之功。

(2)加减：汗出多者，加麻黄根、浮小麦、五味子；潮热甚者，加地骨皮、鳖甲、知母；耳鸣或目涩者，加枸杞子、女贞子、龟甲、菊花；干咳，咯血甚者，加白茅根、玄参、川贝母等。

(3)临证参考：阴虚火旺之盗汗证，临床首选当归六黄汤。然本证又有阴虚阳亢及阴虚夹实火之不同。阴虚实火者每兼口渴喜饮，饮不解渴，尿赤，大便干结，舌苔多为薄黄乏津，脉细滑带数或脉滑有力，治疗时又可依所夹实火侧重于上、中、下三焦之不同，而加重黄芩或黄连、黄柏用量；阴虚阳亢者则以口舌干燥，腰膝酸软为特点，治疗在原方基础上加重生地、熟地用量；并可加玄参、石斛、白芍、百合等以加强养阴作用。

对于阴虚盗汗，热象不著者，用白芍汤加百合、生地、玄参、浮小麦、酸枣仁、白薇、龙齿；盗汗量多者，可选用五味子汤，药如五味子、山萸肉、龙骨、牡蛎、首乌、远志、五倍子、地骨皮，以补肝肾之阴，宁心神之乱，益阴收敛止汗。

四、其他疗法

1. 中成药

(1)玉屏风散：每次 6g，每日 2 次。适用于气虚自汗。

(2)龙胆泻肝丸：每服 1 袋，每日 2 次。适用于肝胆湿热型自汗、盗汗。

2. 单验方

(1)冬桑叶末 6g，温米饮调空腹服用。用治汗出较多者。

(2)麦冬、乌梅、五味子各 10～15g，大枣 10～20 枚，水煎服，日 1～2 剂，分次服。用于阴虚盗汗。

(3)柴胡、胡黄连各等分，研末冲服。用于阴虚盗汗。

(4)仙鹤草 30g，红枣 15g，煎服。用治盗汗。

3. 外治方

(1)止汗扑粉方：煅牡蛎 50g，滑石 90g，麻黄根 150g，公丁香 30g，净松香 60g，共研细末，以绢包 15g，扑汗处，汗止为度。

(2)轻粉方：川芎、白芷、藁本各 30g，米粉 90g，共为末，用绵包裹，扑于身上。

(3)红粉方：麻黄根、煅牡蛎各50g，赤石脂、龙骨各25g，共研细末，以绢包扑用。

(4)外敷方：五倍子、白矾等分为末，以温水调湿填脐中，外用纱布固定，隔日取之。用于盗汗。

(5)煅龙、牡各60g，五倍子、五味子各15g，研为细粉，擦身止汗。

(6)白矾20g，葛根20g，煎水洗手足，1日数次。治手足汗多。

4. 针灸

(1)实证：针刺大椎穴，起针后拔火罐以泄热。

(2)虚证：艾条熏灸大椎、百会、涌泉等穴。

【转归与预后】

总而言之，汗病若治疗得当，转归及预后多数较好。一般地，实证、单一病证、受病脏腑少而程度较轻、证候单纯者，预后较好。而虚证、复合病证、受累脏腑较多且程度较重、证候复杂多为虚实夹杂者，预后较差。体质虚弱、误治失治者，病程较长，迁延反复。

【护理与调摄】

保持病室整洁、安静，通风良好，但不宜让风直吹患者。室温及病人衣被厚薄要与季节及病变之寒热变化相适宜。

注意精神心理护理，给予病人精神上安慰及鼓励，保证患者有乐观情绪及战胜疾病的信心，安心休养，配合治疗。对于五志过极患者尤须加强此项护理。

饮食方面，应据患者病证之寒热温凉，选择搭配主副食品、青菜及瓜果。以清淡并易于消化，富含营养为原则。少食或忌食辛辣、油腻、厚味食品。

注意及时揩干汗水，及时更换干净衣物，同时避免感受风邪。

【预防与康复】

注意锻炼身体，保持心情舒畅，避免汗出当风或汗出为寒湿所侵，以保证机体气血阴阳调和，腠理固密，防止汗病发生。

汗病康复可根据其气虚、血虚、心脾不足及肝肾阴虚等证型不同，分别予以玉屏风散、养血安神丸、归脾丸及六味地黄丸或天王补心丹等药调服。食疗方面对气虚自汗者，可常服羊肚饮(北黄芪15g，黑豆30g，羊肚1具炖汤)调服。阴血虚自汗者，可用黑豆50g，桂圆肉15g，大枣10枚煎汤服用。盗汗常用食疗方以滋阴养血降虚火为主，如地骨皮10g，水鱼肉250g，加水炖之服用；或用五味子10g，乌龟肉250g，加水炖汤服食，效均较好。治黄汗食疗方有胡萝卜、马蹄各适量炖服；海带绿豆煎汤入糖饮用；赤小豆、冬瓜各适量炖服。此外，因忧思惊恐伤及心脾，导致心窝部或躯体某局部汗出较多者，可常予百合鸡子黄糖水、酸枣仁糯米粥及莲子百合瘦肉粥调服。

【医论提要】

《素问·阴阳别论》指出："阳加于阴，谓之汗。"《素问·阴阳应象大论》又说："阳之汗，以天地之雨名之。"说明汗之为物，以阳气为运用，以人体津液为原料，由于皮毛腠理疏松，不能卫外，内热蒸然发出为汗。所以《灵枢·五癃津液别》说："天暑衣厚则腠理开，故汗出。"同时，汗为人体精气，"汗者，精气也。"(《素问·评热病论》)又如《素问·宣明五气》言："五藏化液，心为汗，"说汗与五脏，特别是与心有关，加之心主血脉，因此《灵枢·营卫生会》谓："夺血者无汗，夺汗者无血。"汗血同源，相关甚密。在气与汗的关系方面，《素问·举痛论》云："炅则腠理开，荣卫通，汗大泄，故气泄……劳则喘息汗出，外内皆越，故气耗矣。"说明了汗出气耗之理。《素问·经脉别论》还论及五脏病理之汗："饮食饱甚，汗出于胃；惊而夺精，汗出于心；持重远行，汗出于肾；疾走恐惧，汗出于肝；摇体劳苦，汗出于脾。”

张仲景《伤寒论》论有汗、无汗是辨伤寒表证的重要标志。如经云：“太阳病，头痛，发热，汗出，恶风，桂枝汤主之，”又说：“太阳病，头痛，发热，身疼，腰痛，骨节疼痛，恶风，无汗而喘者，麻黄汤主之。”再如：“阳明病外证云何？答曰：身热，汗自出，不恶寒反恶热也。”此外，《伤寒论》、《金匮要略》还特别提到一些特殊的汗病，无论是对外感发热还是杂病内伤均有重大意义。比如说：“病人藏无他病，时发热，自汗出而不愈者，此卫气不和也。先其时发汗则愈，与桂枝汤。”临证治疗半身汗症，桂枝汤或桂柴各半汤都是常用的方剂。再如“但头汗出”一症在《伤寒论》、《金匮要略》两书中共有 19 条条文涉及，虽所叙情况各异，但多归于寒湿束表，阳气闭郁；表邪内传，从阳化热；邪弱阳微，搏结少阳几类，宜针对不同证候采用散表解郁、清热利湿、和解枢机、通利三焦等法。

对汗病论述精辟而全面者当推元代医家朱震亨。他指出：“自汗属气虚、血虚、湿、阳虚、痰”（《丹溪心法·自汗》）。又说：“盗汗属血虚、阴虚”（《丹溪心法·盗汗》）。而且朱氏进一步总结说：“阴虚阳必凑，发热而自汗。阳虚阴必乘，发厥而自汗。”明代张介宾在《景岳全书·杂证谟·汗证》对汗证作了系统整理，认为：“自汗盗汗，亦各有阴阳之证，不得谓自汗必属阳虚，盗汗必属阴虚也。”以阴阳为总纲辨汗证，张氏指出：“但察其有火无火，则或阴或阳，自可见矣。盖火盛而汗出者，以火烁阴，阴虚可知也；无火而汗出者，以表气不固，阳虚可知也。”明代王肯堂认为汗证有内外虚实之辨，如他所说：“伤于冷热，冷热交争，阴阳不顺，津液走泄，亦令睡中汗自出。其间有虚实之证，虚者谓诸病后、大汗后血气尚弱，液溢自汗。”（《证治准绳·幼科·汗证》）王氏还认为内伤之汗多由心肾虚而致，即：“心之所藏，在内者为血，发于外者为汗。汗者乃心之液，而自汗之证未有不由心肾俱虚而得之。”（《证治准绳·杂病·自汗》）《滇南本草·兰花参》亦有“神不欲志，所以盗汗自汗也”之说。明代医家李中梓亦持虚汗多归心肾的主张。

清代王燕昌在《王氏医存·即汗处知其虚处》认为：“五脏皆有汗，不独心也。汗皆为虚。心虚则头汗，肝虚则脊汗，肾虚则囊汗，肺虚则胸汗，脾虚则手足汗。人弱而专出一处之汗，久而不愈，即此经虚也”。李用粹在《证治汇补·外体门·汗病》对汗病证候描述颇为详细：“阳虚自汗必恶寒；火热自汗必躁热；伤湿自汗，困倦身重，天阴转甚，声如瓮出；伤风自汗，头疼、身热、咳嗽、烦闷、鼻塞、流涕；伤暑自汗，身热口渴，烦躁面垢；痰证自汗，头眩呕逆，胸满吐痰；心虚自汗，怔忡恍惚；肝热自汗，口苦多眠；肾虚自汗，潮热咳嗽；脾虚自汗，倦怠少食。”

此外，对于一些特殊的汗病，古代文献亦有记述。关于黄汗的记载，始于张仲景的《金匮要略·中风历节病脉证并治》：“味酸则伤筋，筋伤则缓，名曰泄。咸则伤骨，骨伤则痿，名曰枯。枯泄相搏，名曰断泄。营气不通，卫不独行，营卫俱微，三焦无所御，四属断绝，身体羸瘦，独足肿大，黄汗出，胫冷。假令发热，便为历节也。”此病机为肝肾俱虚，气血衰微，无气不能运行于三焦，肢体失其营养，日渐羸瘦，又因湿浊下流，所以两脚独肿大。若无其他症状，只属肝肾虚损。如果胫冷，不发热，遍身出黄汗而无痛楚，是为黄汗病；若胫不冷，发热，关节痛，则是历节病。这条中提出了黄汗与肝肾亏虚有关。清代医家尤在泾在鉴别黄汗与历节两病时说：“历节、黄汗为同源异流之病，其瘀郁上焦者，则为黄汗；其伤筋骨者，则为历节也。”（《金匮要略心典·卷上·中风历节病脉证并治》）

再如战汗、狂汗、血汗、头汗及阴汗、脱汗等在医家医论中均有载叙。如明代吴有性言：“狂汗者，伏邪中溃，欲作汗解，因其人禀赋充盛，阳气冲击，不能顿开，故忽然坐卧不安，且狂且躁；少顷，大汗淋漓，狂躁顿止，脉静身凉，霍然而愈”，（《温疫论·狂汗》）清代戴天章谓：

“时疫不论初起、传变、末后，俱以战汗为佳兆。以战则邪正相争，汗则正逐邪出。”(《瘟疫明辨》)清代何梦瑶《医碥·汗论》说：“邪先表后里，忽得战汗，经气舒泄，当即脉静身凉，烦渴顿除。若应下失下，气消血耗，欲作战汗，但战而不汗者危，以中气亏敝，但能陷降，不能升发也。次日当期复战，厥回汗出者生；厥不回汗不出者死。以正气脱，不胜邪也。战而厥回无汗者，真阳尚在，表气枯涸也可使渐愈；战而不复，忽痉者必死。凡战不可扰动，但可温覆，扰动则战而中止，次日当复战。”这里何氏详细讨论了战汗的不同转归与可能性。现代临床亦可借鉴。关于脱汗，即阴脱阳走之绝汗，明代戴元礼描述为：“汗出如胶之黏，如珠之凝，及淋漓如雨，揩拭不逮者，难治。”(《证治要诀·汗证》)这与现代临床所说休克时冷汗大汗类同。至于血汗，可溯源于仲景之《伤寒论》：“太阳病，脉浮紧，无汗……其人发烦目瞑，剧者必衄，衄乃解。”这是讲郁热不得汗，从衄而解，脉静身和。这是血汗之一种。清代孙德润《医学汇海·卷十五·失血·血汗》谓：“血汗者，汗出如血而染衣也。又名红汗，古名衄蔑。”头汗一症，仲景之后医家亦多补充。朱丹溪谓：“头汗，邪热内蓄不得越，蒸于阳经，且头汗为里虚表实，玄府不开，则阳气上蒸于头；汗出则五脏枯干，心包络中空虚，至此津液竭也。……凡头汗忌下。”(《丹溪手镜·卷上》)明代李中梓补充说：“头汗出齐颈而还，血症也。”(《病机沙篆·自汗盗汗》)魏之琇《续名医类案·卷十五》指出：“阴汗必由下部湿热而成。”

关于汗病治疗，朱丹溪指出：“宜敛心气，益肾水，使阴阳调和，水火升降，其汗自止。”(《丹溪心法·盗汗》)明代医家龚廷贤以为：“大抵自汗宜补阳调卫，盗汗宜补阴降火，心虚而冷汗自出者，理宜补肝，益火之源以消阴翳也。阴虚火炎者，法当补肾，壮水之主，以制阳光。”(《寿世保元·汗证》)《临证指南医案·汗》指出：“阳虚自汗，治宜补气以卫外；阴虚盗汗，治当补阴以营内。”

具体方药运用中，仲景有治疗脱汗的名方四逆汤。朱丹溪说：“自汗大忌生姜，以其开腠理故也。”(《丹溪心法·自汗》)明代王肯堂认为：“阴虚阳必凑，故发热、自汗，当归六黄汤加地骨皮。”(《证治准绳·杂病·自汗》)方隅《医林绳墨·汗》有“敛汗必须酸枣，无滋阴则汗不收。”《景岳全书·杂证谟·汗证》中张介宾指出：“收汗止汗之剂，如麻黄根、浮小麦、乌梅、北五味、小黑豆、龙骨、牡蛎之属，皆可随宜择用。”戴元礼认为：“有气不顺而自汗不止，须理气，传荣卫调和，小建中汤加木香。”(《证治要诀·卷九》)王清任《医林改错·血府逐瘀汤所治之症目》曰：“竟有用补气、固表、滋阴、降火，服之不效，而反加重者，不知血瘀亦令人自汗盗汗，用血府逐瘀汤。”唐容川有“故欲敛汗者，必先补血”之谓(《六经方证中西通解·九卷》)，当然，除内伤之汗病外，外感时疫引出的汗病亦应予以重视，如戴天章《瘟疫明辨·卷二·盗汗》中说：“时疫初起盗汗者，邪在半表半里也。胸胁痞闷，达原饮；无痞闷，小柴胡汤。”

【医案选粹】

案一

祝某，男，58岁。

十多年来，每夜盗汗，身体强壮，面赤唇绛，脉数，相火易动，阳常举。

当归9g，熟地30g，生地15g，黄柏9g，黄芩9g，黄连1.5g，元参9g，7剂。

二诊：前方服一剂盗汗即止，有咳嗽痰多，前方加黄芩9g，元参9g，7剂。

三诊：阅读流泪，面仍红，因过度疲劳，有盗汗一次。

当归9g，熟地30g，生地15g，白芍9g，黄芪9g，黄芩9g，黄连1.5g，牡蛎15g，望江南9g，黄柏9g，7剂后汗止停诊。

(余瀛鳌，高益民合编．现代名中医类案选．北京：人民卫生出版社，1983：224-225)

案二

梅，34 岁。案牍积劳，神困食减。五心汗出，非因实热，乃火与元气，势不两立，气泄为热为汗，当治在无形。以实火宜清，虚热宜补耳。议用生脉四君子汤。注：当加牡蛎。

（潘华信，朱伟常主编．叶天士医案大全．上海：上海中医药大学出版社，1994：131）

【现代研究】

汗病涉及了西医学中多种疾病，如内分泌疾病、慢性消耗性疾病、植物神经功能紊乱、风湿热及病毒感染等疾病。以汗出异常为主要症状，近年来，应用中医药、外治法及针灸推拿按摩法治疗各种原因引起的汗病，取得一定进展。

一、病因病机研究

中医认为汗证之病因可有表虚不固、营卫失调、气血虚弱和脾胃湿热。病机之关键在于阴阳失调、腠理开合失司和积热郁蒸所致。金立华[1]认为小儿盗汗常责之阴虚内热，迫津外泄。浙南沿海等地气候潮湿，居民喜食鱼虾海鲜，儿童饮食不知节制，过食甘甜冷饮，以致湿浊内生，损伤脾胃，运化失常，气虚湿阻，引起人体阴阳失调，营卫不和，腠理失密，引起盗汗。霍莉莉等[2]结合现代生活特点，认为小儿汗证的病机主要责之于正虚，一旦情志失调，饮食不节，则木旺克土，脾气壅滞，导致汗出难止。

二、证候学与辨证规律研究

林来红[3]将汗证的证型归纳为营卫不和、气虚不固、肾阴亏虚、气阴两虚、脾虚湿阻、肾虚湿滞、湿热内蕴七型。庄著英等[4]概括不同特点汗证以指导分法论治，若醒时多汗多属阳虚、表虚，寐时汗出，醒则汗止，多为阴虚，如寤寐皆汗多属阴阳两虚，常微汗出者，多由表虚不固，大汗出而热不退者，多属阳明经热，热汗多由阳气亢盛，热汗兼有汗臭气者多属湿热郁蒸，冷汗多因阳气衰微，阴液外泄，战汗常先见恶寒战栗，继则汗出，为正邪抗争之象。头部汗出者多为表虚，头部汗出而兼手足汗出者，多属脾胃湿热郁蒸。

三、治则治法研究

孙远岭[5]根据临床体会，认为小儿汗证治疗勿拘泥于以“补”为治，应辨虚实，总结出消积泄热、清热利湿、疏肝理脾、活血化瘀、调和营卫、益气固表、益气养阴、滋阴清热 8 种治疗大法。李道五等[6]认为更年期多汗证以肾虚为本，卫气不固、营卫失和为标。在治疗中，依据“标本缓急”的原则，急以益气和营、固表敛汗治其标，然后标本兼顾，辨证施治疗效较好，总有效率达 93.75%，与对照组比较，差异有非常显著意义。刘正隆等[7]以滋肾泻火、利尿渗湿法治疗原发性多汗证，疗效显著。

四、辨证用药研究

王勇[8]用五倍龙牡散敷脐治疗汗证 68 例，药用五倍子 30g，煅龙骨、煅牡蛎各 15g。以上 3 味药研细末备用。阴虚盗汗型用知母、黄柏各 10g；表虚自汗型用黄芪 30g；营卫不和型用桂枝、白芍各 10g。各型分别将上药煎浓汁，与备制散剂 5g 调成糊状，临睡前外敷神阙穴。结果治愈 39 例，好转 26 例，总有效率为 95.58%。蔡新[9]用中药敷脐治疗汗证 110 例，药用五倍子、朱砂、麝香止痛膏。前 2 药按 5∶3 之比例，共研极细末，取适量药料填满神阙穴，然后用麝香止痛膏覆盖固定，24 小时换药 1 次。结果治愈 69 例，好转 41 例，总有效率 100%。董传昌等[10]采用止泻敷脐贴剂治疗小儿多汗 100 例，主要成分为苍术、五倍子、干姜、陈皮等。结果显示其疗效与年龄、病程、伴发症有关。年龄较小，病程较短，有伴发症者同时进行伴发症治疗，其疗效较好。韦杏等[11]用麦曲散洗浴治疗小儿汗证 68 例，取浮小麦、酒曲各 50g，加入热水中于睡前搽浴。结果总有效率为 97%。

参考文献

[1] 金立华．黄芪苡仁大枣汤治疗小儿盗汗证 20 例[J]．湖北中医杂志，2003，1(25)：33.
[2] 霍莉莉，朱盛国．肝脾同治在小儿汗证中的运用初探[J]．湖南中医杂志，2006，22(5)：75.
[3] 林来红．多汗证的中医临床治疗综述[J]．光明中医，2008，1(23)：122.
[4] 庄著英．汗证辨证治疗经验浅谈[J]．光明中医，2001，4(16)：30.
[5] 孙远岭．小儿汗证治疗八法[J]．陕西中医学院学报，1998，21(4)：12.
[6] 李道五，雷冬梅．益气和营法治疗妇女更年期多汗证疗效观察[J]．中国中医药信息杂志，2004，11(1)：57.
[7] 刘正隆，喻康野，刘济川．气化州都治疗原发性多汗证 112 例的临床观察[J]．江西中医药，2005(10)：34.
[8] 王勇．五倍龙牡散敷脐治疗汗证 68 例[J]．新中医，2008，40(1)：77.
[9] 蔡新．中药敷脐治疗汗证 110 例[J]．中医外治杂志，1998，5(7)：17.
[10] 董传昌，冯毓．止泻敷脐贴剂治疗小儿多汗 100 例[J]．河北中西医结合杂志，1997，6(1)：100
[11] 韦杏，文旺．麦曲散洗浴治疗小儿汗证 68 例[J]．广西中医药，2003，26(1)：29.

第四节　消　渴

【定义】

消渴是因五脏禀赋脆弱，复加情志失调、饮食不节等诱因导致的脏腑阴虚燥热，气阴两虚，津液输布失常的一种疾病。临床以烦渴、多饮、多食、多尿、疲乏消瘦为典型症状。本病患者以中老年人居多，病情严重者可并发心痛、眩晕、中风、麻木、痈疽等病证。

【范围】

西医学中糖尿病，包括胰岛素依赖型、非胰岛素依赖型及其他类型的糖尿病，均可参照本节辨证论治。甲亢、尿崩症等不属本节讨论范围。

【病因病机】

一、病因

1. 饮食不节，积热伤津　嗜食醇酒厚味、辛辣刺激食物，过食肥甘，损伤脾胃，致其升降失司，运化失健，实热蕴积于内，消谷耗津，津液不得四布，脏腑经络皆失濡养而发为消渴。

2. 禀赋不足，五脏虚弱　先天禀赋不足，五脏脆弱，与本病发生关系密切，其中肾精亏虚在本病发生过程中的作用尤为突出。肾主藏精，受五脏六腑之精而藏之，五脏虚弱，气血内亏致肾精亏少，或先天肾之精气不足，均可致燥热内生而发为消渴。

3. 情志失调，郁火伤阴　长期精神刺激、抑郁不遂，或焦虑紧张，五志过极，则气机郁结，郁火内生，暗耗津液，上灼肺胃之津，下烁肝肾之液，发为消渴。

4. 房劳过度，肾精亏损　房室不节，劳伤过度，肾精亏损，虚火内生，阴虚火旺，上灼肺胃，则既见肾虚，又见肺燥、胃热诸症，发为消渴。

5. 过服温燥药物，耗伤阴津　长期大量服用温燥壮阳药物，或久病误服温燥之品，致燥热内生，阴津亏损而生消渴。

二、病机

1. 发病　阴虚燥热为本病发病关键。青少年发本病则多由禀赋不足，肾精亏虚所致，起病多较急，病势较重。中老年发病则诸因合致者为多，一般起病较缓，病情或轻或重，多由轻而渐重。

2. 病位 主要在肺、脾胃、肝肾，尤以肾为核心。

3. 病性 本虚标实，虚实兼夹。本虚以肺、脾胃、肾三脏阴虚为本，尤以肾虚为主，病至中期则以气阴两虚为本。标实以燥热、阳亢为主，常可并见瘀血、痰浊。

4. 病势 消渴病发展总的趋势是由上焦及中焦，进而至下焦。肝肾同源，均位下焦，故下消亦可影响及肝。虽有三消之不同，但因肺燥、胃热、肾虚三者常相互影响，故上中下三消常并见，但主次可有不同。

5. 病机转化 本病初期以积热伤阴、阴虚燥热为主要病机。肺主治节，为水之上源，燥热伤肺则津液失布，津液不能上承则口渴多饮，直趋下行则小便频数量多。脾为后天之本，主运化，为胃行其津液，胃为水谷之海，主受纳腐熟水谷。积热伤及脾胃，胃火炽盛，脾阴不足则口渴多饮，多食善饥，胃火炽盛，肠燥伤阴则阴亏腑实内结，后者可进一步耗伤阴液。积热伤脾，脾失健运，水谷精微津液不布，内生湿浊，郁而化热可致湿热中阻。肾主藏精，寓元阴元阳，肾阴亏损，虚火内生，上灼心肺则烦渴多饮，中灼脾胃则胃热消谷，阴虚阳盛，肾失开阖之职，水谷精微直趋下泄而排出体外，则尿多味甜，或混浊如膏脂。此外，肝主疏泄，为体阴用阳之脏，阴虚肝旺或肝郁化火既可导致阴虚燥热，又可因之而进一步加重，二者互为因果，甚则可出现阴虚阳亢、肝风内动之变。

病至中期，燥热伤阴同时可进一步耗伤阳气，出现气阴两伤，或兼痰浊瘀血内阻之机转。壮火食气，阴伤及气，可致肺肾气阴两伤、肝肾阴亏、肺脾不足、心脾两虚及脾胃气虚等改变。气虚无力帅血运行，肝郁气滞，血行不畅，均可致瘀血内停；气虚、气郁，津液运化敷布失常，酿湿生痰，燥热炼液烁津成痰，均为湿浊痰涎内阻之机。痰浊、瘀血既是本病之果，又是本病发展、变化之因。

至晚期，阴损及阳，阴阳俱虚，肝脾肾皆损，或兼痰瘀浊毒壅滞，常为本病必然趋势。

在本病中晚期，即气阴两虚，痰瘀内阻，阴阳俱虚，痰瘀阻痹经脉，可致肢体麻木、疼痛等经脉失养病症；痰瘀痹阻心脉可致胸痹心痛；肾阴亏损，肝失濡养，肝肾精血不能上承耳目，可并发耳聋、目盲；肝肾阴亏，肝阳上亢或阳亢化风，扰动清窍可致眩晕；气阴两虚，痰浊瘀阻，清阳不升亦可致眩晕；阴亏阳亢，内风旋动，风夹痰瘀痹阻经脉脑络，或气阴两虚，痰瘀痹阻脉络，均可导致中风；若阴液极度耗损，阴不敛阳，虚阳浮越，可见阴阳离绝危候；若阴损及阳，脾肾阳虚，水湿潴留，泛滥肌肤，可见面足水肿；若肾阳衰败，水湿泛滥，浊毒内停，上凌心肺，则见心悸气短、喘息不能平卧、少尿、全身水肿等危候。

消渴病因病机见图 6-9。

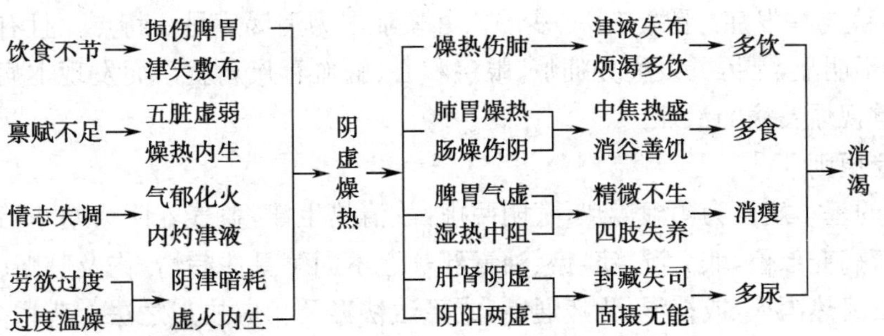

图 6-9 消渴病因病机示意图

【诊断与鉴别诊断】

一、诊断依据

按照中华人民共和国中医药行业标准《中医病证诊断疗效标准》。

1. 口渴多饮，多食易饥，尿频量多，形体消瘦。

2. 初起可“三多”症状不著。病久常并发眩晕，肺痨，胸痹，中风，雀目，疮疖等。严重者可见烦渴，头痛，呕吐，腹痛，呼吸短促，甚或昏迷厥脱危象。

3. 查空腹、餐后2小时尿糖和血糖，尿比重，葡萄糖耐量试验。必要时查尿酮体，血尿素氮、肌酐，二氧化碳结合力及血钾、钠、钙、氯化物等。

二、鉴别诊断

1. 渴病（尿崩症） 渴病多奇渴狂饮，饮水不止，一日断水可死亡；尿量多，日排尿量少者2500ml，多者可达1万ml以上；尿清如水，尿比重在1.010以下，尿糖阴性。以上特点与消渴病不同。

2. 一般口渴症 口渴症为一个临床症状。各种外感病的高热过程中，或失血后，或其他原因导致的津液耗损后，均可见明显的口渴多饮症状。但一般随原发病的好转，口渴即能缓解或消失，且尿糖、血糖检查呈阴性。

3. 非消渴性糖尿 对饥饿性糖尿、食后糖尿、肾性糖尿等，可通过空腹血糖、糖耐量试验等检查与消渴病鉴别。另外，脑出血、脑瘤、颅骨骨折、窒息等原因引起的糖尿，一般有明确原因，或呈暂时性糖尿，且常随原发病的好转而改善或痊愈。妊娠期或哺乳期妇女，临床无典型症状，尿检为乳糖尿者，妊娠期或哺乳期过后一般可恢复正常。

【辨证论治】

一、辨证要点

1. 辨年龄 本病多发于中年之后，但亦有青少年罹患本病者。年龄愈小者，起病越急，发展越快，病情多较重，症状多典型，预后较差。中年之后发病者，一般起病缓，病程长，临床表现可不典型，常有痈疽、肺痨及心、脑、肾、眼等处的并发症。

2. 辨标本虚实 本病以阴虚为本，燥热为标，在病程的不同阶段，阴虚、燥热各有偏重。一般初病以燥热为主，继则二者并见，晚期以阴虚或阴阳俱虚为主。本病之虚，以阴虚为主，可兼见气虚、阳虚；标实者，除燥热外，尚可见湿热、痰、瘀等。

3. 辨证与辨病相结合 消渴病患者在早期或经治疗之后，临床表现可不明显，似无证可辨，然而患者确有其病。此时在治疗上当辨证与辨病相结合，或以辨病为主，结合患者体质辨证论治。

4. 辨本症与并发症 除“三多一少”外，并发症多为消渴病另一特点。且有些患者三多一少本症并不明显，常因并发症如痈疽、眼疾和心、脑血管疾病就诊而发现本病。治疗时当治病求本，重视原发病的治疗。

二、治疗原则

消渴病的基本病机为阴虚燥热，气阴两虚，故清热生津，益气养阴为基本治则。同时根据燥热轻重，病变部位，兼夹湿、痰、瘀、浊毒邪气之不同等具体病情，伤及脏腑、气血阴阳之不同，予以或清热泻火，或祛湿、化痰通络，或降浊祛毒及相应扶正之法。药物多用甘寒、甘淡平、酸甘性味之品；苦寒直折耗伤正气，或温燥、滋补厚味等伤阴、滋腻之品，当宜慎用。健脾益气、滋补肾之精气为常用扶正之法，通络活血、祛痰利湿为祛邪常法。

三、分证论治

1. 燥热伤肺证

症舌脉：口干舌燥，烦渴多饮，尿频量多，气短乏力，神倦自汗，舌红苔黄、脉洪数。

病机分析：五志过极，心火炽炎，移热于肺，或嗜食肥甘酒类，胃热上乘于肺，或下源肾水亏乏，不能制火，火势上浮乘肺，均可刑伐肺金，肺因燥热所伤而无力敷布津液，津液直行膀胱排泄而出，则溲多尿频；津液不能上承，故口舌干燥，烦渴多饮；壮火食气，燥热伤津耗气，故见气短乏力，神倦自汗；舌红苔黄、脉洪数为燥热之象。

治法：清燥益阴。

方药运用：

(1)常用方：清燥救肺汤加减。药用桑叶、生石膏、胡麻仁、阿胶、麦冬、杏仁、枇杷叶、人参、甘草。

方中桑叶苦甘寒清宣肺燥，生石膏辛甘寒清肺金燥热，二者合用清泻肺胃燥热，治其致病之源，且清中有宣，清中兼润，用为君药；阿胶、麦冬、胡麻仁润肺滋液，同为臣药；杏仁、枇杷叶味苦以泻肺气兼润肺燥，人参、甘草益气和中而培土生金，共为佐药；甘草调和诸药，用为使药。诸药合用，甘凉滋润之中，肺胃燥热得以清宣，气阴得复。

(2)加减：烦渴甚者，加天花粉、石斛；热甚而见呼气灼热，气息促急者，加黄芩、地骨皮、知母；口干燥甚者，加生地、葛根、芦根等；痰多加贝母、瓜蒌。

(3)临证参考：上消之症，多为心热移于肺，故在润肺同时需兼清心火。热极甚者，可加用天然牛黄粉。心气耗损明显者，可用麦冬饮子。烦渴甚而上药不解者，可用鲜生地煎汤代茶，或入乌梅、五味子以酸甘化阴。偏阴虚者，可选二冬汤；偏气虚者，可选用生脉散合黄芪饮子；气阴两虚者，予生脉散并加重人参用量。

2. 肺胃燥热证

症舌脉：烦渴多饮，消谷善机，尿频量多，尿浊色黄，呼出气热，舌苔黄燥，脉洪大。

病机分析：饮食不节，积热于胃，胃热熏灼于肺，肺热伤津，津液耗伤，欲饮水自救，故烦渴引饮；饮入虽多不能敷布全身，津液自趋下泄，加之肾失固摄，水谷精微从小便而出，故尿多而混黄；胃为水谷之海，主腐熟水谷，胃热过盛则消谷善饥；肺胃燥热上浮，故见呼出气热；舌苔黄燥、脉洪大为燥热之象。

治法：清热生津。

方药运用：

(1)常用方：白虎加人参汤加减。药用生石膏、知母、人参、粳米、炙甘草。

方中生石膏辛甘大寒，清泻肺胃，止渴除烦，用以为君；知母苦寒质润，助石膏清泻肺胃之火而润燥养液，用以为臣；更加人参甘温补中益气，救阴滋燥而养生气之源，粳米、甘草调中和胃，培养津液之本，缓君臣药物之寒性，共以为佐药；甘草调和诸药兼以为使。方中石膏与人参同用，一清一补，清泻火热之中兼可益气养阴，治标而不忘固本扶正。

(2)加减：热甚者，重用生石膏，可加黄连、酒大黄，量不宜大；消谷甚者，可适当加重甘草用量；渴甚者，加天花粉、芦根、麦冬、生地等。

(3)临证参考：本证为中上二消合见，治疗宜肺胃兼顾，一般以清胃泻火为主。人参、甘草、粳米益津护胃，防大寒之品伤胃。人参又具益气养阴之功，必要时可加大用量。此外，治本证候还可选用玉液汤、滋膵饮等。本证治疗时，切忌过用寒凉而致气虚中满等证出现。

3. 脾胃气虚证

症舌脉：口渴欲饮，纳少便溏，神靡倦怠，消瘦乏力，舌淡苔白，脉细弱。

病机分析：燥热之邪本易伤气，或更兼治疗失当，过用大苦大寒之品，消渴未止，脾胃反伤，脾失健运，谷气下泄从大便出而便溏，津液不能上输，则口渴欲饮；脾胃失健运之职，水谷不化精微而尽为糟粕，清阳精微不得实四肢布周身，则倦怠神靡，消瘦乏力；气虚血弱则舌淡苔白，脉细弱。

治法：健脾益气。

方药运用：

(1)常用方：七味白术散加减。药用人参、炒白术、茯苓、木香、葛根、生甘草。

方中以人参甘温健脾益气为君；以苦温之白术、甘淡之茯苓健脾祛湿为臣；佐以木香行气助运，葛根升发清阳并助运化，止泻并可生津止渴；甘草甘温调中为使。全方合用，甘平益气健中并助运止泻，使清阳得升，精微得布，不寒不燥，无耗气伤阴之弊。

(2)加减：纳少便溏明显者，加山药、莲子肉；气虚甚者，人参加量，或加黄芪、五味子；气阴两伤者，可加沙参、玉竹、黄精等。

(3)临证参考：脾胃气虚证见口渴欲饮时，不可用白虎、承气类寒凉泻火之剂，以免重伤脾胃，犯虚虚之戒。此外，温热补品亦不宜用，以防燥热之邪得助。唯健脾益气、生津止渴之平补剂七味白术散为宜。

消渴病发展过程中除可见脾胃气虚证外，临床上更为多见的是三消兼脾胃虚弱，气阴两伤，阴虚有热之证。施今墨先生治疗消渴病，每以毓阴清热，益气健脾为大法，以党参、麦冬、生地黄、五味子、黄芪、山药、苍术、玄参为基本方。其中，增液汤有养肺胃肾三脏之阴液，清上中下三焦燥热之功；生脉散具益气生津敛精之效；又以黄芪配山药，气阴兼顾，收健脾益气生津，补肾涩精止遗之功；苍术配玄参，互制其短而用其长，健脾敛精助运同时兼滋肾降火。诸药伍用，集益气养阴、生津涩精、健脾补肾、清降虚火诸功于一炉，临床用之每多效验。

4. 湿热中阻证

症舌脉：口渴而不多饮，似饥而不欲多食，口苦黏腻，脘腹满闷，苔黄厚腻，脉濡缓。

病机分析：消渴日久，脾虚生湿化热，或新感湿邪，或饮食肥甘厚味生湿化热，湿热蕴结脾胃，中焦气机升降失司，浊湿不降。气机不畅，则脘腹满闷；脾气不升，不能运化津液上承，兼热伤津液，则口渴而不多饮；热灼谷而湿滞中，则似饥而不欲食，口苦黏腻；苔黄厚腻，脉濡缓为湿热中阻之象。

治法：清热化湿。

方药运用：

(1)常用方：黄芩滑石汤加减。药用黄芩、滑石、茯苓皮、猪苓、通草、大腹皮、白豆蔻仁。

方中黄芩苦寒燥湿泄热，滑石甘淡寒以清热利湿，二者共为君药；茯苓皮、猪苓、通草甘淡微寒利湿清热，共为臣药；佐以辛温之大腹皮、白豆蔻仁以行气宽中、化湿消水。上方寒温并用，清、化、利共施，则中焦阻滞之湿热得以分消，温燥苦寒互制偏性，无伤阴助热或伤阳助湿之弊。

(2)加减：热重而渴甚者，加天花粉、麦冬、葛根；湿重满闷者，加藿香、砂仁、木香；兼胸胁满闷，头晕目眩，喜太息等肝郁见症时，可加柴胡、枳实、白芍、葛根。

(3)临证参考：消渴病的发生可因饮食不节伤及脾胃，脾虚湿阻，郁而化热，湿热交阻，伤气耗阴所致。消渴病的发展同样可由于调摄或治疗不当，致脾愈虚而湿愈阻，湿郁化热，不仅伤阳耗阴，且可使消渴病治疗趋于复杂。湿热内阻兼阴虚气弱，用药宜化湿而不过燥伤阴，清热而不过寒伤阳。尤应注意中病即止，及时调整治法，因清热化湿法总非消渴病的治疗大法。

湿热中阻而兼见肌肉酸胀、四肢沉重者，治疗可用四妙散合上方加减。常用药物有：苍术、黄柏、牛膝、薏苡仁、猪苓、茯苓、厚朴、陈皮、茵陈、葛根、天花粉等。

阴虚而见湿热内阻者，往往易致气滞血瘀证并见，治疗除清热化湿外，理气活血、养阴通络之品，如广郁金、葛根、丹参、牛膝、苍术、玄参、赤芍、白芍常须伍用。

5. 肠燥伤阴证

症舌脉：多食易饥，口渴引饮，大便燥结，舌红少津，苔黄干燥，脉实有力。

病机分析：长期饮食不节，过食肥甘厚味醇酒、辛辣之品，胃中积热。阳明燥热蕴结胃肠，耗灼津液，故口渴引饮；津液既亏，肠道失润，则大便燥结不通；胃热过盛致多食易饥，食滞胃肠，更耗津液，故大便干结，燥实结于里；舌红少津，苔黄而燥，脉实有力为热盛津伤，腑实内结之征。

治法：滋阴通腑。

方药运用：

(1)常用方：增液承气汤加减。药用玄参、麦冬、生地、生大黄、芒硝。

方中玄参味甘咸微寒，壮水制火启肾水上承而通二便，麦冬、生地甘寒养阴润燥，三者合用有增水行舟、滋阴润肠之功，共用为主药；辅以大黄清热泻火，荡涤肠胃糟粕，芒硝软坚以攻下，共为辅药。合用共奏增液润燥，泻热通腑之功。

(2)加减：燥渴甚者，加生石膏、天花粉；大便秘结用上药不下者，加亘大黄、芒硝用量，便通即止。

(3)临证参考：肠燥伤阴，腑实内结者，应急下存阴，及时果断选用上方。同时注意，腑气一通应即随证变方。临证时宜详辨证候虚实。张锡纯在《医学衷中参西录・治消渴方》中云："中消用承气汤，此须细为斟酌，若其右部之脉滑而且实，用之尤可；若其人饮食甚勤，一时不食，即心中怔忡，且脉象微弱者，系胸中大气下陷，中气亦随之下陷，……若误用承气下之，则危不旋踵。"此外，若大便艰涩而不燥实，脉数而虚者，则病属脾气阴不足，治疗宜用黄芪汤加味以增液补气，药常选黄芪、生地、玄参、麦冬、山药、生苍术、绿豆(煎汤代水)。

6. 肝肾阴虚证

症舌脉：尿频量多，浊稠如膏，腰膝酸软，目干而眩，耳鸣重听，肌肤干燥，多梦遗精，舌红少苔，脉细数。

病机分析：肝主升发、疏泄，肾主封藏，寓元阴元阳。肝肾阴虚，肝疏泄过度，肾固摄失常，封藏失司，水谷精微直趋膀胱，故尿频尿多，浊稠如膏，多梦遗精；腰为肾之府，膝为筋之府，为肝所主，肝肾精亏则腰膝酸软无力，精血亏虚不能濡润清窍，故目干耳鸣；水谷精微不能营贯于肌肤，故皮肤干燥而瘙痒；舌红少苔、脉细数为阴虚内热之象。

治法：滋补肝肾。

方药运用：

(1)常用方：六味地黄丸。药用熟地黄、山萸肉、山药、茯苓、泽泻、丹皮。

方中以甘微温之熟地黄滋阴补肾为君；山萸肉酸温补肾养肝，收涩精气，山药甘平补益脾阴且益肾坚阴，共为臣药，合君药以滋肾、养肝、益脾，切中本病病机；以甘寒之泽泻、甘淡之茯苓、辛苦之丹皮，分清肾经虚火、脾经湿火、肝经郁火，共为佐使，以泻助补，清泻诸虚郁之火，以坚肾阴，固开合，与君臣合用，于泻中求补，补不助邪，相得益彰。

(2)加减：阴虚火旺甚者，加知母、黄柏；骨蒸潮热者，加地骨皮、银柴胡，或鳖甲、龟甲；多梦遗精者，加芡实、菟丝子、生龙骨、生牡蛎；阴虚阳亢见头昏目眩、脉弦者，加生石决明、珍珠母、牛膝；阴虚肝旺见口干喜饮，易于急躁者，加生首乌、白芍、生地、玄参、天花粉。

(3)临证参考：本证患者病情较重者，先用汤药调理，待病情控制后，再改用丸剂。伴有气虚者，应加人参、黄芪；下焦阴虚，相火上浮于肺，上下同病者，可用六味地黄丸合生脉散加减，下焦阴虚，热犯中焦者，可用玉女煎加味。

消渴病以阴虚为本，燥热为标，治疗时应处处注意护阴。气阴两伤时，加用党参、白术、黄芪、山药，均宜生用。施今墨先生认为虚热证为消渴病中最多见者，并习用白芍、五味子、生地、麦冬、玄参、乌梅等，酸甘化阴生津补液，且能除虚热。

肝肾阴虚患者，临床上一方面每多兼气虚及络脉瘀阻，另一方面阴亏阳亢易致阳亢化风之中风证出现。治疗时宜及早在益气同时，于益气通络、滋水涵木中兼以潜镇息风。

7. 阴阳两虚证

症舌脉：饮多溲多，尿频浊稠，咽干舌燥，面容憔悴，黧黑无华，畏寒肢冷，四末欠温，手足心热，或阳痿早泄，舌质淡苔薄，脉沉细弱。

病机分析：消渴后期，阴损及阳，阴阳俱虚。阴虚无以滋养则咽干舌燥，阴虚不能制阳则手足心热；饮多溲多，尿频浊稠，为下元虚惫，真火不足，如釜底无火不能蒸化津液，致精微和水液下注引起；阳虚无力温煦则畏寒肢冷、四末欠温，或阳痿早泄；面色黧黑无华属肾气衰败之象；舌淡苔薄、脉沉细弱为阳虚火力微弱之征。

治法：养阴温阳。

方药运用：

(1)常用方：金匮肾气丸。药用熟地黄、山萸肉、山药、茯苓、泽泻、丹皮、熟附子、肉桂。

本方以甘微温味厚之熟地黄滋补肾阴，用为君药；山药补脾肾益精，山萸肉补肝肾固精，肉桂、附子气大热味辛温肾扶阳，共为臣药；丹皮泻火行瘀，泽泻、茯苓利水泄浊，为佐使药。诸药相伍，温而不燥，补而不滞，水火得养，相得益彰，共成阴阳双补之代表方。

(2)加减：腰膝酸软甚者，加杜仲、牛膝、续断；畏寒怕冷者，加鹿茸、紫河车；面容憔悴，黧黑无华者，加何首乌、枸杞子、骨碎补；大便溏泄者，加补骨脂、益智仁。

(3)临证参考：本证多见于消渴病后期，病情多危重，且常常有并发症出现，治疗时须注意并发症的情况，并及时予以积极治疗。

消渴病之阴阳两亏者，用金匮肾气丸，一般是以少量附桂，微微生火即生肾气也，且桂附入大队濡润阴柔之剂中，可行其滞，并有摄纳虚火归原之妙。消渴病若确属虚寒者，应进壮火、补虚、固脱、填髓之剂，冀先挽其颓势，再议其余。施今墨先生每用下方：上肉桂 24g(切碎蒸汁兑入，不可火煎)，鹿茸粉 3g(另装胶囊分 2 次随药送服)，黑附块 18g，桑螵蛸 9g，山萸肉 12g，大山参 12g，巴戟天 9g，破故纸 9g，覆盆子 9g，金樱子 9g，野於术 15g，山药 30g，芡实 30g，炙甘草 9g。

四、其他疗法

1. 中成药

(1)玉泉丸：每次 60 粒，每日 2～4 次。用于消渴病肺胃肾阴亏之口渴、乏力症者。

(2)消渴丸：每次服 5～10 粒，每日 3 次。用于消渴病气阴两虚之多饮、多食、多尿，消瘦乏力者。

(3)牛黄清胃丸：每次 1 丸，每日 2 次。用于消渴病胃火炽盛引起的口舌生疮、牙龈肿痛、大便秘结。

(4)六味地黄丸：每次 6～9g，每日 2 次。用于消渴病肾阴亏损者。

(5)知柏地黄丸：每次 6～9g，每日 2 次。用于消渴病肾阴不足阴虚火旺者。

(6)金匮肾气丸：每次 8 粒，每日 3 次。用于消渴病肾阴阳两虚之小便频数、腰膝酸软、畏寒肢冷等。

(7)石斛夜光丸：每次 9g，每日 3 次。用于消渴病肝肾两亏，阴虚火旺，内障目暗，视物昏花。

(8)明目地黄丸：每次 1 丸，每日 2 次。用于消渴病肝肾阴虚，风火上扰之目涩畏光，迎风流泪，视物昏花，头晕耳鸣。

2. 单验方

(1)黄连、瓜蒌根各 250g，鲜地黄汁为丸如梧子大，每次以牛乳送服 50 丸，每日 2 次。治肺胃燥热的消渴证。

(2)山药、天花粉各 250g，略炒香，研细和匀，分 30 包，每次 1 包，开水调服。治脾胃气虚的消渴证。

(3)蚕茧壳 10 只，山药 30g，玉米须、知母、地骨皮各 15g，水煎服，每日 1 剂，可长服。治脾胃气虚的消渴证。

3. 食疗方

(1)猪胰(鸡、鸭胰均可)7 具，切碎煮熟，加蜂蜜 500g，文火熬膏，每服 15g，每日服 3 次。治阴阳两虚证。

(2)生萝卜捣汁饮用，或用萝卜汁煮粥食之。治湿热中阻之消渴证。

(3)鲜胎盘、狗肉、羊肉、鹿肉、牛肉酌量烹饪食之。治阴阳两虚之消渴证。

4. 针灸　消渴病非阳虚证明显者一般忌用灸法。针刺部位注意清洁，避免出现皮肤感染。

(1)燥热伤肺者，针刺金津、玉液、肺俞、意舍、承浆等穴。

(2)肺胃燥热者，针刺脾俞、胃俞、肺俞、足三里等穴。

(3)脾胃气虚者，神疲乏力，便溏者，可针刺胃俞、三阴交、阴陵泉等穴。不必重刺激，得气即可。

(4)湿热中阻者，脘腹满闷甚者，可针刺中脘、天枢、足三里穴。

(5)肠燥伤阴者，可针刺胃俞、足三里、丰隆等穴。

(6)肝肾阴虚者，针刺肝俞、肾俞、厥阴俞、三阴交、关元、复溜等穴。可分组交替使用。

(7)阴阳两虚者，针刺足三里、三阴交、命门等穴。

【转归与预后】

消渴病自然发病过程中，一般初起以阴虚燥热为主，位在中上二焦，病程日久，阴损及阳进而阴阳两虚，甚至以阳虚为主，病位及下焦，并常有各种严重并发症，最后多死于阴竭阳亡。

一般上消轻，中消重，下消危。上、中、下三消又可互相转化。

燥热伤肺证，多属消渴病早期，调养、治疗得当，病情可完全控制，不影响工作、生活和寿命。若调养、治疗失当，则进而损伤肺阴，造成气阴两伤，或成肺胃燥热证。

肺胃燥热证，经恰当治疗，可消除临床症状，使血糖、尿糖降到正常水平。若治不及时或调养失当，则可继续发展，伤及脾胃而成脾胃气虚证。

脾胃气虚证，经健脾益气，脾胃得补则病可缓解。若治疗不当或调养失时，脾胃气虚日久，运化无力，津液内停，生湿化热，又可转化为湿热中阻证。

湿热中阻证，病在中焦，尚不深重，经清热化湿治疗，可望湿化热去而缓解。若治疗不及时，湿热下移肠胃，热盛伤津，又可转化为肠燥伤阴证。

肠燥伤阴证，用滋阴通腑法，若可去其燥热，预后尚好。通法不宜太过，否则可出现虚虚之变。

肝肾阴虚证，精血过耗，下元之水衰竭，当以滋养为要。得其治者，仍可控制其症状。然阴虚火旺者，煎熬津液，易致血液黏滞，运行不畅而致瘀，产生阴虚血瘀之候，同时又可阴损及阳，转为阴阳两虚证，二者均可致并发症出现。

阴阳两虚证，已属消渴病深重期，治疗得当仍有转危为安的可能，但稍有不慎则可并发其他疾病，甚者出现阴阳离绝而死亡。

【护理与调摄】

一、节饮食

节饮食在消渴病患者的调护中占首要地位。首先，患者应制定合理的食谱。对肥甘厚味、面食及过咸食物要严格节制，辛辣刺激食品亦应尽量避免食用。其次，根据患者体重、活动量，确定患者饮食总量，合理分配脂肪、淀粉、蛋白质比例，同时注意进食规律，保证定时定量。此外，应戒烟酒、浓茶及咖啡等。

二、调情志

患者宜经常保持心境平和，情绪稳定，忌恼怒、郁闷、忧思，避免惊恐。

三、慎起居

帮助病人制订并实施有规律的生活起居计划。动静结合，劳逸适度。要节制房室，以养肾阴。注意保暖，避免感受风寒外邪。注意加强足部的护理，保证其清洁、温暖，润而不湿。

【预防与康复】

对有消渴病家族史患者应注意早期防治。避免过食油腻及饮酒过度，养成有规律的生活习惯，劳逸结合，积极适当地参加体育锻炼，增强体质，这些均为预防消渴病发生发展的有力措施。

消渴病患者的康复分药物康复、食疗康复及心理康复 3 个方面。其中合理饮食结合食疗在康复中占重要地位。

消渴病患者的主食以米类、豆类为宜，少吃面食及精制食品。副食类宜以蛋、奶、豆制品、精瘦肉及含糖和淀粉少的蔬菜，如萝卜、芹菜等。水果不宜食用含糖量较高者如葡萄等，而宜食李子、菠萝、猕猴桃等。肉食类宜乌鸡、甲鱼、兔肉等。粥类宜山药粥、米粥、莲子粥等。药膳可食参芪烧海参、黄芪猴头汤、砂锅人参鸡等，但需严格定量，切不可过食。一般不宜食用辛辣刺激食物。

心理康复主要采用以情胜情法，促使患者心情舒畅。对五志过极，郁怒气逆者，分别采用恐疗、悲疗、思疗、喜疗等法。还可用劝说开导法或释疑疗法。亦可采用音乐疗法、香花疗法。

药物康复主要为结合患者体质、证情采用相对稳定的药物治法。如对肺胃症状为主且反复出现者，可服用白虎加人参汤，渴甚者，服玉泉丸，肾阴亏损未完全恢复者，坚持服用知柏地黄丸，阴阳两虚者，可长期服用金匮肾气丸。

此外，适量体育运动如太极拳、气功、散步等一方面可使气血运行流畅，同时也可使体胖者减重，运动锻炼也有助消渴病的康复。

【医论提要】

消渴之名，始见于《内经》。《内经》对消渴的记载，散见于14篇中，根据其发病机理和临床表现的不同，而有"消渴"、"消瘅"、"膈消"、"消中"等不同名称。病因方面，《内经》认为本病的发生多与过食肥甘、身体肥胖以及情志不遂、五脏柔弱有密切关系。如《素问·奇病论》中说："此肥美之所发也，此人必数食甘美而多肥也。肥者令人内热，甘者令人中满，故其气上溢，转为消渴。"又如《灵枢·五变》中说："怒则气上逆，胸中蓄积，血气逆留，髋皮充肌，血脉不行，转而为热，热则消肌肤，故名消瘅"。并且指出"五脏皆柔弱者，善病消瘅"。病机方面，《素问·阴阳别论》指出："二阳结谓之消"。王冰注：二阳为阳明，结为热结。对消渴病的主要病证已有描述，如《素问·气厥论》中说："肺消者，饮一溲二"，又说："大肠移热于胃，善食而瘦。"《灵枢·师传》则云："胃中热则消谷，令人悬心善饥。"治疗上，《素问·腹中论》说："热中消中，不可服膏粱芳草石药。"《素问·奇病论》说："治之以兰，除陈气也。"兰是指兰草，陈气现代医学当释为人体代谢性障碍。对预后由脉象判定："消瘅，……脉实大，病久可治；脉悬小坚，病久不可治。"同时《素问·生气通天论》中有"高梁之变，足生大疔"的论述，这为后世及当今研究消渴病的合并症提供了理论基础。

《史记·扁鹊仓公列传》记载：西汉淳于意的"诊籍"（已佚）中有消渴病最早的医案："山跗病，臣意诊其脉，曰：肺消瘅也，加以寒热……"。

张仲景《金匮要略》立有消渴病，云："趺阳脉浮而数，浮即为气，数即消谷而大坚，气盛则溲数，溲数即坚，坚数相搏，即为消渴。"并且提出了具体的治疗方药，如白虎加人参汤、文蛤散、肾气丸。其中尤其是肾气丸的条文与应用，开后世消渴从肾论治之先河。缘肾气丸在补肾养阴的基础上，振奋下焦阳气增强人体气化，而使水津上布。该方为历代引用不绝。

晋代王叔和《脉经》记载："所食之物皆化作小便。"陈延之《小品方》亦指出内消之为病，"食物皆消作小便而去，而渴不止"，"令人虚极短气"(《小品方辑校·疗消渴方》)。隋代巢元方《诸病源候论》将消渴归纳为消渴候、渴病候、渴后虚亡候等8种证候类型。

唐代已有消渴病"尿甜"之说，这是世界上最早关于糖尿病人尿甜的记载。据王焘《外台秘要》引用甄立言《古今录验方》："消渴，……小便数，无脂以麸片甜者，皆消渴病也"。而且又说："消渴者，……每发即小便至甜"，服药后，得小便"咸若如常"。说明当时已不仅是把尿甜作为消渴病的诊断依据，而且已将小便有无甜味作为判断本病是否治愈的标准。这一成就是对世界医学的一大贡献。据范行准《中国与阿拉伯医学的交流史实》（医史杂志，1952年第4卷第2期，第100页）认为：中国医家知糖尿病患者的尿为甜味，虽受道家影响，而医家为实录则在公元7世纪。直至公元11世纪，阿拉伯著名医家阿维森纳(980～1037)在《医典》中才有尿甜的记载。故范氏推论尿甜一说当由中国传至中亚与阿拉伯各国，进而影响欧洲，因为阿氏的《医典》，在阿拉伯国家和地区、北非，特别是中世纪的欧洲一直被沿用为权威性的医学教材，这种状况持续了800年。另外当代英国医生麦迪威(Medvei)《临床内分泌学史》(The Partheon 出版社，1993年)一书指出："中国医学最早于公元7世纪就有了糖尿病病人尿甜的记载。"可见这一史实已为世界所公认。直至1675年英国 Thomas Willis 发现尿糖改变后正式定名为"糖尿病"。

唐代《备急千金要方》和《外台秘要》在继隋代《诸病源候论》的基础上，对消渴病的认识更加系统和完整。比如除"三多"的典型症状外，还记叙了形体消瘦，少气乏力，心烦脚酸，乃至精神恍惚等症状，这些症状的出现是由于饮食倍于常而不为气力的缘故。当时也已认识到该病较难治愈，且易于复发，并伴有多种合并症如痈疽等。饮食调护上重视慎酒，慎咸食及面、干脯、热肉等。生活起居方面特慎房劳。治疗中对久病患者慎用针灸，否则造成皮肤难于愈合，诱发痈疽。这些都是很可贵的经验积累。

宋代王怀隐著《太平圣惠方》中有“三痟论”专篇，指出“一则饮水多而小便少者，痟渴也；二则吃食多而饮水少，小便少而赤黄者，痟中也；三则饮水随饮便下，小便味甘而白浊，腰腿消瘦者，痟肾也。”将三消的部位进而划分为上、中、下三焦者，当首推宋代的黎民寿(《简易方·消渴》)。《圣济总录》中提出这三消并非三种病，而是“基本为一，推其标有三”。

金元医家的学术争鸣，使对消渴病病机的认识进一步深入。刘河间的《三消论》是阐述三消燥热学说的专著，他认为三消的病机病因系由：“饮食服饵失宜，肠胃干涸，而气液不得宣平；或耗乱精神，过违其度；或因大病阴气损而血液衰虚，阳气悍而燥热郁甚”所致。《三消论》还对消渴病的并发症记录甚详：“多变聋盲目疾”，是今天所讲的糖尿病后期并发的微血管障碍。李东垣对消渴病的认识为：“津液不足，结而不润，皆燥热为病”，与河间观点类同。《兰室秘藏》言消渴病人：“上下齿皆麻，牙根强硬，肿痛，四肢痿弱，前阴如冰，喜怒健忘”，记录了消渴病并发的神经和精神症状。朱丹溪继承和发展了刘河间的三消燥热论，提出了阴虚为本的观点，这是与朱氏“阳常有余阴常不足”与“相火论”的学术思想一脉相承的，故后世称之为滋阴派。《丹溪心法·消渴附录》中说：“肺为津液之脏，自上而下，三焦脏腑皆囿乎天一真水之中。《素问》以水之本在肾，末在肺者此也，真水不竭，安有所谓渴哉?”

明清医家在集前人经验的基础上，对消渴病的认识又有发展。赵献可《医贯》中就有消渴之专论，他认为命门火衰，不能蒸腐水谷，水谷之气不能熏蒸上润于肺，如釜底无薪，锅盖干燥，故为消渴。治疗上主张壮其少火，灶底加薪，枯笼蒸溽，槁禾得雨，生意维新。赵氏命门火衰而致消渴的观点，发前人之所未发。张景岳亦从先天命门、阴阳水火的角度探讨阐发消渴病机理，矫枉纠偏十分精辟：“三消证……而无不由乎命门者。夫命门为水火之腑，凡水亏证固能为消为渴，而火亏证亦能为消为渴者何也？盖水不济火，则火不归原，故有火游于肺而为上消者，有火游于胃而为中消者，有火烁阴精而为下消者，是皆真阴不足，水亏于下之消证也。又有阳不化气，则水精不布，水不得火，则有降无升，所以直入膀胱，而饮一溲二，以致泉源不滋，天壤枯涸者，是皆真阳不足，火亏于下之消证也。阴虚之消，治宜壮水，固有言之者矣；阳虚之消，谓宜补火，则人必不信，不知釜底加薪，氤氲彻顶，槁禾得雨，生意归巅，此无他皆阳之使然也，亦生杀之微权也。余因消证多虚，难堪剥削，若不求其斲丧之因，而再伐生气，则消者愈消，无从复矣”(《景岳全书·杂证谟·三消干渴》)。清代陈士铎在《石室秘录·阴治法》中亦指出：“必须补肾中之水，水足而火自消。然而此火，非壮火、实火可以寒消，虚火必须火引。又须补肾中之火，火温于命门，上热或下热自除矣”。

此外，清代医家黄元御在《四圣心源·消渴》中认为：“消渴者，足厥阴之病也，厥阴风木与少阳相火为表里……则相火失其蛰藏”。提出了相火失藏而为患，导致消渴，属厥阴之病的可贵观点。郑钦安、吴谦等医家亦宗此说，这成为后世治疗消渴由肝论治的理论依据。

费伯雄《医醇賸义·三消》提出了化痰利湿法治疗消渴的观点：“当于大队清润中，佐以渗湿化痰之品，盖火盛则痰燥，其消灼之力，皆痰为之腐之虐也……”。陈修园根据脾喜燥恶湿的生理特点，在《医学实在易·三消症》中强调当以“燥脾之药治之”。

总之，历代对消渴病的认识经历了漫长历程。消渴之名与理论已著于《内经》；辨证论治始于仲景；该病证候分类、诊疗方法、合并疾患、饮食调护、摄生保健在隋唐时期已形成较为完整的理论体系；宋金元医家进一步由养阴清热角度阐发其机理；明清两代又从肾、肝、湿、痰方面进行补充和发展，特别是由命门水火阴阳角度探讨消渴病的机理认识上升到新高度，对当今理论与实践具有指导意义（尤其在非胰岛素依赖型 2 型糖尿病的临床治疗方面）。

综观前人对消渴病的治疗，历代记载甚丰。唐代《备急千金要方》、《千金翼方》、《外台秘要》分别收载了治疗消渴病的方剂 150 余首，药物 200 多种，多以滋阴清热、生津止渴为主。代表方如玉泉丸、玉壶丸、千金黄连丸等，草药重叠频次较高者如天花粉、麦冬、地黄、黄连等。《备急千金要方》在滋阴清热生津的同时，又注意益气，指出："内消之为病，当由热中所致，小便多于所饮，令人虚极短气"，常用益气养阴的黄芪汤治疗消渴病。

后来医家对消渴病的临证治验，既与其学术思想息息相关，但具体方法又丰富多样，每每化裁出新以切合临床变化。金元刘河间主张"治消渴者，补肾水阴寒之虚，而泻心火阳热之实，除肠胃燥热之甚，济身中津液之衰，使道路散而不结，津液生而不枯，气血利而不涩，则病日已矣"（《三消论》）。多选用白虎汤、甘露饮、麦门冬饮子、藕汁膏等方。刘氏亦注意到燥热伤津耗气可致气虚，故创宣明黄芪汤补肺气以布津液。张子和、李东垣赞同河间之说，且东垣创生津甘露饮等新方。朱丹溪主张治消渴病应"养肺、降火、生血"（《丹溪心法・消渴》），创立麦门冬饮治"膈消胸满烦心，津液干少，短气而渴"以及地黄饮、川黄连丸等，可见虽然朱丹溪以养阴为主，同时也重视益气在消渴病治疗中的重要性。因而明代医家戴元礼在总结金元四家经验的基础上，明确提出："三消得之气之实、血之虚也，久久不渗，气极虚则无能为力矣"（《证治要诀》）。治疗上用黄芪汤（即黄芪六一汤）益气每每获效。因此，益气与养阴作为治疗消渴病的两大主要原则对后世产生了极为深刻的影响。《医学心悟》、《临证指南医案》、《王旭高医案》、《慎斋医书》等医籍中均有用生脉散加减治疗消渴病的案例。近代名医张锡纯重用黄芪治三消，创滋膵饮。京华名医施今墨重用黄芪配山药健脾益气，降低尿糖。这为当今临床提供方法与依据。

脏腑辨证论治中，历代医家重在肺、脾、肾及三焦。赵献可在《医贯》中说："治消渴之法无分上中下，先治肾为急，惟六味八味及加减八味丸随证而服，降其心火，补其肾水则渴自止矣"。赵氏所谓"治肾为急"，其实温扶命火之法已在其中。张景岳对此论载更详："下消证……若淋浊如膏，兼热病而有火者，宜补而兼清以加减一阴煎或大补阴丸或六味地黄丸加黄柏、知母之类主之。若下消而兼涩者，宜补宜利，以六味地黄丸之类主之。若下焦淋浊而全无火者，乃气不摄精而然，但宜壮水养气，以左归饮、大补元煎之类主之。若火衰不能化气，气虚不能化液者，犹当以右归饮、右归丸、八味地黄丸之类主之。若下焦无火而兼滑者，当以固肾补阴为主，宜秘元煎、固阴煎及苓术菟丝丸之类主之"（《景岳全书・杂证谟・三消干渴》）。《临证指南医案・消渴》认为："考古之法，唯仲景之肾气丸，助真火蒸化，上升津液；《本事方》之神效散，取水中咸寒之物，遂其性而治之，二者可谓是通天手眼，万世准绳矣"，又说："如元阳变动而为消烁者，即用河间之甘露饮，生津清热，润燥养阴，甘缓和阳是也。至于壮水以制阳光，则有六味之补三阴，而加车前、牛膝，导引肝肾斟酌变通，斯诚善矣"。此外，治消渴病重在补脾的医家也很多。如张元素、李东垣治消渴不能食，常用钱氏白术散加葛根治之。《医学入门・杂病・燥类》说："治渴初宜养肺降心，久则滋肾养脾。……然心肾皆通乎脾，养脾则津液自生，参苓白术散是也"。《慎斋医书》指出："专补脾阴不足，用参苓白术散"。陈修园根据脾喜燥恶湿的生理特点，用理中汤倍白术加瓜蒌根治消渴病（《医学实在易・三消症》）；近代京华名医施今墨用苍术配玄参作为固定药对治疗消渴亦为佐证。另外，《普济方》、《慎斋医案》、《临证指南医案》等医籍中都载有疏肝理气、疏肝和胃法治疗消渴病的医案。《黄元御医书十种》、《医理真传》、《医宗金鉴》都主张消渴为厥阴之病，倡导由肝论治。

费伯雄倡用化痰利湿法治消渴病：上消用逢原饮；中消用除烦养胃汤；下消用乌龙汤（《医醇賸义》）。近年来，活血化瘀已成为治疗消渴病的重要治则。早在李东垣生津甘露饮方中即用全蝎以通络，佐以毕澄茄以温，木香之辛香，黄连之苦降，可谓开消渴病通络法之先河。后世《王旭高医案》中有理气活血法治消渴之案例。当代名医路志正辨消渴病痰瘀互结证用涤痰通络、活血化瘀之法改善机体微循环状态，促进血液循环代谢，降低血糖、血脂，自拟方用涤痰化瘀汤。药用生芪、白术、胆星、炒白芥子、枳实、炒山药、丹参、红花、葛根、山甲珠、地龙。若痰黄者，去生芪、胆星，加黄芩、天竺黄、栝楼；痰黏不易咯出者，去生芪，加黛蛤散（包）、旋覆花（包）；两胁隐隐疼痛者，加醋元胡、醋莪术；局部刺痛加皂刺。

自古至今，治疗消渴的方剂数以千计，其中不仅有复方，而且不乏单方、验方与食疗方。例如《古今图书集成医部全录·诸疾·渴门》载复方95首，其中如黄连猪肚丸、芍药甘草散、人参葛根散、梅花汤等；单味如人参粉、天花粉、黄连粉、葛根粉、冬瓜、乌梅、蚕蛹、蚕茧、枸杞子、苦瓜、白僵蚕、番石榴、黄鳝鱼、仙人掌、蟋蟀、荔枝核、地骨皮、椿龟根、兔肉、桃胶、蜗牛、田螺等，其中不乏血肉有情之品。这些仍是今天治疗糖尿病的有效药味及食用品。

对于糖尿病并发症的治疗，古之谓消渴病之兼病，临床报道亦丰。如用紫苏汤、赤茯苓汤、防己丸、瞿麦汤、葶苈丸、猪苓散、五皮饮、济生肾气丸治疗消渴病并发水肿；白术芍药散治疗消渴病并发泄泻；干地黄丸、加减八味丸治疗并发的痈疽疮疡；秦艽丸、栝楼根散治疗并发的皮肤瘙痒；化水丹治疗消渴饮不止或心疼痛者；黄芪汤、黄连丸治疗消渴病烦躁；天门冬煎治疗消渴病烦躁，惊悸不安等。再如石斛夜光丸治疗消渴病眼病；无比山药丸治疗消渴病淋证；消渴病引起性事异常，阳痿用逍遥散或左右归丸、饮；强中者用知柏地黄丸等。

消渴病自古便是难治之疾，故方书中不乏用外用药内服（以及毒药、丹石）的记载。据宋代诸瑞章《卫生宝鉴》记载："牡蛎生碾细；苦参生为末；栝楼生捣；知母生为末；密陀僧生用；以上各一两，黄丹半两研入；白醋八钱，熔研为末；如梧桐子大，空心日服三服，每服三小丸，忌热面、白蒜、炙煿物及酒色一百日，永不发。"当然，因服丹石而致消渴病，早在《诸病源候论》和《备急千金要方》中已有记载，当慎之又慎。今列举此例，旨在为临床开拓思路，因为一些外用药内服，作为研究课题有益而有趣。

此外，其他疗法治消渴病者甚多。当今中国针灸风靡全球，而远溯汉代（《史记·扁鹊仓公列传》）即有载案，至晋代皇甫谧《针灸甲乙经》就有："消渴身热，面赤黄，意舍主之。消渴嗜饮，承浆主之，黄疸热中，善渴，太冲主之。消瘅善喘……太溪主之……阴气不足，热中消谷善饥，足三里主之。"《备急千金要方》与《外台秘要》等有关针灸治疗消渴以及消渴的针灸慎用及禁忌证的内容更加丰富翔实。如云："消渴咽喉干，灸胸膛五十壮，又灸足太阳五十壮。"又如："初得患者，可如方灸刺之佳"，"凡消渴病经百日以上者，不得灸刺"等，缘当时多用化脓灸，针具消毒条件较劣，消渴病日久本来就易并发痈疽，故而提出慎用灸刺。明代《普济方》集明以前针灸治疗消渴病的经验，常用穴位如曲泽、金津、玉液、海泉、列缺、中脘、照海、廉泉、神门、内关、三焦俞等。隋代《诸病源候论·消渴病诸候·消渴》记载有用气功导引治疗消渴病的方法："解衣谈卧，伸腰嗔少腹，五息止，引肾去消渴，利阴阳。解衣者，使无里碍，谈卧者，无外想，使气易行。伸腰，使肾无逼蹙。嗔者，大努，使气满少腹者，即摄腹牵气，使上息即为之引肾者，引水来咽喉，润上部，去消渴枯槁病。"又如《古今图书集成医部全录·卷二百八十二·渴门》也记载了治疗消渴病的5种导引方法。与此相关者，不再一一列举。

【医案选粹】

案一

孙文垣治一书办，年过五十，沉湎酒色，忽患下消之症。一日夜小便二十余度，清白而长味且甜。少顷凝结如脂，色有油光。治半年无效。腰膝以下软弱，载身不起，饮食减半，神色大瘁，脉之六部皆无力。经云：脉至而从按之不鼓。诸阳皆然，法当温补下焦。以熟地六两为君，鹿角霜、山萸肉各四两，桑螵蛸、鹿胶、人参、白茯苓、枸杞子、远志、菟丝、山药各三两为臣，益智仁一两为佐。大附子、桂心各七钱为使。炼蜜为丸，梧桐子大。每早晚淡盐汤送下七八十丸。不终剂而愈。或曰：凡消者皆热症也，今以温补，何哉？曰：病由下元不足，无气升腾于上，故渴而多饮，以饮多小便亦多也。今大补下元，使阳气充盛，熏蒸于上，口自不渴，譬之釜盖，釜虽有水，必釜底有火，盖乃润而不干也。

（魏之琇编．续名医类案．北京：人民卫生出版社，1997：148）

案二

刘某，男，67岁，干部，1978年9月14日初诊。

患者于1968年患糖尿病，症见多饮、多食、多尿。查空腹血糖11.1mmol/L以上，尿糖（＋＋＋＋）。服用优降糖、D860、降糖灵等，饮食控制每天主食6两，能基本控制病情，但时有反复。1976年并发冠心病。4个月前因查空腹血糖高达16.1mmol/L而加用胰岛素，每日32U。近来“三多”症状加重，面部麻木，周身乏力，口腔溃疡，大便干燥，舌暗红，脉沉细。

辨证：气阴两伤，血脉瘀阻。

治法：益气养阴，活血通脉。

方药：降糖活血方加减。生黄芪30g，山药15g，苍术15g，元参30g，葛根30g，丹参30g，茜草15g，川芎10g，当归10g，赤芍15g，益母草30g，广木香10g，天花粉30g

上方每日一剂，水煎服。同时继续注射胰岛素，每日32U，口服优降糖、降糖灵等。治疗3个月，服药100余剂，症状基本消失，病情稳定。复查空腹血糖正常，24小时尿糖定量正常。胰岛素用量逐渐减至每日8U。1979年1月因病情又加重，胰岛素增至每日20U，继续服上方达6个月，病情控制，胰岛素逐渐停用，复查空腹血糖6.6mmol/L，24小时尿糖定量正常。遂将汤剂改为丸剂，长期服用以巩固疗效。

（钱自奋等主编．祝谌予临床经验集．北京：北京医科大学、中国协和医科大学联合出版社，1993：31）

案三

王，58岁。肌肉消减，善饥渴饮。此久久烦劳，壮盛不觉，体衰病发，皆内因之症。自心营肺卫之伤，渐损及乎中下。按脉偏于左搏，营络虚热，其苦寒莫制其烈，甘补无济其虚，是中上消之病。

犀角三钱　鲜生地一两　玄参心二钱　鲜白沙参二钱　麦冬二钱　柿霜一钱　生甘草四分　鲜地骨皮三钱　又固本加甜沙参。

（潘华信，朱伟常主编．叶天士医案大全．上海：上海中医药大学出版社，1994：295-296

【现代研究】

消渴病主要涉及西医学的糖尿病。通过大量的临床研究和实验研究，对本病病因病机及证候学特征的认识不断深入，同时发现中医药治疗糖尿病不仅可改善临床症状、降糖、降脂，而且在改善胰岛素抵抗，减少糖尿病并发症等方面效果明显。

一、病因病机研究

既往关于糖尿病的病因认识主要有先天禀赋不足、过食肥甘、五志过极、房室不节、热病火燥等方面；对病机的认识有阴虚燥热学说、气虚学说、气阴两虚学说、瘀血学说、肝郁肝火学说数种，其中持气阴两虚说者较多，瘀血被认为是贯穿本病始终的重要病机，亦广被重视。近年专家学者对糖尿病病因病机认识又有新的变化。

王永山[1]认为，糖尿病是以虚为主，又兼夹有水湿、痰浊、瘀血等的本虚标实之证，虚、湿、痰、瘀是消渴病病机的四大关键。唐咸玉等[2]通过文献研究及临床实践总结，认为阳气虚损在糖尿病发病过程中起重要作用。阳气易虚，阳虚致消；枢机不利，阳气失用。提出阳虚枢机不利为糖尿病及其并发症的基本病机，并贯穿于糖尿病之始终。杨留洪等[3]对210名初诊青壮年2型糖尿病进行研究，结果有不同程度“三消”症状，按中医传统定义诊断为“消渴”者只占35.71%；始动病因以后天饮食不节、过逸少动为主，并与情志失调密切相关，病初以实证为多，痰湿内滞在消渴病中具有普遍性；早期病变脏腑主要在中焦脾胃，与肝密切相关。

二、证候学与辨证规律研究

林兰[4]通过大样本临床辨证资料提示，构建糖尿病基本要素为热盛、阴虚、气虚、阳虚等四大证候。吕仁和等[5]以阴虚化热为根本，将本病分为四型：①阴虚燥热型，②肝郁化热型，③胃肠结热型，④湿热困脾型。刘永铭[6]将本病分为三型：①肺胃燥热型，②肾阴虚损型，③瘀血内阻型。殷学超等[7]将糖尿病分为三消类与非三消类两大证候群，其中三消类分为上消、中消、下消和三消并病4个证型，非三消类分为气阴两虚、痰浊内阻、脉络瘀阻和脾肾阳虚4个证型。

三、治则治法研究

谭曦然等[8]认为消渴病与肝的关系密切，治疗消渴病必须注重调肝。唐咸玉等[2]基于“阳虚枢机不利”为糖尿病及其并发症基本病机的基础上，治疗糖尿病不能拘泥于养阴清热之陈规，而以温补脾肾之阳(气)、和畅枢机为基本大法，治疗过程中始终以顾护患者的阳气为要。元鲁光[9]认为治疗该病应注重温补脾肾之阳气，然温阳不忘滋阴，阴阳互根，必须阴阳双补，方能使机体阴平阳秘。

四、辨证用药研究

内热旺盛为主、气阴两虚为次的2型糖尿病，可用当归七黄汤：当归、生地、熟地、黄连、黄芩、黄柏各等分，黄芪用量加一倍，大黄用量减一倍。方中当归、二地滋阴养血，重用黄连、黄柏、黄芩、大黄泻火，又加黄芪补卫固表，共同达到热退阴复、卫强汗止、火泻秘行之目的。[10]

林兰等[11]在辨证论治基础上，根据实验室检查结果指导临床用药：①根据血糖情况在辨证论治的基础上选用具有降低血糖作用的中药：枸杞子、覆盆子、五味子、菟丝子、栀子、桑皮、僵蚕、黄芩、黄连、地骨皮、丹皮、生地、玄参、麦冬、山药、天花粉、山萸肉、芍药、黄芪、茯苓、三七、泽泻等。②根据尿糖、尿蛋白情况用药，如山药、山萸肉、金樱子、白术、鸡内金、黄芪等。③根据胰腺分泌功能用药，如黄芪、太子参、知母、麦冬、生地等。④根据其他检查结果用药，有血脂异常时运用降脂药物，如鸡内金、泽泻、槐米、大黄、绞股蓝、银杏、茵陈、虎杖、山楂、葛根、草决明等；若血黏度高或甲皱微循环障碍，可予以当归、红花、桃仁、川芎、赤芍、水蛭、地鳖虫、益母草、泽兰、三七、血竭等；如伴高血压，可予以天麻、钩藤、石决明、杜仲等加减。

参考文献

[1] 王永山.虚湿痰瘀为消渴病病机的四大关键[J].新中医,2008,40(1):98-99

[2] 唐咸玉,周泉,朱章志.糖尿病阳虚枢机不利探微[J].中医杂志,2006,47(12):886-887.

[3] 杨留洪,陈忠伟.210名青壮年2型糖尿病中医辨病辨证探讨[J].时珍国医国药,2006,17(12):2570-2571.

[4] 林兰.中医药在糖尿病治疗中的作用[J].医学研究杂志,2007,36(4):14-15.

[5] 吕仁和,高彦彬,杨晓辉.糖尿病(消渴病)中医诊治荟萃[M].北京:中国医药科技出版社,1999:257-258.

[6] 庞姝弘,何淑艳.刘永铭治疗消渴的临床经验[J].黑龙江中医药,1999(6):22.

[7] 殷学超,郭佳堂,王兆凯.糖尿病中医辨证分型之我见[J].江苏中医药,2005,26(3):18.

[8] 谭曦然,傅延龄.消渴病从肝论治的理论探讨[J].吉林中医药,2008,28(6):403-404.

[9] 朱海燕,胡仙.元鲁光从脾肾阳虚论治消渴经验[J].四川中医,2007,25(6):3-4.

[10] 王正君,张海燕.当归七黄汤治疗2型糖尿病43例[J].湖北中医杂志,2008,30(6):44.

[11] 林兰,陈世波,倪青.中医药治疗糖尿病思路探析[J].江苏中医药,2006,27(7):12-14.

第五节　内伤发热

【定义】

内伤发热是指以内伤为病因,由气血阴阳亏虚及脏腑功能失调而引起的发热。本病起病缓慢,病程较长,常表现为低热,亦可表现为高热,或仅自觉发热或五心烦热而体温不升高。

【范围】

凡非因外感所导致的发热,均属内伤发热的范围。西医学中功能性发热、原因不明之发热,以及由结核病、慢性感染性疾病、肿瘤、血液病、结缔组织病、内分泌疾病等有内伤发热临床表现时,均可参照本节辨证论治。

【病因病机】

一、病因

1. 情志内伤　恼怒抑郁,所愿不遂致肝失条达,肝气郁滞,郁而化火而致发热;或忧愁思虑过度,耗伤脾气,损及心血,则脏腑气血阴阳失调而致发热。

2. 饮食劳倦　饮食不节,劳倦过度损伤脾胃,或致脾失健运,痰湿内生,蕴阻于内而发热,或致中气不足,阴火内生而发热。

3. 房劳过度　嗜欲无度,肾之精气俱损,若肾阴亏虚无以制火则虚热内生;若肾阳亏虚,则虚寒内生,格阳于外,致虚阳浮越于外而发热。

4. 痰湿停滞　久居湿处,外湿内侵,湿邪困脾;或饮食不节,伤及脾胃,酿湿生痰;或脾虚之人,阳气不足,运化失职,饮食水谷不化精微反停滞于内,生湿化痰,以上因素均可致痰湿停留,痰气郁结日久则壅遏为热。

5. 瘀血内阻　肝郁气滞,气虚不运,寒凝经脉,热邪熏灼,跌打损伤以及久病入络和血证出血等多种原因,均可导致瘀血内阻,气血不通,营卫壅遏而发热。

6. 久病气虚血弱　久病、重病或素体虚弱,耗伤元气,阳气虚弱,浮越于外则发热;各种血证慢性失血,久病心肝血虚,脾虚气血生化不足等因素均可致阴液亏损,水不制火,虚火内炽而发热。

二、病机

1. 发病　上述诸因致脏腑功能失调，气血阴阳亏虚，或肝郁瘀血，或脾虚痰湿者，均可引起本病发生，一般发病较缓慢。

2. 病位　病位在脾、胃、肝、肾。其中以脾肾多见。

3. 病性　以虚为主，常可虚实夹杂。虚者以肝脾肾虚，气血阴阳不足为主，实者以气滞、血瘀、痰湿为主。

4. 病势　总的趋势为初期病在气血，以气血亏虚及痰湿血瘀为多见，渐可气损及阳，血虚及阴，而致阴阳为病。在脏多可由脾及肾，或由肝犯脾而渐及于肾。

5. 病机转化　本病临床上有虚实之不同。因于气郁、血瘀、痰湿所致者属实，为实火、实热；因于阴阳气血亏虚所致者属虚，为虚火、虚热。虚实之间可以相互兼夹、转化。气血阴阳亏虚而致发热者，可兼夹湿、痰、郁、瘀诸实邪，形成虚实错杂之证。同样，气郁、瘀血和痰湿所致发热，日久可损及气血阴阳，出现由轻转重，由实转虚，虚实错杂之证。如气郁发热日久耗伤正气则成气郁、气虚之发热；若耗伤阴津则成为气郁、阴虚之发热。气虚发热日久，病损及阳，阳气虚衰，虚阳浮越又可致阳虚发热。

内伤发热病因病机见图 6-10。

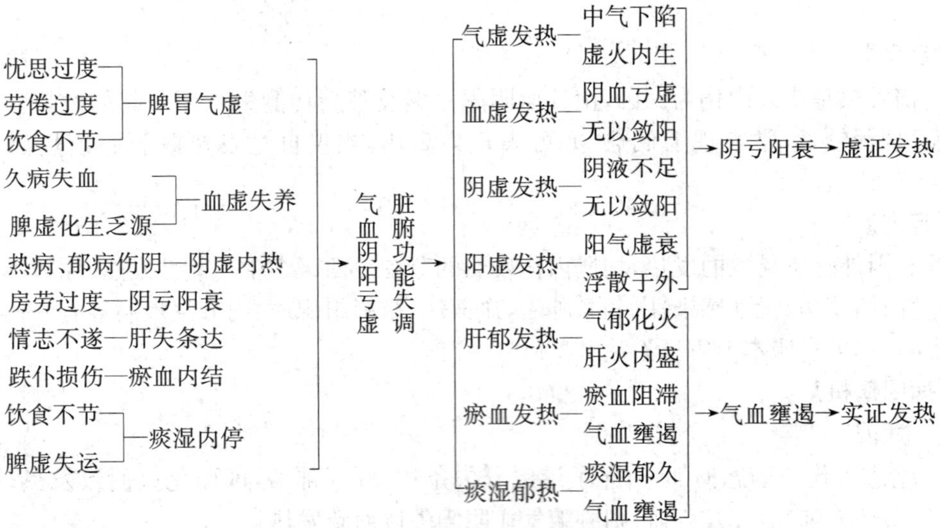

图 6-10　内伤发热病因病机示意图

【诊断与鉴别诊断】

一、诊断依据

参照 1999 年本书第 1 版有关本病的诊断依据。

1. 发热间歇出现，时作时止，或自觉发热、五心烦热而体温无升高，或发热随季节而变化。

2. 发热起病缓慢，病程较长，一般有情志抑郁、饮食劳倦、跌仆损伤、积聚包块、出血或脏腑阴阳气血亏虚的病史。

二、鉴别诊断

外感发热　二者虽均有发热，但发热特点、起病形式、病程长短及伴随症状、转归预后诸方面均不相同。外感发热因感受外邪而引起，起病急，病程短，一般为持续发热，常伴恶寒、头痛、鼻塞、脉浮等症，及时适当治疗则邪除热退，预后多数较好。内伤发热起病缓而病程长，发热呈间歇性，多伴乏力神疲、自汗、盗汗、脉弱无力等症。经治疗后，病情多数可逐渐好转，亦有迁延反复，少数甚则病重难愈，预后不良。

【辨证论治】

一、辨证要点

1. 辨病位病性　内伤发热的病位在脾、胃、肝、肾。发热每因劳累而起，伴乏力自汗，食少便溏或食后腹胀加重，病位在脾胃；发热常因郁怒而起，伴胸胁胀痛，叹气则舒，口苦且干，病位在肝；发热因房劳太过而起，伴腰背酸痛，两腿无力，夜尿频多，病位在肾。内伤发热之病性有虚热、实热之不同。其中气虚发热、血虚发热、阴虚发热、阳虚发热分别因中虚阴火内生，血虚失于濡养，阴亏水不制火，阳虚阴寒内生阳浮于外所致，均属虚热；肝郁发热与瘀血发热分别因气郁化火、肝火内盛和瘀血内结、营卫壅遏所致，均属实热；若气虚发热夹痰，为虚实夹杂之候。

2. 辨病情之轻重　病情轻重可依据病程长短、发热状况、兼见症状、舌脉表现等来判定。一般认为，发热间歇时间渐长，兼见症状少，病证单一，舌脉症相合者为顺证，病情较轻；而病程长，热势亢盛，持续不减，兼见症状多，病证错杂，舌脉症不相应者多为逆证，病情较重。

二、治疗原则

内伤发热不外虚、实、虚实夹杂3类，临床以虚者为多。治疗时当详辨有余不足，予以补不足，祛有余之治。因虚致热者，根据气血阴阳之偏损而分别予甘温除热之益气法，助阴敛阳之养血、滋阴降火法，以及温肾益元之引火归元法。因实邪内郁发热者，治疗当据痰湿瘀郁之不同而分别予以化痰祛湿行气退热，活血祛瘀退热以及疏散郁滞，行气退热。虚实错杂之证，当据虚实轻重缓急予以或治标或治本为主，或标本兼顾之治。

三、分证论治

1. 气虚发热证

症舌脉：发热时高时低，每于劳累、活动后发生或加重，气短懒言，头晕乏力，自汗，易患感冒，食少便溏，舌质淡，苔薄白，脉细弱。

病机分析：忧愁思虑，饮食劳倦，耗伤脾气，中气虚弱，阴火上冲或气虚而虚阳外越则发热；气虚不耐劳作，故劳累活动后加剧；脾胃气虚，气血生化乏源，气血不能荣养头目清窍、四肢肌肉，则症见头晕乏力，气短懒言；气虚卫外不固，则自汗，易于感冒；食少便溏为脾胃气虚，运化失健之症；舌质淡，脉细弱为气虚之象。

治法：益气健脾，甘温除热。

方药运用：

(1)常用方：补中益气汤加味。药用炙黄芪、党参、甘草、生白术、茯苓、陈皮、当归身、升麻、北柴胡。

方中重用黄芪，味甘气温，温养升发中气，振奋生化之源，用为君药；臣以党参、炙甘草益气健脾，与君药相伍补中益气，相得益彰；白术、茯苓健脾祛湿助运，陈皮和胃理气，当归养血活血，并与君臣共用收气血双补之效，上药共用为佐；升麻、北柴胡升清阳，升阳散火，解肌清热，用以为使。诸药相伍，升阳益气，补中固卫，健脾助运除阴火，则虚热自除，即所谓甘温除热之法。

(2)加减：时作咳嗽者，加杏仁、半夏、前胡；胸闷腹胀或痰多，饮食无味，苔腻，痰湿较重者，去黄芪、当归身，选加半夏、苍术、厚朴；口干苦，苔黄腻者，去党参，减黄芪用量，加黄连、黄芩；自汗甚者，可选加牡蛎、浮小麦、麻黄根、糯稻根；或冷或热，汗出恶风者，加桂枝、芍药；气虚低热时作，劳则益甚，去党参，加银柴胡、白薇、功劳叶、仙鹤草。

(3)临证参考：内伤发热因病程长，反复不愈，往往可见精神不振、疲倦懒言等虚羸之状，但其中并非均为虚证，实证或虚中夹实者不少见，因此补药运用要适时、适量。一般若非虚甚者，不宜用大补之剂，如人参、党参、黄芪、熟地、龟甲等不可轻易使用，而宜选用仙鹤草、功劳叶、北沙参等不腻不燥之温和药类。内伤低热，脾胃已弱，所谓"正虚不能运药"，因此药物用量宁轻勿重，宁可再剂，不可重剂。如药量过重，浓烈厚味之气入胃，首先克伐胃气，造成食纳减，脾胃呆滞，即使对证之剂，疗效亦难发挥。若非重剂不可时，宜应重剂轻用，即少量频服。如因脾胃虚弱，阴火上冲所致之内伤高热者，须重用补益之药物以收甘温除大热之功，则每日数服，每次少量为妥。若邪热过盛时，亦可加入苦寒清热之品，但只能用于一时，不可久服，以防败胃，可用补脾胃泻阴火升阳汤加减。

本证在夏季常兼有暑湿。若湿热偏重者，可用温胆汤合益气健脾药同用。若见四肢困倦，胸闷食少，口干饮不多，大便溏薄，小便短赤，神疲乏力，胸闷短气，脉虚数，选《脾胃论》中的清暑益气汤加减。若见身热汗多，心烦口渴，小便短赤，神疲乏力，胸闷短气，脉虚数之气阴两伤者，则用《温热经纬》中的清暑益气汤加减。

2. 血虚发热证

症舌脉：发热绵绵不断，多为低热，头晕眼花，身倦乏力，心悸眠差，面白少华，唇甲色淡，舌质淡，脉细弱。

病机分析：阴血亏耗，无以敛阳气，故发热；血虚气弱，不能上荣头目、面部，外濡肢体，故头晕眼花，面白少华，唇甲色淡，身倦乏力；血虚不能养心则心悸眠差；舌质淡，脉细弱为血气虚少之征。

治法：益气健脾，养血宁心。

方药运用：

(1)常用方：归脾汤加味。药用炙黄芪、党参、白术、熟地黄、当归身、白芍、龙眼肉、酸枣仁、远志、茯神木、木香、生甘草。

方中以甘温之炙黄芪、党参大补脾气，白术苦温燥湿健脾，三药同用振奋脾胃运化功能则气血化生之力旺盛，用为君药；熟地、龙眼肉甘温味厚功擅大补阴血，以为增血之源，白芍、当归身养血和血散瘀，使补而不滞，共为臣药。君臣相伍，气血双补，气旺血充，血充阴盛则阳气得敛。木香辛温行气能醒脾散滞，且大队甘味补药得木香之行气、当归之活血，则补中有行，滋而不腻，茯神木甘平宁心安神，远志安神益智而解郁，酸枣仁甘酸宁心安神，共为佐药；甘草甘缓和中，调和诸药，用以为使。诸药相伍，补气以生血，有阳中求阴之意，阳生阴长，气旺血充，则浮越之阳气得以内敛而虚热自除。

(2)加减：发热较甚者，可用银柴胡、白薇、丹皮、赤芍以清虚热；若兼舌黯，脉弦涩，体内有固定痛处或痞块者，宜选活血化瘀之品，如川芎、红花、制乳香、制没药、地龙等；血虚较甚，发热不退者，加首乌、枸杞子、阿胶以补益精血。

(3)临证参考：临床常见中气虚弱，运化无力，生化乏源而致血虚者，应甘温补气，气旺则能生血。若兼见湿阻暑热之证，则应停用重浊滋腻养血之品，而宜先用益气健脾运胃化湿之剂，待脾胃运化来复，再逐渐增加养血之剂，并参照气虚发热条辨证论治。

3. 阴虚发热证

症舌脉：发热以午后或夜间为甚，颧红盗汗，手足心热或骨蒸潮热，心烦少寐，多梦，口干咽燥，大便干，小便色黄量少，舌质红，少津或干，有裂纹，苔少，脉细数。

病机分析：素体阴虚，或热证日久伤阴，或误用、过用温燥，导致阴液亏损不能制火，虚火内炽而发热；阴虚生内热，其病在阴分，故见午后或夜间发热，手足心热或骨蒸潮热；虚火上炎，扰乱心神，以致心烦少寐；热逼津液外泄，则见盗汗；阴虚火旺，津亏失润，故口干咽燥；舌红少津而干，苔少，脉数，为阴虚内热之征。

治法：养阴清火，除蒸退热。

方药运用：

(1)常用方：清骨散加味。药用生地黄、天冬、麦冬、知母、银柴胡、胡黄连、地骨皮、秦艽、青蒿、鳖甲、甘草。

方中甘寒之生地，甘苦寒之天冬、麦冬养肺胃肾之阴，清热降火，生津止渴，用以为君；银柴胡善清虚劳骨蒸之热而无苦泄之弊，胡黄连、知母、地骨皮俱可入阴分退虚火，共用为臣；青蒿、秦艽善透伏热，引邪外出，鳖甲滋阴潜阳，能引诸药入阴以清热，上药共用为佐；甘草甘缓和中，调和药性，用以为使。方中诸药相伍滋肾填阴以治本清源，清骨蒸热、透伏邪以治其流，可谓源流两清，标本兼顾之治。

(2)加减：热甚者，可加黄柏、玄参；盗汗甚者，可加牡蛎、浮小麦、糯稻根；兼有时时振寒，营卫不和者，加用桂枝汤；若兼见心悸怔忡，舌尖猝痛、尿赤等心阴虚并心火者，用天王补心丹合导赤散加减；干咳痰少，口鼻咽喉干燥之肺阴虚兼燥热者，可用清燥救肺汤合泻白散加减；眩晕易惊，肌肉瞤动，胁肋疼痛，脉弦数等肝阴虚兼肝阳上亢，肝气郁滞者，宜用保阴煎合化肝煎加减；食欲减退，口舌生疮，牙龈肿痛，大便干结之脾胃阴虚兼胃火者，可用参苓白术散合清胃散加减；腰膝酸软、咽痛、遗精等肾阴虚兼相火旺者，可用大补阴丸合三才封髓丹化裁。

(3)临证参考：本证阴虚为本，虚火为标，清骨散为治标清退虚热之剂，只可暂用，不宜久服。发热一减则除蒸退热之品宜减，而渐加用滋阴培本之药，阴虚得复则虚热自除。若单用滋阴清热方药热势仍不退者，应遵张景岳之"善补阴者，必于阴中求阳，阴得阳升，源泉不竭"理论，在滋阴清热剂中酌量加入温而不燥的助阳之品，如仙灵脾、菟丝子、锁阳、肉苁蓉、巴戟天、鹿角、肉桂等，选用一二味即可。如症见午后低热，至夜腿麻，精神委顿不振，脉细而略数，左关稍弦，证属阴虚肝旺，在滋阴调肝法下，用滋水清肝饮中加肉桂有阳中求阴及引火归元之妙。

4. 阳虚发热证

症舌脉：发热欲近衣，面色㿠白，形寒怯冷，四肢不温，头晕嗜寐，腰膝酸痛，舌质胖润或有齿痕，苔白润，脉沉细而弱或浮大无力。

病机分析：平素阳气不足，或寒证日久伤阳，或误用、过用寒凉耗气伤阳，或气病及阳或阴损及阳，则肾阳亏虚，虚阳外浮而致发热；因肾阳虚衰，失于温煦为本证病本，故虽有发热但欲近衣，且伴形寒怯冷，四肢不温，头晕嗜寐，腰膝酸痛；舌淡胖有齿痕，脉沉细弱或浮大无力，为脾肾阳虚，虚阳浮越之征。

治法：温肾助阳，佐以育阴。

方药运用：

(1)常用方：右归丸加味。药用肉桂、炮附子、鹿角胶、熟地黄、山药、山茱萸、枸杞子、杜仲、菟丝子、当归。

方中辛甘大热之附子、肉桂温补脾肾之阳以祛内生之寒，甘温之鹿角胶温补肾阳，填精补髓，三者共用为君；熟地甘温味厚滋肾填精，山茱萸、枸杞子滋肾养肝，山药滋养肺脾肾之阴，上药共用为臣；当归补血养肝行滞，杜仲、菟丝子益肾养肝，强壮筋骨，共用为佐。本方用药在培补肾阳之中伍以滋阴填精之品，所谓阴中求阳之义，且阳得阴助，源泉不竭。此外，阴柔之性可佐制温阳之辛燥之性。诸药合用共奏温肾助阳之功，阳气得充盛则无妄动虚浮之弊，而虚热自除。

(2)加减：纳少腹胀便溏者，加干姜、大腹皮、鸡内金、扁豆；脾虚泄泻者，合理中丸；五更泄泻者，合四神丸同用；遗泄不止者，选用水陆二仙丹及金锁固精丸；气虚较甚者，加黄芪、党参。

(3)临证参考：夏令内伤发热，多系禀赋不足，复感暑热，如用清暑益气之方药无效，虽未见明显肾虚证候，亦可用金匮肾气丸或大补元煎与清暑化湿之剂化裁运用。亦有长期应用抗生素，苦寒损伤脾阳而产生低热不退者，《岳美中医论集》中说："因抗菌素乃抑制性药物，与寒凉药相似，久用则伤阳气，损脾胃"，故按阳虚发热辨治，每能获效。阳虚发热若系阳虚阴盛之格阳证与阴竭不能敛阳之戴阳证，是为外感内伤发热后期之重症，应参照厥脱证论治。

5. 肝郁发热证

症舌脉：发热多为低热或潮热，绵绵不断，常随情绪变化而起伏，精神抑郁，心烦易怒，妇女常兼月经不调，胸胁胀痛，喜叹息，口苦而干，舌质红，苔黄，脉弦滑或数。

病机分析：肝主疏泄，性喜条达，情志内伤致肝气不舒，郁而化火可致低热；因其热为七情所伤引起，故热势常随情绪变化而起伏；肝失疏泄，经脉气机不畅则见精神抑郁，胸胁胀痛等，叹气则气机暂得舒畅，故喜叹息；烦躁易怒，口苦且干，舌红苔黄，脉象弦滑或数等，均为气郁化火之象。

治法：疏肝解郁，清泄肝火。

方药运用：

(1)常用方：丹栀逍遥散加减。药用北柴胡、郁金、当归、生白芍、白术、茯苓、丹皮、栀子、炒薄荷、生甘草。

方中北柴胡、郁金疏肝理气，解郁清热，用以为君；当归、生白芍养血柔肝，当归兼可活血行滞，用以为臣，君臣合用体用并治，相得益彰，疏理条达肝气力胜；丹皮、栀子清肝泻火，丹皮兼可散瘀凉血，栀子并可导热下行，白术、茯苓益气健脾祛湿，缓肝之急，并可防止木郁克脾，薄荷辛凉，用之可透解郁热，上药共用为佐；甘草和中甘缓，调和诸药，用以为使。全方以疏达肝之郁滞，调和肝体为主，兼清散透发郁热，实脾防变，可谓配伍严谨，切合病机。

(2)加减：头胀加白菊花、蔓荆子；经前乳胀加合欢皮、青橘叶；纳少不馨，加生麦芽、生谷芽；咽堵如有炙脔加绿萼梅、苏梗、桔梗；热象较甚，舌红口干，便秘者，加龙胆草、黄芩；胁肋疼痛不解者，加川楝子、延胡索；若肝病犯脾，脾虚夹湿，纳减便溏，苔腻者，则应去丹皮、栀子，加生薏苡仁、熟薏苡仁、煨姜等。

(3)临证参考：肝郁发热为实证；肝火易灼伤阴液，故见苔少或剥，舌少津，脉细数等症，可改用滋水清肝饮，以滋阴调肝，疏肝清热，该方为标本同治之剂，肝藏血，肝郁生热，邪易留伏血分，临证治疗时可加白薇、地骨皮凉血退热。

6. 瘀血发热证

症舌脉：发热多在午后或夜晚，或热势昼轻夜重，或自觉发热，或局部发热，口干咽燥而不欲饮，躯体有固定痛处或肿块，面色萎黄或黯黑，甚或肌肤甲错，舌质青紫或有瘀点、瘀斑，脉涩。

病机分析：多因气滞、气虚、阳虚，或寒邪侵袭，或受外伤致气血运行不畅。瘀血阻滞，气血不通壅遏为热；瘀血病在血分属阴，故发热多在午后或夜晚或热势昼轻夜重；瘀血阻滞，气血运行不畅，水津不能上承以致口干咽燥，但欲漱水不欲咽；瘀血停着之处，气血运行受阻更甚，气机不通则痛，故躯体痛有定处或有瘀滞聚集成块；面色萎黄或黯，肌肤甲错为瘀血内阻，肌肤、颜面失于濡养之症；舌质青紫或有瘀点、瘀斑，脉涩，为瘀血内着之征。

治法：活血化瘀，行气止痛。

方药运用：

(1)常用方：血府逐瘀汤加减。药用当归、桃仁、红花、生地黄、赤芍药、川芎、牛膝、枳壳、柴胡、桔梗、生甘草。

方中以当归、桃仁、红花活血祛瘀，行血止痛，用为君药；赤芍、生地黄活血凉血养阴和血，清散血中瘀热，川芎、牛膝上行下达，通一身血脉之瘀滞并引瘀血下行，共用为臣。君臣相伍，活血祛瘀力胜，并能养血和血，清血中瘀热；气为血帅，气行则血行，以枳壳、桔梗一升一降，调畅周身气机，以行气活血，柴胡疏肝解郁，与枳壳相伍，理气散结之力胜，共用为佐药；甘草缓急，调和诸药，用以为使。诸药相伍，祛瘀不伤血，理气不伤阴，行血散瘀滞则气血得行，壅遏之势解，瘀热得除。

(2)加减：气滞胁下有块者，加郁金、牡蛎、穿山甲；月经闭止，瘀热内生者，加泽兰、益母草、川楝子；心烦口渴欲饮者，可加知母、石膏；时冷时热，口苦，苔黄腻者，可加黄芩、半夏；阴血不足，热势缠绵不退者，可加秦艽、白薇、银柴胡；跌仆损伤之瘀血发热者，可改用复元活血汤。

(3)临证参考：瘀血发热可由跌仆损伤而生，也可由上述诸证久治不愈入络而成，临床常见虚实夹杂之候，若一味活血理气，易导致正气更虚，热势不退，甚而反升，因此须掌握好活血与益气养血、滋阴助阳之间的药物配伍。

掌握瘀血发热特点，辨明为本证后，治疗当重在活血化瘀。若见热即投苦寒，甚或误认为阴虚而施滋补，则愈增其血瘀之势，其热难退。同时辛散之品耗血伤气，宜当慎用。

7. 痰湿郁热证

症舌脉：身热不扬或午后低热，身重倦怠或头昏沉，嗜睡，胸闷呕恶，或汗出而黏，口干不欲饮，纳食不香或脘闷不知饥，舌淡红，苔白腻或黄腻，脉弦滑或滑数。

病机分析：久居湿地，饮食不节，脾失健运，酿湿生痰。湿浊内蕴郁久，气血壅遏不畅而致身热，或湿郁化热，湿邪不可尽透发而见身热不扬；湿浊中阻，中焦气机升降失司，清阳不升，不能四布则身重倦怠，头昏欲睡；浊阴不降，踞于胸膈、脘中则见胸中阳气不舒，胃失和降，出现胸闷呕恶；痰湿中阻，脾胃气滞，受纳运化均可失常，故见脘闷纳呆；舌脉均为痰湿内阻郁热之征。

治法：清热利湿，理气化痰。

方药运用：

(1)常用方：三仁汤加减。药用杏仁、生薏苡仁、白蔻仁、半夏、厚朴、黄连、黄芩、瓜蒌、葛根、竹叶、滑石。

方中以苦辛之杏仁，开上焦肺气，降气化痰，以芳香苦辛之白蔻仁醒脾化浊，行气化湿以健运中焦，以甘淡之薏苡仁渗利湿热，疏导下焦，上药共用为君；半夏燥湿化痰，理气和胃，降逆止呕，厚朴燥湿运脾，除肠胃之滞气，黄芩、黄连清胃肠湿热，瓜蒌清热化痰，宽胸利气，诸药共用为臣；葛根清透热邪，升发清阳，竹叶、滑石清利湿热于下，三者共用为佐使。诸药相伍，辛开于上，苦化于中，渗利于下，三焦气机宣畅以助痰热消散，且辛开苦降，温清兼用，升清降浊相伍，务使痰湿祛而热清透，共奏宣化痰湿，利湿清热之功。

(2)加减：呕恶明显者，加陈皮、生姜、竹茹；大便黏滞不爽者，加炒白术、枳实或槟榔、莱菔子；纳少、脘闷较著者，加焦山楂、莪术、焦白术等；头痛头沉者，加白芷、羌活、川芎；面色晦黯，肌肤不荣，发热经久不愈者，加水蛭、土鳖虫。

(3)临证参考：痰湿郁热一证，临床又可据痰或湿的程度不同，而分为痰郁化热，湿郁化热二种。痰郁化热多由于脾胃运化失常，痰浊内留，滞于肺胃，郁伏化热所致，治疗侧重于化痰理气清热，常以温胆汤化裁；湿郁发热则多由于肝胆失于疏泄，升降失常，湿热内蕴所致。其中内生湿郁而化热者多属内伤发热范畴，另外由外湿侵淫所致者，因热势缠绵难已，有些学者亦将之看作内伤热病论治。常以藿朴夏苓汤、三仁汤、蒿芩清胆汤等化裁。

四、其他疗法

1. 中成药

(1)补中益气丸：每次 6g，每日 2～3 次。适用于气虚发热者。

(2)人参归脾丸：每次 1 丸，每日 2 次。适用于血虚发热者。

(3)加味逍遥丸：每次 6g，每日 2 次。适用于气郁发热者。

2. 单验方

(1)黄芪 15g，当归 10g，大枣 5 枚，共煎服。可用于治疗气血虚发热。

(2)熟地、白芍、当归、黄芪各 10g，水煎服。可用于治疗血虚发热。

(3)黄芪、人参、肉桂、甘草各适量，煎水服。可用治阳虚发热轻证。

(4)秦艽、地骨皮、鳖甲各 15g，水煎服。用于治疗阴虚发热。

(5)藿香、佩兰各 10g，生薏苡仁 30g，柴胡 10g，共煎服。用治湿郁发热。

3. 食疗方

(1)乌龟、鳖甲各 1 个，去头尾内脏，炖服，每周 1 次。可辅助治疗阴虚发热。

(2)银耳 10g，用开水泡开，细火煮烂，放冰糖少许，每周服 1～2 次。用于阴虚发热。

(3)山药、莲子、大枣各适量，煮粥服用，可连续服用。用于气虚发热。

4. 针灸疗法

(1)针刺百会、大椎、内关、间使等穴；或熏灸，或隔姜、隔附子饼艾灸气海、关元、神阙、足三里等穴。用于阳气虚发热的治疗。

(2)针刺阴陵泉、丰隆、外关等穴。用于痰湿发热。

(3)针刺足三里、曲池等穴。用于血虚发热。

(4)针刺太溪、复留、三阴交等穴。用于阴虚发热。

(5)针刺期门、行间、三阴交等穴。可用于气郁发热。

【转归与预后】

内伤发热一般病程较长，迁延缠绵，难以短期内治愈。元气虚损，虚阳浮越于外之阳虚发热，预后较差。

肝郁发热证，若能及时恰当治疗，较易恢复，同时可阻止肝郁化火，避免火热伤阴及阴虚火旺证的出现。

气虚发热证，经用甘温除热法治疗，病情可渐好转。若兼夹暑湿、痰湿证，宜益气健中与清化暑湿、化痰祛湿法并用，邪去正安，邪热方可退去，否则一味以甘温进补，可使邪气壅遏更甚，发热加重或迁延不愈，临证须详辨虚实。

阴虚、血虚发热证，常易兼气虚或湿阻，治疗宜以益气健脾、生血益阴，而不可一味滋养阴血，以免碍脾滞湿。本型发热经适当治疗，预后尚好。

阳虚发热证，若过用辛热助阳之品则可耗气伤阴致热势更甚，证情错杂而难治。适当配伍养阴凉润之品，及时调整温热药物用量，可避免更伤阴液，控制病情发展。

瘀血发热证，需辨兼夹痰湿、血虚、气虚、阳虚，而予以或通或补为主，或通补兼施之治。一般经适当调治，瘀热退去，病情可望向愈。若痰瘀内结，顽痰死血胶着于内，或兼积聚痞块者，经适度攻补调治，痰瘀有化解之势，病情尚可控制；若痰瘀不化而正气已伤，则治疗棘手，病情较重，预后欠佳。

【护理与调摄】

患者应注意休息，安心养病，高热者宜卧床，减少活动。保持乐观情绪，避免不良精神刺激。居室内宜温润适宜，保证空气流通，发热时应避开风口。

饮食方面，总以清淡、易消化又富有营养为原则。根据患者发热及一般情况，予以流质或半流质饮食，适当进食水果。忌烟酒、辛辣、肥腻黏滑等食物。

内伤发热伴自汗、盗汗，表卫不固者，宜注意衣着，避免感受外邪。

【预防与康复】

及时治疗外感发热及其他疾病，防止久病伤正，保持精神愉快，避免过劳，注意调节饮食，保护脾胃功能，均为预防内伤发热发生、发展的重要环节。

本病后期，热退后可行康复疗法，主要从药物、食疗及自我保健3方面着手。

一、药物康复

针对内伤发热后存在不同程度的正虚而调补，分别依阴阳气血亏虚的不同而加以补养。如气虚可用党参、黄芪，或补中益气丸；血虚用当归、熟地，或归脾丸；阴虚用龟甲、鳖甲，或大补阴丸；阳虚用仙灵脾、鹿角，或全鹿丸。

患者热退后大多胃纳渐增，可逐渐增加食量以培补后天之本，对胃纳不佳者，可适当应用消导药物，如山楂肉、谷麦芽、神曲、莱菔子、草果等。

二、食疗康复

1. 人参鲷鱼汤　适用于病后气虚者。每次用鲷鱼（大头鱼）头250g，人参10g，油、盐适量。先用水150ml，以弱火煎人参，1小时后将鱼头放入，用猛火煮熟，加入油盐。每周服2～3次，2周为1疗程。

2. 何首乌鲤鱼汤　适用于病后精亏血虚者。每次用鲤鱼1条（约500g重），何首乌15g，油、盐、调味适量，加水500ml，先煎何首乌30分钟后再放入鲤鱼煎汤佐膳。每周服食2～3次，2周为1疗程。

三、自我疗法

1. 体育锻炼　在体力条件许可的情况下适当锻炼，如太极拳、五禽戏、八段锦、内养功等。

2. 按摩法　头痛、头晕、失眠者，作头面及涌泉按摩；胸闷不适者，作胸部按摩；两胁胀痛者，按摩胸胁；胃肠道疾病者，按摩腹部。

【医论提要】

有关内伤发热的记载，最早见于《内经》。其中对"阴虚则内热"论述颇详，指出其病因病机为"有所劳倦，形气衰少，谷气不盛，上焦不行，下脘不通。胃气热，热气熏胸中，故内热"。

有人指出此处所谓之“阴虚内热”，实为气虚发热。而首先明确提出“内伤发热”这一病证名称者，为明代秦景明《症因脉治·内伤发热》。

内伤发热之类型繁多，历代医家论述内伤发热，多侧重于一个或几个方面，随着经验的不断积累和认识的深入，到明清，对本病证的认识才较为全面。如对于病因的认识，明代张景岳《景岳全书·杂证谟·寒热》进行了较为全面的归纳，“内生之热，则有因饮食而致者，有因劳倦而致者，有因酒色而致者，有因七情而致者，有因药饵而致者，有因过暖而致者，有因阴虚而致者”。清代李用粹《证治汇补·外体门·发热》则对发热的类型，首次进行了全面归纳，认为发热除外感外，劳倦、劳色、气郁、伤食、伤酒、夹瘀、夹痰、疮毒等皆可引起发热，将发热分为郁火、阳郁、阴虚、内伤（主要指血虚及气虚）、阳虚、血虚、痰症、伤食、瘀血、疮毒等11类发热，并分列出临床表现和治疗方药，丰富了内伤发热的辨证论治。

对于阴虚发热，自《内经》明确提出“阴虚则内热”后，隋代巢元方《诸病源候论·虚劳热候》提出“虚劳而热者，是阴气不足，阳气有余，故内外生于热，非邪气从外来乘也”，认为阴虚发热非外邪引起，其病机为阴气不足，阳气有余而阴阳失调。其后，宋代王怀隐《太平圣惠方·第二十九卷》中治虚劳烦热的柴胡散、生地黄散、地骨皮散以及宋代钱乙《小儿药证直诀》所化裁的六味地黄丸等方剂，对后世治疗阴虚发热很有借鉴意义。元代朱丹溪对阴虚发热的认识更为深入，如《格致余论·恶寒非寒病恶热非热病论》云：“阴虚则发热，夫阳在外为阴之卫，阴在内为阳之守。精神外弛，嗜欲无节，阴气耗散，阳无所附，遂致浮散于肌表之间而恶热也。实非有热，当作阴虚治之，而用补养之法可也”，强调保养阴精的重要性，对阴虚发热宜养阴降火之法，而不宜过用苦寒。而明代赵献可《医贯·五行论》治疗阴虚火旺，不同意丹溪之用知母、黄柏为君，指出“肾水枯而火偏盛，宜补水以配火，亦不宜苦寒之品以灭火，壮水之主以镇阳光，正此谓也”，对于阴虚发热的治疗又有所发挥。

对于阳虚发热，明代张景岳《景岳全书·杂证谟·火证》的论述，足以补前人之未及。张氏认为“虚火病源有二……一曰阴虚者能发热，此以真阴亏损，水不制火也；二曰阳虚者亦能发热，此以元阳败竭，火不归源也”，“若以阳虚发热，则宜益火。益火之法，只宜温热，大忌清凉”。并以右归饮、理中汤、大补元煎、六味回阳饮作为治疗阳虚发热的主要方剂。清代李用粹《证治汇补·外体门·发热》论述阳虚发热时指出，“有肾虚水冷，火不归经，游行于外而发热者，自汗，不任风寒，……宜用八味丸导龙入海，所谓踞其窟宅而招之，即益火之源以消阴翳也。”

金元时期的李东垣，对气虚发热的辨证论治做出了重要的贡献。《脾胃论·饮食劳倦所伤始为热中论》指出，脾胃气衰，元气不足，可致阴火内生，“惟当以辛甘温之剂，补其中而升其阳，甘寒以泻其火则愈”。并拟定补脾胃泻阴火升阳汤作为代表方剂，益气泻火，治疗气虚发热。

对于瘀血发热的辨证论治，清代王清任和唐容川做出了巨大贡献，使瘀血发热的证治渐趋完善。如王清任《医林改错·气血合脉说》论述血府血瘀之证的特点是“后半日发烧，前半夜更甚。后半夜轻，前半日不烧”，“血瘀之轻者，不分四段，惟月落前后烧两小时，再轻者或烧一小时”，并以血府逐瘀汤作为主要治疗方剂。唐容川《血证论·发热》也论述了瘀血发热的多种表现和治疗。

对于湿郁发热，历代医家多有论及，而以清代薛雪、吴鞠通贡献最大。薛雪《湿热条辨》指出其病位在脾、胃、三焦与肝，其云：“湿热病，属阳明太阴经者居多，中气实则病阳明，中气虚则病太阴，病在二经之表者，多兼少阳三焦，病在二经之里者，每兼厥阴风木。以少阳厥阴同司相火，阳明太阴湿热内郁，郁甚则少火皆成壮火，而表里上下、充斥肆逆。”并从湿重于热，热重于湿，湿热并重诸方面辨证用药，对后世治湿郁内伤发热颇有启示。吴鞠通之《温病条辨》虽以治外感病为中心，然其所创三仁汤等诸方及藿香正气散加减诸法，对内伤湿郁发热作出重要贡献。

现代医家对于内伤发热，也积累了不少经验。如岳美中认为，如果不审病机，不采取针对病情的治法，见热退热，早投苦寒，则可能遏邪于内；恣予甘寒，则恋邪于里，往往导致低热难退。陈伯英对于湿热发热有较深刻认识。认为湿为阴邪，阴邪自旺于阴分，故常表现为午后身热，由于湿邪郁遏，津气难以上供，又可出现口舌干燥之症，易误为阴虚，若用柔润阴药，则二阴相合，遂有固结不可解之势。再者，由于湿邪阻滞气机，常有脘闷少气、体沉乏力等表现，易误为气虚，若投以甘温益气之品，必致气机更加郁滞，湿邪愈加不能宣化。

【医案选粹】

案一

一春元下第归，得寒热病。每日申酉二时初以为寒即作大热而躁，躁甚如狂，过此二时，平复无恙，惟小便赤黄而涩。往时一有心事，夜即梦遗，每日空心，用盐饮烧酒数杯。医皆以病为疟，用清脾饮，柴苓汤，并截药，俱不效。请予诊治。诊得六脉，惟左尺浮中，沉取之皆洪数有力，余部皆平。予曰：“此潮热病也。”以加减补中益气汤治之。人参一钱　黄芪八分　归身八分　陈皮六分　白术八分　甘草五分　泽泻六分　黄柏五分　牡丹皮六分。水煎服，日进一服。三日而病渐退。复用六味地黄丸，兼前药，调理一月而安。

（马昆，王艳丽主编．重订补注南雅堂医案．北京：人民军医出版社，2009：56）

案二

郭某，女，40岁。初诊日期：1973年6月17日。

患者3年来下午低热，常达37.7～37.8℃，每到夜晚两腿发麻，精神萎顿不振，经检查原因未明，久治无效。脉细而稍数，左关稍弦，舌无苔略红。

辨证：阴虚肝旺。

治法：兹阴调肝。

方药：生地黄24g，山萸肉12g，怀山药12g，丹皮12g，泽泻9g，茯苓9g，柴胡9g，五味子6g，白芍9g，紫肉桂6g。

6月26日复诊：低烧已下降到37℃，嘱再服前方10余剂，以巩固疗效。

（中国中医研究院编．岳美中医案集．北京：人民卫生出版社，1978：100）

案三

男性患者，慢性粒细胞白血病。每天傍晚开始发热达40℃，下半夜自汗身凉，大起大落，已有半年。平时手心微热，两足不温，腰以下特别酸痛，大便数天一次。舌苔厚腻，脉沉细无力。诊断为下焦阴阳并虚，中气不振，用黄芪、生熟地、归身、苁蓉、升麻、白术、泽泻等甘温除热，次日晚上热即平静。

（秦伯未主编．谦斋医学讲稿．上海：上海科学技术出版社，1978：215）

【现代研究】

一、病因病机研究

李万斌[1]认为阴虚生内热只是内伤发热诸多证型之一，不能概括所有的内伤发热。相对于西医学体温调节中枢对体温的调节作用，常见内伤发热的机制，关键环节在于调节气机升降出入的枢纽出现了障碍，在脏腑则以脾胃和肝胆最为突出。周平安[2]认为内伤性发热疾病病机均为虚实夹杂，其气血亏虚为本，而气滞、痰凝、血瘀、湿热等为标。张治祥、姜良铎[3]认为饮食劳倦、七情、毒邪、痰瘀、食积等多种因素作用于人体，导致气血运行不畅，经脉痹阻，脏腑功能失常，继而气血阴阳失调，排毒功能受损，管道欠通畅或不通畅，使毒邪内存，机体要恢复阴阳平衡的关系，必然要发挥其内在的抗病能力，这样邪正交争则发热。

二、证候学与辨证规律研究

周平安[2]认为内伤热病在病理上"壮火食气"与"气虚发热"的"气火"是统一的，火与元气不两立，因此治热性病实证要抓气虚的一面，而在热性病虚证中则注意寻找兼挟之实邪。吕承全等[4]认为凡遇病因不明的内伤发热，不论是气(阳)虚、阴(血)虚，还是气、血、痰、食、瘀等诸邪，必有外在体征和表现。鉴于某些致热病因如湿、热、痰、瘀等病理产物难以从病史中查明，那么审证求因，除详询病史外，就必须从舌象、脉象、慢性疾病所犯脏腑阳性体征和理化检查结果入手，综合分析，寻找其内在的致热病因，使辨证有据。辨治内伤发热常法不效者，必有气、血、痰、瘀、食、湿等因素夹杂其中，尤当诊查入微，循根索隐。

三、治则治法研究

李万斌[1]基于"气机升降出入枢机不利"的病机，提出顺调枢机是治疗内伤发热的根本方法。董建华[5]对外感热病颇有建树，对内伤病治疗有丰富的临床经验。其治内伤发热六法，即：疏肝解郁法，化湿清热法，化瘀清热法，益气除热法，滋阴清热法，补阳归元法。刘映芳[6]总结出阴虚发热辨治七法：清虚热退骨蒸，养阴滋补精血，滋阴退蒸清化湿热，益气生津养阴清热，清养肺胃滋阴退热，滋阴养血，养阴清热涤痰除湿。

四、辨证用药研究

(一)气虚、阳虚发热

周平安[2]在内伤性发热疾病病机均为虚实夹杂，其气血亏虚为本，而气滞、痰凝、血瘀、湿热等为标指导下，用"三两三"(生黄芪、金银花、当归、生甘草)通疗气虚发热。

吴生元[7]认为阳虚发热为内真寒而外假热之病证，治疗之时务必扶阳散寒，回阳固脱，切忌清热、泄热，以致病情加重，容易造成亡阳，脱阳。他用《伤寒论》中白通汤治疗此证，以温阳散寒，交通心肾，扶正祛邪，使全身阳气通达，阴寒散尽，热退病愈。

(二)阴虚、血虚发热

温进中[8]认为内伤阴虚发热包括心阴虚、肝阴不足、脾胃阴虚、肺阴虚和肾阴亏虚。心阴虚方用补心丹加减，药物组成：生地、五味子、当归、天冬、麦冬、柏子仁、酸枣仁、玄参、丹参、白茯苓、远志、桔梗、夜交藤。肝阴不足方用一贯煎加减，药物组成：沙参、麦冬、枸杞子、当归、生地、川楝子、芍药、熟地、知母、地骨皮、甘草。脾胃阴虚方用沙参麦门冬汤加减，药物组成：沙参、玉竹、生甘草、鲜石斛、枇杷叶、麦冬、生扁豆、天花粉、地骨皮。肺阴虚损方用百合固金汤加减，药物组成：生熟地、麦冬、百合、白芍、当归、贝母、玄参、甘草、桔梗、瓜蒌。肾阴亏方用知柏地黄汤加减，药物组成：熟地、山萸肉、牡丹皮、茯苓、泽泻、山药、知母、黄柏。

陈明波[9]将 81 例骨科髋关节置换术后血虚发热患者随机分为治疗组 41 例，对照组 40 例，治疗组和对照组在骨科术后分别予内服加减当归补血汤和常规方法治疗。结果治疗组在治疗髋关节置换术后血虚发热总有效率为 97.5%，对照组为 80.0%，且治疗组在主、次症症状积分改善方面亦优于对照组 ($P < 0.05$)。

(三)瘀血、湿浊发热

张惊湖[10]认为瘀血发热的治疗当以活血化瘀、兼以凉血清热为法。方选血府逐瘀汤加白薇、丹皮、栀子等。王岩[11]拟丹栀三石汤治疗湿热发热，即在《温病条辨》三石汤原方基础上去金汁、杏仁、银花，加丹皮、栀子、羚羊角粉而成（生石膏、寒水石、滑石、竹茹、通草、生甘草、丹皮、栀子、羚羊角粉）。治疗200例患者中痊愈106例，显效52例，有效26例，无效16例，总有效率92%。

参考文献

[1] 李万斌．"血虚发热"辨析引发的思考[J]．山东中医杂志，2008，27(6)：369-370.

[2] 王玉光，杨效华．周平安教授应用"三两三"治疗内伤发热的临床经验[J]．北京中医药大学学报：中医临床版，2001，8(1)：26-27.

[3] 张治祥，姜良铎．疏通宣解方治疗内伤基础上肺卫郁热证的临床观察[J]．陕西中医学院学报，1999，22(1)：21-22.

[4] 吕宏生，汪青．吕承全辨治内伤发热的经验[J]．北京中医药大学学报，2000，23(2)：46-47.

[5] 王长洪，陈光新．董建华院士妙治内伤发热六法[J]．中医药学刊，2002，20(3)：269.

[6] 刘映芳．阴虚发热辨治7法[J]．长春中医药大学学报，2008，24(2)：183-184.

[7] 吴泳昕，肖泓，吴生元．吴生元教授辨治阳虚发热经验[J]．云南中医中药杂志，2003，24(6)：2-3.

[8] 温进中．辨证论治治疗阴虚发热的体会[J]．山西中医学院学报，2008，9(4)：40-41.

[9] 陈明波．当归补血汤加减治疗髋关节置换术后血虚发热41例临床观察[J]．中医药导报，2008，14(6)：70-71.

[10] 张惊湖．瘀血发热诊治体会[J]．中医临床杂志，2006，18(20)：121.

[11] 王岩．丹栀三石汤治疗湿热发热200例临床观察[J]．北京中医，2007，26(9)：597-598.

第六节　瘿　　病

【定义】

瘿病是由于情志内伤，饮食及水土失宜等因素引起的，以致气滞、痰凝、血瘀壅结颈前为基本病机，以颈前喉结两旁结块肿大为主要临床特征的一类疾病。瘿病一名，首见于《诸病源候论》瘿候。在中医著作里，又有称为瘿、瘿气、瘿瘤、瘿囊、影袋等名称者。

【范围】

本病主要包括以颈前结块肿大为特征的病证。西医学中具有甲状腺肿大表现的一类疾病，如单纯性甲状腺肿大、甲状腺功能亢进、甲状腺肿瘤，以及慢性淋巴细胞性甲状腺炎等疾病，可参考本节辨证论治。

【病因病机】

一、病因

瘿病的病因主要是情志内伤和饮食及水土失宜，但也与体质因素有密切关系。

1. 情志内伤　由于长期忿郁恼怒或忧思郁虑，使气机郁滞、肝失条达。津液的正常循行及输布均有赖气的统帅。气机郁滞，则津液易于凝聚成痰。气滞痰凝，壅结颈前，则形成瘿病。其消长常与情志有关。痰气凝滞日久，使气血的运行也受到障碍而产生血行瘀滞，则可致瘿肿较硬或有结节。

2. 饮食及水土失宜　饮食失调，或居住在高山地区，水土失宜，一则影响脾胃的功能，使脾失健运，不能运化水湿，聚而生痰；二则影响气血的正常运行，痰气瘀结颈前则发为瘿病。在古代瘿病的分类名称中即有泥瘿、土瘿之名。

3. 体质因素　妇女的经、孕、产、乳等生理特点与肝经气血有密切关系，遇有情志、饮食等致病因素，常引起气郁痰结、气滞血瘀及肝郁化火等病理变化，故女性易患瘿病。另外，素体阴虚之人，痰气郁结之后易于化火，更加伤阴，易使病情缠绵。

二、病机

1. 发病　起病多缓或潜隐，体质因素是瘿病形成的内在原因，引起瘿病的诱因主要是情志内伤和饮食及水土失宜。

2. 病位　病位在颈前，与肝、肾、心、胃密切相关。

3. 病性　病初以实证多见，日久耗伤气津，由实致虚，尤以阴虚、气虚为主，以致成为虚实夹杂之证。

4. 病势　一般多较徐缓，渐进加重，病程较长。

5. 病机转化　气滞痰凝壅结颈前是瘿病的基本病理，日久引起血脉瘀阻，以致气、痰、瘀三者合而为患。部分病例，由于痰气郁结化火，火热耗伤阴津，而导致阴虚火旺的病理变化，其中尤以肝、心两脏阴虚火旺的病变更为突出。

瘿病病因病机见图 6-11：

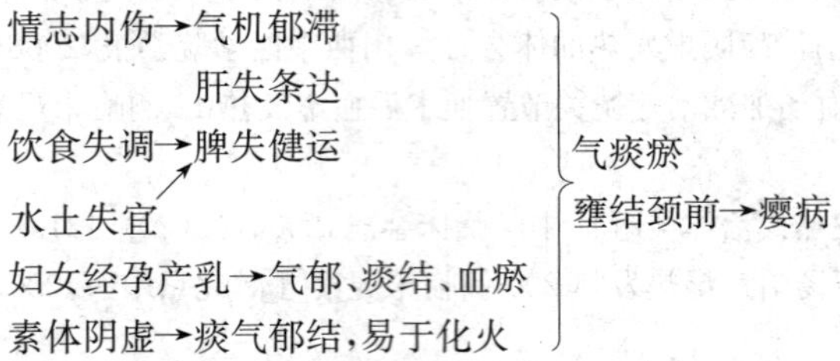

图 6-11　瘿病病因病机示意图

【诊断与鉴别诊断】

一、诊断依据

按照 2008 年中华医药学会发布的《中医内科常见病诊疗指南·中医病证部分》。

1. 瘿病以颈前喉结两旁结块肿大为最基本的临床特征，多发于女性。望诊和切诊对于本病的诊断有重要作用。颈前肿块，可随吞咽动作而上下移动。初作可如樱桃或指头大小，一般生长缓慢。大小程度不一，大者可如囊如袋。触之多柔软、光滑，病程日久则质地较硬，或可扪及结节。

2. 早期多无明显的伴随症状，发生阴虚火旺的病机转化时，可见低热、多汗、心悸、多食易饥、面赤、脉数等表现。

3. 多发于女性，常有饮食不节、情志不舒的病史，发病呈现一定的地区性。

二、鉴别诊断

1. 瘰疬　鉴别的要点，一是患病的具体部位，二是肿块的性质。瘿病的肿块在颈部正前方，肿块一般较大。正如《外台秘要·瘿病》说："瘿病喜当颈下，当中央不偏两旁也"；而瘰疬的患病部位是在颈项的两侧，肿块一般较小，每个约胡豆大，个数多少不等，如《外科正宗·瘰疬论》描述说："瘰疬者，累累如贯珠，连结三五枚。"

2. 消渴病　瘿病中阴虚火旺的证型，常表现多食易饥的症状，应注意和消渴病相鉴别。消渴病以多饮、多食、多尿为主要临床表现，三消的症状常同时出现，尿中常有甜味，但颈部无肿块。瘿病的多食易饥虽类似中消，但不合并多饮、多尿而颈部有瘿肿为主要特征，且伴有比较明显的烦热、心悸、急躁易怒、眼突、脉数等症状。

【辨证论治】

一、辨证要点

1. 辨瘿病之类型　瘿病的临床表现主要归纳为三种类型：①瘿囊：一般颈前肿块较大，两侧比较对称，肿块光滑、柔软，病程久者可扪及结节；②瘿瘤：颈前肿块偏于一侧，或一侧较大，或两侧均大。瘿肿大小多如核桃，质常较硬。病情严重者，肿块增大迅速，质坚硬，结节高低不平，且有较明显的全身症状；③瘿气：颈前轻度或中度肿大，肿块对称、光滑、柔软。除局部瘿肿外，一般均有比较明显的阴虚及火旺的症状。

2. 辨证候之虚实　瘿病以气、痰、瘀壅结颈前为主要病机，所以一般属于实证，其中应着重辨明有无血瘀。病程久后，由实致虚，常出现阴虚、气虚的病变及相应的症状，其中以心、肝阴虚尤为多见，从而成为虚实夹杂的证候。

3. 辨火热之有无　瘿病日久每易郁而化火，应综合症状和舌脉辨别其有无火热，若有，则应辨别火热的程度。

4. 辨在气与在血　颈前肿块光滑，柔软，属气郁痰阻，病在气分；病久肿块质地较硬，甚则质地坚硬，表面高低不平，属痰结血瘀，病在血分。

二、治疗原则

理气化痰，消瘿散结为基本治则。瘿肿质地较硬及有结节者，应适当配合活血化瘀。肝火亢盛及火热伤阴者，则当以清肝泄火及滋阴降火为主。

三、分证论治

1. 气郁痰阻证

症舌脉：颈前正中肿大，质软不痛；颈部觉胀，胸闷，喜太息，或兼胸胁窜痛，病情的波动常与情志因素有关，苔薄白，脉弦。

病机分析：气机郁滞，痰浊壅阻颈部，故颈前结块肿大，质软不痛，颈部觉胀；因情志不舒，肝郁气滞，故胸闷，喜太息，或兼胸胁窜痛，且病情常随情志波动。脉弦为肝郁气滞之象。

治法：理气舒郁，化痰消瘿。

方药运用：

(1)常用方：四海舒郁丸加减。药用陈皮、昆布、海藻、海带、海螵蛸、海蛤壳、青木香、制香附、茯苓等。

方中青木香、陈皮理气化痰；海蛤粉、海带、海藻、昆布清热化痰，软坚散结；海螵蛸破血消瘿。制香附理气解郁，茯苓渗湿利水，益脾和胃。合用共奏行气化痰，软坚消瘿之效。

(2)加减：胸闷、胁痛者，加柴胡、郁金、香附理气解郁。咽颈不适加桔梗、牛蒡子、木蝴蝶、射干利咽消肿。

(3)临证参考：本方功能理气解郁，化痰软坚，消瘿散结；适用于瘿病早期由痰气郁结所致者。海带、海藻、昆布、海螵蛸、海蛤壳等治疗瘿病常用药中含碘量较高，临证时须注意，若患者确系碘缺乏引起的单纯性甲状腺肿大，此类药物可以大量使用，若属甲状腺功能亢进症，则禁用。

2. 痰结血瘀证

症舌脉：颈前出现肿块，按之较硬或有结节，肿块经久未消，胸闷，纳差，苔薄白或白腻，脉弦或涩。

病机分析：气机郁滞，津凝成痰，痰气交阻，日久则血循不畅，血脉郁滞。气痰瘀壅结颈前，故按之较硬或有结节，经久不消。气郁痰阻，脾失健运，故胸闷、纳差。苔白腻、脉弦或涩，为内有痰湿或气滞血瘀之象。

治法：理气活血，化痰消瘿。

方药运用：

(1)常用方：海藻玉壶汤加减。药用海藻、昆布、海带、青皮、陈皮、法半夏、浙贝母、连翘、川芎、当归、郁金、制香附等。

海藻、昆布、海带化痰软坚，消散瘿瘤为君药。青皮、陈皮、制香附疏肝理气；当归、川芎、郁金活血破瘀，六味相合，活血理气以助消瘿散结，共为臣药。佐以连翘清热解毒，消肿散结，为佐药。

(2)加减：结块较硬及有结节者，可酌加黄药子、三棱、莪术、露蜂房、山甲片、丹参等，以增强活血软坚，消瘿散结的作用。胸闷不舒加郁金、香附理气开郁。郁久化火而见烦热、舌红、苔黄、脉数者，加夏枯草、丹皮、玄参以清热泻火。纳差便溏者，加白术、茯苓、怀山药健脾益气。

(3)临证参考：本方既能理气化痰消瘿，又能养血活血，适用于气滞、痰阻、血瘀壅结颈前所致的瘿病。本型多由气郁痰阻证发展而来，一般需较长时间服药，方可取效。甲状腺功能亢进症禁用海带、海藻、昆布、海螵蛸、海蛤壳等。

3. 肝火炽盛证

症舌脉：颈前轻度或中度肿大，一般柔软、光滑，烦热，容易出汗，性情急躁易怒，眼球突出，手指颤抖，面部烘热，口苦，舌质红，苔薄黄，脉弦数。

病机分析：痰气郁结，气郁化火为本病的病机。痰气壅结颈前，故出现瘿肿。郁久化火，肝火旺盛，故见烦热、急躁易怒、面部烘热、口苦等症。火热迫津外泄，故易出汗。肝火上炎、风阳内盛则致眼球突出、手指颤抖。舌红苔黄、脉弦为肝火旺盛之象。

治法：清肝泄火。

方药运用：

(1)常用方：栀子清肝汤合藻药散加减。药用栀子、柴胡、白芍、当归、川芎、黄芩、丹皮、连翘、黄药子、夏枯草、海藻、牛蒡子等。

以柴胡、芍药疏肝解郁清热；茯苓、甘草、当归、川芎益脾养血活血；栀子、丹皮清泄肝火；配合牛蒡子散热利咽消肿。藻药散以海藻、黄药子消瘿散结，黄药子具有凉血降火的作用。

(2)加减：肝火亢盛，烦躁易怒，脉弦数者，可加龙胆草、夏枯草清肝泻火。风阳内盛，手指颤抖者，加石决明、钩藤、白蒺藜、牡蛎平肝息风。兼见胃热内盛而见多食易饥者，加生石膏、知母清泄胃热。火郁伤阴，阴虚火旺而见烦热，多汗，消瘦乏力，舌红少苔，脉细数等症者，可用二冬汤合消瘰丸加减。

(3)临证参考：栀子清肝汤清肝泻火，适用于肝郁化火之瘿病；消瘰丸清热化痰，软坚散结，适用于痰结化热之瘿病。甲状腺功能亢进症禁用海带、海藻、昆布、海螵蛸、海蛤壳等。

4. 肝阴亏虚证

症舌脉：瘿肿或大或小，质软，病起缓慢，心悸不宁，心烦少寐，易出汗，手指颤动，眼干，目眩，倦怠乏力，舌质红，舌体颤动，脉弦细数。

病机分析：痰气郁结颈前，故渐起瘿肿。火盛伤阴，心阴亏虚，心失所养，故心悸不宁，心烦少寐。肝阴亏虚，筋脉失养，则倦怠乏力。肝开窍于目，目失所养或眼干目眩。肝阴亏虚，虚风内动，则手指及舌体颤抖。舌质红、脉弦细数为阴虚有热之象。

治法：滋养阴精，宁心柔肝。

方药运用：

(1)常用方：天王补心丹加减。药用生地、麦冬、玄参、黄精、当归、五味子、茯苓、丹参、酸枣仁、远志、柏子仁、白芍等。

生地、玄参育阴清热，壮水制火，麦冬、白芍养阴以增阴液，当归、丹参补血运血，黄精、茯苓、五味子、酸枣仁、柏子仁、远志补心气，养心神，以调整脏腑机能。

(2)加减：肝阴亏虚、肝经不和而见胁痛隐隐者，可仿一贯煎加枸杞子、川楝子养肝疏肝。虚风内动，手指及舌体颤动者，加钩藤、白蒺藜、白芍柔肝息风。脾胃运化失调致大便稀溏，便次增加者，加白术、苡仁、山药、麦芽健运脾胃。肾阴亏虚而见耳鸣、腰酸膝软者，酌加龟甲、桑寄生、牛膝、菟丝子滋补肾阴。病久正气伤耗、精血不足而见消瘦乏力，妇女月经少或经闭，男子阳痿者，可酌加黄芪、山茱萸、熟地、枸杞子、制首乌等补益正气、滋养精血。

(3)临证参考：瘿病的治疗一般均以理气化痰、活血软坚、消瘿散结为主。但对于火旺及阴虚表现明显的瘿病，则应重在滋阴降火，此时若用消瘿散结的药物，一般多选用黄药子。黄药子有小毒，久服对肝脏不利，因本病治疗时间往往较长，在需要较长时间服用时，黄药子的剂量以不超过 12g 为宜，以免造成对肝脏的损害。

四、其他疗法

1. 中成药

(1)夏枯草膏：清火散结，化瘀止痛，主治瘿瘤瘰疬。每次 15g，每日 2 次，口服。

(2)小金丹：活血止痛，解毒消肿，主治瘿瘤。每次 2～4g，每日 2 次，口服。

(3)内消瘰疬片：软坚散结，主治瘰疬瘿瘤。每次 4 片，每日 2 次，口服。

(4)麦味地黄丸：滋阴补血，养心安神，主治心阴不足瘿病。每次 6g，每日 2 次，口服。

2. 单验方

(1)取黄药子 250g，用 45°～55°白酒 750ml，浸泡 2 周后服用。每次服 15～20ml，每日 2～3 次，15 天为一疗程，间歇 10 天。一次浸药酒可服用 2 个疗程，1 次方可连浸2～3次。但久服需注意对肝脏的影响，应定期查肝功能。

(2)海藻、昆布各等分研成细末，每次服 10g，每日 1 次。

(3)项下瘿气，用柳根(水边露出者)15kg，加水一斛，煮取一升，泡糯米三斗，加常法酿酒，每日饮服适量。

3. 食疗方

(1)海藻 50g，小麦面 50g，上 2 味，以陈醋 200ml 和面，曝令干，复渍，令醋尽，作散。酒服 3g，每日 3 次。忌怒。

(2)海带 30g，绿豆 60g，大米 30g，陈皮 6g，红糖 60g。将海带泡软洗净切丝。砂锅内加清水，放入大米、绿豆、海带、陈皮，煮至绿豆开花为宜，加入红糖溶匀服食。适用于青春期甲状腺功能亢进、缺碘性甲状腺肿大。

(3)干贴贝(淡菜)60g，紫菜 15g。紫菜清水洗净，贴贝清水浸透，入瓦锅内清水同煲，调味后吃肉饮汤。一般甲状腺肿初起可用。

4. 针灸疗法

(1)以颈部和任脉、足阳明经腧穴为主。取瘿肿局部、天突、膻中、合谷、足三里、三阴交、丰隆等穴。

(2)耳针：取神门、内分泌、皮质下、交感、对屏尖、颈。每次选 2～3 穴，毫针浅刺，留针 30 分钟；也可埋针或用王不留行籽贴压。

【转归与预后】

瘿病的各种证候之间有一定的关系。痰结血瘀常为气郁痰阻的进一步发展，肝火旺盛及心肝阴虚分别概括瘿病火旺及阴虚的两种证候，但因火旺及阴虚二者在病理上常相互影响，临床症状上常相兼出现。

瘿病的预后大多较好。瘿肿小、质软、治疗及时者，多可治愈。但瘿肿较大者，不容易完全消散。若肿块坚硬、移动性差而增长又迅速者，则预后严重。肝火旺盛及心肝阴虚的轻、中症患者，疗效较好；重症患者则阴虚火旺的各种症状常随病程的延长而加重和增多，在出现烦躁不安、高热、脉疾等症状时，为病情危重的表现。

【护理与调摄】

保持精神愉快，防止情志内伤，以及针对水土因素，注意饮食调摄，是预防瘿病的两个重要方面。在容易发生瘿病的地区，可经常食用海带，及采用碘化食盐（食盐中加入万分之一的碘化钠或碘化钾）预防。

【预防与康复】

因水土失宜所致者，应注意饮食调摄，在容易发生瘿病的地区，可经常食用海带，使用加碘食盐（食盐中加入万分之一的碘化钠或碘化钾）。

患者应保持精神愉快，防止情志内伤。

在病程中，要密切观察瘿肿的形态、大小、质地软硬及活动度等方面的变化。如瘿肿经治不消，增大变硬，应高度重视，防止恶变。

【医论提要】

我国战国时期便有“瘿”的病名。《庄子·德充符》就讲一个脖子长瘿瘤的人来游说齐桓公，齐桓公很喜欢他；而且看到形体完整的人，却觉得他们的脖子实在是太细了。几乎与之同时期的《吕氏春秋·尽数》说：“轻水所，多秃与瘿人”。这里还观察到了瘿病的发病与特定的地理环境的关系。

隋代《诸病源候论》之瘿候谓：“瘿者由忧恚气结所生，亦曰饮沙水，沙随气入于脉，搏颈下而成之”，又说：“诸山水黑土中，出泉流者，不可久居，常食令人作瘿病，动气增患”；指出情志不遂与山区水土因素是瘿病发病的关键。该篇并由病因学的角度率先提出了石瘿、泥瘿、劳瘿、忧瘿和气瘿的五瘿之划分，而且进一步阐释说：“石与泥则因山水饮食而得之；忧、劳、气则本于七情”。宋代陈言的《三因极一病证方论》中对瘿病的论述尤详，提出了另外一种为临床所常用的五瘿的划分，即“坚硬不可移者，名曰石瘿；皮色不变，即名肉瘿；筋脉露结者，名筋瘿；赤脉交络者，名血瘿；随忧愁消长者，名气瘿”。

治疗方面，最早记载用海藻和昆布治疗瘿病的当属南北朝葛洪的《肘后备急方》。唐代的《备急千金要方》和《外台秘要》中载有数十个治疗瘿病的方剂，其中包括有昆布、海藻、羊靥和鹿靥诸药，表明当时对于含碘药物与甲状腺疾病已有了相当的认识。金代名医张子和在《儒门事亲·瘿》谓：“夫瘿囊肿闷，嵇叔夜《养生论》云：颈如险而瘿，水土之使然也，可用人参化瘿丹（海带、海藻、昆布、海蛤壳、泽泻、连翘、羊靥、猪靥、人参）服之则消也。又以海带、海藻、昆布三味，皆海中之物，但得三味，投之于水瓮中，常食亦可消矣”。明代的李时珍通过格物致知，观察到黄药子具有“凉血降火，消瘿解毒”的功效，并在使用黄药子酒治疗瘿病时，需要进行疗效的观察，如“常把镜自照，觉消便停饮”，或者“以线逐日度之，乃知其效也”（《本草纲目·黄药子》）。现代研究发现，黄药子系薯蓣科植物黄独的块茎，其中含碘。从唐代开始人们便应用它来治疗瘿病。清代陈实功在《外科正宗·瘿瘤论》中直指瘿瘤的病机：“夫人生瘿瘤之症，非阴阳正气结肿，乃五脏瘀血、浊气、痰滞而成”；并确立了以海藻玉壶汤为主方的“行散气血”、“豁痰顺气”及“活血消坚”的治疗大法，成为这一流派的特色之一。同时期顾世澄的《疡医大全》也记载了著名的四海舒郁汤方。沈金鳌的《杂病源流犀烛·颈项病源流》把瘿又称作“瘿气”和“影袋”，并指出“瘿瘤者，气血凝滞，年数深远，渐长渐大之症”。针对瘿病的治疗，沈氏沿袭了《三因极一病证方论》的观点，认为：五瘿皆不可妄决破，决破则脓血崩溃，多致夭枉；并全面系统地阐述了相关的治疗——总结出海藻溃坚丸、猫头丸、神效开结散、五灰膏、玉壶散、白头翁丸、消瘿散、沈氏瘿囊丸等针对不同病情发展的方药。

【医案选粹】

案一

沈某，女，44岁，1998年9月21日初诊。

患者于两年前自觉颈前胀闷不适，于外院作B超示：双侧甲状腺见多发性囊性结节。于外院服用甲状腺激素片治疗，甲状腺结节未见缩小，反有增大趋势，建议手术治疗，患者为求保守治疗，慕名前来门诊。

诊见患者自觉颈前胀闷不适，诉平时乏力感明显，无心悸、汗出、手抖等症，夜寐尚可，大便偏干，苔薄白，脉濡细。体检：双侧甲状腺可触及多个散在的大小不等的结节，以右侧结节为大，质中等，活动度一般，边缘光滑，可随吞咽而活动，按之不痛。甲状腺激素各项检查均在正常水平。辨为脾虚痰凝，治拟健脾理气化痰散结为法。

处方：柴胡9g　郁金9g　八月札9g　生黄芪12g　党参12g　白术12g　茯苓12g　陈皮9g　半夏9g　海藻9g　浙贝母9g　婆婆针12g　桃仁12g　生甘草6g

连服3周后复诊，患者诉颈前胀闷不适明显好转，颈前结块明显缩小，再予前方中加山慈菇12g，龙葵30g。3周后复诊，患者诉诸症若失。B超示：双侧甲状腺内质地不均匀，未见结节影。半年后随访未见复发。

［唐汉钧，刘晓鸫，赵聿平．运用东垣学说治疗甲状腺疾病经验．中医杂志，2000，41(5)：273-274］

案二

崔某，女，33岁。

初诊：颈下结喉部左侧有肿物隆起，约鸭蛋大小，推之可移，按之有弹性，无压痛。心烦急躁，夜寐梦多。诊脉沉滑，舌红苔白。属气机失畅，血络瘀滞；拟先用清化方法。

苦桔梗10g，牛蒡子10g，山慈菇10g，夏枯草10g，益母草10g，赤芍10g，丹参10g，茜草10g，焦三仙各10g，水红花子10g，大黄1g，7付。

二诊：药后睡眠好转，精神见好。脉仍弦滑，舌红苔白，仍用前法，佐以咸寒散结。

白芷6g，防风6g，苦桔梗10g，生甘草6g，牛蒡子10g，山慈菇10g，夏枯草10g，郁金10g，杏仁10g，水红花子10g，焦三仙各10g，海藻10g，昆布10g，7付。

三诊：上方续服1个月，颈下肿物明显见小，触之较软，若核桃大。脉乃弦滑，前法继进。

白芷6g，防风6g，苦桔梗10g，生甘草6g，山慈菇10g，夏枯草10g，浙贝母10g，郁金10g，杏仁10g，焦三仙各10g，水红花子10g，海藻10g，昆布10g，7付。

四诊：上方又服一个半月，颈下肿物已消。前法小制其剂，以善其后。更须戒恼怒忧思，宽怀自解，以防复发。

白芷6g，防风6g，夏枯草10g，浙贝母10g，海藻10g，昆布10g，生牡蛎20g，焦三仙各10g，水红花子10g，7付。

后停药观察，随访未复发。

按语：甲状腺囊性肿物，虽为良性，却有迅速增大之可能。中医辨之为痰气交阻，血络瘀滞，故用活血化瘀、调畅气机、咸寒软坚之法。若能持之以恒，必能消之于无形。更须患者调畅情志，增加运动，勿食辛辣及烟酒之物，方可根治。

（彭建中，杨连柱．赵绍琴临证验案精选．北京：学苑出版社，2006：157-158）

【现代研究】

一、病因病机研究

现代中医医家将瘿病的基本病机概括为“情志内伤，饮食及水土失宜，以致气滞、痰凝、血瘀壅结颈前”，在此基础上许多医家对瘿病病因病机进行了进一步的研究和概括。

曲竹秋[1]认为瘿病的发生与肝主疏泄功能失常有关。凡情志不遂，忧思恼怒等情志变化，都可引起肝失疏泄，木不疏土则脾不健运，痰湿内聚，气机不畅，血滞为瘀，肝气夹痰、夹瘀循厥阴之脉上逆，聚结于颈，留而不去，则成瘿病。肝与五脏在生理上相互联系，在病理上互相影响，由于所累脏腑不同，临床表现亦不相同，但瘿病形成的主要原因是郁怒伤肝，肝失疏泄所致。近年也有学者提出热毒致病的理论[2]，但尚处初探阶段，有待进一步研究。

二、证候学与辨证规律研究

孙曾祺等[3]指出，瘿病的病程是一个动态变化的过程，在不同阶段具有不同的病机特点，初期多为气机郁滞，津凝痰聚，痰气搏结颈前所致，日久引起血脉瘀阻，气、痰、瘀三者合而为患。根据对患者四诊信息的总结及结合专家临床经验，制定了气郁痰凝、痰结血瘀、肝火犯胃、阴虚阳亢、气阴两虚、脾肾阳虚等证候。林哲章等[4]通过对尿儿茶酚胺排量、甲亢患者血清超氧化物歧化酶和铜蓝蛋白水平、尿 EGF 等的观察来帮助判断患者病情和预后，为客观准确的辨证分型提供了新思路。

三、治则治法研究

瘿病治疗以理气化痰，消瘿散结为基本治则。但也有医家[5-7]提出从肝论治，治则以“泻肝健脾，软坚散结”为主，并且取得很好疗效。李春生[8]从肝论治瘿病，在瘿病发展不同阶段分别采用疏肝法、清肝法、柔肝法等辨证论治。早期以泄为主，疏肝解郁，软坚散结；后期攻补兼施，主张养阴清火，化痰散结。邱志济等[9]总结朱良春经验，强调从调整阴阳平衡治疗瘿病。焦晓明[10]提出结合临床后期可以采用温补之法。

四、辨证用药研究

在辨证与辨病相结合的原则下，临床试验及实验研究选出疗效较好的方剂有：消瘿汤，海藻玉壶汤加减，柴胡疏肝散等[6,11]。若瘿肿小，质软，病程短，多可治愈。但瘿肿较大者，不容易完全消散，治疗需要较长时间。若肿块坚硬，移动性差，而增长又迅速者，须排除恶性病变的可能。肝火旺盛及心肝阴虚的患者，疗效较好，多数短期内缓解。阴虚火旺症状较甚，病情危重时，需配合手术，中西医结合治疗。

以疏肝解郁，化痰散结为法的方剂消瘿汤治疗瘿病疗效肯定，副作用较小[5-6]。以益气养阴为法制成的瘿气灵[12]（由太子参、黄芪、麦冬、五味子、夏枯草、酸枣仁、牡蛎、浙贝母、猫爪草、玄参、赤芍等中药加他巴唑 1mg 制成片剂）能够下调血清 TGAb、TPO、Ab 水平，改善甲亢的免疫功能，从而改善患者症状，且副作用很小，值得进一步临床研究。因海带、海藻、昆布、海螵蛸、海蛤壳等治疗瘿病常用药中含碘量较高，临证时须注意，若患者确系碘缺乏引起的单纯性甲状腺肿大，此类药物可以大量使用，若属甲状腺功能亢进症，则禁用。

参考文献

[1] 卢秀鸾．曲竹秋教授治疗瘿病的临床经验[J]．天津中医，2000，17(1)：3-4.

[2] 李彤寰，戴芳芳．从热毒论治 Graves 甲亢[J]．中华实用中西医杂志，2003，13(16)：1934-1935.

[3] 孙曾祺，王兆淦．实用中医辨证论治学基础[M]．北京：学苑出版社，1999：509-511.

[4] 林哲章，黄培基，陈瑶，等．甲亢阴虚证和甲减阳虚证与尿 EGF 关系的探讨[J]．福建中医药，1998，29(2)：1-2.

[5] 王元浩．消瘿汤加减治疗单纯性甲状腺肿 76 例[J]．辽宁中医杂志，2006，33(3)：337-338.

[6] 卢永洪．中药消瘿汤治疗结节性甲状腺肿 36 例临床分析[J]．中药材，2008，31(8)：1296-1297.

[7] 张振榆，张伟等．消瘿汤治疗甲状腺机能亢进 100 例[J]．陕西中医，2008，29(3)：307-308.

[8] 李春生．瘿病从肝论治 3 法临床应用体会[J]．山西中医，2002，18(2)：64-65.

[9] 邱志济，邱江东，邱江峰．朱良春治疗甲亢囊肿结节突眼的特色发挥[J]．辽宁中医杂志，2004，30(10)：809-810.

[10] 焦晓明．中医辨治瘿病宜有温补一法．全国中西医结合内分泌代谢病学术会议论文汇编，2006：523-524.

[11] 张兴正．柴胡疏肝散加减治疗瘿瘤 120 例[J]．四川中医 2006，24(8)：55-56.

[12] 章文平，黄仰模，张静，等．瘿气灵对毒性弥漫性甲状腺肿的治疗作用及其机理探讨[J]．广州中医药大学学报，2008，25(3)，200-202.

第七节　虚　　劳

【定义】

虚劳是由多种原因所致的久虚不复的一类慢性虚弱性疾病的总称。以脏腑及气血阴阳亏损为主要病机。可因虚损之病位、性质及轻重程度不一，而有迥然不同的证候表现和传变过程，但总以病势缠绵，诸虚不足为主要特征。

【范围】

虚劳的范围甚广，几乎涉及西医学的各个系统的疾病，包括免疫功能自稳失调或自身免疫功能低下、内分泌腺体功能紊乱、造血功能障碍、代谢异常、营养缺乏、神经功能低落或过分抑制(非保护性)等引起的疾病以及其他系统器官功能衰退性疾病。凡以慢性功能减退或虚性亢奋为主要临床表现的病证，均可参照本节辨证论治。

【病因病机】

一、病因

1. 先天不足，因虚致病　虚劳的形成，虽有种种原因，但患者禀赋薄弱、体质的阴阳偏盛偏衰，在发病中至关重要。父母体虚、胎中失养、阴阳失调、喂养不当等因素为体质不强的主要原因，可使脏腑失健，气血不足，阴阳失调，导致形气薄弱，易于罹患疾病。在人体发育过程中，随着年龄的增长，体内气血阴阳也会发生相应的变化，其抗邪能力及对某些疾病的易感性，也不尽相同。一般说来，青壮年时期，人体气血充实，抗病力强，不易患病，即或发病，治疗也较容易，因此不易形成虚劳，而 40 岁之后，由于人“阴气自半”、“精气衰少”，脏腑机能减退，邪气易感，病而难愈，易于形成虚劳。

2. 调摄失宜，损伤五脏　生活的调摄包括起居、饮食、劳逸、情志、嗜欲等几方面，生活调摄失宜，往往是虚劳发病的重要原因。

(1)饮食不节，起居失常 饥饱不调，嗜欲偏嗜，营养不良，饮酒过度，均会导致脾胃损伤，影响化生水谷精微，致气血来源不足，脏腑经络失于濡养，日久而成虚劳。在起居方面，没有合理的作息，常易导致形气的损伤，如长期深夜工作，易耗损体阴，或久卧嗜睡亦能损伤神气，引起脏腑不荣，气血亏虚，卫外不固，外邪入侵，渐而成虚损。

(2)烦劳过度，损伤五脏 房室不节，早婚多育，手淫等易使肾精亏虚，肾气不足，积微成损，积损成伤，而形成虚劳。七情反常，亦可伤及五脏，如悲忧不解则伤肺，思虑不解则伤脾，曲运神机则伤心，忿怒不解则伤肝，淫思不解则伤肾。

3. 暴病久病，脏气亏虚 暴病致虚，多由邪气过盛，脏气损伤，调摄不周而成。久病致虚，则多属津气暗耗，气血损伤而得。如热病日久耗伤阴血；寒病日久，伤气损阳；瘀结日久，新血不生；或因失血过多，气随血耗。慢性病日久不愈，耗伤精气；或病后失于调理，正气难复，从而导致虚劳。过用金石有毒药物，或过多接触有害物质(如放射线等)，使阴精及气血受损者，亦可逐渐发展成为虚劳。另外，因苦寒太过，则损伤脾胃，耗伤阳气；燥热太过，则损耗津液，消灼精血；攻伐太过，则既耗阴津，又损伤阳气。如此失治误治，既延误病情的治疗，又使阴精或阳气受损难复，从而亦可导致虚劳。

总之，虚劳病因有体质因素、生活因素和疾病因素等方面，在发病过程中，往往相互关联，密不可分。

二、病机

虚劳病证，门类繁多，病机复杂，总括起来，主要表现为五脏气血阴阳的亏损。

1. 发病 本病大多起病缓慢，病程较长，往往合并有多个脏腑机能衰弱。

2. 病位 在五脏。

3. 病性 以本虚为主，主要表现为气血阴阳的亏虚，一般来说，气虚在肺脾，血虚在心肝，阴虚阳虚根于肾。但亦有虚中夹瘀血、痰浊、水饮、邪毒相因为患者。

(1)气虚：若气虚于内，脏腑失养，在上焦可出现心悸喘息、气短懒言等心肺不足之证；在中焦可见泄泻脱肛，中气下陷，甚或阴火上冲，气虚发热等证；在下焦可见肠滑遗尿，滑精失精等气失固摄之证；若气虚于外，尚可见腠理开泄之自汗盗汗等症。由于气可行血裹血，行水运湿，所以气虚不能统摄阴血，可见吐衄下血，气虚血瘀则见瘀血，若是气虚不能化气行水，则内停痰饮，可形成虚劳夹痰饮证。

总之，气是精血津液生化运行之动力来源。气虚之病，虽然主要在脾肺，但五脏均有，上下内外，均可受病。

(2)血虚：血有滋润营养之功，能濡养脏腑，渗灌谿谷，强健筋骨。若血虚于上，清空失养，则多见心悸怔忡，夜不成寐，甚或情志失常；若肝血不足，多见眼目干涩，视物昏花，惕惕善恐，甚或手足摇动，肢颤动风；妇人血虚则见经行量少，甚或经闭不行，日久可成干血劳；如血虚生燥，可引起便秘口渴；大量出血后的烦热，则称为血脱发燥，都是血虚失于濡润的病变。血虚还可生风，常表现眩晕、目睛瞤动、皮肤瘙痒等症状。

(3)阴虚：阴为形质之祖，故一切形质不足统称阴虚。先天之肾精属于阴，若肾阴不足而肺金失润，清肃之令不行，则生阴虚咳嗽，甚或发为肺痿；若是心火不得肾水承制，则虚火灼阴，心阴亏耗，轻则心悸失眠，重则怔忡气短；后天水谷之精微津液均属于阴，若中焦脾胃阴虚，则土失中和之性，纳化失常，症见纳少、腹胀、便干等症；如水谷之精微不足，不能化生气血，则气血日衰，形体消瘦；阴阳互根，互为消长，阴虚则阳亢，而失去正常的平衡关系，阴不敛阳，则生内热，表现为潮热、盗汗、不寐、虚烦等症状，即所谓阴虚生内热，水亏则火浮的机理。而阳为阴之主，阴为阳之基，阴虚日久，必损及阳，日久乃成阴阳两虚。

(4)阳虚：人体之津液全赖阳气之温蒸化行，以行濡润、滋养之职，阳虚则脏腑经脉失于温煦，津液聚而成痰，停而成饮，蓄而成水，而为痰饮、浮肿、心悸、眩晕等证候。人体脏腑血脉，四肢百骸，全赖阳气以温煦，才能进行其功能活动。如阳虚则脏腑之功能不足表现为肠鸣、腹痛、便溏等症状；形体失于温养，则表现出畏寒、肢冷、筋脉挛急等症状；若阳虚阴寒之邪影响血气运行，则又可产生血脉凝涩而生瘀阻。凡此种种，皆阳虚失于温煦所致。

4. 病势　病情的发展既可上病及下，亦可下病及上，往往先因某一脏的气、血、阴、阳耗损，渐及他脏，日久则五脏气血阴阳俱损，病情趋于复杂。一般说来，阳气之损始于上，由肺而心而脾胃，终及肝肾；阴血之损始于下，反其道而行之。但因五脏相关，上下相制，所以不可拘泥。

5. 病机转化　以上气血阴阳之虚，虽然各有区别，但因阴与血同类，阳与气同源，而阴阳气血之间又可以互相生化，所以在病理上四者紧密相关。一般来说，虚劳起病多见气虚，久则由气及血，致气血两亏。脾肾的虚损是病机转化的关键，此乃因脾胃为后天之本，气血生化之源，肾为先天之本，脏腑阴阳之根。先天的肾气不足，可导致后天胆胃虚弱，而脾胃运化力弱，亦可引起肾精匮乏。肾阳虚衰，可致脾阳不健。脾虚则土不制水，又可引起肾水泛滥。心肝火旺，可下劫肾阴，水不制火，则心肾不交，肾阴耗伤，则水不涵木。肺虚及脾，痰饮水湿内生，阴寒之邪不去，伤及肾阳；阳损及阴，肝肾阴虚，虚风内动，痰浊上扰，蒙闭心窍，病情危笃。

虚劳病因病机见图 6-12。

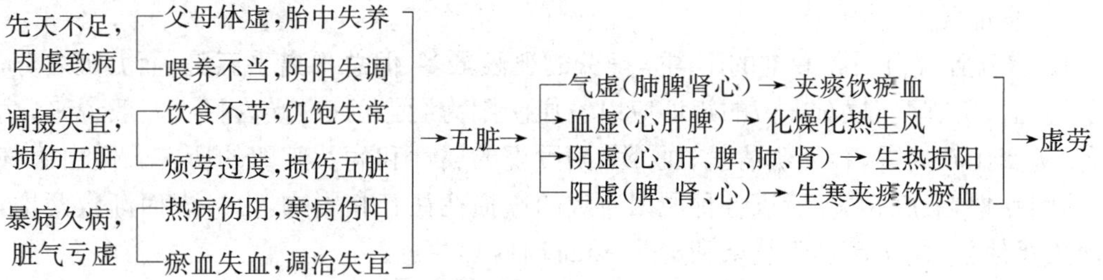

图 6-12　虚劳病因病机示意图

【诊断和鉴别诊断】

一、诊断依据

参照 1999 年本书第 1 版有关本病的诊断依据。

1. 虚劳临床表现复杂，阳气虚者，多见形寒肢冷，短气自汗，心悸气喘，身疲乏力，溏泄遗精，面色苍白，舌淡，脉沉细弱等证。阴血虚者，多见头晕耳鸣，口眼干涩，心烦失眠，潮热盗汗，舌红少津，脉沉细弦数等症。而五脏虚损者，又因脏腑而异，如肺虚之人，在温差变化较大的季节易罹外邪，由损致劳；肝肾两虚之人，男子多见性情急躁，遗精阳痿滑泄，妇女多见性情忧郁，月经不调或停闭；心虚之人多见稍劳心悸气短；脾胃素虚之人多见食欲不佳，大便溏泄。而望诊在虚劳重证的诊断中亦有重要意义：肺之损伤，多见面色㿠白；心之损伤，浮阳外越，多见面红如妆；脾之损伤，多见面色萎黄；肝之损伤，多见面色青紫；肾之损伤，多见面色黧黑。阴液之劳损，则见面色潮红，五心烦热；阳气之劳损，则见面色苍白，四肢厥冷。病史中多有生活失节、调摄失当等因素，或大病久病，误治失治等。

2. 血常规及肺、心、肝、肾功能等指标均示异常，免疫功能紊乱，内分泌功能异常。

二、鉴别诊断

1. 肺痨　其鉴别见表 6-1。

表 6-1　虚劳与肺痨鉴别表

	病因	病位	性质	传染性	基本病机	临床特征	治疗
虚劳	多种原因	多个脏腑受累	多种病症后期的转归，原发性虚劳较少见	非传染性	阳虚、阴虚、气虚、血虚	缺乏固定的脉症特征	虚则补之，重在脾肾
肺痨	痨虫	肺(后期可及脾肾)	是一个独立的病种	具传染性	阴虚肺燥为主	以潮热、盗汗、胸痛、咳嗽、咯血、消瘦为主要特征	杀虫补虚，着重治肺

2. 其他病证中虚证　鉴别见表 6-2：

表 6-2　虚劳与其他病证中虚证鉴别表

	临床特征	病　程
虚劳	表现脏腑气血阴阳亏损的一系列精气亏虚症状	久虚不复，病程均长
其他病证中的虚证	在出现虚证的同时，各以其病证所具有的相应症状为突出表现	一般较长，但亦有病程短者

【辨证论治】

一、辨证要点

1. 辨五脏气血阴阳亏虚的不同　虚劳的证候虽多，但总不离乎五脏，而五脏之分，又不外乎气、血、阴、阳。故对虚劳的辨证应以气血阴阳为纲，五脏虚候为目。一般说来，病情单纯者，病变比较局限，容易辨清气、血、阴、阳亏虚的属性和病及脏腑的所在。但由于气血同源，阴阳互根，五脏相关，所以各种原因所致的虚损往往互相影响，由一虚而渐致两虚，由一脏而累及他脏，使病情趋于复杂和严重，辨证时应加注意。

咳嗽、短气、失音、自汗、易于感冒，病位在肺；纳少，食后饱胀、便溏，病位在脾；心悸气短，劳累加重，病位在心；头痛眩晕，目干涩，眼花，目糊，筋惕肉瞤，胁痛肢麻，病位在肝；腰膝酸软，耳鸣耳聋，健忘，小便失禁，遗精，病位在肾。少气懒言，神疲乏力，头晕目眩，自汗，活动时加重，舌淡苔白，脉虚无力，病性属气虚；面色无华或萎黄，唇舌淡白，爪甲苍白，眩晕心悸，失眠健忘，手足发麻，妇女月经量少色淡，衍期甚或闭经，舌淡苔白，脉细无力，病性属血虚；面色黯淡，精神萎靡，身重蜷卧，形寒肢冷，倦怠无力，语声低怯，纳差，口淡，不渴，大便溏泄，小便清长，阳萎精冷，舌淡苔滑，脉沉细或大无力，病性属阳虚；颧赤唇丹，心烦少寐，手足心热，口干咽燥，骨蒸盗汗，恶梦遗精，便秘尿少，舌干红无苔，脉数无力，病性属阴虚。虚劳日久可导致因虚致实，既可见痰饮水湿之征，亦可见瘀血内结之候。

2. 辨兼见病证的有无　虚劳一般病程较长，辨证时还应注意兼见病证，尤应注意以下 3 方面：

(1)因病致虚，久虚不复者，应注意辨明原有疾病是否还继续存在。如因热病、寒病，或瘀结致虚者，原疾病是否已经治愈。

(2)有无因虚致实的表现。如因气虚运血无力，以致出现瘀血；脾气虚不能运化水湿，以致水湿内停等。

(3)是否兼感外邪。虚劳病人，表卫不固，易受外邪，且感邪之后不易恢复，治疗用药也与常人感邪有所不同。

二、治疗原则

虚劳以本虚为主，故治疗以“虚者补之，损者益之”为总的原则。其要点，在进行补益之时，一是必须根据病性之不同，分别采取益气、养血、滋阴、温阳的治法；二是要密切结合五脏病位的不同而选方用药，以加强治疗的针对性。一般而言，气与阳虚总宜温补，血与阴虚总宜滋补。气虚多在心、肺、脾、肾，若心气不足，当补气养心安神；肺气虚叒，当甘补温润益气；脾气不足，宜甘温补健中气；中焦虚寒，营卫失当，当甘温补调营卫；肾气不足当益气补肾。血虚多在心、肝，若心血不足，当益气生血养心；肝血不足，当柔润滋补养血。阴虚多在肺胃及肝肾，肺阴不足，当用甘凉养阴润肺法；脾胃阴虚，当用甘润益胃滋脾法；肝肾阴亏当执阴柔滋养培本法。阳虚多在心、脾、肾，若属心阳不振，当用甘补温通心阳法；脾阳不足，当用甘补温运脾阳法；肾阳衰弱，当选阴中求阳温肾法。

此外，在应用补益这个基本原则治疗虚劳的时候，还应注意下述几点：

1. 重视脾肾：以脾胃为后天之本，为气血生化之源，脾胃健运，五脏六腑、四肢百骸方能得以滋养；肾为先天之本，寓元阴元阳，是生命的本元，重视补益脾肾，先后天之本不败，则能促进各脏腑虚损的恢复。

2. 解除致损之因：对于虚中夹实及兼感外邪者，当补中有泻，扶正祛邪。

3. 患者的临床表现往往彼此交错，或阴阳两虚，或气血同病，或数脏均损，宜分清主次，兼顾治疗。

4. 应注意将药物治疗与饮食调养及生活调摄密切结合起来，以提高疗效。

三、分证论治

1. 气虚

(1)肺气虚损证

症舌脉：短气自汗，声低息弱，面色㿠白，易于感冒，时寒时热，舌质淡，脉虚弱无力。

病机分析：劳伤过度，病后体弱，久咳伤气均可导致肺气虚损，肺气不足，表虚不固，则短气自汗，声低息弱；腠理不密，卫外不固，则易于感冒；肺主气属卫，肺气虚则营卫失和，则时寒时热；肺气虚损，气血不能充沛于血脉，则面色㿠白，舌淡，脉弱。

治法：补益肺气，固表敛汗。

方药运用：

①常用方：补肺汤加减。药用人参、炙黄芪、熟地黄、五味子、山药、茯苓、紫菀、甘草。

方中人参、炙黄芪补肺益气为君药；臣以山药、茯苓、炙甘草补后天之本，益气血生化之源，以培土生金，再配熟地黄、五味子养先天之本，培元气之根，益肾固气，敛汗止汗；佐以紫菀润肺化痰，以复肺之主气功能。诸药合用，补肺不忘脾肾，治病求本，标本兼顾，使肺气得充，虚损渐复，则诸症自愈。

②加减：自汗较多者，加牡蛎、麻黄根收敛止汗；卫外不固，易于感冒者合用玉屏风散益气固表；兼见潮热、盗汗者，为气阴两虚，加秦艽、鳖甲、地骨皮、白薇滋阴退热。

③临证参考：黄芪为补气要药，其用量宜大。肺气虚日久，子盗母气，常可导致肺脾气虚，此时治疗应培土生金，可用参术汤。若脾虚夹有痰湿者，可合用六君子汤加减。若肺肾两虚，肾不纳气，症见咳喘短气，动则加剧，腰酸腿软，可用金水六君煎加人参、胡桃治疗。

(2)脾气虚损证

症舌脉:面色萎黄,饮食减少,食后脘腹胀满不舒,倦怠乏力,大便溏薄,舌淡或有齿印,苔薄,脉软弱。

病机分析:脾为后天之本,气血生化之源,脾气虚损,则化源不足,肌肤失养,故面黄少华;脾胃气虚,运化和受纳功能减弱,则饮食减少,食后脘腹胀满不舒,大便溏薄;脾主四肢,脾气虚不能充达于四肢,则神疲倦怠,四肢乏力;化源不足,血脉不充,则舌淡或有齿印,苔薄,脉软弱。

治法:健脾益气。

方药运用:

①常用方:参苓白术散加减。药用党参、炙甘草、白术、山药、扁豆、莲子、大枣、薏苡仁、茯苓、砂仁、陈皮、桔梗。

方以党参、白术、炙甘草甘温补益脾气,山药、扁豆、莲子、大枣甘平缓补,益脾气,滋脾阴,又能厚肠止泻,诸药相须为用,补脾益气之力益彰,共为君药;臣以茯苓、薏苡仁甘淡渗湿健脾与燥湿之白术,共奏健脾祛湿止泻之功;补气之品易于碍胃,则佐以芳香之砂仁、陈皮理气化滞,和胃止呕,寓行气于补益之中,使甘温中守之品补而不滞;使以桔梗舟楫之剂,引脾气上升,补肺以防肺虚,此即"培土生金"之意,桔梗又载药上行,开宣肺气,借肺之布津而濡养全身,全方用药甘温兼甘淡,健脾益气,和胃渗湿,益肺保肺。

②加减:兼胃脘胀满,呕吐嗳气者,加半夏、生姜和胃降逆;兼脘闷腹胀,嗳气腐酸,苔腻者,加神曲、麦芽、山楂、鸡内金消食健胃;若气虚及阳,脾阳渐虚,腹痛腹泻,手足欠温者,加肉桂、炮姜温补脾肾。

③临证参考:若脾气亏虚主要表现为中气下陷者,短气倦怠,食少便溏,腹部重坠,甚或伴内脏下垂,以及气虚发热者,可改用补中益气汤健脾益气,升阳举陷。若脾气亏虚而表现为脾不统血者,伴有各种出血,可用归脾汤补养心脾,益气摄血,并根据出血部位的不同选加三七、仙鹤草、大蓟、小蓟、蒲黄、藕节等止血药。

(3)心气虚损证

症舌脉:心悸怔忡,胸闷气短,活动加重,面色㿠白,舌淡苔白,脉细弱。

病机分析:心气不足,运血乏力,心失所养,则心悸怔忡,胸闷气短;劳则耗气,故活动时加重;心气不足,气血不能上荣于面,故面色㿠白;舌淡苔白,脉细弱为气虚之象。

治法:益气养心。

方药运用:

①常用方:养心汤加减。药用党参、黄芪、当归身、川芎、酸枣仁、五味子、茯神、柏子仁、炙远志、炙甘草。

方中党参、黄芪大补元气,助心气以运血为君药;臣以当归身、川芎养血活血,使心有所主,血脉无滞,与君药相须为用;佐以酸枣仁、五味子、茯神、柏子仁、炙远志养心宁神;使以甘草和中调药。

②加减:兼见胸闷,舌质黯或有瘀点者,酌加丹参、桃仁、红花、三七活血化瘀;兼见便溏脾虚者,去柏子仁、酸枣仁,加白术、砂仁、泽泻健脾渗湿;夹有痰浊,舌苔腻者,可加竹茹、半夏、陈皮化痰。

③临证参考:心气虚损,自汗较多不止者,除重用益气之剂外,根据汗为心液,汗血同源,还应配以滋阴养血之品,如何首乌、黄精等,其效才佳。畏寒肢冷,舌胖脉沉者,可适当加肉

桂、熟附片等温阳，以达“少火生气”之目的。

(4)肾气虚损证

症舌脉：面白神疲，耳鸣，腰酸膝软，小便频数而清或失禁，男子滑精早泄，女子带下清稀，舌淡苔白，脉沉弱。

病机分析：肾气不充，经脉、筋骨失于濡养，则面白神疲，耳鸣，腰膝酸软；肾气不固，膀胱失约，则小便频数而清，或尿失禁；肾气亏虚，冲任不固，则男子滑精早泄，女子带下清稀；舌质淡，苔白，脉沉弱为气血亏虚之象。

治法：益气补肾。

方药运用：

①常用方：大补元煎加减。药用熟地黄、枸杞子、杜仲、山茱萸、当归、党参、怀山药、炙甘草、菟丝子、益智仁。

方中以熟地黄、山药、山茱萸补肾填精；枸杞子、杜仲鼓舞肾气，阴中求阳，党参、甘草补脾益气，补后天以养先天；当归养血活血，使精血互化；菟丝子、益智仁固精缩尿，使肾复藏纳之功。诸药合用，使肾气充，诸症自除。

②加减：气虚甚者，加黄芪；多尿、夜尿多或失禁者，选加芡实、金樱子、桑螵蛸；食少便溏者，去当归、熟地，加白术、茯苓、鸡内金等；滑精、早泄者，加莲须、龙骨、牡蛎。

③临证参考：在气血阴阳的虚损中，气虚是临床上最常遇见的一类，其中尤以肺、脾气虚为多见，而心、肾气虚亦不少，在肝的气病之中，以气郁为多见，历代医籍极少单独论述肝气虚的辨证论治。肝病日久，出现神疲乏力，食少便溏等症时，多在原有肝病的基础上结合脾气亏虚论治。

2. 血虚

(1)心血虚损证

症舌脉：面色不华，心悸怔忡，失眠多梦，舌质淡，脉细或结代。

病机分析：心血亏虚，血不养心，则心悸怔忡；血虚不能上荣头面，则面色不华，舌质淡；血虚失养，心神不宁，则健忘，失眠，多梦；血虚气少，血脉不充，心气不匀，则脉细或结或代。

治法：养血宁心。

方药运用：

①常用方：归脾汤加减。药用党参、白术、黄芪、当归身、茯神木、远志、木香、龙眼肉、酸枣仁、熟地黄、鸡血藤、大枣、甘草。

方中党参、白术、黄芪、大枣、甘草益气生血；熟地黄、当归身、龙眼肉、鸡血藤养血；酸枣仁、远志、茯神木宁心安神；配木香理气醒脾，以防补益药滋腻滞气。诸药合用，心脾同治，气血兼顾，使心有所养，血统于脾，诸症可愈。

②加减：失眠多梦较甚，加合欢花、夜交藤养心安神；心悸较甚者，酌加磁石、龙骨等宁心定悸。

③临证参考：心血虚与脾气虚常同时并见，临床称之为“心脾两虚”。由于脾为后天之本，气血生化之源，又气血互生，故心血虚可伴有不同程度的气虚，因此，中医认为补血应适当配伍益气药，如重用黄芪、党参等以达到益气生血的目的。

(2)肝血虚损证

症舌脉：面色不华，头晕目眩，劳则隐隐胁痛，肢体麻木，筋脉拘急，或惊惕肉瞤，女子月经不调或闭经，舌质淡，脉弦细或细涩。

病机分析：肝血亏虚，不能上养头目，则头晕目眩，面色不华；血虚不能养肝，则胁痛；经脉失养及血虚生风，则肢体麻木，筋脉拘急，肌肉瞤动；月经不调或闭经为肝血不足，冲任空虚所致；舌质淡，脉弦细或细涩，为血脉不充之象。

治法：补血养肝。

方药运用：

①常用方：四物汤加味。药用熟地黄、当归、鸡血藤、白芍、阿胶、何首乌、枸杞子、川芎、大枣。

方中熟地黄滋阴补血为君；臣以当归、鸡血藤补血调肝，活血调经；佐以白芍养血柔肝和营，肝肾同源，精血互化，故又佐阿胶、何首乌、枸杞子补精生血；使以川芎活血行滞，畅调气血，甘草和中调药。诸药相合补而不滞，滋而不腻，养血活血，可使营血调和，则诸症自除。

②加减：眩晕耳鸣者，加女贞子、磁石；惊惕不安者，加龙齿、远志；胁痛者，加柴胡、郁金、香附；视物模糊者，加楮实子、决明子等；筋肉酸痛或抽搐，肢体麻木颤抖者，加木瓜、天麻、珍珠母、全蝎、僵蚕之类；纳差、腹胀、便溏者，加白术、党参、茯苓、陈皮、鸡内金等。

③临证参考：肝血虚损，则血脉不充，血行不畅，常易出现血脉瘀滞，见肌肤甲错，面目黯黑，妇女月经不调等症，故治疗当配以祛瘀生新之法。

以上重点叙述了心、肝两脏血虚的证候，实际上血虚涉及到五脏。肺肾的血虚，多归属于阴虚之中，但脾与血虚的关系较大。因血虚之因有二：一是来源不足，二是亡血过多。脾生血统血，故临床上对心血虚或肝血虚的治疗，均应结合补脾益气生血之法。

3. 阴虚

(1)肺阴虚损证

症舌脉：干咳，咽燥，咯血，甚或失声，潮热，盗汗，舌红少津，脉细数。

病机分析：肺阴虚损，肺失濡润，清肃之令不行则干咳；津液不能上承则咽燥，甚或失声；肺络受损，则咳血；阴虚内热，则见潮热，面色潮红；虚热逼津外泄则盗汗；舌红少津，脉细数为阴虚火旺之象。

治法：养阴润肺。

方药运用：

①常用方：沙参麦冬汤加减。药用沙参、麦冬、天门冬、玉竹、天花粉、百合、银柴胡、桑白皮、地骨皮、甘草。

方中沙参、麦冬甘寒救其津液，滋养肺胃，生津润燥为君药；臣以天门冬、玉竹、天花粉、百合助君药养阴润肺，相须为用；佐以银柴胡、桑白皮、地骨皮清退虚火；使以甘草调药和中。

②加减：咳嗽甚者，加百部、款冬花肃肺止咳；咳血者，加白及、仙鹤草、白茅根、紫珠草凉血止血；潮热者，加秦艽、鳖甲养阴清热；盗汗者，加牡蛎、浮小麦固表敛汗。

③临证参考：若肺阴亏虚主要表现为肺失濡润清肃，证见咳嗽，咯痰黏稠或痰中带血，咽喉干痛，可改用百合固金汤。若肺阴虚日久，出现肺肾阴虚，治当肺肾双补，用麦味地黄丸。此外，肺阴虚损的治疗，应注意培土生金，健脾以补肺。

(2)心阴虚损证

症舌脉：心悸，失眠烦躁，潮热盗汗，两颧潮红，或口舌生疮，舌红少津，脉细数。

病机分析：心阴虚损，心失濡养，心神不宁，则心悸、失眠；阴虚火旺，虚热内扰，则烦躁；虚火上炎，则两颧潮红，或口舌生疮；虚热逼津外泄，则潮热盗汗；舌红少津，脉细数，为阴虚内热，津液不足之象。

治法：滋阴养血，补心安神。

方药运用：

①常用方：天王补心丹加减。药用生地黄、人参、丹参、玄参、茯苓、五味子、远志、当归、天门冬、麦门冬、酸枣仁、柏子仁。

方以生地为君，取其入足少阴以滋肾水，入血分以养阴血；配甘寒滋润药玄参、天冬、麦冬滋阴以清虚热；配养血药当归、丹参，入血分归心、肝经，能养血补血，润燥生津，使心血足而神自安，丹参之寒又可清血中郁热；配人参、茯苓益气宁心，安神定志；酸枣仁、柏子仁、五味子、远志质润性补，具养心安神之功，其中酸枣仁、五味子又可敛心气之耗散，远志开通心气使魂魄自宁；甘草和中调药。全方以滋阴养血为主，配合补心气，安心神，则使阴血得复，诸证可除。

②加减：口舌生疮，烦躁不安者，加黄连、竹叶、木通清心泻火；潮热者，加银柴胡、地骨皮、秦艽清退虚热；盗汗者，加浮小麦、牡蛎固表止汗。

③临证参考：心阴虚之表现为阴虚火旺而虚象又不甚者，可选用养阴清热的二阴煎。至于载药上行引经药的运用，偏于阴虚者用川芎，偏于火旺者用桔梗。

(3)脾胃阴虚证

症舌脉：口干唇燥，不思饮食，大便干结，甚则干呕呃逆，面色潮红，舌干，苔少或无苔，脉细数。

病机分析：脾胃阴亏，津不上承，则口干唇燥；脾胃失于濡润，运化失常，则不思饮食；肠失滋润则大便干结；胃失和降，则干呕呃逆；面色潮红为虚热上扰；舌红少苔，脉细数为阴虚内热之象。

治法：养阴和胃。

方药运用：

①常用方：益胃汤合橘皮竹茹汤加减。药用麦门冬、生地黄、玉竹、沙参、山药、石斛、橘白络、竹茹、半夏、甘草。

方中以麦冬、生地、玉竹、沙参、石斛滋养脾胃之阴为君药；臣以山药、甘草补脾胃，调中气；佐以橘白络、竹茹、半夏理气调中，和胃止呕，其中竹茹性寒，能清胃热除虚烦。诸药相合，使脾胃得养，升降得复，诸症可愈。

②加减：不思饮食者，加扁豆、生谷芽、生麦芽益胃健脾；呃逆者，加刀豆、柿蒂扶养胃气，降逆止呃；大便干结者，加火麻仁、肉苁蓉润肠通便。

③临证参考：脾胃阴亏，脾气易弱，故临床治疗常加入健脾益气之品，如太子参、党参、茯苓、黄芪，亦可加木瓜、白芍、山楂、乌梅等酸甘化阴之品，促进胃阴不足的恢复。

(4)肝阴虚损证

症舌脉：头痛，眩晕耳鸣，目干畏光，视物不明，急躁易怒，或肢体麻木，筋惕肉瞤，面色潮红，舌干红，脉弦细数。

病机分析：肝阴不足，阴虚阳亢，上扰清空，则头痛，眩晕，耳鸣；肝阴不能上荣于目，则目干畏光，视物不明；筋脉失养，虚风内动，则肢体麻木，筋惕肉瞤；肝失疏泄则急躁易怒；肝火上炎则面色潮红；舌干红，脉弦细数为肝阴亏虚之象。

治法：滋养肝阴，柔肝潜阳。

方药运用：

①常用方：一贯煎合补肝汤加减。药用生地黄、枸杞子、白芍、酸枣仁、沙参、麦门冬、木

瓜、当归、珍珠母、生甘草。

方中重用生地为君;辅以枸杞子、白芍、酸枣仁滋阴养血以补肝肾,滋水涵木,又辅以沙参、麦冬滋补肺胃阴液,滋水之上源,沙参、麦冬滋阴润肺,有清金制木之意,木瓜、甘草酸甘化阴以柔肝;佐以当归养血活血以调肝,借其辛散之性,使诸药补而不滞,配珍珠母平肝潜阳。诸药相合,使肝阴充足,肝体得养,肝用能舒,肝阳得潜,诸症自可平复。

②加减:若风阳内盛,头痛、眩晕、耳鸣较甚,或筋惕肉瞤者,加石决明、菊花、钩藤、白蒺藜平肝潜阳;目干涩畏光,或视物不明者,加枸杞子、女贞子、草决明养肝明目;肝火亢盛,急躁易怒,尿赤便秘,舌红脉数者,加龙胆草、黄芩、栀子清肝泻火。

③临证参考:肝肾乙癸同源,水能生木,故治疗本证时,常需配伍补肾水之品,如熟地、天冬、女贞子、龟甲等以增强滋养肝阴之功。

(5)肾阴虚损证

症舌脉:五心烦热,腰酸遗精,两足痿弱,眩晕耳鸣,甚则耳聋,口干咽痛,颧红,舌红少苔或无苔,少津,脉细或细数。

病机分析:肾精不足,失于濡养,则腰酸两足痿弱;髓海不足,脑失濡养,则眩晕耳鸣,甚则耳聋;阴虚生内热,则五心烦热;虚火上炎,则颧红,口干咽痛;舌红少津,少苔或无苔,脉细数,均为阴虚内热之象。

治法:滋补肾阴,清热除蒸。

方药运用:

①常用方:左归丸合清骨散加减。药用熟地黄、枸杞子、龟甲胶、山药、牛膝、秦艽、鳖甲、银柴胡、山茱萸、鹿角胶。

方中重用熟地黄滋肾益精,以填真阴;山茱萸养肝滋肾,涩精敛汗;山药补脾益阴,滋肾固精;枸杞子补肾益精,养肝明目,龟鹿二胶为血肉有情之品,峻补精髓,龟甲胶偏于补阴、鹿角胶偏于补阳,在补阴之中配用补阳药,体现了阳中求阴的理论;牛膝益肝肾,强腰膝,健筋骨;秦艽、鳖甲、银柴胡清热除蒸。本方乃"纯甘壮水"之剂,宜丸药缓图。

②加减:精血枯竭,耳聋足痿者,加紫河车填补精血;精关不固,遗精者,加牡蛎、金樱子、芡实、莲须固肾涩精;虚火较甚,潮热,口干,咽痛,脉数者,加知母、黄柏、地骨皮滋阴泻火。

③临证参考:肾为五脏之本,寓藏真阴,故肾阴亏损,还可影响到其他的脏器。如肝失肾阴滋养,可出现肝阳上亢,肝风内动之证;心失肾阴的滋养,可出现心火上亢以及心肾不交等证;肺失肾阴滋养则形成肺肾阴虚之证。故滋养肾阴对恢复五脏之阴起着关键的作用。

4. 阳虚

(1)心阳虚损证

症舌脉:面色苍白,心悸,自汗,神倦嗜卧,心胸憋闷疼痛,形寒肢冷,舌淡或紫黯,脉细弱或沉迟。

病机分析:心阳不振,心气亏虚,则心悸、自汗,神倦嗜卧;阳虚不能温煦四肢百骸,则形寒肢冷;阳虚气弱,运血无力,血脉瘀滞,则心胸憋闷疼痛,舌质紫黯;面色苍白,舌淡脉细弱或沉迟,均为阳虚气弱之象。

治法:温补心阳,活血理气。

方药运用:

①常用方:拯阳理劳汤合丹参饮加减。药用人参、炙黄芪、五味子、肉桂、白术、当归、丹参、檀香、砂仁、炙甘草。

方中人参、黄芪大补元气，气充则阳生；肉桂补火助阳；五味子敛阴生津，阴中求阳；白术健脾燥湿，补后天之本；阳气虚则运血无力，故配丹参、当归养血活血，檀香、砂仁行气消滞；炙甘草益气缓中，调诸药为使。诸药相合，补而不滞，温而不燥，共奏温补心阳，活血理气之功。

②加减：血脉瘀滞而见心胸痛者，选加川芎、郁金、三七、苏合香丸活血定痛；阳虚较甚，形寒肢冷，脉迟者，酌加附子、仙茅、仙灵脾、巴戟天、鹿茸等温补阳气。

③临证参考：心阳虚损，心气亦已虚，故治当补益心气。因心阳根于命门真火，故心阳虚者，治当配以补益命门之火药物，如附子、巴戟天、鹿茸等。阳虚气化失司，水湿停聚而见水肿者，可合五苓散加减。

（2）脾阳虚损证

症舌脉：面色萎黄，食少，形寒，神倦乏力，少气懒言，大便溏泄，肠鸣腹痛，舌质淡，苔白，脉沉弱。

病机分析：脾阳亏虚，运化乏力，则食少；中州阳虚，四肢百骸失于温煦，则形寒，神倦乏力，少气懒言；寒凝气滞，传化失常，则肠鸣腹痛，大便溏泄；面色萎黄，舌淡苔白，脉沉弱均为中阳虚衰之象。

治法：温中健脾，补火生土。

方药运用：

①常用方：附子理中汤加减。药用熟附子、炮姜、人参、炒白术、木香、砂仁、炙甘草。

方中附子大辛大热，与炮姜相配，温中祛寒为主；气充则阳生，故辅以人参补中益气；脾阳不足，脾气不运，水湿易生，故佐以白术健脾燥湿，木香、砂仁芳香化湿，并可温中理气；甘草缓中益气，助姜附益气生阳，调和诸药为使。诸药合用，使中阳温运，阴寒得除，以复清阳上升，浊阴下降，阴阳顺接。

②加减：寒凝气滞，腹中冷痛较甚，加高良姜、吴茱萸、丁香温中散寒，理气止痛；食后腹胀及呕逆者，加砂仁、陈皮温中和胃降逆；若阳虚湿盛，腹泻著者，加肉豆蔻、补骨脂温补脾肾以止泻。

③临证参考：本证多由脾胃气虚进一步发展为气虚中寒，而为脾阳不振，然脾阳还需肾阳温煦，才能运化正常，故治常配以温肾之品，如附子、肉桂、补骨脂等。

（3）肾阳虚损证

症舌脉：腰背酸痛，遗精阳痿，多尿或小便不禁，夜多小便，面色苍白，畏寒肢冷，下利清谷或五更泄泻，舌质淡体胖有齿痕，苔白，脉沉迟。

病机分析：肾阳不足，失于温煦，故腰背酸痛，畏寒肢冷；阳气衰微，精关不固，则遗精阳痿；气化不及，水不化气则多尿；肾气不固则小便不禁；命门火衰，火不生土，则下利清谷或五更泄泻；面色苍白，舌质淡体胖有齿痕，苔白，脉沉迟，均为阳气亏虚，阴寒内盛之象。

治法：温补肾阳，填精固摄。

方药运用：

①常用方：右归丸合桑螵蛸散加减。药用附子、肉桂、鹿角胶、熟地黄、枸杞子、山药、山茱萸、菟丝子、杜仲、当归、益智仁、桑螵蛸、党参。

方中肉桂、附子、鹿角胶温补肾中元阳；配熟地、山萸肉、山药、枸杞子滋肾益阴，养肝补脾，取“阴中求阳”之意；菟丝子、杜仲强腰益肾；当归养血补虚；益智仁、桑螵蛸、党参益气固涩。诸药合用，温阳益肾，填精补血，以收培补肾中元阳之效。

②加减：遗精者，加金樱子、芡实、莲须或合金锁固精丸以收涩固精；下利清谷者，去熟地、当归，加黄芪、白术、薏苡仁益气健脾，渗湿止泻；五更泄泻，合用四神丸温脾暖肾，固肠止泻；浮肿尿少者，加茯苓、泽泻、车前子利水消肿；肾不纳气者，加补骨脂、五味子、蛤蚧补肾纳气。

③临证参考：肾阳为人身之元阳，故肾阳虚可导致脾、肺、心的阳气不足，而脾、肺、心的阳气衰弱，日久必损及肾阳，出现心肾阳虚等证，治疗应分别温补心肾或温补脾肾。阳损日久，亦可有阳损及阴的证候，治宜加入女贞子、天门冬、龟甲滋阴之品。

四、其他疗法

1. 中成药

(1)气虚

①北京蜂王精：每次 10ml，每日 1 次，宜于清晨或睡前服。用于神经衰弱，慢性病，病后和产后的辅助治疗。

②金匮肾气丸：每次 1 丸，每日 2 次，温开水或淡盐水送下。用于命门火衰，肾虚腰痛，男子消渴小便多，女子转胞不得溺。

③健脑补肾丸：每次 15 粒，每日 2 次，口服。用于神经衰弱，健忘失眠，头晕目眩，耳鸣心悸，腰膝酸软，肾亏遗精。

(2)气血两虚

①参芪蜂王浆：每次 1 瓶，每日 2 次，早晚饭前温开水送服。用于气虚血脱，心脏衰弱，恶性贫血，身体羸瘦，食欲不振，风湿痹痛。还用于肝炎、胃溃疡、发育不良。

②十全大补酒：每次 15～30ml，每日 2 次。用于气血两亏，面色苍白，气短心悸，头晕自汗，体倦乏力，四肢不温，月经量多。

③补肾益脑片：每次 4～6 片，每日 2 次，温开水送服。用于气血两亏，阳气虚弱，心跳气短，失眠健忘，遗精盗汗，腰腿酸软，耳聋耳鸣。

(3)气阴两虚

①生脉饮：每次 10ml，每日 3 次，口服。用于气阴不足之证。

②五加参冲剂：每次 3g，每日 3 次，开水冲服。用于肺肾阴虚，体虚乏力，食欲不振，腰膝酸软，失眠多梦等。

(4)血虚

①首乌片：每次 5 片，每日 3 次，温开水送服。用于血虚体弱，头晕耳鸣，腰膝酸软。

②阿胶补血膏：每次 20g，每日早晚各 1 次，温开水送服。用于久病体弱，血亏目昏，虚痨咳嗽。

③当归养血膏：每次 15ml，每日 3 次，口服。用于气血亏虚，面色萎黄，眩晕乏力，肌肉消瘦，经闭，赤白带下。

(5)阳虚

①壮腰健肾丸：大蜜丸每次 1 丸，小蜜丸每次 20 粒，每日 1～2 次，温开水送服。用于肾亏腰痛，腰软无力，小便频数，遗精梦泄，风湿骨痛，神经衰弱。

②龟龄集：每次 0.6g，每日 1 次，口服。用于阳痿遗精，阴寒腹痛，妇女子宫寒冷，腹痛带下，五更溏泻，精神萎靡，食欲不振。

③参茸鞭丸：每次 10 粒，每日 2 次，淡盐水或温开水送服。用于性欲衰退，肾虚气弱，阳痿，早泄，遗精。

(6)阴虚

①六味地黄丸:大蜜丸每次1丸,小蜜丸每次9g,水蜜丸每次6g,每日2次,空腹温开水或盐汤送服。用于肾阴亏损,头晕耳鸣,腰膝酸软,骨蒸潮热,盗汗遗精,消渴。

②定心丹:每次4g,每日2次,温开水送服。用于风湿性心脏病,心动过速,心率不齐,心力衰竭。

2. 单验方

(1)西洋参10g,以水300ml,浸泡2小时后,温服,不拘时,最后将渣全部食用,每日1剂。治气阴两虚之虚劳。

(2)胎盘粉30g,装胶囊,每粒0.5g,每次6粒,每日4次。治气血双亏及肾虚之虚劳。

(3)乌龟粉:取乌龟洗净,去肠杂,放在低温的铁板上烘烤,待壳、肉呈焦黄时研粉备用,每次服3~5g,每日3次。治血虚阴伤型虚劳。

(4)海枣方:海参(干品)50g,大枣10枚,猪骨200g,加水炖服,每日1剂,10天为1个疗程,每个疗程间隔2~4天。治疗脾肾亏虚型虚劳。

3. 针灸疗法　选用大椎、关元、气海、足三里、三阴交等穴位,用补法针刺或艾灸(阴虚慎灸),能扶助正气,促进气血阴阳恢复,每次2~3穴,交替进行,同时根据五脏的不同,加选五脏的背俞穴(肺俞、心俞、肝俞、脾俞、肾俞)治疗;亦可根据气血阴阳虚损之不同,辨证取穴。

(1)气虚:取脾俞、胃俞、中脘、足三里,以悬灸法灸之,约30分钟。

(2)血虚:取心俞、巨厥、神门、三阴交,用捻转补法针之,留针20~30分钟。

(3)阳虚:取百会、大椎、肾俞、关元,以温和悬灸法灸之,约30分钟。

(4)阴虚:取肺俞、肾俞、太溪、三阴交,用捻转补法针之,留针20~30分钟。

【转归与预后】

一、转归

虚劳多为久病痼疾,其转归的关键在于患者体质的强弱和五脏的虚损劳伤程度。

气虚可逐渐发展为阳虚,如心气虚、脾气虚可逐渐发展为心阳虚和脾阳虚,故及早调治气虚可防治疾病加重,因脾胃是气血生化之源,宜用健脾补益中气,使五脏之气随之转旺。血虚证,因肝血及心血均由脾土化生,故脾土不败,调治得当,则易于好转;反之则病情难复,出现气血俱虚证。阴虚证,可由阴损及阳而成为阴阳两亏,因肾寓藏真阴,故肾阴未枯竭,治之恰当,可使病情向好的方面转化,反之,则可渐至阴尽阳亡,犹如油尽灯灭,势难挽回。阳虚证,多由气虚发展而成,以心脾肾的阳虚为多见,因肾阳为人身之元阳,故肾阳未衰败,施治正确,则可逐渐康复;反之肾阳衰败,火不温土,进而阳损及阴,导致阴阳两损。

临床虽然将虚劳归纳为气、血、阴、阳虚损4类,但往往是错杂互见。一般来说,病程短者,多伤气血,可见气虚、血虚、气血虚损之证;病程长者,多伤及阴阳,可见阴虚、阳虚及阴阳亏损之证。另因五脏相关,故一脏有病可累及他脏,如脾脏虚损,除见本脏的脾气虚、脾阳虚、脾阴虚之外,还可累及他脏出现心脾虚、肺脾虚、肝脾虚、脾肾虚等。此外,虚劳患者因体虚卫外不固,易感外邪,更易损伤元气,使病情加重,更趋复杂,虚劳日久,气血运行不畅,瘀血内阻,则可形成干血劳等。

二、预后

虚劳病情的轻重,往往与损伤的脏腑,伤及的气血阴阳的程度有密切关系。一般来说，脾肾未衰，元气未败，纳食尚可，脉象和缓者，病属顺证，预后良好；反之，元气先衰，脾肾已败，形神衰惫，不思饮食，喘急气促，腹泻不止，脉象微弱、数疾、迟涩者，病属逆证，预后不良。

【护理与调摄】

一、辨证施护

1. 气虚损者，若气虚下陷出现内脏下垂或阴挺、脱肛，除卧床休息外，尚可配合气功疗法。阴挺、脱肛者，可用热敷上托，并针刺气海、足三里、三阴交等穴位，以升提中气。饮食方面，肺气虚者，常食红枣糯米粥、鸡汁、猪肺等以补肺气；脾气虚者，宜食清淡易消化的食物；胃缓者，饮食不宜过饱，以少量多餐为宜。

2. 对血虚损者应了解有无出血或慢性消耗性疾病，嘱其切勿突然改变体位，以免发生昏厥。宜给予补血类食物，如猪肝、红枣、瘦肉、鸡蛋、桂圆、猪或牛骨髓等。

3. 对阴虚损见低热者，应按时测量体温。咳血或痰中带血者，应观察其痰血的色、质、量，并予梨膏 1 匙冲服，或饮藕汁 60ml 清热止血。盗汗者，夜间衣被适度，汗后更换湿衣，避免受凉。饮食可加选沙参、玉竹、百合、甲鱼、黑木耳、银耳、淡菜等滋阴食物，忌烟酒及辛辣温燥动火伤阴之品。

4. 对阳虚损者，嘱注意保暖。饮食宜温，可选食羊肉、狗肉等，忌食生冷瓜果。脾阳虚，腹痛腹泻，完谷不化者，可配用艾灸关元、气海、足三里等穴，并忌生冷油腻食物。

二、生活调摄

1. 避风寒，适寒温　虚劳患者，正气不足，卫外不固又易受外邪侵袭，故随着气候的变化，增减衣服，免受六淫伤害。

2. 慎起居，远房事　生活起居要有规律，劳逸结合，避免过多房事，以防伤精耗血，加重病情。

3. 调饮食，节情志　多食富于营养、易于消化的清淡食品。调节情志，避免精神刺激，保持乐观、舒畅、稳定的情绪。

4. 勿劳累，多锻炼　避免劳累过度，对虚劳的调养至关重要。但同时要加强体育锻炼，如气功、太极拳等，以增强体质。

5. 勤洗衣被，保持室内空气清新。

6. 禁止滥用药物，避免毒物刺激。

【预防与康复】

一、预防

防止引起虚劳的原因作用于人体，是预防虚劳的根本措施。避免烦劳过度，防止因劳致虚；调节饮食，防止脾胃损伤，注意寒温变化，防止感受外邪；及时、正确地治疗及调理疾病，避免病久致虚等，对于虚劳的发生具有重要的作用。

二、康复

1. 药物康复　主要针对五脏虚损的不同进行调补，采用丸药巩固疗效。如气虚用补中益气丸，血虚用归脾丸，阴虚用六味地黄丸，阳虚用右归丸等。

2. 食疗康复

(1)气虚损：参芪炖鸡。用党参 30g，黄芪 30g，母鸡肉 150g，红枣 5 枚，生姜 3 片，放入碗内，加水盖严，隔水炖 2 小时，加盐调味，吃肉饮汤。

(2)血虚损：当归生姜羊肉汤。用当归 30g，生姜 15g，羊肉 150g，加水适量，煮至羊肉熟烂为止。

(3)阴虚损:团鱼骨髓汤。团鱼1只(去内脏及爪),猪脊髓150g,生姜3片,一起放入锅内,加适量清水,先以旺火煮沸,再以文火煎至肉烂为止,加盐调味即成。

(4)气阳虚损:人参炖乌鸡。用人参10～12g,乌鸡肉250g(去皮骨),生姜3片,放碗内加适量清水盖严,隔水炖2小时,加食盐调味即成。

(5)阳虚损:熟附生姜狗肉汤。用熟附片15～30g,生姜150g,狗肉500～1000g(切块),先用蒜头、花生油起锅,加水煮狗肉时,再放入熟附片、生姜(切片),煮2小时后即可分次食用。

三、自我疗法

可练内养功法,练功时要根据自己的体力,选择一种固定的练功姿势,以自然舒适为度,全身肌肉要松弛,情绪要安定,并排除杂念,逐步入静。经过长期锻炼,使意气相和以恢复五脏之虚损。亦可从个体的不同情况出发,采取太极拳等其他锻炼方法。

【医论提要】

虚劳又称虚损、劳伤,有关论述最早见于《内经》。在历代中医著作中还有“五劳”、“七伤”、“六极”、“干血劳”、“童子痨”、“内损”、“外损”等名称。“虚劳”之名,首见于汉代张仲景《金匮要略·血痹虚劳病脉证并治》,后一直沿用至今。宋以前,虚劳与痨瘵多混为一谈,至宋代严用和《济生方·诸虚门》始将二者区分,严氏认为,“五劳六极之证,非骨蒸传尸之比,多由不能摄生,始于过用”所致,不能与“传变不一,积年染疰,甚至灭门”,“若究其根,惟心肺受虫啮”的痨瘵相混淆,这在学术上是一个很大的贡献。

虚劳之病因,以明代绮石《理虚元鉴·虚症有六因》的概括最为全面:“有先天之因,有后天之因,有痘疹及病后之因,有外感之因,有境遇之因,有医药之因”。《素问·通评虚实论》所谓“精气夺则虚”,是为虚证病机之总纲。清代吴谦《医宗金鉴·虚劳总括》说:“虚者,阴阳、气血、荣卫、精神、骨髓、津液不足是也。损者,外而皮、脉、肉、筋、骨,内而肺、心、脾、肝、肾消损是也。成劳者,谓虚损日久,留连不愈,而成五劳、七伤、六极也”。清代何梦瑶《医碥·虚损痨瘵》亦云:“虚者,血气不足也,久则肌肤脏腑亦渐消损,故曰虚损。劳者,久为病苦,不得安息,如劳苦不息者然”,从中可见,虚劳是以五脏气血阴阳的亏虚损耗为基本病机,在此基础上出现相应的多种症状,患者在较长时期内为其病所苦。

在虚劳的辨证论治方面,《素问·三部九候论》提出“虚则补之”,《素问·至真要大论》提出“劳则温之”、“损者益之”,都是指导虚劳治疗总的原则。《素问·阴阳应象大论》进而指出:“因其衰而彰之。形不足者,温之以气;精不足者,补之以味”。《难经·十四难》在《内经》理论的基础上,创“五损”之说,阐述了本病内虚亏损的轻重程度和证候演变,并进一步提出五脏虚损的治法,即“损其肺者,益其气;损其心者,调其营卫;损其脾者,调其饮食,适其寒温;损其肝者,缓其中;损其肾者,益其精”,这个虚劳的治疗大法,为后世所遵循。汉代张仲景《金匮要略》列举食伤、忧伤、饮伤、房劳伤、饥伤、劳伤、内有干血、亡血失精、风气百病引起“诸不足”等,是导致“五劳虚极”的基本原因,同时阐述了阳虚、阴阳两虚等各种虚劳证候的辨别、治法和用方,治疗上着重温补脾肾,肾气丸、小建中汤、黄芪建中汤等为临床所常用。另外《金匮要略》提出了干血致虚和化瘀生新的治法,创立了祛瘀生新的大黄䗪虫丸,给后世以很大的启迪。此后,唐宋时期,对于虚劳的证治有了一定的发展,孙思邈《备急千金要方》和《千金翼方》、王焘《外台秘要》、严用和《济生方》等,收集了大量散在的民间经验方,大大丰富了虚劳的治疗方药。金元诸家对虚劳的理论认识和临床治疗各有创见,如李东垣从脾胃论治，创补中益气汤等方，治疗气虚发热证，其“甘温除热法”，开辟了虚劳治法的一个新途径；朱丹溪倡“阳有余阴不足”论，重视精血，治疗上擅长滋阴降火，创大补阴丸、三补丸等方，治疗阴虚火旺的虚劳证，确有独到之处。明代的诸多温补派医家，如张景岳、薛己、赵献可等，对虚劳的论治也各有特点，尤以张景岳为突出。张氏在治疗上对阴阳互根的理论作了深刻的阐发，《景岳全书·新方八阵·补略》指出：“凡气虚者，宜补其上，人参、黄芪之属是也；精虚者，宜补其下，熟地、枸杞之属是也；阳虚者，宜补而兼暖，桂、附、干姜之属是也；阴虚者宜补而兼清，门冬、芍药、生地之属是也；此固阴阳之治辨也。其有气因精而虚者，自当补精以化气；精因气而虚者，自当补气以生精。又有阳失阴而离者，不补阴何以收散亡之气？水失火而败者，不补火何以甦垂寂之阴？此又阴阳相济之妙用也。故善补阳者，必于阴中求阳，则阳得阴助而生化无穷；善补阴者，必于阳中求阴，则阴得阳升而泉源不竭。”张氏创制了左、右归丸，左、右归饮等方剂，调治阴阳精气，使治疗肾虚的效果得以大大提高。另外，在对虚损病因的认识上，张氏强调心与虚损的关系，认为“五脏之伤，惟心为本”，也颇具实践意义。对于虚损累及多个脏腑，一方难以求全的复杂证候，薛己临证遣方十分巧妙，往往在一日之内，早服理脾胃之剂以培补后天，晚服补肾命之品以滋化源，这种新的治疗手段，为后世医家所效法。李中梓强调脾肾在虚劳治疗中的重要性，李氏在《医宗必读·虚劳》中云：“夫人身之虚，不属于气，即属于血，五藏六府，莫能外焉。而独主脾肾者，水为万物之元，土为万物之母，二藏安和，一身皆治，百疾不生。”绮石对于虚劳的治疗，提出“治虚有三本，肺、脾、肾是也。肺为五脏之天，脾为百骸之母，肾为性命之根，治肺、治脾、治肾，治虚之道毕矣……一曰清金保肺，无犯中州之土，此用丹溪而不泥于丹溪也；一曰培土调中，不损至高之气，此用东垣而不泥于东垣也；一曰金行清化，不觉水自流长，乃合金水于一致也”，这些观点，平正通达，为后世医家所公认。清代对虚劳的认识更为深入。沈金鳌提出，虚劳当以气血阴阳为辨证纲要。沈氏在《杂病源流犀烛·虚损痨瘵源流》中说：“其所以致损者有四，曰气虚，曰血虚，曰阳虚，曰阴虚。阳气阴血，精又为血本，不离气血，不外水火，水火得其正则为精为气，水火失其和则为寒为热，此虚损之大概。”晚清王旭高在《西溪书屋夜话录》中提出补肝阴、补肝阳、补肝血、补肝气之法，抛弃了“肝无虚证”之成说，具有实践意义。

【医案选粹】

案一

李士材治福建何金阳令郎，患虚损梦遗盗汗，羸顿已极。检其所服，以四物、知、柏为主，芩、连、二冬为加减。诊其脉大而数，按之极软。李曰：中气大寒，反为药苦矣。乃以归脾汤，入肉桂一钱，人参五钱，当晚得熟寐。居十日而汗止精藏。更以还少丹兼进，补中益气间服，一月而瘥。

［俞震(清)．古今医案按．沈阳：辽宁科学技术出版社，1997:59］

案二

颜汝玉女，病虚羸寒热，腹痛里急，自汗喘嗽者三月余。屡更医药不愈，忽然吐血数口，前医转邀石顽，同往诊。候其气口虚涩不调，左皆弦微，而尺微尤甚。令与黄芪建中加当归、细辛。前医曰：虚劳失血，曷不用滋阴降火，反行辛燥乎？余曰：不然。虚劳之成，未必皆本虚也。大抵多由误药所致，今病欲成劳，乘其根蒂未固，急以辛温之药，提出阳分，庶几挽回前失，若仍用阴药，则阴愈亢而血愈逆上矣。从古治劳，莫若《金匮》诸法。如虚劳里急诸不足，用黄芪建中，原有所祖。即腹痛悸衄，亦不出此。更兼内补建中之制，加当归以和营血，细辛以利肺气，毋虑辛燥伤血也。遂与数帖血止，次以桂枝人参汤数服，腹痛、寒热顿除。后用六味丸，以枣仁易萸肉，或时间进保元、异功、当归补血之类，随证调理而安。余治虚劳，尝屏绝一切虚劳之药，使病气不致陷入阴分，深得《金匮》之力也。

［张璐（清）．张氏医通．上海：上海科学技术出版社，1963：78］

案三

丹徒王盛之，年三十余。六脉俱九至，外症则咳嗽面赤，懒言怕闹，时病已半年，从前苦寒之剂，不记数矣，此真气已虚而脉数也。经云：数则元气虚，数则脾气虚。又云：数则有热而属虚，是皆不足之症。六脉中又脾、肾二脉洪大，此肺金不能生肾水也，理宜补肺金生肾水，水旺则制火，金旺则生水平木，木平则脾土盛，又生金矣，此正治也。乃与云：兹证服药十四、五帖，当有汗出，此阳气升而经络通矣。汗后即当倦八九日或半月，此邪退而正虚也。或十日、半月，元气渐复，倦态方去，自后温补脾胃之剂，又当痰动、血动，或发肿毒，或作泻，此数者，听其自来，乃脏腑邪气欲出，发动流行之象也。倘不预言，恐变证多端，患者惊骇耳。因与以补脾生肺滋肾水之剂，五六帖，数脉不减，此真元虚而燥也。即以前剂去头煎，服二煎、三煎，不十剂而数脉去，此时虚火一退，中气便寒，以六君子加姜、桂五六帖，脾气运动，痰饮便行，归于腰胁，肝肾部分大痛。邪之所凑，其气必虚，益见肝肾虚矣。令外以盐熨，服二陈加桃仁、元胡索、薏苡仁二帖，大肠见痰血而痛止，复用补脾六君加五味、白芍而愈。倘不预明此理，则变出腰胁痛时，便没主张矣。

（胡慎柔．慎柔五书．南京：江苏科学技术出版社，1985：80）

【现代研究】

近年来，许多医学工作者对虚劳进行了大量的临床及实验研究，对诸多难治性疾病进行中医辨证论治，如心力衰竭、再生障碍性贫血、白血病、肌萎缩侧索硬化症、帕金森病、白塞病、系统性红斑狼疮等，均取得了良好的效果。提示将中医虚劳理论引进现代难治疾病领域是一条值得探索的路子。

一、病因病机研究

王桂芬[1]总结了汪绮石先生对虚劳的认识，认为形成虚劳的病症，有六个方面的因素。先天之因，主要责之父母精血不旺，所以生后易多病，出现虚劳先兆。后天之因，如酒色、劳倦、内伤、七情失调、饮食失节而导致的机体损伤，多属精气神受伤，日久便成虚劳。痘疹及病后之因，都是余邪未尽，或调理失当致贻后患。外感之因，主要是伤风不醒，或久咳不已，元气素虚，不能祛邪外出；加之酒色过度，血伤肝旺，以致肺经伏热，则水精不布。肾源告竭，便成劳嗽。境遇之因主要在于七情所伤，因情志抑郁易伤人气血而渐成劳损。医药之因，大多数由于错误用药。徐云生[2]认为虚劳是一种由于思欲过度，导致失精而引起的以脏腑阴阳气血失调为主要病理变化的疾病，其病机是思欲太过，相火内炽，肾失封藏，精液溢泻，病由心起，先是伤肾，后及各脏，先是伤阴，后也伤气，导致各脏腑阴阳气血失调。

二、证候学与辨证规律研究

虚劳的证候虽多，但总不离乎五脏，而五脏之伤，又不外乎气、血、阴、阳，病证表现轻重不一。对虚劳的辨证，应以气、血、阴、阳为纲，五脏虚候为目。一般说来，病情单纯者，病变比较局限，容易辨清其气、血、阴、阳亏虚的属性和病及脏腑的所在。但由于气血同源，阴阳互根，五脏相关，所以各种原因所致的虚损往往互相影响，由一虚而渐致多虚，由一脏而累及他脏，使病情趋于复杂和严重，辨证时应加注意。

三、治则治法研究

王永刚等[3]阐述了汪绮石治疗虚劳的治则特点，提出：治虚有三本，肺脾肾是也。虚劳之为病，不外阴阳二途，治疗上阴虚为主者统于肺，阳虚为主者统于脾。胡孔翠[4]将虚劳归类为气虚、血虚、阴虚、阳虚四类。临床治疗总以益气温阳为大法，佐以养心、健脾、补肾等。

四、辨证用药研究

慢性肾衰是多种肾脏疾病发展到终末阶段的共同结果，它以肾脏功能平衡失调为主要表现，属于中医学"虚劳"等范畴。张保伟[5]报道了刘渡舟治疗慢性肾衰经验：探病机重视气机升降失调；论治法擅调气机升降出入；选方药主张小方药取轻灵；临证时全在中医辨证论治。荆防肾炎方的创制，为慢性肾衰提供了一种全新的思路和卓越的治疗效果。其方由荆防败毒散加半枝莲、草河车、生地榆、槐花、大黄组成。一则取其轻扬，达到风以胜湿之功，二则兼顾了升清和降浊药量的比例，风药升清，用量宜轻，降浊药物，用量宜重，方能取得较好疗效。

另外，有不少学者，在中医理论指导下，研制新方新药，取得了较好的疗效。刘振新等[6]临证观察血液透析病人多以肺、脾、肾虚为主，报道长期血透所致虚劳患者43例，以鹿角胶20g（烊化），紫河车30g（烊化），龟甲20g，党参、黄芪、熟地黄、沙参、麦冬、枸杞子、牛膝、百合、桔梗各10g，大黄8g（后下）水煎后口服，显效31例，有效10例，无效2例，有效率为95.3%。方中诸药共奏补肾精、温肾虚、益气养血之功。慢性再生障碍性贫血（CAA）是一种骨髓造血衰竭症，在中医学中属于虚劳范畴。石琳[7]报道慢性再障患者40例，其中肾阴虚型22例，肾阳虚型18例，均口服再造生血颗粒。治疗后肾阳虚型基本治愈9例，缓解6例，明显进步2例，无效1例，有效率为90.9%。肾阴虚型分别为5例、5例、8例、4例，有效率为81.8%。

参 考 文 献

[1] 王桂芬．绮石论虚劳病因病机及证治述要[J]．中医药学刊，23(4)：680.

[2] 徐云生．虚劳病不同于虚证—试论虚劳病的病因病机与治疗[J]．江苏中医药，2006，27(1)：19.

[3] 王永刚，钞建峰，王承平．绮石虚劳证治特点[J]．中医药学刊，2006，24(5)：872.

[4] 胡孔翠．虚劳之辨证论治[J]．现代医药卫生，2007，23(5)：726-727.

[5] 张保伟．刘渡舟教授治疗慢性肾衰经验摭拾[J]．中医药学刊，2004，22(4)：584-592.

[6] 刘振新，王尚龙．中药治疗长期血液透所致虚劳43例[J]．河南中医，2005，25(11)：33-34.

[7] 石琳．中医分型治疗慢性再生障碍性贫血临床研究[J]．河南中医学院学报，2007，22(5)：41-42.

第八节　积　　聚

【定义】

积聚是腹内结块，或胀或痛的病证。积者有形，积块固定不移，痛有定处，病多在血分，属于脏病；聚则无形，包块聚散无常，痛无定处，病在气分，是为腑病。因积与聚关系密切，故统称为积聚。

【范围】

西医学中腹腔肿瘤、肝脾肿大、胃扭转、胃肠功能紊乱、不完全性肠梗阻、幽门梗阻、肠套叠、肠扭转、多囊肾等病，可参照本节辨证论治。

【病因病机】

一、病因

1. 情志所伤　情志所伤是引起本病的主要原因之一。气为血帅，气行则血畅。若情志抑郁，肝气不畅，脏腑失和，使气机阻滞或逆乱，聚而不散，则致聚证；若气滞不能帅血畅行，以致瘀血内停，脉络受阻，结而成块，则成积证。宋代严用和《济生方·积聚论治》云："忧、思、喜、怒之气……过则伤乎五脏，……留结而为五积。"指出情志因素是导致积聚的重要原因。

2. 饮食所伤　饮食不节，伤及脾胃，脾失健运，不能输布水谷之精微，则聚湿生痰，痰阻气滞，壅而不畅，则致聚证。若气滞使血行不畅，脉络滞塞，痰浊与气血柞搏，结而成块，则成积证。亦有因饮食失节，因食遏气，食气交阻，气机不畅，而成聚证者。

3. 感受外邪　感受寒湿常为积聚之因。如寒湿内侵，伤及脾胃，使脾阳不运，湿痰内聚，阻滞气机，壅塞不畅，则致聚证；若气滞痰阻，障碍血行，使脉络瘀滞，则成积证。亦有外感于风寒，内伤于饮食，使脾失健运，湿浊不化，凝聚成痰，痰阻气滞，聚而不行，以致成聚者；或风寒痰食与气血搏结，使瘀血留滞，脉络壅塞成块，而成积证者。

从临床来看，情志、饮食、寒湿或风寒等方面的致病因素，往往不是孤立的，而是相互兼见，相互影响，合并为患的，气滞可夹痰食瘀血，痰食可因寒湿伤脾所致等。内外合邪，则尤易导致本病。

二、病机

1. 发病　由于积聚的病机关键乃为气滞血瘀，而形体壮盛之人，正气充盛，气血流畅，不致郁滞为患，则积聚无由所生，而形体虚弱，正气不足，气血皆虚，运行迟缓，则每遇邪犯，易罹郁滞为患，导致本病的发生。积聚起病多较缓慢，一般常以腹胀或腹痛为首发症状，聚证可转为积证。

2. 病位　在腹腔内，肝、脾、胃、肠为主要病变部位。聚者无形，包块聚散无常，痛无定处，病在气分，属于腑病；积者有形，积块固定不移，痛有定处，病多在血分，属于脏病。肝以血为体，以气为用，主贮藏血液与调节血量，并司全身气机的疏泄条达，若肝的疏泄功能失常，则直接影响气机的畅达，血液的循行，以致气滞而成聚证，日久血瘀而成积证。脾胃为后天之本，气机升降之枢，不仅能受纳水谷，转运精微，化生气血，以灌溉五脏六腑，而且能运化水湿津液以布达周身。如脾胃功能失常，气机升降失度，以致血行滞涩，痰湿停聚，而成积聚。肠为传导之腑，以通为用，若传导失常，腑气不通，亦可形成积聚。

3. 病性　本病以气滞血瘀为主，初期多为气血凝结，寒湿内阻之实证。若气滞、寒凝、食阻、痰结、血瘀相互裹结，郁而化热，耗伤气血，损坏脏腑，则可成为邪实正虚之证。

4. 病势　初期以气血紊乱为主，继则肠胃受累，病情尚为轻浅。若失治误治，积聚之邪更损伤肝脾，则病情加重，进而肝脾肾三脏皆受损害，病情重笃。

5. 病机转化　在本病的病变过程中，气滞可致血瘀；而血瘀亦可阻滞气机，使气滞更甚，如此互为因果，相互贼害，以致本病日益为甚。初起多为气机阻滞或气滞湿阻之实证；如气机不利，郁而化热，热结肠腑，则可出现阳明腑实证；如气聚不散，日久气血凝滞，结而成块，则由聚证转为积证。积聚日久，或失治误治，则转为邪实正虚之证。积聚既可由它病转变而成，又可加重转为他病，如臌胀、黄疸、出血等。

积聚病因病机见图 6-13。

图 6-13　积聚病因病机示意图

【诊断和鉴别诊断】

一、诊断依据

按照2008年中华医药学会发布的《中医内科常见病诊疗指南·中医病证部分》。

1. 常有腹部胀闷或疼痛不适等症状;腹腔内可扪及包块。

2. 常有情志不调、饮食不节、感受邪毒或黄疸、胁痛、虫毒 、久疟、久泻、久痢等病史。

3. X线、B超、CT等影像学检查显示腹部包块或占位性改变,肠道积气或梗阻。

二、鉴别诊断

1. 痞满　痞满以患者自觉脘腹痞塞不通、满闷不舒为主要症状,但腹部无气聚胀急之形,更不能扪及坚积包块,此为与积聚相区别之要点。

2. 臌胀　臌胀以腹大如鼓为特征,虽腹内有积块,但更有水液停聚。腹内有无明显的水液停聚,是积聚与臌胀的鉴别要点。

3. 石瘕　石瘕为妇科疾病,虽在下腹部可扪及包块,但常伴有月经不调、白带增多等症。

4. 奔豚气　奔豚气是病人自觉有气从少腹上冲胸咽的一种病证。其与积聚鉴别的关键在于:奔豚气是其气由少腹上冲胸咽或有水气自少腹上冲至心下,其特点是自下逆上,如奔豚之状。聚者气聚时聚时散,仅限于腹部。积者腹内积块,固定不移。三者主症不同。

【辨证论治】

一、辨证要点

1. 辨积与聚　积与聚合称为一个病,二者既有联系,又有区别。聚者腹中胀气时聚时散,发有休止,触之无形,痛无定处,病程较短,病在气分,多为腑病,病情一般较轻,治疗相对较易;积者积块固定不移,触之有形,痛有定处,病程较长,病在血分,多为脏病,病情较重,治疗较难。

2. 辨部位　积块的部位不同,标志着所病的脏腑不同,临床症状、治法方药也不尽相同,故有必要加以鉴别。一般病在两胁属肝,病在心下属胃,病在大腹属脾。右胁腹积块伴见胁肋刺痛、黄疸、纳呆、腹胀等症状者,病在肝;胃脘部积块伴见反胃、呕吐、呕血、便血等症状者,病在胃;左胁腹积块伴见患处胀痛,疲乏无力、出血者,多为病在肝脾;右腹积块伴见腹泻或便秘、消瘦乏力者,或左腹积块伴见大便次数增多、脓血便者,其病多在肠。

3. 辨虚实　积聚一病标实之象突出。聚者一般病情较轻,正气未损,以邪实为主;积者日久,可伤及脏腑,标实以寒凝、气滞、痰结、血瘀为多,本虚多为气血不足。一般来说,初期积块形小,按之软而不坚,人体正气未伤;中期积块增大,按之觉硬,人体正气已伤;末期积块明显,按之坚硬,人体正气大伤。

二、治疗原则

聚者一般病情较轻,正气受伤不明显,治疗重在疏肝理气,行气消聚,基本治则是调气。积者病情较重,治疗必须根据正邪盛衰的趋势,或攻,或补,或攻补兼施。一般积之初期,积块软而不坚,正气尚强,治则以攻邪为主,予行气活血,软坚消积;中期积块增大,质渐坚硬,正气渐伤,邪盛为主,治宜攻补兼施;末期积块坚硬,形瘦神疲,正气大虚,治宜扶正培本为主,酌加理气化瘀消积之品,切忌攻伐太过。

对于本病的治疗,还当注意攻伐之药不宜过用。妄用攻伐,虽可图得一时暂快,但耗气损正,最终必致正虚邪盛,使病情益重。

三、分证论治

1. 聚

(1)肝郁气滞证

症舌脉:腹中气聚,攻窜胀痛,时聚时散,脘胁之间时或不适,苔薄白,脉弦。

病机分析:七情失和,肝失疏泄,气结作梗或气机逆乱,则腹中气聚,攻窜胀痛;气结则聚,气顺则散,故时聚时散;脘胁之间时或不适、苔薄白、脉弦均为肝气不舒,气机不利之象。

治法:疏肝解郁,行气散结。

方药运用:

①常用方:逍遥散合木香顺气散加减。药用北柴胡、木香、青皮、枳壳、厚朴、乌药、川芎、香附、生白芍、当归、炙甘草。

肝主疏泄,喜畅达而恶抑郁,气机既郁非药用柴胡不足以升发,方中北柴胡疏肝解郁为主药;辅香附、木香、青皮、枳壳、厚朴、乌药、川芎行气散结,助主药解郁消聚;又因肝为体阴用阳之脏,惟恐疏散伤阴耗气,故又佐以白芍、当归养血柔肝,养肝体而和肝用;甘草和中调药,使行气而不耗气。

②加减:口苦舌尖红,兼有热象者,加黄芩清泻肝热;两胁胀甚者,加川楝子、延胡索理气止痛;兼瘀者,可加桃仁、红花活血化瘀。

③临证参考:逍遥散疏肝解郁,健脾养血,适用于肝气郁结,脾弱血虚者;木香顺气散疏肝行气,温中化湿,适用于寒湿中阻,气机郁滞者。

(2)食浊阻滞证

症舌脉 :腹胀或痛,腹部时有条索状物聚起,按之胀痛更甚,便秘,纳呆,舌苔腻,脉弦滑。

病机分析:六腑以通为用,食浊阻滞肠道,腑气不通,清气不升,浊气不降,以致腹胀或痛,便秘纳呆;食浊阻滞,气聚不散,则腹部时有条索状物聚起,按之胀痛更甚;舌苔腻、脉弦滑均为食浊阻滞之象。

治法:理气化浊,消导通腑。

方药运用:

①常用方:六磨汤加减。药用大黄、枳实、槟榔、木香、乌药、沉香。

六腑以通为用,故方中以大黄通腑导滞为主药;辅以槟榔、枳实导滞通便,使食浊得下,腑气得通;佐以沉香、广木香、台乌药通利气机,消聚除滞。

②加减:若肝气夹痰交阻,咽哽不利者,可加紫苏、半夏、厚朴、茯苓行气化痰;若兼脾虚便溏纳差者,可加党参、白术、鸡内金、炒麦芽等健脾益胃。

③临证参考:食浊阻滞患者往往脘痞作胀,消化不良,治疗重在消食化浊;便秘腑气不通者,则必须通腑攻下方能奏效;若无便秘者,亦可不用攻下药,而加强理气药。

(3)热结腑实证

症舌脉 :腹痛剧烈,辗转不安,便秘纳呆,发热口渴,舌质红,舌苔黄燥或厚腻,脉弦数。

病机分析:感受外邪,入里化热,或因湿热内阻,结于胃肠,腑气不通,则腹痛剧烈,辗转不安,便秘纳呆;里热熏灼,则发热口渴;舌质红、苔黄燥或厚腻、脉弦数均为热结腑实之象。

治法:清热导滞,理气通腑。

方药运用:

①常用方:大承气汤。药用生大黄、芒硝、厚朴、枳实。

方中生大黄苦寒，攻积导滞，泻热通便，为君药；配芒硝软坚润燥，以荡涤肠中之燥屎，与大黄相须为用，急下存阴；佐以川厚朴行气宽中，枳实消积导滞，两药同用，重点在于行气破聚。

②加减：津伤甚者，加生地、玄参以养阴凉血；若腹胀甚者，加槟榔、木香、莱菔子理气消胀；若恶心呕吐者，加姜半夏、姜竹茹等降逆止呕。

③临证参考：本证攻下要适度，便通热泻后以养阴益气为主。

2. 积

(1)气血阻滞证

症舌脉：胁腹胀痛，部位固着不移，积块不坚，舌质紫，或见瘀斑，脉弦。

病机分析：气血阻滞，络脉不畅，则胁腹胀痛；积而成块，则固着不移；病属初起，积犹未久，故积块软而不坚；舌质紫或见瘀斑、脉弦均为气血阻滞之象。

治法：理气活血，通络消积。

方药运用：

①常用方：大七气汤合失笑散加减。药用青皮、陈皮、桔梗、藿香、三棱、莪术、桂枝、制香附、生蒲黄、五灵脂。

气血阻滞成积，非青皮不足以破气消滞，故为主药。辅陈皮、桔梗、藿香行气散结，以期气行血行；血阻成瘀，非三棱、莪术不足以破瘀，再伍以桂枝、制香附温通经络，配生蒲黄、五灵脂以加强活血化瘀之力。诸药合用，共奏理气活血，通络消积之功。

②加减：腹部痛甚者，加延胡索、丹参、红花、赤芍等活血化瘀止痛；纳呆食少者，加鸡内金、炒麦芽、生山楂等消导开胃。

③临证参考：本证为积之初期，病机主要在气滞，故治疗时重在使用理气药，兼用活血化瘀药。若患者体质较差，有气虚见症，可适当使用补气药。

(2)气结血瘀证

症舌脉：胁腹积块肿大，硬痛不移，入夜更剧，肌肤不泽，消瘦乏力，纳差便溏，时有低热，面黯发青，舌边瘀斑，脉弦细。

病机分析：积成日久，气血凝结，脉络阻塞，血瘀日盛，故积块肿大，硬痛不移，入夜更剧；脾胃已虚，生化乏源，故见肌肤不泽，消瘦乏力，纳差便溏；气结血瘀，营卫不和，则时有低热；面黯发青，舌边瘀斑，脉弦细，为气结血瘀之象。

治法：祛瘀软坚，调理脾胃。

方药运用：

①常用方：膈下逐瘀汤加减。药用当归、川芎、桃仁、红花、赤芍、五灵脂、丹皮、延胡索、香附、乌药、枳壳、甘草。

积久而气血凝结，当用破血逐瘀之大方。组以当归、川芎、桃仁、红花、赤芍、五灵脂、延胡索、丹皮活血化瘀；气为血帅，气行则血行，故配香附、乌药、枳壳行气止痛，其中香附、乌药归肝经，肝经布胁肋，故有引经之意；瘀血等实邪虽盛，但脾胃已虚，还须使以甘草益气缓中，祛瘀而不伤正。

②加减：积块坚硬而疼痛明显者，可加水蛭、虻虫、䗪虫、穿山甲等虫类药破瘀消积，亦可加牡蛎、鳖甲、昆布、海藻等咸味软坚散结之品。

③临证参考：如积块大而坚硬作痛，可用鳖甲煎丸，以软坚化瘀。本证为积之中期，此时气结血瘀，正气已虚，故在使用膈下逐瘀汤或鳖甲煎丸的同时，要注意扶正健脾，可合用六君

子汤。

(3)湿热结毒证

症舌脉：胁下积块，心烦易怒，口干口苦，身黄目黄，胁腹刺痛，恶心纳差，便干尿赤，舌质红绛而黯，舌苔黄腻，脉弦滑或滑数。

病机分析：肝郁日久化火，与脾失健运产生的湿邪合而为病，致湿热郁于肝胆，甚则结毒，故胁下积块；湿热熏蒸，则发热盗汗；肝失疏泄则心烦易怒，口干口苦，身黄目黄；气滞血瘀，则胁腹刺痛；肝气横逆犯胃，则恶心纳差；湿热下迫，则便干尿赤；舌质红绛而黯、苔黄腻、脉弦滑或滑数均为湿热结毒之象。

治法：清热燥湿，解毒化瘀。

方药运用：

①常用方：龙胆泻肝汤加减。药用龙胆草、栀子、黄芩、车前子、泽泻、生地黄、当归、北柴胡。

湿热结毒，非大苦大寒之药不能清之燥之。方中龙胆草善清肝胆之实火，又长于苦寒除湿，故为君药；栀子、黄芩助主药清热燥湿；湿热蕴结当利之以畅其道，故佐以车前子、泽泻、木香通利湿热；苦寒之药多燥，而肝乃体阴用阳之脏，故配生地、当归既滋阴养血，又防药苦燥；使以柴胡疏肝解郁，以复肝木升发之性，且引药归肝经，药达病所。

②加减：血热症状不显著，可去生地、当归；发热重，积块胀痛明显者，可加虎杖、蒲公英、半枝莲、羊蹄根以凉血解毒，清热泻火；腹胀纳呆者，可加厚朴、大腹皮、莱菔子行气导滞消胀。

③临证参考：本证实属本虚标实之证，一旦热退毒解后，必须注意培本，往往需要气阴双补。

(4)正虚瘀结证

症舌脉：胁腹积块坚硬，疼痛加剧，面色萎黄，消瘦形脱，舌淡紫，无苔，脉弦细。

病机分析：积证日久，血络瘀甚，则积块坚硬，疼痛加剧；中气大伤，脾虚失运，新血不生，失于充养，故面色萎黄，消瘦脱形；气血耗伤，津液枯竭，血瘀气机不利，故舌质淡紫无苔，脉细数或弦细。

治法：大补气血，活血化瘀。

方药运用：

①常用方：八珍汤合化积丸加减。药用人参、炒白术、茯苓、当归、赤芍、白芍、熟地黄、川芎、三棱、莪术、五灵脂、苏木、阿魏、海浮石、瓦楞子、香附、槟榔。

积久正虚，治当攻补兼施。脾胃为后天之本，气血生化之源，扶正首当健脾补中，故方以人参、炒白术、茯苓益气健脾，配当归、赤芍、白芍、熟地黄、川芎养血活血；瘀结积坚，故以三棱、莪术、五灵脂、苏木破血逐瘀，阿魏、海浮石、瓦楞子软坚散结；气行则血行，佐以香附、槟榔理气导滞。诸药合用，使正气得复，气血得充，瘀血得化，积块渐消。

②加减：气虚甚者，加黄芪、山药以健脾益气；血虚甚者，加首乌、阿胶以补血养血；阴虚甚者，加生地、沙参、石斛养阴生津；气滞腹胀甚者，加莱菔子、大腹皮、乌药理气消胀；瘀血甚，积块坚者，加穿山甲、鳖甲、水蛭、虻虫、桃仁、丹皮、赤芍等活血化瘀。

③临证参考：本证为积之晚期，邪盛正衰，临床往往多有癌变，病势严重，治疗时，不仅要看到邪实，更须着眼于正虚，应用峻攻之剂时，必须严格掌握适应症。此外，对于进入晚期的患者，尤当注意饮食情况，若饮食量少，则首当调理脾胃，选用适当的药物以开胃进食，使中

气振,气血生化有源,正气强盛,则有助于攻邪。

四、其他疗法

1. 单验方

(1)甲鱼 1 只,用黄泥封固,焙黄去泥,研细末。每服 6g,每日 3 次,红糖调冲服。治肝脾肿大。

(2)醋炒三棱、莪术、黑丑、白丑、槟榔、茵陈各 15g,研细末,醋糊为丸。每服 5g,每日 2 次。治腹中积块。

(3)藤梨根、生薏苡仁、连苗荸荠各 30g;或龙葵、黄毛耳草各 15g,白花蛇舌草、蜀羊泉各 30g;或藤梨根、水杨梅根、虎杖根各 30g。均水煎服。用于脘腹积块(胃癌)。

(4)三棱、莪术各 15g;或三白草 60g,大蓟、地骨皮各 30g;或半边莲、半枝莲、黄毛耳草、薏苡仁各 30g,元胡荽 60g。均水煎服。可用于右上腹积块(肝癌)。

(5)苦参 9g,生、熟薏苡仁各 74g,煅牡蛎、土茯苓各 24g,紫参、生地、地榆各 12g;或白花蛇舌草、菝葜各 60g,垂盆草、土茯苓各 30g;或薄公英、半枝莲各 24g,白花蛇舌草、银花藤、野菊花根各 30g,露蜂房 9g,蜈蚣 2 条。均水煎服。可用于下腹之积块(肠癌)。

2. 外治法　均用于治疗积久不散。

(1)水红花膏:用水红花或子,每 1 碗以水 3 碗,用桑柴文武火熬成膏,用纸摊贴。

(2)贴痞琥珀膏:大黄、朴硝各 30g 为末,以大蒜同捣膏贴之。

3. 气功疗法　作为辅助治疗方法。根据患者情况,可选做意气功、站桩功、强壮功、内养功、放松功、小周天气功等,可起到治疗强体的作用。

【转归与预后】

一般来说,聚者较之积者病情轻,只要治疗及时得当,解除病因,可望治愈。部分聚者或因病情较重,或因失治误治,而致病情反复发作,气病及血,瘀血内结,亦可发展为积。

积之初期以邪实为主,发展到中期则邪实正虚,晚期以正虚为主。腹内积块较大者,脘腹皆可扪及,且疼痛逐渐加重,形体日趋消瘦,治疗大多较难奏效,预后往往不良。在各种积的证候中,以脘腹之积及右上腹之积最为多见。积之后期患者,因肝胆疏泄失常,胆汁外溢可发黄;水液内聚而出现臌胀;火热灼伤脉络,或病久气虚不能摄血,或瘀血内积,可致吐血、便血、衄血等,均为病情重笃,预后不良之象。随着现代治疗水平的提高,癥积患者的预后较前为佳,患者症状可有所减轻,生存时间得以延长。

【护理与调摄】

本病多由忧思恼怒太过,损伤五脏而致,故在护理上要重视心理护理,了解病人思想,调动自身积极因素,配合治疗,战胜疾病。聚之患者可参加适当的体力劳动、文娱活动等。积之患者,应根据全身情况,采取内科一级或二级护理,病情重者宜卧床休息。积聚患者病情发生变化时,应严密观察,详细记录,并及时做好必要的抢救准备工作。

积聚患者忌食生冷油腻、辛辣燥热之品,宜以营养丰富、易消化的软食或普食为主,并多进蔬菜水果等。饮食过热、过硬常可引起呕血、便血等严重并发症,故必须特别注意。

【预防与康复】

积极治疗导致积聚的前期病变。保持情绪稳定,心情舒畅,生活有节,戒烟酒。多进含纤维素的食物,避免高脂饮食,保证大便通畅。锻炼身体,增强体质,提高机体抗病能力。

一般来说,聚证患者只要治疗及时,身体康复较快;积证患者由于病深日久,难望康复。因为积久会导致人体气血、阴阳的亏虚,积之中晚期患者尤以气虚、阴虚为多见。在康复治疗中，必须注意扶正培本。可用药物、气功、针灸等康复方法。

【医论提要】

积聚之名，首见于《内经》。如《灵枢·五变》所云："人之善病肠中积聚者……皮肤薄而不泽，肉不坚而淖泽。如此，则肠胃恶，恶则邪气留止，积聚乃伤。"明代张景岳《景岳全书·杂证谟·积聚》对积和聚的涵义作了解释，"盖积者，积垒之谓，由渐而成者也；聚者，聚散之谓，作止不常者也。由此言之，是坚硬不移者，本有形也，故有形者曰积；或聚或散者，本无形也，故无形者曰聚。"在中医历代医籍中，尚有癥瘕、痃癖、伏梁、肥气、痞气、息贲、奔豚等记载，与积聚异名而同类，乃为本病之别名。

历代医家对积聚病因病机的认识，是一个逐步深入的过程。《内经》言及寒邪外侵及内伤忧怒，以致"血气稽留"、"津液涩渗"，着而不去，渐而成积。《中藏经》则指出："积聚癥瘕杂虫者，皆五脏六腑，真气失而邪气并，遂乃生焉。"隋代巢元方《诸病源候论·积聚病诸候》则进一步认识到，积聚主要由于正虚感邪所致，但积聚之成，又有一个渐积成病的过程，巢氏认为"积聚者，由阴阳不和，腑脏虚弱，受于风邪，搏于腑脏之气所为也……诸脏受邪，初未能为积聚，留滞不去，乃成积聚。"元代《丹溪心法·积聚痞块》中曰："块乃有形之物也，痰与食积死血而成也。"认为积块的产生，由痰与食积死血兼夹而成。清代王清任则强调瘀血与积聚形成的关系，认为"气无形不能结块，结块者，必有形之血也。血受寒则凝结成块，血受热则煎熬成块"（《医林改错·膈下逐瘀汤所治之症目》）。历代医家都已认识到，本病非一种病因所致，往往是多种因素综合作用的结果。对此，清代尤怡《金匮翼·积聚统论》总结说："积聚之病，非独痰、食、气、血，即风寒外感，亦能成之。然痰、食、气、血，非得风寒，未必成积。风寒之邪，不遇痰、食、气、血，亦未必成积"。而对本病之主症及病机的认识较为完善者，当属清代林珮琴。他在《类证治裁·积聚论治》中指出："诸有形而坚着不移者，为积；诸无形而留止不定者，为聚。积在五脏，主阴，病属血分。聚在六腑，主阳，病属气分。"

积聚辨证论治的内容极其丰富。《素问·至真要大论》有"坚者削之"、"结者散之"、"留者攻之"的一般性指导原则，发展到明代，则有李中梓《医宗必读·积聚》集前贤之大成的初、中、末三期治疗法则，所谓"初者，病邪初起，正气尚强，邪气尚浅，则任受攻。中者，受病渐久，邪气较深，正气较弱，任受且攻且补。末者，病魔经久，邪气侵凌，正气消残，则任受补。"除此大原则外，历代医家又各有所侧重，有所发挥。汉代张仲景《金匮要略·疟病脉证并治》认为疟久不解，"结为癥瘕，名曰疟母，急治之，宜鳖甲煎丸"，一直为后世所宗。元代罗天益《卫生宝鉴·腹中积聚》共收集治疗积聚之方17首，其中理气导滞、活血消积的药物在处方中占较大比重，尤以三棱、莪术为代表。朱丹溪对于积聚的治疗，立方"用醋煮海石、醋煮三棱、莪术、桃仁、红花、五灵脂、香附之类为丸，石碱、白术汤吞下。"（《丹溪心法·积聚痞块》）丹溪汇逐瘀、化痰、健脾之药为一炉，以逐瘀、行死血为主，辅以化痰健脾以为佐使，辨证精确，立方严谨，主次分明，配伍得当。在《丹溪治法心要·块》中，对于中虚之人，丹溪认为"诸块虚中，块攻胀，无可奈何，不可用攻伐之药，四君子汤加半夏、陈皮，作大剂服之，候元气平复，却用攻药"，并订立"块去必用大补"，"凡积病不可用下药"（《丹溪心法·积聚痞块》）的治疗宜忌，对临床有借鉴意义。而明末李中梓在总结了明代《证治准绳》中"治疗是病必分初、中、末三法"以及《景岳全书》中攻补之法治疗本病的基础上，提出三期治法。李氏总结治积经验时指出，不可急于求成，要"屡攻屡补，以平为期"。清代林珮琴《类证治裁·积聚论治》对于积证的治疗，灵活运用化瘀通络、搜逐药物，"初为气结在经，久则血伤入络，必理血分（如归尾、桃仁、苏木、延胡、郁金、琥珀、桂心），兼通络瘀（如归尾、韭根、鲮鲤甲、桂枝尖、新绛、鸡血藤）。搜逐之中，酌补元气（如五积丸，用参、苓、桂、附之类）。即邪深积锢，务令脾胃气旺，乃可消磨坚结，否则专事攻削，正气益衰，积聚何由去乎？”清代潘楫《医灯续焰》认为不可将“积属脏病，聚属腑病”的说法绝对化，指出“治之者，当于留止聚散上相机，不当于脏腑二字上作功夫也”，确实颇有心得。《医宗金鉴·杂病心法要诀·积聚难证》以胃气的强弱作为可攻与否的标准，“积聚牢固不动，坚硬不软，则病深矣。胃弱食少，大便溏泻，不堪攻矣。”对于积证晚期的治疗，有一定的参考价值。

【医案选粹】

案一

赤山埠李氏女，素禀怯弱，春间汛事不行，胁腹聚气如瘕，餐减肌削，屡服温通之药，至孟秋加以微寒壮热，医仍作经闭治，势濒于危。乃母托伊表兄林豫堂措办后事，而豫堂特请孟英诊以决之。孟英切脉时，壮热烙指，汗出如雨，其汗珠落于脉枕上，微有粉红色。乃曰：虚损是其本也。今暑热炽盛，先当治其客邪，庶可希冀。疏白虎汤加西洋参、元参、竹叶、荷杆、桑叶。乃何医至，一筹莫展，闻孟英主白虎汤，乃谓其母曰：危险至此，尚可服石膏乎？且本草于石膏条下致戒云：血虚胃弱者禁用，彼岂未之知也？豫堂毅然曰：我主药。与其束手待毙，盍从孟英死里求生之路耶？遂服二贴，热果退，汗渐收。改用甘凉清余热，日以向安。继予调气养营阴，宿瘕亦消。培补至仲冬，汛至而痊。

（王士雄．王氏医案绎注．上海：商务印书馆，1957:46）

案二

朱丹溪治一婢，色紫，稍肥，性沉多忧，年四十，经不行三月矣。小腹当中一块，渐如炊饼。脉皆涩，重按稍和，块按则痛甚，试扪之，高半寸。与千金硝石丸，至四五次，彼忽自言乳头黑，且有汁，恐是孕。予曰：涩脉无孕之理。又与三五帖，脉稍虚豁。予悟曰：药太峻矣。令止前药，用四物汤，倍白术，佐以陈皮、炙甘草，至三十帖，候脉充。再与硝石丸，至四五次，忽自言块消一晕，便令勿与。又半月，经行痛甚，下黑血近半升，内有如椒核者数十粒，而块消一半，又来索药。晓之曰：块已破，勿再攻，但守禁忌，次月经行，当自消尽。已而果然。大凡攻击之药，有病即病受之，邪轻则胃受伤矣。夫胃气清纯中和者也。惟与谷肉果菜相宜，药石皆偏胜之气，虽参、芪性亦偏，况攻击者乎。此妇胃气弱，血亦少，若待块尽而却药，胃气之存者几希矣。

（俞震．古今医案按．沈阳：辽宁科学技术出版社，1997:150）

案三

喻嘉言治袁聚东，年二十岁，生痞块。日进化坚削痞之药，渐至毛瘁肉脱，面黧发卷，殆无生理。喻视之，少腹脐旁三块，坚硬如石，以手拊之，痛不可忍。其脉两尺洪盛，余俱微细。谓曰：此由见块医块，不究其源而误治也。初起时块必不坚，以峻猛之药攻之，真气内乱，转护邪气为害。如人撕打，纽结一团，迸紧不散，其实全是空气聚成，非如女子月经凝而不行，即成血块之比。观两尺脉洪盛，明是肾气传于膀胱，因服破气药多，膀胱之气不能传前后二便而出，乃结为石块耳。治法须内收肾气，外散膀胱之气，以解其撕结，三剂可愈也。先以理中汤加附子五分，块即减十之三，再用桂、附大剂，腹中气响甚喧，三块一时顿没。然有后虑者，肾气之收藏未固，膀胱之气化未旺，倘犯房室，块必再作。乃用补肾药加桂、附，多加河车为丸，取其以胞补胞而助膀胱之化源也。服之后，方不畏寒，腰围渐大，年余且得子。

（俞震．古今医案按．沈阳：辽宁科学技术出版社，1997:151）

【现代研究】

西医之肝脾肿大、脂肪肝、不完全肠梗阻等均属于中医积聚范畴。近年研究表明，应用中医药治疗此类疾病等均取得了一定的进展，进一步丰富了积聚证治的内容。

一、病因病机研究

位燕等[1]总结了石寿棠的经验，其重视七情内伤所致心气、心阳郁结，日久血结，结块成形而为病。病因、病机离不开“燥”，病久则产生痰饮、湿热瘀血、痰饮等病理产物，形成病机复杂的结块性疾病。何新慧等[2]对历代文献癥瘕、积聚证治进行了计算机分析，在1206条中有病机记载的文献中虚证占33%，其中虚劳占33%；脾胃虚占22%；属气虚、血虚、气血虚的占16%；虚寒、肾虚、阴虚各占15%、7%、6%；其他如肝虚、肺虚等频数较少。病机属病邪内结的有58%，其中以宿食内结(20%)、瘀血内结(15%)、寒邪内结(13%)为多。病机属气阻滞、气血阻滞的占20%。

二、证候学与辨证规律研究

郭庆生等[3]观察脂肪肝156例，临床分为肝郁脾虚、痰湿内阻、湿热蕴阻、痰瘀互结、肝肾不足五型，认为在脂肪肝早、中期，以痰湿偏盛为主，当发展至肝纤维化和肝硬化时，血瘀居多。早期多见脾气虚、肝气郁结，日久肝脾肾俱虚，认为明确病理阶段，是提高疗效的关键。

三、治则治法研究

祛邪和扶正是治疗积聚的两大基本法则。近年来对活血化瘀、清热解毒及扶正培本方药进行了较多的研究。何新慧等[2]对历代文献癥瘕、积聚证治的计算机分析中发现治法中补法占40%，其中补脾胃有29%，温补21%；补气血11%，滋阴11%，补肾7%；消法占20%；疏理、下法、和法、吐法、化湿等所占比率依次降低(11%～5%)；活血、温法、峻攻、清法各占4%。

四、辨证用药研究

(一)中医药治疗慢性肝炎及早期肝硬化之肝脾肿大

应天明[4]研究中药复方制剂(药用丹参、黄芪、冬虫夏草、桃仁等)治疗乙型肝炎肝硬化，治疗组30例肝脾均有明显回缩，肝功能等多项指标明显低于对照组。董筠等[5]观察中药柔肝颗粒(赤芍、当归、黄芪、炒白术、怀牛膝、泽兰、汉防己、女贞子、参三七等)治疗肝硬化患者，其治疗组门静脉和脾静脉直径均明显下降。

(二)中药治疗脂肪肝

脂肪肝严重者可表现为肝脏肿大，即可归属积聚范畴。陈立群等[6]用健脾化湿、疏肝理气之二陈汤合逍遥散加味治疗脾湿肝郁型脂肪肝，治疗组总有效率为88.37%，对照组仅为40.91%。对于气血亏虚体质患者，李之清[7]用养阴消脂方治疗，主要应用柴胡、泽泻、生地、制首乌、山楂、厚朴、茵陈、丹参等养阴柔肝、化湿消脂、解郁活血。治疗3周后B超声像图变化情况及肝纤维化指标等均有明显改善。李安等[8]进行辨证论治，将脂肪肝分为肝郁脾虚证、痰瘀互结证、痰湿内阻证、肝肾不足证、湿热内蕴证，治疗脂肪肝56例，痊愈20例，显效25例，有效8例，无效3例，总有效率95%。

(三)中药治疗不完全肠梗阻

中医药治疗单纯性、不完全性肠梗阻常存在独特的优势。杜铁民等[9]以厚朴三物汤加减治疗不完全性肠梗阻52例，临床治愈38例，好转9例，无效5例，有效率90.38%。方寒柳等[10]收集腹腔各种手术后粘连性肠梗阻538例，观察组应用中西医疗法配合复方大承气汤，其总有效率(96.7%)明显优于对照组(72.5%)，其中转手术10例(3.3%)明显低于对照组 64 例(27.5%)。中西医结合治疗粘连性肠梗阻能降低手术治疗率,缩短疗程,值得临床推广应用。

参考文献

[1] 位燕,宋世庆. 石寿棠诊治积聚思路探讨[J]. 浙江中医杂志,2006,41(9):62-64.

[2] 何新慧,朱娇玉,吴中平. 历代文献瘕、积聚证治计算机分[J]. 上海中医药杂志,2004,38(11):605-606.

[3] 郭庆生. 脂肪肝的中医治疗研究[J]. 中国医疗前沿,2008,3(8):84.

[4] 应天明. 中药制剂治疗乙型肝炎肝硬化的疗效观察[J]. 实用肝脏病杂志,2008,11(2):114-115.

[5] 董筠,沈洪,陈静,等. 中药柔肝颗粒治疗肝硬化及抗肝纤维化的临床研究[J]. 辽宁中医药大学学报,2007,9(1):11-13.

[6] 陈利群,于海峰,王维谆. 二陈汤合逍遥散治疗脾湿肝郁型脂肪肝的临床观察[J]. 河北中医,2004,26(6):435-436.

[7] 李之清. 养阴消脂方治疗脂肪肝 28 例[J]. 中西医结合肝病杂志,2004,14(3):181-182.

[8] 李安,王小军. 中医辨证论治加调护治疗脂肪肝 56 例疗效观察[J]. 吉林中医药,2008,28(6):430-431.

[9] 杜铁民,史君彦. 厚朴三物汤加味为主治疗不完全性肠梗阻 52 例[J]. 辽宁中医杂志,2004,31(2):166.

[10] 方寒柳,谢景泉,何琳. 中西医结合治疗急性肠梗阻疗效观察[J]. 广东医学,2008,29(4):680-681.

第九节　厥　　病

【定义】

厥病是由于阴阳失调,气机逆乱所引起的以突然昏仆、不省人事,或伴颜面苍白、汗出、四肢逆冷为主要表现的疾病。轻者发病后一般在短时内苏醒,醒后无偏瘫、失语和口眼歪斜等后遗症,但病情严重者,则昏厥时间较长,甚至死亡。

【范围】

多种疾病可导致厥病的发生。西医学的休克、低血糖昏迷、高血压脑病、排尿性晕厥以及精神性疾病等病症出现本病主症者,均可参照本节辨证论治。

【病因病机】

一、病因

1. 外邪侵袭　外感六淫或秽浊邪气,邪毒内犯,郁闭气机,使气机逆乱,阴阳之气不相顺接,发为昏厥。六淫致厥,以中寒、中暑多见,常与气候环境有关。疔毒疮疡之疾,邪毒过盛,若失治误治,邪毒内陷,亦可致厥。

2. 七情内伤　忧愁思虑,悲恐恼怒,大惊大喜,或所愿不得,而致气机逆乱或阻遏,阴阳气不相顺接而发生厥病。

3. 饮食劳倦　饮食不节,暴饮暴食,积滞内停,上下痞隔,气机升降受阻,则可骤发为厥。元气素虚者,如遇过度饥饿,或过度疲劳,或睡眠不足,或房劳太过,亦可导致厥病的发生。

4. 亡血失津　如因邪毒炽盛,伤津耗液,或因失治误治而致大汗吐下,气随津耗,或因创伤出血、产后血崩或吐衄便血等，以致气随血脱，均可致厥。

5. 剧烈疼痛　跌打创伤，或烫伤烧伤，或中寒冷冻，皆可因剧痛伤气导致气机逆乱而发生昏厥。

此外，痰饮瘀血既是各种病因作用下的病理产物，又可成为厥病的致病原因。因平素嗜食酒酪肥甘，损伤脾胃，以致聚湿生痰，痰阻中焦，气机受遏，若痰浊复因气逆一时上壅，阻遏清阳，则发生昏厥。瘀血内停，往往闭阻经络，瘀塞心窍，复因气逆于上，气血阴阳不相顺接则发为厥病。

二、病机

1. 发病　多有明显的诱因，起病急骤，以一过性昏厥为发病特点，往往伴有颜面苍白、汗出肢冷等症，多在短时间内苏醒，亦有病重者，一厥不复而亡，临证当注意。

2. 病位　肝主疏泄，调畅气机，厥病虽涉及五脏六腑，但与肝的关系尤为密切。

3. 病性　厥病有寒、热、虚、实之别。一般来说，厥病虽因病因不同而有气厥、血厥、痰厥、暑厥、寒厥、秽厥、食厥、酒厥、色厥等的不同，但其病性概而言之，不外乎虚、实、寒、热几个方面。属实者，邪气闭阻，或以气为主，或以血为重。在气者，或壅塞不得畅行，或阻滞不得升降，或扰乱不循常道；在血者，或瘀滞于脉，或闭阻于心，或殃及他脏。邪之所害，虽有所偏，但气为血帅，血为气母，故邪气闭阻，必致气血不能正常布达，脏腑失其所养。属虚者，正气耗脱，或以阴亏为甚，或以阳脱为重，然阴阳互根，故阴阳耗伤必然同时存在，但以阳气耗脱，不能达于四末周身为病机重点。正气耗脱必致气血不畅；邪气闭阻，亦可耗损气阴，所以本病实为虚实兼夹，以虚为主之候。

4. 病势　厥病轻者，或救治及时，气机复畅，阴阳调顺，则移时苏醒；若邪毒炽盛或失治误治，伤阴损阳，亦可转化为邪实而正虚，甚则邪闭气脱，阴阳离决，一厥不醒。厥病属实者，易闭厥同现；属虚者易出现厥脱危候。

5. 病机转化　厥病的病机转化决定于致厥病因和人体正气盛衰、气机调节功能等。一般厥病初发，其证为实者，若及时治疗，可短时内苏醒；若失治误治，伤阴损阳，耗伤正气，亦可转化为虚证而出现厥脱危候。部分实热厥证由于邪毒炽盛，痰热交阻心窍，可突然出现阳气暴脱之危候，待用回阳固脱法救治后，元阳之气恢复，又可出现实热闭厥的证候。

厥病病因病机见图 6-14。

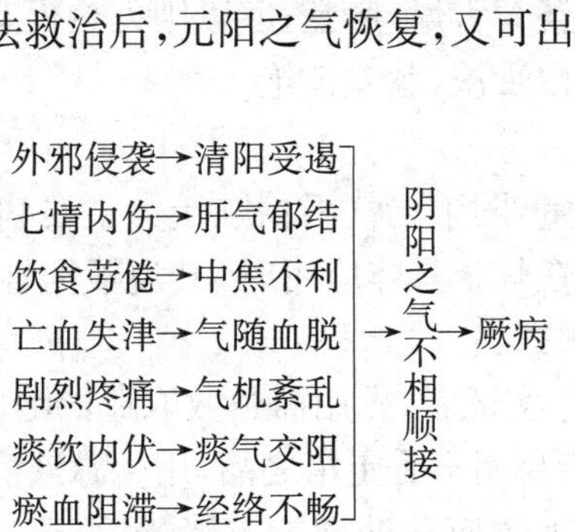

图 6-14　厥病病因病机示意图

【诊断和鉴别诊断】

一、诊断依据

参照 1999 年本书第 1 版有关本病的诊断依据。

厥病是由于各种原因引起的急促而短暂的意识障碍，凡卒然昏倒，不省人事，醒后无口眼歪斜、肢体偏废等后遗症者，或以四肢逆冷为主症者，均可诊断为厥病。发病时常伴有面色苍白或口唇青紫，脉沉或细弱或沉微欲绝。部分患者，病情严重，可较长时间昏厥不醒，甚则死亡。

二、鉴别诊断

1. 痫病　痫病是一种发作性神识昏蒙，肢体抽搐，口吐涎沫的疾病，可伴有口中异常叫声，移时苏醒，醒后如常，其病有宿根，反复发作，每次发作之病状相似。可见，厥病与痫病虽然皆有卒然昏倒之候，但痫病之病状与反复发作之特点，与厥病不同。

2. 中风　中风以口眼㖞斜，语言謇涩，半身不遂，甚至突然昏仆，不省人事为特征。厥病与中风均可出现卒然昏仆，但厥病没有口舌㖞斜、半身不遂等后遗症。

3. 昏迷　昏迷病人在发生昏迷之前，多患有较重疾病，昏迷之后，病情明显加重，昏迷时间较长，在短时间内不易苏醒，醒后有较重的原发病存在。这与厥病患者发作之前往往一如常人，且轻者短时间内可苏醒有所区别。

【辨证论治】

一、辨证要点

1. 辨病因　厥病的发生，常有明显的病因可寻。如气厥虚证，多平素体质虚弱，厥前有过度疲劳、睡眠不足、饥饿受寒等诱因；血厥虚证，则与失血有关，常继发于大出血之后；气厥、血厥实证，多形体壮实，而发作多与精神刺激密切相关；痰厥好发于恣食肥甘、体丰湿盛之人；食厥多发于暴食之后；酒厥发生于酗酒之后；暑厥多在夏季久暴烈日或高温作业之时出现；寒厥多在冬季酷寒受冻时发病；色厥发生于纵欲无节；秽厥多因步入险恶之所，冒犯不正之气而发病。

2. 辨病位　厥病的发生与五脏均有关系。气厥实证多由七情内伤所致，病位主要在肝；气厥虚证的病位在脾、肺；痰厥、食厥的病位在肺与脾胃；暑厥的病位在心与肝；色厥的病位在肾，尿厥的病位在肾与膀胱。

3. 辨虚实　厥病有虚实之分。虚者多表现为气虚血亏，实者多表现为气滞、血瘀、痰阻。证见突然昏仆，不省人事，牙关紧闭，两手握固，呼吸气粗，面赤唇紫，喉中痰鸣或身热谵妄等，病性属实；证见面色苍白，汗出肢冷，气息低微，病性属虚。

4. 辨寒热　厥之共同特点为手足肢冷，但有寒热之殊。热厥则并见发热，烦渴躁妄，胸腹灼热，溺赤便秘，便下腐臭，苔黄舌燥，脉数；寒厥则无热畏寒，神情淡漠，身冷如冰，尿少或遗尿，下利清谷，面色晦暗，苔白舌淡，脉微欲绝。

二、治疗原则

厥病以气机逆乱，升降失常，阴阳之气不相顺接为主要病机。故治疗应以调和阴阳、疏理气机、交通上下为大法。而在临床具体应用时，又当根据轻重缓急以及各类证候的病机、病势、病位等，施以不同的治厥方法。

1. 发作时急宜回厥醒神　实证者，先用搐鼻散取嚏，针刺人中，继用苏合香丸或玉枢丹灌服。虚证者，亟宜调补，不能妄用辛香走窜之品，用生脉液静脉滴注或煎人参汤灌服。

2. 缓解后调治气血　经上述应急处理神志清醒后，还应辨证论治，调治气血，解除病因，以图根本。

三、分证论治

1. 气厥实证

症舌脉：多由精神刺激所诱发。突然昏倒，不省人事，口噤不开，两拳握固，呼吸气粗，或四肢厥冷，舌苔薄白，脉沉弦或沉伏。

病机分析：情志刺激过甚，致肝气不疏，气机上逆，壅塞心胸，阻闭清窍，则突然昏倒，不省人事；气机逆乱，阳气不达四末，则四肢厥冷；肝主筋，气逆致气血不能荣筋，则口噤不开，两拳握固；气机逆乱，肺失宣降，则呼吸气粗；气机逆乱未化火者苔薄白，若已化火，亦可见舌红苔黄；脉沉弦或沉伏为气逆不顺之征。

治法：顺气开郁。

方药运用：

(1)常用方：苏合香丸或玉枢丹，温开水灌服以急救。待病人苏醒后，再以五磨饮子加减内服。后方药用枳壳、广木香、乌药、沉香、槟榔。

急则治其标，首当开窍醒厥，故以苏合香丸或玉枢丹急救醒厥。病人苏醒后，以求治本。五磨饮子方中枳壳顺气宽胸，为主药；配木香理气畅中，乌药调气解郁，沉香、槟榔导气下行而降逆。全方行气散结，药专力猛，以期复阴阳气血顺接之机。

(2)加减：头晕头痛，面红目赤者，加钩藤、石决明以平肝潜阳；醒后哭笑无常者，可加远志、茯神、酸枣仁、丹参等药以安神宁志；痰多气壅者，可加胆南星、川贝母、橘红、竹沥等药以清涤痰浊。

(3)临证参考：本证患者发病突然，口噤不开，急救药品难以下咽，可先用手指掐人中、合谷以开郁解噤，继之灌服药物。本证常有遇情绪刺激而反复发作的倾向，患者平时可常服逍遥散调理。

2. 气厥虚证

症舌脉：患者平素身体虚弱，多由惊恐或过度劳倦、饥饿受寒所诱发。发时眩晕昏仆，面色苍白，汗出肢冷，气息低微，舌质淡，脉象沉弱。

病机分析：元气素虚，骤遇惊恐，恐则气下，清阳不升，或因饥饿劳倦，一时气机不相顺接，则眩晕昏仆，面色苍白；肺主气，司呼吸，气虚气陷，则呼吸微弱；气虚不摄津而汗出，气虚阳气不运而肢冷；舌质淡、脉沉弱皆为气虚之征。

治法：补气回阳。

方药运用：

(1)常用方：先灌服参附汤或芪附汤，应急亦可灌服温糖水或热茶，亦可静脉滴注生脉注射液。待苏醒后，再以四味回阳饮加减内服。后方药用人参、附子、干姜、炙甘草。

本证为元气素虚，气陷欲脱，无形之气当急固，是以首服参附汤或芪附汤升阳固气，再以四味回阳饮补气固阳。方中人参大补元气为君；臣以干姜、附子回阳救逆；甘草补中和药为佐使之用。全方药少效专力宏，志在补气回阳，救急固脱。

(2)加减：自汗出者，加黄芪、白术、防风等药益气固表；汗出不止者，加龙骨、牡蛎、五味子等以固涩敛汗；心悸不宁者，可加丹参、远志、酸枣仁等养血安神。

(3)临证参考：本证实乃气陷欲脱之证，务以救急为先，缓以图本。平素脾亏气虚者，多易发本证，宜常服人参养荣汤或香砂六君子汤以健脾益气，调和脾胃。

3. 血厥实证

症舌脉：平素易发生眩晕，每由恼怒或入厕努责排便而发病。突然昏倒，不省人事，牙关紧闭，面赤唇紫，舌红，脉多沉弦。

病机分析：暴怒伤肝，怒而气上，或努责气逆，血随气升，气血并走于上，清窍壅塞，故突然昏仆，不省人事；肝气暴涨，筋肉强直，则牙关紧闭；气血上冲头面，则面赤唇紫；舌黯红、脉弦而有力为气血上壅，肝气有余之象。

治法：活血顺气。

方药运用：

(1)常用方：急救同气厥实证，醒后用通瘀煎加减内服。药用当归尾、红花、山楂、乌药、青皮、香附、木香、泽泻。

气血上壅，堵塞清窍，急当开窍醒神，首以玉枢丹或苏合香丸治之，醒后用通瘀煎调治。方中当归尾活血通络为主药；配红花、山楂加强活血化瘀之力，气行则血行，故配青皮、乌药、木香、香附理气开郁；佐以泽泻利水，引血下行。诸药合用，使气血调畅，升降有序，诸症自除。

(2)加减：急躁易怒、少寐多梦者，可加钩藤、石决明、龙胆草、丹皮、远志、菖蒲等以平肝潜阳，清肝宁神；风阳内盛而头痛眩晕者，加钩藤、菊花、珍珠母、草决明、生地、枸杞子等育阴潜阳，平肝息风。

(3)临证参考：急救可用醋或童便火焠，取烟熏鼻，亦可灌服童便(取男性儿童中段尿)，待患者苏醒后，继服通瘀煎。本证患者平常宜服用杞菊地黄丸等清肝滋肾之品。

4. 血厥虚证

症舌脉：常发生于创伤、吐衄、便血之后，或妇女暴崩之后，或大吐下之后，突然昏厥，面色苍白，口唇无华，四肢震颤，目陷口张，自汗肢冷，呼吸微弱，舌质淡，脉芤或细数无力。

病机分析：本证因大失血或大汗吐下之后，营血俱损，脑海失养，故突然昏厥；血不上荣于面，则面色苍白，口唇无华；血不养筋，则四肢震颤；血亏而目陷，气乏而口张，呼吸亦随之微弱；气随血脱，卫表不固，则自汗肤冷；舌淡、脉芤或细数无力皆为血脱之征。

治法：补气养血。

方药运用：

(1)常用方：急用独参汤灌服，亦可同时灌服温糖水或盐水。继用人参养营汤以补气养血。后方药用人参、炙黄芪、当归、熟地黄、白芍、五味子。

有形之血不能速生，无形之气法当急固，故首以独参汤益气固脱。缓则治其本，以人参养营汤补养气血。后方以人参大补元气，为主药；配黄芪补气健脾，益气血生化之源，使气旺血生；再配当归、白芍、熟地养营和血；佐以五味子收敛耗散之气。诸药合用，气旺血充，血厥可愈。

(2)加减：出血不止者，应加入仙鹤草、藕节、侧柏叶等止血药；自汗肢冷，呼吸微弱者，应加附子、干姜等温阳药；心悸少寐者，加酸枣仁、龙眼肉、茯神养心安神；舌质红绛，口干少津者，可加生扁豆、玉竹、沙参等养胃生津。

(3)临证参考：病人苏醒后，仍宜以益气固脱为大法，可选用八珍汤加减。

5. 痰厥证

症舌脉：患者平素恣食肥甘，常唾痰涎，复因恼怒气逆，突发昏厥，喉中痰鸣，或咯吐涎沫，呼吸气粗，舌苔白腻，脉象沉滑。

病机分析：本证因平素嗜食肥甘，痰盛脾虚，复因恼怒气逆所诱发。痰随气升，上闭清窍，则突然昏厥；痰气上逆而呕吐涎沫；痰气搏击于喉，故喉间痰鸣；痰气壅塞胸中，则胸膈满闷，呼吸气粗；舌苔白腻、脉滑为痰浊内阻之象。

治法：行气豁痰。

方药运用：

(1)常用方：导痰汤加减。药用清半夏、陈皮、胆南星、枳实。

本证乃痰壅气逆所致，故以半夏化痰浊，降逆气为君药；配陈皮理气化痰，胆南星降逆化痰，共为臣药；枳实导气下行，为佐使之用。

(2)加减：湿盛者，症见咯吐痰涎，苔白腻者加入白芥子、苏子降气化痰湿；痰热内蕴者，症见痰稠而黄、苔黄腻，可加山栀、黄芩、竹沥等清热化痰。

(3)临证参考：痰在膈上者，应急用盐汤探吐；属寒痰者，可用巴矾丸研细末调水灌服；属热痰者，可用白金丸研细调莱菔汁灌服。

6. 食厥证

症舌脉：暴饮过食，又骤逢恼怒之事，突发昏厥，气息窒塞，脘腹胀满．舌苔厚腻，脉滑实。

病机分析：暴饮过食之后，复逢恼怒，食填中脘，气机不畅，气逆于上，闭塞清窍，则突然昏厥；气机不行，上者不上，下者不下，中焦痞隔，则气息窒塞，脘腹胀满；舌苔厚腻，脉象滑实，皆为食滞之征。

治法：和中消导。

方药运用：

(1)常用方：昏厥发生在食后不久，应先用盐汤探吐以去实邪。继用神术散合保和丸加减治之。药用山楂、神曲、莱菔子、藿香、苍术、厚朴、砂仁、制半夏、陈皮、茯苓。

方中山楂、神曲、莱菔子消食化滞；藿香、苍术、厚朴、砂仁理气化浊；制半夏、陈皮、茯苓健脾化湿。

(2)加减：腹胀而大便不通者，可配用小承气汤导滞通腑；食积化热者，可加连翘、蒲公英清热泻火。

(3)临证参考：进食面食为主者，重用神曲、麦芽、谷芽；进食肉食为主者，重用山楂、鸡内金。

7. 暑厥证

症舌脉：感受暑热之邪，头晕头痛，胸闷身热，面色潮红，继而昏仆，不省人事，汗多面白，肢冷身热，或有谵妄，舌红而干，脉象洪数，或虚弦而数。

病机分析：暑邪犯心，蒙闭清窍，则卒然昏仆，甚则谵妄；暑热郁逆，上犯头部，则头晕头痛；气热迫蒸，邪热内闭，则胸闷身热，面色潮红；暑热逼津，耗气伤津，则汗多面白，舌红而干；脉象洪数或虚弦而数，为暑热伤阴之象。

治法：解暑益气。

方药运用：

(1)常用方：昏厥时应急用万氏牛黄清心丸或紫雪丹等，以凉开水调服。继用白虎加人参汤或清暑益气汤加减。药用生石膏、知母、荷叶梗、竹叶、西瓜皮、西洋参、麦冬、石斛、甘草。

暑为阳邪，其性炎上，方中石膏辛甘大寒，清解暑热为君；知母清热滋阴，助主药清热解暑为臣；暑多夹湿，佐以西瓜皮、荷叶梗、竹叶祛暑利湿，清心除烦；暑易耗气伤津，再佐西洋参、麦冬、石斛益气生津；使以甘草和中调药。

(2)加减：汗液外泄甚者，加五味子、乌梅以酸敛生津止汗；抽搐谵妄者，可加羚羊角、钩藤、菊花、桑叶等清热平肝，息风止痉。

(3)临证参考：本证患者多因烈日暴晒或在高温环境下长期作业，感受暑热之邪而发病，故昏厥后，应将患者迅速移至阴凉通风之处进行救治。若见头晕心悸，四肢无力，面色苍白，多汗肢冷，卒然昏厥，脉濡数者，治宜益气止汗，方用参附龙牡汤。对于此证患者，切忌滥用芳香开窍之品，以防耗伤正气。

8. 秽厥(中恶)证

症舌脉:多因步入某种秽浊或特殊环境,精神紧张,或吸入秽毒之气,突然毛发耸立,手足厥冷,肌肤栗起,头面青黑,神不守舍,或错语妄言,牙关紧闭,四肢颤栗,昏晕不知,二便自遗,苔白腻,脉弦滑。

病机分析:此证多系正虚之体,冒犯不正之气所致。如进冢入庙,吊孝问丧,虫兽骚扰,或深入地窖、矿井之内,由于阴森恐怖环境的影响,精神紧张,又因秽浊毒气的侵袭等,“惊则气乱”,“恐则气下”,毒气内闭,均可使气机逆乱,发为本证。阴阳之气不相顺接则手足厥冷;气逆血瘀,则头面青黑;心神被扰,则精神不守,言语错乱;清窍蒙蔽,故牙关紧闭,昏晕不知;气失回摄,则二便自遗;肝主筋而藏魂,魂不守舍,则四肢颤栗;苔白腻、脉弦滑为湿浊之象。

治法:辟秽开窍。

方药运用:

(1)常用方:急用姜汁调服苏合香丸或玉枢丹,继用藿香正气散治之。后方药用藿香、白芷、苏叶、半夏、白术、茯苓、大腹皮、厚朴、桔梗。

本证乃冒犯秽浊之邪所致,故主以藿香芳香辟秽化浊;辅以白芷、苏叶增强芳香辟秽之力;佐以制半夏、茯苓、白术健脾化湿,以杜其源;气机逆乱而发病,故又佐大腹皮、厚朴理气畅中,桔梗宣肺祛邪。诸药相伍,秽浊得除,脾气得健,肺气得宣,升降和调,厥乃自愈。

(2)加减:清窍不利者,加菖蒲、郁金化痰开窍;素体亏虚,病发则阳气暴脱者,宜按气厥虚证处理,补气回阳,用人参、黄芪补气,附子、炮姜回阳,龙骨、牡蛎回阳敛汗。

(3)临证参考:若昏厥发生在深井或暗窖等处,应先将患者移至空气清新处进行救治;若患者因精神紧张所致,在用药物治疗的同时,应配合精神诱导、语言暗示,以解除患者的恐惧心理。

9. 酒厥证

症舌脉:纵饮酒浆,昏晕仆倒,轻者犹能知人,重者昏厥如泥,或躁扰不宁,哭笑无常,或痰涎如涌,或气喘发热,脉滑数。

病机分析:酒性慓悍滑疾,若纵欲不节,则其气上冲于头发为酒厥,轻者犹能知人,重者昏仆倒地;酒能助湿生热,则可伴见痰涎如涌,或气喘发热、脉滑数等症状。

治法:解酒醒神。

方药运用:

(1)常用方:急用鹅毛拭咽探吐,或用盐汤探吐,继用葛花解酲汤。药用葛花、猪苓、茯苓、泽泻、砂仁、木香、白豆蔻、陈皮、人参、白术。

方中葛花解酒醒厥为君;猪苓、茯苓、泽泻淡渗利湿,使酒从下解,共为臣药;酒能助湿,湿性黏滞,易阻遏气机,故佐以砂仁、白豆蔻、陈皮、木香调气和中;湿易困脾,再配人参、白术补气健脾。诸药相配,解酒醒厥,畅中渗下。

(2)加减:中脘痞满,舌苔厚浊,口气臭秽者,去人参、白术,加山楂、鸡内金、麦芽以消食导滞;探吐后口干口渴者,可去白豆蔻、陈皮,加沙参、玉竹、石斛、生地、麦冬养胃生津;尚可加枳椇子助葛花醒酒。

(3)临证参考:酒后致厥,以祛除酒邪为先,急当探吐,待吐出酒食之后,再以梨汁、绿豆汁、浓茶交替灌之,神清后再以葛花解酲汤治之。

10. 寒厥证

症舌脉:手足厥冷,恶寒蜷卧,下利清谷,口不渴,腹痛面青,甚则昏厥,舌淡苔润,脉微细，或微细欲绝。

病机分析：因阳虚阴盛，阳气大衰，阴阳气不相顺接，故手足厥冷，恶寒蜷卧；阴寒内盛，则口不渴；脾肾阳衰，则腹痛，下利清谷；寒凝血涩，肾阳亏虚，则面青，甚则阴阳相离，清阳不升，则昏厥；舌淡、脉数细均为心肾阳衰，阴寒内盛之象。

治法：回阳救逆。

方药运用：

(1)常用方：四逆汤。药用附子、干姜、甘草。

方中生附子温肾回阳为君，干姜温中散寒为臣，炙甘草减附子之毒，温养阳气以加强姜、附的温阳作用，为佐使之用。

(2)加减：手足厥逆者，可加桂枝、枳壳温经通络；昏厥者，可加黄芪、人参益气温阳。

(3)临证参考：血虚寒凝者，则宜养血和营，宜当归四逆汤。

11. 热厥证

症舌脉：手足逆冷，胸腹灼热，大便秘结，尿赤短少，渴欲饮水，或畏热，或扬手掷足，烦躁不得眠，舌红，苔焦黄而燥，甚则舌干黑而有芒刺，脉沉伏。

病机分析：邪热过盛，阳郁于里，不能透达四末，故手足逆冷，热闭愈甚，则厥冷益甚，所谓“热深厥深”；热炽于内，则胸腹灼热，渴欲饮水，畏热尿赤；燥热结于胃肠，则大便秘结；邪热内扰神明，则心烦躁扰；舌红苔焦黄而燥或舌干黑有芒刺、脉沉伏均为热极伤津，邪热壅聚不能外达之象。

治法：清气泄热。

方药运用：

(1)常用方：白虎汤。药用生石膏、知母、粳米、生甘草。

方中石膏辛甘大寒，善清阳明里热，泄气分郁热，除烦止渴，为治热厥之主药；辅以知母加强清热泻火之力，同时知母养阴，既防里热阴伤，又可养阴润燥，与石膏相须为用；佐粳米护胃生津，使以甘草和中调药。药虽四味，配伍严谨，能大清气分热邪，使郁热得去，阳气得伸，则厥逆可除。

(2)加减：心烦躁扰者，加焦栀子、竹叶清心安神；便秘者，加大黄、芒硝通腑泻热。

(3)临证参考：若便秘较甚，腹满实痛者，可用承气汤荡涤邪热，攻下腑实。

12. 痛厥证

症舌脉：身受创伤或体内脏器剧痛难忍，汗出，面色苍白，痛苦面容，渐出现手足厥逆，继则难以支撑，甚则晕厥，脉弦数或沉伏。

病机分析：本证由于剧痛而致气血逆乱，营卫阻滞，阳气不达于四末，而见手足逆冷；气血营卫逆乱严重者，不能上荣于脑，并壅闭清窍，故可发生晕厥；气血逆乱而不能上荣于面，则面色苍白；身有剧痛之处，故现痛苦之容；脉弦主痛，气血营卫阻滞则脉现沉伏。

治法：活血行气止痛。

方药运用：

(1)常用方：失笑散合血府逐瘀汤。药用蒲黄、五灵脂、当归、生地、桃仁、红花、川芎、赤芍、枳壳、柴胡、桔梗、川牛膝、甘草。

方中蒲黄、五灵脂、桃仁、红花、川芎、赤芍活血止痛；生地、当归、川牛膝养血活血；枳壳、柴胡、桔梗行气解郁，甘草调和诸药。

(2)加减：属寒者，加服苏合香丸，调姜汁化服，以芳香开窍醒神；属热者，加服安宫牛黄丸，以竹沥汁化服，以清热醒神开窍；阳虚欲脱者，急服参附汤；气阴两虚者，宜用生脉散。

（3）临证参考：痛厥昏迷不省人事，应辨其虚实寒热，实证应以开窍为先，虚则以救逆固脱为急。创伤剧痛可用云南白药活血止痛。内脏剧痛，病因未查清之前，不宜妄投镇痛之剂，以免掩盖病情，待病因查清后，酌情先用止痛或止痛与治本相结合治疗。

13. 尿厥证

症舌脉：排尿时突发昏晕倒地，人事不省，四肢厥冷，额出冷汗，面色苍白，唇舌色淡，脉沉细或沉缓。

病机分析：本证多发于平素肾气亏虚的男性，当站立排尿时，由于气随尿泄，肾气一时不能接续，则下元亏虚，气脱于上，则突发昏晕倒地，人事不省；阳气不达四末，则四肢厥冷；气虚不固，则额出冷汗；气血不荣于面，则面色苍白；唇舌色淡、脉沉细或沉缓均为阳气不足之象。

治法：温补肾气。

方药运用：

（1）常用方：金匮肾气丸加减。药用附子、肉桂、熟地黄、山药、山萸肉、泽泻、丹皮。

肾为先天之本，寄真阴真阳，今肾气亏虚，下元不固，必以附子、肉桂温助肾阳，但用量宜轻，取其“少火生气”之意；辅以山药、熟地、山茱萸，滋肾固涩，助桂、附“阴中求阳”；佐以丹皮、泽泻清热利尿，以防温补固涩而助阳生热。全方志在恢复肾之气化，使肾元充盛，阳气布达而厥逆自除。

（2）加减：中气不足者，加黄芪、白术、柴胡、升麻补中升提；肾亏甚者，加鹿角胶、龙骨、牡蛎、金樱子、菟丝子、仙茅等温补下元。

（3）临证参考：对于尿厥患者，平素宜采取蹲位排尿。

14. 色厥证

症舌脉：男女同房，突发昏厥，汗出喘促，或鼻衄不止，脉细数。

病机分析：本证多因其人本虚或纵欲竭精，所以纵欲之际，气随精去，暴脱昏厥；阳气暴脱，表卫不固，则汗出喘促；气不摄血，则鼻衄不止；脉细微或细数为气随精脱之象。

治法：益气固脱。

方药运用：

（1）常用方：属暴脱者，急用独参汤频频灌之。鼻衄不止者，可用加减一贯煎。后方药用生地黄、麦冬、白芍药、知母、地骨皮。

有形之精不能速生，无形之气当急固，故首先灌服独参汤大补元气以固脱，继用一贯煎填精补血。后方中生地养阴生津为君；辅以麦冬养阴润燥，白芍养血敛阴，三药相配，精血同补；佐以地骨皮、知母滋阴降火。如是则元气得充，精血得固，厥逆可止。

（2）加减：鼻衄甚者，宜酌加茜草、仙鹤草、大蓟、小蓟、槐米、地榆等止血之品；病势重者，要注意益气温阳固脱，可加附子、肉桂、龙骨、牡蛎及鹿角胶等血肉有情之品，以温补命门，填精益髓。

（3）临证参考：本证阴竭于下，阳脱于上，最为危候。故辨治时要注意阴阳消长的动态变化，滋阴不可过用寒凉，壮阳不可劫灼阴精。

四、其他疗法

1. 中成药

（1）安宫牛黄丸：每次1丸，温开水送服。用于热病，邪入心包，高热惊厥，神昏谵语。

(2)安脑牛黄片：每次4～6片，每日2～3次，温开水送服。可用于暑热致厥。

(3)紫雪散：每次1.5g，口服。可用于暑热致厥。

(4)参麦注射液：每次5～20ml加入5%葡萄糖注射液250～500ml，静脉滴注，每日1次。用于气阴不足之厥脱证。心源性休克、心脏衰弱引起的低血压可选用。

(5)生脉注射液：60～100ml加入5%葡萄糖注射液中，静脉滴注，每日1次。用于气阴不足之厥脱证，如心肌梗死、、各类心源性休克、感染性休克及微循环障碍等病症。

(6)参附注射液：20～100ml加入5%葡萄糖注射液500ml中静脉滴注，每日1次。用于阳气暴脱的厥脱证。

(7)清开灵注射液：每次20～40ml，加入5%葡萄糖注射液200ml中静脉滴注。用于热厥证。

2. 单验方

(1)取生半夏或皂荚末少许，吹鼻取嚏。用于厥病属实证者。

(2)石菖蒲适量，研末，取少许吹鼻取嚏。用于厥病属实证者。

(3)取生铁一块，烧红醋淬，熏鼻。用于厥病属实证者。

(4)山萸肉30～60g，水煎服。用于厥病属虚证者。

(5)灶心土适量，研细，泡汤灌服。用于秽厥者。

(6)炒蒲黄30g，加清酒煎服。治血厥实证。

(7)升压汤：黄精、制附片、生甘草，水煎送服苏合香丸。治中毒性休克。

3. 针灸疗法

(1)针刺百会、人中治厥。

(2)艾灸阳辅穴。

(3)耳针可取肾上腺、皮质下、心、脑点、神门、交感，用埋针或压籽法，强刺激。

(4)电针可取内关、水沟、涌泉、足三里、太冲。

4. 刺络疗法　厥证表现为实证、热证者，均宜刺出血治疗。高热昏厥可选人中、大椎、陶道、十宣等穴，肝风内动、气血上逆致厥，可选委中、曲泽、至阴、足窍阴、大敦、中冲等穴，针刺放血治疗。

5. 指针疗法　一旦厥病发生，首先可指掐人中，促其苏醒。

【转归与预否】

一、转归

厥病病机以气血逆乱为本，各类证候之间可相互转化。气厥和血厥之实证，常可转化为气滞血瘀之证。失血致厥，常可转化为气随血脱之证，气血痰瘀等郁闭至极虽可致厥，但亦可转化为内闭外脱之证。若阴阳气血相失，进而阴阳离绝，则可发展为一厥不复之死证。而邪气内闭，气血逆乱尚未离决者，若治疗及时得当，正气来复，则气复返而生，否则气不复返而死。

二、预后

厥病患者的预后与患者正气强弱、邪气盛衰与抢救治疗及时得当与否密切相关。若发病后，患者呼吸平稳，脉象有根，正气尚强，预后良好。若气息微弱，呼吸难续，此乃肺气已绝；或昏愦不语，厥而无脉，或见怪脉者，显示心气已绝；或手冷过肘，足冷过膝，口唇指甲青紫者，显示病情危重，预后不佳。

【护理与调摄】

一、护理

一旦发生本病，应使患者平卧，不要妄加翻动，对于人事不省者，应注意观察瞳神变化。病情危重者应予特护，监测呼吸、脉搏、血压，并注意观察体温变化。对于气息微弱，呼吸困难者，应给氧。对喉中痰鸣者，要及时吸痰，保持呼吸道通畅，防止窒息死亡。对于暑厥高热者，可冷敷或以酒精擦浴头胸部，而对于虚寒诸厥证者则宜采取保暖措施。

二、调摄

1. 调情志　对厥病患者首先要强调精神调摄，宁心淡志，勿为七情所伤。

2. 慎起居　患者苏醒后，要继续针对病因施治，不宜马上起床，以防复厥。病室宜保持空气流畅，对于暑厥者还要保持凉爽，对于虚寒性厥证者应保持室内温暖。

3. 节饮食　对于饮食调养，要根据不同病因分别对待。如暑厥者宜给予清凉素淡饮食，并多进新鲜水果或果汁，如西瓜汁、梨汁、橘汁等；食厥、酒厥者发病伤脾胃，故饮食宜清淡柔软，以利消化吸收；凡诸厥病发病伤及阳气阴精者，饮食宜高营养高能量，可酌情加入精瘦肉、猪羊肝、鲜鱼肉等血肉有情之品。对于气厥、痰厥、血厥、酒厥、暑厥的患者应严禁饮酒、吸烟及嗜食辛辣之品，以免助热生痰，加重病情。

4. 强体质　可适当加强体育锻炼，可做气功疗法以辅助治疗，有益于气机调畅。

【预防与康复】

一、预防

平素思想狭隘，感情容易冲动者，切忌急躁恼怒，以防气血并走于上致厥；对于气血亏虚者，要注意劳逸结合，加强营养，不要过度饥饿，应保持充足的睡眠时间；对于精神亏虚，感情脆弱者，避免吊死问丧，入庙登冢，以防精神受刺激而发病；对于素有痰饮或瘀血积蓄日久者，要尽早采用消痰化瘀法治疗，以防痰瘀随逆乱之气上逆而发病；对于在高温或严寒环境长时间作业的劳动者，要采取有效的降温或保暖措施，以防中暑或中寒致厥。要饮食有节，饮酒适度，合理控制房事频度。此外，易发尿厥者，最好采取蹲位排尿，以防不测。若需深入矿井暗窖作业，必须先探明其内有无秽浊瘴气，不可冒然进入。

二、康复

患者厥回神清后，应针对不同病因分别施以康复疗法，对各类厥病患者的康复治疗仍要以辨证论治为原则。治法、方药可参照“分证论治”内容进行，同时可根据病情选用下列食疗康复。

1. 白扁豆 50g，以水 500ml 煎至 300ml，加入食盐 3g，溶解后取出待凉，分 2 次服。宜于中暑、暑厥。

2. 茶叶 15g，用开水 200ml 泡茶，放置 10 分钟后一次饮用；或取葛根 30g，加适量水煎服，治酒厥。

3. 羊血煮开，和醋服。治产后血虚生风、血厥。

4. 莲子、芡实各 100g，山药 200g，焙干，共为细末，每次 20～30g，加糖适量，调糊或蒸熟作点心吃，每日 2 次。治单纯性消化不良或食厥。

【医论提要】

厥病之名，首见于《内经》。《素问》列厥论专篇。此外，在《内经》的其他 30 余篇中，厥之名称达 30 余种，临床表现相当复杂。概而言之，大体可分为以下 3 类：一是以暴死为厥，即突然昏仆，不省人事。如《素问·大奇论》云：“暴厥者，不知与人言”。《素问·厥论》：“厥或令人腹满，或令人暴不知人。”二是指手足逆冷。如《灵枢·五乱》所云：“乱于臂胫，则为四厥。”《内经》中第 3 种厥的含义较为复杂。因厥之病机在于气血逆乱，故《内经》有时把气血逆乱或浊气上逆的病变称为厥、厥逆或厥气。《素问·厥论》叙述以巨阳(即太阳)、阳明、少阳、少阴、厥阴、太阴等六经之厥,即为六经经气失其常而逆乱的表现。在以上3类厥病中,前两类沿用至今,而第3类厥病的含义,与今日所指相去甚远,现已不用。

厥病之病因,既有体质、精神等内在发病基础,又有外中邪毒之气的诱发因素。对此,隋代巢元方《诸病源候论·中恶病诸候》论述颇为翔实。书中以中恶统括诸多厥证之候,云"中恶者,是人精神衰弱,为鬼神之气卒中之也。夫人阴阳顺理,荣卫调平神守则强,邪不干正。若将摄失宜,精神衰弱,便中鬼毒之气。"而对于厥病之病机《内经》之论述已经比较深刻。《内经》虽有薄厥、煎厥、血厥等几种类型,但认为它们的共同病机均为气机逆乱,升降乖戾,气血运行失常,影响神志而昏不知人,气血不达四末而逆冷,即如《灵枢·五乱》所云:气"乱于臂胫,则为四厥,乱于头;则为厥逆,头重眩仆。"亦如明代张景岳《景岳全书·杂证谟·厥逆》所谓:"厥逆之证,危证也。盖厥者,尽也。逆者,乱也。即气血败乱之谓也。"对于厥病各种常见类型的病机,《素问·生气通天论》曰:"大怒则形气绝,而血菀于上,使人薄厥",为后世对血厥实证认识之始;《素问·生气通天论》"阳气者,烦劳则张,精绝,辟积于夏,使人煎厥",则为暑厥认识之开端。另外,在厥病的病机中,有的医家突出强调了肝的重要性。如清代林珮琴将厥病责之于肝,林氏在《类证治裁·厥证》中说:"《内经》论十二经阴阳之厥详矣,而仲景以厥隶厥阴,《活人》亦谓诸手足逆冷,皆属厥明。以肝脏风火,为厥逆之主。故厥证种种,类由肝风痰火,冲激闭塞,以致昏痉为多。"清代周学海《读医随笔·平肝者舒肝也非伐肝也》亦云:"凡脏腑十二经之气化,皆必借肝胆之气化以鼓舞之,始能调畅而不病。凡病之气结、血凝、痰饮、跗肿、鼓胀、痉厥……皆肝气之不能舒畅所致也。"这种观点,颇有见地。总而言之,对厥病之病因、病机概括最为精辟者,当属清代李用粹。他在《证治汇补·厥症》中云:"人身气血,灌注经脉,刻刻流行,绵绵不绝。凡一昼夜,当五十营于身。或外因六淫,内因七情,气血痰食,皆能阻遏营运之机,致阴阳二气不相接续,而厥作焉。"

在病证的辨证论治方面,汉代张仲景阐发寒厥、热厥的理论和治法,对后世影响很大。《伤寒论》和《金匮要略》论厥,以四肢逆冷为主要表现,而且以外感发厥为主。其中寒厥证的论述,与《内经》大致相同。而对热厥证的论述存在差异,《素问·热论》认为热厥为手足热,而《伤寒论》之热厥为手足冷,认为"热深厥亦深,热微厥亦微",热邪阻遏于里,不能外达四肢,故手足逆冷。自仲景后,对热厥之认识,历代医家或本《内经》,或宗仲景,展开了学术争鸣。而仲景更大的贡献在于补充了寒厥和热厥的治法,提出寒厥用四逆汤、当归四逆汤、通脉四逆加猪胆汁汤等,热厥用白虎汤等,并提出热厥可用下法。金元医家张子和、朱丹溪等,则补充了痰厥、酒厥之证,丰富了厥病的辨证论治。随着临床实践的发展和历代医家的充实,到了明清,对厥病的辨证论治已趋向系统和完善。在这个时期,首先明确区分了外感发厥和内伤杂病致厥。如明代李梴《医学入门·外感寒暑》所云:"凡外感发厥者,宜解散药中加姜汁。"《医学入门·内伤七情》云:"内伤痰火发厥,脉弦滑者,二陈汤加竹沥;夹寒,加生附子;夹火,加芩、连、山栀、竹沥;肥人,加人参、姜汁。凡厥证为颠,为眴仆,为妄见,或腹胀、二便不利,或呕,或心痛,皆痰火、郁气病也。"其次,以张景岳为代表的医家,系统总结了前人对厥病的认识。张景岳提出以虚实论治厥病,切中临床实际。《景岳全书·杂证谟·厥逆》指出,"气厥之证有二,以气虚气实皆能厥也。气虚卒倒者,……宜参、芪、归、术、地黄、枸杞、大补元煎之属。甚者,以回阳饮、独参汤之类主之。气实而厥者,……治宜以排气饮,或四磨饮,或八味顺气散、苏合香丸之类,先顺其气,然后随其虚实而调理之。"同时,对于血厥、痰厥等,也皆从理法方药等方面一脉贯通加以阐发。

【医案选粹】

案一

顷西华季政之病寒厥，其妻病热厥，前后十余年，其妻服逍遥散十余剂，终无寸效。一日命余诊之，二人脉皆浮大而无力。政之曰："吾手足之寒，时时渍以热汤，溃而不能止；吾妇手足之热，终日以冷水沃而不能已者，何也？"余曰："寒热之厥也，此皆得之贪饮食，纵嗜欲。"遂出《内经》厥论证之。政之喜曰："《内经》真圣书也，十余年之疑，今而释然，纵不服药，愈过半矣！"仆曰："热厥者，寒在上也；寒厥者，热在上也。寒在上者，以温剂补肺金；热在上者，以凉剂清心火。"分处二药，令服之不辍。不旬日，政之诣门谢曰："寒热之厥皆愈矣。"其妻当不过数月而有妊。何哉？阴阳皆和故也。

（张子和．儒门事亲．沈阳：辽宁科学技术出版社，1997：6）

案二

一孀妇刘氏，年近五旬，素多能干，夫死之后自营，子母如清擅利之流。因暴怒，忽然厥死。三昼夜不知人，浑身皆冷，目闭遗尿。延数医俱作中风治之，不应，又云：中风而遗尿者，不治。人则僵卧如尸，呼息全无，似真死矣。乃邀余视之，六脉极沉而不断绝，曰："此非中风，乃中气也。且中风身温，中气身冷。今身冷而脉尚存，曷可言死？经云：大怒则形气绝而血郁于上，使人薄厥。其此症之谓乎？"先以苏合香丸灌之，随用流气饮相继而服。约人行五里时，嗳气一声，其夜复活。众相庆曰："真乃起死之功。"余笔曰："斯病耳，非真死也。若果真死，而脉必绝。即十程生亦无如之何也。"

（程从周．程茂先医案．合肥：安徽科学技术出版社，1993：68）

案三

炳兄女在室，年已及笄，性躁多郁。初春曾患吐血，夏间陡然发厥，厥回呕吐不止，汗冷肢麻，其言微气短，胸膈胀闷。脉息细涩，状似虚象。医投补剂益剧。予诊之曰："此郁病也。"经云：大怒则形气绝，而血菀于上，使人薄厥。又云：血之与气并走于上，乃为大厥。议与越鞠丸，加郁金、枳壳、茯苓、陈皮、半夏。兄曰："女病卧床数日，粒米不入，脉细言微，恐其虚脱奈何？"予曰："依吾用药则生，否则难救。此脉乃郁而不流，非真细弱，欲言而讷，乃气机阻闭故也，观其以手频捶胸臆，全属中焦郁而不舒，且叫喊声彻户外，岂脱证所有耶。请速备药，吾守此勿迟疑也。"取药煎服。少顷，膈间漉漉有声，嗳气数口，胸次略宽。再服呕止，寐食俱安。转用八味逍遥散，除白术，加香附、郁金、陈皮，病愈，血证亦泯。

（程杏轩．杏轩医案并按．合肥：安徽科学技术出版社，1986：87）

【现代研究】

休克为一种急性循环功能不全综合征，临床上往往厥、脱并见，故常合称之为"厥脱"，其基本病机为气血逆乱，阴阳耗脱，属内科常见危急重症。

一、病因病机研究

操良玉[1]重点论述了外感厥证中的寒厥和热厥的病因病机。寒厥在发病过程中常因素体虚弱，阴盛阳衰的程度不同，可出现以下几种情况：阴盛格阳证、阳亢阴竭证、戴阳证、阴盛阳衰，虚阳浮越证、冷结关元证、脏厥证。热厥致病，其特点有二，一是热厥为病，常发热在先，肢厥在后，厥由热致；二是肢厥的轻重取决于阳热伏郁的轻重，热郁重，肢厥愈甚。热郁轻，肢厥微，"热深厥深"、"热微厥微"是也，治宜清下为主。

二、辨证规律的研究

近代中医家们[1-3]在厥证的辨证上达成共识，都把厥证分为以下几个证型。热厥：热厥为病，乃阳热亢盛，邪热深伏，阳气郁遏不能通达四肢所致，多见于严重感染所致的中毒性休克。寒厥：寒厥为病，以肢体厥冷，唇甲青紫，恶寒蜷卧，神厥欲寐，冷汗出，下利清谷，舌淡，苔滑润，脉沉微细欲绝等为主症，常见于阴寒内盛，阳气衰败，肌体失其温养，是一种全身虚寒性危急重症。血脱：见头目眩晕，甚则昏愦，面色苍白，舌质淡，四肢厥冷，心悸，口渴，烦躁，脉细数或虚大或芤。此为失血过多，伤其阴分，气随血脱。多见于失血性休克。

三、治则治法研究

厥病的治法，大致按辨因、辨病、辨证或病证结合而立法。如按病因分型，可分为热毒性厥病、药源性厥病、外伤性厥病等，其优点是可采用相应的除因疗法。辨证分型，主要是根据中医传统理论将厥病分为寒厥、热厥或寒热错杂厥；将脱证分为阴脱、阳脱或阴阳俱脱。也有以亡阴、亡阳或阴阳离决分类的，根据病机的不同，给予相应的治疗。因此，针对其病机及转归在立法上不仅要回阳救逆、益气养阴扶正，还须重视行气活血、清热解毒。另外，针对厥病内闭外脱证（休克晚期）的病理，还应该注意开闭与固脱并重，以提高临床疗效。

四、辨证用药研究

益气回阳的参附注射液及参附青注射液，在治疗厥脱研究中取得了较快进展。夏永庆等[4]将 100 例休克患者随机分为治疗组（60 例）和对照组（40 例），两组均采用扩容补充血容量等常规治疗，治疗组在此基础上加用参附注射液。治疗组血压回升总有效率为 87%；对照组总有效率为 70%；治疗组血压复常在用药 1h 内血压恢复正常者 28 例（占 54%，而对照组只有 8 例（占 29%）。

参麦注射液的主要成分为人参皂甙、麦冬皂甙及麦冬黄酮，具有益气固脱、养阴生津、补心复脉之功效。复方丹参注射液的抗休克作用，可能与丹参的抗氧化性，减少脂质过氧化中间产物丙二醛的产生，保护细胞膜完整性，维护脏器功能有关[5]。同时，丹参具有抑制血液凝固，促进纤溶，降低血黏度，抑制血小板和中性粒细胞黏附、聚集及氧自由基的释放，改善微循环的作用[6]。两药合用，具有扶正固脱、活血化瘀作用，可逆转和阻断休克的发展[7]

参 考 文 献

[1] 操良玉．试述厥证辨治[J]．实用中医药杂志，2005，21(4)：237.

[2] 刘纳文．浅析《伤寒论》中的厥[J]．河北中医，2003，25(3)：124.

[3] 赵立军，金东明．从休克谈厥脱辨治[J]．吉林中医药，2008，28(11)：849

[4] 夏永庆，苏建宏，余成敏，等．参附注射液治疗休克 60 例疗效观察[J]．现代中西医结合杂志，2004，13(6)：782-783.

[5] 徐杰，窦若兰，蒋与刚，等．丹参肠内营养对危重患者肠屏障功能的保护研究[J]．中国中西医结合急救杂志，2005(12)：242-244.

[6] 秦青通，王肖铭．复方丹参注射液对急性心肌梗死溶栓治疗再灌注损伤防治作用的研究[J]．中国中西医结合急救杂志，2003(10)：242-244.

[7] 黄增峰，黄学仄，梅慧奇，等．联用参麦注射液和复方丹参注射液治疗休克的临床观察[J]．中国中西医结合急救杂志，2002(9)：89-91.

第十节　痹　　病

【定义】

痹病是由于感受风、寒、湿、热之邪，经络痹阻，气血运行不畅，导致以肌肉、筋骨、关节酸痛、麻木、重着，或关节肿胀、变形、活动障碍，甚者内舍于五脏为主要表现的病疾。

【范围】

西医学中结缔组织疾病、自身免疫性疾病、骨与骨关节病、软组织疾病等，如风湿热、类风湿性关节炎、系统性红斑狼疮、皮肌炎、多发性肌炎、硬皮病、混和性结缔组织病、强直性脊柱炎、增生性关节病、骨软骨炎、慢性纤维组织炎、腰肌劳损、肌腱炎等，以及某些血管性疾病、代谢性疾病、内分泌疾病及肿瘤等，出现类似痹病表现时，均可参考本节辨证论治。

【病因病机】

一、病因

1. 感受风寒湿邪　由于久居高寒潮湿之地，或常处水中、野外潮湿寒冷等环境，或气候突变，冷热交错，或起居不慎等原因，当人体正气不足时，以致风寒湿邪侵袭，留注经络关节而发病。

2. 感受风湿热邪　感受风湿热之邪，或风寒湿邪外侵，郁久化热，以致风湿热邪痹阻经络关节而发病。

3. 痰浊瘀血　痰浊瘀血是在疾病过程中形成的病理产物，它能直接或间接作用于人体，引起新的病证，因此在痹病的发病中亦起重要作用。或由暴饮暴食，恣食生冷，过食肥甘，或饮酒过度，脾失运化，痰浊内生，阻滞经脉；或七情郁结，气机运行失和，郁滞不通，气滞血瘀，阻滞脉络；或跌打外伤，局部气血凝聚，失于荣养，营卫不调，而易触外邪，发为痹病。

4. 正气不足　先天禀赋薄弱，元气不充，或后天营养失调，缺乏体育锻炼，或劳逸不当，或病后失调，以致气血虚弱，腠理疏松，营卫之气不固，外邪乘虚入侵。

二、病机

1. 发病　无论风寒湿邪还是风湿热邪所引起者，其发病均较急，尤以后者发病更为急骤。一般以关节、肌肉、筋骨的酸痛、麻木、重着、活动障碍等为发病特点。

2. 病位　主要在肌肉、经络、关节。因肝主筋，脾主肌肉，肾主骨，故与肝、脾、肾关系较为密切，病久则可累及心脏，甚则病舍五脏。

3. 病性　初期、中期以风寒湿热或痰浊瘀血痹阻为主，多为实证，后期则往往气阴不足或肝肾亏虚，同时伴有痰瘀凝结，甚则形成顽痰死血，发为虚实交错，以虚证为主。

4. 病势　由于痹病虚、邪、痰瘀相互搏结，“不通”、“不荣”同时并见，故其发生、发展机理甚为复杂，一般初起病在经络、肌肉、关节；久病入络，痰瘀内结，或由表入里，内舍于心，病涉五脏。

5. 病机转化

(1)邪气从化，证分寒热　风寒湿热之邪侵袭人体后，其寒热的转化，一般与人的禀赋素质有关。素体阳气偏盛，阴精不足，内有郁热者，感受风寒湿邪，易从阳化热，而成湿热痹；阳气虚衰，阴气偏盛，寒自内生，感受风寒湿邪，多从阴化寒，而为寒湿痹。

(2)痰瘀内生，“不通”尤甚　痹病既得，风寒湿热之邪充斥经络，气血运行不畅，痰浊、瘀血内生，痰瘀形成，又阻滞经络，壅遏邪气，痰瘀邪气相搏，经络气血闭阻不通尤甚。

(3)邪正相争，正气耗损，“不通”、“不荣”并见　痹病虽因正虚感邪所致，但既病之后，一般说正气尚能与邪气抗争，故病初多表现为实证、热证。由于邪正斗争可加重正气损伤，如风为阳邪，其性开泄，易耗气伤津；寒为阴邪，易伤阳气；湿易伤脾、遏阳，困阻气机；热盛则更易耗气、伤津、动血；痰瘀内阻，气血失运也致局部失养。临床上“不通”、“不荣”并见。

(4)正虚痰瘀，相互为患，交结难解　气虚则无力鼓动，邪不得散，血不得行，津不得布，津血停留，为痰为瘀。阴虚则内热津枯，血虚则血黏不流，均可因虚致痰瘀内生，痰瘀又可致虚，“瘀血不去，新血不生”。

痹病病因病机见图 6-15。

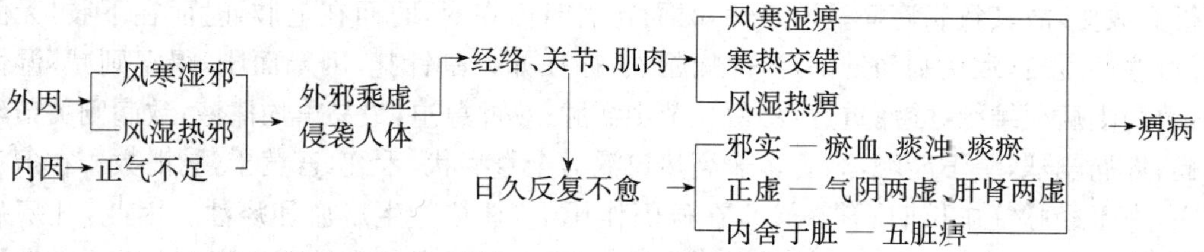

图 6-15　痹病病因病机示意图

【诊断与鉴别诊断】

一、诊断依据

参照 2008 年中华中医药学会发布的《中医内科常见病诊疗指南·中医病证部分》。

痹病是指肢体经络为风、寒、湿、热之邪所闭塞，导致气血不通，经络痹阻，引起肌肉、关节、筋骨发生疼痛、酸楚、麻木、重着、灼热、屈伸不利，甚或关节肿大变形为主要临床表现的病证。风、寒、湿、热、瘀、痰等邪气滞留筋脉、关节、肌肉、经脉痹阻，不通则痛是其基本病机，因人的禀赋素质不同而有寒热转化。素体阳气偏盛者，易从阳化热，成为风湿热痹；阳气虚衰者，多从阴化寒，成为风寒湿痹。痰浊、瘀血闭阻经络、血脉，流注关节，导致关节肿胀、僵硬、变形。痹病日久，耗伤气血，可损及脏腑。本病证相当于西医的风湿病、风湿性关节炎、类风湿关节炎、强直性脊柱炎、骨性关节炎等疾病。

二、鉴别诊断

痿病：痿、痹虽同是肢体疾患，但二者病因病机及临床表现均不同。痹病的病机是邪气阻闭经络，气血运行受阻，甚至脏腑功能失调，以肢体关节肌肉疼痛、重着、麻木、屈伸不利、关节畸形，甚或引起脏腑病证为主要临床表现。而痿病的病机是五脏精血亏损，无以灌溉周流，经脉失养，以手足痿弱无力，患肢枯萎瘦削为特征，严重者甚至手不能握物，足不能任地，但肢体关节一般不痛。

【辨证论治】

一、辨证要点

1. 分析病位　关节肿胀，皮肤焮红光亮，灼热疼痛，关节疼痛以大关节为主，甚则筋脉拘急，难于下床活动，日轻夜重，或见红斑、结节，病变部位在经络关节，以关节为主，称为风湿痹；关节畸形、僵直而屈伸不利，由于筋缩肉萎，使手指呈鸡爪状畸形，关节疼痛以小关节为主，关节肿胀而皮色不变，病变部位在经络关节，以经络为主，称为尪痹；肢体肌肉软弱无力，肌肉酸痛，皮肤不仁，病变部位在肌肤经络，称为肌痹；筋骨酸痛，筋脉挛急，骨重不举，腰背强直，偻曲不伸，步履艰难，病变部位在经络筋骨，以筋骨为主。

2. 辨清病性

(1)分新久虚实　痹病初起，风寒湿邪入侵，以邪实为主。若反复发作，或渐进发展，由于经络长期为邪气壅阻，营卫不行，湿聚为痰，络脉瘀阻，痰瘀互结，多为正虚邪实。病久入深，气血亏耗，肝肾亏损，筋骨失养，遂为正虚邪恋之证，以正虚为主。新病多实，久病多虚，但临床往往虚实夹杂，以邪实为主者多见。

(2)辨体质差异　阳虚体质的患者，多呈虚胖体型，面色㿠白或黄晦，多汗恶风，动作乏力，不耐劳事，大便稀溏或次数增多，舌胖大质淡，脉虚，病之者多为风寒湿痹。阴血不足之体，多呈瘦削体型，面色苍黑，或面黄颧赤，潮热盗汗，失眠多梦，大便干结，舌瘦质红，脉细数，病之者多属风热湿痹。

(3)辨病邪特点　痹病病邪有风寒湿热之异，痰浊瘀血之别，临床各有特点。风性轻扬，善行而数变，故其致病疼痛呈游走性，时而在肩时而在肘，时而在上肢，时而在下肢，无固定部位；寒性凝滞，致病则痛处固定，疼痛剧烈，往往如刀割针扎，因寒而剧，得温则减；湿性黏滞，致病则病程缠绵，酸痛重着，湿留关节则濡肿；热邪急迫，最易熏灼津液，致病则关节红肿热痛，疼痛剧烈，手不能触，患者多兼高热口渴等全身症状，舌红，苔黄干，脉滑数。在痹病过程中，由于经脉气血长期不得畅通，在病因作用下，往往产生瘀血和痰浊。因此，凡痹病日久，而治疗上用一般常法止痛效果不明显时，都应充分考虑其病是否与痰瘀有关。关节肿痛多为痰瘀交阻的病变；关节肿大，多为有形之邪留注其间；湿未成痰者，多见漫肿，按之柔软，而疼痛一般并不剧烈；痰瘀互结，则按之稍硬，肢体麻木，疼痛剧烈。瘀血证脉象细涩，舌有瘀斑；痰浊证脉象濡缓，舌苔白腻。

二、治疗原则

因风寒湿热之邪通常是引起本病的外在因素，所以祛风、散寒、除湿、清热等是痹病常用的祛邪之法。由于正气虚是引起本病的内在因素，因此，和营卫、健脾胃、养气血、补肝肾是本病常用的扶正大法。罹病日久，气血周流不畅，而致"血停为瘀，湿凝为痰"，痰瘀互结，与外邪相合，阻闭经络，深入骨骱，胶结难愈，因而化痰软坚，活血化瘀就成为痹病夹痰夹瘀时常用的辅助治疗。痹病以疼痛为主要表现，其病机是气血阻闭不通，不通则痛，所以通经络是各种痹病的通治之法。由于邪气有偏盛，部位有深浅，体质有强弱，阴阳有盛衰，以及邪入人体从化各异，故临床见症，有表里俱病、营卫失和、寒热错杂、虚实并见、夹痰夹瘀等不同情况，从而形成各种不同的证候，在治疗时则当辨证求因，审因论治。

三、分证论治

1. 风湿痹阻证

症舌脉：关节肌肉疼痛、酸楚、重着，疼痛呈游走性，以大关节为主，可伴关节肌肉肿胀，屈伸不利，亦可有肌肤麻木不仁，初起多有恶风发热等表证，舌质淡，苔薄白或薄腻，脉浮缓和濡缓。

病机分析：风者善行而数变，故风邪侵袭而痛无定处；湿性重浊而粘滞，故湿邪留着而肿胀重着；风湿相搏，经络失和，故关节不利，肌肤不仁；苔薄白或白腻，脉浮缓或濡缓，均为风湿痹阻之象。

治法：祛风除湿，通络止痛。

方药运用：

(1)常用方：蠲痹汤加减。药用桑枝、羌活、独活、桂枝、秦艽、海风藤、当归、川芎、木香、乳香、甘草。

方中桑枝、羌活、独活祛风除湿，通络止痛，其中羌活走上，独活走下，共为君药；臣以桂枝、秦艽、海风藤助君药祛风除湿；佐以当归、川芎、木香、乳香理气养血活血止痛，所谓"治风先治血，血行风自灭"之意；使以甘草调和诸药。诸药合用，祛邪不忘养血活血，用于痹病初起最为适宜。

(2)加减：偏于风者，加防风；偏于湿者，加防己、苍术、薏苡仁；兼寒者，加麻黄、附子；兼有发热者，加金银花、连翘；痛在上肢者，加威灵仙、姜黄；痛在下肢者，加牛膝、木瓜、续断；麻木者，加鸡血藤。

(3)临证参考：痹病初起，风湿痹阻，有汗表虚者，可合用桂枝附子汤；无汗表实者，可合用麻黄加术汤；风湿痹阻不解，蕴久可以化热，若化热，治同湿热痹阻证候。

2. 寒湿痹阻证

症舌脉：肢体关节冷痛、重着，痛有定处，日轻夜重，遇寒痛增，得热则减，或痛处肿胀，皮色不红，触之不热，或屈伸不利，舌淡，苔白或白腻，脉弦紧或弦缓。

病机分析：寒为阴邪，其性凝滞，主收引，主疼痛，气血为寒邪痹阻，经脉不通则痛，故现关节冷痛；遇寒冷之物或天气转冷，则凝滞加重，故遇寒痛甚，屈伸不利 遇热则寒凝渐散，气血得以运行，故得热则减；日属阳、夜为阴，寒湿阴邪逢阴助长，故日轻夜重；湿性重浊粘滞，阻碍气机，故肢体重着，痛处不移；寒湿内盛，留于关节，故关节肿胀；舌质淡红，舌体胖嫩，苔白腻，脉弦紧或弦缓等皆为寒湿之象。

治法：温经散寒，祛湿通络。

方药运用：

(1)常用方：乌头汤加减。药用川乌、麻黄、白芍、黄芪、苍术、白术、姜黄、当归、白蜜、生甘草。

方中乌头大辛大热，祛风除湿，温经散寒为君药；配麻黄以助温阳散寒止痛，白芍养血，黄芪益气，使气血调畅，苍术、白术健脾祛湿，姜黄、当归活血通络，共为臣药；白蜜解乌头之毒，甘草缓急止痛，为佐使药。诸药合用祛邪不忘扶正，治风不忘治血，共奏温经散寒祛湿通络之目的。

(2)加减：病在上肢者，加桑枝、桂枝；病在下肢者，加独活、牛膝；疼痛较重者，加草乌、附子、乳香、没药；肌肤麻木者，加豨莶草、路路通；关节酸胀者，加晚蚕砂、海风藤。

(3)临证参考：川芎、草乌、附子等药祛寒止痛效果较好，但均具有一定的毒性，应用时应予注意。一般用量在9～15g之间，并且要先煎1小时以上，以解其毒性，同时可兑入白蜜。如用量需再加大，则先煎时间需延长至2小时，一般来说，最大剂量不超过30g为宜，应先从小剂量开始，逐渐递增，如出现舌麻、头晕或脉结代等症状，即应停用。

3. 寒热错杂证

症舌脉：肢体肌肉关节红肿热痛，但局部畏寒，或自觉发热触之不热，皮肤虽见红斑但四肢末梢遇寒则厥冷变色，肢体关节屈伸不利，得温则舒；甚则僵硬强直、变形，伴有身热不扬，或发热畏寒，或身热欲盖衣被，或口渴欲热饮，或自汗身凉，舌红苔白或舌淡苔黄，脉弦数或弦紧。

病机分析：若病邪偏寒，而机体阳气偏盛，或病邪偏热，而机体阴气偏盛者，均易产生寒热错杂之证。湿郁化热，复兼寒邪未除，肢体关节红肿热痛，但不是得寒则减而是遇寒加重；湿热毒邪壅阻脉络扰于营血，加之素宿寒疾而对寒冷敏感，四肢遇冷，经脉拘急，故见红斑色鲜，关节红肿却又四肢末端遇冷则厥逆变色；热邪迫津外泄，又有寒邪未除，故见身热多汗，但口不渴或渴喜热饮；舌红苔白，脉弦数或弦紧，亦为寒热错杂之象。

治法：温经散寒，清热除湿。

方药运用：

(1)常用方：桂枝芍药知母汤加减。药用桂枝、麻黄、附子、白术、白芍药、知母、黄柏、生甘草。

方中桂枝温通血脉；麻黄、附子、白术祛风散寒除湿；知母、黄柏清热除湿；白芍药、甘草缓急止痛。方中既有桂枝、附子温通阳气，又有芍药、知母保护阴液，寒药与热药、阴药与阳药并用，同时用甘草调和之，以奏祛湿、清热、止痹痛之功。

(2)加减：神疲乏力者，加黄芪益气；阴虚内热者，加生地、地骨皮养阴清热；胃纳较差者，加鸡内金、陈皮、神曲消食健胃；关节肿大疼痛者，可加鸡血藤、防己、薏苡仁、萆薢祛湿通络；关节红肿热痛者，加金银藤、络石藤清热通络止痛。

(3)临证参考：本证寒热错杂，治疗当分清主次，对寒偏盛者宜重用附子、桂枝等；热偏盛者，则重用黄柏、知母、赤芍之类；若瘀热在里，或阴虚内热，关节局部虽见红肿，但又喜盖衣被而畏风，得衣被后又觉燥热难忍者，当用僵蚕、蝉衣、防风、大黄相伍，以解郁闭之热，或以生地、白薇、秦艽相伍，以祛除虚热。

4. 湿热痹阻证

症舌脉：肌肤或关节红肿热痛，有沉重感，伴有发热，口渴不欲饮，烦闷不安，小便赤黄，关节屈伸不利，步履艰难，或有红斑结节，舌质红，苔黄腻，脉濡数或滑数。

病机分析：热为阳邪，与湿相合，交阻于经络关节，故局部红肿灼热；湿性重浊，故关节有沉重不利之感；气血为湿热阻滞，不通则痛，故关节屈伸不利，步履艰难；湿热为患，虽口渴而不欲饮；热扰心神，则烦闷不安；舌红，苔黄腻，脉数，皆为湿热之象。

治法：清热除湿，宣痹通络。

方药运用：

(1)常用方：宣痹汤合当归拈痛汤加减。药用防己、晚蚕砂、薏苡仁、赤小豆、黄芩、连翘、栀子、苦参、滑石、茵陈、当归、知母、羌活。

方中防己苦寒降泄，利水清热，味辛能散，兼可祛风，更善泄下焦血分湿热，有祛风胜湿通络止痛作用，为君药；苦参、茵陈、滑石清热利湿，黄芩、连翘、栀子、知母清泄郁热，晚蚕砂祛风燥湿，又善化胃肠湿浊，薏苡仁健脾祛湿除痹，赤小豆清利湿热，使之从小便排出，羌活祛风，当归活血通络，共为臣佐。诸药合用，共奏清热除湿，宣痹通络之功。

(2)加减：高热口渴，汗出烦闷，脉数者，加生地黄、寒水石，并重用知母、栀子清泄里热；壮热不退，大便秘结者，加大黄、芒硝通腑泻热；关节肌肉拘挛疼痛者，加忍冬藤、络石藤、豨莶草、威灵仙祛风除湿，通络止痛；皮肤出现红斑、隐疹者，加生地黄、赤芍、丹皮、丹参清热凉血；痛甚者，加海桐皮、姜黄、地龙通络止痛。

(3)临证参考：本证初起除关节症状外，可有表证存在，如恶风、发热、咽痛等，可对基本方法进行调整，加用清热解表之品，如荆芥、防风、牛蒡子、金银花、连翘、桑叶等，以取微汗为佳。

5. 热毒痹阻证

症舌脉：关节赤肿焮热，疼痛剧烈，痛不可触，触之发热，得冷则舒，伴壮热烦渴，或见皮下结节，关节不得屈伸，或肿胀有波动感，面赤咽痛，溲赤便秘，甚则神昏谵语，舌红或红绛，苔黄或黄腻，脉滑数或弦数。

病机分析：本证主要由素体阳盛或阴虚有热，感受风、寒、湿邪，郁于肌肤而化热，或感受热毒所致。热为阳邪，热盛化火，火极为毒，热毒交炽，流于关节、肌肉，血脉壅滞，痹阻不通，故关节、肌肉赤肿焮热，疼痛剧烈；热灼筋脉，故关节屈伸不利；热毒入营耗血，则壮热烦渴，神昏谵语，或见肌肤红紫、斑疹、结节；面赤咽痛，溲赤便秘，舌红苔黄，脉滑数或弦数等，皆为热毒炽盛之象。

治法：清热解毒，凉血通络。

方药运用：

（1）常用方：犀角汤加减。药用水牛角、黄连、栀子、升麻、茵陈、金银花、连翘、生地黄、防己。

方中水牛角咸寒，清热凉血解毒，为君药；黄连、栀子、升麻、茵陈、金银花、连翘助君药清热解毒凉血，生地黄养阴凉血，防己清热除湿，共为臣佐药。诸药合用，共奏清热解毒，凉血通络之效。

（2）加减：热毒伤津者，加石斛、玄参；夹湿者，加萆薢、晚蚕砂；大便干结者，加大黄；神昏谵语者，加菖蒲、郁金；毒盛发斑者，加大青叶、丹皮；痛剧者，加乳香、没药及虫类搜剔通络之品。

（3）临证参考：临床犀角用水牛角尖代之，但用量宜大到30～60g。

6. 瘀血痹阻证

症舌脉：肌肉、关节刺痛，痛处不移，久痛不已，或痛处拒按，局部肿胀可有瘀斑或硬结，或面部黯黑，肌肤干燥无光泽，口干不欲饮，舌质紫黯或有瘀斑，舌苔薄白或薄黄，脉沉弦细涩。

病机分析：痹病日久，肌肉、关节、经脉痹阻，气血运行不畅，而致血瘀停聚，血凝不通则痛，故肌肉、关节剧烈刺痛而不移；血瘀不散，实邪聚集，故局部拒按；血瘀则气滞，气滞则水停，水停湿蕴，血瘀阻络则局部肿胀；湿聚生痰，痰气相结，故现硬结；瘀血阻络，津液不能上承，故口干不欲饮；血行不畅，气血不能外达，故见皮肤干燥无光泽；血瘀阻络日久，溢于脉道之外，故见面色晦黯，舌紫，脉沉涩；血瘀郁热，则见舌苔薄黄；脉弦细涩为瘀血痹阻之象。

治法：活血化瘀，舒筋通络。

方药运用：

（1）常用方：身痛逐瘀汤合活络效灵丹加减。药用桃仁、红花、五灵脂、丹参、当归、川芎、没药、制香附、川牛膝、秦艽、地龙、甘草。

方中桃仁、红花、五灵脂、丹参、当归活血化瘀为主药；没药、香附、川芎理气活血止痛，秦艽、地龙祛风通络，川牛膝强筋健骨，共为辅佐药；甘草调合诸药，为使药。诸药合用，行血不忘理气，治风必先治血，祛邪兼顾扶正，共奏活血化瘀，舒筋通络之功。

（2）加减：寒凝气滞者，可加附片、桂枝温经散寒通络；气虚者，可用炙黄芪、人参益气；阴虚者，可加生地、玄参、知母养阴；兼有湿热征象者，可加苍术、黄柏清热利湿；疼痛剧者，可加虫类搜剔之品，如蜣螂虫、蜈蚣、全蝎、露蜂房、水蛭等。

（3）临证参考：瘀血痹阻日久，往往伴有不同程度的正气耗伤，瘀血征象一旦好转或消除，要及时调整处方，兼顾正气。方中没药、地龙有碍胃之弊，药量以6～10g为宜。

7. 痰浊痹阻证

症舌脉：关节肿胀，顽麻疼痛，或兼痰核结节，头晕目眩，头重如裹，胸脘满闷，纳呆恶心，泛吐痰涎，眼睑浮肿，舌胖质黯，苔白腻，脉沉弦滑。

病机分析：痰浊为水湿津液停聚而成，痰浊流注关节，则关节肿胀；痹阻经络则见肢体顽麻疼痛；痰浊为患，聚散无常，故可在关节上下及头部枕后、骶部尻骨等处见痰核结节，按之柔软而微痛；痰浊上扰，清阳被蒙，则头晕目眩，头重如裹；痰浊壅滞中焦，气机升降失常，故胸脘满闷，纳呆恶心，泛吐痰涎；眼睑浮肿，乃为阳虚水泛之故；气机不利，无以运化水湿，痰浊游溢于肌肤，则久病而形体不瘦；舌胖黯，苔白腻，脉弦滑皆为痰浊内蕴之象。

治法：化痰行气，通络蠲痹。

方药运用：

(1)常用方：半夏白术天麻汤合阳和汤加减。药用法半夏、白术、茯苓、橘红、白芥子、生麻黄、鹿角胶、熟地黄、炮姜、生甘草、大枣。

方中半夏燥湿化痰，白术、茯苓、橘红、白芥子化痰通络，共为主药；生麻黄、鹿角胶、炮姜、熟地黄散寒助阳，生精养血，共为辅佐药；生甘草、大枣和胃，为使药。诸药合用，标本兼顾，共奏化痰行气，通络蠲痹之功。

(2)加减：肢体困倦，浮肿自汗者，加黄芪益气消肿；纳差者，加陈皮、木香健脾理气；关节局部有结节者，可重用白芥子，或加胆南星、枳实化痰散结；关节肿胀甚者，加薏苡仁、萆薢利湿消肿；胸闷者，加瓜蒌、桂枝化痰宽胸，通阳利气。

(3)临证参考：方中熟地黄、鹿角胶用量不宜过大，熟地黄不超过 15g，鹿角胶不超过 10g 为宜，并伍以炮姜，以起到生精养血，强壮筋骨之效，使气血宣通，补而不腻，寓补于通。白芥子有搜络化痰之功，用量可视病情由 6g 用至 15g。

8. 痰瘀痹阻证

症舌脉：痹阻日久，肌肉、关节刺痛，固定不移，或关节肌肤紫黯、肿胀，按之稍硬，肢体顽麻或重着，或关节僵硬变形，屈伸不利，有硬结、瘀斑，面色黯黧，眼睑浮肿，或胸闷痰多，舌质紫黯或瘀斑，苔白腻，脉象弦涩。

病机分析：痰浊与瘀血互结，留阻经络、关节、肌肉，瘀阻脉络，故肌肉关节肿胀刺痛；痰瘀留于肌肤，则见痰核、硬结或瘀斑；邪气深入筋骨，致骨变筋缩，而关节僵硬变形，难以屈伸；痰瘀阻滞，经脉肌肤失去气血荣养，故肢体肌肤顽麻不仁；面色黧黑，舌质紫黯或有瘀斑，脉弦涩为血瘀之象；眼睑浮肿，胸闷痰多，困倦乏力，舌苔白腻，为痰饮之征。

治法：活血行瘀，化痰通络。

方药运用：

(1)常用方：双合散加减。药用桃仁、红花、川芎、当归、生白芍、陈皮、清半夏、白芥子、茯苓、竹沥、姜汁。

本方乃桃红四物汤与二陈汤合方化裁而成。方中桃仁、红花活血化瘀，通络止痛，为君药；配当归、川芎加强化瘀通络之力，白芍养血和营，又以半夏、陈皮燥湿化痰，配白芥子、竹沥加强化痰之力，茯苓健脾，共为臣药；姜汁和胃为使药。全方活血不忘养血，化痰不忘健脾，标本兼顾，共奏活血行瘀，化痰通络之效。

(2)加减：痰留关节、皮下有结节者，可加胆南星化痰散结；痰瘀不散，疼痛不已者，加炮穿山甲、白花蛇、全蝎、蜈蚣、地龙等以搜剔络道；若神疲乏力，面色不华者，加党参、黄芪益气；肢冷畏风者，加桂枝、细辛、防风温阳散寒，祛风通络；有痰瘀化热之象者，加连翘、金银藤、黄柏、丹皮清热。

(3)临证参考：本证常见于痹证晚期，因邪气深入骨骱，根深难以速除，故服上方药宜每日 1 剂缓缓图之，或以丸药缓攻，如大活络丸、小活络丹等。

9. 气阴(血)两虚证

症舌脉：骨节疼痛、肿胀、僵硬、变形，甚则筋肉挛缩，形体瘦弱，低热，气短乏力，心悸，易汗出，或肌肉酸楚，疼痛无力，活动后加重，指甲淡白，头晕目眩，食少便溏，口干不欲饮，皮肤不仁或板样无泽，皮肤结节或瘀斑，舌胖淡或质红，或有裂纹，舌苔薄白或少苔、无苔，脉沉细或细弱无力。

病机分析：痹病久治不愈，迁延日久，易致气阴(血)两虚之证。气阴两虚则肌肤筋骨关节失于濡养，病邪留恋，闭阻经脉，深伏关节，故骨节疼痛、肿胀；气阴亏损益甚，邪气稽留亦深，以致骨节变形、僵硬，甚则筋肉挛缩，屈伸不利；气虚则心悸气短，乏力自汗；气虚失运，生化乏源，气阴更亏，则见形体消瘦，肌肉酸楚或不仁，低热；肌肤失养，则皮肤干枯无泽；气虚血瘀，则可形成皮肤硬结或瘀斑；舌胖质红少苔，脉沉细或弱，均为气阴不足之象。

治法：益气养阴，活血通络。

方药运用：

(1)常用方：生脉散合黄芪桂枝五物汤加减。药用人参、黄芪、桂枝、生白芍、当归、麦冬、五味子、生姜、大枣、甘草。

方中人参、黄芪益气为君药；臣以麦冬、五味子养阴，与君药合用，共奏益气养阴之功，当归、生白芍、桂枝活血通络；佐以生姜、大枣调和脾胃；使以甘草调和诸药。

(2)加减：偏于血虚者，加生地、熟地、鸡血藤养血；偏于阴虚者，加玄参、石斛、山萸肉滋阴；兼有寒象者，加附子温阳散寒；兼有便溏者，加苍术、白术健脾化湿，去麦冬滋腻碍脾；兼有虚热之象者，加地骨皮、秦艽清虚热，桂枝改桑枝以防温以助热；兼有瘀血者，加桃仁、红花活血祛瘀；兼有手足拘挛、麻木者，加鸡血藤、天麻祛风通络；胸闷、胀满、纳差者，加陈皮、木香健脾理气。

(3)临证参考：本证罹病日久，正虚邪恋，用黄芪补气固表，用量宜大，一般用30g，根据病情，还可递增。芍药调和营卫，性守而不走，当归养血活血，用量常各15g左右，以期气血旺盛，痹病自除。

10. 肝肾两虚证

症舌脉：痹证日久不愈，筋肉、关节疼痛肿大，僵硬畸形，肌肉瘦削，兼见腰膝酸软，脊以代头，尻以代踵，畏寒喜睡，手足不温，或骨蒸劳热，自汗盗汗，口渴不欲饮或饮不多，舌质红或淡，苔薄或少津，脉沉细弱或细数。

病机分析：肝主筋，肾主骨，肝肾两虚，筋骨失于濡养，故筋肉、关节疼痛，久则僵硬畸形，甚则脊以代头，尻以代踵。偏阳虚者，则畏寒喜暖，手足不温；偏阴虚者，则骨蒸劳热，自汗盗汗；舌脉所见，亦为肝肾亏虚之象。

治法：培补肝肾。

方药运用：

(1)常用方：独活寄生汤加减。药用独活、桑寄生、秦艽、防风、杜仲、牛膝、桂枝、细辛、当归、生地黄、生芍药、川芎、人参、茯苓、甘草。

方中独活、桑寄生祛风湿，补肝肾，强筋骨，除痹痛，为君药；配防风、秦艽助君药祛风化湿止痛，配桂枝、细辛温经通络，配牛膝、杜仲补益肝肾，共为臣药；佐人参、茯苓、甘草健脾益气，当归、川芎、生地黄、白芍药养血活血；甘草调和诸药，兼使药之功。诸药合用，标本兼治，祛风不忘行血，补肾不忘健脾，如是则风湿得除，气血充旺，肝肾强健，诸症自除。

(2)加减：偏于肝肾阴虚者，合用河车大造丸；偏于肾阳虚者，合用阳和汤加减。

(3)临证参考：本证病程日久，服上方多在半月以上始见疗效。如在治疗过程中复感外邪，务须先解表。此外，痹病反复发作，可内舍于脏腑，出现五脏痹，其中尤以心痹多见，可出现心悸、浮肿等症，可参照心悸治疗。

四、其他疗法

1. 中成药

(1)伤湿止痛膏：外用，贴患处。用于治疗风湿关节、肌肉痛，扭伤等。

(2)大活络丸:每次1丸,每日1~2次,口服。用于腰腿疼痛,周身麻木,筋肉拘挛,半身不遂,口眼歪斜,两足痿软。

(3)天麻丸:每次1丸,每日2次,温开水送服。用于肝肾虚弱,头昏头痛,手足麻木,腰腿酸痛。

(4)天麻片:每次5~6片,每日2次,温开水送服。适应证同天麻丸。

(5)国公酒:每次10~15ml,每日2次,早晚服。用于四肢麻木,骨节疼痛,风寒湿痹。

(6)骨刺丸:每次1丸,每日2~3次,温开水送服。用于骨质增生,风湿性关节炎。

(7)精制海马追风膏:外敷用,先将患处皮肤洗净,擦干,揭下膏面上的衬垫塑料片,贴于患处,用手按抚好。用于治疗风寒麻木,腰腿疼痛,四肢不利,积聚疝气。

(8)麝香壮骨膏:外敷用,将患处皮肤洗净擦干,贴敷。用于关节疼痛,腰背酸痛,扭伤及风湿所致的局部酸痛。

2. 单验方

(1)在树上做窠的大黑蚂蚁烘干研粉,蜜为丸,成人每次5g,每日3次。治风湿性关节炎和类风湿性关节炎。

(2)五加皮10g,忍冬藤30g,水煎服。治热痹。

(3)飞马丹治痹病。制马钱子120g,蜈蚣4条,共研细末,加蜜100g,制丸如绿豆大小。初服3~5丸,常量10~15丸,日服2次,用米酒或糖水送下,10天1个疗程,休息5天。服药后5~6小时内禁食海藻类、鱼、虾、含矾碱等食物。

(4)用大黑蚂蚁烘干,研为细末。每次服半匙,每日2次,开水冲服。或将蚂蚁装入空心胶囊,每服4粒,每日2~3次。

(5)苍术9g,黄柏9g,忍冬藤30g,水煎,治疗湿热痹。

(6)鸡血藤、海风藤、桂枝各9g,水煎服。治疗风寒湿痹。

(7)䗪虫,焙黄研末,每服3g,每日2次;泽兰30g,水酒各半煎服,每日服2次。治疗瘀血痹。

(8)鲜忍冬藤、根、叶各90g,体弱者每次30g,水煎,分3次服。适用于热毒痹。

(9)鹿角片300g,酒浸1夜,熟地120g,附片45g,用大麦米和蒸熟,焙干为末,大麦粥和为丸。每次7g,每日3次,米饭送服。治肝肾不足之证。

(10)益髓汤 生黄芪、熟地、鸡血藤各15g,党参、白术、当归、白芍、鹿角胶、补骨脂、川续断、川牛膝各9g,龟甲、枸杞子、菟丝子各12g,知母、黄柏各6g,甘草3g。水煎服。适用于气阴两虚证。

3. 食疗方

(1)生大豆方:以大豆炒黑及熟投酒中渐渐饮之。治贼风痹,瘫缓口噤,肿及麻痹。

(2)蛇肉汤:蛇肉、胡椒、生姜、食盐适量,炖汤,肉汤尽服,早晚各1次。治痹病阴阳两虚兼风湿阻络者,服之可收阴阳两补,祛风散寒之功。

(3)姜葱羊肉汤:羊肉100g,大葱30g,生姜15g,大枣5枚,红醋30g,加水适量,做汤1碗,日食1次。治气虚畏寒,四末欠温,关节冷痛。

(4)薏米50g,糖50g,干姜9g,以水适量先煮薏米、干姜,煮烂成粥,再调白糖服食。每天1次,连服1个月。治寒痹。

(5)赤小豆粥:赤小豆30g,白米15g,白糖适量。先煮赤小豆至熟,再加入白米作粥加糖。治热痹。

(6)大枣薏米粥:小米100g,薏米50g,大枣5枚,每日煮食1次代早餐为宜。治湿痹。

(7)桃仁粥:桃仁50g,粳米160g,先把桃仁捣烂如泥,加水研汁,去渣,放入粳米煮为稀粥,即可服食。有活血祛瘀,通络止痛之功效,治瘀血痹。

4. 针灸

(1)体针:可根据病变部位取不同的穴位。上肢可选取合谷、外关、手三里、曲池、肩贞、肩髎、肩髃等穴;下肢可选取环跳、承扶、风市、阳陵泉、双膝眼、血海、昆仑、丘墟、三阴交、足三里、商丘等穴;腰背可选取肾俞、大杼、委中、八髎等穴。急性期及实证者,一般用泻法,风湿、寒湿或痰浊痹阻证者可针灸并施,虚证取补法。

(2)耳针:取肾、脾、患部相应穴位及其压痛点,每次选2~3穴,埋针3~5天。

(3)点穴(或称指针):于背部及下肢后侧,用双大指点双侧大杼、厥阴俞、肝俞、肾俞、关元俞、八髎、秩边、环跳、承扶、殷门、委中、承山、昆仑、太溪。于下肢内外前侧,可点髀关、伏兔、鹤顶、内外膝眼、足三里、三阴交、然骨、内庭。于上肢可点肩井、肩髃、肩宗、曲池、内关、外关、合谷。均以强刺激后停留镇定手法。适用于久痹不愈,关节僵硬畸形者。

5. 推拿　推拿疗法,应由轻渐重,由点到面,由慢由短至长。手法要求柔和、均匀、有力,从而达到"深透"作用。治疗痹病,一般背部采用捏脊舒筋法,自八髎开始沿督脉上至大椎,推捏3遍,再沿膀胱经各推捏3遍。肢体可采用按、柔、推、散、提拿、归挤、扇打、劈叩、捋、顺、抖、颤等手法以及各关节主动与被动活动的功能疗法。适用于久痹不愈者。

值得一提的是,推拿疗法一般多用于慢性期和恢复期,首先用推、理、揉的手法,使患部肌肉松弛,继而用点、按、捏、拿的手法,以达到舒筋活络的目的,再用拨、摇等手法以疏利关节,畅行气血。

6. 穴位注射

(1)野木瓜注射液,每次用2~4ml,按针灸穴位或阿是穴分别注射。适用于寒湿痹阻证。

(2)25%当归注射液,每次2~4ml,按针灸穴位或痛点注射,每日1次,或隔日1次。适用于瘀血痹阻或痰瘀痹阻证。

(3)5%川芎注射液,每次2~4ml,按针灸穴位或痛点注射。适用于瘀血或痰瘀痹阻证。

7. 熏洗法

(1)取海桐皮、桂枝、海风藤、路路通、宽筋藤、两面针各30g,水煎,趁热熏关节,每日1~2次,每次20~30分钟。适用于风湿痹阻证。

(2)艾叶9g,透骨草30g,红花9g,花椒6g,水煎熏洗,每日1~2次。适用于瘀血痹阻证。

(3)土鳖虫2g,苏木30g,大戟6g,寻骨风21g,水煎熏洗,每日1~2次。适用于瘀血痹阻证。

(4)取川乌、草乌各20g,白芷50g,伸筋草60g,羌活、独活各50g,透骨草50g,细辛10g,川芎30g,桂枝30g,威灵仙60g,水煎,熏洗关节,每日2~3次,每次15分钟,5~10天为1个疗程。适用于寒湿痹证。

(5)洗腿方　当归尾、青风藤、宣木瓜、炒赤芍、透骨草各9g,防风5g水煎熏洗。适用于风湿痹证。

8. 外敷法

(1)取蜂房1枚,炙令黄赤色为末,每用3g,腊月猪脂调匀敷之。适月于风痹。

(2)杜松子适量,捣烂外敷。治风湿关节痛。

(3)白芥子泥护膝　白芥子、商陆等量(每膝约用60g),捣泥粉状,用蜜调,1～2天换1次,治疗鹤膝风有积水者。如局部皮肤发痒发红出疹者,则取去不用,几天后皮肤过敏能自愈。适用于痰浊痹阻证。

(4)关节红肿热痛者,可用如意金黄膏涂患处,用纱布块盖好,每天换1次,至肿消为止;或用仙人掌适量,捣成泥状,涂敷患处,每天换1次,清热、消肿、止痛效果好。适用于热痹。

(5)鲜紫花地丁适量,捣敷患处;或蒲公英120g,加水煮成药液,用毛巾浸透,热敷患处;或绿豆粉和鸡蛋清调敷患处,可消肿止痛。适用于热毒痹阻证。

9. 热熨法

(1)食盐500g,小茴香120g,炒热,布包熨患处。

(2)棉花籽或晚蚕砂500g,炒热,加入适量白酒,装入布袋,趁热熨患处。

10. 直流电药物离子透入法　配方以陈醋500g,威灵仙30g,浸2周后过滤,作药物离子透入。适用于风湿痹阻证。

11. 红外线照射　照射肿胀部位,每次15～20分钟,每日1次。有活血舒筋,消肿止痛的作用。

【转归与预后】

痹病初起多为实证,久治不愈,可转化为虚实夹杂证。另外,初起病变多较表浅,以侵犯肌肉、关节为主,日久则可深入脉络及内脏,尤以内舍于心为多见。

本病早期多以风湿痹阻,寒湿痹阻多见,如治疗及时,可使病情得到控制,若失治、误治,病情迁延不愈,则可向寒热错杂证或湿热痹阻证转化,亦可因久治不愈造成痰瘀阻滞。湿热痹阻、热毒痹阻常为直接感邪所致,但病势较急,病情较剧,如不及时给予有效治疗,多迁延不愈,痰瘀阻络,耗伤气阴,最后可导致肝肾俱虚,亦可内舍于心,转为心痹等。

本病的预后,与受邪的轻重、患者体质的强弱以及治疗、病后颐养等密切相关。一般来说,痹病初起,正气尚未大虚,病邪轻浅,如能采用及时有效的治疗措施,多可痊愈。但若初起感邪深重,反复发作,患者素体阴阳偏胜偏衰,或失治、误治等,往往可使病邪深入,由肌肤而渐至筋骨、脉络,甚至损及内脏,则病情缠绵难愈,预后较差。

【护理与调摄】

一、精神调护

对患者说明痹病的顽固性、反复性,使之能正确认识疾病,并积极配合治疗。正在发作和病情比较严重的病人,往往情绪低落,容易产生焦虑的心理,此时应适当地讲清病情,帮助患者树立战胜疾病的信心。

二、生活调护

患者的居室以通风、干燥、向阳、保持空气新鲜为宜。床铺须平整(尤其对脊柱病患者,最好用木板床),被褥要干燥、轻暖。避免睡卧当风,汗出受邪,出汗较多者,须用干毛巾擦干,应及时更换被汗湿后的衣被。纠正病人姿态和体位,以有利于恢复健康,对于四肢功能丧失而长期卧床者,应经常变换体位,防止褥疮发生,对行走不便者,应提防跌仆。

患者的饮食宜进营养丰富、易于消化的食物,少食辛辣刺激及生冷、滋腻之物,并可结合病人的口味及舌苔变化调整食物,指导病人选择适宜的饮食。

服药后要注意观察疗效与不良反应,使用外用药时,应注意有无痒疹或水疱等副作用。

【预防与康复】

一、预防

加强锻炼，增强体质，防止风寒湿热邪之入侵，久处潮湿环境工作者，更应经常注意预防外邪侵袭，一旦感邪应及时治疗，决不可贻误病情。一时性受寒、淋雨等，在身体疲劳时尤易发病，应及时采取防范措施，如服姜汁及午时茶、川芎茶调散等祛风散寒除湿之品。一旦发现关节疼痛等症状时，应及时治疗，以避免病情进一步发展。

二、康复

1. 功能锻炼　通过活动关节，可促进气血运行，改善局部营养状态，以避免关节僵直挛缩，防止肌肉萎缩，从而恢复关节功能。要根据病变关节的生理功能进行锻炼，采取主动活动与被动活动相结合，以主动活动为主。如手捏核桃或弹力健身圈，锻炼手指功能，两手握转环旋转，锻炼手腕功能，脚踏自行车，锻炼膝关节，滚圆木、踏空缝纫机，锻炼踝关节等。逐步地再做简易太极拳、关节操、广播操等。锻炼须因人、因病而宜，适可而止，量力而行。

2. 药物康复　要针对患者脏腑以及气血阴阳的虚损不同进行调补，决不可不加辨证地投以参茸等温补之品。阴虚者滋阴，阳虚者补阳，气虚者益气，血虚者养血，肝肾不足者培补肝肾，脾胃虚弱者健脾益气。但恢复期的调补，要注意"平和"，同时可酌加理气活血之品，以求气血调达。

3. 食疗康复　康复期的饮食，一要节制，二要清淡，三要营养丰富。此外，可根据病情，辨证选用下列食疗方：

(1)木瓜汤：木瓜 4 个，蒸熟去皮，研烂如泥，白蜜 1kg 炼净，将两物调和匀，放入净瓷器内盛之。每日晨起用开水冲调 1～2 匙饮用，能通痹止痛。凡属湿热阻滞经脉而引起的筋骨疼痛，可用此汤。

(2)川乌粥：生川乌头 3～5g，粳米 30g，姜汁 10 滴，蜂蜜适量。将川乌头捣碎研为极细粉末备用，粳米煮粥，沸后加入川乌末改用文火慢煎，熟后加入生姜汁及蜂蜜搅匀，稍煮一二沸即可。适用于寒湿痹证，宜温服。热性疼痛、发热期间及孕妇忌服，不可与半夏、瓜蒌、贝母、白及、白敛等中药同服。

(3)老桑枝煲鸡：每次用老桑枝 60g，雌鸡 1 只约 500g 去毛及内脏，加水适量煲汤，用食盐少许调味，饮汤食鸡肉。可治四肢酸痛麻痹，颈背牵强疼痛，慢性腰肌劳损。

(4)木瓜牛膝酒：木瓜 120g，牛膝 60g，桑寄生 60g，加大曲酒 500ml 浸泡 7 天，每服 15ml，每日 2 次。适用于瘀血痹阻。

(5)桑椹子粥：桑椹子、粳米。适量煮粥，常食此粥，可强肝肾，壮身体。

【医论提要】

《内经》设有"痹论"专篇，言："风寒湿三气杂至，合而为痹也。其风气胜者为行痹，寒气胜者为痛痹，湿气胜者为着痹。""痹论"继而论及筋、脉、肌、皮、骨痹合于五脏之病机，尤其谈到"肾痹者，善胀，尻以代踵，脊以代头"，这是对痹病发展到严重阶段危重病候的描述，很类似于风湿或类风湿病后期出现的强直性脊柱变形的描述。就病因而言，《灵枢·刺节真邪》云："虚邪之中人也……搏于皮肤之间，其气外发，腠理开，毫毛摇，气往来行，则为痒。留而不去，则痹。"对于痹证与血脉关系，《灵枢·周痹》提到："周痹者，在于血脉之中，随脉以上，随脉以下，不能左右，各当其所"，说明痹病与血脉的密切关系。

汉代张仲景《金匮要略·中风历节病脉证并治》提出："寸口脉沉而弱，沉即主骨，弱即主筋，沉即为肾，弱即为肝。汗出入水中，如水伤心，历节黄汗出，故曰历节。"从病位上，认为在肝肾；病因可能由于汗出入水中，风寒湿合而为邪，伤及血脉，水湿浸淫筋骨关节，遂有历节黄汗出等症；病机上仲景又指出："荣气不通，卫不独行；荣卫俱微，三焦无所御，四属断绝，身体羸瘦，独足肿大，黄汗出，胫冷。假令发热，便为历节也。"《金匮要略·痉湿暍病脉证治》提出许多可贵的治疗原则，如："湿痹之候，小便不利，大便反快，但当利其小便"，又如，"盖发其汗，汗大出者，但风气去，湿气在，是故不愈也。若治风湿者，发其汗，但微微似欲出汗者，风湿俱去也。"该篇治疗中，仲景提出甘草附子汤、防己黄芪汤、桂枝附子汤加减、麻杏薏甘汤、桂枝芍药知母汤、乌头汤，以及治血痹的黄芪桂枝五物汤等方药，垂法后世。

唐代孙思邈《备急千金要方·诸风》首载独活寄生汤治痹（独活、桑寄生、杜仲、牛膝、细辛、秦艽、茯苓、桂心、防风、川芎、人参、甘草、当归、芍药、干地黄），祛风胜湿，扶正固本。

金元医家朱丹溪称痹病多为"痛风"，即"四肢百节走痛"之症，若"夜则痛甚，行于阴也。治法以辛热之剂，疏散寒湿，开发腠理。其血得行，与气相和，其病自安"（《格致余论·痛风论》）。明代医家王肯堂论治痹原则时说："三气合而为痹，则皮肤顽厚，或肌肉酸痛，此为邪中周身，搏于血脉，积年不已，则成瘾疹、风疮，搔之不痛，头发脱落，宜疏风凉血之剂"（《证治准绳·杂病·痹》），王氏这里强调治风凉血的原则。同代医家龚廷贤主张："中湿一身痛，风湿邪在表，风药能胜湿，医者当分晓"，即以风药胜湿之治（《云林神彀·卷一·中湿》）。明代李中梓《医宗必读·痹》："治外者，散邪为急；治藏者，养正为先。治行痹者，散风为主，御寒利湿仍不可废，大抵参以补血之剂，盖治风先治血，血行风自灭也。治痛痹者，散寒为主，疏风燥湿仍不可缺，大抵参以补脾补气之剂。盖土强可以胜湿，而气足自无顽麻也。"李氏在采用祛风、除湿、散寒的常规治法外，提倡行痹参以补血，痛痹参以补火，着痹参以补脾补气之法，后世医家多宗其说。

治痹论述较全面者，当推清代叶天士《临证指南医案》："有卫阳疏，风邪入络而成痹者，以宣通经脉，甘寒去热为主；有经脉受伤，阳气不为护持而为痹者，以温养通补，扶持生气为主；有暑伤气，湿热入络而为痹者，用舒通脉络之剂，使清阳流行为主；有风湿肿痛而为痹者，用参术益气，佐以风药壮气为主；有湿热伤气及温热入血络而成痹者，用固卫阳以祛邪，及宣通营络，兼治奇经为主；有肝阴虚，疟邪入络而为痹者，以咸苦滋阴，兼以通逐缓攻为主；有寒湿入络而成痹者，以微通其阳，兼以通补为主；有气滞热郁而成痹者，从气分宣通为主；有肝胃虚滞而成痹者，以两补厥阴阳明为治；有风寒湿入下焦经隧而为痹者，用辛温宣通经气为主；对肝胆风热而成痹者用甘寒和阳，宣通脉络为主；有血虚络涩，及营虚而成痹者，以养营养血为主；又有周痹、行痹、肢痹、筋痹及风寒湿三气杂合之痹，亦不外乎流畅气血，祛邪养正，宣通脉络诸法"。

清代李用粹《证治汇补·内因门·痹证》治不同痹病，药物加味有特色："风胜加白芷；湿胜加苍术、南星；热胜加黄柏；寒胜加独活、肉桂；上体加桂枝、威灵仙；下体加牛膝、防己、萆薢、木通"。俞震《古今医案按·痛风》言："湿热与风寒乃痹证两大纲。"当然，痹证发病多与地域气候有关，如南方多湿热，北方多风寒。吴鞠通《温病条辨·卷二》载有宣痹汤方清利湿热，宣通经络（方中有防己、杏仁、滑石、薏苡仁、连翘、栀子、醋炒半夏、晚蚕砂、赤小豆皮）。

对于血液与痹病的关系，唐容川《血证论·痹痛》云："失血家，血脉既虚，往往感受外风，发为痹痛，或游走不定，或滞着一处。"王清任认为："古方颇多，如古方治之不效，用身痛逐瘀汤。若微热，加苍术、黄柏。若虚弱，量加黄芪一二两"（《医林改错》）。

金寿山在《金匮诠释·湿痹、历节病》中总结该病治法时说："治风湿发汗，必须使阳气内蒸而不骤泄，在肌肉关节之间充满流行，则湿邪无地可容。故既要发汗，又要微汗，为治疗之要旨”。

当代医家临证亦多建树。如焦树德拟尪痹冲剂治疗类风湿性关节炎(生地、淫羊藿、独活、细辛等药味)。南通名老中医朱良春以擅用虫类药闻名,所制益肾蠲痹丸在临床多有奏效。该方以仙灵脾、骨碎补、当归等温肾壮督;又以露蜂房、全蝎、僵蚕、乌蛸蛇等血肉有情之品钻透剔邪,通经活络。

【医案选粹】

案一

一税官,病风寒湿痹,腰脚沉重,浮肿,夜则痛甚,两足恶寒,经五、六月间,犹绵胫靴足。腰膝皮肤,少有跣露,则冷风袭之,流入经络,其痛转剧。走注上下,往来无定。其痛极处,便挛急而肿起,肉色不变,腠理间如虫行。每遇风冷,病必转增。饮食转减,肢体瘦乏,须人扶掖,犹能行立。所服者,乌、附、姜、桂,种种燥热;燔针着灸,莫知其数。前后三年,不获一愈。一日,命予脉之,其两手皆沉滑有力。先以导水丸、通经散各一服,是夜泻三十余行,痛减半。遂渐服赤茯苓汤、川芎汤、防风汤。此三方在《宣明论》中,治痹方是也。日三服,煎七、八钱,余又作玲珑灶法熏蒸,血热病必增剧。诸汗法古方亦多有之,惟以吐发汗者,世罕知之。故余尝曰:吐法兼汗,良以此夫!

(张子和．儒门事亲．沈阳:辽宁科学技术出版社,1997:21)

案二

东垣治一人,冬时忽有风气暴至。六脉弦甚,按之洪大有力,其证手挛急,大便秘涩,面赤热,此风寒始至于身也。四肢者,脾也。以风寒之邪伤之,则搐如挛痹,乃风淫末疾而寒在外也。《内经》曰:寒则筋挛。正谓此也。素饮酒,内有实热乘于肠胃之间,故大便秘涩而面赤热。内则手足阳明受邪,外则足太阴脾经受风寒之邪。用桂枝二钱,甘草一钱,以却其寒邪而缓其急缩。黄柏二钱苦寒,滑以泻实润燥,急救肾水。升麻、葛根各一钱,以升阳气行手阳明之经,不令遏绝。桂枝辛热,入手阳明之经为引用,润燥,复以甘草专补脾气,使不受风寒之邪,而退贼邪,专益肺经也。佐以人参补气,当归和血润燥,作一帖,水煎服。令暖房中摩搓其手,遂安。

(俞震．古今医案按．沈阳:辽宁科学技术出版社,1997:142)

案三

艾某,男,28岁。一年多来遍身痛楚,天气变化,症更加重,历经大连、哈尔滨、沈阳等医院诊疗,诊为风湿性关节炎。经常有疲劳感,体力日渐不支,饮食二便尚属正常,舌苔薄白,六脉沉软无力。辨证立法:工作生活地处阴寒,汗出当风,病邪乘虚而入,积蓄日久,治未及时,风寒之邪由表及里,邪入日深,耗伤气血,六脉沉软无力,为正气不足之象,正虚邪实,当以搜风、逐寒、益气、活血治之。

川附片 15g	乌蛇肉 30g	杭白芍 10g	制全蝎 4.5g
川桂枝 10g	酒地龙 10g	酒川芎 4.5 g	西红花 3g
酒当归 12g	酒玄胡 6g	生熟地各 6g	石楠藤 12g
北细辛 3g	炙草节 10g		

二诊:初服2剂无效,继服2剂,周身如虫蚁蠕动,疼痛有所减轻,遂又连服4剂,自觉全身较前清爽舒畅,但仍易感疲劳。患者疼痛减轻,周身清爽,是风寒之邪已被祛动;仍感疲劳,乃正气不足。拟加用益气之药,扶正祛邪,一鼓作气以收全功。前方去红花、元胡,加党参15g,黄芪30g,姜黄10g,附片加至30g。

三诊：服药 6 剂，疼痛减轻甚多，精神转旺，嘱再服 10 剂后，原方加两倍改为丸药再服。

（祝谌予，翟济生，施如瑜，等．施今墨临床经验集．北京：人民卫生出版社，1982：106）

【现代研究】

中医对痹病的研究较为活跃，近年来在病因病机认识、辨证规律与治则治法研究等方面均取得一定进展，提高了临床疗效，综述如下：

一、病因病机研究

关于本病的病因，目前主要认识有：风寒湿邪侵袭致病论、热毒蕴积致病论、瘀血阻滞致病论、正气虚损致病论。曲振君等[1]总结痹病主要被侵袭的脏腑为肝、肾、脾、气血、筋脉等。田雨等[2]认为：瘀、痛、痹渐进而成；早期即有瘀，瘀在痹前；中晚期瘀滞，导致畸形；病因病机，处处有瘀，游走性疼痛亦是瘀。通过大量资料表明，本病的发病常与先天禀赋不足，正气内虚，肝肾亏虚，外感风寒湿热，日晒火毒等非时之气，或后天失于调理，误服药物，妊娠分娩等因素有关，正气不足则邪易侵，邪入又无力驱邪外出，因此导致缠绵难愈，日久不愈或反复发作，终致脏腑经脉损伤而成笃重之疾。

二、证候学与辨证规律研究

在辨证分型上，一般按《素闻·痹论》分作行痹、痛痹、着痹（或以病因为风、寒、湿痹），再加上热痹，为 4 型。亦有倾向于以虚实分型，实痹分为行痹、痛痹、着痹、热痹、顽痹 5 型，虚痹分为阳虚痹、气血虚痹、阴虚痹。有以急发期、稳定期分型，主张发作期分热型、寒型、寒热错杂型，稳定期分为肝肾亏虚，夹瘀夹痰。或以轻、中、重分型，轻者卫阳虚弱，寒邪犯经；中者气血亏虚，寒湿阻络；重者肝、脾、肾虚，浊凝关节。总之，临床分型众多，多根据病因、病性、病理、病位等分型，但均以正虚（肝、肾为主）、邪实（湿、风、热、寒、痰、瘀为主）二者为纲，并认为多虚实夹杂，寒热互见，痰瘀交错。

三、治则治法研究

曲振君等[1]认为痹病的治则应以补益正气，祛风除湿，活血散寒为主。在辨证施治过程中，首要补益正气，缓解疼痛，不要使用克伐正气之品，以免造成正气更虚，使邪恋不去。同时，根据“治风先治血，血行风自灭”的原理，加用活血之品，降低血液粘稠度，延长凝血时间，促进血液运行，改善微循环，提高血药浓度，缩短疗程。治法方面多采取内服、外洗、热敷的方法相结合。

四、辨证用药研究

（一）类风湿性关节炎

补肾填精温阳，搜风剔络为类风湿性关节炎的基本治法。李方等[3]以补益肝肾、化瘀散结、祛风通络为法，制定的三痹汤（黄芪、党参、牛膝、白芍、茯苓、秦艽、杜仲、续断、防风、熟地、独活、桂枝、川芎、当归、细辛、甘草）治疗的类风湿性关节炎，治愈 10 例，显效 8 例，有效 7 例，无效 5 例，总有效率 83.3%。

（二）风湿性关节炎

针对性辨病用药，一般急性期可用具有抗风湿消炎药如川芎、忍冬藤、徐长卿等及类似激素药如生地、甘草等，慢性期则应调理免疫功能，用补气、益肝肾、活血化瘀之品。

（三）系统性红斑狼疮

本病的治疗以益气养阴，培补肝肾为基本治则。常用的益气药物如黄芪、党参、白术、甘草等都有提高机体非特异免疫功能。本病的皮疹、少尿、浮肿等症状，中医认为是瘀血之征，故常以活血化瘀的药物，如鸡血藤、白芍、赤芍、丹参、红花、泽兰、益母草、川芎。若表现为肢体疼痛，则属中医痹病范围，治当祛风化湿，除痹通络，常用秦艽、威灵仙、徐长卿、海桐皮、防风、独活及蛇类等。

参考文献

[1] 曲振君，郭秀文，纪春玲．痹病的中医中药治疗[J]．中医中药，2008，46(2)：71.

[2] 田雨，薛亦艳，苏励．痹证必有瘀[J]．陕西中医，2006，27(5)：578-579.

[3] 李方，庞学丰．三痹汤治疗类风湿性关节炎30例[J]．陕西中医，2008，29(8)：996-997.

第十一节　肥　胖　病

【定义】

肥胖病是指体内脂肪积聚过多，体重超过标准体重20%，或体重指数大于24。本病是一种营养过剩性疾病，大多有内分泌-代谢方面的异常。一般按有无明显内分泌-代谢原因分为单纯性肥胖和继发性肥胖。本病临床常有体弱无力，行动不便，动作时气喘，心悸，怕热，多汗，或腰痛，下肢关节疼痛等自觉症状。

肥胖病的测定：

1. 标准体重与实际体重比例　成人标准体重(kg)数＝[身高(cm)数－100]×0.9。儿童标准体重(kg)数＝年龄×2＋8。当体重超过标准体重的10%为超重，超过20%以上称为肥胖病。

2. 体重与腰围、臀围的关系　一般来说，多余的脂肪，男性多沉积在腹部，女性主要沉积在臀部、腿部。因此，可测定腰围来估计男性是否肥胖，其标准是体重(kg)数不超过腰围(cm)数，否则即是发胖。女性肥胖除直接观察臀以下部位的丰满膨隆的程度外，可用“捏指法”测量，即用拇、食两指相距3cm左右捏起皮褶，其皮褶厚度即为该处皮下脂肪厚度，若超过2.5cm，即属肥胖病。

3. 体重指数　体重指数＝体重(kg)/体表面积(m^2)。如体重指数大于24即为肥胖病。

【范围】

肥胖病无明显病因者，称单纯性肥胖病；病因明确者，称继发性肥胖病。二者均可参照本节辨证论治。

【病因病机】

一、病因

1. 年老体衰　中年以后，肾气渐衰，火不生土，脾失健运，湿浊内聚，痰瘀渐生，尤其是经产妇女或绝经期妇女，肾气不足，不能化气行水，以致水液留滞而致肥胖。

2. 禀赋不足　父母为肥胖之人，以致先天肾气不足，后天脾失健运，水谷精微转输失常，痰浊、膏脂停聚而为肥胖。

3. 过食肥甘　嗜食肥甘厚味，湿热内生，蕴酿成痰；又可损伤脾胃，致水谷运化失司，湿浊停留体内，痰热湿浊停聚，使体重增加，形成肥胖。

4. 缺少活动　“久卧伤气，久坐伤肉”，伤气则气虚，伤肉则脾虚，脾气虚弱，运化失司，水谷精微不能转输，水湿停聚，形成肥胖浮肿。

5. 久病正虚　久病则正气亏耗，气血阴阳虚衰，气虚运血无力，阳虚而阴寒内生，易生痰浊；阴血虚少，血行涩滞，痰浊、脂(瘀)变生而致肥胖。

6. 情志所伤　五脏皆能藏神，七情内伤，脏腑功能失调，升降失序，影响水谷、水液运化，使代谢紊乱，发生肥胖。

二、病机

1. 发病　渐积而成，缓慢发生。

2. 病位　主病在肌肉，与脾肾关系密切，肝胆及心肺功能失调亦与本病相关。

3. 病性　肥胖病多为形盛气虚，引起肥胖的主要原因为正气虚衰。因此肥胖病乃本虚标实，本虚以气虚为主，主要表现为脾肾气虚，可见肝胆疏泄失调及心脾气虚；标实以痰浊、膏脂为主，兼有水湿、血瘀、气滞，但临床虚实常各有所侧重。

4. 病势　初起膏脂堆积较少，临床可无任何症状，但随着膏脂、痰浊增多，兼有水湿、血瘀、气滞者，日久侵心肺，扰肝胆，著四肢，则可发生多种病症。

5. 病机转化　过食肥甘厚味，酿成湿热，壅遏脾胃，气机窒滞，脾胃升降失序，水谷精微不归正化，酿成脂瘀痰浊。或起居不时，好坐好卧，气血流行不畅，脾胃呆滞，运化失司，水谷精微失于输布，化为膏脂和水湿，留滞体内而致肥胖。若情志调达，饮食有节，起居适宜，治之如法，则湿热、痰浊、脂瘀渐渐疏化，脾胃复升降之职，病渐向愈。若七情失节，恣意饮食，起居不时，因循失治，或治不如法，易成胸痹、胆胀等疾。若年老体虚，脾土怯弱，失其转输、消磨之用，或肾气不足，不能化气行水，则湿浊内聚，水液留滞，久病正虚，损及肝肾精血，血行涩滞，或脾肾气阳衰微，鼓动斡旋无力，血行迂缓，水液濡滞，发为肥胖。若经益气运脾，滋养肝肾，温煦脾肾之法，脾复升运之职，肝肾精血渐充，脾肾气阳渐复，病有向愈之机，若因循失治，或治不如法，则五脏精华之血，悉变败浊，病向消渴、眩晕、中风转化。

肥胖病病因病机见图 6-16。

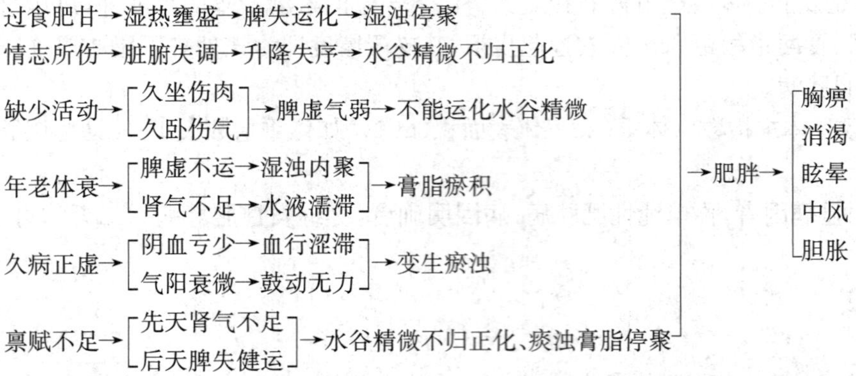

图 6-16　肥胖病病因病机示意图

【诊断与鉴别诊断】

一、诊断依据

参照 1999 年本书第 1 版有关本病的诊断依据。

1. 实测体重超过标准体重 10%～19%为超重，超过 20%为肥胖，超过 20%～30%为轻度肥胖，超过 30%～50%为中度肥胖，超过 50%以上者为重度肥胖。

2. 可伴有疲乏无力，气短，嗜睡，食欲亢进，容易饥饿，或闭经，阳痿，心悸，怕热多汗，腰背痛，关节痛等诸多症状。

3. 体脂测定：男性体脂超过 25%，女性超过 30%为肥胖。脂肪细胞测定：脂肪细胞数增高;超声波检查皮脂厚度增加。

二、鉴别诊断

1. 水肿　颜面四肢浮肿,按之凹陷不起,可有小便不利等症。肥胖无此临床表现。易于鉴别。

2. 臌胀　其腹胀大,往往伴有头面四肢消瘦、腹部脉络怒张、尿少等症,与肥胖的鉴别较易。

【辨证论治】

一、辨证要点

肥胖病多为本虚标实。本虚以气虚多见,常为脾虚、肾虚,临床常见神疲乏力,少气懒言,动则气喘等症;标实以气滞、膏脂、痰浊、水、瘀为主,患者表现为头重胸闷,胁腹胀满,舌黯红,苔滑腻或厚腻,脉濡数。

二、治疗原则

扶正祛邪是治疗本病的根本大法。扶正以培其本,常用益气健脾、温补脾肾等方法;祛邪以治其标,常用行气、化湿、豁痰、疏痰、利水、通腑诸法。总之应权衡标本,随证治之。

三、分证论治

1. 脾虚痰滞证

症舌脉:黄色瘤呈淡黄色或黯黄色,倦怠乏力,脘腹痞闷,头身沉重,眼睑虚浮,或下肢浮肿,舌淡或胖,苔白腻或白滑,脉濡缓。

病机分析:素体脾虚,健运失司,水湿不化,聚为痰湿,布于肌肤皮下,则为痰核;"中央黄色,入通于脾",脾色外露,故其色淡黄或黯黄;脾虚失运,痰浊困滞,水湿溢泛,故见倦怠乏力,脘腹痞闷,头身沉重,眼睑虚浮,或下肢浮肿;舌淡或胖,苔白滑或白腻,脉濡缓均为脾虚痰滞之象。

治法:健脾益气,祛痰除湿。

方药运用:

(1)常用方:香砂六君子汤加减。药用陈皮、清半夏、茯苓、炙甘草、砂仁、木香、党参、白术。

方中半夏、陈皮燥湿化痰,理气和胃;四君子汤为治气分病变总方,其中党参当补五脏元气,白术健脾,茯苓化湿,甘草缓中,共奏健脾益气之功,使脾气健运,气机调达,痰浊自化;更用木香辛温芳香,为宣通三焦气分要药,砂仁亦为温行三焦六腑之品,二药合用和胃醒脾。

(2)加减:兼饮食积滞者,加炒麦芽、神曲、焦山楂、莱菔子消食导滞;胸闷胸痛者,加瓜蒌化痰宽胸;眩晕加天麻、白术、胆星化痰息风;肢肿者,加黄芪、扁豆、薏苡仁、莲米健脾利湿。

(3)临证参考:本证若有浮肿者,亦可选用防己黄芪汤合苓桂术甘汤加减(黄芪、苍术、白术、防己、茯苓、泽泻、车前草、桂枝、甘草)。气虚重加党参,湿浊重加薏苡仁,腹胀加厚朴、枳壳,纳呆加佛手、生山楂。若头晕头胀,肢体困重,手足麻木,咯吐黏痰,苔腻,脉滑,此为痰浊中阻,可选用温胆汤加减。

2. 湿热内蕴证

症舌脉:黄色瘤色鲜,呈橙黄色,口腻而干,渴不欲饮,或饮下不适,脘胀痞闷,便干或大便溏黏而恶臭,舌红,苔黄腻,脉濡数或滑数。

病机分析:过食肥甘厚味,酿湿生痰,或痰湿郁久化热,湿热薰蒸,故痰核色鲜呈橙黄色;湿热伤津,则口腻而干,渴不欲饮;湿热困阻中焦,故饮下不适,脘胀痞闷,湿热下注,则便干或大便溏黏而恶臭；舌红，苔黄腻，脉濡数或滑数均为湿热之象。

治法：清热利湿。

方药运用：

(1)常用方：连朴饮加减。药用黄连、栀子、厚朴、法半夏、石菖蒲、泽泻、薏苡仁。

方中黄连、栀子苦寒清热燥湿；半夏、厚朴、石菖蒲行气化湿除满；泽泻、薏苡仁利水渗湿。诸药合用，清热除湿以消除致病之因，燥湿化浊以恢复脾胃功能，俾热清湿去，升降复常，运化得司，诸症自除。

(2)加减：如时值暑令，暑湿伤人，上方加鲜荷叶解暑化湿。

(3)临证参考：肥胖人头晕头胀，消谷善饥，口渴善饮，腹胀中满，大便秘结，苔薄黄或薄白，舌质红，脉弦滑或数，此为胃热湿阻，可选防风通圣散治疗。

3. 肝胆湿热证

症舌脉：黄色瘤色鲜呈橙黄色，以眼睑、肌腱多见，口苦、纳呆、呕恶，脘腹胀闷，胁肋胀痛，舌红，苔黄腻，脉弦数。

病机分析：本证由脾胃湿热及于肝胆，故痰核呈橙黄色；脾胃为湿热所困，故纳呆、呕恶、脘腹胀闷；肝胆湿热则口苦，胁肋胀痛，脉弦数；舌红，苔黄腻，亦为湿热之象。

治法：疏肝利胆，清热化湿。

方药运用：

(1)常用方：龙胆泻肝汤加减。药用龙胆草、泽泻、车前子、黄芩、栀子、柴胡、生地、当归、甘草。

方中龙胆草清肝胆实火而除下焦湿热为君药；黄芩、栀子清热泄火，木通、泽泻、车前子清利湿热，使湿热随小便而出，五药为臣；柴胡疏肝理气，肝为藏血之脏，须防湿热损伤肝血，故佐养血的生地、当归顾护其虚；诸药苦寒，难咽碍胃，故使以甘草和中调药。

(2)加减：本证可加茵陈、草决明、葛根；如肝阳上亢，出现眩晕者，加钩藤、天麻、茺蔚子。

(3)临证参考：若肥胖患者胸胁苦满，烦躁易怒，胃脘痞满，口苦舌燥，腹胀纳呆，月经不调，舌苔腻，脉弦，此为肝气郁结较著，可用大柴胡汤加减治疗。

4. 肝肾阴虚证

症舌脉：黄色瘤多呈皮疹状，色黯淡不鲜，视物昏花，眩晕耳鸣，口干苦，腰膝酸软，头胀痛，急躁易怒，肢体麻木，舌红少苔或无苔，脉细数。

病机分析：多属病程日久，湿热耗伤肝肾之阴，或年老体虚，精血虚衰而成，故其色多黯淡不鲜；肝肾阴虚，精不上承，髓海空虚，故视物昏花，眩晕耳鸣；腰为肾府，肾精不足，故腰膝酸软；肝主筋，筋脉失养则肢体麻木；肾水不足，不能制约肝木，肝阳亢逆于上，则头胀痛，急躁易怒，口干苦；舌红少苔或无苔，脉细数均为肾阴亏虚之象。

治法：滋补肝肾。

方药运用：

(1)常用方：一贯煎合二至丸加减。药用生地黄、沙参、麦冬、当归身、枸杞子、何首乌、女贞子、旱莲草、川楝子。

方中重用生地养阴生津，滋水涵木，为主药；枸杞子、女贞子、何首乌、旱莲草助生地滋养肝肾，沙参、麦冬滋补肺阴，既可滋水之上源，又能扶金抑木，当归养血活血以调肝，共用为辅；在一派滋阴养血柔肝之中佐少量川楝子疏肝理气，补而不滞。如是则肝肾之阴充足，诸症可除。

(2)加减:阴虚生热者,加丹皮、知母、泽泻;阴损及阳,阴阳两虚者,加仙灵脾、菟丝子。

(3)临证参考:若体胖肢冷,喜暖畏寒,神疲乏力,肢体浮肿,腹胀纳呆,尿少便溏,舌淡苔薄,脉沉细或弱,此为脾肾阳虚,治当温肾健脾,可用济生肾气丸合防己黄芪汤加减。

5. 气滞血瘀证

症舌脉:黄色瘤色黯淡或呈棕黄色,伴胸痹心痛,或癥积腹痛,舌质紫黯,有瘀斑,脉弦涩。

病机分析:多属疾病日久,痰浊内盛,侵淫脉道,阻塞经脉,气机痹阻,血行瘀滞而成。瘀血痰结阻于皮肤,则黄瘤呈黯淡或呈黄棕色;瘀血阻于胸中,胸阳痹阻,则发胸痹心痛;瘀血聚于腹中,交结不化,则为癥积、腹痛;舌质紫黯,有瘀斑,脉弦涩,均为气滞血瘀之象。

治法:活血化瘀,理气行滞。

方药运用:

(1)常用方:血府逐瘀汤加减。药用当归、生地黄、桃仁、红花、川芎、赤芍、北柴胡、枳壳、桔梗、生甘草、川牛膝。

方中桃仁、红花、川芎、赤芍活血化瘀为君药;臣以柴胡、桔梗、枳壳理气解郁,使气行则血行,配当归养血,生地养阴清热,可使瘀去而不伤正,理气而不耗阴,寓祛瘀不忘扶正之意,牛膝通利血脉,引血下行;甘草调和诸药,缓急止痛为使药。

(2)加减:腹痛者,加乳香、没药;有癥块者,加三棱、莪术;瘀甚者,可加软坚散结逐瘀之品,如穿山甲、水蛭、三七等。

(3)临证参考:本证亦可以桃红四物汤加减。若伴气虚,而为气虚血瘀之证,又当益气活血,可加人参、黄芪等益气之品。

四、其他疗法

1. 中成药

(1)健美茶:每次 3～5g,每日 3～4 次,泡茶饮用。用于身体肥胖、神倦乏力。

(2)减肥茶:每次 3～5g,当茶饮用。肥胖病人长期饮用可预防冠心病、动脉粥样硬化、高血脂症等。

(3)问荆茶:每次 3～5g,每日 2～4 次,开水冲泡饮用。用于形体肥胖,痰涎壅盛,嗜食肥甘,嗜酒成癖,舌苔白腻或滑,脉沉滑等症。

(4)降脂减肥茶:每次 1 包(12g),每日 3 次,开水冲服。用于肥胖病人有神疲、少气懒言、心悸、盗汗、舌红少苔、脉细数等气阴两虚表现者。

(5)减肥通圣茶:每次 6 片,每日 3 次,口服,30 日为 1 个疗程。用于非病源性肥胖症。

(6)减肥健身茶:每次 1 包,每日 2 次,泡茶饮用。用于肥胖,伴头晕、或心悸、肢麻、便秘、脉弦者。

2. 单验方

(1)三花减肥茶:玫瑰花、玳玳花、茉莉花、川芎、荷叶组成。每日 1 包,开水冲泡代茶饮,3 个月为 1 疗程。

(2)春风减肥茶:杜仲、三七、云雾茶、普洱茶等,每日 1～2 包,冲泡代茶饮。

(3)轻身降脂乐:荷叶、山楂、泽泻代茶饮。疗程 3 个月。适用于肥胖有湿浊、湿热者。

(4)大黄,每日 6～12g,水煎服。用于大便干燥偏实者。

(5)草决明,炒熟研末,每日 2～3 次,每次 3～5g。适用于肥胖合并高脂血症。

(6)荷叶煎茶饮,或与粳米同煮粥食用。适用于肥胖有湿热者。

(7)清宫减肥仙药茶：荷叶、苏叶、山楂、乌龙茶组成，每次1包，每日1～2次，泡水代茶。

(8)防风通圣丸：每次6～10g，每日2～3次。

(9)肥胖丸：由番泻叶、松罗茶、泽泻、淡竹叶、槐花、夏枯草、葶苈子、茯苓组成。每次1丸，每日2次，浓茶水送服，见汗为宜，便秘者加量，有除湿化痰，利尿通便作用。

3. 针灸

(1)体针：取梁丘、公孙、每日1次，交替使用，用泻法，产生强烈针感后接电针仪20分钟。起针后在当时所针穴位上用麦粒型皮内针沿皮下刺入1cm左右，留针3天，10天为1个疗程，连用3个疗程。对腹部肥胖者采用天枢、大横、气海、关元等穴位，每日1次，交替使用。

(2)耳针：取胃、脾、心、肺、内分泌、神门、止饿点、直肠下段、肾等，每次取2～3穴，埋针，或以王不留行籽或白芥子贴敷穴位上，4～5天更换1次，两耳交替进行，5～7次为1个疗程。

4. 按摩　患者仰卧，按前胸、腹部、双腿、臀部(配合应用减肥霜等)，每次10～15分钟，然后按压曲池、足三里、太溪、关元等穴位，疗程1个月，休息1周后开始第2个疗程。

5. 气功　通过练功调形、调息、调正意念，能减轻因节食引起的饥饿感，配合饮食控制，具有快速减肥作用，但需要补充足够的蛋白质及其他必要的营养素，以防止低血糖引起不良反应。

【转归与预后】

一、转归

青少年发病或病程短者，以气滞、湿阻、痰郁等实证居多。病程较久，脾失健运，正气渐虚，病向虚实夹杂转化。中年以后发病，或病起于久病之后者，往往里气已虚，湿浊、痰瘀交阻，表现为本虚标实。

纯实无虚者，病情较轻，经调整起居，节制饮食，以疏气、化湿、豁痰等法治之，湿化痰去，气机流畅，病可向愈。

年老久病者，本虚标实，虽有标本兼顾之法，但化痰、除湿、祛瘀等品每易劫津耗气，使正气更虚，而扶正之品，药多滋腻壅中，有碍脾运，故取效非易，往往病向胸痹心痛、胆胀、眩晕、消渴、中风等病证转化。

二、预后

肥胖病患者的预后取决于以下几方面因素：

1. 治疗的信心。一般来说，减肥是一件艰难的治疗过程，需要患者有信心和恒心，否则治疗无法坚持到底，治疗效果也难以保证。

2. 发病年龄和程度。一般肥胖病患者的起病年龄越小，肥胖程度越重，预后越差。

3. 先天禀赋。临床常常见到，有的患者有家族肥胖史，而且从婴儿期就开始。这类肥胖病者预后往往不太满意。

4. 治疗方法。对肥胖病多采用综合疗法。一般来说，综合性治疗比单用一种方法治疗效果要好。

【护理与调摄】

对一般病人，多门诊综合治疗，若肥胖病伴有合并症者，则应按不同合并症给予相应的常规护理。对单纯性肥胖病患者，应帮助其树立减肥的信心和恒心，不要急于求成或半途而废。向病人说明肥胖病的病因及危害，鼓励早期预防，正确对待。

饮食方面，应安排合理的饮食结构，改变不良的饮食习惯。控制热量摄入，提倡优质蛋白饮食，做到营养平衡，蛋白质按每日每千克体重1克计算，并使乳、蛋、瘦肉、豆制品等优质蛋白质占总蛋白质的50%以上，每日蛋白质所供热能约为总热量的20%，这样既可减少肌体组织的分解，又可减少饥饿感。限制脂肪进量，使之占总热量的20%～25%。控制碳水化合物进量，使之占总热量的50%左右。尽量多选用新鲜蔬菜以提高无机盐、维生素和食物纤维的入量并起到充饥作用，忌食炙煿油腻之品。

加强锻炼，适宜的体育锻炼可增加热能消耗而减少体脂储存。减肥要循序渐进，使体重逐渐降至标准体重，而不减低体力。

【预防与康复】

一、预防

广泛宣传肥胖的危害性，让人们知道婴儿期、妇女孕期、产后、绝经期、男性中年以上和病后恢复期，均易发生肥胖，特别是肥胖家族史者，尤应注意预防。适当控制进食量，合理调配营养，做到生活有规律，多参加户外活动，坚持体育锻炼，保持心情愉快。总之，预防肥胖必须采取综合措施，并持之以恒。

二、康复

1. 药物康复

(1)减肥茶：如三花减肥茶、天雁减肥茶等，既可解决饮水需要，又可巩固减肥疗效。

(2)健脾饮：将桂皮、荷叶切丝，和山楂、麦芽一起加水500ml，煎煮半小时，静置取汁液饮用。具有健脾导滞，升清化浊，降脂减肥的作用。

2. 食疗康复

除继续控制热量摄入外，可辨证选用药膳减肥。如荷叶粥：鲜荷叶200g，粳米100g，米洗净，加水煮粥，临熟时将鲜荷叶洗净覆盖粥上，焖约15分钟，揭去荷叶，粥成淡绿色，再煮片刻即成。本方药具有清暑生津止渴，降脂减肥作用。

3. 运动康复　可选用气功等运动，贵在坚持。

【医论提要】

中医认为，肥胖病的发生与先天禀赋、饮食习惯、津液代谢、机体衰老、脏腑功能失调等有关，并且肥胖病是引起诸如消瘅、偏枯、痿证，特别是消渴等疾患的重要诱因。所以，《素问·通评虚实论》指出："凡治消瘅仆击，偏枯痿厥，气满发逆，甘肥贵人，则高梁（粱）之疾也"，《素问·奇病论》强调："此肥美之所发也，此人必数食甘美而多肥也。肥者令人内热，甘者令人中满，故其气上溢，转为消渴"，两段经文不仅说明了饮食与肥胖的密切关系，而且对消渴病的发病机制进行了论述，并且指出肥胖可进一步导致其他许多疾病。《灵枢·卫气失常》中有："人有肥，有膏，有肉……䐃肉坚，皮满者，肥"，"膏者，多气而反纵缓，故能纵腹垂腴"，又说："脂者，其血清，气滑少，故不能大"，这里说人有肥、膏、肉、脂等多种体质类型，并且不同体质类型的肥胖具有不同的临床特点。

至汉代医圣张仲景，其现存著作中未对肥胖病直接论及，却亦提出人体肥瘦与某些特殊疾病的关系。《金匮要略·痰饮咳嗽病脉证并治》有："其人素盛今瘦，水走肠间，沥沥有声"，并提出"病痰饮者，当以温药和之"的治疗大法。这为后世探讨肥胖病与痰饮病的关系提供了线索，同时也为后世用温药和法治疗由于痰浊膏脂内聚所致的肥胖病开阔了思路。

关于对肥胖病病机的认识，历代医家论述亦丰。清代陈士铎《石室秘录》有论瘦人多火之瘦治法，又有论气虚多痰之肥治法："肥人多痰，乃气虚也。虚则气不能营运，故痰生之，则治痰焉可仅治痰哉？必须补其气……而当兼补其命门之火；盖火能生土，而土自生气，气足而痰自消，不治痰，正所以治痰也”，该处治法立法之妙，关键在于揭示了温养命门气自足，补火生土痰自消的道理，深化了对肥胖病病机与治疗的认识。

同时，痰浊膏脂内聚而生内热，导致痰火裹结或湿热内蕴，伤耗阴液，构成了肥胖病病机的另一方面。这种情况往往进一步发展成为消瘅之疾。宋代《圣济总录·卷第五十八》："消瘅者，膏粱之疾也，肥美之过积为脾瘅，瘅病既成，乃为消中，皆单阳无阴，邪热偏胜故也”。清代喻昌《医门法律》中说："肥而且贵，醇酒浓味，孰为限量哉？久之食饮酿成内热，津液干涸……愈消愈渴，其膏粱愈无已，而中消之病遂成矣”。总之，肥胖病的辨证，不论是因病致胖，还是因胖致病，都应注意到形盛未必是实证，痰气交阻亦多导致邪火内胜，正气亏虚的复杂证候。

在肥胖病治疗上，《灵枢·终始》记载了针刺减肥的原则和方法："故刺肥人者，以秋冬之齐；刺瘦人者，以春夏之齐”，即是说在针刺肥胖病人的时候，应按秋冬的治疗原则，刺瘦人时应按春夏的治疗原则。《神农本草经》记载了大量的"轻身"之品，如人参、枸杞、猪苓、石蜜、杜仲、薯预、地黄、龟版、菟丝子、大枣等。

唐代孙思邈《备急千金要方》中就有"细腰身，并令人面洁白悦泽，颜色红润：桃花三株，阴干末之。空心饮服，方寸匕”，其中仅有桃花一味减肥。桃花入药，据《肘后备急方》载："能荡涤痰浊，走泄下降，利大肠甚快，用之治气实，人病水饮肿满，积滞，大小便闭塞，则有功无害”。《医部全录》另载冬瓜馔方："人太肥欲得瘦轻健，佳。用冬瓜作羹作菹长食，欲肥则勿食”。

《石室秘录》"肥治法"中载有两方：①火土两培丹：人参三两、白术五两、茯苓二两、薏仁五两、芡实五两、熟地八两、山茱萸四两、北五味一两、杜仲三两、肉桂二两、砂仁五钱、益智仁一两、白芥子三两、橘红一两，各为末，蜜为丸。每日白滚水送下五钱。此方之佳，全在肉桂之妙，妙在补命门心包之火。心包之火足，自能开胃以去痰；命门之火足，始能健脾以去湿。况方中纯是补心补肾之味，肉桂于补药之中，行其天地之泰，水自归经，痰从何积？此肥人之治法有如此。②补气消痰饮：人参三钱、白术五钱、茯苓三钱、熟地一两、山茱萸四钱、肉桂一钱、砂仁一钱、益智仁一钱、半夏一钱、陈皮五分、六曲一钱，水煎服。此方治气虚，而兼补肾水、肾火者也，肾中水火足，而脾胃之气自健，痰亦渐消矣。此方肥人可常用。承前论，对于肥胖病人中，由于先天禀赋或是饮食膏醇而致痰火内结，热炽阴伤，转为消瘅、消渴者，当转从消渴论治。在此仅举《医门法律》"生地黄饮子"一方以启发思路：人参、生干地黄、熟干地黄、黄芪蜜炙、天门冬、麦门冬、枳壳麸炒、石斛、枇杷叶、泽泻、甘草炙各等分，上剉散，每服三钱，水一盏，煎至六分，去滓，食远临卧顿服。此方生精补血，润燥止渴，佐以泽泻、枳壳，疏导二腑，使心火下降，则小腑清利；肺经润泽，则大腑流畅，宿热既除，其渴自止，故取用之。

当今，随着人类物质生活水平的提高，肥胖人口在总人口中的比例日益提高，而其中患心脑血管病、高血压与糖尿病、肾脏病以及脂肪肝的人数也与日俱增。肥胖病正逐渐成为世界范围内的"公害"，威胁着人类健康和长寿。因此，对肥胖病的研究和治疗愈来愈受到世界各国的重视，特别是对单纯性肥胖的认识，伴随着现代遗传学、营养学、运动医学、医学生理学和临床内分泌等学科的进步，有了许多新的突破和进展。

最新进展，在饮食减肥研究方面，主张培养以豆类、瓜类为主食的良好进食习惯。运动减肥主张加大晚饭前活动量，这是根据生物节律研究，此时人体脂肪转化为糖类的代谢活动最为旺盛，即所谓的"脂肪燃烧"。

【医案选粹】

陈某，女，34岁。1996年5月18日初诊。

患者因形体肥胖、B超查见脂肪肝而就诊。测体重78kg，身高1.65m。平素食欲一般，肢体经常浮肿，月经周期正常，但经行量少色黑。舌质黯红，舌苔黄腻。此为脂膏不归正化，脾湿生痰，血瘀水停。治拟燥湿化痰，活血利水。处方：

炒苍术10g，法半夏10g，制南星10g，海藻10g，泽兰10g，泽泻20g，炒莱菔子20g，炙僵蚕10g，荷叶15g，生楂肉15g，鬼箭羽15g，天仙藤15g，马鞭草15g

二诊：上药连服1月，体重下降5kg，肢体浮肿消退，稍有头昏，经行量少色黑。前从脂浊内聚、痰瘀痹阻、水湿内停治疗有效。原方加决明子15g。

三诊：继续服药1月，体重又见下降3kg，头昏近平，食纳欠香，近来大便溏薄，日行2～3次，腹痛。再予燥湿化痰，活血利水。处方：

炒苍术10g　法半夏10g　海藻20g　天仙藤15g　泽兰15g　泽泻15g　炙僵蚕10g　生楂肉15g　鬼箭羽12g　荷叶15g　豆衣20g　路路通10g

四诊：药治3月，体重下降10kg，但经行仍然量少，2天即净。原方去海藻、穞豆衣，加大腹皮10g，茯苓10g　14剂。

因去外地工作，停药3月，体重未见增长，保持68kg。旬来下肢浮肿，小便少，口干欲饮，B超复查肝脏未见明显异常。舌苔黄腻，脉濡。仍守原方调治。

按语：患者因脂浊困脾，脾运失健，水谷精微不归正化，聚湿生痰，以致形体肥胖，痰浊久留，血滞为瘀，痰瘀互结，水湿内停，而引起肝脏脂肪病变、浮肿、头昏诸候。治当燥湿化痰，活血利水，以苍术、茯苓、泽泻燥湿健脾利水，制南星、法半夏、海藻、莱菔子、僵蚕化痰祛湿，鬼箭羽、马鞭草、生楂肉活血以祛瘀，天仙藤、路路通通络以利水，荷叶升清降浊，合泽泻、海藻、僵蚕等均有良好的消脂作用。服药1月，体重即见明显下降，而患者自诉并未节制饮食，可见中药减肥主要在于调节体内脂质代谢的紊乱。故疗效巩固，虽停药3月，体重亦未见增加。

（王志英，周学平．周仲瑛疑难病医案4则．江苏中医 2000，21(12)：37-38）

【现代研究】

一、病因病机研究

李晶等[1]认为脾虚痰湿是肥胖病发生的实质，胃热湿阻是肥胖病不愈之症结所在，瘀血内生是肥胖病合并症的关键，经气不运是肥胖病的危证所在，脾肾两虚是肥胖病发展的趋势所在。

二、证候学与辨证规律研究

周楹[2]按照中医的病理分类将肥胖病中的痰湿型具体分为脾胃阳虚、痰湿兼气虚、痰湿兼血瘀、痰湿兼气滞血瘀、痰湿兼阳虚等；并用此辨证方法用药治疗肥胖病取效甚佳。袁海波[3]将肥胖病辨证分为2个实证，2个虚证。实证包括痰湿脂膏证和气滞血瘀证；虚证包括脾肾阳虚证和肝肾阴虚证。

三、治则治法研究

袁海波[3]指出治疗肥胖病须把握两个关键，改善以脾、肾为主的脏腑功能失调，清除痰湿、脂膏、血瘀积滞为治疗目的。要突出强调运脾与健脾功能，运脾是解除病邪困阻，使脾运物有力，健脾是使脾化物加强。运脾消积为主，同时还需要健脾、理气、化瘀、温阳等治法的配合，方能较完整地制定治疗原则，将肥胖病的治疗原则定为：运脾祛湿除痰，化瘀消积导滞。并在此基础上，辨病机，察症状，立治法，选良药，拟定了三术减肥汤。

四、辨证用药研究

邹军[4]将210例肥胖病病人辨证分为胃热湿阻型(药用丹参、泽泻、茯苓、白茅根、大黄、山楂等)、脾肾两虚型(药用附子、肉桂、杜仲、白术、茯苓、荷叶、绞股蓝等)、肝郁气滞型(药用柴胡、香附、白术、红花、桃仁、山楂、草决明等)、阴虚内热型(药用昆布、海藻、绞股蓝、生地黄、女贞子、旱莲草等)。治疗后210例肥胖病病人显效81例,有效91例,无效38例,总有效率81.90%。

毛旻蔚[5]将肥胖病分为脾湿痰浊型、脾胃实热型、气滞血瘀型。脾湿痰浊型治宜健脾利湿,祛痰化浊;方用自拟清消饮:茯苓15g,泽泻15g,白术12g,薏苡仁15g,荷叶12g,草决明15g,半夏10g,陈皮10g。脾胃实热型,治宜清胃通腑,凉血润肠;方用自拟清通饮:胡黄连10g,生地15g,夏枯草12g,生大黄10g,枳实10g,草决明12g,瓜蒌15g。气滞血瘀型,治宜理气活血;方用自拟清降饮:生大黄10g,乳香10g,生薄黄10g,川芎12g,红花12g,制首乌10g,茵陈10g。治疗后显效13例(27.1%),有效26例(54.2%),无效9例(18.7%),总有效率为81.3%。

参考文献

[1] 李晶,陈筱云,赵莉娟. 肥胖病的中医辨证[J]. 中国医药学报,2003,18(1):59.
[2] 周楹. 肥胖病的辨证治疗[J]. 职业与健康,2003,19(6):105-106.
[3] 袁灿宇. 袁海波教授辨证论治肥胖病[J]. 中医研究,2004,17(6):13.
[4] 邹军. 针药结合分型论治单纯性肥胖病210例疗效观察[J]. 新中医,2002,34(7):49.
[5] 毛旻蔚. 中药治疗单纯性肥胖48例疗效观察[J]. 中华现代中西医杂志,2004,2(7):626.

第十二节 艾 滋 病

【定义】

艾滋病是感染了艾毒之后而引发的一种具有传染性强、病程长、病死率高特点,临床以持续不规则发热、长期腹泻、乏力、消瘦、盗汗、咳嗽、呕恶、口糜,甚者痴呆、全身瘰疬、痰核、癌瘤等为主要表现的综合征。西医学认为感染了人类免疫缺陷病毒(Human Immunodeficiency Virus,简称HIV)引起,称该病为获得性免疫缺陷综合征(Acquired Immunodeficiency Syndrome),英文缩写为AIDS。

【范围】

若见到持续发热超过1个月;不明原因的体重下降超过10%;持续腹泻超过1个月;反复发生的皮疹及皮肤黏膜真菌感染;全身持续性淋巴结肿大等;加之有输注血制品、不洁性交史,都应高度怀疑艾滋病并可参照本节辨证论治。

【病因病机】

一、病因

1. 内伤情志　情志的太过或不及,都会导致气机紊乱,脏腑功能失调,抗病能力下降而发生疾病。艾滋病大多是通过性接触、吸毒等感染而成,常产生紧张、忧郁、焦虑等情绪变化,导致气机紊乱,气血暗耗,久之正气不足,脏腑功能失调而发生疾病。

2. 房劳过度　肾藏精,为先天之本,肾精足则正气存内,邪不可干。若房劳过度,以妄为常以欲竭其精,造成精枯液耗,真气散失,抗病能力下降,而使邪气乘虚而入,留而不去,遂发为病。

3. 外感湿热 艾滋病患者长期患病，缠绵难愈，正与湿邪为病的特点相合。由于阳气损伤，正气虚弱，卫外不固，在抗邪无力的情况下，便容易受外邪侵袭而致各种感染。

二、病机

本病病机为邪盛与正虚共存、夹杂，但最终导致正气衰竭，五脏受损，阴阳离绝。由于其病程迁延，变化多端，涉及多个系统和多种感染，审证求因、辨证论治较为复杂，应具体情况具体分析。

【诊断与鉴别诊断】

一、诊断标准

本病目前尚无权威、公认的中医诊断标准，可参照以下发病特点、临床表现及实验室检查综合分析，作出诊断。

(一)发病特点

病毒侵入机体后，伏于血络，舍于营血，渐进性消耗人体元本。早期正邪交争，势均力敌，处于长达数年乃至十数年的慢性进展期而无明显特异性症状。随着人体本元损伤的日益加重，常在外感、饮食、七情、劳倦等诱因触发下，潜伏的病毒萌动鸱张，呈现湿热疫毒弥漫三焦上下内外，或化热化燥深入营血，耗损命元诸脏精气的征象；疫毒滞留不去，进而命元诸脏衰竭，以致险证丛生，最终命元败亡、阴阳离决而死。

(二)临床表现

本病的临床表现复杂多样，急性感染期与外感相似，容易漏诊和误诊；慢性进展期亦无典型症状，较难及时发现和诊断，故西医学称为“无症状期”；典型发病期以全身虚衰伴多发感染为临床特点。确诊的依据是借助现代免疫学和病毒学检测。

急性感染期：多在与艾滋病病毒感染者或艾滋病患者性接触，或静脉吸毒，或使用不洁血液或血液制品后2～4周左右，出现发热神疲，可伴有咽喉肿痛，或乳蛾肿大，多发瘰疬，自汗盗汗，恶心呕吐，腹痛泄泻，头身疼痛，皮现斑疹，鹅口疮或口糜，舌红、苔白而燥或呈黑褐垢苔，脉细滑数。大多数症状轻微，持续1～3周后缓解。

慢性进展期(无症状感染期)：时间较长，多持续6～15年，常无明显临床症状，疾病呈缓慢持续进展，随着邪盛正虚，可出现易于感冒、发热、倦怠等非特征性症状，舌象、脉象多有变化，如舌红苔薄腻，或舌淡暗苔白厚，脉细滑弱。

典型发病期：易受邪外感，间断或持续反复发热，自汗盗汗，全身遍发瘰疬，或腹痛泄泻，大便溏薄或洞泻如注，日行数次乃至十数次、数十次，消瘦乏力，少气懒言，或咳嗽咯痰，胸闷气喘，心悸气短；或头痛头晕，肢体疼痛或麻木；或多发性皮疹；或伴口糜、蛇串疮，或伴情绪抑郁、忧虑、恐惧，甚至痴傻、癫痫等，舌嫩红或黯红、苔白如积粉，或舌质淡黯、苔白厚腻，脉多弦细濡滑、按之无力、尺部尤弱。

二、鉴别诊断

1. 虚劳病 本病中、晚期体重下降10%以上，呈进行性消瘦，全身乏力，盗汗，纳差，腹泻，长期低热，表现出一派元气虚弱、脏腑亏损、精血不足、久虚不复的病理过程，有虚劳病之病势缠绵、诸虚不足的特征。但本病继发感染此起彼伏，邪入下焦肝肾，本虚标实、虚实夹杂，与虚劳之以虚为主不同；从病因看，与虚劳病的病因亦迥然不同，虚劳病主要起因于内，因“内伤”、“先天不足”或“后天内耗”等五劳、七伤引起，而本病起因于外，由艾毒内侵，引发“后天内耗”；从病情进展及凶险程度看，本病后期虚损之惨烈程度、各种严重并发症及病情之险恶程度，也非虚劳之常见。

2. 瘟疫　本病具有“皆相染易，无问大小，病状相似”的特点，但与传统的瘟疫在传播途径、疫毒性质、病理演变等方面又有区别。传统意义上的“疫毒”，其袭人多自皮毛或口鼻而入，其性质不外风寒暑湿燥火，或秽浊之气，或数邪相兼；其传变或卫气营血，或三焦膜原，或六经传变；而病毒伤人必自血络而入，其性质较为复杂，其病理演变兼具温病和内伤，不可以一概之。

【辨证论治】

一、辨证要点

1. 辨病位　本病病变主要涉及肺脾肾三脏。

2. 辨病性　本病主要耗伤气、阴，进而肝血肾精；其致病因素，主要是热毒、湿、痰、瘀等病邪。由于本病极其复杂，故虚实夹杂证尤为常见。

二、治疗原则

当判断病情处在那期，采用扶正祛邪大法辨证治疗。

三、分证论治

（一）急性 HIV 感染期

肺卫受邪证

症舌脉：见于急性感染期。症见发热，微恶寒，微咳，身痛，乏力，咽痛；舌质黯红，苔薄白或薄黄。

治法：宣肺祛风，清热解毒。

方药运用：

（1）常用方：银翘散加减。药用金银花、连翘、板蓝根、桔梗、川贝、牛蒡子、蒲公英、天花粉、防风、白术、人参、甘草。

方中以金银花、连翘、牛蒡子、板蓝根、蒲公英清热解毒，宣肺祛风；桔梗、天花粉、川贝清肺止咳；防风祛风清热；白术、人参、甘草健脾益气。

（2）加减：若兼有手足心热、低热、干咳等加生地、麦冬、知母、玄参；如兼高热、神昏以白虎加人参汤合用。

（3）临证参考：

本证多见于 HIV 急性感染期，出现类似风热感冒的症状，故使用银翘散加减宣肺祛风，清热解毒，“上焦如羽，非轻不举”，用药剂量应轻，一般 6～9g 为宜，艾滋病多属于中医疫疠之气，故注意选取银花、公英、地丁、败酱、大青叶、板蓝根、青黛等清热解毒药物，部分患者肺脾同病，故治疗上可兼顾健脾益气之品。

（二）HIV 感染涉及多脏腑期

1. 肺脾气虚证

症舌脉：少气懒言，身困乏力，动则气喘或咳喘日久，食少脘胀或便溏，咳声低微，痰白而稀，自汗，易感冒，神疲，肢困，面白无华，甚至面浮肢肿，舌淡或淡胖有齿痕，苔白或白滑，脉虚弱或沉细。

治法：补肺益气，健脾扶中。

方药运用：

（1）常用方：参苓白术散加减。药用人参、白茯苓、白术、莲子肉、桔梗、白扁豆、山药、薏苡仁、砂仁、甘草。

方中人参、白术、茯苓益气健脾渗湿为君。配伍山药、莲子肉助君药以健脾益气，兼能止泻；并用白扁豆、薏苡仁助白术、茯苓以健脾渗湿，均为臣药。更用砂仁醒脾和胃，行气化滞，是为佐药。桔梗宣肺利气，通调水道，又能载药上行，培土生金；炒甘草健脾和中，调和诸药，共为佐使。综观全方，补中气，渗湿浊，行气滞，使脾气健运，湿邪得去，则诸症自除。

(2)加减：若见便溏随情志不畅而加重伴两胁作痛，脘腹胀满，加香附、白芍、郁金；水样便伴食欲不振，口淡不渴，泛恶欲吐，重用人参、薏米，加藿香、佩兰；兼里寒而腹痛者，加干姜、肉桂以温中祛寒止痛；头晕少气，四肢麻木，爪甲不华，加枸杞子、当归、木瓜。

(3)临证参考：艾滋病发展到中、后期，经过积极治疗，初期之发热、恶寒等外感表现多不明显，而以虚损成劳为其主要临床特征。肺脾气虚者，治疗以补肺益气，健脾扶中为主，参苓白术散虽主要作用于中焦，但以桔梗载药上行，具有培土生金的妙用，对肺脾两虚者颇为适合，一般桔梗用量在10～15g。

2. 脾胃虚弱证

多见以消化系统症状为主。

症舌脉：腹泻久治不愈，腹泻呈稀水样便，少数挟有脓血和黏液，里急后重不明显，可有腹痛；兼见发热，消瘦，全身乏力，食欲不振，恶心呕吐，吞咽困难，或腹胀肠鸣，口腔内生鹅口疮；舌质淡有齿痕，苔白腻，脉濡细。

治法：扶正祛邪，培补脾胃。

方药运用：

(1)常用方：补中益气汤合参苓白术散加减。药用黄芪、党参、白术、山药、茯苓、柴胡、陈皮、砂仁、当归、甘草等。

补中者，补中气也。参、术、草所以补脾，五行相制则生化，广皮以疏肝气，归身以养肝血，清气升则阴阳皆长，故用柴胡、升麻以升提清气，清气既升则阳生，阳生而阴自长矣。同时联合参苓白术散中砂仁、山药等祛湿之品。综观全方，多以补中气，渗湿浊为主。

(2)加减：若见心悸者合归脾汤加减，如久泻不止、腹痛者加制附子，白术改为焦白术等。

(3)临证参考：艾滋病脾胃虚弱者多表现为腹泻，病初者单用参苓白术散原方即有效，病久者往往表现为脾阳不振，不能升其清阳，脾虚下陷的症状，一般需要同时联合补中益气汤中柴胡、升麻等升清阳之品，用量在3～6g。

(三)艾滋病期

1. 脾肾亏虚证

症舌脉：发热或低热，形体极度消瘦，神情倦怠，心悸气短，头晕目眩，腰膝酸痛，四肢厥逆，食欲不振，恶心，呃逆频作，腹泻剧烈，五更泄泻，毛发枯槁，面色苍白；舌质淡或胖，苔白，脉细无力。

治法：温补脾肾，益气回阳。

方药运用：

(1)常用方：肾气丸合理中丸加减。药用干姜、人参、白术、炙甘草、桂枝、附子、山药、山萸肉、干地黄、泽泻、茯苓、牡丹皮。

方中地黄、山茱萸补益肾阴而摄精气；山药、茯苓健脾渗湿，泽泻泄肾中水邪；牡丹皮清肝胆相火；桂枝、附子温补命门真火；干姜大辛大热，温脾阳，祛寒邪，扶阳抑阴。人参补气健脾。温中健脾。脾为湿土，虚则易生湿浊，故用甘温苦燥之白术为佐，健脾燥湿。甘草与诸药等量，寓意有三：一为合参、术以助益气健脾；二为缓急止痛；三为调和药性，是佐药而兼使药之用。诸药合用，共成温补脾肾，益气回阳之效。

(2)加减：若见体虚气短甚者重用人参，加黄芪；心悸胸闷、喘促失眠者加远志、枣仁、石菖蒲；大便溏甚者，加炒扁豆、煨诃子；呕吐者，加法半夏、丁香。

(3)临证参考：本证在艾滋病后期为常见证型，多表现为恶液质，实为先后天之本俱虚，脾为后天之本，气血生化之源；肾为先天之本，寓元阴元阳，故补肾健脾实为该期治疗的根本大法。使用上述药物时，注意加用健运脾胃之品，如陈皮、砂仁等，以防过于滋腻。

2. 气虚血瘀证

症舌脉：周身乏力，气短懒言，面色苍白，食欲不振，四肢、躯干出现多发性肿瘤，瘤色紫黯，易于出血，淋巴结肿大；舌质黯，脉沉细无力。

治法：补气健脾，活血化瘀。

方药运用：

(1)常用方：归脾汤。药用黄芪、人参、白术、龙眼肉、茯神、酸枣仁、木香、炙甘草、当归、远志、桃仁、红花、川芎。

方中以参、芪、术、草大队甘温之品补脾益气以生血，使气旺而血生；当归、龙眼肉甘温补血养心；茯神、酸枣仁、远志宁心安神；木香辛香而散，理气醒脾，与大量益气健脾药配伍，复中焦运化之功，又能防大量益气补血药滋腻碍胃，使补而不滞，滋而不腻；用法中姜、枣调和脾胃，以资化源。桃仁、红花、川芎等活血化瘀，全方共奏益气补血，活血化瘀之功。

(2)加减：若见血虚明显者，加熟地；有出血倾向者，加阿胶、艾叶；食欲不振者，可加焦三仙、鸡内金；阴虚有火而口干、心烦不安者，加生地黄、麦冬、黄连、合欢皮；情绪抑郁、胸闷不行，加佛手、绿萼梅、八月札；心肾不交、心悸失眠、多梦遗精者，加黄连、肉桂、酸枣仁。

(3)临证参考：此证属于本虚标实，艾滋病出现的卡波西肉瘤，或淋巴瘤紫色丘疹和结节，或颈部淋巴结核等可参考本证。治疗上要标本兼治，同时选取黄芪、人参、白术、炙甘草等益气健脾之品，以及桃仁、红花、当归、生地黄、川芎、赤芍、牛膝等活血药物。

3. 痰凝血瘀证

症舌脉：胁下痞块，瘰疬，面色萎黄，肝脾肿大或内脏肿瘤。舌质紫斑，脉细涩。

治法：祛痰消瘰化瘀。

方药运用：

(1)常用方：桃仁四物汤加减。药用桃仁、赤芍、川芎、水牛角、南星、半夏、山慈菇、夏枯草、乳香、没药、牡蛎、贝母、党参、蜈蚣、桔梗、白芥子、竹茹等。

方中以桃仁、赤芍、川芎、乳香、没药、蜈蚣活血化瘀；山慈菇、夏枯草、牡蛎、贝母软坚散结；南星、半夏、白芥子、竹茹化痰散结。

(2)加减：若见体质弱者可合用补活、滋阴、养血之品。

(3)临证参考：本病后期多罹患各种恶性肿瘤，肿瘤多辨证为痰瘀，因此在培补正气的基础之上，加用活血化痰，软坚散结之品，如三棱、莪术、山慈菇、斑蝥、马钱子、延胡索、龙葵、白花蛇舌草、半枝莲、水蛭、虻虫等，但要注意的是，活血化瘀与软坚散结之品长期使用，会损伤正气，因此应时时顾护正气，以免过于伤正，中伤脾胃之气。

四、其他疗法

中成药

(1)羚翘解毒丸：大蜜丸，每次 1 丸，每日 2 次。辛凉透表，清热解毒，有显著的退热作用。适用于发热重、口干口渴或口苦、咽喉肿痛、咳嗽、头痛身痛、舌尖红、苔薄白或薄黄、脉浮数者。

(2)湿毒清胶囊:每次 3～4 粒,每日 3 次。养血润燥、化湿解毒。用于血虚湿毒蕴结皮肤者。

(3)防风通圣丸(片):每次 6g 或 2～3 片,每日 2～3 次。解表通里,清热解毒。用于外寒内热,表里俱实,恶寒壮热,头痛咽干,小便短赤,大便秘结,瘰疬初起,风疹湿疮等。

(4)安神温胆丸:大蜜丸,每次 1 丸,每日 2 次。和胃化痰,安神定志。用于心胆虚怯,触事易惊,心悸不安,虚烦不寐等。

(5)逍遥丸:每次 6～9g,每日 1～2 次。疏肝健脾,养血调经。适用于肝郁、血虚、脾弱所引起的两胁作痛、低热时冷、头痛目眩、口燥咽干、神疲食少,或月经不调、乳房作胀等。

【医案选粹】

Charles,男,41 岁,1987 年 12 月 26 日初诊。

慢性腹泻一年,伴有肠鸣,日排便 6 次以上,有脓性样物,臭味重,半年来常有低烧,进行性消瘦,易疲乏无力,4 天来咽喉疼痛甚剧。咽部充血,体温 38℃,颈部、腋下及腹股沟淋巴结肿大,有 1cm×1.5cm～2.5cm×3cm,化验 HIV 阳性,诊为 AIDS。脉弦细而数,舌偏红苔黄,证属疫毒内蕴,新感外邪,肺气郁闭,肠胃失调。治拟解毒透邪,宣肺利咽,升阳除湿,调和肠胃。处方:

蝉衣 5g　僵蚕 10g　片姜黄 8g　酒军 6g　苍白术各 10g　防风 6g　白芍 10g　茯苓 10g　升麻 8g　桔梗 6g　黄连 5g　吴茱萸 1g

每日 1 剂,水煎分 3 次服。六神丸 10 粒,每日 3 次服。服药后咽痛日减,1988 年 1 月 2 日咽痛已除,咽部充血消失,体温正常,大便日 3 次,已无脓性物,肠鸣减轻,精神好转,能到病房外散步。

1 月 5 日起咳嗽,清稀痰甚多,肠鸣加重,漉漉有声,水样便带有粘液,脉弦细滑,舌质有瘀斑,苔薄白。证属久泻伤脾,脾虚生饮,痰饮蕴肺则咳,饮走肠间则肠鸣而泻。治拟健脾益气,温阳化饮。处方:

党参 10g　白术 10g　茯苓 10g　甘草 8g　葛根 8g　广木香 4g　乌梅 3 枚　桂枝 10g　五味子 6g　法半夏 10g　细辛 4g　干姜 6g　服 2 剂,咳嗽即止,稀痰消失。继服 5 剂后,又以此方加大黄炭 4g,桃仁 6g,肠鸣渐消失,腹泻大减。

1 月 21 日,咽痛又起,恶寒发热,体温 39℃,咽充血,脉数而滑,舌苔薄黄,治拟疏散解毒。处方:

蝉衣 4g　僵蚕 8g　片姜黄 8g　焦大黄 3g　升麻 8g　柴胡 10g　桔梗 6g　苍术 10g　防风 6g　银花 10g　元参 8g　乌梅 3 枚

服 2 剂后发热即退,咽痛大减,大便转为日 1 次,饮食增加,体重从 48.5kg 增加到 52kg。2 月 4 日出院,继用香砂六君丸调理善后。

(薛伯寿.从中医理论谈对艾滋病的认识——附临床病例分析.中医杂志,1991,20(01):20-22)

【现代研究】

一、病因病机研究

艾滋病作为一种新的传染病,人们对它的认识还不全面,很多中医家根据自己的临床和学习对艾滋病的病因病机进行了总结。屈冰[1]认为艾滋病是因邪毒内侵,经血液、房室劳伤或胎生而侵入体内,伏于募原,侵蚀脏腑及气血津液,渐至脏腑虚损,气血阴阳失衡,临床可表现为脾胃虚弱、肺卫不固、肾阴阳两虚及痰湿、瘀血为患，发病与传变符合伏邪发病的特征与规律。杨风珍等[2]认为艾滋病以肾虚为本，疫毒为标，因正虚邪盛、五脏气血阴阳耗伤，终至元阴元阳损伤，诸脏精气耗竭而死。李发枝等[3]认为艾滋病之病因应归属中医学“疫毒”范畴。该“疫毒”通过血液、性接触或母婴传播侵入人体，首先损伤脾脏。导致脾气亏虚，进而致五脏气血阴阳俱虚。刘学伟等[4]认为艾滋病病因应当为疫毒病邪，毒邪自精窍、皮肤而入，伏于三焦膜原或伏于营分血络、内合于营，一致卫气营血病理改变及三焦脏腑功能逆乱，二致五脏气血阴阳虚衰、三焦命门元气耗竭，三致五脏元气虚损，进一步导致各种毒邪侵犯与留恋。应该说在艾滋病发生发展的过程中，始终贯穿着正虚邪实的动态病理变化。

二、证候学与辨证规律的研究

岑玉文等[5]的研究表明 HIV/AIDS 病人最多见的证型分别为气阴两虚、肺肾不足型，占 18.8%，其次为气血双亏、肝郁气滞火旺、气虚血瘀邪毒壅滞和脾肾亏虚湿邪阻滞。表证包括风热和风寒；热证包括肝郁气滞火旺，痰热内扰，热毒内蕴痰热壅肺，肝经风火湿毒蕴结；瘀血证包括气郁痰阻瘀血内停；虚证包括气血双亏，气阴两虚肺肾不足和元气虚衰肾阴亏涸；虚实夹杂证包括气虚血瘀邪毒壅滞和脾肾亏虚湿邪阻滞。

三、治则治法研究

张清奇等[6]认为正气不足贯穿艾滋病的始终，治疗以健脾益气为基本大法，治疗 HIV/AIDS 患者 67 例。结果 67 例患者中共有效 28 例，好转 31 例，无效 8 例，总改善率 88%，有效率 41.8%，治疗前后相比有明显差异。李广文等[7]根据中医辨证分为邪毒内蕴和肝脾肾俱虚两型，分别运用云南省中医药研究所研制的纯中药剂扶正抗毒胶囊和康爱保生胶囊治疗 83 例 HIV/AID 患者，邪毒内蕴为艾滋病病毒感染者，症见神疲形怠，少气懒言，口干舌燥，胸闷，发热，自汗，盗汗，头痛，肌肉痛，关节痛，纳差，便秘，舌红苔少，或舌嫩红或干绛，脉细数。用扶正抗毒胶囊治疗，口服，每次 6 粒，每日 4 次，3 个月为 1 个疗程。肝肾俱虚为艾滋病发病期，症见畏寒肢冷，气短懒言，身体倦怠，大便溏泻，或五更泄泻，或肢体浮肿，甚则腹满膨胀，舌淡胖，苔白滑或白腻，脉虚大或细弱。用康爱保生胶囊治疗，口服，每次 6 粒，每日 4 次，3 个月为 1 个疗程。1 疗程后根据中医临床症状、体征变化，结果有效 66 例(79.52%)，稳定 9 例(10.84%)，无效 8 例(9.63%)。

四、辨证用药研究

陈泽等[8]用其自制方剂(贯众 5～10g，莪术 10～15g，丹参 10～15g，紫花地丁 10～30g，党参 10～15g，黄芪 30～60g，川芎 10g，板蓝根 15～30g，甘草 6g)并根据症状加减，治疗 55 例 HIV/AIDS 患者，结果显效 13 例，占 23.64%；有效 36 例，占 65.45%；无效 6 例(包括中途中断治疗 4 例，死亡 1 例)，占 10.91%；总有效 49 例，占 89.09%。治疗期间未发现毒副反应。彭勃等[9]用灸法，取关元穴和神阙穴，选用艾柱，艾柱点燃后置于穴位皮肤上，以微热不痛为宜，皮肤潮红为度，时间约 10min，每日 1 次，15 日为 1 疗程，观察 6 个疗程。疗程结束后评定疗效。22 例 AIDS 患者艾灸治疗 90 日后，有效 17 例(77.27%)，稳定 3 例(13.64%)，无效 2 例(9.09%)，有效率 90.91%。

参 考 文 献

[1] 屈冰．试述艾滋病的病因病机[J]．中医研究，2006，19(5)：10.

[2] 杨凤珍，烟建华，王健，等．HIV/AIDS 中医分期辨证治疗[J]．中国医药学报，2004，19(4)：240.

[3] 李发枝，徐立然，李伯龄．中医学对艾滋病病因病机的认识[J]．中医杂志，2006，47(5)：395.

[4] 刘学伟,郭会军,刘琦,等．艾滋病从“毒邪”论治探析[J]．中医杂志,2006,47(11):803.

[5] 岑玉文,符林春,谭行华,等．广东地区 HIV/AIDS 患者中医证型分布规律的初步研究[J]．中华中医药学刊,2008,26(5):958-960.

[6] 张清奇,孟军礼,郭会军．从脾论治 HIV/AIDS 患者 67 例临床观察[J]．河南中医学院学报,2007,22(3):1-2.

[7] 李广文,赵建光,韦光萍．中医药治疗 HIV/AIDS 83 例疗效观察[J]．中国中医药信息杂志,2008,15(1):16-18.

[8] 陈泽,赵学民,牛丽云．中医药治疗 HIV/AIDS 患者 55 例临床观察[J]．河北中医,2006,28(10):743-744.

[9] 彭勃,王丹妮．灸法改善 AIDS 患者症状的临床研究[J]．河南中医学院学报,2006,21(126):1-3.

附　录

一、方剂汇编*

一　画

一合汤(《普济方》)　芫花　桂心　干姜　生姜　细辛　菖蒲

一贯煎(《柳州医话》)　生地黄　枸杞子　沙参　麦冬　当归　川楝子

二　画

二仙汤(《中医方剂临床手册》)　仙茅　仙灵脾　当归　巴戟天　黄柏　知母

二冬苓车汤(《辨证录》)　麦冬　天冬　茯苓　车前子

二至丸(《医方集解》)　女贞子　旱莲草

二阴煎(《景岳全书》)　生地黄　麦冬　枣仁　生甘草　玄参　茯苓　黄连　木通　灯心　竹叶

二陈汤(《太平惠民和剂局方》)　陈皮　半夏　茯苓　炙甘草　生姜　乌梅

二陈四七汤(《症因脉治》)　茯苓　陈皮　甘草　苏梗　厚朴　制半夏

十灰散(《十药神书》)　大蓟　小蓟　侧柏叶　荷叶　茜草根　山栀　茅根　大黄　丹皮　棕榈皮

十全大补汤(《太平惠民和剂局方》)　黄芪　人参　熟地黄　当归　白芍　白术　茯苓　川芎　肉桂　甘草

丁香散(《三因极一病证方论》)　丁香　柿蒂　高良姜　炙甘草

丁香柿蒂散(《卫生宝鉴》)　丁香　柿蒂　青皮　陈皮

七味白术散(《小儿药证直诀》)　党参　白术　茯苓　藿香　甘草　葛根　木香

八正散(《太平惠民和剂局方》)　木通　瞿麦　车前子　萹蓄　滑石　甘草　大黄　栀子　灯心草

八珍汤(《正体类要》)　人参　白术　茯苓　甘草　当归　白芍　川芎　熟地　生姜　大枣

人参定喘汤(《太平惠民和剂局方》)　人参　麻黄　甘草　阿胶　半夏曲　桑白皮　五味子　罂粟壳

人参养荣汤(《太平惠民和剂局方》)　白芍　当归　陈皮　黄芪　肉桂　人参　白术　炙甘草　熟地黄　五味子　茯苓　远志　生姜　大枣

人参蛤蚧散(《济生方》)　人参　蛤蚧

人参蛤蚧散(《卫生宝鉴》)　人参　茯苓　知母　贝母　桑白皮　蛤蚧　杏仁　炙甘草

人参精(中成药)　人参或生晒参(去芦头)

人参精口服液(中成药)　人参(红参)

三　画

三才封髓丹(《卫生宝鉴》)　天冬　熟地黄　人参　黄柏　砂仁　甘草

三子养亲汤(《韩氏医通》)　莱菔子　苏子　白芥子

三仁汤(《温病条辨》)　杏仁　白蔻仁　薏苡仁　半夏　厚朴　通草　淡竹叶　滑石

三生饮(《太平惠民和剂局方》)　生南星　生川乌　生附子　木香　生姜

三拗汤(《太平惠民和剂局方》)甘草(不炙)　麻黄(不去根节)　杏仁(不去皮尖)　生姜

三黄片(中成药)　大黄　盐酸小檗碱　黄芩总苷

三蛇胆陈皮末(中成药)　眼镜蛇胆汁　金环

---

* 此项内容依古代医籍等汇编而成，其中有涉及“犀角”、“虎骨”者。二药现已禁用，特请读者注意。

蛇胆汁　过树榕蛇胆汁　陈皮等

大七气汤(《济生方》)　三棱　莪术　青皮　陈皮　藿香　桔梗　肉桂　益智仁　香附　甘草　生姜

大建中汤(《金匮要略》)　川椒　干姜　人参　饴糖

大陷胸汤(《伤寒论》)　大黄　芒硝　甘遂

大补元煎(《景岳全书》)　熟地黄　山茱萸　山药　枸杞子　当归　杜仲　人参　甘草

大补阴丸(《丹溪心法》)　知母　黄柏　熟地黄　龟板　猪脊髓

大承气汤(《伤寒论》)　大黄　芒硝　枳实　厚朴

大青龙汤(《伤寒论》)　麻黄　桂枝　杏仁　炙甘草　石膏　生姜　大枣

大定风珠(《温病条辨》)　牡蛎　鳖甲　生龟板　炙甘草　大生地黄　生白芍　麦冬　麻仁　阿胶　五味子　鸡子黄

大柴胡汤(《伤寒论》)　柴胡　黄芩　半夏　枳实　白芍药　大黄　生姜　大枣

大黄䗪虫丸(《金匮要略》)　大黄　土鳖虫　水蛭　虻虫　蛴螬　桃仁　干漆　白芍　地黄　甘草　黄芩　苦杏仁

千金吴茱萸汤(《备急千金要方》)　当归　吴茱萸　桂心　党参　半夏　小麦　生姜　甘草

千金苇茎汤(《备急千金要方》)　苇茎　薏苡仁　冬瓜仁　桃仁

川贝枇杷止咳冲剂(中成药)　川贝母流浸膏　桔梗流浸膏　枇杷叶提取液　薄荷脑　杏仁香精

川芎茶调散(《太平惠民和剂局方》)　川芎　荆芥　白芷　羌活　炙甘草　细辛　防风　薄荷　细茶叶

小承气汤(《伤寒论》)　生大黄　枳实　厚朴

小青龙合剂(中成药)　参见小青龙汤

小青龙汤(《伤寒论》)　麻黄　芍药　细辛　干姜　甘草　桂枝　半夏　五味子

小活络丹(《太平惠民和剂局方》)　制川乌　制草乌　地龙　制南星　乳香　没药

小柴胡汤(《伤寒论》)　柴胡　黄芩　生姜　半夏　人参　甘草　大枣

小续命汤(《备急千金方要》)　麻黄　防己　人参(党参)　黄芩　芍药　川芎　杏仁　防风　桂心　附子　生姜　甘草

小蓟饮子(《济生方》)　小蓟　蒲黄　藕节　滑石　木通　生地　当归　甘草　栀子　淡竹叶

四　画

王氏连朴饮(《霍乱论》)　黄连　厚朴　石菖蒲　半夏　淡豆豉　山栀

天王补心丹(《摄生秘剖》)　人参　玄参　丹参　茯苓　五味子　远志　桔梗　当归身　天冬　麦冬　柏子仁　酸枣仁　生地　辰砂

天香正气散(《证治准绳》引刘河间方)　干姜　紫苏　乌药　香附　陈皮

天麻钩藤饮(《杂病证治新义》)　天麻　钩藤　生石决明　栀子　黄芩　川牛膝　杜仲　益母草　桑寄生　夜交藤　茯神

无比山药丸(《太平惠民和剂局方》)　山药　肉苁蓉　熟地黄　山萸肉　茯神　菟丝子　五味子　赤石脂　巴戟天　泽泻　杜仲　牛膝

元胡止痛片(中成药)　延胡索(醋制)　白芷

木香顺气散(《医学统旨》)　木香　青皮　陈皮　槟榔　枳壳　厚朴　乌药　香附　苍术　砂仁　甘草

木香槟榔丸(《类证治裁》)　木香　槟榔　白术　枳实　陈皮　香附

木香槟榔丸(中成药)　木香　槟榔　青皮　黄连　芒硝　香附　黄柏　枳壳　三棱　大黄　陈皮　莪术　牵牛子

五仁丸(《世医得效方》)　桃仁　杏仁　柏子仁　松子仁　郁李仁　陈皮　白蜜

五加参精(中成药)　制五加参清膏　蜂蜜　苯甲酸钠

五汁安中饮(《中医内科讲义》、《新增汤头歌诀》引张任侯方)　韭汁　牛乳　生姜汁　梨汁　藕汁

五苓散(《伤寒论》)　桂枝　白术　茯苓　猪苓　泽泻

五味子汤(《景岳全书》)　五味子　麦冬　黄芪　人参　甘草

五味消毒饮(《医宗金鉴》)　金银花　野菊花　蒲公英　紫花地丁　紫背天葵子

五磨饮子(《医方集解》)　槟榔　沉香　乌药　枳实　木香

五磨饮子(《济生方》)　槟榔　沉香　乌药　木香　枳壳

五皮饮(《太平惠民和剂局方》)　五加皮　地

骨皮　生姜皮　大腹皮　茯苓皮

止疟丹(《医学心悟》)　常山　草果仁　半夏曲(姜汁炒)　香附米(酒炒)　青皮(醋炒)　真六神曲

止衄归脾汤(《耳鼻喉科讲义》)　黄芪　党参　白术　熟地　当归　山药　陈棕炭　血余炭　大枣　甘草

止喘灵注射液(中成药)　麻黄　杏仁等

止嗽定喘膏(中成药)　白萝卜清膏　梨清膏　生姜　麻黄

止嗽散(《医学心悟》)　荆芥　桔梗　甘草　白前　陈皮　百部　紫菀

少腹逐瘀汤《医林改错》　小茴香　干姜　延胡索　没药　当归　川芎　官桂　赤芍　生蒲黄　五灵脂

中满分消丸(《兰室秘藏》)　厚朴　枳实　黄连　黄芩　知母　半夏　陈皮　茯苓　猪苓　泽泻　砂仁　干姜　姜黄　人参　白术　炙甘草

牛黄解毒片(中成药)　牛黄　雄黄　石膏　大黄　黄芩　桔梗　冰片

气滞胃痛冲剂(中成药)　柴胡　枳壳　白芍　甘草　香附　延胡索　等

化血丹(《医学衷中参西录》)　花蕊石　三七末　血余炭

化肝煎(《景岳全书》)　青皮　陈皮　芍药　丹皮　栀子　泽泻　土贝母

化积丸(《类证治裁》)　三棱　莪术　阿魏　海浮石　香附　雄黄　槟榔　苏木　五灵脂　瓦楞子

化痰通络饮(经验方)　法半夏　生白术　天麻　胆星　丹参　香附　酒军

化斑汤(《温病条辨》)　生石膏　知母　生甘草　玄参　犀角　粳米

化癥回生丹(中成药)　人参　肉桂　麝香　片姜黄　丁香　花椒　虻虫　三棱　蒲黄　红花　苏木　桃仁　紫苏子　五灵脂　降香　干漆　当归　没药　白芍　苦杏仁　吴茱萸　延胡索　水蛭　阿魏　茴香　川芎　乳香　高良姜　艾叶　益母草　熟地黄　鳖甲胶　大黄　香附

月华丸(《医学心悟》)　沙参　麦冬　天冬　生地黄　熟地黄　阿胶　山药　茯苓　桑叶　菊花　獭肝　百部　三七　川贝母

丹参饮(《时方歌括》)　丹参　檀香　砂仁

丹栀逍遥散(《薛氏医案》)　当归　白芍　白术　柴胡　茯苓　甘草　生姜　薄荷　丹皮　山栀

乌头汤(《金匮要略》)　麻黄　白芍　黄芪　炙甘草　制川乌　蜂蜜

乌头赤石脂丸(《金匮要略》)　乌头　附子　蜀椒　干姜　赤石脂

乌梅丸(《伤寒论》)　乌梅　细辛　干姜　黄连　附子　当归　川椒　桂枝　人参　黄柏

六一散(《伤寒标本》)　滑石　甘草

六君子汤(《太平惠民和剂局方》)　人参　白术　茯苓　炙甘草　陈皮　半夏　生姜　大枣

六味地黄丸(《小儿药证直诀》)　熟地黄　山萸肉　山药　茯苓　泽泻　丹皮

六味地黄丸(中成药)(《小儿药证直诀》)　熟地黄　山茱萸(制)　山药　牡丹皮　茯苓　泽泻

六味地黄汤(《小儿药证直诀》)　熟地　山药　山萸肉　茯苓　泽泻　丹皮

六磨汤(《证治准绳》)　沉香　木香　槟榔　乌药　枳实　大黄

火郁汤(《兰室秘藏》)　升麻　柴胡　葛根　白芍　防风　甘草

火郁汤(《证治汇补》)　连翘　薄荷　黄芩　栀子　干葛　柴胡　升麻　白芍

巴矾丸(《医宗金鉴》)　巴豆　白矾

双合散(《杂病源流犀烛》)　桃仁　红花　当归　川芎　熟地黄　白芍　陈皮　半夏　白芥子　茯苓　竹沥　甘草　姜汁

双宝素口服液(中成药)　红参　蜂乳　蜂蜜

双黄连粉针(中成药)　金银花　连翘　黄芩

水陆二仙丹(《证治准绳》)　金樱子　芡实

五　画

玉女煎(《景岳全书》)　石膏　熟地　麦冬　知母　牛膝

玉枢丹(《片玉心书》)　山慈菇　续随子　大戟　麝香　腰黄　朱砂　五倍子

玉屏风散(《丹溪心法》)　黄芪　白术　防风

玉液汤(《医学衷中参西录》)　山药　黄芪　知母　鸡内金　葛根　五味子　天花粉

正柴胡饮冲剂(中成药)　柴胡　陈皮　防风　芍药

甘平养胃方(北京中医药大学附属东直门医院协定方)　太子参　白术　炙百合　沙参　乌

药　鸡内金　绿萼梅　香橼皮　八月札

甘姜苓术汤(《金匮要略》)　甘草　干姜　茯苓　白术

左归丸(《景岳全书》)　熟地黄　山药　山茱萸　枸杞子　菟丝子　鹿角胶　龟甲胶　川牛膝

左归饮(《景岳全书》)　熟地　山药　枸杞　茯苓　山萸肉　炙甘草

左金丸(《丹溪心法》)　黄连　吴茱萸

石韦散(《证治汇补》)　石韦　冬葵子　瞿麦　滑石　车前子

石韦散(《证治准绳》)　石韦　翟麦　车前子　木通　冬葵子　赤芍　桑白皮　滑石　甘草

右归丸(《景岳全书》)　熟地　山药　山萸　枸杞子　菟丝子　鹿角胶　当归　杜仲　肉桂　附子

右归饮(《景岳全书》)　熟地　山药　枸杞　山茱萸　炙甘草　肉桂　杜仲　制附子

龙胆泻肝汤(《兰室秘藏》)　龙胆草　栀子　黄芩　木通　车前子　泽泻　当归　生地　柴胡　甘草

平补镇心丹(《太平惠民和剂局方》)　龙齿　朱砂　人参　山药　肉桂　五味子　天冬　生地黄　熟地黄　远志　茯神　酸枣仁　茯苓　车前子

平胃散(《太平惠民和剂局方》)　陈皮　甘草　厚朴　苍术　生姜　大枣

甘露消毒丹(《温病条辨》)　滑石　茵陈　黄芩　石菖蒲　川贝母　木通　藿香　射干　连翘　薄荷　蔻壳

甘露消毒丹(《温热经纬》)　滑石　茵陈　黄芩　菖蒲　木通　贝母　射干　连翘　薄荷　白蔻　藿香

北京蜂王精(中成药)　鲜王浆　五味子　党参　枸杞子　烟酰胺　维生素 B_1　维生素 B_6　葡萄糖　蜂蜜　蔗糖　枸橼酸　苯甲醇　乙醇　淡焦糖　苋菜红　柠檬香精

北芪精(中成药)　黄芪　蜂蜜

北豆根片(中成药)　北豆根

归脾汤(《济生方》)　白术　茯神　黄芪　龙眼肉　人参　木香　甘草　当归　远志　酸枣仁　生姜　大枣

四妙丸(《成方便读》)　苍术　黄柏　薏苡仁　牛膝

四君子汤(《太平惠民和剂局方》)　人参　白术　茯苓　甘草

四味回阳饮(《景岳全书》)　附子　干姜　炙甘草　人参

四物化郁汤(《类证治裁》)　生地　芍药　当归　川芎　桃仁　红花　香附　青黛

四物汤(《太平惠民和剂局方》)　当归　白芍药　川芎　熟地黄

四逆汤(《伤寒论》)　附子　干姜　炙甘草

四逆散(《伤寒论》)　柴胡　枳实　芍药　甘草

四神丸(《证治准绳》)　肉豆蔻　补骨脂　五味子　吴茱萸　生姜　大枣

四磨汤(《丹溪心法》)　人参　槟榔　沉香　乌药

生脉饮(《内外伤辨惑论》)　人参　麦冬　五味子

生铁落饮(《医学心悟》)　天冬　麦冬　贝母　胆星　橘红　远志　石菖蒲　连翘　茯苓　茯神　玄参　钩藤　丹参　辰砂　生铁落

失笑散(《太平惠民和剂局方》)　五灵脂　蒲黄

代抵挡丸(汤)(《证治准绳》)　大黄　当归尾　生地黄　山甲片　芒硝　桃仁　肉桂

白头翁汤(《伤寒论》)　白头翁　黄柏　黄连　秦皮

白金丸(《本事方》)　明矾　郁金

白虎汤(《伤寒论》)　石膏　知母　甘草　粳米

白虎加人参汤(《伤寒论》)　石膏　知母　炙甘草　粳米　人参

白虎加桂枝汤(《金匮要略》)　知母　石膏　甘草　粳米　桂枝

白前汤(《备急千金要方》)　白前　紫菀　半夏　大戟

瓜蒌薤白半夏汤(《金匮要略》)　全瓜蒌　薤白　半夏　白酒

瓜霜退热灵(中成药)　羚羊角　麝香　朱砂　冰片　西瓜霜　等

半夏白术天麻汤(《医学心悟》)　半夏　白术　天麻　陈皮　茯苓　甘草　生姜　大枣

半夏泻心汤(《伤寒论》)　半夏　黄芩　黄连　干姜　人参　甘草　大枣

半夏厚朴汤(《金匮要略》)　半夏　厚朴　茯苓　紫苏　生姜

加味二妙散(《丹溪心法》) 黄柏 苍术 牛膝 当归 防己 萆薢 龟甲

加味不换金正气散(经验方) 厚朴 苍术 陈皮 甘草 藿香 佩兰 草果 半夏 槟榔 菖蒲 荷叶

加味香苏散(《医学心悟》) 紫苏叶 陈皮 香附 炙甘草 荆芥 秦艽 防风 蔓荆子 川芎 生姜

加味逍遥散(《校注妇人良方》) 当归 芍药 茯苓 白术 柴胡 丹皮 栀子 甘草

加味桔梗汤(《医学心悟》) 桔梗 贝母 橘红 金银花 薏苡仁 葶苈子 白及

加减复脉汤(《重订广温热论》) 炙甘草 大生地 生白芍 麦冬 阿胶 火麻仁 人参

圣愈汤(《兰室秘藏》) 熟地黄 生地黄 当归 白芍药 川芎 人参 黄芪

六 画

芍药汤(《备急千金要方》) 肉桂 炙甘草 芍药 胶饴 生姜 大枣

芍药汤(《素问病机气宜保命集》) 芍药 当归 黄连 槟榔 木香 炙甘草 大黄 黄芩 肉桂

芎芷石膏汤(《医宗金鉴》) 川芎 白芷 石膏 菊花 藁本 羌活

西黄丸(《外科全生集》) 见犀黄丸条

达郁汤(《杂病源流犀烛》) 升麻 柴胡 川芎 香附 桑皮 白蒺藜 橘叶

达营汤(经验方) 三棱 莪术 赤芍 大黄

百合固金汤(《医方集解》) 熟地黄 生地黄 贝母 百合 当归 芍药 生甘草 玄参 桔梗 麦门冬

至宝丹《太平惠民和剂局方》 犀角 玳瑁 琥珀 朱砂 雄黄 龙脑 麝香 牛黄 安息香 金箔 银箔

当归六黄汤(《兰室秘藏》) 当归 生地 熟地 黄连 黄芩 黄柏 黄芪

当归龙荟丸(《丹溪心法》) 龙脑丸 当归 龙胆草 栀子 黄连 黄柏 黄芩 大黄 芦荟 青黛 木香 麝香

当归补血汤(《内外伤辨惑论》) 黄芪 当归

当归养血膏(中成药) 当归 党参 茯苓 熟地 阿胶 白芍 黄芪 川芎 甘草

回阳救急汤(《陶氏六书》) 人参 附子 肉桂 干姜 炙甘草 麦冬 五味子 半夏 陈皮 麝香

朱砂安神丸(《医学发明》) 黄连 朱砂 生地黄 当归身 炙甘草

血郁汤(《杂病源流犀烛》) 丹皮 红曲 通草 香附 降香 苏木 山楂 麦芽 桃仁 红花 韭汁 穿山甲

血府逐瘀汤(《医林改错》) 当归 生地 桃仁 红花 枳壳 赤芍 柴胡 甘草 桔梗 川芎 牛膝

全真一气汤(《冯氏锦囊秘录》) 别直参 麦冬 北五味 大熟地 江白术 淡附片 酒蒸怀牛膝

会厌逐瘀汤(《医林改错》) 生地 桃仁 红花 赤芍 当归 桔梗 枳壳 甘草 玄参 柴胡

交泰丸(《韩氏医通》) 黄连 肉桂

问荆茶(中成药) 问荆 荷叶 绿茶 等

安宫牛黄丸(《温病条辨》) 牛黄 郁金 犀角 黄芩 黄连 雄黄 山栀 朱砂 梅片 麝香 珍珠

安胃饮(《景岳全书》) 黄芩 石斛 陈皮 山楂 麦芽 木通 泽泻

安神定志丸(《医学心悟》) 人参 茯苓 茯神 菖蒲 姜远志 龙齿

异功散(《小儿药证直诀》) 人参 白术 茯苓 陈皮 甘草 生姜 大枣

导赤散(《小儿药证直诀》) 生地 木通 生甘草 淡竹叶

导赤散(《医宗金鉴》) 黄连 生地黄 木通 甘草 灯心草

导痰汤(《济生方》) 半夏 橘红 茯苓 甘草 胆南星 枳实

导痰汤(《妇人良方》) 半夏 橘红 茯苓 甘草 生姜 胆南星 枳实

阳和汤(《外科全生集》) 熟地黄 白芥子 鹿角胶 肉桂 炮姜炭 麻黄 生甘草

防己黄芪汤(《金匮要略》) 防己 黄芪 白术 甘草 生姜 大枣

如意金黄散(《景岳全书》) 桔梗 黄芩 黄连 黄柏 山栀

约营煎(《景岳全书》) 生地 芍药 甘草 续断 地榆 黄芩 槐米 荆芥穗 乌梅

七 画

麦门冬汤(《金匮要略》) 麦门冬 半夏 人参 甘草 粳米 大枣

麦味地黄汤(《医宗金鉴》) 麦冬 生地 茯苓 五味子 丹皮 泽泻 山药 山茱萸

芪附汤(《魏氏家藏方》) 黄芪 附子

苏子降气汤(《太平惠民和剂局方》) 半夏 苏子 炙甘草 肉桂 厚朴 前胡 陈皮 当归 生姜

苏合香丸(《太平惠民和剂局方》) 白术 青木香 乌犀角 香附子 朱砂 诃子 白檀香 安息香 沉香 麝香 丁香 荜茇 龙脑 苏合香油 熏陆香

杏苏散(《温病条辨》) 杏仁 紫苏叶 橘皮 半夏 生姜 枳壳 桔梗 前胡 茯苓 甘草 大枣

杞菊地黄丸(《医级》) 生地 山茱萸 茯苓 山药 丹皮 泽泻 枸杞 菊花

还少丹(《医方集解》) 熟地 枸杞 山萸肉 肉苁蓉 远志 巴戟天 小茴香 杜仲 怀牛膝 楮实 茯苓 山药 五味子 石菖蒲 大枣

连朴饮(《霍乱论》) 厚朴 黄连 石菖蒲 半夏 焦山栀 芦根 香豉

连理汤(《张氏医通》) 人参 白术 干姜 炙甘草 黄连 茯苓

吴茱萸汤(《伤寒论》) 吴茱萸 人参 生姜 大枣

利肺片(中成药) 白及 百部 百合 五味子(醋炙) 冬虫夏草 枇杷叶 蛤蚧 牡蛎 甘草浸膏

何人饮(《景岳全书》) 首乌 人参 当归 陈皮 生姜

身痛逐瘀汤(《医林改错》) 川芎 桃仁 红花 没药 五灵脂 香附 羌活 甘草 秦艽 牛膝 地龙 当归

龟龄集(中成药) 鹿茸 补骨脂 朱砂 急性子 细辛 石燕 杜仲 大青盐 地黄 蚕蛾(去足翅) 蜻蜓(去足翅) 丁香 肉苁蓉 地骨皮 熟地 穿山甲 人参

沙参麦冬汤(《温病条辨》) 沙参 麦冬 玉竹 甘草 桑叶 白扁豆 天花粉

羌活胜湿汤(《内外伤辨惑论》) 羌活 独活 川芎 蔓荆子 甘草 防风 藁本

沉香散(《金匮翼》) 沉香 石韦 滑石 当归 橘皮 白芍 冬葵子 甘草 王不留行

沉香降气汤(《张氏医通》) 沉香 砂仁 甘草 香附 川楝子 延胡索

良附丸(《良方集腋》) 高良姜 香附

启阳娱心丹(《辨证录》) 茯神 菖蒲 甘草 人参 远志 橘红 砂仁 柴胡 菟丝子 白术 生枣仁 当归 白芍 山药 神曲

启膈散(《医学心悟》) 沙参 丹参 茯苓 贝母 郁金 砂仁 荷叶蒂 杵头糠

补脾胃泻阴火升阳汤(《脾胃论》) 柴胡 甘草 黄芪 苍术 羌活 升麻 人参 黄芩 黄连 石膏

补天大造丸(《医学心悟》) 人参 白术 当归 炙黄芪 枣仁 远志 白芍 山药 茯苓 杞子 紫河车 龟甲 大熟地黄

补阳还五汤(《医林改错》) 黄芪 当归尾 赤芍 地龙 川芎 桃仁 红花

补中益气汤(《脾胃论》) 黄芪 甘草 人参 当归 橘皮 升麻 柴胡 白术

补肝散(《证治准绳》) 黄芪 当归 山萸肉 川芎 熟地黄 枣仁 木瓜 山药 白术 独活 五味子

补肾益脑片(中成药) 人参 鹿茸(去毛) 酸枣仁 熟地 茯苓 玄参 远志 麦冬 五味子 当归 川芎 牛膝 山药 补骨脂

补肾益髓汤(经验方) 熟地 山萸肉 山药 紫河车 龟甲胶 远志 菖蒲

补肺汤(《永类钤方》) 人参 黄芪 熟地黄 五味子 紫菀 桑白皮

阿胶补血膏(中成药) 阿胶 党参 白芍 熟地 枸杞子 白术 黄芪

附子理中丸(《太平惠民和剂局方》) 炮附子 人参 白术 炮姜 炙甘草

附子理中丸(《阎氏小儿方论》) 人参 白术 干姜 甘草 附子

附子理中汤(《阎氏小儿方论》) 人参 白术 干姜 甘草 附子

附子理中汤(《太平惠民和剂局方》) 附子 党参 干姜 白术 甘草

妙香散(《太平惠民和剂局方》) 麝香 木香 山药 茯苓 茯神 黄芪 远志 人参 桔梗 炙甘草 朱砂

纯阳正气丸(中成药) 陈皮 公丁香 茯苓 茅术 藿香 姜半夏 官桂 冬术 青木香 花椒叶

八 画

青果冲剂(中成药) 青果 胖大海 金果榄 麦冬 玄参 诃子 甘草

苓桂术甘汤(《伤寒论》) 茯苓 白术 桂枝 炙甘草

虎潜丸(《丹溪心法》) 黄柏 龟甲 陈皮 知母 熟地黄 白芍药 锁阳 炙虎骨 当归 干姜

虎潜丸(《医方集解》) 黄柏 龟甲 知母 熟地黄 陈皮 白芍药 锁阳 虎骨 干姜 当归 牛膝 羊肉

罗汉果止咳冲剂(中成药) 罗汉果 百部 白前 桑白皮 枇杷叶 桔梗 等

知柏地黄丸(《医宗金鉴》) 熟地 山药 山萸肉 茯苓 泽泻 丹皮 知母 黄柏

金水六君煎(《景岳全书》) 熟地 当归 半夏 茯苓 陈皮 甘草

金果饮(中成药) 生地 玄参 麦冬 南沙参 西青果 蝉蜕 胖大海 孩儿参 陈皮 薄荷油

金铃子散(《素问病机气宜保命集》) 金铃子 延胡索

金匮肾气丸(《金匮要略》) 附子 桂枝 熟地黄 山药 山茱萸 茯苓 丹皮 泽泻

金锁固精丸(《医方集解》) 芡实 莲须 沙苑蒺藜 龙骨 牡蛎

鱼腥草注射液(中成药) 鱼腥草(鲜)

炙甘草汤(《伤寒论》) 炙甘草 生姜 人参 麦门冬 熟地黄 桂枝 阿胶 火麻仁 大枣

炎见宁(中成药) 苦草 毛冬青 广防己

河车大造丸(《扶寿精方》) 紫河车 生地黄 杜仲 天冬 麦冬 龟甲 黄柏 牛膝 当归 人参 五味子

泻心汤(《金匮要略》) 大黄 黄连 黄芩

泻白散(《小儿药证直诀》) 桑白皮 地骨皮 生甘草 粳米

泻青丸(《小儿药证直决》) 当归 龙胆草 川芎 栀子 大黄 羌活 防风

定心丹(中成药) 貂心 朱砂 地黄 天冬 防己 琥珀 茯苓 牡丹皮 等

定狂逐瘀汤(经验方) 丹参 赤芍 桃仁 红花 琥珀 大黄 菖蒲 郁金 香附 柴胡

定喘丸(中成药) 白果仁 苦杏仁 紫苏子 甘草 法半夏 黄芩 麻黄 桑白皮 款冬花

定喘汤(《摄生众妙方》) 白果 麻黄 桑白皮 款冬花 半夏 杏仁 苏子 黄芩 甘草

实脾饮(《济生方》) 附子 干姜 白术 甘草 厚朴 木香 草果 槟榔 木瓜 生姜 大枣 茯苓

降脂减肥茶(中成药) 丹参 泽泻 首乌 北山楂 黄芪 麦冬 怀山药 茶叶

参术健脾丸(《杂病源流犀烛》) 党参 白术 半夏 砂仁 山楂 厚朴 六神曲 陈皮 茯苓 甘草

参麦注射液(中成药) 人参 麦冬

参麦固本片(中成药) 党参 天冬 麦冬 生地黄 熟地黄 蜜

参附汤(《正体类要》) 人参 附子

参附汤(《世医得效方》) 人参 附子 煨肉豆蔻

参附汤(《妇人良方》) 人参 附子 生姜 大枣

参附注射液(中成药) 红参 黑附片 丹参

参附龙牡汤(《校注妇人良方》) 人参 附子 龙骨 牡蛎 炙甘草

参苓白术散(《太平惠民和剂局方》) 人参 白术 茯苓 甘草 山药 扁豆 莲子肉 薏苡仁 缩砂仁 桔梗

参芪蜂王浆(中成药) 人参 黄芪 蜂乳 蜂蜜

参茸鞭丸(中成药) 鹿茸 红参 巴戟天 补骨脂 菟丝子 枸杞子 阳起石 肉桂 黑顺片 熟地黄 砂仁 石燕(煅) 地骨皮 杜仲 甘草 公丁香 干家雀 天冬 淫羊藿 海马 锁阳 川牛膝 大青盐 硫黄 韭菜子 驴鞭 狗鞭 牛鞭 貂鞭 淀粉

参蛤散(《济生方》) 人参 蛤蚧

驻车丸(《备急千金要方》) 黄连 阿胶 当归 干姜

九 画

春泽汤(《医方集解》) 白术 桂枝 猪苓

泽泻　茯苓　人参

茜草散(《太平惠民和剂局方》)　茜草根　当归　甘草　贝母　柏叶　瓜蒌　红花　生地　羚羊角屑

茜根散(《景岳全书》)　茜草根　当归　黄芩　阿胶　侧柏叶　生地　甘草　生姜

茵陈四苓汤(《济生方》)　茵陈　白术　猪苓　赤茯苓　泽泻

茵陈术附汤(《医学心悟》)　茵陈　白术　附子　干姜　炙甘草　肉桂

茵陈蒿汤(《伤寒论》)　茵陈　栀子　大黄

茯苓桂枝白术甘草汤(《伤寒论》)　茯苓　桂枝　白术　甘草

枳术丸(《脾胃论》)　枳实　白术

枳朴香砂汤(《病因脉治》)　枳壳　厚朴　香附　砂仁

枳壳化滞汤(《症因脉治》)　枳壳　厚朴　神曲　陈皮　麦芽　莱菔子　砂仁

枳实导滞丸(《内外伤辨惑论》)　大黄　枳实　神曲　茯苓　黄芩　黄连　白术　泽泻

枳实理中丸(《太平惠民和剂局方》)　人参　干姜　甘草　白术　枳实　茯苓

枳实薤白桂枝汤(《金匮要略》)　枳实　厚朴　薤白　桂枝　瓜蒌实

厚朴大黄汤(《症因脉治》)　厚朴　大黄　枳壳

指迷汤(《辨证录》)　党参　白术　半夏　胆南星　菖蒲　陈皮　神曲　甘草　附子　肉豆蔻

拯阳理劳汤(《医宗必读》)　黄芪　人参　肉桂　当归　白术　甘草　陈皮　五味子　生姜　大枣

星蒌承气汤(经验方)　生大黄　芒硝　全瓜蒌　胆南星　丹参　天竺黄

胃苓汤(《丹溪心法》)　甘草　茯苓　苍术　陈皮　白术　官桂　泽泻　猪苓　厚朴

复方川贝精片(中成药)　川贝母　五味子　麻黄　远志(制)　法半夏　桔梗　陈皮　甘草

复方贝母片(中成药)　川贝　麻黄　桔梗　甘草　五味子　紫菀　罂粟壳　半夏(制)　远志(制)　陈皮　浮海石

复元活血汤(《医学发明》)　柴胡　天花粉　当归　红花　甘草　炮穿山甲　大黄　桃仁

香苏饮(《太平惠民和剂局方》)　香附　紫苏叶　陈皮　甘草　生姜　大枣

香砂六君子汤(《太平惠民和剂局方》)　人参　白术　茯苓　甘草　半夏　陈皮　木香　砂仁

香砂六君子汤(《医方集解》)　人参　白术　茯苓　甘草　陈皮　半夏　香附　砂仁

香砂六君子汤(《医宗金鉴》)　人参　白术　茯苓　甘草　陈皮　半夏　砂仁　木香　生姜

香茸丸(《证治准绳》)　麝香　鹿茸　麋茸　肉苁蓉　熟地　沉香　五味子　茯苓　龙骨

保元汤(《景岳全书》)　人参　甘草　肉桂　黄芪　糯米

保和汤(《医学心悟》)　麦芽　山楂　莱菔子　厚朴　香附　甘草　连翘　陈皮

保和丸(《丹溪心法》)　山楂　六曲　半夏　茯苓　陈皮　连翘　莱菔子

保阴煎(《景岳全书》)　生地黄　熟地黄　芍药　黄芩　山药　续断　黄柏　甘草

保真汤(《十药神书》)　人参　黄芪　白术　甘草　赤白茯苓　五味子　当归　生地　熟地　天冬　麦冬　赤芍　白芍　柴胡　厚朴　地骨皮　黄柏　知母　莲心　陈皮　姜　枣

顺气豁痰汤(《赤水玄珠》)　制半夏　茯苓　橘红　瓜蒌　贝母　黄连　桔梗　枳壳　香附　甘草

食郁汤(《杂病源流犀烛》)　苍术　厚朴　川芎　陈皮　神曲　山栀　枳壳　炙草　香附　砂仁

独参汤(《伤寒大全》)　人参

独活寄生汤(《备急千金要方》)　独活　桑寄生　秦艽　防风　细辛　川芎　当归　干地黄　肉桂心　茯苓　杜仲　牛膝　人参　甘草　芍药

养心汤(《证治准绳》)　人参　黄芪　茯苓　炙甘草　茯神　川芎　当归　柏子仁　酸枣仁　法半夏　远志　肉桂　五味子　生姜　大枣

养阴清肺糖浆(中成药)　地黄　麦冬　玄参　川贝母　白芍　牡丹皮　薄荷　甘草

养肝滋肾解郁止痛方(经验方)　生白芍　生地　熟地　何首乌　当归　川楝子　乌梅　酸枣仁　郁金　延胡索

首乌片(中成药)　何首乌(制)

活络效灵丹(《医学衷中参西录》)　当归　丹参　生乳香　生没药

济川煎(《景岳全书》)　当归　牛膝　肉苁蓉　泽泻　升麻　枳壳

济生肾气丸(《济生方》)　炮附子　茯苓　泽

泻 山茱萸 山药 车前子 牡丹皮 官桂 川牛膝 熟地黄

宣白承气汤(《温病条辨》) 生石膏 大黄 杏仁 瓜蒌

宣志汤(《辨证录》) 茯苓 菖蒲 甘草 白术 生枣仁 远志 柴胡 当归 人参 巴戟天 山药

宣痹汤(《温病条辨》) 防己 杏仁 滑石 薏苡仁 连翘 栀子 半夏 晚蚕砂 赤小豆皮

穿心莲片(中成药) 穿心莲

神术散(《太平惠民和剂局方》) 苍术 川芎 白芷 羌活 细辛 藁本 炙甘草

神犀丹(《温热经纬》) 犀角 石菖蒲 黄芩 生地黄 金银花 金汁 连翘 板蓝根 豆豉 玄参 天花粉 紫草

十 画

秦艽鳖甲煎(《卫生宝鉴》) 秦艽 鳖甲 地骨皮 知母 当归 青蒿 乌梅

真人养脏汤《太平惠民和剂局方》 白芍 当归 人参 白术 肉豆蔻 肉桂 甘草 木香 诃子 罂粟壳

真武汤(《伤寒论》) 炮附子 茯苓 白术 芍药 生姜

桂苓甘露饮(《宣明论方》) 茯苓 甘草 白术 泽泻 官桂 石膏 寒水石 滑石 猪苓 生姜

桂枝甘草龙骨牡蛎汤(《伤寒论》) 桂枝 炙甘草 龙骨 牡蛎

桂枝加厚朴杏子汤(《伤寒论》) 桂枝 芍药 炙甘草 生姜 大枣 厚朴 杏仁

桂枝芍药知母汤(《金匮要略》) 桂枝 芍药 知母 麻黄 白术 防风 甘草 附子 生姜

桂枝汤(《伤寒论》) 桂枝 白芍 生姜 大枣 甘草

桃红四物汤(《医宗金鉴》) 当归 川芎 赤芍 生地黄 桃仁 红花

桃核承气汤(《伤寒论》) 桃核 桂枝 大黄 甘草 芒硝

柴胡桂枝干姜汤(《伤寒论》) 柴胡 桂枝 干姜 黄芩 牡蛎 瓜蒌根 甘草

柴胡清肝饮(《症因脉治》) 柴胡 山栀子 丹皮 青皮 苏梗 白芍 钩藤

柴胡疏肝丸(中成药) 柴胡 香附 陈皮 枳壳 川芎 芍药 炙甘草

柴胡疏肝散(《景岳全书》) 柴胡 枳壳 香附 陈皮 川芎 白芍 甘草

柴胡截疟饮(经验方) 柴胡 黄芩 人参 甘草 半夏 生姜 大枣 常山 槟榔 乌梅

逍遥散(《太平惠民和剂局方》) 柴胡 当归 白芍 白术 茯苓 甘草 薄荷 生姜

铁笛丸(中成药) 诃子肉 麦门冬 瓜蒌皮 茯苓 玄参(去芦) 浙贝母 甘草 桔梗 凤凰衣(去硬壳)青果

秘精丸(《济生方》) 菟丝子 韭子 煅牡蛎 龙骨 五味子 桑螵蛸 茯苓 白石脂

健美茶(中成药) 山楂 枳实 菊花 厚朴 神曲 火麻仁 陈皮 麦芽 莱菔子 绿茶叶

健脑补肾丸(中成药) 人参 鹿茸 狗脊 肉桂 金牛草 牛蒡子 金樱子 杜仲 川牛膝 金银花 连翘 蝉蜕 山药 远志 酸枣仁 砂仁 当归 龙骨 牡蛎 茯苓 白术 桂枝 甘草 白芍 朱砂 豆蔻

射干麻黄汤(《金匮要略》) 射干 麻黄 细辛 紫菀 款冬花 生姜 半夏 大枣 五味子

高良姜汤(《备急千金要方》) 高良姜 厚朴 当归 桂枝 生姜

高良姜汤(《医学正传》) 高良姜 厚朴 官桂

益气温阳补肝达郁方(经验方) 黄芪 桂枝 附子 吴茱萸 白术 干姜 白芍 柴胡 枳壳 香附 延胡索

益胃汤(《温病条辨》) 沙参 麦冬 玉竹 生地 冰糖

消咳喘(中成药) 满山红

涤痰汤(《济生方》) 半夏 胆南星 橘红 枳实 茯苓 人参 菖蒲 竹茹 甘草 生姜 大枣

涤痰汤(《奇效良方》) 制半夏 制胆南星 陈皮 枳实 茯苓 人参 石菖蒲 竹茹 甘草 生姜

调中益气汤(《脾胃论》) 黄芪 甘草 党参 陈皮 升麻 柴胡 木香 苍术

调胃承气汤(《伤寒论》) 大黄 炙甘草 芒硝

调营饮(《证治准绳》) 莪术 川芎 当归 延胡索 赤芍 瞿麦 大黄 槟榔 陈皮 大腹

皮　葶苈　赤茯苓　桑白皮　细辛　官桂　炙甘草　姜　枣　白芷

通经逐瘀汤（《医林改错》）　桃仁　红花　赤芍　穿山甲　皂角刺　连翘　地龙　柴胡　麝香

通窍活血汤（《医林改错》）　赤芍　川芎　桃仁　红花　麝香　老葱　鲜姜　大枣　酒

通幽汤（《兰室秘藏》）　生地　熟地　当归　桃仁　红花　麦门冬　白芍　石斛

通瘀煎（《景岳全书》）　当归尾　红花　山楂　老葱　麝香　红枣　鲜姜　黄酒

桑白皮汤（《景岳全书》）　桑白皮　半夏　苏子　杏仁　贝母　黄芩　黄连　山栀

桑杏汤（《温病条辨》）　桑叶　杏仁　沙参　象贝母　香豉　栀子　梨皮

桑菊饮（《温病条辨》）　桑叶　菊花　连翘　薄荷　杏仁　桔梗　生甘草　鲜芦根

桑菊感冒片（中成药）　桑叶　菊花　连翘　薄荷油　苦杏仁　桔梗　甘草　芦根

桑螵蛸散（《本草衍义》）　桑螵蛸　远志　菖蒲　龙骨　人参　当归　龟甲　茯神

十一画

理中丸（《伤寒论》）　人参　白术　干姜　甘草

理血汤（《医学衷中参西录》）　生山药　生龙骨　生牡蛎　海螵蛸　茜草　生杭芍　白头翁　阿胶　龙胆草

黄土汤（《金匮要略》）　灶心土　甘草　生地　白术　附子　阿胶　黄芩

黄芩滑石汤（《温病条辨》）　黄芩　滑石　茯苓皮　猪苓　大腹皮　白蔻仁　通草

黄芪建中汤（《金匮要略》）　炙黄芪　桂枝　炙甘草　白芍　饴糖　生姜　大枣

黄芪桂枝五物汤（《金匮要略》）　黄芪　芍药　桂枝　生姜　大枣

黄连阿胶汤（《重订通俗伤寒论》）　阿胶　黄连　鸡子黄　鲜生地黄　白芍

黄连阿胶汤（《伤寒论》）　黄连　黄芩　乌药　阿胶　鸡子黄

黄连温胆汤（《备急千金要方》）　黄连　陈皮　半夏　茯苓　枳壳　竹茹　甘草

黄连香薷饮（《类证活人书》）　香薷　厚朴　扁豆　黄连

黄连清心饮（《沈氏尊生方》）　黄连　生地黄　当归　甘草　酸枣仁　茯神　远志　人参　莲子肉

黄连解毒汤（《外台秘要》）　黄连　黄芩　黄柏　栀子

菖蒲郁金汤（《温病全书》）　石菖蒲　栀子　竹叶　丹皮　郁金　连翘　姜汁　竹沥　菊花　滑石　牛蒡子　玉枢丹

蛇胆川贝枇杷膏（中成药）　蛇胆汁　川贝母　枇杷叶　半夏

蛇胆川贝液（中成药）　三蛇胆汁　杂蛇胆汁　川贝母　杏仁水　蜂蜜　薄荷脑

常山饮（《医方集解》）　常山　草果　槟榔　乌梅　知母　贝母　姜　枣

银翘散（《温病条辨》）　金银花　连翘　桔梗　薄荷　甘草　竹叶　荆芥　淡豆豉　牛蒡子　芦根

猪苓汤（《伤寒论》）　猪苓　茯苓　泽泻　阿胶　滑石

麻子仁丸（《伤寒论》）　麻子仁　芍药　枳实　大黄　厚朴　杏仁　白蜜

麻杏止咳糖浆（中成药）　麻黄　苦杏仁　石膏　甘草

麻黄连轺赤小豆汤（《伤寒论》）　麻黄　连翘　杏仁　赤小豆　生梓白皮　大枣　生姜　炙甘草

麻黄汤（《伤寒论》）　麻黄　桂枝　杏仁　甘草

麻杏石甘汤（《伤寒论》）　麻黄　杏仁　石膏　甘草

麻黄附子细辛汤（《伤寒论》）　麻黄　附子　细辛

康氏牛黄解毒丸（中成药）　大黄　黄芩　桔梗　人工牛黄　朱砂　麝香

旋覆代赭汤（《伤寒论》）　旋覆花　代赭石　人参　生姜　甘草　大枣

旋覆花汤（《金匮要略》）　旋覆花　新绛　葱

羚羊角汤（《医醇賸义》）　羚羊角　龟甲　生地黄　丹皮　白芍　柴胡　薄荷　蝉衣　菊花　夏枯草　石决明

羚羊钩藤汤（《通俗伤寒论》）　羚羊角　桑叶　川贝母　生地　钩藤　菊花　白芍　甘草　鲜竹茹　茯神

断红丸（《张氏医通》）　鹿茸（酥炙）　侧柏叶　川续断　阿胶　乌梅　人参

减肥茶（中成药） 决明子 山楂 荷叶 麦芽 青茶 等

减肥健身茶（中成药） 绿茶 决明子 麦芽 山楂 麦冬 荷叶

减肥通圣茶（中成药） 大黄 玄明粉 麻黄 滑石粉 栀子 白芍 枳壳 桔梗 川芎 当归 生石膏 黄芩 白术 苦参 昆布 荆芥 薄荷油

清开灵注射液（中成药） 牛胆酸 猪胆酸 水牛角 珍珠母 黄芩素 栀子 板蓝根 金银花提取物

清气化痰丸（《医方考》） 陈皮 杏仁 枳实 黄芩 瓜蒌仁 茯苓 胆南星 姜汁 制半夏

清中汤（《医学统旨》） 黄连 栀子 半夏 茯苓 陈皮 草豆蔻 甘草

清金化痰汤（《统旨方》） 黄芩 栀子 桔梗 麦冬 桑白皮 贝母 知母 橘皮 瓜蒌仁 茯苓 甘草

清胃散（《兰室秘藏》） 当归 生地 丹皮 升麻 黄连

清咽宁嗽汤（《不居集》） 桔梗 栀子 黄芩 桑白皮 甘草 前胡 知母 贝母

清咽滴丸（中成药） 青黛 甘草 诃子 冰片 等

清音丸（中成药） 桔梗 寒水石 薄荷 诃子肉 甘草 乌梅 青黛 硼砂 冰片

清宫汤（《温病条辨》） 玄参心 竹叶卷心 莲子心 连翘心 麦门冬 犀角

清骨散（《证治准绳》） 银柴胡 胡黄连 秦艽 鳖甲 地骨皮 青蒿 知母 甘草

清脾饮（《妇人良方》） 厚朴 草果 半夏 黄芩 青皮 白术 炙甘草 柴胡 生姜

清肺饮（《证治汇补》） 桑白皮 黄芩 茯苓 麦冬 车前子 山栀 木通 泽泻

清肺饮（《兰室秘藏》） 茯苓 黄芩 桑白皮 麦冬 车前子 山栀 木通

清营汤（《温病条辨》） 犀角 生地 玄参 麦冬 竹叶心 金银花 连翘 黄连 丹参

清暑益气汤（《温热经纬》） 西洋参 石斛 麦冬 甘草 粳米 黄连 竹叶 知母 荷梗 西瓜翠衣

清暑益气汤（《脾胃论》） 黄芪 苍术 升麻 人参 炒曲 橘皮 白术 麦冬 当归身 炙甘草 青皮 黄柏 泽泻 葛根 五味子

清魂散（《女科准绳》） 人参 荆芥 泽兰叶 川芎 甘草

清瘟败毒饮（《疫疹一得》） 生石膏 生地 犀角 黄连 栀子 桔梗 黄芩 知母 玄参 连翘 甘草 丹皮 鲜竹叶

清瘴汤（经验方） 柴胡 青蒿 茯苓 知母 陈皮 半夏 黄芩 黄连 枳实 常山 竹茹 滑石 甘草 朱砂

清燥救肺汤（《医门法律》） 桑叶 石膏 甘草 人参 胡麻仁 阿胶 麦门冬 炒杏仁 炙杷叶

十二画

琥珀抱龙丸（中成药） 琥珀 朱砂 枳壳 茯苓 硼砂 山药 雄黄 胆南星 沉香 天竺葵 麝香 甘草

琥珀养心丹（《证治汇补》） 琥珀 龙齿 远志 石菖蒲 茯神 人参 枣仁 生地黄 归身 黄连 柏子仁 朱砂 牛黄 金箔

越婢加术汤（《金匮要略》） 麻黄 石膏 白术 生姜 甘草 大枣

越婢加半夏汤（《金匮要略》） 麻黄 石膏 甘草 生姜 大枣 半夏

越鞠丸（《丹溪心法》） 川芎 苍术 香附 神曲 栀子

葛花解酲汤（《兰室秘藏》） 木香 人参 猪苓 白茯苓 陈皮 白术 干姜 神曲 泽泻 青皮 砂仁 白蔻 葛花

葛根芩连汤（《伤寒论》） 葛根 黄芩 黄连 炙甘草

葛根芩连微丸（中成药） 葛根 黄芩 黄连 等

葶苈大枣泻肺汤（《金匮要略》） 葶苈子 大枣

椒目瓜蒌汤（《医醇賸义》） 川椒目 瓜蒌仁 葶苈子 桑白皮 苏子 法半夏 茯苓 橘红 白蒺藜 生姜

紫苏散（《太平圣惠方》）紫苏子 半夏 五味子 麻黄 细辛 紫菀 赤茯苓 黄芩 甘草 陈皮 桂心 甜葶苈 桑白皮 生姜

紫雪丹（《太平惠民和剂局方》） 石膏 寒水石 磁石 滑石 犀角 羚羊角 青木香 沉香 玄参 升麻 甘草 丁香 朴硝 麝香 朱砂

紫雪散（中成药）　羚羊角　水牛角浓缩粉　麝香　朱砂　玄参　玄明粉　沉香

蛤蚧定喘丸（中成药）　蛤蚧　瓜蒌子　紫菀　麻黄　鳖甲　黄芩　甘草　麦冬　黄连　百合　紫苏子　石膏　苦杏仁　朱砂

黑锡丹（《太平惠民和剂局方》）　黑锡　硫黄　沉香　木香　茴香　阳起石　葫芦巴　补骨脂　肉豆蔻　川楝子　附子　肉桂

程氏萆薢分清饮（《医学心悟》）　萆薢　白术　车前子　茯苓　石菖蒲　黄柏　莲子　丹参

猥皮香虫汤（经验方）　炙刺猥　九香虫　乳香　没药　香橼　佛手

痛泻要方（《丹溪心法》）　防风　陈皮　白术　白芍

湿郁汤（《证治准绳》）　苍术　白术　香附　橘红　厚朴　半夏　白茯苓　川芎　羌活　独活　甘草

温胆汤（《三因极一病证方论》）　半夏　竹茹　枳实　陈皮　甘草　茯苓

温胆汤（《备急千金要方》）　枳实　竹茹　半夏　陈皮　茯苓　甘草　生姜　大枣

温肺汤（《医醇賸义》）　桂枝　沉香　当归　茯苓　桑皮　苏子　橘红　半夏　姜汁　瓜蒌实

温脾汤（《备急千金要方》）　大黄　人参　甘草　干姜　附子

滋水清肝饮（《医宗己任篇》）　生地　山茱萸　茯苓　当归身　山药　丹皮　泽泻　白芍　柴胡

滋肾通关丸（《兰室秘藏》）　知母　黄柏　肉桂

滋膵饮（《医学衷中参西录》）　生黄芪　生地　生山药　生猪胰子　山萸肉

犀角地黄汤（《备急千金要方》）　犀角　生地黄　赤芍　牡丹皮

犀角汤（《备急千金要方》）　犀角　羚羊角　黄芩　栀子　前胡　升麻　大黄　射干　豆豉

犀黄丸（又名西黄丸，《外科全生集》）　牛黄　麝香　没药　乳香

疏凿饮子（《济生方》）　商陆　泽泻　赤小豆　椒目　木通　茯苓皮　大腹皮　槟榔　生姜　羌活　秦艽

十三画

蒿芩清胆汤（《重订通俗伤寒论》）　青蒿　淡竹茹　半夏　茯苓　黄芩　枳壳　陈皮　碧玉散

暖肝煎（《景岳全书》）　肉桂　小茴香　枸杞子　当归　乌药　沉香　茯苓　生姜

解肝煎（《景岳全书》）　陈皮　半夏　厚朴　茯苓　苏叶　芍药　砂仁

新清宁片（中成药）　熟大黄

新雪丹（中成药）　磁石　石膏　滑石　硝石　寒水石　芒硝　栀子　竹叶卷　升麻　穿心莲　沉香　珍珠层粉　牛黄　冰片

豢龙汤（《医醇賸义》）　羚羊角　麦门冬　夏枯草　丹皮　牡蛎　沙参　石斛　川贝母　茜草根　牛膝　荆芥炭　薄荷炭　茅根　藕

十四画

碧玉散（《伤寒直格》）　滑石　甘草　青黛

截疟七宝饮（《简易方》）　常山　草果　槟榔　青皮　陈皮　川厚朴　甘草

截疟青蒿丸（中成药）　青蒿　马鞭草　肉桂　冬瓜叶

摧肝丸（《赤水玄珠》）　胆南星　钩藤　黄连　滑石　铁华粉　青黛　僵蚕　天麻　辰砂　炙甘草　竹沥　姜汁

膈下逐瘀汤（《医林改错》）　当归　川芎　赤芍　五灵脂　桃仁　红花　丹皮　乌药　香附　延胡索　枳壳　甘草

膏淋汤（《医学衷中参西录》）　山药　芡实　龙骨　牡蛎　生地黄　党参　杭白芍

十五画以上

增液汤（《温病条辨》）　生地黄　玄参　麦冬

增液承气汤（《温病条辨》）　大黄　芒硝　玄参　麦冬　生地黄

镇肝熄风汤（《医学衷中参西录》）　淮牛膝　龙骨　生白芍　天冬　麦芽　代赭石　牡蛎　玄参　川楝子　茵陈蒿　甘草　龟甲

橘皮竹茹汤（《金匮要略》）　橘皮　竹茹　大枣　甘草　党参　生姜

橘红丸（中成药）　化橘红　陈皮　半夏（制）　茯苓　甘草　桔梗　苦杏仁　紫苏子（炒）　紫菀　款冬花　瓜蒌皮　浙贝母　地黄　麦冬　石膏

赞育丹（《景岳全书》）　熟地黄　当归　杜仲　巴戟肉　肉苁蓉　淫羊藿　蛇床子　肉桂　白术

枸杞子　仙茅　山茱萸　韭子　附子

黛蛤散(《通行方》)　青黛　蛤粉

黛蛤散(《医宗金鉴》)　青黛　蛤壳

礞石滚痰丸(《养生主论》)　青礞石　象贝母　制大黄　黄芩　沉香

藿朴夏苓汤(《医原》)　藿香　半夏　茯苓　杏仁　生薏苡仁　猪苓　淡豆豉　泽泻　厚朴

藿香正气散(《太平惠民和剂局方》)　藿香　紫苏　白芷　桔梗　陈皮　厚朴　大腹皮　半夏　白术　茯苓　炙甘草　生姜　大枣

鳖甲煎丸(《金匮要略》)　鳖甲　乌扇　黄芩　柴胡　鼠妇　干姜　大黄　芍药　桂枝　葶苈子　石韦　厚朴　丹皮　瞿麦　紫葳　半夏　人参　䗪虫　阿胶　蜂房　赤硝　蜣螂　桃仁

蠲痹汤(《杨氏家藏方》)　酒当归　羌活　姜黄　白芍药　炙黄芪　防风　炙甘草　生姜

蠲痹汤(《医学心悟》)　羌活　独活　秦艽　桑枝　当归　川芎　炙甘草　桂心　乳香　海风藤　木香

二、主要参考书目

(一)古代书目

黄帝内经素问
黄帝内经灵枢
难经
伤寒论(汉·张仲景)
金匮要略(汉·张仲景)
中藏经(后汉·华佗)
养生论(后汉·嵇康)
脉经(晋·王叔和)
黄帝针灸甲乙经(晋·皇甫谧)
肘后备急方(晋·葛洪)
诸病源候论(隋·巢元方)
备急千金要方(唐·孙思邈)
千金翼方(唐·孙思邈)
外台秘要(唐·王焘)
太平圣惠方(宋·王怀隐等)
太平惠民和剂局方(宋·陈师文等)
针灸资生经(宋·王执中)
圣济总录(宋·赵佶)
济生方(宋·严用和)
南阳活人书(宋·朱肱)
普济本事方(宋·许叔微)
三因极一病证方论(宋·陈言)
仁斋直指附遗方论(宋·杨士瀛)
伤寒总病论(宋·庞安时)
小儿药证直诀(宋·钱乙)
伤寒明理论(金·成无己)
黄帝素问宣明论方(金·刘完素)
素问玄机原病式(金·刘完素)
素问病机气宜保命集(金·刘完素)
儒门事亲(金·张从正)
内外伤辨惑论(金·李杲)
脾胃论(金·李杲)
东垣试效方(金·李杲)
医学发明(金·李杲)
兰室秘藏(金·李杲)
卫生宝鉴(元·罗谦甫)
世医得效方(元·危亦林)
格致余论(元·朱震亨)
丹溪心法(元·朱震亨)
丹溪手镜(元·朱震亨)
饮膳正要(元·忽思慧)
金匮钩玄(明·戴元礼)
证治要诀(明·戴元礼)
医学正传(明·虞抟)
苍生司命(明·虞抟)
医学纲目(明·楼英)
慎斋遗书(明·周慎斋)
明医杂著(明·王纶)
医学原理(明·汪机)
本草纲目(明·李时珍)
医学入门(明·李梴)
赤水玄珠全集(明·孙一奎)
薛氏医案(明·薛己)
云林神彀(明·龚廷贤)
医验大成(明·秦昌遇)
证治准绳(明·王肯堂)
医镜(明·王肯堂)
外科正宗(明·陈实功)
类经(明·张介宾)
景岳全书(明·张介宾)
医灯续焰(明·王绍隆)
瘟疫论(明·吴有性)
名医指掌(明·皇甫中)
医宗必读(明·李中梓)
症因脉治(明·秦景明)
医贯(明·赵献可)

理虚元鉴(明・胡慎柔)
寿世保元(明・龚廷贤)
万病回春(明・龚廷贤)
先醒斋医学广笔记(明・缪希雍)
名医类案(明・江瓘)
杏轩医案(明・程杏轩)
遵生八笺(明・高濂)
医门法律(清・喻昌)
寓意草(清・喻昌)
张氏医通(清・张璐)
医宗已任编(清・高鼓峰)
四明心法(清・高鼓峰)
医方集解(清・汪昂)
证治汇补(清・李用粹)
石室秘录(清・陈士铎)
辨证录(清・陈士铎)
医学传灯(清・陈德求)
医学心悟(清・程钟龄)
沈氏尊生书(清・沈金鳌)
医宗金鉴(清・吴谦等)
临证指南医案(清・叶天士)
杂症会心录(清・汪蕴谷)
医学源流论(清・徐大椿)
医学从众录(清・陈修园)
医碥(清・何梦瑶)
杂病源流犀烛(清・沈金鳌)
温病条辨(清・吴鞠通)
金匮要略心典(清・尤在泾)
笔花医镜(清・江笔花)
医林改错(清・王清任)
类证治裁(清・林珮琴)
医略(清・蒋问斋)
西溪书屋夜话录(清・王泰林)
医醇賸义(清・费伯雄)
医彻(清・怀远)
王氏医案绎注(清・王士雄)
医学读书记(清・周学海)
王旭高医书六种(清・王旭高)
血证论(清・唐容川)
温病合编(清・石寿棠)
通俗伤寒论(清・俞根初等)
续名医类案(清・魏之琇)
古今医案按(清・俞震)

(二)近现代书目

张山雷.中风斠诠[M].上海:上海科学技术出版社,1958.

张锡纯.医学衷中参西录[M].石家庄:河北人民出版社,1977.

周仲瑛.中医内科学[M].北京:人民卫生出版社,2008.

方药中等.实用中医内科学[M].上海:上海科学技术出版社,1985.

王永炎等.临床中医内科学[M].北京:北京出版社,1994.

王永炎.中医内科学[M].上海:上海科学技术出版社,1997.

董建华.中国现代名中医医案精华[M].北京:北京出版社,1990.

鲁兆麟等.二续名医类案[M].沈阳:辽宁科学技术出版社,1996.

俞慎初.中国医学简史[M].福州:福建科学技术出版社,1956.

任应秋.中医各家学说[M].上海:上海科学技术出版社,1980.

徐荣庆,周珩.清代名医医术荟萃[M].北京:中国医药科技出版社,1994.

任继学.悬壶漫录[M].北京:北京科学技术出版社,1990.

李聪甫.李聪甫医案[M].长沙:湖南科学技术出版社,1979.

中医科学院.蒲辅周医疗经验[M].北京:人民卫生出版社,1976.

刘渡舟.刘渡舟临证验案精选[M].北京:学苑出版社,1996.

邢锡波.邢锡波医案集[M].北京:人民军医出版社,1991.

章太炎.章太炎医论[M].北京:人民卫生出版社,1957.

刘惠民.刘惠民医案[M].济南:山东科学技术出版社,1978.

浙江省中医药研究所.近代名医学术经验选编[M].北京:人民卫生出版社,1982.

《中医药学高级丛书·中医外科学》（第2版）

《中医药学高级丛书·中医妇产科学》（上、下册）（第2版）

《中医药学高级丛书·中医儿科学》（第2版）

《中医药学高级丛书·中医眼科学》（第2版）

《中医药学高级丛书·中医耳鼻咽喉口腔科学》（第2版）

《中医药学高级丛书·中医骨伤科学》（上、下册）（第2版）

《中医药学高级丛书·中医急诊学》

《中医药学高级丛书·针灸学》（第2版）

《中医药学高级丛书·针灸治疗学》（第2版）

《中医药学高级丛书·中药炮制学》（第2版）

《中医药学高级丛书·中药药理学》（第2版）